ABDOME AGUDO

Não-Traumático

ABDOME AGUDO

Não-Traumático

Edvaldo Fahel

Professor Titular de Clínica Cirúrgica da
Escola Baiana de Medicina e Saúde Pública
Professor-Adjunto de Cirurgia da
Faculdade de Medicina da Universidade Federal da Bahia
Doutor em Cirurgia pela Faculdade Federal
Fundação Ciências Médicas de Porto Alegre
Chefe do Serviço de Cirurgia I do Hospital São Rafael – Bahia
Fellow do American College of Surgeons (ACS)
Titular do CBC, CBCD, SOBRACIL e AMIB

Paulo Roberto Savassi-Rocha

Professor Titular do Departamento de
Cirurgia da Faculdade de Medicina da UFMG
Chefe do Instituto Alfa de Gastroenterologia do Hospital das Clínicas da UFMG
Titular do CBC, CBCD e SOBRACIL

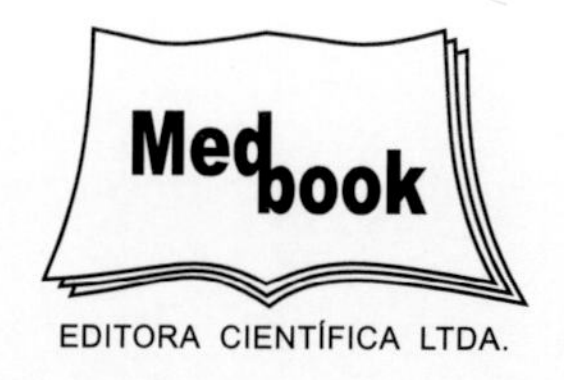

EDITORA CIENTÍFICA LTDA.

ABDOME AGUDO – Não-Traumático
Direitos exclusivos para a língua portuguesa

NOTA DA EDITORA: Os autores desta obra verificaram cuidadosamente os nomes genéricos e comerciais dos medicamentos mencionados; também conferiram os dados referentes à posologia, objetivando informações acuradas e de acordo com os padrões atualmente aceitos. Entretanto, em função do dinamismo da área de saúde, os leitores devem prestar atenção às informações fornecidas pelos fabricantes, a fim de se certificarem de que as doses preconizadas ou as contra-indicações não sofreram modificações, principalmente em relação a substâncias novas ou prescritas com pouca freqüência. Os autores e a editora não podem ser responsabilizados pelo uso impróprio nem pela aplicação incorreta de produto apresentado nesta obra.

Apesar de terem envidado o máximo esforço para localizar os detentores dos direitos autorais de qualquer material utilizado, o autor e os editores desta obra estão dispostos a acertos posteriores caso, inadvertidamente, a identificação de algum deles tenha sido omitida.

Editoração Eletrônica
REDB – Produções Gráficas e Editorial Ltda.

MedBook – Editora Científica Ltda.
Rua Pereira de Almeida, 14
CEP 20260-100 – Praça da Bandeira
Rio de Janeiro – RJ
Tel. (21) 2502-4438 e Tel./Fax: (21) 2221-6089
medbook@superig.com.br

Não convém a gente levantar
escândalo de começo:
só aos poucos é que o escuro é claro.

João Guimarães Rosa
Grande Sertão: Veredas

Colaboradores

Agnaldo Soares Lima

Professor Adjunto do Departamento de Cirurgia da Faculdade de Medicina da UFMG. Mestre em Cirurgia e Doutor em Gastroenterologia pela Faculdade de Medicina da UFMG, Belo Horizonte-MG. Coordenador do Grupo de Transplantes do Instituto Alfa de Gastroenterologia do Hospital das Clínicas da UFMG. Belo Horizonte/MG.

Alexandre Lages Savassi-Rocha

Mestre em Medicina (Área de Concentração em Gastroenterologia) pela Faculdade de Medicina da UFMG. Membro da Equipe Multidisciplinar de Tratamento Cirúrgico da Obesidade Mórbida do Hospital das Clínicas da UFMG. Cirurgião do Grupo de Esôfago, Estômago e Duodeno do Instituto Alfa de Gastroenterologia do Hospital das Clínicas da UFMG. Belo Horizonte/MG.

Aloísio Cardoso-Júnior

Professor de Anatomia Humana e Cirurgia da Faculdade de Medicina da UNIFENAS. Coordenador do Centro de Treinamento em Videocirurgia do Instituto Alfa de Gastroenterologia (Hospital das Clínicas da UFMG). Mestre e Doutorando em Medicina (Área de Concentração em Gastroenterologia) pela Faculdade de Medicina da UFMG. Belo Horizonte/MG.

Aloísio Sales da Cunha

Professor Titular de Clínica Médica. Departamento de Clínica Médica da Faculdade de Medicina da Universidade Federal de Minas Gerais. Membro dos Grupos de Coloproctologia e Intestino Delgado e de Propedêutica Complementar do Instituto Alfa de Gastroenterologia do Hospital das Clínicas da UFMG. Belo Horizonte/MG.

Ana Flávia Leonardi Tibúrcio Ribeiro

Clínica Geral com Residência Médica no Hospital Odilon Behrens. Residente em Hematologia no Hospital das Clínicas da UFMG. Belo Horizonte/MG.

Ana Flávia Passos Ramos

Médica Assistente da Clínica Gastroenterológica da Santa Casa de Belo Horizonte e do Hospital João XXIII da Fundação Hospitalar do Estado de Minas Gerais. Belo Horizonte/MG.

André Luis Ramires Seabra

Mestrando em Cirurgia pela Faculdade de Medicina da UFMG. Cirurgião Especialista em Transplante pelo Instituto Alfa de Gastroenterologia do Hospital das Clínicas da UFMG. Cirurgião Geral da Universidade de Ciências da Saúde de Alagoas – UNCISAL e da Secretaria Estadual de Saúde de Alagoas. Maceió/AL.

André Ricardo Pereira da Rosa

Cirurgião do Serviço de Cirurgia Geral do Hospital de Clínicas de Porto Alegre–UFRGS. Mestre e Doutor em Cirurgia pela Faculdade de Medicina da UFRGS. Porto Alegre/RS.

André Tavares da Silva Petribu

Membro Adjunto do Colégio Brasileiro de Cirurgiões. Cirurgião do Hospital dos Servidores do Estado de Pernambuco (HSE/IRH). Cirurgião do Hospital Memorial São José. Médico do Serviço de Atendimento Móvel de Urgência - SAMU. Professor de Introdução à Clínica e à Técnica Cirúrgica da UFPE. Recife/PE.

Anelisa Kruschewsky Coutinho

Especialista em Oncologia Clínica – Sociedade Brasileira de Oncologia Clínica e Sociedade Brasileira de Cancerologia. *Fellow* American Society of Clinical Oncology. Oncologista Clínico da Clínica AMO. Salvador/BA.

Antonio Carlos de Castro Toledo Jr.

Médico Infectologista. Professor da Faculdade de Ciências Médicas da UNIFENAS - BH. Mestre em Epidemiologia - UFMG. Doutorando em Medicina Tropical - UFTM. Belo Horizonte/MG.

Antônio Eustáquio de Oliveira

Mestre em Medicina pelo Programa de Pós-Graduação em Cirurgia da FM-UFMG. Membro do Instituto Alfa de Gastroenterologia do Hospital das Clínicas da UFMG. Belo Horizonte/MG.

Antônio Lacerda-Filho

Professor Adjunto Doutor do Departamento de Cirurgia da Faculdade de Medicina da UFMG. Membro do Grupo de Coloproctologia e Intestino Delgado do Instituto Alfa de Gastroenterologia do Hospital das Clínicas da UFMG. Coordenador do Serviço de Coloproctologia do Hospital Felício Rocho. Belo Horizonte/MG.

Arquimedes Nascentes Coelho dos Santos

Coordenador da Unidade de Terapia Intensiva do Hospital Life Center. Belo Horizonte/MG.

Augusto Cláudio de Almeida Tinoco

Mestre em Cirurgia pela Faculdade de Medicina da UFMG. TCBC. Cirurgião do Hospital São José do Avaí. Itaperuna/RJ.

Beatriz Deoti

Mestre em Cirurgia pela Faculdade de Medicina da UFMG. Membro dos Grupos de Coloproctologia e Urgência do Instituto Alfa de Gastroenterologia do Hospital das Clínicas da UFMG. Titular do Colégio Brasileiro de Cirurgiões. Belo Horizonte/MG.

Bruno Juste Werneck Côrtes

Membro do Serviço de Coloproctologia do Hospital Vera Cruz. Belo Horizonte/MG.

Carlos Henrique Viana de Castro

Anestesiologista do Hospital Life Center. Coordenador do Serviço de Anestesia do Hospital Life Center. Belo Horizonte/MG.

Cid Sérgio Ferreira

Membro Titular do Colégio Brasileiro de Radiologia e Diagnóstico por Imagem. Belo Horizonte/MG.

Cláudia Juliana de Rezende

Médica Radiologista. Titular do Colégio Brasileiro de Radiologia. Coordenadora do Centro de Diagnóstico por Imagem do Hospital Madre Teresa. Belo Horizonte/MG.

Cláudia Lourdes Soares Laranjeira

Mestre em Obstetrícia e Ginecologia pela UFMG. Título de Área de Atuação em Urodinâmica e Uretrocistoscopia pela FEBRASGO. Coordenadora da Especialização em Obstetrícia e Ginecologia do Hospital Mater Dei. Belo Horizonte/MG.

Daniel Dias Ribeiro

Médico Patologista Clínico Especialista pela Sociedade Brasileira de Patologia Clínica e Residência Médica em Patologia Clínica no Hospital das Clínicas da UFMG. Médico Hematologista com Residência Médica em Hematologia no Hospital das Clínicas UFMG. Mestre em Gastroenterologia pelo Programa de Pós-Graduação em Medicina da Faculdade de Medicina da UFMG. Belo Horizonte/MG.

Danilo Nagib Salomão Paulo

Professor Titular da Disciplina de Fundamentos da Cirurgia da Escola Superior de Ciências da Santa Casa de Misericórdia. Vitória/ES.

Edgar Nunes de Moraes

Coordenador do Centro de Referência do Idoso do Hospital das Clínicas da UFMG. Professor Adjunto-Doutor do Departamento de Clínica Médica da Faculdade de Medicina da UFMG. Belo Horizonte/MG.

Edson Ricardo Loureiro

Professor de Cirurgia da Escola Superior de Ciências da Santa Casa de Misericórdia. Vitória/ES.

Edson Samesima Tatsuo

Professor Associado do Departamento de Cirurgia da Faculdade de Medicina da UFMG. Doutor em Cirurgia. Coordenador do Serviço de Cirurgia Pediátrica do Hospital das Clínicas da UFMG. Coordenador do Programa de Pós-Graduação em Cirurgia da Faculdade de Medicina da UFMG. Belo Horizonte/MG.

Eduardo Garcia Vilela

Médico do Hospital das Clínicas da UFMG. Membro do Grupo de Transplantes e do Grupo de Coloproctologia e Intestino Delgado do Instituto Alfa de Gastroenterologia do Hospital das Clínicas da UFMG. Mestre e Doutor em Gastroenterologia pela Faculdade de Medicina da UFMG. Belo Horizonte/MG.

Edvaldo Fahel

Professor Titular de Clínica Cirúrgica da Escola Baiana de Medicina e Saúde Pública. Professor Adjunto de Cirurgia da Faculdade de Medicina da UFBA. Doutor em Cirurgia pela Faculdade Federal Fundação Ciências Médicas de Porto Alegre. Chefe do Serviço de Cirurgia I do Hospital São Rafael. *Fellow* do American College of Surgeons (ACS). Titular do CBC, CBCD, SOBRACIL e AMIB. Salvador/BA.

Eric Ettinger de Menezes Júnior

Médico Assistente do Serviço de Cirurgia Geral do Hospital São Rafael. Salvador/BA.

Euler de Medeiros Azaro Filho

Professor Adjunto de Cirurgia Geral e Clínica Cirúrgica da Escola Baiana de Medicina e Saúde Pública. Coordenador do Serviço de Coloproctologia e Cirurgia Bariátrica do Hospital São Rafael. Salvador/BA.

Evandro Barros Naves

Membro Titular do Colégio Brasileiro de Radiologia e Diagnóstico por Imagem. Belo Horizonte/MG.

Filipe Lima

Membro Titular do Colégio Brasileiro de Cirurgiões. Mestre e Doutor em Cirurgia Abdominal pela UFPE. Recife/PE.

Flávio Lopes Ferreira

Médico Intensivista do Hospital Life Center. Mestre em Farmacologia pela UFMG. Professor Auxiliar de Farmacologia da Faculdade de Ciências Médicas de Minas Gerais e da UNIFENAS. Belo Horizonte/MG.

Francisco Sérgio P. Regadas

Professor Titular e Coordenador da Disciplina de Cirurgia Digestiva da Faculdade de Medicina da UFC. Chefe da Unidade de Serviços Cirúrgicos do Hospital das Clínicas da UFC. Mestre em Técnica Operatória e Cirurgia Experimental pela Escola Paulista de Medicina. Doutor em Cirurgia do Aparelho Digestivo pela Faculdade de Medicina da USP. TSBCP, TCBC, TCBCD. Fortaleza/CE.

Frederico Álvares da Silva Salgado

Membro Titular da Sociedade Brasileira de Urologia. Urologista do Hospital das Clínicas da UFMG, do Hospital dos Servidores do Estado de Minas Gerais – IPSEMG – e do Hospital Mater Dei. Belo Horizonte/MG.

Frederico Gusmão Câmara

Médico Especialista em Coloproctologia. Médico Residente do Serviço de Endoscopia Digestiva do Instituto Alfa de Gastroenterologia do Hospital das Clínicas da UFMG. Belo Horizonte/MG.

Galeno Egydio José de Magalhães Neto

Médico Residente de Cirurgia Geral do Hospital São Rafael. Salvador/BA.

Geraldo Henrique Gouvêa de Miranda

Médico Cirurgião dos Grupos de Parede Abdominal e Retroperitônio e de Urgência do Instituto Alfa de Gastroenterologia do Hospital das Clínicas da UFMG. Cirurgião Geral e Endoscopista do Hospital Militar de Minas Gerais. Cirurgião Geral do Hospital Vera Cruz. Endoscopista do Serviço de Diagnóstico em Gastroenterologia. Membro efetivo do Colégio Brasileiro de Cirurgia Digestiva. Belo Horizonte/MG.

Gibran Cessin Anacleto Sassine

Médico Residente em Cirurgia do Aparelho Digestivo do Hospital das Clínicas da UFMG. Belo Horizonte/MG.

Gláucia Cristina da Silva

Médica do Hospital das Clínicas da UFMG. Especialista em Clínica Médica pela Faculdade de Medicina/Hospital das Clínicas da UFMG. Belo Horizonte/MG.

Guilherme Asmar Alencar

Especialista em Clínica Médica. Médico Residente do Serviço de Endocrinologia e Metabologia do Hospital das Clínicas da UFMG. Belo Horizonte/MG.

Henrique Gomes de Barros

Cirurgião do Instituto Alfa de Gastroenterologia do Hospital das Clínicas da UFMG. Professor da Faculdade de Medicina do Vale do Aço. Mestre e Doutorando pelo Programa de Pós-Graduação em Cirurgia da Faculdade de Medicina da UFMG. Belo Horizonte/MG.

Henrique Moraes Salvador Silva

Coordenador da Equipe de Obstetrícia e Ginecologia do Hospital Mater Dei. Coordenador do Serviço de Mastologia do Hospital Mater Dei. Diretor Clínico do Hospital Mater Dei. Professor Livre-Docente pela Faculdade Fundação Dom André Arcoverde do Rio de Janeiro. Belo Horizonte/MG.

Henrique Vitor Leite

Professor Associado I do Departamento de Ginecologia e Obstetrícia da Faculdade de Medicina da UFMG. Belo Horizonte/MG.

Herbert Motta de Almeida

Doutorando em Gastroenterologia pela Faculdade de Medicina da UFMG. Cirurgião Geral pela Universidade Federal da Paraíba. Cirurgião do Aparelho Digestivo e Especialista em Transplante Hepático pelo Hospital Universitário Oswaldo Cruz de Recife. Cirurgião Geral da Universidade de Ciências da Saúde de Alagoas – UNCISAL. Mestre em Medicina e Saúde pela UFBA. Cirurgião do Grupo de Fígado, Vias Biliares e Pâncreas da Santa Casa de Misericórdia de Maceió. Maceió/AL.

Jadson Murilo Silva Reis

Médico Residente III – Serviço Cirurgia I Hospital São Rafael. Médico Intensivista do Hospital São Rafael. Membro Adjunto do CBC. Salvador/BA.

Jairo Silva Alves

Médico Endoscopista e Preceptor da Residência em Endoscopia do Aparelho Digestivo do Instituto Alfa de Gastroenterologia do Hospital das Clínicas da UFMG. Doutor em Gastroenterologia pela Faculdade de Medicina da UFMG. Secretário da Sociedade Brasileira de Endoscopia Digestiva. Belo Horizonte/MG.

Jefferson Soares Leal

Mestre em Medicina pela UFMG. Coordenador do Grupo de Coluna Vertebral do Serviço de Ortopedia do Hospital das Clínicas da UFMG. Belo Horizonte/MG.

João Eduardo Marques Tavares de Menezes Ettinger

Médico Assistente do Serviço de Cirurgia Geral do Hospital São Rafael. Professor de Clínica Cirúrgica da EBMSP. Titular do CBC, CBCD, SBCB e SOBRACIL. Doutor em Cirurgia. Salvador/BA.

José Carlos Brandão Duarte Lanna

Professor Titular do Departamento de Cirurgia da Faculdade de Medicina da UFMG. Membro do Serviço de Cirurgia Pediátrica do Hospital das Clínicas da UFMG. Belo Horizonte/MG.

José Carlos Ferreira Couto

Coordenador dos Serviços de Gastroenterologia e Nutrologia dos Hospitais Vera Cruz e Life Center. Belo Horizonte/MG.

José de Souza Costa

Professor Titular de Toco-Ginecologia da Faculdade de Medicina da UFBA. Doutor em Ciências Médico-Cirúrgicas pela UFBA. Livre-Docente de Ginecologia pela UFBA. Membro Titular da Academia de Medicina da Bahia. Salvador/BA.

José Gustavo Parreira

Professor Assistente-Doutor da Disciplina de Cirurgia de Urgência da Faculdade de Ciências Médicas da Santa Casa de São Paulo. Médico da Divisão de Clínica Cirúrgica III do Hospital das Clínicas da USP. São Paulo/SP.

José Marianno Duarte Lanna Sobrinho

Professor Emérito do Departamento de Cirurgia da Faculdade de Medicina da UFMG. Belo Horizonte/MG.

José Nélson Mendes Vieira

Membro Titular do Colégio Brasileiro de Radiologia e Diagnóstico por Imagem. Belo Horizonte/MG.

Leonardo Maciel Fonseca

Residente de Coloproctologia do Hospital das Clínicas da UFMG. Belo Horizonte/MG.

Letícia Rodrigues de Alencar

Especialista em Clínica Médica e Médica Residente do Serviço de Endocrinologia e Metabologia do Hospital das Clínicas da UFMG. Belo Horizonte/MG.

Liberato Karaoglan de Moura

Chefe do Serviço de Angiologia, Cirurgia Vascular e Endovascular do Hospital São Rafael. Titular e Especialista em Cirurgia Vascular e Endovascular pela SBACV/CBR. Salvador/BA.

Lincoln Antinossi Cordeiro da Mata

Membro da Equipe de Gastroenterologia e Nutrologia do Hospital Life Center. Belo Horizonte/MG.

Lucas Pereira Lima

Médico Residente de Cirurgia Geral da FFFCMPA. Porto Alegre/RS.

Luciana Costa-Silva

Especialista em Radiologia e Diagnóstico por Imagem pelo Colégio Brasileiro de Radiologia. Mestre em Medicina pela Faculdade de Medicina da UFMG. Médica Radiologista do Instituto Alfa de Gastroenterologia do Hospital das Clínicas da UFMG, do Instituto Hermes Pardini e do Ecoar Medicina Diagnóstica. Belo Horizonte/MG.

Luciana El-Kadre

Mestre em Cirurgia pela Universidade Federal de Minas Gerais. TCBC. Cirurgiã Assistente do Hospital São José do Avaí. Itaperuna/RJ.

Luis Felipe Spyer Prates

Mestre em Ginecologia e Obstetrícia. Belo Horizonte/MG.

Luiz Fernando Veloso

Cirurgião dos Grupos de Fígado, de Transplante Hepático e de Urgências do Instituto Alfa de Gastroenterologia do Hospital das Clínicas da UFMG. Especialista em Transplante de Fígado pela Universidade de Rennes – França. Mestre e Doutorando em Gastroenterologia pela Faculdade de Medicina da UFMG. Belo Horizonte/MG.

Luiz Otávio Savassi-Rocha

Professor Adjunto do Departamento de Clínica Médica da Faculdade de Medicina da UFMG. Belo Horizonte/MG.

Luiz Pereira Lima

Professor Titular e Chefe do Departamento de Cirurgia da FFFCMPA. Porto Alegre/RS.

Luziélio Alves Sidney Filho

Residente de Cirurgia Torácica do Serviço de Pneumologia e Cirurgia Torácica do Hospital das Clínicas da UFMG. Belo Horizonte/MG.

Magda Maria Profeta da Luz

Titular da Sociedade Brasileira de Coloproctologia. Coordenadora da Residência em Coloproctologia do Hospital das Clínicas da UFMG. Membro dos Grupos de Coloproctologia e de Urgência do Instituto Alfa de Gastroenterologia do Hospital das Clínicas da UFMG. Belo Horizonte/MG.

Manoel Jacy Vilela Lima

Professor Assistente do Departamento de Cirurgia da Faculdade de Medicina da UFMG. Membro do Grupo de Transplantes do Instituto Alfa de Gastroenterologia do Hospital das Clínicas da UFMG. Belo Horizonte/MG.

Marcelo de Vasconcelos Castro

Doutorando da Faculdade de Medicina da UFC. Membro do Projeto de Extensão "Grupo de Estudo em Cirurgia – GEC". Fortaleza/CE.

Marcelo Dias Sanches

Professor Adjunto-Doutor do Departamento de Cirurgia da Faculdade de Medicina da UFMG. Coordenador do Programa de Transplante de Pâncreas do Instituto Alfa de Gastroenterologia do Hospital das Clínicas da UFMG. Titular do CBCD, ABTO. Belo Horizonte/MG.

Marcelo Eller Miranda

Professor Adjunto do Departamento de Cirurgia da Faculdade de Medicina da UFMG. Mestre e Doutor em Cirurgia. Membro do Serviço de Cirurgia Pediátrica do Hospital das Clínicas da UFMG. Belo Horizonte/MG.

Marcelo Rausch

Professor Assistente do Departamento de Cirurgia da Faculdade de Medicina da UFMG. Membro dos Grupos de Esôfago, Estômago e Duodeno e de Urgências do Instituto Alfa de Gastroenterologia do Hospital das Clínicas da UFMG. Belo Horizonte/MG.

Marcelo Ruettimann Liberato de Moura

Médico Assistente do Serviço de Angiologia, Cirurgia Vascular e Endovascular do Hospital São Rafael. Especialização em Cirurgia Vascular e Endovascular pela Universitá "Vita-Salute", Ospedale San Raffaele, Milão/Itália. Especialista em Cirurgia Vascular e Endovascular pela AMB e Sociedade Brasileira de Angiologia e Cirurgia Vascular. Salvador/BA.

Márcia Salvador Géo

Coordenadora da UROMATER – Serviço de Uroginecologia do Hospital Mater Dei. Pós-Graduada pela Universidade de Londres, Serviço do Prof. Stuart Stanton. Presidente da Comissão Nacional de Uroginecologia da Federação Brasileira de Ginecologia e Obstetrícia – FEBRASGO. Belo Horizonte/MG.

Marco Antônio Gonçalves Rodrigues

Professor Adjunto do Departamento de Cirurgia da Faculdade de Medicina da UFMG. Coordenador do Grupo de Esôfago, Estômago e Duodeno do Instituto Alfa de Gastroenterologia do Hospital das Clínicas da UFMG. Mestre e Doutor em Medicina pela Faculdade de Medicina da UFMG. Belo Horizonte/MG.

Marco Antônio Percope de Andrade

Professor Adjunto do Departamento do Aparelho Locomotor da Faculdade de Medicina da UFMG. Mestre e Doutor em Medicina pela UNIFESP – Escola Paulista de Medicina. Coordenador do Serviço de Ortopedia do Hospital das Clínicas da UFMG. Belo Horizonte/MG.

Marco Túlio Costa Diniz

Professor Adjunto do Departamento de Cirurgia da Faculdade de Medicina da UFMG. Mestre e Doutor em Cirurgia pela Faculdade de Medicina da UFMG. Coordenador da Equipe Multidisciplinar de Tratamento Cirúrgico da Obesidade Mórbida do Hospital das Clínicas da UFMG. Cirurgião do Grupo de Esôfago, Estômago e Duodeno do Instituto Alfa de Gastroenterologia do Hospital das Clínicas da UFMG. Belo Horizonte/MG.

Marconi Roberto de Lemos Meira

Membro Titular do Colégio Brasileiro de Cirurgiões. Mestre em Cirurgia Abdominal pela UFPE. Chefe de Cirurgia do Hospital dos Servidores do Estado de Pernambuco (HSE/IRH). Chefe de Cirurgia do Hospital Memorial São José. Cirurgião Geral do Hospital da Restauração. Recife/PE.

Marcos Guilherme Cunha Cruvinel

Anestesiologista do Hospital Life Center. Belo Horizonte/MG.

Marcos Paulo de Lima Taranto

Membro da Equipe de Gastroenterologia e Nutrologia do Hospital Life Center. Belo Horizonte/MG.

Maria de Fátima Haueisen Sander Diniz

Professora Adjunta-Doutora do Departamento de Clínica Médica da Faculdade de Medicina da UFMG e Membro do Serviço de Endocrinologia e Metabologia do Hospital das Clínicas da UFMG. Belo Horizonte/MG.

Maria de Fátima M. Bittencourt

Membro Titular da Sociedade Brasileira de Endoscopia Digestiva. Médica Endoscopista da Servescopy – Serviço de Endoscopia Digestiva – e do Hospital da Fundação Benjamin Guimarães. Belo Horizonte/MG.

Maria do Carmo Friche Passos

Professora Adjunta do Departamento de Clínica Médica da Faculdade de Medicina da UFMG. Doutora em Gastroenterologia pelo Programa de Pós-Graduação da Faculdade de Medicina da UFMG. Membro do Grupo de Esôfago, Estômago e Duodeno do Instituto Alfa de Gastroenterologia do Hospital das Clínicas da UFMG. Belo Horizonte/MG.

Maria Graça Andrade Azaro

Titular da Sociedade Brasileira de Mastologia. Mastologista e Médica Assistente do Serviço de Ginecologia do Hospital São Rafael e do Serviço de Oncologia do Estado. Salvador/BA.

Maria Isabel Toulson Davisson Correia

Professora Adjunta-Doutora do Departamento de Cirurgia da Faculdade de Medicina da UFMG. Coordenadora do Grupo de Nutrição do Instituto Alfa de Gastroenterologia do Hospital das Clínicas da UFMG. Belo Horizonte/MG.

Mário Ribeiro

Cirurgião Geral do Hospital Semper. Membro Titular do Colégio Brasileiro de Cirurgiões. *Fellow* do Colégio Americano de Cirurgiões. Belo Horizonte/MG.

Mário Sérgio Rocha Macedo

Doutorando da Faculdade de Medicina da Universidade Federal do Ceará. Membro do Projeto de Extensão “Grupo de Estudo em Cirurgia – GEC”. Fortaleza/CE.

Matheus Ruettimann Liberato de Moura

Médico Assistente do Serviço de Angiologia, Cirurgia Vascular e Endovascular do Hospital São Rafael. Salvador/BA.

Miguel Ângelo Rodrigues Brandão

Titular do Colégio Brasileiro de Cirurgiões. Especialista em Cirurgia Oncológica – SBC. Mestre e Doutorando. *Fellow* do American College of Surgeons, *Fellow* da American Society of Surgical Oncology. Cirurgião Oncológico da Clínica AMO e do Hospital Aliança. Salvador/BA.

Orlando Jorge Martins Torres

Professor Livre-Docente do Departamento de Cirurgia da Universidade Federal do Maranhão (UFMA). Mestre e Doutor em Clínica Cirúrgica. São Luiz/MA.

Patrícia Medeiros Souto Maior

Mestranda em Gastroenterologia pela Faculdade de Medicina da UFMG. Cirurgiã Geral pelo Hospital Universitário Oswaldo Cruz de Recife – PE. Especialista em Endoscopia Digestiva pelo Hospital da Restauração de Recife – PE. Cirurgiã Geral da Universidade de Ciências da Saúde de Alagoas – UNCISAL. Maceió/AL.

Paulo Cezar Galvão do Amaral

Coordenador do Serviço de Cirurgia Geral I do Hospital São Rafael. Supervisor do Programa de Residência Médica em Cirurgia Geral e do Aparelho Digestivo do Hospital São Rafael. Coordenador do Programa de Residência Médica em Cirurgia Geral do Hospital Roberto Santos. Doutor em Medicina pela Faculdade de Ciências Médicas da Santa Casa de Porto Alegre. Titular do CBC, CBCD e SOBRACIL. Coordenador do Serviço de Transplante de Fígado do Hospital São Rafael. Professor Adjunto Doutor da Escola Baiana de Medicina e Saúde Pública. Salvador/BA.

Paulo Henrique Orlandi Mourão

Médico Patologista Clínico do Laboratório Central do Hospital das Clínicas da UFMG. Microbiologista da CCIH do Hospital das Clínicas da UFMG. Belo Horizonte/MG.

Paulo Roberto Savassi-Rocha

Professor Titular do Departamento de Cirurgia da Faculdade de Medicina da UFMG. Chefe do Instituto Alfa de Gastroenterologia (IAG) do Hospital das Clínicas da UFMG. Titular do CBC, CBCD e SOBRACIL. Belo Horizonte/MG.

Richard Ricachenevsky Gurski

Cirurgião do Serviço de Cirurgia do Aparelho Digestivo do Hospital de Clínicas de Porto Alegre da UFRGS. Professor Orientador do Programa de Pós-Graduação em Cirurgia da Faculdade de Medicina da UFRGS. Mestre em Cirurgia e Doutor em Ciências Médicas pela Faculdade de Medicina da UFRGS. Pós-Doutor pela University of Southern California. Porto Alegre/RS.

Robert Stephen Alexander

Médico-Cirurgião do Hospital São Lucas. Vitória/ES.

Roberto Duarte Galvão

Cirurgião Geral. Membro Titular da Sociedade Brasileira de Cirurgia Laparoscópica. Chefe do Serviço de Cirurgia do Hospital Central Cl. Pedro Germano. Natal/RN.

Rodrigo Gomes da Silva

Professor Adjunto-Doutor do Departamento de Cirurgia da Faculdade de Medicina da UFMG. Coordenador do Grupo de Coloproctologia e Intestino Delgado do Instituto Alfa de Gastroenterologia do Hospital das Clínicas da UFMG. Belo Horizonte/MG.

Rodrigo Ribeiro dos Santos

Especialista em Geriatria e Gerontologia pela Sociedade Brasileira de Geriatria e Gerontologia. Geriatra do Centro de Referência do Idoso do Hospital das Clínicas da UFMG. Mestre e Doutorando em Farmacologia pelo Instituto de Ciências Biológicas da UFMG. Professor da Faculdade de Medicina da UNIFENAS. Belo Horizonte/MG.

Rogério Augusto Pinto da Silva

Mestre em Medicina pela UFMG. Membro Titular do Colégio Brasileiro de Radiologia. Membro do Grupo de Propedêutica Complementar do Instituto Alfa de Gastroenterologia do Hospital das Clínicas da UFMG e do CEU – Centro Especializado em Ultra-Sonografia. Preceptor da Residência de Radiologia e Diagnóstico por Imagem do Hospital das Clínicas da UFMG. Belo Horizonte/MG.

Rogério Luiz Coutinho Lopes

Cirurgião do Serviço de Pneumologia e Cirurgia Torácica do Hospital das Clínicas da UFMG. Belo Horizonte/MG.

Samir Rasslan

Professor Titular da Disciplina de Cirurgia Geral do Departamento de Cirurgia da Faculdade de Medicina da USP. Professor Titular da III Clínica Cirúrgica da Faculdade de Medicina da USP. São Paulo/SP.

Sávio Costa Gonçalves

Mestre em Ginecologia pelo Departamento de Ginecologia e Obstetrícia da Faculdade de Medicina da UFMG. Cirurgião Oncológico pelo Colégio Brasileiro de Cirurgiões. Coordenador da Clínica Ginecológica do Hospital Felício Rocho. Belo Horizonte/MG.

Sérgio Alexandre da Conceição

Professor Adjunto do Departamento de Cirurgia da Faculdade de Medicina da UFMG. Doutor em Medicina pelo Programa de Pós-Graduação em Cirurgia da Faculdade de Medicina da UFMG. Membro dos Grupos de Coloproctologia e Intestino Delgado e de Urgência do Instituto Alfa de Gastroenterologia do Hospital das Clínicas da UFMG. Belo Horizonte/MG.

Sílvia Cristine Soldá

Professora Assistente-Doutora do Serviço de Emergência da Faculdade de Ciências Médicas da Santa Casa de São Paulo. São Paulo/SP.

Silvio Fernandes Timponi

Membro Titular da Sociedade Brasileira de Urologia. Urologista do Hospital das Clínicas da UFMG e do Hospital do Servidor do Estado de Minas Gerais (IPSEMG). Belo Horizonte/MG.

Soraya Rodrigues de Almeida

Professora Adjunta-Doutora do Departamento de Cirurgia da Faculdade de Medicina da UFMG. Membro do Grupo de Esôfago, Estômago e Intestino Delgado do Instituto Alfa de Gastroenterologia do Hospital das Clínicas da UFMG. Coordenadora da Residência Médica de Cirurgia Geral do Hospital das Clínicas da UFMG. Belo Horizonte/MG.

Stella Sala Soares Lima

Pneumologista. Mestre em Infectologia e Medicina Tropical pela UFMG. Médica Auditora da CCIH do Hospital das Clínicas da UFMG. Belo Horizonte/MG.

Sthela Maria Murad Regadas

Professora Adjunta de Cirurgia Digestiva da Faculdade de Medicina da UFC. Responsável pela Unidade de Fisiologia do Serviço de Coloproctologia do Hospital das Clínicas da UFC. Mestre e Doutora em Cirurgia Digestiva pela Faculdade de Medicina da UFC. TSBCP, ACBC, ACBCD. Fortaleza/CE.

Tarcizo Afonso Nunes

Professor Associado do Departamento de Cirurgia da Faculdade de Medicina da UFMG. Coordenador do Grupo de Urgência do Instituto Alfa de Gastroenterologia do Hospital das Clínicas da UFMG. Belo Horizonte/MG.

Teresa Cristina de Abreu Ferrari

Professora Associada do Departamento de Clínica Médica da Faculdade de Medicina da UFMG. Membro do Grupo de Fígado, Vias Biliares, Pâncreas e Baço do Instituto Alfa de Gastroenterologia do Hospital das Clínicas da UFMG. Mestre em Medicina (Área de Concentração em Infectologia e Medicina Tropical) e Doutora em Medicina (Área de Concentração em Gastroenterologia) pela UFMG. Belo Horizonte/MG.

Thaísa Barbosa Silva

Mestre em Cirurgia pela Faculdade de Medicina da Universidade Federal de Minas Gerais. Membro do Grupo de Coloproctologia e Intestino Delgado do Instituto Alfa de Gastroenterologia do Hospital das Clínicas da UFMG. Belo Horizonte/MG.

Thales Delmondes Galvão

Especialista em Cirurgia Geral pelo CBC. Titular do CBCD. Salvador/BA.

Vitor Nunes Arantes

Membro do Grupo de Propedêutica Complementar do Instituto Alfa de Gastroenterologia do Hospital das Clínicas da UFMG. Membro Titular da SOBED e Membro Internacional da American Society for Gastrointestinal Endoscopy. *Research Fellow* em Ultra-Sonografia Endoscópica, University of Texas Medical Branch, Galveston/EUA. Especialista em Endoscopia Terapêutica pela Universidad Autônoma de Barcelona, Espanha. Belo Horizonte/MG.

Walter dos Reis Caixeta Braga

Professor Convidado do Departamento de Clínica Médica da Faculdade de Medicina da UFMG. Belo Horizonte/MG.

Walton Albuquerque

Doutor em Gastroenterologia pela Faculdade de Medicina da UFMG. Coordenador Médico da Seção de Endoscopia Digestiva do Instituto Alfa de Gastroenterologia do Hospital das Clínicas da UFMG. Endoscopista Assistente do Hospital Felício Rocho. Membro Titular da SOBED e do CBC. Especialidade em Endoscopia Digestiva pelo Hospital Edouard Herriot, Lyon, França, e Ecoendoscopia na Clínica Trocadero, Paris, França. Membro Internacional da American Society for Gastrointestinal Endoscopy. Belo Horizonte/MG.

Wanessa Trindade Clemente

Médica Patologista Clínica. Professora Assistente do Departamento de Propedêutica Complementar da Faculdade de Medicina da UFMG. Consultora em Doenças Infecciosas do Grupo de Transplante do Instituto Alfa de Gastroenterologia e Coordenadora da CCIH do Hospital das Clínicas da UFMG. Belo Horizonte/MG.

Wilson Campos Tavares Júnior

Médico Radiologista do Instituto Alfa de Gastroenterologia do Hospital das Clínicas da UFMG. Belo Horizonte/MG.

Wilson Luiz Andrade Bastos Filho

Médico Residente de Cirurgia Geral do Hospital São Rafael. Salvador/BA.

Prefácio

O abdome agudo representa condição clínica de extrema relevância na prática médica, não só pela elevada prevalência, como também pelas dificuldades freqüentemente encontradas no seu diagnóstico e tratamento. Mercê do inquestionável interesse que o tema desperta, aliado à necessidade de se reunir, em um único compêndio, os principais aspectos etiofisiopatológicos, propedêuticos e terapêuticos das diferentes afecções que podem cursar com quadro de abdome agudo, este livro tem como objetivo informar, ao leitor interessado, de forma prática e objetiva, os principais aspectos concernentes. Assim sendo, não se pretende esgotar o assunto, mas, outrossim, analisá-lo de modo crítico e criterioso.

O tema foi distribuído em nove partes ou seções: na parte I (abordagem do paciente) foram incluídos os principais aspectos anatômicos e fisiopatológicos relacionados com o abdome agudo, o exame clínico do paciente e os exames complementares úteis para o estabelecimento do diagnóstico (laboratoriais, de imagem, punção e lavado peritoneal, endoscópicos e laparoscopia diagnóstica).

Na parte II (abdome agudo e cirurgia) foram enfocados temas de inquestionável importância no abdome agudo cirúrgico, como anestesia, pré, per e pós-operatório, antibioticoterapia, terapia nutricional e síndrome da disfunção orgânica múltipla.

Na parte referente ao abdome agudo inflamatório (Parte III) foram incluídas as afecções de natureza inflamatória/infecciosa que cursam com abdome agudo, com destaque especial para apendicite, colecistite, pancreatite, diverticulite e infecção pélvica agudas. Outras afecções, como diverticulite de Meckel, colangite aguda, apendicite epiplóica, linfadenite mesentérica aguda, megacólon tóxico e doenças inflamatórias agudas do retroperitônio, foram também incluídas. As peritonites secundárias, dada a sua grande importância, mereceram capítulo especial.

Na Parte IV (abdome agudo perfurativo), a úlcera péptica perfurada constitui o tema de maior relevância. Entretanto, outros temas, como perfuração por corpo estranho e perfuração espontânea do esôfago e das vias biliares e por carcinoma do tubo digestivo, embora menos freqüentes, foram também abordados. Com o avanço da endoscopia terapêutica tem ocorrido incidência cada vez maior de perfuração de diferentes segmentos do trato digestivo. Este assunto foi contemplado no Capítulo 36.

A gravidez ectópica rota, a torção e ruptura de anexos uterinos, a endometriose e o refluxo menstrual são causas importantes de abdome agudo hemorrágico (Parte V). Além destes temas, foram abordadas as rupturas de neoplasias abdominais e de vísceras parenquimatosas.

Na Parte VI (abdome agudo vascular), foram contempladas a isquemia mesentérica aguda, a ruptura de aneurismas abdominais e a colite isquêmica.

O abdome agudo oclusivo (Parte VII) constitui um dos principais tipos de abdome agudo, com incidência só superada pelo abdome agudo inflamatório. Além das obstruções intestinais por causas mecânicas, que representam as de maior prevalência, foram incluídas a pseudo-obstrução e a síndrome de Ogilvie.

Na Parte VIII foram abordados os tipos especiais de abdome agudo. Mereceram destaque o abdome agudo pós-operatório, na criança, na gravidez e no puerpério, no doente imunodeprimido, no idoso, no desnutrido e no pós-operatório de cirurgia bariátrica. Nestas situações existem particularidades que devem ser enfatizadas e conhecidas pelo médico. A síndrome compartimental abdominal mereceu capítulo especial por causa de sua inquestionável importância.

Para finalizar foram abordadas, na Parte IX, as principais condições clínicas que simulam abdome agudo cirúrgico. Um capítulo sobre biossegurança, embora não afeito aos temas abordados nesta seção, foi incluído com o objetivo de fornecer ao médico informações importantes sobre o seu comportamento em casos de acidentes com secreções, agulhas e/ou outros instrumentos. Este aspecto é relevante no abdome agudo, situação em que, freqüentemente, o médico tem de tomar decisão rápida sem conhecer adequadamente o paciente.

Atribuímos aos colaboradores todo o eventual sucesso desta obra e agradecemos pela inestimável contribuição e indiscutível competência.

Agradecemos, também, à MedBook Editora por, mais uma vez, ter confiado em nossa proposta, e a Rosana Maria Almeida Cruz, pela participação incansável e devotada na revisão e organização do livro.

Os autores

Sumário

ABDOME AGUDO

Não-Traumático

PARTE I

Abordagem do Paciente

1

Aspectos Anatômicos e Fisiológicos

Paulo Roberto Savassi-Rocha
Marcelo Dias Sanches
Edvaldo Fahel

INTRODUÇÃO

Conceitua-se como abdome agudo (AA) todo quadro abdominal, de início súbito ou rapidamente progressivo, que demanda conduta urgente. Este quadro costuma exigir, em proporção expressiva de casos, tratamento cirúrgico de urgência ou emergência.

O AA pode ser classificado como inflamatório, perfurativo, hemorrágico, obstrutivo, vascular e traumático.

A dor constitui o principal sintoma, sendo, muitas vezes, a única manifestação clínica.[8,14] Desse modo, tornam-se indispensáveis o conhecimento da anatomia e a compreensão adequada da fisiologia dos mecanismos da dor abdominal para sua correta avaliação. A melhor definição de dor é a proposta pela International Association for the Study of Paris, que considera a dor uma experiência emocional, com sensação desagradável, associada a lesão tecidual presente, potencial ou descrita como tal.[11]

Deve-se ter sempre em mente que a dor é sensação subjetiva, sujeita a inúmeras variáveis próprias do indivíduo acometido e da afecção que a motivou. Independentemente desses fatores, ela requer a presença de consciência de seu portador para que possa ser interpretada de modo conveniente. De modo grosseiro, ela pode ser definida como fenômeno psíquico que envolve sistemas direcionados à proteção do corpo contra agressões.[9]

A avaliação do tipo e da intensidade da dor pode ser feita por meio da gradação da resposta ou do estímulo que a gerou, sendo modulada por fatores afetivos, educacionais, culturais, raciais, religiosos e, principalmente, pelo estado psíquico de cada indivíduo (ansiedade, depressão, medo etc.).

Na avaliação da dor deve-se, ainda, levar em conta diversos aspectos, incluindo tipo, localização, modo de início, ritmo, periodicidade, duração, bem como fatores que a agravam ou atenuam.

Como as estruturas abdominais possuem, de modo geral, sistemas sensitivos pouco desenvolvidos, e como os impulsos aferentes caminham através de número restrito de vias nervosas, torna-se difícil a tarefa de determinar, com precisão, a fonte de uma dor abdominal. Além disso, a dor pode ter origem em órgãos de localização extra-abdominal ou ser decorrente de doenças sistêmicas, distúrbios hidroeletrolíticos, metabólicos e, até mesmo, de intoxicações exógenas.

VIAS DE TRANSMISSÃO DA DOR

Os receptores para dor (nociceptores) são terminações nervosas livres que formam numerosas ramificações e interligações. Eles estão localizados na maior parte das estruturas e tecidos, incluindo pele, periósteo, tecido adiposo, músculo, fáscias, tendões, tecidos perivasculares, pleura e peritônio parietal, serosa de órgãos e parênquima das vísceras (em menor quantidade).[15]

Os estímulos dolorosos recebidos pelos nociceptores caminham em direção ao corpo do neurônio, localizado no gânglio da raiz dorsal da medula através de dois tipos de fibras nervosas, a saber: fibras A delta e fibras C.

As fibras A delta são delgadas e mielinizadas. Recebem estímulos mecânicos e conduzem dor aguda, bem localizada, de curta duração (desaparecimento rápido), com discreto componente emocional, a uma velocidade de 12 a 30m/s.[1,4]

As fibras C são polimodais medem de 0,4 a 1,2μm de diâmetro e não são mielinizadas. Recebem estímulos mecânicos, térmicos e químicos e conduzem dor difusa, de início lento e duração longa, com componente emocional expressivo, a uma velocidade de 0,5 a 2m/s.[1,4] São capazes de produzir manifestações sistêmicas, como náuseas, sudorese, hipotensão arterial e bradicardia.

A dor sentida no abdome pode ser transmitida através das raízes de T_6 a T_{12} ou é transmitida a esses segmentos por impulsos originados de estruturas e/ou tecidos vizinhos no tórax, nos membros ou na pelve.[1] Sabe-se que existem estruturas intratorácicas que são inervadas por segmento até de T_9. Assim sendo, fica claro que a localização da sensação dolorosa no tórax ou no abdome não estabelece, com exatidão, o local da doença.

O estímulo proveniente da pele, do peritônio parietal e dos músculos penetra na medula espinhal lateralmente pelas raízes dorsais (raramente através das raízes ventrais), fazendo sinapse no corno posterior medular após ascender ou descender por um ou dois segmentos (Figura 1.1).

A maior parte das conexões dos estímulos dolorosos dentro da medula é realizada na substância gelatinosa, que faz parte do corno posterior. A maioria dos sinais passa para um ou mais neurônios de fibras curtas adicionais, atingindo, finalmente, os neurônios de fibras longas que cruzam para o lado oposto da medula e seguem, no sentido cranial, através dos tratos espinotalâmicos laterais. Estes, por sua vez, são divididos em dois sistemas distintos:[12]

- *Via da dor rápida aguda*, permeada quase que inteiramente por fibras do tipo A delta.
- *Via da dor lenta crônica*, permeada quase que exclusivamente por fibras do tipo C.

É possível que a dor seja também conduzida, além de pelos tratos espinotalâmicos laterais, por fibras espinotalâmicas misturadas com outras no funículo ventrolateral.[4]

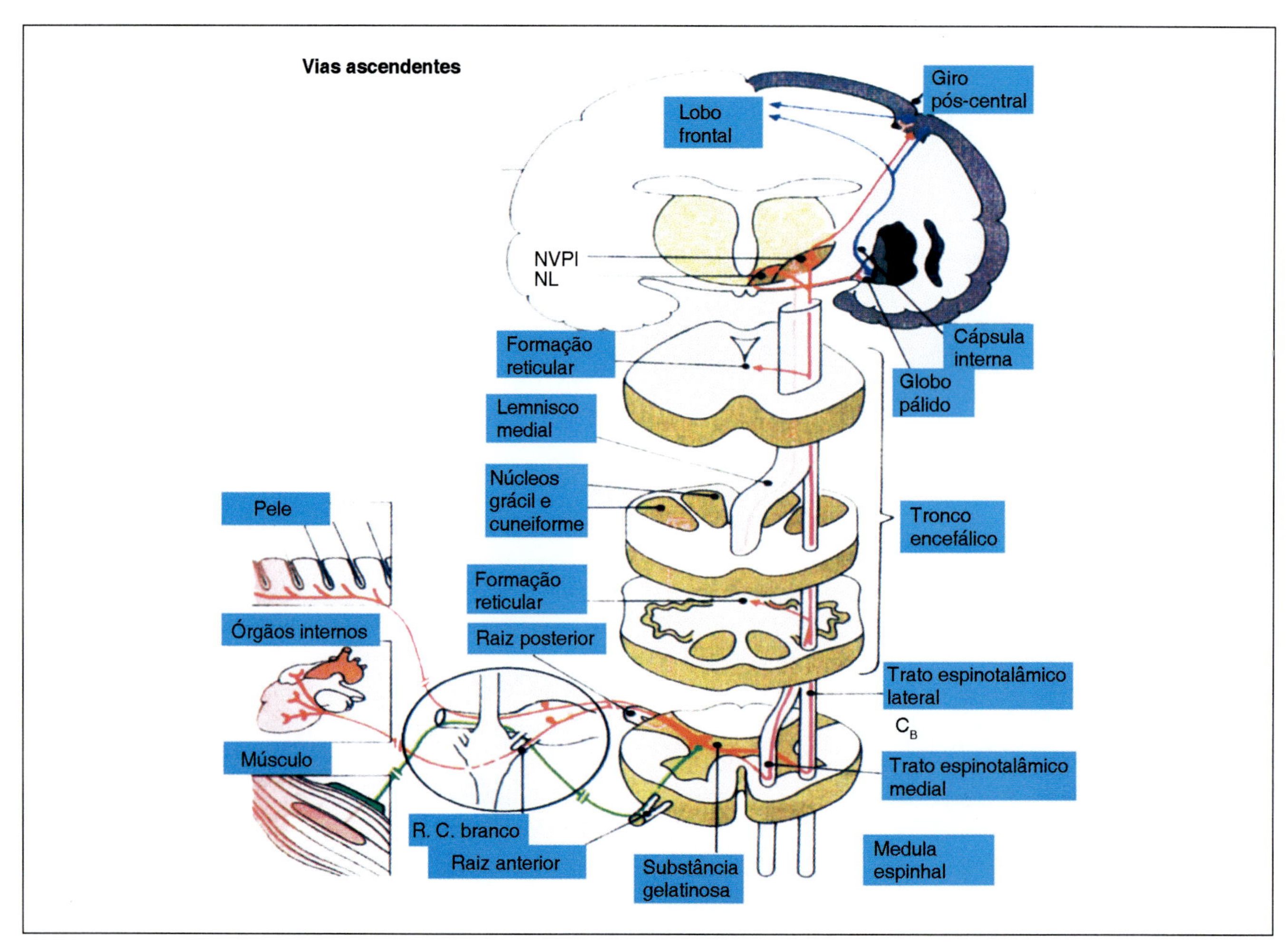

Figura 1.1 ▶ Representação esquemática das vias de transmissão da dor.

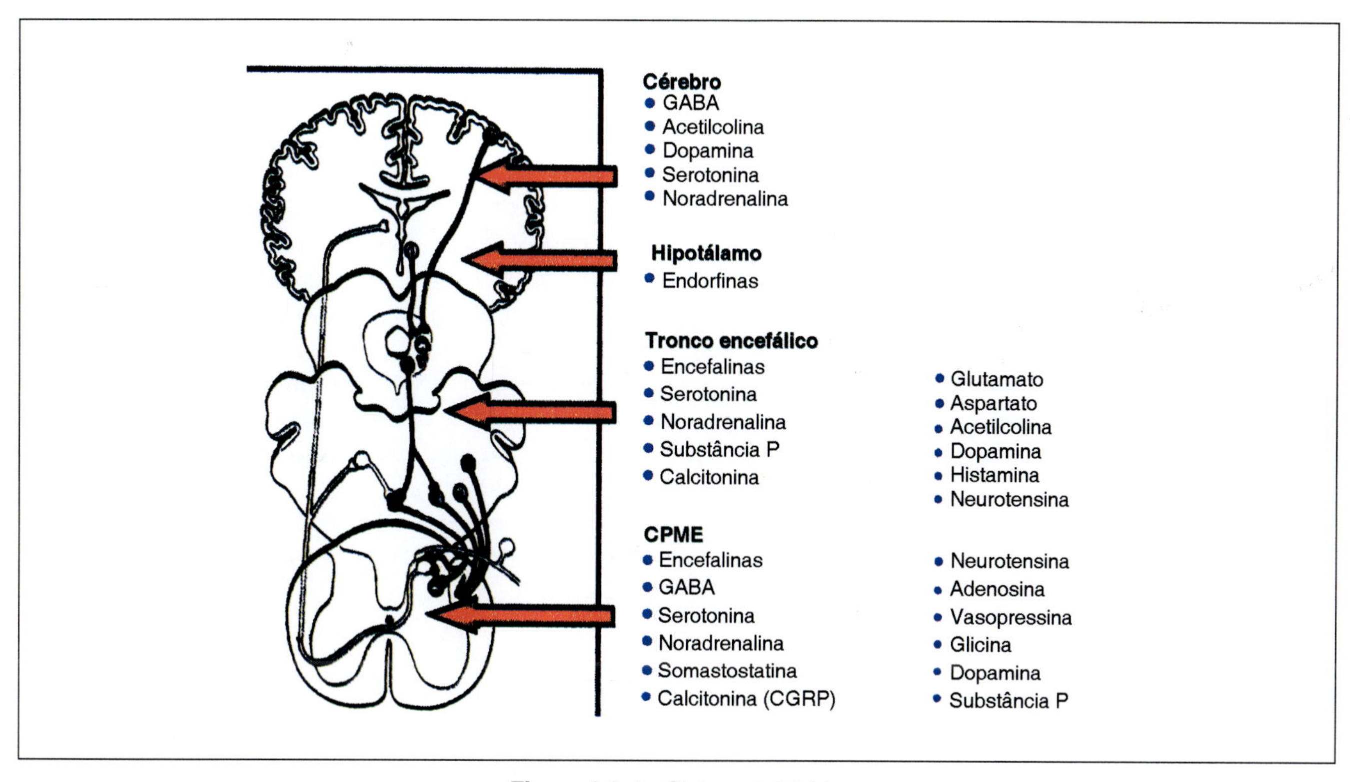

Figura 1.2 ▶ Sistema inibitório.

Expressivo percentual das fibras de condução da dor (75% a 90%) termina na formação reticular do tronco encefálico (bulbo, ponte e mesencéfalo).[4] Pequeno percentual delas (especialmente as do tipo A delta), entretanto, passa diretamente para o complexo talâmico ventrobasal, sendo retransmitido para outra área do tálamo e para o córtex sensorial somático no lobo parietal (giro pós-central). Os sinais para o córtex são, provavelmente, importantes na localização da dor, ainda que a percepção dolorosa seja função especial de centros mais inferiores.[4]

Ao contrário das fibras do tipo A delta, as fibras do tipo C costumam terminar em formação reticular do tronco encefálico. Assim sendo, parte substancial dos impulsos é retransmitida no sentido cranial, através desta formação, para os núcleos intralaminares do tálamo por meio de fibras nervosas curtas. A área reticular do tronco cerebral, sobretudo através do tálamo, transmite sinais de ativação para todas as áreas do córtex.

As fibras do tipo C, condutoras da dor lenta crônica, ao excitarem o sistema reticular ativador, produzem efeito potente capaz de ativar todo o sistema nervoso. Sua função é chamar a atenção do indivíduo para os processos lesivos que ocorrem no corpo. Esses mecanismos são capazes de acordá-lo durante o sono, ao criarem estado de excitação e sensação de urgência, produzindo reação de defesa.[12]

As sensações viscerais atingem o sistema nervoso central (SNC) pelas vias aferentes do sistema nervoso autônomo (SNA) simpático e do parassimpático, percorrendo os mesmos caminhos das sensações somáticas. Elas são conduzidas, entretanto, quase que exclusivamente por fibras do tipo C. Assim sendo, a sensação dolorosa experimentada é, geralmente, do tipo lento, de duração longa e de difícil localização.

Existem, ainda, várias outras vias que exercem a função de modelar a sensação dolorosa.[15] Elas constituem o sistema inibitório descendente (Figura 1.2), cujo papel é transmitir os sinais inibitórios originados no tronco cerebral para o corno posterior da medula espinhal.

Em resposta ao estímulo doloroso, ocorre a liberação de neurotransmissores. Alguns deles (substância P) são excitatórios, enquanto outros (β-endorfinas, encefalinas, dinorfina e serotonina) são inibitórios. Como resultado, a resposta final ao estímulo doloroso dependerá da interação das atividades excitatórias e inibitórias de cada substância liberada, de sua quantidade, bem como da liberação de neurotransmissores secundários.[15]

▶ TIPOS DE DOR

Existem, basicamente, quatro tipos de dor: somática (superficial e profunda), visceral verdadeira, referida e irradiada. Na prática, o que ocorre, na maioria das vezes, é a associação ou, até mesmo, a sobreposição de mais de um tipo, tornando muito difícil a tarefa de diferenciá-las.[6,7,10,13] A existência de muitos tipos de dor pode ser compreendida pela identificação da nocicepção, da percepção dolorosa, do sofrimento e do comportamento doloroso com substratos anatômicos, fisiológicos e psicológicos.

Dor somática

Dor somática superficial

Ocorre em estruturas ricamente supridas por nociceptores, incluindo pele, subcutâneo, aponeurose, pleura parietal, periósteo, ligamentos e tendões. A dor é do tipo bem localizada. A nocicepção deve ser entendida como detecção de lesão tecidual por transdutores especializados ligados a fibras dos nervos periféricos dos tipo A delta e C.[11]

Dor somática profunda

Os nociceptores localizam-se no peritônio parietal e na raiz do mesentério. A dor é mediada por fibras aferentes A delta e C originadas entre T_6 e L_1 e costuma ser mais aguda e específica que a dor visceral, sendo localizada próximo à região onde ocorre o estímulo. Como os impulsos sensitivos são transmitidos por vias cerebroespinhais, a dor somática, em geral profunda, é intensa e nitidamente circunscrita, guardando, como assinalado, relação com a região estimulada. Pode ser causada por diversos agentes irritantes (conteúdo gastrointestinal, urina, bile, suco pancreático, sangue e pus) e diferentes substâncias (bradicinina, serotonina, histamina, prostaglandinas e enzimas proteolíticas).

Quanto mais ácido for o pH, ou quanto maior for a concentração de íons K^+ de determinada substância, maior será seu poder de irritação peritoneal.

A irritação do peritônio parietal, além da dor, acarreta contratura muscular, que pode ser localizada ou generalizada (abdome em tábua), dependendo da extensão da irritação. A contratura muscular é explicada pela inervação comum do peritônio parietal e da musculatura abdominal suprajacente.

Qualquer processo irritativo que atinja os troncos nervosos ou estruturas por eles inervadas, dentro ou fora do abdome, provoca contratura dos músculos abdominais. Assim sendo, é fundamental distinguir a contratura da musculatura abdominal secundária à irritação do peritônio parietal (contratura muscular verdadeira) daquela que pode ocorrer na meningite, nos traumatismos do canal medular e/ou torácicos e nas pleurites. A contratura muscular verdadeira deve, também, ser diferenciada da contratura muscular voluntária.[2]

Na contratura muscular verdadeira, qualquer tentativa de vencer a rigidez pela palpação é malsucedida. Ao contrário, ela provoca aumento substancial da dor como conseqüência da irritação peritoneal subjacente. Nesses casos, a dor é agravada, também, por movimentos, tosse, tensão ou tração do peritônio doente. O paciente, muitas vezes, assume posição antálgica, evita movimentos e flexiona as pernas (quando deitado) e o tronco quando caminha. A presença de contratura muscular verdadeira representa, portanto, a existência de irritação peritoneal subjacente, e seu achado equivale, quase sempre, a indicação cirúrgica.

A contratura de causa extra-abdominal, por sua vez, pode ser facilmente desfeita pela palpação, sem provocar dor (não existe substrato na cavidade abdominal).

A contratura voluntária (às vezes, de difícil identificação em pacientes muito ansiosos ou crianças) pode ser detectada, durante o exame físico, por meio de uma das seguintes manobras:

- Palpação do abdome ao mesmo tempo que se desvia a atenção do paciente com uma série de perguntas.
- Manobra de Iódice-Samartino, que consiste em palpação abdominal e realização simultânea de toque retal (obrigatório em casos de abdome agudo).

Com freqüência, a dor somática profunda se acompanha da dor irradiada porque as mesmas vias de transmissão da dor servem às áreas mais superficiais do mesmo segmento neural (incluindo a pele).

A dor localizada da apendicite aguda (após propagação da inflamação para o peritônio parietal) e a dor intensa e difusa da peritonite (em caso de úlcera péptica perfurada) são exemplos de dor somática profunda.

Dor visceral

Os nociceptores da dor visceral localizam-se no parênquima e na parede dos órgãos sólidos, vísceras ocas e mesentério.[1,13] É mediada, predominantemente, por fibras aferentes polimodais do tipo C.

A dor visceral verdadeira é sentida no local da estimulação primária, podendo associar-se ou não com a dor referida. É do tipo contínua e difusa, com localização profunda e imprecisa como resultado, em grande parte, da pouca quantidade de fibras aferentes viscerais. Costuma ser médio-umbilical pelo fato de as vísceras abdominais, com raras exceções, receberem inervação aferente de ambos os lados da medula espinhal. Assim sendo, o cérebro interpreta os estímulos bilaterais como sendo medianos.[3,9] A dor é conduzida pelo sistema nervoso simpático, exceto quando tem origem na traquéia, no esôfago cervical e torácico e em alguns órgãos ou estruturas pélvicas (cólon sigmóide, reto, colo vesical, próstata, vesículas seminais e cérvice uterina). Nesses casos, a transmissão é feita pelo sistema nervoso parassimpático.

Os estímulos que produzem dor visceral incluem estiramento, distensão súbita, isquemia, tração (peritoneal, do mesentério ou de vasos sanguíneos nele localizados), contração rápida e violenta das vísceras. Estímulos como incisão, queimadura ou esmagamento habitualmente não desencadeiam dor, salvo quando outros fatores (inflamação, isquemia) atuam, provocando diminuição do limiar para a sensação dolorosa.[1,3,4,12,14]

No trato gastrointestinal, ocorre diminuição gradual da sensibilidade aos estímulos dolorosos, à medida que aumenta a distância entre determinado segmento e os orifícios externos. Assim, o íleo é menos sensível que o estômago ou o reto.[14]

A dor abdominal proveniente de uma víscera oca requer estímulo maciço, e sua presença traduz distensão local (gasosa ou por líquidos) ou contração vigorosa. Quanto mais rápida for a distensão, maior será a dor. Nesses casos, ela se apresenta sob a forma de cólicas e pode ter origem no trato gastrointestinal, nas vias biliares, nas vias urinárias, tubas uterinas etc. Apresenta, como principal característica, o fato de ser mal localizada pelo paciente que, solicitado a descrevê-la e localizá-la, realiza uma série de palpações, geralmente profundas, sem que disso resulte a localização precisa. Ocorre em paroxismos e pode atingir grande intensidade. Os pacientes apresentam-se agitados, se contorcem e dobram sobre si mesmos, sem encontrarem posição adequada.

A dor da obstrução intestinal, da distensão ureteral por cálculos, da cólica biliar e a da fase inicial de apendicite aguda constituem exemplos de dor visceral verdadeira originária de víscera oca.

A dor abdominal oriunda de víscera sólida resulta da rápida distensão da cápsula do órgão. É caracteristicamente surda, persistente e profundamente localizada.

A dor visceral não se acompanha de contratura muscular ou defesa. O peritônio visceral responde lentamente à irritação, cujo resultado é a instalação progressiva de íleo funcional, que poderá ser difuso ou localizado. Este comportamento intestinal pode ser explicado pela lei de Stokes, segundo a qual toda vez que a serosa (que envolve órgão contendo musculatura lisa na sua parede) é irritada, ocorre paresia ou paralisia da musculatura lisa subjacente, de acordo com o poder e a intensidade do agente irritativo.

O íleo funcional difuso, uma vez instalado, pode ser facilmente diagnosticado pelo desaparecimento dos ruídos peristálticos à ausculta, pela parada de eliminação de gases e fezes e pela distensão abdominal. Radiografias simples do abdome em ântero-posterior e ortostatismo revelam alças intestinais distendidas, podendo conter níveis hidroaéreos em seu interior. O íleo localizado, por sua vez, é diagnosticado, radiograficamente, pela presença de alça sentinela.

Resumindo, na dor visceral o paciente e o médico terão dificuldade em tentar localizar a sede da dor, que corresponde, com pouca exatidão, à localização segmentária da estrutura visceral que produziu os impulsos sensitivos.[1]

Dor referida

A dor referida é definida como dor sentida ou percebida em local distante dos tecidos/estruturas/órgãos estimulados, porém mantendo relação com o ponto do estímulo primário.

A dor referida de origem visceral geralmente manifesta-se em locais definidos da superfície corporal, de maneira isolada ou acompanhada de sensação concomitante de dor concebida como de origem visceral. Pode também manifestar-se em outra área profunda do corpo não coincidente com a localização da víscera que a produz.

A dor referida pode ser observada, também, em afecções serosas (pleura e peritônio) – dor referida parietal – bem como em lesões ou afecções de estruturas somáticas profundas (músculos, articulações, ligamentos e periósteo). Além disso, pode ocorrer referência de dor de uma área da pele a outra.[5]

Área dolorosa pode, inclusive, persistir após ter-se esvaecido a dor do local primário.

No segmento onde se manifesta a dor referida, podem ocorrer alterações das atividades efetoras ou motoras, como contração de musculatura esquelética. Advém, então, rigidez reflexa, constituindo, assim, a defesa muscular. O estímulo de vasos sanguíneos e glândulas produz alterações vasomotoras que se manifestam por meio de diferença da temperatura e de umidade da pele. Podem ocorrer, ainda, hiperestesia e hiperalgesia secundárias ao aumento da sensibilidade e à diminuição do limiar para estímulos táteis e dolorosos.

A dor e as demais alterações cutâneas ora mencionadas são referidas não à pele que está sobre a víscera estimulada, mas à que recobre as regiões inervadas pelo mesmo segmento espinhal daquele órgão. Essas áreas cutâneas, ou zonas de Head, para as diferentes vísceras coincidem, grosseiramente, com a distribuição segmentar das fibras sensitivas somáticas que têm origem nos mesmos segmentos medulares das fibras das vísceras em questão. Merece destacar que nem sempre essa distribuição está restrita aos dermátomos esperados, podendo espalhar-se para áreas mais extensas.[5]

A explicação do mecanismo da dor referida é a de que os impulsos provenientes dos órgãos viscerais e das estruturas somáticas, superficiais ou profundas, compartilham vias comuns no interior do SNC.[8] Desse modo, os ramos das fibras aferentes da dor visceral fazem sinapse na medula espinhal com alguns dos neurônios de segunda ordem, que recebem fibras de dor provenientes da pele.

A dor referida pode ou não coexistir com a dor diretamente relacionada com o local da estimulação nociceptiva. Entretanto, para que ela seja percebida, é necessário que o estímulo doloroso seja suficientemente intenso. Outra possibilidade é a de que o limiar para a dor esteja diminuído por uma afecção qualquer.

A dor, em alguns casos de infarto agudo do miocárdio, percebida na região epigástrica constitui exemplo típico de dor referida. Conforme assinalado anteriormente, pode-se observar, no local da dor referida, a presença de contratura muscular que cede com a palpação abdominal, varia de intensidade com as incursões respiratórias e que, quando persistente, pode constituir-se em nova fonte de dor e hiperestesia local.

Dor irradiada

Também chamada dor radicular, a dor irradiada é produzida por estiramento, torção, compressão ou irritação de uma raiz espinhal, central ao forame intervertebral. Difere da dor referida quanto à intensidade, aos fatores agravantes e atenuantes e ao tipo de disseminação. Caracteriza-se por ser, ao mesmo tempo, superficial e profunda, e decorre da estimulação direta da raiz posterior de um nervo espinhal (ou de um tronco nervoso). É percebida no território correspondente ao da raiz nervosa estimulada.

Suas características são de dor aguda, muito intensa, que quase sempre tem início em região central, próxima à coluna, dirigindo-se para parte da extremidade inferior. Exemplo típico é a lombociatalgia provocada por hérnia de disco intervertebral. No caso específico de compressão da raiz S_1, surge dor lombar com irradiação para as regiões posterior da coxa, póstero-lateral da perna e lateral do pé até os três últimos dedos. Outro exemplo é a dor que costuma ser percebida no andar superior do abdome nos casos de radiculopatia torácica. Em geral, está associada parestesia ou perda da sensibilidade cutânea e/ou ao longo do nervo. Quando coexiste envolvimento das raízes anteriores, podem, ocorrer, ainda, hiporreflexia ou perda de reflexos, atrofia, diminuição da força muscular, fasciculações e edema de estase.[14] Ações que causam estiramento do nervo (flexão do tronco sobre as pernas estendidas, elevação das pernas em extensão) ou aumento da pressão intra-espinhal (compressão da veia jugular, tosse, espirro) agravam a dor radicular.

Existe, na literatura, muita confusão na definição de dor referida e dor irradiada. Alguns autores[1] chegam, inclusive, a usá-las como sinônimos. Isto ocorre porque os sinônimos de irradiar são: espalhar, propagar, difundir, transmitir, entre outros. Na maioria das vezes, esse termo é usado com este sentido.

Quando dizemos que a dor da cólica nefrética se inicia na região lombar e se irradia para a virilha e/ou os testículos, nos referimos apenas à sua propagação, e não à sua classificação. Esta é definida somente como dor referida, e não irradiada. No estudo da dor irradiada, é indispensável o conhecimento das áreas cutâneas inervadas por fibras de uma única raiz dorsal (dermátomos).

RELAÇÕES ANATÔMICAS NO ABDOME AGUDO

Na avaliação do paciente com abdome agudo, é importante que o médico considere estruturas anatômicas menos variáveis em sua posição. Os músculos voluntários e os nervos cerebroespinhais, componentes importantes das paredes que delimitam a cavidade abdominal, fornecem subsídios diagnósticos consideráveis por preencherem este requisito.[2] O diafragma constitui o limite cranial da cavidade abdominal. Ele começa a desenvolver-se na região do quarto segmento cervical, do qual obtém a maior parte de suas fibras musculares. Sua parte central é inervada pelo nervo frênico, proveniente, principalmente, do quarto nervo cervical. Durante o desenvolvimento embrionário, esse músculo é deslocado caudalmente, até a sua posição normal, pelo crescimento dos órgãos intratorácicos. Ao mesmo tempo, ocorre alongamento do nervo frênico, acompanhando a descida muscular. Essa migração é muito importante do ponto de vista diagnóstico. Qualquer processo irritativo que acomete o peritônio diafragmático determina contratura reflexa deste músculo, em decorrência da inervação comum. A imobilidade diafragmática pode ser deduzida, clinicamente, pela redução dos movimentos das partes superior do abdome e inferior do tórax. A ultra-sonografia e a radioscopia são métodos que permitem observar, diretamente, a rigidez e a ausência dos movimentos diafragmáticos.

A irritação diafragmática produz, ainda, dor referida no ombro homolateral, via nervo frênico. Esta dor pode localizar-se na fossa supra-espinhosa e/ou na fossa subclavicular. Quando a dor está localizada na parte mais alta do ombro, de ambos os lados, ela é decorrente da irritação diafragmática mediana. A parte periférica do diafragma é inervada por ramos dos nervos intercostais, e sua irritação é percebida como dor referida na parede torácica e/ou abdominal.[14]

O assoalho pélvico constitui o limite caudal da cavidade abdominal. Sua exploração deve ser feita por meio dos toques retal e/ou vaginal, uma vez que os órgãos pélvicos não têm representação significativa na musculatura da parede abdominal. Este fato pode ser facilmente demonstrado pelo encontro de flacidez da parede abdominal anterior, na vigência de pelviperitonite.

A irritação do peritônio parietal pélvico não causa, portanto, contratura da musculatura parietal do abdome.

O músculo obturador interno é um dos componentes do assoalho pélvico. Recoberto por densa fáscia, não é prontamente irritado na presença de inflamação pélvica. Quando, porém, suas fibras entram em contato com um foco inflamatório, a rotação interna da coxa, previamente fletida até o seu limite extremo, determina o aparecimento de dor referida na região hipogástrica (sinal do obturador – Figura 1.3).

A parede abdominal anterior é formada por pele, subcutâneo e músculos retos, oblíquos (externo e interno) e transversos. Esta musculatura recebe a mesma inervação do peritônio parietal subjacente, através dos seis últimos nervos intercostais (T_6 a T_{12}). Quando o peritônio parietal anterior é irritado, ocorre contratura muscular abdominal reflexa em correspondência com a área peritoneal irritada.[2,14]

A parede abdominal posterior é formada por pele, subcutâneo e músculos quadrado lombar e psoas. A irritação do músculo quadrado lombar (apendicite retrocecal, abscesso perinefrético etc.) determina contratura do mesmo. O psoas, situado medialmente, também pode ser irritado na vigência de afecções retroperitoneais. Quando isso ocorre, o paciente flete voluntariamente a coxa, pois esta posição promove relaxamento muscular com conseqüente melhora da dor.

O sinal do psoas (Figuras 1.4 e 1.5) permite constatar, clinicamente, a irritação deste músculo. Ele consiste em executar hiperextensão da coxa, provocando estiramento das fibras musculares inflamadas, com conseqüente aparecimento de dor, que impede o prosseguimento da manobra. O paciente é colocado em decú-

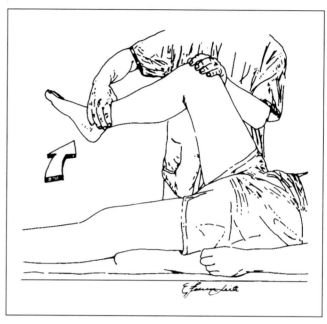

Figura 1.3 ► Sinal do obturador: a rotação interna da coxa, previamente fletida até o seu limite, determina dor referida na região hipogástrica.

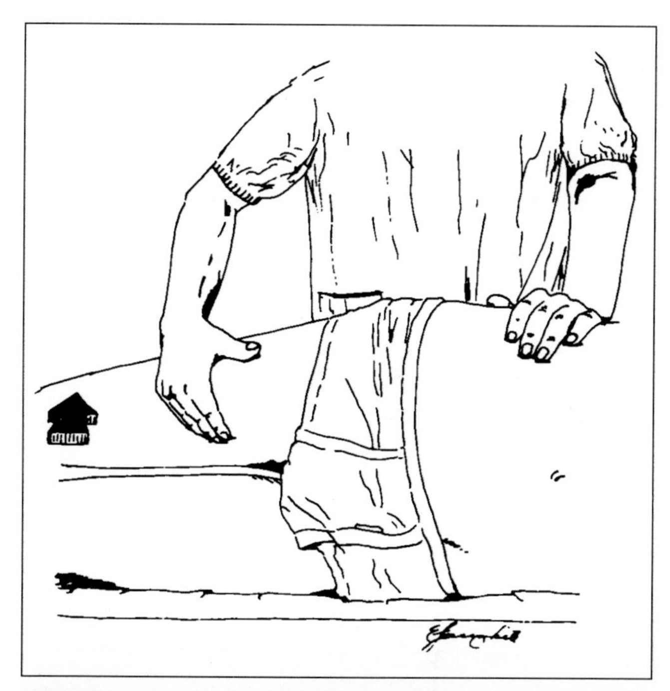

Figura 1.4 ► Sinal do psoas direito com o paciente em decúbito lateral esquerdo: a hiperextensão da coxa provoca dor, o que impede o prosseguimento da manobra.

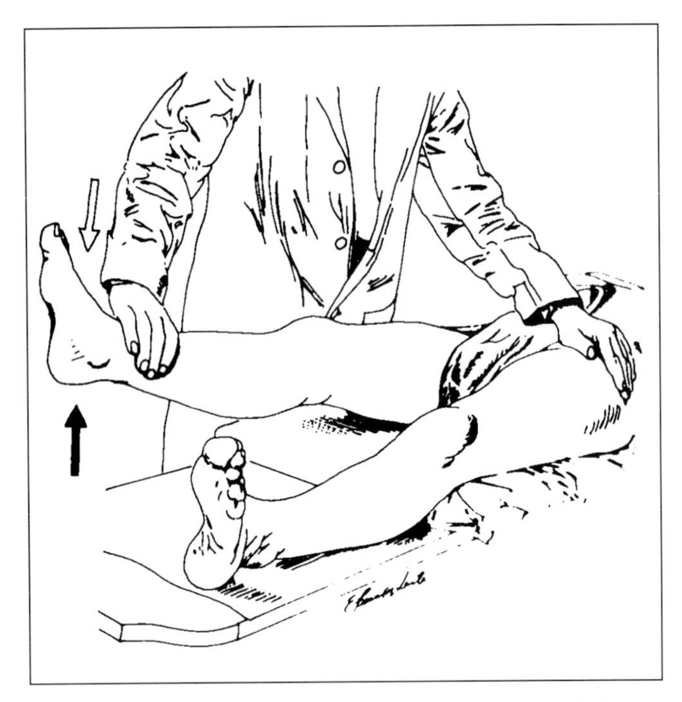

Figura 1.5 ▶ Sinal do psoas com o paciente em decúbito dorsal.

bito lateral esquerdo para pesquisar o psoas direito, e vice-versa (Figura 1.4). Pode-se também colocar o paciente em decúbito dorsal e pedir-lhe que tente flexionar a coxa, enquanto é exercida discreta pressão contrária ao movimento (Figura 1.5).

A parte central do peritônio parietal posterior não possui, assim como o peritônio pélvico, representação significativa na musculatura. Isto significa que a irritação peritoneal nessa localização não se acompanha de contratura muscular reflexa. Esses segmentos não representativos explicam, em parte, a dificuldade em se diagnosticar as apendicites pélvica e retroileal.

Outro aspecto importante diz respeito à dor lombar com irradiação testicular (dor referida). Neste caso, a explicação é mais embriológica que anatômica, pois os testículos têm origem primitiva na região lombar, o que os coloca em posição de indicadores de doença renal, ainda que migrados para a bolsa escrotal.[14]

▶ REPRESENTAÇÕES ANATÔMICAS DA DOR VISCERAL ABDOMINAL

Estômago e duodeno

A inervação sensitiva do estômago é transmitida através dos nervos esplâncnicos maiores de T_5 a T_9, nervos vagos e plexo celíaco, enquanto a do duodeno é mediada pelos mesmos nervos, com os esplâncnicos maiores penetrando a medula até T_{12}.[1,9]

A dor de origem gástrica pode ser causada por estimulação mecânica ou química da mucosa inflamada ou congesta e por contração violenta de sua musculatura.

Essa dor é, em geral, referida no epigástrio, na superfície anterior do tórax ou no hipocôndrio esquerdo (Figura 1.6).

A dor de origem duodenal, na maioria das vezes, é decorrente da úlcera péptica ou estrongiloidíase, sendo referida a um ponto da superfície localizado à meia-distância entre a cicatriz umbilical e o apêndice xifóide.

Intestino delgado

Os impulsos dolorosos provenientes do intestino delgado são transmitidos pelos nervos esplâncnicos que penetram a medula caudalmente aos das fibras gástricas (entre T_9 e T_{11}).[1,9] A dor, nesses casos, pode ser provocada por contrações vigorosas, isquemia ou distensão rápida. A dor intestinal típica é em cólica, referida à região periumbilical. As lesões jejunais tendem a se apresentar no quadrante superior esquerdo, enquanto a dor ileal predomina no quadrante inferior direito (Figura 1.6).

Intestino grosso

Os cólons ascendente e transverso recebem inervação sensitiva dos nervos esplâncnicos de T_{10} a L_1, via plexo mesentérico superior. Os cólons descendente

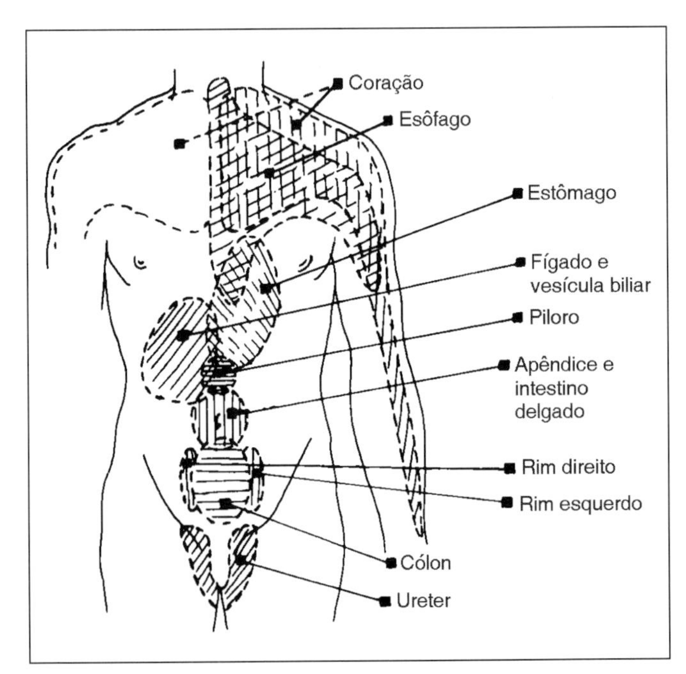

Figura 1.6 ▶ Áreas da superfície corporal da dor referida proveniente de diferentes órgãos viscerais. (Extraída e modificada de Guyton.[12])

e sigmóide recebem inervação de nervos esplâncnicos torácicos e lombares (T_{12} a L_1), via plexo mesentérico inferior.

O reto é inervado, principalmente, pelos terceiro e quarto nervos sacros (parassimpático).[7]

Os estímulos desencadeantes, bem como a natureza da dor do intestino grosso, são semelhantes aos do delgado. A dor é referida, principalmente, na metade inferior do abdome e costuma ser difusa. A dor de origem cecal e no cólon ascendente localiza-se no quadrante inferior direito (semelhante à de origem ileal), enquanto a de origem nos cólons transverso e descendente localiza-se no quadrante superior esquerdo. Dor de origem sigmoidiana é referida na região suprapúbica ou, posteriormente, na região sacra.

A dor retal não tem representação na parede abdominal anterior, sendo sentida profundamente na pelve e referida, freqüentemente, na região sacra média.[14]

O cólon esquerdo é menos sensível à distensão por estar condicionado a este estímulo. Por isso, as obstruções nesse nível costumam ser menos dolorosas que as do intestino delgado.

Fígado e vias biliares

O fígado recebe inervação sensitiva de T_5 a T_9 (nervos esplâncnicos maiores e plexo celíaco), enquanto a do trato biliar encontra-se concentrada em T_8 e T_9.

O parênquima hepático é insensível à dor, enquanto sua cápsula é sensível à distensão rápida. O aumento gradativo do fígado costuma ser indolor. Em geral, a dor visceral hepática é referida no epigástrio e no hipocôndrio direito.

A dor originária das vias biliares decorre da obstrução, transitória ou não, do ducto cístico e/ou hepatocolédoco e tem característica de cólica localizada no epigástrio e/ou no hipocôndrio direito. Ocasionalmente, ela pode ser descrita no hipocôndrio esquerdo, no precórdio e, mais raramente, no abdome inferior. Irradia-se para o dorso em mais de 50% dos casos, podendo ser referida nas regiões interescapulovertebral e escapular direitas (Figura 1.6).

Quando o peritônio parietal é irritado (dor somática profunda) por processo inflamatório local (colecistite aguda), ocorre mudança na localização da dor, que predomina no hipocôndrio direito e no ângulo inferior da escápula homolateral. Quando o peritônio diafragmático é acometido, a sensação dolorosa é referida no ombro do mesmo lado.

Pâncreas

A inervação sensorial depende dos nervos esplâncnicos maiores (T_5 a T_9), do nervo vago e do plexo celíaco.

A distensão dutal provoca dor pancreática visceral, que é referida no epigástrio.

A dor somática profunda é referida em epigástrio e em ambos os hipocôndrios, podendo irradiar-se para o dorso, na linha média, ao nível da primeira vértebra lombar, como costuma ocorrer em casos de pancreatite ou neoplasia pancreática.

Aparelho geniturinário

A inervação aferente da pelve e da parte superior do ureter é feita por meio dos plexos renais (T_{10}-L_1).[1,9]

O corpo uterino e as tubas recebem inervação de T_{12} e L_1, enquanto os ovários são inervados a partir de T_{10} e T_{11}.

A inervação aferente da bexiga, da vesícula seminal e da próstata se faz pelos nervos sacros (S_2-S_4).

A principal causa de cólica renal é a obstrução parcial ou total da junção ureteropélvica ou do ureter. É referida na região lombar, logo abaixo da reborda costal, podendo irradiar-se ao longo do ureter até a bexiga e para o testículo ou grande lábio homolateral (Figura 1.6).

A dor visceral, tanto uterina como tubária, é referida no hipogástrio, podendo ser mais pronunciada no lado da tuba acometida.

Quando muito intensa, a dor visceral uterina pode irradiar-se para a face medial da coxa.

A dor vesical é referida na região suprapúbica.

A dor prostática é referida no períneo ou na região lombar inferior e pode ser confundida com dor óssea, muscular, retal ou, até mesmo, renal.[1]

REFERÊNCIAS BIBLIOGRÁFICAS

1. Aach RD. Dor abdominal. In: MacBryde CM, Blacklow RS (eds.) *Sinais e sintomas. Rio de Janeiro: Guanabara Koogan*, 6ª ed., 1986: 160-74.
2. Abrantes WL. Abdome agudo: noções gerais. *In:* Lopes M. *Emergência médicas*. 5ª ed., Rio de Janeiro: Guanabara Koogan, 1989:484-99.
3. Boey JM. Acute abdomen. *In:* Way LW (ed.) *Current surgical diagnosis and treatment*. 8ª ed., Norwalk: Appleton e Lange,1988: 393-403.
4. Brodal A. As vias aferentes somáticas. *In:* Brodal A (ed.) *Anatomia neurológica com correlações clínicas*. 3ª ed., São Paulo: Livraria Roca, 1984: 37-118.
5. Brodal AO. Sistema nervoso autônomo. O hipotálamo. *In:* Brodal A (ed.) *Anatomia neurológica com correlações clínicas*. 3ª ed., São Paulo: Livraria Roca, 1984: 563-634.

6. Burkhart C. Guidelines for rapid assessment of abdominal pain indicative of acute surgical abdomen. *Nurse Pract* 1992; *17*:43-6.
7. Cole E, Lynch A, Cugnoni H. Assessment of the patient with acute abdominal pain. *Nurs Stand* 2006; *20*: 67-75.
8. Cope Z. *Diagnóstico precoce do abdome agudo*. Rio de Janeiro/São Paulo: Livraria Atheneu, 1984.
9. Dani R, Nogueira CED, Almeida EHR. Dor abdominal. *In:* Lopez M, Medeiros JL (eds.). *Semiologia médica. As bases do diagnóstico clínico*. 3ª ed., Rio de Janeiro: Livraria Atheneu, 1990: 555-61.
10. Dietrich CF, Müller G, Ignee A. Acute abdomen – Gastroenterologists view. *Schweiz Rundsch Med Prax* 2007; *96*: 645-59.
11. Gozzani JL. Fisiopatologia da dor. *In:* Cavalcanti IL, Gozzani JL (eds.) *Dor pós-operatória*. Rio de Janeiro: Sociedade Brasileira de Anestesiologia, 2004: 13-38.
12. Guyton AC. *Fisiologia humana e mecanismos das doenças*. 4ª ed., Rio de Janeiro: Guanabara Koogan, 1989: 313-20.
13. Miller SK, Alpert PT. Assessment and differential diagnosis of abdominal pain. *Nurse Pract* 2006; *31*: 38-45.
14. Sanches MD, Savassi-Rocha PR. Aspectos anatômicos e fisiopatológicos. *In:* Savassi-Rocha PR, Andrade JI, Souza C eds. *Abdômen agudo: diagnóstico e tratamento*. 2ª ed., Rio de Janeiro: Medsi, 1993: 3-11.
15. Santos ANC, Melo JG. Dor. *In:* Lopez M, Medeiros JL (eds.) *Semiologia médica. As bases do diagnóstico clínico*. 3ª ed., Rio de Janeiro: Livraria Atheneu, 1990: 142-9.

2

Exame Clínico

Marcelo Dias Sanches
Paulo Roberto Savassi-Rocha
Soraya Rodrigues de Almeida
Edvaldo Fahel

INTRODUÇÃO

O abdome agudo exige, quase sempre, diagnóstico rápido e tratamento imediato. A anamnese detalhada e o exame físico minucioso, constituintes do exame clínico, são a base para o diagnóstico correto e devem ser realizados em tempo hábil, sem que haja demora desnecessária. Comumente, no abdome agudo, a anamnese e o exame físico são realizados simultaneamente.

A avaliação clínica do paciente com abdome agudo implica, quase sempre, a avaliação da dor abdominal. Esta é a principal queixa, o sintoma mais importante. Freqüentemente intensa, a dor causa medo e ansiedade que, associados à falta de habilidade do médico, constituem os principais obstáculos à boa relação médico-paciente.

Diferentemente da consulta tradicional, o exame clínico quase sempre é feito em locais de pronto-atendimento, por médico, muitas vezes desconhecido, sobre o qual o paciente não tem nenhuma referência e que é identificado apenas como plantonista. Muitas vezes, o paciente está deitado sobre maca estreita, próximo a pessoas desconhecidas, em ambiente hostil e sem privacidade. Ele está assustado e ansioso e, com freqüência, seu único desejo é não sentir mais dor.

É importante saber lidar com essa situação, já que a avaliação da dor é importante para definição do quadro clínico. Cabe ao médico transmitir segurança e manter o controle da situação. Ele deve acalmar o paciente e orientá-lo sobre a necessidade de responder as perguntas de maneira clara e permitir o exame.

Muitas vezes, o diagnóstico da afecção e/ou a indicação de tratamento cirúrgico são óbvios. Em outros momentos, a obtenção do diagnóstico pode tornar-se muito difícil. Entretanto, o médico não deve retardar a indicação de tratamento cirúrgico na tentativa de conseguir fazer diagnóstico etiológico preciso.

A avaliação do paciente com abdome agudo tem como objetivo principal definir se o tratamento será inicialmente clínico ou cirúrgico. Neste caso, é necessário definir também se a cirurgia será de urgência ou não. Por isso, o médico não deve perder tempo tentando estabelecer diagnóstico etiológico e focar seu raciocínio no diagnóstico sindrômico: abdome agudo inflamatório, perfurativo, hemorrágico, obstrutivo, vascular ou traumático. Uma vez estabelecido o diagnóstico sindrômico, é possível, na maioria das vezes, definir se o abdome agudo é cirúrgico ou não.

ANAMNESE

No abdome agudo, a anamnese deve ser precisa, concisa e objetiva. Deve-se incentivar o paciente a relatar espontaneamente suas queixas.

A história da doença, muitas vezes, resume-se à análise da dor e de outras manifestações, como náuseas, vômitos, diarréia, disúria etc. Na avaliação da história pregressa, é importante o conhecimento do uso de medicamentos, operações prévias (especialmente as abdominais), episódios anteriores de dor abdominal e internações hospitalares. Igualmente importante é o conhecimento da história familiar e, em especial, da história cirúrgica.

Algumas vezes, a anamnese já induz o diagnóstico. Felizmente, a maioria das afecções abdominais agudas tem história natural típica e não apresenta dificuldade para o diagnóstico, pelo menos sindrômico. Os problemas surgem nos indivíduos com manifestações atípicas de doenças comuns, nos neuróticos, nos psicóticos, nas crianças menores, nos idosos, nos inconscientes e nos portadores de afecções raras. Além disso, o uso de analgésicos e antimicrobianos pode atenuar sinais e sintomas, confundindo o diagnóstico.

Algumas afecções abdominais são mais freqüentes em determinadas faixas etárias. Assim, a incidência de complicações da litíase biliar, da doença diverticular dos cólons, das neoplasias e das doenças vasculares aumenta com a idade. A apendicite aguda pode ocorrer em qualquer faixa etária, mas predomina nos jovens e adolescentes. No recém-nascido, as malformações congênitas constituem a principal causa de abdome agudo. A ingestão de pequenos objetos é freqüente em crianças e pode ser causa de abdome agudo perfurativo ou obstrutivo.

Algumas manifestações abdominais são específicas de determinado sexo, como as doenças do trato genital feminino, da gravidez e do puerpério nas mulheres e as complicações relacionadas com a ectopia ou a torção testicular nos homens.

A atividade profissional pode estar ligada ao quadro de abdome agudo. O saturnismo determina manifestações abdominais que podem sugerir quadro cirúrgico (cólica saturnina).

Algumas doenças, como esquistossomose, tripanossomíase e hidatidose, têm potencial para desencadear quadro abdominal agudo. Como apresentam distribuição geográfica característica em nosso país, é importante conhecer a naturalidade e a procedência do paciente. Igualmente importante é o conhecimento da condição sócio-econômica, pois parasitose e promiscuidade sexual são fatores diretamente responsáveis pelos mais variados tipos de abdome agudo.

Avaliação da dor

Como sintoma mais importante no abdome agudo e motivo pelo qual o paciente procura assistência médica, a dor merece consideração especial. Deve-se ter sempre em mente que a dor é sensação subjetiva que requer integridade anatômica e funcional das vias aferentes responsáveis pela condução dos estímulos e presença de consciência para que possa ser interpretada de modo conveniente.

Diante da agressão, surgem três tipos de resposta (intelectual, física e emocional) que guardam relação direta com os atributos da dor: a percepção ou consciência está relacionada à resposta intelectual, as reações fisiológicas, à resposta física, e as reações psicológicas, à resposta emocional.

Na avaliação da dor, deve-se levar em conta as características (duração, ritmo, periodicidade, intensidade, fatores agravantes ou atenuantes), a localização, o modo de início e a relação com outros sinais e sintomas.

Características

No abdome agudo, a dor pode apresentar-se sob as mais variadas características. As mais freqüentes são: contínua, em cólica, em queimação, em aperto, em fincada, latejante, constritiva, dilacerante e outras, de acordo com a capacidade de imaginação do paciente e a analogia feita por ele.

Apesar dessa variedade, determinada afecção causa, geralmente, sensação dolorosa semelhante em indivíduos distintos. Assim, dor intermitente tipo cólica geralmente está associada à obstrução de víscera oca (intestinos, vesícula biliar, apêndice, ureter etc.), enquanto dor contínua está associada, mais freqüentemente, com irritação do peritônio parietal (perfuração de úlcera, diverticulite ou apendicite, peritonite etc.).

A intensidade da dor pode ser avaliada com razoável segurança. Para isso, deve-se fazer análise crítica das queixas do paciente e pesquisar manifestações sistêmicas nos indivíduos com dor (sudorese, palidez cutânea, fácies, taquicardia, taquipnéia etc.). Mesmo assim, a avaliação é sempre subjetiva, pois o mesmo estímulo pode ocasionar sensações e interpretações distintas em pessoas diferentes. Alguns indivíduos são mais sensíveis e manifestam a dor intensamente, enquanto outros têm o limiar de dor elevado e quase não se queixam. Desse modo, a avaliação da intensidade da dor é feita após identificado o tipo do paciente, interpretados seus sintomas e analisados os dados objetivos.

Apesar das variações pessoais, pancreatite aguda, úlcera perfurada, isquemia mesentérica e espasmos da musculatura lisa ao tentar vencer um obstáculo são responsáveis por dor de grande intensidade.

A dor da irritação do peritônio parietal aumenta com os movimentos, tosse, deambulação ou qualquer outra situação que aumente a pressão intra-abdominal. Pode ser pesquisada durante a anamnese, ao se perguntar se ocorria aumento da dor na vinda ao hospital, durante variações bruscas de movimento do veículo, como, por exemplo, ao passar por elevações ou depressões da via pública.

Localização

A dor proveniente de cada uma das diversas afecções abdominais é, geralmente, sentida em locais específicos do corpo. Entretanto, nem sempre a dor guarda relação topográfica com a alteração que a determina. Existem, basicamente, quatro tipos de dor: somática, visceral, referida e irradiada.[5] Na prática, o que ocorre, na maioria das vezes, é a associação ou, até mesmo, a sobreposição de mais de um tipo, tornando difícil a tarefa de diferenciá-los (ver Capítulo 1).

A dor somática superficial é bem localizada. Em geral, a dor somática profunda é intensa e nitidamente circunscrita e localizada próximo à região onde ocorre o estímulo. Com freqüência, acompanha-se da dor irradiada e acarreta contratura muscular. A dor visceral costuma ser médio-umbilical e não se acompanha de contratura muscular ou defesa. Ela é contínua e difusa, com localização profunda e imprecisa, podendo associar-se ou não à dor referida. A dor referida, de origem visceral, geralmente manifesta-se em locais definidos da superfície corporal (Quadro 2.1). Pode manifestar-se em outra área profunda do corpo não coincidente com a localização da víscera que a produz. A dor irradiada difere da dor referida quanto à intensidade, aos fatores agravantes e atenuantes e ao tipo de disseminação. Caracteriza-se por ser, ao mesmo tempo, superficial e profunda, percebida no território correspondente ao da raiz nervosa estimulada. Ela é aguda, muito intensa e, quase sempre, tem início em região central, próxima à coluna, dirigindo-se para parte da extremidade inferior.

Em geral, a dor de origem gástrica é referida no epigástrio, na superfície anterior do tórax ou no hipocôndrio esquerdo. A dor de origem duodenal é referida na região localizada à meia-distância entre a cicatriz umbilical e o apêndice xifóide. A dor intestinal típica é em cólica, referida na região periumbilical. A dor do intestino grosso é referida, principalmente, na metade inferior do abdome. A dor retal não tem representação na parede abdominal anterior. A dor originária das vias biliares é referida no epigástrio e/ou no hipocôndrio direito. Ocasionalmente, ela pode ser descrita no hipocôndrio esquerdo, no precórdio e, mais raramente, no abdome inferior. A dor pancreática é referida no epigástrio e em ambos os hipocôndrios, podendo irradiar-se para o dorso, na linha média, na altura da primeira vértebra lombar. A dor ureteral é referida na região lombar, logo abaixo da reborda costal, podendo irradiar-se ao longo do ureter até a bexiga e para o testículo ou grande lábio homolateral. A dor de origem uterina ou tubária é referida no hipogástrio. A dor vesical é referida na região suprapúbica, enquanto a dor prostática é referida no períneo ou na região lombar inferior (ver Capítulo 1).

Além disso, a dor pode ter origem em órgãos de localização extra-abdominal ou ser decorrente de doenças sistêmicas. O inverso também ocorre, ou seja, dor extra-abdominal originária de afecção abdominal (dor no ombro, na irritação frênica).

Modo de início

A dor pode ter início gradual ou súbito. O primeiro tipo costuma ocorrer nos processos inflamatórios (apendicite aguda, diverticulite, colecistite aguda) e na isquemia intestinal de origem venosa. O segundo tipo predomina nas perfurações do trato digestivo alto e na isquemia intestinal de origem arterial.

É essencial que o início da dor fique bem caracterizado. Esta tarefa quase sempre é fácil pois, habitualmente, a história é de curta duração e o paciente se recorda com facilidade.

Quadro 2.1 ▸ Representação anatômica da dor visceral abdominal

Órgão de origem da dor	Região de referência da dor
Estômago	Epigástrio, face anterior do tórax, hipocôndrio esquerdo
Duodeno	Epigástrio
Jejuno e íleo	Periumbilical
Ceco, cólons ascendente e transverso	Quadrante inferior direito
Cólons descendente e sigmóide	Quadrante inferior esquerdo, suprapúbica
Reto	Sacra
Fígado	Epigástrio, hipocôndrio direito
Vias biliares	Hipocôndrio direito, escapular direita, epigástrio, interescapulovertebral
Pâncreas	Epigástrio, hipocôndrios, dorso
Pelve renal e ureter	Lombar, com irradiação para o testículo ou grande lábio homolateral
Útero e tubas uterinas	Hipogástrio
Bexiga	Suprapúbica
Próstata e vesículas seminais	Períneo, lombar inferior

Um detalhe importante consiste em caracterizar a atividade exercida no momento do início da dor. A dor que é capaz de despertar o paciente durante o sono ou a que se segue a esforço físico nunca devem ser menosprezadas.

A seqüência cronológica dos sinais e sintomas associados à dor (náuseas, vômitos, distensão abdominal, parada de eliminação de fezes e gases etc.) também deve ser estabelecida.

Relação da dor com outras alterações

Náuseas e vômitos

Deve-se estabelecer, com precisão, o intervalo entre o início da dor e o aparecimento dos vômitos. Sabe-se que, no abdome agudo cirúrgico, a dor geralmente surge primeiro ou, no máximo, junto com os vômitos. Em geral, quanto mais intensa a dor, mais precoces são os vômitos. É importante interrogar sobre o aspecto do material vomitado.

Na apendicite e na colecistite agudas típicas, os vômitos surgem após o início da dor. Na pancreatite aguda, nas torções viscerais e nas isquemias intestinais súbitas, eles são precoces. Na litíase ureteral ou coledociana com obstrução aguda, a dor e os vômitos geralmente são simultâneos.

Na obstrução intestinal simples, o intervalo entre o início da dor e os vômitos depende do nível da obstrução. Na obstrução alta do intestino delgado, os vômitos são precoces e intensos com eliminação, inicialmente, do conteúdo gástrico. Se a oclusão é distal à papila duodenal, os vômitos que se seguem apresentam aspecto bilioso. Na oclusão baixa do intestino delgado, são tardios e menos intensos. Inicialmente, o aspecto é semelhante ao da obstrução alta. Posteriormente, têm aspecto fecalóide. Vômitos precoces nos casos de obstrução intestinal baixa sugerem estrangulamento. Na obstrução do intestino grosso, os vômitos ocorrem tardiamente. Na presença da papila ileocecal continente, eles podem estar ausentes.[1]

Função intestinal

Dor associada à alteração da função intestinal é comum às diferentes afecções abdominais agudas. Assim, na criança com menos de 2 anos que apresenta dor abdominal intensa, a eliminação de sangue, misturado ou não com as fezes, sugere invaginação intestinal.

A parada de eliminação de flatos e fezes é evidente nas obstruções intestinais. Entretanto, mesmo nelas, o paciente é capaz de eliminar o conteúdo intestinal distal à oclusão. Além disso, na obstrução parcial, é comum ocorrer diarréia em vez de constipação.

A diarréia também é freqüente em vários tipos de abdome agudo inflamatório (apendicite em crianças, abscessos paracecais e pélvicos, apendicite retroileal, peritonites e doenças inflamatórias pélvicas agudas). Ao contrário da diarréia da gastroenterite, que é profusa e geralmente se inicia antes da dor, a diarréia presente nas afecções cirúrgicas, na maioria das vezes, é secundária à irritação do peritônio pélvico e é de pequena intensidade.

Várias afecções não-cirúrgicas são responsáveis por dor abdominal e alteração da função intestinal. Entretanto, estas não apresentam outros elementos peculiares às doenças cirúrgicas.

Micção

Muitas vezes, a dor é acompanhada de transtornos da micção, como disúria, polaciúria, anúria e retenção urinária. Estas manifestações decorrem, comumente, de distúrbios primários das vias urinárias ou de afecções contíguas, de tratamento clínico ou cirúrgico.

Assim, a cólica nefrética, a pielonefrite aguda e até a retenção urinária podem sugerir quadro cirúrgico. As doenças pélvicas (apendicite e abscesso pélvicos, diverticulite sigmoidiana, afecções do trato genital feminino) quase sempre estão acompanhadas de alterações urinárias. Os toques retal e/ou vaginal são importantes na avaliação do paciente com dor abdominal e manifestações urinárias.

Menstruação

Deve-se pesquisar, na mulher, a relação da dor abdominal com o ciclo menstrual. Na fase reprodutiva, é importante perguntar sobre a data exata e as características da última menstruação e sobre a ocorrência de irregularidades nos últimos três ciclos.

Dor hipogástrica em cólica, um pouco antes da menstruação, sugere simples dismenorréia. Entretanto, algumas vezes, uma afecção mais grave pode estar presente. Dor abdominal associada à perda de sangue coagulável após período de amenorréia é sugestiva de abortamento ou gravidez ectópica. A dor da ovulação ocorre, classicamente, no meio do ciclo menstrual. A dor do refluxo menstrual surge na vigência da menstruação e se acompanha de sinais e sintomas de irritação peritoneal. Nas anexites agudas, a dor aparece no final do período menstrual e, quase sempre, está associada a leucorréia e disúria.

Evolução da dor

Mudanças na localização e nas características da dor são comuns durante a evolução do quadro abdominal agudo. Deste modo, a dor guarda nítida correlação com o estádio evolutivo das afecções abdominais agudas. Muitas apresentam dois ou mais tipos de dor de acordo com o estádio evolutivo. Inicialmente, a dor é do tipo visceral e, posteriormente, é do tipo somática profunda, sendo decorrente de irritação do peritônio parietal.

Exemplo típico é o da apendicite aguda. Inicialmente, o paciente queixa-se de dor referida no mesogástrio (dor visceral) e, posteriormente, na vigência de irritação do peritônio parietal, a localização da dor muda para a fossa ilíaca direita (dor somática profunda). Na obstrução intestinal simples que evolui com estrangulamento, ocorre alteração das características da dor, que passa de cólica para contínua.

Além disso, a intensidade pode sofrer alterações significativas. É interessante lembrar que diminuição da dor não implica, necessariamente, melhora do paciente, podendo refletir, inclusive, agravamento do quadro. Na úlcera perfurada, ocorre melhora da dor abdominal à medida que o conteúdo gastroduodenal extravasado é diluído na cavidade peritoneal, sem melhora correspondente do quadro clínico.

EXAME FÍSICO

O exame físico do paciente com abdome agudo visa identificar alterações objetivas e correlacioná-las com as queixas. Outro objetivo é *a* coleta de subsídios quanto à indicação e à urgência do tratamento cirúrgico. Este, muitas vezes, se impõe mesmo diante de diagnóstico incerto. Como dado adicional, o exame pode revelar co-morbidades não-relacionadas com o quadro agudo, mas não menos importantes.

O exame completo e minucioso é bastante informativo. Os achados positivos ao exame físico têm mais valor que queixas vagas ou alterações laboratoriais discretas. Entretanto, sua execução é difícil e constitui permanente desafio à capacidade do médico.

Existem princípios bem definidos que disciplinam o exame físico. É evidente que nas afecções agudas, muitas vezes, a primeira abordagem é feita em ambiente desprovido das mínimas condições necessárias. Entretanto, tão logo seja possível, o doente deve ser removido para local onde possa ser corretamente avaliado.

O local do exame deve ser tranqüilo, bem iluminado e ter privacidade. O paciente deve estar confiante e calmo para não oferecer resistência ao exame. Pacientes ansiosos ou constrangidos não permitem exame minucioso, o que pode levar a erro na avaliação. Isto é particularmente comum em pacientes acometidos por dor súbita e intensa ou em mulheres ou crianças que ficam tentando cobrir-se durante o exame.

A mesa de exame deve ser firme, resistente e larga o suficiente para acomodar o paciente com folga e deixá-lo relaxado. A altura ideal é a que permite exame com o médico em pé ao lado do paciente, com o antebraço em posição horizontal, sem abdução do braço. De preferência, o médico deve posicionar-se do lado direito do paciente, porém isto não é obrigatório. O paciente permanecerá em decúbito dorsal horizontal com a cabeça ligeiramente fletida, apoiada em travesseiro baixo, possibilitando, assim, maior relaxamento da musculatura abdominal. Os braços devem estar estendidos paralelamente ao tronco e as pernas, estendidas ou ligeiramente fletidas. Toda a região toracoabdominal até o púbis deve estar exposta. Antes de tocar o paciente, o examinador deve certificar-se da temperatura de suas mãos. Se estiverem muito frias, devem ser aquecidas para evitar a indução de reflexos.

Exame físico geral

O exame físico começa com a ectoscopia. A pele, as mucosas e os orifícios naturais devem ser avaliados. Após a inspeção geral, cada segmento corpóreo deve ser examinado. O exame completo inclui avaliação de face e pescoço, tórax, abdome, regiões lombar e inguinal, genitálias e membros. O exame limitado ao abdome pode induzir o médico a realizar laparotomias desnecessárias.

Antes de iniciar o diálogo, deve-se observar a expressão facial, a atitude e a postura do paciente, pois diversas afecções agudas levam o doente a assumir fácies e atitude características. Assim, portadores de cólicas freqüentemente se apresentam agitados no leito, contorcendo-se de dor e mudando constantemente de posição. Outras vezes, deambulam de um lado para o outro e tornam-se excessivamente impacientes. Este comportamento contrasta muito com a imobilidade e a apreensão dos portadores de irritação peritoneal. Estes, tentando aliviar a dor que se agrava aos mínimos movimentos, apresentam-se imóveis, evitando, inclusive, incursões respiratórias profundas. Além disso, são características a palidez e a sudorese fria que acompanham os pacientes com hemorragia aguda. Por sua vez, os doentes com abdome agudo inflamatório costumam apresentar rubor facial com tendência a prostração e toxemia, à medida que a infecção progride.

As alterações dos dados vitais (*temperatura, pulso, pressão arterial e respiração*) são freqüentes no abdome agudo. Entretanto, alterações isoladas são pouco significativas. Os dados vitais devem ser analisados em conjunto e confrontados com outros sinais e sintomas.

Diferença de temperatura superior a 1°C entre axila e reto é significativa. Hipotermia é observada na fase de choque da úlcera perfurada, na hipovolemia e nas toxemias graves. Temperatura normal ou discretamente elevada costuma ocorrer na fase inicial dos abdomes agudos inflamatório, perfurativo e hemorrágico. No abdome agudo obstrutivo, elevação precoce da temperatura sugere estrangulamento. Temperatura muito elevada é rara na fase inicial do abdome agudo cirúrgico, sendo, inclusive, elemento útil para descartá-lo.

A avaliação isolada do pulso é parâmetro pouco fiel. À exceção do pulso filiforme e rápido das peritonites e das hemorragias graves, todos os demais, inclusive o pulso normal, podem ser encontrados no abdome agudo.

O abdome agudo hemorrágico é o que cursa mais freqüentemente com alterações da pressão arterial e do pulso que podem ser transitórias ou definitivas. Para detecção de hipovolemia leve, deve-se mensurar o pulso e a pressão arterial com o paciente em decúbito dorsal e em ortostatismo. Nesta posição, observam-se queda de pressão e aumento do pulso. Valores muito diferentes entre pulso e pressão arterial de membros superiores, em relação aos inferiores, sugerem aneurisma dissecante ou coarctação da aorta.

Diversas afecções abdominais causam alterações da freqüência respiratória e das expansibilidades abdominal e torácica. As principais são diminuição da amplitude e o conseqüente aumento da freqüência respiratória, provocados pela irritação do peritônio parietal. A peritonite faz com que o paciente deixe de utilizar a musculatura abdominal durante a respiração.

Exame do abdome

O abdome é dividido em regiões anatômicas que guardam relações com os órgãos intra-abdominais. Anteriormente, existem nove regiões (Figura 2.1). Seus limites são estabelecidos traçando-se duas linhas de referência horizontais, cruzadas por duas verticais. A linha horizontal superior une a parte mais baixa dos décimos arcos costais, na altura entre L_2 e L_3. A linha inferior une os tubérculos das cristas ilíacas. As verticais passam pela metade da distância entre a linha média e a espinha ilíaca ântero-superior. De cima para baixo, as três regiões centrais são epigástrio, mesogástrio e hipogástrio, enquanto as laterais são hipocôndrios, flancos e fossas ilíacas, bilateralmente. Posteriormente, a região entre os arcos costais e as cristas ilíacas é dividida pela coluna vertebral em regiões lombar direita e esquerda, que se comunicam com os flancos lateralmente.[4]

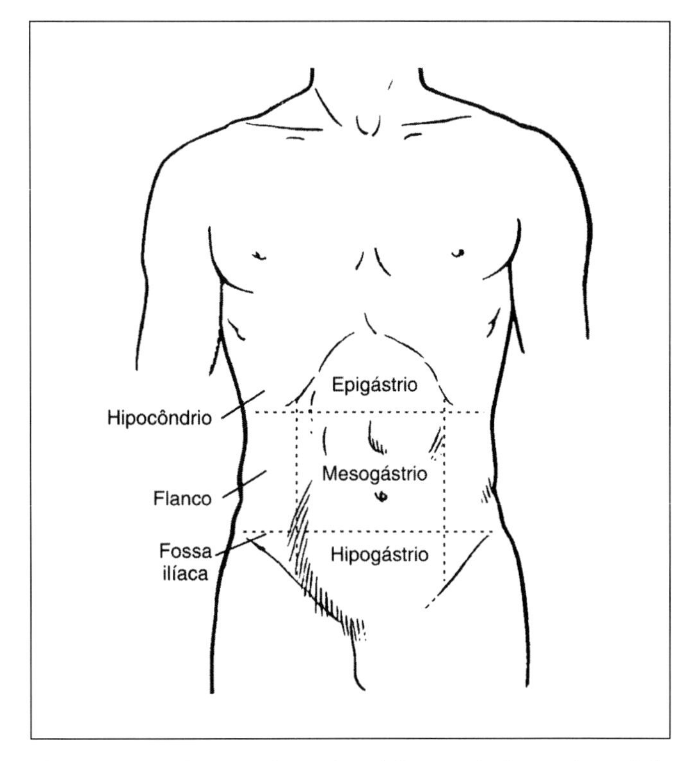

Figura 2.1 ▶ Topografia regional da parede ântero-lateral do abdome. (Extraída da referência 6.)

No abdome agudo, a seqüência de exame do abdome difere da tradicional. Inicia-se pela inspeção e prossegue com ausculta, palpação e percussão. Isso é necessário porque, em algumas situações, como no abdome agudo obstrutivo, a palpação estimula o peristaltismo e pode confundir o examinador. No abdome agudo inflamatório, por sua vez, a palpação e a percussão podem provocar dor e impedir a continuação do exame físico.

Inspeção

A inspeção do abdome deve ser realizada de maneira estática e dinâmica, com o paciente em decúbito dorsal e em ortostatismo.

A inspeção em decúbito dorsal é feita pela frente, a partir da cabeceira ou dos pés do paciente, e pelo lado, de forma tangencial. Desse modo, pode-se notar diferenças na forma do abdome (Figura 2.2). A inspeção dinâmica deve ser realizada tanto em decúbito dorsal quanto em ortostatismo. Em decúbito, pede-se ao paciente para elevar o tronco ou realizar a manobra de Valsalva, que também é feita com o paciente em ortostatismo.

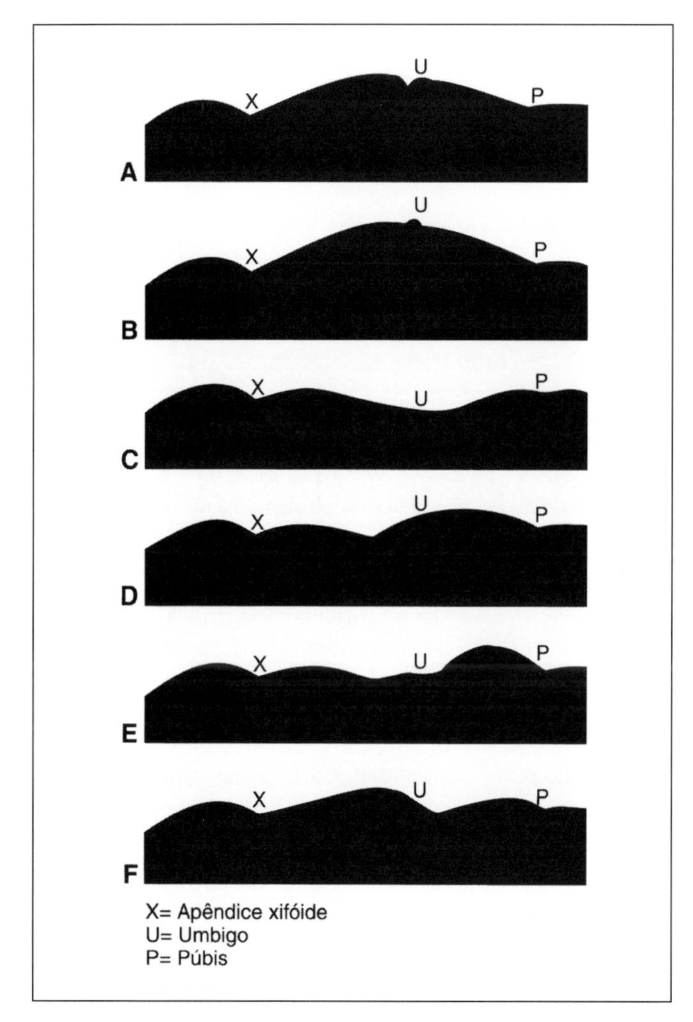

Figura 2.2 ▶ Inspeção do abdome em perfil. **A.** Abdome globoso com umbigo retraído: obesidade, distensão por gases. **B.** Abdome globoso com umbigo saliente: ascite, tumor, hérnia umbilical. **C.** Abdome escavado: desnutrição, diarréia, vômitos incoercíveis. **D.** Distensão da metade inferior: gravidez, tumor de ovário, retenção urinária. **E.** Distensão do terço inferior: gravidez, fibroma ou mioma uterino, retenção urinária. **F.** Distensão da metade superior: dilatação gástrica, cisto de pâncreas, carcinomatose. (Extraída da referência 6.)

Para inspecionar o abdome, expõem-se desde os mamilos até o púbis. Observam-se, em primeiro lugar, o contorno geral, a forma e as características da parede abdominal. A seguir, parte-se para os detalhes. Assimetrias são mais bem identificadas quando o examinador se posiciona atrás da cabeceira do doente ou diante de seus pés.

A inspeção da parede abdominal oferece vários dados ao examinador. Deve-se observar o aspecto da pele, a distribuição dos pêlos e a cicatriz umbilical e procurar cicatrizes, hérnias, orifícios fistulosos, estrias e sufusões hemorrágicas. Se visível, deve-se analisar o padrão da circulação venosa subcutânea. No homem, complementa-se a inspeção com observação dos genitais externos, à procura de hérnia, criptorquidia e tumores.

Normalmente, o abdome é plano e sua forma sofre variações durante os movimentos respiratórios, que são preferencialmente abdominais. Alterações da expansibilidade respiratória abdominal permitem distinguir afecções torácicas das abdominais. Expansibilidade assimétrica sugere afecção do lado em que há restrição.

Nas doenças torácicas agudas, predominam os movimentos abdominais, e nas afecções do andar supramesocólico ou da transição toracoabdominal, os movimentos torácicos. O abdome cuja forma não varia durante a respiração, que passa a ser predominantemente torácica, reflete irritação difusa do peritônio parietal.

Irritação peritoneal localizada é pesquisada durante manobras de tosse ou realização de protrusão e retração forçadas da parede abdominal. Estas manobras, ao aumentarem a pressão intra-abdominal, intensificam a dor no local da inflamação.

Normalmente, o peristaltismo não é observado à inspeção. Entretanto, pode-se observar a configuração anatômica das alças intestinais e os movimentos peristálticos nos pacientes com obstrução intestinal baixa, principalmente se a musculatura parietal for flácida e o panículo adiposo escasso. As contrações ocorrem em crises, associadas a dor em cólica, espontânea ou após percussão ou borrifação de água gelada ou éter sobre o abdome, e são mais comuns na obstrução crônica.[6]

As hérnias parietais e a diástase dos músculos retos do abdome tornam-se mais evidentes quando o paciente aumenta a pressão abdominal, elevando o tronco ou fazendo qualquer esforço. Assim, é possível diagnosticar hérnias que não aparecem em repouso.

Alterações assimétricas da forma do abdome podem ocorrer na presença de afecções intra-abdominais (tumor, esplenomegalia, fecaloma, vólvulo, distensão intestinal localizada) ou da parede abdominal (tumor, hérnia). O procedimento que facilita a diferenciação de massa e/ou abaulamento é a inspeção tangencial.[4] Nesses casos, deve-se avaliar a mobilidade com a respiração, a existência de pulsação e, finalmente, se o volume desaparece com contração da musculatura da parede abdominal. Se isto ocorrer, trata-se de afecção intra-abdominal, caso contrário, parietal.

Tanto a cicatriz umbilical como outras, decorrentes de intervenções cirúrgicas, merecem atenção especial, pois, não raro, têm relação com o quadro agudo, como nos casos de oclusão intestinal por brida. Elas podem ser sítio de orifícios fistulosos (doença de Crohn) ou de metástases de tumores intra-abdominais.

Tumores do andar superior do abdome deslocam a cicatriz umbilical para baixo, enquanto tumores do andar inferior deslocam-na para cima e tumores de um lado deslocam-na para o lado oposto. No abdome agudo inflamatório com irritação localizada do peritônio parietal, a contratura muscular desloca a cicatriz umbilical para o lado acometido.

A presença de circulação colateral, escoriações, hematomas e equimoses na parede abdominal costuma ser significativa. Equimose na região umbilical (*sinal de Cullen*) sugere pancreatite aguda ou gravidez ectópica rota. Equimose nos flancos (*sinal de Grey-Turner*) sugere pancreatite aguda, enquanto equimose na parede abdominal ântero-inferior sugere ruptura da artéria epigástrica inferior, especialmente se associada a história de início da dor durante a realização de esforço físico.

Ausculta

A ausculta abdominal deve ser feita antes da percussão e palpação, pois estas estimulam o peristaltismo. No abdome agudo, as alterações do peristaltismo são extremamente comuns e costumam manifestar-se por aumento, redução ou desaparecimento dos ruídos intestinais. Como o processo é dinâmico, reavaliações periódicas orientam quanto à evolução e fornecem elementos para indicação cirúrgica precoce.

Para ser conclusiva, a ausculta deve ser realizada, no mínimo, durante 3 minutos.[2] Somente após esse período pode-se caracterizar ausência de peristaltismo audível. A maior contribuição da ausculta é no diagnóstico da obstrução intestinal. Na fase inicial, os ruídos peristálticos podem ser audíveis até sem estetoscópio (borborigmos), e sua intensidade máxima coincide com a exacerbação da dor. A ausculta de ruídos *metálicos* produzidos pela presença de líquido e gás intraluminares é característica. Na fase tardia, o intestino entra em exaustão e os ruídos tornam-se esparsos, até desaparecerem por completo. Redução gradativa do peristaltismo ocorre também nos abdomes agudos perfurativo, inflamatório, hemorrágico e vascular. Nestes, o silêncio abdominal indica, comumente, íleo secundário a irritação peritoneal difusa ou necrose intestinal. Se acompanhado de aumento ou modificação das características da dor, constitui parâmetro importante para indicação cirúrgica. Deve-se fazer diagnóstico diferencial com o íleo funcional. Neste, ocorre distensão abdominal com diminuição ou ausência do peristaltismo, porém sem os sinais de irritação peritoneal, a não ser que a distensão intestinal seja tão grande a ponto de ocasionar sofrimento intestinal.

De modo geral, a exacerbação do peristaltismo no abdome agudo é menos significativa que a redução. Além da obstrução intestinal, ela pode ocorrer na hemorragia digestiva intraluminar, na diarréia aguda e nos distúrbios funcionais. Na hemorragia intraluminar, o peristaltismo acelerado permite a distinção com hemorragia intra-abdominal (peristaltismo diminuído). Na diarréia aguda, o peristaltismo, apesar de aumentado, não está associado a ruídos *metálicos*, e ocorre evacuação de fezes líquidas em grande quantidade.

Outra informação importante, fornecida pela ausculta, é a ocorrência de sopros arteriais ou venosos e atritos da superfície do fígado e/ou baço com o gradil costal durante a respiração. Um sopro audível no epigástrio, na linha mediana, pode ser indício precoce de isquemia intestinal ou de aneurisma da aorta ou de outros ramos vasculares. Se localizado à direita ou à esquerda da mesma linha, pode sugerir isquemia renal.

Palpação

A palpação constitui a parte mais importante do exame físico do paciente com abdome agudo. Assim como a anamnese pode induzir o diagnóstico etiológico, a palpação é capaz de fornecer ao cirurgião elementos objetivos seguros para a indicação cirúrgica, inclusive orientando quanto à urgência da intervenção.

A palpação exige destreza, concentração, conhecimento da anatomia e grande sensibilidade do examinador, que deve ter em mente as hipóteses diagnósticas feitas para saber como conduzi-la. Como já salientado, é importante que as mãos do examinador estejam em temperatura adequada, pois, se muito frias, além de menos sensíveis, desencadeiam reflexos de defesa muscular e aumentam a tensão abdominal.

O paciente deve permanecer em relaxamento total. Para isto, ele pode ser orientado a respirar com a boca semi-aberta. A palpação deve ser realizada calmamente, evitando-se movimentos bruscos, que só acarretarão dor e sofrimentos desnecessários.

Antes da palpação, solicita-se, ao paciente, nos casos de dor localizada, que aponte com o dedo para o local exato da dor. Em caso de dúvida, o estímulo produzido pela tosse pode facilitar a localização. A seguir, testam-se a sensibilidade cutânea e os reflexos da musculatura parietal. Não é raro o encontro de hiperestesia ou hiperalgesia localizadas.

A dor e a contratura da musculatura parietal constituem os maiores obstáculos para a palpação do conteúdo abdominal no abdome agudo. A palpação deve ser realizada de maneira ordenada e progressiva, de superficial para profunda, alcançando todo o abdome. Pode ser mono ou bimanual e mono ou bidigital. A palpação é mais informativa quando realizada com técnica correta e interpretada em conjunto com a dor.

Inicia-se a palpação com a mão espalmada fora da área mais sensível. Esta desliza por sobre o abdome, aplicando suave pressão, apertando e afrouxando levemente, sem movimentos bruscos. A face palmar da mão deve estar totalmente em contato com a superfície abdominal, e as articulações dos dedos e do punho são as que flexionam, pesquisando locais de aumento de tensão e tumorações. O local mais sensível detectado à palpação superficial ou aquele em que há suspeita de tumoração são os últimos a serem pesquisados na palpação profunda. Erro comum, cometido por examinadores afoitos e inexperientes, a palpação intempestiva da região dolorosa provoca dor, induz contratura muscular voluntária e pode prejudicar o resto da avaliação por falta de cooperação do paciente.

A palpação monomanual é utilizada para avaliar a tensão abdominal, a parede abdominal e alguns órgãos, como fígado, baço, sigmóide e ceco. A bimanual é indicada para palpar os rins, os cólons e, algumas vezes, o fígado e o baço. As vísceras ocas e as massas intra-abdominais são mais facilmente palpadas durante a expiração, por meio do deslizamento das falanges distais em movimentos de vaivém, após ser atingido o plano profundo. Nessa fase da respiração, a pressão intra-abdominal é menor e há maior relaxamento da musculatura da parede abdominal. O fígado e o baço, por sua vez, são mais bem palpados durante a inspiração profunda, aproveitando-se o movimento de deslizamento destas vísceras por causa do rebaixamento do diafragma.

Na palpação bimanual, as mãos podem ser ativas ou uma ativa e outra passiva. Quando ativas, as extremidades dos dedos devem formar uma linha reta (Figura 2.3).[3]

A palpação com uma das mãos ativa e a outra passiva é utilizada para relaxar a parede, estabelecendo ponto de apoio com a mão passiva que ajuda na penetração da mão ativa.

A palpação com as mãos superpostas é útil para tentar vencer uma contratura voluntária da parede ou avaliar o conteúdo abdominal em indivíduos obesos.

A palpação mono ou bidigital é indicada para localizar pontos sensíveis, explorar orifícios herniários, pesquisar o sentido do fluxo sanguíneo nos casos de circulação colateral subcutânea abdominal e para avaliar alterações de sensibilidade e/ou temperatura cutânea e reflexos cutâneos abdominais.

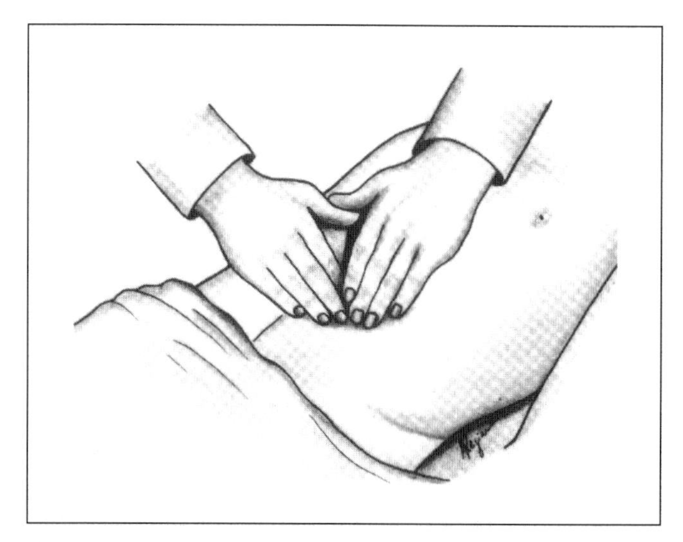

Figura 2.3 ▶ Palpação bimanual. Posição correta dos dedos em linha reta. (Extraída da referência 3.)

Alterações de sensibilidade cutânea são pesquisadas passando-se levemente a ponta das unhas ou de objeto afilado sobre a pele do abdome. Ocorre hiperestesia nas irritações de nervos parietais e intercostais, nas cólicas renal e biliar e, principalmente, quando há irritação peritoneal.

Alterações de temperatura e umidade da pele podem ocorrer na região da dor referida devido a estímulos reflexos de vasos e glândulas e podem ser pesquisadas com o dorso dos dedos das mãos.

A pesquisa de reflexos cutâneos abdominais é feita passando-se levemente a ponta das unhas ou de objeto afilado sobre a pele dos quatro quadrantes do abdome, de lateral para medial. Normalmente, ocorre contratura da musculatura subjacente com retração da cicatriz umbilical para o mesmo lado. Este reflexo está aumentado nas pessoas ansiosas e hipersensíveis e abolido na irritação do peritônio parietal (onde já existe contratura da musculatura) e nas irritações de nervos.

No abdome agudo, as três informações mais importantes fornecidas pela palpação referem-se à parede, à tensão e ao conteúdo abdominal. A indicação cirúrgica quase sempre se fundamenta nas alterações desses parâmetros.

A palpação da parede permite identificar tumorações, abaulamentos, alterações de sensibilidade, variações de temperatura e presença de circulação colateral. Os pontos fracos são rigorosamente explorados à procura de protrusões herniárias, que podem passar despercebidas, sobretudo em obesos. É importante pesquisar presença de hérnias nas regiões umbilical, inguinais e femorais, especialmente na suspeita de obstrução intestinal.

Massa ou abaulamento abdominal podem dever-se a acúmulo de gases, líquidos ou sólidos na parede ou dentro da cavidade abdominal. Às vezes, uma estrutura anatômica normal ou um órgão aumentado, ectópico ou distendido, pode simular neoplasia. Além de palpadas, as massas devem ser percutidas e auscultadas. A transiluminação, quando exeqüível, permite distinguir se o conteúdo é sólido ou líquido. Em circunstâncias especiais, a punção dirigida, com ou sem orientação ultra-sonográfica, possibilita o diagnóstico ou a coleta de material para o diagnóstico.

Para sentir a tensão, palpa-se delicadamente a parede, fletindo as falanges distais dos dedos, à medida que a mão vai se deslocando. Com isso, são diagnosticadas defesa e contratura musculares. Diante de contratura muscular, é imprescindível distinguir se é voluntária ou involuntária. Para tal, procura-se distrair o paciente com perguntas sobre assuntos diversos, não relacionados com a doença atual, à medida que seu abdome vai sendo palpado. A contratura involuntária indica irritação do peritônio parietal e, quase sempre, reflete afecção de tratamento cirúrgico. A irritação peritoneal pode ser pesquisada, também, comprimindo-se a parede abdominal até o máximo tolerado e, a seguir, descomprimindo-a rapidamente. Este sinal, conhecido como *sinal de Blumberg*, é positivo se ocorre aumento súbito da dor após a descompressão. Para evitar interferência emocional, deve-se distrair o paciente por ocasião da descompressão.

Apesar da importância da contratura muscular involuntária no diagnóstico do abdome agudo cirúrgico, ela pode estar ausente mesmo em afecções cirúrgicas graves. Os indivíduos idosos, debilitados, desidratados, toxemiados e os portadores de lesão medular, comumente, não apresentam contratura muscular.

Outro sinal importante é a defesa muscular, erroneamente confundida com contratura involuntária. A defesa surge quando o peritônio parietal comprimido toca a víscera doente, induzindo aumento súbito da dor, acompanhado de contração muscular de defesa. Nos casos de colecistite aguda, quando o fundo da vesícula é tocado na inspiração profunda, o paciente reage com contração muscular de defesa. Este achado importante corresponde ao *sinal de Murphy*.

Quando há suspeita de comprometimento do músculo psoas e/ou do obturador interno, indica-se a pesquisa dos sinais do psoas e do obturador (ver Capítulo 1).

Percussão

Pode-se considerar a percussão como complemento da palpação. Serve para identificar presença de ar livre e de líquido intra-abdominal. A percussão pode, ainda, ajudar na identificação e delimitação de massas abdominais e de certos órgãos, como fígado e baço. Constitui, também, excelente método para pesquisar e localizar irritação peritoneal.

A exemplo da palpação, a percussão deve iniciar-se sempre fora da área de maior sensibilidade para, depois, atingir todo o abdome. Ela deve ser realizada suavemente, apoiando-se o dedo indicador ou médio da mão esquerda sobre a parede abdominal, enquanto o dedo médio da mão direita *cai*, flexionado, sobre o primeiro. Percussão forte pode não diferenciar os sons com clareza.

Para a propedêutica das afecções retroperitoneais, utiliza-se a punho-percussão lombar. O desencadeamento de dor por esse tipo de percussão, conhecido como *sinal de Giordano*, sugere inflamação retroperitoneal.

Entre os achados positivos da percussão, tem grande valor o timpanismo na linha axilar média sobre a área hepática, conhecido como *sinal de Jobert*. Este sinal sugere presença de ar livre na cavidade peritoneal e significa, quase sempre, perfuração de víscera oca. Entretanto, pode ocorrer após laparotomia, laparoscopia ou paracentese e nas situações em que o cólon transverso se interpõe entre o fígado e o diafragma. Nas grandes distensões abdominais, a interpretação do sinal de Jobert é duvidosa. Nesses casos, é prudente pesquisar o pneumoperitônio por meio de outros métodos (radiografia simples do tórax em ortostatismo em incidência póstero-anterior ou radiografia simples de abdome em decúbito lateral esquerdo com raios horizontais).

A percussão do abdome com o paciente em decúbito dorsal evidencia macicez somente quando o volume de líquido livre na cavidade peritoneal for superior a 1,5 litro. Ela pode ser constante (macicez fixa) ou variar de acordo com a mudança de decúbito (macicez móvel). No hipogástrio, a curva de macicez permite distinguir entre bexiga distendida, cisto de ovário e ascite. Para a pesquisa de ascite em pequena quantidade, pode-se percutir o abdome com o paciente em posição genopeitoral.

Exame da pelve

O exame da pelve tem início com a inspeção da bacia, envolvendo as cristas ilíacas, a região pubiana, os genitais externos e o períneo. Especialmente nos traumatizados, a pelve é atingida com freqüência e exibe numerosas alterações, como equimoses, escoriações,

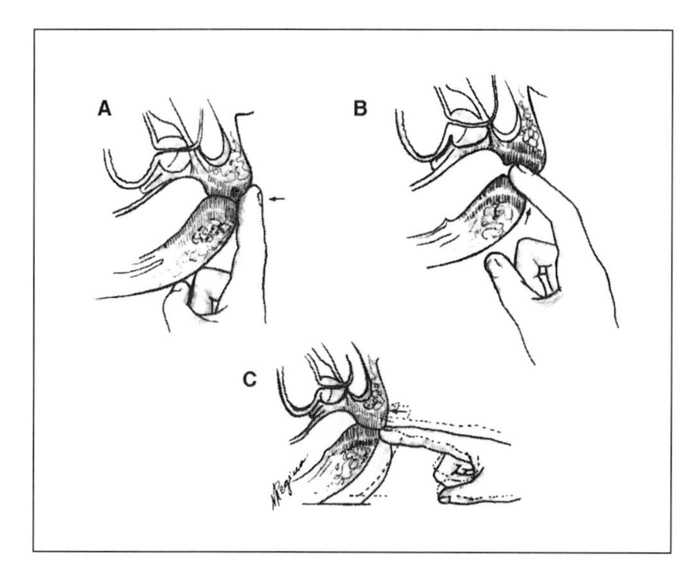

Figura 2.4 ▶ Toque retal. **A** e **B.** Técnica correta. **C.** Técnica incorreta. (Extraída da referência 3.)

hematomas e feridas. A compressão simultânea das cristas ilíacas, realizada com as eminências tenares das mãos do examinador, constitui procedimento semiológico útil, capaz de sugerir fratura de bacia, quando desencadeia dor. Também são significativos, especialmente nos homens, os hematomas e as equimoses perineais, quase sempre associados a lesões do trato geniturinário.

O exame da pelve tem seqüência com os toques retal e/ou vaginal. Por seu intermédio, consegue-se palpar alguns órgãos pélvicos e o recesso peritoneal aí existente. Isso possibilita o diagnóstico de diversas afecções cirúrgicas primitivas ou não desta região, como tumores e corpos estranhos do reto, alterações da bexiga, da próstata e das vesículas seminais, doenças do trato genital feminino, apendicite pélvica, abscesso pélvico e diverticulite do sigmóide. Nas afecções acompanhadas de necrose intestinal (obstrução com estrangulamento, isquemia mesentérica, intussuscepção etc.), o toque retal pode fornecer subsídios importantes ao revelar sangue na luz do reto (Figura 2.4).

O peritônio pélvico, situado em plano anatômico inferior, é local freqüente de acúmulo de líquido oriundo de exsudação inflamatória, perfuração visceral ou sangramento. A irritação se manifesta por contratura da musculatura perineal e aumento da sensibilidade ao toque.

Ocasionalmente, o toque retal ou vaginal pode ser realizado simultaneamente com a palpação abdominal hipogástrica (palpação combinada). Esta manobra permite avaliação regional mais precisa. Sempre que se julgar necessário, os toques retal e vaginal podem ser complementados por retoscopia, retossigmoidoscopia ou colposcopia.

▶ REFERÊNCIAS BIBLIOGRÁFICAS

1. Almeida SR, Sanches MD, Savassi Rocha PR. Obstrução intestinal. *In:* Castro LP, Coelho JGV (eds.) *Gastroenterologia.* Vol 1. Rio de Janeiro: MEDSI, 2004: 1221-48.
2. Andrade JI, Scarpelini S, Laguna CB. Abordagem do paciente com abdômen agudo. *In:* Castro LP, Coelho JGV (eds.) *Gastroenterologia.* Vol 1. Rio de Janeiro: MEDSI, 2004: 393-415.
3. de Souza C, Navarro TP. Exame clínico. *In:* Savassi-Rocha PR, Andrade JI, de Souza C (eds.) *Abdômen agudo.* 2ª ed., Rio de Janeiro: MEDSI, 1993: 13-23.
4. Forns JS, Batlo JS, Batlo AS. Aparelho digestivo. *In:* Batlo AS (ed.) *Semiologia médica e técnica exploratória.* Rio de Janeiro: Guanabara Koogan, 1981: 312-482.
5. Sanches MD, Savassi Rocha PR. Aspectos anatômicos e fisiopatológicos. *In:* Savassi-Rocha PR, Andrade JI, de Souza C (eds.) *Abdômen agudo.* 2ª ed., Rio de Janeiro: MEDSI, 1993: 3-11.
6. Savassi Rocha PR, Sanches MD, Almeida SR. Exame de abdome e ectoscopia. *In:* Cruz GMG (ed.) *Coloproctologia: propedêutica geral.* Rio de Janeiro: Revinter, 1999: 107-11.

3

Exames Laboratoriais

Geraldo Henrique Gouvêa de Miranda
Alexandre Lages Savassi-Rocha
Marco Túlio Costa Diniz

INTRODUÇÃO

O abdome agudo engloba síndromes abdominais de etiologias variadas. Dentre as manifestações clínicas, destaca-se a dor abdominal de instalação aguda. As bases diagnósticas dessa condição fundamentam-se no exame clínico. Deve-se considerar que o abdome agudo compreende extenso diagnóstico diferencial e que percentual significativo dos pacientes acometidos necessitará de intervenção cirúrgica (até 40%).[4] Por isso, é importante uma avaliação cuidadosa de cada paciente. Os exames laboratoriais apresentam papel complementar importante, corroborando ou refutando hipóteses diagnósticas e auxiliando o acompanhamento e a avaliação da eficácia do tratamento instituído, bem como a detecção de complicações.[1,3,7,9,12,15,20]

Este capítulo aborda os diversos exames laboratoriais que podem ser utilizados pelo médico que assiste o paciente com abdome agudo,[14] enfatizando aspectos importantes relacionados, bem como suas aplicações práticas.

De maneira didática, os exames laboratoriais podem ser divididos em inespecíficos e específicos.

EXAMES LABORATORIAIS INESPECÍFICOS

Hemograma

O hemograma representa o exame mais solicitado, embora, algumas vezes, de forma questionável.[10] A anemia é sinal clínico que deve ser sempre valorizado.[16]

A presença de anemia hipocrômica é sugestiva de causa ferropriva. Em adultos, exceto gestantes, geralmente se deve à perda crônica de sangue. Em casos de abdome agudo deve-se pesquisar lesões crônicas sangrantes do tubo digestivo (úlceras, neoplasias, microangiopatias etc.).

A tolerância do organismo à perda de sangue depende tanto do volume como da condição cardiovascular prévia do paciente. Enquanto adultos jovens toleram perda de até 50% a 60% da massa de hemácias, idosos com doença aterosclerótica podem não suportar perdas sanguíneas relativamente pequenas. Somente as grandes perdas hemorrágicas, geralmente acima de 30% da volemia, produzem queda rápida do hematócrito. Os quadros abdominais que mais freqüentemente envolvem grandes perdas são rupturas de vísceras dentro da cavidade peritoneal ou sangramento no retroperitônio. Hemorragias agudas, de pequena magnitude ou moderadas, provocam diminuição do hematócrito de modo gradual, podendo não haver diminuição do mesmo por período superior a 48 horas.[1,6] No caso do abdome agudo hemorrágico, deve-se considerar que a queda abrupta do hematócrito, excluindo-se a infusão de líquidos por via parenteral, é mais sugestiva de hemólise do que de hemorragia.[16]

Após quadros de hemorragia, enquanto a alteração do hematócrito em geral se faz lentamente, ocorre rápida elevação de granulócitos e plaquetas circulantes. Após poucas horas, os leucócitos podem atingir 30.000/mm^3, enquanto as plaquetas costumam ultrapassar 1.000.000/mm^3. Nas hemorragias graves podem surgir, no sangue periférico, células jovens como eritroblastos e metamielócitos. A reticulocitose é comum 12 horas após o início do sangramento e se deve, a princípio, à saída de reticulócitos da medula e, posteriormente, ao aumento da produção de hemácias. O pico máximo de reticulócitos ocorre em torno de 5 dias e persiste por cerca de 10 dias. A manutenção de reticulocitose acima de 60.000/mm^3 é indicativa de persistência de sangramento.[1,16]

A reposição volêmica com cristalóides e/ou colóides deverá ser orientada de acordo com a intensidade da hemorragia, a capacidade de adaptação do paciente e a necessidade de tratamento cirúrgico. Não é prudente operar um paciente com níveis de hemoglobina inferiores a 8g%, desde que o preparo pré-operatório não prejudique a evolução do quadro.[16]

O leucograma pode fornecer dados importantes, quando analisado em conjunto com o quadro clínico. As alterações dos granulócitos são as mais importantes na reação leucocitária às doenças agudas. A leucocitose, com granulocitose, ocorre principalmente em processos inflamatórios, associados ou não a infecções.[16] Entretanto, condições clínicas que cursam com aumento de corticosteróides e catecolaminas (acidose, hemorragias, hipotensão, hipoxia, taquiarritmias etc.), necrose tecidual grave, intoxicações com metais pesados e doenças mieloproliferativas também podem cursar com elevação da contagem leucocitária. O número de leucócitos é importante. Aumento progressivo de leucócitos é comumente observado nos quadros abdominais agudos supurativos, demonstrando a gravidade do quadro. Infecções graves persistentes podem provocar "exaustão" da medula, e por conseqüência, a leucopenia, indicador de prognóstico sombrio. Além disso, os pacientes imunodeprimidos podem cursar com leucopenia.[1,3,16]

Apesar de o achado de neutropenia em paciente com abdome agudo traduzir mau prognóstico, deve-se afastar outras causas crônicas de neutropenia que podem estar associadas. As principais causas são: medicamentos (analgésicos, antibióticos, anticonvulsivantes, anti-histamínicos, antiinflamatórios, antimaláricos, antitireoidianos, diuréticos, hipotensores etc.), exposição a agentes tóxicos (inseticidas, solventes, desinfetantes etc.), irradiações, doenças do colágeno e neutropenia familiar.

As granulações tóxicas aparecem, geralmente, nas infecções bacterianas graves ou nas intoxicações exógenas. A redução e o eventual desaparecimento dos eosinófilos do sangue circulante associados à neutrofilia significam estresse orgânico. O seu reaparecimento sugere bom prognóstico. Quadros abdominais agudos associados a eosinofilia são sugestivos de esquistossomose aguda. Linfomonocitose é altamente sugestiva de infecção viral e pode, por exemplo, ser útil no diagnóstico diferencial entre apendicite aguda e linfadenite mesentérica.[16]

As alterações descritas anteriormente nem sempre estão presentes. Em pacientes com apendicite, o leucograma pode ser normal em até 50% dos casos.[8,10,13] O leucograma não fornece certeza diagnóstica mas, geralmente, proporciona informações úteis para acompanhamento da evolução dos pacientes.[7,12,13,18,20]

Coagulograma

O coagulograma básico compreende a contagem de plaquetas, o tempo e a atividade de protrombina, o RNI e o tempo de tromboplastina parcial ativado. Seu estudo é importante para afastar causas de abdome agudo secundárias a distúrbios de coagulação e para avaliar os pacientes que serão submetidos a procedimento cirúrgico. Na presença de exames normais, é muito pouco provável que haja doença hemorrágica importante, o que poderia predispor a sangramento nos períodos per e pós-operatórios.[16] Mesmo com a possibilidade de utilização desses exames, é essencial a avaliação clínica do paciente por meio de história pregressa e familiar e pesquisa do uso de medicamentos.

Provas de atividade inflamatória

Entre os testes de atividade inflamatória, a proteína C reativa merece menção especial, uma vez que tem sido supervalorizada na avaliação do abdome agudo.[1] Apesar de apresentar importância na avaliação evolutiva de quadros abdominais inflamatórios, não deve ser analisada à revelia dos dados clínicos. A inespecificidade do teste exige extrema cautela na sua análise.[7]

Exame de urina rotina

A importância da análise da urina reside, principalmente, no diagnóstico diferencial com afecções urológicas. Hematúria e piúria podem direcionar para o diagnóstico da ureterolitíase, que apresenta quadro clínico bastante sugestivo. Entretanto, apendicite pélvica ou processos inflamatórios que se estendem ao ureter direito podem cursar com piúria e levantar dúvida diagnóstica.[1,12,16]

A detecção de cilindros leucocitários, aliada aos dados clínicos, é o achado mais importante para o diagnóstico laboratorial de pielonefrite aguda. Outro dado que merece atenção especial é a detecção de nitritos. A reação é positiva quando há tanto nitrito quanto o produzido por população bacteriana de 100.000 germes/mL de urina, sendo rápido indicador de infecção urinária. Entretanto, o teste não detecta até 50% das infecções.[16]

Íons, glicemia, gasometria arterial e escórias nitrogenadas

Os objetivos principais desses exames são a avaliação do estado clínico do paciente e a detecção de condições mórbidas preexistentes.

Íons

Os distúrbios hidroeletrolíticos são comuns em pacientes que apresentam quadro de abdome agudo, relacionando-se a dois mecanismos básicos:

- Diminuição do aporte de água e eletrólitos (pacientes debilitados ou comatosos, má tolerância à dieta devido a íleo funcional, dieta enteral insuficiente, períodos prolongados de evolução do quadro abdominal agudo sem assistência médica etc.).
- Aumento das perdas hidroeletrolíticas (cateterismo nasogástrico, vômitos, diarréia, obstrução intestinal, fístulas digestivas, utilização de diuréticos, ostomias etc.).[9]

Em geral, a perda hídrica isolada ocorre por aporte insuficiente, associado, por vezes, ao aumento das perdas insensíveis (p. ex., febre). A depleção associada de água e eletrólitos é mais comum, e pode originar distúrbios graves.

A dosagem dos íons é importante na avaliação inicial do abdome agudo, uma vez que deficiências desses elementos, muitas vezes, não são sugeridas pelo exame clínico. Além disso, o exame é útil para orientar a reposição a ser realizada.[9]

Sódio

A concentração de sódio está relacionada diretamente à regulação do volume de água do organismo. Variações dessa concentração refletem o balanço entre esses dois elementos.

A hipernatremia reflete predominância de perda hídrica. Em geral, o aumento do aporte de água torna possível o restabelecimento dos valores plasmáticos normais.

A hiponatremia pode ser aparente (dilucional) nos casos de hiperglicemia grave (secundária ao efeito osmótico da glicose). Nos casos de hiponatremia real, o tratamento consiste na administração de soluções contendo, além das necessidades básicas de sódio, parte do déficit calculado do íon.

A hiponatremia grave (valores de sódio inferiores a 120mEq/L) pode ocasionar convulsões, confusão mental e coma. Essa situação demanda a utilização de soluções hipertônicas, embora de maneira cuidadosa. A correção muito rápida da hiponatremia pode originar lesões neurológicas graves (síndrome de desmielinização osmótica).

Em geral, a hiponatremia associada a sobrecarga de volume traduz distúrbios da excreção renal de sódio.

Potássio

A concentração plasmática de potássio é determinada pela quantidade de potássio no espaço intracelular e pelo pH do líquido extracelular. Portanto, a interpretação correta do exame deve considerar o estado ácido-básico do organismo.

A hiperpotassemia é mais comumente associada aos seguintes fatores: acidose, insuficiência renal e traumatismos graves. Situações de catabolismo acentuado também podem determinar elevação dos níveis plasmáticos de potássio.

Os valores do exame podem não representar hiperpotassemia verdadeira, devendo-se a hemólise da amostra de sangue coletada, leucocitose e/ou trombocitose acentuadas.

As manifestações clínicas incluem náuseas, vômitos, dor abdominal em cólica e diarréia. A hiperpotassemia pode, nos casos mais graves, ocasionar óbito, se não reconhecida e corrigida rapidamente. As alterações eletrocardiográficas (ondas T apiculadas, alargamento do QRS, depressão do segmento ST) constituem sinal de alarme devido ao risco de parada cardíaca.

O tratamento da hiperpotassemia inclui: utilização de soluções de glicose e insulina; infusão de gluconato de cálcio (que reverte de maneira transitória os efeitos da hiperpotassemia sobre o coração); resinas de trocas iônicas (ministradas por via oral ou por meio de enema); micronebulização com agonistas β-adrenérgicos; hemodiálise (nos casos de insuficiência renal associada).

A hipopotassemia geralmente se deve à alcalose ou ao aumento da excreção renal de potássio (diureticoterapia, hiperaldosteronismo). A diminuição da ingestão desse elemento, quando prolongada por algumas semanas (idosos, alcoólicos etc.) pode determinar, também, o aparecimento do distúrbio, assim como as perdas excessivas de secreções digestivas (p. ex., ileostomias).

As manifestações clínicas são relacionadas à função neuromuscular (p. ex., cãibras). A hipopotassemia pode determinar redução do peristaltismo, com conseqüente parada de eliminação de gases e fezes e distensão abdominal, simulando abdome agudo obstrutivo.

A reposição de potássio pode ser feita por via oral. Caso esta via não se mostre disponível, utilizam-se soluções de cloreto de potássio por via parenteral.

A deficiência concomitante de magnésio pode determinar refratariedade à reposição de potássio, devendo-se sempre proceder à dosagem daquele elemento nos casos de hipopotassemia.

Cálcio

O cálcio desempenha papel fundamental como mediador da função neuromuscular e dos processos enzimáticos celulares. Aproximadamente metade do cálcio plasmático se encontra ligada a proteínas. Pequena porcentagem forma complexos com ânions plasmáticos (p. ex., citrato). O restante (cerca de 40%) é constituído do cálcio na forma ionizada, a qual é responsável pelos efeitos biológicos. A dosagem do cálcio iônico, portanto, é mais importante que a do cálcio total, no contexto do abdome agudo. O Quadro 3.1 sintetiza as principais alterações do cálcio.

Magnésio

O magnésio desempenha funções importantes relacionadas ao metabolismo energético. A concentração sérica do íon reflete o magnésio corporal total, que se encontra predominantemente distribuído no meio intracelular e nos ossos. A excreção é feita, basicamente, pelos rins. O Quadro 3.2 sintetiza as principais alterações do magnésio.

Glicose

A dosagem de glicose, obviamente, é fundamental nos pacientes diabéticos, para detecção de eventual elevação dos níveis glicêmicos e para orientar a correção dos mesmos. O controle da hiperglicemia deve, idealmente, ser feito antes que se proceda a eventual abordagem cirúrgica.[4]

Por vezes, o diagnóstico de diabetes é firmado durante a propedêutica do abdome agudo, sendo anteriormente insuspeitado pelo paciente e pelos familiares.

Quadro 3.1 ▶ Distúrbios da concentração plasmática de cálcio

Distúrbio	Causas	Quadro clínico	Tratamento
Hipocalcemia	Alcalemia, pancreatite aguda grave, insuficiência renal, fasciite necrosante, traumatismo grave	Manifestações neuromusculares (hiper-reflexia, sinal de Chvostek, sinal de Trousseau) distúrbios cardíacos (aumento do intervalo QT)	Reposição por via endovenosa (gluconato ou cloreto de cálcio)
Hipercalcemia	Hiperparatireoidismo, metástases ósseas, imobilização prolongada, hipertireoidismo, sarcoidose	Fadiga, fraqueza muscular, náuseas, anorexia, constipação, poliúria e polidipsia nos casos crônicos	Hidratação endovenosa vigorosa, diureticoterapia (furosemida)

Quadro 3.2 ▶ Distúrbios da concentração plasmática de magnésio

Distúrbio	Causas	Quadro clínico	Tratamento
Hipomagnesemia	Baixa ingestão, má absorção intestinal do magnésio, perdas intestinais (diarréia grave, fístulas entéricas, uso de laxativos, cateterismo nasogástrico), perdas urinárias (diuréticos), alcoolismo, hiperaldosteronismo, hipercalcemia	Hiper-reflexia, tremores, *delirium*, convulsões	Reposição de magnésio (sulfato ou cloreto) por via oral ou parenteral (evitar hipermagnesemia)
Hipermagnesemia	Insuficiência renal, ingestão excessiva (antiácidos e laxativos)	Fraqueza, letargia, alterações eletrocardiográficas (semelhantes às da hiperpotassemia), abolição de reflexos tendinosos	Solução salina por via endovenosa (aumentar excreção renal de Mg), infusão venosa lenta de cálcio (antagonismo dos efeitos neuromusculares), hemodiálise (casos de insuficiência renal grave)

Nos pacientes que fazem uso de hipoglicemiantes orais, a ingestão alimentar deficiente (secundária à evolução do abdome agudo) pode determinar o aparecimento de hipoglicemia, manifesta por letargia, confusão mental etc.

Deve-se salientar que a cetoacidose diabética pode originar dor abdominal aguda, o que deve ser sempre considerado. O desconhecimento dessa associação pode determinar a realização de propedêutica ou mesmo de operações desnecessárias.

Nos pacientes não-diabéticos, a glicemia pode contribuir para a avaliação da gravidade da doença em curso (p. ex., pancreatite aguda grave).

Gasometria arterial

A gasometria arterial pode ser extremamente útil na avaliação do abdome agudo, podendo revelar as seguintes alterações:

- *Hipoxemia:* costuma ser secundária à resposta inflamatória sistêmica (sepse, pancreatite aguda grave etc.), podendo ser agravada por restrição ventilatória (p. ex., secundária a dor e distensão abdominais) e por atelectasias.
- *Acidose metabólica:* é distúrbio relativamente freqüente nessas situações, ocorrendo precocemente nos casos de isquemia mesentérica aguda. Essa alteração também pode ocorrer nos casos de pancreatite aguda, constituindo um dos fatores que denotam mau prognóstico. Nos casos de sepse, a ocorrência de acidose reflete má perfusão e baixa oxigenação teciduais.
- *Alcalose metabólica:* pacientes com vômitos ou submetidos a cateterismo nasogástrico podem desenvolver alcalose metabólica hipoclorêmica, secundária à perda de ácido clorídrico.
- *Alterações da pCO_2:* nos casos de acidose metabólica, costuma haver hiperventilação e conseqüente hipocapnia compensatória. Acidose inspiratória com elevação de pCO_2 costuma ser freqüente nos casos de peritonite e/ou obstrução intestinal baixa por elevação e restrição diafragmática secundárias a dor e/ ou distensão abdominal.

Uréia e creatinina

A elevação da uréia e creatinina séricas pode ser devida a processos patológicos prévios ou refletir hipoperfusão renal aguda, secundária, por exemplo, à desidratação grave.

A proporção entre os valores de uréia e creatinina pode contribuir para a identificação da origem do quadro. A azotemia pré-renal caracteriza-se pelo aumento relativamente maior da uréia em relação à creatinina. A relação uréia/creatinina tende a ser maior que 20:1 nessa situação. Por outro lado, nos casos de necrose tubular aguda, os níveis de ambas as substâncias se elevam proporcionalmente, mantendo-se a relação próxima dos valores normais.

Deve-se ressaltar ainda a importância da escolha de fármacos que não apresentem nefrotoxicidade e possam provocar ou piorar quadro de insuficiência renal.[16]

Exames de fezes

Raramente solicitados na avaliação inicial do abdome agudo, podem ser utilizados no diagnóstico diferencial das diarréias. Vale lembrar que processos inflamatórios pélvicos, como apendicite aguda, diverticulite sigmoidiana e doenças inflamatórias pélvicas, podem cursar com diarréia.[1,16]

EXAMES LABORATORIAIS ESPECÍFICOS

Enzimas pancreáticas

As dosagens séricas das enzimas amilase e lipase são as mais utilizadas na prática clínica diária em se tratando do diagnóstico das afecções pancreáticas, principalmente da pancreatite aguda.[6,8,15]

Além de no pâncreas, a amilase pode ser produzida em outros órgãos, como ovários, glândulas salivares, pulmões, rins, fígado e tubas uterinas sendo, portanto, pouco específica. Ademais, outras afecções do aparelho digestivo podem cursar com elevação sérica da enzima, incluindo colecistite aguda, úlcera péptica e isquemia intestinal. A amilase encontra-se elevada em mais de dois terços dos pacientes que cursam com pancreatite aguda, e sua elevação pode ser detectada entre 2 e 12 horas após o início das manifestações clínicas, em cerca de 80% das vezes. Nas pancreatites edematosas, não complicadas, a amilasemia tende a retornar ao normal em até 5 dias, ao passo que a persistência de níveis permanentemente elevados aponta para necrose persistente ou formação de pseudocistos.[1,16]

A elevação dos níveis séricos de lipase é o dado laboratorial mais específico para o diagnóstico da pancreatite aguda. Encontra-se elevada em cerca de 60% a 70% dos casos, e o aumento é detectado, habitualmente, entre 24 e 48 horas após a instalação do processo, com queda observada, geralmente, após 7 a 10 dias.[1,4,6]

Enzimas hepatobiliares e bilirrubinas

São habitualmente solicitadas nos quadros abdominais agudos, associados ou não à icterícia, em que há predomínio da dor no andar superior do abdome. As dosagens das bilirrubinas e das chamadas enzimas canaliculares (fosfatase alcalina e gamaglutamiltransferase) são utilizadas, principalmente, quando há suspeita de complicações decorrentes da mobilização de cálculos biliares. As enzimas alanina aminotransferase (ALT) e aspartato aminotransferase (AST) são utilizadas no diagnóstico das hepatopatias, dentre outras aplicações. Na vigência de quadro abdominal agudo, as principais hepatopatias compreendem as de origem virótica e etanólica. Embora as aminotransferases estejam distribuídas difusamente no organismo, a ALT apresenta predomínio absoluto no fígado, sendo mais específica no diagnóstico das afecções hepáticas. Grandes aumentos ocorrem em casos de necrose hepática aguda, ao passo que aumentos menos significativos são encontrados, por exemplo, em pacientes com metástases hepáticas e cirrose.[1,6,14]

Diagnóstico de gravidez

Toda paciente em idade fértil deve ser considerada uma gestante em potencial, até prova em contrário. Em primeiro lugar, opções terapêuticas específicas e cuidados especiais podem ser tomados em pacientes grávidas que se apresentem com abdome agudo. Além disso, há casos em que é imperativa a confirmação da suspeita de gravidez ectópica, que pode cursar com complicações graves.[14,16]

A identificação da gonadotrofina coriônica humana beta (β-hCG) sérica é o método preferencialmente utilizado, e apresenta sensibilidade elevada. Os métodos atualmente utilizados são capazes de detectar baixas concentrações do hormônio, habitualmente 5 a 15 dias após a falha menstrual. Há que se ressaltar que algumas afecções podem ser causadoras de resultados falso-positivos, como câncer de pulmão, cistos e abscessos tubovarianos. Ao contrário, a ocorrência de falso-negativos pode ser observada, por exemplo, na iminência de abortamento e na própria gestação ectópica.[16]

Exames especiais

Interleucinas

São marcadores de atividade inflamatória. Até o momento ainda não estão disponíveis para uso clínico rotineiro. As principais são as interleucinas 6 e 10, que costumam encontrar-se elevadas em processos inflamatórios, como na apendicite e pancreatite agudas, e podem ser dosadas no plasma.[20]

Exames utilizados no diagnóstico da isquemia mesentérica aguda (IMA)

Embora inespecíficos para IMA, alguns exames podem auxiliar o diagnóstico.[2,5,11,17,19]

Creatinofosfocinase

A dosagem da enzima creatinofosfocinase tem sido utilizada no diagnóstico de IMA (especialmente na forma não-oclusiva) e costuma aumentar nos casos de necrose intestinal. As frações MB e BB elevam-se discretamente. Entretanto, como não são detectadas no soro humano normal, qualquer elevação é significativa. No líquido peritoneal, o aumento dos níveis da enzima costuma ser rápido, podendo ser constatado a partir da primeira hora de isquemia.[17,19]

Lactato D (–)

O lactato D (–) é produto da fermentação produzida por bactérias encontradas no trato gastrointestinal (*E. coli*, *Lactobacillus* sp., *Klebsiella*, *Bacteroides* sp.). Essa substância tem sido utilizada como marcador de isquemia intestinal, porque os tecidos dos mamíferos não a produzem.[17,19]

Nos casos de IMA, a lesão mucosa e a proliferação bacteriana resultante acompanham-se de aumento dos níveis séricos de lactato D (–), que não sofre metabolização hepática, alcançando a circulação periférica.

A dosagem de lactato D (–) permite o diagnóstico da IMA não-oclusiva 1 hora após o início do processo. É necessário excluir peritonite e perfuração intestinal, que também promovem seu aumento.

A elevação persistente da substância no plasma constitui importante sinal de mau prognóstico.[17,19]

Fosfato

A dosagem de fosfato (no sangue periférico ou no líquido peritoneal) foi muito valorizada pelo fato de ocorrer aumento dos níveis séricos quando o intestino ainda é recuperável (2 a 4 horas após o início da isquemia). No entanto, a dosagem de fosfato sérico demonstrou ser pouco sensível nos casos de isquemia de segmentos intestinais curtos ou nas fases iniciais da IMA.[17,19]

Xantina oxidase

A xantina oxidase é formada a partir da xantina desidrogenase durante o período de isquemia intestinal. A enzima eleva-se 2 a 4 horas após o início do processo, tanto no plasma como no líquido peritoneal. O exame é bastante específico no que se refere ao diagnóstico de IMA.[2]

Ácido graxo ligado à proteína

O ácido graxo ligado à proteína do intestino humano (AGLPIH) é encontrado, basicamente, nos enterócitos maduros, que se localizam nas extremidades das vilosidades intestinais. A substância, ainda em fase de estudos, constitui marcador de boa acurácia no que se refere à lesão do enterócito.[17,19]

O AGLPIH pode ser dosado no plasma, considerando-se normais valores inferiores a 1,87ng/mL. Nos casos de IMA, observa-se elevação precoce dos níveis desse marcador, o que pode ser explicado pela maior sensibilidade da região das extremidades das vilosidades à isquemia. Esse aumento ocorre, portanto, quando o intestino ainda é viável. Nos infartos intestinais extensos, quando toda a mucosa está necrosada, as dosagens costumam ser normais.

Alterações nas concentrações de AGLPIH também podem ser observadas nos casos de enterite necrosante e de rejeição intestinal pós-transplante. Nos casos de IMA não-oclusiva, níveis muito elevados (superiores a 100ng/mL) costumam traduzir necrose extensa, acometendo segmento intestinal maior que 1 metro.[17,19]

Alfa-glutationa S-transferase

A alfa-glutationa S-transferase (αGST), enzima citosólica envolvida na ligação, no transporte e na depuração de uma série de substâncias endógenas e exógenas, encontra-se muito elevada no fígado. A elevação sérica ocorre em lesões hepatocelulares e pode ser utilizada como marcador precoce de isquemia intestinal, mostrando-se superior aos testes bioquímicos convencionais.[6,11]

REFERÊNCIAS BIBLIOGRÁFICAS

1. Alves JG. Exames laboratoriais no abdome agudo: Qual o seu real valor? *In:* Savassi-Rocha PR, Coelho LGV, Diniz MTC, Nunes TA (eds.). *Tópicos em gastroenterologia* 13. Rio de Janeiro: MEDSI, 2003: 181-90.
2. Bianciardi P, Scorza R, Ghilardi G, Samaja M. Xanthine oxido-reductase activity in schemic human and rat intestine. *Free Radic Res* 2004; *38*(9): 919-25.
3. Blennerhassett L, Hall JL, Hall JC. White blood cell counts in patients undergoing abdominal surgery. *Aust N Z J Surg* 1996; *66*: 369.
4. Dye T. The acute abdomen: a surgeon's approach to diagnosis and treatment. *Clin Tech Small Anim Pract* 2003; *18*(1): 53-65.
5. Gearhardt SL, Delaney CP, Senagore AJ *et al.* Prospective assessment of the predictive value of alpha glutatione S transferase for intestinal ischemia. *Am Surg* 2003; *69*: 324-9.
6. Gruraste W, Roditis N, Mehta D. Serum lipase levels in non pancreatitis abdominal pain versus acute pancreatitis. *Am J Gastroenterol* 1993; *88*: 2051-5.
7. Hallan S, Asberg A. The accuracy of C-reactive protein in diagnosing acute appendicitis – a meta-analysis. *Scand J Clin Lab Invest* 1997; *57*(5): 373-80.
8. Hornung F, Waldner H. Emergencies in general practice, 6. Acute abdomen. *MMW Fortschr Med* 2001; *143*(11): 37-40.
9. Humphreys MH. Fluid and electrolyte management. *In:* Way LW, Doherty GM (eds.) *Current surgical diagnosis and treatment* 11 ed., New York: Lange Medical Books / McGraw-Hill, 2003: 142-55.
10. Jenum PA, Soberg P, Maal HB, Flesland O. Overutilization of clinical biochemical analysis? *Tidsskr Nor Laegeforen* 2005; *125*(18):2509-11.
11. Khurana S, Corbarlly MT, Manning F *et al.* Glutathione S-transferase: a potential new marker of intestinal ischemia. *J Pediatr Surg* 2002; *37*: 1543-8.
12. Lankisch PG, Mahlke R, Lubbers H. Acute abdomen – differential diagnosis. *Internist* (Berl) 1992; *33*(4): W29-42.
13. Lehmann K, Villiger P, Jenny M. Negative appendectomies can be decreased by improved clinical assessment alone. *Helv Chir Acta* 1992; *58*(6): 837-40.
14. Mazzaferro EM. Triage and approach to the acute abdomen. *Clin Tech Small Anim Pract* 2003; *18*(1): 1-6.
15. Patrick GL, Stewart RJ, Isbister WH. Patients with acute abdominal pain: white cell and neutrophyl counts as predictors of the surgical acute abdomen. *N Z Med J* 1985; *98*(778): 324-6.
16. Pedroso ERP, Fonseca JGM, Basques SA. Exames laboratoriais. *In:* Savassi-Rocha PR, Andrade JI, Souza C (eds.) *Abdômen agudo: diagnóstico e tratamento*. Rio de Janeiro: MEDSI, 2003: 31-56.
17. Savassi-Rocha PR, Savassi-Rocha AL, Diniz MTC. Isquemia mesentérica aguda oclusiva e não-oclusiva. *In:* Costa RC, Betani FA, Serufo JC *et al.* (eds.) *Emergências médicas e terapia intensiva*. Rio de Janeiro: Guanabara Koogan, 2005: 354-64.
18. Schwerk WB. Essential and superfluous tests in the diagnosis of acute appendicitis. *Verh Dtsch Ges Inn Med* 1989; *95*: 193-7.
19. Veloso LF, Savassi-Rocha PR. Insuficiência vascular mesentérica. *In:* Castro LP, Coelho LGV (eds.) *Gastroenterologia*. Rio de Janeiro: MEDSI, 2004: 1309-24.
20. Yildrim O, Solak C, Kocer B *et al.* The role of serum inflammatory markers in acute appendicitis and their success in preventing negative laparotomy. *J Invest Surg* 2006; *19*(6): 345-52.

4

Exames Radiológicos Convencionais

José Nelson Mendes Vieira
Cid Sérgio Ferreira
Evandro Barros Naves

INTRODUÇÃO

O estudo radiográfico convencional do abdome em condições clínicas e cirúrgicas agudas pode fornecer importantes informações quanto à etiologia do processo patológico e à orientação na escolha dos exames subseqüentes, sobretudo em situações em que não estão disponíveis métodos modernos de propedêutica por imagem.[6] Nesses casos, é fundamental o perfeito entrosamento da equipe de profissionais especializados em clínica médica, cirurgia e radiologia no sentido de aproveitamento máximo das informações obtidas do exame físico para a escolha e a seqüência das rotinas radiológicas a serem utilizadas.

ESTUDO RADIOGRÁFICO SIMPLES

Abdome

Ao nascimento o abdome não tem gás, e o ar deglutido atinge o intestino grosso em torno de 3 horas após o parto. Conseqüentemente, todo o trato alimentar mostra conteúdo aéreo dentro de 6 a 12 horas. O padrão gasoso abdominal normal do recém-nascido, diferentemente do adulto, consiste na presença de ar tanto no intestino delgado como no intestino grosso.[1,4]

No indivíduo adulto normal, quantidades variáveis de gases e fezes são encontradas no intestino grosso; nível hidroaéreo está constantemente presente no estômago e, com freqüência, no bulbo duodenal e/ou no íleo terminal, enquanto o intestino delgado mostra-se, muitas vezes, com pouco ou nenhum gás em seu interior. Gás intestinal no adulto, seja normal ou anormal, serve como meio de contraste natural, permitindo a identificação dos seus vários segmentos pelo seu aspecto parietal habitual.

Pode ser difícil a diferenciação entre a dilatação acentuada do íleo e o intestino grosso, mas a posição lateral constante dos cólons ascendente e descendente, associada à presença de fezes em seu interior, pode ser sinal radiológico auxiliar.

O aspecto característico das válvulas coniventes do intestino delgado e o padrão das haustrações do intestino grosso são evidentes em adolescentes e adultos, mas não são observados no recém-nascido.

As glândulas gastrointestinais produzem 4 a 5 litros de secreções por dia. Quando a progressão do conteúdo intestinal encontra-se diminuída, a produção de líquidos continua e a capacidade absortiva do intestino torna-se reduzida. Assim, acúmulo de líquido intestinal indica fenômeno de impedimento na sua progressão (por obstrução ou comprometimento da atividade peristáltica) ou inflamação mucosa, responsável pelo líquido adicional. Mais de dois níveis hidroaéreos no intestino delgado e/ou qualquer nível no intestino grosso são considerados anormais.[1]

No estudo radiológico do abdome sem a utilização de meios de contraste artificiais, por meio das chamadas radiografias simples, o conhecimento básico das relações anatômicas normais é essencial para a compreensão dos efeitos dos processos patológicos (Figura 4.1). Considerações fundamentais incluem os limites das estruturas abdominais e variações anatômicas de posição, distribuição da gordura intra e extraperitoneal,

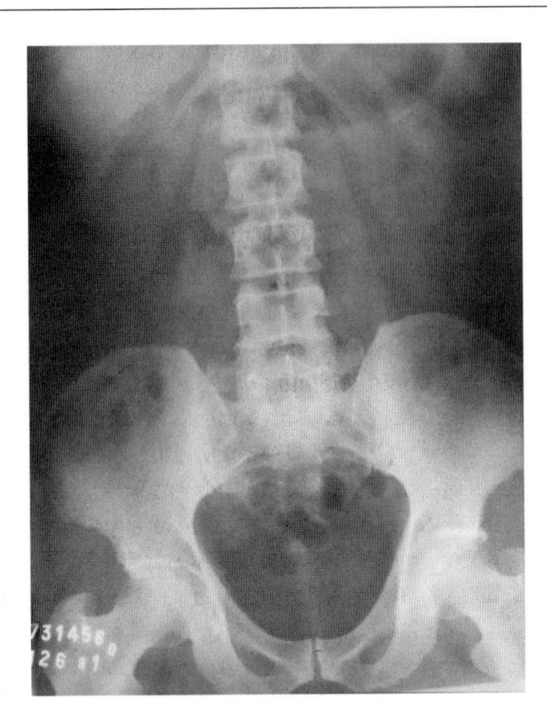

Figura 4.1 ▸ Radiografia simples do abdome, obtida em decúbito dorsal, mostrando os contornos hepático inferior, renais, dos músculos iliopsoas, bem como da bexiga; há pequena presença gasosa também no estômago, no intestino delgado e no ceco.

permitindo a visualização das interfaces de órgãos e vísceras, bem como os padrões gasosos intestinais normais.[5]

Na rotina radiológica do abdome agudo, está indicada a radiografia simples, interessando das cúpulas frênicas à sínfise púbica e orifícios inguinais na incidência ântero-posterior, com o paciente em decúbito dorsal, complementada com, pelo menos, uma incidência ortogonal, cuja escolha depende das condições clínicas do paciente – ortostatismo, decúbito lateral esquerdo ou decúbito dorsal – em todas estas utilizando-se o feixe de raios-x na posição horizontal.

As radiografias complementares têm como finalidade básica identificar níveis hidroaéreos gastrointestinais e a presença gasosa intraperitoneal (pneumoperitônio).

Alças do intestino delgado ou grosso sem níveis hidroaéreos em seu interior podem ser observadas em casos de meteorismo ou aerofagia, sendo consideradas condições predisponentes a ausência de dentes (lactentes e indivíduos edêntulos), quadros dolorosos abdominais (cirurgias, fraturas e litíase ureteral) e choro intenso e ansiedade, assim como a insuficiência de suprimento sanguíneo arterial em pacientes idosos.[1] Nessas situações de meteorismo, as alças do intestino delgado são angulares, não esféricas, quando vistas de frente, e têm trajetos sinuosos no abdome.[1]

Em geral, os níveis hidroaéreos em alças intestinais indicam lesão obstrutiva ou adinamia/paralisia do intestino, desde que o paciente não tenha ingerido medicamento laxativo ou anticolinérgico, não tenha sido submetido à lavagem intestinal e não esteja com diarréia (Figura 4.2). Dilatação segmentar duodenal sugere processo inflamatório agudo no pâncreas ou na vesícula biliar.

Em caso de suspeita de obstrução baixa do cólon, pode ser importante a obtenção de radiografia do ab-

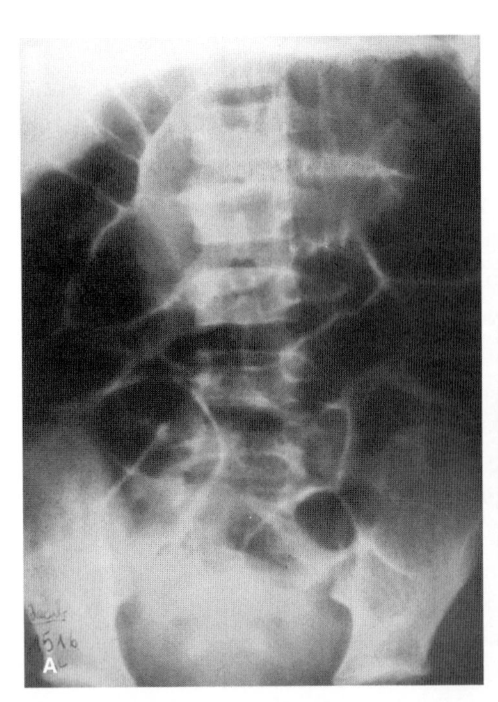

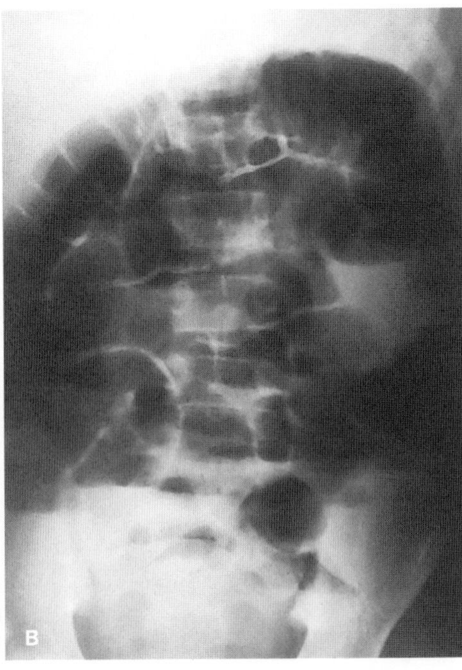

Figura 4.2 ▸ Íleo adinâmico. **A.** Radiografia simples em decúbito dorsal apresentando distensão gasosa de alças dos intestinos delgado e grosso sem evidências de espessamento mucoso ou parietal. **B.** Em ortostatismo, observam-se níveis hidroaéreos em alças ileais distais.

dome na posição lateral, em ortortatismo, quando a ausência de gás no espaço pré-sacral (retossigmoidiano) e a dilatação intestinal a montante reforçam a possibilidade diagnóstica de obstrução neste nível. O diagnóstico radiológico de obstrução intestinal mecânica depende da demonstração do ponto provável de obstrução com dilatação dos segmentos a montante e colapso dos segmentos distais do intestino, sendo todos os outros achados radiológicos secundários. A obstrução mecânica pode ser complicada por íleo reflexo ou adinâmico, que altera a sua aparência; no período pós-operatório imediato, as radiografias do abdome podem ser de interpretação particularmente difícil, pois a obstrução mecânica pós-cirúrgica pode ser mascarada pelo padrão radiológico do íleo adinâmico ou paralítico.

A dilatação do intestino delgado secundária à obstrução do cólon depende da continência da papila ileocecal: se esta papila mantém-se ocluída em ambos os sentidos ou permite refluxo do conteúdo do cólon, ocorre dilatação do intestino delgado com níveis hidroaéreos.

Segmento de alça intestinal paralisado por processo patológico habitualmente adjacente (Figura 4.3), na ausência de paralisia intestinal generalizada, é conhecido como *alça sentinela*, podendo ser útil na localização da anormalidade; este achado não é específico de processo inflamatório, pois pode ser observado em várias condições abdominais agudas, inclusive na cólica nefrética; íleo adinâmico nos quadrantes superior esquerdo ou inferior direito sugere pancreatite aguda; no íleo terminal sugere apendicite aguda e, quando ocorre em alças intestinais junto ao assoalho pélvico, deve-se considerar a possibilidade de salpingite aguda. As alças dilatadas do intestino delgado contendo gás e líquido ocupam a região central do abdome, e os segmentos proximais mostram-se arqueados e esféricos, dispostos uns sobre os outros. Quantidade mínima de gás pode estar presente no intestino grosso, sem níveis hidroaéreos, notadamente quando a obstrução intestinal é parcial.

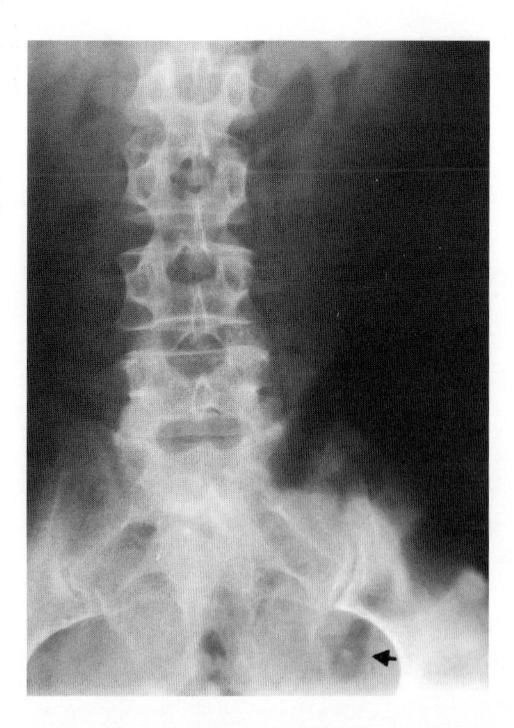

Figura 4.3 ▶ *Alça sentinela.* Radiografia obtida com o paciente em decúbito dorsal demonstrando distensão gasosa segmentar do intestino delgado na fossa ilíaca esquerda, caracterizando a chamada *alça sentinela* associada a escoliose antálgica, causadas por litíase ureteral homolateral (*seta*).

Habitualmente, a presença gasosa extraluminal (pneumoperitônio) significa perfuração de víscera oca, exceto nos casos em que o paciente foi submetido recentemente a procedimento propedêutico ou terapêutico, como laparoscopia ou laparotomia; nessas situações, o ar na cavidade peritoneal tende a desaparecer em 3 a 4 dias após o procedimento, podendo persistir por até 4 semanas.[2] No período pós-operatório, quando ocorre aumento do acúmulo gasoso intraperitoneal, a possibilidade de deiscência de sutura ou outra causa de pneumoperitônio deve ser considerada.

Tórax

O estudo radiográfico simples do tórax em duas incidências é parte integrante da propedêutica radiológica dos pacientes que apresentam quadro abdominal agudo, podendo evidenciar alterações torácicas em número significativo de casos.

No embrião, o tórax e o abdome formam cavidade única, chamada cavidade celômica; com o desenvolvimento embrionário, há formação do diafragma, separando os órgãos torácicos dos abdominais. Como os seis nervos intercostais inferiores são responsáveis pela inervação do peritônio parietal e da parede abdominal, algumas anormalidades torácicas podem ter repercussões abdominais. Dessa maneira, lesões pulmonares e pleurais, fraturas ou contusões de arcos costais ou de vértebras torácicas inferiores freqüentemente levam ao aparecimento do chamado *íleo reflexo*, funcional ou adinâmico, residindo aí a importância das radiografias simples do tórax, especialmente em crianças e adolescentes, ou quando o exame clínico adequado é de difícil obtenção.

Por outro lado, existem condições abdominais que causam alterações torácicas, levando ao caminho de dupla via. Por exemplo, a restrição à excursão das cúpulas diafragmáticas, causando alterações na função cardíaca, leva à redução do fluxo sangüíneo e à conseqüente diminuição na velocidade do sangue nos vasos abdominais. Esta condição resulta em aumento do meteorismo, elevando e comprimindo as bases pulmonares, o que pode condicionar estase sanguínea, atelectasias laminares e discóides ou mesmo infarto no pulmão.[2] Lembramos que a redução unilateral da excursão do diafragma pode ocorrer em uma série de condições patológicas, como úlcera péptica perfurada, em casos de colecistite, apendicite e pancreatite agudos, abscesso subfrênico e estádio tardio de obstrução intestinal.

As anomalias pleurais – derrames, empiemas – podem ser mais bem evidenciadas em radiografias obtidas com o paciente em decúbito lateral. A visualização de pneumotórax pode necessitar de exame simples do tórax na fase expiratória da respiração, e a demonstração de lesões em arcos costais pode requerer incidências oblíquas complementares. Em condições abdominais agudas, a presença de derrame pleural esquerdo, associada ou não à consolidação alveolar basal homolateral, sugere a possibilidade de pancreatite aguda; quando esses achados ocorrem no hemitórax direito, há a possibilidade de existência de abscesso subfrênico.

É importante enfatizar que pequeno acúmulo gasoso no espaço peritoneal é mais bem demonstrado em radiografias do tórax nas incidências ântero-posterior e látero-lateral com o paciente em ortostatismo (Figura 4.4) do que em radiografias do abdome obtidas nesta posição devido a fatores técnicos radiográficos.[7]

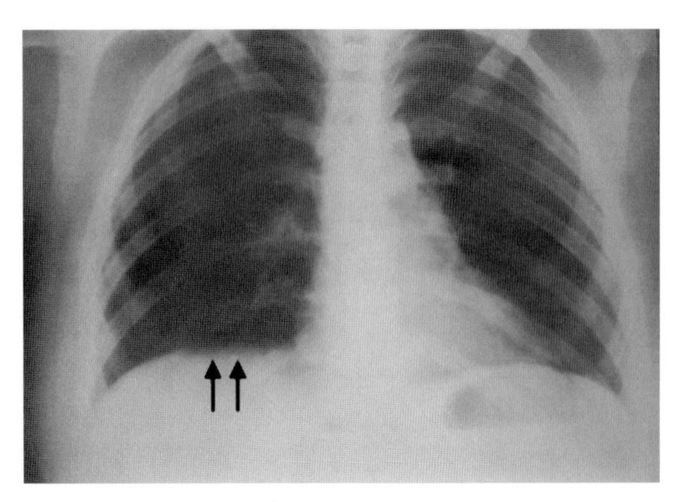

Figura 4.4 ▶ Pneumoperitônio. Radiografia do tórax na incidência ântero-posterior, com o paciente em ortostatismo, demonstrando pequeno acúmulo gasoso intraperitoneal, evidenciado como linha radiotransparente junto à cúpula frênica direita (*setas*).

ESTUDOS RADIOGRÁFICOS COM MEIOS DE CONTRASTE ARTIFICIAIS

A avaliação criteriosa das radiografias simples do abdome e do tórax é fundamental para a escolha do meio de contraste – sulfato de bário ou composto iodado hidrossolúvel – e da técnica de exame a ser utilizada. Quando dispomos de informações radiográficas que demonstram tratar-se de obstrução intestinal alta, podemos usar meio de contraste à base de sulfato de bário por via oral; esta técnica é desaconselhável quando o processo obstrutivo encontra-se no intestino grosso, pois o composto baritado pode solidificar-se e agravar o quadro obstrutivo, estando indicada a sua introdução através do reto, no chamado enema opaco sem preparo intestinal. Lembramos que esta última modalidade de exame encontra-se contra-indicada em casos de diverticulite aguda, pois pode desencadear megacólon tóxico, ou quando há dilatação importante do ceco, pelo perigo potencial de ruptura intestinal.

Quando há dificuldade em diferenciar a localização da lesão obstrutiva, recomenda-se a realização do enema opaco. Nesse caso, independente da via de introdução do meio de contraste escolhida, só poderemos utilizar o sulfato de bário quando foi eliminada a possibilidade de ruptura de víscera oca, pois a presença intraperitoneal deste produto pode condicionar o aparecimento de reações de corpo estranho, levando à formação de aderências; portanto, na presença de pneumoperitônio, deve-se usar meio de contraste iodado via oral ou retal.

PROCESSOS INFLAMATÓRIOS

Apendicite aguda

Em número expressivo de casos, as radiografias simples do abdome são normais ou sem achados radiológicos significativos, sendo importantes, porém, para excluir a existência de calcificações patológicas que sugiram a etiologia do processo abdominal agudo como apendicolito e litíases renal ou biliar radiopacas.

Na apendicite aguda, o estudo radiográfico abdominal simples pode demonstrar os seguintes sinais:

- Aumento nítido e difuso da densidade da fossa ilíaca direita, sendo geralmente sinal precoce.
- Nível hidroaéreo no ceco – *íleo cecal* – ou no ceco e em alças ileais – *íleo apendicular*.
- Litíase apendicular, que é o achado isolado mais importante.

- Presença gasosa no apêndice cecal irregularmente distendido, situado abaixo do ceco; o apêndice em posição ascendente pode conter gás e não estar inflamado.[2]
- Massa (abscesso) comprimindo a borda cecal, que pode mostrar acúmulos gasosos de permeio ou adjacentes, quando existe pneumoperitônio (geralmente pequeno e muito pouco freqüente); este acúmulo gasoso, quando visualizado logo abaixo da borda hepática – espaço hepatorrenal –, pode ter a forma de crescente.
- Perda da definição da gordura pré-peritoneal, especialmente nos abscessos pericecais.
- Indefinição do contorno do músculo psoas direito e escoliose antálgica, sinais que podem ocorrer em outras condições abdominais agudas.

Colecistite aguda

Nos casos graves, as radiografias simples do tórax podem evidenciar elevação da cúpula frênica direita, faixas de atelectasias laminares basais e pequeno acúmulo de líquido pleural homolateral, achados praticamente constantes quando o processo inflamatório vesicular evolui para abscesso subepático.[2]

As radiografias simples do abdome podem ser normais ou demonstrar as seguintes alterações:[2] presença de cálculos biliares radiopacos no hipocôndrio direito; meteorismo na região da vesícula biliar; íleo duodenal adinâmico, que pode ser observado também na pancreatite aguda; distensão vesicular que, quando associada ao acúmulo gasoso parietal e/ou intraluminal, indica colecistite enfisematosa, que ocorre usualmente em pacientes idosos diabéticos (Figura 4.5); ar em vias biliares conseqüente à colecistite enfisematosa ou fístula colecistoentérica, o qual deve ser diferenciado de ar em veias portas e pode progredir para o chamado íleo biliar.

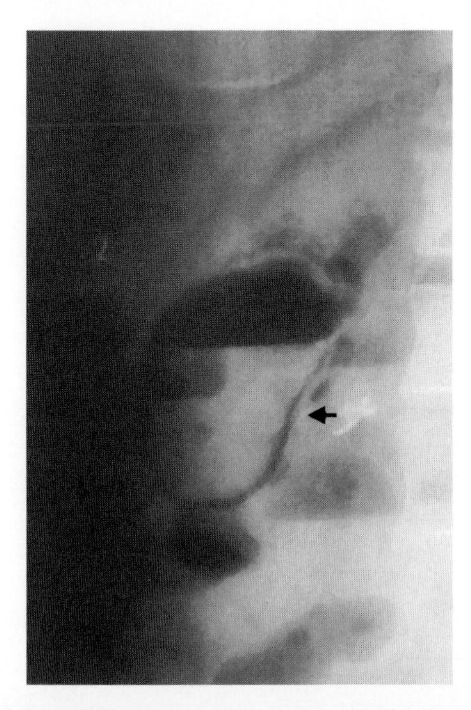

Figura 4.5 ▶ Colecistite enfisematosa. Radiografia simples localizada do hipocôndrio direito mostrando distensão da vesícula biliar com acúmulo gasoso intraluminal e intraparietal (*seta*).

Pancreatite aguda

Juntamente com os sintomas clínicos clássicos e com dados laboratoriais evidentes, os exames radiográficos simples podem ser importantes no diagnóstico de processo inflamatório agudo do pâncreas. Nas fases precoces da doença, no entanto, os sinais nas radiografias simples do abdome podem estar ausentes ou podem ser mínimos, ou até mesmo exuberantes.

Os sinais radiológicos podem ser divididos em primários, ou diagnósticos, e secundários. A visualização direta do pâncreas inflamado e aumentado de volume na radiografia simples é rara, e ele pode ser identificado pela separação do cólon transverso da grande curvatura gástrica. A presença de gás na área pancreática é patognomônica de inflamação na glândula, podendo ser conseqüente a abscesso ou ao efeito da ação direta de enzimas do pâncreas em estruturas adjacentes – necrose gordurosa. Impõem-se dificuldades na diferenciação dessas áreas heterogêneas com ar intestinal ou abscesso no pequeno omento, o que pode ocorrer em casos de úlcera péptica perfurada. Calcificações na topografia pancreática, principalmente em pacientes com histórico de crises de pancreatite aguda, constituem achado importante; essas pequenas calcificações, superpondo-se à coluna vertebral na incidência ântero-posterior do abdome, podem passar despercebidas quando não são utilizadas técnicas radiológicas adequadas, como incidências oblíquas e lateral.

À medida que o processo inflamatório se dissemina para as estruturas vizinhas, dependendo de sua direção e intensidade, teremos quadro radiológico mais ou menos exuberante. Por exemplo, o duodeno distendido e parético – íleo duodenal – reflete processo inflamatório que acomete a cabeça do pâncreas.

Qualquer porção do intestino delgado pode estar comprometida, transformando-se em segmento adinâmico, que se mantém isolado ou se dissemina, configurando diferentes graus de adinamia. A chamada *alça sentinela*, que não é exclusiva da pancreatite aguda, refere-se a segmento isolado de intestino delgado distendido por gás.

Um outro achado radiológico secundário, também conseqüente à disseminação do processo inflamatório pancreático, é o *sinal de amputação do cólon*, que é bastante característico da pancreatite aguda, refletindo espasmo no ângulo esplênico do cólon e conseqüente dilatação dos segmentos proximais do intestino grosso, devido à propagação da inflamação através do ligamento frenocólico; se o exsudato inflamatório acometer inicialmente o ângulo hepático, o cólon aparecerá distendido somente até esta porção intestinal. Quando a inflamação acomete o segmento transverso do intestino grosso, podem ser observadas irregularidades na sua mucosa.

A presença de líquido na cavidade peritoneal pode também ser evidenciada na pancreatite aguda, sinal destituído de especificidade; o mesmo ocorre com a perda de definição do músculo iliopsoas esquerdo, conseqüente a edema local ou líquido na cavidade peritoneal. A borda renal esquerda pode mostrar-se indefinida por inflamação da gordura adjacente ou por compressão pelo pâncreas aumentado de volume.

As alterações vistas nas radiografias simples do tórax devem ser consideradas sinais radiológicos secundários, são inespecíficas e, na sua maioria, são conseqüência da intensidade e da extensão do processo inflamatório pancreático. Reação pleural ou derrame, atelectasias laminares e infiltração nas bases pulmonares são os sinais mais freqüentemente detectáveis, podendo ser evidenciados antes que tenha sido feito o diagnóstico clínico da inflamação pancreática. O derrame pleural, embora possa ocorrer em ambos os hemitórax, isolada ou simultaneamente, tem certa preferência pelo lado esquerdo; as infiltrações e atelectasias não mostram diferença topográfica significativa de acometimento. Entre as anormalidades torácicas menos freqüentes estão incluídas as aderências pleurais interlobares, a elevação diafragmática secundária a coleções subfrênicas e o empiema ou mediastinite supurativa decorrente de perfuração de abscesso subfrênico.

Infecções e abscessos

Intraperitoneais

A radiologia pode desempenhar papel importante no diagnóstico e na localização dos abscessos intra-abdominais, que podem acometer as regiões subfrênicas, goteiras paracólicas, fossas ilíacas, regiões pélvicas, espaço subepático e pequena cavidade dos omentos, bem como ocorrer entre alças intestinais.[2]

Nos abscessos subfrênicos, os sinais radiológicos mais comuns são: elevação da cúpula frênica, limitação funcional da excursão diafragmática (demonstrada na avaliação radioscópica), espessamento ou derrame pleural, pneumonia ou atelectasias basais e nível hidroaéreo subfrênico, todos habitualmente evidenciados do mesmo lado da lesão infecciosa. O diagnóstico de abscesso subfrênico esquerdo pode ser dificultado pela presença da câmara de ar do estômago, dúvida que pode ser sanada utilizando-se meio de contraste artificial por via oral. Os abscessos localizados nas fossas ilíacas, nas regiões pélvicas, nos flancos ou entre as alças intestinais podem mostrar-se como massa homogênea com densidade de partes moles, massa com nível hidroaéreo, presença gasosa fora do trato alimentar, indefinição do contorno do músculo iliopsoas, escoliose antálgica e apagamento da gordura pré-peritoneal. O exame contrastado pode ser útil na diferenciação e na localização de gás extraluminal nos casos de abscesso subepático, pancreático ou retroperitoneal; quando o gás tem aspecto heterogêneo, mosqueado, semelhante ao acúmulo fecal, o enema opaco pode localizá-lo fora do intestino grosso. Este exame também é útil no abscesso pélvico, quando radiografias contrastadas nas posições frontal e lateral mostrarão compressão do retossigmóide pela lesão.

Nas peritonites, os achados radiológicos, quando evidenciados isoladamente, são inespecíficos na grande maioria dos casos, e o diagnóstico é eminentemente clínico. Em geral, a presença de gás e/ou líquido na cavidade peritoneal, associada a dados clínicos compatíveis, caracteriza este processo como infeccioso.

Extraperitoneais

Diferentemente do peritônio, os tecidos extraperitoneais não reagem de forma tão aguda e intensa à infecção bacteriana,[5] podendo levar a diagnósticos errôneos ou tardios.

O compartimento extraperitoneal pode ser dividido em espaço pararrenal anterior, espaço perirrenal e espaço pararrenal posterior. O espaço pararrenal anterior inclui os cólons ascendente e descendente, o pâncreas e o arco duodenal; a maioria dos processos infecciosos extraperitoneais situa-se neste espaço e decorre, habitualmente, de lesão primária destes órgãos. No espaço perirrenal, a maior parte das infecções origina-se do próprio rim (pielonefrites, pionefroses, tuberculose etc.) e resulta de ruptura da cápsula renal. A infecção do espaço pararrenal posterior é rara, sendo conseqüência de bacteremia ou osteomielite da coluna vertebral ou

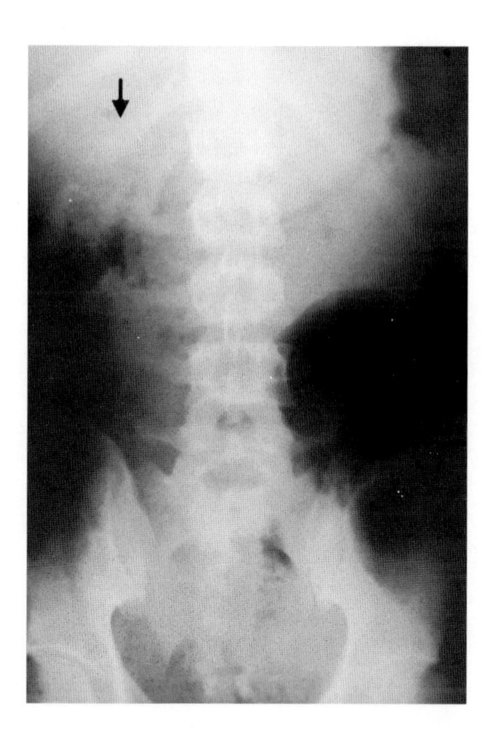

Figura 4.6 ▸ Retropneumoperitônio. Radiografia simples do abdome apresentando acúmulos gasosos em espaços retroperitoneais direitos conseqüentes à perfuração da porção descendente do arco duodenal (*seta*).

dos últimos arcos costais. Os sinais radiológicos mais freqüentemente observados nos abscessos extraperitoneais são indefinição da gordura perirrenal e do contorno do músculo iliopsoas, escoliose antálgica, deslocamento do cólon ascendente ou descendente, deslocamento da junção duodenojejunal ou do próprio rim e presença gasosa retroperitoneal com aspecto mosqueado ou laminado (Figura 4.6).

Megacólon tóxico

Consiste em dilatação grave do cólon associada a colite, quase sempre ulcerativa. Pode ocorrer em qualquer época no curso da colite ulcerativa como exacerbação aguda acompanhada de grande dilatação gasosa segmentar do intestino grosso, especialmente do cólon transverso, e formação de níveis hidroaéreos; o padrão normal das haustrações encontra-se ausente. Na maioria dos casos, a radiografia simples do abdome é suficiente para o diagnóstico, estando contra-indicado o enema opaco, devido ao risco de perfuração intestinal. Ocasionalmente, pode ser evidenciada presença gasosa na parede intestinal decorrente de dissecção da mesma ou da confluência de ulcerações profundas. Podem ocorrer alterações inflamatórias com áreas de necrose em todas as camadas da parede intestinal. A presença de pneumoperitônio indica perfuração do cólon, havendo risco potencial de ruptura intestinal devido à friabilidade de suas paredes.

▸ PROCESSOS OBSTRUTIVOS

Dilatação gástrica aguda

Pode ocorrer em uma série de condições clínicas, como deglutição excessiva de ar no período pós-operatório, úlcera duodenal crônica, neoplasia pilórica, vólvulo gástrico, oclusão arterial mesentérica, obstrução duodenal, hérnia diafragmática, compressões extrínsecas na região pilórica, diabetes, traumatismos abdominais e fraturas da coluna vertebral. As radiografias simples mostram dilatação gástrica, que pode alcançar o nível da sínfise púbica, sendo observados ar e detritos alimentares em seu interior, e nível hidroaéreo no hipocôndrio esquerdo com o paciente na posição ortostática.

O tubo digestivo pode sofrer rotação em torno do eixo mesentérico ou intestinal e ser a causa potencial de abdome agudo, podendo ocorrer no estômago e nos intestinos delgado e grosso. A incidência é variável.[2] Rotação gástrica maior que 180 graus é denominada vólvulo, e a torção em torno do eixo longitudinal, denominada vólvulo organoaxial, é menos grave. A rotação em torno do eixo sagital é chamada vólvulo mesentérico-axial, que pode ser agudo, subagudo (intermitente) ou crônico.

Quando agudo, leva à oclusão completa da cárdia e do piloro, condicionando deslocamento do estômago para cima e para a esquerda, assim como sua distensão aérea. Radiografias do abdome obtidas com o paciente em decúbito dorsal com raios horizontais mostram opacidade no quadrante superior esquerdo com nível líquido; na incidência ântero-posterior, o estômago distendido apresenta a incisura medial voltada para a direita ou dorsalmente, correspondendo à torção mesentérica.

A intussuscepção pode ocorrer em qualquer segmento do tubo digestivo, sendo habitualmente causada por processo expansivo ou lesão inflamatória. Existem múltiplos fatores que predispõem ao seu aparecimento: cirurgia prévia, divertículo de Meckel, anomalias congênitas, gravidez, distúrbio do peristaltismo ileocecal e anormalidades do apêndice cecal ou do tecido linfóide ileocecal. A intussuscepção do estômago costuma ser causada por tumor, que é geralmente benigno e pediculado e com superfície lisa. Na invaginação ventriculoventricular, uma porção do estômago é puxada para o piloro e sua parte distal invagina-se sobre o tumor; na intussuscepção gastroduodenal, o tumor desliza para o duodeno através do piloro; no estômago operado, este fenômeno pode ocorrer na gastroenteroanastomose ou na região da ressecção gástrica; a invaginação jejunogástrica da alça eferente é a mais freqüente. Na radiografia simples, observa-se massa intragástrica de contornos lobulados. A ingestão de sulfato de bário pode facilitar o diagnóstico radiológico pela demonstração de defeitos de enchimento no estômago em forma de mola espiral circular ou semicircular.

Obstrução duodenal

Como no estômago, as lesões que causam obstrução duodenal muitas vezes são subagudas ou crônicas. Em crianças, as causas mais freqüentes são as congênitas, como pâncreas anular, bridas, anomalias de rotação do tubo intestinal, estenoses, atresia e diafragma duodenal. No adulto, as obstruções duodenais agudas podem ser provocadas por pinça aortomesentérica, processo neoplásico duodenal ou pancreático com invasão do duodeno, linfonodomegalias periduodenais e processos inflamatórios pancreáticos sem ou com formação de pseudocisto. A radiografia simples mostra dilatação gasosa do estômago e duodeno com ausência aérea intestinal; no exame feito em ortostatismo, pode ser demonstrado o chamado *sinal da dupla bolha*, correspondendo a dois níveis hidroaéreos, um gástrico e o outro duodenal, sinal semelhante àquele observado em lesões congênitas (Figura 4.7).

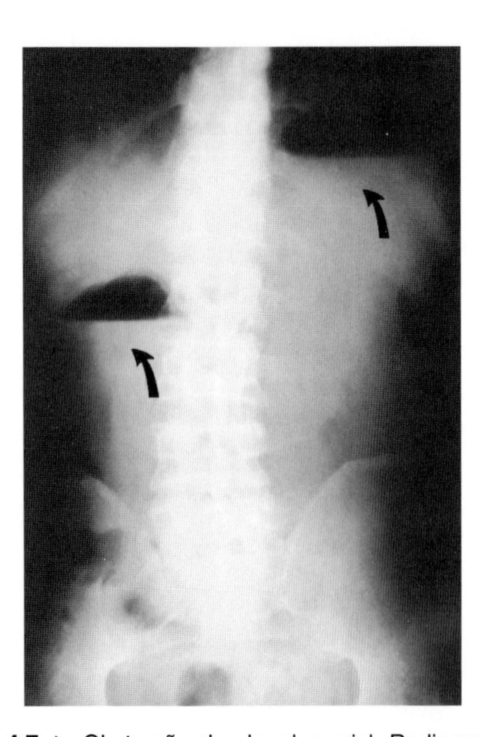

Figura 4.7 ▸ Obstrução duodenal parcial. Radiografia simples, obtida com o paciente em posição ortostática, demonstrando nível hidroaéreo no estômago e no duodeno, caracterizando o chamado *sinal da dupla bolha*, indicativo de obstrução duodenal; a presença gasosa em alças intestinais indica o caráter parcial do processo obstrutivo.

Obstrução do intestino delgado

Obstrução mecânica simples (íleo mecânico)

O termo íleo (do grego, bloqueio à passagem do conteúdo intestinal), ou íleo dinâmico, é utilizado quando há obstrução da luz intestinal. As alças movimentam-se permanentemente, sendo possível observar níveis hidroaéreos em diferentes segmentos intestinais; no íleo adinâmico, reflexo ou funcional, a luz intestinal é patente e, nos casos mais graves, os níveis tendem para o mesmo segmento.

Estudos experimentais demonstraram que a distensão hidroaérea do intestino delgado ocorre 3 a 4 horas após a ligadura de uma alça.[2] Em geral, 6 horas após a obstrução, os sinais radiológicos são sugestivos, e alças intestinais com diâmetro superior a 3cm podem ser consideradas distendidas.[1] No adulto, a causa mais freqüente de obstrução mecânica é a aderência ou brida, que pode ser congênita – proveniente de lesões inflamatórias ou perfurações uterinas – ou adquirida, causada por processos inflamatórios (anexos do útero, apêndice cecal ou divertículo de Meckel) ou por intervenções cirúrgicas. A maior parte das aderências pós-operatórias evidencia-se no primeiro ano, podendo ocorrer anos ou, em casos mais raros, alguns poucos dias após o ato operatório. Os sinais radiológicos precoces nas radiografias simples são: distensão gasosa de alças delgadas, alças apresentando níveis hidroaéreos, que podem apresentar configuração de arco ou U invertido, alças dispostas transversalmente, alças cheias de líquido, gás em pregas coniventes estiradas, fileira ou colar de bolhas de ar. Este último sinal, não específico, é geralmente indicativo de obstrução mecânica e ocorre quando alças dilatadas do intestino delgado estão quase completamente repletas de líquido, as quais podem ser observadas, também, na gastroenterite, no íleo reflexo ou após a ingestão de laxativo salino (Figura 4.8). Nas obstruções da porção proximal do intestino delgado, os sinais radiológicos podem ser mínimos ou mesmo ausentes, devido à descompressão por vômitos.

O íleo funcional, também denominado reflexo ou adinâmico, tem como causas a peritonite, procedimentos cirúrgicos, processos pneumônicos (especialmente

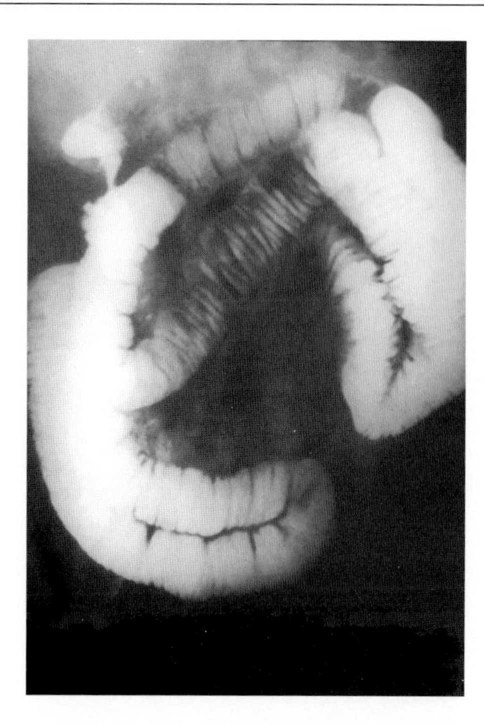

Figura 4.8 ▶ Obstrução intestinal. Exame de trânsito intestinal, realizado após a ingestão de sulfato de bário, mostrando válvulas coniventes e acentuada dilatação de alças intestinais delgadas causada por obstrução conseqüente a aderências pós-cirúrgicas – bridas.

em crianças e idosos, não sendo limitados às bases pulmonares), pleurites, pancreatites, traumatismos torácicos, retenção urinária, septicemia, litíase ureteral, infecção retroperitoneal etc. No íleo funcional, a distensão pode ser localizada em apenas uma alça – *alça sentinela* – ou pode estender-se a todo o intestino. Na irritação peritoneal ou na peritonite leve, os níveis hidroaéreos são pequenos e curtos, enquanto na peritonite grave os níveis líquidos podem assumir a mesma altura com pouco ou nenhum movimento peristáltico das alças intestinais, daí o termo íleo adinâmico.

Vólvulo

Freqüentemente associado a anomalias do mesentério e de fixação, o vólvulo permite rotação anormal do intestino delgado; no indivíduo adulto, raramente causa obstrução alta próxima ao duodeno. No íleo médio ou terminal, os sinais radiológicos podem ser semelhantes aos da obstrução mecânica simples.

Nas radiografias simples, alças intestinais contendo líquido são vistas como faixas densas e largas, havendo gás entre dobras de mucosa espessadas, dispostas de forma irradiada, concêntricas para o local da torção. Na obstrução intestinal simples, as alças agrupam-se para cima e para a esquerda, umas dispostas sobre as outras; no vólvulo, são desorganizadas em qualquer parte do abdome, geralmente mais para cima e para a direita, com pouco gás penetrando nas alças torcidas e cheias de líquido, assemelhando-se a lesão expansiva de partes moles. Se a obstrução é incompleta, o intestino pode estar muito distendido, sendo difícil a diferenciação com vólvulo do cólon direito ou sigmóide, dúvida que pode ser esclarecida pelo enema opaco sem preparo intestinal. Nas obstruções intestinais com estrangulamento, o diagnóstico é, com freqüência, difícil, principalmente nos quadros graves, quando o acúmulo gasoso é menor; a presença de gás na parede da alça ou no sistema porta é indicativa de necrose intestinal. Em paciente com dor abdominal constante e de início súbito, alguns achados radiológicos podem ser patognomônicos: sinal do *grão do café* (linha densa central representando a justaposição das paredes espessadas da alça estrangulada), sinal do pseudotumor (alça cheia de líquido) associado a meteorismo proximal (freqüentemente na região pélvica), alça intestinal fixa (em exames feitos em diferentes horários), perda do relevo mucoso de segmento da alça intestinal (edema, hemorragia), bem como esvaziamento gástrico lento, quando se utiliza meio de contraste por via oral.

Intussuscepção

Assim como no estômago, a intussuscepção no intestino delgado geralmente é provocada por tumor pediculado, embora, no íleo terminal, a causa mais freqüente seja o divertículo de Meckel. Nas radiografias simples, observam-se distensão de segmentos e alças intestinais delgadas com níveis hidroaéreos. O chamado trânsito intestinal, feito após a ingestão de sulfato de bário, fornece imagens características do processo obstrutivo com aspecto de *mola espiral* ou *pilha de moedas*. A alça intestinal externa, chamada *intussuscepiens* ou invaginante, é dilatada e tem pregas mucosas espessadas; a alça que se insinua, *intusssusceptum* ou invaginada, geralmente leva em sua porção anterior a lesão expansiva que causa a invaginação (Figura 4.9).

Hérnias

Em casos de hérnias externas simples – inguinal, femoral, obturadora, umbilical, incisional, pré-vesical, diafragmática, ciática, perineal, lombar etc. – o exame radiológico simples é de valor limitado. Por outro lado, nas hérnias internas com estrangulamento, pode ser decisivo no diagnóstico, ao mostrar o conteúdo da hérnia e/ou o grau de obstrução intestinal. Os exames com

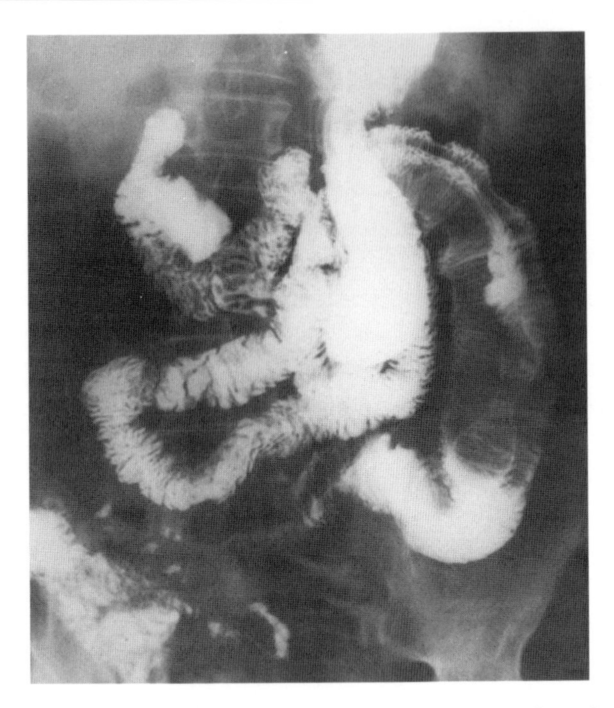

Figura 4.9 ► Intussuscepção. Exame de trânsito intestinal com sulfato de bário, via oral, demonstrando deslocamento luminal de pólipo intestinal pediculado, condicionando invaginação de porção jejunal em segmento distal adjacente.

meio de contraste via oral ou retal demonstram quais segmentos estão inseridos no saco herniário.

O estrangulamento da hérnia pode ser completo ou incompleto. Quando incompleto, há gás e líquido no interior das alças intestinais herniadas; quando completo, observa-se apenas líquido dentro delas. Às vezes, só aparecem sinais radiológicos de obstrução intestinal intra-abdominal.

Nas obstruções baixas do intestino delgado, é aconselhável a pesquisa nas regiões inguinais, e as radiografias devem incluir os forames obturadores; diante de quadro obstrutivo intestinal, a presença de massa ou gás em um desses forames pode corresponder a hérnia inguinal ou femoral. As radiografias simples mostram distensão de alça do intestino delgado quando comprometido isoladamente; nos casos de envolvimento do intestino grosso, pode ocorrer dilatação localizada deste segmento. A radiografia localizada da região inguinal pode mostrar tumoração saliente com densidade de partes moles e/ou bolha de gás. Do lado direito, o intestino delgado é mais freqüentemente envolvido; do lado esquerdo, os intestinos grosso e delgado são comprometidos com igual freqüência. As hérnias umbilical (Figura 4.10) e incisional são facilmente evidenciadas em radiografias tangenciais à hérnia, embora possa ser difícil a avaliação do grau de obstrução. Presença gasosa dentro do saco herniário e distensão de poucas alças intestinais intra-abdominais indicam obstrução parcial, sem estrangulamento. Quando existem níveis líquidos nas alças intestinais dentro da bolsa herniária e na cavidade abdominal, há obstrução parcial com possível estrangulamento. Se as alças herniadas estão cheias de líquido e existem níveis hidroaéreos em forma de U invertido na cavidade abdominal, possivelmente há obstrução completa com estrangulamento. Quando existem hérnia e estrangulamento do omento, as manifestações clínicas são semelhantes àquelas observadas no estrangulamento intestinal, mas há pouca ou nenhuma distensão de alças intestinais no estudo radiológico.

As hérnias internas são: paraduodenal, do forame de Winslow, de aberturas do mesentério, de bolsas peritoneais congênitas, traumáticas e pós-operatórias. Nas radiografias simples, o diagnóstico de obstrução pode ser sugerido, mas a causa dificilmente é determinada. Em geral, ocorre obstrução mecânica, mas o local do estreitamento intestinal é difícil de ser determinado. O exame com sulfato de bário, via oral, pode mostrar o local da obstrução, mas geralmente os sinais radiológicos são inespecíficos. A hérnia paraduodenal pode apresentar-se como oclusão aguda, embora a forma crônica seja a mais freqüente, podendo ocorrer

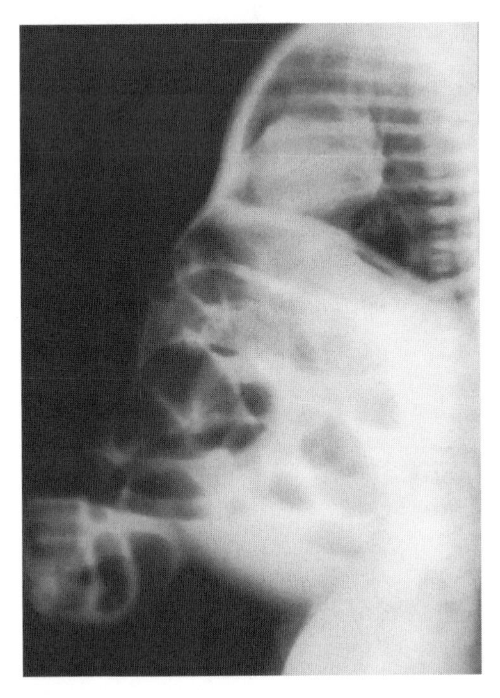

Figura 4.10 ► Hérnia umbilical. Radiografia simples, obtida com o paciente em posição ortostática lateral, mostrando insinuação de alças intestinais na parede abdominal anterior com níveis líquidos em seu interior, podendo ser considerada a possibilidade de obstrução parcial com estrangulamento.

à direita ou à esquerda. As alças intestinais, no interior do saco herniário, sofrem alterações mucosas, são hipotônicas, contêm gás e apresentam esvaziamento lento.

Há diminuição ou ausência de intestino delgado na região pélvica, e a radiografia em lateral mostra que a obstrução está localizada na região posterior do abdome. Na hérnia do forame de Winslow, as alças intestinais encontram-se aprisionadas na região da bolsa do pequeno omento, ao longo da pequena curvatura gástrica, mas o intestino grosso também pode herniar-se através dessa abertura anatômica.

Obstrução por áscaris

Ocorre, especialmente, em crianças de baixo nível sócio-econômico. O bolo de áscaris pode provocar obstrução, torção, necrose e perfuração de alça intestinal com conseqüente peritonite. A sede comum de obstrução é o íleo, podendo ser observadas, nas radiografias simples, espirais ou fitas de partes moles, formando aglomerado de vermes, com acúmulos gasosos e de fragmentos alimentares de permeio. Quando é realizado o trânsito intestinal com meio de contraste oral, defeitos de enchimento intraluminais podem ser evidenciados (Figura 4.11).

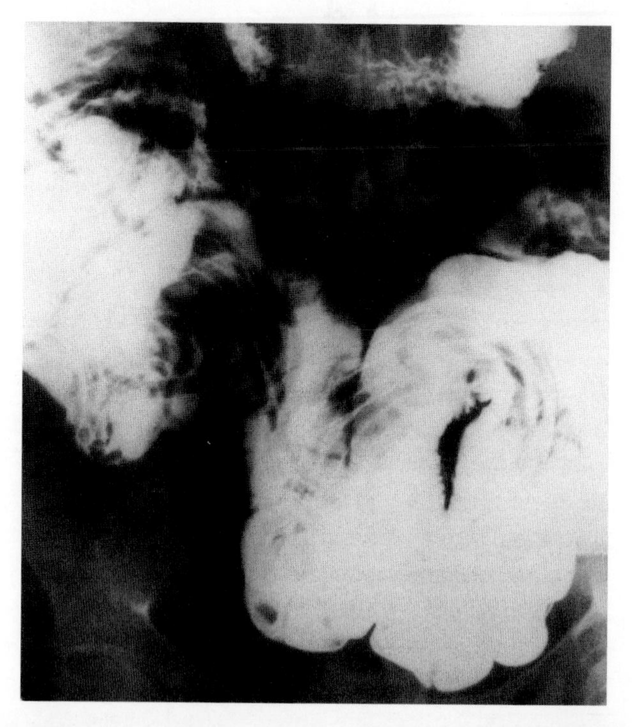

Figura 4.11 ▶ Bolo de áscaris. Exame de trânsito intestinal com meio de contraste baritado, via oral, evidenciando defeitos de enchimento intraluminais filiformes causados por vários vermes.

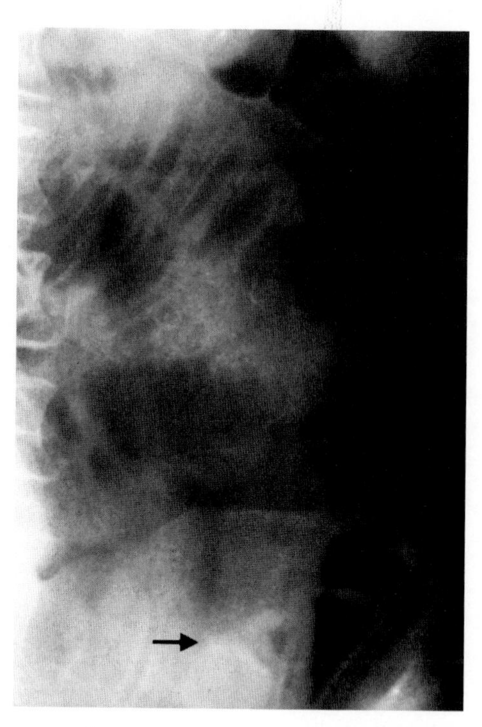

Figura 4.12 ▶ Íleo biliar. Radiografia simples localizada da região esquerda do abdome mostrando distensão aérea de segmentos do intestino delgado condicionada pela obstrução intestinal parcial por cálculo biliar parcialmente radiopaco (*seta*). Neste paciente foi evidenciada, também, a presença de ar em vias biliares na avaliação radiológica do hipocôndrio direito.

Íleo biliar

O íleo biliar é causado pela migração de cálculo biliar, através de fístula colecistoentérica para o intestino, causando obstrução. O local mais comum da obstrução é o íleo terminal, podendo ocorrer também na região do arco duodenal, na papila ileocecal e no cólon sigmóide, em ordem decrescente de freqüência.[2] Os sinais radiológicos clássicos são: cálculo biliar radiopaco ectópico (fora do hipocôndrio direito), níveis hidroaéreos no intestino delgado, bem como ar na vesícula biliar e/ou nas vias biliares (Figura 4.12).

A diferenciação entre ar em vias biliares (aerobilia) e ar no sistema porta costuma ser difícil. Em geral, a presença gasosa na árvore biliar tende a localizar-se em ductos calibrosos, perto do hilo hepático, enquanto o gás intravenoso portal é visto, preferencialmente, na periferia do fígado.

Obstrução por enterólito

Os enterólitos podem ser verdadeiros, mistos (fitobezoar, tricobezoar) ou provocados por impactação de substâncias químicas medicamentosas. Tem especial importância o barólito ou sulfato de bário ressecado decorrente de exames radiológicos contrastados do trato gastrointestinal, sendo mais freqüente em pessoas idosas ou portadoras de obstipação crônica; daí a importância da recomendação obrigatória de uso de laxativo oral após a realização dessa modalidade de exame. A obstrução por alimentos não-digeríveis é pouco observada em nosso meio; pode ocorrer em pacientes gastrectomizados ou em pessoas que não mastigam adequadamente os alimentos, existindo, muitas vezes, o relato de ingestão abundante de bagaço de laranja. Os achados observados nas radiografias simples são inespecíficos, pois podem ocorrer em outros tipos de processos obstrutivos; durante o trânsito intestinal, com meio de contraste artificial, pode ser evidenciado defeito de enchimento intraluminal causado pelo material retido.

Corpos estranhos

Os corpos estranhos admitem vários mecanismos de entrada: ingestão (p. ex., espinhas de peixe, fragmentos de ossos de aves, objetos radiopacos), traumatismos ou acidentes (projéteis de arma de fogo, objetos perfurantes ou cortantes etc.), ou a introdução acidental ou proposital via retal ou esquecimento durante atos cirúrgicos (compressa, gaze, sondas, instrumentos metálicos etc.). Os corpos estranhos ingeridos habitualmente são expelidos via retal sem maiores problemas. Algumas vezes eles ficam impactados no duodeno ou no íleo terminal, ou podem perfurar a parede intestinal, provocando peritonite local ou obstrução secundária. Os objetos introduzidos via retal podem causar perfuração ou ruptura do reto ou cólon sigmóide (ver Capítulo 32).

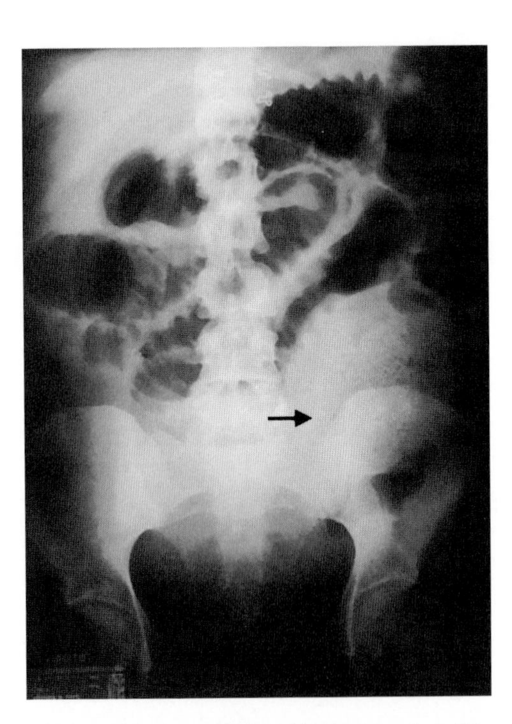

Figura 4.13 ► Corpo estranho. Paciente submetido a intervenção cirúrgica apresentando, em radiografia simples, distensão gasosa de alças do intestino delgado; na região lombar esquerda, observa-se formação arredondada com limites pouco definidos, estrutura heterogênea e com pequenos acúmulos gasosos de permeio, sugerindo corpo estranho – gossipoma – que foi comprovado em reintervenção cirúrgica.

Os corpos estranhos deixados acidentalmente em atos cirúrgicos podem permanecer assintomáticos na cavidade abdominal por longo tempo ou se manifestarem após semanas ou meses. As compressas cirúrgicas, geralmente marcadas com material radiopaco para facilitar a identificação radiológica, podem aparecer nas radiografias simples como massa de partes moles na cavidade abdominal. Quando infiltradas de secreções e gases, adquirem aspecto moteado, marchetado ou em *favo de mel*, semelhante ao das fezes (Figura 4.13). Com o proceso inflamatório, necrose e perfuração da parede podem provocar a passagem da compressa para dentro do órgão (estômago, intestino ou bexiga), eventualmente sendo expelida via retal ou provocando obstrução intestinal.

Obstrução do intestino grosso

As manifestações clínicas evidenciadas nas obstruções do intestino grosso são, habitualmente, menos agudas que aquelas observadas nas obstruções do intestino delgado; as aderências são pouco freqüentes, havendo predomínio de tumores, processos inflamatórios, compressões extrínsecas e vólvulos. O intestino grosso distendido ocupa a parte periférica do abdome, possuindo haustrações e flexões; é mais volumoso que o intestino delgado, e os níveis líquidos são mais longos, especialmente quando o paciente encontra-se em decúbito lateral. A presença de gás predomina no cólon transverso na posição de decúbito dorsal e nos segmentos laterais, quando em decúbito ventral. O quadro radiológico varia muito conforme a continência da papila ileocecal, tendo sido descritos três padrões:

a. *Papila ileocecal continente:* há grande dilatação do cólon, e o ceco apresenta-se distendido, com paredes finas e lisas; é rara.
b. *Papila ileocecal continente:* com a evolução do processo, passa a constituir-se em obstrução secundária do delgado. Há distensão do cólon, ceco e delgado, na maioria dos casos.
c. *Papila ileocecal incontinente:* caracteriza-se por dilatação do cólon, pequena distensão do ceco, que apresenta paredes espessas e contorno interno irre-

gular, e distensão do intestino delgado. O quadro radiológico varia com o nível da obstrução. Quando a obstrução está próxima à papila ileocecal, o aspecto é de obstrução do íleo terminal; quando localizada no hemicólon direito, geralmente há predomínio de líquido. O ceco, quando cheio de líquido, pode simular massa com densidade de partes moles na fossa ilíaca direita, sugerindo tumor; a radiografia simples do abdome, com o paciente em decúbito lateral esquerdo, utilizando raios horizontais, demonstra adequadamente o acúmulo gasoso cecal. Níveis líquidos e distensão do intestino delgado podem também ser identificados, variando o seu aspecto conforme a continência da papila ileocecal. Quando a oclusão está localizada no cólon distal, a evolução é mais lenta; há dilatação de todo o intestino grosso, especialmente do ceco e do cólon ascendente. O ceco pode estar muito distendido, havendo mesmo perigo de ruptura nos casos de continência da papila ileocecal; se o obstrução persistir, poderá haver hipertrofia da parede intestinal e aumento da dilatação, e as alças do intestino grosso ficam mais lisas e sem haustrações. A parede do intestino grosso é mais bem evidenciada no flanco esquerdo, em decúbito lateral, junto à gordura pré-peritoneal. Em todos os casos de obstrução do intestino grosso, o enema opaco com sulfato de bário pode ser indicado, exceto na suspeita de perfuração intestinal (quando se deve usar meio de contraste iodado hidrossolúvel) e em casos de megacólon tóxico.

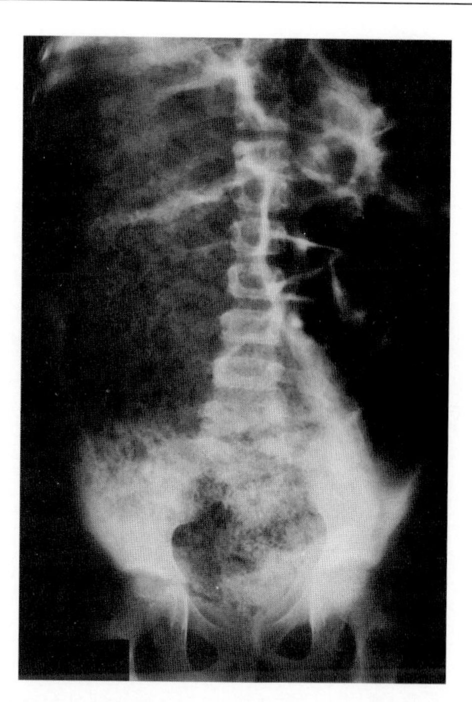

Figura 4.14 ▸ Megacólon chagásico. Radiografia simples com o paciente em decúbito dorsal. Observar grande quantidade de material fecal e gases distendendo o segmento retossigmoidiano (fecaloma).

Megacólon

As radiografais simples demonstram o cólon alongado e dilatado, com paredes espessadas, contendo grande quantidade de fezes e com gases de permeio; pode ser evidenciado o fecaloma, caracterizado por massa fecal ressecada com alta densidade (Figura 4.14).

Neoplasia

As neoplasias são a causa mais comum de obstrução do cólon sigmóide e do reto (Figura 4.15). O comprometimento carcinomatoso do hemicólon esquerdo é freqüentemente de forma anular; nesta localização, habitualmente, observa-se grande distensão do ceco, especialmente quando a papila ileocecal é competente, levando à possibilidade de ruptura do mesmo. Esta possibilidade deve ser considerada quando o diâmetro transverso do ceco atinge grandes proporções.

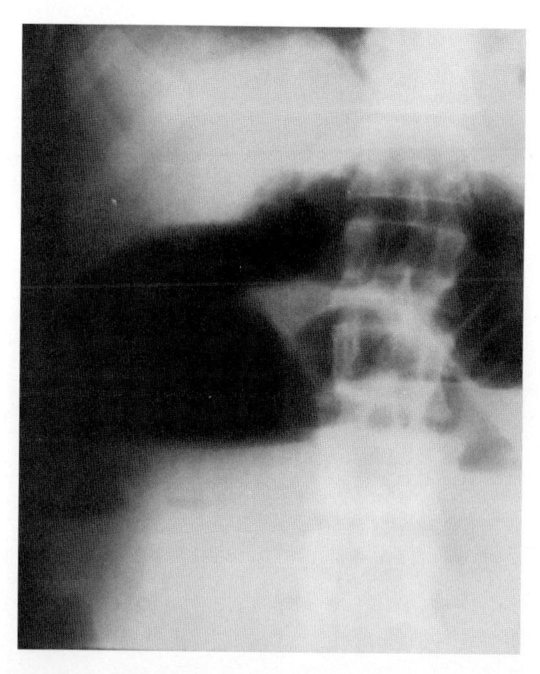

Figura 4.15 ▸ Obstrução do intestino grosso. Radiografia simples, obtida em ortostatismo com raios horizontais, mostrando níveis hidroaéreos no hemicólon direito e no intestino delgado causados por obstrução neoplásica no segmento transverso.

O enema opaco pode ser importante no diagnóstico da lesão primária, devendo-se evitar o enchimento do intestino grosso com sulfato de bário além do ponto obstrutivo, devido à possibilidade de formação de fecaloma (baroma).

Vólvulo

No trato gastrointestinal, o intestino grosso é o local mais freqüente de vólvulo, e o estudo radiológico pode ser de fundamental importância:

a. *Vólvulo de ceco (cólon direito):* a condição essencial para a formação de vólvulo cecal é a sua grande mobilidade. O ceco distendido pode ser encontrado em praticamente qualquer região do abdome, mais freqüentemente no quadrante superior esquerdo, podendo haver nível líquido no segmento torcido e no intestino delgado. A radiografia simples, em decúbito dorsal, mostra o ceco distendido e em forma de rim, com o mesentério torcido da alça distendida assemelhando-se à pelve renal (Figura 4.16); este sinal radiológico é considerado patognomônico do vólvulo cecal. O cólon direito pode estar bem distendido e em forma de balão, podendo conter longo nível líquido, o qual é evidenciado com o paciente em decúbito lateral, utilizando-se raios horizontais. O vólvulo do ceco pode causar obstrução completa ou incompleta. Na maioria dos casos, ocorre oclusão completa e não há gás no segmento do intestino grosso abaixo da obstrução. Na obstrução incompleta, o local da oclusão é mais difícil de ser determinado devido à presença de gases em todo o intestino grosso. Nestes casos, o enema opaco pode ser empregado para confirmar o diagnóstico. Neste exame, a obstrução é geralmente demonstrada próximo ao ângulo hepático, podendo ser abrupta, afilada, ou mostrar apenas a mucosa torcida.

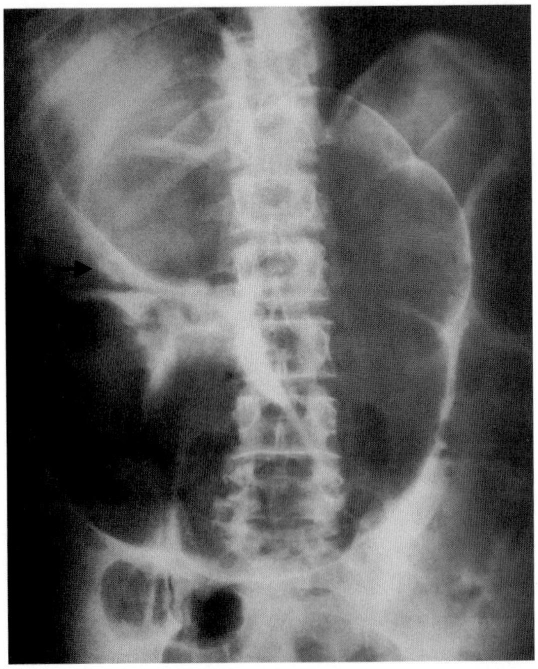

Figura 4.16 ▶ Vólvulo do ceco. Radiografia simples, obtida com o paciente em decúbito dorsal, mostrando os segmentos do intestino grosso envolvidos na torção intestinal, condicionando aspecto riniforme característico com o mesentério denso em posição lateral (*seta*).

b. *Vólvulo do cólon transverso:* muito raro, pode ocorrer quando o cólon transverso é muito longo e o omento é pouco desenvolvido ou encurtado. As radiografias simples mostram obstrução do cólon com o ceco em posição normal. O enema opaco evidenciará terminação afilada do segmento distal à torção ou mucosa torcida próximo ao ângulo esplênico do intestino grosso.

c. *Vólvulo do sigmóide:* a forma mais típica e comum de vólvulo, é mais freqüente na idade avançada e no sexo masculino. Não há correspondência direta entre o grau de torção e a intensidade da obstrução intestinal. Crises intermitentes subagudas de vólvulo são, às vezes, de difícil diagnóstico, sendo indicado o estudo radiológico nesta fase do processo obstrutivo; a distensão gasosa predomina, havendo pequeno acúmulo líquido associado. Com a distensão do cólon sigmóide, as haustrações desaparecem, condicionando aspecto liso ao contorno intestinal. Quando a alça intestinal distende-se muito, pode alcançar o diafragma ou mesmo interpor-se entre este e o fígado; mais freqüentemente, desloca-se para a esquerda, desviando o estômago e elevando a cúpula frênica homolateral, enquanto o ceco não se mostra muito dilatado. Na radiografia simples, as três faixas densas convergentes visualizadas na região pélvica são bastante características desta localização de vólvulo intestinal, sendo mais bem evidenciadas com o paciente em decúbito dorsal. A faixa mediana é formada pelo contato das paredes internas das alças torcidas, e as faixas laterais representam o contato das suas paredes externas, com os cólons ascendente e descendente convergindo para o ponto de torção do mesentério; o cólon distal à torção mostra-se colabado. A radiografia obtida em decúbito lateral com raios horizontais mostrará os dois longos níveis líquidos da alça torcida (Figura 4.17).

O enema opaco é decisivo para o diagnóstico, sendo característico o ponto de obstrução tomando a chamada forma de ave de rapina, com o corpo formado pelo reto e o bico pela terminação afilada (Figura 4.18).

Se não houver grande rotação da alça intestinal, o bário poderá mostrar o relevo mucoso torcido neste segmento. Nesta eventualidade, a pressão hidrostática local, causada pela progressão retrógrada do enema,

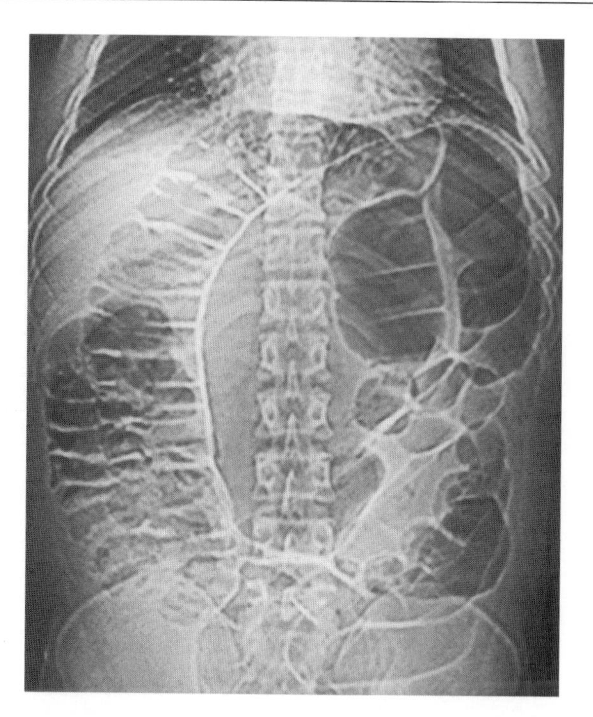

Figura 4.17 ▶ Vólvulo do cólon sigmóide. Radiografia simples, obtida com o paciente em decúbito dorsal, mostrando distensão gasosa de grande parte do intestino grosso, notadamente do segmento sigmoidiano.

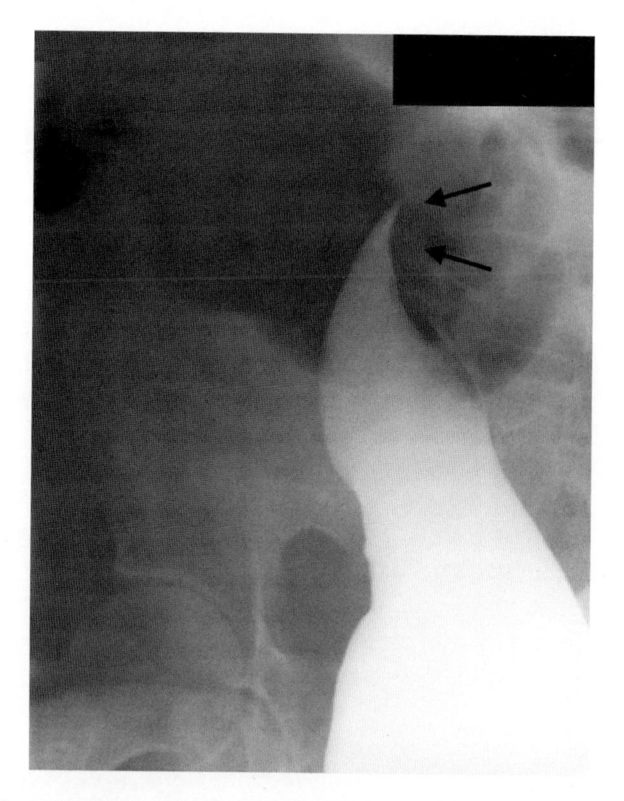

Figura 4.18 ▶ Vólvulo do cólon sigmóide. Enema opaco feito em caráter de urgência e sem preparo intestinal. O afilamento gradual da extremidade obstruída da coluna de meio de contraste baritado, indicando o local da torção, é característico deste distúrbio abdominal agudo, sendo denominado *sinal do bico de pássaro.*

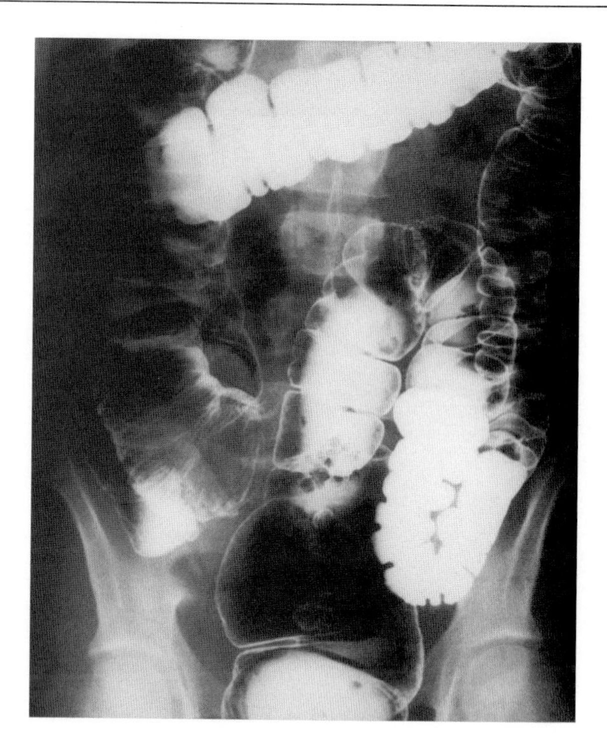

Figura 4.19 ▶ Intussuscepção ileocecocólica. Enema opaco evidenciando defeito de enchimento com aspecto de mola em espiral na porção proximal do cólon ascendente devido à insinuação ileocecal no segmento ascendente do intestino grosso.

poderá desfazer o vólvulo, quando o paciente é transferido para a posição decúbito ventral, fazendo compressões abdominais suaves.

Intussuscepção

Raramente a intussuscepção leva ao quadro de abdome agudo, sendo geralmente causada por tumor intestinal séssil. As radiografias simples podem mostrar obliteração do ceco e do cólon ascendente, e os sinais radiológicos são idênticos àqueles observados na obstrução mecânica do intestino grosso. O sinal da *mola espiral* ou *pilha de moedas* pode ser observado no enema opaco (Figura 4.19). A intussuscepção do apêndice cecal pode ocorrer de maneira isolada ou juntamente com o íleo terminal e o fundo cecal; o enema opaco demonstrará o defeito de enchimento na região do ceco.

PROCESSOS PERFURATIVOS

Nos casos de úlcera gástrica ou duodenal perfurada, o pneumoperitônio pode ser evidenciado na maioria dos casos.[3] As técnicas radiológicas mais adequadas para detecção de quantidade mínima de ar livre na cavidade peritoneal são as radiografias simples do

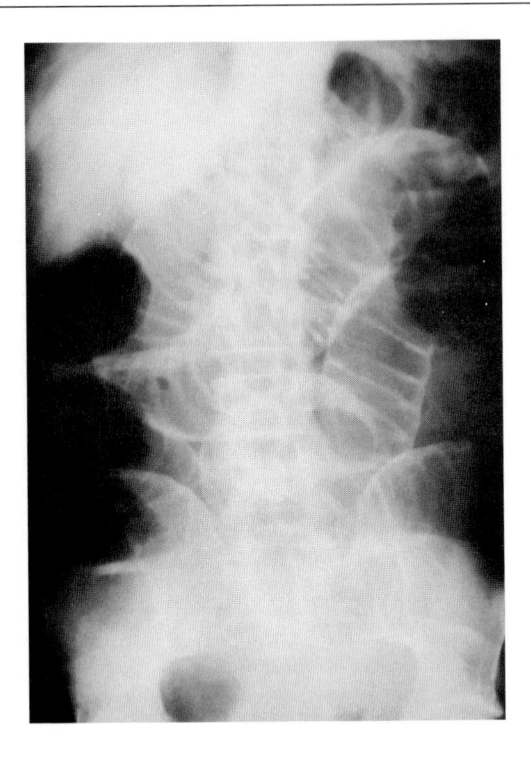

Figura 4.20 ▶ Pneumoperitônio. Radiografia simples em decúbito dorsal. Os limites internos e externos de segmentos proximais do intestino delgado tornam-se evidentes pela presença gasosa intra e extraluminal – sinal de Rigler-Frimann-Dahl.

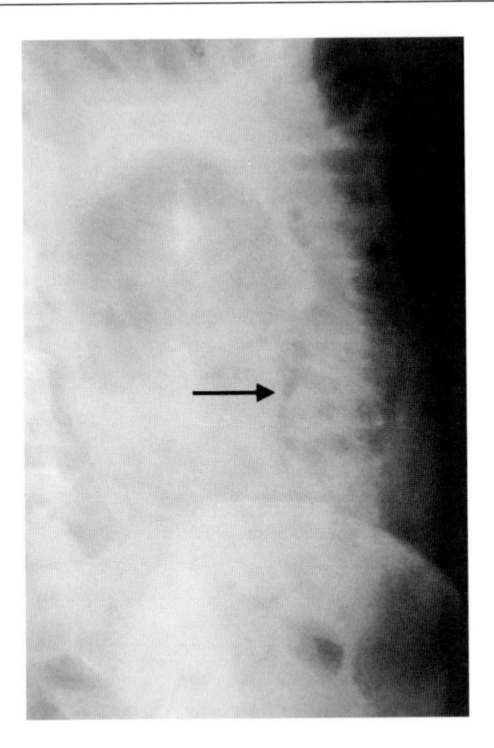

Figura 4.21 ▶ Isquemia mesentérica. Presença de gás nas paredes de segmento intestinal jejunal causada por trombose mesentérica, bem demonstrada em radiografia simples localizada da região lombar esquerda. Neste paciente foi evidenciado, também, gás em ramos venosos intra-hepáticos.

tórax (nas incidências ântero-posterior e perfil com o paciente em ortostatismo) e do hipocôndio direito em decúbito lateral esquerdo com raios horizontais, obtidas após a permanência por alguns minutos nessas posições, para permitir o deslocamento gasoso. Em geral, o pneumoperitônio decorrente da úlcera perfurada é menor que o da perfuração do ceco. Muitas vezes, ele é pequeno ou está ausente nas perfurações do apêndice cecal ou dos divertículos do cólon. O sinal de Rigler ou de Rigler-Frimann-Dahl (Figura 4.20) consiste na visualização dos limites internos e externos da parede intestinal, evidenciados pela presença de ar dentro e fora do intestino, e aparece quando há grande quantidade de ar livre na cavidade abdominal.

Nos casos de úlcera perfurada acompanhada de grande quantidade de líquido peritoneal, podem ser observados sinais indicativos de presença de abscesso subfrênico. Nas situações de suspeita clínica de úlcera perfurada sem demonstração de pneumoperitônio nas radiografias simples, pode ser utilizado meio de contraste iodado hidrossolúvel via oral (cerca de 30 a 75mL). A perfuração será evidenciada pela passagem de meio de contraste para o peritônio ou, indiretamente, pela demonstração da eliminação renal desta substância contrastante. O sulfato de bário não deve ser utilizado nesses casos, pois tende a formar aderências peritoneais.

PROCESSOS OBSTRUTIVOS VASCULARES

A isquemia mesentérica ocorre, geralmente, em conseqüência de lesões arterioescleróticas, sendo as artérias mais freqüentemente comprometidas que as veias. A trombose e a embolia podem levar ao chamado infarto intestinal, lesão abdominal grave, cuja extensão vai depender do trajeto dos vasos atingidos.

Os achados radiológicos variam de acordo com o local da obstrução, com a extensão do infarto intestinal e com o tempo de início do processo vascular. Na fase inicial, a radiografia simples costuma ser normal ou pode mostrar pequenos níveis líquidos, simulando o aspecto radiológico observado nas obstruções intestinais mecânicas; as alças apresentam-se edemaciadas e com finas coleções lineares de gás paralelas às suas paredes.

Em radiografias obtidas algum tempo depois, pode ser evidenciado grande aumento no tamanho e no número de níveis líquidos, fato que auxilia a diferenciação com a obstrução mecânica, na qual os sinais radiológicos e clínicos tornam-se mais exuberantes após maior período de tempo. Quando a peritonite se instala, alças distendidas do intestino delgado podem dominar o quadro radiológico, apresentando-se com pregas mucosas espessadas e distanciadas devido ao edema parietal; em certos casos, pode ocorrer oclusão da luz intestinal. Quando há comprometimento concomitante de segmentos do cólon e de alças ileais, a radiografia simples em decúbito lateral esquerdo com raios horizontais pode mostrar níveis líquidos no íleo terminal, no ceco e no cólon ascendente com distensão moderada dos demais segmentos. A presença gasosa intramural é considerada sinal de séria desvitalização segmentar da parede intestinal (Figura 4.21).

Com menor freqüência, quando há necrose da porção intestinal envolvida, pode ser evidenciado ar no sistema porta. Maiores detalhes podem ser encontrados no Capítulo 43.

As angiografias (ver Capítulo 9) são o "padrão ouro" para diagnóstico das isquemias intestinais.

CONSIDERAÇÕES FINAIS

O avanço tecnológico de novas modalidades de métodos de exame de imagem mudou substancialmente a abordagem propedêutica dos quadros abdominais agudos, relegando a segundo plano o papel dos exames radiológicos convencionais. Entretanto, em instituições médicas com recursos técnicos limitados, esses estudos radiográficos permanecem como modalidades primárias de exames na maioria das condições abdominais agudas, devido ao índice custo-benefício, sendo fundamental o conhecimento de seu potencial diagnóstico e de suas limitações pela equipe médica. É importante salientar que, mesmo em grandes centros de saúde que dispõem de equipamentos altamente sofisticados, estes podem encontrar-se com o seu funcionamento temporariamente interrompido devido a defeitos técnicos ou reparos. É papel das instituições de ensino médico preparar adequadamente os futuros profissionias para adaptarem-se a essas condições adversas, tornando possíveis diagnósticos precoces e precisos.

REFERÊNCIAS BIBLIOGRÁFICAS

1. Burgener FA, Kormano M (eds.) *Differencial diagnosis in conventional radiology*. Stuttgart: George Thieme Verlag, 1991: 505-718.
2. Frimann-Dahl J. *Roentgen examinations in acute abdominal diseases*. Springfield: Charles C Thomas Publishers, 1974.
3. Grassi R, Romano S, Pinto A, Romano L. Gastroduodenal perforations: conventional plain film, US and CT findings in 166 consecutive patients. *Eur J Radiol* 2004; *50*: 30-6.
4. Juhl JH (ed.) *Essentials of radiologic imaging*. Philadelphia: Lippincott-Raven Publishers, 1998.
5. Meyers MA (ed.) Dynamic radiology of the abdomen: normal and pathologic anatomy. New York: Springer Verlag, 1994.
6. Soares AH (ed.) *Critérios de adequação de exames de imagem e radioterapia*. São Paulo: Colégio Brasileiro de Radiologia e Diagnóstico por Imagem, 2005.
7. Woodring JH, Heiser MJ. Detection of pneumoperitoneum on chest radiographs: comparison of upright lateral and postero-anterior projections. *Am J Roentgenol* 1995; *165*: 45-7.

5

Punção e Lavado Peritoneal

André Luis Ramires Seabra
Patrícia Medeiros Souto Maior
Herbert Motta de Almeida

INTRODUÇÃO

A despeito dos grandes avanços em medicina diagnóstica e terapêutica por métodos não-invasivos, a punção abdominal e o lavado peritoneal continuam com espaço assegurado no arsenal das medidas diagnósticas e terapêuticas para o abdome agudo não-traumático. A introdução do lavado peritoneal para diagnóstico foi feita por Root *et al.*,[22] em 1965, e até hoje continua sendo um dos primeiros procedimentos aprendidos pelos cirurgiões gerais durante sua formação.

Mais recentemente, a associação com técnicas avançadas de ultra-sonografia e tomografia computadorizada tem conferido a esses procedimentos, especialmente à punção abdominal, a capacidade de evitar laparotomias diagnósticas ou terapêuticas de afecções específicas. Por outro lado, mesmo em locais onde esses recursos de imagem não estão acessíveis em todos os hospitais – realidade constante em países como o Brasil – a lavagem peritoneal, particularmente, tem boa indicação nos casos duvidosos e apresenta altos índices de sensibilidade e valor preditivo positivo.[18] Seu uso fez decrescer o número de laparotomias desnecessárias, além de reduzir a mortalidade e a morbidade dos pacientes com doença abdominal aguda.[20]

Os limites da lavagem peritoneal para diagnóstico no abdome agudo não-traumático parecem ser as infecções ou abscessos localizados ou encapsulados,[9] quando outros métodos diagnósticos podem ter melhor resultado. É quando se destaca o papel da punção abdominal associada a métodos de imagem (realizada simultaneamente ou previamente orientada por eles), para diagnóstico e terapia dessas afecções, anteriormente tratadas unicamente por meio da laparotomia.

PUNÇÃO ABDOMINAL

A punção abdominal para fins diagnósticos foi preconizada durante algum tempo como etapa da propedêutica, em que se realizava a punção antes do lavado e só se realizava este último em casos de dúvida com a primeira. Com o tempo essa prática caiu em desuso, pois foi provado que a punção tem, nesses casos, sensibilidade e especificidade muito inferiores às do lavado peritoneal, além de alto índice de falso-positividade. Por isso, perdeu espaço como método propedêutico tradicional.[4]

Contudo, com o avanço e a difusão da radiologia intervencionista, a realização da punção guiada por métodos de imagem[13] elevou-a ao *status* de procedimento de alto valor diagnóstico e terapêutico para o abdome agudo não-traumático, substituindo a laparotomia no tratamento de várias afecções.

Uma das primeiras intervenções terapêuticas por punção abdominal relatada foi a drenagem de cisto pancreático, descrita por Hancke *et al.*,[7] em 1975. No abdome agudo não-traumático, as indicações para a punção abdominal guiada por ultra-som são, principalmente, as coleções intra-abdominais e a ascite aguda ou crônica complicada (inclusive na avaliação da peritonite bacteriana espontânea), de pequeno volume.[24] O diagnóstico diferencial entre ascite e efusão pleural pode ser obtido por esse meio.

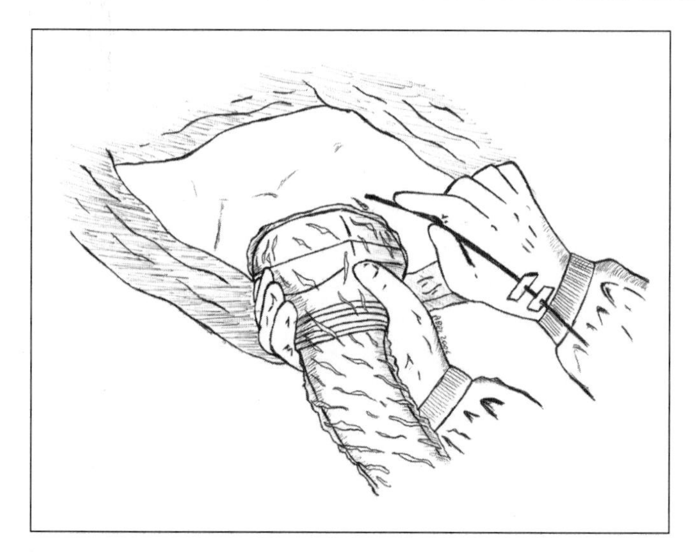

Figura 5.1 ▸ Representação de punção abdominal guiada por ultra-som pela técnica direta modo *freehand*,[13] em que o transdutor não possui canal para passagem da agulha de punção. A agulha deve ser posicionada na margem do transdutor e obliquamente a este, de modo que logo após a punção já se visualize uma linha hiperecogênica no monitor do ultra-som (com transdutor de 7,5MHz ou superior).

Abscessos pélvicos, hepáticos e peritoneais (das mais diversas localizações) podem ser esvaziados. A aposição percutânea de cateteres para drenagem após punção guiada por US ou tomografia (Figura 5.1) é mais segura que por técnica "cega" e tem menos morbidade que uma laparotomia.[16,26]

As contra-indicações para o método estão especialmente relacionadas ao que foi descrito como *trajeto seguro*:[15,17] quando não há possibilidade, pela localização da coleção, de atingi-la com agulha sem lesão subjacente de outros órgãos com danos potencialmente graves (como, por exemplo, uma coleção entre alças intestinais que estarão entrelaçadas das mais diversas formas), é preferível não tentar puncioná-la. Outra situação de risco existe quando o paciente tem problemas relacionados à coagulação, pela possibilidade de hemoperitônio como complicação do procedimento.

Aspectos técnicos

A punção é realizada com o paciente em decúbito dorsal, exceto em determinados casos, em que o pequeno volume de líquido obriga a posicioná-lo em decúbito lateral. A coleção líquida é localizada por ultrasom ou tomografia, e a punção aspirativa pode ser realizada pela técnica guiada indireta ou direta.[15,17] Na técnica indireta, o local de punção é marcado com caneta apropriada e, a seguir, são feitas anti-sepsia do local, colocação de campos e anestesia local seguida de punção com agulha apropriada, de preferência fina (20 a 22G) (Figura 5.2).

Nos casos em que a punção pode ser muito perigosa, sem o auxílio direto do ultra-som, pelo risco de lesões associadas, é preferível a técnica guiada direta.[13] O transdutor do ultra-som é revestido com luva estéril, e faz-se a punção com agulha fina, a partir da sua borda, sob visão direta. A agulha é identificada, prontamente, como linha hiperecogênica. A despeito da maior mobilização de recursos simultâneos e da presença de mais profissionais treinados, essa versão da técnica está associada a menos perda de líquidos não aspirados com menor risco de lesão do intestino. Nesse caso, a agulha é identificada em tempo real, e seu trajeto pode ser corrigido conforme a necessidade. Coleções loculadas são mais bem esvaziadas, pois há sempre certeza de que todo o fluido foi aspirado; por outro lado, a parada de aspiração de fluidos pela agulha enquanto se evidencia uma coleção na cavidade está relacionada à presença de debris na luz da agulha, que podem ser retirados com a instilação de solução salina estéril por seringa de 1,0 ou 3,0 mL.

Se necessário, pode-se passar um fio-guia para substituição dessa agulha por cateter de permanência mais longa (Figura 5.3), como no caso de coleções em que provavelmente haverá formação continuada de líquido por algum tempo e que serão recoletadas caso seja feita apenas punção com esvaziamento. Diversos tipos de cateteres podem ser utilizados, e é comum que as

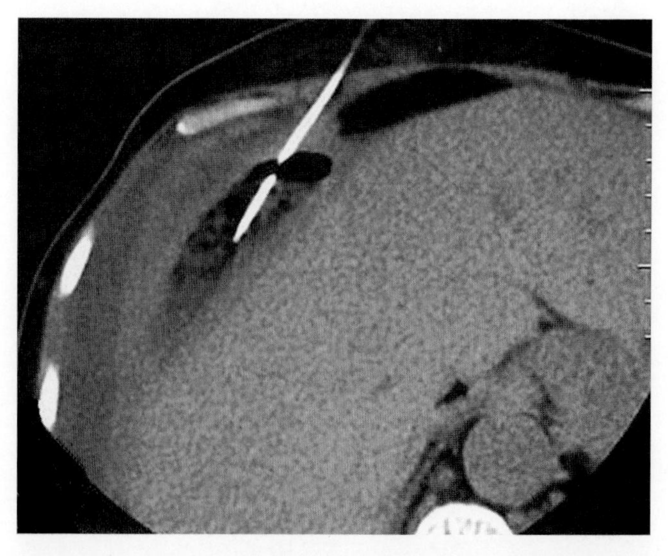

Figura 5.2 ▸ Punção abdominal de abscesso subfrênico guiada por tomografia computadorizada. Foi utilizada agulha 5 *French* (modelo Ring-DLPN, Cook®) para punção, e a localização é confirmada com injeção de pequena quantidade de contraste iodado.

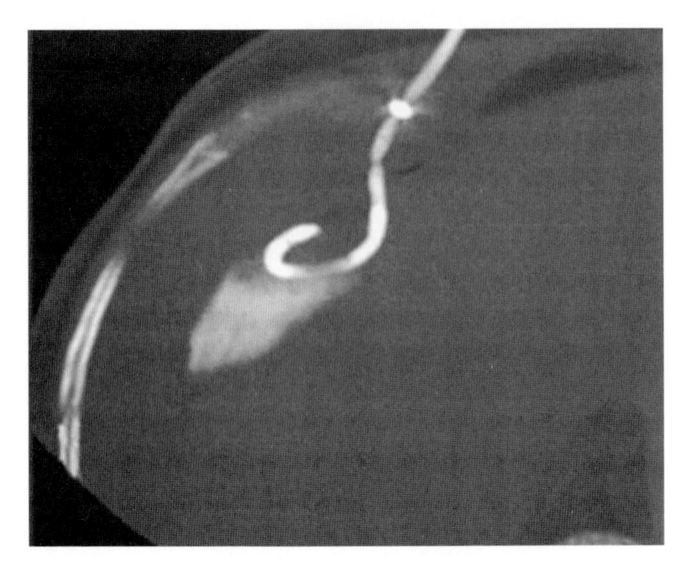

Figura 5.3 ► Após passagem de fio-guia metálico e dilatação, foi deixado cateter para drenagem de longa permanência (*Percutaneous Pigtail Set*, 14 *French*, Cook®).

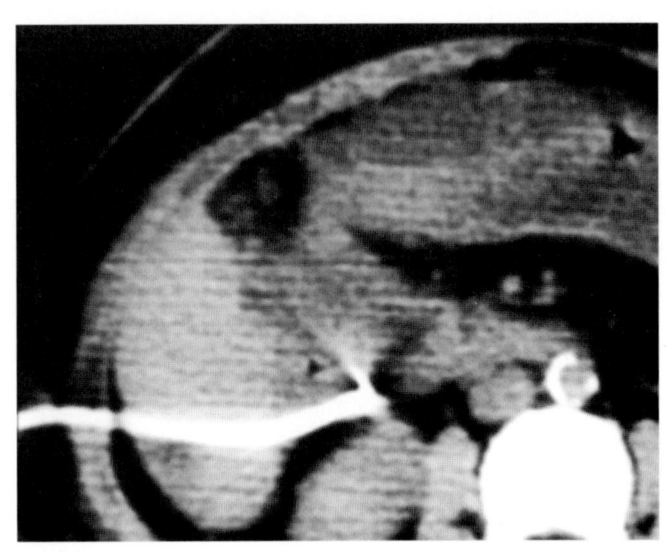

Figura 5.5 ► Punção abdominal de abscesso subepático guiada por tomografia computadorizada. Foi utilizada técnica de acesso transparietoepático, pois não havia outro disponível. Foi deixado cateter para drenagem (*Percutaneous Pigtail Set*, 12 *French*, Cook®), que foi retirado após 7 dias.

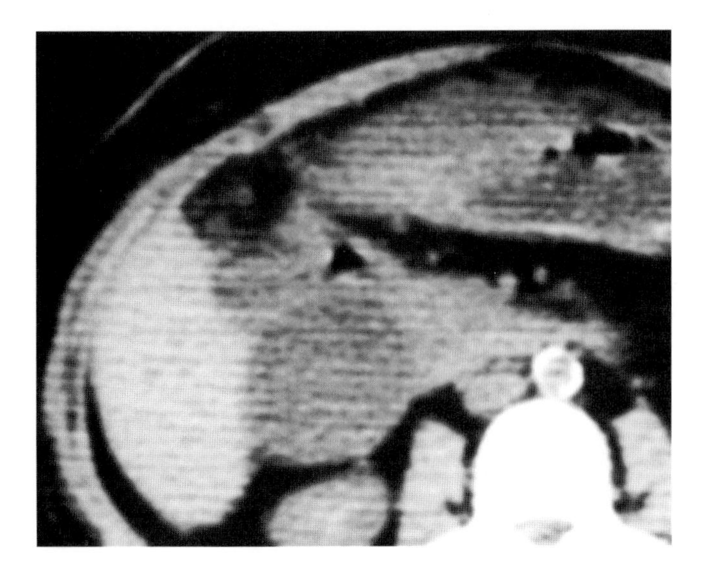

Figura 5.4 ► Abscesso subepático no pós-operatório de colecistectomia, evidenciado por tomografia computadorizada.

condições do serviço em que se realiza o procedimento determinem a sua escolha. Para coleções de conteúdo mais denso ou, ainda, com material necrótico ou debris, a punção pode ser seguida de pequena incisão com minilaparotomia e aposição de drenos tubulolaminares pelo trajeto ou de cateteres de maior diâmetro, como cateteres de Levine de variados tamanhos ou até de Foley, conforme disponibilidade.

O avanço nas técnicas de punção guiada por ultra-sonografia e tomografia computadorizada permite a drenagem por punção de qualquer coleção em que se estabeleça trajeto seguro de passagem, mesmo que nesse trajeto órgãos sólidos sejam transfixados (Figuras 5.4 e 5.5). Deve ser assegurado não passar no trajeto de vasos de maior calibre. Nas punções transparietais, a retirada do cateter pode ser feita com a injeção simultânea de substâncias como o cianoacrilato, no trajeto de punção, para oclusão e prevenção de fístulas.[18,27]

LAVADO PERITONEAL DIAGNÓSTICO

A diversidade de novas aplicações para o lavado peritoneal diagnóstico pode ser observada na literatura recente: em pacientes de terapia intensiva que podem apresentar quadros de abdome agudo de difícil diagnóstico, a lavagem peritoneal diagnóstica é alternativa à laparoscopia diagnóstica e pode ser realizada à beira do leito; embora tenha menos acurácia em predizer a necessidade de laparotomia que a laparoscopia, é mais sensível, podendo ser realizada em um tempo médio menor e sem complicações diretamente relacionadas ao procedimento.[12,28]

Casos raros de pneumoperitônio de tratamento não-cirúrgico,[11] como o espontâneo, o oriundo de causas intratorácicas e, de modo geral, aquele não associado à perfuração de vísceras, também podem ser avaliados por meio do lavado peritoneal, prevenindo cirurgia desnecessária.[22,25]

No passado, alguns estudos encontraram baixas sensibilidade e especificidade (em torno de 64%) para a lavagem peritoneal, mas apenas para afecções específicas, como a apendicite e a doença colônica.[3] Sabe-se hoje que a acurácia da lavagem peritoneal no abdome agudo não-traumático não está tão bem estabelecida como no trauma, mas que ela pode alcançar 95% com taxa de complicação baixa para o procedimento mesmo em pacientes graves. A sensibilidade chega a 100% e a especificidade, a 93%, em alguns estudos, porém novos experimentos, incluindo amostras maiores, devem ser realizados de modo a minimizar a chance de ocorrência de erros normalmente relacionados ao tamanho da amostra.[2] Outros autores, ao submeterem a lavagem peritoneal à contraprova com o diagnóstico definitivo obtido por laparotomia ou exames complementares, encontraram sensibilidade de 91%, especificidade de 90%, valor preditivo positivo de 91% e valor preditivo negativo de 90%.[9]

Quanto às indicações, a lavagem peritoneal é segura e confiável para avaliar as várias condições agudas do abdome, inclusive em pacientes pediátricos, sempre que houver diagnóstico incerto ou condições especiais, como nos paraplégicos; é adequada para pacientes de alto risco, cuja escolha está entre operação imediata, com possíveis efeitos colaterais, ou retardo da cirurgia, com curso adverso da doença abdominal. Usualmente, ela permite a indicação cirúrgica em caso de positividade.[9,21]

As contra-indicações relativas são: abdome distendido ou obstruído, gravídico ou com operação prévia, em que o procedimento deve ser efetuado com modificação da técnica. Os pacientes com diagnóstico firmado ou candidatos definitivos à laparotomia não devem ser submetidos à lavagem peritoneal.[1,21] A retenção urinária já foi contra-indicação, porém, com a observação de cuidados técnicos, ela deixa de impedir a realização do lavado peritoneal.

Aspectos técnicos

Tecnicamente, a lavagem peritoneal consiste na introdução de um cateter na cavidade peritoneal com infusão de cerca de 1.000mL de líquido (normalmente solução salina a 0,9%) no adulto, seguida da drenagem desse líquido por gravidade. A observação do aspecto desse líquido a olho nu pode ser definitiva para determinação da positividade do exame, quando o líquido encontrar-se inequivocamente purulento, sanguinolento ou com aspecto biliar ou entérico. Nos casos duvidosos, o exame do líquido obtido na lavagem pode confirmar o diagnóstico clínico ou corrigir diagnóstico clínico equivocado.[5]

Classicamente foram descritas três técnicas para a realização do lavado peritoneal: a fechada, a semi-aberta e a aberta. As duas primeiras técnicas apresentam, em relação à terceira, maior índice de complicações e resultados falso-positivos e falso-negativos.[14]

Na técnica fechada, a punção pode ser feita com duas cânulas endovenosas de diâmetro 14G, nas fossas ilíacas direita e esquerda, sendo uma para infusão e outra para drenagem do líquido, ou, ainda, por punção com trocarte na linha mediana, 1cm abaixo da cicatriz umbilical, sob anestesia local. Na técnica semi-aberta, realiza-se incisão prévia, com bisturi, da pele e aponeurose, visando aumentar a precisão da punção.

Qualquer técnica pode apresentar complicações, embora com índices inferiores a 1%, em se tratando da técnica aberta; as mais comuns são as perfurações de vísceras ocas do sistema digestivo ou da bexiga urinária, seguidas por hematomas do mesentério por trauma pelo cateter de Levine – estes últimos podendo provocar resultado falso-positivo.

Preconizamos a técnica aberta em nosso serviço. É importante destacar que os pacientes devem ser submetidos previamente ao cateterismo vesical e/ou nasogástrico antes da realização do lavado peritoneal, a fim de prevenir complicações.

A incisão é feita imediatamente abaixo da cicatriz umbilical, na linha mediana, ou acima da cicatriz, em casos especiais (modificação da técnica para abdomes gravídicos ou semidistendidos). Foi descrita a incisão periumbilical arqueada, mas sem vantagens relativas.[6] É feita pequena laparotomia (menos de 4cm, e sempre a menor possível, a depender, principalmente, de o paciente ser mais ou menos obeso) por planos anatômicos, com hemostasia conforme necessidade; após a abertura do peritônio, introduz-se um cateter de Levine (o mesmo que se usa, principalmente, como cateter orogástrico ou nasogástrico), preferencialmente de 20 ou 22 *French*. Esse cateter será direcionado para o assoalho pélvico, obliquamente, em cerca de 45 a 60 graus de inclinação com a pele, até o comprimento necessário para se atingir esse assoalho (essa estimativa é feita a olho nu, antes da introdução). A aponeurose é fechada com sutura contínua (normalmente, no máximo, dois pontos são necessários) e o cateter é fixado no mesmo fio (Figura 5.6).

Por meio de um equipo de infusão de soro em sistema fechado são introduzidos 1.000mL de solução salina (ou 15mL/kg para pacientes pediátricos) a 0,9% e, a seguir, todo esse líquido, ou grande parte dele, é drenado por gravidade com a colocação do mesmo frasco abaixo do nível do paciente (Figura 5.7).

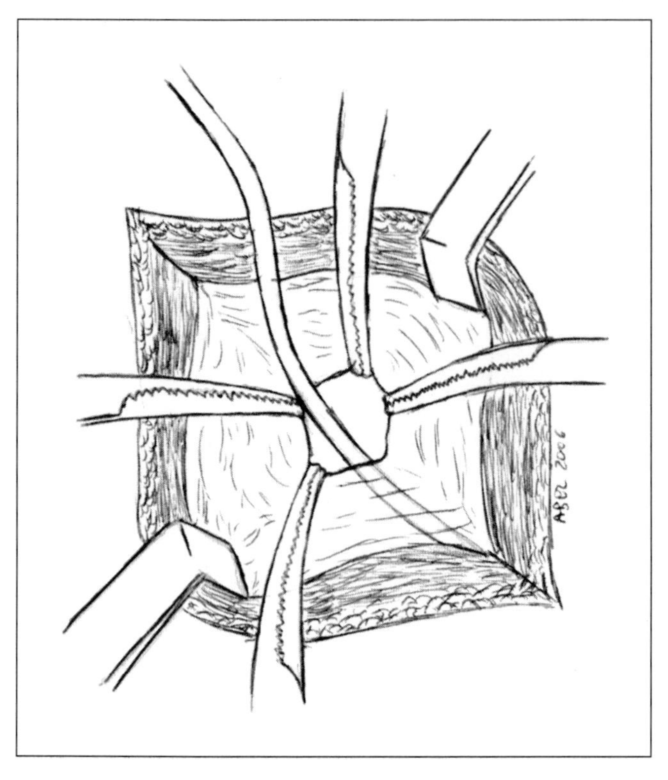

Figura 5.6 ▶ Representação do detalhe de inserção do cateter de Levine para o lavado peritoneal diagnóstico pela técnica aberta.

Nos casos em que o líquido drenado não for característico para uma avaliação que o diagnostique como positivo a olho nu, pode-se lançar mão da análise laboratorial do líquido. Os parâmetros comumente utilizados são a contagem de hemácias e leucócitos, a presença de bile, uréia e amilase e a existência de conteúdo entérico.[3,8,10] O Quadro 5.1 resume esses achados e sua interpretação.

CONSIDERAÇÕES FINAIS

A punção abdominal, como parte integrante da rotina do lavado peritoneal diagnóstico, é um procedimento em desuso e não deve ser aconselhada. Por outro lado, deve fazer parte do treinamento dos cirurgiões o desenvolvimento de habilidades relacionadas ao diagnóstico e à terapia não-invasivos com punção preferencialmente guiada por ultra-som (e, sempre que possível, pela técnica direta) ou tomografia computadorizada, nas afecções abdominais agudas não-traumáticas.

O lavado peritoneal diagnóstico, por sua vez, embora considerado procedimento tradicional, não perdeu espaço ao longo do tempo para métodos mais mo-

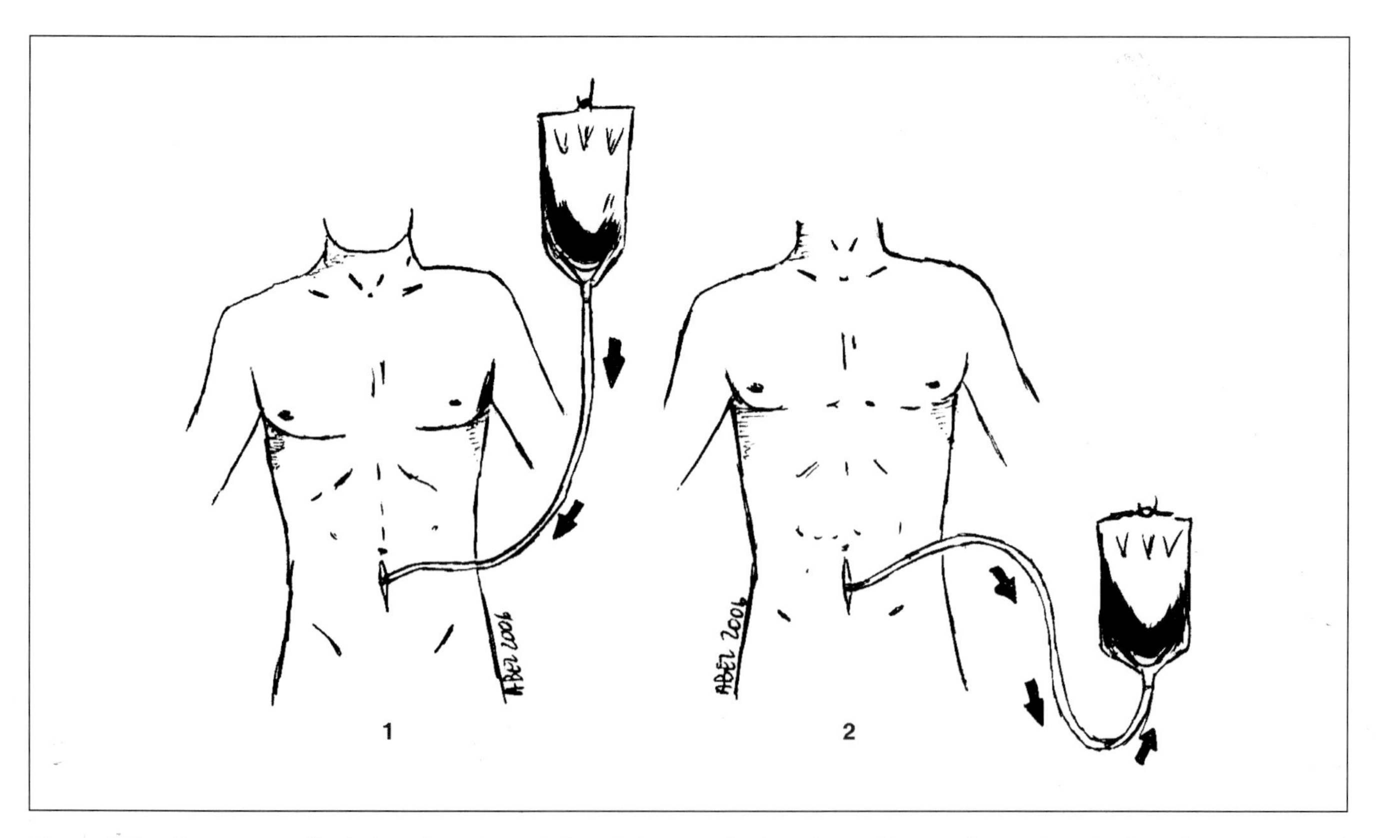

Figura 5.7 ▶ Representação do lavado peritoneal diagnóstico por técnica aberta. Em *1*, o frasco de solução salina a 0,9% está acima do nível do paciente, com infusão do líquido; em *2*, o frasco é colocado abaixo do nível do leito do paciente, para drenagem do mesmo líquido, em sistema fechado (ver sentido das setas).

Quadro 5.1 ▶ Análise descritiva dos achados laboratoriais no lavado peritoneal

Parâmetro	Resultado	Interpretação
Hemácias	Menos de 50.000/mm^3 Entre 50.000 e 100.000/mm^3 Mais de 100.000/mm^3	Negativo Duvidoso. Convém continuar com a avaliação por outros métodos diagnósticos Positivo
Leucócitos	Menos de 200/mm^3 Entre 200 e 500/mm^3 Acima de 500/mm^3	Negativo Duvidoso. Convém reavaliação* Positivo
Bile e uréia	Indetectável Detectável	Normal Sugere lesão das vias biliares ou urinárias, conforme o caso
Amilase	Menos de 20UI/L Mais de 20UI/L	Negativo Sugere pancreatite
Fibras vegetais	Ausente Presente	Normal Sugere lesão de víscera oca*

*Quando achado de forma isolada, se este parâmetro for levado em consideração, há indução do método a resultados falso-positivos.

dernos e menos invasivos. Deve ser utilizado rotineiramente, nos serviços de cirurgia, na avaliação de casos duvidosos ou complicados de abdome agudo, face à capacidade de prevenir laparotomias desnecessárias. Suas sensibilidade e especificidade são relevantes, com acurácia global bastante satisfatória (superior a 95%) e maior que a dos métodos de imagem utilizados isoladamente.

AGRADECIMENTOS

Os autores agradecem aos médicos da Universidade de Ciências da Saúde de Alagoas, Dr. Abel Cordeiro de Sousa Filho, psiquiatra, pelas ilustrações deste capítulo, e Dr. Ângelo Bonfim Filho, radiologista, pelas imagens de punção e drenagem guiadas por tomografia computadorizada.

REFERÊNCIAS BIBLIOGRÁFICAS

1. Andrade JI, Stracieri LDS. Lavado peritoneal diagnóstico. *In:* Savassi-Rocha PR, Andrade JI, Souza C eds. *Abdômen agudo*. Rio de Janeiro: Medsi, 1993: 25-9.
2. Bailey RL, Laws HL. Diagnostic peritoneal lavage in evaluation of acute abdominal disease. *South Med J* 1990; *83*: 422-4.
3. Barbee CL, Gilsdorf RB. Diagnostic peritoneal lavage in evaluating acute abdominal pain. *Ann Surg* 1975; *181*: 853-6.
4. Birolini D, Lourenção JL. Punção abdominal e lavagem peritoneal no diagnóstico de lesão visceral nas contusões do abdomen. *In:* Birolini D, Oliveira MR eds. *Cirurgia do trauma*. Rio de Janeiro: Atheneu, 1985: 471-7.
5. Evans C, Rashid A, Rosenberg IL, Pollock AV. An appraisal of peritoneal lavage in the diagnosis of the acute abdomen. *Br J Surg* 1975; *62*: 119-20.
6. Felice PR, Morgan AS, Becker DR. A prospective randomized study evaluating periumbilical versus infraumbilical peritoneal lavage: a preliminary report. A combined hospital study. *Am Surg* 1987; *53*: 518-20.
7. Hancke S, Holm HH, Koch F. Ultrasonically guided percutaneous fine needle biopsy of the pancreas. *Surg Gynecol Obstet* 1975; *140*: 361-4.
8. Hawkins ML, Bailey RL Jr, Carraway RP. Is diagnostic peritoneal lavage for blunt trauma obsolete? *Am Surg* 1990; *56*: 96-9.
9. Hay JM, Peyrard P, Lautard M *et al.* Closed peritoneal lavage in the diagnosis of non traumatic acute abdomen. *Ital J Surg Sci* 1988; *18*: 115-20.
10. Jacobs DG, Angus L, Rodriguez A, Militello PR. Peritoneal lavage white count: a reassessment. *J Trauma* 1990; *30*: 607-12.
11. Karaman A, Demirbilek S, Akin M, Gürünlüoglu K, Irsi C. Does pneumoperitoneum always require laparotomy? Report of six cases and review of the literature. *Pediatr Surg Int* 2005; *21*: 819-24.
12. Kumar A, Saltzman D, Shukula M *et al.* Diagnostic peritoneal lavage for assessing acute abdomen in pediatric oncology and stem cell transplantation patients. *J Pediatr Hematol Oncol* 2004; *26*: 824-6.
13. Machi J, Arregui ME, Staren ED. Interventional ultrasound. *In:* Machi J, Staren ED eds. *Ultrasound for surgeons*. Philadelphia: Lippincottt Williams & Wilkins, 2005: 35-67.
14. McAnena OJ, Moore EE, Marx JA. Initial evaluation of the patient with blunt abdominal trauma. *Surg Clin North Am* 1990; *70*: 495-515.
15. McGahan JP, Brant WE. Principles, instrumentation, and guidance systems. *In:* McGahan JP ed. *Interventional ultrasound*. Baltimore: Williams & Wilkins, 1990: 1-20.
16. McGahan JP, Lindfors KK. Percutaneous cholecystostomy: an alternative to surgical cholecystostomy for acute cholecystitis? *Radiology* 1989; *173*: 481-5.
17. McGahan JP. Invasive ultrasound principles (biopsy, aspiration, and drainage). *In:* McGahan JP, Goldberg BB eds. *Diagnostic ultrasound. A logical approach*. Philadelphia: Lippincott-Raven Publishers, 1998: 39-75.
18. Men S, Akhan O, Koroglu M. Percutaneous drainage of abdominal abcess. *Eur J Radiol* 2002; *43*: 204-18.

19. Naidu VV, Kate V, Koner BC, Ananthakrishnan N. Diagnostic peritoneal lavage (DPL) – is it useful decision making process for management of the equivocal acute abdomen? *Trop Gastroenterol* 2003; *24*: 140-3.
20. Powell DC, Bivins BA, Bell RM. Diagnostic peritoneal lavage. *Surg Gynecol Obstet* 1982; *155*: 257-64.
21. Reading CC, Charboneau JW. US-guided biopsy. *In:* Rumack CM, Wilson SSR, Charboneau JW eds. *Diagnostic ultrasound.* St. Louis: Mosby-Year Book, 1991: 429-42.
22. Root HD, Hanser CW, McKinley CR *et al.* Diagnostic peritoneal lavage. *Surgery* 1965; *57*: 633-7.
23. Rowe NM, Kahn FB, Acinapura AJ, Cunningham JN Jr. Nonsurgical pneumoperitoneum: a case report and a review. *Am Surg* 1998; *64*: 313-22.
24. Sisley AC, Bonar JP. Ultrasound in the acute setting. *In:* Machi J, Staren ED eds. *Ultrasound for surgeons.* Philadelphia: Lippincottt Williams & Wilkins, 2005:179-91.
25. van Gelder HM, Allen KB, Renz B, Sherman R. Spontaneous pneumoperitoneum. A surgical dilemma. *Am Surg* 1991; *57*: 151-6.
26. vanSonnenberg E, D'Agostino HB, Casola G *et al.* Percutaneous abscess drainage: current concepts. *Radiology* 1991; *181*: 617-26.
27. vanSonnenberg E, Wittich GR, Chon KS *et al.* Percutaneous radiologic drainage of pancreatic abscesses. *Am J Roentgenol* 1997; *168*: 979-84.
28. Walsh RM, Popovich MJ, Hoadley J. Bedside diagnostic laparoscopy and peritoneal lavage in the intensive care unit. *Surg Endosc* 1998; *12*: 1405-9.

6

Ultra-sonografia

Rogério Augusto Pinto da Silva

INTRODUÇÃO

O abdome agudo constitui condição clínica grave e necessita esclarecimento diagnóstico rápido, principalmente com relação à decisão cirúrgica. Para muitas das moléstias que produzem o abdome agudo, impõe-se o diagnóstico por imagem em suas várias vertentes. A ultra-sonografia (US) e a radiografia simples constituem os exames de imagem de primeira linha na avaliação dessa condição devido à ampla disponibilidade, à flexibilidade, à mobilidade, ao baixo custo e ao elevado rendimento em mãos experientes.

É essencial a correlação dos achados de imagem com dados clínicos e laboratoriais; por exemplo, o achado de massa pélvica anexial em uma mulher adulta pela ultra-sonografia pode indicar diversas moléstias, mas, se soubermos que a paciente apresenta teste de β-hCG positivo, torna-se mais forte a hipótese de gravidez ectópica.

O equipamento ultra-sonográfico padrão conta com, pelo menos, três sondas: uma convexa, de 2 a 5MHz, destinada a estudos do abdome e pelve, outra linear, de 5 a 12MHz, para detalhamento de órgãos e estruturas superficiais, bem como das vísceras ocas, e uma endocavitária (endovaginal/endorretal), muito útil na avaliação de doenças pélvicas, especialmente da mulher.

Devido à flexibilidade e ao baixo custo, a Organização Mundial de Saúde (OMS) tem recomendado que ultra-sonógrafos estejam disponíveis até mesmo em pequenos hospitais. Graças ao aparecimento de aparelhos portáteis, seu uso tem sido defendido inclusive no atendimento pré-hospitalar.[6]

A grande maioria dos centros hospitalares e prontos-socorros são dotados de aparelhos com o recurso de eco-Doppler colorido, que acrescenta informação sobre dados fisiológicos e hemodinâmicos, tais como trombose arterial ou venosa, isquemia ou hiperemia.

O ultra-sonografista/radiologista deve ter experiência na especialidade e, especialmente, em urgências. A OMS sugere que o médico se torne habilitado após ter realizado pelo menos 250 exames abdominais e 50 pélvicos.[25] O autor, entretanto, julga que o treinamento ideal para capacitação em urgências exige, pelo menos, 500 exames supervisionados. O entrosamento da equipe médica e o retorno dos diagnósticos para o profissional de imagem são essenciais para o aperfeiçoamento profissional. Da mesma maneira, este poderá contribuir decisivamente, indicando as limitações dos métodos, bem como a ordem em que devem ser indicados, de modo a maximizar a relação custo/benefício, evitando gastos desnecessários e perda de tempo para o paciente e a equipe médica, bem como sobrecarga dos recursos do serviço de imagem.

No exame de urgência, pode ser dispensado qualquer preparo. Em geral, o paciente é mantido em jejum, o que facilita o exame ultra-sonográfico. Para exames da pelve, realizados por via suprapúbica, deve-se encher a bexiga, hidratando-se o paciente (usualmente por via endovenosa, para evitar o enchimento gástrico), ou por via retrógrada, por cateterismo vesical. Se possível, deve ser realizado o exame transvaginal ou transretal para melhor avaliação das estruturas pélvicas.

O exame ultra-sonográfico do abdome agudo deve responder a uma série de questões, detalhadas no Quadro 6.1. Embora o quadro clínico usualmente guie a

Quadro 6.1 ▶ Alterações ecográficas encontradas no abdome agudo e principais causas

Alteração a ser procurada	Detalhamento da alteração	Possíveis causas
Líquido na cavidade?	• Onde? • Coletado ou livre? • Volume? • Qual aspecto – límpido, turvo ou septado?	*Livre:* associado a inúmeras moléstias: peritonite, infarto mesentérico, pancreatite aguda; sangramento associado a perfuração ou ruptura de órgão etc. *Coleção:* supõe processo inflamatório ou infeccioso. Em geral, está próxima à origem do processo. Indica-se punção guiada para diagnóstico
Pneumoperitônio?	A US pode detectar pequenas bolhas de ar livres, especialmente entre o fígado e o baço e nos recessos subfrênicos	Confirmar com radiografia simples ou tomografia computadorizada. Supõe perfuração de víscera oca. Diferenciar de bolhas de gás em abscessos
Dilatação de vísceras?	• Hidronefrose: investigar ureter e bexiga • Vesícula biliar: volume normal até 65cm^3; investigar o ducto cístico e as vias biliares • Colédoco: segui-lo e determinar a causa • Intestino delgado: dilatação maior que 30mm em segmento maior que 10cm sugere obstrução mecânica • Intestino grosso • Apêndice cecal: na apendicite aguda, não se deforma durante a compressão; em geral, diâmetro > 6mm e espessura da parede > 3mm; associado, nas fases mais avançadas, a espessamento ecogênico periapendicular; apendicolito • Tuba uterina	Ureterolitíase? Colecistite aguda (litiásica ou não-litiásica) Investigar dor (Murphy ecográfico) Prova motora em casos selecionados *Coledocolitíase:* US detecta 20% a 70% dos cálculos, sendo mais eficaz em tumores pancreáticos *Obstrução intestinal:* importante ver segmento não dilatado ao lado de vários segmentos dilatados *Íleo paralítico:* dilatação difusa de todas as alças e do intestino grosso *Obstrução colônica*: se possível, estabelecer a causa e o nível *Apendicite aguda*: localização pelo paciente facilita o diagnóstico *Casos avançados com perfuração*: não se visibiliza o apêndice, somente sinais de peritonite e/ou abscesso apendicular *Sinais secundários*: líquido livre, linfadenomegalia mesentérica *Apêndice não visibilizado*: se a suspeita clínica é moderada/alta, indicar TC ou repetir US em 4 a 6 horas *Causas de falso-positivo:* periapendicite da peritonite difusa; doença de Crohn do apêndice; ileíte aguda; tumor apendicular (carcinóide); diverticulite cecal Doença inflamatória pélvica (confirmar por ultra-som transvaginal)
Massas?	• Paracolônicas: geralmente ecogênicas, heterogêneas, podendo conter coleção • Mesentérica • Omento • Peripancreáticas • Intestinal	Apendicite aguda Diverticulite aguda Apendicite epiplóica: pequena, aderida à parede abdominal, sem alteração de parede colônica Pancreatite aguda: afeta tecidos e ligamentos peripancreáticos Peritonite Paniculite mesentérica Infarto omental Investigar retroperitônio, mesocólon transverso, mesentério, ligamentos do abdome superior etc. Intussuscepção intestinal
Alterações na parede abdominal?	• Hérnias de parede • Hematoma muscular	Investigar regiões inguinal, umbilical, epigástrica e espingeliana Coleção circunscrita ao plano muscular
Alterações vasculares?	• Trombos na luz de veias abdominais • Estenose ou trombo arterial • Aneurisma	Trombose de veia porta, esplênica ou mesentérica Trombose arterial: essencial Doppler colorido Ruptura, dissecção aórtica
Condições ginecológicas e obstétricas?	• Gravidez ectópica • Doença inflamatória pélvica • Hidrossalpinge • Torção ovariana • Cisto ovariano hemorrágico • Ruptura uterina	Avaliar ovários, útero, cavidade endometrial e cavidade pélvica US transvaginal discrimina melhor (alternativa: US transretal) Pesquisar dor à palpação dirigida com a sonda ultra-sônica Utilizar Doppler colorido Correlacionar com β-hCG

abordagem inicial do médico ultra-sonografista, é importante que este se atenha à rotina e procure avaliar todas as vísceras e todos os quadrantes sistematicamente.

Algumas condições muito freqüentes, como colecistolitíase ou nefrolitíase, não devem ser tomadas precipitadamente como causa de dor abdominal, podendo corresponder apenas a um achado incidental em paciente com outra doença.

Sugerimos tentar responder sempre as questões levantadas no Quadro 6.1, o qual nos guiará neste capítulo.

PESQUISA DE LÍQUIDO NA CAVIDADE

A pesquisa de líquido livre em cavidade abdominal é simples de ser realizada pela US, aparecendo como áreas anecóides nos recessos peritoneais, os quais se situam, geralmente, em locais acessíveis ao método, como recessos subfrênicos, goteiras parietocólicas, recesso pélvico e cavidade do omento menor. A presença do líquido destaca as estruturas subjacentes. No caso das alças intestinais, estas aparecem flutuando no líquido, destacando o mesentério (Figura 6.1).

A sensibilidade da US para detecção de líquido livre chega a 63%, com especificidade em torno de 95% e acurácia de 85%. A bexiga vazia constitui a causa mais comum de não-detecção de líquido livre na pelve. Líquido livre pode ser encontrado fisiologicamente na pelve, especialmente feminina, em qualquer época do ciclo menstrual.[22] O enchimento rápido da bexiga pode acompanhar-se de líquido livre, mesmo em homens e crianças.

O líquido livre pode indicar sangramento agudo, produzido por ruptura traumática ou não de vísceras sólidas. Também pode indicar transudato ou exsudato acompanhando diversos processos inflamatórios, como diverticulite ou colecistite, ou mesmo doenças sistêmicas, como a dengue.[24] A presença de líquido peripancreático pode ser o único sinal de pancreatite aguda. Assim sendo, especial atenção deve ser dedicada à cavidade do omento menor, ao forame de Winslow e à topografia do mesocólon transverso.

Deve-se lembrar que algumas condições clínicas, tais como cirrose avançada, insuficiência cardíaca ou síndrome nefrótica, usualmente se acompanham de líquido livre. A presença de peritonite primária constitui questão por vezes difícil de ser respondida; esta, usualmente, produz septos em meio ao líquido livre.

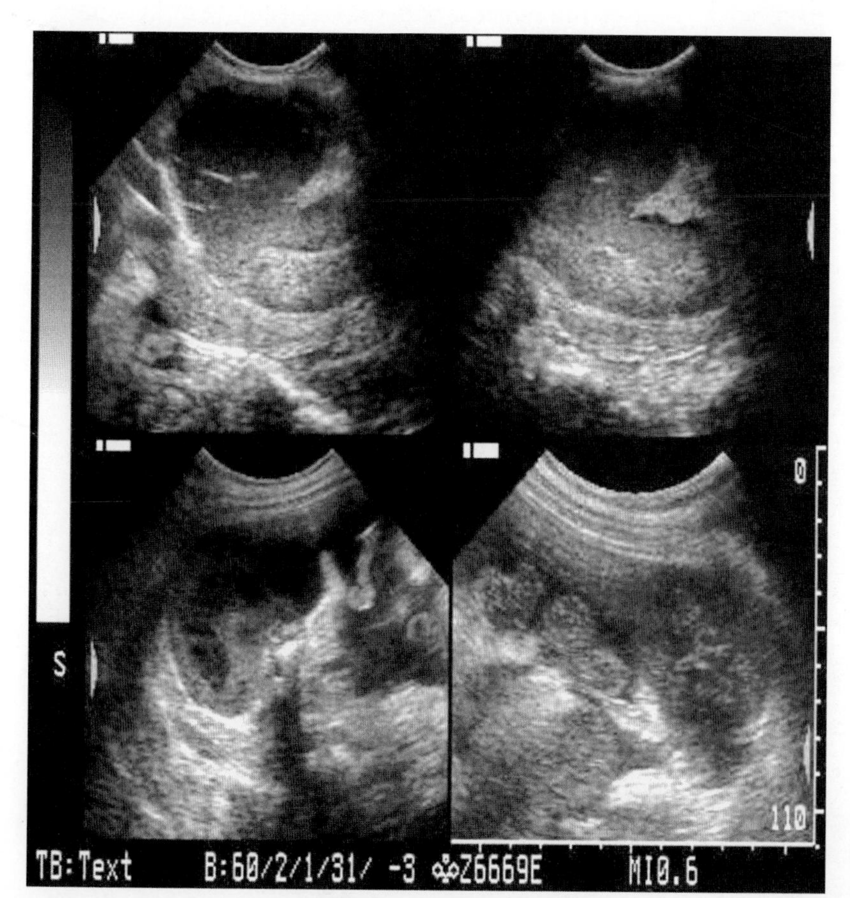

Figura 6.1 ▶ Hemoperitônio pós-parto. Observa-se líquido turvo em vários quadrantes do abdome.

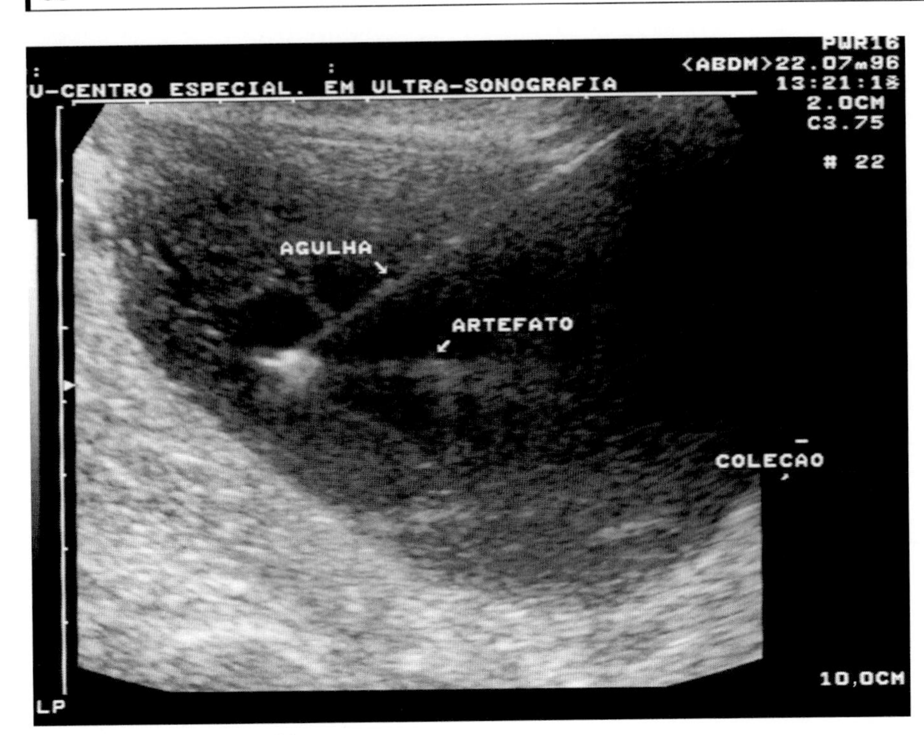

Figura 6.2 ▶ Punção guiada por ultra-som de coleção no flanco esquerdo. A ponta da agulha torna-se muito eco-refringente após penetrar o líquido.

O líquido coletado corresponde, usualmente, a exsudatos, abscessos e seromas, sendo de limites nítidos, ocupando espaço e afastando estruturas próximas, como alças intestinais ou vísceras sólidas, permanecendo com o mesmo aspecto após mudanças de decúbito. A parede da coleção pode ser evidente ou não. Quando presente, sugere coleção madura, usualmente com mais de 15 dias de evolução.

A punção guiada por US das coleções superficiais é simples e rápida (Figura 6.2). Após localização do maior bolsão de líquido, realizam-se anti-sepsia e anestesia local, seguidas da introdução de agulha calibrosa e longa, usualmente Jelco® 14 ou 16G. Deve-se evitar o uso de agulhas menos calibrosas, pois não são capazes de aspirar líquido espesso. A aspiração do líquido permite a cultura para microorganismos ou mesmo o tratamento, no caso de material claramente purulento.

Finalmente, deve-se também investigar a presença de derrame pleural nos recessos costofrênicos, o que é simples e rápido à US, pois a pleurodinia também constitui causa de abdome agudo.

PESQUISA DE PNEUMOPERITÔNIO E GÁS EXTRALUMINAL

É possível pesquisar pneumoperitônio pela US, embora exija maiores treinamento e experiência do examinador. Gases apresentam baixa densidade, produzindo interfaces extremamente reflexivas com as vísceras e a parede abdominal, as quais se manifestam como artefatos em cauda de cometa. Quando estão presentes em áreas onde normalmente não deveriam estar, como recessos subfrênicos, pode-se suspeitar de ar livre na cavidade[14] (Figura 6.3).

O diagnóstico ultra-sonográfico é difícil, e deve ser confirmado por radiografia simples do abdome ou tomografia computadorizada. Estudo realizado em

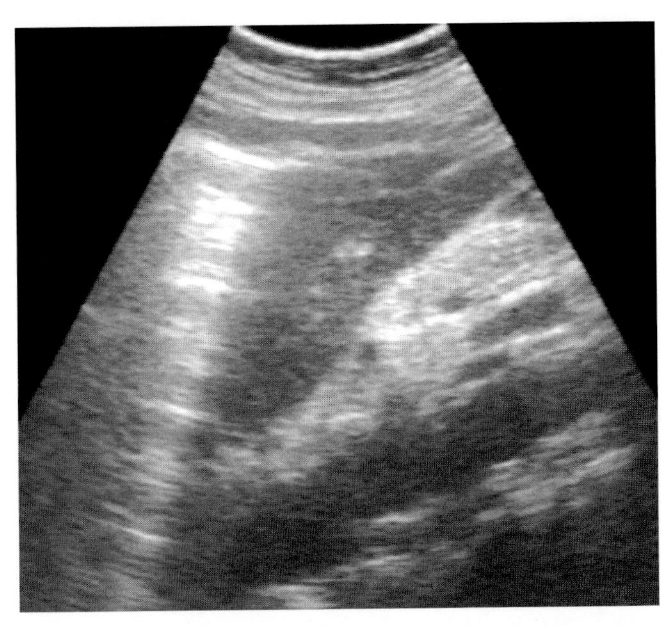

Figura 6.3 ▶ Anteriormente ao lobo esquerdo hepático, observa-se formação hiperecogênica compatível com bolha de ar em paciente com perfuração de úlcera duodenal.

Taiwan,[7] entretanto, demonstrou maior sensibilidade da ecografia na detecção dessa condição (sensibilidade de 93% contra 79% da radiografia simples, com especificidade de 64% para ambas em 121 pacientes encaminhados para laparotomia).

Bolhas de gás muito volumosas são as mais difíceis de serem percebidas, pois se confundem com distensão gasosa das alças intestinais. A presença de pequenas bolhas de gás em coleções indica, freqüentemente, infecção bacteriana. A interpretação de gases na cavidade abdominal de pacientes recentemente operados é difícil e deve ser cotejada com dados clínicos ou laboratoriais. A punção de líquido ou coleções associadas aos gases pode ser esclarecedora.

A presença de bolhas de gás no interior da veia porta constitui alteração grave e de mau prognóstico, indicando ruptura da barreira mucosa intestinal. A embolia gasosa portal atinge, usualmente, a periferia do fígado, distinguindo-se desse modo da aerobilia, que fica restrita aos ductos principais e segmentares na porção mais central do órgão. Sua presença em recém-nascidos levanta a possibilidade de enterocolite necrosante, especialmente se associada a espessamento mural do íleo distal e do cólon ascendente.[1]

Bolhas de gás eco-refringentes também podem ser encontradas na parede vesicular ou das alças intestinais, indicando infecção enfisematosa, usualmente de mau prognóstico.

PESQUISA DE DILATAÇÃO DE VÍSCERAS

Este tópico constitui, sem dúvida, um dos itens mais importantes da pesquisa ultra-sonográfica do abdome agudo. A dilatação de vias biliares, urinárias, pancreática ou de alças intestinais constitui achado importante, apontando para o local do distúrbio causador do abdome agudo.

A hidroureteronefrose, especialmente unilateral, em correspondência com o local da dor e/ou com sinal de Giordano positivo, constitui forte indício de litíase urinária. O grau da hidronefrose é usualmente pequeno no início da cólica e não guarda proporção com a intensidade da dor. A obstrução urinária aguda acompanha-se de aumento do índice de resistência no estudo com eco-Doppler pulsado do rim afetado, que deve ser comparado com o rim contralateral. A presença de líquido perinefrético constitui outro sinal sugestivo de obstrução urinária aguda. O grau da hidronefrose usualmente aumenta com o passar do tempo, caso a obstrução seja total (Figura 6.4).

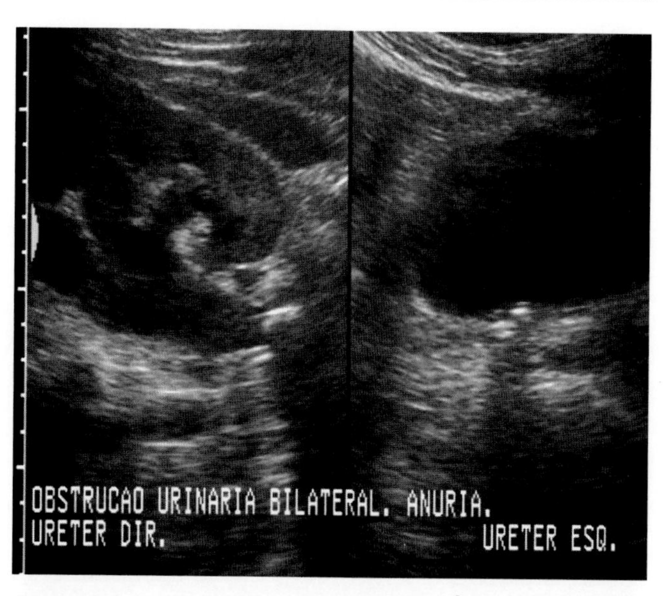

Figura 6.4 ▶ Obstrução urinária bilateral. À esquerda, observa-se cálculo na junção ureteropélvica, condicionando hidronefrose. Na metade direita da foto, observa-se cálculo no trecho intramural vesical do ureter.

Deve-se sempre considerar a hipótese de litíase, muito freqüente em nosso meio, pesquisando ativamente o cálculo ureteral, especialmente nos três locais mais prováveis de ser encontrado – na junção pieloureteral, no cruzamento com os vasos ilíacos e logo acima do trecho intramural junto à bexiga. Para avaliação deste último, é essencial certa repleção vesical, que não deve ser excessiva. Não é necessária a ingestão de água antes do exame, o que pode até mesmo prejudicar a detecção de cálculos ureterais. O ajuste do ganho deve ser otimizado (em geral minimizado) para visibilizar estruturas retrovesicais.

A posição do cálculo varia com seu tamanho, bem como com o tempo decorrido entre o início da cólica e o momento em que o paciente chega ao serviço de ultrasonografia. Mais freqüentemente, o cálculo situa-se no terço inferior do ureter, próximo à bexiga, pois a grande maioria mede menos de 5mm de diâmetro e progride pelo ureter com relativa facilidade. Na altura da junção pieloureteral situam-se os cálculos maiores, em geral associados à hematúria e à infecção urinária de repetição. Finalmente, o cruzamento com os vasos ilíacos constitui o local de acesso mais difícil à US. Deve ser estudado por cortes coronais, evitando alças intestinais sobrepostas, com o paciente em semidecúbito lateral (ou seja, apenas levemente inclinado para o lado oposto ao que se está estudando). A eficácia da US para localizar o cálculo é maior do que a da radiografia simples de abdome, mas ambas são inferiores à tomografia computadorizada, especialmente a *multislice* com cortes finos.

Caso não se visibilize o cálculo, na presença de punho-percussão lombar positiva, febre e alterações urinárias, deve-se considerar a hipótese de pielonefrite aguda, a qual geralmente não produz alterações evidentes ao ultra-som. Quando presente, pode-se identificar espessamento focal do córtex, usualmente hipoecogênico, com redução da perfusão no mapeamento com angio-Doppler.

A avaliação da vesícula biliar é considerada uma das principais indicações do ultra-som abdominal.[19] Quando a vesícula biliar mede mais de 4cm de diâmetro transversal ou tem mais de 65cm^3, é considerada distendida. Entretanto, sua distensão deve ser avaliada com cuidado, pois pessoas normais podem apresentar vesículas volumosas. Para o diagnóstico de colecistite aguda, é preciso ainda que o paciente apresente o sinal de Murphy sonográfico positivo, ou seja, o paciente deve relatar dor consistente toda vez que a vesícula biliar for comprimida com a sonda. A dor não deve ser relatada, ou deve ser de menor intensidade, quando da compressão de estruturas próximas. Pacientes em coma, demenciados, impedidos de falar ou imunossuprimidos constituem casos difíceis de diagnosticar.

Deve-se ainda pesquisar, cuidadosamente, a região do ducto cístico, à procura de cálculos, pois a maioria das colecistites é secundária à obstrução da via de saída da vesícula[23] (Figura 6.5). Cálculos no ducto cístico não são facilmente reconhecidos devido à sua tortuosidade e à ausência de bile ao redor dos mesmos. A não-visibilização do cálculo não afasta sua presença nem é diagnóstica de colecistite alitiásica (esta, usualmente, só é comprovada após a colecistectomia), a qual é mais rara, em geral relacionando-se com condições predisponentes, como traumatismo, diabetes, imunossupressão etc. Nesse caso, deve-se valorizar o espessamento parietal progressivo em exames subseqüentes ou indicar o estudo cintilográfico para confirmar a obstrução do ducto cístico. A punção eco-guiada com agulha fina pode ser de valor em estabelecer ou afastar a infecção da vesícula biliar.

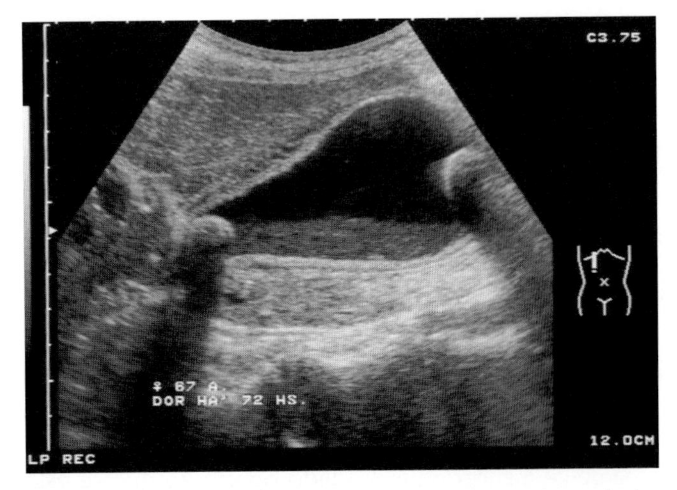

Figura 6.5 ▶ Colecistite aguda litiásica. A parede vesicular está espessada, com estratificação exagerada; o conteúdo vesicular está turvo, com depósito de barro biliar. Notam-se ainda dois cálculos, com o situado à esquerda obstruindo a via de saída da vesícula biliar.

A parede vesicular espessada, ou espessando-se em exames subseqüentes, fala a favor de colecistite aguda na presença de quadro clínico compatível. Tal achado não é patognomônico, pois há várias causas de espessamento parietal da vesícula biliar, como hipoalbuminemia, hipertensão porta, hepatite aguda etc. Logo, o achado de parede vesicular espessada, por si só, não é diagnóstico de colecistite aguda.[3]

Por outro lado, o espessamento da parede vesicular além de 10mm relaciona-se com aumento da probabilidade de ocorrer perfuração, usualmente na região fúndica, a qual pode ser reconhecida como orifício associado a coleção perivesicular. Esta pode ser tamponada pelo fígado ou pelo omento, ou dar origem a coleções na cavidade, em especial na região subfrênica.[16]

Quando o colédoco mede mais de 6mm de diâmetro, deve-se considerar a hipótese de obstrução da via biliar (exceto em pacientes com mais de 60 anos de idade, colecistectomizados e naqueles com passado de coledocolitíase, cujo limite superior é maior).[2] Calibre normal, entretanto, não afasta a possibilidade de litíase da via bilar principal (LVBP).[13] A eficácia da US no diagnóstico da LVBP varia de 20% a 70% de acordo com o examinador, o biótipo e o preparo do paciente (Figura 6.6). Um estudo ultra-sonográfico adequado, com boa visibilização de toda a via biliar, praticamente afasta a possibilidade de LVBP. Esta, quando presente, pode associar-se a pancreatite aguda.

Quando se observa dilatação de segmentos intestinais com mais de 3cm de diâmetro e mais de 10cm de extensão, junto a segmentos de calibre normal, deve-se suspeitar de obstrução intestinal mecânica.[17] O exame do intestino nessa condição deve ser realizado por meio de cortes coronais a partir dos flancos, por vezes complementados com exame pélvico suprapúbico ou transvaginal. Deve-se seguir os segmentos dilatados, procurando identificar o local da transição para o segmento de calibre normal. Outra pista importante está na dilatação ou não do cólon. A dilatação de todo o intestino e do cólon sugere íleo funcional. Por vezes, a causa da obstrução pode ser identificada, como tumores sólidos. A US apresenta alta sensibilidade no diagnóstico da obstrução intestinal,[12] especialmente se for detectado ponto de transição entre o segmento dilatado e o normal (Figura 6.7).

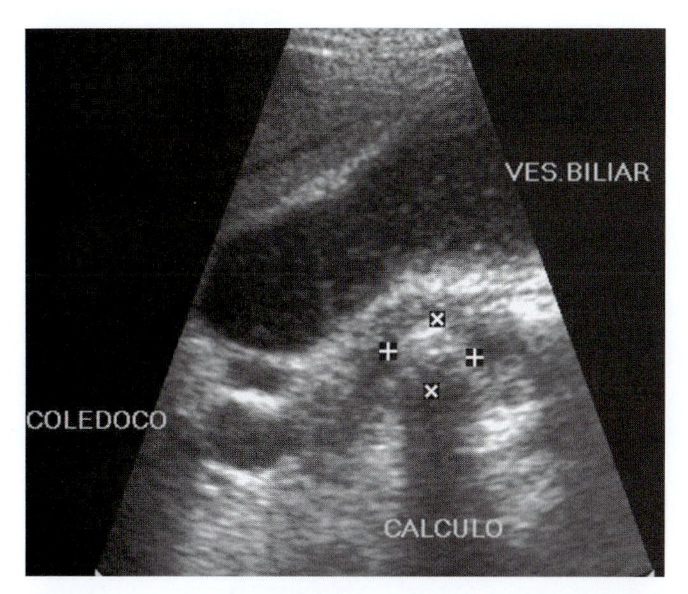

Figura 6.6 ▶ Litíase da via biliar principal. A vesícula biliar, cujo conteúdo está turvo, situa-se anteriormente ao colédoco inferior e serve de janela para visibilizar cálculo com 16mm de diâmetro.

A apendicite aguda pode ser diagnosticada em várias fases. A inicial é caracterizada por dilatação luminal, associada à dor epigástrica. Caso a obstrução do lúmen apendicular prossiga, desenvolve-se o espessamento parietal, o qual se correlaciona com a peritonite parietal localizada. Nesse momento, o paciente, que se queixava de dor epigástrica, passa a localizá-la na topografia do apêndice, que pode variar do flanco direito até a pelve, passando pela fossa ilíaca direita. Durante o exame, o ultra-sonografista deve solicitar ao paciente que aponte o local da dor e examinar detidamente esse local, o que melhora a acurácia do método. A não-compressibilidade do apêndice cecal durante a compressão dirigida, sinal descrito por Puylaert em 1986,[18] constitui o principal sinal ultra-sonográfico. Esse autor, baseado no achado fisiopatológico da obstrução da via de saída apendicular como base da apendicite aguda, descreveu seu correspondente de imagem, que é a incapacidade do apêndice de se deformar quando comprimido, pois não é possível deslocar seu conteúdo pelo orifício obstruído (Figura 6.8). Além disso, pode-se observar calibre apendicular maior que 6mm, bem como espessamento da parede além de 3mm. Muitas vezes são notados fecalitos na luz apendicular, freqüentemente como causa da obstrução, ou seja, as alterações estão presentes somente a montante do mesmo. Caso a obstrução do apêndice persista, a apendicite progride para perfuração parietal, usualmente na região fúndica, com extravasamento do conteúdo, agravamento da peritonite e formação de abscessos. Após a perfuração, o apêndice pode deixar de ser visibilizado, restando apenas os sinais de peritonite e/ ou abscessos, tamponados ou não.

Em alguns pacientes, a obstrução da via de saída do apêndice cecal alivia-se após algumas horas, cessando espontaneamente o quadro doloroso, embora com persistência de alterações parietais – neste caso, estamos diante de uma crise apendicular.

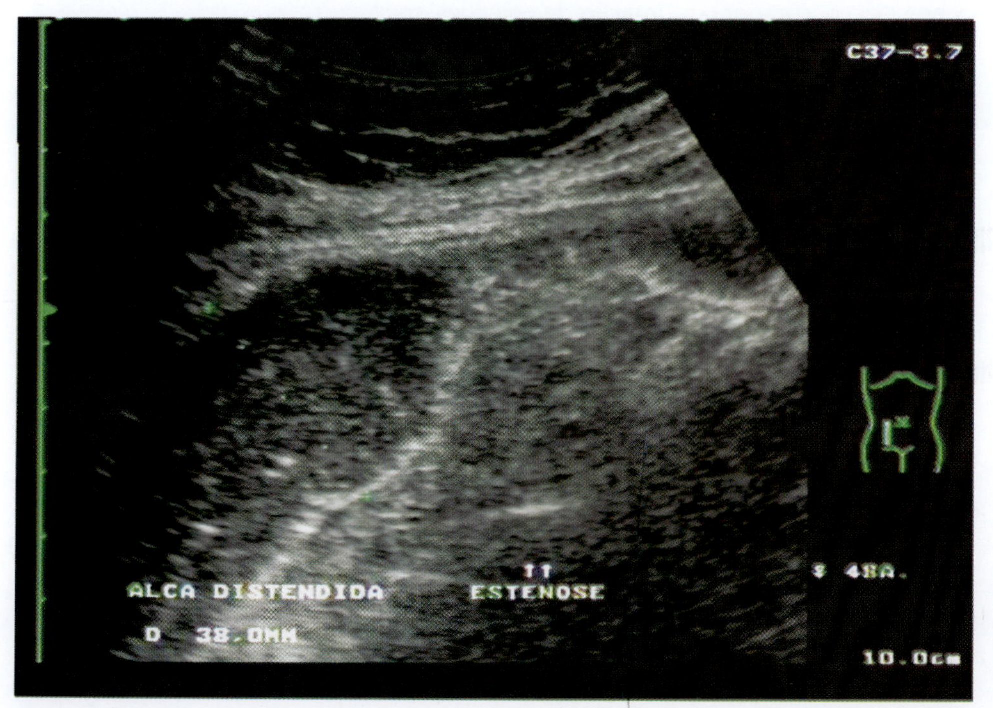

Figura 6.7 ▶ Ultra-sonografia da fossa ilíaca direita evidenciando transição abrupta de segmento dilatado do intestino delgado para outro com diâmetro reduzido (o segmento a montante mede 38mm de diâmetro) – obstrução intestinal mecânica.

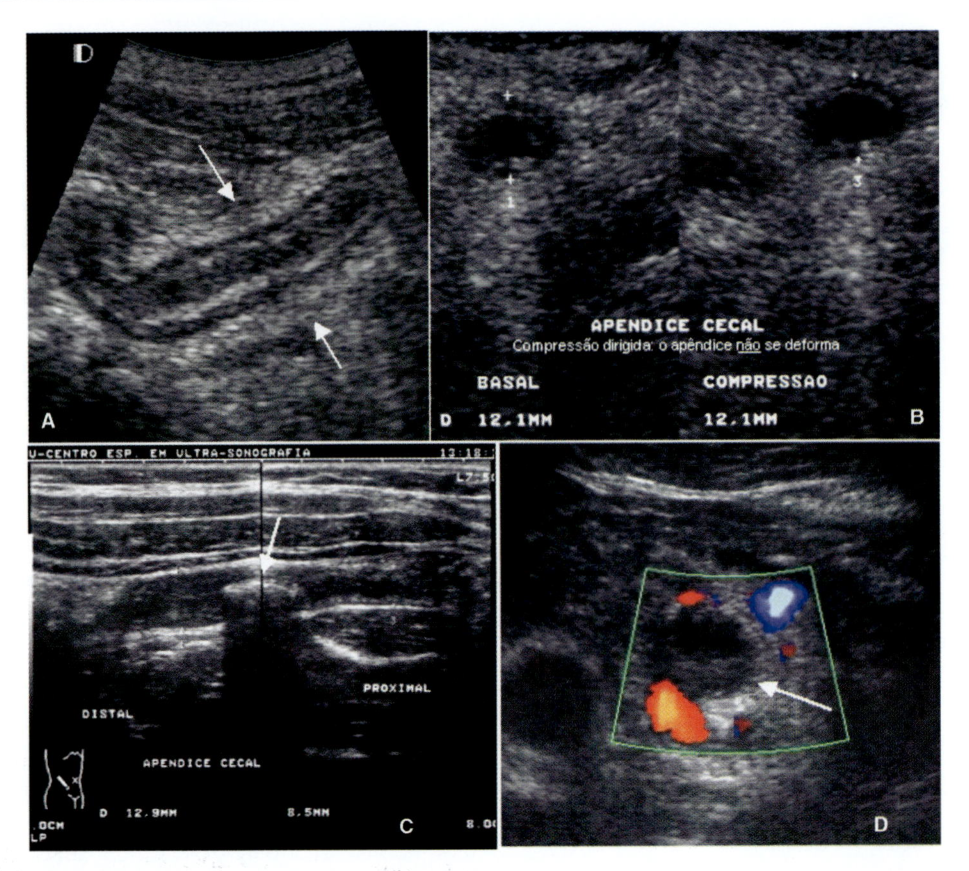

Figura 6.8 ▶ Apendicite aguda. **A.** Na fase inicial, o apêndice apresenta aumento de volume, com diâmetro tipicamente maior que 6mm. A parede exibe camadas bem definidas (as setas apontam para a serosa espessada e ecogênica) e a luz está hipoecogênica e distendida. **B.** É importante comprovar que o apêndice não se deforma durante a compressão dirigida com a sonda ultra-sônica. **C.** Apendicolito na luz apendicular. Em **D**, observa-se trombose da veia mesentérica superior, complicação rara da apendicite aguda, que necessita tratamento com heparina.

Metanálise publicada recentemente, comparando a detecção de apendicite aguda por US ou tomografia computadorizada, aponta para especificidade semelhante desses métodos, com menor sensibilidade da US, especialmente em adultos. O uso da tomografia computadorizada deve ser evitado em crianças devido à radiação ionizante. Logo, os autores sugerem que deva ser utilizada, inicialmente, a US na investigação da dor abdominal aguda em crianças.

Adultos, especialmente os obesos, são pacientes "difíceis" para a US e devem ser preferencialmente avaliados pela tomografia computadorizada.[9]

A US é especialmente útil em pacientes muito jovens ou idosos, cuja história clínica é confusa, bem como nas mulheres em idade fértil, cujo diagnóstico diferencial inclui diversas doenças pélvicas ginecológicas e obstétricas.

Deve-se pesquisar a dilatação tubária, de preferência por US transvaginal, a qual também permite investigar a presença de dor durante a palpação dirigida, bem como o exame detalhado do endométrio e de líquido em seu interior. Em fases avançadas, observa-se a formação de coleções anexiais.

PESQUISA DE MASSAS

Vários processos inflamatórios abdominais formam "massas", usualmente de aspecto ecogênico à US, de difícil reconhecimento por serem mal delimitadas, exigindo maior treinamento por parte do examinador, o qual deve estar atento a estruturas que não se deformam à palpação dirigida. Essas "massas", quando na cavidade, usualmente afastam as alças intestinais adjacentes, sendo dolorosas durante a compressão com o transdutor.

A pancreatite aguda freqüentemente apresenta poucas alterações diretamente relacionadas ao pâncreas, dentre elas o aumento de volume e a redução da ecogenicidade (Figura 6.9). A US contrastada por microbolhas é capaz de detectar e realçar áreas de necrose, tendo desempenho semelhante ao da tomografia computadorizada.[20] Usualmente, o aparecimento

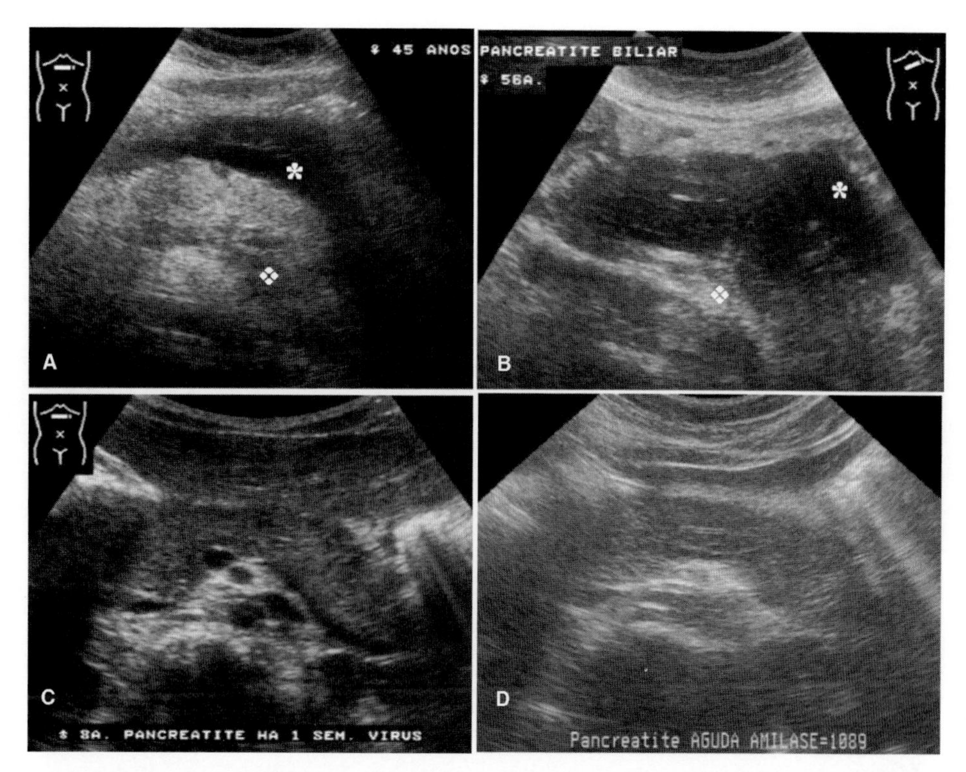

Figura 6.9 ▶ Pancreatite aguda. Em **A** e **B**, evidenciam-se aumento de volume pancreático, coleção líquida peripancreática (*), obliteração da gordura retroperitoneal (❖) e dos contornos pancreáticos. Em **B**, o pâncreas tornou-se acentuadamente hipoecogênico, enquanto em **A** sua ecogenicidade está aumentada com pequenas áreas hipoecóides internas. Em **C**, evidenciam-se discretas coleções peripancreáticas obliterando o contorno do órgão. Em **D**, o pâncreas encontra-se quase normal, exibindo leve aumento de volume e ecogenicidade entre normal e reduzida.

de processos inflamatórios na gordura retroperitoneal e nos ligamentos próximos ao pâncreas no abdome superior traduz-se por espessamento ecogênico associado a pequena quantidade de líquido. Os locais mais afetados são os espaços e ligamentos próximos, geralmente associados ao aumento da atenuação sônica (ou seja, aparecimento de fina sombra acústica posterior), afetando o mesocólon transverso e levando ao afastamento do cólon transverso da grande curvatura gástrica, ligamento esplenopancreático, hepatopancreático e goteiras parietocólicas. A difusão do líquido pancreático acompanha a região subperitoneal do andar supramesocólico, podendo vir a ser reabsorvido ou evoluir para pseudocisto (o que ocorre após 4 semanas).

Outros processos inflamatórios gastrointestinais fazem-se acompanhar de espessamento de tecidos adiposos do omento e mesentério, que se tornam mais ecogênicos e dolorosos à palpação com a sonda ultra-sônica.

A paniculite mesentérica faz parte do espectro de alterações fibroinflamatórias que podem atingir tecidos adiposos abdominais, podendo ser reconhecida como área de espessamento ecogênico na porção anterior do abdome ou envolvendo vasos mesentéricos, dolorosa à palpação dirigida.[21]

Entidade relativamente comum e subdiagnosticada, a apendicite epiplóica (ou epiploite) é representada por pequeno nódulo adiposo ecogênico usualmente aderido ao peritônio parietal (produzindo, portanto, dor usualmente branda ou moderada em local bem definido e de pequenas dimensões).[4;5] Examinando-se esta área com atenção, pode-se observar o intestino grosso, de aspecto normal, ligeiramente rechaçado posteriormente pelo nódulo inflamatório doloroso, o qual não necessita de tratamento cirúrgico, respondendo bem ao tratamento conservador com analgésicos (Figura 6.10). Sua percepção é melhor durante a respiração profunda, quando as demais alças se deslocam, enquanto o nódulo permanece imóvel, aderido à parede abdominal.

A intussuscepção intestinal (Figura 6.11) manifesta-se, usualmente, como massa tubular com aspecto de "casca de cebola", ou seja, de camadas concêntricas hiper e hipoecóides devido à presença de parede espessada entremeada ao mesentério.[10,15] Usualmente, essa imagem é encontrada no flanco direito em crianças pequenas. A US pode ser utilizada para guiar a re-

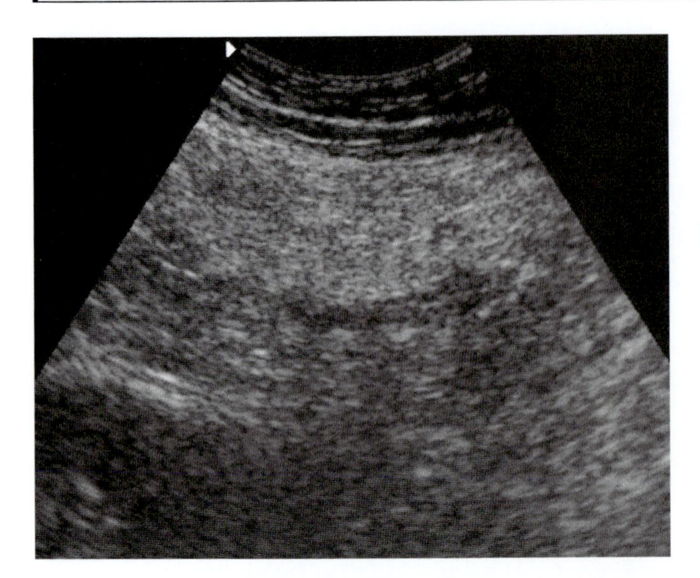

Figura 6.10 ▸ Apendicite epiplóica. Entre o cólon descendente e o peritônio parietal, observa-se estrutura ecogênica que não se move durante a respiração.

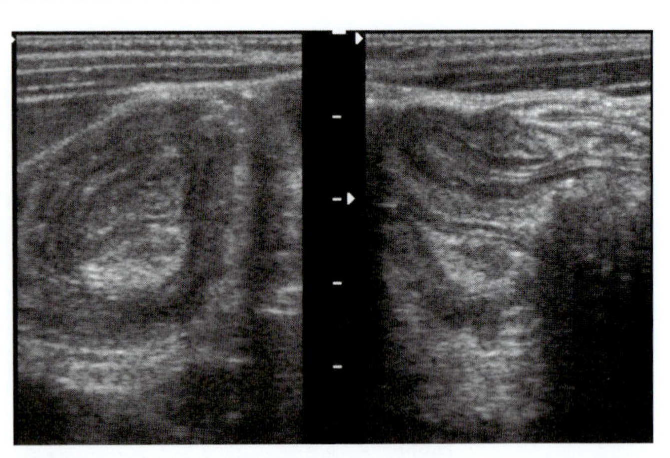

Figura 6.11 ▸ Intussuscepção intestinal em menino de 2 anos e 6 meses: à esquerda, corte transversal (*imagem em alvo* ou em *casca de cebola*) e, à direita, corte longitudinal mostrando a *imagem em sanduíche*. Ambas são devidas à superposição das paredes do *intussuscepiens* e do *intussusceptum* e do mesentério adjacente.

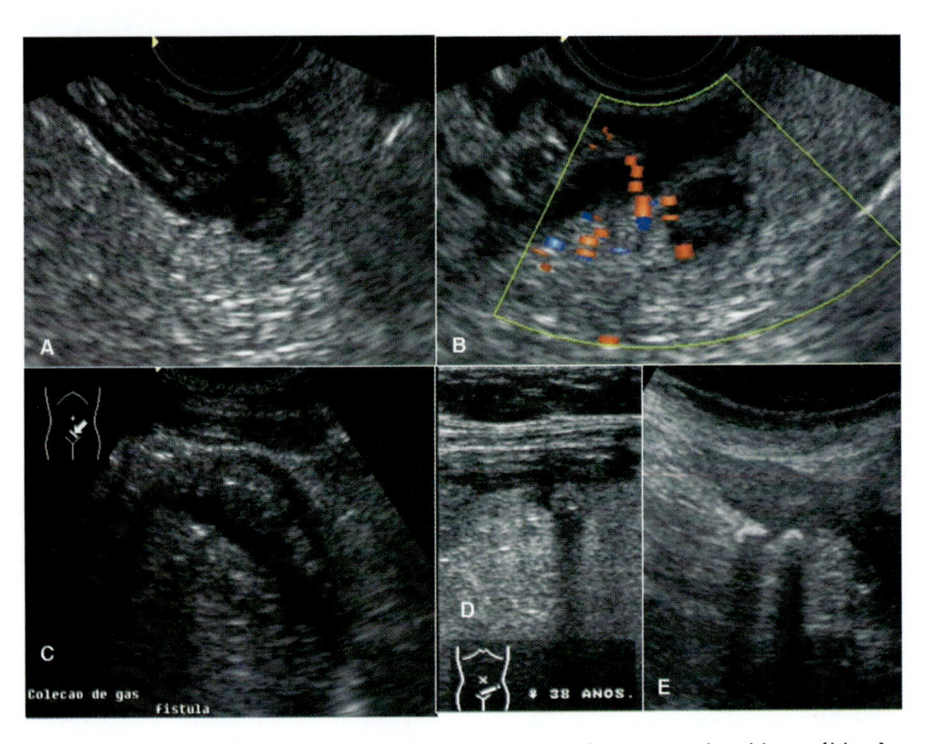

Figura 6.12 ▸ Diverticulite aguda **A**. O cólon apresenta segmento com parede espessada e hipoecóide. Ao redor, observa-se espesso tecido ecogênico de aspecto inflamatório. No mapeamento com eco-Doppler colorido (**B**), evidenciam-se vasos na parede e no tecido pericolônico. Em **C**, observa-se coleção com gases adjacentes ao cólon sigmóide. Em **A** e **D**, os divertículos inflamados estão hipoecogênicos; em **E**, os divertículos têm aspecto hiperecogênico com sombra posterior devido ao conteúdo fecal.

dução da intussuscepção por enema líquido ou gasoso. Não se deve confundi-la com a intussuscepção fisiológica do intestino delgado, que geralmente desaparece em alguns minutos e é de menor extensão. Em crianças maiores e em adultos, deve-se pensar em uma causa primária e investigar tumor intestinal ou linfonodal que possa estar servindo de âncora para o *intussusceptum*.

A diverticulite aguda (Figura 6.12) manifesta-se por espessamento hipoecóide da parede colônica envolto por espessamento hiperecogênico da gordura pericólica, o qual é mais intenso ao redor do divertículo inflamado, usualmente hipoecóide, tendo no centro formação hiperecogênica correspondente a fecalito. O paciente sente dores à palpação dirigida do segmento afe-

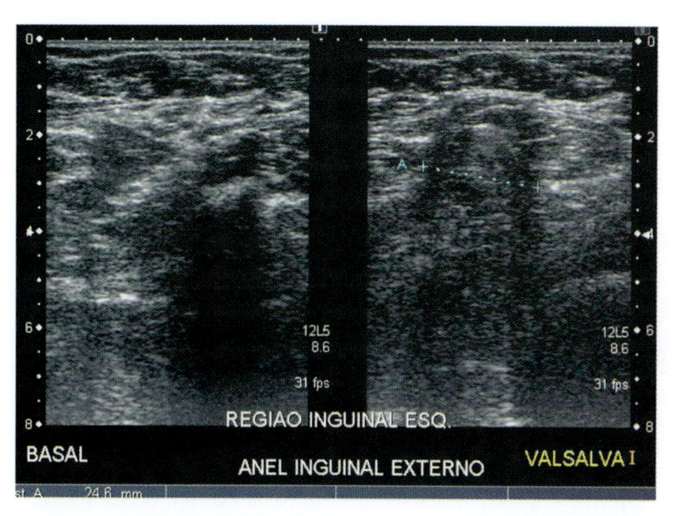

Figura 6.13 ▶ Hérnia inguinal direita evidenciada durante manobra de Valsalva.

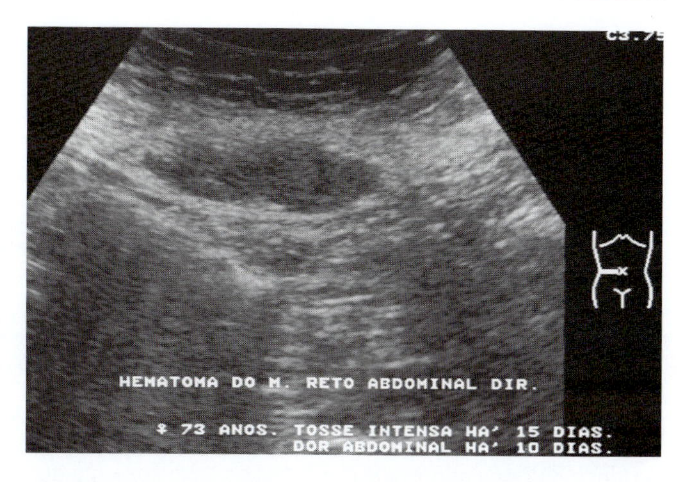

Figura 6.14 ▶ Hematoma espontâneo do músculo reto do abdome. Coleção hipoecogênica fusiforme no interior da bainha muscular em homem com tosse intensa há 15 dias.

tado. No mapeamento com eco-Doppler colorido, evidencia-se hiperemia tanto da alça intestinal como dos tecidos ao redor. Casos mais graves acompanham-se de coleções próximas ou mesmo de peritonite difusa. A US é bastante eficaz no diagnóstico da diverticulite aguda, mas a tomografia computadorizada tem sido considerada mais eficaz no estadiamento.

PESQUISA DE ALTERAÇÕES NA PAREDE ABDOMINAL

Algumas alterações da parede abdominal manifestam-se como dor abdominal aguda, dentre elas as hérnias encarceradas, os hematomas musculares e as paniculites. As hérnias (Figura 6.13) devem ser pesquisadas em sua topografia mais usual, ou seja, nas regiões inguinal, epigástrica, umbilical e espingeliana. Se encarceradas, não serão redutíveis. Além disso, poderão conter líquido ao redor das estruturas herniadas.

O hematoma espontâneo do músculo reto do abdome (Figura 6.14) caracteriza-se por formação líquida contida pela bainha muscular, ou seja, fusiforme em cortes transversais e alongado em cortes longitudinais, em correspondência com o local da dor.[10] Aparece, usualmente, em decorrência de crises prolongadas de tosse intensa, especialmente nos idosos, mas também pode ser devido a traumatismo.

Deve-se investigar, também, coleções em músculos da região lombar, examinando atentamente não só os músculos da parede abdominal anterior e dos flancos, mas também os músculos lombares e o iliopsoas, que podem ser sede de processos inflamatórios e abscessos

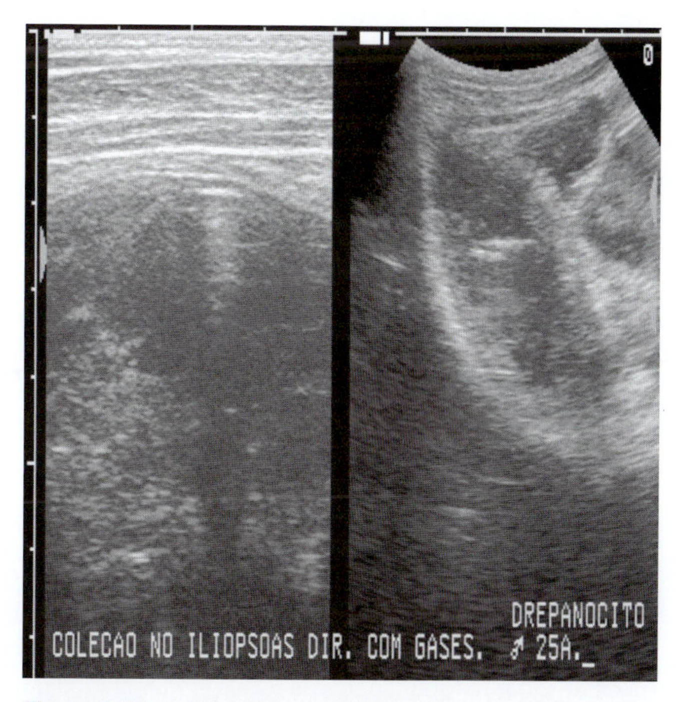

Figura 6.15 ▶ Abscesso no músculo iliopsoas direito em homem de 25 anos de idade portador de drepanocitose.

(Figura 6.15). Nesse caso, atípica organização das fibras à US desaparece, dando lugar a coleções com ou sem gases.

PESQUISA DE ALTERAÇÕES VASCULARES

O mapeamento com eco-Doppler colorido possibilita o diagnóstico rápido de obstruções vasculares, tanto arteriais como venosas (Figura 6.16). Isto é possível

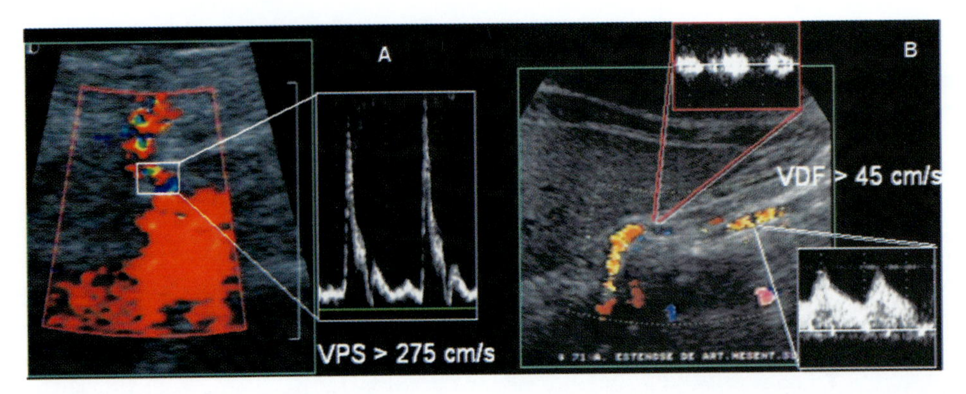

Figura 6.16 ▶ Isquemia intestinal. **A.** Estenose hemodinamicamente significativa, com aumento da velocidade sistólica além de 275cm/s no local da lesão. **B.** Extensas lesões estenosantes em artéria mesentérica superior de mulher diabética com 71 anos de idade. O Doppler pulsado revela pouco fluxo somente durante a sístole na porção proximal do vaso; distalmente, ocorre enchimento do vaso, provavelmente por colaterais. O fluxo tem padrão parvo e tardo, indicativo de isquemia do território irrigado.

nas fases iniciais da isquemia mesentérica, antes que se desenvolvam o íleo e o acúmulo de gases que irão impedir a passagem do feixe sonoro. Logo, é imperativo que o exame seja pedido precocemente e que o ultra-sonografista faça essa pesquisa rotineiramente, em especial em pacientes com aterosclerose avançada, com histórico de diabetes melito de longa data ou de doença cardiovascular. Caso não se detecte fluxo na artéria ou na veia mesentérica superior, outros vasos, como a veia porta, o tronco celíaco e as artérias renais, hepática ou esplênica, devem ser pesquisados para comparação. Algumas vezes, o fluxo pode estar presente nos vasos principais e abolido em ramos distais, tornando o diagnóstico muito difícil ou mesmo impossível ao eco-Doppler. Áreas de estenose vascular podem ser percebidas como focos de turbulência com velocidade elevada, associadas a defeitos no lúmen vascular no mapeamento colorido.[8]

Por outro lado, lesões inflamatórias acompanham-se de hiperemia ao Doppler colorido, ou seja, aumento na extensão e na quantidade de vasos evidenciados na parede de alças intestinais, da vesícula biliar, do mesentério, de áreas de espessamento inflamatório da gordura intra-abdominal etc.

A trombose venosa, usualmente, é menos dramática que a arterial. Além da visibilização direta do trombo na luz, pode-se perceber ausência de deformidade do vaso durante a compressão dirigida. A trombose pode estender-se até as veias porta e esplênica.

O exame com Doppler pode sugerir a torção de órgãos como o ovário, o baço (*wandering spleen*) ou a vesícula biliar (na rara condição de vesícula não-fixada ao fígado) ao não demonstrar fluxo sanguíneo apesar da presença de alterações inflamatórias evidentes.

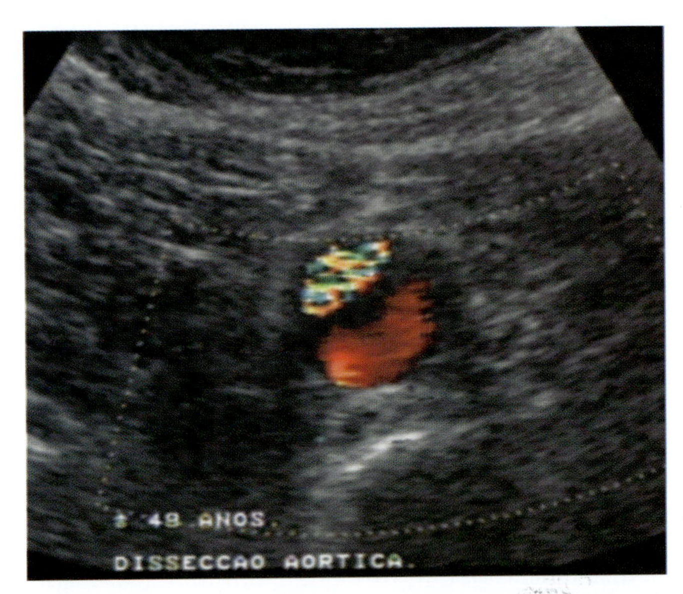

Figura 6.17 ▶ Dissecção aórtica em mulher de 49 anos. O mapeamento com eco-Doppler colorido evidencia fluxo no lúmen aórtico, posteriormente, e na falsa luz, anteriormente.

Finalmente, não se pode esquecer da aorta abdominal, investigando a luz e a parede à procura de sinais de dissecção (Figura 6.17), os quais aparecem como falso lúmen com fluxo de direção usualmente inversa à da luz. Se encontrada, o ultra-sonografista deve investigar a presença ou não de fluxo nas principais tributárias da aorta abdominal, como artérias renais, tronco celíaco e artérias mesentéricas.

ALTERAÇÕES GINECOLÓGICAS

Na mulher em idade fértil e com vida sexual ativa, deve-se investigar a doença inflamatória pélvica e a gravidez ectópica. Esta última (Figura 6.18) apresenta múltiplos aspectos, podendo ser percebidos desde pe-

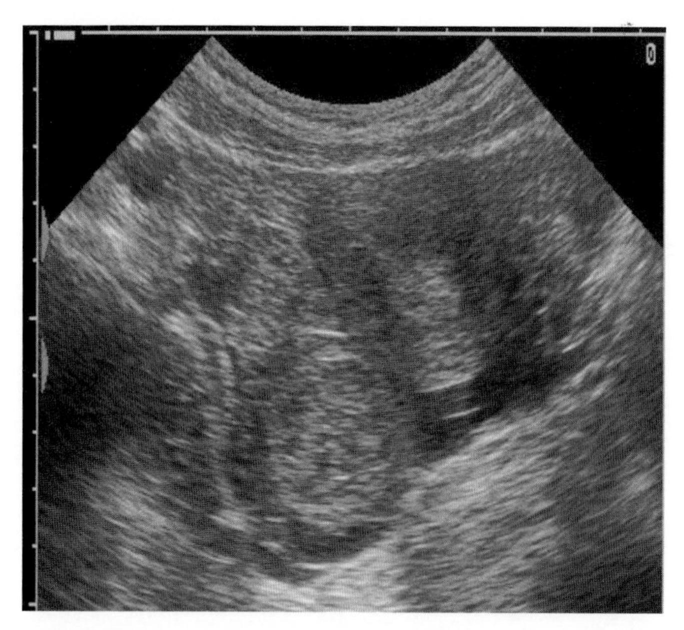

Figura 6.18 ▶ Gestação ectópica em menina de 13 anos: massa anexial complexa à direita do útero, que apresenta endométrio secretor. Nota-se também líquido livre na cavidade pélvica.

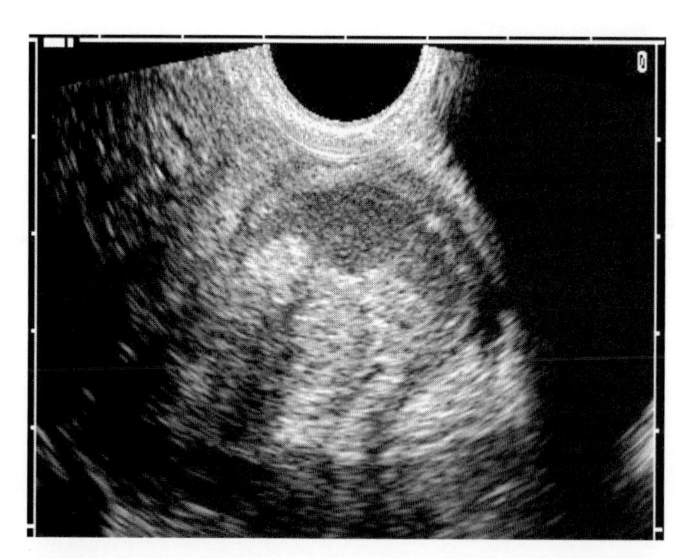

Figura 6.19 ▶ Abscesso tubovariano esquerdo evidenciado por US endovaginal apresentando líquido turvo envolto por parede espesssa.

queno saco gestacional típico, acompanhado de líquido livre, até massas anexiais complexas, entremeando áreas hipo e hiperecogênicas. Quando o sangramento é volumoso, o líquido livre atinge o flanco e hipocôndrio direitos. Os achados de imagem devem ser correlacionados com o β-hCG sanguíneo.

O exame por via transvaginal impõe-se nas mulheres com vida sexual ativa, e o endométrio deve ser cuidadosamente estudado, identificando-se a fase do ciclo menstrual, bem como a presença de líquido em seu interior, o que sugere endometrite na presença de corrimento vaginal purulento. Em casos mais graves, surge o abscesso tubovariano (Figura 6.19), quando se observa coleção anexial dolorosa, envolta por alterações inflamatórias, como gordura pélvica espessada e hiperecogênica e líquido livre na cavidade.[11]

Outras possíveis causas de abdome agudo ginecológico incluem torção e ruptura de cistos ou tumores ovarianos, bem como miomas pediculados.

O abdome agudo na gravidez constitui condição difícil de ser estudada devido ao deslocamento de alças intestinais para os flancos, usualmente com grande quantidade de gases, bem como a presença de hidronefrose gestacional e compressão da bexiga pelo útero gravídico. Nessa situação, embora a US possa estar indicada como exame de primeira linha, não se pode descartar o apelo a outros métodos de imagem, como a tomografia computadorizada ou, preferencialmente, a ressonância magnética.

▶ REFERÊNCIAS BIBLIOGRÁFICAS

1. Babcock DS. Sonography of the acute abdomen in the pediatric patient. *J Ultrasound Med* 2002; *21*(8):887-99.
2. Bachar GN, Cohen M, Belenky A, Atar E, Gideon S. Effect of aging on the adult extrahepatic bile duct: A sonographic study. *J Ultrasound Med* 2003; *22*(9):879-82.
3. Breda Vriesman AC, Engelbrecht MR, Smithuis RH, Puylaert JB. Diffuse gallbladder wall thickening: differential diagnosis. *AJR Am J Roentgenol* 2007; *188*(2):495-501.
4. Breda Vriesman AC, Lohle PN, Coerkamp EG, Puylaert JB. Infarction of omentum and epiploic appendage: diagnosis, epidemiology and natural history. *Eur Radiol* 1999; *9*(9):1886-92.
5. Breda Vriesman AC, Puylaert JB. Epiploic appendagitis and omental infarction: pitfalls and look-alikes. *Abdom Imaging* 2002; *27*(1):20-8.
6. Busch M. Portable ultrasound in pre-hospital emergencies: a feasibility study. *Acta Anaesthesiol Scand* 2006; *50*(6): 754-8.
7. Chen SC, Wang HP, Chen WJ *et al.* Selective use of ultrasonography for the detection of pneumoperitoneum. *Acad Emerg Med* 2002; *9*(6):643-5.
8. Cognet F, Salem DB, Dranssart M *et al.* Chronic mesenteric ischemia: imaging and percutaneous treatment. *RadioGraphics* 2002; *22*(4):863-79.
9. Doria AS, Moineddin R, Kellenberger CJ *et al.* US or CT for diagnosis of appendicitis in children and adults? A metaanalysis. *Radiology* 2006; *241*(1):83-94.
10. Fukuda T, Sakamoto I, Kohzaki S *et al.* Spontaneous rectus sheath hematomas: clinical and radiological features. *Abdom Imaging* 1996; *21*(1):58-61.
11. Ignacio EA, Hill MC. Ultrasound of the acute female pelvis. *Ultrasound Q* 2003; *19*(2):86-98.
12. Ko YT, Lim JH, Lee DH, Lee HW, Lim JW. Small bowel obstruction: sonographic evaluation. *Radiology* 1993; *188*(3):649-53.

13. Laing FC, Jeffrey Jr. RB. Choledocholithiasis and cystic duct obstruction: difficult ultrasonographic diagnosis. *Radiology* 1983; *146*(2):475-9.
14. Lee DH, Lim JH, Ko YT, Yoon Y. Sonographic detection of pneumoperitoneum in patients with acute abdomen. *Am J Roentgenol* 1990; *154*(1):107-9.
15. Lee JH, Choi SH, Jeong YK *et al.* Intermittent sonographic guidance in air enemas for reduction of childhood intussusception. *J Ultrasound Med* 2006; *25*(9):1125-30.
16. Madrazo BL, Francis I, Hricak H *et al.* Sonographic findings in perforation of the gallbladder. *Am J Roentgenol* 1982; *139*(3):491-6.
17. Nicolaou S, Kai B, Ho S, Su J, Ahamed K. Imaging of acute small-bowel obstruction. *Am J Roentgenol* 2005; *185*(4):1036-44.
18. Puylaert JB. Acute appendicitis: US evaluation using graded compression. *Radiology* 1986; *158*(2):355-60.
19. Raman S, Somasekar K, Winter RK, Lewis MH. Are we overusing ultrasound in non-traumatic acute abdominal pain? *Postgrad Med* J 2004; *80*(941):177-9.
20. Rickes S, Uhle C, Kahl S *et al.* Echo enhanced ultrasound: a new valid initial imaging approach for severe acute pancreatitis. *Gut* 2006; *55*(1):74-8.
21. Roson N, Garriga V, Cuadrado M *et al.* Sonographic findings of mesenteric panniculitis: correlation with CT and literature review. *J Clin Ultrasound* 2006; *34*(4):169-76.
22. Sirlin CB, Casola G, Brown MA *et al.* US of blunt abdominal trauma: Importance of free pelvic fluid in women of reproductive age. *Radiology* 2001; *219*(1):229-35.
23. Turner MA, Fulcher AS. The cystic duct: Normal anatomy and disease processes. *RadioGraphics* 2001; *21*(1):3-22.
24. Venkata Sai PM, Dev B, Krishnan R. Role of ultrasound in dengue fever. *Br J Radiol* 2005; *78*(929):416-8.
25. WHO Study Group on Training in Diagnostic Ultrasound: Essentials PaS. Training in diagnostic ultrasound: essentials, principles and standards : report of a WHO study group. http://doseiwhoint/uhtbin/cgisirsi/g5F75TKKWK/59900016/9 1998 [cited 2007 Feb 2]. Disponível em URL: http://whqlibdoc.who.int/trs/WHO_TRS_875.pdf

7

Tomografia Computadorizada

Luciana Costa-Silva
Wilson Campos Tavares Júnior

INTRODUÇÃO

O abdome agudo define síndrome caracterizada por quadro súbito de dor abdominal que, em geral, exige tratamento de urgência, seja ele clínico ou cirúrgico. Diagnóstico rápido e acurado é essencial para minimizar a morbimortalidade.

O diagnóstico diferencial inclui enorme espectro de doenças, variando de doenças benignas e autolimitadas a condições que exigem operação de urgência. O diagnóstico clínico do abdome agudo pode ser difícil, pois o exame físico, a apresentação clínica e os resultados laboratoriais são, com freqüência, inespecíficos e não diagnósticos. A tomografia computadorizada (TC) possibilita a avaliação de alças intestinais, mesentério, omento, peritônio e retroperitônio, sem interferência pela presença de gás ou biótipo do paciente.

TOMOGRAFIA COMPUTADORIZADA

Histórico

Introduzida na prática médica na década de 1970, a TC revolucionou o diagnóstico médico por imagens. A rápida aceitação do método e sua real capacidade de diagnóstico motivaram a outorga do prêmio Nobel de Medicina a Godsfrey Hounsfield e Alan Cormark, seus idealizadores.[58]

Física

A TC utiliza os princípios físicos dos raios-x, descobertos por Roentgen em 1895, incorporando a sua tecnologia na detecção e construção das imagens. Uma imagem de tomografia computadorizada é a representação da anatomia de uma fina fatia do corpo, chamada corte. Esta imagem é desenvolvida por múltiplas medidas de absorção dos raios-x feitas pelos detectores ao redor da periferia do corpo e construídas matematicamente. A geração dessas imagens é restrita a cortes transversais da anatomia, também chamados axiais.

Termos técnicos

Os termos utilizados em TC descrevem a capacidade do objeto de atenuar o feixe de radiação em maior ou menor intensidade. Assim, estruturas muito densas, como os ossos, promovem grande atenuação dos feixes de raios-x e menor quantidade de radiação atinge as câmaras de detecção. Essas estruturas, denominadas hiperatenuantes ou hiperdensas, são representadas como estruturas brancas. Ao contrário, estruturas de baixa densidade, como o ar, atenuam fracamente os feixes de raios-x, e grande quantidade destes raios chega às câmaras de detecção. Essas estruturas, denominadas hipoatenuantes, são representadas como estruturas pretas. Outro exemplo de estrutura hipoatenuante ou hipodensa é a gordura.

Existem tecidos com densidades intermediárias, como os tecidos moles (p. ex., fígado, rins e baço), que são representados em várias escalas de cinza, dependendo da maior ou menor densidade.

São sinônimos os termos hipodenso e hipoatenuante e hiperdenso e hiperatenuante. É comum a utilização destes termos quando estruturas são comparadas.

Assim, uma estrutura X pode ser hipoatenuante em relação à estrutura Y, e a mesma estrutura X pode ser hiperatenuante em relação à estrutura Z. O termo isoatenuante, ou isodenso, é utilizado quando duas estruturas têm densidades semelhantes.

Como as câmaras de detecção de radiação determinam valores objetivos, a atenuação provocada por um objeto pode ser medida numericamente e representada em escala denominada escala de Hounsfield.[58] Esta escala utiliza a unidade de Hounsfield (UH), que adota a água como referência (igual a zero). Assim sendo, estruturas mais densas terão valores positivos, enquanto as menos densas serão negativas.

TC helicoidal × TC convencional

Com um aparelho de TC convencional, o paciente é posicionado na mesa e o tubo de raios-x/detector é acelerado até a velocidade rotacional do exame. Ao concluir o corte, o tubo é desacelerado gradualmente até a parada. A mesa se move para a nova posição de corte, e o sistema repete o processo de aceleração/emissão de raios-x/detecção/desaceleração. Dependendo do aparelho, o tempo de realização do corte pode ser de até 10 segundos.

Tomógrafos helicoidais, também chamados espirais, são equipamentos que combinam rotação contínua do tubo de raios-x e movimentação da mesa a uma velocidade constante. Durante este processo, como o feixe de raios-x tem trajetória helicoidal em relação ao objeto em análise, é eliminado o período de tempo entre cada corte, diminuindo bastante o tempo de exame. Atualmente, existem aparelhos muito velozes, além de tecnologia de processamento de dados altamente sofisticada, com reconstrução das imagens quase em tempo real. Na tomografia computadorizada helicoidal, os dados são obtidos em aquisição volumétrica dos cortes axiais em única manobra de apnéia. Isso reduz significativamente o tempo de exame e artefatos de movimento e de respiração. Outra vantagem da tomografia helicoidal é otimizar a utilização do meio de contraste, podendo ser realizadas várias varreduras com o mesmo bolo de contraste.

Com este equipamento são possíveis, ainda, a reconstrução em outros planos que não o axial e a realização de reconstruções tridimensionais, ambas de maneira mais fidedigna, devido à aquisição volumétrica.

Tecnologia *multislice* (multidetectores)

A tecnologia *multislice*, ou multidetectores, caracteriza a evolução da tomografia helicoidal, sendo o aparelho composto de várias câmaras detectoras alinhadas, de modo que é possível a realização de múltiplos cortes (atualmente, até 64) em rotação única. Acoplada à tecnologia helicoidal, a realização dos exames torna-se extremamente rápida e com excelente qualidade de imagem, podendo ser realizados exames vasculares com grande confiabilidade.[16,27]

A tecnologia *multislice* é mais complexa, sendo o feixe de raios-x alargado em espessura e focado em várias camadas de detectores, permitindo obter dados de várias rotações de 360 graus. Desse modo, simultaneamente, o sistema de aquisição de dados seleciona as camadas de detectores que os adquiriram.

Apendicite aguda

A apendicite aguda é a causa mais comum de dor abdominal aguda e necessita intervenção cirúrgica. Apesar de, na maioria dos casos, o diagnóstico ser essencialmente clínico e laboratorial, casos atípicos podem ter seu diagnóstico retardado, às vezes, já com complicações sistêmicas e infecciosas peritoneais. Além disso, não são incomuns laparotomias desnecessárias em casos de diagnóstico falso-positivo de apendicite aguda. Autores de grandes séries prospectivas relatam taxas de remoção de apêndices normais em operações variando de 22% a 30%.[11,61]

A acurácia do diagnóstico clínico de apendicite é de cerca de 80%.[8,15] A mortalidade e a morbidade da remoção de apêndice normal são de, respectivamente, 0,14% e 4,6%, mas aumentam para 0,24% e 6,1% em apendicites não-perfuradas e 1,7% e 19,0% em apendicites perfuradas.[72]

Atualmente, os métodos radiológicos são considerados importante ferramenta adjuvante na investigação clínica de pacientes com dor abdominal aguda. Em casos de apendicite aguda, eles podem ser úteis no intuito de reduzir taxas de falso-positivo clínico-laboratoriais, bem como reduzir o número de diagnósticos tardios com perfuração. A ultra-sonografia e a TC são os métodos preferidos nesses casos. O diagnóstico ou a exclusão da doença são facilitados pela identificação do apêndice alterado ou normal. Além disso, é possível determinar causas alternativas da dor abdominal quando o apêndice está normal.

A ultra-sonografia é o método mais comumente utilizado, no Brasil, para o diagnóstico de apendicite. Tem boa sensibilidade e permite avaliação, nas mulheres, dos órgãos pélvicos, importante sítio de doenças relacionadas no diagnóstico diferencial. No entanto, esse método pode ter acurácia limitada em pacientes obesos, com apêndices situados profundamente na pelve, retrocecais, ou em casos de perfuração apendicular. A acurácia diagnóstica, relatada na literatura, é variável e depende da população estudada. Em metanálise de pacientes pediátricos de artigos publicados entre 1986 e 1994, a sensibilidade e a especificidade foram de, respectivamente, 85% e 92%.[48]

Devido às limitações inerentes à ultra-sonografia, a TC tem-se firmado como ferramenta diagnóstica, sendo, inclusive, em alguns centros, utilizada como método preferencial na avaliação de pacientes com suspeita de apendicite aguda, nos quais demonstra alta acurácia no diagnóstico. A presença de apêndice preenchido por líquido e dilatado é o achado mais específico (Figuras 7.1 e 7.2). Em geral, observam-se, também, densificação e borramento dos tecidos adiposos periapendiculares (Figura 7.3).

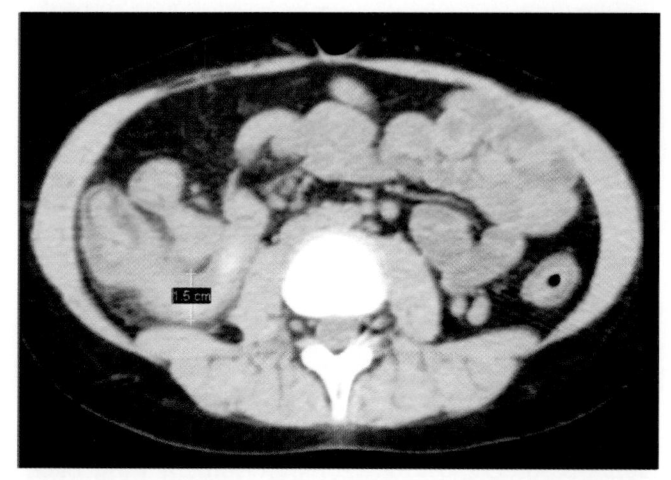

Figura 7.1 ▶ Paciente de 11 anos, do sexo feminino, em pós-operatório tardio de transplante hepático. Tomografia computadorizada sem a administração endovenosa de meio de contraste, demonstrando apêndice cecal de calibre moderado/acentuadamente aumentado (15mm – normal até 6mm), espessamento parietal do ceco e importante densificação do tecido adiposo mesentérico adjacente. Apendicite aguda.

A presença de apendicolito calcificado e inflamação periapendiceal é útil como achado secundário. O realce da parede do apêndice costuma ser observado após a administração endovenosa de meio de contraste iodado (Figura 7.4). Entretanto, o diagnóstico pode ser realizado com a utilização somente de meio de contraste por via oral. As taxas de sensibilidade da TC para o diagnóstico variam de 90% a 100%, a especificidade, de 91% a 99%, a acurácia, de 94% a 98%, o valor preditivo positivo, de 92% a 98%, e o valor preditivo negativo, de 95% a 100%.[25,38,39,51,59]

Alguns estudos que comparam a ultra-sonografia e a TC têm favorecido a última, por promover maior acurácia diagnóstica e detecção de complicações.[25,59] Uma das razões para se preferir a TC, de acordo com Peña e Taylor,[50] é a maior confiabilidade nas interpretações radiológicas deste método, quando comparado à ultrasonografia.

A tomografia pode demonstrar complicações da apendicite, incluindo perfuração, obstrução do intestino delgado e trombose venosa mesentérica. Muitas doenças podem causar inflamação e formação de abscesso no quadrante inferior direito do abdome (Figura 7.5)

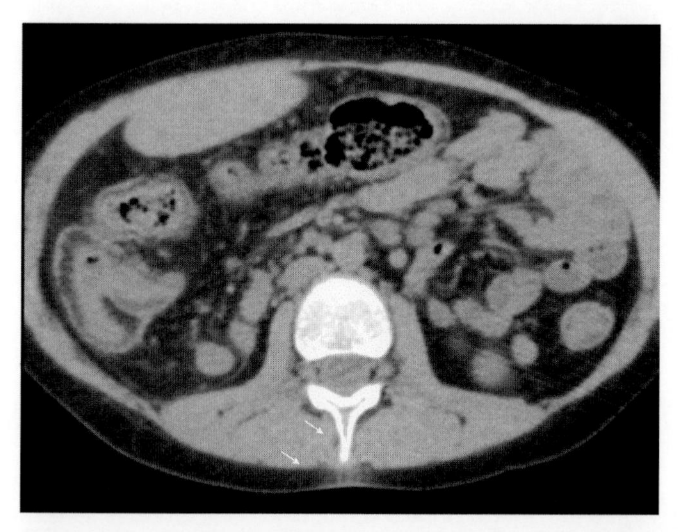

Figura 7.2 ▶ Mesma paciente da figura anterior. Observar a presença de linfonodos ovalados, homogêneos, de dimensões aumentadas no quadrante inferior direito do abdome, de aspecto reacional. Apendicite aguda.

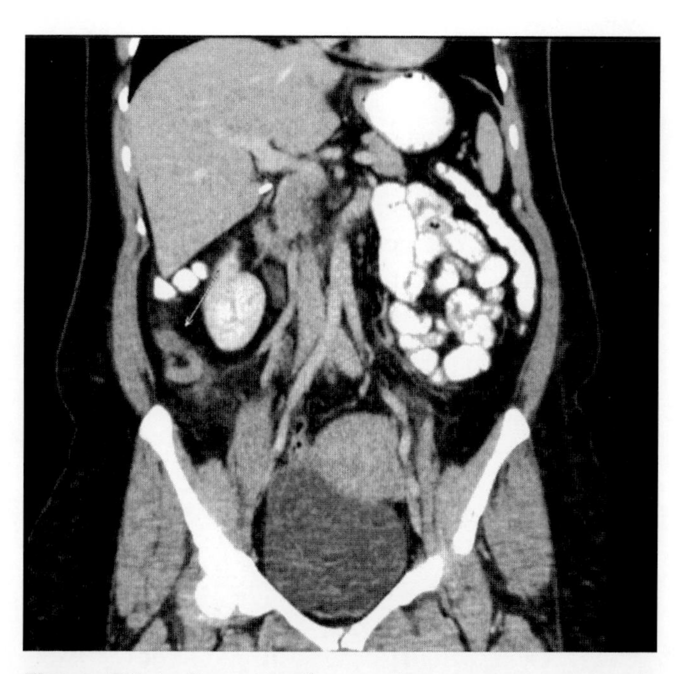

Figura 7.3 ▶ Reconstrução no plano coronal mostrando apêndice de calibre aumentado com discreta densificação do tecido gorduroso do mesoapêndice. Apendicite aguda inicial.

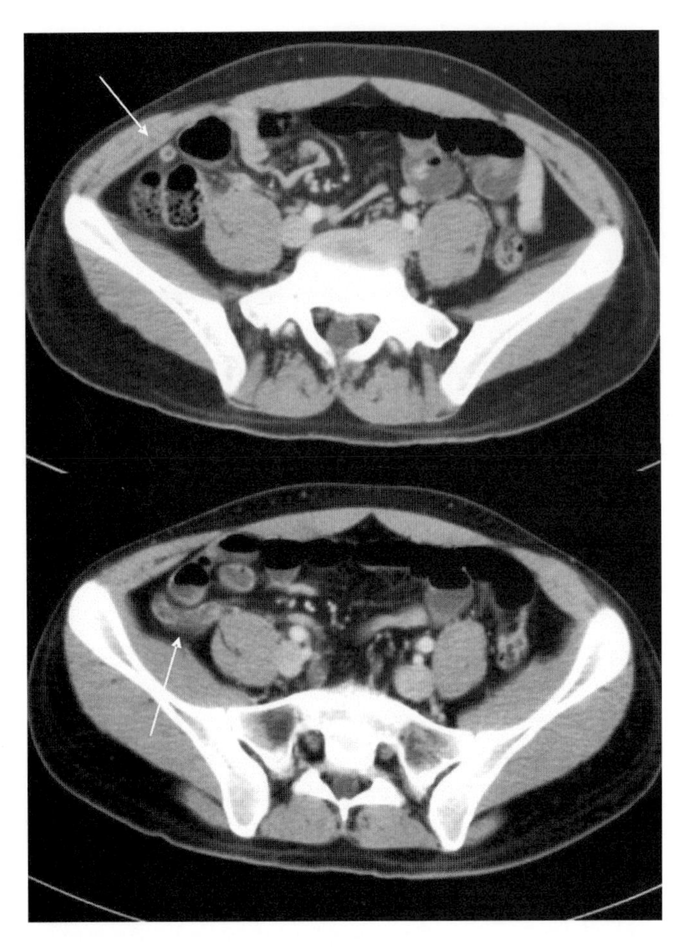

Figura 7.4 ▸ Apendicite aguda. Tomografia computadorizada após a administração endovenosa de meio de contraste, fase venosa portal, demonstrando apêndice cecal de calibre aumentado (*setas*), ingurgitado, com paredes com moderado realce e leve densificação do tecido adiposo mesentérico adjacente.

e mimetizar achados da apendicite aguda no exame clínico, como a doença de Crohn e a diverticulite cecal.

Diverticulite

A doença diverticular dos cólons tem alta prevalência em pacientes com mais de 65 anos. A maioria dos casos evolui sem sintomas. Cerca de 25% dos pacientes desenvolvem diverticulite. Os pacientes se apresentam com febre, dor no quadrante inferior esquerdo e leucocitose. A TC, realizada em pacientes com suspeita de diverticulite, tem sua importância pautada na confirmação desta afecção, na demonstração de complicações (como abscesso) e na orientação da conduta terapêutica.[46]

À TC, os principais achados de diverticulite aguda (Figuras 7.6 e 7.7) incluem espessamento da parede do cólon na presença de divertículos e borramento da gordura paracólica (presente em 98% dos pacientes).[28] A presença de bolhas de ar e de pequenas coleções líquidas fora do lúmen das alças intestinais pode ocorrer em menor freqüência.[56] Nos casos mais graves, fleimão e abscesso estarão presentes. A diverticulite é evidente à tomografia em mais de 80% dos pacientes. O espessamento parietal superior a 4mm é identificado em aproximadamente 70% dos casos.[52] O divertículo inflamado aparece como lesão arredondada, paracólica, preenchida por material com atenuação de tecidos moles, cálcio, bário ou ar.

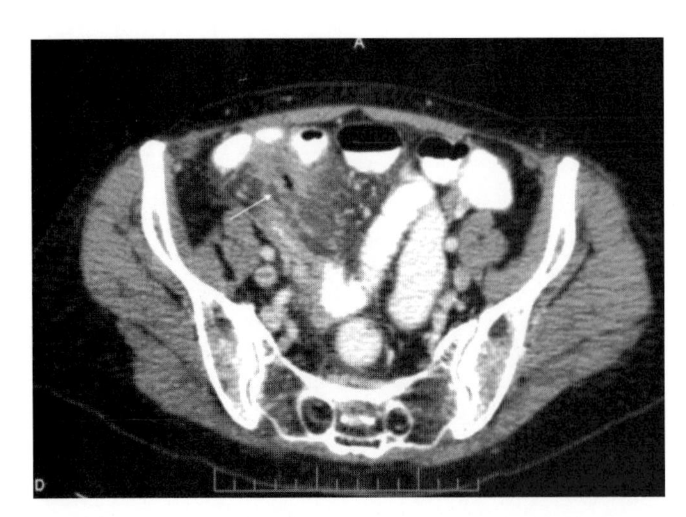

Figura 7.5 ▸ Tomografia computadorizada mostrando pequena coleção em fossa ilíaca direita em paciente com apendicite aguda perfurada.

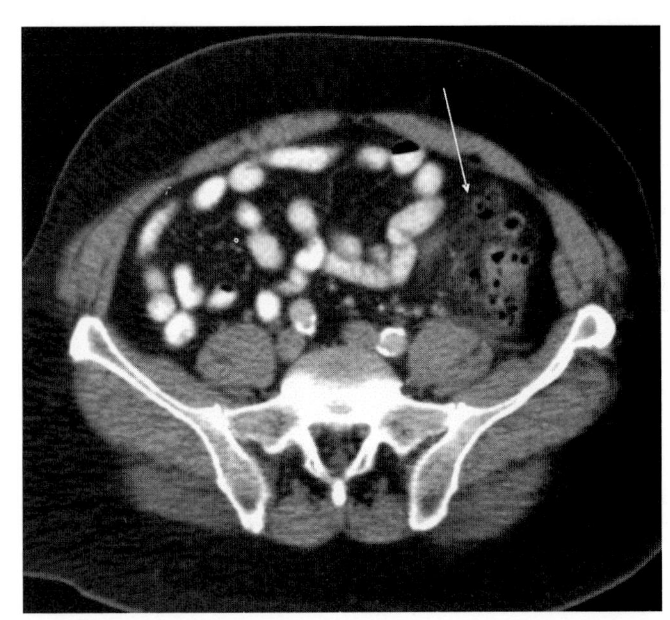

Figura 7.6 ▸ Tomografia computadorizada de paciente com 55 anos, apresentando febre e dor abdominal aguda em fossa ilíaca esquerda, revelando a presença de múltiplos divertículos no sigmóide, associada à presença de densificação do tecido adiposo paracólico. Diverticulite aguda não complicada.

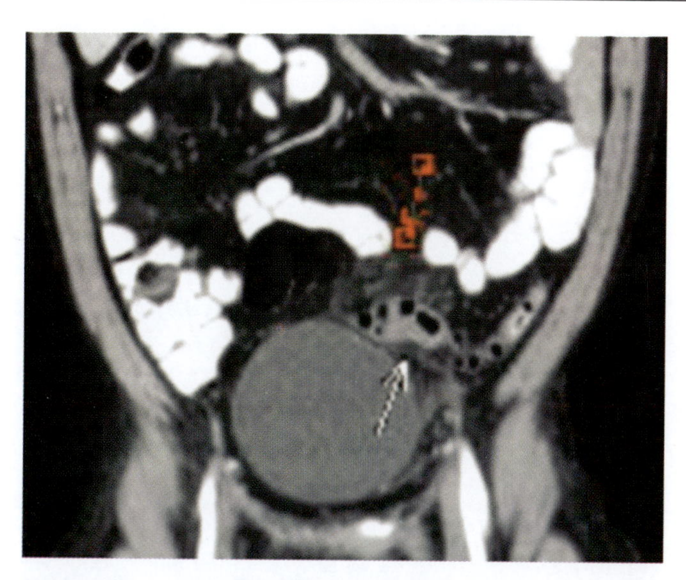

Figura 7.7 ▶ Mesma paciente da figura anterior. Reconstrução coronal mostrando divertículos e importante borramento da gordura paracólica, sem coleções associadas. Diverticulite aguda.

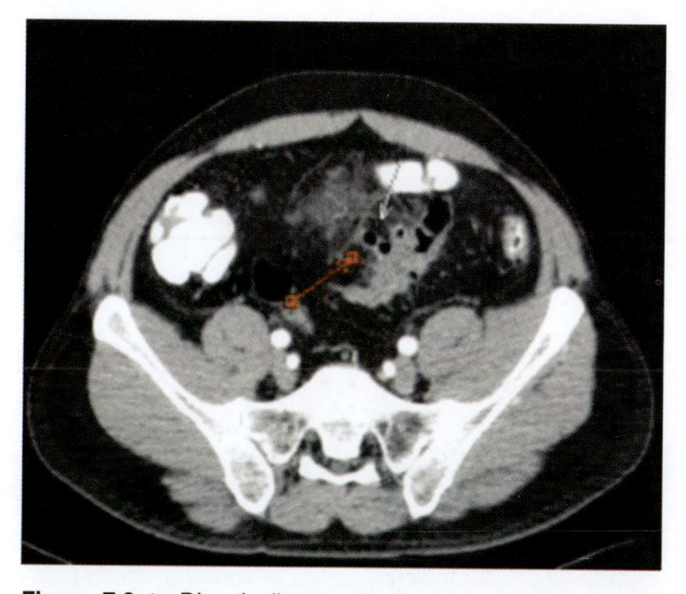

Figura 7.8 ▶ Diverticulite aguda. Paciente de 55 anos, do sexo masculino, apresentando múltiplos divertículos no sigmóide. Tomografia mostrando importante densificação do tecido adiposo paracólico e gás extraluminal.

O carcinoma perfurado é o principal diagnóstico diferencial em pacientes com diverticulite em sigmóide. A parede do cólon, na diverticulite aguda, normalmente não passa de 1cm. Entretanto, em alguns pacientes, com intensa hipertrofia muscular, a parede pode medir de 2 a 3cm, simulando carcinoma.[23] A transição abrupta entre o intestino normal e o patológico, a presença de linfonodos locais de tamanho aumentado e a espessura da parede superior a 1,5cm sugerem o diagnóstico de carcinoma.[9]

As principais complicações da diverticulite aguda são obstrução intestinal, inflamação secundária do apêndice, fístula e perfuração intraperitoneal franca (Figura 7.8).[34]

A diverticulite do lado direito é de difícil diagnóstico clínico. Quando comparados com os pacientes com apendicite, aqueles com diverticulite do lado direito apresentam quadro clínico arrastado, dor moderada e ponto doloroso mais alto, podendo simular, muitas vezes, colecistite aguda.[57] Os achados tomográficos da diverticulite à direita consistem em alterações inflamatórias paracólicas, espessamento parietal discreto e visualização do divertículo no ponto de maior espessura. Este, por sua vez, pode conter gás, líquido, contraste ou material calcificado.[26,30] O apêndice normal deve ser identificado.

No diagnóstico da diverticulite aguda, a TC tem sensibilidade de 99%, especificidade de 99%, valor preditivo positivo de 99%, valor preditivo negativo de 99% e acurácia global de 99%.[36]

Pancreatite aguda

A pancreatite aguda caracteriza-se pela presença de processo inflamatório agudo do pâncreas com envolvimento variável dos tecidos adjacentes e de outros órgãos. Com freqüência, tem início súbito, com dores abdominais, acompanhadas de vômitos, febre, leucocitose e elevação das enzimas pancreáticas no sangue e na urina.

Em geral, essa afecção é classificada como leve ou grave. A primeira, também chamada intersticial ou edematosa, está associada a disfunção mínima de órgãos e bom prognóstico. A última, também referida como pancreatite necrosante, está usualmente relacionada à falência de órgãos e a complicações locais, incluindo necrose, infecção e formação de pseudocistos.

Quantificação objetiva da gravidade da pancreatite aguda pode ser obtida mediante os critérios de gravidade de Ranson e de APACHE II.[37,54] Estes critérios atribuem valores numéricos a diferentes parâmetros clínicos e laboratoriais, avaliando com maior objetividade a gravidade do dano inicial.

A necessidade de avaliação da gravidade da pancreatite baseia-se no fato de que a forma leve responde bem à terapia suportiva, enquanto a forma grave exige monitoramento intensivo e terapias específicas, apresentando prognóstico reservado. A necrose pancreática ocorre em até 20% dos pacientes. A sua presença resulta em aumento da morbimortalidade, e até 70% a 86% dos casos de óbito estão a ela relacionados.[49]

Quadro 7.1 ▶ Classificação da pancreatite aguda pela tomografia computadorizada[75]

Grau	Alterações morfológicas	Pontuação
A	Pâncreas normal	0
B	Aumento focal ou difuso do pâncreas	1
C	Alterações glandulares associadas à densificação da gordura peripancreática	2
D	Coleção única, bem definida	3
E	Múltiplas coleções líquidas ou com gás no interior do pâncreas ou tecidos adjacentes	4

Índice de necrose	Pontuação
Sem necrose pancreática	0
Necrose pancreática em um terço do órgão	2
Necrose pancreática em metade do órgão	4
Necrose pancreática em mais da metade do órgão	6

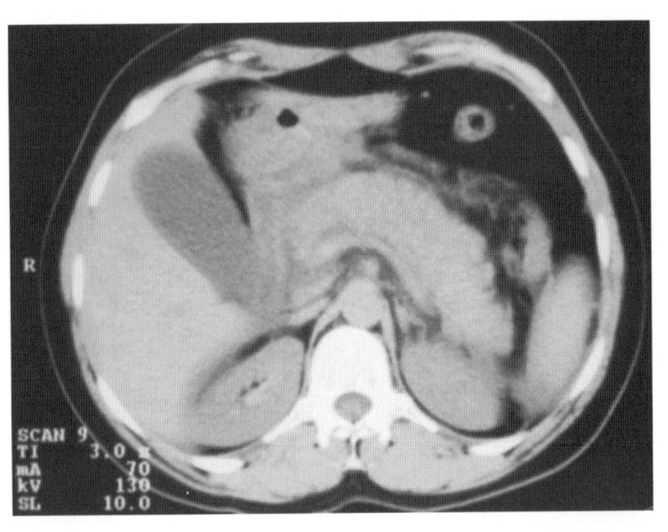

Figura 7.9 ▶ Paciente de 49 anos com aumento significativo da amilase sérica. Tomografia computadorizada mostrando aumento das dimensões do pâncreas, gordura peripancreática com atenuação aumentada e margens vasculares indefinidas, com os planos fasciais espessados. Pancreatite aguda leve.

A TC tem grande importância na definição do tratamento clínico e estadiamento dos pacientes (Quadro 7.1), podendo revelar focos de hemorragia ou necrose no parênquima pancreático e definir a extensão desse processo para órgãos adjacentes.[10,49]

O índice tomográfico de gravidade, desenvolvido por Balthazar[3] em 1994, foi considerado um avanço significativo na avaliação radiológica de pacientes com pancreatite aguda. O índice avalia a presença ou ausência de inflamação pancreática ou necrose.

À TC, os achados na pancreatite aguda refletem o edema da glândula e da gordura adjacente. No entanto, em aproximadamente 28% dos casos de pancreatite aguda leve, o estudo tomográfico é normal.[6] Toda a glândula pode apresentar-se com volume difusamente aumentado e contorno irregular.

Nos casos de pancreatite leve, a gordura peripancreática mostra-se densificada, isto é, com atenuação aumentada, as margens vasculares estão indefinidas e os planos fasciais, espessados (Figuras 7.9 e 7.10). Sinais leves de inflamação peripancreática podem estar presentes ao redor de glândula de aparência normal. A pancreatite segmentar ocorre em 10% a 18% dos pacientes e costuma estar associada à doença calculosa das vias biliares.[79]

Na pancreatite necrosante ou grave, a glândula está aumentada de volume e é circundada por exsudato com alta atenuação. A necrose desenvolve-se precocemente e, em geral, está bem definida 96 horas após o início das manifestações clínicas.[24] O parênquima necrótico apresenta redução ou ausência de realce pelo meio de contraste, sendo bem delimitado em relação ao parênquima viável, que se realça normalmente pelo meio de contraste. O corpo e a cauda costumam estar envolvidos, sendo a cabeça geralmente preservada devido à rica vascularização colateral. O exsudato peripancreático oblitera os tecidos gordurosos adjacentes, dissecando os planos fasciais. Essas coleções, tipicamente, acumulam-se no saco menor, espaço pararrenal anterior e espaço anterior interfascial. A TC helicoidal ou *multislice* é útil na identificação de complicações vas-

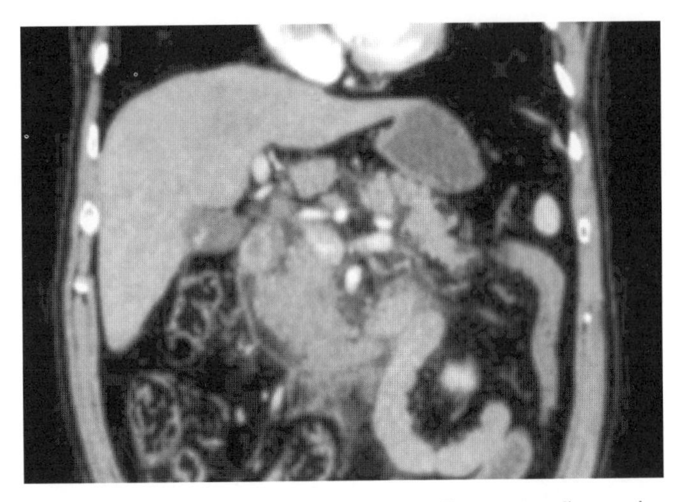

Figura 7.10 ▶ Pancreatite aguda leve. Reconstrução no plano coronal. Aumento volumétrico da cabeça do pâncreas com importante densificação dos planos adiposos adjacentes. Ausência de áreas de necrose. No interior da vesícula biliar, notam-se pequenos cálculos hiperdensos.

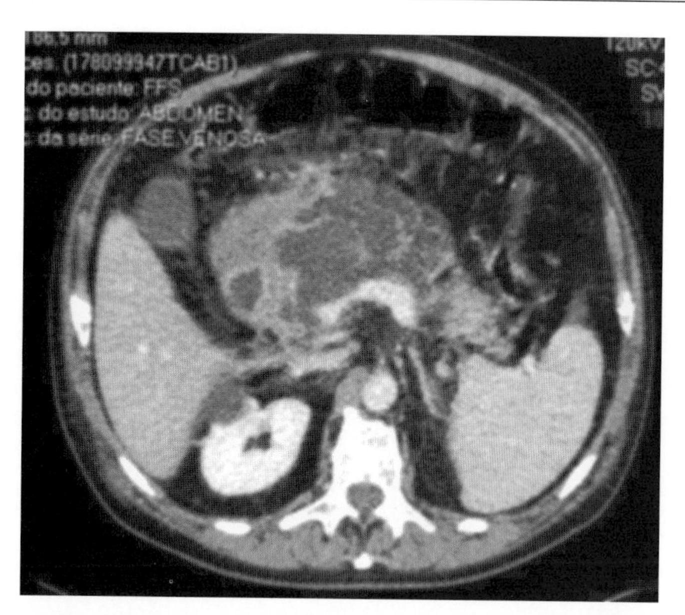

Figura 7.11 ▶ Pancreatite aguda grave. Pâncreas de dimensões aumentadas, apresentando coleções líquidas na topografia do corpo e da cauda, com realce periférico pelo meio de contraste, sem paredes bem definidas.

culares, como pseudo-aneurismas e tromboses porta e esplênica.[12,70]

Coleções líquidas pancreáticas ou peripancreáticas sofrem resolução espontânea em cerca de 50% dos casos. Aquelas que não se resolvem podem transformar-se em pseudocistos ou evoluir com hemorragia e/ou infecção. À TC, são identificadas como coleções de baixos coeficientes de atenuação, sem paredes bem definidas (Figura 7.11).

Os pseudocistos são coleções líquidas organizadas, bem delimitadas, envoltas por parede bem definida, que se desenvolvem a partir de coleções peripancreáticas, necrose ou pancreatite crônica. À TC, os pseudocistos apresentam-se como coleção ovalada, inicialmente com parede fina e mal definida, evoluindo para parede espessa, que se pode realçar pelo meio de contraste (Figuras 7.12 e 7.13). Em geral, são peripancreáticos, mas podem ser encontrados em diversos locais do abdome, mediastino e pelve. Infecção em seu interior é caracterizada pela presença de bolhas de ar.

Em geral, o abscesso pancreático se desenvolve em 4 semanas após o início do quadro, constituindo complicação da necrose pancreática. Pode estar associado a superinfecção, contribuindo significativamente para o aumento da morbimortalidade relacionada à pancreatite aguda. A presença de gás no interior de coleções peripancreáticas é altamente sugestiva desse diagnóstico. É importante distinguir abscesso de necrose infectada, pois esta última apresenta mortalidade duas ve-

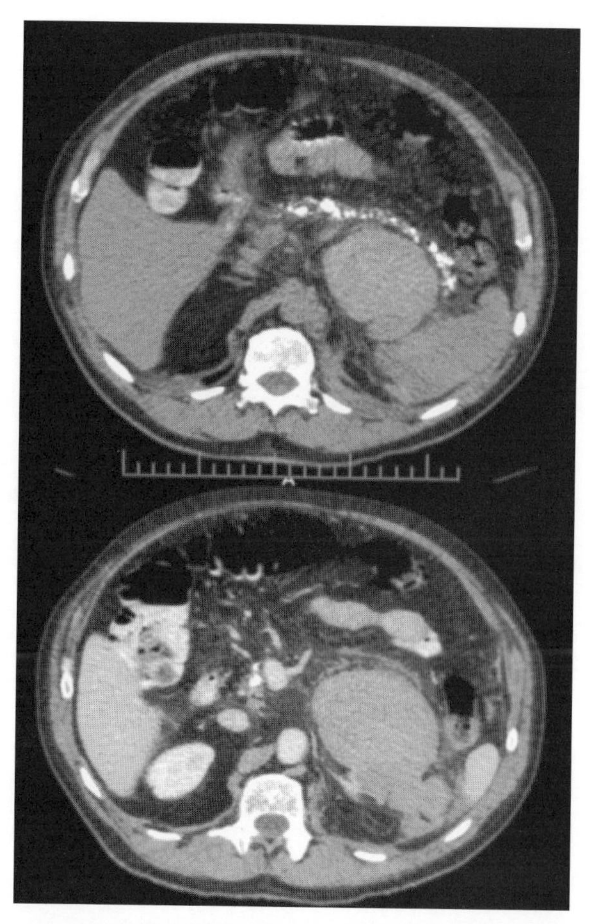

Figura 7.12 ▶ Paciente do sexo masculino, etilista, apresentando dor aguda no epigástrio. Tomografia, antes e após a administração endovenosa de meio de contraste iodado, mostra coleção bem definida, localizada posteriormente à cauda do pâncreas, espontaneamente hiperdensa, sem realce pelo meio de contraste endovenoso. Pseudocisto hemorrágico.

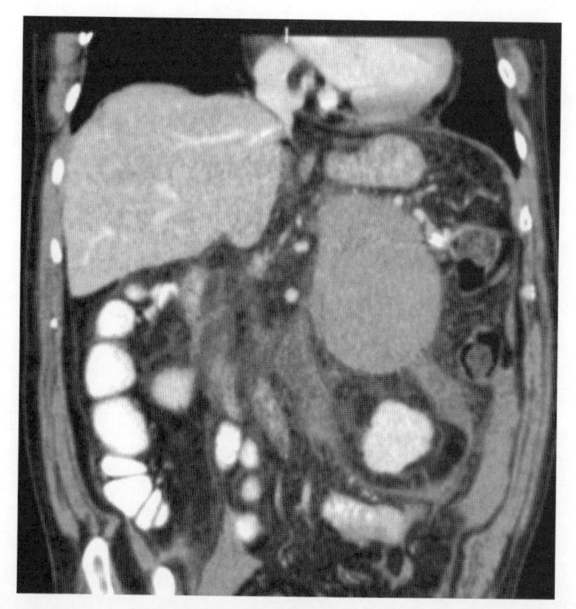

Figura 7.13 ▶ Mesmo paciente do exame anterior. Tomografia *multislice*. Reconstrução no plano coronal. Pseudocisto pancreático.

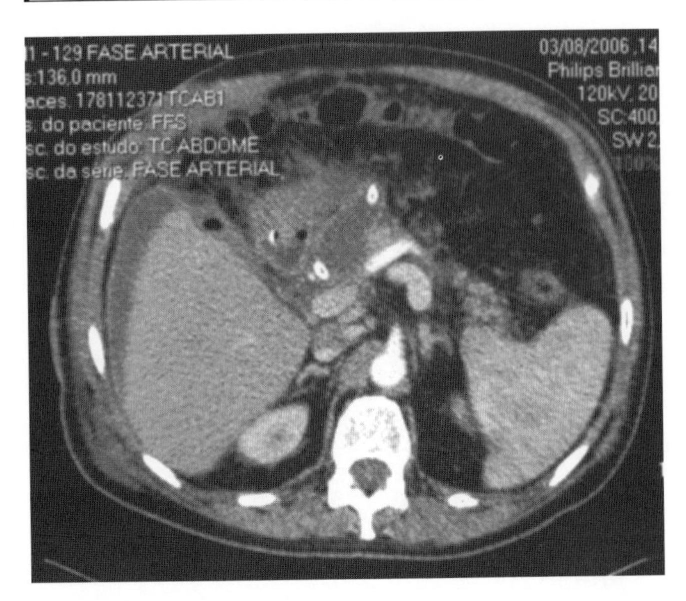

Figura 7.14 ▶ Tomografia com contraste endovenoso mostrando coleções junto à cabeça pancreática infectada, com dreno em seu interior. Observar a densificação dos tecidos adiposos peripancreáticos.

zes maior e exige desbridamento cirúrgico, enquanto o abscesso pode ser tratado com drenagem percutânea[71] (Figura 7.14).

Necrose infectada é definida como área de parênquima pancreático infectada e parcialmente liquefeita, com ou sem envolvimento peripancreático associado. À TC, são observadas bolhas de ar de permeio à área de necrose, sendo necessária a realização de punção aspirativa para estabelecer o diagnóstico.

De acordo com os indicadores de gravidade, a TC pode auxiliar a avaliação do prognóstico dos pacientes, principalmente por permitir quantificar a área de necrose. Em estudo publicado em 1990,[1] foi demonstrado que, em pacientes sem necrose evidente à TC, a mortalidade foi de 0% e a morbidade, de 6%. Os pacientes que apresentavam pequenas áreas de necrose (menor que 30%) não apresentaram mortalidade, e a morbidade foi de 40%. Entretanto, em pacientes com grandes áreas de necrose (superior a 50% do volume da glândula), a morbidade variou de 75% a 100% e a mortalidade, de 11% a 25%.

As principais indicações para realização de TC como exame inicial em casos de pancreatite aguda são:[19]

- Diagnóstico clínico duvidoso.
- Hiperamilasemia e pancreatite clinicamente grave com distensão abdominal, febre alta e leucocitose.
- Escore de Ranson > 3 ou escore APACHE > 8.
- Pacientes que não apresentam melhora clínica 72 horas após o início do tratamento.
- Pacientes que melhoram inicialmente com a terapia conservadora, mas que evoluem com alteração clínica sugestiva de complicação.

TC de controle é recomendada em pacientes com pancreatite graus A a C apenas em casos de complicação. Nos pacientes com grau D ou E, é recomendada a repetição do exame 7 a 10 dias após o exame inicial. Em geral, a resolução dos achados da TC no pâncreas e na região peripancreática é posterior à melhora clínica.

Apendagite epiplóica

Os apêndices epiplóicos caracterizam-se por serem estruturas adiposas pedunculadas, aderidas à superfície colônica e revestidas por peritônio. Apresentam comprimento médio de 3cm (0,5 a 15cm). Podem ser estruturas tubulares, cilíndricas, multilobulares ou achatadas. Cada um é suprido por uma ou duas artérias e drenado por uma delgada e tortuosa veia. Tal suprimento sanguíneo, associado a sua forma pedunculada e excessiva mobilidade, faz dos apêndices epiplóicos estruturas propensas para torção e isquemia, ou mesmo para infarto hemorrágico.

Em condições normais, os apêndices epiplóicos não são identificados por nenhum método de imagem, a menos que haja quantidade suficiente de líquido intraperitoneal, contrastando com essas estruturas.

A apendagite (apendicite) epiplóica constitui condição incomum e ocorre quando o apêndice epiplóico desenvolve inflamação, torção ou isquemia. A apendagite epiplóica pode simular apendicite e diverticulite.

À TC, observa-se pequena massa com densidade de partes moles com atenuação aumentada, localizada junto à superfície da serosa do cólon (Figura 7.15). No centro da lesão pode ser observado foco hiperdenso, que é resultado de trombose vascular. Podem-se observar efeito de massa, espessamento focal da parede da alça adjacente, infiltração da gordura mesentérica e espessamento focal do peritônio adjacente[45,62,69] (Figura 7.16).

Colecistite aguda

A TC não costuma ser utilizada para avaliar pacientes com suspeita de colecistite. Os achados mais sensíveis na colecistite aguda são inflamação e realce da parede pelo meio de contraste, espessamento parietal superior a 3mm e aumento volumétrico da vesícula[13] (Figura 7.17). Após a administração endovenosa

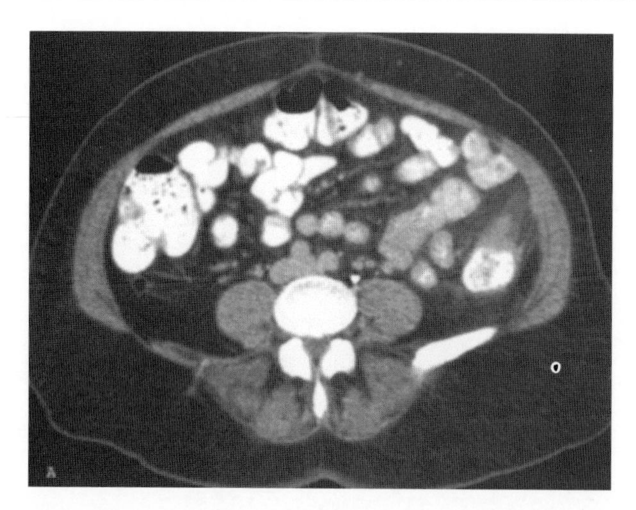

Figura 7.15 ▶ Paciente de 55 anos, do sexo feminino, com dor abdominal em fossa ilíaca esquerda. Tomografia contrastada mostrando pequena massa com densidade de partes moles e atenuação aumentada, localizada junto à superfície da serosa do cólon descendente. Observam-se efeito de massa e espessamento focal da parede da alça adjacente com infiltração da gordura mesentérica. Apendagite epiplóica.

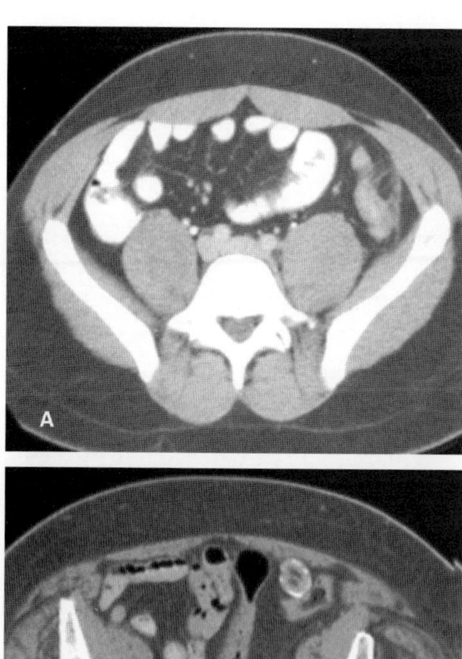

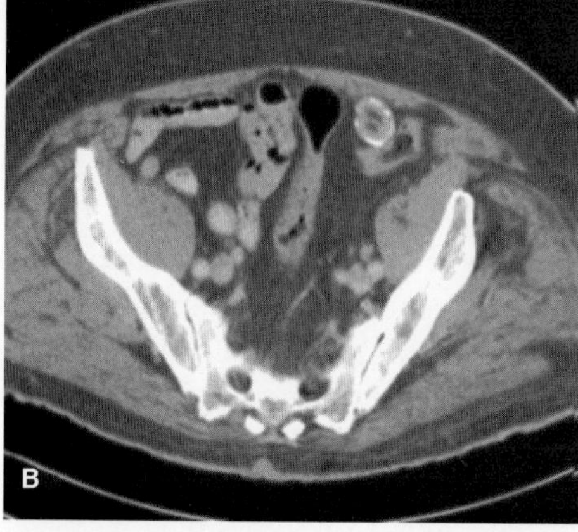

Figura 7.16 ▶ **A.** Tomografia computadorizada mostrando sinais de inflamação de apêndice epiplóico junto à transição entre os cólons descendente e sigmóide. **B.** Seis meses depois, observa-se calcificação de aspecto seqüelar na mesma topografia, indicando resolução do quadro. (Caso gentilmente cedido pelo Prof. Dr. Michael Macari, New York University.)

de meio de contraste iodado, o fígado pode apresentar áreas focais de aumento da atenuação adjacente à vesícula inflamada, relacionadas a distúrbio perfusional, e que indicam, provavelmente, hiperemia arterial e drenagem venosa precoce.[78]

Outros achados incluem borramento da gordura perivesicular, líquido junto à parede externa da vesícula e aumento da atenuação da bile. Uma combinação dos achados é altamente específica para colecistite aguda, aproximando-se da sensibilidade do ultra-som.

A tomografia helicoidal ou *multislice* pode demonstrar complicações da colecistite aguda. Presença de ar no lúmen ou na parede sugere colecistite enfisematosa, relacionada a gangrena. A perfuração é achado mais tardio e, em geral, necessita de intervenção cirúrgica de urgência. A tomografia é um método sensível para diagnóstico e localização do local da perfuração.[35]

Litíase da via biliar principal

Pacientes com litíase da via biliar principal (LVBP) costumam apresentar-se com episódios recorrentes de dor no quadrante superior, febre, icterícia e pancreatite. A dilatação biliar pode ser evidente. A TC tem sensibilidade de 88%, especificidade de 97% e acurácia de 94% na detecção de LVBP. Entretanto, o uso de con-

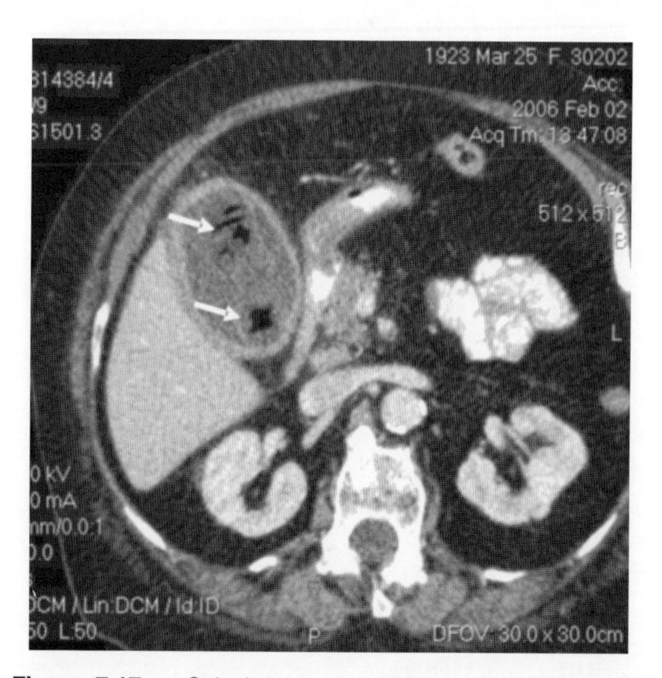

Figura 7.17 ▶ Colecistite aguda litiásica. Paciente de 80 anos, do sexo feminino, apresentando febre e dor em hipocôndrio direito. Tomografia mostra vesícula biliar de volume aumentado, apresentando, em seu interior, cálculos (*setas brancas*) e paredes moderadamente espessadas. Notar também a presença de discreta densificação do tecido adiposo adjacente à serosa.

traste oral pode mascarar a presença de cálculos.[5,47] São mandatórias, nos casos suspeitos, a realização do exame sem a utilização de contraste oral e a execução de cortes de fina espessura, preferencialmente com tecnologia *multislice*.

Vinte por cento dos cálculos biliares são de alta densidade (> 60UH), podendo ser visibilizados à TC. Outros 50% têm densidade semelhante à de partes moles (entre 20 e 60UH), e o restante tem baixa densidade e é de difícil identificação. Estes últimos somente são percebidos caso haja bile ao seu redor com densidade semelhante à da água, formando halo periférico. Caso contrário, não será possível separá-los da parede. Na presença de LVBP, pode-se observar, ainda, espessamento da parede biliar como resposta inflamatória. O sinal do alvo é considerado o mais sensível e específico para detecção de cálculo pela TC, sendo caracterizado pela presença de pequena formação hiperdensa, arredondada, circundada completamente pela bile.[4]

Pielonefrite aguda

A pielonefrite aguda é diagnóstico comum em pacientes que apresentam febre, calafrios e dor em flancos. As infecções, de causa ascendente, disseminam-se pelos ductos coletores para o parênquima renal.[29,33] Os pacientes são referidos à tomografia quando as manifestações são de difícil interpretação ou há suspeita de complicações. Tipicamente, as imagens são adquiridas durante a fase corticomedular, nefrográfica e excretora.

Os achados consistem em áreas focais de hipodensidade estriada ou em forma de cunha.[22,32] As estriações resultam de estase de contraste devido a edema nos túbulos, os quais demonstram atenuação que aumenta com o decorrer do tempo. O rim infectado está, usualmente, aumentado de volume e há borramento da gordura perirrenal. Áreas focais de redução da densidade podem mimetizar massa renal.

A TC é, provavelmente, mais específica em diferenciar infecção de tumor. Além disso, é útil na detecção de casos discretos de pielonefrite aguda que causam perda da diferenciação corticomedular normal e realce tardio do nefrograma.[77]

Cálculo ureteral

Pacientes com dor aguda devido a cálculo ureteral costumam apresentar-se com hematúria e dor nos flancos, que se irradia para a virilha. A TC constitui rápido e acurado método para demonstrar a presença do cálculo.[14,31]

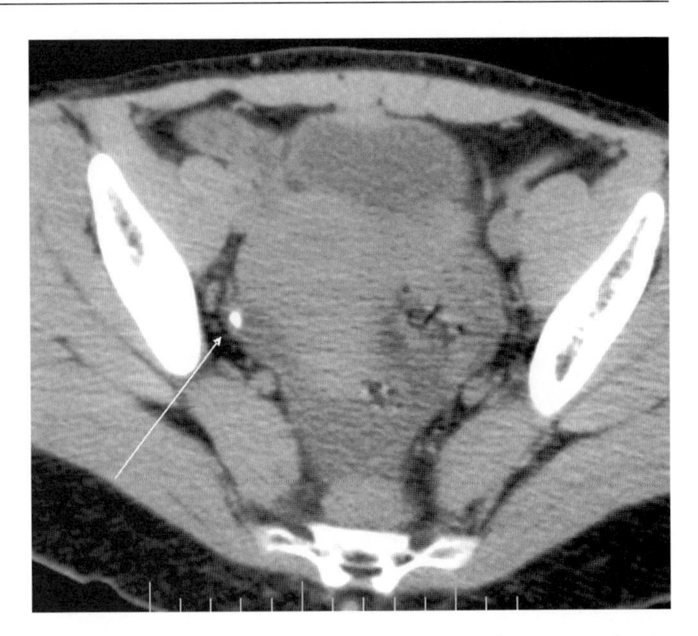

Figura 7.18 ▶ Paciente de 19 anos com dor no quadrante abdominal inferior direito e hematúria. A tomografia computadorizada mostra a presença de pequena estrutura ovalada hiperdensa no interior do ureter distal direito, caracterizando ureterolitíase.

A identificação de hidronefrose, hidroureter e cálculo obstrutivo deve ser feita. A TC tem sensibilidade de 97%, especificidade de 96% e acurácia de 97% na detecção de cálculos ureterais.[65] Os locais mais comuns para detecção de cálculos são os estreitamentos naturais dos ureteres, incluindo junção ureteropélvica, cruzamento com vasos ilíacos e a junção ureterovesical (Figura 7.18). A presença de espessamento e borramento localizado da gordura periureteral pode ajudar a localizar pequenos cálculos.[53,64]

Doença inflamatória pélvica

Pacientes com doença inflamatória pélvica (DIP) normalmente apresentam-se com corrimento vaginal, dor pélvica, febre e leucocitose. O ultra-som é a modalidade diagnóstica inicial, na maioria das pacientes. Ocasionalmente, as pacientes são encaminhadas à tomografia quando os sinais e sintomas são pouco localizados ou quando se suspeita de complicações como abscesso tubovariano. A tomografia com injeção de contraste é necessária para definir a anatomia anexial e as prováveis afecções associadas. Ocasionalmente, são necessárias imagens tardias para diferenciar massa cística de coleção vesical.[67,68]

Os achados típicos incluem massa anexial uni ou bilateral, hidrossalpinge e ascite pélvica. O abscesso tubovariano manifesta-se como massa complexa, com septações e paredes espessadas e irregulares.[40,76] À TC, observa-se realce tipicamente periférico das tubas e da cápsula do abscesso. O abscesso tubovariano pode ser difícil de distinguir das neoplasias ovarianas ou outras causas de abscesso, como doença inflamatória intestinal ou apendicite.

Obstrução do intestino delgado

A obstrução do intestino delgado é causa comum de dor abdominal aguda. Os pacientes apresentam-se com náuseas, vômitos e dor abdominal. Existe grande variedade de causas, como aderência, hérnia e tumor. A utilidade da TC na avaliação da obstrução depende do grau e da causa da obstrução. Na maioria das instituições, a TC tem sido o método de escolha na avaliação e definição da obstrução. Pacientes que apresentam obstrução completa não necessitam contraste por via oral, pois possuem grande quantidade de líquido nos intestinos, que funcionam como contraste natural, especialmente quando combinados com administração endovenosa de meio de contraste iodado. A injeção permite realçar a parede da alça normal e as massas intestinais. Ela é importante na avaliação da perfusão intestinal e no diagnóstico de isquemia, sendo útil, também, no estudo da configuração e da permeabilidade dos vasos mesentéricos.[43,66] Em casos de obstrução incompleta ou dor vaga, contraste oral deve ser utilizado por melhorar a acurácia na detecção de processos inflamatórios e abscessos. Além disso, ele otimiza a identificação da zona de transição.

O achado essencial consiste na definição da zona de transição entre a área dilatada e a área de calibre normal. A inspeção cuidadosa do ponto de transição e o conteúdo do lúmen podem revelar a causa da obstrução. As hérnias costumam ser encontradas na região inguinal e na parede abdominal. As hérnias inguinais indiretas, muito comuns, são causadas por fraqueza adquirida e dilatação do anel inguinal interno, que resulta de defeito na fáscia transversa. A presença de massa obstrutiva ou implantes tumorais pode ser identificada com menor freqüência. Na ausência de massa obstrutiva e hérnia, a obstrução intestinal é mais provavelmente relacionada a aderência, especialmente em pacientes com história prévia de cirurgia (Figura 7.19).

O estrangulamento de alças intestinais se deve à obstrução mecânica com congestão venosa da alça. Inicialmente, ocorre acometimento do retorno venoso, resultando em distensão e edema nos vasos. A hemorragia da alça resulta em transudação de fluido para a cavidade peritoneal. Achados que sugerem estrangulamento incluem realce discreto ou ausência de realce da parede da alça e presença do *sinal do bico serrado*. Este se caracteriza pela torção da alça, com edema localizado na vasculatura mesentérica e edema de parede de alça. A obstrução pode ter aspecto peculiar em C ou U e presença de líquido no mesentério e no interior da alça intestinal.[3,18,44] Em pacientes com alto grau de obstrução, a TC tem sensibilidade de 90% a 96%, especificidade de 91% a 96% e acurácia de 90% a 95% para o diagnóstico de obstrução.[17,80]

Isquemia intestinal

A insuficiência vascular do intestino constitui diagnóstico relativamente comum no idoso com dor abdominal aguda, coronariopatia, doença vascular periférica, arterite, hipotensão, desidratação e/ou descompensação cardíaca. Pacientes com isquemia intestinal podem apresentar grande variedade de sinais e sintomas que dificultam o diagnóstico.

As causas predominantes de isquemia incluem oclusão vascular ou trombose causadas por doença venosa ou arterial. Em geral, existe a combinação desses fatores, com predominância de um deles, o que determina o prognóstico.[21] A isquemia pode resultar de comprometimento secundário em pacientes com obstrução in-

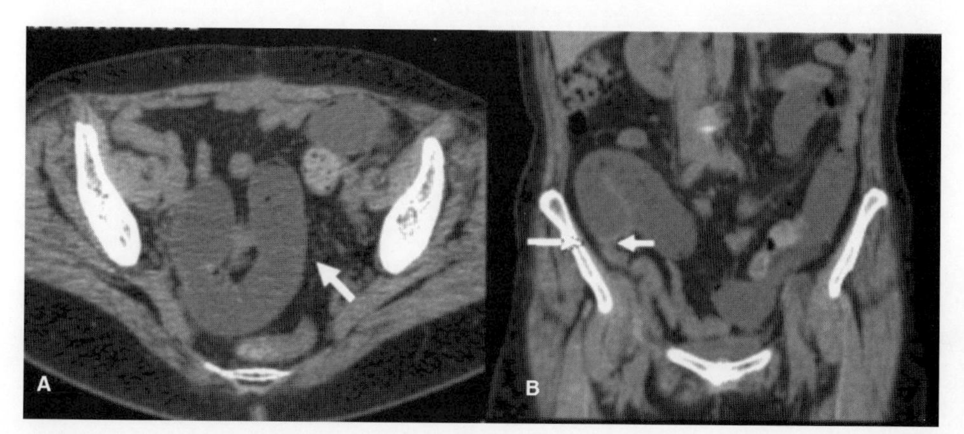

Figura 7.19 ▶ Paciente de 73 anos, com dor abdominal aguda. Passado de cirurgia abdominal. **A.** Tomografia sem a utilização de meio de contraste por via oral revelando alça ileal distendida, repleta de líquido (*seta*). Em **B**, nota-se a zona de transição entre segmento distendido e segmento de calibre normal. Obstrução por bridas.

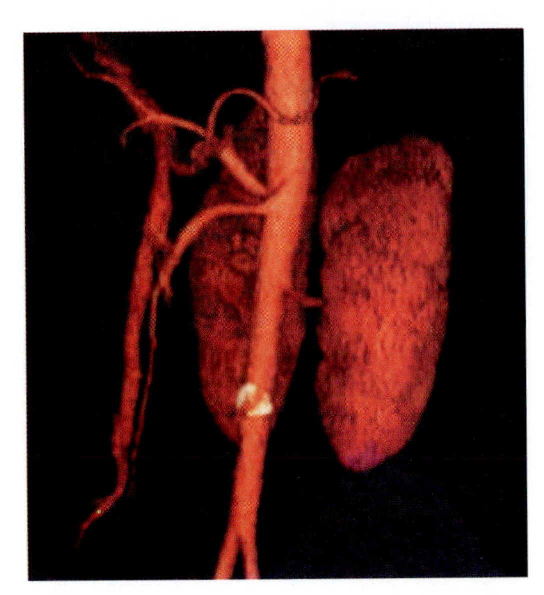

Figura 7.20 ▶ Angiotomografia da aorta e dos vasos esplâncnicos.

testinal, principalmente em casos de obstrução em alça fechada, hérnia e intussuscepção.

A tomografia é importante na detecção precoce de alterações da isquemia intestinal e na determinação da causa. Os achados tomográficos são variados e dependem da causa, da cronicidade e da gravidade da doença.[41,63] O estudo, em conjunto com angiotomografia, exige injeção rápida de meio de contraste iodado para opacificação vascular, sendo útil na definição da permeabilidade dos vasos mesentéricos, particularmente da artéria e veia mesentéricas superiores (Figura 7.20). A administração do produto de contraste é útil para caracterização da parede da alça espessada. Uma anormalidade possivelmente encontrada é o sinal de alvo ou halo, relacionado a edema de submucosa. A parede edemaciada e espessada é mais bem apreciada na porção distendida da alça intestinal, devido à presença de líquido, ar ou material de contraste em seu interior. Esses achados não são específicos da isquemia intestinal, podendo ser encontrados nas doenças infecciosas e inflamatórias. A presença de borramento mesentérico reflete edema e hemorragia.

A presença de ar em parede de alça, mesentério e sistema venoso constitui achado tardio na isquemia e, usualmente, define prognóstico grave[2] (Figuras 7.21 e 7.22).

Adenite mesentérica

A adenite mesentérica pode ser dividida em dois grandes grupos: primária e secundária. A adenite mesentérica primária é definida como linfonodomegalia em fossa ilíaca direita, sem processo inflamatório agudo identificável, ou associada a inflamação discreta do íleo terminal (espessura parietal menor que 5mm).

Linfonodos mesentéricos podem apresentar-se aumentados em casos de apendicite, doença de Crohn e doença celíaca, dentre outros processos inflamatórios

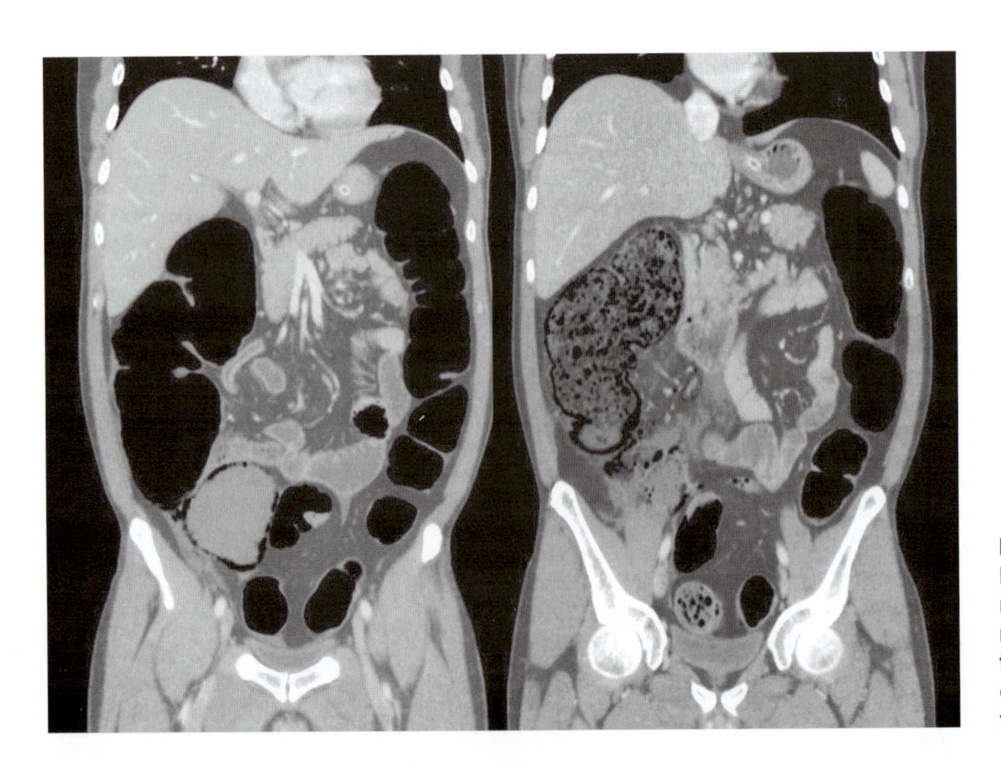

Figura 7.21 ▶ Isquemia intestinal. Paciente com dor abdominal e diarréia. Tomografia computadorizada mostra dilatação de alças de intestino grosso, associada à presença de ar na parede do ceco (pneumatose intestinal).

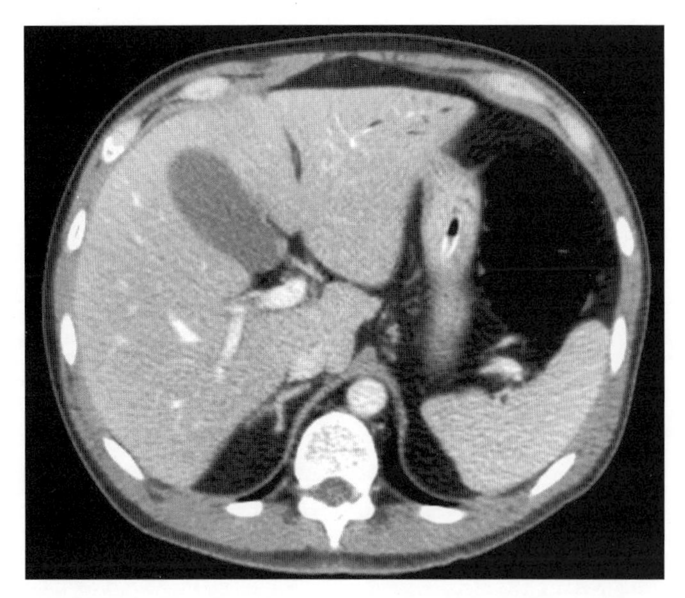

Figura 7.22 ▶ Isquemia intestinal. Mesmo paciente da figura anterior. Observar a presença de ar no interior do ramo direito da veia porta. (Caso gentilmente cedido pela Dra. Luciene Mota de Andrade.)

gastrointestinais. Nesses casos, a adenite mesentérica é classificada como secundária.

Na maioria dos casos de adenite mesentérica primária, um processo inflamatório subjacente no íleo terminal é considerado a causa inicial.[42] A *Yersinia enterocolitica*, a *Yersinia pseudotuberculosis* e o *Helicobacter jejuni* são os microorganismos mais comumente implicados. A apresentação clínica é inespecífica (febre, dor abdominal e leucocitose) e está associada a inúmeros diagnósticos diferenciais, incluindo apendicite, enterocolite infecciosa, diverticulite, carcinoma cecal perfurado, doença inflamatória pélvica, nefrolitíase e pielonefrite. A TC pode ajudar na diferenciação entre essas entidades, permitindo estabelecer o diagnóstico correto.[7,42]

A adenite mesentérica é causa incomum de dor abdominal no quadrante abdominal inferior em adultos, sendo mais freqüente em crianças.

À TC, observa-se linfonodomegalia mesentérica no quadrante abdominal inferior direito; o apêndice está normal, podendo-se detectar espessamento do íleo adjacente e do ceco. Pode haver alterações inflamatórias no mesentério adjacente.[55]

Tiflite

Tiflite, também denominada enterocolite neutropênica, ocorre em pacientes imunossuprimidos em tratamento para doenças malignas, sendo mais freqüente em pacientes em tratamento para leucemia aguda sob quimioterapia.[73] Esta entidade também é relatada em pacientes com anemia aplásica, linfoma, síndrome de imunodeficiência adquirida e após transplante renal.[75]

Os pacientes apresentam-se com febre, diarréia aquosa ou sanguinolenta e dor abdominal, usualmente localizada na fossa ilíaca direita.

Patologicamente, a tiflite é caracterizada pela presença de processo inflamatório no ceco, cólon ascendente e, algumas vezes, no íleo terminal. O processo inflamatório pode ser tão intenso que pode resultar em necrose transmural e perfuração. O mecanismo patológico não é bem conhecido, mas provavelmente resulta da combinação de isquemia, infecção (especialmente por citomegalovírus), hemorragia mucosa e, por vezes, infiltração neoplásica.[74]

O tratamento, geralmente conservador, consiste em repouso do cólon, com nutrição parenteral, antibioticoterapia e reposição eletrolítica. Operação está indicada em casos de pacientes com sangramento gastrointestinal incontrolável, obstrução, abscesso, necrose transmural, perfuração ou sepse grave.

A TC é o método de escolha na avaliação de pacientes com suspeita de tiflite. Os achados são inespecíficos, observando-se distensão cecal e espessamento circunferencial da parede deste segmento intestinal, que se pode apresentar hipoatenuante devido à presença de edema[20] (Figura 7.23). Densificação dos tecidos adiposos paracólicos é achado comum. Detecção

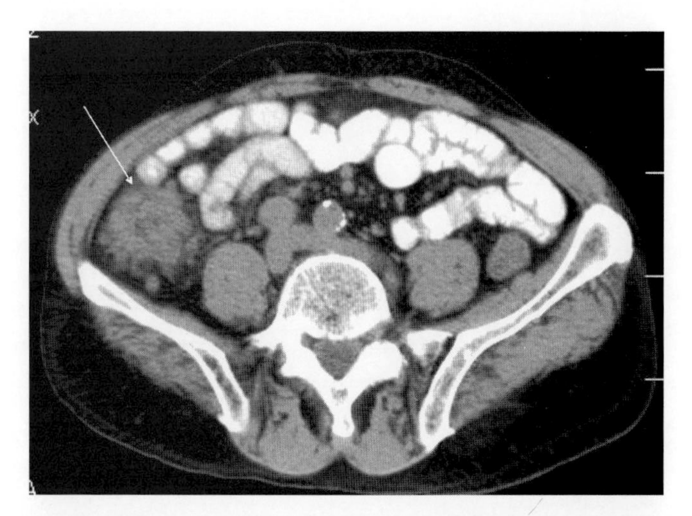

Figura 7.23 ▶ Paciente de 68 anos com leucemia aguda em tratamento quimioterápico. Apresenta febre e dor abdominal aguda, predominando no hipocôndrio direito. Tomografia computadorizada mostra importante espessamento circunferencial da parede do ceco/cólon ascendente, além de densificação do tecido adiposo paracólico. Tiflite.

de pneumatose, pneumoperitônio e coleções líquidas paracólicas é importante porque indica a necessidade de procedimento cirúrgico.[60] A TC também tem valor no monitoramento terapêutico.

Perfuração gastrointestinal

Em geral, a perfuração apresenta-se como complicação resultante de grande variedade de causas, incluindo inflamação intestinal intensa, úlcera péptica perfurada, diverticulite, infarto, traumatismo e obstrução em alça fechada. A perfuração pode ser complicação de neoplasia, e lesão expansiva deve ser procurada. A perfuração iatrogênica é, ocasionalmente, vista após procedimentos endoscópicos, especialmente biópsia endoscópica e esfincterectomia.

A TC é utilizada para avaliação de pacientes com dor abdominal aguda e sinais de peritonite. A TC tem alta sensibilidade na detecção de pneumoperitônio discreto, que pode não ser identificado às radiografias de tórax e abdome. Deve-se utilizar meio de contraste oral e venoso para localização da perfuração e caracterização de complicações, como peritonite e abscesso. Entretanto, a detecção do sítio da perfuração costuma ser difícil, pois a localização de ar livre não corresponde necessariamente ao sítio da perfuração.

REFERÊNCIAS BIBLIOGRÁFICAS

1. Balthazar EJ, Robinson DL, Megibow AJ, Ranson JHC. Acute pancreatitis: value of CT in establishing prognosis. *Radiology* 1990; *174*:331-8.
2. Balthazar EJ, Yen BC, Gordon RB. Ischemic colitis: CT evaluation of 54 cases. *Radiology* 1999; *211*:381-8.
3. Balthazar EJ. CT of small bowel obstruction. *AJR* 1994; *162*:255-61.
4. Baron RL. Common bile duct stones: reassessment of criteria for CT diagnosis. *Radiology* 1987; *162*:419-24.
5. Baron RL. Diagnosing choledocholithiasis: how far can we push helical CT? *Radiology* 1997; *203*:601-3.
6. Baron TH, Morgan DE. Acute necrotizing pancreatitis. *N Engl J Med* 1999; *340*:1412-7.
7. Birnbaum BA, Jeffrey RB Jr. CT and sonographic evaluation of acute right lower quadrant pain. *AJR* 1998; *170*:361-73.
8. Birnbaum BA, Wilson SR. Appendicitis at the millennium. *Radiology* 2000; 215:337-48.
9. Chintapalli KN, Esola CC, Chopra S *et al*. Pericolic mesenteric lymph nodes: an aid in distinguishing diverticulitis from cancer of the colon. *AJR* 1997; *169*:1253-5.
10. Dalzell DP, Scharling ES, Ott DJ, Wolfman NT. Acute pancreatitis: the role of diagnostic imaging. *Crit Rev Diagn Imaging* 1998; *39*: 339-63.
11. De Dombal FT, Leaper DJ, Staniland JR *et al*. Computer-aided diagnosis of acute abdominal pain. *BMJ* 1972; *2*:9-13.
12. De Sanctis JT, Lee MJ, Gazelle GS *et al*. Prognostic indicators in acute pancreatitis: CT vs APACHE II. *Clin Radiol* 1997; *52*:842-8.
13. Fidler J, Paulson EK, Layfield L. CT evaluation of acute cholecystitis: findings and usefulness in diagnosis. *AJR* 1996; *166*:1085-8.
14. Fielding JR, Silverman SG, Samuel S *et al*. Unenhanced helical CT of ureteral stones: a replacement for excretory urography in planning treatment. *AJR* 1998; *171*:1051-3.
15. Flum DR, Morris A, Koepsell T, Dellinger EP. Has misdiagnosis of appendicitis decreased over time? a population-based analysis. *JAMA* 2001; *286*:1748-53.
16. Foley WD, Mallisee TA, Hohenwalter MD *et al*. Multiphase hepatic CT with a multirow detector CT scanner. *AJR Am J Roentgenol* 2000; *175*:679-85.
17. Frager D, Medwid SW, Baer JW *et al*. CT of small-bowel obstruction: value in establishing the diagnosis and determining the degree and cause. *AJR* 1994; *162*:37-41.
18. Frager D, Rovno HD, Baer JW *et al*. Prospective evaluation of colonic obstruction with computed tomography. *Abdom Imaging* 1998; *23*:141-6.
19. Freeny P. Incremental dynamic bolus computed tomography of acute pancreatitis: state of the art. Int J Pancreatol 1993; 13:147-58.
20. Frick MP, Maile CW, Crass JR et al. Computed tomography of neutropenic colitis. AJR 1984; 143:763-5.
21. Ha HK, Shin BS, Lee SI et al. Usefulness of CT in patients with intestinal obstruction who have undergone abdominal surgery for malignancy. *AJR* 1998; *171*:1587-93.
22. Hoddick W, Jeffrey RB, Goldberg HI *et al*. CT and sonography of severe renal and perirenal infections. *AJR* 1983; *140*:517-20.
23. Hulnick DH, Megibow AJ, Balthazar EJ *et al*. Computed tomography in the evaluation of diverticulitis. *Radiology* 1984; *152*:481-95.
24. Isenmann R, Büchler M, Uhl W *et al*. Pancreatic necrosis: an early finding in severe acute pancreatitis. Pancreas 1993; 8: 358-61.
25. Jacobs JE. CT and sonography for suspected acute appendicitis: a commentary. AJR 2006; 186:1094-6.
26. Jang H-J, Lim HK, Lee SJ et al. Acute diverticulitis of the cecum and ascending colon: thin-section helical CT findings. AJR 1999; 172:601-4.
27. Ji H, McTavish JD, Mortele KJ et al. Hepatic imaging with multidetector CT. *Radiographics* 2001; *21*:S71-80.
28. Johnson CD, Baker ME, Rice RP *et al*. Diagnosis of acute colonic diverticulitis: comparison of barium enema and CT. *AJR* 1987; *148*:541-6.
29. Johnson GL, Fishman EK. Using CT to evaluate the acute abdome: spectrum of urinary pathology. *AJR* 1997; *168*:273-6.
30. Katz DS, Lane MJ, Ross BA et al. Diverticulitis of the right colon revisited. *AJR* 1998; *171*:151-6.
31. Katz DS, Lane MJ, Sommer FG. Unenhanced helical CT of ureteral stones: incidence of associated urinary tract findings. *AJR* 1996; *166*:1319-22.
32. Kawashima A, Sandler CM, Ernst RD *et al*. Renal inflammatory disease: the current role of CT. *Crit Rev Diagn Imaging* 1997; *38*: 369-415.
33. Kawashima A, Sandler CM, Goldman SM. Current roles and controversies in the imaging evaluation of acute renal infection. *World J Urol* 1998; *16*:9-17.
34. Kim AY, Bennett GL, Bashist B *et al*. Small bowel obstruction associated with sigmoid diverticulitis: CT evaluation in 16 patients. *AJR* 1998; *170*:1311-3.

35. Kim PN, Lee KS, Kim IY *et al.* Gallbladder perforation: comparison of US findings with CT. *Abdom Imaging* 1994; *19*:239-42.
36. Kircher MF, Rhea JT, Kihiczak D, Novelline RA. Frequency, sensitivity, and specificity of individual signs of diverticulitis on thin-section helical CT with colonic contrast material: experience with 312 cases. AJR 2002; 178:1313-8.
37. Knaus W, Draper E, Wagner D et al. APACHE II: a severity of disease classification system. Crit Care Med 1985; 13:818-29.
38. Lane MJ, Katz DS, Ross BA et al. Unenhanced helical CT for suspected acute appendicitis. AJR 1997; 168:405-9.
39. Lane MJ, Liu DM, Huynh MD et al. Suspected acute appendicitis: nonenhanced helical CT in 300 consecutive patients. Radiology 1999; 213:341-6.
40. Langer JE, Dinsmore BJ. Computed tomographic evaluation of benign and inflammatory disorders of the female pelvis. *Radiol Clin North Am* 1992; *30*:831-42.
41. Levine JS, Jacobson ED. Intestinal ischemic disorders. *Dig Dis* 1995; *13*:3-24.
42. Macari M, Hines J, Balthazar E, Megibow A. Mesenteric adenitis: CT diagnosis of primary versus secondary causes, incidence, and clinical significance in pediatric and adult patients. *AJR* 2002; *178*:853-8.
43. Maglinte DDT, Balthazar EJ, Kelvin FM, Megibow AJ. The role of radiology in the diagnosis of small bowel obstruction. *AJR* 1997; *168*:1171-80.
44. Makita O, Ikushima I, Matsumoto N *et al.* CT differentiation between necrotic and non-necrotic small bowel in closed loop and strangulating obstruction. *Abdom Imaging* 1999; *24*:120-4.
45. Molla E, Ripolles R, Martinez MJ *et al.* Primary epiploic appendagitis: US and CT findings. *Eur Radiol* 1998; *8*:435-8.
46. Mueller PR, Saini S, Wittenberg J *et al.* Sigmoid diverticular abscesses: percutaneous drainage as an adjunct to surgical resection in 24 cases. *Radiology* 1987; 164:321-5.
47. Neitlich JD, Topazian M, Smith RC *et al.* Detection of choledocholithiasis: comparison of unenhanced helical CT and endoscopic retrograde cholangiopancreatography. Radiology 1997; 203:753-8.
48. Orr RK, Porter D, Hartman D. Ultrasonography to evaluate adults for appendicitis: decision making based on meta-analysis and probabilistic reasoning. Acad Emerg Med 1995; 2:644-50.
49. Paulson EK, Vitellas KM, Keogan MT et al. Acute pancreatitis complicated by gland necrosis: spectrum of findings on contrast-enhanced CT. AJR 1999; 172:609-13.
50. Peña BMG, Taylor GA. Radiologistis confidence in interpretation of sonography and CT in suspected pediatric appendicitis. AJR 2000; 175:71-4.
51. Pickuth D, Heywang-Kobrunner SH, Spielmann RP. Suspected appendicitis: is ultrasonography or computed tomography the preferred imaging technique? Eur J Surg 2000; 166:315-9.
52. Pradell JA, Adell JF, Taourel P et al. Acute colonic diverticulitis: prospective comparative evaluation with US and CT. *Radiology* 1997; *205*:503-12.
53. Preminger GM, Vieweg J, Leder RA, Nelson RC. Urolithiasis: detection and management with unenhanced spiral CT – a urologic perspective. *Radiology* 1998; *207*:308-9.
54. Ranson J. Etiological and prognostic factors in human acute pancreatitis: a review. Am J Gastroenterol 1982; 9:633-8.
55. Rao PM, Rhea JT, Novelline RA. CT of mesenteric adenitis. Radiology 1997; 202:145-9.
56. Rao PM, Rhea JT. Colonic diverticulitis: evaluation of the arrowhead inflamed diverticulum for CT diagnosis. Radiology 1998; 209: 75-9.
57. Ripollés T, Concepción L, Martínez-Pérez MJ, Morote V. Appendicular involvement in perforated sigmoid disease: US and CT findings. Eur Radiol 1999; 9:697-700.
58. Rocha MS. Introdução e anatomia normal. In: Rocha MS (ed.) Tomografia computadorizada, ressonância magnética: Gastroenterologia. São Paulo: Sarvier, 1997:3-21.
59. Schuler JG, Shortsleeve MJ, Goldenson RS et al. Is there a role for abdominal computed tomography scans in appendicitis? Arch Surg 1998; 133:373-6.
60. Shamberger RC, Weinstein HJ, Delorey MJ, Levey RH. The medical and surgical management of typhlitis in children with acute nonlymphocytic (myelogenous) leukemia. *Cancer* 1986; 57:603-9.
61. Simmen HP, Decurtins M, Rotzer A *et al.* Emergency room patients with abdominal pain unrelated to trauma: prospective analysis in a surgical university hospital. Hepatogastroenterology 1991; *38*:279-82.
62. Singh AK, Gervais DA, Hahn PF *et al.* CT appearance of acute appendagitis. *AJR* 2004; *183*:1303-7.
63. Smerud MJ, Johnson CD, Stephens DH. Diagnosis of bowel infarction: a comparison of plain films and CT scans in 23 cases. *AJR* 1990; *154*:99-103.
64. Smith RC, Verga M, Dalrymple N *et al.* Acute ureteral obstruction: value of secondary signs on helical unenhanced CT. *AJR* 1996; *167*:1109-13.
65. Smith RC, Verga M, McCarthy S, Rosenfield AT. Diagnosis of acute flank pain: value of unenhanced helical CT. *AJR* 1996; *166*:97-101.
66. Suri S, Gupta S, Sudhakar PJ *et al.* Comparative evaluation of plain films, ultrasound and CT in the diagnosis of intestinal obstruction. *Acta Radiol* 1999; *40*:422-8.
67. Urban BA, Fishman EK. Helical (spiral) CT of the female pelvis. *Radiol Clin North Am* 1995; *33*:933-48.
68. Urban BA, Fishman EK. Spiral CT of the female pelvis: clinical applications. *Abdom Imaging* 1995; *20*:9-14.
69. Van Breda Vriesman AC, Puylaert JB. Old and new infarction of an epiploic appendage: ultrasound mimicry of appendicitis. *Abdom Imaging* 1999; *24*:129-31.
70. Van den Biezenbos, Kruyt PM, Bosscha K *et al.* Added value of CT criteria compared to the clinical SAP score in patients with acute pancreatitis. *Abdom Imaging* 1998; *23*:622-6.
71. VanSonnemberg E, Wittich G, Casola G *et al.* Percutaneous drainage of infected and noninfected pancreatic pseudocysts: experience in 101 cases. *Radiology* 1989; *170*:757-61.
72. Velanovich V, Satava R. Balancing the normal appendectomy rate with the perforated appendicitis rate: implications for quality assurance. *Am Surg* 1992; *58*:264-9.
73. Wagner ML, Rosenberg HS, Fernbach DJ, Singleton EB. Typhlitis: a complication of leukemia in childhood. *AJR* 1970; *109*:341-50.
74. Wall SD, Jones B. Gastrointestinal tract in the immunocompromised host: opportunistic infections and other complications. *Radiology* 1992; *185*:327-35.
75. Whitcomb DC. Acute pancreatitis. Clinical practice. *N Engl J Med* 2006; *354*:2142-50.
76. Wilbur A. Computed tomography of tuboovarian abscesses. *J Comput Assist Tomogr* 1990; *4*:625- 8.

77. Wyatt SH, Urban BA, Fishman EK. Spiral CT of the kidneys: role in characterization of renal disease. I. Nonneoplastic disease. *Crit Rev Diagn Imaging* 1995; *36*:1-37.
78. Yamashita K, Jin MJ, Hirose Y *et al*. CT findings of transient focal increased attenuation of the liver adjacent to the gallbladder in acute cholecystitis. *AJR* 1995; *164*:343-6.
79. Yassa NA, Agostini JT, Ralls PW. Accuracy of CT in estimating the extent of pancreatic necrosis. *Clin Radiol* 1997; *21*:407-10.
80. Zalcman M, Gansbeke DV, Lalmand B *et al*. Delayed enhancement of the bowel: a new CT sign of small bowel strangulation. *J Comput Assist Tomogr* 1996; *20*:379-81.

8

Ressonância Magnética

Cláudia Juliana de Rezende

INTRODUÇÃO

Com os recentes avanços da ressonância magnética (RM), possibilitando estudos do abdome com rapidez e grande resolução, foi possível inseri-la na elucidação do abdome agudo, principalmente na gravidez e na investigação das afecções das vias biliares. Em geral, a RM não está indicada como primeiro exame no abdome agudo, sendo realizada quando a ultra-sonografia (US) e/ou a tomografia computadorizada (TC) não são definitivas.

Trata-se de método sem radiação ionizante, que pode usar contraste paramagnético, bastante seguro, com raríssimos relatos na literatura de reações adversas, e que necessita apenas de baixos volumes de infusão (10 a 30mL). As desvantagens da RM são: disponibilidade reduzida de equipamentos, alto custo e necessidade de colaboração do(a) paciente para realizar apnéia durante as aquisições das imagens. Os pacientes claustrofóbicos toleram mal o exame, podendo necessitar de sedação.

PRINCÍPIOS BÁSICOS DA GERAÇÃO DE IMAGEM EM RM

O sinal da RM origina-se dos núcleos dos átomos de determinada região do corpo colocada sob a ação de um campo magnético e após excitação por ondas eletromagnéticas. Na maioria dos exames, o hidrogênio é utilizado como fonte de sinal, pois constitui o núcleo mais abundante nos tecidos biológicos. Além disso, seu único próton resulta em momento magnético mais poderoso que o de qualquer outro elemento. O elemento mais rico em átomos de hidrogênio, no corpo humano, é a água, que corresponde a cerca de 70% do peso, podendo estar livre, ligada a macromoléculas ou dentro da gordura. De maneira geral, pode-se dizer que a RM visibiliza a distribuição da água nos diversos tecidos, bem como condições que a alteram.

Quando inseridos em campo magnético externo, os prótons do organismo se alinham ao longo da direção do campo *(eixo z)*, no mesmo sentido ou em sentido contrário, resultando em vetor de magnetização macroscópico orientado paralelamente ao eixo longitudinal do corpo (*vetor M*). O campo magnético dos sistemas de RM da prática clínica varia de 0,2 a 3,0 Tesla, sendo várias vezes maior que o campo magnético da Terra ($0{,}6 \times 10^{-4}$).[12]

Para que ocorra o fenômeno da RM, deve-se perturbar o alinhamento dos prótons, utilizando-se pulso externo de energia eletromagnética (excitação), denominado pulso de radiofreqüência (RF). Após essa transferência de energia, ocorre o fenômeno da ressonância nuclear. Após o fim do pulso de RF, os *spins* retornam gradualmente ao estado de equilíbrio. Esse retorno ao equilíbrio é chamado relaxamento, durante o qual os átomos devolvem ao meio ambiente o excesso de energia induzido pelo pulso de RF, gerando sinais (também chamados de ecos) que são captados por antenas receptoras de RF do aparelho que, em seguida, os quantifica e analisa, permitindo localizar, espacialmente, sua fonte e intensidade, ou seja, gerando as imagens de RM[15] (Figura 8.1).

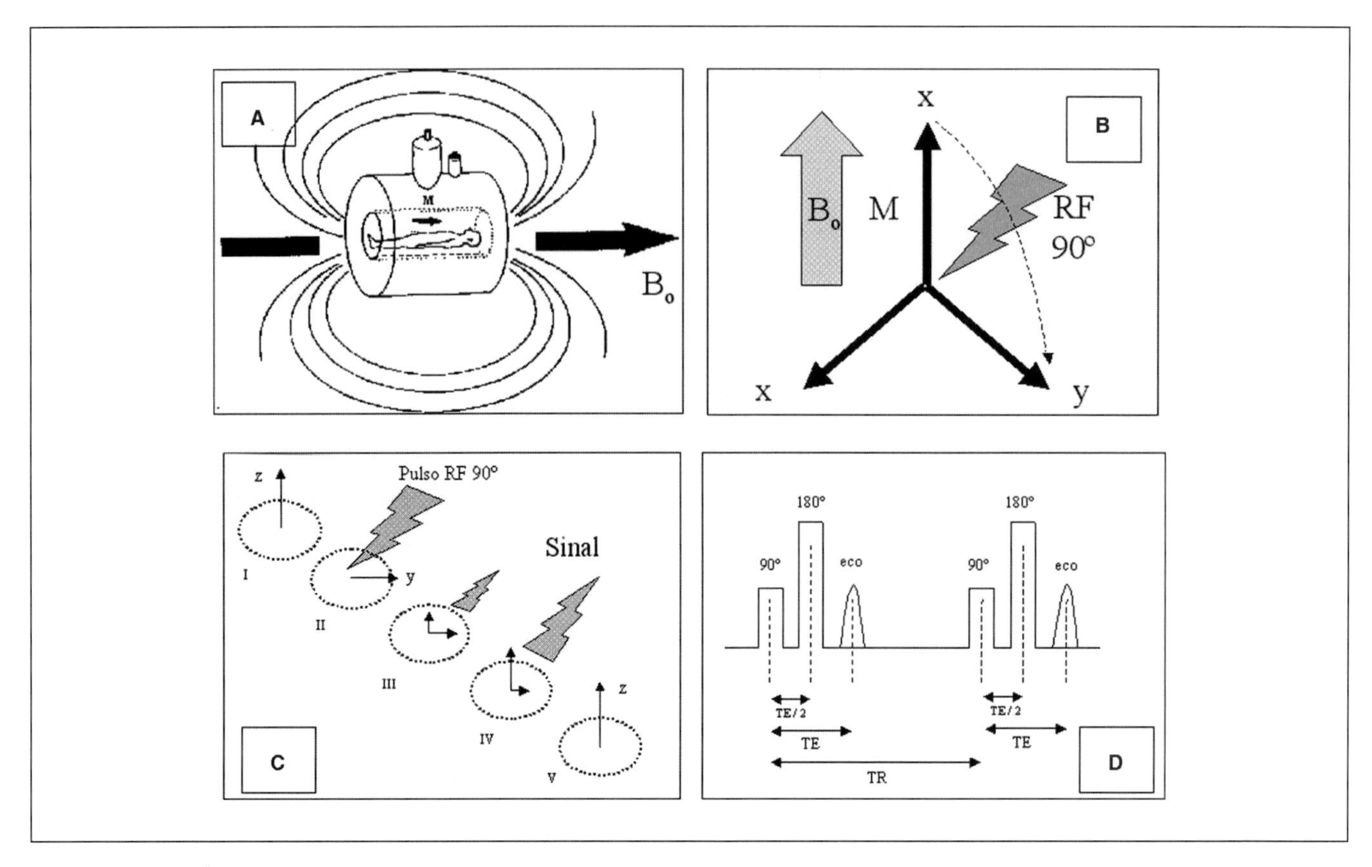

Figura 8.1 ▸ **A.** Representação do corpo humano no interior do aparelho de ressonância magnética no início do exame. As setas negras indicam o vetor B_0 do campo magnético que força os átomos de hidrogênio a se alinharem no sentido paralelo ou antiparalelo. Como existe um pouco mais de prótons que se alinham no sentido paralelo, ocorre formação do vetor M, que representa a soma dos momentos magnéticos desta pequena minoria. **B.** Após pulso de radiofreqüência (RF), o vetor M desvia do eixo *z* (alinhado com B_0) para o eixo *y;* os átomos fazem isso de maneira uníssona, mantendo coerência de fase enquanto dura o estímulo da RF. **C.** Alterações seqüenciadas do vetor M durante o estímulo com o pulso de RF: em *I*, observa-se a situação basal, com M alinhado com *z*. Em seguida, ocorre o pulso de RF, que pode ter duração e sentido variáveis, levando ao desvio de M para o eixo *y*, como se vê em *II*. Após o fim do pulso de RF, o vetor M gradualmente retorna para o eixo *z*, liberando a energia acumulada durante o pulso de RF (relaxamento longitudinal). Além disso, ocorre perda da coerência de fase, isto é, os prótons se movem de maneira mais aleatória que durante o pulso de RF (relaxamento transverso). **D.** Esquema da seqüência *spin-eco:* TR = tempo de repetição, isto é, o tempo decorrido entre dois pulsos de RF de 90 graus sucessivos; TE = tempo de eco, isto é, o intervalo de tempo entre o pulso de RF e a medida do primeiro eco de *spin*. O pulso de RF de 180 graus produzido em TE/2 destina-se a manter a magnetização transversa por mais tempo, forçando os átomos a coerentemente orientarem o vetor M para o eixo oposto a *y*, o que é capaz de gerar o eco de *spin*. A repetição destes pulsos de maneira ordenada forma uma seqüência.

IMAGENS PONDERADAS EM T1 E T2

O período de relaxamento é caracterizado pelo *tempo de relaxamento*, que é específico para cada tecido. Dois diferentes componentes de relaxamento podem ser distinguidos, chamados T1 e T2, parâmetros estes que variam de acordo com o tecido – a diferença entre os tempos de relaxamento dos vários tecidos é a fonte do contraste na RM.

A magnetização transversa é perdida rapidamente após o pulso de RF; para retardar seu desaparecimento utilizam-se vários pulsos de RF seguidos. O tempo de intervalo entre o pulso de RF e a medida do eco é chamado tempo de eco (TE). O tempo de eco, associado ao tempo de repetição (TR), que é o intervalo entre dois pulsos de 90 graus consecutivos, determina o tipo de imagem criada. Imagens ponderadas em T1 e em T2 podem ser distinguidas considerando-se a intensidade do sinal da água ou das estruturas que contêm água: como regra geral, a água tem sinal de baixa intensidade em T1, aparecendo em tons escuros, enquanto seu sinal é intenso em T2, aparecendo branco nas imagens.

Quadro 8.1 ▶ Contra-indicações da RM
Marca-passo cardíaco
Estimuladores neurossensoriais (p. ex., auditivo e medular)
Bombas de injeção com partes mecânicas e eletrônicas
Clipes vasculares cerebrais ferromagnéticos
Válvulas cardíacas com parte metálica móvel
Corpo estranho metálico (p. ex., projétil e fragmento metálico intra-ocular)

Estas restrições também se aplicam aos acompanhantes que entram na sala de exame (médicos, acompanhantes, equipe paramédica).

EFEITOS BIOLÓGICOS E SEGURANÇA DA RM EM MEDICINA

A RM é método bastante seguro de diagnóstico por imagem. Diversos estudos demonstram a inexistência de lesão biológica ou genética pelos campos magnéticos atualmente utilizados.[31] Os riscos e as contra-indicações da RM são incomuns, devendo, no entanto, ser bem esclarecidos. As contra-indicações absolutas à RM estão sumariadas no Quadro 8.1

CONTRASTES NA RM

O meio de contraste extracelular baseado no gadolínio é utilizado nos exames abdominais, inclusive em angiografias por RM. Sua administração é intravenosa, rapidamente distribuindo-se do espaço intra para o extravascular. O gadolínio livre é raro, altamente tóxico e possui meia-vida de várias semanas. Para evitar sua toxicidade, deve ser quelado com outro elemento químico, com meia-vida, após injeção, de 1½ hora. Reações adversas agudas ocorrem em cerca de 0,5% dos pacientes, sendo a vasta maioria considerada de leve intensidade. Cerca de 4% das reações são moderadas, consistindo em dispnéia ou vômitos. Reações anafilactóides têm sido descritas, variando de 1 para 100 mil a 1 para 500 mil injeções de quelato de gadolínio.[20]

Em pacientes com função renal normal, o gadolínio livre é encontrado em baixíssimas doses após algumas horas. Pacientes com insuficiência renal podem apresentar níveis elevados de gadolínio livre, podendo haver piora da função renal, principalmente na presença de diabetes melito.[13] Se necessário, esse elemento pode ser prontamente dialisado.

É possível, também, administrar contraste oral ou retal, como a água, ou contendo ferro. Em nosso meio, suco de açaí, fruta que contém grande teor de ferro, pode ser utilizado na ponderação T2 para reduzir o sinal no interior das alças e do estômago.

PRINCIPAIS INDICAÇÕES DA RM NO ABDOME AGUDO

A RM não é exame de primeira linha na avaliação do abdome agudo. Entretanto, sua utilização pode ser adequada em algumas situações (Quadro 8.2).

COLANGIOPANCREATOGRAFIA POR RM

A colangiopancreatografia por RM (CPRM) constitui método seguro e não-invasivo de avaliação das vias biliares e pancreáticas, que substitui a colangiopancreatografia endoscópica retrógrada (CPER) com fins apenas diagnósticos (Figura 8.2). A CPRM está bem indicada na suspeita de litíase das vias biliares.

Alguns estudos[28,34] mostram a superioridade da CPRM sobre a US e a TC, sendo comparável ou superior à CPER no diagnóstico da litíase da via biliar principal. Estudo comparando todas as técnicas de CPRM utilizadas para detecção desta afecção encontrou sensibilidade e especificidade de 92% e 92%, respectivamente, para todas as seqüências.[28,34] A CPRM é capaz de diagnosticar a litíase da via biliar principal com 88% a 92% de sensibilidade e 91% a 98% de especificidade (Figura 8.3). Os falsos-negativos decorrem de pequenos cálculos impactados na porção inferior do colédoco ou na ampola, que são difíceis de distinguir de estenose.

Na estenose da via biliar, a sensibilidade da CPRM varia de 97% a 99% e a especificidade, de 95% a 97%.[4] A concordância entre observadores experientes é alta.[7] O limite inferior de detecção de cálculos varia conforme

Quadro 8.2 ▶ Principais indicações da RM no abdome agudo
Abdome agudo não-esclarecido por outros métodos de imagem
Alergia a contraste iodado utilizado em TC
Abdome agudo na grávida
Pacientes com insuficiência renal ou nefropatia que apresentam risco de piora após contraste iodado, especialmente quando é necessária angiografia
Doenças das vias biliares, como, por exemplo, coledocolitíase não identificada ao ultra-som ou tomografia computadorizada
Pancreatite aguda
Urorressonância em pacientes com contra-indicação ao contraste iodado
Alterações ginecológicas não esclarecidas ao ultra-som

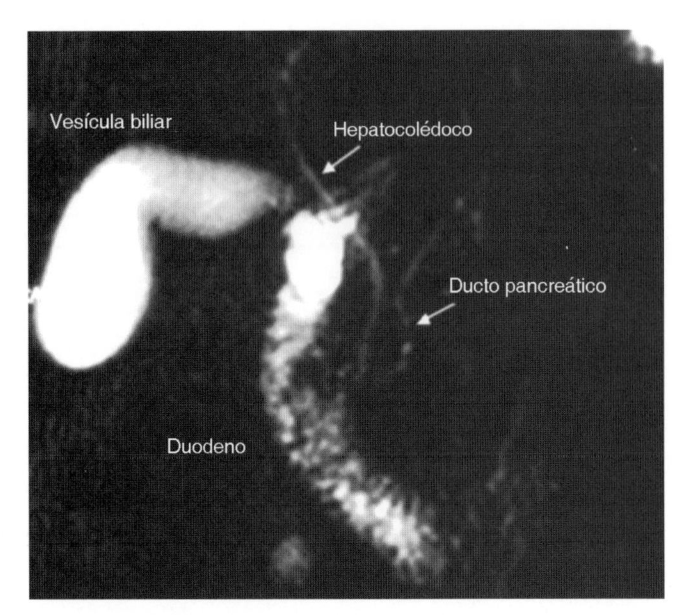

Figura 8.2 ▶ Aspecto normal da vesícula, das vias biliares extra-hepáticas e do ducto pancreático na CPRM. O duodeno também foi visibilizado devido ao conteúdo líquido.

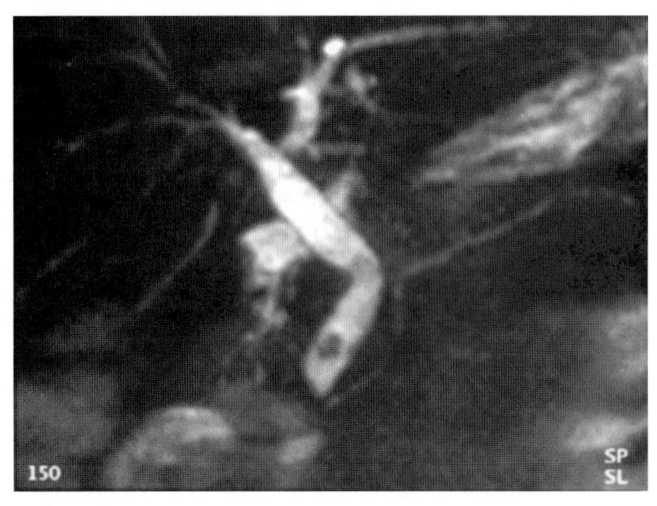

Figura 8.3 ▶ Coledocolitíase: CPRM evidenciando defeito de enchimento no colédoco distal.

o equipamento e a espessura do corte, estando em torno de 2mm. Os cálculos são identificados como formações de baixo sinal na ponderação T2, determinando defeitos de enchimento no interior dos ductos biliares. O exame não necessita de contraste venoso para estudo da bile. As aquisições são extremamente rápidas com apnéias com duração de 7 a 14 segundos, podendo ser complementado com imagens do restante do abdome para avaliação de outras doenças, como pancreatite, colecistite, abscessos etc.

COLECISTOLITÍASE

Aproximadamente 25 milhões de adultos nos EUA têm cálculos na vesícula biliar. Mulheres são mais afetadas que os homens. Cerca de 40% das mulheres no quinto decênio de vida possuem cálculos. O ultra-som permanece como o método de escolha para o diagnóstico dos cálculos, ficando a tomografia computadorizada e a CPRM delegadas apenas para o diagnóstico de complicações. Na RM, os cálculos são visibilizados como formação de baixa intensidade de sinal circundada pela bile, que é hiperintensa em T2, ou como ausência de sinal focal (*signal void*), nas ponderações T1 e T2 (Figura 8.4).

COLECISTITE AGUDA

Decorre de obstrução do ducto cístico e conseqüente inflamação parietal. Se não revertida, pode evoluir para perfuração ou empiema vesicular. Na maioria das vezes, a obstrução decorre de cálculo impactado. A RM raramente é utilizada para avaliação inicial na colecistite aguda, a qual, na maioria dos casos, pode ser diagnosticada pelo ultra-som.[23] Os achados da colecistite aguda na RM têm sido descritos em pequeno número, com sensibilidade de 91% e especificidade de 79%.

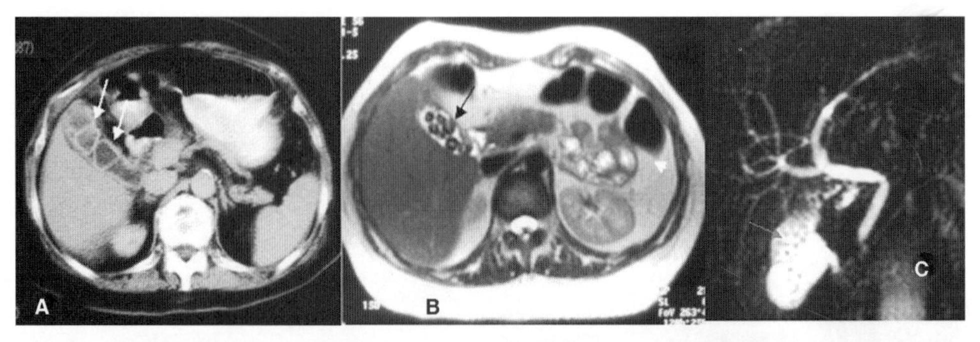

Figura 8.4 ▶ Cálculos na vesícula biliar. **A.** Grandes cálculos na tomografia computadorizada com periferia hiperdensa. **B.** Ressonância magnética no plano axial ponderada em T2. **C.** CPRM de outro paciente apresentando pequenos cálculos.

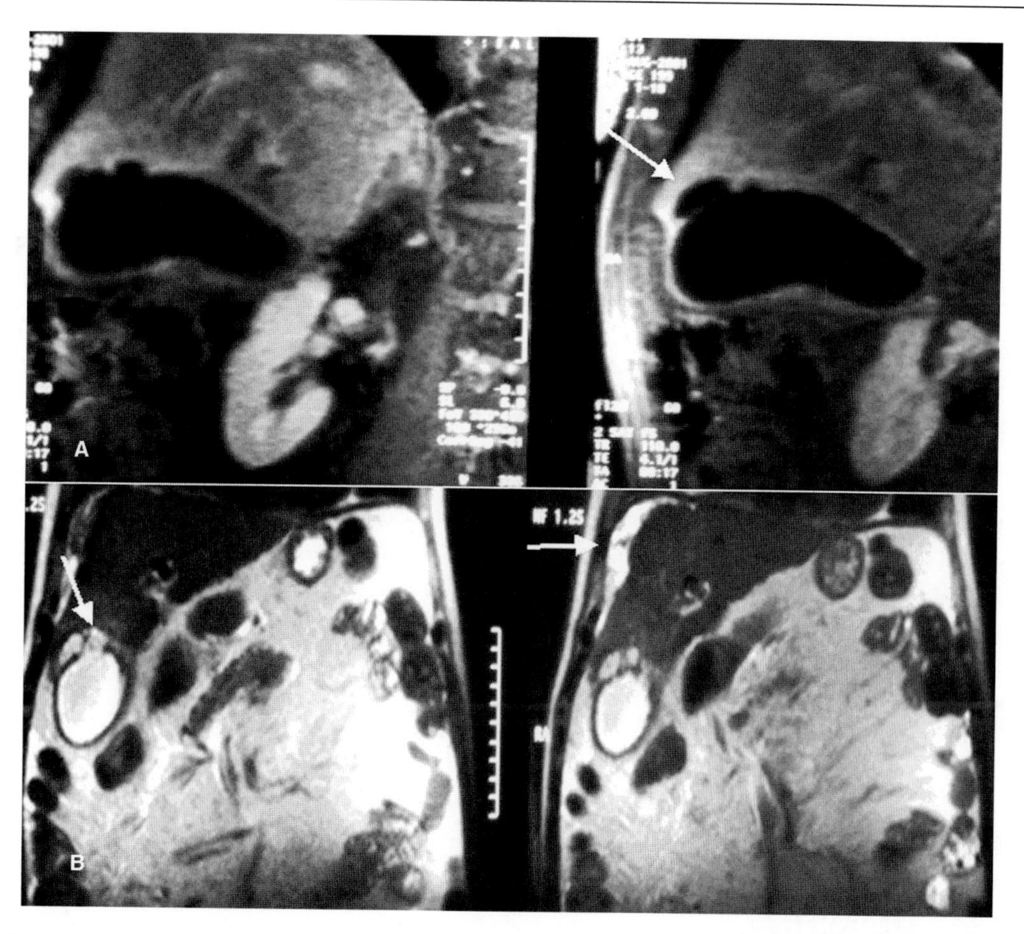

Figura 8.5 ▶ Colecistite aguda complicada na RM. **A.** Plano coronal oblíquo ponderado em T1 com supressão de gordura após contraste. Presença de irregularidade parietal na porção fúndica com coleções adjacentes comunicando-se com a luz vesicular (*seta*) devido à perfuração, associada à impregnação da superfície hepática adjacente. **B.** Plano coronal ponderado em T2 mostrando coleção periepática.

Os achados mais comuns são espessamento da parede com aumento do sinal intramural devido ao edema, aumento de seu volume, impregnação acentuada parietal e área de impregnação transitória no fígado adjacente.[36] Em geral, o diagnóstico diferencial com a colecistite crônica é realizado facilmente, quando se observa líquido perivesicular na ponderação T2 com TE elevado. A RM apresenta a vantagem de detectar cálculos nas vias biliares e a desvantagem de não poder avaliar o sinal de Murphy. As complicações da colecistite aguda, como abscesso intramural, perfuração, gangrena e empiema, também podem ser diagnosticadas pela RM (Figura 8.5). Na gangrena, há perda da definição da parede vesicular, espessamento, úlcera de mucosa, hemorragia e necrose. Há, também, microabscessos, debris intraluminais, hemorragia, irregularidade e ausência da parede. O achado mais específico para o diagnóstico de colecistite gangrenosa é gás parietal ou intraluminal, que é facilmente visibilizado na TC e dificilmente visibilizado na RM. A ruptura da parede pode ocorrer em 3% a 15% dos casos, sendo em geral localizada, usualmente na região fúndica.[33]

O Quadro 8.3 lista as principais modalidades de diagnóstico por imagem, utilizadas na avaliação da litíase da vesícula e das vias biliares.

▶ COMPLICAÇÕES PÓS-COLECISTECTOMIA

As lesões do ducto biliar traumáticas ou pós-cirúrgicas podem ser causas de abdome agudo. São classificadas em fístula, estenose, transecção completa ou excisão do ducto biliar com ou sem obstrução da árvore biliar pelos clipes cirúrgicos. A CPRM é útil para classificar o tipo de lesão, mostrando, com detalhes, a anatomia biliar acima e abaixo do local acometido para melhor planejamento da reconstrução biliar.[27] Lesões de via biliar principal ocorrem em cerca de 0% a 0,5% nas cirurgias abertas, chegando a 1,2% nas cirurgias laparoscópicas. Variações anatômicas aumentam a chan-

Quadro 8.3 ▶ Acurácia das diferentes modalidades diagnósticas por imagem na litíase da vesícula e das vias biliares

	Acurácia	
Modalidade	**Colecistolitíase**	**Litíase da via biliar principal**
Ultra-sonografia	Alta	Moderada
Tomografia com multidetectores	Baixa	Baixa a moderada
Colangiopancreatografia por ressonância magnética	Alta	Alta
Colangiopancreatografia endoscópica retrógrada	Não se aplica	Alta
Ultra-sonografia endoscópica	Alta	Alta

ce de lesão da via biliar nas cirurgias laparoscópicas. A falha em reconhecer essas variações pode levar a ligadura inadvertida do colédoco ou sua ressecção parcial. A CPRM pode mostrar a distância entre a margem proximal da lesão e a bifurcação.[17]

Em geral, o ducto cístico remanescente mede entre 1 e 6cm de comprimento. Podem ocorrer complicações ligadas a este remanescente, como, por exemplo, litíase e fístula. Muito raramente, o remanescente pode dilatar-se e formar uma *neovesícula*, sendo causa tardia de nova colecistite aguda.

SÍNDROME DE MIRIZZI

Descrita na década de 1930, durante investigação de colestase por Mirizzi, radiologista e cirurgião argentino, é mais lembrada do que realmente encontrada.

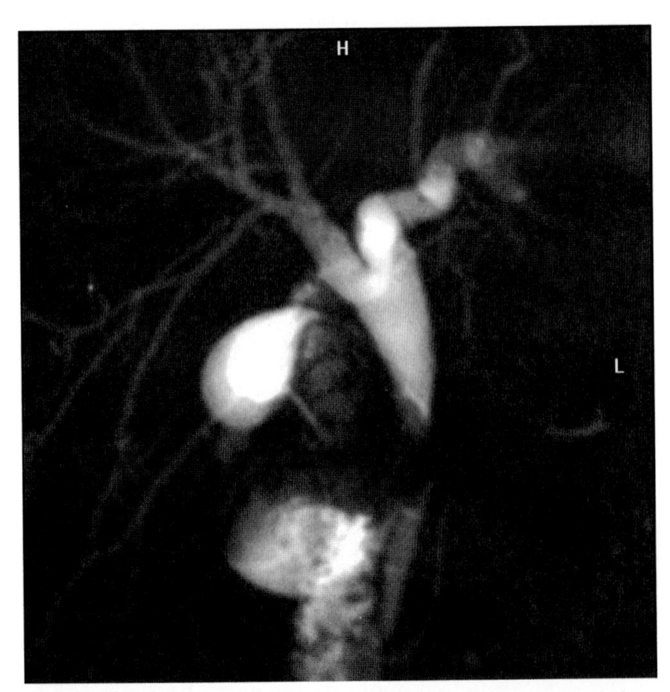

Figura 8.6 ▶ Síndrome de Mirizzi: cálculo impactado no ducto cístico comprimindo o ducto hepático comum, que se encontra dilatado a montante.

Nela ocorre obstrução de ductos biliares por cálculo volumoso impactado no colo da vesícula biliar ou no ducto cístico. Para que a síndrome ocorra é necessário que o ducto biliar extra-hepático corra paralelo ao ducto cístico. Esta condição deverá ser suspeitada quando for encontrado cálculo em topografia de ducto cístico com dilatação de vias biliares a montante e colédoco com calibre normal a jusante (Figura 8.6). É importante o diagnóstico pré-operatório para evitar lesão inadvertida do ducto hepático comum ou do colédoco.[5]

PANCREATITE AGUDA

A RM do pâncreas (Figura 8.7) deve ser realizada em aparelhos de alto campo (1,5 Tesla), em apnéia, com gradientes de alto desempenho e seqüências dinâmicas contrastadas com supressão do sinal da gordura. O estudo completo pode levar de 15 a 20 minutos, incluindo a colangiopancreatografia.[22] O pâncreas normal apresenta sinal alto em T1 com supressão de gordura devido ao elevado teor de proteína aquosa no interior dos ácinos. Pacientes idosos tendem a apresentar redução do sinal devido à substituição gordurosa. Pode-se ainda realizar aquisição 3D durante estudo dinâmico e reconstrução das imagens para melhor detalhamento anatômico. Além disso, deve-se realizar o estudo com T2, bem como a CPRM, para avaliação das vias biliares e ductos pancreáticos.[22]

Em geral, o estudo do pâncreas é realizado na fase arterial, isto é, 15 a 20 segundos após a injeção do contraste, para melhor detalhamento do órgão e diagnóstico da necrose na pancreatite aguda.[16] O pâncreas apresenta intenso realce na fase arterial, maior que o do fígado, do intestino ou da gordura retroperitoneal.

A RM encontra sua principal indicação nos pacientes que não podem receber radiação ionizante, como grávidas ou crianças, ou naqueles com história de alergia ao contraste iodado utilizado na TC ou com fatores predisponentes (rinite alérgica, asma, passado alérgico ao contraste, dentre outros).

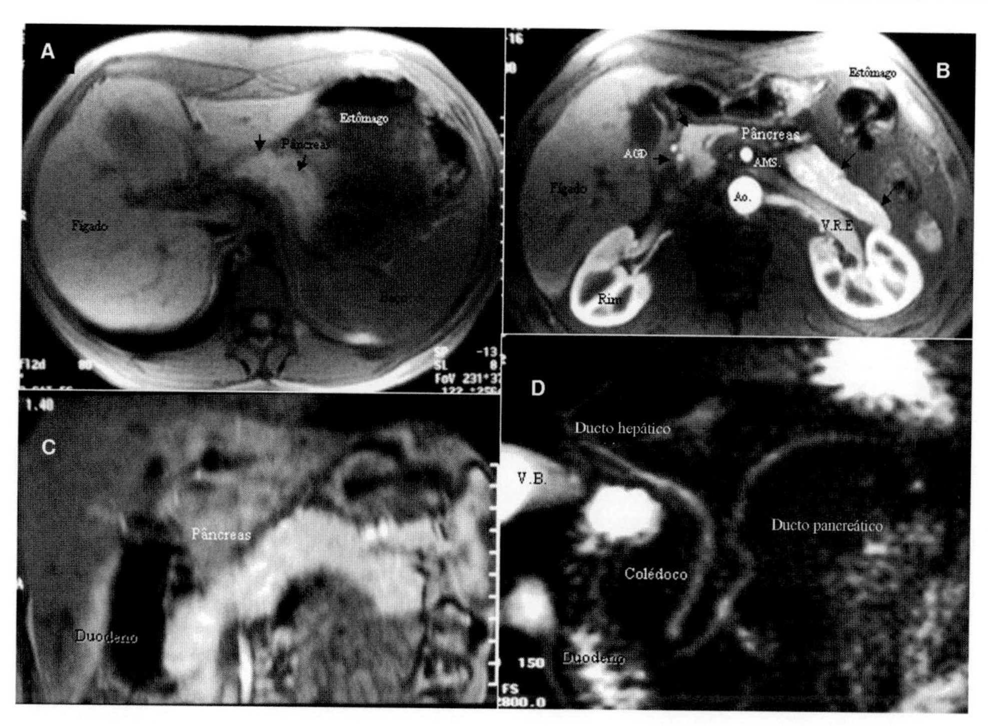

Figura 8.7 ▶ RM do pâncreas normal. **A.** Imagens ponderadas em T1 com supressão do sinal de gordura, demonstrando corpo e cauda de pâncreas isointensos com o fígado. **B.** Após infusão de contraste, observa-se intenso realce do parênquima pancreático na fase arterial, juntamente com os rins, a artéria mesentérica superior (AMS) e a aorta abdominal (Ao). A cauda do pâncreas relaciona-se intimamente com a veia renal esquerda (VRE). A artéria gastroduodenal está nítida junto à cabeça de pâncreas. **C.** Reconstrução no plano coronal do pâncreas em T1 com contraste (seqüência VIBE), demonstrando todo o parênquima, o que não é possível em cortes axiais devido à orientação oblíqua do órgão, sendo a cauda freqüentemente cranial à cabeça. Observar a relação do duodeno com a cabeça do pâncreas. **D.** CPRM demonstrando as vias biliares e o ducto pancreático, bem como líquido na vesícula biliar (VB), no duodeno e no estômago.

Pancreatite aguda é o processo inflamatório agudo do pâncreas com envolvimento variável de tecidos adjacentes e outros órgãos. Com freqüência, seu início é súbito, com dor no abdome superior, acompanhada de vômitos, febre, leucocitose e elevação das enzimas pancreáticas no sangue e na urina. Os achados variam de edema intersticial microscópico e necrose gordurosa do parênquima pancreático a áreas macroscópicas de necrose e hemorragia pancreáticas e peripancreáticas. Suas causas são numerosas, e variam conforme a população. Nos EUA, cálculos biliares ocorrem em aproximadamente 60%, alcoolismo em 30% e, nos 10% restantes, as causas são mais raras, como hipercalcemia, hipertrigliceridemia, uso de drogas e após manipulação endoscópica da papila de Vater. Em aproximadamente 10% a 15% dos pacientes não se encontra etiologia específica, sendo, nesses casos, denominada pancreatite idiopática. Barro biliar e microlitíase não detectados radiologicamente podem ser fatores predisponentes em alguns casos de pancreatite, mas são freqüentemente subestimados.[19] A associação de pancreatite aguda e pâncreas *divisum* tem sido descrita, mas continua a ser controversa.

A pancreatite aguda pode ser classificada de leve a grave, de acordo com a intensidade das alterações clínicas e laboratoriais. Existe classificação baseada nos achados da tomografia computadorizada que pode ser adaptada para a RM,[1] na qual se distribuem os pacientes em cinco grupos, conforme o grau de necrose e de comprometimento peripancreático (Quadro 8.4).

Na pancreatite aguda leve, predominam o edema intersticial da glândula e, ocasionalmente, pequenos focos de edema e/ou necrose. Nota-se aumento focal ou difuso da glândula, com redução do sinal em T1 (com ou sem supressão do sinal da gordura) e com leve hipersinal em T2, além de ausência de impregnação da região alterada na fase arterial (ou seja, entre 15 e 20 segundos após injeção intravenosa de contraste) (Figura 8.8). Podem ocorrer, também, irregularidades do contorno pancreático e alterações do sinal devido a edema ou necrose do tecido peripancreático, da gordura retroperitoneal e de planos do peritônio parietal.[21]

À medida que a pancreatite aguda se torna mais grave, o pâncreas aparece heterogêneo em T1 com supressão de gordura, impregnando-se menos e com padrão irregular (Figura 8.9). As coleções peripancreáti-

Quadro 8.4 ▶ Classificação da pancreatite aguda por método de imagem contrastado (TC ou RM)[2,5]

Grau	Alterações encontradas
A	Pâncreas normal
B	Aumento focal ou difuso do pâncreas
C	Alterações da glândula associadas à inflamação peripancreática
D	Coleção em lugar único
E	Duas ou mais coleções e/ou presença de gás no pâncreas ou tecidos adjacentes

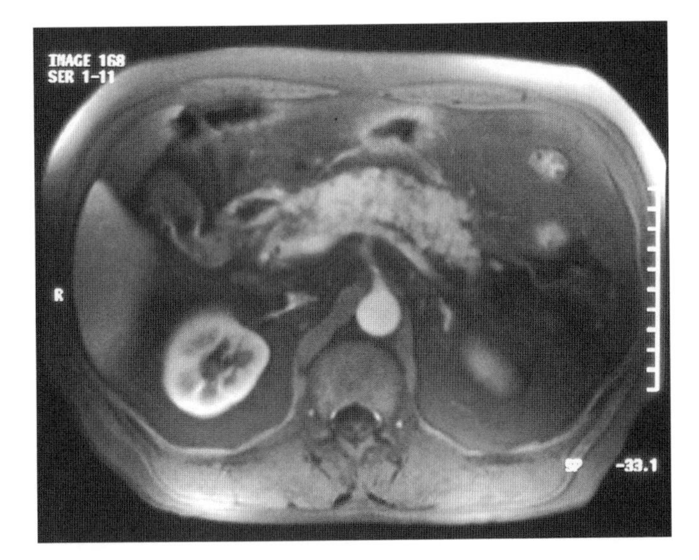

Figura 8.8 ▶ Pancreatite aguda focal. Corte transversal ponderado em T1 na fase arterial do estudo dinâmico, evidenciando pequena área hipointensa na cabeça pancreática.

cas são avaliadas em T2 e T1 com supressão e após administração do agente paramagnético.

A RM tem a vantagem de tornar possível a realização simultânea da CPRM, que é tecnicamente rápida e pode ajudar a estabelecer a etiologia da pancreatite, principalmente quando se suspeita de afecção biliar. A RM pode ter maior sensibilidade que a TC no diagnóstico da pancreatite aguda leve, podendo ser empregada em alguns casos em que a TC não apresenta alterações evidentes.

As *coleções líquidas* correspondem a extravasamento de secreções pancreáticas e ocorrem precocemente na pancreatite aguda. Localizam-se no pâncreas ou nos tecidos adjacentes e não apresentam parede bem definida (Figura 8.9). Em geral, são confinadas ao espaço de origem, mais comumente à cavidade do pequeno omento ou ao espaço pararrenal anterior, resolvendo-se espontaneamente em cerca de 50% dos casos. Aquelas que não se resolvem podem transformar-se em pseudocistos ou evoluir com hemorragia e/ou infecção. São identificadas pela RM como coleções com hipersinal em T2 e hipossinal em T1, sem paredes definidas, o que as diferencia do pseudocisto. Áreas heterogêneas peripancreáticas, predominantemente com hipersinal em T2, às vezes presentes no início do episódio de pancreatite, representam combinação de necrose gordurosa, líquido pancreático extravasado, inflamação inespecífica e hemorragia. Essas alterações eram antes denominadas fleimão; mas, devido a seu uso inadequado, o simpósio de Atlanta sugeriu o abandono deste termo.[8] Coleções líquidas hemorrágicas apresentam sinal elevado em T1 com supressão de

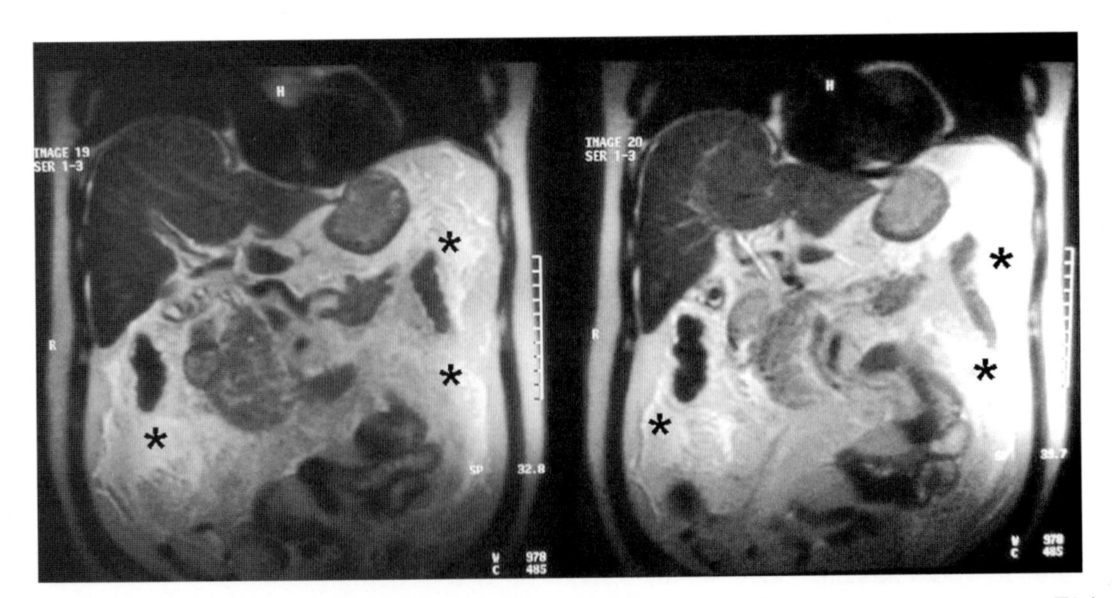

Figura 8.9 ▶ Pancreatite aguda com coleções peripancreáticas evidenciadas no plano coronal ponderado em T2 (*asteriscos*).

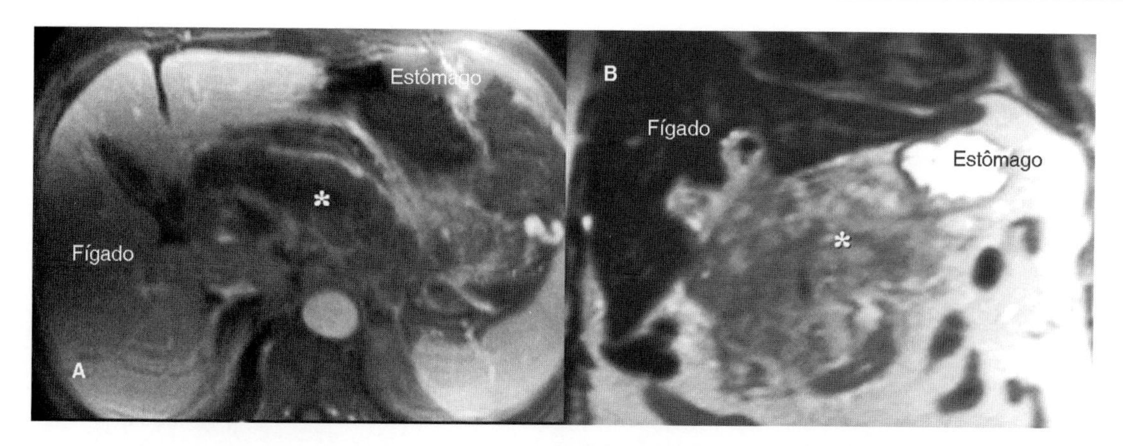

Figura 8.10 ▶ Pancreatite aguda cursando com necrose pancreática. Tanto a TC como a RM definem o quadro ao demonstrar ausência de realce de áreas do parênquima após administração de contraste (*). Observa-se extensa obliteração da gordura peripancreática. **A.** T1 axial com gadolínio (fase arterial). **B.** T2 coronal.

gordura. A RM apresenta sensibilidade maior que a TC para evidenciar hemorragia.

A necrose pancreática é definida como área focal ou, mais raramente, difusa de parênquima pancreático não-viável, tipicamente associada a necrose gordurosa peripancreática. A necrose se desenvolve precocemente em casos de pancreatite grave e, em geral, se define 96 horas após o início das manifestações clínicas. O tecido necrótico é visibilizado na RM de alto campo como área hipointensa em T1 e hiperintensa em T2, sem impregnação pelo agente paramagnético[21,25] (Figura 8.10).

Entende-se por *pseudocisto* coleção líquida organizada, envolta por parede com fibrose ou tecido de granulação, que se desenvolve a partir de coleções peripancreáticas, necrose ou pancreatite crônica. A evolução de coleção líquida em pseudocisto leva, pelo menos, 4 semanas. Cerca de metade dos pseudocistos que ocorrem na pancreatite aguda se resolve espontaneamente, sem apresentar sintomas. Os demais podem permanecer estáveis, resolver-se parcialmente sem causar manifestações clínicas ou apresentar complicações, como dor, infecção secundária, obstrução de ductos biliares ou envolvimento do trato gastrointestinal (obstrução, fístula, hemorragia), fígado ou baço.

Em geral, os pseudocistos são peripancreáticos, mas podem ser encontrados em diversos locais do abdome, do mediastino e da pelve (Figuras 8.11 e 8.12). A possibilidade de obter múltiplos planos nos estudos com RM permite examinar melhor a localização e os limites dos pseudocistos em relação aos vários órgãos e estruturas abdominais, bem como investigar sua relação com os ductos pancreáticos, a árvore biliar e as estruturas vizinhas.[22] Pseudocistos simples são relativamente homogêneos, com sinal elevado em T2, enquanto os complicados com debris necróticos, hemorragia ou infecção são heterogêneos.

É importante salientar que o pâncreas pode ser sede de diversas neoplasias císticas, tanto benignas como malignas, sendo importante diferenciá-las dos pseudocistos, especialmente na ausência de história pregressa de pancreatite aguda.[18,29]

A infecção secundária manifesta-se como bolhas de ar no interior do pseudocisto. Complicações vasculares incluem tromboses de veias regionais, destacando-se a veia esplênica e, menos freqüentemente, a veia mesentérica superior ou porta, compressão de vasos próximos com varizes perigástricas ou mesentéricas, formação de pseudo-aneurismas de artéria esplênica e he-

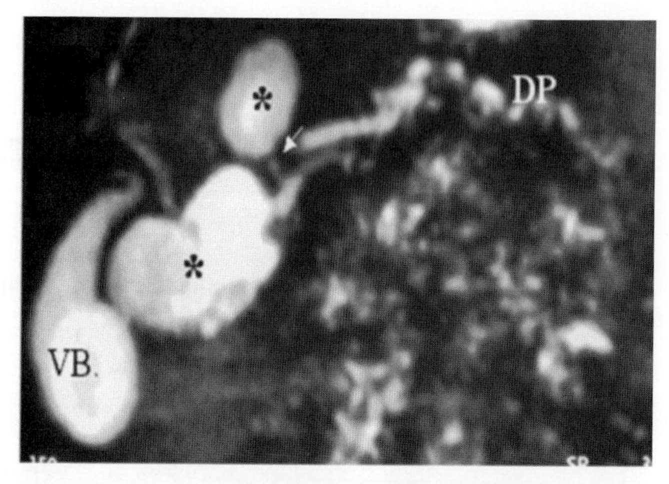

Figura 8.11 ▶ Pseudocisto pancreático: CPRM evidenciando dilatação do ducto pancreático (DP). Na cabeça pancreática, observam-se duas formações císticas (*), uma delas exibindo comunicação com o ducto pancreático (*seta*). (VB = vesícula biliar.)

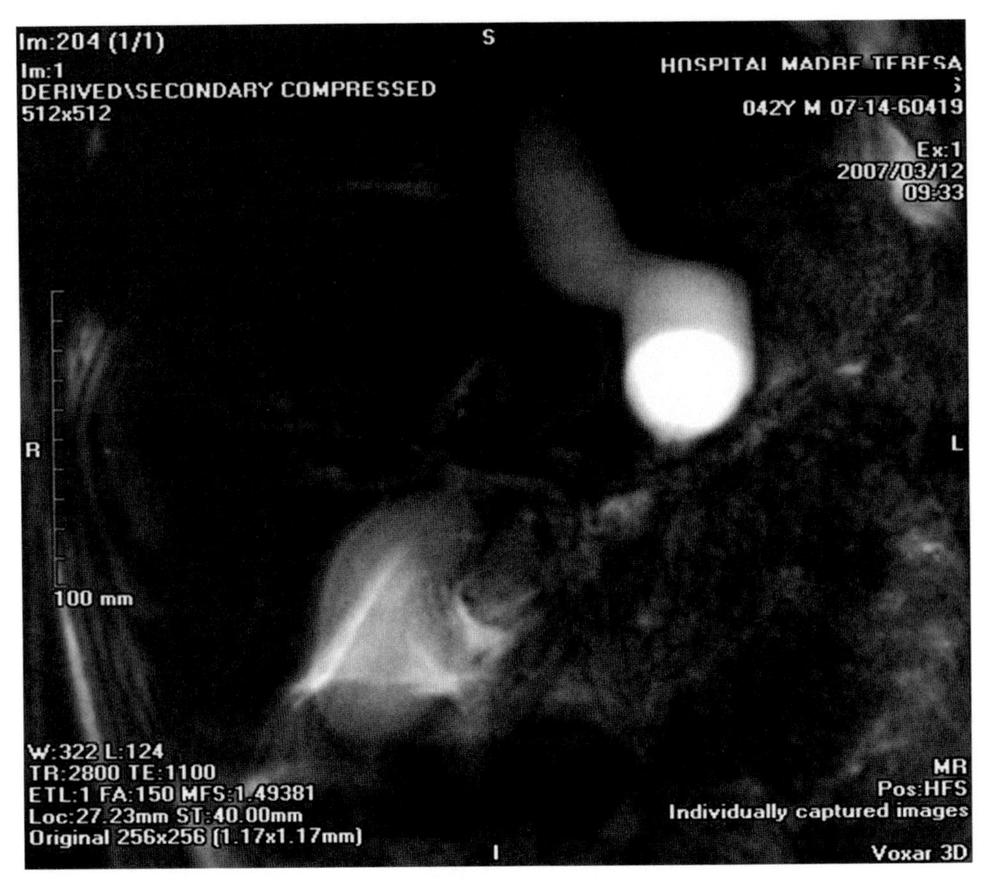

Figura 8.12 ▶ CPRM de paciente com pancreatite crônica acutizada com pseudocisto originado em ducto periférico e estendendo-se para o mediastino posterior através do hiato esofagiano. O paciente apresentava, também, derrame pleural com amilase elevada.

morragia aguda intracística. Esta última é vista como material com hipersinal em T1 no interior do cisto.

Abscesso pancreático é definido como coleção de pus, geralmente próximo ao pâncreas, contendo pouca ou nenhuma necrose pancreática, originada de pancreatite aguda ou de traumatismo pancreático. Em geral, ocorre 4 semanas ou mais após o início da pancreatite aguda e constitui complicação de necrose pancreática com conseqüentes liqüefação e infecção secundária. É importante diferenciar o abscesso da necrose infectada, pois o risco de mortalidade nesta última é o dobro. A necrose infectada requer desbridamento cirúrgico, enquanto o abscesso pode ser tratado com drenagem percutânea.[2] Na RM, o diagnóstico de abscesso pancreático é baseado na presença de coleção líquida focal com paredes relativamente espessas que, com freqüência, contém bolhas de gás.

A *necrose infectada* é definida como área de parênquima pancreático infectada e parcialmente liqüefeita com ou sem envolvimento peripancreático associado.

A RM detecta, com alta sensibilidade, alterações morfológicas da pancreatite aguda, variando de edema discreto da glândula a extensas coleções, necrose e hemorragia, nos casos fulminantes.

A maioria das complicações da pancreatite aguda ocorre em pacientes que apresentam coleções peripancreáticas, ou seja, nos graus D ou E. Correlação excelente foi estabelecida entre o achado de necrose à TC e à RM e o desenvolvimento de complicações e morte.[2] Nesse estudo, não houve óbitos entre os pacientes sem necrose, os quais evoluíram com apenas 6% de morbidade. Por outro lado, pacientes com necrose pancreática tiveram 23% de mortalidade e 82% de morbidade. A morbidade combinada dos pacientes com necrose maior que 30% do parênquima foi de 94% e a mortalidade, de 29%.

▶ ABDOME AGUDO DE ORIGEM INTESTINAL

Mais uma vez, a RM não é o primeiro exame na avaliação do abdome agudo de origem intestinal, existindo poucos relatos na literatura, a maioria sobre sua utilização na gravidez ou na doença de Crohn.[30] As

Quadro 8.5 ▶ Vantagens e desvantagens da RM na avaliação da doença intestinal aguda

Vantagens	Desvantagens
Ausência de radiação ionizante: adequada para crianças e grávidas	Tempo longo de aquisição; difícil para pacientes que não cooperam (p. ex., inquietos devido à dor)
Não utiliza contraste iodado	Artefatos devido à respiração e ao peristaltismo
Melhor caracterização tecidual	Contra-indicada em pacientes portadores de marca-passo ou clipes cirúrgicos não-compatíveis com alto campo magnético
Imagens multiplanares	Maior custo
Informação funcional	Disponibilidade limitada
	Menor experiência relatada na literatura

Quadro 8.6 ▶ Indicações para estudo angiográfico e enteróclise por RM

Angio-RM	Enteróclise
Isquemia intestinal aguda	Doença de Crohn
Isquemia intestinal crônica	Obstrução do intestino delgado
Infarto intestinal	Neoplasia do intestino delgado

principais indicações para RM estão listadas no Quadro 8.2.

No Quadro 8.5 estão sumariadas as vantagens e desvantagens da RM na avaliação da doença aguda do intestino.

O Quadro 8.6 lista as indicações para estudo angiográfico e da enteróclise por RM, que tem aumentado devido à redução do tempo de aquisição em aparelhos mais modernos. A enteróclise encontra pouco lugar no estudo de doença aguda, sendo mais bem indicada na avaliação da atividade da doença de Crohn, bem como de suas lesões estenosantes.[26]

▶ APENDICITE NA GRAVIDEZ

Apendicite é a causa mais comum de cirurgia não-obstétrica durante a gravidez, ocorrendo em aproximadamente em uma a cada 766 gestações.[9] As alterações anatômicas e fisiológicas associadas à gravidez tornam bastante complexo o diagnóstico da apendicite. O apêndice encontra-se deslocado superiormente, e pode ocorrer leucocitose inespecífica. O diagnóstico diferencial de dor abdominal à direita na gravidez inclui alterações não-cirúrgicas, como hemorragia do corpo lúteo, distensão ligamentar e cólicas nefréticas, bem como condições cirúrgicas, como torção do ovário e colecistite aguda.[6,14] A dificuldade do diagnóstico faz com que as complicações da apendicite sejam mais freqüentes nas grávidas que na população em geral, com relatos de perfuração maiores que 55%.[14]

A RM, por ser inócua para o feto, constitui excelente método para investigar apendicite na gravidez em mulheres com dor abdominal na fossa ilíaca direita, quando o ultra-som não consegue identificar o apêndice. Recomenda-se evitar o uso do gadolínio no primeiro trimestre da gravidez, pois ele cruza a placenta e já foi associado a malformações ósseas em estudos com animais.[6] Entretanto, riscos eventuais devem ser ponderados frente ao risco maior de doenças graves não diagnosticadas na mãe, como apendicite perfurada com peritonite.

O apêndice normal apresenta calibre de até 6mm, sendo preenchido por gás ou contraste, sem alteração da gordura adjacente. Sua intensidade de sinal é intermediária, semelhante à do músculo nas ponderações T1 e T2. O aumento de seu calibre, associado à obliteração da gordura periapendicular e líquido adjacente, é achado compatível com apendicite.[9] O apêndice obstruído apresenta hipersinal em T2.

Pedrosa *et al.*[24] avaliaram 51 pacientes grávidas consecutivas com dor abdominal aguda e estudo ultra-sonográfico inconclusivo, quatro das quais apresentavam apendicite (confirmada cirurgicamente), que foi detectada previamente pela RM (100% de sensibilidade). Três casos foram inconclusivos devido à não visibilização do apêndice; nenhum deles com apendicite.

Com segurança e precisão a RM presta-se ainda ao diagnóstico de outras doenças pélvicas agudas durante a gravidez.[6,14]

▶ CÓLICA NEFRÉTICA

Cálculos ureterais são causa freqüente de dor abdominal aguda, tendo a radiologia papel importante no diagnóstico e no planejamento terapêutico. No passado, o exame inicial era a radiografia simples do abdome, seguida da urografia excretora. Esta foi progressivamente abandonada com o surgimento da US e da TC com cortes finos e sem contraste, principalmente a de múltiplos detectores. A principal desvantagem da TC é a dose elevada de radiação ionizante, principalmente em crianças e adultos jovens.

Por não utilizar radiação ionizante e contraste iodado, a RM apresenta algumas indicações na avaliação do sistema urinário.[35] O exame pode ser realizado com seqüências ponderadas em T2 pesado para demonstrar líquido estático, ou seja, hidronefrose, e/ou a urorressonância. Nesta última, utilizam-se seqüências ponderadas em T1 com injeção intravenosa de contraste paramagnético, antes e após uso de furosemida, seguidas de aquisição volumétrica capaz de reconstruções em vários planos. Sua apresentação assemelha-se à da urografia excretora radiológica (Figura 8.13), possibilitando a avaliação das obstruções. Na seqüência ponderada em T2, o examinador pode estudar todo o trato urinário em aquisição única, com apnéia em torno de 7 segundos. Esta técnica tem grande utilidade nas pacientes grávidas, principalmente no primeiro trimestre.[6]

A TC é melhor na visibilização e em medir os cálculos renais e ureterais e encontra dificuldades na diferenciação com flebólitos.

A RM apresenta papel alternativo no diagnóstico da cólica renal. Sua pouca disponibilidade, alto custo, necessidade de equipe experiente e maior tempo de exame fazem da TC e da US as primeiras escolhas. Entretanto, na presença de gravidez, em pacientes jovens ou em crianças, a radiação ionizante deve ser evitada. Nesses casos, a urografia por RM pode trazer importante auxílio diagnóstico.[35]

ABDOME AGUDO VASCULAR

A angiorressonância possibilita o estudo não-invasivo da aorta abdominal e de seus principais ramos, em especial das artérias renais e esplâncnicas (Figura 8.14). Isso torna seu uso vantajoso na avaliação da isquemia intestinal aguda ou crônica. A embolia aguda da artéria mesentérica superior é responsável por aproximadamente 30% a 40% de todos os episódios de isquemia mesentérica aguda.[22] A maioria dos êmbolos aloja-se logo após a origem da artéria cólica média, sendo reconhecida pela interrupção abrupta do vaso. Êmbolos não-oclusivos aparecem como áreas de defeito de enchimento nas angiografias por TC ou RM. Usualmente, não se observam colaterais na isquemia aguda.

A trombose arterial mesentérica crônica associa-se à doença aterosclerótica e é responsável por 20% a 30% dos casos de isquemia aguda. Os sintomas são mais insidiosos. Usualmente, observa-se circulação colateral no momento do diagnóstico. A lesão, tipicamente, situa-se nos primeiros 2cm do vaso.[32]

A trombose mesentérica venosa é responsável por até 15% das isquemias agudas, sendo sintomática na ausência de colaterais. A RM pode mostrar afecções associadas, como cirrose ou pancreatite aguda, mas muitos casos são idiopáticos ou secundários à trombofilia.

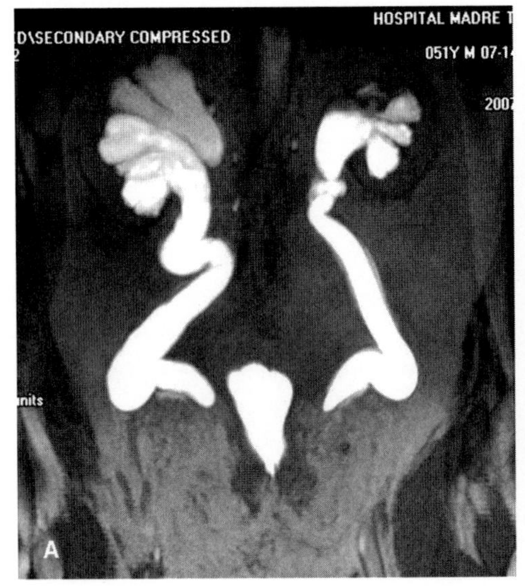

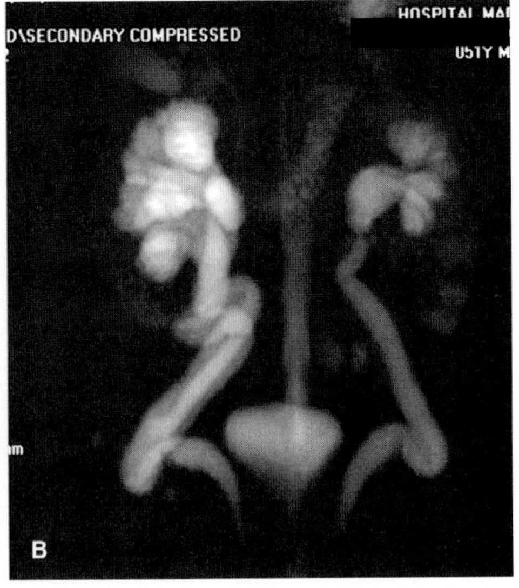

Figura 8.13 ▶ Urorressonância magnética. **A.** Imagem ponderada em T1 após injeção de gadolínio e furosemida. **B.** Imagem ponderada em T2 adquirida em 7s. Observar hidronefrose bilateral com afilamento dos terços inferiores dos ureteres relacionado a lipomatose pélvica.

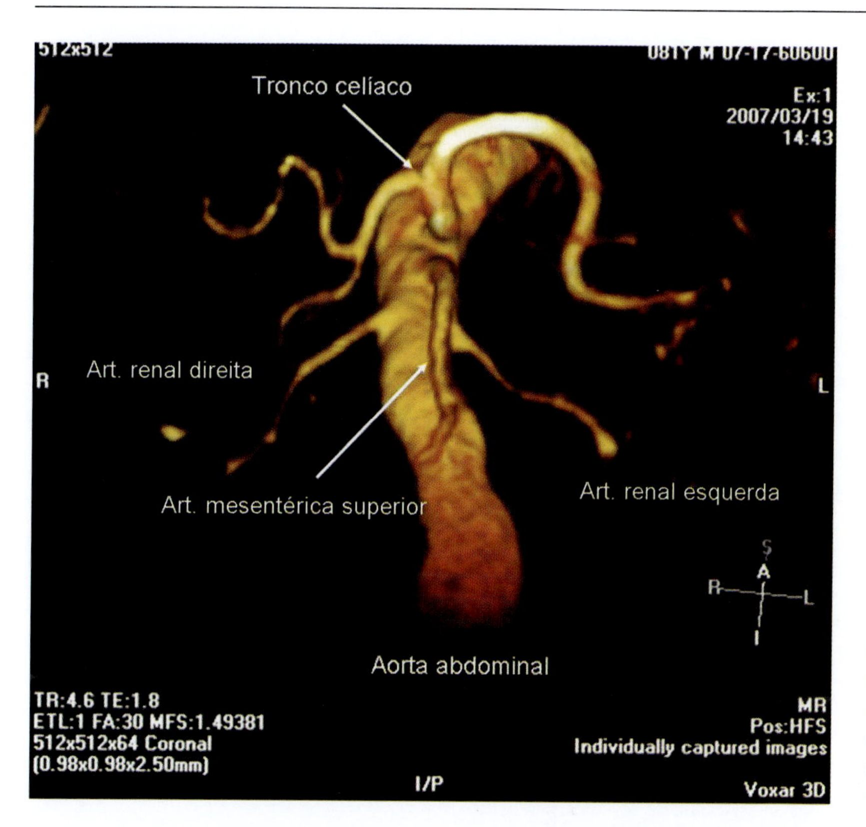

Figura 8.14 ▶ Angiografia por ressonância magnética. Imagens adquiridas durante administração intravenosa de gadolínio com reconstrução tridimensional, visibilizando a aorta abdominal, o tronco celíaco, a artéria mesentérica superior e as artérias renais.

Quadro 8.7 ▶ RM na isquemia intestinal aguda

Informação básica	Isquemia leva a transudação capilar e edema de parede	
	RM contrastada reflete mudanças progressivas	
Imagem na RM	Alterações precoces	Espessamento de parede Impregnação aumentada Hipersinal em T1 em caso de hemorragia intraparietal
	Alterações tardias	Necrose intestinal Gás na veia porta
	Angio-RM	Exame da artéria mesentérica superior (raiz e terço proximal)

A isquemia intestinal também pode ocorrer na presença de leito esplâncnico normal ou com alterações apenas discretas na presença de hipoperfusão, como, por exemplo, no choque hipovolêmico ou cardiogênico. O Quadro 8.7 detalha as alterações que podem ser evidenciadas pela RM nas diversas fases.

A dissecção aórtica é responsável por cerca de 5% das isquemias intestinais. A angiografia por TC ou RM é capaz de diagnosticar tanto sua presença como extensão, ponto de início e término, avaliar comprometimento de ramos e diferenciar trombo de fluxo lento.

A torção de vísceras como ovários ou baço provoca infarto e dor abdominal. A RM mostra aumento do órgão com sinais de necrose ou deslocamento da posição anatômica, com redução da perfusão após contraste.[10]

▶ DOENÇA GINECOLÓGICA AGUDA

Avanços rápidos na RM possibilitaram o diagnóstico de várias condições ginecológicas que iniciam subitamente com dor abdominal inferior, febre, hemorragia intraperitoneal ou genital ou choque. A técnica de supressão de gordura aumenta a conspicuidade das lesões inflamatórias. Imagens ponderadas em T2 são úteis para identificar líquido livre, assim como para aumentar o contraste entre urina e coleções líquidas complexas. Imagens ponderadas em T2* identificam lesões hemorrágicas, mostrando a desoxiemoglobina e a hemossiderina. As imagens contrastadas podem identificar processos neoplásicos e inflamatórios, bem como prováveis locais de sangramento pelo extravasamento do contraste.[11]

É importante diferenciar doenças como torção de ovário, gravidez ectópica e malformação arteriovenosa uterina rota, que exigem cirurgia de urgência, daquelas que não a necessitam, como a peritonite pélvica, que necessita tratamento clínico.

A US é o primeiro exame para avaliar pacientes com dor abdominal inferior, mas nem sempre é conclusiva. O uso da TC pode ser problemático em mulheres jovens potencialmente grávidas. O desenvolvimento de seqüências rápidas de RM tornou-a valiosa como complemento da ultra-sonografia em casos de urgência, sendo o exame rápido e de boa resolução espacial, possibilitando a diferenciação dos tecidos e vasos pélvicos.[11]

Cistos ovarianos hemorrágicos

Cistos ovarianos podem apresentar hemorragia interna e romper-se na cavidade peritoneal. São hiperintensos nas seqüências ponderadas em T1 com intensidade variável em T2 (Figura 8.15). Nem sempre é possível diferenciar o cisto hemorrágico do hematoma anexial da gravidez ectópica.[11] A dosagem do β-hCG é essencial para esclarecer o diagnóstico.

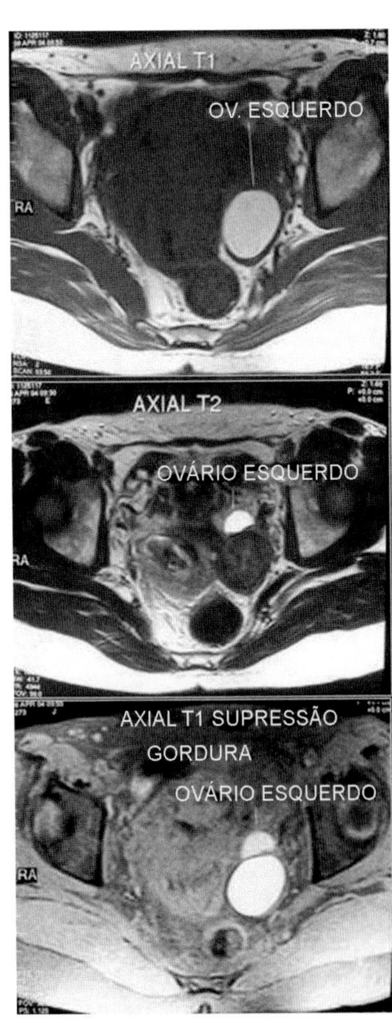

Figura 8.15 ▶ Cisto ovariano hemorrágico. Plano transversal da pelve com ponderação em T1, T2 e T1 com supressão do sinal de gordura evidencia formação com hipersinal (branco) em T1 e sinal intermediário em T2 no ovário esquerdo.

Torção ovariana

Pode ocorrer em cistos ovarianos ou tumores. Os sintomas ocorrem súbita ou lentamente. A cirurgia de urgência é necessária em caso de torção completa.

A necrose hemorrágica da torção completa é identificada em T1 com e sem supressão de gordura antes e após contraste, sendo o sinal elevado sugestivo de hemorragia ou congestão vascular. A falta de impregnação pelo agente paramagnético na ponderação T1 com supressão de gordura do componente sólido e de nódulos em lesões expansivas sugere interrupção do fluxo sanguíneo.

A supressão do sinal de gordura em T1 é útil para caracterizar teratomas, freqüentemente encontrados no ovário e que podem evoluir com complicações.

Doença inflamatória pélvica

A doença inflamatória pélvica ocorre, comumente, em mulheres em fase de reprodução. Diagnóstico tardio e, conseqüentemente, tratamento também tardio podem resultar em abscesso tubovariano e piossalpinge, necessitando de tratamento cirúrgico. Endometrite e miometrite podem ser tratadas conservadoramente com antibióticos. Nos casos precoces, são encontradas áreas mal definidas de hipersinal em T2 com supressão de gordura e impregnação intensa e irregular em T1 com supressão de gordura. Ocorre intensa impregnação dos tecidos adjacentes, facilmente visibilizada em T1.

A piossalpinge manifesta-se como estrutura tubular tortuosa, de conteúdo líquido, cujas paredes são espessas, com intenso realce após contraste. Abscessos apresentam-se como massas preenchidas por líquido, tendo paredes espessadas com realce após contraste. O conteúdo da piossalpinge e do abscesso é levemente hiperintenso em T1 e hipointenso em T2 devido ao conteúdo hemorrágico e aos debris. O diagnóstico diferencial da piossalpinge inclui abscessos de outras origens, como o apendicular ou secundário à doença de Crohn, tumores ovarianos e cistos infectados.[11]

Endometriose

Endometriose constitui causa importante de dor pélvica e seu diagnóstico é, às vezes, extremamente di-

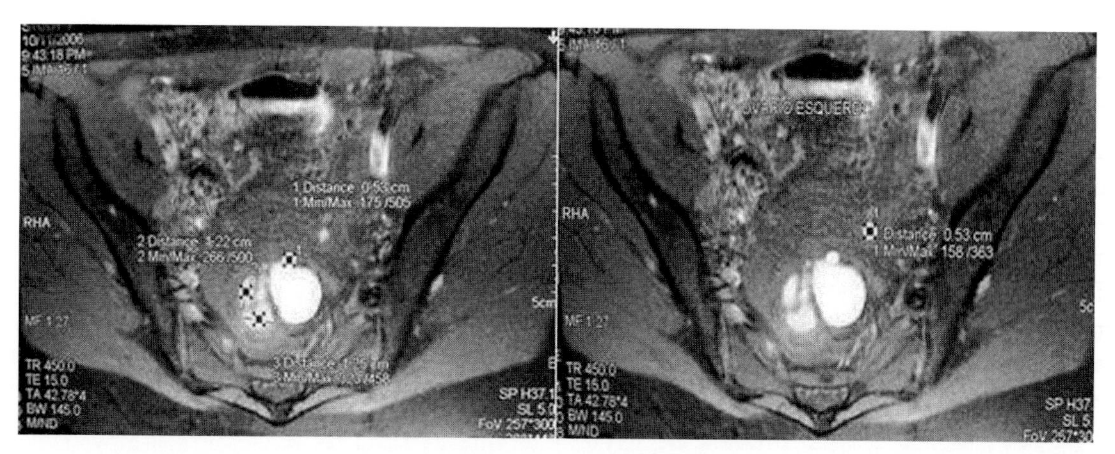

Figura 8.16 ▶ Paciente de 36 anos, portadora de endometriose pélvica. Cortes transversais ponderados em T1 com supressão de gordura evidenciam formações com hipersinal agrupadas posteriormente ao útero, compatíveis com focos de endometriose.

fícil. Avaliação pré-operatória precisa é indispensável para planejamento e exérese completa. A exploração laparoscópica apresenta dificuldades em demonstrar endometriose profunda escondida em aderências ou em espaços subperitoneais e a RM é capaz de demonstrá-la (Figura 8.16)[40] A ruptura de endometrioma ovariano é causa de abdome agudo pela liberação de conteúdo hiperintenso em T1 e T2. Em geral, a parede do endometrioma é espessa, contendo camadas hipointensas em T2, e torna-se distorcida após a ruptura, com adelgaçamento localizado.[11]

As endometrioses peritoneal, ovariana e profunda são manifestações diversas de uma mesma doença com origem única. Endometriose profunda inclui lesões retovaginais, formas infiltrativas que envolvem intestino, bexiga e ureter, e consiste em lesões com, pelo menos, 5mm de profundidade no retroperitônio ou na parede dos órgãos pélvicos.

O exame deve ser realizado com a bexiga em repleção moderada em associação com hipotônicos musculares. As seqüências ponderadas em T2 e T1, com e sem supressão do sinal da gordura, diferenciam lesões contendo hemorragia, cistos ou gordura. As lesões sólidas profundas apresentam sinal baixo a intermediário em T1 e focos de hipersinal, correspondendo a hemorragia circundada por tecido fibrótico (Figura 8.16).

▶ REFERÊNCIAS BIBLIOGRÁFICAS

1. Balthazar EJ. Staging of acute pancreatitis. *Radiol Clin North Am* 2002; *40*(6):1199-209.
2. Balthazar EJ, Freeny PC, vanSonnenberg E. Imaging and intervention in acute pancreatitis. *Radiology* 1994; *193*(2): 297-306.
3. Balthazar EJ, Robinson DL, Megibow AJ, Ranson JH. Acute pancreatitis: value of CT in establishing prognosis. *Radiology* 1990; *174*(2):331-6.
4. Becker CD, Grossholz M, Becker M *et al.* Choledocholithiasis and bile duct stenosis: diagnostic accuracy of MR cholangiopancreatography. *Radiology* 1997; *205*(2):523-30.
5. Becker CD, Grossholz M, Mentha G, Terrier F. MR cholangiopancreatography: technique, potential indications, and diagnostic features of benign, postoperative, and malignant conditions. *Eur Radiol* 1997; *7*(6):865-74.
6. Birchard KR, Brown MA, Hyslop WB *et al.* MRI of acute abdominal and pelvic pain in pregnant patients. *Am J Roentgenol* 2005; *184*(2):452-8.
7. Boraschi P, Neri E, Braccini G *et al.* Choledocolithiasis: diagnostic accuracy of MR cholangiopancreatography. Three-year experience. *Magn Reson Imaging* 1999; *17*(9): 1245-53.
8. Bradley EL, III. A clinically based classification system for acute pancreatitis. Summary of the International Symposium on Acute Pancreatitis, Atlanta, Ga, September 11 through 13, 1992. *Arch Surg* 1993; *128*(5):586-90.
9. Cobben LP, Groot I, Haans L *et al.* MRI for clinically suspected appendicitis during pregnancy. *Am J Roentgenol* 2004; *183*(3):671-5.
10. Deux JF, Salomon L, Barrier A *et al.* Acute torsion of wandering spleen: MRI findings. *Am J Roentgenol* 2004; *182*(6):1607-8.
11. Dohke M, Watanabe Y, Okumura A *et al.* Comprehensive MR imaging of acute gynecologic diseases. *RadioGraphics* 2000; *20*(6):1551-66.
12. Doyon D, Cabanis EA. *Diagnóstico por imagem em ressonância magnética.* 2ed., Paris: Masson, 1997.
13. Ergun I, Keven K, Uruc I *et al.* The safety of gadolinium in patients with stage 3 and 4 renal failure. *Nephrol Dial Transplant* 2006; *213*:697-700.
14. Eyvazzadeh AD, Pedrosa I, Rofsky NM *et al.* MRI of right-sided abdominal pain in pregnancy. *Am J Roentgenol* 2004; *1834*:907-14.
15. Felmee JP MR. Basic principals and terminology of magnetic resonance imaging. *In:* Berqist TH (ed.) *MRI of musculoskeletal system.* 3ed., Philadelphia PA: Lippincott-Raven, 1996:29-31.
16. Kettritz U, Semelka RC. Contrast-enhanced MR imaging of the pancreas. *Magn Reson Imaging Clin N Am* 1996; *4*(1):87-100.
17. Khalid TR, Casillas VJ, Montalvo BM *et al.* Using MR cholangiopancreatography to evaluate iatrogenic bile duct injury. *AJR Am J Roentgenol* 2001; *177*(6):1347-52.
18. Kim YH, Saini S, Sahani D *et al.* Imaging diagnosis of cystic pancreatic lesions: pseudocyst versus nonpseudocyst. RadioGraphics 2005; *25*(3):671-85.

19. Ko CW, Sekijima JH, Lee SP. Biliary sludge. *Ann Intern Med* 1999; *130*:301-11.
20. Li A, Wong CS, Wong MK *et al*. Acute adverse reactions to magnetic resonance contrast media – gadolinium chelates. *Br J Radiol* 2006; *79*(941):368-71.
21. Merkle EM, Gorich J. Imaging of acute pancreatitis. *Eur Radiol* 2002; *12*(8):1979-92.
22. Miller FH, Keppke AL, Dalal K *et al*. MRI of pancreatitis and its complications: Part 1, Acute pancreatitis. *Am J Roentgenol* 2004; *183*(6):1637-44.
23. Oh KY, Gilfeather M, Kennedy A *et al*. Limited abdominal MRI in the evaluation of acute right upper quadrant pain. *Abdom Imaging* 2003; *28*(5):643-51.
24. Pedrosa I, Levine D, Eyvazzadeh AD *et al*. MR imaging evaluation of acute appendicitis in pregnancy. *Radiology* 2006; *238*(3):891-9.
25. Piironen A, Kivisaari R, Kemppainen E *et al*. Detection of severe acute pancreatitis by contrast-enhanced magnetic resonance imaging. *Eur Radiol* 2000; *10*(2):354-61.
26. Prassopoulos P, Papanikolaou N, Grammatikakis J *et al*. MR enteroclysis imaging of Crohn disease. *RadioGraphics* 2001; *21*(90001):161S-172S.
27. Ragozzino A, De RR, Mosca A *et al*. Value of MR cholangiography in patients with iatrogenic bile duct injury after cholecystectomy. *AJR Am J Roentgenol* 2004; *183*(6): 1567-72.
28. Regan F, Fradin J, Khazan R *et al*. Choledocholithiasis: evaluation with MR cholangiography. *AJR Am J Roentgenol* 1996; *167*(6):1441-5.
29. Sahani DV, Kadavigere R, Saokar A *et al*. Cystic pancreatic lesions: a simple imaging-based classification system for guiding management. *RadioGraphics* 2005; *25*(6): 1471-84.
30. Sempere GAJ, Martinez Sanjuan V, Medina Chulia E *et al*. MRI evaluation of inflammatory activity in crohn's disease. *Am J Roentgenol* 2005; *184*(6):1829-35.
31. Sherllock FG KE. Bioeffects and safety considerations. *In:* Atlas S (ed.) *Magnetic ressonance imaging of the brain and spine*. Philadelphia PA: Lippincott-Raven; 1996:109-28.
32. Shih MCP, Hagspiel KD. CTA and MRA in mesenteric ischemia: Part 1, Role in diagnosis and differential diagnosis. *Am J Roentgenol* 2007; *1882*:452-61.
33. Sood B, Jain M, Khandelwal N, Singh P, Suri S. MRI of perforated gall bladder. *Australas Radiol* 2002; *464*:438-40.
34. Soto JA, Barish MA, Alvarez O, Medina S. Detection of choledocholithiasis with MR cholangiography: comparison of three-dimensional fast spin-echo and single- and multisection half-Fourier rapid acquisition with relaxation enhancement sequences. *Radiology* 2000; 2153:737-45.
35. Sudah M, Vanninen RL, Partanen K *et al*. Patients with acute flank pain: Comparison of MR urography with unenhanced helical CT. *Radiology* 2002; *2231*:98-105.
36. Watanabe Y, Nagayama M, Okumura A *et al*. MR imaging of acute biliary disorders. *RadioGraphics* 2007; *272*:477-95.
37. Woodward PJ, Sohaey R, Mezzetti TP Jr. Endometriosis: Radiologic-pathologic correlation. *RadioGraphics* 2001; *21*(1):193-216.

9

Angiografia

Paulo Roberto Savassi-Rocha
Gibran Cessin Anacleto Sassine
Aloísio Cardoso-Júnior

INTRODUÇÃO

O desenvolvimento da moderna angiografia ocorreu a partir de técnica simples que consistia na introdução percutânea de dispositivos angiográficos por punção vascular, utilizando um fio como guia.

Descrita por Sven Ivan Seldinger, em 1953, essa inovação, posteriormente conhecida como técnica de Seldinger, eliminou a necessidade de dissecção para cateterismo e possibilitou, assim, a transferência do procedimento da sala de operações para o setor de radiologia.

A técnica de Seldinger (Figura 9.1) consiste na punção percutânea da artéria (usualmente artéria femoral) e na introdução de fio-guia não-traumático através da agulha de punção, seguida da retirada da agulha, mantendo-se compressão no local da punção. O fio-guia é, então, revestido pelo cateter de angiografia, que é introduzido junto com o mesmo. Uma vez alcançada a luz arterial pelo cateter, o fio-guia é retirado e o cateter é progredido, sob controle fluoroscópico, em busca da artéria que se deseja cateterizar.[20]

O procedimento dispensa anestesia geral, sendo suficiente anestesia local, interessando o ponto de introdução do cateter.

Após o cateterismo seletivo da artéria em questão (confirmado pela fluoroscopia, após introdução de pequena quantidade de contraste), basta injetar em torno de 50mL de contraste iodado, por pressão mecânica (bomba injetora), com taxa de fluxo de 10mL/s. As imagens são obtidas em série, passando pelas fases arterial, capilar e venosa (Figura 9.2). Atualmente, estão disponíveis modernos equipamentos que fornecem imagens com ótima resolução em todas as seqüências. A cineangiografia é possível, também, com todas as vantagens inerentes.

A arteriografia mesentérica seletiva pode contribuir para o diagnóstico de diferentes quadros de abdome agudo não-traumático, a saber:

- Isquemia mesentérica aguda.
- Colite isquêmica.
- Vólvulo.
- Rotura de aneurisma da aorta ou de seus ramos viscerais.

ISQUEMIA MESENTÉRICA AGUDA

A isquemia mesentérica aguda (IMA) pode ser secundária a obstrução da artéria mesentérica superior (trombose ou embolia), obstrução da veia mesentérica superior, ou decorrente de vasoconstrição mesentérica (isquemia mesentérica aguda não-oclusiva). A isquemia segmentar focal constitui forma mais rara. Apesar dos inúmeros progressos incorporados à prática médica atual, a mortalidade da IMA permanece elevada, chegando a cerca de 70%.[2,18] A abordagem agressiva, proposta por Boley *et al.*,[4,5] reduziu este índice para 50% a 60%.

O diagnóstico precoce constitui o fator prognóstico mais importante, devendo ser realizado nas primeiras 6 a 12 horas após o início do quadro, período em que o intestino costuma permanecer viável. Uma vez fechado o diagnóstico, o tratamento deve ser direcionado para os diferentes tipos de IMA, para viabilizar melhores resultados.

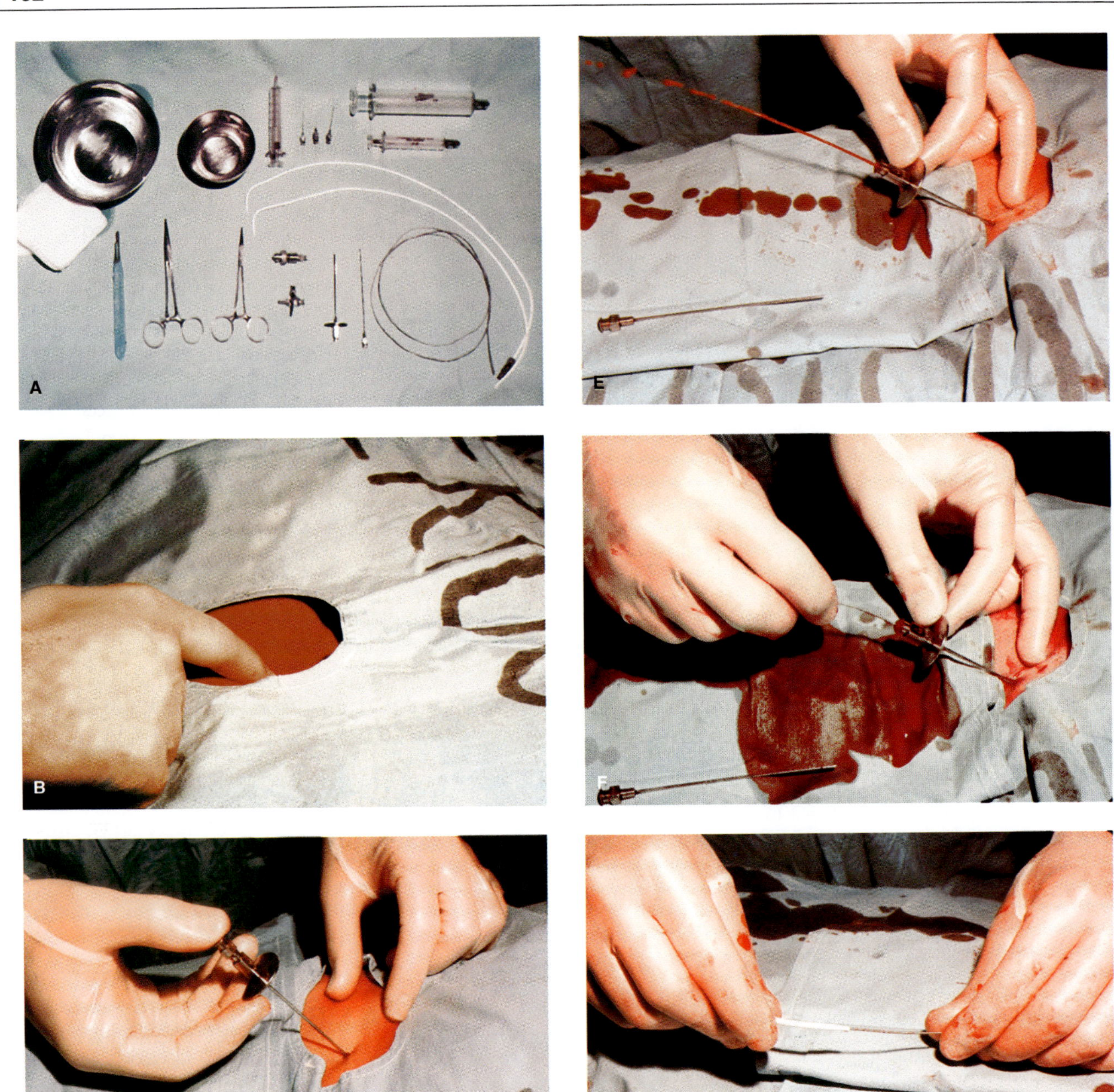

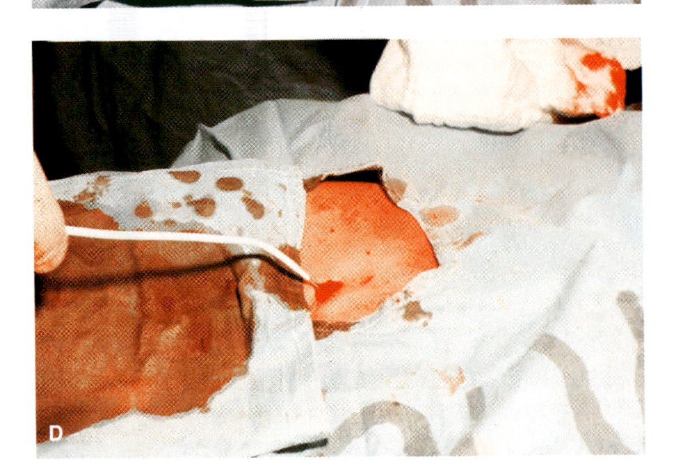

Figura 9.1 ▶ Técnica de Seldinger para punção percutânea da artéria artéria femoral. **A.** Instrumental e cateter. **B.** Palpação da artéria femoral na região proximal da coxa. **C** e **D.** Punção percutânea da artéria femoral. **E.** Introdução de fio-guia não-traumático através da agulha de punção, seguida da retirada da agulha, mantendo-se compressão no local da punção. **F** e **G.** Revestimento do fio-guia pelo cateter de angiografia, que é introduzido junto com o mesmo. Uma vez alcançada a luz arterial pelo cateter, o fio-guia é retirado e o cateter é progredido, sob controle fluoroscópico, em busca da artéria que se deseja cateterizar.

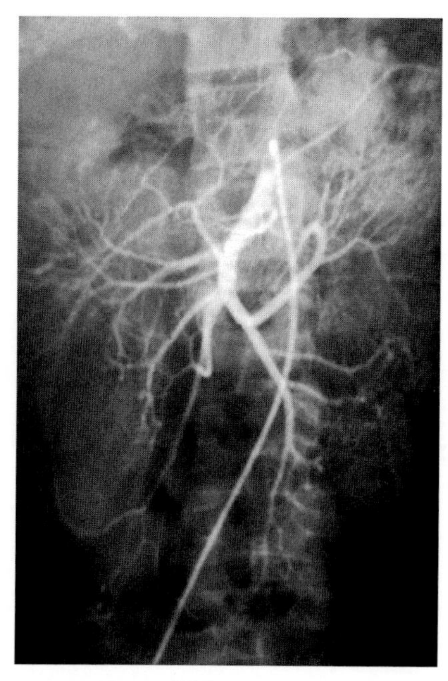

Figura 9.2 ▶ Aspecto arteriográfico da artéria mesentérica superior (exame normal).

O tempo transcorrido após o início das manifestações clínicas tem importância indiscutível. Lobo Martinez *et al.*[13] demonstraram, em 21 pacientes portadores de embolia da artéria mesentérica superior, que o intestino estava viável em 100% dos casos com menos de 12 horas de isquemia. Este índice caiu para 56% após 12 horas e para 18% após 24 horas.

Assim sendo, pacientes com dor abdominal intensa, que persiste por mais de 2 a 3 horas e com fatores de risco para IMA (mais de 50 anos de idade, portadores de insuficiência cardíaca congestiva, arritmias cardíacas, infarto do miocárdio recente, hipovolemia, hipotensão ou sepse, ou que usem medicamentos vasocontritores, como digitálicos, ou que tenham sido submetidos a cirurgia cardíaca ou no andar superior do abdome), devem ser investigados por meio da abordagem agressiva proposta por Boley *et al.*,[4,5] que inclui:

- Angiografia precoce.
- Perfusão arterial com vasodilatador mesentérico (papaverina).
- Tratamento cirúrgico de urgência (casos de obstrução e/ou necrose intestinal).

Esta conduta, aparentemente agressiva, diminui a mortalidade de maneira expressiva.[8]

A importância da arteriografia não é só propedêutica, mas também terapêutica, porque viabiliza o tratamento medicamentoso (papaverina intra-arterial) pelo cateter introduzido na artéria.

Dependendo das condições clínicas do paciente, a arteriografia deve ser realizada com cautela ou, até mesmo, contra-indicada (peritonite franca, acidose metabólica de difícil controle, coagulopatia, insuficiência renal etc.).

A arteriografia mesentérica apresenta sensibilidade (74% a 100%) e especificidade (em torno de 100%) elevadas.[2] Além de diagnosticar a causa da isquemia, a arteriografia fornece informações importantes da anatomia vascular, orientando o médico nos procedimentos de revascularização porventura necessários.

A arteriografia deve ser bidimensional, interessando as incidências ântero-posterior e látero-lateral.

Ainda existem controvérsias quanto à indicação de arteriografia em pacientes com suspeita de IMA com sinais clínicos de peritonite, uma vez que estes sinais, muitas vezes, indicam a presença de necrose intestinal. Nessa situação, os benefícios da angiografia (diagnosticar antes da necrose) seriam minimizados ou mesmo anulados, uma vez que o tratamento se restringe à ressecção de alças inviáveis. Desse modo, alguns autores[6] propõem intervenção cirúrgica imediata. Os que defendem a angiografia, mesmo nesses casos, argumentam que o conhecimento prévio da causa da IMA (oclusiva ou não-oclusiva, arterial ou venosa) orienta o cirurgião quanto à melhor conduta (evitar dissecção na origem da artéria mesentérica superior nos casos não-oclusivos por agravamento da vasoconstrição, uso de vasodilatador mesentérico pós-ressecção etc.).

A arteriografia mesentérica possibilita o diagnóstico dos diferentes tipos de IMA.

Na embolia de artéria mesentérica superior (EAMS), usualmente originária de êmbolos que se desprendem do coração (fibrilação atrial, endocardite, aneurisma ventricular, doenças valvulares etc.), a maioria deles está localizada distalmente à origem da artéria cólica média (apenas 15% se localizam na origem da artéria mesentérica superior – Figura 9.3).

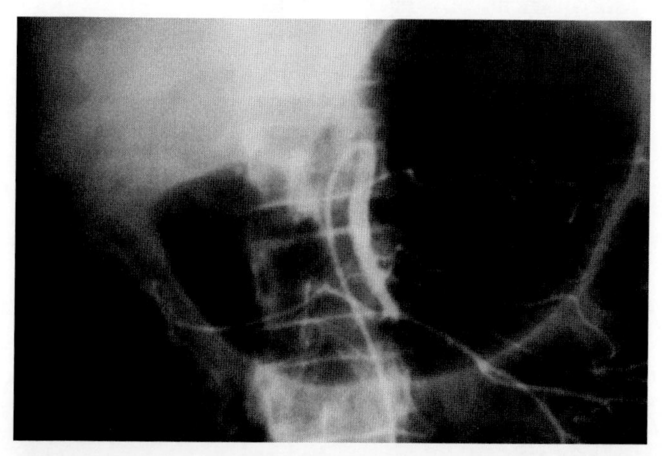

Figura 9.3 ▶ Arteriografia demonstrando obstrução distal do tronco da artéria mesentérica superior por embolia.

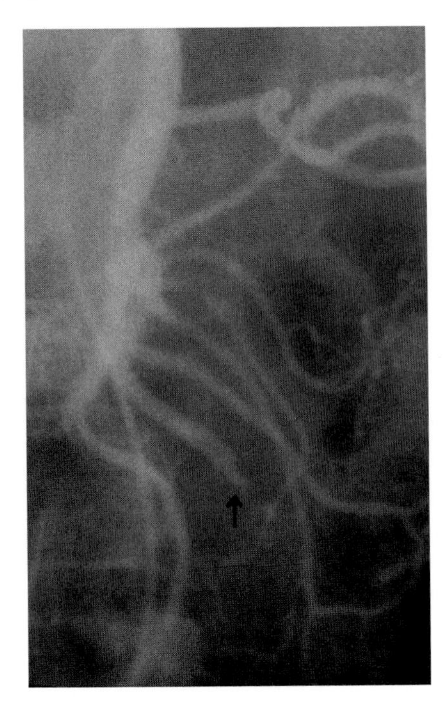

Figura 9.4 ▶ Arteriografia demonstrando embolia em ramo da artéria mesentérica superior.

É importante mencionar que quase 30% desses pacientes apresentam história prévia de acidente embólico.

A angiografia fornece informação importante sobre o nível da obstrução (tronco principal ou ramos secundários), o grau da obstrução (completa ou incompleta), a presença de circulação colateral etc. Em situações especiais (obstrução de pequenos vasos sem sinais de peritonite) é possível infundir, pelo cateter, fármacos como a estreptocinase, com o objetivo de dissolver o êmbolo e revascularizar o intestino (Figura 9.4). Após a revascularização, independentemente da causa, é imprescindível infundir agente vasodilatador (papaverina), com o objetivo de evitar os danos provocados pela vasoconstrição pós-revascularização.[21]

Na trombose da artéria mesentérica superior (TAMS), que costuma ocorrer na vigência da doença arteriosclerótica grave, o local mais comum de acometimento é a origem da artéria.

Com freqüência, pacientes portadores dessa condição toleram obstrução arterial importante, porque o processo tem evolução lenta e gradual, com desenvolvimento de circulação colateral eficiente. Habitualmente, a isquemia ocorre quando da oclusão completa da artéria e/ou de importante ramo colateral. Esta situação se reveste de extrema gravidade, com mortalidade oscilando entre 80% e 100%.[6,16,17]

O diagnóstico angiográfico é, quase sempre, realizado pela aortografia em perfil (Figura 9.5), uma vez que não se consegue cateterizar a artéria mesentérica superior ocluída pela trombose.

A isquemia mesentérica aguda não-oclusiva (IMANO) costuma ser secundária à diminuição do débito cardíaco associada à vasoconstrição mesentérica difusa. O aspecto angiográfico (Figura 9.6) é típico, demonstrando diminuição importante da distribuição do contraste no leito mesentérico como conseqüência da vasoconstrição. Foram descritos[22] quatro critérios diagnósticos angiográficos para vasoespasmo esplâncnico, a saber:

- Estreitamento da origem de ramos da artéria mesentérica superior.
- Dilatação alternada com estreitamento dos ramos intestinais (sinal da *corda de lingüiça*).
- Espasmo das arcadas mesentéricas.
- Fraco enchimento dos vasos intramurais.

Nestes casos, a indicação da angiografia (respeitadas as contra-indicações) é compulsória não só pelo caráter propedêutico, mas também pelo terapêutico, uma vez que a condição costuma responder, de modo contundente, à infusão arterial contínua de papaverina na dose de 30 a 60mg/h.

Na trombose venosa mesentérica (TVM), causa menos comum de IMA, responsável por apenas 10% a 15% dos casos, embora a arteriografia (Figura 9.7)

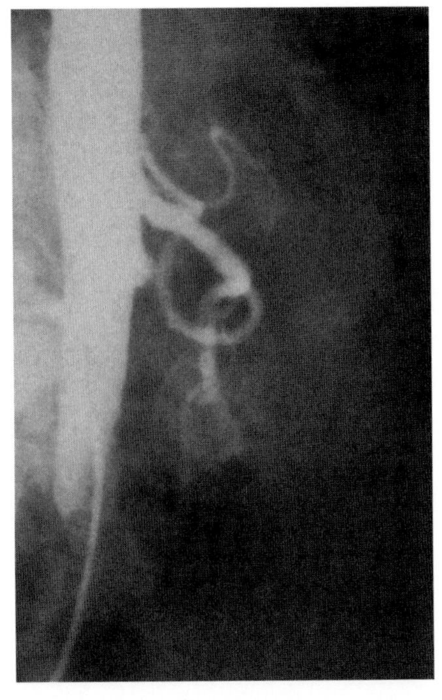

Figura 9.5 ▶ Aortografia demonstrando trombose da artéria mesentérica superior.

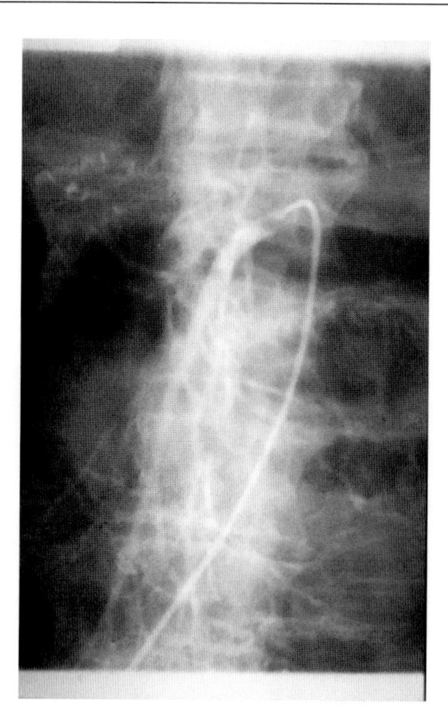

Figura 9.6 ▸ Arteriografia mostrando aspecto típico da isquemia mesentérica aguda não-oclusiva. Observar a diminuição importante da distribuição do contraste no leito mesentérico como conseqüência da vasoconstrição.

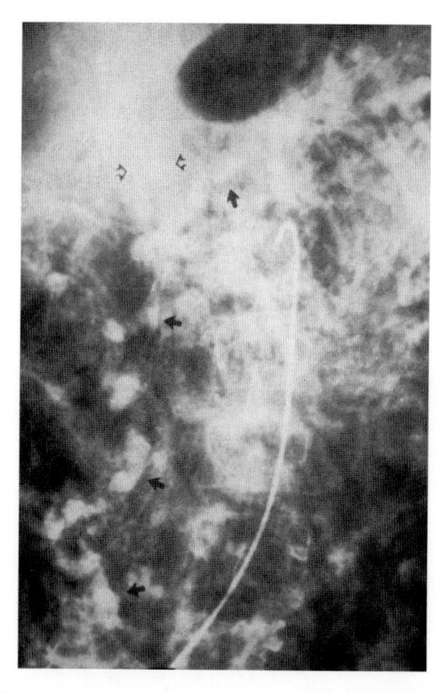

Figura 9.7 ▸ Aspecto arteriográfico da trombose venosa mesentérica.

possa fornecer dados importantes para o diagnóstico (retenção do contraste na fase venosa, vasoconstrição dos ramos arteriais etc.), a tomografia e a ressonância (angiotomografia ou angiorressonância) são métodos propedêuticos mais adequados. A TVM costuma ser a condição menos grave de IMA, porque o acometimento é, normalmente, segmentar. O envolvimento do tronco da veia mesentérica inferior e do intestino grosso, com repercussões clínicas, costuma ser menos freqüente.

COLITE ISQUÊMICA

A colite isquêmica (CI) resulta, freqüentemente, de estado de hipoperfusão e/ou choque e pode, também, ser secundária a procedimentos na aorta infra-renal, incluindo aneurismectomia ou introdução de endoprótese percutânea, que resultam na obstrução do fluxo na artéria mesentérica inferior. Na maioria dos casos de CI, entretanto, a verdadeira causa não é reconhecida, embora a associação com cirurgia aórtica, câncer colônico ou outras lesões potencialmente obstrutivas esteja estabelecida. Várias outras causas têm sido implicadas na gênese de CI, até mesmo em pacientes mais jovens, incluindo exercícios físicos intensos e prolongados, diferentes medicamentos, uso de cocaína, infecção por citomegalovírus ou *E. coli*, coagulopatias, diferentes condições sistêmicas (lúpus, periarterite nodosa), distúrbios cardiovasculares acompanhados de hipotensão etc. Na verdade, sua real incidência é subestimada não só porque vários pacientes desenvolvem formas leves e transitórias que evoluem sem diagnóstico, mas também pela não divulgação em diferentes séries.

Qualquer paciente que tenha uma ou mais das condições expostas e que desenvolva dor abdominal leve ou moderada, diarréia ou sangramento intestinal baixo, com mínima a moderada reação peritoneal, deve ser investigado como possível portador de CI.

Em geral, a angiografia mesentérica não está indicada na avaliação inicial da CI (a colonoscopia é o exame mais indicado atualmente) porque, na maioria dos casos, quando aparecem as manifestações clínicas, o fluxo sanguíneo colônico já retornou ao normal.[2,3,14]

A colonoscopia tem inúmeras vantagens sobre a angiografia, não só por ser mais sensível e específica para o diagnóstico, mas também por avaliar as alterações da mucosa e possibilitar a realização de biópsias. Este exame deve ser realizado o mais precocemente possível, de preferência até 72 horas após o início das manifestações clínicas.[7]

Assim sendo, a angiografia deve ser reservada para os casos nos quais é considerada a possibilidade de IMA (casos em que apenas a metade direita do cólon é acometida ou pacientes com dor abdominal intensa ou que evoluem com manifestações clínicas mais contundentes que as habitualmente observadas na CI).

Outra situação em que o estudo arteriográfico está indicado tem caráter preventivo, isto é, inclui os pacientes que serão submetidos a tratamento cirúrgico do aneurisma de aorta, nos quais a interrupção do fluxo da artéria mesentérica inferior pode desencadear quadro de CI. Nestes casos, a avaliação prévia do fluxo do tronco celíaco e entre as artérias mesentéricas pode orientar o cirurgião quanto à necessidade de revascularização concomitante desses troncos arteriais superiores (artéria mesentérica superior e tronco celíaco).

VÓLVULO

O diagnóstico do vólvulo intestinal por meio da angiografia mesentérica tem sido relatado apenas em publicações esporádicas, a maioria das quais realizadas nas eras pré-tomografia e pré-ressonância.[10,11,15] O vólvulo pode ser conceituado como rotação do intestino ao longo do eixo mesentérico, levando à obstrução em alça fechada. Esta torção determina, usualmente, comprometimento da circulação arterial, estase venosa e subseqüente edema intestinal. Tais alterações induzem isquemia intestinal que, se não corrigida, evolui para infarto do(s) segmento(s) acometido(s). O vólvulo está associado com alta morbimortalidade. No adulto, a mortalidade oscila entre 10% e 60%, nos países não desenvolvidos, na dependência do tempo transcorrido entre o início dos sintomas e o tratamento.[15] O quadro clínico pode assumir caráter dramático com rápida evolução em alguns pacientes; em outros, entretanto, o vólvulo manifesta-se de forma intermitente ou recorrente, por causa da distorção espontânea que, algumas vezes, costuma ocorrer. As principais manifestações clínicas incluem dor abdominal de grande intensidade, distensão, náuseas, vômitos e parada de eliminação de gases e fezes. Na vigência de necrose intestinal aparecem os sinais de peritonite, com as manifestações locais próprias (irritação peritoneal) e sistêmicas (hipovolemia, choque, acidose etc.). Não raramente, as manifestações clínicas se confundem com as encontradas nos casos de isquemia mesentérica nas suas formas oclusiva ou não-oclusiva.[9]

Aakhus (1965)[1] foi o primeiro a descrever o uso da arteriografia seletiva no diagnóstico do vólvulo intestinal. A seguir, outras publicações foram incorporadas.[9,11,15]

Os principais achados angiográficos associados ao vólvulo incluem:

- Trajeto arterial anormal com arranjo tipo rodopio no local da torção mesentérica, sugerindo alça torcida (Figura 9.8).
- Interrupção ou terminação abrupta dos vasos mesentéricos.
- Deslocamento e estreitamento dos ramos arteriais associados à distensão de alças.
- Alteração do curso de alça torcida e sua vascularização cruzando a linha mediana.
- Retardo dos tempos de enchimento e esvaziamento arterial na alça torcida.
- Opacificação intensa da parede intestinal.
- Ausência de opacificação da drenagem venosa local.

O achado mais constante é a torção de uma artéria sobre ela mesma (cerca de 40% dos casos).[9] É importante assinalar que esses achados angiográficos não são exclusivos do vólvulo, podendo ser encontrados em outras situações, como nas hérnias estrangula-

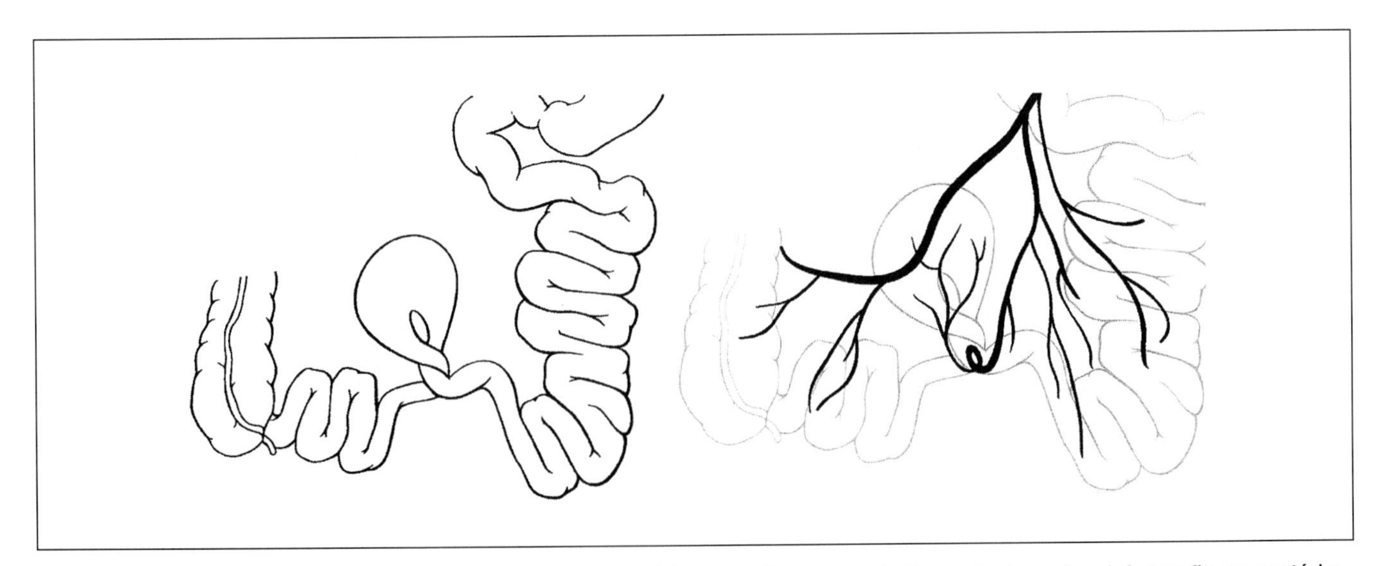

Figura 9.8 ▶ Desenho esquemático mostrando trajeto arterial anormal com arranjo tipo rodopio no local da torção mesentérica, sugerindo alça intestinal torcida.

das e após procedimentos de derivação intestinal que evoluem com obstrução.

Além disso, deve ser enfatizado que outros métodos propedêuticos (radiografia simples de abdome, ultra-sonografia e tomografia computadorizada) costumam substituir, com vantagens, os procedimentos angiográficos, em geral muito mais invasivos e menos disponíveis.

ROTURA DE ANEURISMA DA AORTA

Nesses casos, o exame de escolha, na emergência, é a ultra-sonografia abdominal (USA), por ser econômico, não-invasivo e diagnóstico. A utilização da ecografia vascular (*duplex scan*) fornece informações sobre a morfologia vascular e a circulação para os membros inferiores, acrescentando dados importantes em relação à ultra-sonografia simples.

A tomografia computadorizada (TC), principalmente a angiotomografia *multislice* (quando disponível), fornece imagens precisas e pode ser realizada, em poucos minutos, em situações de urgência, em serviços especializados, quando o paciente mantém estabilidade hemodinâmica (pressão sistólica superior a 90mmHg). A TC apresenta sensibilidade superior a 90%, especificidade de 100% e valor preditivo de 100% no diagnóstico de rotura da aorta, sendo superior à USA em relação a diversos parâmetros.[12,19,22]

A angiorressonância magnética, por sua vez, não se presta para as situações de emergência devido ao tempo prolongado necessário para a realização do exame.

A aortografia deve ser realizada, na urgência, apenas durante a execução de procedimentos terapêuticos endovasculares, além de ser indicada para o estudo pré-operatório nas fístulas aortovenosas.

ROTURA DE ANEURISMA DE ARTÉRIAS VISCERAIS

Na maioria dos casos, não existe indicação para arteriografia na vigência de rotura de aneurismas viscerais (artéria mesentérica superior, tronco celíaco, hepática, esplênica, renais, gastromentais etc.). Este exame está indicado apenas quando se opta pelo tratamento endovascular para esse tipo de afecção.

Esta situação se restringe aos casos de tratamento eletivo de aneurismas, previamente identificados por meio de outros métodos de imagem (ultra-sonografia, angiotomografia, angiorressonância), em que se opta pelo tratamento endovascular.

REFERÊNCIAS BIBLIOGRÁFICAS

1. Aakhus T. Angiography in experimental strangulating obstruction of the small intestine. *Acta Radiol* 1967; *6*: 74-193.
2. AGA technical review on intestinal ischemia. *Gastroenterology* 2000; *118*: 554-68.
3. Baixareli J, Kiran RP, Delaney CP. Investigation and management of ischemic colitis. *Cleveland Clin J Med* 2003; *70*: 920-34.
4. Boley SJ, Brandt LJ. Mesenteric ischemia. *In:* Baum S (ed.) *Abram's angiography*. 4ed., New York: Little Brown 1997: 1626-42.
5. Boley SJ, Sprayregan S, Siegelmann SS, Veith FJ. Initial results from an aggressive approach to acute mesenteric ischemia. *Surgery* 1997; *82*: 848-55.
6. Bradbury AW, Buttenden J, McBride K, Ruckley CV. Mesenteric ischemia: a multidisciplinary approach. *Br J Surg* 1995; *82*: 1446-9.
7. Brandt LJ. Bloody diarrhea in an old patient. *Gastroenterology* 2005; *128*: 157-63.
8. Char DJ, Cuadra SA, Hines GL, Purtill W. Surgical interventional for acute intestinal ischemia: experience in a community teaching hospital. *Vasc Endovasc Surg* 2003; *37*: 245-52.
9. Falk A, Mitty HA, Firestone M *et al*. Mesenteric angiography in the diagnosis of volvulus. *JVIR* 2000; *11*: 865-74.
10. Gulat SM, Grover NK, Tagore NK, Taneja OP. Volvulus of the small bowel in India. *Am J Surg* 1973; *126*: 661-4.
11. Kadir S, Christos A, Greenfield A. Intestinal volvulus: angiographic findings. *Diagn Radiol* 1978; *128*: 595-9.
12. Lindsay TF. Ruptured abdominal aortic aneurysm. *In:* Rutherford RB (ed.) *Vascular surgery*. 6ed., Philadelphia: WB Saunders, 2006: 1476-90.
13. Lobo Martinez E, Carvajora E, Sacco O, Martinez Molina E. Embolectomy in mesenteric ischemia. *Rev Esp Enferm Dig* 1993; *83*: 317-4.
14. MacDonald PH. Ischemic colitis. *Best Pract Res Clin Gastroenterol* 2002; *16*: 57-61.
15. Mc Phedran NT, Holliday R, Colapinto RF. Angiographic diagnosis of strangulated bowel obstruction. *Can J Surg* 1970; *12*: 890-2.
16. Mansour MA. Management of acute mesenteric ischemia. *Arch Surg* 1999; *134*: 328-30.
17. Oldenburg WA, Lan LL, Rodenberg TJ, Edmonds HJ, Burger CD. Acute mesenteric ischemia. A clinical review. *Arch Intern Med* 2004; *164*: 1054-62.
18. Ritz JP, Runkel N, Berger G, Buhr HJ. Prognose factorem des mesenterial infarktes. *Zentralblatt Chir* 1997; *122*: 332-8.
19. Sakalihasan N, Limet R, Defawe OD. Abdominal aortic aneurysm. *Lancet* 2005; *365*: 1577-89.
20. Savassi-Rocha PR, Fernandes AD. Aplicações práticas da arteriografia seletiva. *Rev Assoc Med Minas Gerais* 1974; *25*(2): 9-14.
21. Savassi-Rocha PR, Veloso LF. Treatment of superior mesenteric artery embolism with a fibrinolytic agent: case report and literature review. *Hepato-Gastroenterol* 2002; *49*: 1307-10.
22. Savassi-Rocha PR, Veloso LF, Almeida HB. Isquemia mesentérica aguda. *In:* Savassi-Rocha PR, Coelho LGV, Moretzsohn LD, Passos MCF (eds.) *Afecções menos freqüentes em gastroenterologia*. Rio de Janeiro: Medbook Editora Científica Ltda., 2006: 179-202.

10

Laparoscopia

Edvaldo Fahel
Jadson Murilo Silva Reis

INTRODUÇÃO

Abdome agudo é definido como todo quadro abdominal de início súbito ou rapidamente progressivo e que demanda uma conduta urgente. Na grande maioria dos casos, exige tratamento cirúrgico.[121]

A partir da década de 1980, a laparotomia deixou de ser o único método de inspeção da cavidade abdominal, dando espaço para a laparoscopia no diagnóstico e tratamento do abdome agudo.

A laparoscopia permite a inspeção completa da cavidade abdominal para esclarecimento diagnóstico em casos de abdome agudo duvidosos ao fornecer acesso minimamente invasivo, além de possibilitar tratamento definitivo, em número expressivo de casos, com menor morbimortalidade, menor permanência hospitalar e retorno precoce às atividades habituais. Sua utilização permite evitar a realização de laparotomias não-terapêuticas (brancas), além dos infortúnios sociais e estéticos deste método.

Neste capítulo, será analisado o papel da laparoscopia no abdome agudo não-traumático, suas implicações diagnósticas e terapêuticas, além de indicações e contra-indicações. Também serão analisadas questões polêmicas, como: Quanto tempo esperar para indicar a laparoscopia em casos de dúvida diagnóstica? A laparoscopia pode avaliar com segurança toda a cavidade peritoneal? É possível a realização desse procedimento à beira do leito em unidades de terapia intensiva?

Posteriormente será realizada análise comparativa entre a cirurgia laparoscópica e a convencional, evidenciando questões como morbimortalidade, permanência hospitalar e custo-benefício dos métodos.

LAPAROSCOPIA DIAGNÓSTICA NO ABDOME AGUDO NÃO-TRAUMÁTICO

A indicação precisa da laparoscopia diagnóstica tem evitado laparotomias desnecessárias, além de otimizar o tempo entre o diagnóstico e o tratamento com um procedimento minimamente invasivo, promovendo o fim da dúvida diagnóstica sem a morbidade das incisões laparotômicas, podendo ser realizada em qualquer faixa etária.

No entanto, a laparoscopia necessita de cirurgiões bem treinados nas técnicas laparoscópicas.

A ausência de tato, a necessidade de material especializado e a visão bidimensional fazem a grande diferença entre os cirurgiões experientes que operam pela técnica convencional.

Indicações

A laparoscopia diagnóstica está indicada nos quadros abdominais agudos em que não foi possível estabelecer diagnóstico, mesmo após esgotados todos os métodos propedêuticos diagnósticos não-invasivos.[37,66,79,83,94,95,109,112,117,138,139,155] O Quadro 10.1 demonstra as principais indicações de laparoscopia diagnóstica no abdome agudo (AA) não-traumático.

Contra-indicações

Absolutas

- Ausência de recursos técnicos.
- Distúrbios de coagulação.[112]
- Instabilidade hemodinâmica.[26,66,83,112]

Quadro 10.1 ▶ Principais indicações da laparoscopia diagnóstica no AA não-traumático

1. Mulheres em idade fértil com dor abdominal aguda inespecífica no andar inferior do abdome
2. Abdome agudo em doentes internados na UTI
3. Abdome agudo pós-operatório
4. *Second look* na isquemia mesentérica aguda
5. Sepse de origem desconhecida com manifestações abdominais inespecíficas
6. Investigação de dor abdominal nos dois primeiros trimestres da gestação

Devemos salientar que, em alguns pacientes hemodinamicamente instáveis, com uso de baixas doses de agentes vasoativos, o pneumoperitônio com baixas pressões pode ser tolerado. Nesses casos, a decisão pelo uso da laparoscopia como método diagnóstico deve ser ponderada pelo o cirurgião e o anestesiologista.

Relativas

- *Portadores de traumatismo cranioencefálico:* a hipercarbia pode acentuar a vasodilatação e a hipertensão intracraniana; porém, o monitoramento com capnografia durante o ato cirúrgico permite avaliar a retenção de gás carbônico, possibilitando a utilização da laparoscopia.
- *Cirurgia abdominal prévia:* as aderências podem dificultar ou inviabilizar a realização do procedimento, além do risco de lesões iatrogênicas.
- *Gravidez:*[113] atualmente, a laparoscopia tem sido utilizada com segurança em gestantes, para o tratamento de doenças do apêndice cecal e da vesícula biliar.[2,89,148]
- *Suspeita de lesão retroperitoneal:*[66] a abordagem do retroperitônio é difícil pela laparoscopia, mesmo nas mãos de hábeis cirurgiões laparoscopistas.
- *Doenças cardiopulmonares graves:*[53,112] o pneumoperitônio pode promover alterações cardíacas (redução do débito cardíaco, arritmias, hipotensão) e respiratórias (atelectasia, redução da capacidade funcional residual e pulmonar total, hipercarbia), ambas controladas com redução da pressão intra-abdominal, ventilação mecânica, diminuição da concentração anestésica e hidratação.
- *Distensão abdominal:* nos casos de distensão abdominal, existe maior risco de lesões iatrogênicas; além disso, o espaço intra-abdominal é restrito para realização da laparoscopia. Na distensão leve, por outro lado, com realização do pneumoperitônio aberto e com menor pressão, tem sido possível a realização do procedimento.

Quadro 10.2 ▶ Principais vantagens da laparoscopia diagnóstica no AA não traumático

1. Alta acurácia diagnóstica e de exclusão de afecções não-cirúrgicas
2. Possibilidade terapêutica elevada (75% a 94%)
3. Esclarecimento diagnóstico de afecções concorrentes/ situações difíceis (pacientes na UTI)
4. Não agrava o prognóstico se a conversão for necessária

O advento de material adequado e a melhora na curva de aprendizado permitiram que muitas contra-indicações relativas fossem transpostas. Contudo, a verdadeira experiência consiste em "o que não devemos fazer", e isso ainda está sendo definido.

As principais vantagens da laparoscopia diagnostica no AA não-traumático estão sumariadas no Quadro 10.2.

Quanto tempo esperar para submeter um portador de dor abdominal aguda à laparoscopia diagnóstica sem apresentar sinais de resposta inflamatória sistêmica?

Não há consenso na literatura quanto à resposta a essa questão. Existem variações para o tempo de indicação, que vai de 24[117] a 48 horas.[79,139] Alguns autores preferem indicar a laparoscopia imediatamente após terem esgotado os outros recursos diagnósticos, por considerá-la um método seguro e pouco invasivo.[21,83,94,95,112,127]

O apêndice cecal deve ser retirado na laparoscopia não-terapêutica (branca)?

Vários autores defendem a retirada do apêndice na laparoscopia branca. Argumentam que, com freqüência, ocorre a resolução dos sintomas; em caso de recorrência da dor abdominal, seria excluída a possibilidade de apendicite.[66,83,94,108,112,139] Outros autores defendem a não retirada do apêndice, alegando a possibilidade de aumentar a morbidade com o procedimento. Além disso, referem melhora dos sintomas com uso de medicações (p. ex., antiparasitário).[21,140]

Uma posição intermediária seria a defesa da retirada do apêndice apenas nos casos em que a laparoscopia tenha sido indicada na suspeita de apendicite. No entanto, a questão continua em aberto, sem consenso.

A laparoscopia pode ser realizada fora do centro cirúrgico?

Existem relatos da realização de laparoscopia diagnóstica à beira do leito em unidades de terapia intensiva. Os pacientes internados em unidades de terapia intensiva encontram-se em estado grave, e o transporte para o setor de bioimagem ou para o centro cirúrgico poderia aumentar o risco de morte.

Em quadros abdominais suspeitos, existe a possibilidade da ultra-sonografia no leito. Este exame é técnico-dependente e pode ter o resultado prejudicado devido à distensão gasosa das alças intestinais.

Nesse caso, a laparoscopia está indicada nos quadros suspeitos de isquemia mesentérica,[79,83,112,117] perfuração de víscera oca,[83,117] hemorragia intracavitária[83] e possibilidade de abscesso intra-abdominal.[81,83,112]

As indicações e contra-indicações para a realização da laparoscopia são idênticas às anteriormente citadas.

A laparoscopia é capaz de realizar inspeção completa da cavidade peritoneal?

A maioria dos cirurgiões refere que é factível a inspeção da cavidade peritoneal por laparoscopia.[21,26,36,37,66,79,83,94,95,112,117,120,127] No entanto, devemos ressaltar a existência de alguns relatos de dificuldade para inspeção do retroperitônio e da retrocavidade dos epíplons, mesmo em mãos hábeis e experientes.

Existe indicação da laparoscopia diagnóstica em gestantes?

A utilização da laparoscopia em pacientes gestantes era considerada contra-indicação absoluta devido ao efeito do pneumoperitônio – CO_2 sobre o feto. Além disso, o tamanho do útero gravídico diminui o espaço na cavidade abdominal. A laparoscopia na gestante representa um grande desafio para o cirurgião, e permanece controversa. Muitos artigos defendem a realização da laparoscopia como procedimento seguro, que pode ser executado em qualquer momento da gestação, principalmente para operações de apêndice e vesícula biliar.[2,48,89,96,102,138,148]

A laparoscopia pode ser usada no pós-operatório recente de cirurgias abdominais?

A laparoscopia é método importante para avaliação de pacientes no pós-operatório, na investigação de complicações intra-abdominais, proporcionando resolução da dúvida diagnóstica com procedimento minimamente invasivo e de baixa morbidade.[31,39,40,46,64,115,131] Fedorov e Sazhin[40] descreveram a utilização da laparoscopia em 27 pacientes, no pós-operatório, com quadro abdominal duvidoso, sendo identificadas duas complicações intra-abdominais.

O método tem sido utilizado como diagnóstico e terapêutico nas complicações pós-operatórias intra-abdominais, independente do tipo de cirurgia abdominal prévia e da abordagem (laparoscópica ou laparotômica) utilizada.[31,32,39,40,115,131]

Fedorov *et al.*[39] realizaram laparoscopia no pós-operatório de operações abdominais em 289 pacientes, nos quais foram evidenciados: peritonite (22,7%), abscesso abdominal (22,1%), obstrução intestinal (20,1%), escape de bile (18,2%), hemorragia (9,1%), coleções líquidas (5,8%) e corpo estranho (1,9%); 74,5% dos pacientes foram tratados por laparoscopia.

Pode-se constatar que, além de firmar diagnóstico, realizou-se a terapêutica em 74,5% a 78,5% dos pacientes com quadro abdominal em pós-operatório recente.[39,115]

É descrita letalidade com o tratamento laparoscópico de 8,8%, ou seja, 2,4 vezes menor que a observada na laparotomia.[32,64]

LAPAROSCOPIA NO TRATAMENTO DO ABDOME AGUDO NÃO-TRAUMÁTICO

O tratamento cirúrgico do abdome agudo não-traumático por laparoscopia proporciona as vantagens do procedimento minimamente invasivo, incluindo menor injúria tissular, menor morbimortalidade, recuperação mais precoce, menor permanência hospitalar, menor taxa de infecção de parede e melhores resultados estéticos que os observados na abordagem laparotômica.

As contra-indicações para a laparoscopia terapêutica são as mesmas descritas anteriormente para a laparoscopia diagnóstica.

Abdome agudo inflamatório

Apendicite aguda

A apendicectomia laparoscópica pode ser realizada em qualquer fase da apendicite, independentemente da posição anatômica do órgão. A realização do procedimento depende da habilidade do cirurgião e de condições adequadas.[73,141]

A maioria dos autores refere maior taxa de morbidade, mortalidade e de complicações pós-operatórias no procedimento realizado por via convencional, quando comparada à via laparoscópica.[27,49,73,92,107,152] Porém, ainda se discutem os benefícios da laparoscopia, havendo relatos de menor permanência hospitalar, menor dor no pós-operatório, como também de maior tempo operatório e maior taxa de abscesso intracavitário. Assim, a laparoscopia teria grande indicação nos casos de dor pélvica em mulheres em idade fértil e em pacientes obesos.[25,50,55,56,92,107,116,152]

A apendicectomia convencional tem demonstrado taxas de complicações entre 10% e 22,4%,[49,56,87,88,97,134] enquanto na laparoscópica estas taxas oscilam entre 2,6% e 18%.[49,56,87,88,97,116,152]

As complicações da apendicectomia laparoscópica são: infecção de parede abdominal (0% a 8,7%), sangramento no intra-operatório (0,3% a 15%), abscesso intracavitário (0,02% a 8,7%), hemorragia no sítio do trocarte (1,2% a 2,7%), hematoma de parede abdominal (0,01% a 2,7%), obstrução intestinal (2,7%) e lesão vascular (0,4%).[6,21,66,81,83,85,87,88,95,98,112,139]

A permanência hospitalar para apendicectomia laparoscópica varia de 30 horas a 4,6 dias,[27,49,87,97,117,142,147,153] enquanto para a cirurgia convencional ela varia de 4 a 7 dias.[49,87,97,146,152]

A laparoscopia, por ser procedimento minimamente invasivo, proporciona recuperação precoce. O paciente pode ser submetido à operação em regime de hospital-dia e receber alta hospitalar nas primeiras 24 horas, a depender da fase da doença.[87,116,132]

As taxas de conversão da apendicectomia laparoscópica para o método convencional variam entre 2,7% e 7,3%.[25,27,92,116,133,152]

Colecistite aguda

Assim como nos casos de apendicite aguda, a realização da colecistectomia laparoscópica para o tratamento de colecistite aguda apresenta menores taxas de morbimortalidade com menor índice de complicações, quando comparada à cirurgia convencional.[5,8,19,59,62,82,111,123,134,155]

Algumas complicações inerentes às colecistectomias laparoscópicas, como alterações cardiopulmonares (devido ao pneumoperitônio), lacerações com sangramento do fígado, lesão intestinal, abertura da parede da vesícula com migração dos cálculos para a cavidade peritoneal, dentre outras, são descritas por diversos autores.[3,14,15]

As complicações observadas no intra-operatório dos procedimentos laparoscópicos foram: sangramento do leito hepático (0,3% a 10,8%), lesão de artéria cística (0,3% a 10,5%) e lesão das vias biliares (0,08% a 2%).[8,22,35,59,62,65,82,95] A maioria dessas complicações está relacionada com o intenso processo inflamatório associado a edema e friabilidade das estruturas. Os estudos que compararam as colecistectomias laparoscópicas na colecistite aguda com o método convencional não demonstraram diferenças estatisticamente significativas nas taxas de complicações intra-operatórias.[5,6,8,35,59,62]

As taxas de conversão para o método convencional variam de 0% a 44%.[5,8,9,17,23,35,59,62,74,107,111,118,134,155] A maioria dos autores relata, como causas, aderências, fístulas, sangramento e experiência do cirurgião, dentre outras.

As complicações pós-operatórias podem ser relacionadas ao sítio cirúrgico ou não. Dentre as complicações relacionadas ao sítio cirúrgico, merecem destaque a infecção de parede abdominal (1,48% a 15%), a bilerragia (0% a 6,6%) e o abscesso intracavitário (0,5% a 6,7%).[5,9,10,23,35,75,82,107,123,134,155]

A presença de bilerragia no pós-operatório, na maioria das vezes, se deve à existência de ducto biliar acessório não detectado no intra-operatório. Amaral *et al.*[5] e Calhoum *et al.*[20] relataram incidência de bilerragia após cirurgias laparoscópicas de 1,7% e 2,1%, enquanto nas cirurgias convencionais a incidência de bilerragia chegou a 7,4% e 5,5%, respectivamente.

A atelectasia (0% a 8,4%) e a infecção respiratória (2,7% a 7,4%) foram as complicações não relacionadas ao sítio cirúrgico mais freqüentes.[9,10,106,155] Ambas as complicações predominaram nas cirurgias convencionais, em relação às laparoscópicas.[5,8,59,62] A maior incidência de afecções respiratórias se deve a dor no pós-operatório (com conseqüente hipoventilação), pneumoperitônio prolongado, causando compressão das bases pulmonares e elevação do diafragma, e colocação de drenos que dificultam a deambulação precoce.

A mortalidade variou entre 0% e 4%,[35,123] sempre com maiores taxas para a cirurgia convencional, em relação ao procedimento laparoscópico.[5,8,20]

A permanência hospitalar relatada nos diversos artigos variou de 1,6 a 5,8 dias.[23,75,123,155]

Pancreatite aguda

A laparoscopia representa uma nova alternativa para o tratamento da pancreatite aguda grave. Esta técnica pode ser usada para determinar a extensão da doença (necrose), irrigar e drenar a cavidade abdominal e descomprimir o pâncreas.[45,90,91,100,101,103,153]

A utilização da laparoscopia na realização de desbridamento cirúrgico na pancreatite necrosante é factível e associada a menores morbidade e mortalidade em relação à laparotomia.[45,90,91,100,101]

Pavars *et al.*[103] descreveram taxas de conversão da laparoscopia para laparotomia de aproximadamente 16,1%.

Critérios para uso e resultados em longo prazo para a realização da laparoscopia no tratamento da pancreatite aguda ainda se fazem necessários para melhor utilização desta via de acesso.

Diverticulite aguda

Com a melhoria das técnicas laparoscópicas e aquisição de experiência dos cirurgiões, as resseções de cólon realizadas por laparoscopia têm confirmado os benefícios do procedimento minimamente invasivo.[4,34,60,110,122]

As resseções laparoscópicas, a princípio, têm sua melhor indicação em pacientes com episódio agudo resolvido e nos pacientes com estádios I e II, segundo a classificação de Hinchey.[4,60,122,126] Atualmente, tem sido considerada a indicação da colectomia laparoscópica na diverticulite complicada (estádios III e IV), porém isso ocorre nos centros especializados com grande experiência em laparoscopia.[122]

A laparoscopia tem apresentado menor permanência hospitalar (4,2 a 6,6 dias), quando comparada à laparotomia (6,4 a 8,1 dias).[11,18,143] Em contrapartida, o tempo operatório é mais elevado (170 a 397 minutos para a laparoscopia e 114 a 115 minutos para a laparotomia).[4,11,18,110,126]

As taxas de morbidade e mortalidade foram menores na abordagem laparoscópica, com valores entre 10,1% e 19,2% e 0,5% e 0,6%, respectivamente.[18,125,126,143]

A conversão para procedimento convencional ocorreu em 6,6% a 26% dos casos.[11,125,126,143]

Abscessos intracavitário e hepático

A maior parte dos abscessos intracavitários e hepáticos é tratada com antibioticoterapia venosa e drenagem percutânea guiada por imagem, porém nem todos respondem com sucesso a esse método.

Quando indicado tratamento cirúrgico para abscessos intra-abdominais, a laparoscopia tem apresentado índices de menor permanência hospitalar e taxas de complicações e tempo cirúrgico reduzidos em relação ao procedimento convencional.[29,61,145]

Com os resultados obtidos até o momento, a drenagem laparoscópica de abscessos intracavitários e hepáticos demonstrou ser procedimento seguro e efetivo quando ocorre falha ou impossibilidade de punção percutânea.

Úlcera péptica perfurada

Os artigos que descrevem o tratamento da úlcera péptica perfurada por laparoscopia evidenciam que não há diferença na morbimortalidade em relação à cirurgia convencional.[69,86,130] Contudo, foram evidenciados menor uso de analgésicos e menor permanência hospitalar no grupo de pacientes operados por via laparoscópica.[67,68,70,129,142]

A via laparoscópica é o método de escolha para realização da técnica de Graham no tratamento da úlcera péptica perfurada, segundo alguns autores.[67,69,70,155] Procedimentos adicionais, como gastrectomia e vagotomia superseletiva, podem ser considerados de acordo com a escola, a experiência do cirurgião e o quadro clínico do paciente.

A laparoscopia tem sido preferida ao procedimento convencional para tratamento das úlceras perfuradas nos centros com cirurgiões experientes, mas atualmente, devido ao número reduzido de pacientes com esta afecção (resposta ao tratamento medicamentoso e dificuldade em selecionar grupos semelhantes para estudos), ainda não se tem definido como unânime o tratamento laparoscópico.[12,23,44,57,77,118,129,147]

A taxa de conversão para a cirurgia laparotômica varia de 19,1% a 21,5%.[77,128,129]

Abdome agudo obstrutivo

Com o avanço das técnicas laparoscópicas, muitos cirurgiões têm considerado a laparoscopia como alternativa no tratamento do abdome agudo obstrutivo em casos selecionados.[42,71,72,124,135,149,151]

Alguns critérios podem ser úteis na identificação de pacientes para realização da laparoscopia, como distensão intestinal moderada, obstrução intestinal proximal, obstruções parciais, pouco tempo de evolução dos sintomas, dentre outros. Estes critérios, entretanto, ainda não são aceitos por todos os cirurgiões.[33,43,71]

Até o presente momento, não existe consenso para seleção de pacientes com obstrução intestinal em que é possível o uso da laparoscopia.

As complicações pós-operatórias têm sido descritas com valores de 0% a 5,7% em pacientes com obstrução intestinal tratados com laparoscopia, comparados a 0% a 18,6% para aqueles tratados por laparotomia.[71,135,151] O íleo pós-operatório foi menor nas obstruções intestinais tratadas por laparoscopia (1,5 a 2,2 dias) em relação à laparotomia (3 a 4,7 dias).[71,135,149,151]

A permanência hospitalar foi maior com a laparotomia, com 5,8 a 16,8 dias, comparada com a da laparoscopia, com 2,5 a 6,6 dias.[71,135,151]

A laparoscopia é factível para tratamento da obstrução intestinal, porém deve ser realizada seleção criteriosa desses pacientes.

Abdome agudo ginecológico

As vantagens da laparoscopia são também observadas nos procedimentos ginecológicos, com menor tempo de permanência hospitalar, menor dor no pós-operatório, menor tempo de recuperação, melhor efeito estético, diminuição de formação de aderências e diminuição de custo.[7,76] Estudo de metanálise[16] demonstrou que o risco de complicações leves (febre, infecção de ferida operatória, infecção de trato urinário) foi menor nos procedimentos ginecológicos realizados por via laparoscópica em relação à laparotômica. As taxas de complicações maiores (embolia pulmonar, fístula, necessidade de hemotransfusão) foram iguais em ambos os grupos.

Atualmente, a laparoscopia tem sido utilizada nos procedimentos ginecológicos para diagnóstico (nos casos de dor pélvica e infertilidade) e terapêutica (nos casos de endometriose, torção de ovário, doença inflamatória pélvica [DIP], gravidez ectópica, doenças benignas do útero e menstruação retrógrada, dentre outros).

A histerectomia laparoscópica, realizada pela primeira vez em 1989,[113] pode ser realizada totalmente por via laparoscópica, ou a laparoscopia pode ser utilizada para assistir o procedimento realizado por via vaginal.[53] Tanto a histerectomia laparoscópica como a vaginal assistida por laparoscopia promovem menores morbidade e mortalidade em relação à histerectomia abdominal convencional.[28,54,63,78,114] Mais recentemente, a miomectomia tem sido realizada com bons resultados por laparoscopia e com os benefícios da cirurgia minimamente invasiva.[80,104]

A laparoscopia é um dos melhores métodos para diagnóstico de endometriose.[58] Quando negativa para identificação de implantes, pode afastar endometriose na maioria dos pacientes.[150] Além do diagnóstico sob visão direta e com mínima agressão ao organismo, a laparoscopia pode promover tratamento cirúrgico conservador mediante lise de aderências e cauterização dos implantes de endometriose na pelve.[24,58] Com a cauterização dos implantes de endometriose, podemos observar até 80% de melhora dos sintomas, bem como períodos de completa ausência destes.[1,136]

A dor pélvica crônica é responsável por aproximadamente 40% das laparoscopias realizadas por ginecologistas nos EUA.[38,51] Nas várias séries, os achados laparoscópicos em mulheres portadoras de dor pélvica crônica são: ausência de afecções (35%), endometriose (33%), aderências (24%), DIP (5%) e cisto de ovário (3%).[52]

Alguns estudos demonstraram que a laparoscopia apresenta sensibilidade abaixo de 50% e especificidade próxima de 100% para o diagnóstico de doença inflamatória pélvica, não podendo, desta maneira, ser considerada o padrão ouro para esta finalidade.[105,132]

O tratamento laparoscópico da gravidez ectópica é superior ao tratamento convencional, pois promove menor perda sanguínea, menor dor no pós-operatório, recuperação mais precoce etc.[47,93,137,144] Pela via laparoscópica, pode ser realizada a salpingostomia, como também a salpingectomia, sendo a primeira o procedimento de escolha. A salpingectomia está indicada em situações específicas.[30,84]

COMPLICAÇÕES DA LAPAROSCOPIA

Como todo procedimento invasivo, a laparoscopia, tanto diagnóstica como terapêutica, apresenta complicações.

Relacionadas à punção[13,41,99]

- Enfisema (subcutâneo, pré-peritoneal, omental, mesentérico).
- Embolia gasosa.
- Perfuração de alça intestinal (intestino delgado, cólon, estômago).
- Lesão de grandes vasos (aorta, vasos ilíacos, veia cava, epigástrica).

Relacionadas ao pneumoperitônio[13,41,99]

- Alterações cardiovasculares (arritmias, hipotensão, vasodilatação, redução do retorno venoso).
- Alterações pulmonares (redução da complacência, pneumotórax, pneumomediastino).

- Dor pós-operatória no ombro (irritação do diafragma pelo gás carbônico e estimulação do nervo frênico por distensão rápida do diafragma).
- Disseminação de células tumorais.

Relacionadas ao instrumental[13,41,99]

- Lesões térmicas de estruturas intra-abdominais (transmissão de calor).
- Lesões de estruturas intra-abdominais através do trocarte (sem visualização direta).
- Lesões por tração de estruturas com pinças inadequadas.

QUANDO CONVERTER PARA CIRURGIA CONVENCIONAL?

- Sangramento incontrolável.
- Aderências.
- Distorção da anatomia.
- Instabilidade hemodinâmica.
- Falta de material adequado.
- Insegurança do cirurgião.

CONSIDERAÇÕES FINAIS

A laparoscopia tem papel significativo e importante no diagnóstico e tratamento do abdome agudo, seja ele traumático ou atraumático. Devemos levar em consideração a experiência do cirurgião em atender pacientes nas unidades de emergências, assim como a capacitação e a habilidade em procedimentos laparoscópicos. É muito importante frisar que, nos casos de abdome agudo duvidosos, o método tem indicação primordial pois, além de evitar grandes incisões laparotômicas, diminui, de maneira significativa, o número de laparotomias não-terapêuticas.

O Quadro 10.3 sumaria as diretrizes da Sociedade Européia de Cirurgia Endoscópica em relação ao papel da laparostomia no AA não-traumático.

Quadro 10.3 ▶ Grau de evidência do papel da laparoscopia (diagnóstica e/ou terapêutica) em diferentes situações de AA não-traumático – Diretrizes da Sociedade Européia de Cirurgia Endoscópica

Situação clínica	Grau de evidência
Colecistite aguda	
Pacientes com colecistite aguda devem ser submetidos a CVL	A
A cirurgia deve ser a mais precoce possível	A
Apendicite aguda	
Diagnóstico suspeito ou confirmado – indicar laparoscopia/apendicectomia	A
Se a laparoscopia mostrar apêndice normal – não remover	B
Apêndice normal com quadro clínico compatível – indicar apendicectomia	B
Pancreatite aguda	
Pancreatite aguda biliar – tratar a litíase na mesma internação (laparoscopia)	B
Laparoscopia diagnóstica é quase sempre desnecessária	B
Estudar a via biliar para detecção de litíase (CRM, CPER)	B
Cirurgia aberta (necrosectomia, drenagem etc.) ainda é o padrão ouro	A
Diverticulite aguda	
Ainda é cedo para recomendar abordagem laparoscópica na doença diverticular complicada, mas os resultados são promissores	B
Forma não-complicada – cirurgia laparoscópica de urgência não é recomendada	C
Úlcera péptica perfurada	
Laparoscopia diagnóstica e reparo laparoscópico são recomendados	A
Obstrução intestinal (OI)	
Na OI por aderências, a adesiólise laparoscópica pode ser tentada	C
Na hérnia estrangulada, o tratamento laparoscópico pode ser tentado	C
Na obstrução do delgado por outras causas, a abordagem laparoscópica (técnica aberta) pode ser realizada	C
Afecções ginecológicas	
Diagnóstica e terapêutica na maioria dos casos	A

REFERÊNCIAS BIBLIOGRÁFICAS

1. Abbott J, Hawe J, Hunter D *et al.* Laparoscopic excision of endometriosis: a randomized placebo-controlled trial. *Fertil Steril* 2004; *82*:878-81.
2. Adam VN, Mrsic V, Smiljanic A, Cala Z. Laparoscopic surgery during pregnancy. *Lijec Vjesn* 2004; *126*(7-8):201-3.
3. Alexander HC. Two unusual hemorrhagic complications during laparoscopic cholecystectomy. *Surg Laparosc Endosc* 1993; *3*: 346-8.
4. Alves A, Panis Y, Slim K *et al.* French multicentre prospective observational study of laparoscopic versus open colectomy for sigmoid diverticular disease. *Br J Surg* 2005; *92*:1520-3.
5. Amaral PCG, Ázaro-Filho EM, Fahel E *et al.* Acute cholecystitis: Videolaparoscopic versus traditional treatment. *JSLS* 2001; *5*:159-65.
6. Azaro EM, Amaral PC, Fahel E *et al.* Laparoscopic versus open appendicectomy: A comparative study. *JSLS* 1999; *3*:279-83.
7. Azziz R, Steinkampf MP, Murphy A. Postoperative recuperation: relation to the extent of endoscopic surgery. *Fertil Steril* 1989; *51*:1061-4.
8. Bickel A, Rappaport A, Kanievski V *et al.* Laparoscopic management of acute cholecystitis. Prognostic factors for success. *Surg Endosc* 1996; *10*: 1.045-9.
9. Bingener J, Richards ML, Schwesinger WH *et al.* Laparoscopic cholecystectomy for elderly patients: gold standard for golden years? *Arch surg* 2003; *138*(5): 531-5; discussion 535-6.
10. Brockmann JG, Kocher T, Senninger NJ *et al.* Complications due to gallstones lost during laparoscopic cholecystectomy. *Surg Endosc* 2002; *16*(8):1226-32.
11. Bruce CJ, Coller JA, Murray JJ *et al.* Laparoscopic resection for diverticular disease. *Dis Colon Rectum* 1996; *39*:S1-6.
12. Cadiere GB, Himpens J, Bruyns J. Laparoscopic proximal gastric vagotomy. *Endosc Surg Allied Technol* 1994; *2*:105-8.
13. Carter SL, Jones DB. Complications of laparoscopic surgery. *In:* Jones DB, Wu JS, Soper NJ eds. *Laparoscopic surgery: principles and procedures*. Missouri: Quality Medical Publishing, 1997:89-96.
14. Catarci M, Zaraca F, Scaccia M, Carboni M. Lost intraperitoneal stones after laparoscopic cholecystectomy: Harmless sequela or reason for reoperation? *Surg Laparosc Endosc* 1993; *3*:318-21.
15. Cervantes J, Rojas GA, Ponte R. Intrahepatic subcapsular biloma. A rare complication of laparoscopic cholecystectomy. *Surg Endosc* 1994; *8*:208-10.
16. Chapron C, Fauconnier A, Goffinet F *et al.* Laparoscopic surgery is not inherently dangerous for patients presenting with benign gynaecologic pathology. Results of a meta-analysis. *Hum Reprod* 2002; *17*:1334-6.
17. Chau CH, Tang CN, Siu WT *et al.* Laparoscopic cholecystectomy versus open cholecystectomy in elderly patients with acute cholecystitis: retrospective study. *Hong Kong Medical Journal* 2002; *8*(6):394-9.
18. Chen HH, Wexner SD, Iroatulam AJ *et al.* Laparoscopic colectomy compares favorably with colectomy by laparotomy for reduction of postoperative ileus. *Dis Colon Rectum* 2000; *43*(1):61-5.
19. Coenye KE, Jourdain S, Mendes da Costa P. Laparoscopic cholecystectomy for acute cholecystitis in the elderly: a retrospective study. *Hepatogastroenterology* 2005; *52*(61):17-21.
20. Colhoum PC, Adams LH, Adams MR. Comparision of laparoscopic and minilap cholecystectomy for acute cholecystitis. *Surg Endosc* 1994; *8*:1301-4.
21. Connor TJ, Garcha IS, Ramshaw BJ *et al.* Diagnostic laparoscopy for suspected appendicitis. *Am Surg* 1995; *61*:187-9.
22. Croce E, Azzola M, Golia M *et al.* La colecistectomia laparoscópica nelle colecisti acute. *Giorn Chir* 1992; *13*:153-5.
23. Croce A, Azzola M, Colia M *et al.* Laparoscopic posterior truncal vagotomy and anterior proximal gastric vagotomy. *Endosc Surg Allied Technol* 1994; *2*:113-5.
24. Crosignani PG, Vercellini P, Biffignandi F *et al.* Laparoscopy versus laparotomy in conservative surgical treatment for severe endometriosis. *Fertil Steril* 1996; *66*:706-9.
25. Cueto J, Dállemagne B, Vazquez-Frias JA *et al.* Morbidity of laparoscopic surgery for complicated appendicitis: an international study. *Surg Endosc* 2006; *20*(5):717-20.
26. Cushing BM, Clark DE, Cobean R, Schenarts PJ, Ruststein LA. Blunt and penetrating trauma – has anything changed? *Surg Clin North Am* 1997; *77*:1321-32.
27. Di Lorenzo N, Manzelli A, Coscarella G *et al.* Minilaparoscopic appendectomy for acute appendicitis. *JSLS* 2006; *10*(1):52-5.
28. Dicker RC, Greenspan JR, Strauss LT *et al.* Complications of abdominal and vaginal hysterectomy among women of reproductive age in the United States. *Am J Obstet Gynecol* 1982; *144*:841-3.
29. Dominguez-Guzman DJ, Moreno-Portillo M, Garcia-Flores C *et al.* Laparoscopic drainage of liver abscess. Initial experience. *Cir Cir* 2006; *74*(3):189-94.
30. Dubuisson JB, Morice P, Chapron C *et al.* Salpingectomy – the laparoscopic surgical choice for ectopic pregnancy. *Hum Reprod* 1996; *11*:1199-201.
31. Dudanov IP, Sobolev VE, Alontseva NN, Rasiukevich AL. Treatment of early postoperative intra-abdominal complications in elderly and senile patients. *Vestn Khir Im I I Grek* 2004; *163*(4):49-52.
32. Dudanov IP, Sobolev VE. Laparoscopy in early postoperative period in elderly and old patients. *Khirurgiia* 2005; *3*:45-8.
33. Duh QY. Small bowel obstruction. *In:* Touli J, Gossot D, Hunter JG (eds.) *Endosurgery*. 1996:425-31.
34. Dwivedi A, Chahin F, Agrawal S *et al.* Laparoscopic colectomy vs. open colectomy for sigmoid diverticular disease. *Dis Colon Rectum* 2002; *45*:1309-13.
35. Eldar S, Sabo E, Nash E *et al.* Laparoscopic versus open cholecystectomy in acute cholecystitis. *Surgical Laparoscopy & Endoscopy* 1997; 7(5):407-14.
36. Espinoza R, Rodriguez A. Traumatic and nontraumatic perforation of hollow viscera. *Surg Clin North Am* 1997; *77*(6):1291-304.
37. Fahel E, Amaral PCG, Azaro-Filho EM *et al.* Non-traumatic acute abdomen: Videolaparoscopic approach. *JSLS* 1999; *3*:187-92.
38. Farquhar CM, Steiner CA. Hysterectomy rates in the United States 1990-1997. *Obstet Gynecol* 2002; *99*:229-34.
39. Fedorov AV, Chadaev AP, Sazhin AV, Stegnii KV, Karlov DI. Relaparoscopy in the treatment of postoperative complications. *Khirurgiia* 2005; *8*:80-5.
40. Fedorov AV, Sazhin AV. Laparoscopy and re-laparoscopy in the diagnosis and treatment of postoperative complications. *Khirurgiia* 2003; *3*:73-5.
41. Fitzgibbons Jr. RJ, Marsh RE. Métodos para a criação de um pneumoperitônio. *In:* Zucker KA (ed.) *Videocirurgia*. Rio de Janeiro: Revinter, 2006:29-39.
42. Flanklin ME Jr, Gonzalez JJ Jr, Miter DB *et al.* Laparoscopic diagnosis and treatment of intestinal obstruction. *Surg Endosc* 2004; *18*:26-30.
43. Ganpathi IS, Cheah WK. Laparoscopic-assisted management of small bowel obstruction due to phytobezoar. *Surg Laparosc Endosc Percutan Tech* 2005; *15*:30-2.

44. Gomez-Ferrar F. Gastrectomie lineaire anterieure et vagotomie tronculaire posteriere una nouvelle technique laparoscopique dans le traitment de l'ulcere duodenal. *J Chir* (Paris) 1992; *4*:35-8.
45. Haan JM, Scalea TM. Laparoscopic debridement of recurrent pancreatic abscesses in the hostile abdomen. *Am Surg* 2006; *72*(6):511-4.
46. Hackert T, Kienle P, Weitz J *et al.* Accuracy of diagnostic laparoscopy for early diagnosis of abdominal complications after cardiac surgery. *Surg Endosc* 2003; *17*(10):1671-4.
47. Hajenius PJ, Mol BW, Bossuyt PM *et al.* Interventions for tubal ectopic pregnancy. *Cochrane Database Syst Rev* 2000;CD000324.
48. Halkic N, Tempia-Caliera AA, Ksontini R *et al.* Laparoscopic management of appendicitis and symptomatic cholelithiasis during pregnancy. *Langenbecks Arch Surg* 2006; *391*(5):467-71.
49. Harrell AG, Lincourt AE, Novitsky YW *et al.* Advantages of laparoscopic appendectomy in the elderly. *Am Surg* 2006; *72*(6):474-80.
50. Hoehne F, Ozaeta M, Sherman B *et al.* Laparoscopic versus open appendectomy: is the postoperative infectious complication rate different? *Am Surg* 2005; *71*(10):813-5.
51. Howard FM. The role of laparoscopy in chronic pelvic pain: promise and pitfalls. *Obstet Gynecol Surv* 1993; *48*:357-87.
52. Howard FM. The role of laparoscopy in the chronic pelvic pain patient. *Clin Obstet Gynecol* 2003; *46*:749-66.
53. Johns DA. Laparoscopic assisted vaginal hysterectomy. *In:* Sutton CJG, Diamond MP (eds.). *Endoscopic surgery for gynaecologists.* 2ed, London: W.B. Saunders, 1998:300.
54. Johnson N, Barlow D, Lethaby A *et al.* Methods of hysterectomy: Systematic review and metha-analysis of randomized controlled trials. *BMJ* 2005; *330*:1478.
55. Kapischke M, Caliebe A, Tepel J, Schulz T, Hedderich J. Open versus laparoscopic appendicectomy: a critical review. *Surg Endosc* 2006; *20*(7):1060-8.
56. Katkhouda N, Manson RJ, Towfigh S, Gevorgyan A, Essani R. Laparoscopic versus open appendectomy: a prospective randomized double-blind study. *Ann Surg* 2005; *242*(3):439-48.
57. Katkhouda N, Heimbucher J, Mouiel J. Laparoscopic posterior vagotomy and anterior seromyotomy. *Endosc Surg Allied Technol* 1994; *2*:95-7.
58. Kennedy S, Bergqvist A, Chapron C *et al.* ESHRE guideline for the diagnosis and treatment of endometriosis. *Hum Reprod* 2005; *20*:2698-700.
59. Kiviluoto T, Siren J, Luukkonem P *et al.* Randomised trial of laparoscopic versus open cholecystectomy for acute and gangrenous cholecystitis. *Lancet* 1998; *351*:321-5.
60. Kohler L, Sauerland S, Neugebauer E. Diagnosis and treatment of diverticular disease: Results of a consensus development conference. The Scientific Committee of the European Association for Endoscopic Surgery. *Surg Endosc* 1999; *13*:430-3.
61. Kok KY, Yapp SK. Laparoscopic drainage of postoperative complicated intra-abdominal abscesses. *Surg Laparosc Endosc Percutan Tech* 2000; *10*(5):311-3.
62. Koperna T, Kisser M, Schulz F. Laparoscopic versus open treatment of patients with acute cholecystitis. *Hepatogastroenterology* 1999; *46*:753-7.
63. Kovac SR, Barhan S, Lister M et al. Guidelines for the selection of the route of hysterectomy: application in a resident clinic population. *Am J Obstet Gynecol* 2002; *187*:1521-7.
64. Kriger AG, Shurkalin BK, Glushkov PS, Andreitsev IL. Diagnosis and treatment of postoperative intraabdominal complications. *Khirurgiia* 2003; *8*:19-23.
65. Kum CK, Goh PM, Isaac JR *et al.* Laparoscopic cholecystectomy for acute cholecystitis. *Br J Surg* 1994; *81*:1651-4.
66. Larson GM. Laparoscopy for abdominal emergencies. *Scand J Gastroenterol* 1995; *30*(Suppl 208):62-6.
67. Lau H. Laparoscopic repair of perforated peptic ulcer: a meta-analysis. *Surg Endosc* 2004; *18*(7):1013-21.
68. Lau WY, Leung KL, Kwong KH *et al.* A randomized study comparing laparoscopic versus open repair of perforated peptic ulcer using suture or sutureless technique. *Ann Surg* 1996; *224*(2):131-8.
69. Lau WY, Leung KL, Kwong KH *et al.* A randomized study comparing laparoscopic versus open repair of perforated peptic ulcers using suture or sutureless technique. *Ann Surg* 1996; *224*:131-8.
70. Lau WY, Leung KL, Zhu XL *et al.* Laparoscopic repair of perforated peptic ulcer. Br J Surg 1995; *82*: 814-6.
71. Levard H, Boudet M, Msika S *et al.* Laparoscopic treatment of acute small bowel obstruction: A multicenter retrospective study. *ANZ J Surg* 2001; *71*:641-6.
72. Liauw JJ, Cheah WR. Laparoscopic management of acute small bowel obstruction. *Asian J Surg* 2005; *28*:185-8.
73. Lin HF, Wu JM, Tseng LM *et al.* Laparoscopic versus open appendectomy for perfurated appendicitis. *J Gastrointest Surg* 2006; *10*(6):906-10.
74. Liu Chi-Leung, Fan Sheung-Tat MS, Lai Edward CSMS *et al.* Factors affecting conversion of laparoscopic cholecystectomy to open surgery. *Arch Surg* 1996; *131*:98-101.
75. Lujan JA, Parrila P, Robles R *et al.* Laparoscopic cholecystectomy in the treatment of acute cholecystitis. *J Am Coll Surg* 1995; *181*:75-7.
76. Lundorff P, Hahlin M, Kallfelt B *et al.* Adhesion formation after laparoscopic surgery in tubal pregnancy: a randomized trial versus laparotomy. *Fertil Steril* 1991; *55*:911-5.
77. Lunevicius R, Morkevicius M. Systematic review comparing laparoscopic and open repair for perforated peptic ulcer. *Br J Surg* 2005; *92*(10):1195-207.
78. Magos A, Bournas N, Sinha R *et al.* Vaginal hysterectomy for the large uterus. *Br J Obstet Gynaecol* 1996; *103*:246-51.
79. Majewski W. Diagnostic laparoscopy for acute abdomen and trauma. *Surg Endosc* 2000; *14*:930-7.
80. Malzoni M, Sizzi O, Rossetti A, Imperato F. Laparoscopic myomectomy: A report of 982 procedures. *Surg Technol Int* 2006; *15*:123-9.
81. Martin LC, Puente I, Sosa JL *et al.* Open versus laparoscopic appendectomy. A prospective randomized comparation. *Ann Surg* 1995; *22*:256-62.
82. Melo MAC, Evangelista Neto J, Lima LMA *et al.* Colecistectomia laparoscópica na colecistite aguda. *Rev Soc Bras Cir Laparosc* 1998; *2*:27-31.
83. Memon MA, Fitztgibbons Jr RJ. The role of minimal access surgery in the acute abdomen. *Surg Clin of North Am* 1997; *77*:1333-53.
84. Mettler L, Sodhi B, Schollmeyer T, Mangeshikar P. Ectopic pregnancy treatment by laparoscopy, a short glimpse. *Minim Invasive Ther Allied Technol* 2006; *15*(5):305-10.
85. Miguel PR, Reusch M, Rosa ALM, Carlos JRCB. Apendicectomia laparoscópica. *Rev Soc Bras Cir Laparosc* 1997; *1*:1-4.
86. Miserez M, Eypasch E, Spangenberger W, Lefering R, Troidl H. Laparoscopic and conventional closure of perforated peptic ulcer. A comparison. *Surg Endosc* 1996; *10*:831-6.
87. Moberg AC, Ahlberg G, Leijonmarck CE *et al.* Diagnostic laparoscopy in 1043 patients with suspected acute appendicitis. *Eur J Surg* 1998; *164*:833-40.
88. Moberg AC, Berndsen F, Palmquist I *et al.* Randomized clinical trial of laparoscopic versus open appendicectomy for confirmed appendicitis. *Br J Surg* 2005; *92*(3):298-304.
89. Moreno-Sanz C, Pascual-Pedreno A, Picazo-Yeste J *et al.* Laparoscopic appendicectomy and pregnancy. Personal experience and review of the literature. *Cir Esp* 2005; *78*(6):371-6.

90. Mori T, Abe N, Suriyama M, Atomi Y. Laparoscopic pancreatic surgery. *J Hepatobiliary Pancreat Surg* 2005; *12*(6):451-5.
91. Munteanu M, Pirscoveanu M, Munteanu AC *et al.* Surgical management of acute pancreatitis. One hundred years of evolution. *Chirurgia* (Bucur) 2006; *101*(3):229-35.
92. Munteanu R, Copaescu C, Litescu M *et al.* Laparoscopic appendectomy—considerations in about 1000 cases. *Chirurgia* (Bucur) 2005; *100*(6):541-9.
93. Murphy AA, Nager CW Weyek KK *et al.* Operative laparoscopy versus laparotomy for the management of ectopic pregnancy: a prospective trial. *Fertil Steril* 1992; *57*:1180-5.
94. Mutter D, Navez B, Gury JF *et al.* Value of microlaparoscopy in the diagnosis of right iliac fossa pain. *Am J Surg* 1998; *176*:370-2.
95. Navez B, d'Udekem Y, Cambier E *et al.* Laparoscopy for management of nontraumatic acute abdomen. *World J Surg* 1995; *19*:382-7.
96. O'Rourke N, Kodali BS. Laparoscopic surgery during pregnancy. *Curr Opin Anaesthesiol* 2006; *19*(3):254-9.
97. Olmi S, Magnone S, Bertolini A, Croce E. Laparoscopic versus open appendectomy in acute appendicitis: a randomized prospective study. *Surg Endosc* 2005; *19*(9):1193-5.
98. Ortega AE, Hunter JG, Peters JH, Swanstrom LL, Schirmer B. A prospective randomized comparison of laparoscopic appendectomy with open appendectomy. *Am J Surg* 1995; *169*:208-13.
99. Ott DE. Pneumoperitônio: produção, tratamento, efeitos e conseqüencias. *In:* Kavic MS, Levinson CJ, Wetter PA (eds.) *Complicações em videocirurgia: prevenção e tratamento*. Rio de Janeiro: Revinter, 2005:3-5.
100. Pamoukian VN, Gagner M. Laparoscopic necrosectomy for acute necrotizing pancreatitis. *J Hepatobiliary Pancreas Surg* 2001; *8*(3):221-3.
101. Parekh D. Laparoscopic-assisted pancreatic necrosectomy: A new surgical option for treatment of severe necrotizing pancreatitis. *Arch Surg* 2006; *141*(9):895-902.
102. Patel SG, Veverka TJ. Laparoscopic cholecystectomy in pregnancy. *Curr Surg* 2002; *59*(1):74-8.
103. Pavars M, Irmejs A, Maurins U, Gardovskis J. Severe acute pancreatitis: role for laparoscopic surgery. *Zentralbl Chir* 2003; *128*(10):858-61.
104. Peacock K, Hurst BS. Laparoscopic myomectomy. *Surg Technol Int* 2006; *15*:141-5.
105. Peipert JF, Boardman LA, Sung CJ. Performance of clinical and laparoscopic criteria for the diagnosis of upper genital tract infection. *Infect Dis Obstet Gynecol* 1997; *5*:291.
106. Pessaux P, Regenet N, Tuech JJ *et al.* Laparoscopic versus open cholecystectomy: a prospective comparative study in the elderly with acute cholecystitis. *Surg Laparosc Endosc Percut Tech* 2001; *11*(4):252-5.
107. Pirro N, Berdah SV. Appendicitis: yes or no to laparoscopic approach? *J Chir* 2006; *143* (3):155-9.
108. Planka L, Tuma J, Rak V, Gal P. Results of the elective laparoscopic appendectomy in unexplained pain in the right hypogastrium. *Rozhl Chir* 2006; *85*(7):343-6.
109. Poulin EC, Schlachta CM, Mamazza J. Early laparoscopy to help diagnose acute non-specific abdominal pain. *Lancet* 2000; *335*:861-3.
110. Purkayastha S, Constantinides VA, Tekkis PP *et al.* Laparoscopic vs. open surgery for diverticular disease: a meta-analysis of nonrandomized studies. *Dis Colon Rectum* 2006; *49*:446.
111. Rai R, Sinha A, Rai S. Randomized clinical trial of open versus laparoscopic cholecystectomy in the treatment of acute cholecystitis. *Br J Surg* 2005; *92*(4):44-9.
112. Ravintharan T. Emergency laparoscopic procedures. *Ann Acad Med Singapore* 1996; *25*:687-93.
113. Reich H, DeCaprio J, McGlynn F. Laparoscopic hysterectomy. *J Gynecol Surg* 1989; *5*:213.
114. Ribeiro SC, Ribeiro RM, Santos NC, Pinotti JA. A randomized study of total abdominal, vaginal and laparoscopic hysterectomy. *Int J Gynaecol Obstet* 2003; *83*:37-43.
115. Rosin D, Zmora O, Khaikin M *et al.* Laparoscopic management of surgical complications after a recent laparotomy. *Surg Endosc* 2004; *18*(6):994-6.
116. Roviaro GC, Vergani C, Varoli F *et al.* Videolaparoscopic appendectomy: the current outlook. *Surg Endosc* 2006; *20* (10):1526-30.
117. Saeian K, Reddy KR. Diagnostic laparoscopy: An update. *Endoscopy* 1999; *31*:103-9.
118. Sanabria JR, Gallinger S, Croxford R *et al.* Risk factors in elective laparoscopic cholecystectomy for conversion to open cholecystectomy. *J Am Coll Surg* 1994; *179*(6):696-704.
119. Sanabria AE, Morales CH, Villegas MI. Laparoscopic repair for perforated peptic ulcer disease. *Cochrane Database Syst Rev* 2005; *19*(4):CD004778.
120. Sanna A, Adani GL, Anania G, Donini A. The role of laparoscopy in patients with suspected peritonitis: experience of a single institution. *J Laparoendosc Adv Surg Tech A* 2003; *13*(1):17-9.
121. Savassi Rocha PR, Sanches MD. Aspectos anatômicos e fisiopatológicos. *In:* Savassi Rocha PR, Andrade JI, Souza C (eds.) *Abdômen agudo: Diagnóstico e tratamento*. Rio de Janeiro: Medsi, 1993:3-11.
122. Scheidbach H, Schneider C, Rose J *et al.* Laparoscopic approach to treatment of sigmoid diverticulitis: changes in the spectrum of indications and results of a prospective, multicenter study on 1,545 patients. *Dis Colon Rectum* 2004; *47*:1883-8.
123. Schietroma M, Carlei F, Ciuca B *et al.* La videolaparocolecistectomia nella colecistite acuta. Quando, come e perché? *Minerva Chir* 1997; *52*:515-22.
124. Schoffl V, Varatorn R. Intestinal obstruction due to phytobezoars of banana seeds: A case report. *ANZ J Surg* 2004; *27*:348-51.
125. Schwandner O, Farke S, Bruch HP. Laparoscopic colectomy for diverticulitis is not associated with increased morbidity when compared with non-diverticular disease. *Int J Colorectal Dis* 2005; *20*(2):165-72.
126. Schwandner O, Farke S, Fischer F *et al.* Laparoscopic colectomy for recurrent and complicated diverticulitis: a prospective study of 396 patients. *Langenbecks Arch Surg* 2004; *389*(2):97-103.
127. Scott HJ, Rosin RD. The influence of diagnostic and therapeutic laparoscopy on patients presenting with an acute abdomen. *J R Soc Med* 1993; *86*:699-701.
128. Siu WT, Chau CH, Law BK *et al.* Routine use of laparoscopic repair for perforated peptic ulcer. *Br J Surg* 2004; *91*(4):481-4.
129. Siu WT, Leong HT, Law BK *et al.* Laparoscopic repair for perforated peptic ulcer: a randomized controlled trial. *Ann Surg* 2002; *235*(3):313-9.
130. So JB, Kum CK, Fernandes ML, Goh P. Comparison between laparoscopic and conventional omental patch repair for perforated duodenal ulcer. *Surg Endosc* 1996; *10*:1060-3.

131. Sobolev VE, Dudanov IP, Alontseva NN, Bogdanova VS. The role of laparoscopy in the diagnosis and treatment of early postoperative complications. *Vestn Khir Im I I Grek* 2005; *164*(1):95-9.
132. Soper DE, Brockwell NJ, Dalton HP, Johnson D. Observations concerning the microbial etiology of acute salpingitis. *Am J Obstet Gynecol* 1994; *170*:1008-14.
133. Spaventa IA, Decanini T, Becerril M *et al*. Laparoscopic appendectomy. Present situation. ABC Medical Center experience during the last five years. *Rev Gastroenterol Mex* 2006; *71* (1):31-8.
134. Stefanidis D, Bingener J, Richards M *et al*. Gangrenous cholecystitis in the decade before and after the introduction of laparoscopic cholecystectomy. *JSLS* 2005; *9*(2):169-73.
135. Suter M, Zermatten P, Halkic N *et al*. Laparoscopic management of mechanical small bowel obstruction: are there predictors of success or failure? *Surg Endosc* 2000; *14*:478-83.
136. Sutton CJ, Ewen SP, Whitelaw N, Haines P. Prospective, randomized, double-blind, controlled trial of laser laparoscopy in the treatment of pelvic pain associated with minimal, mild, and moderate endometriosis [see comments]. *Fertil Steril* 1994; *62*:696-700.
137. Takacs P, Chakhtoura N. Laparotomy to laparoscopy: changing trends in the surgical management of ectopic pregnancy in a tertiary care teaching hospital. *J Minim Invasive Gynecol* 2006; *13*(3):175-7.
138. Tarraza HM, Moore RD. Gynecologic causes of the acute abdomen and the acute abdomen in the pregnancy. *Surg Clin North Am* 1997; *77*:1371-94.
139. Taylor EW, Kennedy CA, Dunham RH, Bloch JH. Diagnostic laparoscopy in women with acute abdominal pain. *Surg Laparosc Endosc* 1995; *5*:125-8.
140. Thanapongsathron W, Kanjanabut B, Vaniyapong T, Thaworncharoen S. Chronic right lower quadrant abdominal pain: laparoscopic approach. *J Med Assoc Thai* 2005; *1*:S42-7.
141. Towfigh S, Chen F, Mason R *et al*. Laparoscopic appendectomy significantly reduces lengh of stay for perfurated appendicitis. *Surg Endosc* 2006; *20*(3):495-9.
142. Tsumura H, Ichikawa T, Hiyama E, Murakami Y. Laparoscopic and open approach in perforated peptic ulcer. *Hepatogastroenterology* 2004; *51*(59):1536-9.
143. Vargas HD, Ramirez RT, Hoffman GC *et al*. Defining the role of laparoscopic-assisted sigmoid colectomy for diverticulitis. *Dis Colon Rectum* 2000; *443*(12):1726-31.
144. Vermesh M, Silva PD, Rosen GF *et al*. Management of unruptured ectopic gestation by linear salpingostomy: A prospective, randomized clinical trial of laparoscopy versus laparotomy. *Obstet Gynecol* 1989; *73*:400-4.
145. Wang W, Lee WJ, Wei PL *et al*. Laparoscopic drainage of pyogenic liver abscesses. *Surg Today* 2004; *34*(4):323-5.
146. Wang YC, Yang HR, Chung PK, Jeng LB, Chen RJ. Laparoscopic appendectomy in the elderly. *Surg Endosc* 2006; *20*(6):887-9.
147. Weerts JM, Dallemagne B, Jehaes C, Harkievicz S. Laparoscopic gastric vagotomies. *Ann Chir Gynaecol* 1994; *83*:118-23.
148. Wu JM, Chen KH, Lin HF *et al*. Laparoscopic appendectomy in pregnancy. *J Laparoendosc Adv Surg Tech* A 2005; *15*(5):447-50.
149. Wullstein C, Gross E. Laparoscopic compared with conventional treatment of acute adhesive small bowel obstruction. *Br J Surg* 2003; *90*:1147-51.
150. Wykes CB, Clark TJ, Khan KS. Accuracy of laparoscopy in the diagnosis of endometriosis: a systematic quantitative review. *BJOG* 2004; *111*:1204-12.
151. Yau K, Siu W, Law B *et al*. Laparoscopic approach compared conventional open approach for benzoar induced small bowel obstruction. *Arch Surg* 2005; *140*:972-5.
152. Yong JL, Law WL, Lo CY, Lam CM. A comparative study of routine laparoscopic versus open appendectomy. *JSLS* 2006; *10* (2):188-92.
153. Zhu JF, Fan XH, Zhang XH. Laparoscopic treatment of severe acute pancreatitis. *Surg Endosc* 2001; *15*(2):146-8.
154. Zittel TT, Jehle EC, Becker HD. Surgical management of peptic ulcer disease today – indication, technique and outcome. *Langenbecks Arch Surg* 2000; *385*:84-96.
155. Zucker KA, Flowers JL, Bailey RW *et al*. Laparoscopic management of acute cholecystitis. *Am J Surg* 1993; *165*:508-14.

11

Endoscopia Digestiva

Walton Albuquerque
Vitor Nunes Arantes

INTRODUÇÃO

Os leitores poderão estranhar um capítulo sobre endoscopia digestiva no paciente com abdome agudo. Neste cenário, classicamente, a endoscopia digestiva não é solicitada ou está contra-indicada, já que muitos desses pacientes necessitam de uma cirurgia de urgência, cuja decisão depende essencialmente do exame físico de repetição. A sedação associada à insuflação de ar pelo endoscópio durante o exame pode agravar o quadro abdominal agudo e mascarar o exame físico ou mesmo outro exame complementar, como, por exemplo, a ultra-sonografia abdominal. Entretanto, com a ampla formação dos endoscopistas atuais em afecções digestivas, somada à evolução dos exames endoscópicos, sobretudo quanto aos aspectos terapêuticos, têm-se observado algumas indicações precisas em que a intervenção endoscópica favorece o paciente com abdome agudo.

Usualmente, o paciente com abdome agudo apresenta dor abdominal de moderada a forte intensidade, associada ou não a outros sinais e sintomas. É fundamental a abordagem inicial por um clínico ou cirurgião experiente que realize o exame clínico completo e solicite a propedêutica complementar quando necessária. Na prática médica atual, em serviços de pronto-atendimento, nem sempre a primeira avaliação é prestada por profissional habituado a examinar pacientes com abdome agudo. Portanto, o endoscopista, ao avaliar pedido de endoscopia digestiva para paciente com dor abdominal aguda, deve ter o máximo de cuidado e prudência. Após contato com o médico solicitante, a primeira recomendação para o endoscopista é examinar o paciente e analisar a propedêutica realizada, antes de aceitar a indicação do exame endoscópico. O médico solicitante deve compartilhar com essa boa prática que visa ao melhor para o paciente. Concordando com a indicação, será importante definir o momento e o local para o exame e, se necessário, o concurso do anestesiologista.

As diversas afecções com *suspeita* de abdome agudo em que se costuma indicar a endoscopia digestiva são:

1. Pancreatite aguda.
2. Colangite aguda.
3. Vólvulo gástrico.
4. Diverticulite aguda.
5. Apendicite aguda.
6. Síndrome de Ogilvie.
7. Obstrução intestinal baixa.
8. Vólvulo de sigmóide.

PANCREATITE AGUDA

Como o paciente tem dor abdominal aguda e intensa, essa afecção pode confundir o médico em seu exame físico inicial, retardando eventual abordagem endoscópica. Após o diagnóstico de pancreatite aguda, a primeira pergunta que se deve fazer, antes de se pensar em um procedimento endoscópico, é se há obstrução biliopancreática. Se a resposta for afirmativa, teremos de avaliar o tempo e a causa da obstrução e a gravidade da doença. A causa mais freqüente é o cálculo biliar, denominado pancreatite aguda biliar.[8]

Firmado esse diagnóstico pelos métodos de imagem e aumento das bilirrubinas, fosfatase alcalina e alanina aminotransferase,[17,32] deve-se basear no grau de obstrução biliar e na gravidade da pancreatite para indicar a abordagem endoscópica, já que a maioria dos cálculos passa espontaneamente pela papila duodenal.[1] Estudos prospectivos bem conduzidos mostraram que na presença de obstrução biliar, caracterizada por icterícia com aumento significativo das enzimas hepatobiliares, a abordagem endoscópica precoce, em tempo inferior a 72 horas do início dos sintomas, favorece os pacientes, se comparada com a conduta conservadora.[9,11,20]

COLANGITE AGUDA

A colangite aguda bacteriana constitui emergência médica em que a intervenção endoscópica com descompressão do sistema ductal biliar tem impacto positivo para a evolução do paciente. Na maioria das vezes, a impactação de cálculos biliares, com conseqüente colestase e hipertensão intracanalicular, é a causa da colangite.[22] O quadro clínico é típico: 70% dos pacientes têm a tríade de Charcot – dor abdominal, icterícia e febre.[22] Nas formas supurativas graves, podem ocorrer hipotensão e confusão mental – pêntade de Reynolds.[25]

A forma leve da colangite, que apresenta excelente resposta inicial à antibioticoterapia, poderá ter a abordagem endoscópica programada, propiciando ao endoscopista todas as condições para o tratamento endoscópico definitivo.[4] Entretanto, na forma supurativa, a drenagem endoscópica imediata é a maneira mais eficaz de tratar o paciente, pois o tratamento conservador ou cirúrgico resulta em maior morbimortalidade.[13,16]

VÓLVULO GÁSTRICO

Esta afecção é definida como rotação axial do estômago e de seu pedículo, que pode ser aguda ou crônica. Embora seja condição rara, deve sempre estar na mente do médico que presta atendimento de urgência, pois complicações fatais, como necrose, perfuração e hemorragia gástrica, podem ser evitadas, se o diagnóstico for precoce.[31]

O vólvulo gástrico geralmente está associado a defeitos anatômicos congênitos ou adquiridos, sobretudo do diafragma e dos ligamentos gástricos.[19] O quadro clínico do vólvulo gástrico agudo pode ser dramático, na dependência da gravidade do quadro, e também se o estômago está intratorácico, comprimindo os órgãos mediastinais. O paciente usualmente se apresenta agitado, com dor súbita no andar superior do abdome, intensa e constante, esforços de vômitos incontroláveis de pouco volume e dificuldade para introdução de cateter nasogástrico (tríade de Borchardt).[5] No curso evolutivo poderá haver hematêmese em pequena quantidade, por isquemia da mucosa gástrica, e, se evoluir para perfuração, choque hipovolêmico. Ao exame físico, o epigástrio está tenso e doloroso e, por vezes, distendido. Em caso de torção gástrica intratorácica, as manifestações serão de dispnéia, agitação e dor torácica, gerando confusão com afecções cardiovasculares e pleuropulmonares.

O diagnóstico da fase aguda do vólvulo gástrico baseia-se em dois pontos cruciais: alto índice de suspeição pelo médico e exames radiológicos. Na forma organoaxial, quando não há defeito do diafragma, o diagnóstico pode ser particularmente difícil.[30] A radiografia simples de abdome demonstra distensão gástrica com nível hidroaéreo e pobreza de gases intestinais distais. Na forma mesenteroaxial, o estômago aparece arredondado nas radiografias, com duplos níveis hidroaéreos. Na presença de defeito diafragmático, com vólvulo intratorácico, as radiografias de tórax demonstram grande "bolha" de ar intratorácica à esquerda, com níveis hidroaéreos e desvio do mediastino para a direita. Cuidado especial deve ser tomado para não confundir com o pneumotórax induzindo a drenagem torácica inadvertida. O padrão ouro é o estudo contrastado, porém, na fase aguda, existe risco de aspiração do contraste ingerido, o qual poderá atrapalhar eventual exame endoscópico.

O papel da endoscopia digestiva na fase aguda dessa afecção é incerto. O exame poderá ser realizado para esclarecer quadro de dor epigástrica intensa e vômitos, se os métodos radiológicos falharem ou se não houver suspeita clínica. O endoscopista deverá estar atento para esse diagnóstico, particularmente, se houver secreção gástrica de estase e dificuldade técnica em passar o endoscópio do fundo gástrico em direção ao corpo e ao antro, com pregas convergindo para o ponto rodado. Nesse contexto, o diagnóstico de vólvulo gástrico deverá ser considerado, reduzindo imediatamente a hiperinsuflação de ar e o conseqüente agravamento da isquemia gástrica. Às vezes, o endoscopista poderá observar coloração vinhosa ou enegrecida da mucosa gástrica, e o exame deverá ser interrompido, com aspiração máxima do conteúdo gástrico e interconsulta à equipe cirúrgica.

O tratamento do vólvulo gástrico, classicamente, é o cirúrgico. Em casos selecionados, o endoscopista cuidadoso poderá tentar algumas manobras de desvolvulação do estômago com o endoscópio. O grupo nipônico, capitaneado por Akamatsu,[2] descreveu experiência com doadores vivos de fígado em que o vólvulo gástrico ocorreu em 13 de 115 indivíduos (11,3%). Dentre esses 13 indivíduos, tratados por endoscopia flexível (desvolvulação com o endoscópio), houve recorrência em apenas um deles, necessitando posicionamento de cateter nasogástrico, sem recidiva da afecção. Há também relato de fixação do estômago à parede abdominal anterior por meio de gastrostomia endoscópica para evitar recorrência do vólvulo, em paciente idoso ou que apresente condições cirúrgicas desfavoráveis.[33] Entretanto, essas alternativas só deverão ser usadas se não houver afecção intra-abdominal concomitante a ser tratada por cirurgia e/ou se o risco cirúrgico do paciente for elevado.

DIVERTICULITE AGUDA DO CÓLON (DAC)

A diverticulose colônica é afecção comum e acomete dois terços da população com mais de 75 anos.[6] Cerca de 20% desses pacientes apresentarão alguma manifestação dessa afecção ao longo da vida, desde sintomas leves até crises de diverticulite aguda com risco de vida.[6] O divertículo colônico consiste em herniação das camadas mucosa e submucosa através de ponto de fraqueza da musculatura intestinal, motivado pelo aumento da pressão intraluminal. Quando esse divertículo obstrui ou sofre alguma erosão secundária ao trauma fecal, desencadeia-se um processo inflamatório denominado diverticulite aguda.[6] Esta inflamação pode resolver-se rápida e espontaneamente, cursar com infecção crônica localizada ou ocasionar a perfuração do divertículo. Neste último estágio encontram-se as formas mais graves de diverticulite aguda, variando desde inflamação localizada da gordura pericólica e fleimão, até formas mais complicadas, como o abscesso pericólico e a peritonite fecal difusa.[35]

O diagnóstico da DAC comumente é obtido somando-se os dados da história clínica, do exame físico, dos exames laboratoriais e dos métodos de imagens radiológicos, particularmente a tomografia computadorizada (TC) de abdome. O diagnóstico diferencial inclui tumor colônico com microperfuração, doença inflamatória intestinal, corpo estranho perfurado e bloqueado, colite isquêmica e obstrução intestinal. A colonoscopia e a retossigmoidoscopia flexível geralmente são evitadas na fase aguda da diverticulite, devido ao risco de agravamento da perfuração diverticular pela insuflação de ar ou pelo aparelho.[35] Recomenda-se que a colonoscopia diagnóstica seja postergada por 6 semanas após o tratamento clínico, ocasião em que o exame poderá ser realizado em melhores condições, após preparo intestinal, possibilitando a investigação de todo o intestino grosso. Em casos selecionados, quando o diagnóstico de diverticulite aguda é incerto, e desde que não existam evidências de irritação peritoneal, a colonoscopia poderá ser realizada para diagnóstico diferencial com neoplasia.[35] O colonoscopista mais jovem não deve hesitar em solicitar o auxílio de colega mais experiente, pois o exame exige manobras suaves com mínima insuflação de ar, para evitar agravar o quadro inflamatório abdominal. Os achados colonoscópicos indicativos de DAC consistem em: existência de diverticulose colônica associada a processo inflamatório localizado caracterizado por edema, enantema e secreção purulenta.

Existe escassa informação na literatura acerca da segurança da realização de colonoscopia em pacientes com DAC. Sakhnini *et al.*[27] publicaram casuística de 93 colonoscopias precoces realizadas na fase aguda da diverticulite. O exame foi realizado após melhora clínica, em média 5 dias após início do tratamento clínico. Na primeira fase do estudo foram excluídos os pacientes com perfuração e aqueles que apresentavam líquido ou ar adjacente ao divertículo inflamado à TC. Na segunda fase foram excluídos somente os pacientes com perfuração intestinal. O preparo intestinal foi o convencional, e o exame foi completo até o ceco em 81,7% dos casos. Além da diverticulose, foram identificados pólipos benignos (nove pacientes), pólipo malignizado (um caso), tumor oclusivo (um caso) e corpo estranho (osso) impactado. A colonoscopia precoce resultou em mudança na conduta em apenas dois casos do total de 93 examinados. Uma paciente evoluiu com perfuração após o exame. Os dados desse estudo sugerem que a colonoscopia precoce, em pacientes com DAC, tem rendimento inferior e risco mais elevado, trazendo pouco benefício. Além disso, os achados colonoscópicos modificaram a conduta na minoria dos casos (3,2%). Portanto, o exame deve ser restrito a casos selecionados de pacientes com diagnóstico inicial de DAC com evolução atípica, em que exista alto índice de suspeita de outra afecção, particularmente o câncer colônico, no qual a conduta poderá ser alterada.

APENDICITE AGUDA

A apendicite aguda é reconhecidamente uma das causas mais comuns de abdome agudo, e seu diagnóstico é baseado na história clínica e no exame físico na maioria dos casos. Entretanto, em 15% a 30% dos casos, as manifestações clínicas não são típicas,[7] e o médico precisará utilizar alguma propedêutica complementar para elucidação diagnóstica, como exames laboratoriais e estudos radiológicos. Em casos muito selecionados, mesmo os exames de imagens não-invasivos, como ultra-sonografia (US) abdominal percutânea e TC, poderão não ser suficientes para o diagnóstico de apendicite. Nessas situações especiais, o diagnóstico diferencial inclui tumores de ceco, doença inflamatória intestinal (doença de Crohn e tuberculose), colite aguda e uma entidade pouco conhecida, denominada apendicite crônica. Quando o médico abre esse leque de diagnósticos diferenciais, a colonoscopia pode ser útil, pois a conduta poderá ser diferente. O critério fundamental para indicação da colonoscopia na suspeita de apendicite aguda é a inexistência de dor abdominal aguda de forte intensidade e de irritação peritoneal. Isto porque o preparo intestinal, associado às manobras técnicas do exame endoscópico, poderá ser deletério e piorar o quadro clínico (p. ex., transformando uma apendicite não complicada em abscesso pericólico).

A única série de casos dedicada ao estudo dos achados colonoscópicos em pacientes com apendicite foi publicada, em 2002, por Chang *et al.*[7] Os autores analisaram retrospectivamente 21 pacientes com dor abdominal (14 em fossa ilíaca direita) nos quais o diagnóstico colonoscópico foi de apendicite aguda. Os achados endoscópicos indicativos dessa afecção foram edema, enantema, abaulamento, erosões e secreção purulenta na região do orifício apendicular. A confirmação diagnóstica ocorreu em 20 casos, em 17 pacientes por apendicectomia. Em três casos, os sintomas de apendicite melhoraram após a drenagem transendoscópica de secreção purulenta contida no óstio do apêndice, empregando-se pinças de biópsia. Outros autores já haviam observado que a drenagem endoscópica de secreção purulenta no óstio apendicular pode aliviar o processo inflamatório apendicular agudo.[21,26,28] Na análise de Chang *et al.*, a acurácia da colonoscopia no diagnóstico de apendicite aguda foi de 99%, sem evento adverso relacionado ao preparo intestinal ou ao exame colonoscópico.[7]

SÍNDROME DE OGILVIE

A síndrome de Ogilvie, ou pseudo-obstrução colônica aguda, caracteriza-se pela distensão acentuada do cólon observada clinicamente e confirmada radiologicamente, sem fator obstrutivo mecânico. O risco de perfuração colônica espontâneo é estimado em 3%, sendo crítico quando o diâmetro do ceco ultrapassa 10cm. Na presença de isquemia intestinal ou perfuração, a mortalidade dessa síndrome atinge 40%, comparada aos 15% em pacientes com viabilidade intestinal preservada.[29] Essa afecção afeta comumente pacientes com co-morbidades, sobretudo idosos, acamados ou imobilizados, em pós-operatório recente e em regime de terapia intensiva.

O tratamento da síndrome de Ogilvie consiste na eliminação ou correção dos fatores predisponentes (distúrbio hidroeletrolítico, hipotireoidismo, suspensão do uso de analgésicos ou narcóticos), instituição de antibioticoterapia em pacientes sépticos com cobertura para patógenos entéricos gram-negativos e descompressão por sondas nasogástrica e retal. O tratamento medicamentoso com neostigmina pode ser associado a essas medidas. Em ensaio prospectivo e controlado que comparou a neostigmina com o placebo em pacientes com pseudo-obstrução aguda do cólon, o grupo tratado com neostigmina apresentou resposta clínica em 91% dos casos.[23] No grupo placebo, não foi observada qualquer resposta clínica. Contra-indicações ao uso da neostigmina incluem bradicardia, broncoespasmo, insuficiência renal e obstrução mecânica do cólon.[10] Se não ocorrer melhora em até 48 horas após a instituição dessas medidas, e se houver distensão cecal superior a 10cm, estará indicada a descompressão do cólon, seja por meio radiológico, endoscópico ou cirúrgico. A abordagem endoscópica é a de primeira escolha, podendo ser realizada a aspiração do conteúdo aéreo intestinal com o colonoscópio ou o posicionamento de tubos de descompressão no cólon direito. O preparo intestinal geralmente está contra-indicado, sendo empregado apenas enema retal. A colonoscopia não deverá ser realizada se houver sinais de peritonite ou perfuração intestinal. O exame deverá ser efetuado com extrema cautela e mínima insuflação de ar pois, dadas as condições insatisfatórias de preparo intestinal, o risco de perfuração iatrogênica é mais elevado em relação ao da colonoscopia eletiva (3%).[29] Os objetivos principais são aspirar o conteúdo gasoso do cólon o máximo possível e descartar alguma obstrução intestinal mecânica. O sucesso da descompressão colônica varia de 61% a 78% em séries retrospectivas, com recidiva da distensão em 18% a 33% dos casos.[29] O acréscimo do tubo de descompressão possibilitou taxas mais elevadas de sucesso terapêutico (88%) em uma série de 41 pacientes com pseudo-obstrução colônica aguda.[12]

OBSTRUÇÃO INTESTINAL BAIXA

O câncer colorretal é a causa mais comum de obstrução intestinal baixa. O quadro clínico e radiológico é típico, e o tratamento de escolha é o cirúrgico, tanto para fins paliativos como curativos. A realização da colonoscopia na fase aguda da obstrução intestinal tem sido solicitada na prática clínica diária. A grande vantagem é a confirmação da existência de massa tumoral maligna, habitualmente no cólon esquerdo, auxiliando o cirurgião na programação da tática cirúrgica a ser empregada.

A colonoscopia de urgência no quadro obstrutivo intestinal baixo deve ser realizada respeitando-se alguns princípios:[3]

- Ausência de perfuração intestinal baseada em exame clínico e radiológico.
- Administração cuidadosa de preparo intestinal retrógrado.
- Cautela na sedação, minimizando o risco de aspiração pulmonar.
- Mínima insuflação de ar ou instilação de solução salina pelo canal do aparelho para permitir a visibilização mínima e progressão do colonoscópio.
- Uso de antibióticos profiláticos em pacientes com obstrução completa e distensão colônica, pelo risco de translocação bacteriana, microperfuração e bacteremia.
- Em pacientes semi-ocluídos, pode ser tentado o preparo intestinal por via oral, com laxativos fracionados e observação médica atenta.

Além da confirmação diagnóstica, um dos potenciais benefícios da colonoscopia de emergência na obstrução colônica maligna é a possibilidade de alívio do quadro obstrutivo mediante a colocação de prótese colônica metálica auto-expansiva. Essa estratégia vem ganhando adeptos nos últimos anos, com algumas séries demonstrando a eficácia e a segurança dessa abordagem.[3,34] O custo mais elevado da prótese é equilibrado pelo tempo de internação mais curto, o menor número de procedimentos cirúrgicos e o impacto positivo na qualidade de vida, à medida que se evita a colostomia de emergência. A descompressão endoscópica em pacientes com obstrução intestinal baixa deve ser realizada em centros dotados de fluoroscopia e por profissionais habituados a trabalhar com próteses metálicas, fio-guia e procedimentos radiológicos. Deve-se evitar dilatar a estenose tumoral devido ao risco elevado de perfuração colônica. A literatura sugere duas indicações principais para as próteses colônicas no câncer obstrutivo:[3,34]

1. Pacientes inoperáveis ou incuráveis, com doença metastática.
2. Como "ponte" para a cirurgia, aliviando-se a obstrução aguda e permitindo estadiar adequadamente, realizar o preparo intestinal e a colonoscopia completa pré-operatória, seguida da ressecção do tumor e anastomose primária, sem necessidade de colostomia.[34]

VÓLVULO DE SIGMÓIDE

Trata-se de causa incomum de obstrução intestinal. Os fatores predisponentes incluem variação anatômica, constipação crônica, doença neurológica, megacólon, gravidez, dieta rica em fibras, senilidade e imobilidade.[14,15] O sítio mais comum de acometimento é o sigmóide, seguido do ceco, descendente e transverso.[15] O vólvulo ocorre quando uma alça intestinal redundante e móvel torce junto ao mesentério sobre base fixa.[15] O diagnóstico baseia-se no quadro clínico de distensão abdominal e sintomas obstrutivos, associados ao achado radiológico de dilatação colônica acentuada, geralmente com nível hidroaéreo. Nos pacientes que não apresentam toxemia ou sinais de perfuração intestinal, pode ser tentada a desvolvulação por colonoscopia. As taxas de sucesso da descompressão colônica endoscópica variam de 47% a 87,5 %.[15,18,24] Devido à alta taxa de recidiva do vólvulo (43% a 57% nos primeiros 30 dias),[15,18] recomenda-se programar o tratamento cirúrgico definitivo após a descompressão colonoscópica de alívio, sempre que os pacientes tiverem risco cirúrgico aceitável.[15] O benefício da descompressão endoscópica está em proporcionar o preparo dos pacientes com viabilidade intestinal preservada para colectomia em melhores condições clínicas, favorecendo a ressecção e a reconstrução com anastomose primária, sem colostomia.

REFERÊNCIAS BIBLIOGRÁFICAS

1. Acosta JM, Ledesma CL. Gallstone migration as a cause of acute pancreatitis. *N Engl J Med* 1974; *290*:484-7.
2. Akamatsu T, Nakamura N, Kiyosawa K *et al*. Gastric volvulus in living, related liver transplantation donors and usefulness of endoscopic correction. Gastrointest Endonc 2002; *55*:55-7.
3. Baron TH, Rey JF, Spinelli P. Expandable metal stent placement for malignant colorectal obstruction. *Endoscopy* 2002; *34*:823-30.
4. Boender J, Nix GA, de Ridder MA *et al*. Endoscopic sphincterotomy and biliary drainage in patients with cholangitis due to common bile duct stones. *Am J Gastroenterol* 1995; *90*:233-8.
5. Borchardt M. Zur pathologie und Therapie des Mangevolvulus. *Arch Klin Chir* 1904; *74*:243-60.
6. Buchanan GN, Kenefick NJ, Cohen CR. Diverticulitis. *Best Pract Res Clin Gastroenterol* 2002; *16*:635-47.

7. Chang HS, Yang SK, Myung SJ *et al*. The role of colonoscopy in the diagnosis of appendicitis in patients with atypical presentations. *Gastrointest Endosc* 2002; *56*:343-8.
8. Enns R, Baillie J. Review article: The treatment of acute biliary pancreatitis. *Aliment Pharmacol Ther* 1999; *13*:1379-89.
9. Fan ST, Lai ECS, Mok FPT *et al*. Early treatment of acute pancreatitis by endoscopic papillotomy. *N Eng J Med* 1993; *328*:228-32.
10. Fazel A, Verne GN. New solutions to an old problem Acute colonic pseudo-obstruction. *J Clin Gastroenterol* 2005; *39*:17-20.
11. Folsch UR, Nitsche R, Ludtke R *et al*. Early ERCP and papillotomy compared with conservative treatment for acute biliary pancreatitis. *N Eng J Med* 1993; *328*:228-32.
12. Geller A, Petersen BT, Gostout CJ. Endoscopic decompression for acute colonic pseudo-obstruction. *Gastrointest Endosc* 1996; *44*:144-50.
13. Lai ECS, Mok FPT, Tan ESY *et al*. Endoscopic biliary drainage for severe acute cholangitis. *N Eng J Med* 1992; *326*:1582-6.
14. Lal SK, Morgenstern R, Vinjirayer EP, Matin A. Sigmoid volvulus: an update. *Gastrointest Endosc Clin N Am* 2006; *16*:175-87.
15. Lau KCN, Miller BJ, Schache DJ, Cohen JR. A study of large-bowel volvulus in urban Australia. *Can J Surg* 2006; *49*:203-7.
16. Leung JWC, Venezuela RR. Cholangiosepsis: Endoscopic drainage and antibiotic therapy. *Endoscopy* 1991; *23*:220-3.
17. Liu CL, Lo CM, Fan ST. Acute biliary pancreatitis: diagnosis and management. *World J Surg* 1997; *21*:149-54.
18. Martinez Ares D, Yanez Lopez J, Souto Ruzo J *et al*. Indication and results of endoscopic management of sigmoid volvulus. *Rev Esp Enferm Dig* 2003; *95*:544-8.
19. Miller DL, Pasquale MD, Seneca RP, Hodin E. Gastric volvulus in the pediatric population. *Arch Surg* 1991; *126*:1146-9.
20. Neoptolemos JP, London NJ, James D *et al*. Controlled trial of urgent endoscopic retrograde cholangiopancreatography and endoscopic sphincterotomy versus conservative treatment for acute pancreatitis due to gallstones. *Lancet* 1988; *29*:979-83.
21. Ohtaka M, Asakawa A, Kashiwagi A *et al*. Pericecal appendiceal abscess with drainage during colonoscopy. *Gastrointest Endosc* 1999; *49*:107-9.
22. Pitt HA, Cameron JL. Acute cholangitis. *In:* Way LW, Pellegrini CA (eds.) *Surgery of the gallbladder and bile ducts*. Philadelphia: WB Saunders, 1987: 295.
23. Ponec RJ, Saunders MD, Kimmey MB. Neostigmine for the treatment of acute colonic pseudo-obstruction. *N Engl J Med* 1999; *341*:137-41.
24. Renzulli P, Maurer CA, Netzer P, Buchler MW. Preoperative colonoscopic derotation is beneficial in acute colonic volvulus. *Dig Surg* 2002; *19*:223-9.
25. Reynolds BM, Dargan EL. Acute obstructive cholangitis: a distinct clinical syndrome. *Ann Surg* 1959; *150*:299-303.
26. Said M, Ledochowski M, Dietze O, Simader H. Colonoscopic diagnosis and treatment of acute appendicitis. *Eur J Gastroenterol Hepatol* 1995; *7*:569-71.
27. Sakhnini E, Lahat A, Melzer E *et al*. Early colonoscopy in patients with acute diverticulitis: results of a prospective pilot study. *Endoscopy* 2004; *36*:504-7.
28. Sakurai T, Kitahara K, Oh T *et al*. A case of pericecal abscess which was drained during colonoscopy after a biopsy. *Stomach Intestine* 1990; *25*:1219-23.
29. Saunders MD, Cappell MS. Endoscopic management of acute colonic pseudo-obstruction. *Endoscopy* 2005; *37*:760-3.
30. Sevcik WE, Steiner IP. Acute gastric volvulus: case report and review of the literature. *J Can Med D´Urgence* 1999; *1*:3-7.
31. Teague WJ, Ackroyd R, Watson DI, Devitt PG. Changing patterns in the management of gastric volvulus over 14 years. *Brit J Surg* 2000; *87*:358-61.
32. Tenner S, Dubner H, Steinberg W. Predicting gallstone pancreatitis with laboratory parameter: a meta analysis. *Am J Gastroenterol* 1994; *89*:1863-6.
33. Tsang TK, Johnson YL, Pollack J, Gore RM. Use of single percutaneous endoscopic gastrostomy in management of gastric volvulus in three patients. *Dig Dis Sci* 1998; *43*:2659-65.
34. Vitale MA, Villotti G, d'Alba L, Frontespezi S, Lacopini F, Lacopini G. Preoperative colonoscopy after self-expandable metallic stent placement in patients with acute neoplastic colon obstruction. *Gastrointest Endosc* 2006; *63*:814-9.
35. Wong WG, Wexner S, Lowry A *et al*. Practice parameters for the treatment of sigmoid diverticulitis–supporting documentation. The Standards Task Force. The American Society of Colon and Rectal Surgeons. *Dis Colon Rectum* 2000; *43*:289-97.

PARTE

II

Abdome Agudo e Cirurgia

12

Anestesia no Abdome Agudo

Carlos Henrique Viana de Castro
Marcos Guilherme Cunha Cruvinel

INTRODUÇÃO

A expressão abdome agudo (AA) é um termo genérico e provisório que engloba várias doenças abdominais que exigem rápidas abordagens diagnóstica e terapêutica. Uma cooperação multidisciplinar próxima, durante todo o período perioperatório, é de fundamental importância não só para a correta condução do caso, como também para evitar potenciais complicações que ameacem a vida do paciente. O anestesiologista deve ter conhecimento das possíveis causas do AA, das medidas diagnósticas, bem como das prováveis abordagens terapêuticas. Além dos problemas habituais da prática anestésica, no paciente com AA, as preocupações se originam da discrepância entre a necessidade de operação de urgência e a necessidade de melhorar o estado pré-operatório, ou, em outras palavras, compensar os desequilíbrios clínicos, hemodinâmicos, bioquímicos etc. decorrentes da afecção que causou o AA, com o objetivo de assegurar que o paciente tolere melhor o trauma cirúrgico.

AVALIAÇÃO PRÉ-OPERATÓRIA

História médica

O trauma cirúrgico costuma representar importante agressão ao organismo humano. Durante milhões de anos, o corpo humano vem elaborando mecanismos de defesa para alertá-lo ou ajudá-lo a escapar dessa agressão. Cabe ao anestesiologista, durante essa agressão, tanto proveniente da cirurgia como também da doença aguda, garantir que haja o mínimo de subversão da homeostase do organismo humano. Para implementar tal estratégia é preciso que ele atue na resposta metabólica ao estresse de maneira efetiva. Portanto, não é admissível o conceito de a anestesia restringir-se ao ato de "fazer dormir e despertar".[28] Conhecer os problemas médicos agudos e crônicos dos pacientes é fundamental.

Nesse contexto, a avaliação pré-operatória tem por objetivo fornecer informações pertinentes ao paciente e ao procedimento cirúrgico, com a finalidade de reduzir os riscos, a morbidade e, até mesmo, a mortalidade de determinada afecção cirúrgica. Desse modo, o encontro entre o anestesiologista e o paciente tem os seguintes propósitos:

1. Obter informação pertinente sobre a história médica do paciente para determinar quais os exames laboratoriais, de imagem ou interconsultas de outras especialidades serão necessários.
2. Orientar sobre o planejamento do procedimento anestésico.
3. Identificar possíveis abordagens para redução da morbimortalidade imediata ou de longo prazo.

A Figura 12.1 mostra, de modo esquemático, a inter-relação dos três componentes do processo cirúrgico e as principais informações pesquisadas durante a entrevista com o anestesiologista. A identificação de determinados fatores na avaliação pré-operatória fornece subsídios para mudança no planejamento anestésico. Assim, estudo realizado na Universidade da Flórida mostrou que a informação pré-anestésica foi capaz de mudar a conduta anestésica em 20% de uma população geral e em 15% dos pacientes ASA 1 ou 2.[12] O Quadro 12.1 resume os principais problemas identificados antecipadamente que mudaram a estratégia do procedimento anestésico.[28]

Na história médica do paciente, e principalmente em situações de emergência, é importante a identificação de órteses/próteses, lentes de contato (risco de úlceras de córnea) e da possibilidade de abstinência a drogas (álcool, cocaína, betabloqueadores, clonidina, opióides etc.).

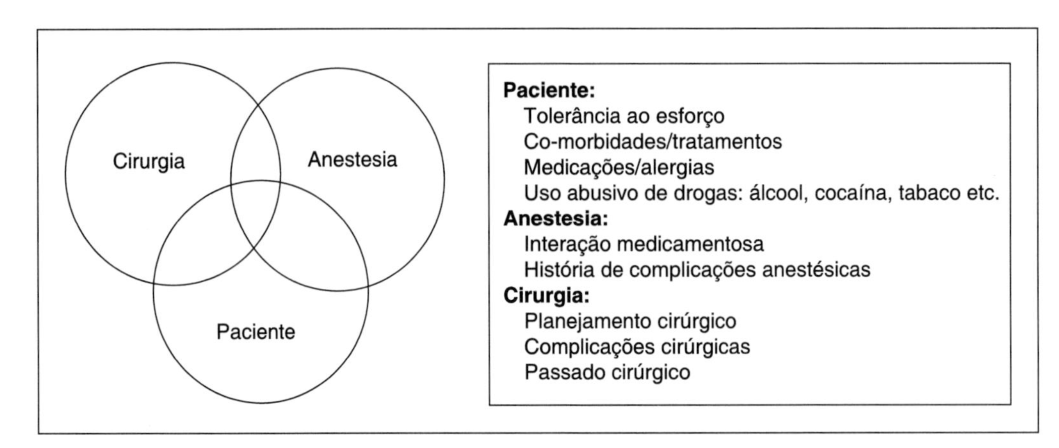

Figura 12.1 ▶ Representação esquemática da avaliação pré-anestésica.

Quadro 12.1 ▶ Problemas clínicos identificados no pré-operatório que modificam a abordagem do paciente[1]

Aspecto da história	Área avaliada	Mudanças no planejamento
Identificação de via aérea difícil	Análise da via aérea	Obter fibrobroncoscópio
Asma	Doença pulmonar	Obter terapia máxima, verificar prova de função pulmonar
Diabetes insulino-dependente	Doença metabólica	Discutir plano de controle de insulina no pré, intra e pós-operatório
Uso abusivo de drogas	História social	Considerar teste para HIV, abstinência
Refluxo gastroesofágico ou hérnia de hiato	Doença gastrointestinal	Uso de antagonista de secreção gástrica, intubação por seqüência rápida, intubação acordado
Doença cardíaca: doença valvular ou endocardite	Antibioticoprofilaxia	Uso de antibiótico 1 a 2h antes da operação
História familiar ou suspeita de hipertermia maligna	História anestésica/cirúrgica prévia	Obter aparelho de anestesia sem traço de anestésico inalatório
Inibidores de monoaminoxidase	Medicação psiquiátrica	Suspensão da medicação no pré-operatório
Marca-passo cardíaco ou desfibrilador	Aparelho cardiovascular: eletrocardiograma	Avaliar a função do marca-passo Obter um magneto Uso de cautério bipolar Posicionamento da placa de cautério
Neuropatia motora periférica, paraplegia etc.	Sistema nervoso	Evitar bloqueadores despolarizantes
Gravidez ou teste duvidoso	História ginecológica	Monitorar freqüência cardíaca fetal Prevenção contra aspiração pulmonar Posicionamento da paciente na mesa
Insuficiência renal	Aparelho renal	Monitorar o estado de hidratação Evitar medicamentos de eliminação renal
Doenças infecciosas	História pregressa: hepatite, tuberculose, AIDS	Risco de transmissão para trabalhadores de saúde

Exame físico

O exame físico deve ser completo, mas atenção especial deve ser dada a:

1. Exame da via aérea.
2. Exame do sistema cardiovascular.
3. Exame do sistema pulmonar: nos dois últimos, sempre tentar estimar a reserva funcional, pois a agressão gerada pelo procedimento cirúrgico de urgência irá sobrecarregar intensamente esse dois sistemas (cardiovascular e pulmonar).
4. Distúrbios da coagulação.
5. Distúrbios de outros órgãos e sistemas (hepático, renal, gastrointestinal, endócrino etc.).

O exame da via aérea inclui: abertura da boca, flexão e extensão do pescoço e classificação de Mallampati, dentre outros (Figura 12.2). Na análise da via aérea, com vistas à identificação de intubação difícil, não há testes totalmente confiáveis. Por isso, como vem sendo apontado por vários estudos de diferentes autores, o uso da combinação de dois ou mais critérios é o melhor caminho a ser seguido[26,42] (Quadro 12.2).

O exame do sistema cardiovascular tem como objetivo determinar a reserva funcional e afastar condições como insuficiência cardíaca congestiva, miocardiopatia, doença cardíaca isquêmica, doença valvar, hipertensão arterial, alterações do ritmo cardíaco etc. Essas condições necessitam avaliação mais apurada. A avaliação da capacidade física, mediante registro do equivalente metabólico (MET), é importante e constitui a base para avaliação de novas propedêuticas, conforme abordagem sugerida pela Força-Tarefa da American Society of Anesthesiologist.[24]

Aparelho respiratório

Similarmente ao aparelho cardiovascular, é importante identificar afecções do tipo enfisema, bronquite, infecções crônicas das vias aéreas, limitações da capacidade pulmonar secundárias à obesidade, apnéia do sono, hipertensão pulmonar e, principalmente, pacientes asmáticos ou com hiper-reatividade de vias aéreas. Estudo demonstrou que as complicações pulmonares no pós-operatório (insuficiência respiratória, atelectasia, pneumonia, exacerbação de doença pulmonar subjacente) foram mais freqüentes (2,6%) que as complicações cardiovasculares (2,0%) e que muitas vezes, regularmente, a avaliação pulmonar é negligenciada no pré-operatório.[34]

Após a realização da história clínica e do exame físico, é conveniente classificar o paciente com vistas a estabelecer o risco de mortalidade e morbidade decorrentes da doença e do procedimento cirúrgico. Além disso, a classificação do paciente fornece subsídios para implementação de procedimentos de modo a otimizar sua condição clínica.

Várias são as classificações de risco passíveis de utilização, com inúmeras variáveis em comum e algumas divergências. No entanto, todas são unânimes em identificar a cirurgia de urgência como fator importante de piora do prognóstico do paciente. Rever tais classificações foge ao escopo deste capítulo, mas excelentes revisões estão disponíveis.[1-3,34]. Recentemente, uma classificação de risco de morbimortalidade peroperatória, conhecida como POSSUM (*Physiological and Operative Severity Score for the enUmeration of Mortality and Morbidity*), foi validada para laparotomia de urgência.[18,23] Tal classificação, assim como outras, encontra-se disponível na Internet, permitindo o cálculo da morbimortalidade, após preenchimento dos dados do paciente.[23]

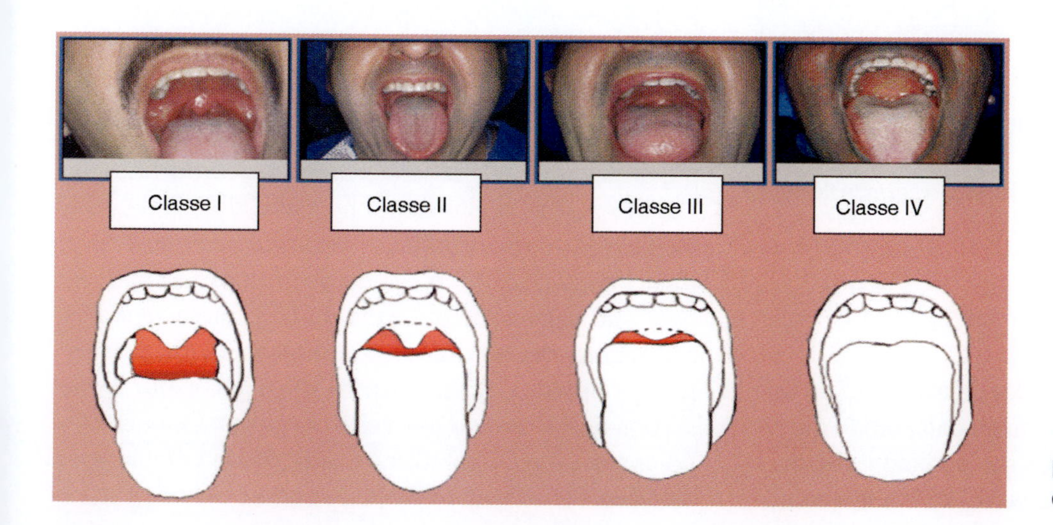

Figura 12.2 ▶ Classificação de Mallampati.

Quadro 12.2 ▶ Critérios que identificam intubação traqueal difícil

Parâmetro	Valor aceitável	Significado prático
1. Tamanho dos incisivos superiores	Qualitativo: curtos	Incisivos longos: lâmina entra na boca em direção cefálica
2. Involuntário: dentes superiores em posição anterior em relação aos dentes inferiores	Dentes superiores em posição pouco anterior em relação aos dentes inferiores	Posição muito anterior: lâmina entra na boca em direção mais cefálica
3. Voluntário: protrusão da mandíbula	Dentes inferiores em posição anterior à dos dentes superiores	Teste da função da ATM: boa abertura da boca e deslocamento anterior da mandíbula com a laringoscopia
4. Distância dos interincisivos	Maior que 3cm	Espaço de 2cm entre a lâmina e o dente
5. Classe orofaríngea: Mallampati	I ou II	Língua é pequena em relação à cavidade oral
6. Largura do palato	Não deve ser estreito e arqueado	Um palato estreito diminui o volume orofaríngeo e o espaço para a lâmina e o tubo
7. Tamanho do espaço mandibular (distância tíreo-mento)	Maior que 5cm ou três dedos	Laringe é relativamente posterior às outras estruturas
8. Complacência do espaço mandibular	Qualitativo: mole com boa complacência	Laringoscópio desloca a língua para o espaço mandibular
9. Tamanho do pescoço	Qualitativo	Pescoço curto diminui a habilidade de alinhamento dos eixos das vias aéreas
10. Largura do pescoço > 42cm de circunferência	Quantitativo	Pescoço largo diminui a habilidade de alinhamento dos eixos das vias aéreas
11. Mobilidade do pescoço e da cabeça	Posição olfativa (*sniff*): pescoço fletido 35° em relação ao tórax e cabeça estendida 80° em relação ao pescoço	Esta posição alinha os eixos da boca, da faringe e da laringe

ATM – articulação temporomandibular.

OTIMIZAÇÃO DO PACIENTE

Nas operações de urgência, freqüentemente, não há tempo hábil para execução de todos os testes realizados na cirurgia eletiva. Portanto, é muito importante conhecer determinados processos ligados à anestesia que podem influenciar positivamente o prognóstico do paciente. Tais processos serão englobados sob o título de "otimização" e incluem:

1. Uso de betabloqueador.
2. Monitoramento hemodinâmico/reposição volêmica.
3. Uso de bloqueios do neuroeixo.

Uso do betabloqueador

Aproximadamente 30 milhões de intervenções cirúrgicas são realizadas nos EUA anualmente, sendo que um milhão dos pacientes operados são portadores de doença cardíaca isquêmica (DCI) e outros dois a três milhões são pacientes de risco para DCI. Esses grupos de pacientes têm alta taxa de infarto do miocárdio perioperatório, associado à morte.[4] A mortalidade por infarto agudo do miocárdio em operações não-cardíacas chega a 10% a 15%.[6] Portanto, é imperioso identificar esses pacientes e propor uma abordagem de redução de risco operatório.

Fatores de risco

O Quadro 12.3 identifica os pacientes que têm maiores chances de desenvolver complicação cardíaca. Vários estudos identificam o benefício do uso de betabloqueador como profilático de isquemia intra-operatória, sendo pioneiro o estudo de Mangano *et al.*,[16] no qual 200 pacientes com risco de DCI foram randomizados para receber atenolol ou placebo 30 minutos antes da operação. O tratamento prolongou-se por 7 dias no pós-operatório ou até a alta hospitalar. Os pacientes no grupo do atenolol tiveram redução de complicação cardíaca de 55% ($p = 0,019$), que se estendeu até 2

Quadro 12.3 ▶ Marcadores clínicos de risco cardiovascular perioperatório

Riscos maiores
- Infarto agudo do miocárdio agudo ou recente
- Angina instável ou grave (classe III ou IV da classificação canadense)
- ICC
- Bloqueio atrioventricular de alto grau
- Arritmias sintomáticas na presença de cardiopatia
- Arritmias supraventriculares com resposta ventricular não controlada
- Doença valvar grave

Riscos intermediários
- Angina estável (classe I ou II da classificação canadense)
- IAM > 1 mês ou ondas q patológicas no ECG
- Insuficiência cardíaca compensada
- Creatinina sérica > 2mg/dL
- Diabetes melito (principalmente insulino-dependente)

Riscos menores
- Idade avançada
- ECG anormal (hipertrofia ventricular, alteração de T e ST, bloqueio de ramo esquerdo)
- Ritmo não-sinusal
- Baixa capacidade funcional
- História de acidente vascular cerebral
- Hipertensão arterial sistêmica

ICC – insuficiência cardíaca congestiva; IAM – infarto agudo do miocárdio; ECG – eletrocardiograma.

anos após a cirurgia.[16] Posteriomente, Poldermans *et al.*[22] evidenciaram o resultado mais significativo com o uso de betabloqueador durante o período perioperatório. O betabloqueador usado foi o bisoprolol, começando 1 semana antes da operação e estendendo-se por 30 dias. O estudo mostrou redução do risco relativo de 80% (morte) e 100% (infarto miocárdio não-fatal).[22] Recentemente, metanálise publicada por Stevens *et al.*[36] avaliou o uso de betabloqueadores no período perioperatório.[36] O resultado foi fortemente favorável ao uso do medicamento.

Concluindo, o uso de betabloqueador parece oferecer grande benefício aos pacientes de alto risco (isquemia miocárdica documentada), e a American Heart Association define-o como categoria de evidência I. Em pacientes com risco moderado, essa evidência não é tão nítida. O estudo POISE (*Perioperative Ischemic Evaluation*),[11] que deve contabilizar 10.000 pacientes (começou em 2004), deverá fornecer resultados mais contundentes nessa área. Em agosto de 2006 já haviam sido randomizados mais de 6.300 pacientes.[11]

Indicação do betabloqueador

As probabilidades de complicações cardíacas em operações não-cardíacas estão expressas no Quadro 12.4.

Quadro 12.4 ▶ Probabilidade de complicações cardíacas em cirurgia não-cardíaca

Fator de risco	*Odds ratio* (95% CI)
Cirurgia de alto risco[a]	2,8 (1,6 a 4,9)
Doença cardíaca isquêmica [b]	2,4 (1,3 a 4,2)
História de ICC	1,9 (1,1 a 3,5)
História de acidente vascular cerebral	3,2 (1,8 a 6,0)
Diabetes (insulino-dependente)	3,0 (1,3 a 7,1)
Insuficiência renal (creatinina plasmática >2,0mg/dL)	3,0 (1,4 a 6,8)

ICC – insuficiência cardíaca congestiva.
[a] Operações de alto risco são definidas como: intratorácica, intraperitoneal e vascular supra-inguinal.
[b] Doença cardíaca isquêmica é definida como: história de infarto agudo do miocárdio, teste de esforço positivo, dor torácica compatível com isquemia, uso de nitrato, ondas Q patológicas no ECG.

Quadro 12.5 ▶ Indicações de betabloqueador por classe de risco cardíaco

Classe de risco cardíaco	Número de fatores de risco	Uso do betabloqueador
Classe I	0	Não
Classe II	1	Potencialmente benéfico
Classe III	2	Sim
Classe IV	>3	Sim

As indicações de betabloqueador estão definidas no Quadro 12.5.[15]

Monitoramento hemodinâmico e reposição volêmica

Para a imensa maioria do pacientes, o cuidado perioperatório trivial é suficiente para boa evolução do caso. Entretanto, para um grupo especial de pacientes, dito de alto risco de morbidade e mortalidade, é importante modificar a abordagem. No item anterior, ressaltamos que o uso do betabloqueador é benéfico para melhorar a condição cardíaca isquêmica subjacente, atuando, portanto, no componente "paciente" da Figura 12.1.

Em 1972, Shoemaker[31] demonstrou correlação (estudo observacional) entre algumas variáveis hemodinâmicas e o melhor prognóstico de pacientes em determinadas operações, ditas de alto risco. Posteriormente, Shoemaker *et al.*[32] conduziram o primeiro estudo de "terapia guiada por objetivo" (TGO). Pacientes de alto risco cirúrgico receberam reposição volêmica, inotrópicos e oxigenoterapia para alcançar determinados objetivos. Em estudo muito complexo, houve impressionante redução da mortalidade de 28% para 4%.[32] Alguns questionamentos, no entanto, apareceram, posteriormente, relativos à metodologia do estudo. Em 1993, Boyd *et al.*,[8] valendo-se de protocolos mais bem definidos, identificaram substancial redução na mortalidade cirúrgica (22,2% para 5,7%; p = 0,015) no grupo tratado.[22] Em 2005, Poeze *et al.*[21] publicaram metanálise sobre a questão e concluíram que a otimização hemodinâmica melhora o prognóstico e reduz a mortalidade. De forma resumida, e integrando os trabalhos de Shoemaker *et al.*,[32] Mangano *et al.*[16] e Polderman *et al.*,[22] o Quadro 12.6 define o grupo de pacientes que se beneficiam da terapia dirigida por objetivos.[41]

Apesar da evidência a favor da otimização volêmica, este conceito não é aplicado amplamente em função da falta de recursos de terapia intensiva e em função do receio do uso do cateter de artéria pulmonar.[10] Com o advento e a validação de monitores de débito cardíaco não-invasivos, o uso do cateter de artéria pulmonar não mais se faz necessário. Vários monitores não-invasivos estão disponíveis no mercado: Doppler esofagiano, LiDCO (*Lithium Dilution Cardiac Output*), PiCCO (*Pulse Contour Cardiac Output*) etc. Uma revisão sobre esses monitores encontra-se disponível no artigo de Tote e Grounds.[41] O alvo da otimização volêmica é dado por índice cardíaco de 4,5L/min e por oferta de oxigênio (DO_2) de 600mL/min.[41] Outras variáveis hemodinâmicas (pressão intra-arterial, pressão venosa central, volume urinário) são monitoradas rotineiramente nesse grupo de pacientes.

Outra questão importante refere-se ao momento em que deve ser iniciada a otimização volêmica desses pacientes. Mais uma vez, crescente volume de estudos atesta que a terapia deva ser instituída no intra-operatório ou imediatamente no pós-operatório.[20,33,41] Joshi *et al.*[13] ponderam que é necessária cautela com relação à reposição volêmica agressiva em cirurgias gastrointestinais. Esses autores concluíram que a redução do volume infundido, sem instabilidade hemodinâmica, melhorava o prognóstico dos pacientes.[13]

Quadro 12.6 ▶ Critério de inclusão de pacientes para otimização de variáveis hemodinâmicas

1. Doença cardíaca ou pulmonar grave: DPOC, IAM, ICC
2. Cirurgia extensa para câncer envolvendo anastomoses intestinais
3. Perda sanguínea acentuada > 2.500mL
4. Idade > 70 anos com reserva fisiológica limitada
5. Septicemia (hemocultura positiva ou foco infeccioso)
6. Insuficiência respiratória
7. Catástofre abdominal aguda (pancreatite, perfuração de víscera, sangramento gastrointestinal)
8. Insuficiência renal
9. Doença vascular avançada

DPOC – doença pulmonar obstrutiva crônica; IAM – infarto agudo do miocárdio; ICC – insuficiência cardíaca congestiva.

Jejum e profilaxia da aspiração pulmonar

Além das situações em que há risco óbvio de aspiração pulmonar de conteúdo gástrico, como nos processos obstrutivos do trato gastrointestinal, grande parte dos pacientes que se apresentam para operações intra-abdominais de urgência ou emergência também está exposta a esse risco. Isto se deve ao fato de haver comprometimento total ou parcial do esvaziamento gástrico nas doenças agudas de origem abdominal. Como a aspiração pulmonar do conteúdo gástrico pode ter conseqüências graves, esse risco tem implicações importantes no manejo peroperatório dos pacientes, em especial na indução e no despertar.[17,28]

Nessas situações, está indicada a profilaxia com agentes que diminuem o conteúdo gástrico ou aumentam seu pH. A metoclopramida (10mg EV) é utilizada para estimular a motilidade gástrica e aumentar o tônus do esfíncter inferior do esôfago. Sua atividade antiemética advém do antagonismo da dopamina. Os principais efeitos adversos são reações extrapiramidais e sedação.[37] Os antagonistas dos receptores H_2 diminuem a secreção ácida gástrica. Apesar de não afetarem o conteúdo já presente no estômago, eles inibem a produção ácida adicional. Seus benefícios decorrem tanto da diminuição do volume gástrico como do aumento do pH, mas não são imediatos. Os inibidores da bomba de prótons têm papel controverso. Os antiácidos, apesar de reduzirem a acidez gástrica imediatamente, podem aumentar o volume. Por esta razão, o citrato de sódio é o preferido.[38] A combinação de metoclopramida (10mg) e ranitidina (50mg) é a mais usada para os pacientes em risco. O citrato de sódio, quando disponível, é útil naquelas situações de emergência, quando o paciente alimentou-se há pouco tempo.

Nas situações de via aérea reconhecidamente fácil, estão disponíveis duas opções. A primeira é a intubação traqueal após indução anestésica, e a segunda é a intubação traqueal com o paciente acordado. Nos casos em que a escolha é a indução anestésica, faz-se necessária a indução em seqüência rápida com utilização da manobra de Sellick (pressão cricóide com compressão eso-

Quadro 12.7 ► Seqüência rápida de intubação traqueal e profilaxia de aspiração pulmonar

Seqüência rápida de intubação traqueal[29]	Profilaxia de aspiração pulmonar[29]
1. Aspirar e não retirar o cateter nasogástrico (se presente)	1. Uso de antagonista H_2 1h antes da operação
2. Pré-oxigenacão com O_2 100% por 3 minutos	2. Uso de metoclopramida, 10mg EV
3. Compressão leve da cricóide (manobra de Sellick); intensificar após a perda da consciência	3. Uso de antiácido não-particulado
4. Não ventilar o paciente durante ação das drogas	
5. Aguardar de 60 a 90s	
6. Proceder à intubação traqueal	
7. Confirmar intubação traqueal	
8. Interromper manobra de Sellick	

fágica contra a coluna vertebral na tentativa de impedir que o conteúdo gástrico, eventualmente refluído, atinja a via aérea). O uso do cateter gástrico, nessas situações, é controverso. Sua manutenção é sempre recomendada.[19] Se não estiver presente, alguns recomendam sua introdução com o intuito de esvaziar o máximo possível o estômago, enquanto outros não a recomendam, uma vez que ela poderia tornar o esfíncter inferior do esôfago incompetente. Nos casos em que há grande conteúdo estomacal, a introdução do cateter gástrico, antes da indução anestésica, é a opção mais segura.[28]

Nos pacientes com via aérea difícil, ou naqueles em que existe dúvida, faz-se necessária a intubação com o paciente acordado. São várias as técnicas de intubação com o paciente acordado, sendo importante a anestesia tópica prévia da via aérea. Entre as mais populares estão a intubação com laringoscópio convencional, por meio da fibrobroncoscopia ou do estilete luminoso. A escolha deve levar em consideração a experiência do anestesiologista e a disponibilidade do material.[25] O Quadro 12.7 resume as condutas para profilaxia de aspiração pulmonar, bem como a seqüência rápida de intubação traqueal.

Controle da dor e bloqueio do neuroeixo

As laparotomias, na maior parte das vezes, resultam em dor pós-operatória significativa. O alívio da dor pós-laparotomias, além de seu papel humanitário, tem efeitos benéficos na evolução clínica. Tradicionalmente, os opióides prescritos no sistema sob demanda ou fixo são a base da terapia analgésica. Entretanto, outras opções são capazes de oferecer analgesia de melhor qualidade e com menos efeitos colaterais. A abordagem chamada terapia multimodal tem se destacado como melhor opção analgésica disponível. A terapia multimodal consiste na co-administração de vários agentes, como anestésicos locais (mediante anestesia regional – AR), antiinflamatórios não-esteróides (AINE), dipirona, paracetamol, alfa-2-agonistas e opióides.[9] A escolha da combinação mais adequada para um paciente específico depende de grande interação entre as equipes cirúrgica e anestésica.

A AR contínua oferece, além de excelente alívio da dor, outros benefícios clínicos, como a atenuação dos efeitos fisiológicos adversos da resposta ao estresse cirúrgico. Essa resposta, mediada pelo simpático, pode ter conseqüências negativas nos sistemas cardiovascular, pulmonar e endócrino. Hipertensão arterial, taquicardia e ativação plaquetária são exemplos. A peridural torácica impede que impulsos dolorosos atinjam o corno dorsal da medula e, assim, bloqueia ou atenua a resposta simpática. A redução da resposta de estresse pode reduzir a incidência de complicações tromboembólicas, cardiovasculares e pulmonares e melhorar o prognóstico. A peridural torácica contínua com uso de anestésicos locais está associada ao retorno mais precoce da função intestinal.[14,29,35] Entretanto, por se tratar de procedimento invasivo, existem riscos e complicações. As principais são infecção, sangramento, punção subaracnóidea acidental, trauma espinhal e pneumotórax. Não obstante os grandes benefícios oferecidos pela analgesia peridural, grande parte dos pacientes submetidos a laparotomia por AA não terá condições de recebê-la, já que esta condição está freqüentemente associada com déficit volêmico flagrante ou oculto, considerado contra-indicação para sua execução.[5]

Os AINE exercem papel importante por diminuírem a dose de opióides necessária para controle da dor. Têm a grande qualidade de não produzirem depressão respiratória e retenção urinária, efeitos adversos dos opióides. Entretanto, estão relacionados a sangramento gastrointestinal e alteração da função renal. Esta última é, em especial, mais freqüente em idosos e quando há hipovolemia e baixo fluxo sanguíneo renal. Como boa parte dos pacientes portadores de AA se encaixa nesse perfil, com freqüência os AINE estão contra-indicados. Neste contexto, a dipirona, que é desprovida desses efeitos adversos, constitui excelente opção.[39] Dentre os opióides, a morfina é considerada a opção mais adequada para tratamento de dores de forte intensidade. Por isso, é utilizada nos primeiros dias de pós-operatório. São vários os esquemas de utilização, desde os mais simples, como prescrição "se necessário", até os mais sofisticados, como infusão contínua e analgesia controlada pelo paciente. Destes, a analgesia controlada pelo paciente (ACP) é a que oferece a melhor relação analgesia/efeitos adversos. A administração subaracnóidea de morfina é bastante efetiva no controle da dor pós-operatória de laparotomias. Constitui alternativa mais simples que a administração contínua da associação de anestésicos locais com opióides. Entretanto, não oferece os benefícios da atenuação da resposta simpática obtida com a peridural torácica contínua. As principais desvantagens são a duração limitada às primeiras 24 horas e efeitos adversos, como retenção urinária, náuseas/vômitos, prurido, hipotermia[7] e depressão respiratória. No pós-operatório mais tardio, quando a dor já não é mais intensa e a via oral já está restabelecida, opióides de menor potência, como a codeína, podem ser utilizados.[27,30,40]

REFERÊNCIAS BIBLIOGRÁFICAS

1. ACC/AHA guideline update for perioperative cardiovascular evaluation for noncardiac surgery: executive summary a report of the American College of Cardiology/American Heart Association Task Force on Practice Guidelines. *Circulation* 2002; *105*:1257-67.
2. ACC/AHA 2006 guideline update on perioperative cardiovascular evaluation for noncardiac surgery: focused update on perioperative beta-blocker therapy: a report of the American College of Cardiology/American Heart Association Task Force on Practice Guidelines. *J Am Coll Cardiol* 2006; *47*:2343-55.
3. ACC/AHA 2006 guideline update on perioperative cardiovascular evaluation for noncardi0ac surgery: focused update on perioperative beta-blocker therapy: a report of the American College of Cardiology/American Heart Association Task Force on Practice Guidelines. *Circulation* 2006; *113*:2662-74.
4. Adesanya AO. Management of perioperative myocardial infarction in noncardiac surgical patients. *Chest* 2006; *130*: 584-96.
5. Afzal A, Haider N, Rosenquist RW. Thoracic epidural anesthesia in the perioperative period. *Tec Reg Anesth Pain Manag* 2002; 6:50-5.
6. Badner NH, Knill RL, Brown JE *et al*. Myocardial infarction after noncardiac surgery. *Anesthesiology* 1998; *88*: 572-8.
7. Bicalho GP, Castro CHV, Cruvinel MCC, Bessa R. Sudorese profusa após administração intra-tecal de morfina – Relato de caso. *Rev Bras Anestesiol* 2006; *56*:52-6.
8. Boyd O, Grounds RM, Bennett ED. A randomized clinical trial of the effect of deliberate perioperative increase of oxygen delivery on mortality in high-risk surgical patients. *JAMA* 1993; *270*:2699-707.
9. Brodner G, Van Akren H, Hertle L *et al*. Multimodal perioperative management–Combining thoracic epidural analgesia, forced mobilization, and oral nutrition reduces hormonal and metabolic stress and improves convalescence after major urologic surgery. *Anesth Analg* 2001; *92*:1594-600.
10. Connors AF, Speroff TS, Dawson NV *et al*. The effectiveness of right heart catheterisation in initial care of critically ill patients. *JAMA* 1996; *276*:889-97.
11. Devereaux PJ, Yang H, Guyatt GH *et al*. Rationale, design, and organization of the PeriOperative ISchemic Evaluation (POISE) trial: a randomized controlled trial of metoprolol versus placebo in patients undergoing noncardiac surgery. *Am Heart J* 2006; *152*:223-30.
12. Gibby GL, Gravenstein JS, Layon AJ, Jackson KI. How often does the preoperative interview change anesthetic management? *Anesthesiology* 1992; *77*:A1134.
13. Joshi GP. Intraoperative fluid restriction improves outcome after major elective gastrointestinal surgery. *Anesth Analg* 2005; *101*:601-5.
14. Kouraklis G, Glinavou A, Raftopoulos L *et al*. Epidural analgesia attenuates the systemic stress response to upper abdominal surgery: A randomized trial. *Int Surg* 2000; *85*:353-7.
15. Maggio, PM, Taheri PA. Perioperative issues: Myocardial ischemia and protection – Beta-blockade. *Surg Clin North Am* 2005; *85*:1091-102.
16. Mangano DT, Layug EL, Wallace A *et al*. Effect of atenolol on mortality and cardiovascular morbidity after noncardiac surgery. Multicenter study of Perioperative Ischemia Research Group. *N Engl J Med* 1996; *335*:1713-20.
17. Mendelson CL. The aspiration of stomach contents into the lungs during obstetric anesthesia. *Am Obstetrics and Gynaecol* 1946; *53*:191-205.
18. Mohil RS, Bhatnagar D, Bahadur L *et al*. POSSUM and P-POSSUM for risk-adjusted audit of patients undergoing emergency laparotomy. *Br J Surg* 2004; *91*:500-3.
19. Ng A, Smith G. Gastroesophageal reflux and aspiration of gastric contents in anesthetic practice. *Anesth Analg* 2001; *93*:494-513.
20. Pearse R, Dawson D, Fawcett J *et al*. Early goal directed therapy after major surgery reduces complications and duration of hospital stay. A randomised, controlled trial. *Crit Care* 2005; *9*:R687-93.
21. Poeze M, Greve JWM, Ramsay G. Meta-analysis of hemodynamic optimization: relationship to methodological quality. *Critical Care* 2005; *9*:R771-9.
22. Poldermans D, Boersma E, Bax JJ *et al*. The effect of bisoprolol on perioperative mortality and myocardial infarction in high-risk patients undergoing vascular surgery. Dutch Echocardiographic Cardiac Risk Evaluation Applying Stress Echocardiography Study Group. *N Engl J Med* 1999; *341*:1789-94.
23. POSSUM SCORE SYSTEM. http://www.sfar.org/s/article.php3?id_article=60
24. Practice advisory for preoperative evaluation: A report by the American Society of Anesthesiologists Task Force on Preanesthetic Evaluation. *Anesthesiology* 2000; *96*:485-94.
25. Practice guidelines for management of the difficult airway. Report by the American Society of Anesthesiologists Task Force on Management of the Difficult Airway. *Anesthesiology* 1993; *78*:597-601.
26. Randell T. Prediction of difficult intubation. *Acta Anaesth Scand* 1996; *40*:1016-23.
27. Richman JM, Wu CL. Intrathecal opioid injections for postoperative pain. *In:* Raja SN, Benzon MT, Molloy RE *et al*. (eds.) *Essentials of pain medicine and regional anesthesia*. Philadelphia: Churchill Livingstone, 2005;239-45.

28. Roizen MF. Preoperative evaluation. *In:* Miller RD (eds.) *Miller's anesthesia*. San Francisco: Churchill Livingstone, 2005:824-84.
29. Sartain JB, Barry JJ. The impact of an acute pain service on postoperative pain management. *Anaesth Intensive Care* 1999; *27*:375-80.
30. Sherwood ER, Benzon HT. Patient-controlled analgesia. *In:* Raja SN, Benzon MT, Molloy RE *et al.* (eds.) *Essentials of pain medicine and regional anesthesia*. Philadelphia: Churchill Livingstone, 2005:235-8.
31. Shoemaker WC. Cardiorespiratory patterns of surviving and nonsurviving postoperative patients. *Surg Gynecol Obstet* 1972; *134*:810-4.
32. Shoemaker WC, Appel PL, Kram HB, Waxman K Lee TS. Prospective trial of supranormal values of survivors as theurapeutic goals in high risk surgical patients. *Chest* 1988; *94*:1176-86.
33. Sinclair S, James S, Singer M. Intraoperative intravascular volume optimisation and length of hospital stay after repair of proximal femoral fracture: randomised controlled trial. *Br Med J* 1997; *315*:909-12.
34. Smetana WG, Lawrence VA, Cornell JE. Preoperative pulmonary risk stratification for noncardiothoracic surgery: Systematic review for the American College of Physicians. *Ann Intern Med* 2006; *144*:581-95.
35. Steinbrook RA. Epidural anesthesia and gastrointestinal motility. *Anesth Analg* 1998; *86*:837-44.
36. Stevens RD, Burri H, Tramer MR. Pharmacologic myocardial protection in patients undergoing noncardiac surgery: a quantitative systematic review. *Anesth Analg* 2003; *97*:623-33.
37. Stoelting RK . Antacids and gastrointestinal prokinetics. *In:* Stoelting RK (eds.) *Pharmacology and physiology in anesthetic practice*. Philadelphia: Lippincott-Raven, 2006:496-504.
38. Stoelting RK. Histamine and histamine receptor antagonists. *In:* Stoelting RK (ed.) *Pharmacology and physiology in anesthetic practice*. Philadelphia: Lippincott-Raven, 2006:429-43.
39. Stoelting RK. Cyclooxygenase-2 inhibitors and nonspecific nonsteroidal antiinflammatory drugs. *In:* Stoelting RK (eds.) *Pharmacology and physiology in anesthetic practice*. Philadelphia: Lippincott-Raven, 2006:276-91.
40. Stoelting RK. Opioid agonists and antagonists. *In:* Stoelting RK (eds.) *Pharmacology and physiology in anesthetic practice*. Philadelphia: Lippincott-Raven, 2006:87-126.
41. Tote SP, Grounds RM. Performing perioperative optimization of the high-risk surgical patient. *Br J Anaesth* 2006; *97*:4-11.
42. Turkan S, Ates Y, Cuhruk H *et al.* Should we reevaluate the variables for predicting the difficult airway in anesthesiology? *Anesth Analg* 2002; *94*:1340-4.

13

Pré-operatório

Herbert Motta de Almeida
Patrícia Medeiros Souto Maior
André Luis Ramires Seabra

INTRODUÇÃO

O abdome agudo é uma síndrome clínica de múltiplas etiologias que, mesmo quando indicado o tratamento cirúrgico, necessita abordagem clínica pré-operatória. Nas operações de urgência, e mesmo nos procedimentos eletivos, os bons resultados estão relacionados, entre outros fatores, aos cuidados pré-operatórios adequados, que devem ter início tão logo seja indicada a intervenção cirúrgica.

A necessidade de rápido tratamento em situações de emergência inclui avaliação e preparo eficazes, uma vez que, geralmente, o tempo é exíguo entre a indicação cirúrgica e o momento operatório. Mesmo nessas situações, é necessário reservar tempo para preparo adequado do paciente, de modo a minimizar o risco anestésico-cirúrgico.

Os cuidados pré-operatórios incluem o diagnóstico e o controle das co-morbidades, bem como das complicações relacionadas à afecção que exige o tratamento cirúrgico, mediante avaliação clínica com definição do risco cirúrgico, além de medidas clínicas e de monitoramento dos pacientes.

AVALIAÇÃO CLÍNICA

A avaliação clínica pré-operatória deve ter início tão logo seja feita a indicação cirúrgica. Os principais objetivos dessa avaliação incluem o diagnóstico de condições clínicas reversíveis que possam aumentar o risco anestésico-cirúrgico, além da redução da morbimortalidade peroperatória, por meio do preparo do paciente e do planejamento da condução do ato cirúrgico.

Muitas co-morbidades podem constituir fatores de risco reversíveis e, em muitos casos, poderão ser tratadas e/ou controladas. Dentre elas, destacam-se os distúrbios hidroeletrolíticos e ácido-básicos, o diabetes descompensado e a presença de foco infeccioso à distância do sítio cirúrgico.[18]

A avaliação clínica no pré-operatório do abdome agudo deve consistir em anamnese e exame físico completo, além de alguns exames complementares essenciais.

Anamnese

A anamnese deve ser feita de forma objetiva, a mais completa possível e voltada para a identificação de co-morbidades, proporcionando, assim, idéia precisa das condições do paciente e, conseqüentemente, de seu prognóstico. Alguns elementos são importantes na investigação clínica pré-operatória, como história de alergia a medicamentos, história de sangramento anormal, diabetes, hipertensão arterial, dispnéia, dor precordial, passado de tuberculose, tabagismo, passado de hepatite, alcoolismo, passado de acidente vascular cerebral e uso de medicamentos.

Indivíduos idosos apresentam maior propensão a complicações devido à menor reserva funcional e à maior freqüência de co-morbidades. Estudo[15] avaliando 130 idosos (> 60 anos), de ambos os sexos, apresentando abdome agudo provocado por apendicite, revelou a presença de co-morbidades em 50 casos (38,5%), assim distribuídas: hipertensão (n = 17), doença coronariana isquêmica (n = 7), diabetes melito tipo II (n = 8), doença pulmonar obstrutiva crônica (n = 9), acidente vascular cerebral (n = 3), doença hepática alcoólica (n = 1), insuficiência renal crônica (n = 2), doença cardíaca de origem reumática (n = 1) e carcinoma de pulmão com metástase (n = 1).

Kimura *et al.*[13] observaram maior taxa de co-morbidades pré-operatórias (54%, n = 85) em pacientes com idade superior a 70 anos, quando comparados ao grupo de idade inferior a 70 anos (26%, n = 228). As co-morbidades mais frequëntes foram hipertensão arterial, cardiopatias e diabetes melito, nesta ordem.

Merece atenção especial o paciente em uso de drogas, uma vez que o período perioperatório é propenso para a ocorrência de efeitos adversos, decorrentes de hipersensibilidade, idiossincrasia, defeitos no metabolismo, excesso ou deficiência da dose, ou por interação com outras substâncias.[16] Estima-se que até 25% a 50% dos pacientes cirúrgicos estejam em uso regular de um ou mais medicamentos. Complicações pós-operatórias são até 2,5 vezes mais freqüentes entre pacientes que estão em uso de drogas não relacionadas à operação.

Exame físico

Na avaliação pré-operatória, o exame físico deve ser o mais detalhado possível, porém executado de maneira objetiva, buscando identificar a existência de sinais de maior gravidade e de co-morbidades.

AVALIAÇÃO POR SISTEMAS

Hematológico

Deve-se sempre buscar identificar alterações nos índices hematimétricos, como hemoglobina < 10g/dL. Em indivíduos cardiopatas, idosos ou em operações com possibilidade de sangramento, deve-se manter níveis mais elevados de hemoglobina; pacientes com distúrbios de coagulação necessitam correção para evitar situações catastróficas de sangramento no peroperatório.

Cardiovascular

O aumento do risco anestésico-cirúrgico em pacientes hipertensos parece depender, basicamente, da presença de complicações em órgãos-alvo (coração, rins, cérebro). A indução da anestesia com drogas, por via intravenosa, acompanha-se de significativa redução da pressão arterial, efeito particularmente indesejável nesses pacientes, em especial naqueles com coronariopatia obstrutiva associada, nos quais a perfusão miocárdica depende diretamente dos níveis tensionais. Por motivos de equilíbrio homeostático e pelo risco que representaria uma queda brusca da pressão arterial, é conveniente, e mais seguro, que esta se encontre em níveis aceitáveis no pré-operatório.

A presença de angina instável ou infarto recente (ocorrido nos 3 meses anteriores ao momento da avaliação) determina grande risco em pacientes que necessitam tratamento cirúrgico de urgência.

Nos pacientes com valvulopatias, é necessária a antibioticoprofilaxia (para endocardite infecciosa) sempre que se submeterem a procedimentos invasivos que possam desencadear bacteriemia. Todas as arritmias graves devem ser controladas antes do ato cirúrgico.

Os pacientes com insuficiência cardíaca descompensada, a menos que não haja tempo hábil, devem ser compensados antes do ato operatório, devido ao elevado risco de complicações cardiopulmonares e circulatórias periféricas.

Respiratório

As complicações pulmonares contribuem significativamente para a morbimortalidade pós-operatória.

Dados da história que sugiram doença pulmonar crônica (intolerância aos exercícios físicos, dispnéia, tosse) devem ser investigados, e o exame físico deve ser voltado para as evidências de doença pulmonar obstrutiva (redução dos sons respiratórios, roncos, sibilos e/ou aumento do tempo expiratório).

Pacientes tabagistas freqüentemente consideram normal apresentar manifestações respiratórias e, muitas vezes, apresentam doença pulmonar obstrutiva crônica não diagnosticada até o momento da avaliação.

Como os pacientes com doença pulmonar apresentam função ventilatória já comprometida, as complicações pulmonares peroperatórias podem evoluir mal e apresentar mau prognóstico. É necessário identificar os fatores preditivos de risco (doença pulmonar obstrutiva crônica, tabagismo, asma, obesidade), no pré-operatório, para intervir preventivamente e minimizar esse risco.

Endócrino

A avaliação clínica pré-operatória cuidadosa dos pacientes diabéticos tem como objetivos conhecer o estado metabólico atual, detectar as possíveis complicações do diabetes e, dessa maneira, promover menores índices de morbidade e mortalidade per e pós-operatórios.

Os fatores que aumentam a morbimortalidade de pacientes com diabetes melito incluem alterações secundárias à descompensação metabólica – hiperglicemia (cetoacidose, distúrbios hidroeletrolíticos, resposta inadequada às infecções e alterações cicatriciais) e risco relacionado à presença de complicações crônicas, especialmente lesões vasculares arterioscleróticas, neuropatia autonômica e infecções. O diabetes melito descompensado, ou qualquer outra descompensação endocrinometabólica, aumenta ainda mais o risco cirúrgico.[14]

Urinário

Os pacientes com insuficiência renal podem apresentar anemia, hipertensão arterial e dificuldade para eliminar inúmeros medicamentos, além de serem mais propensos a infecção. Por isso, a insuficiência renal torna pior o prognóstico e justifica o controle rigoroso do paciente.

O abdome agudo é condição rara em pacientes com insuficiência renal crônica, principalmente naqueles submetidos à hemodiálise, mas está associado com alta mortalidade. Bender *et al.*,[7] em estudo com 567 pacientes em hemodiálise, revelaram taxa de mortalidade de 50% nesta população com abdome agudo.

EXAMES COMPLEMENTARES

Laboratoriais

Os exames laboratoriais inespecíficos mais comumente solicitados estão listados no Quadro 13.1.

A alteração do eritrograma nem sempre está presente, mesmo nos casos de abdome agudo hemorrágico, devendo-se atentar para o fato de que as alterações do hematócrito são confiáveis apenas após algumas horas.[11]

A leucocitose, quando ausente, não descarta a presença de resposta inflamatória aguda. Leucócitos normais, eventualmente, podem indicar maior gravidade do quadro.[2,8,11]

A PCR-t e a VHS são úteis na evolução do abdome agudo, sobretudo para avaliar a resposta ao tratamento empregado, sendo importante comparar seu resultado inicial aos valores no pós-operatório.[9]

Em relação aos exames bioquímicos específicos no abdome agudo, apenas na pancreatite aguda devem ser valorizados os índices elevados de amilase, lipase e elastase pancreática. As dosagens de pró-calcitonina e interleucina 6, na pancreatite aguda grave, podem indicar necrose pancreática infectada. Nos demais casos, não existe marcador específico para abdome agudo.

Quadro 13.1 ▶ Exames laboratoriais inespecíficos mais comumente solicitados no abdome agudo

Exame	Avaliar
Eritrograma	Necessidade de reposição de hemácias
Leucócitos	Leucocitose, desvio à esquerda, anaeosinofilia e granulações grosseiras nos neutrófilos
Plaquetas	Necessidade de reposição de plaquetas
VHS	Velocidade de hemossedimentação
PCR-t	Proteína C reativa
Eletrólitos (sódio, potássio, cálcio, magnésio)	Distúrbio hidroeletrolítico
Glicemia	Hipo ou hiperglicemia
Uréia e creatinina	Estado de desidratação grave, presença de doença renal preexistente, perda hemorrágica gastrointestinal (aumento isolado da uréia)
Coagulograma	Tempo e atividade de protrombina (TAP), tempo de tromboplastina parcial (TTP)
Gasometria arterial	Utilizada nos casos graves ou de rotina na isquemia mesentérica, pancreatite e sepse; hipoxemia, acidose lática
β-hCG	Em mulheres em idade fértil

Radiografia de tórax

A radiografia de tórax faz parte da propedêutica de rotina do abdome agudo, auxiliando sua classificação (p. ex., pesquisa de pneumoperitônio no abdome agudo perfurativo). Além disso, apresenta papel complementar na identificação de co-morbidades cardiorrespiratórias, como insuficiência cardíaca, metástase pulmonar, doença pulmonar obstrutiva crônica, pneumonia, derrame pleural, tuberculose etc.[4]

Eletrocardiograma

O exame eletrocardiográfico (ECG) deve ser sempre realizado nos pacientes acima de 40 anos ou motivado pela história pregressa ou alterações no exame físico, sendo importante na identificação das alterações do segmento ST e da onda T (sugerindo isquemia do miocárdio ou embolia pulmonar recente), e nas alterações do ritmo cardíaco, bloqueios atrioventriculares e segmento QT prolongado. Além disso, o ECG tem sua importância na avaliação do risco cirúrgico.[10]

Avaliação do risco cirúrgico

A capacidade funcional de cada paciente tem papel importante na resposta sistêmica ao abdome agudo, bem como na tolerância ao procedimento anestésico-cirúrgico, e pode ser classificada em três faixas: baixa, média e alta capacidade funcional. Aqueles pacientes com capacidade média ou baixa deverão ser mais bem avaliados e preparados antes de se submeterem à operação.[3] Outro aspecto fundamental, ainda na determinação do risco, relacionado também ao paciente, é a determinação da presença de preditores clínicos maiores, intermediários e menores de possíveis complicações no peroperatório. Em alguns casos, exceto na situação de emergência, a operação poderá ser adiada ou mesmo cancelada (Quadro 13.2).

As classificações de risco cirúrgico estão sujeitas a críticas, pois dificilmente cobrirão toda a gama de variáveis envolvidas nas possíveis complicações cirúrgicas, principalmente no tocante às variações das respostas próprias de cada paciente. Contudo, muitos métodos ainda são utilizados, sendo o mais freqüente o da American Society of Anesthesiologists (ASA) (Quadro 13.3), por ser de aplicação simples e de baixo custo.[14]

Prause *et al.*, citados por Dias *et al.*,[10] analisaram 16.227 pacientes, de maneira retrospectiva, e concluíram que os índices de Goldman *et al.* (Quadro 13.4) e da ASA foram bons preditores de complicações. Segundo eles, a acurácia dos dois índices, quando utilizados em conjunto, mostrou-se superior ao uso dos mesmos de modo isolado.

Entretanto, mais recentemente, Lee *et al.*,[15] estudando 130 pacientes, propuseram novo índice, com seis preditores de complicações, independentes, assim descritos:

Quadro 13.2 ▶ Preditores clínicos de risco cardiovascular peroperatório aumentado relacionados ao paciente

Maiores

1. Infarto agudo do miocárdio recente (entre 7 e 30 dias), com evidência de isquemia residual importante por achados clínicos ou estudos não-invasivos
2. Angina instável ou grave (classe III ou IV da Canadian)
3. Insuficiência cardíaca congestiva descompensada
4. Bloqueio atrioventricular de alto grau
5. Arritmia ventricular sintomática em paciente com cardiopatia
6. Arritmia supraventricular com freqüência cardíaca não-controlada
7. Valvopatia grave

Intermediários

1. Angina do peito leve (classe I ou II da Canadian)
2. Infarto agudo do miocárdio prévio pela história ou achados de eletrocardiograma
3. Insuficiência cardíaca congestiva compensada
4. Diabetes melito

Menores

1. Idade avançada
2. Alterações no eletrocardiograma (hipertrofia do ventrículo esquerdo, bloqueio de ramo esquerdo, alterações de segmento ST)
3. Ritmo não-sinusal
4. Baixa capacidade funcional
5. Antecedente de acidente vascular encefálico
6. Hipertensão arterial não-controlada

Quadro 13.3 ▶ Classificação do estado físico padronizada pela Sociedade Americana de Anestesia (ASA)

ASA I	– Paciente sem doenças além da que motivou a operação
ASA II	– Paciente com morbidade, associada à doença cirúrgica, controlada e que não o leva a limitação
ASA III	– Paciente com doença sistêmica grave, além da doença cirúrgica, que leva a limitação
ASA IV	– Paciente com doença sistêmica grave, descompensada, que representa ameaça à vida
ASA V	– Paciente moribundo com expectativa de vida menor que 24 horas

Quadro 13.4 ▶ Índice de avaliação pré-operatória de Goldman *et al.*

Variáveis	Índice de Goldman *et al.*		
	Variável	**Pontos**	**Probabilidade**
Idade	> 70 anos	5	
Infarto do miocárdio	Até 6 meses	10	
Insuficiência cardíaca	B_3 ou estase jugular ou sinais de ICC		
ECG	Ritmo não-sinusal ou freqüentes batimentos supraventriculares > 5 extra-sístoles ventriculares por minuto	7 7	
Valvulopatia	Suspeita de estenose aórtica importante	3	
Condição geral	$pO_2 < 60$; $pCO_2 > 50$; K < 3; U > 50; C > 2,6; restrição ao leito	3	
Operação	Emergência torácica ou abdominal	4 3	
Escores	Classe I Classe II Classe III Classe IV	0 a 5 6 a 12 13 a 25 > 25	1 a 8 3 a 30 14 a 38 30 a 100

K – potássio; U – uréia; C – creatinina; pO_2 – pressão de oxigênio; pCO_2 – pressão de gás carbônico; IC – insuficiência cardíaca.

1. Cirurgia de alto risco.
2. História de doença coronariana.
3. História de insuficiência cardíaca congestiva.
4. História de doença cerebrovascular.
5. Tratamento pré-operatório com insulina.
6. Creatinina sérica pré-operatória > 2mg/dL.

As taxas de complicações com 0, 1, 2, 3 ou mais desses fatores foram de 0,5%, 1,3%, 4,0% e 9,0%, respectivamente.

Até mesmo o índice APACHE II, originalmente utilizado para avaliar prognóstico em unidades de terapia intensiva, foi proposto como preditor útil para avaliação prognóstica em grandes cirurgias. Alguns autores[1] recomendam a avaliação da gravidade em crianças com peritonite difusa e abdome agudo mediante o uso de escore APACHE II. Os resultados entre 69 crianças, avaliadas prospectivamente, mostram mortalidade de 66,7% ($p > 0,05$) para escore entre 16 e 20, e de apenas 6,4% ($p > 0,05$) para escore entre 0 e 5. Entre os sobreviventes, o escore médio foi de 8, e entre os não-sobreviventes, de 13. Não foi possível predizer a morbidade a partir da avaliação do APACHE II.[1,5]

MEDIDAS CLÍNICAS E MONITORAMENTO PRÉ-OPERATÓRIOS

Diante da indicação cirúrgica no paciente com abdome agudo, é necessário grande senso crítico para avaliar o tempo disponível a ser empregado na fase de preparo. Em seguida, a forma e a intensidade do suporte clínico serão proporcionais à gravidade do caso.

Em quadros clínicos menos graves, ou seja, sem resposta sistêmica pronunciada, a fase de preparo não difere muito das medidas adotadas em operações eletivas ou em situações de urgência relativa, nas quais há tempo para a confirmação diagnóstica e para a melhoria das condições clínicas do paciente, com vistas à redução da morbimortalidade cirúrgica. Pacientes com quadro inicial de abdome agudo inflamatório, por exemplo, podem aguardar o período de jejum ideal; assim como aquele paciente com quadro obstrutivo que necessita cateterismo nasogástrico e correção de eventuais distúrbios hidroeletrolíticos e ácido-básicos antes da operação.

Por outro lado, em situações de emergência, quaisquer que sejam as condições clínicas do paciente, o tratamento cirúrgico é indicado quando se sabe que ele não terá nenhuma possibilidade de sobreviver se não for operado o mais rapidamente possível. Nesses casos, outros cuidados devem ser tomados com o objetivo de restabelecer o equilíbrio cardiorrespiratório, metabólico e hidroeletrolítico.

A estabilização hemodinâmica e metabólica envolve obtenção de acesso venoso, reposição volêmica, início de antibioticoterapia/profilaxia e correção de distúrbios hidroeletrolíticos e ácido-básicos.

Jejum

Nos casos de urgência relativa, em grande parte dos casos é possível aguardar o período de 6 a 8 horas de jejum, tempo em que estão sendo realizados exames tanto para confirmação diagnóstica como para avaliação clínica pré-operatória.

Pela impossibilidade de se conseguir o jejum pré-operatório em pacientes que serão submetidos a procedimentos de emergência, tem-se optado, quando possível, pela intubação orotraqueal com o paciente acordado, ou pela intubação em seqüência rápida, associada à compressão da cartilagem cricóide sobre o esôfago cervical, o que reduz o risco de aspiração do conteúdo gástrico.

Cateterismo venoso

O acesso venoso periférico deve ser obtido durante o preparo pré-operatório, sendo utilizado na hidratação e administração de medicações necessárias e na correção de distúrbios hidroeletrolíticos e metabólicos. Quando são necessários monitoramento da pressão venosa central ou uma via de acesso para rápida infusão de líquidos ou hemoderivados, ou mesmo em caso de dificuldade de punção venosa periférica, deve-se optar pelo cateterismo venoso central (veia jugular interna ou subclávia), sempre seguido por radiografia de tórax, que permite identificar a posição do cateter e diagnosticar eventual pneumotórax.

Cateterismo vesical/controle do débito urinário

Pacientes com necessidade de monitoramento do débito urinário se beneficiam com o cateterismo vesical durante o preparo pré-operatório. Constituem ainda indicação ao cateterismo vesical: pacientes que são submetidos a procedimentos prolongados (superior a 4 horas), operações pélvicas, para que a distensão vesical não interfira na exposição cirúrgica, e pacientes com risco de evoluírem com retenção urinária pós-operatória.

Reserva e solicitação de vaga em centro de terapia intensiva (CTI)

Sempre que há risco de o paciente evoluir com instabilidade no pós-operatório imediato, seja pela presença de co-morbidades, seja pelo porte da intervenção cirúrgica, ou mesmo pelas condições clínicas durante o pré-operatório, é necessária a reserva em centro de terapia intensiva.

Em casos mais graves, como pacientes em sepse com instabilidade hemodinâmica, por exemplo, pode ser necessária a internação em CTI mesmo no período pré-operatório.

Profilaxia do tromboembolismo

Para todos os pacientes com indicação cirúrgica, devem ser tomadas medidas preventivas gerais, visando ao aumento do retorno venoso, à prevenção da acidose e à hidratação adequada. Métodos relativamente simples podem ser adotados com o objetivo de evitar a doença tromboembólica. A profilaxia pode ser mecânica e/ou medicamentosa. O uso de meias elásticas aplicadas nos membros inferiores produz compressão ascendente, facilitando o retorno venoso e ajudando a evitar a trombose. A compressão pneumática intermitente é outro meio eficaz de profilaxia mecânica.

Os pacientes sob risco elevado de fenômenos tromboembólicos (Quadro 13.5) devem receber profilaxia com heparina de alto ou baixo peso molecular entre 2 e 12 horas antes da operação, exceto em caso de contra-indicação relativa. Nos casos em que há necessidade de anestesia peridural, quando aumenta o risco de hematoma peridural, deve-se individualizar e pesar o risco-benefício. Alternativamente, a medicação pode ser administrada 1 a 2 horas após o cateterismo do espaço peridural e, em caso de remoção do cateter, esta deve ser feita, no mínimo, entre 2 e 8 horas após a administração da heparina.[23]

Quando a substância escolhida para profilaxia é a heparina não-fracionada, deve-se utilizar 5.000UI, via subcutânea (SC), 2 horas antes da intervenção. Esta dosagem eleva pouco o risco de hemorragia e não acarreta alteração importante do coagulograma. Pode ser utilizada ainda heparina de baixo peso molecular, como a fraxiparina, 7.500UI SC/dia, enoxaparina, de 20 a 40mg SC/dia, ou dalteparina, de 2.500 a 5.000UI SC/dia. Essas heparinas apresentam as seguintes van-

Quadro 13.5 ▶ Fatores de risco para a trombose venosa profunda, com respectivos riscos relativos estimados[6]

Fatores de risco	Risco relativo estimado
1. Fatores intrínsecos	
Deficiência de antitrombina	25
Deficiência de proteína C	10
Deficiência de proteína S	10
Mutação do fator V de Leiden	
Heterozigoto	5
Homozigoto	50
Mutação do gene protrombina G20210 heterozigoto	2,5
Disfibrinogenemia	18
2. Fatores adquiridos	
Grandes traumas ou procedimentos cirúrgicos	5 a 200
História de tromboembolismo	50
Câncer	5
Longa hospitalização por doença grave	5
Gravidez e puerpério	7 a 10
Obesidade	1 a 3
Anticorpos antifosfolipídios	
Níveis elevados de anticardiolipina	2
Inibidores não-específicos (p. ex., lúpus)	10
Idade	
> 50 anos	5
> 70 anos	10
Terapia estrogênica	
Contraceptivos orais	5
Reposição hormonal	2
Moduladores eletivos dos receptores de estrogênio	
Tamoxifeno	5
Raloxifeno	3
3. Fatores hereditários, idiopáticos ou ambientais	
Obesidade	1 a 3
Hiper-homocisteinemia	3
Níveis elevados de fator VIII	3
Níveis elevados de fator IX	2,3
Níveis elevados de fator XI	2,2

tagens em relação à heparina não-fracionada: menor potencial de sangramento, menor risco de trombocitopenia induzida e menor ligação às proteínas plasmáticas, o que melhora seu perfil farmacocinético, permitindo o tratamento sem monitoramento constante com testes de coagulação.[6,23]

Uso de antibióticos

O emprego de antibioticoprofilaxia está consagrado como uma das condutas preventivas úteis na redução do risco de infecção do sítio operatório. Na avaliação do risco de ocorrer infecção do sítio operatório devem ser considerados, principalmente, os seguintes fatores: potencial de contaminação, duração do procedimento e condições clínicas do paciente.[17]

Para que o antimicrobiano apresente concentração tecidual máxima no momento da incisão dos tecidos, deve ser administrado, por via intravenosa, imediatamente antes da indução anestésica. Na maioria dos procedimentos, a administração de antimicrobianos deve limitar-se ao peroperatório. No abdome agudo, as principais indicações para o emprego de antibiótico profilático por 24 horas incluem a apendicectomia (apendicite não-complicada) e a operação envolvendo cólon e reto.[12,24]

A antibioticoprofilaxia deve ser dirigida contra microorganismos mais prevalentes e de acordo com cada procedimento. Na apendicectomia, está indicada apenas na fase inicial (apendicite aguda edematosa), com cefazolina, ou gentamicina com metronidazol ou cefoxitina, antes da indução anestésica, mantendo-a por 24 horas. Nas apendicites complicadas, deve-se oferecer regime terapêutico.[12,24]

Nas operações de cólon e reto, deve-se utilizar gentamicina com metronidazol ou cefoxitina, no peroperatório e por 24 horas.

Em operações de vesícula biliar, indica-se a cefazolina; na via biliar principal, acrescenta-se o metronidazol. Como esquema alternativo, pode-se utilizar gentamicina ou ciprofloxacina com metronidazol.[12,20,21]

Em caso de suspeita diagnóstica de infecção intra-abdominal, é apropriado iniciar a antibioticoterapia antes do estabelecimento do diagnóstico exato ou do resultado de culturas.

Os objetivos do uso de antibióticos nessa etapa são: eliminar microorganismos infecciosos, minorar as complicações sépticas da translocação bacteriana, reduzir a possibilidade de recorrência da infecção e encurtar o tempo de sintomas e sinais de infecção.[19]

A escolha do regime empírico será definida levando-se em consideração se a infecção é do tipo comunitária ou nosocomial e o sítio da infecção.[17,20,21]

Os antibióticos devem ser administrados logo após o início da reanimação volêmica, para que haja restauração adequada da perfusão tecidual, melhorando a distribuição farmacológica. Vale lembrar que, nos casos de aminoglicosídeos, a nefrotoxicidade é exacerbada diante de baixa perfusão renal. Maiores detalhes podem ser encontrados no Capítulo 16.

Uso de hemoderivados

A reserva de hemoderivados é sempre recomendada em pacientes graves e/ou quando exige a condição clínica prévia do paciente (p. ex., problemas hematológicos) ou, ainda, em operações em que haja risco de sangramento importante.

Pacientes com hemoglobina igual ou superior a 10mg/dL não necessitam transfusão no pré-operatório. Contudo, maior atenção deve ser dada aos casos de pacientes idosos, cardiopatas, àqueles com riscos maiores de sangramento peroperatório ou na fase inicial de abdome agudo hemorrágico, nos quais a hematimetria pode não ser confiável, havendo, portanto, necessidade de vigilância da evolução do sangramento.[11]

Hidratação

Várias condições relacionadas ao abdome agudo cirúrgico podem levar à desidratação, como hemorragia, obstrução intestinal e peritonite. Pacientes com extremo de idade também apresentam risco maior de evolução com desidratação, necessitando, freqüentemente, hidratação venosa pré-operatória. A hidratação venosa vigorosa também é recomendável para pacientes ictéricos.

A reposição hídrica pode ser feita com cristalóides (solução salina a 0,9% ou Ringer-lactato) ou com colóides (albumina, plasma fresco ou expansores plasmáticos).

Nos pacientes com menor tolerância ao excesso de volume, como cardiopatas, nefropatas crônicos e desnutridos graves, recomenda-se cuidado na reposição volêmica.

Controle glicêmico

Sempre que possível, é recomendável atrasar o início do procedimento cirúrgico em 4 a 6 horas nos pacientes diabéticos, com o objetivo de prepará-los adequadamente.

Dentre as condutas no paciente diabético com indicação cirúrgica de urgência, merece destaque a pesquisa de cetoacidose diabética, mediante exame clínico e avaliação laboratorial (glicemia, gasometria arterial, eletrólitos, pesquisa de corpos cetônicos no sangue ou na urina). Na presença de cetoacidose, deve-se iniciar o tratamento com hidratação, insulinoterapia e correção dos distúrbios hidroeletrolíticos. Após o controle metabólico, deve-se monitorar a glicemia a cada 2 ou 4 horas com infusão de insulina, quando necessário.[18]

O manuseio peroperatório dos diabéticos depende de diversos fatores, como estado do controle glicêmico, método de controle da doença, período de jejum pré e pós-operatório e magnitude do procedimento. Nos pacientes controlados apenas com dieta ou com hipoglicemiantes orais, o controle glicêmico é realizado a cada 1 ou 2 horas e, de acordo com a necessidade, administra-se insulina regular. Nos pacientes em uso de insulina de longa ação, deve-se administrar solução de glicose a 5% por via intravenosa, para evitar hipoglicemia no peroperatório. O controle glicêmico deve ser feito com glicemia a cada hora, e é recomendada a administração de insulina regular por via intravenosa, em bomba de infusão, o que permite o ajuste da dose de acordo com a resposta individual à agressão cirúrgica, a fim de manter a glicemia entre 100 e 200mg%.

Paciente hipertenso

Para os hipertensos não-controlados, os betabloqueadores, mesmo quando iniciados horas antes da operação, podem reduzir o risco de isquemia miocárdica perioperatória e atenuar a flutuação da pressão arterial (que, idealmente, não deveria variar mais do que 20% em relação ao valor basal). Além disso, diminuem o risco de fibrilação atrial pós-operatória.[3]

Paciente nefropata

A insuficiência renal aguda, em paciente previamente hígido que se apresenta com abdome agudo, ocorre, geralmente, por redução do fluxo sanguíneo renal (pré-renal), sendo secundária, principalmente, a perdas sanguíneas (p. ex., abdome agudo hemorrágico), desidratação grave ou *shunt* arteriovenoso (p. ex., abdome agudo inflamatório levando a sepse). Os pacientes considerados de alto risco para o desenvolvimento de insuficiência renal aguda são idosos, ictéricos, portadores de insuficiência renal prévia (principalmente com creatina superior a 2,3mg/dL), cardiopatas e diabéticos. O preparo deve ser dirigido para a correção das perdas volêmicas antes da operação e, nos casos de instabilidade hemodinâmica ou da não-resposta à reposição volêmica, deve-se iniciar o uso de agentes vasoativos (dopamina, dobutamina ou noradrenalina).

Os pacientes com insuficiência renal crônica têm taxa de mortalidade bastante elevada (20%) associada a procedimentos cirúrgicos de urgência. Deve-se evitar a sobrecarga de volume e atentar para a maior propensão a complicações, como anemia, diátese hemorrágica, arritmia, pericardite, disfunção ventricular, hipertensão arterial, trombose e distúrbios hidroeletrolíticos, como hipercalemia decorrente da infusão de soro, sangue e derivados. No pré-operatório do paciente nefropata, o esforço a ser desempenhado objetiva, em tempo hábil, otimizar o quadro clínico do paciente para torná-lo normovolêmico, normotenso, normonatrêmico, normocalêmico, não-acidótico, não-demasiadamente anêmico e com sistema de coagulação operante.

Paciente com doença pulmonar

A análise de gases arteriais no pré-operatório está indicada em pacientes com dispnéia e/ou tabagistas que serão submetidos a procedimentos abdominais altos. Com base nos valores da gasometria, os pacientes com alterações deverão, sempre que possível, ter suas correções antes mesmo do procedimento anestésico-cirúrgico. Os pacientes com doença pulmonar prévia ou em estado clínico grave (p. ex., insuficiência respiratória aguda) podem necessitar maior oferta de oxigênio mediante suporte ventilatório não-invasivo ou invasivo (intubação orotraqueal) que, quando bem indicado, não deve ser adiado em detrimento da espera da realização do procedimento cirúrgico.[5]

Paciente desnutrido

A desnutrição interfere em praticamente todos os sistemas orgânicos, afetando as funções mecânicas, metabólicas e funcionais. Em conseqüência, a morbimortalidade cirúrgica, o tempo de internação e os custos hospitalares estão diretamente relacionados com o estado nutricional do doente.

Necessitam terapia nutricional os pacientes submetidos a grandes operações, independentemente do estado nutricional, os pacientes nutridos que permanecerão em jejum por mais de 7 dias e os pacientes desnutridos que permanecerão em jejum por mais de 5 dias.[22]

Paciente em uso de medicamentos

A interação medicamentosa é uma das mais importantes causas de eventos adversos no paciente cirúrgico. Durante a anestesia, grande variedade de medicamentos é administrada em curto intervalo de tempo. Nesse período, é alto o risco de ocorrerem efeitos adversos causados pela interação de medicamentos utilizados pelo paciente com agentes anestésicos.

A combinação de bloqueadores neuromusculares e diversos medicamentos (aminoglicosídeos, clindamicina, polimixina) pode resultar em aumento do bloqueio neuromuscular, sendo necessário, em alguns casos, manter o paciente em ventilação mecânica.

Outra importante interação é o bloqueio simpático causado por anti-hipertensivos (reserpina, clonidina, prasozina, hidralazina), antidepressivos tricíclicos, fenotiazina e betabloqueadores, durante a anestesia, causando bradicardia e hipotensão arterial. No entanto, a interrupção do uso de anti-hipertensivos pode causar efeito de rebote e crise hipertensiva no peroperatório, motivo pelo qual se recomenda manter o uso desses agentes.

Drogas cardiovasculares podem deprimir o miocárdio durante a anestesia geral. Antiarrítmicos afetam a condução e a contratilidade cardíaca. Bloqueadores do canal de cálcio potencializam o efeito inotrópico negativo do halotano. O conhecimento do potencial de interação medicamentosa impõe maior cuidado.

Pacientes em uso de anticoagulantes e antiagregantes plaquetários têm risco aumentado de hemorragia per e pós-operatória. No manuseio perioperatório desses pacientes, deve-se levar em consideração, além do tipo de agente utilizado, os tipos de procedimento cirúrgico e anestésico, além de fatores de risco para tromboembolismo específicos de cada paciente. De modo geral, heparina não-fracionada e heparinas de baixo peso molecular podem ser utilizadas no peroperatório, por via subcutânea, para profilaxia de tromboembolismo venoso, na presença de fatores de risco associados, conforme descrito anteriormente no tópico *Profilaxia do tromboembolismo*.

Pacientes com hipotireoidismo grave necessitam atenção especial. Em operações de emergência, pode-se usar L-tiroxina intravenosa (infusão lenta de 200 a 500µg, seguidos por 50 a 100µg/dia). Em pacientes com hipertireoidismo não-controlado que necessitam operação de emergência, devem ser tomadas medidas para evitar crise tireotóxica no peroperatório. Betabloqueadores reduzem a atividade adrenérgica e a conversão periférica de T_4 em T_3. Propiltiouracil inibe a síntese de novos hormônios tireoidianos, além de inibir a conversão de T_4 em T_3. Iodo inorgânico impede a liberação de T_4 e T_3 da tireóide (administrado 1 a 2 horas após o propiltiouracil). Glicocorticóides diminuem a conversão periférica de T_4 em T_3 e previnem a insuficiência supra-renal. Pancurônio, efedrina, noradrenalina, adrenalina ou atropina não devem ser administrados a esses pacientes. São drogas seguras: óxido nitroso, isoflurano e opióides.

CUIDADOS ESPECIAIS NOS PACIENTES GRAVES

Em situações de emergência, quaisquer que sejam as condições clínicas do paciente, o tratamento cirúrgico é indicado quando se sabe que o paciente não terá nenhuma possibilidade de sobreviver se não for operado o mais rapidamente possível. Nesses casos, outros cuidados devem ser tomados com o objetivo de restabelecer o equilíbrio cardiorrespiratório, metabólico e hidroeletrolítico.

Com a instalação do abdome agudo, ocorre rápida resposta inflamatória local com exsudação, edema e íleo. Esses efeitos locais são particularmente importantes no abdome agudo conseqüente à contaminação peritoneal. Ocorrem, ainda, aumento da permeabilidade capilar, exsudação peritoneal e seqüestro de líquido no interior das alças intestinais. O seqüestro intraluminar e o íleo funcional contra-indicam a administração de nutrientes por via enteral, prejudicando a nutrição dos enterócitos que se faz através do lúmen entérico. Outro efeito local de importância é a ocorrência de translocação de bactérias e toxinas do interior do lúmen intestinal para o peritônio e os linfáticos abdominais, além da liberação de citocinas a partir de células mononucleares que, associadas, podem perpetuar a falência de múltiplos órgãos e sistemas.[5]

Com a evolução do abdome agudo (sem tratamento definitivo), ocorre a resposta sistêmica, que será mais grave quanto maior a intensidade do processo inflamatório e menos intensa quanto maior for a reserva funcional sistêmica do paciente.

À ação de mediadores inflamatórios liberados pelas células mononuclerares somam-se as alterações da volemia determinada pelo íleo, podendo ocorrer aumento do débito cardíaco secundário a vasodilatação generalizada e aumento da permeabilidade capilar com extravasamento de plasma para o interstício (edema generalizado), tornando necessária a reposição volêmica mais agressiva ainda na fase pré-operatória.

Outras alterações presentes são o aumento da insulinemia, da glucagonemia, da resistência periférica à insulina, proteólise muscular com liberação de alanina para produção de glicose no fígado, aumento de taxas de corticosteróides plasmáticos e consumo de aminoácidos ramificados para obtenção de energia em nível muscular. Essas alterações sistêmicas que caracterizam as infecções peritoneais graves levam aos estados hiperdinâmico e hipercatabólico.

O entendimento dos efeitos locais do abdome agudo faz-se necessário porque, quanto maiores o tempo e a intensidade desse efeito, maior a resposta sistêmica, podendo levar o paciente à falência múltipla de órgãos. Portanto, quanto mais precoce o tratamento definitivo do abdome agudo, mais rapidamente serão cessados os efeitos locais, podendo-se, inclusive, evitar a resposta sistêmica exacerbada.

Devem ser lembrados ainda os efeitos hemodinâmicos decorrentes da anestesia geral e do ato cirúrgico (redução da pré-carga, perdas sanguíneas, redistribuição de volumes infundidos etc.), sendo, portanto, fundamental o suporte clínico mais agressivo, antes do tratamento definitivo.

REFERÊNCIAS BIBLIOGRÁFICAS

1. Adesunkanmi ARK, Oseni AS, Adejuyigbe O, Agbakwurv EA. Acute generalized peritonitis in African children: assessment of severity of illness using modified APACHE II score. *ANZ J Surg* 2003; *73*:275-9.
2. Alves JG. Exames laboratoriais no abdome agudo: qual o seu real valor? *In:* Savassi-Rocha PR, Coelho LGV, Diniz MTC, Nunes TA (eds.). *Tópicos em gastroenterologia 13: Obesidade e urgências gastroenterológicas*. Rio de Janeiro: MEDSI, 2003:181-90.
3. American College of Cardiology and American Heart Association Task Force on Practice Guidelines. Guidelines for perioperative cardiovascular evaluation for noncardiac surgery. *J Am Coll Cardiol* 1996; *27*:910-48.
4. Archer C, Levy AR, McGregor M. Value of routine preoperative chest x-rays: a meta-analysis. *Can J Anaesth* 1993; *40*:1022-7.
5. Barie PS, Hydo LJ, Fischer E. Development of multiple organ dysfunction syndrome in critically viscus: Predictive value of APACHE severity scoring. *Arch Surg* 1996; *131*:55-9.
6. Bates SM, Ginsberg JS. Clinical practice. Treatment of deep vein thrombosis. *N Engl J Med* 2004; *351*:268-77.
7. Bender AS, Ratner LE, Magnuson TH, Zenilman ME. Acute abdomen in the homodialysis patient population. *Surgery* 1995; *117*:494-7.
8. Blennerhasset L, Hall JL, Hall JC. White blood cell counts in patients undergoing abdominal surgery. *Aus N Z J Surg* 1996; *66*:369.
9. Dervenis CG. Staging acute pancreatitis: Where are we now? *Pancreatology* 2001; *1*:2001-6.
10. Dias DL, Bittencourt LAK, Cavicchio JR, Figueiredo MJ, Simões AM. Importância e fundamentos da avaliação pré-operatória para pacientes submetidos a cirurgia não-cardíaca: quem deve ser avaliado e quem deve avaliar. *Rev Soc Cardiol Estado S. Paulo* 2000; *10*:259-67.
11. Elizalde JI, Clemente J, Martin JL *et al.* Early changes in hemoglobin and hematocrit levels after packed red cell transfusion in patients with acute anemia. *Transfusion* 1997; *37*:573-6.
12. Esposito S. Is single-dose antibiotic prophylaxis sufficient for any surgical procedure? *J Chemother* 1999; *11*:556-64.
13. Kimura W, Mizutani M, Fuse A. Problems and therapeutic strategy for emergency operation of the abdomen in the aged. *Nippon Ronen Igakkai Zasshi* 2004; *41*:660-5.
14. Koperna T, Semmler D, Marian F. Risk stratification in emergency surgical patients. *Arch Surg* 2001; *136*:55-9.
15. Lee JFY, Leow CK , Lau WY. Appendicitis in the elderly. *Aus N Z J Surg* 2000; *70*:593-6.
16. May JR, Di Piro JT, Sisley JF. Drug interactions in surgical patients. *Am J Surg* 1987; *153*:327-35.
17. Nguyen MH, Yu VL, Morris P *et al.* Antimicrobial resistance and clinical outcome of *Bacteroides* bacteremia: findings of a multicenter observation trial. *Clin Infect Dis* 2000; *30*:870-6.

18. Pedroso ERPP, Marques JGG, Rodrigues MAG. Avaliação clínica pré-operatória. *In:* Rodrigues MAG, Correia MITD, Savassi-Rocha PR (eds.) *Fundamentos em clínica cirúrgica*. Belo Horizonte: COOPMED, 2006:21-33.
19. Savassi-Rocha PR, Veloso LF, Almeida HM. Isquemia mesentérica aguda. *In:* Savassi-Rocha PR *et al. Tópicos em gastroenterologia 16: Afecções menos freqüentes em gastroenterologia*. Rio de Janeiro: MEDBOOK, 2006:179-202.
20. Solokin JS, Mazuski JE, Baron EJ *et al.* Guidelines for the selection of anti-infective agents for complicated intra-abdominal infections. *Clin Infect Dis* 2003; *37*:997-1005.
21. Taylor E, Dev V, Shah D, Festekjian J, Gaw F. Complicated appendicitis: is there a minimum intravenous antibiotic requirement? A prospective randomized trial. *Am Surg* 2000; *66*:887-90.
22. The Veterans Affairs Total Parenteral Nutrition Cooperative Study Group. Perioperative total parenteral nutrition in surgical patients. *N Engl J Med* 1991; *325*:525-32.
23. Tryba M. European practice guidelines: thromboembolism prophylaxis and regional anesthesia. *Reg Anesth Pain Med* 1998; *23*:178-82.
24. Van Kasteren ME, Gyssens IC, Kullberg BJ *et al.* Optimizing antibiotics policy in the Netherlands. V. SWAB guidelines for perioperative antibiotic prophylaxis. Foundation Antibiotics Policy Team. *Ned Tijdschr Geneeskd* 2000; *144*:2049-55.

14

Intra-operatório – Rotinas, Cuidados e Registros

Henrique Gomes de Barros
Marco Antônio Gonçalves Rodrigues

INTRODUÇÃO

O intra-operatório compreende o período que vai do início ao término do ato anestésico-cirúrgico.

De maneira mais abrangente, relaciona-se intimamente com todas as etapas que incluem aparecimento dos sintomas e sinais, procura por assistência médica, avaliação do paciente pelo cirurgião, com a realização dos exames e interconsultas, indicação do procedimento cirúrgico e sua assimilação pelo paciente e familiares, preparo pré-operatório, pré-anestésico, procedimento anestésico-cirúrgico propriamente dito, até o período pós-operatório, com suas possíveis intercorrências, desconforto característico, alta hospitalar e acompanhamento pós-operatório.

Em pacientes com abdome agudo, pelas características intrínsecas às afecções que o causam e que exigem início de tratamento em tempo exíguo, com freqüência algumas dessas etapas estão simplificadas ou até mesmo suprimidas.[7]

Dentre os profissionais envolvidos, o cirurgião é um dos primeiros a ter contato com o paciente e é quem indica a intervenção cirúrgica. Por esse motivo, deve ter intimidade com as afecções abdominais que levam ao tratamento cirúrgico de urgência e ser tecnicamente capacitado a realizar o ato operatório, tratar suas complicações e acompanhar o paciente durante a internação e após a alta hospitalar.

A fim de se alcançar o sucesso terapêutico, é também indispensável que todos os profissionais envolvidos no ato operatório mantenham boa interação e que a conduta estabelecida caso a caso seja uniforme e o foco não se disperse. Cada um dos envolvidos costuma ter conhecimento e visão diferente do problema. As decisões ideais serão possíveis somente se todos trabalharem em conjunto, de maneira colaborativa e respeitosa.[4]

CENTRO CIRÚRGICO

O centro cirúrgico é um ambiente complexo e vital para o funcionamento e o sucesso dos hospitais com serviços de urgência. Esforços não devem ser poupados para assegurar que a passagem do paciente pelo centro cirúrgico e por todas suas dependências relacionadas, desde a admissão até a sala de recuperação pós-anestésica, seja tranqüila, sem intercorrências e da maneira mais ágil possível.

O sucesso desses esforços depende da adoção de estratégias apropriadas que permitam a pronta oferta de sala cirúrgica apropriada e equipada, além de equipe anestésica e de enfermagem sempre disponíveis para iniciar procedimento cirúrgico de urgência, no momento necessário.

No centro cirúrgico trabalha equipe multidisciplinar, também composta de assistentes e técnicos de enfermagem e de radiologia, funcionários da farmácia e profissionais responsáveis pela manutenção dos equipamentos, que devem compreender a necessidade de cooperar com a agilidade no pré e no intra-operatórios.[2] É necessário que essa equipe trabalhe de modo afinado e com espírito de grupo, garantindo ambiente de trabalho agradável, rápido e eficiente.

Devido à característica imprevisibilidade de horário, ao porte cirúrgico e ao número de operações, simultâneas ou não, passíveis de ocorrer em um serviço que se propõe a trabalhar com urgência, é necessário conhecimento prévio em relação aos possíveis procedimentos cirúrgicos, de modo a permitir que os mesmos aconteçam em fluxo contínuo e sem atrasos devidos aos imprevistos. Dentre os problemas mais freqüentes e/ou graves, podemos citar material inadequado ou insuficiente, inviabilidade da realização de dois ou mais procedimentos iguais e/ou simultaneamente, tempo ou qualidade insuficientes de limpeza das salas ou falta de pessoal para assistência às equipes anestésico-cirúrgicas e aos pacientes, o que gera desgaste e coloca em cheque a competência da instituição e a qualidade do resultado do tratamento.

O centro cirúrgico deve também estar situado em local de fácil acesso e com pequeno trânsito de pessoas. As salas devem ter tamanho adequado e sua ventilação proporcionar aeração, remoção do acúmulo de gases anestésicos, controle de temperatura e umidade do ambiente e prevenção da contaminação do campo cirúrgico. Deve também contar com gerador de eletricidade para que eventual falta de energia não coloque em risco o procedimento e a saúde dos pacientes.[5]

CUIDADOS INTRA-OPERATÓRIOS RELACIONADOS AO PACIENTE COM ABDOME AGUDO

São inúmeras as rotinas intra-operatórias que envolvem as operações de urgência. No entanto, não se deve perder de vista que todas elas objetivam o bom resultado do tratamento. Alguns cuidados envolvem diretamente o paciente, como seu transporte para o centro cirúrgico, o apoio psicológico e as orientações, entre outros.

Da indicação do procedimento cirúrgico ao transporte do paciente ao centro cirúrgico

A despeito do caráter de urgência, alguns cuidados devem ser observados.

Devido à possível alteração do nível de consciência do paciente com abdome agudo, em geral secundário a quadros que levam a sepse e instabilidade hemodinâmica,[1] antes de o paciente ser transportado para o centro cirúrgico, é preciso certificar-se de sua identidade correta.

Nem sempre o período de jejum pode ser obedecido de maneira adequada, o que deve ser relatado ao anestesiologista, para que ele possa precaver-se de complicações durante a intubação orotraqueal.

O paciente deve ser auxiliado na retirada de próteses (dentadura, perna mecânica etc.), roupas íntimas (calcinha, sutiã ou cueca), relógios, anéis, colares, *piercings* etc. e, se necessário, deve ser estimulado a urinar antes de ir para o centro cirúrgico. O paciente deve ser acompanhado, preferencialmente, por algum funcionário do hospital (geralmente vinculado à enfermagem), mesmo se ele for capaz de deambular.

No caso de pacientes críticos, muitas vezes faz-se necessário o acompanhamento médico com monitoramento, ventilação assistida e medicação de emergência.

Junto com o paciente, devem ser sempre encaminhados o prontuário médico, todos os seus exames (laboratoriais e de imagem) e a papeleta com a prescrição médica, as anotações de enfermagem, a folha de dados vitais etc.[6]

Crianças e idosos se sentem especialmente vulneráveis nesse momento; é recomendável permitir que seu responsável possa acompanhá-los até o centro cirúrgico.

Termo de consentimento informado

O termo de consentimento informado, instrumento cada vez mais utilizado devido aos excessivos processos judiciais contra a equipe médica e a instituição envolvida no atendimento, deve ser aplicado mesmo na urgência. Porém, não se deve prescindir da boa relação médico-paciente-familiares. Para sua construção, deve ser sempre reservado período de tempo para o esclarecimento sincero e transparente das hipóteses diagnósticas, o raciocínio que levou à indicação cirúrgica, os riscos reais à vida do paciente (de se operar e de não se operar) e as possíveis seqüelas (ostomias [temporárias ou definitivas], amputações, mutilações estéticas e funcionais, dentre outras).

CUIDADOS INTRA-OPERATÓRIOS RELACIONADOS À INTERVENÇÃO

Confirmação das reservas pré-operatórias

Cabe ao cirurgião proceder às reservas pré-operatórias (da vaga no centro de tratamento intensivo, de hemoderivados, dos materiais [em especial, das órteses e próteses] e equipamentos necessários), checar se tudo está de acordo para a realização do ato cirúrgico antes de iniciar o mesmo, convocar e comunicar o caso ao anestesiologista e à equipe de enfermagem.

Anestesia e monitoramento

Ao entrar na sala cirúrgica e antes do início da anestesia, o paciente deve ser adequadamente examinado e monitorado.

O monitoramento pode ser não-invasivo, minimamente invasivo ou invasivo. Este último, pelo risco de complicações decorrentes de sua aplicação, deve ser criteriosamente indicado, avaliando sempre seus benefícios e possíveis efeitos adversos.

Punções e cateterismos

Dentre as várias condutas a serem tomadas no pré-operatório imediato, destacam-se as punções e os cateterismos.

Caso o paciente já chegue ao centro cirúrgico com cateter venoso curto instalado, é imprescindível verificar a adequação do calibre e a patência do mesmo. Podem ser necessárias nova punção e, dependendo da gravidade do paciente, dissecção venosa ou via de acesso central (veias jugular interna, subclávia ou femoral), antes ou logo após a indução anestésica.

A punção venosa central também está indicada quando há necessidade de monitoramento da pressão venosa central. O ideal é que, nesses casos, o paciente chegue ao centro cirúrgico já com o cateter e com a radiografia de tórax de controle, considerando que um pneumotórax não-diagnosticado pode aumentar significativamente o risco anestésico-cirúrgico.

Em casos críticos, a punção arterial pode também ser desejável para se averiguar a pressão intra-arterial.

As indicações de cateterismo vesical de demora incluem a necessidade de monitorar rigorosamente a diurese no intra e no pós-operatório e de manter a bexiga vazia, em especial nos casos de operações sobre a pelve. O cateterismo de demora deve ser feito no centro cirúrgico, respeitando as regras de anti-sepsia, de modo a reduzir o risco de contaminação das vias urinárias, e após a anestesia, com o objetivo de diminuir o incômodo e o constrangimento do paciente. Operações que duram mais de 4 horas constituem indicação relativa; a opção, nesses casos, seria o cateterismo vesical de alívio ao término do ato cirúrgico.

Em pacientes que não respeitaram o período de jejum, ou naqueles casos em que se prevê a existência de estase gástrica (obstrução intestinal, íleo, peritonite etc.), deve-se, idealmente, esvaziar o estômago, no pré-operatório, por meio da introdução de cateter nasogástrico calibroso. Se o conteúdo gástrico estiver muito espesso, pode ser necessária a lavagem gástrica, procedimento que deve ser realizado de maneira cuidadosa e, preferencialmente, antes de o paciente ser encaminhado ao centro cirúrgico. Nesses casos, é mais seguro o anestesiologista considerar que o paciente está de estômago cheio e optar pela indução anestésica em seqüência rápida, o que reduz o período durante o qual a traquéia fica desprotegida. Inclinação da mesa cirúrgica em cefaloaclive, disponibilização prévia de cateter para aspiração e pressão digital sobre a cartilagem cricóide no momento da indução anestésica constituem medidas que aumentam a segurança nessa fase crítica.

Posição do paciente na mesa cirúrgica

Após o monitoramento, o paciente deve ser posicionado na mesa cirúrgica de modo a permitir fácil acesso ao sítio acometido e adequada exposição do campo operatório, de maneira a facilitar a atuação do cirurgião. Essa etapa é conseqüência de bom planejamento cirúrgico e da antecipação da possível extensão do acesso para além da cavidade abdominal, como períneo, flancos, região lombar e tórax, e também das eventuais mudanças de decúbito no intra-operatório ou do uso de perneiras, evitando-se, assim, mobilização desnecessária do paciente e dos campos cirúrgicos e o prolongamento do tempo anestésico. A necessidade de intervenção radiológica também deve ser considerada.

Deve-se, sempre que possível, assegurar posicionamento seguro e fisiológico. Paciente malposicionado pode apresentar, além de lesões de nervos periféricos, deterioração das funções respiratória e/ou hemodinâmica com comprometimento do sucesso terapêutico.[3]

Preparo do campo cirúrgico

Após o início da anestesia e o posicionamento do paciente na mesa cirúrgica, inicia-se o preparo do campo cirúrgico.

A anti-sepsia da pele deve ser feita, preferencialmente, por meio da degermação com PVP-I degermante, seguida da aplicação de PVP-I tintura (solução alcoólica de polivinilpirrolidona-iodo), utilizando gazes estéreis montadas. É necessária a remoção do excesso de PVP-I degermante com compressa estéril antes da aplicação da solução alcoólica. Pacientes com relato de reação alérgica prévia ao contato tópico com substâncias à base de iodo podem beneficiar-se do uso da clorexidina.

Campos cirúrgicos de algodão ou de plástico aderente devem então ser colocados, delimitando a área cirúrgica.

Outros cuidados

Incluem a preparação da mesa de instrumentos de acordo com o tipo de operação e a rotina de cada setor. Uma mesa de instrumentos acessória colocada nos pés do paciente (mesa de Mayo), também pode ser utilizada, facilitando o acesso ao instrumental, em especial na ausência do instrumentador ou em operações mais complexas.

O posicionamento da equipe cirúrgica varia na dependência do tipo de procedimento proposto, da via de acesso, da doença, do órgão, segmento ou estrutura doente, e da especialidade cirúrgica, mas geralmente o cirurgião se posiciona à direita do paciente. O primeiro auxiliar posiciona-se em frente ao cirurgião, sendo responsável por auxiliá-lo nas manobras de hemostasia e síntese e no afastamento das estruturas, propiciando boa exposição, sem traumatizar os tecidos. Em operações mais complexas, pode haver dois ou mais auxiliares, que devem posicionar-se ao lado do cirurgião ou do primeiro auxiliar.

O instrumentador é o elemento do combinado cirúrgico de maior mobilidade, realizando o contato entre a equipe cirúrgica e o enfermeiro circulante. Ele deve ficar atento aos tempos cirúrgicos, antecipando-se ao pedido do cirurgião e de seus auxiliares. É também sua função manter livre e organizado o campo cirúrgico, controlando o fluxo (entrada e saída) de instrumentos, gazes e compressas, especialmente nas operações com hemorragia vultuosa, campo operatório com contaminação grosseira, e nos pacientes que apresentam sobrepeso ou obesidade.

A circulação desnecessária pelos corredores e pelas salas cirúrgicas favorece a veiculação de microorganismos patogênicos de um ponto a outro, devendo ser evitada. As pessoas que trabalham no centro cirúrgico devem evitar entrar nessa unidade se estiverem com qualquer doença infecciosa localizada ou sistêmica.

O comportamento na sala cirúrgica deve ser adequado, evitando-se conversas desnecessárias, desatenção e desequilíbrio emocional. Durante o procedimento cirúrgico, que pode ser prolongado e cansativo, deve-se manter a tranqüilidade e o silêncio. Ruídos desnecessários e despreparo dos assistentes, dos auxiliares ou do enfermeiro circulante podem prejudicar o andamento da operação.

Os médicos e estudantes que assistem o ato cirúrgico devem cuidar para não contaminarem o campo cirúrgico, a mesa do instrumental ou os componentes da equipe cirúrgica. Além disso, não devem obstruir o trânsito do enfermeiro, nem dificultar o trabalho do anestesiologista.

CUIDADOS INTRA-OPERATÓRIOS RELACIONADOS À EQUIPE CIRÚRGICA

Presença e preparo da equipe

O procedimento anestésico-cirúrgico deve ser iniciado apenas no momento em que toda a equipe cirúrgica estiver presente e disponível no centro cirúrgico. Anestesiar o paciente antes de o cirurgião responsável estar na sala cirúrgica constitui procedimento de risco, além de gerar insegurança desnecessária no paciente.

Para entrar no centro cirúrgico a equipe deve, nos vestiários, substituir suas roupas por uniforme apropriado e de uso exclusivo no ambiente operatório. É necessário, ainda, complementar esse preparo com a utilização de gorros, máscaras e propés. O uso da máscara é imprescindível na sala cirúrgica, em especial após a montagem da mesa de instrumentos e o preparo do campo cirúrgico.

Para participar do combinado cirúrgico, o cirurgião e seus auxiliares devem realizar a escovação das mãos e dos antebraços, que não deve ser resumida pelo caráter de urgência da intervenção. Essa escovação deve ser feita com escova de cerdas macias ou com esponja de poliuretano durante, no mínimo, 5 minutos, utilizando anti-sépticos de boa qualidade (povidona-iodo degermante ou clorexidina). Após a escovação, as mãos devem ser mantidas acima do nível dos cotovelos. Para enxugar as mãos e os antebraços, deve ser empregada compressa esterilizada. A seguir, o profissional deve vestir avental cirúrgico esterilizado e calçar luvas estéreis, cuidando para evitar a contaminação. A superfície externa das luvas não deve ser tocada pelas mãos do cirurgião.

RESPONSABILIDADE LEGAL

Na sala de operação, o cirurgião continua sendo o principal responsável pelo paciente e co-autor de todos os procedimentos nele realizados. Toda a atenção deve ser mantida. O paciente não deve ser deixado sozinho em nenhum momento. Todos os atos e procedimentos devem ser conscientes e não-mecânicos, atentando para as necessidades e limitações de cada doente (evitando indicar "operação maior que o paciente"). A ansiedade em resolver todos os problemas do paciente em um só tempo cirúrgico também pode levar ao fracasso terapêutico. Somente mantendo a harmonia e o respeito entre os membros da equipe será possível prevenir essas ocorrências e complicações.

A descrição cirúrgica detalhada constitui importante instrumento de defesa profissional, constituindo-se em um dos documentos a serem sistematicamente preenchidos imediatamente após o procedimento cirúrgico.

Esse é também o momento de preencher a solicitação do exame anatomopatológico, que deve ser a mais detalhada e completa possível. Este procedimento será indispensável sempre que forem retirados tecidos, estruturas ou órgãos do paciente. Nesse caso, o cirurgião deve ainda dispensar cuidado especial no preparo da peça cirúrgica (formalização, acondicionamento e identificação), que deve ser feito logo após sua ressecção. O material deve ser imediatamente encaminhado ao laboratório de anatomia patológica. As perdas de espécimes cirúrgicos são imperdoáveis, refletem a baixa qualidade da instituição, prejudicam a continuidade do tratamento do paciente e constituem causa de processos e ações ético-legais.

REGISTROS INTRA-OPERATÓRIOS

Em relação aos formulários que devem ser preenchidos no centro cirúrgico, seu número e formato variam entre os serviços. De maneira geral, é interessante ter disponíveis, em local de fácil acesso aos médicos, os impressos relacionados no Quadro 14.1.

Quadro 14.1 ▶ Impressos que devem estar disponíveis para o registro das ocorrências intra-operatórias, descrição cirúrgica e anestésica, prescrição e solicitação de exames

1. Lista de checagem a ser preenchida no momento do transporte do paciente para o centro cirúrgico
2. Folha de sala cirúrgica
3. Impresso para notificação dos procedimentos de enfermagem
4. Impresso para registro da evolução anestésica e pós-anestésica
5. Impresso de solicitação de liberação de antibióticos da Comissão de Controle de Infecções Hospitalares
6. Impresso de solicitação de liberação de medicamentos não-padronizados
7. Impresso para solicitação de exames (laboratório, imagem)
8. Impresso para solicitação de exames anatomopatológicos e citológicos
9. Impresso para solicitação de sangue e hemoderivados

Na folha de sala, devem constar identificação completa do paciente, diagnóstico, tipo e código dos procedimentos cirúrgicos realizados, horários de início e término da operação e da anestesia, materiais consumidos, incluindo órteses e próteses, equipamentos etc. Também é necessário impresso para registro, pela enfermagem, das ocorrências intra-operatórias.

Além da ficha empregada na sala de recuperação pós-anestésica, o anestesiologista deve fazer o registro da anestesia em formulário próprio, onde devem constar desde a avaliação das condições prévias do paciente (avaliação pré-anestésica) até a avaliação contínua dos dados vitais (pressão arterial, freqüência cardíaca, saturação de oxigênio) a cada 5 minutos, em formato de gráfico. Outros dados de monitoramento (capnografia etc.) devem ser coletados e registrados, se necessário. Nessa mesma ficha, o anestesiologista deve notificar o tipo de procedimento anestesiológico e cirúrgico e as eventuais intercorrências intra-operatórias.

Ao término do procedimento, cabe ao cirurgião preencher: a evolução médica, fazendo referência ao procedimento anestésico-cirúrgico realizado e às suas eventuais complicações; a prescrição médica, definindo claramente todos os cuidados e medicamentos necessários no pós-operatório imediato; o formulário de solicitação de antimicrobianos a ser encaminhado à Comissão de Controle de Infecções Hospitalares; a descrição cirúrgica, detalhando todos os achados e tempos cirúrgicos; e o formulário para solicitação de exames complementares (laboratoriais, anatomopatológicos etc.).

REFERÊNCIAS BIBLIOGRÁFICAS

1. Caterino S, Cavallini M, Meli C *et al.* Acute abdominal pain in emergency surgery. Clinical epidemiologic study in 450 pacients. *Ann Ital Chir* 1997; *68*(6):807-17.
2. Dahl JB, Kehlet H. Perioperative medicine – a new sub-speciality, or a multi-disciplinary strategy to improve perioperative management and outcome? *Acta Anaesthes Scand* 2002; *46*:121-2.
3. Faust RJ, Cucchiara RF, Bechtle PS. Patient positioning. *In:* Miller RD (ed.) *Miller's anesthesia.* 6ed. Churchill Livingstone, 2005.
4. Goldman L. Cardiac risk in noncardiac surgery: an update. *Anesthes Analg* 1995; *80*:810-20.
5. Kindscher J. Operating room management. *In:* Miller RD (ed.) *Miller's anesthesia.* 6ed. Churchill Livingstone, 2005.
6. Lee MJ. Non-traumatic abdominal emergencies: imaging and intervention in sepsis. *Eur Radiol* 2002; *12*(9):2172-9.
7. Miettinen P, Pasanen P, Lathinen J, Alhava E. Acute abdominal pain in adults. *Ann Chir Gynaecol* 1996; *85*(1):5-9.

15

Pós-operatório

Marco Antônio Gonçalves Rodrigues
Henrique Gomes de Barros

INTRODUÇÃO

O sucesso do tratamento cirúrgico depende da correta interpretação do quadro clínico do paciente, da indicação cirúrgica precisa, do preparo pré-operatório adequado e do ato cirúrgico realizado com atenção e por profissionais experientes, em ambiente e com material adequados. Estas etapas estão interligadas, e o desprezo à importância de qualquer uma delas poderá levar ao fracasso de todo o processo terapêutico.

Contudo, para a conclusão de todo esse processo e conquista do resultado final almejado, é necessária a realização do pós-operatório de maneira criteriosa, pois se trata do período no qual o paciente apresenta-se especialmente vulnerável a complicações e com grande labilidade de sua homeostase.

Em pacientes com abdome agudo não-traumático, algumas dessas etapas precisam ser abreviadas e, freqüentemente, a operação é iniciada na vigência de hipovolemia, distúrbios ácido-básico e eletrolítico e disfunção de órgãos e sistemas, que necessitam correções, as quais só poderão ser realizadas no período que se segue ao procedimento cirúrgico. Nessa situação peculiar, também é comum o uso de drenos e cateteres, além da confecção de estomias, que cursam com espoliação e que também carecem de compensação.

Com o objetivo de reduzir a morbimortalidade do tratamento, um dos principais objetivos da assistência médica deverá ser a prevenção de complicações pós-operatórias, muito mais que seu tratamento. Porém, na impossibilidade de preveni-las, o diagnóstico precoce e a abordagem terapêutica adequada serão capazes de diminuir o sofrimento do paciente, a letalidade dessas complicações e o custo final de todo o tratamento.[14]

PÓS-OPERATÓRIO

O período pós-operatório pode ser dividido em três fases: pós-operatório imediato, período que corresponde às primeiras 24 horas que se seguem ao término da intervenção cirúrgica; pós-operatório mediato, que se inicia a partir de 24 horas do término da operação e vai até a alta hospitalar, e pós-operatório tardio, compreendido entre a alta hospitalar e a alta ambulatorial.

No pós-operatório imediato (que é dividido em horas), o paciente deve, inicialmente, permanecer sob observação médica na sala de recuperação pós-anestésica para então ser encaminhado à enfermaria. Caso não se recupere adequadamente, ou nele se identifique labilidade hemodinâmica ou respiratória, deverá ser encaminhado à unidade de cuidados intensivos.

O pós-operatório mediato é dividido em dias e, nesta fase, o paciente é mantido internado, por tempo indeterminado, para correção e adaptação de suas funções vitais, demandando uma série de cuidados para garantir o retorno de sua homeostase. Nesses casos, acompanhamento médico freqüente, assistência contínua da enfermagem e atendimento por parte de outros profissionais da área da saúde (fisioterapeutas, nutricionistas, psicólogos etc.) oferecem maiores segurança, conforto e agilidade nessa etapa.

Caso o paciente necessite permanecer em jejum pós-operatório, deverá receber aporte intravenoso de água, eletrólitos e glicose. Caso se encontre desnutrido e/ou se o período de jejum previsto for longo, deve-se avaliar terapia nutricional, enteral ou parenteral, a ser definida caso a caso. O tratamento dos sintomas, especialmente da dor, constitui objetivo essencial da assistência médica nessa fase. Terapia antimicrobiana também é freqüente nesses casos.

Apenas após recuperar a estabilidade hemodinâmica, a capacidade de se alimentar ou a boa tolerância a dietas enterais por cateteres, bem como o equilíbrio hidroeletrolítico e ácido-básico, a diurese, a atividade intestinal e o bom funcionamento das ostomias e drenos (quando presentes), o paciente poderá finalmente receber alta hospitalar. Ingressará, nesse momento, no pós-operatório tardio, devendo retornar ao ambulatório ou ao consultório médico para consultas periódicas.

O tempo de acompanhamento pós-operatório varia na dependência da natureza da afecção, da operação realizada e da resposta ao tratamento, podendo durar semanas, como ocorre após apendicectomias, ou anos, como no pós-operatório de procedimentos oncológicos.

EVOLUÇÃO MÉDICA

Considerações gerais

O acompanhamento assíduo e durante toda a internação, quando realizado pelo mesmo profissional, é de extrema importância por permitir que ele detecte precocemente alterações sutis ao exame de seu paciente que, sob o olhar de outros colegas, passariam despercebidas. Todos os pacientes internados devem ser examinados por seu médico, pelo menos, duas vezes ao dia. Porém, pacientes em pós-operatório imediato e aqueles que estejam evoluindo com instabilidade clínica ou apresentam intercorrências precisam ser avaliados várias vezes ao dia.

Registro da evolução em prontuário médico

Sempre que o paciente for avaliado por seu médico ou substituto, os achados e as impressões dessa avaliação deverão ser registrados em prontuário médico. É importante que esse registro seja claro, organizado e legível, de modo que sua leitura seja possível e não se transforme em desafio. Dentre suas finalidades, permite a comunicação entre diferentes profissionais que o assistem, em particular em relação à impressão quanto à evolução do paciente e às condutas a serem adotadas.

Não menos importante, os profissionais que assistem o paciente no pós-operatório devem lembrar-se do valor ético-legal desse registro. Mesmo em pacientes com abdome agudo não-traumático, a despeito da agilidade a que exige o serviço que se propõe a tratar urgência, atenção especial deve ser dada a essa tarefa. O prontuário médico é documento que comprova a assistência oferecida ao paciente e constitui importante prova na defesa profissional. Em Direito, é considerada prova documental da boa prática médica.

PRESCRIÇÃO MÉDICA

Considerações gerais

Como o médico não permanece durante todo o tempo com o paciente, é imprescindível que ele determine e delegue os cuidados que devem ser tomados e os medicamentos que devem ser usados pelo paciente. Esta transferência de responsabilidade se dá por meio da prescrição médica. A prescrição deve ser feita de forma lógica, ordenada, completa, correta e legível, o que exige conhecimento, preparo e capricho por parte do médico.

Identificação do paciente

O nome completo do paciente, seu leito, registro hospitalar e unidade de internação devem ser sistematicamente registrados na prescrição médica. Em nosso meio, não são infreqüentes os homônimos, e não é rara a ocorrência de troca da prescrição. Eventuais alergias ou intolerâncias a medicamentos, substâncias ou materiais de uso freqüente em enfermaria devem ser mencionadas em destaque.

Dieta

A reintrodução da dieta é feita levando-se em conta o procedimento cirúrgico, o tipo de anestesia, o estado de consciência, a persistência de náuseas e vômitos, a perviedade do trato digestivo e o peristaltismo eficaz. Deve ser realizada o mais breve possível, pois sabe-se que o estímulo desencadeado pela presença de alimentos no trato digestivo incrementa o fluxo sanguíneo esplâncnico, que é importante, inclusive, para pacientes submetidos à anastomose intestinal.

A progressão da consistência da dieta, de líquida restrita até dieta livre, constitui erro comum por não trazer proteção adicional ao paciente, além de oferecer aporte nutricional abaixo do ideal.[16]

Pacientes nutridos que irão permanecer por mais de 7 dias em jejum pós-operatório devem receber terapia nutricional. Os desnutridos, por sua vez, não devem ficar sem aporte nutricional.

Dados vitais

Após estabilização, a pressão arterial e as freqüências respiratória e de pulso podem passar a ser aferidas a cada 6 horas. A temperatura deve ser medida regularmente, e justifica-se aferi-la ao final da tarde, período de maior ocorrência de picos febris, especialmente em pacientes com abscessos intra-abdominais.

A verificação periódica de outros dados vitais pode ser necessária e prescrita em casos selecionados, como a da pressão venosa central em pacientes com disfunção cardiopulmonar ou com necessidade de infusão intravenosa de grande quantidade de líquidos.

Diurese e balanço hídrico

Pacientes não-cateterizados devem ter a diurese quantificada às micções. O paciente deve ser orientado a urinar em recipiente próprio e notificar o fato à enfermagem. Caso não urine nas primeiras 6 horas pós-operatórias ou nele se evidencie oligúria (diurese menor que 500mL/24h ou cerca de 0,5 a 1mL/kg/h), o cirurgião deve ser notificado para tomar as devidas providências, como iniciar reposição volêmica, oferecer estímulo diurético e/ou realizar o cateterismo vesical.

Durante o período em que o paciente permanece em hidratação venosa exclusiva, especialmente naqueles com diarréia, vômitos incoercíveis e ostomias ou fístulas de alto débito, é essencial o cálculo diário do balanço hídrico. Este dado será empregado na definição do volume de soro ideal a ser ofertado.

Posicionamento e mobilização do paciente no leito

Procedimentos realizados sob raquianestesia, contra-indicados em abdome agudo não-traumático que cursa com instabilidade hemodinâmica, causam preocupação quanto à possibilidade de cefaléia. Por isso, o paciente deve permanecer em decúbito dorsal horizontal durante as primeiras horas.

Pacientes submetidos à anestesia geral têm sido orientados a permanecer com a cabeça virada lateralmente durante o período de diminuição do estado de consciência, para reduzir o risco de aspiração pulmonar.

Grávidas, em especial no último trimestre de gestação, devem ser posicionadas, durante (se possível) e após o ato operatório, em decúbito lateral esquerdo, para minimizar a redução do retorno venoso causada pela compressão uterina e, conseqüentemente, do fluxo sanguíneo placentário.

A mobilização do paciente deve ser prescrita e incentivada com o objetivo de prevenir complicações como escaras, trombose venosa profunda, íleo pós-operatório prolongado e atelectasia, além de aumentar a tolerância à alimentação oral.

Profilaxia da atelectasia pulmonar

Com o objetivo de minimizar o risco de atelectasia e suas complicações respiratórias, deve-se dar especial atenção a alguns fatores, como hidratação adequada, mobilização precoce, incentivo a inspirações profundas periódicas, fisioterapia respiratória e nebulização com solução salina a 0,9%. A fisioterapia respiratória deve ser solicitada e iniciada já no pré-operatório e reintroduzida no pós-operatório, tão logo seja possível.

Profilaxia do tromboembolismo

A hidratação adequada diminui as chances de aumento da viscosidade do sangue e, conseqüentemente, de hipercoagulabilidade. Alguns cuidados visam diminuir a estase venosa e constituem importantes cuidados a serem prescritos: movimentação passiva e ativa de membros inferiores, uso de meias elásticas, emprego de compressão pneumática intermitente e deambulação precoce.

Pacientes de baixo risco para fenômenos tromboembólicos não necessitam heparina profilática. De acordo com a Sociedade Brasileira de Angiologia e Cirurgia Vascular, os cuidados anteriormente citados seriam suficientes. Contudo, pacientes de risco moderado devem receber heparina 5.000UI subcutânea a cada 12 horas. Aqueles de alto risco devem ser medicados a cada 8 horas ou fazer uso de heparina de baixo peso molecular.[19]

Cuidados com drenos e cateteres

O cirurgião deve orientar os cuidados a serem tomados com esses dispositivos, objetivando reduzir os riscos de complicações.

Drenos visam à evacuação de ar ou fluidos de cavidades ou espaços virtuais e são empregados com finalidade terapêutica ou profilática. Podem ser maleáveis ou rígidos, laminares ou tubulares, e devem ser exteriorizados por contra-abertura.

Cateteres são tubos colocados em espaços reais ou anatômicos para drenagem de secreções fisiológicas ou com o objetivo de infundir líquidos, soluções e medicamentos.[10]

O cateterismo vesical de demora está associado a maior risco de infecção do trato urinário de acordo com a permanência do dispositivo. Deve ser evitado ao máximo, principalmente o de demora. Para se evitar o cateterismo em homens com incontinência urinária, pode-se optar pelo coletor urinário. Neste caso, o exame diário e os cuidados com o pênis são essenciais para reduzir os índices de complicações. Além disso, deve-se realizar o cateterismo sob rigorosos cuidados de assepsia (imprescindíveis também nos raros casos de irrigação vesical), manter sistema de drenagem fechado e não violar o sistema vesical de demora. No caso de obstrução ou vazamento, deve-se trocar todo o sistema. São necessários a remoção de secreções ressecadas que se formam entre o cateter e o meato uretral e o esvaziamento da bolsa coletora de urina, quando o volume urinário alcançar dois terços dela ou, no máximo, a cada 8 horas. Não se deve deixar a bolsa coletora do sistema vesical de demora em contato com o chão, e deve-se mantê-la abaixo do nível da bexiga, para evitar refluxo de urina.

Os cateteres de cloreto de polivinil (PVC), conhecidos como cateteres nasogástricos de Levine, são rígidos, desconfortáveis e promovem uma série de complicações (atelectasia, esofagite por refluxo, necrose de asa de nariz, sinusite, otite média etc.). Sendo assim, sua indicação deverá ser restrita à descompressão gástrica e por curto período em geral, inferior a 72 horas. Deve-se irrigá-lo com solução salina (20 a 50mL) periodicamente para manter sua perviedade e verificar sua posição após episódios de vômitos, regurgitação ou tosse intensa, o que pode ser feito injetando ar e auscultando borborigmo no andar superior do abdome. Deve-se manter a cabeceira do leito elevada e prescrever anti-secretores para diminuir o risco de refluxo, manter sua drenagem em sistema aberto e anotar o aspecto e o volume da secreção gástrica drenada. O cateterismo nasogástrico pós-operatório de rotina constitui prática em desuso por ser desnecessário, levar a riscos e causar desconforto ao paciente.[17]

De modo semelhante, o cateter nasoentérico exige cuidados. Deve-se solicitar controle radiológico após sua introdução para verificar seu posicionamento correto e rever periodicamente sua fixação. Recomenda-se avaliar, por meio de aspiração com seringa, a existência de estase antes de infundir dieta enteral – em seguida, deve-se infundi-la lentamente, preferencialmente por bomba de infusão, e lavar o cateter com 50 a 100mL de solução salina ou água filtrada após a infusão da dieta enteral ou de medicamentos. O cateter nasoentérico deve ser mantido fechado após administração da dieta.

Em relação aos dispositivos de infusão venosa periférica, outros cuidados devem ser observados. Em adultos, não se deve puncionar veias periféricas em membros inferiores. Prioriza-se, se possível, a mão ou o antebraço não-dominante, evitando os acessos venosos próximos de articulações. A alternância periódica do sítio de inserção do dispositivo é recomendada, assim como a troca do equipo de soro a cada 72 horas. Deve-se evitar a permanência de cateteres venosos curtos por períodos muito longos. Anotar, no curativo, a data da punção para que o sítio possa ser trocado no momento adequado e evitar infusão de soluções com alta concentração de glicose (superior a 20%) ou com mais de 40mEq/L de potássio em veia periférica. Não se deve infundir agentes esclerosantes em veias periféricas, bem como é essencial o exame diário dos locais de punção para se detectar flebite precocemente. Nos casos de flebite, deve-se remover o dispositivo, elevar o membro e usar calor local.

Quanto aos dispositivos de infusão venosa central, deve-se anotar a data e a hora da inserção do cateter para que o sítio possa ser trocado no momento adequado, além de mantê-lo sob infusão contínua ou heparinizado.[1] O curativo deverá ser mantido seco e oclusivo no ponto de inserção do cateter, que deve ser examinado diariamente. Deve-se trocar o equipo de soro a cada 72 horas. Para uso em nutrição parenteral, o equipo também deverá ser trocado sempre que novo esquema for ligado.

Cuidados com estomias

As principais estomias digestivas são as esofagostomias (indicadas para desvio do trânsito salivar), as gastrostomias e as jejunostomias, descompressivas ou para nutrição, as ileostomias e as colostomias, descompressivas, protetoras ou terminais. Outros exemplos são as traqueostomias, laparostomias, cistostomias e demais derivações urinárias.

Os cuidados com as estomias variam de acordo com o órgão ou segmento de órgão exteriorizado, sua indicação, características do conteúdo drenado, tempo de permanência (temporária ou definitiva) e sua forma de exteriorização (terminal, em alça ou por meio de tubo ou cânula).

Quanto às jejunostomias e às gastrostomias, deve-se deixá-las abertas em drenagem gravitacional no pós-operatório imediato e fechá-las no momento de iniciar a dieta enteral. A cabeceira deve ser mantida elevada durante a infusão da dieta enteral, que deve ser administrada, preferencialmente, de forma contínua. A dieta enteral deverá ser infundida por meio de bomba de infusão, principalmente nos casos de retardo do esvaziamento gástrico, refluxo, estase, diarréia e distúrbios absortivos. A limpeza da pele ao redor da estomia poderá ser feita com solução salina. Para proteção da pele adjacente, nos casos de extravasamento de secreção digestiva, devem-se utilizar os protetores cutâneos (hidrocolóide, pasta de alumínio etc.). Não se deve remover o cateter das estomias antes da terceira semana de pós-operatório, de modo a permitir que se formem aderências entre a víscera e o peritônio parietal, evitando, assim, o seu "desabamento".

Quanto aos pacientes com ileostomias ou colostomias, deve-se observar o aspecto do estoma (cor vermelho-vivo brilhante e de aspecto úmido) e a cicatriz ao redor do estoma. O monitoramento do funcionamento da estomia (eliminação de gases e de efluente) deverá ser periódico, com o registro de seu aspecto e volume. Quanto à bolsa coletora, deve-se esvaziá-la e higienizá-la (nos casos de dispositivos drenáveis), ou realizar sua troca, sempre que necessário. A limpeza e higiene periódicas do estoma e da pele ao redor do estoma têm o objetivo de evitar irritação da pele. A orientação do paciente com relação à alimentação ideal é fundamental e tem como objetivos regularizar o volume e a consistência do efluente, diminuir o odor das fezes, reduzir a formação de gases e evitar a diarréia. O apoio psicológico ao paciente e o incentivo ao autocuidado são obrigações do médico-assistente e podem ser complementados nos grupos de estomizados.

Cuidados com a ferida cirúrgica

A avaliação da ferida cirúrgica, com eventual desbridamento, é obrigação do médico-assistente, não devendo ser delegada a terceiros. Muitas vezes, deve ser realizada pelo menos uma vez ao dia. A troca do curativo cirúrgico, apesar de não ser o ideal, pode ser delegada à equipe de enfermagem, desde que esta seja bem treinada e orientada quanto às particularidades de cada caso.

Na maioria das feridas tratadas por fechamento primário, a cobertura da ferida operatória com curativo oclusivo para protegê-la de infecção justifica-se apenas nas primeiras 24 a 48 horas de pós-operatório, período em que se processa deposição de camada de fibrina ao longo da linha de incisão. Para manter a umidade e a temperatura no leito da ferida, tem sido sugerido o uso de curativos oclusivos impermeáveis, que favorecem a cicatrização e evitam a contaminação bacteriana.[20]

Se necessário, deve-se prescrever a higienização da ferida cirúrgica com solução salina sob pressão média, evitando-se tocar o leito da ferida com gaze ou com qualquer outro material.[2] Deve ser evitado o uso externo de anti-sépticos, por interferir negativamente no processo de cicatrização, ao inibir a proliferação de fibroblastos, essenciais na formação do tecido de granulação, provocar irritação da pele e reações alérgicas e selecionar bactérias gram-negativas.[13] As feridas exsudativas, por sua vez, necessitam de curativo com o objetivo de absorver o excesso de secreção e evitar vazamentos, maceração e odores desagradáveis.[7]

Nos pacientes com infecção de ferida cirúrgica, deve-se prescrever a aplicação de calor local sobre a mesma, três a quatro vezes por dia, até a resolução do processo.

Oxigenoterapia

A oxigenação adequada do organismo diminui o desconforto pós-operatório, favorece a cicatrização e reduz o risco de infecção do sítio cirúrgico.

A administração de oxigênio medicinal com finalidade terapêutica está indicada nos casos de hipoxemia de qualquer origem, na ausência de insuficiência respiratória, e objetiva melhorar sua oferta aos tecidos.

A hipoxemia é evento esperado em pós-operatório imediato e após operações sobre o andar superior do abdome. Está associada a disfunção pulmonar, como redução da capacidade residual funcional, da capacidade vital forçada e da pressão parcial de oxigênio. É, em geral, secundária à insuflação pulmonar inadequada durante o ato anestésico e/ou à respiração superficial nas primeiras horas de pós-operatório, por alteração do estado de consciência e dor. A disfunção diafragmática temporária, a diminuição da complacência pulmonar total, os longos períodos em decúbito dorsal horizontal e os efeitos residuais dos anestésicos contribuem para essa redução.

O oxigênio deve ser administrado umidificado, para prevenção de lesão do epitélio da mucosa respiratória e para facilitar a eliminação de muco, com fluxo médio de dois a quatro litros por minuto, e por meio de cânula nasal, cateter nasal, máscara facial ou máscara de Venturini.

Medicamentos

Ao se prescrever um medicamento, é fundamental conhecer seus efeitos, reações adversas, interações medicamentosas, absorção, metabolismo e forma de excreção. A prescrição deverá conter nome do medicamento, dosagem, via de administração, quantidade prescrita e velocidade de administração.

Analgésicos

A dor tem de ser tratada de maneira eficaz e não deve ser desacreditada pelo médico assistente. Sua abordagem deve levar em conta o sofrimento e a ansiedade que gera, além das possíveis complicações que ela pode favorecer, como atelectasia, pneumonia, limitação da deambulação, íleo pós-operatório prolongado, trombose venosa profunda, baixa tolerância à dieta, dentre outras. É, em geral, mais intensa após intervenção no andar superior do abdome e nas regiões perianal e perineal, após laparotomia, procedimentos de maior duração e com exposição cirúrgica mais trabalhosa.

Como orientação para escolha do analgésico, pode-se seguir a *escada progressiva de tratamento*, preconizada pela OMS, que considera como analgésicos de escolha inicial os antiinflamatórios não-esteróides; se há persistência do quadro álgico, recomenda a associação de opióides fracos ou, em última instância, a substituição por opióide potente.

Os antiinflamatórios não-esteróides ocupam lugar de destaque no tratamento da dor pós-operatória, isoladamente ou em associação, por apresentarem os seguintes benefícios: tornam possível a redução das doses de opióides, causam redução da dor da parede abdominal à movimentação passiva ou ativa do paciente e, quando iniciados já no peroperatório, reduzem o consumo global de analgésicos no pós-operatório.[9,11]

A dipirona sódica apresenta efeitos analgésicos, antitérmicos, antiespasmódicos e antiinflamatórios (os quais não têm relevância clínica). Ao contrário dos antiinflamatórios não-esteróides, seu efeito analgésico é proporcional à dose administrada. Além disso, reduz o consumo de opióides quando em associação. A alegada hipotensão arterial relacionada ao medicamento não tem fundamentação científica, e o risco de causar agranulocitose, estimado em 1,1 por milhão de casos, compensa o risco-benefício.[12]

Com freqüência, narcóticos são utilizados, preferencialmente, por via intravenosa (por permitir melhor controle do nível plasmático) e em doses fracionadas a intervalos curtos. Podem ser prescritos, inicialmente, em horário fixo e, à medida que a intensidade da dor diminui, faz-se opção por sua administração a critério do paciente. Seus efeitos colaterais mais freqüentes incluem sonolência, vômitos, redução do peristaltismo e depressão respiratória. Para redução da dose administrada e minimização de seus riscos, pode-se associá-los com outros analgésicos e antiinflamatórios ou, então, administrá-los no espaço epidural, sob controle (bombas de PCA) ou não do paciente (analgesia preemptiva).[4] Dessa maneira, produz-se analgesia segmentar, mais eficiente e prolongada, e com menor risco de depressão respiratória. Apresentam, porém, risco de retenção urinária. Devem ser utilizados com precaução e/ou em doses reduzidas em pacientes com doenças respiratórias, desnutrição, anemia ou hipotireoidismo.

Antitérmicos

A febre caracteriza-se por elevação corpórea acima de 37,8°C e constitui indicação de intervenção medicamentosa devido ao risco de desidratação, aumento do catabolismo tecidual, sobrecarga cardíaca, *delirium* e convulsões. Porém, o uso freqüente e sem critérios de antitérmicos pode dificultar a observação das características da febre, além de reduzir a defesa orgânica nos casos de infecção, uma das funções do aumento da temperatura corporal.

Da mesma maneira, o uso constante de antitérmicos que têm efeitos analgésicos pode mascarar os primeiros sinais e sintomas de complicações cirúrgicas, retardando seu diagnóstico e abordagem e aumentando a morbimortalidade do tratamento. Dentre os mais utilizados estão a dipirona sódica, o acetaminofeno e os salicilatos.

Antieméticos

Com a evolução das substâncias anestésicas, a incidência de vômitos pós-operatórios reduziu. Particularmente em pacientes com abdome agudo não-traumático, freqüentemente submetidos à operação sem o preparo pré-operatório adequado (jejum, distúrbios hidroeletrolíticos, alterações metabólicas) e a procedimentos cirúrgicos mais invasivos, os vômitos são comuns.[3] Esse risco, porém, é estatisticamente menor em pacientes de idade avançada, do sexo masculino e fumantes.[18] História prévia de vômitos pós-operatórios e operações de longa duração e acompanhadas de dor pós-operatória intensa, exigindo analgesia à base de opióides, também se associam à maior incidência.[5,6]

As classes de fármacos mais utilizadas como antieméticos são os antagonistas de receptor de serotonina (p. ex., ondansetrona), os antagonistas da dopamina (p. ex., metoclopramida), os anti-histamínicos e anticolinérgicos (p. ex., dimenidrato e escopolamina), os sedativos (benzodiazepínicos) e os corticosteróides.

No caso de vômitos tardios, devem-se pesquisar outras causas, como alterações metabólicas (cuja correção tende a atenuar o quadro) ou obstrutivas, o que pode demandar reintervenção cirúrgica.

Os soluços, que costumam estar relacionados à irritação diafragmática ou do nervo frênico, têm sido usualmente tratados com medicamentos procinéticos e sedativos de ação central, mas não prescindem da abordagem de seu agente causal.

Anti-secretores

Durante o intervalo entre o início da afecção e sua abordagem terapêutica, o paciente com abdome agudo não-traumático apresentará espoliação orgânica e estresses físico e psicológico. Dessa maneira, corre risco de desenvolver lesões agudas da mucosa gastroduodenal ou agravamento de quadros ulcerosos gastroduodenais, estando, às vezes, sujeito a hemorragia de grande vulto e risco de perfuração livre para a cavidade peritoneal. Esse risco é potencializado pela exposição prolongada da mucosa ao ácido clorídrico no período de jejum pós-operatório. Apresentam-se mais susceptíveis aqueles pacientes com história pregressa de doença cloridropéptica, sintomas ulcerosos, uso regular de medicação anti-secretora e os que já apresentaram hemorragia digestiva alta não relacionada a varizes de esôfago e fundo gástrico.

Na tentativa de reduzir essas ocorrências, medicamentos anti-secretores, como os inibidores dos receptores H_2 (p. ex., ranitidina) ou os bloqueadores da bomba protônica (p. ex., omeprazol), têm sido empregados profilaticamente em pacientes submetidos a operações de grande porte e naqueles que evoluem com complicações pós-operatórias graves.

Antibióticos

Medicações de uso freqüente em pós-operatório de pacientes com abdome agudo não-traumático, os antibióticos objetivam reduzir as taxas de infecção ou tratá-las, visando à redução da morbimortalidade.

A profilaxia antimicrobiana visa reduzir o inóculo bacteriano nos tecidos lesados pelo ato operatório, mas não tem eficácia na prevenção de infecções em sítios distantes dos abordados no procedimento cirúrgico.[8] Não é isenta de complicações, como efeitos colaterais e resistência microbiana, além de representar aumento no custo final do tratamento e dar falsa sensação de segurança ao cirurgião. Deve-se levar em consideração que existe um momento ideal para iniciá-la, que sua duração deve ser adequada e que se deve atingir o espectro de ação necessário.

A terapia antimicrobiana também não é isenta de riscos. Dentre os principais riscos, destacam-se: eliminação de bactérias sensíveis, favorecendo a proliferação daquelas resistentes, resistência microbiana, reações adversas e aumento do custo final do tratamento.

As indicações e particularidades são abordadas no Capítulo 16.

Outros medicamentos

Medicamento de uso regular prévio, para tratamento de co-morbidade, deve ser reintroduzido. O cirurgião deve conhecer a relação dos medicamentos usados pelo paciente e sua posologia; além disso, deve estar atento, no pós-operatório, ao momento ideal para a reintrodução dessa medicação.

Hidratação venosa pós-operatória

A hidratação venosa correta é fundamental para manter a homeostase em pacientes que não tenham a ingestão oral preservada ou adequada, especialmente no abdome agudo, situação em que o paciente se encontra espoliado e, às vezes, não tão bem preparado durante o período pré-operatório. É fundamental o conhecimento da dinâmica dos fluidos e eletrólitos nos diversos compartimentos do organismo para uma prescrição correta. Esta deve ser o mais fisiológica possível, respeitando as variações individuais e levando em consideração o balanço hídrico e a diurese ideal (50mL/h). Demanda o acompanhamento estreito da evolução do paciente, a fim de se evitarem complicações grosseiras, como sobrecarga hídrica, desidratação, distúrbios eletrolíticos e suas conseqüências potencialmente letais.[15]

As necessidades diárias do organismo devem basear-se no peso corporal, no sexo e na distribuição dos eletrólitos nos diversos compartimentos.

A necessidade diária de água para o adulto é, habitualmente, de 35 a 40mL/kg. Varia de 30mL/kg, para paciente idoso, desnutrido ou cardiopata, até 55mL/kg, para atletas e pessoas com maior porcentagem de massa corporal magra. Obesos de classe III devem ser hidratados levando-se em consideração seu peso ideal. Para a reposição de água, deve-se levar em consideração a necessidade diária, os ganhos (hidratação venosa e oral e água endógena) e as perdas habituais (diurese, perdas insensíveis, vômitos, diarréia, fistula, ostomia etc.) Estes dados fazem parte do balanço hídrico diário, ou de 12 em 12 horas, caso haja instabilidade sistêmica.

As necessidades calóricas são ofertadas por meio de soluções glicosadas, habitualmente entre 340 e 680kcal/dia (100 a 200g de glicose), com aumento gradual e progressivo, do pós-operatório imediato até o segundo dia pós-operatório.

O sódio é o eletrólito mais importante no movimento da água entre os compartimentos orgânicos, e as necessidades diárias variam de 1,0mEq/kg (idosos e cardiopatas) a 1,5mEq/kg na maioria dos adultos.

Não é importante a prescrição de potássio nas primeiras 24 horas de pós-operatório, especialmente se a diurese for inferior a 25mL/h. Por ser predominantemente intracelular, o potássio é lançado no sangue pelo trauma celular e catabolismo tecidual. Após esse período, deve ser adicionado ao soro na quantidade de 1,0mEq/kg/dia, acrescida das perdas extras.

O cloro tem pouca importância clínica na reposição hídrica, pois acompanha o sódio e o potássio na maioria das soluções disponíveis no mercado (sua necessidade diária varia de 1,5 a 2,0mEq/kg/dia).

Nutrição parenteral periférica ou central

O suporte nutricional é vital para otimizar a recuperação do paciente no pós-operatório, reduzir as taxas de complicação e diminuir o tempo de internação hospitalar. Deve ser prescrito aos pacientes desnutridos e àqueles cujo período de jejum pós-operatório estimado é superior a 7 dias. Deve-se dar preferência à via mais fisiológica, a digestiva, e reservar a nutrição parenteral apenas para aqueles que apresentam contra-indicação ao seu emprego.[22] A definição do tipo de nutrição deve sempre ser feita sob orientação de equipe especializada em terapia nutricional (ver Capítulo 17).

Hemoterapia

Os hemoderivados são parte importante do arsenal terapêutico, mas devem ser prescritos com critério, pois seu uso não é isento de complicações. Sobrecarga circulatória, reações transfusionais, veiculação de doenças e imunomodulação são algumas das possíveis repercussões que podem resultar no aumento da morbimortalidade de todo o tratamento, bem como risco de estímulo de recorrência de lesões tumorais em pacientes oncológicos.[21]

Comunicação de anormalidades e intercorrências

Ao término da prescrição, é importante acrescentar com quem a enfermagem deve entrar em contato nos casos de intercorrências e complicações, com seus respectivos telefones ou BIP. Nos casos em que se prevê alguma anormalidade, esta pode ser destacada, como: "comunicar ao plantão caso a diurese seja inferior a 40mL/h".

REFERÊNCIAS BIBLIOGRÁFICAS

1. Andris DA, Krzywda EA. Central venous access. *Nurs Clin North Am* 1997; *32*:719-39.
2. Borges EL, Saar SRC, Lima VLAN, Gomes FSL, Magalhães MBB. *Feridas: como tratar*. Belo Horizonte: Coopmed, 2001: 130 p.
3. Chung F, Mezei G. Factors contributing to prolonged stay after ambulatory surgery. *Anesth Analg* 1999; *89*:1352-9.
4. Etches RC. Patient-controlled analgesia. *Surg Clin North Am* 1999; *79*:297-312.
5. Junger A, Hartmann B, Benson M *et al*. The use of an anesthesia information management system for prediction of antiemetic rescue treatment at the postanesthesia care unit. *Anesth Analg* 2001; *92*:1203-9.
6. Macario A, Weinger M, Truong P, Lee M. Which clinical anesthesia outcomes are both common and important to avoid? The perspective of a panel of expert anesthesiologists. *Anesth Analg* 1999; *88*:1085-91.
7. Martins EAP. Avaliação de três técnicas de limpeza do sítio cirúrgico infectado utilizando soro fisiológico para remoção de microrganismos. São Paulo, 2000. Dissertação de Mestrado. Universidade de São Paulo.
8. Martins MA, Comissão de Controle de Infecção Hospitalar do Hospital das Clínicas da UFMG. *Manual de infecção hospitalar. Epidemiologia, prevenção e controle*. Rio de Janeiro: Medsi, 2001:1116 p.
9. Ovechkin AM, Karpov IA, Liuosev SV. Postoperative analgesia in abdominal surgery: a new look at an old problem. *Anesteziol Reanimatol* 2003; *5*:45-50.
10. Pohl FF, Petroianu A. *Tubos, sondas e drenos*. Rio de Janeiro: Guanabara Koogan, 2000, 547p.
11. Posso IPP, Romanek RM. *Antiinflamatórios não-hormonais. Dor pós-operatória*. São Paulo: Sociedade Brasileira de Anestesiologia, 2004:81-115.
12. Rang HP, Dale MM, Ritter IM. *Farmacologia*. 3ed. Rio de Janeiro: Guanabara Koogan, 1997, 691 p.
13. Ribeiro RC. Interferência do uso de polivinilpirrolidona-iodo no processo cicatricial; estudo experimental em camundongos. *Folha Médica* 1995; *111*:61-5.
14. Rodrigues MAG, Correia MITD. Assistência médica pós-operatória. *In:* Rodrigues MAG, Correia MITD, Savassi-Rocha PR. *Fundamentos de Clínica Cirúrgica*. Belo Horizonte: Coopmed, 2006:175-92.
15. Rodrigues MAG, Martins P, Correia MITD, Andrade MAC. Hidratação venosa pós-operatória. *In: Fundamentos de Clínica Cirúrgica*. Belo Horizonte: Coopmed, 2006:193-207.
16. Sanches MD, Castro LP, Sales TRA *et al*. Comparative study about progressive versus free oral diet in postoperative period of digestive surgeries. *Gastroenterology* 1996; *110*:37-8.
17. Savassi-Rocha PR, Conceição SA, Ferreira JT *et al*. Evaluation of the routine use of the nasogastric tube in digestive operation

by a prospective controlled study. *Surg Gynecol Obstet* 1992; *174*:317-20.

18. Sinclair DR, Chung F, Mezei G. Can postoperative nausea and vomiting be predicted. *Anesthesiology* 1999; *91*: 09-18.
19. Tapson VF. Thromboembolism venous. *J Respir Dis* 2001; *22*: 2-22.
20. Tobin GR. Closure of contaminated wounds. Biological and technical considerations. *Surg Clin North Am* 1984; *64*:639-43.
21. Vamvakas EC. Transfusion-associated cancer recurrence and postoperative infection: meta-analysis of randomized, controlled trials. *Transfusion* 1996; *36*:175-86.
22. Waitzberg DL. *Nutrição oral, enteral e parenteral na prática clínica*. São Paulo: Atheneu, 2001.

16

Antibioticoterapia no Abdome Agudo

Paulo Henrique Orlandi Mourão
Stella Sala Soares Lima
Wanessa Trindade Clemente

INTRODUÇÃO

Ao se discutir o uso de antimicrobianos (ATM) em infecções abdominais, é imprescindível destacar a importância de sua utilização adequada e o contexto atual de elevada resistência bacteriana.

O emprego de antibioticoterapia empírica, em processos infecciosos agudos, acarreta melhora clínica e, em alguns casos, reduz a mortalidade, se prescrito no momento apropriado e se for de espectro adequado. Entretanto, o uso abusivo e, muitas vezes, inadequado acarreta resistência microbiana àqueles antibióticos inicialmente efetivos. Atualmente, cerca de 60% a 90% das cepas de estafilococos coagulase-negativos (ECON) e 5% a 40% dos *Staphylococcus aureus* são resistentes à meticilina; é cada vez mais freqüente o isolamento de enterococos resistentes à vancomicina, *Pseudomonas aeruginosa* multirresistente e enterobactérias produtoras de betalactamase de espectro estendido (ESBL), principalmente em instituições hospitalares.[6]

Considerando-se a *indicação* de uso de ATM, deve-se excluir, inicialmente, aqueles pacientes que não se beneficiarão de seu emprego, minimizando o uso desnecessário do medicamento e distinguindo esse grupo daquele constituído de portadores de doenças infecciosas graves, que demandam cobertura de maior espectro, inclusive contemplando bactérias potencialmente resistentes. Quanto aos sinais e sintomas, a presença de febre, isoladamente, não deve orientar o começo da antibioticoterapia, mesmo porque ela pode estar ausente em idosos, recém-nascidos e imunocomprometidos infectados. O início empírico precoce de ATM está sempre indicado em pacientes gravemente doentes, com suspeita de infecção, enquanto naqueles com manifestações clínicas com progressão lenta pode-se aguardar até que se obtenham dados e resultados de propedêutica suficientes para esclarecimento diagnóstico. Além disso, pacientes com quadro abdominal, mesmo que infeccioso, podem apresentar processo não relacionado com a doença primária, a exemplo das infecções associadas aos cateteres vasculares, cateter urinário ou ventilação mecânica.

Ao iniciar a antibioticoterapia, recomenda-se ainda avaliar *situações de risco potencial* associadas ao uso dessa classe de medicamentos, tais como:

- Presença de gravidez e lactação, uma vez que há redução do nível sérico das substâncias, passagem placentária do fármaco ao feto e contra-indicação de alguns antimicrobianos durante esse período.
- Função renal, já que alterações interferem tanto na escolha do esquema antimicrobiano como na posologia. Nesse caso, se o fármaco utilizado for potencialmente nefrotóxico, é necessário seu monitoramento seriado. O melhor parâmetro para avaliação da função renal é o *clearance* de creatinina, em vez da creatinina sérica, sendo estimado pela seguinte fórmula:

$$\textit{Clearance}\text{ de creatinina} = \frac{(140 - \text{idade}) \times \text{Peso (kg)}}{72 \times \text{creatinina sérica}}$$

Nas mulheres, multiplicar por 0,85.

- Função hepática, visto que pacientes com insuficiência hepática têm maior risco de nefrotoxicidade com

Quadro 16.1 ▶ Posologia dos principais antimicrobianos utilizados em infecções abdominais

Fármaco	Dose habitual	Correção para insuficiência renal (estimada pelo *clearance* de creatinina em mL/min)			Correção para insuficiência hepática
		>50 a 90	10 a 50	<10	
Aciclovir	5 a 12,4mg/kg q8h	–	5 a 12,4mg/kg q12 a 24h	2,5mg/kg q24h	
Ampicilina	250mg a 2g q6h	–	q6 a 12h	q12 a 24h	
Vancomicina	1g q12h	–	1g q24 a 96h	1g q4 a 7 dias	
Teicoplanina	6mg/kg/dia	–	q48h	q72h	
Linezolida	600mg q12h	–	–	–	
Ampicilina-sulbactam VO	375 a 750mg q12h	–	–	–	
Ampicilina-sulbactam EV	3g q6h	–	q8 a 12h	q24h	
Ticarcilina-clavulanato	3,1g q4h	–	2g q4 a 8h	2g q12h	
Piperacilina-tazobactam	3,375 a 4,5g q6h	–	2,25g q6h	2,25g q8h	
Ciprofloxacina VO	500 a 750mg q12h	–	50% a 75% da dose	50% da dose	
Ciprofloxacina IV	200 a 400mg q12h	–	50% a 75% da dose	50% da dose	
Ofloxacina	200 a 400mg q12h	–	50% da dose	25% da dose	
Cefazolina	1 a 2g q8h	–	1 a 2g q12h	1 a 2g q24 a 48h	
Cefoxitina	25 a 50mg/kg q4 a 6h	–	–	1 a 4g q4 a 6h	
Cefuroxima	0,75 a 1,5g q8h	–	0,75 a 1,5g q8 a 12h	0,75 a 1,5g q24h	
Ceftriaxona	1 a 2g q12h ou qd	–	–	–	Preferir cefotaxima. Dose máxima: 2g/dia
Cefotaxima	2g q8h	2g q8 a 12h	2g q12 a 24h	2g q24h	
Ceftazidima	2g q8h	2g q8 a 12 h	2g q24 a 48h	2g q48h	
Cefepima	2g q8h	–	2g q12 a 24h	1g q24h	
Amicacina	15mg/kg/dia	60% a 90% da dose, q12h	30% a 70% da dose q12 a 18h	20% a 30% da dose q24 a 48h	
Gentamicina	3 a 5mg/kg/dia	60% a 90% da dose, q12h	30% a 70% da dose q12h	20% a 30% da dose q24 a 48h	

Aztreonam	2g q8h	–	50% a 75% da dose	25% da dose	75% a 80% da dose
Polimixina B	0,5 a 1,5mg/kg q12h	Não usar	Não usar	Não usar	
Polimixina E	1,5 a 2,5mg/kg q12h	75%	50%	25%	
Clindamicina	150 a 450mg VO q6h 600 a 900mg IV/IM q8h	–	–	–	50% a 70% da dose. Evitar
Metronidazol	7,5mg/kg q6h	–	–	50% da dose	50% da dose. Evitar
Doxiciclina	100mg q12h	100mg q12 ou 24h			
Tigeciclina	100mg iniciais, seguidos de 50mg q12h	–	–	–	Child-Pugh C dose inicial de 100mg, seguida de 25mg q12h
Ertapenem	1g/dia	–	0,5g/dia (ClCr < 30)	0,5g/dia	
Meropenem	1g q8h	–	1g q12h	500mg q24h	
Imipenem	500mg q6h	250 a 500mg q6 a 8h	250mg q6 a 12h	125 a 250mg q12h	
Fluconazol	200 a 800mg/dia	–	100 a 200mg/dia	100 a 200mg/dia	
Voriconazol	6mg/kg q12h no 1º dia, 4mg/kg q12h	–	Não usar apresentação IV, apenas VO	Não usar apresentação IV, apenas VO	
Caspofungina	70mg/dia no 1º dia, 50mg/dia	–	–	–	50% da dose. Evitar
Anfotericina B deoxicolato	0,6 a 1mg/kg/dia	–	–	q24 a 48h	
Anfotericina formulação lipídica	1 a 5mg/kg/d	–	–	–	

Nota: (1) VO: via oral; (2) IV: intravenoso; (3) q4h: a cada 4 horas; (4) q6h: a cada 6 horas; (5) q8h: a cada 8 horas; (6) q12h: a cada 12 horas; (7) q24h: a cada 24 horas; (8) *clearance* de creatinina estimado = (140 – idade) × peso (kg)/ 72 × creatinina sérica. Se mulher, multiplicar por 0,85.

uso de aminoglicosídeos e leucopenia com uso de betalactâmicos. É necessária a correção das dosagens das substâncias com metabolismo hepático (p. ex., clindamicina). Pacientes com alteração da função renal e insuficiência hepática associada necessitam de atenção especial. De fato, hepatopatas superestimam o *clearance* de creatinina calculado devido à menor massa muscular e à diminuição da produção hepática de creatinina. Assim, na prática, os pacientes com doença hepática grave apresentam *clearance* de creatinina estimado em aproximadamente 50% do *clearance* de creatinina calculado.

PRINCIPAIS ANTIMICROBIANOS EM INFECÇÕES ABDOMINAIS

O Quadro 16.1 apresenta os principais ATM utilizados em infecções abdominais, com suas respectivas posologias e correções para alteração da função renal ou hepática.

Na *seleção do ATM* a ser utilizado, em regime empírico, é imperativo definir *quais patógenos devem ser cobertos*. A cobertura inicial do *enterococo* é controversa. Embora esta bactéria seja freqüentemente isolada em culturas, o uso de esquemas sem cobertura específica usualmente não implica falência do tratamento. De acordo com Gorbach,[16,17] a cobertura empírica, ou mesmo o tratamento após seu isolamento de enterococo em amostra orgânica, não é justificada, exceto nas seguintes situações: (a) persistência de cultura positiva; (b) isolamento em sangue ou líquidos estéreis; (c) crescimento abundante apenas do enterococo (cultura pura); (d) doença grave. O tratamento de cepas resistentes à ampicilina ou à vancomicina (VRE) deve ser guiado pelo resultado do antibiograma. Algumas vezes devem ser utilizados, respectivamente, a vancomicina ou a linezolida. A cobertura de *anaeróbios* é recomendada nas infecções do intestino delgado distal ou cólon, bem como nas perfurações gastrointestinais proximais, quando houver obstrução. Por outro lado, a cobertura inicial empírica para *Pseudomonas* não está claramente definida, já que seu isolamento, observado em 5% a 20% do total de culturas, carece, muitas vezes, de significado clínico.[16] Vinte por cento dos pacientes com perfuração do trato gastrointestinal apresentam isolamento de *Candida*. Nessas ocasiões, a cobertura antifúngica não está indicada, por ser a *Candida* constituinte da microbiota normal. Contudo, o uso de antifúngicos está recomendado para pacientes imunocomprometidos por drogas, portadores de neoplasia ou doenças inflamatórias, transplantados, com infecção pós-operatória ou recorrente e quando houver isolamento de *Candida* no líquido peritoneal, abscesso ou sangue, evidências de invasão tecidual, ou quando a *Candida* for o único agente identificado.[3,24]

Na seleção do esquema ATM, deve-se considerar ainda a *epidemiologia microbiológica local*, provável *sítio de infecção*, *idade*, *co-morbidades* associadas, resultados de *culturas* prévias, assim como distinguir entre infecção comunitária e hospitalar (maior risco de infecção por bactérias com menor sensibilidade aos antimicrobianos). Quanto ao *fármaco*, recomenda-se analisar se há uma escolha ideal, hipersensibilidade prévia a qualquer componente, penetração adequada no sítio infectado, efeitos colaterais potenciais, ação bacteriostática ou bactericida e, por fim, o custo do tratamento.

Combinações de ATM nem sempre apresentam fundamentação científica. As indicações habituais são infecções graves sem agente etiológico definido, visando à ampliação do espectro, à cobertura de infecções mistas, à redução da probabilidade de emergência de resistência e ao sinergismo. Entretanto, há riscos relacionados à associação, como antagonismo, incompatibilidade dos medicamentos, superinfecção, potencialização dos efeitos adversos, limitação do arsenal disponível, falsa sensação de segurança e aumento do custo.

Em relação à *via de administração do fármaco*, recomenda-se que pacientes com infecções graves devam receber ATM intravenosos. A infusão intravenosa permite maiores picos de concentração do agente, mesmo quando outras vias apresentam biodisponibilidade elevada. Para ATM com atividade tempo-dependente, a infusão contínua assegura maior efetividade clínica, já que a concentração no sítio de infecção excede a concentração inibitória mínima (CIM) por tempo prolongado, a exemplo da vancomicina. Infusão intermitente é de escolha para ATM com atividade concentração-dependente. Nesse caso, a ação bactericida aumenta com o crescimento da concentração bactericida mínima (CBM), podendo alcançar níveis até cinco a dez vezes maiores, como no uso de aminoglicosídeos e fluorquinolonas. A via oral é eficaz em infecções leves a moderadas, gastrointestinais, ou após uso venoso para completar duração da terapia.

O *ajuste do esquema ATM aos resultados de culturas* é sempre desejável, após avaliação conjunta com a resposta clínica. Se o paciente apresenta melhora clínica, mas ocorre isolamento de bactéria não coberta pelos ATM em uso, avalia-se a possibilidade de colonização, sem necessidade de substituição do esquema inicialmente prescrito. Além disso, a redução do espectro é feita se o risco de colonização ou superinfecção por patógeno resistente é pouco provável. É de particular interesse que ATM de amplo espectro sejam indicados com critério, no intuito de minimizar o desenvolvimento de resistência bacteriana. Pacientes em uso de vancomicina, quando há isolamento de *Staphylococcus aureus* sensível à meticilina, motivam a troca do glicopeptídeo pela oxacilina. Essa escolha é mais eficaz e apresenta menores espectro e risco de seleção. Por outro lado, recomenda-se uso de ampicilina ou cefalosporinas quando há isolamento de bactéria gram-negativa sensível. O Quadro 16.2 apresenta os ATM de escolha para os principais microorganismos envolvidos em infecções abdominais. Na ausência de crescimento bacteriano ou crescimento de microbiota normal, deve-se considerar outro diagnóstico.

A *duração* do tratamento depende, principalmente, do sítio de infecção, mas deve ser individualizada com base na resolução dos sinais clínicos, na normalização da temperatura e da leucometria, bem como no retorno da função gastrointestinal. Aqueles que apresentam persistência ou recorrência de sinais de infecção devem ser submetidos a nova investigação e utilizar ATM direcionados aos agentes inicialmente identificados.

Antes do início do uso de medicamento, deve-se iniciar a *propedêutica laboratorial*, incluindo coleta de espécime clínico para realização de Gram e culturas. O hemograma completo é, provavelmente, o exame laboratorial mais requisitado em vigência de dor abdominal aguda. Nos processos infecciosos observa-se, freqüentemente, leucocitose com neutrofilia. Granulócitos imaturos, como metamielócitos e mielócitos, também podem estar presentes. Granulações tóxicas e vacúolos citoplasmáticos identificados no esfregaço sanguíneo são sugestivos, mas não específicos, de infecção.[33] Todavia, leucocitose é achado inespecífico, podendo ocorrer em diversas situações, que vão de gastroenterite a apendicite, ou mesmo em causas extraperitoneais de dor, como na cetoacidose diabética. Além disso, pode estar ausente, não sendo raro o decurso de peritonite com leucometria normal, principalmente em idosos.[30]

A proteína C reativa (PCR) é um marcador de fase aguda que se eleva precocemente em processos infecciosos, alcançando, aproximadamente 24 horas após o estímulo, concentrações até mil vezes superiores aos níveis basais.[1] Apesar de ser altamente sensível para essa finalidade, carece de especificidade, apresentando-se elevada em outras situações que cursam com lesão tecidual, como traumas, queimaduras e doenças inflamatórias e auto-imunes. Valores séricos normais de PCR são inferiores a 10mg/L. Processos inflamatórios leves e infecções virais resultam, usualmente, em elevação para a faixa entre 10 e 40mg/L, enquanto concentrações de 40 a 200mg/L ocorrem em doenças inflamatórias ativas e infecções bacterianas. Níveis séricos maiores que 200mg/L são encontrados em infecções bacterianas graves. A utilização de um ponto de corte para distinção entre infecção viral e bacteriana é assunto controverso. Embora valores superiores a 100mg/L sejam mais sugestivos de infecção bacteriana, o resultado do teste deve ser interpretado conjuntamente com os demais dados clínicos e laboratoriais.[10]

A realização do exame de urina-rotina é importante para o diagnóstico de infecções do trato urinário, revelando piúria e/ou hematúria na análise do sedimento urinário e teste positivo para nitrito e/ou esterase leucocitária.

Culturas microbiológicas e antibiograma têm por finalidade identificar o agente etiológico do processo infeccioso e inferir sua sensibilidade aos ATM. A *sensibilidade* aos ATM pode ser predita empiricamente, com segurança, para poucas espécies bacterianas, como no caso dos estreptococos do grupo piogênico e *Streptococcus agalactiae*, microorganismos para os quais não há relato de resistência às penicilinas. No entanto, a sensibilidade da maioria das bactérias varia consideravelmente, mesmo entre cepas da mesma espécie, de modo que sua determinação, por meio de testes *in vitro*, pode contribuir para a seleção da terapia antimicrobiana apropriada. A escolha do material, a técnica de coleta e o acondicionamento e transporte até o laboratório têm importância decisiva no resultado do exame. Hemocultura estará indicada apenas se houver suspeita de infecção sistêmica ou sinais de choque. No sítio de infecção, o material coletado deve ser representativo do processo infeccioso. Uma vez aberta a cavidade abdominal, deve-se proceder à aspiração de fluido com agulha e seringa ou à remoção de fragmento de tecido, ao acondicionamento em frasco estéril seco e ao envio imediato (sem refrigeração) ao laboratório, com solicitação de cultura para aeróbios e anaeróbios. Não é necessária a coleta de mais do que uma amostra. Caso a quantidade de tecido seja pequena, deve ser adicionada solução salina estéril ao frasco, para evitar ressecamento. O volume mínimo coletado precisa ser de 0,5mL,[25] mas volumes maiores aumentam a probabilidade de recuperação de microorganismos. Suabes devem ser utilizados apenas como última opção, na impossibilidade de aspiração de fluido ou remoção de tecido. Nesse caso, a cultura para anaeróbios só será realizada se o suabe for acondicionado em meio de trans-

Quadro 16.2 ▸ Antimicrobianos de escolha para microorganismos específicos

Grupo	Agente infeccioso	Situação	Antimicrobiano	Comentário
Gram-positivo	Enterococo	Sensível à ampicilina	Ampicilina	Associar gentamicina apenas em infecções de corrente sanguínea Não são sensíveis a cefalosporinas
		Resistente à ampicilina	Vancomicina	
		Resistente à vancomicina (VRE)	Escolha baseada no antibiograma	Indicadas linezolida (máximo 14 dias), tigeciclina (estudos apenas *in vitro*) ou outros fármacos se sensível no antibiograma
	Staphylococcus aureus		Oxacilina, cefalosporinas de primeira geração	
		Resistente à oxacilina	Vancomicina	
	Estafilococo coagulase-negativa		Oxacilina, cefalosporinas de primeira geração	
		Resistente à oxacilina	Vancomicina	
Gram-negativo fermentador	Enterobactérias		Cefalosporinas, aminoglicosídeos, quinolonas	
		Produtoras de betalactamase de espectro ampliado (ESBL)	Piperacilina-tazobactam, carbapenens, tigeciclina	Ertapenem e tigeciclina especialmente indicados por não promoverem seleção de *Pseudomonas* e *Acinetobacter*
Gram-negativo não-fermentador	*Pseudomonas aeruginosa*		Ciprofloxacina, ceftazidima, cefepima, aminoglicosídeos	
		Resistente às cefalosporinas	Piperacilina-tazobactam, ciprofloxacina, aminoglicosídeos	
		Multirresistente	Carbapenens + aminoglicosídeos	Ertapenem não atua em *Pseudomonas*
		Resistente aos carbapenens	Polimixina	
	Acinetobacter spp.		Ciprofloxacina, ceftazidima, cefepima, aminoglicosídeos	
		Resistente às cefalosporinas	Carbapenens + aminoglicosídeos	
		Resistente aos carbapenens	Polimixina	
	Stenotrophomonas sp. e *Burkolderia cepacia*		Sulfametoxazol-trimetoprim, ciprofloxacina	
Anaeróbios	*Bacteroides fragilis*		Metronidazol ou clindamicina	
	Clostridium difficile		Metronidazol ou vancomicina VO	Suspensão de antimicrobianos em uso, se possível
	Anaeróbios orais, gram-positivos		Penicilina, ampicilina, clindamicina ou metronidazol	
Fungos	*Candida albicans*		Fluconazol, anfotericina B, caspofungina, voriconazol	
	Candida não-*albicans*		Avaliar a espécie	*C. krusei* e *C. glabrata*: risco de resistência ao fluconazol *C. lusitaniae* e *C. guilliermondi*: risco de resistência à anfotericina. Nessas situações, avaliar uso de caspofungina ou voriconazol *C. parapsilosis*: freqüentemente relacionada a infecção de cateter vascular
Vírus	Herpes simples		Aciclovir	
	Citomegalovírus		Ganciclovir	

porte específico para anaeróbios. Cultura de dreno abdominal não é recomendada porque sua colonização por microorganismos não envolvidos diretamente no processo infeccioso dificulta a interpretação do resultado. Se for coletado material por paracentese, o líquido poderá ser imediatamente inoculado no frasco para hemocultura automatizada, em vez de no frasco seco estéril, para aumento da sensibilidade do exame.[34]

Os métodos mais utilizados para determinação da sensibilidade bacteriana são fundamentados em diluições sucessivas do ATM em meio de cultura, ou na sua difusão em meio sólido (E-test®, disco-difusão em ágar). Na diluição em caldo, são preparados tubos de ensaio contendo meios de cultura suplementados com concentrações crescentes do ATM. Após inoculação do microorganismo em cada tubo e incubação por 18 a 24 horas, avalia-se o crescimento microbiano, visível através da turvação do meio de cultura. A concentração mínima capaz de inibir o crescimento do microorganismo, valor conhecido como concentração inibitória mínima (CIM), será a concentração do antimicrobiano no tubo em que já não for observado crescimento (ausência de turvação).

No método de disco-difusão em ágar, um disco impregnado com quantidade conhecida do ATM, correspondente ao nível sérico da droga, é colocado na superfície do meio de cultura sólido previamente inoculado com o microorganismo. Durante a incubação, o ATM sofre difusão do disco para o meio. Um halo de inibição é formado ao redor do disco, cujo diâmetro é inversamente proporcional à CIM obtida pelo método de diluição. O E-test® segue o mesmo princípio da disco-difusão em ágar. No entanto, em vez do disco, utiliza-se fita contendo gradiente de concentrações conhecidas do ATM. A vantagem dos métodos de diluição e do E-test em relação à disco-difusão é quantificar o valor da CIM do ATM. Para que a terapia seja efetiva, a concentração no sítio de infecção precisa ser adequada. Isso significa que os níveis séricos da substância devem ser, no mínimo, iguais à CIM para o agente infeccioso, embora concentrações séricas várias vezes superiores à CIM sejam necessárias para produzir efeito ainda mais eficaz. A principal desvantagem dos métodos de diluição é o fato de serem pouco viáveis para emprego na rotina dos laboratórios clínicos, devido ao grande dispêndio de recursos humanos e materiais para sua realização. O E-test® é simples e menos sujeito a falhas técnicas, porém o custo por teste é alto. Além disso, em alguns casos, devido a limitações técnicas, os métodos de difusão não se mostram confiáveis. Isso ocorre com as polimixinas que, devido à difusão irregular em ágar, devem ser testadas preferencialmente por métodos de diluição.

O método de disco-difusão é mais freqüentemente utilizado na rotina laboratorial. É de fácil realização e interpretação, além de ter custo inferior aos demais. Não quantifica a CIM, fornecendo apenas resultado qualitativo, que deve ser interpretado da seguinte maneira:

- *Sensível:* significa que uma infecção por determinada cepa pode ser tratada adequadamente com a dose do antimicrobiano recomendada para esse tipo de infecção e espécie infectante.
- *Intermediário:* a CIM do antimicrobiano se aproxima dos níveis séricos atingíveis pelas doses habituais e para os quais a resposta clínica pode ser inferior àquela para isolados sensíveis. A categoria "intermediária" implica eficácia clínica apenas nos sítios corpóreos onde ocorre concentração da droga (p. ex., quinolonas e betalactâmicos na urina) ou quando é possível usar dose maior que a normal (p. ex., betalactâmicos). Devido ao risco de falha terapêutica, fármaco com sensibilidade intermediária somente deverá ser utilizado se não houver outra opção e a CIM for quantificada.
- *Resistente:* as cepas não são inibidas pelas concentrações sistêmicas dos ATM geralmente atingíveis nos regimes terapêuticos normais.

Em determinadas situações, o ATM não deve ser utilizado, mesmo que o microorganismo apresente sensibilidade *in vitro*, em virtude de ineficácia comprovada em estudos clínicos. É o caso das cefalosporinas de primeira e segunda gerações e dos aminoglicosídeos contra *Salmonella* e *Shigella*, de todos os betalactâmicos contra estafilococo resistente à oxacilina e das cefalosporinas, da clindamicina e do sulfametozaxol-trimetoprim contra enterococo. As cepas de *Klebsiella*, *E. coli* e *Proteus* produtoras de betalactamases de espectro ampliado (ESBL) são clinicamente resistentes à terapia com monobactâmicos e todos os betalactâmicos, exceto os carbapenens e as cefamicinas (cefotetam e cefoxitina), mesmo quando apresentam sensibilidade aparente *in vitro* a esses agentes.

Alguns ATM estão associados com o surgimento de resistência durante o tratamento, de modo que microorganismos inicialmente sensíveis podem tornar-se resistentes poucos dias após seu início, resultando em falha terapêutica. A resistência pode ser induzida por cefalosporinas de terceira geração em enterobactérias

Quadro 16.3 ▶ Valores de referência para amicacina, gentamicina e vancomicina e recomendações de reajustes

Droga	Basal de referência	Valor medido	Orientação
Amicacina	até 10mg/mL	10 a 15mg/mL	Aumento do intervalo
		15 a 20mg/mL	Aumento do intervalo ou redução da dose
		>20mg/mL	Suspensão do medicamento; retornar com doses mais baixas
Gentamicina	até 2mg/mL	2 a 2,5mg/mL	Aumento do intervalo
		2,5 a 3,0mg/mL	Aumento do intervalo ou redução da dose
		>3,0mg/mL	Suspensão do medicamento; retornar com doses mais baixas
Vancomicina	5 a 10mg/mL	10 a 15mg/mL	Aumento do intervalo
		15 a 20mg/mL	Aumento do intervalo ou redução da dose
		>20mg/mL	Suspensão do medicamento; retornar com doses mais baixas

produtoras de betalactamases induzíveis, principalmente *Enterobacter*, *Citrobacter* e *Serratia*, por quase todos os ATM em *P. aeruginosa* e por quinolonas no estafilococo.[9]

Alguns ATM necessitam *controle do nível sérico*. O principal objetivo do controle sérico de aminoglicosídeos e vancomicina é a individualização da dose, evitando ineficiência ou graves efeitos colaterais, além de contribuir na redução dos custos. Para monitoramento sérico deve-se determinar o nível sérico de vancomicina, gentamicina e amicacina no quarto dia de uso do medicamento, com coleta de sangue de 30 minutos a 1 hora, no máximo, antes da próxima dose. Nos pacientes pós-transplante, portadores de nefropatia aguda ou crônica, neutropênicos e pacientes pediátricos, orienta-se para que o monitoramento seja realizado com 24 horas após o início do uso desses medicamentos. Em 24 a 48 horas após reajuste, seja do intervalo ou da concentração da droga, deve-se repetir a dosagem.

O Quadro 16.3 apresenta os valores de referência para amicacina, gentamicina e vancomicina e as principais recomendações nos casos de necessidade de reajustes.[11]

TERAPÊUTICA DAS INFECÇÕES ABDOMINAIS POR TOPOGRAFIA

As infecções intra-abdominais podem apresentar-se sob diferentes formas, ser difusas, formar abscessos, localizar-se na cavidade peritoneal ou no espaço retroperitoneal, acometer vísceras ou avançar ao periespaço adjacente aos órgãos.

Peritonite

A inflamação do peritônio decorre da contaminação da cavidade peritoneal por microorganismos, substâncias químicas, ou ambos. Se infecciosa, é classificada como primária, secundária ou terciária. Quando associada à diálise peritoneal, é considerada complicação à parte. A *peritonite primária* deriva de fonte extraperitoneal e, freqüentemente, resulta da disseminação hematogênica ou transmigração de organismos entéricos, principalmente enterobactérias. São exemplos: a peritonite espontânea (PBE), aquela relacionada à diálise peritoneal ambulatorial contínua (CAPD) e a peritonite tuberculosa. A *peritonite secundária*, por outro lado, decorre de perfuração espontânea de víscera (peritonite supurativa aguda), fístula anastomótica pós-cirúrgica ou perfuração pós-traumática. Por último, a *peritonite terciária* é complicação mais tardia de peritonite inicialmente tratada e, geralmente, não apresenta microorganismo previsto de destaque, pois resulta do impacto do uso de ATM sobre a composição microbiana local.

Peritonite primária

Também denominada *peritonite bacteriana espontânea (PBE)*, representa um grupo de doenças de diferentes origens que apresentam, em comum, a infecção da cavidade peritoneal, sem causa aparente. Em crianças, está relacionada a cirrose, síndrome nefrótica e infecções do trato urinário. Em adultos, associa-se a cirrose, ascite e lúpus eritematoso sistêmico. Estabelece-se, como maior risco de desenvolvimento de peritonite, quando os pacientes apresentam sangramento gastrointestinal, episódio prévio de peritonite, ou baixa concentração de proteínas no líquido ascítico (<1g/dL).[15,31] Outras possíveis causas de peritonite espontânea, mais raras, incluem infecção fúngica, tuberculose e outras doenças granulomatosas. A suspeição é fator primordial para o diagnóstico, sendo febre, dor abdominal e piora da encefalopatia os sinais mais freqüentes. O líquido ascítico (LA), retirado por paracentese propedêutica, deve ser enviado para dosagem de proteína, análise de pH, citometria e cultura. Quando a dosagem de proteína no LA revela concentração superior a 1g/dL, o diagnóstico de PBE é improvável. Na PBE ainda há predomínio de polimorfonucleados (>50%), com mais de 250 células/mL, e apenas sua ocorrência presume o diagnóstico e indica o uso de ATM. Culturas são positivas em 70% a 90% dos casos, mas o Gram apresenta baixa sensibilidade. Os microorganismos mais isolados são enterobactérias, estreptococos e estafilococos. Em adultos, cerca de 70% das peritonites são causadas por microorganismo único, sendo a *E. coli* e a *Klebsiella* os mais freqüentes, seguidos pelos cocos gram-positivos (10% a 20%) e anaeróbios (<5%).[23] Assim, no tratamento, a cefotaxima e a ceftriaxona são os agentes mais utilizados, com duração preconizada de 10 a 14 dias, embora 5 a 7 dias possam ser suficientes. Orienta-se nova paracentese 48 horas após o início do antibiótico, para documentar redução de citometria e ausência de microorganismos em cultura. A profilaxia evita recorrência, com redução dos índices durante o primeiro ano. Para profilaxia, os medicamentos mais utilizados são norfloxacina (400mg/dia) ou ciprofloxacina (750mg/semana).

A peritonite relacionada à *CAPD* é comum nos portadores de doença renal terminal, sendo suspeitada na presença de líquido peritoneal turvo, já que os demais sinais de comprometimento, como febre e dor, são mais raros. Apesar de a incidência dessa complicação ser variável de instituição para instituição, ela ocorre em cerca de 1,3 episódio/paciente/ano. Os microorganismos freqüentemente isolados são os estafilococos coagulase-negativos, o *S. aureus* resistente à oxacilina e os estreptococos. Bactérias gram-negativas ou leveduras são mais freqüentes naqueles pacientes que apresentam recorrência. Na vigência de isolamento de múltiplos agentes ou anaeróbios, deve-se suspeitar de perfuração intestinal. Em relação ao tratamento, o uso de ATM na cavidade abdominal facilita o manejo do paciente ambulatorial. Enquanto se aguarda resultado de culturas, pode-se utilizar antibioticoterapia empírica, em geral com cefepima ou vancomicina, ou a associação de cefalosporina de primeira geração (cefazolina ou cefalotina) e ceftazidima, na dose de 1g/dia, ou cefalosporina de primeira geração e aminoglicosídeos.[19] Nesse contexto, o uso de aminoglicosídeos estaria aconselhado apenas para aqueles pacientes com volume urinário menor que 100mL/dia, uma vez que aminoglicosídeos aceleram o declínio da função renal residual. A vancomicina e os carbapenens devem ser reservados para casos selecionados. Nos casos de cultura de líquido ascítico negativa, se o paciente apresentar melhora clínica, deve-se retirar a ceftazidima e manter cefalosporina de primeira geração por 14 dias. Se não houver melhora clínica, deve-se repetir a propedêutica microbiológica. Nos casos de cultura positiva, deve-se sempre direcionar tratamento para o agente isolado, com duração total de tratamento de 14 dias, exceto em caso de *Staphylococcus aureus*, *Pseudomonas*, *Stenotrophomas*, múltiplos gram-negativos ou anaeróbios, que devem ser tratados por 21 dias.

Peritonite secundária

Em geral, é causada por microorganismos gastrointestinais ou geniturinários que penetram a cavidade peritoneal secundariamente à perda da barreira mucosa. Na maioria dos casos, a origem é endógena, com microbiologia ampla, que varia com a topografia da doença primária. É importante salientar que a virulência do microorganismo aumenta com as condições da cavidade peritoneal, como presença de enzimas, conteúdo de acidez e presença de sangue. Usualmente, a infecção é mista, com o envolvimento de anaeróbios facultativos e obrigatórios, podendo esses microorganismos apresentar sinergismo. De maneira geral, a peritonite secundária é polimicrobiana, causada por *E. coli*, *Klebsiella*, *Enterobacter*, *Proteus*, *Enterococcus*, além de *B. fragilis*, *Peptococcus*, *Fusobacterium*, *Clostridium* e, menos comumente, por *S. aureus*, *P. aeruginosa* e *Candida*. Quando a peritonite secundária decorre de complicações pós-operatórias, é elevado o risco de morbimortalidade associada. As infecções por enterococos e algumas bactérias do grupo CESP (*Citrobacter*, *Enterobacter*, *Serratia*, *Providencia* e *Morganella*) são significativamente mais freqüentes nas peritonites nosocomiais que nas comunitárias, devendo-se avaliar cobertura para esses agentes.[32] Ao se ponderar sobre a gravidade do paciente, orienta-se o uso isolado de agentes de amplo espectro, como piperacilina-tazobactam, ampicilina-sulbactam, ertapenem ou tigeciclina, ou associação de fluorquinolona + metronidazol. Nos casos mais graves, recomenda-se imipenem ou meropenem ± vancomicina, ou esquema tríplice com ampicilina, metronidazol e ciprofloxacina.[35]

Peritonite terciária

Contempla casos mais difíceis, em que ocorreu impacto da seleção de ATM, e em geral acomete pacientes críticos, que freqüentemente apresentam múltiplos procedimentos invasivos. O tratamento deve promover cobertura para enterococo, *Candida*, estafilococo resistente à oxacilina, enterobactérias e bastonetes não-fermentadores multirresistentes (*Pseudomonas*, *Acinetobacter*, *Stenotrophomonas* e *Burkholderia*). Além disso, para abordagem adequada, é crucial considerar a microbiota institucional, sendo freqüente o uso de carbapenens + vancomicina, associado ou não a antifúngicos, polimixina ou sulfametoxazol-trimetoprim. Um agente também comum da peritonite é a *Candida*. Peritonites por *Candida* freqüentemente se relacionam com fístula fecal, que deve ser tratada com reparo cirúrgico, drenagem e antifúngicos. O uso intraperitoneal da anfotericina está associado à peritonite química e, portanto, deve ser evitado. Em relação à duração do tratamento, não há consenso, devendo-se avaliar a resposta clínica. Todavia, 2 a 3 semanas parecem ser necessárias. Pacientes cirúrgicos, com perfuração recorrente e risco aumentado de peritonite fúngica, podem beneficiar-se do antifúngico profilático.[35]

Peritonite tuberculosa

O envolvimento do peritônio na tuberculose (TB) é evento raro e, mesmo ocorrendo em proporção menor dentre todas as causas de ascite, deve ser considerado, principalmente em regiões onde a TB é endêmica, a exemplo do Brasil. A TB peritoneal é geralmente um quadro complexo, surgindo em concomitância com a TB intestinal ou hepatobiliar. O paciente apresenta, usualmente, manifestações sistêmicas, como febre, emagrecimento e anorexia, além da ascite. Em até 20% dos casos há acometimento pulmonar concomitante.

O diagnóstico é estabelecido na paracentese ou laparoscopia com biópsia. O líquido ascítico é amarelo-citrino ou hemorrágico, tipo exsudato, com citometria maior que 300 células e predomínio de linfócitos. A dosagem de adenosina deaminase (ADA) maior que 40U/L é sugestiva de TB. Exames de imagem podem sugerir o diagnóstico mediante os achados de TB abdominal. Cultura ou técnicas moleculares identificam a micobactéria, permitindo a diferenciação entre tuberculose e não-tuberculose. O tratamento se faz com rifampicina e isoniazida por 6 meses, associadas à pirazinamida nos primeiros 2 meses.[20]

Infecções de esôfago, estômago e intestino delgado

Perfuração esofagiana

As causas mais comuns de perfuração esofagiana (PE) são complicações de dilatações, ingestão cáustica, traumatismo, câncer, grandes hérnias hiatais e fístulas pós-operatórias. Nesta situação, recomenda-se a cobertura de microorganismos da microbiota da orofaringe: cocos gram-positivos, anaeróbios e, eventualmente, gram-negativos, com utilização de clindamicina associada ou não à cefalosporina ou quinolona ou aminoglicosídeo, além da suspensão da dieta oral por 10 a 14 dias, suporte nutricional e drenagem de coleções. Por outro lado, quando a PE é associada a procedimentos cardiovasculares, deve-se contemplar, principalmente, a microbiota da pele, como estafilococos, com uso de clindamicina, oxacilina ou vancomicina, com ou sem associação para gram-negativos. Nos casos de perfuração espontânea, a investigação adequada e dirigida auxilia a indicação de antibioticoterapia.

Esofagite infecciosa

Infecção do esôfago ocorre mais comumente em pacientes imunocomprometidos, em especial com síndrome da imunodeficiência adquirida (SIDA/AIDS), leucemia, linfoma, transplantes de órgãos sólidos e uso de substâncias imunossupressoras. Os patógenos mais comuns são *Candida* spp, herpes simples e citomegalovírus (CMV). São fatores de risco para infecção por *Candida:* diabetes não-controlado, radioterapia e uso sistêmico de corticóides ou ATM de amplo espectro. O quadro clínico mais comum é de odinofagia e disfagia e, em alguns casos, dor retroesternal. Pacientes com infecção por CMV podem também apresentar infecções em outros sítios, como cólon e retina; quando a esofagite é por herpes simples, freqüentemente está associada ao herpes labial. O diagnóstico é feito por meio de esofagoscopia, com biópsia e escovado, de elevada acurácia diagnóstica. Nos casos de *candidíase* esofagiana, observam-se placas amarelo-brancacentas, difusas e lineares, aderidas à mucosa. As infecções por *citomegalovírus* caracterizam-se por uma a várias úlceras grandes e superficiais, enquanto nos casos de infecção por *herpes simples* as úlceras são múltiplas, pequenas e profundas. O tratamento, na maioria dos casos, é empírico e depende do estado imunológico do paciente e da gravidade da doença. Na candidíase esofagiana, terapia tópica (nistatina, 500 mil unidades cinco vezes ao dia por 7 a 10 dias) é reservada para pacientes imunocompetentes. Nos pacientes imunocomprometidos, a melhor opção é o fluconazol, na dose de 100 a 200mg/dia.

Dentre os azólicos, o cetoconazol não é agente de escolha, devido a sua baixa eficácia, absorção errática e maior risco de efeitos adversos. Pacientes que não respondem ao uso de fluconazol podem ser tratados com doses baixas de anfotericina B (0,3 a 0,5mg/kg/dia). A duração do tratamento não é definida, sugerindo-se 14 a 21 dias após melhora clínica. Na esofagite por CMV, a terapia inicial é com ganciclovir, intravenoso, na dose de 5mg/kg a cada 12 horas, em caso de função renal normal, por 3 a 6 semanas. Neutropenia é o efeito adverso mais limitante do tratamento. Nos casos de falência ao ganciclovir, pode-se utilizar foscarnet ou cidofovir, não disponíveis rotineiramente no Brasil. Nos casos de infecção herpética, pacientes imunocomprometidos podem ser tratados com aciclovir oral, 200 a 400mg cinco vezes ao dia, ou 250mg/m^2 intravenoso a cada 8 a 12 horas, por 7 a 10 dias. Famciclovir (250mg três vezes ao dia) e valaciclovir (1g duas vezes ao dia) são efetivos, mas têm custo elevado.

Úlcera péptica perfurada

Úlcera perfurada deve ser suspeitada em todo paciente com história prévia sugestiva de úlcera péptica que desenvolve dor abdominal súbita e difusa. Nas primeiras horas de evolução, a dor abdominal é intensa, secundária à peritonite química. Posteriormente, sua intensidade diminui e há surgimento de febre, peritonite bacteriana e sepse. A leucocitose está quase sempre presente, e pode haver discreta elevação da amilase sérica. Pneumoperitônio, na radiografia simples do abdome em ortostatismo, é freqüentemente observado. Caso ausente, a radiografia com contraste oral não baritado mostra extravasamento para a cavidade abdominal.

O tratamento consiste em reposição volêmica, uso de cateter nasogástrico, agentes anti-secretores e ATM, com cobertura para enterobactérias, anaeróbios e estreptococos. Os esquemas mais utilizados são ampicilina e metronidazol associados a cefalosporina de terceira geração ou fluorquinolona ou aminoglicosídeos. Caso seja identificado *H. pylori*, indica-se o tratamento específico com erradicação em cerca de 90% dos casos. Os esquemas mais utilizados são:[18]

a. Inibidores de bomba de prótons (lansoprazol, 30mg duas vezes ao dia; ou omeprazol, 20mg duas vezes ao dia; ou pantoprazol, 40mg duas vezes ao dia; ou rabeprazole, 20mg duas vezes ao dia; ou esomeprazol, 40mg uma vez ao dia) + amoxicilina (1g, duas vezes ao dia) + claritromicina (500mg, duas vezes ao dia) por 10 a 14 dias.
b. Metronidazol (500mg, duas vezes ao dia) como substituto da amoxicilina, em pacientes com alergia prévia à penicilina (embora com menor eficácia).
c. Inibidor de bomba de prótons combinado com bismuto (525mg, quatro vezes ao dia) + metronidazol (500mg, quatro vezes ao dia) e tetraciclina (500mg quatro vezes ao dia) durante 14 dias. Nem sempre se recomenda o tratamento cirúrgico, uma vez que mais de 40% das perfurações se resolvem espontaneamente por tamponamento de omento ou órgãos adjacentes.

Infecção gástrica

Infecção aguda da submucosa gástrica é rara, habitualmente progressiva e de elevada gravidade. É também denominada gastrite necrosante, necessitando ressecção gástrica de urgência e uso de ATM. O diagnóstico é baseado em esofagogastroduodenoscopia com biópsia. Em pacientes com AIDS, ou naqueles submetidos a transplante de medula óssea ou de órgãos sólidos, os agentes mais importantes são o citomegalovírus e a *Candida*, indicando-se tratamento específico.

Infecções do intestino grosso

Apendicite

Apendicite é uma das mais freqüentes infecções intra-abdominais cirúrgicas. Em geral, ocorre obstrução do apêndice, que predispõe à invasão de bactérias intraluminais para a parede do órgão, seguida de distensão, redução do fluxo sanguíneo e invasão de tecidos profundos, resultando em necrose tecidual, perfuração e peritonite. A perfuração do apêndice é sua principal complicação, ocorrendo em cerca de 20% a 30% dos casos, com predomínio em crianças e idosos.[6] As infecções são polimicrobianas, com cerca de cinco a dez diferentes espécies, principalmente *Bacteroides fragilis* e *Escherichia coli*. *Yersinia* spp, *Campylobacter* e salmonelas não-tifóides podem causar ileocecite ou adenite mesentérica, mimetizando apendicite. O tratamento ATM exclusivo não está indicado. Na apendicite aguda sem perfuração, recomenda-se uso de ATM em pequena duração (24 horas), com o intuito de prevenir infecção de sítio cirúrgico. Nos casos de perfuração e peritonite secundária, deve-se utilizar esquema com cobertura para bactérias aeróbias e anaeróbias. Os principais medicamentos utilizados são as associações de aminoglicosídeos ou cefalosporinas de terceira geração com anaerobicidas e de betalactâmicos com inibidores de betalactamases. Em casos selecionados, carbapenens, principalmente ertapenem, tigeciclina, ou associação com glicopeptídeos, podem ser também indicados.

Cobertura inicial empírica para enterococos, fungos e *Pseudomonas* não é recomendada. Preconiza-se a duração de 5 a 10 dias ou até a ocorrência de melhora clínica e laboratorial e retorno da função intestinal. Nos pacientes afebris por 48 a 72 horas, pode-se recomendar troca para ATM orais.

Diverticulite

Diverticulite é definida como a inflamação da parede intestinal associada a divertículos. A obstrução do divertículo é o evento inicial da inflamação, com patogênese similar à da apendicite aguda, que pode evoluir com complicações, como fístulas, obstrução intestinal, perfuração e abscessos. A infecção é invariavelmente polimicrobiana, sendo os agentes mais isolados *Bacteroides* spp, *Peptostreptococcus* spp, enterobactérias, estreptococos do grupo *viridans* e enterococos. O tratamento da diverticulite leve pode ser ambulatorial, com dieta líquida e uso de ATM orais, como sulfametoxazol-trimetoprim ou fluorquinolonas associadas a metronidazol ou clindamicina, durante 7 dias. Em casos de pacientes com doença mais grave, recomendam-se suspensão da dieta por 48 a 72 horas, uso de líquidos parenterais, controle da dor e ATM intravenosos em associação, como aminoglicosídeos ou cefalosporinas de terceira geração com anaerobicidas, e piperacilina com inibidores de betalactamases. Em casos selecionados, pode-se também indicar carbapenens, principalmente ertapenem, tigeciclina ou associação com glicopeptídeos. Em geral, a duração é de 7 dias. A cirurgia está reservada a casos de não melhora clínica, complicações como sepse, fístula ou obstrução e doença recorrente, assim como aos pacientes imunocomprometidos e com diverticulite no lado direito.[14]

Tiflite

A tiflite, ou enterocolite neutropênica, constitui grave complicação resultante do uso de quimioterapia mielossupressiva no tratamento de doenças hemato-oncológicas. Observam-se espessamento e edema da parede intestinal, quase sempre envolvendo o ceco e estendendo-se para o cólon ascendente e/ou o íleo terminal. O grau de espessamento observado, à ultra-sonografia, correlaciona-se com a gravidade da doença, com mortalidade de 4% e 60% em caso de espessamento menor que 10mm ou maior que 10mm, respectivamente. Provavelmente decorre de múltiplos fatores, incluindo neutropenia, lesão da mucosa e isquemia do ceco secundária à distensão, que permitem a invasão bacteriana e fúngica da parede intestinal. No paciente imunossuprimido, esses microorganismos proliferam, causando destruição da parede local. O manejo da tiflite é controverso, ainda não se definindo como clínico ou cirúrgico. Recomendam-se repouso intestinal, descompressão, reposição intravenosa de líquidos, suporte nutricional e ATM parenterais de amplo espectro, com cobertura de flora aeróbia e anaeróbia, incluindo *Pseudomonas* e, em alguns casos, fungos e *Clostridium difficile*. Imipenem ou piperacilina + tazobactam ou cefepima, associados a metronidazol, freqüentemente com adição de fluconazol, são os esquemas mais utilizados. A intervenção cirúrgica está indicada nos casos de sangramento gastrointestinal persistente, perfuração intestinal e deterioração clínica, sugerindo sepse.

Colite pseudomembranosa

A colite pseudomembranosa é causada por *Clostridium difficile*, encontrado na microbiota intestinal de 2% a 10% da população. O uso de ATM promove a supressão da microbiota normal, e como o *C. difficile* é resistente à maioria dos ATM, ocorrem proliferação e produção de exotoxinas (toxinas A e B), que ocasionam maciça secreção de fluidos (diarréia) e desenvolvimento de infiltrado inflamatório agudo. Entretanto, apenas cerca de 30% dos colonizados desenvolverão sintomas.[7] Os principais fatores de risco para desenvolvimento da doença são: uso de ATM, idade avançada, hospitalização, gravidade da doença de base, cirurgia gastrointestinal, exposição a ambiente contaminado, uso de inibidores de bombas de prótons e dieta enteral. Os ATM mais envolvidos são clindamicina, cefalosporinas, ampicilina e amoxicilina, mas pode ocorrer, inclusive, com o uso de metronidazol e vancomicina, habitualmente utilizados em seu tratamento. As principais manifestações clínicas da infecção são diarréia líquida, dor abdominal baixa e leucocitose, durante ou após o uso de ATM. O diagnóstico é estabelecido pela identificação de toxinas do *C. difficile* nas fezes. As técnicas empregadas são imunoensaio (sensibilidade de 70% a 90% e especificidade de 95% a 99%) e ensaio citotóxico (sensibilidade de 94% a 100% e especificidade de 99%).[4,12] A principal vantagem do imunoensaio é a rapidez na obtenção do resultado (minutos ou horas). Entretanto, a maior parte dos testes comerciais detecta apenas a presença da toxina A. O ensaio citotóxico, apesar de mais sensível e específico, é realizado em poucos laboratórios clínicos, e o resultado não é disponibilizado antes de 48 horas. Sigmoidoscopia e colonoscopia não são rotineiramente recomendadas, exceto nos casos duvidosos ou com necessidade de diagnóstico precoce. No tratamento, o mais importante é a suspensão do uso de ATM. Pacientes com sintomas moderados a graves podem ser tratados com metronidazol (500mg, VO, a cada 8 horas) ou vancomicina (125mg, VO, a cada 6 horas), durante 10 a 14 dias. O metronidazol é o agente de escolha, por ser mais barato, não induzir seleção de enterococo resistente à vancomicina e apresentar elevada concentração sérica após administração oral. Vancomicina oral deve ser reservada para os casos mais graves, com doses de até 500mg, VO, a cada 6 horas. Nos pacientes que não toleram medicação por via oral, e apresentam íleo ou megacólon tóxico, recomendam-se metronidazol venoso e enema com vancomicina (500mg em 100mL de salina). O uso de lactobacilos probióticos, em conjunto com ATM, permanece sob investigação. Apenas 1% a 3% dos pacientes terão doença grave com necessidade de intervenção cirúrgica. Cerca de 10% a 25% dos pacientes apresentarão recidiva da diarréia, em 2 a 30 dias, habitualmente poucos dias após a suspensão do tratamento.[5] Nesses casos, indica-se a repetição do esquema com metronidazol oral.

Abscessos

Abscessos intra-abdominais

De evolução habitualmente insidiosa, devem ser suspeitados em pacientes com febre sem outra causa aparente, especialmente naqueles com doença de Crohn, perfuração de vísceras, infecção preexistente, procedimentos (em especial laparoscopia), traumatismo abdominal e isquemia intra-abdominal. Abscessos promovem ambiente que facilita a proliferação de bactérias anaeróbias, inibem a penetração de neutrófilos, fatores humorais e ATM, além de inativarem alguns destes devido à redução do pH. As bactérias envolvidas se correlacionam com a microbiota do trato gastrointestinal. O quadro clínico é de febre, calafrios, anorexia, emagrecimento e, em alguns casos, dor abdominal. A tomografia de abdome é o exame de imagem de escolha para investigação. No tratamento, o principal procedimento é a drenagem percutânea ou cirúrgica. Os ATM isoladamente não são eficazes. Independente do procedimento da drenagem, é preciso enviar o material retirado para cultura aeróbia e anaeróbia. Os ATM a serem iniciados devem promover cobertura para a microbiota intestinal, com a escolha dependendo da gravidade da infecção. Nos casos de infecção leve a moderada, pode-se utilizar a associação de cefazolina + metronidazol, ou cefoxitina. Em casos graves, as opções recaem sobre ceftriaxona ou gentamicina associada a metronidazol ou clindamicina, piperacilina-tazobactam ou carbapenens. Nos abscessos adquiridos em ambiente hospitalar, deve-se avaliar o perfil de sensibilidade da instituição, sendo recomendado, em alguns casos, piperacilina-tazobactam associado a metronidazol e aminoglicosídeo ou imipenem associado a aminoglicosídeos ou glicopeptídeos. A duração do tratamento não está estabelecida, devendo ser regida pela melhora clínica do paciente. Embora alguns sugiram cursos curtos de antimicrobianos (48 a 72 horas após a drenagem), a maioria indica 7 a 10 dias (venoso com seqüenciamento oral) e, em pacientes com bacteriemia, 14 dias. A presença de dreno abdominal não é indicação para manutenção dos ATM.

Abscessos viscerais

Abscessos hepáticos

São os abscessos viscerais mais comuns (48%) e correspondem a cerca de 13% de todos os abscessos abdominais. Abscessos hepáticos são divididos em piogênicos, que ocorrem por disseminação hematogênica (infreqüente) ou local de foco biliar ou peritoneal, ou causados por amebíase. Os microorganismos relacionados ao abscesso hepático são oriundos da microbiota do sítio de origem do processo infeccioso.[2] Os anaeróbios são isolados em cerca de um terço das culturas. Quando a fonte de infecção são as vias biliares, os principais agentes são enterobactérias e enterococo, e os anaeróbios são infreqüentes. Quando a fonte são estruturas pélvicas ou intraperitoneais, observa-se predominância de bactérias aeróbias mistas e anaeróbias, principalmente o *Bacteroides fragilis*. Nos casos de infecção por via hematogênica, é mais comum o isolamento de agente único, como *Staphylococcus aureus* ou estreptococos. Infecções por *Candida* usualmente ocorrem em pacientes submetidos a quimioterapia e neutropênicos. Em pacientes jovens, com abscessos únicos, principalmente em lobo direito, deve-se atentar para a possibilidade de abscesso causado por amebas. O quadro clínico é inespecífico, sendo as manifestações mais comuns febre, dor ou desconforto abdominal, calafrios, anorexia, náuseas e vômitos. Nem sempre a hepatomegalia está presente. As alterações laboratoriais são também inespecíficas, como a elevação da fosfatase alcalina, das bilirrubinas e das aspartanoaminotransferases (AST), leucocitose, anemia e hipoalbuminemia. Na radiografia simples do tórax, pode-se observar elevação da cúpula diafragmática direita, hipotransparência em lobo inferior ou derrame pleural direito. Exames de imagem incluem ultra-sonografia, tomografia e ressonância magnética. No caso de abscessos por amebas, a sorologia encontra-se positiva em cerca de 95% dos casos, e é infreqüente o isolamento do agente em material de punção do abscesso. Após o diagnóstico, é mandatória a busca por fonte primária da infecção. O tratamento é fundamentado no uso de ATM e drenagem, exceto nos casos de abscessos por amebas. O esquema ATM inicial é empírico, com cobertura baseada nos principais agentes da fonte de infecção. Após resultados de culturas do material drenado ou hemoculturas, deve-se dirigir o tratamento para o agente isolado. Não se recomenda cultura de secreção de dreno. Os esquemas mais utilizados são metronidazol + cefalosporinas de terceira geração ou fluorquinolonas, piperaciclina-tazobactam, ampicilina-sulbactam, ticarcilina-clavulanato ou carbapenens. A duração do tratamento é baseada na resposta clínica e nos exames de imagens, com resolução completa ou quase completa das cavidades dos abscessos. A duração habitual é de cerca de 4 a 6 semanas, por via parenteral nas primeiras 2 a 3 semanas e, a seguir, agentes orais (como metronidazol e ciprofloxacina), se houver resposta clínica. Cirurgia está indicada nos casos que não respondem após 7 dias do início do tratamento inicial.

Abscesso esplênico

Abscesso esplênico é raro, acometendo, principalmente, pacientes imunocomprometidos. É causado por infecções metastáticas com bacteriemia, infecção contígua e eventos embólicos não-infecciosos, que levam à ocorrência de infarto esplênico, traumatismo com posterior infecção do hematoma ou imunodeficiência. A principal complicação é a ruptura com peritonite secundária. O quadro clínico é, na maioria das vezes, subagudo, com febre, dor abdominal não-localizada, esplenomegalia e dor pleurítica em hemitórax esquerdo. Todo paciente, em centro de terapia intensiva, com trombocitose inexplicada e derrame pleural esquerdo deve ser investigado quanto à presença de abscesso esplênico. Na maioria dos casos, observam-se leucocitose, hemocultura positiva (50%) e alterações na radiografia simples do tórax (82%) ou na tomografia (96%), incluindo derrame pleural à esquerda, elevação da hemicúpula diafragmática esquerda ou efeito de massa em quadrante abdominal superior esquerdo. Os agentes mais relacionados são os cocos gram-positivos (30% – estafilococos e estreptococos), seguidos de fungos (25% – principalmente *Candida*), bastonetes gram-negativos (20% a 30% – incluindo *Salmonella*) e anaeróbios (20%).[28] Esplenectomia é o tratamento de escolha, embora drenagem guiada por ultra-sonografia seja opção terapêutica, com falha em até 30% das vezes.[22] Os esquemas ATM empíricos devem promover ampla cobertura e ser redirecionados após o isolamento do agente em culturas, com utilização de cefalosporinas e clindamicina ou associação de cobertura similar. A duração do tratamento deve contemplar o tratamento do sítio primário de infecção. No caso de infecção fúngica, são necessários longos cursos de antifúngicos.

Abscesso retroperitoneal

Abscessos retroperitoneais são raros, mas apresentam elevada mortalidade (25% a 45%), comumente relacionada ao quadro clínico insidioso e ao atraso no diagnóstico.[23] As causas mais freqüentes são as infecções renais ou pós-operatórias e, em menor freqüência, osteomielite vertebral com ruptura para o espaço retroperitoneal. Outras causas são hematoma pélvico pós-traumático, colecistite aguda, apendicite perfurada, diverticulite, neoplasia de cólon com perfuração intestinal e abscesso isquiorretal. O quadro clínico é extremamente inespecífico, com dor abdominal não-localizada, febre, calafrios e sintomas variáveis do trato gastrointestinal. Exames laboratoriais são também inespecíficos. Mesmo se a origem for infecção renal, exames de urina poderão estar normais. Hemoculturas são positivas em apenas 25% dos casos, e os agentes mais isolados são a *Escherichia coli* e o *Bacteroides*. O exame de maior importância diagnóstica é a tomografia computadorizada de abdome. O tratamento consiste na drenagem do abscesso e no uso de ATM, com utilização de cefalosporinas de terceira geração + metronidazol. A drenagem pode ser cirúrgica por via retroperitoneal, transperitoneal (menos eficaz) ou, preferencialmente, percutânea.

Abscesso de psoas

Abscesso em músculo psoas é raro, sendo usualmente reflexo de infecção em ureter, pelve renal, coluna vertebral, apêndice ou cólon ascendente. No adulto, a etiologia mais freqüente é a doença de Crohn, embora diverticulite, osteomielite e abscessos intra-abdominais sejam descritos. Na criança, é causado por infecção em partes moles ou traumatismos com disseminação hematogênica do agente microbiológico, destacando-se os estafilococos (75%).[13] O quadro clínico é inespecífico, com dor em fossa ilíaca, quadril ou articulação coxofemoral. O sinal do psoas (dor à extensão e elevação das pernas) é comum, assim como emagrecimento. Febre e leucocitose podem não estar presentes. Nas crianças, sintomas sistêmicos e limitação do movimento de membro inferior do lado acometido são mais comuns que nos adultos. Tomografia computadorizada e ultra-sonografia estão indicadas, embora o diagnóstico diferencial com neoplasia ou hematoma seja difícil. Nesses casos, deve-se realizar a punção da massa guiada por imagem, com envio do material para realização de Gram e culturas. O tratamento deve sempre incluir a drenagem do abscesso (cirúrgica ou percutânea) e o uso de ATM dirigidos ao microorganismo identificado em culturas. Nos abscessos primários, a cobertura para estafilococos é mandatória, com utilização de oxacilina ou clindamicina em associação com cobertura para gram-negativos com amplo espectro. Nos casos de abscessos secundários, ou naqueles em que não é possível a distinção entre primário e secundário, está indicada cobertura antimicrobiana de amplo espectro, com direcionamento após resultados de culturas.

Infecções pancreáticas

Pancreatite aguda e abscesso pancreático

A pancreatite aguda (PA) é, usualmente, processo inflamatório estéril que se manifesta por dor intensa no andar superior do abdome e elevação das enzimas pancreáticas. A maioria dos episódios de pancreatite está relacionada a cálculo biliar e alcoolismo. A infecção do tecido pancreático complica a inflamação pancreática inicial, aumentando a morbimortalidade. Menos comumente, microorganismos infectam o pâncreas diretamente, sem pancreatite aguda associada. Em aproximadamente 80% dos casos, a PA é de leve a moderada gravidade (pancreatite intersticial), com grau mínimo de necrose pancreática e peripancreática. No entanto, 20% dos pacientes apresentam quadro grave associado à necrose tecidual (pancreatite aguda necrosante – PAN), que ocorre precocemente no desenvolvimento do quadro, com freqüência no primeiro dia de doença. Destes, cerca de 25% (ou 5% do total) desenvolverão infecção.[26,36,38]

A distinção entre abscesso pancreático e necrose pancreática infectada pode ser difícil. O abscesso pancreático é uma coleção de pus e de tecido necrosado, circundado por parede fina (cápsula), localizada dentro do parênquima pancreático ou expandindo para o retroperitônio. Está associado à mortalidade em 2% a 5% dos casos. É comum seu surgimento nos casos de PA, após melhora inicial do quadro, e cursa com apresentação indolente, febre persistente, dor abdominal e leucocitose. Alguns pacientes não apresentam febre ou leucocitose. Na PA, os critérios de Ranson modificados por Glasgow são utilizados como preditores de gravidade. A presença de três ou mais fatores de risco, considerando avaliação à admissão hospitalar e após 48 horas, está associada a maior índice de complicações e, geralmente, determina realização de propedêutica de imagem para avaliação de necrose e infecção.[27,37] A tomografia computadorizada contrastada de abdome pode evidenciar redução da captação de contraste nos casos de necrose e, nos casos de infecção, a presença de bolhas ao redor da lesão. Entretanto, o método de escolha para avaliação de infecção é a biópsia com agulha fina guiada por imagem, seguida de exame do aspirado. A presença de ar, dentro de coleções fluidas ou mesmo dentro do pâncreas, sugere abscesso pancreático. A superinfecção pancreática costuma envolver a microbiota gastrointestinal e inclui aeróbios (freqüentemente *E. coli* e *Klebsiella*), anaeróbios estritos e bactérias gram-positivas, como enterococo e estafilococo. Na PA infectada, quando associada à manipulação da via biliar, utilizam-se antimicrobianos com cobertura para *Pseudomonas*. Além da antibioticoterapia, grande parte dos especialistas recomenda o desbridamento local. Embora a descontaminação seletiva seja proposta para o controle da microbiota intestinal, não há evidência científica para essa sugestão. Tendo em vista que a necrose ocorre precocemente, e que nem sempre a tomografia de abdome encontra-se disponível ou irá definir a presença de necrose, e, ainda, que a mortalidade é elevada, sugeriu-se antibioticoterapia preemptiva ou tratamento precoce para todo paciente com PA grave.[21] Embora essa abordagem pareça lógica, merece pelo menos duas considerações: a freqüência da infecção aumenta durante as primeiras 3 semanas de doença, havendo pico na quarta semana, e cerca de um terço dos microorganismos relacionados à infecção não são típicos da microbiota intestinal, a exemplo de *Pseudomonas*, estafilococos e *Candida*, que são mais difíceis de tratar. É possível que a profilaxia selecione organismos que, em ambiente adequado, apresentem supercrescimento e invadam o tecido. O uso universal de ATM não está estabelecido, mas permanece indicado, sabendo-se que a extensão do benefício e o número de pacientes contemplados podem estar superestimados. Quanto à escolha do ATM, recomenda-se que apresente boa penetração no tecido pancreático. Os agentes mais freqüentemente utilizados são: piperacilina-tazobactam, cefalosporinas de terceira e quarta geração (exceto ceftriaxona) ou fluorquinolona em associação com metronidazol, quando não há cobertura para anaeróbio, além dos carbapenens. Nos casos de abscessos pancreáticos, além da abordagem descrita, é fundamental a drenagem percutânea ou cirúrgica.

Infecções do trato biliar

Infecções do trato biliar incluem a vesícula e o ducto biliar comum e estão, freqüentemente, associadas à obstrução do fluxo da bile. A causa mais freqüente de obstrução são cálculos, comumente assintomáticos, e, em seguida, tumores, fibroses pós-cirúrgicas e parasitas. Estase, inflamação e perda dos mecanismos de barreira resultam na infecção da bile, ocasionando complicações graves e, eventualmente, mortais. Os microorganismos que compõem a microbiota intestinal são, freqüentemente, isolados na bile e incluem bastonetes gram-negativos e anaeróbios estritos e, em menor índice, o enterococo. O tratamento definitivo envolve a remoção da obstrução e do material infectado. Nem sempre a antibioticoterapia empírica é necessária. Em alguns casos, como na colecistite não-complicada, o uso de ATM não apresentou impacto sobre o índice de complicações graves, como empiema e abscesso pericolecístico, apesar de reduzir as taxas de bacteriemia e de infecção do sítio cirúrgico. No entanto, é comum o uso de ATM, e freqüentemente se empregam cefalosporinas, piperacilina-tazobactam ou ampicilina-sulbactam. Como já comentado, o enterococo apresenta baixa patogenicidade potencial, e a cobertura dos microorganismos mais agressivos geralmente controla o episódio. Por vezes, recomenda-se a cobertura de anaeróbios estritos com a associação com metronidazol. Naqueles casos complexos e nosocomiais, faz-se necessária a associação de fármacos com acréscimo de aminoglicosídeos, ampicilina ou substituição das cefalosporinas por quinolonas ou carbapenem, com redirecionamento após resultado de culturas e antibiograma. Na colangite, a antibioticoterapia está sempre indicada e contempla os mesmos microorganismos já citados, com tratamento durando 7 dias, nos casos sem bacteriemia, e pelo menos 14 dias, naqueles com bacteriemia.

Infecção de pele e subcutâneo

Infecção de parede abdominal

A infecção de sítio cirúrgico ocorre em aproximadamente 4% das cirurgias limpas e em 35% das contaminadas. Técnica cirúrgica meticulosa evita excesso de lesão tecidual e isquemia, o que, somado à hemostasia adequada e ao uso de ATM no perioperatório (30 minutos antes da incisão), previne a infecção. O diagnóstico de infecção da ferida operatória é clínico. Sintomas incluem febre, eritema localizado, enduração, calor e dor no local da incisão, eventualmente com drenagem de secreção purulenta e deiscência da sutura. Raramente, pode evoluir para fasciite necrosante, que constitui complicação grave, podendo ser letal. A ferida infectada precisa ser aberta, drenada, exposta, irrigada e desbridada. Se houver suspeita de ruptura da fáscia, a drenagem deverá ser feita em sala operatória. Curativos devem sempre ser trocados com técnica asséptica. Infecções superficiais da incisão cirúrgica podem ser tratadas sem o uso de ATM, apenas com drenagem. Nos casos mais graves, especialmente naqueles com evidência de progressão para outros tecidos ou na vigência de sinais sistêmicos, tratamento ATM empírico está indicado, visando à cobertura, principalmente, da microbiota de pele e do sítio envolvido. Devem ser utilizados fármacos de menor espectro que permitem seqüenciamento oral, geralmente cefalosporinas, ampicilina-sulbactam ou quinolonas. ATM tópicos não oferecem vantagem em relação à drenagem e ao desbridamento. Anti-sépticos tópicos, como povidine iodado, devem ser evitados, já que são tóxicos aos fibroblastos. As feridas infectadas são tradicionalmente deixadas abertas e cicatrizam por segunda intenção.

Fasciite necrosante e gangrena de Fournier

O termo fasciite necrosante envolve dois tipos graves de infecção de pele e fáscia, distintos pelos grupos de agentes causadores. No tipo I, pelo menos um agente anaeróbio é identificado (principalmente *Bacteroides* ou *Peptostreptococcus* spp), em combinação com estreptococos (exceto os do grupo A) e enterobactérias, e ocorre após procedimentos cirúrgicos e em pacientes com diabetes ou doenças vasculares periféricas. A infecção tipo II, ou gangrena estreptocócica hemolítica, é causada pelo estreptococo do grupo A, isoladamente ou em associação com outras espécies, como *S. aureus*. Com freqüência, apresenta miosite gangrenosa associada, e em metade dos casos ocorre síndrome do choque tóxico estreptocócico. Ao contrário do tipo I, que acomete pacientes imunocomprometidos ou com doenças crônicas como diabetes, o tipo II ocorre predominantemente em pacientes jovens sem doenças preexistentes. Essas infecções são caracterizadas, clinicamente, pela destruição fulminante dos tecidos, com sinais de toxicidade sistêmica e elevada taxa de mortalidade (21% a 34%).[39] Em diabéticos, são comumente vistas em porções dos membros inferiores e pés, mas podem acometer a região cervical (relacionada a infecções odontológicas) e períneo. Na região perineal, a penetração de microorganismos entéricos na mucosa gastrointestinal ou geniturinária pode causar a gangrena de Fournier. O reconhecimento precoce de fasciite necrosante, seguido de tratamento imediato, é fundamental. O quadro clínico mais freqüente é dor inexplicada, sem sinais aparentes de infecção. Eritema pode estar presente difusamente ou localizado. Após 24 a 48 horas, o quadro evolui para coloração escurecida da pele, associada com bolhas e vesículas. A presença de bolhas indica destruição extensa de tecidos moles como fasciite necrosante e mionecrose, na maioria dos casos, associada a febre e sinais sistêmicos de infecção. Exames laboratoriais são inespecíficos, com leucocitose e desvio acentuado para a esquerda e elevação das creatinocinases séricas e da creatinina. Exames de imagem, como ultra-sonografia, tomografia e ressonância magnética, são mais eficazes quando há presença de gás. Entretanto, podem demonstrar apenas espessamento e edema de partes moles. Hemoculturas são positivas em 60% dos casos no tipo II e menos freqüentemente no tipo I. Quando ocorre bacteriemia, ela é, geralmente, polimicrobiana.[39] Assim sendo, o isolamento de um único microorganismo não deve orientar terapia antimicrobiana direcionada. O tratamento consiste em exploração cirúrgica precoce e agressiva, com desbridamento de tecido necrótico, antimicrobianos e suporte hemodinâmico. Em relação aos antimicrobianos, nas infecções tipo I, a terapia inicial empírica é feita com ampicilina ou ampicilina-sulbactam combinada com clindamicina ou metronidazol. Ampliação da cobertura para bastonetes gram-negativos pode ser necessária para pacientes com história prévia de hospitalização ou uso recente de antimicrobianos, utilizando ticarcilina-clavulanato, piperacilina-tazobactam, fluorquinolona, aminoglicosídeos ou carbapenens. Clindamicina ou metronidazol são essenciais no esquema, a menos que este inclua betalactâmico com inibidor de betalactamase ou carbapenens, uma vez que tais agentes são efetivos contra anaeróbios. Nas infecções tipo II, a clindamicina parece ser superior à penicilina. Embora não haja evidências clínicas, alguns autores sugerem o tratamento com a associação de penicilina G (4 milhões de unidades EV a cada 4 horas) em combinação com clindamicina.

Doença inflamatória pélvica

A doença inflamatória pélvica (DIP) é a infecção comunitária aguda do trato genital superior da mulher, envolvendo útero, tubas uterinas, ovários e, freqüentemente, órgãos pélvicos vizinhos. É iniciada por agente sexualmente transmissível e distinta de infecções pélvicas causadas por procedimentos médicos, gravidez e outros processos primários abdominais. A microbiota vaginal normal das mulheres saudáveis inclui bactérias potencialmente patogênicas (estreptococos, estafilococos, enterobactérias e anaeróbios), mas habitualmente em número menor que os lactobacilos. Entretanto, situações de alterações hormonais (como gravidez e uso de estrogênio), uso de métodos contraceptivos e atividade sexual podem causar desequilíbrio da microbiota normal, o que, associado aos distúrbios da função do canal endocervical, pode levar à introdução de bactérias vaginais no trato genital superior, causando DIP. Os principais agentes responsáveis pela fase inicial da infecção são *Neisseria gonorrhoeae* e *Chlamydia trachomatis*. Com a evolução, ocorre infecção polimicrobiana. Por apresentar espectro amplo de infecções, na DIP não existe método diagnóstico padrão ouro, e o julgamento clínico é de fundamental importância. Dor abdominal baixa é a principal queixa, freqüentemente com piora durante ou após a menstruação, associada a dispareunia, sangramento vaginal e febre. Não são incomuns episódios de DIP subclínicos. No exame físico, é freqüente dor à palpação de região abdominal inferior, embora dor em andar superior possa ser observada, relacionada à periepatite (síndrome de Fitz-Hugh-Curtis). Exame ginecológico com descarga endocervical purulenta é altamente sugestivo de DIP. O toque retovaginal pode auxiliar a detecção do sítio de infecção. A presença de alterações unilaterais em tubas uterinas ou ovários deve motivar investigação para implantes endometriais ou abscesso tubovariano, complicando a DIP. Outros exames recomendados são teste de gravidez, leucometria, PCR, Gram e exame a fresco de descarga cervical, pesquisa de *N. gonorrhoeae* e *C. trachomatis*, sorologia para HIV, hepatite B, hepatite C e sífilis, laparoscopia (principalmente naquelas pacientes com suspeita de outros diagnósticos diferenciais e que não respondem ao tratamento inicial de DIP), ultra-sonografia transvaginal e biópsia de endométrio para pesquisa de células plasmáticas. Atualmente, a melhor abordagem consiste em iniciar o tratamento empírico de DIP naquelas pacientes com exame clínico sugestivo, fatores de risco consistentes e teste de gravidez negativo. Segundo o CDC,[8] é necessário um ou mais dos seguintes achados para o estabelecimento do diagnóstico: evidências histológicas de endometrite, exame de imagem revelando coleção líquida em tubas uterinas, com ou sem líquido livre peritoneal ou complexo tubovariano, e alterações à laparoscopia consistentes com DIP (eritema tubário, edema, adesão, exsudato purulento, fibrose ou líquido em fundo de saco). Mesmo pacientes com achados mínimos de DIP devem ser tratadas precocemente, devido à elevada freqüência de complicações tardias. A maioria, no entanto, pode receber tratamento ambulatorial. Indica-se internação apenas nos casos de emergências cirúrgicas, gravidez, falência, toxicidade ou não adesão ao tratamento ambulatorial, presença de outras co-morbidades, abscessos pélvicos ou imunocomprometimento. As opções são cefoxitina intravenosa + doxiciclina; cefoxitina + probenicida + doxiciclina; clindamicina + gentamicina intravenosos; ceftriaxona intramuscular dose única + doxiciclina oral; ofloxacina ou levofloxacina + metronidazol; ampicilina-sulbactam + doxiciclina, todos usados até completar 24 horas após melhora clínica, seguidos de doxiciclina oral até completar 14 dias.

Mesmo com tratamento adequado, as complicações são freqüentes, sendo infertilidade, gravidez ectópica e dor pélvica crônica, as mais comuns.

Candidíase abdominal

No tratamento da candidíase invasiva, de acordo com as diretrizes da Sociedade de Doenças Infecciosas da América,[29] os azoles, as equinocandinas ou as anfotericinas são opções eficazes; entretanto, a escolha do melhor agente ainda é motivo de controvérsia. Como testes de susceptibilidade para fungos não são habitualmente disponíveis, deve-se considerar a espécie da *Candida* isolada (perfil de sensibilidade previsto para cada espécie), a toxicidade das drogas, a disfunção de órgãos (principalmente rins e fígado), assim como exposição prévia a algum antifúngico devido à seleção de resistência. Na candidemia, o tratamento é sempre recomendado. As opções terapêuticas são anfotericina (0,5 a 0,6mg/kg/dia), fluconazol (oral ou intravenoso, 400 a 800mg/dia), caspofungina ou voriconazol. Além do tratamento antifúngico, são desejáveis retirada de cateteres vasculares, exame oftalmológico para excluir endoftalmite e propedêutica para pesquisa de foco profundo, com ultra-sonografia de abdome. Propõe-se que a duração do tratamento seja de, pelo menos, 14 dias após a última hemocultura positiva e a resolução do quadro clínico. Para isso, até a negativação das culturas, deve-se realizar hemoculturas a cada 72 horas. Na candidíase hepatoesplênica, ou crônica disseminada, recomenda-se, usualmente, a anfotericina ou o fluconazol. Alguns autores indicam curso curto de anfotericina, de 1 a 2 semanas, seguida de fluconazol oral em curso prolongado (geralmente de 3 a 6 meses), até a calcificação ou resolução das lesões, particularmente naqueles pacientes em uso de quimioterápicos ou imunossupressores.

As principais orientações terapêuticas para infecções abdominais mais comuns, de acordo com a topografia, estão apresentadas nos Quadros 16.4 e 16.5.

Quadro 16.4 ▶ Esquemas de antimicrobianos em infecções abdominais

Tipo de terapia	Infecções leves a moderadas	Infecções graves
Agentes únicos		
betalactâmico + inibidor de betalactamase	ampicilina-sulbactam[1] ticarcilina-ácido clavulânico	piperacilina-tazobactam
carbapenens	ertapenem	imipenem, meropenem
glicilciclina[2]	tigeciclina	
Regimes combinados		
com cefalosporinas	cefazolina ou cefuroxima + metronidazol	cefalosporina de terceira ou quarta geração (cefotaxima, ceftriaxona, ceftazidima ou cefepima) + metronidazol
com aminoglicosídeos	gentamicina + metronidazol	gentamicina + betalactâmicos + metronidazol
com fluorquinolonas	ciprofloxacina, levofloxacina, moxifloxacina combinados com metronidazol	ciprofloxacina + metronidazol
com monobactam		aztreonam + metronidazol

Nota: (1) não cobre *Pseudomonas*; (2) nova classe antimicrobiana, derivada das tetraciclinas, usada como monoterapia empírica de cobertura ampla (gram-positivos e negativos, exceto *Pseudomonas aeruginosa*, atípicos e anaeróbios).

Quadro 16.5 ▶ Principais esquemas terapêuticos das infecções intra-abdominais

Sítio de infecção	Esquemas terapêuticos	Esquemas alternativos	Observação
Peritonite primária	Cefotaxima ou ceftriaxona	Ampicilina-sulbactam Quinolona de terceira geração (moxifloxacina ou levofloxacina)	Repetir paracentese propedêutica 48 horas após o início do tratamento Profilaxia: norfloxacina (400mg/dia) ou ciprofloxacina (750mg/semana). Se hemorragia digestiva alta em cirrótico: norfloxacina 400mg 2x ao dia por 7 dias
Peritonite relacionada à CAPD[1]	Cefalotina + gentamicina Cefazolina + ceftazidima Alguns utilizam cefalosporina de terceira geração não-*Pseudomonas*	Cefepima ou ceftazidima + vancomicina	
Peritonite secundária	Piperacilina-tazobactam, ampicilina-sulbactam, ertapenem, tigeciclina, fluorquinolona + metronidazol	Imipenem ou meropenem, metronidazol + ciprofloxacina ± vancomicina + ou ampicilina	
Peritonite terciária	Imipenem ou meropenem + vancomicina, associados ou não a antifúngicos, polimixina ou sulfametoxazol-trimetoprim		
Peritonite tuberculosa	Rifampicina (6 meses) + isoniazida (6 meses) + pirazinamida (2 meses)		
Perfuração esofagiana	Penicilina cristalina + gentamicina + metronidazol; clindamicina + gentamicina	Se mediastinite complicada (ampliação de espectro): ciprofloxacina + metronidazol; cefepima + metronidazol; carbapenem	
Candidíase esofágica ou gástrica	Fluconazol	Anfotericina	Nistatina tópica pode ser usada em infecções esofágicas em pacientes imunocompetentes
Infecção esofágica por HSV[2]	Aciclovir	Famciclovir, valaciclovir	
Infecção esofágica ou gástrica por CMV[3]	Ganciclovir		
Úlcera péptica perfurada	Ampicilina + metronidazol + cefalosporina de terceira geração ou fluorquinolona ou aminoglicosídeos		Nos casos de identificação de *H. pylori*, tratar esta infecção
Infecção por *H. pylori*	Amoxicilina + claritromicina + inibidor de bomba de prótons	Metronidazol + claritromicina + inibidor de bomba de prótons ou bismuto + metronidazol + tetraciclina + inibidor de bomba de prótons	
Apendicite aguda	Aminoglicosídeos ou cefalosporinas de terceira geração + metronidazol ou betalactâmicos + inibidores de betalactamases	Imipenem ou meropenem ou ertapenem ou tigeciclina	
Diverticulite aguda	Aminoglicosídeos ou cefalosporinas de terceira geração + metronidazol ou piperacilina-tazobactam	Imipenem ou meropenem ou ertapenem ou tigeciclina	

Quadro 16.5 ▶ Principais esquemas terapêuticos das infecções intra-abdominais (*continuação*)

Sítio de infecção	Esquemas terapêuticos	Esquemas alternativos	Observação
Tiflite	Imipenem ou piperacilina + tazobactam ou cefepima + metronidazol + fluconazol		
Colite pseudomembranosa	Metronidazol VO ou vancomicina VO	Metronidazol IV + enema com vancomicina	
Abscessos intra-abdominais	Cefoxitina (indução de resistência) ou ceftriaxona ou gentamicina + metronidazol/clindamicina, ou ampicilina-sulbactam	Piperacilina-tazobactam ou metronidazol + aminoglicosídeo ou carbapenem (imipenem ou meropenem)	
Abscesso hepático	Metronidazol + cefalosporinas de terceira geração ou fluorquinolonas; piperacilina-tazobactam; ampicilina-sulbactam; ticarcilina-clavulanato ou carbapenems		Indicada drenagem percutânea ou cirúrgica
Abscesso esplênico	Cefalosporina de terceira geração + clindamicina ou oxacilina isolada, quando houver maior probabilidade de infecção por gram-positivo	Se paciente imunossuprimido, considerar antifúngicos	Indicada drenagem percutânea ou cirúrgica.
Abscesso retroperitoneal	Cefalosporina de terceira geração + metronidazol		Indicada drenagem percutânea ou cirúrgica
Abscesso de psoas	Se primário: cobertura para gram-positivo (clindamicina ou oxacilina); se secundário: cobertura ampla		Indicada drenagem percutânea ou cirúrgica
Pancreatite aguda e abscesso pancreático	Piperacilina-tazobactam, cefalosporinas de terceira e quarta gerações (exceto ceftriaxona) ou fluorquinolona + metronidazol	Imipenem ou meropenem	Nos casos de abscesso pancreático, a abordagem cirúrgica é fundamental
Infecções de vias biliares	Cefalosporinas de terceira geração ou ciprofloxacina + metronidazol ou piperacilina-tazobactam ou ampicilina-sulbactam	Aminoglicosídeos + ampicilina + metronidazol ou imipenem ou meropenem	Cobertura inicial de enterococo em pacientes idosos ou com infecções graves Se colestase: substituir ceftriaxona por cefotaxima
Infecção de parede abdominal	Cefazolina (pós-operatório de cirurgia limpa)	Gentamicina + metronidazol ou cefalosporinas/quinolona + metronidazol	
Fasciite necrosante e gangrena de Fournier	Ampicilina ou ampicilina-sulbactam + aminoglicosídeos + clindamicina ou metronidazol	Ticarcilina-clavulanato ou piperacilina-tazobactam ou fluorquinolona + metronidazol/clindamicina ou carbapenens	
Doença inflamatória pélvica	Cefoxitina + doxiciclina; cefoxitina + probenicida + doxiciclina; clindamicina + gentamicina; ceftriaxona intramuscular dose única + doxiciclina; ofloxacina ou levofloxacina + metronidazol; ampicilina-sulbactam + doxiciclina		Nos casos de medicação IV, usar por 24 horas até melhora clínica; a seguir, doxiciclina VO até total de 14 dias de tratamento
Candidíase abdominal ou sistêmica	Fluconazol ou anfotericina	Caspofungina ou voriconazol	Se forma hepatoesplênica crônica: usar por até 6 meses ou até resolução radiológica das lesões Na candidemia: repetir hemocultura a cada 72 horas até negativação, e a partir da última hemocultura positiva, usar por 14 dias

Nota: (1) CAPD: diálise peritoneal ambulatorial contínua; (2) HSV: vírus herpes simples; (3) CMV: citomegalovírus.

REFERÊNCIAS BIBLIOGRÁFICAS

1. Ablij H, Meinders A. C-reactive protein: history and revival. *Eur J Intern Med* 2002; *13*(7):412.
2. Alvarez JA, Gonzalez JJ, Baldonero RF *et al.* Single and multiple pyogenic liver abscess: etiology, clinical course and outcome. *Dig Surg* 2001; *18*(4):283-8.
3. Bartlett JG. Clinical practice. Antibiotic-associated diarrhea. *N Engl J Med* 2002; *346*:334-9.
4. Bartlett JG. Intra-abdominal sepsis. *Med Clin North Am* 1995; *79*:599.
5. Bartlett JG, Tedesco FJ, Shull S, Lowe B, Chang T. Symptomatic relapse after oral vancomycin therapy antibiotic-associated pseudomembranous colitis. *Gastroenterol* 1980; *78*:431.
6. Betts RF, Chapman SW, Penn RL. *A practical approach to infectious diseases*. 5ed. Philadelphia: Lippincott Williams & Wilkins, 2003; 1202p.
7. Bouza E, Munoz P, Alonso R. Clinical manifestations, treatment and control of infections caused by *Clostridium difficile*. *Clin Microbiol Infect* 2005; *11*(Suppl4):57-64.
8. Centers for Disease Control and Prevention. Sexually transmitted diseases treatment guidelines 2002. *MMWR Recomm Rep* 2002; *51*(RR6):1-78.
9. Clinical and Laboratory Standards Institute. Performance standards for antimicrobial susceptibility testing; Seventeenth Informational Supplement. CLSI document M100-S17. Pennsylvania, USA, 2007.
10. Clyne B, Olshaker JS. The C-reactive protein. *J Emerg Med* 1999; *17*(6):1019-25.
11. Comissão de Controle de Infecção Hospitalar do Hospitalar do Hospital das Clínicas da UFMG. *Guia de utilização de antimicrobianos e recomendações para prevenção de infecções hospitalares*. 1ed., Belo Horizonte, 2005.
12. Delmeé M. Laboratory diagnosis of *Clostridium difficile* disease. *Clin Microbiol Infect* 2001; 7(8):411-6.
13. Desandre AR, Cottone FJ, Evers ML. Iliopsoas abscess: Etiology, diagnosis and treatment. *Am Surg* 1995; *61*:1087-91.
14. Freeman SR, McNally PR. Diverticulitis. *Med Clin North Am* 1993; 77(5):1149-67.
15. Garcia-Tsao G. Current management of the complications of cirrhosis and portal hypertension: variceal hemorrhage, ascites, and spontaneous bacterial peritonitis. *Gastroenterology* 2001; 1220:726.
16. Gorbach SL. Intra-abdominal infections. *Clin Infec Dis* 1993; 17(6):961-5.
17. Gorbach SL. Treatment of intra-abdominal infections. *J Antimicrob Chemother* 1993; *31*(Suppl. A):67-78.
18. Graham DY. Therapy of *Helicobacter pylori*: current status and issues. *Gastroenterology* 2000; *118*(Suppl.1):S2-S8.
19. Keane WF, Bailie GR, Boeschoten E *et al.* International Society for Peritoneal Dialysis. Adult peritoneal dialysis-related peritonitis treatment recommendations: 2000 update. *Perit Dial Int* 2000; *20*(4): 396-411.
20. Kritsk A, Conde M, Souza GM. *Tuberculose: do ambulatório à enfermaria*. 3ed. São Paulo: Ed. Atheneu, 2005, 259p.
21. Lankisch PG, Lerch MM. The role of antibiotic prophylaxis in the treatment of acute pancreatitis. *J Clin Gastroenterol* 2006; *40*(2):149-55.
22. Liu KY, Shyr YM, Su CH *et al.* Splenic abscess: A changing trend em treatment. *S Afr J Surg* 2000; *38*:55-7.
23. Mandell GL, Bennett JE, Dolin R. *Principles and practice of infectious diseases*. 6ed. Ed. Elsevier, 2005, 3661p.
24. McClean KL. Intra-abdominal infection: a review. *Clin Infect Dis* 1994; *19*:100.
25. Miller M. A guide to specimen management in clinical microbiology. 2ed. ASM Press, 1999.
26. Mitchell RM, Byrne MF, Baillie J. Pancreatitis. *Lancet* 2003; *361*(9367):1447-55.
27. Nathens AB, Curtis JR, Beale RJ *et al.* Management of the critically ill patient with severe acute pancreatitis. *Crit Care Med* 2004; *32*(12):2524-35.
28. Ooi LL, Leong SS. Splenic abscesses from 1987 to 1995. *Am J Surg* 1997; *174*:87-93.
29. Pappas PG, Rex JH, Sobel JD *et al.* Infectious disease of America. Guidelines for treatment of candidiasis. *Clin Infect Dis* 2004; *38*(2):161-89.
30. Parker JS, Vukov LF, Wollan PC. Abdominal pain in the elderly: use of temperature and laboratory testing to screen for surgical disease. *Fam Med* 1996; *28*(3):193-7.
31. Rimola A. Diagnosis, treatment and prophylaxis of spontaneous bacterial peritonitis: a consensus document. *J Hepatol* 2000; *32*:142.
32. Roehrborn A, Thomas L, Potreck O *et al.* The microbiology of postoperative peritonitis. *Clin Infect Dis* 2001; *33*(9):1513-9.
33. Seebach JD, Morant R, Ruegg R, Seifert B, Fehr J. The diagnostic value of the neutrophil left shift in predicting inflammatory and infectious disease. *Am J Clin Pathol* 1997; *107*(5):582-91.
34. Simor AE, Scythes K, Meaney H, Louie M. Evaluation of the BacT/Alert microbial detection system with FAN aerobic and FAN anaerobic bottles for culturing normally sterile body fluids other than blood. *Diagn Microbiol Infect Dis* 2000; *37*(1):5-9.
35. Solomkin JS, Mazuski JE, Baron O *et al.* Guidelines for selection of anti-infective agents for complicated intra-abdominal infections. *Clin Infect Dis* 2003; *37*(8):997-1005.
36. Steinberg W, Tenner S. Acute pancreatitis. *N Engl J Med* 1994; *330*(17):1198-210.
37. Tenner S. Initial management of acute pancreatitis: critical issues during the first 72 hours. *Am J Gastroenterol* 2004; *99*(12):2489-94.
38. Whitmb DC. Acute pancreatitis. *N Engl J Med* 2006; *354*(20):2142-50.
39. Wong CH, Chang HC, Pasupathy S *et al.* Necrotizing fasciitis: clinical presentation, microbiology, and determinants of mortality. *J Bone Joint Surg Am* 2003; 85-A(8):1454.

17

Terapia Nutricional no Abdome Agudo

Maria Isabel Toulson Davisson Correia

INTRODUÇÃO

Abdome agudo é conceituado como todo quadro clínico abdominal, de início súbito ou de evolução progressiva, que necessita definição diagnóstica e conduta terapêutica urgentes.[53] Sua etiologia é variada, e ele acomete tanto indivíduos previamente sadios como aqueles já portadores de enfermidades crônicas. Do ponto de vista nutricional, esse aspecto é importante na avaliação desses enfermos, na medida em que aqueles indivíduos já previamente acometidos por outras doenças apresentam maior risco de alterações nutricionais. Neste sentido, a desnutrição poderá estar associada e, com isso, contribuir com o aumento da morbimortalidade cirúrgica. Assim sendo, a avaliação do estado nutricional deverá ser parte da rotina de admissão desses pacientes. Perante o diagnóstico nutricional e diante do tratamento a que o doente se submeterá, deve-se avaliar a necessidade de terapia nutricional. Se assim for, deve-se ponderar qual a melhor opção a ser indicada: via oral modulada e suplementada, nutrição enteral e/ou nutrição parenteral. Este aspecto é importante, até mesmo porque a opção pela melhor via de acesso pode ter de ser tomada durante o ato operatório. Além disso, indivíduos previamente sadios submetidos, em caráter de urgência, a grandes procedimentos cirúrgicos podem beneficiar-se de nutrição enteral precoce, com intuito de modulação metabólica.

A escolha da terapia nutricional, assim como o monitoramento adequado, seguindo protocolos específicos, em muito contribui para minimizar as possíveis complicações associadas a essa terapêutica.

ESTADO NUTRICIONAL

O estado nutricional de um ser humano é determinado pelo balanço entre o que ele ingere e o que ele gasta. A dieta saudável e balanceada proporciona oferta suficiente de nutrientes para a manutenção do equilíbrio nutricional do organismo, desde que não existam outras perdas que não as fisiológicas. Um indivíduo doente, quase sempre, sofre modificações em seu metabolismo basal, não só pela própria doença, como também pelo tratamento efetuado. Essa situação pode determinar diminuição da ingestão de alimentos ou até mesmo levar ao jejum. Esse quadro é acompanhado, em geral, por aumento das necessidades nutricionais, podendo coexistir utilização alterada desses substratos, caracterizando um desequilíbrio metabólico. Existe, conseqüentemente, na doença, enorme potencial de alteração da composição corporal e das funções orgânicas do indivíduo.[16] Esse estado é denominado desnutrição.

A desnutrição é também classificada como aguda, representada por proteólise acentuada e edema generalizado secundário à perda de proteínas corporais, ou crônica, quando há perda predominantemente de depósitos de gordura. Waterlow[64] definiu a desnutrição como primária (como em desgraças comunitárias de fome), em que a deficiência nutricional é decorrente da falta de alimentos, ou secundária (como na doença), quando o tipo e a duração do insulto são a causa principal do quadro. Independentemente de a desnutrição ser aguda ou crônica, a presença desse estado carencial induz o surgimento de disfunções orgânicas, alteração de testes sanguíneos bioquímicos, diminuição da massa corporal total e maior incidência de complicações e mortalidade. Contudo, a desnutrição aguda é muito mais grave em termos de evolução, uma vez que o organismo não consegue desenvolver mecanismos de adaptação imediatos. Assim, pacientes desnutridos apresentam morbimortalidade elevada, principalmente quando são submetidos a tratamento cirúrgico. Há mais de 60 anos, Studley e Hiren[60] mostraram que pacientes portadores de úlceras duodenais, submetidos a tratamento cirúrgico, apresentavam taxas de mortalidade maiores quando perdiam mais de 20% de seu peso habitual no pré-operatório (33% contra 3,5%). Segundo os autores, não só os pacientes com úlceras perfuradas, ou aqueles com hemorragia grave, mas também os que tinham perdido grande quantidade de peso apresentaram maiores complicações operatórias. Em decorrência dessa observação, os autores sugeriram, então, que esses indivíduos deveriam receber preparo mais cuidadoso no pré-operatório com intuito de salvar um número maior de pacientes.

Os pacientes desnutridos apresentam de duas a 20 vezes mais complicações do que os nutridos.[13,39] Pacientes com desnutrição grave tiveram índices de complicações de 42%, enquanto aqueles com desnutrição moderada apresentaram 9%.[23] Weinsier *et al.*[65] mostraram que pacientes desnutridos tiveram índice de mortalidade três vezes superior ao observado nos nutridos. Seltzer *et al.*[55] registraram que doentes com perda de peso acima de 4,5 quilos tiveram aumento na mortalidade de 19 vezes.

No Brasil, o IBRANUTRI[61] evidenciou que pacientes desnutridos apresentaram incidência de complicações significativamente aumentada, quando comparados com os nutridos (27% *versus* 16,8%). O tempo de internação hospitalar foi maior no grupo de pacientes desnutridos (16,7 dias *versus* 10,1 dias), e a mortalidade também foi superior em pacientes desnutridos (12,4% *versus* 4,7%).

A desnutrição, em pacientes hospitalizados, é conseqüência de diversos fatores: deficiências nutricionais prévias devido a problemas sócio-econômicos e/ou decorrentes da própria doença; tipo de medicações usadas previamente; tempo de permanência hospitalar; problemas psicológicos; longos períodos de jejum parcial ou total para a realização de propedêutica; falta de reconhecimento por parte das equipes médicas responsáveis em relação às necessidades nutricionais e à importância da terapia nutricional.

A freqüência de desnutrição em pacientes hospitalizados pode variar de 10% a 50%.[1,3,17,28,61] Esta grande variação deve-se, talvez, à dificuldade de definir e avaliar o estado nutricional de indivíduos, não só pelas diversas técnicas de avaliação nutricional disponíveis, como também pelas diferentes populações estudadas. Contudo, o mais importante é saber que a desnutrição hospitalar está relacionada a maior número de complicações e mortalidade.

AVALIAÇÃO NUTRICIONAL

Existem diversas maneiras de se realizar a avaliação nutricional, sem que, no entanto, exista a técnica considerada padrão ouro, ou seja, aquela que apresente altas sensibilidade e especificidade. Na realidade, a avaliação nutricional ideal ainda não foi definida, talvez devido à complexidade das variações individuais em relação à composição corporal e à resposta de cada indivíduo às doenças e às situações de estresse. Dever-se-ia, porém, preferir, como a técnica mais adequada, aquela que fosse prática, fácil de ser realizada pela maioria dos analisadores, não fosse invasiva, não demandasse aparelhos, pudesse ser realizada à beira do leito e tivesse sensibilidade e especificidade apropriadas.[18]

O objetivo da avaliação nutricional é diagnosticar o estado nutricional e identificar pacientes com risco aumentado de complicações devido seu estado carencial e, conseqüentemente, criar opções pré-operatórias e pós-operatórias para diminuir a morbidade e a mortalidade.[48] Até recentemente, as medidas antropométricas, como peso, altura, pregas cutâneas e circunferências musculares, assim como os testes bioquímicos (principalmente, albumina e linfócitos), eram amplamente usadas como forma de avaliar o estado nutricional. No entanto, esses métodos apresentam diversas desvantagens, como as que posteriormente mencionaremos, tornando necessário o desenvolvimento de técnicas que pudessem ser mais confiáveis para melhor diagnóstico do estado nutricional. Assim, a avaliação do estado nutricional deve ser feita por meio de abordagem multivariada e essencialmente clínica.

A técnica de avaliação global subjetiva[23] é sinônimo de método de avaliação nutricional essencialmente clínico. Para tal, por meio de anamnese realizada com o paciente, obtém-se história clínica completa, na qual tem grande significado a valorização da moléstia atual e da progressão de perda de peso do doente. Ainda de acordo com essa técnica, a existência de alterações do apetite, a presença de manifestações gastrointestinais e as mudanças da capacidade funcional são fatores relevantes que interferem no estado nutricional e que devem ser pesquisados.

Antropometria

A perda de peso involuntária tem sido correlacionada com estado nutricional deficiente e morbidez e mortalidade aumentadas, principalmente quando superior a 10% do peso usual.[59] A perda de mais de um terço do peso usual, por outro lado, está relacionada com morte iminente. No entanto, nem sempre é possível determinar a perda de peso de maneira exata. Morgan *et al.*[46] mostraram que a acurácia da avaliação da perda de peso por meio da anamnese foi de 0,67, e que o poder preditivo foi de 0,75. Estes dados indicam que 33% daqueles pacientes que tinham perdido peso não foram identificados e que 25% daqueles pacientes estáveis em seu peso foram diagnosticados como tendo perdido peso. Assim, a informação sobre a perda de peso, isoladamente, poderá não ter significado nutricional, uma vez que sofre a influência de vários outros fatores. Essencialmente, o conhecimento, por parte do paciente, de seu peso habitual prévio e as alterações da composição hídrica corporal são os fatores de confusão mais comuns.

Por meio do peso e da altura, obtém-se o índice de massa corporal – IMC (peso/altura^2). A faixa situada entre 18 e 25kg/m^2 é considerada segura em relação ao risco de desenvolvimento de doenças associadas ao estado nutricional. O IMC entre 14 e 15kg/m^2 está associado a alta taxa de mortalidade.[34]

A medida das pregas cutâneas constitui parâmetro razoável da quantidade de gordura corporal total. A técnica é fácil e barata. A maior crítica a essas medidas refere-se à grande variabilidade que apresentam, de acordo com quem as executa, salientando a importância de ser realizada por pessoa bem treinada. Outras críticas são que a medida das pregas cutâneas oferece dados de compartimentos corporais, enquanto que o efeito das doenças é determinado por função tecidual, ou seja, essas medidas podem representar boa correlação entre esses dois segmentos em indivíduos sadios, mas não em doentes.

A medida da circunferência do braço é realizada com uso de fita métrica maleável convencional. Essa medida, quando usada em uma fórmula, em conjunto com a medida da prega cutânea tricipital, dá o valor da circunferência muscular do braço e da área muscular. Esse dado fornece, também, por aproximação, o conteúdo da massa magra corporal, já que a musculatura esquelética representa 60% do conteúdo total de proteína corporal. Essa informação é importante porque a musculatura esquelética é a principal fonte fornecedora de aminoácidos em períodos de estresse e jejum. Considera-se significativo o valor abaixo do percentil 10 de uma única medida de área muscular do braço ou, então, da medida da circunferência abaixo do percentil 5.[59]

Além das dificuldades salientadas sobre as medidas de pregas e circunferências, a comparação dos dados encontrados é feita com tabelas de percentis geradas por estudos populacionais podendo, assim, classificar um indivíduo de maneira errônea do ponto de vista nutricional, caso este se encontre fora do padrão esperado, apenas por apresentar biótipo diferente.

Testes bioquímicos

Os testes bioquímicos mais utilizados são a contagem total de linfócitos (valorizando-se como significativo)e número inferior a 1.500cel/mm^3, a dosagem de albumina sérica (valores inferiores a 3,5g/dL são sugestivos de desnutrição). A dosagem de transferrina (inferior a 200mg/dL), a pré-albumina, o retinol ligado à albumina e o colesterol também têm sido usados para diagnóstico do estado nutricional. Todos esses dados, contudo, podem estar alterados em outras doenças que não apenas desnutrição, como neoplasias, doenças auto-imunes, hepatopatias e nefropatias. O valor da albumina, apesar de ser um dado pobre para o diagnóstico do estado nutricional, constitui, todavia, marcador do estado inflamatório e, por conseguinte, aponta para a possibilidade de complicações e de mortalidade.

Avaliação global subjetiva

Nos últimos anos, a avaliação global subjetiva (AGS)[59] ganhou adeptos por favorecer a avaliação do estado nutricional por meio de abordagem ampla. A história clínica é realizada de maneira convencional, salientando-se a moléstia atual, o tempo de evolução, as manifestações gastrointestinais associadas às alterações de peso e de ingestão de alimentos, assim como mudanças na capacidade funcional, ou seja, se o indivíduo continua exercendo suas atividades habituais, se as diminuiu ou se está acamado. Detski *et al.*[23] mostraram, claramente, a positividade de concordância do diagnóstico do estado nutricional, entre examinadores treinados, usando a AGS. Houve índice de acerto de 91% entre dois observadores avaliando o mesmo paciente. No IBRANUTRI,[61] a AGS foi usada como instrumento para realizar a avaliação nutricional de 4.000 pacientes internados em hospitais do Brasil, após o resultado do estudo piloto ter demonstrado concordância do diagnóstico nutricional de 87% entre examinadores.

A AGS deve abordar perda de peso involuntária nos últimos 6 meses e nas 2 semanas anteriores à entrevista, assim como a maneira como esta ocorreu. Considera-se pequena a perda de peso de menos que 5%, potencialmente significativa entre 5% e 10% e definitivamente significativa acima de 10%. No entanto, a maneira como a perda ocorreu é dado também relevante. Desse modo, um paciente que tenha perdido 20% de seu peso habitual nos últimos 6 meses, mas que tenha conseguido recuperar pequena parte nos 15 dias que antecederam a avaliação, desde que não haja sinais de edema, é visto como tendo provável melhor estado nutricional que um paciente que nas 2 semanas prévias continua a perder peso. De sorte que é possível encontrar doentes com perdas de peso importantes, mas com ganho ou até mesmo recente estabilização de peso, sendo considerados nutridos. Por outro lado, outros doentes com perdas quantitativas menos significativas, mas ocorridas abruptamente, podem ser diagnosticados como desnutridos.

O segundo parâmetro a ser analisado é a história de ingestão alimentar em relação à habitual do paciente, considerando como base: jejum, dieta líquida, dieta líquida completa, dieta sólida em quantidade inferior à habitual e, finalmente, dieta habitual. O período em que as mudanças de hábito alimentar ocorreram é um dado de valor, uma vez que um paciente, por exemplo, em dieta líquida, sem suplementação nutricional, por mais de 7 dias, seguramente, não está recebendo as necessidades nutricionais que demanda. Assim, esse doente estará com seu balanço energético negativo, com conseqüente probabilidade de estar se desnutrindo.

Questiona-se, posteriormente, sobre a presença de manifestações gastrointestinais, tais como anorexia, náuseas, vômitos e diarréia, tendo como resultado significativo a presença de qualquer um deles por período superior a 15 dias. Na vigência de diarréia e vômitos, além de o paciente não conseguir ingerir a dieta adequada, sofre também perdas de nutrientes. As probabilidades de desnutrição em pacientes que apresentam essas alterações são significativas.

A capacidade funcional deverá ser o próximo item analisado. Ela é avaliada em termos de atividades físicas. Pergunta-se ao paciente se ele tem conseguido exercer suas atividades físicas habituais, como trabalhar e executar serviços domésticos e/ou exercícios físicos. Se a resposta for afirmativa, deve-se questionar se a intensidade dessa atividade tem sido semelhante à do período que antecede a doença ou se está alterada. Em outras situações, os pacientes encontram-se acamados e, desde que isto ocorra não por incapacidade motora, mas por fraqueza ou cansaço, provavelmente existe associação com incapacidade funcional. Sabe-se que, muito antes de alterações antropométricas ocorrerem, existem mudanças funcionais decorrentes de desnutrição, como, por exemplo, diminuição de força muscular.

Valoriza-se, finalmente, a doença atual do paciente no que diz respeito às demandas metabólicas. A presença de infecção e trauma está, em geral, relacionada a taxas de metabolismo aumentadas. O câncer, por sua vez, poderá ou não representar aumento de metabolismo. Os tumores da boca, podem interferir com a deglutição.

O exame físico deverá averiguar três dados básicos: perda de tecido subcutâneo no nível da região do tríceps e da região subescapular, perda de massa muscular dos quadríceps e deltóides e presença de edema de tornozelo e na região sacral, assim como ascite.

O diagnóstico do estado nutricional é baseado na história clínica, na doença principal do doente e no exame físico simplificado. Assim, o paciente é classificado como: (A) nutrido, (B) moderadamente ou potencialmente desnutrido e (C) desnutrido grave.

TERAPIA NUTRICIONAL

A indicação de terapia nutricional é baseada no estado nutricional do doente e na magnitude da operação. Logo, grande número de pacientes com abdome agudo e com estado nutricional adequado não necessitará de terapia nutricional especializada, podendo receber dieta oral, o mais precocemente possível. Por outro lado, pacientes desnutridos, principalmente quando classificados como graves, devem ser tratados precocemente, sendo a via de administração dependente do quadro clínico. Além disso, enfermos submetidos a grandes procedimentos também se beneficiarão de dieta oferecida precocemente por via enteral, no intuito de modular a resposta orgânica. Antes do início da terapia nutricional, devem ser calculadas as necessidades nutricionais.

Nos últimos anos, é grande a controvérsia sobre a melhor maneira de estimar o gasto calórico, principalmente do paciente crítico. O uso da fórmula de Harris-Benedict,[62] corrigida pelos fatores de Long *et al.*,[41] foi indicado por muito tempo. No entanto, após inúmeros estudos realizados com calorimetria indireta,[4,42] pôde-se observar que, em geral, essa técnica superestima as necessidades calóricas.

Atualmente, tem-se indicado o uso da chamada fórmula rápida, tomando-se como base 25 a 30kcal por quilo de peso atual.[51] Indica-se a utilização do peso atual para aqueles pacientes cujo índice de massa corporal (IMC) está entre 20 e 25kg/m^2. O peso habitual está indicado em pacientes grávidas ou aqueles com edema prévio. Restringe-se o uso do peso ideal ajustado apenas para pacientes obesos, com IMC superior a 25kg/m^2.

A calorimetria indireta é dispendiosa, e nem sempre disponível na maioria dos hospitais. Por isso, deve ser indicada em: (a) pacientes que não respondem ao tratamento com cálculos estimados; (b) pacientes com insuficiência multiorgânica em terapia nutricional prolongada; (c) pacientes com insuficiência respiratória aguda em ventilação artificial, particularmente durante o desmame do respirador.[22]

As necessidades protéicas do paciente cirúrgico oscilam entre 1,5 e 2,0g/kg/dia, de acordo com a condição clínica e o estado catabólico.[24,33] Desse modo, a relação entre a quantidade de calorias não-protéicas e gramas de nitrogênio deverá estar entre 80 e 120kcal/g de nitrogênio.

A oferta de minerais é feita em função da condição clínica do paciente, respeitando-se as necessidades estabelecidas pelo *Recommended Dietary Allowances* (RDA).[47] As vitaminas também devem ser administradas de acordo com o RDA. No entanto, atualmente, começa-se a questionar se é suficiente a oferta de vitaminas de acordo com o RDA. Parece haver tendência à administração de, pelo menos, duas vezes o valor sugerido pelo RDA.[56]

O momento ideal para início da terapia nutricional depende da estabilidade orgânica do doente, pois a prioridade do tratamento é a otimização da oferta de oxigênio aos tecidos vitais. A importância da abordagem precoce desses fatores, que podem ser modificados, melhorando o prognóstico do paciente, tem assumido papel cada vez mais evidente.[32] A partir do momento em que se atinge estabilidade hemodinâmica, ainda que relativa (mesmo em uso de aminas vasopressoras), a terapia nutricional passa a ser uma das prioridades. Muitas vezes, a nutrição é iniciada dentro das primeiras 48 horas após a operação.

A via oral nem sempre está disponível, principalmente naqueles pacientes submetidos a grandes procedimentos abdominais. Assim sendo, a via enteral, seja por cateter nasoentérico, seja por ostomia, é a forma de terapia nutricional preferencial.[30] Mesmo quando existe a impossibilidade de oferecer as necessidades nutricionais totais por essa via, opta-se pela oferta parcial, completada com nutrição parenteral, já que a manutenção da integridade gastrointestinal é de suma importância (o que se consegue obter mesmo com quantidades mínimas de nutrição enteral).[21] A opção pela administração da dieta no estômago ou no intestino leva em consideração, principalmente, a motilidade gástrica. Nos pacientes com probabilidade de gastroparesia, o cateter deverá ser posicionado no intestino delgado. Não há, contudo, diferença significativa no risco de aspiração pulmonar e desenvolvimento de pneumonia em função da posição do cateter.[43] Naqueles pacientes em que há previsão de reintervenções cirúrgicas, a gastrostomia ou jejunostomia devem ser avaliadas.

A nutrição parenteral é, em geral, indicada em conjunto com a nutrição enteral e pode ser feita por via central ou periférica. Nas situações em que o paciente não disponha de acesso venoso central e no qual se anteveja duração dessa terapia por prazo inferior a 15 dias, o uso da via periférica é recomendado.[19]

Ao se apontar o tipo de fórmula a ser prescrito, algumas considerações devem ser avaliadas, como:

1. Pacientes submetidos a grandes operações apresentam alterações metabólicas, incluindo a resistência periférica à insulina, que facilitam a intolerância à glicose. Por isso, a oferta calórica deverá ser feita sob a forma de carboidratos e lipídios, na relação de até 50% de cada nutriente, sobretudo se o regime indicado for pela via parenteral.
2. A necessidade protéica elevada (1,5 a 2g/kg) tem de ser avaliada perante a função renal do doente.
3. Dietas enterais poliméricas (em geral, isoosmolares) são, teoricamente, mais vantajosas para o trato digestivo que as oligoméricas, sendo muitas vezes toleradas mesmo em acessos jejunais.[27]
4. Situações específicas, como retenção de CO_2 em pacientes ventilados artificialmente, necessidade de restrição protéica em pacientes com insuficiência renal sem perspectiva de diálise e doentes com encefalopatia hepática, podem levar à indicação de fórmulas específicas para essas afecções.
5. O uso das chamadas dietas imunomoduladoras contendo arginina, glutamina, ácidos graxos ômega-3, nucleotídeos, aminoácidos de cadeia ramificada e outros nutrientes especiais tem sido alvo de diversos estudos que apresentam múltiplos resultados, nem sempre conclusivos. No entanto, em pacientes submetidos a grandes operações, parece haver tendência para sua indicação, principalmente quando iniciadas precocemente.[7,44,45]

Via oral

A liberação da dieta oral no pós-operatório tem sido marcada pela progressão de alimentos líquidos até sólidos, independentemente do tipo de operação realizada. Este é um dos múltiplos paradigmas da medicina, cuja origem ninguém sabe exatamente determinar. A liberação progressiva da via oral tem respeitado o princípio da consistência da dieta, ou seja, líquida, líquido-pastosa, branda e, finalmente, livre. Nessa rotina não se atenta para o conteúdo nutricional, mas para sua consistência. A tolerância aos alimentos parece estar muito mais correlacionada com o teor nutricional que propriamente com a consistência, salvo, claro, quando existem problemas de mastigação e deglutição. Assim, por exemplo, não há, necessariamente, melhor tolerância à canja de galinha (dieta líquida completa) que ao macarrão à bolonhesa (dieta livre). Em síntese, alguns estudos já mostraram que o hábito de prescrever as dietas por etapas não só retarda a oferta nutricional adequada e aumenta o tempo de internação, como também pode interferir na resposta orgânica.[14,35,52]

A via oral deverá ser sempre estimulada e, preferencialmente, utilizada. No entanto, nos pacientes em que isso não é possível ou naqueles cujas necessidades nutricionais não podem ser totalmente alcançadas por essa via, deve-se optar por suplementos nutricionais, que podem ser ingeridos ou administrados por cateteres. Beattie *et al.*[2] mostraram que pacientes desnutridos que receberam, além da dieta oral, suplemento nutricional no pós-operatório apresentaram ganho de peso médio de 4,21kg 2 meses e meio depois da operação. Além disso, esses pacientes necessitaram menos antibióticos, melhoraram o estado nutricional e referiram melhores índices de qualidade de vida.

O melhor momento para início da via oral é outro ponto controverso, principalmente em pacientes submetidos a operações do trato digestivo. Muitos cirurgiões optam por liberar a dieta dos pacientes apenas quando não há mais íleo adinâmico. Na verdade, a diminuição da motilidade intestinal é questionável, uma vez que as ondas mioclônicas intestinais não chegam a desaparecer.[31] Por outro lado, a diminuição do peristaltismo gástrico e colônico pode durar até 72 horas. Contudo, estudos recentes em pacientes submetidos a colectomias, nos quais se usou anestesia peridural para o controle da dor, associada a agentes antieméticos e liberação concomitante de dieta oral no primeiro dia pós-operatório, relataram boa tolerância à dieta.[12,36] Assim, pode-se especular que o chamado *íleo* gástrico é potencialmente minimizado se são utilizados protocolos adequados de controle de dor, com uso simultâneo de antieméticos e dieta oral.[37]

Nutrição enteral

O uso precoce de nutrição enteral (primeiras 48 horas) no pós-operatório tem sido defendido como a via ideal para a terapia nutricional, principalmente se comparado com a nutrição parenteral. Na verdade, estudos experimentais têm mostrado que a infusão de nutrientes no jejuno previne as alterações estruturais e funcionais da barreira intestinal, por estimulação do metabolismo e *turnover* das células epiteliais. O fluxo sanguíneo esplâncnico e as respostas imunológicas sistêmica e local também estão aumentados via incremento da secreção de IgA e a produção de hormônios tróficos.[26,40] Vários autores[5,29] usaram nutrição enteral precoce no pós-operatório com resultados muito positivos, principalmente do ponto de vista metabólico. Carr *et al.*[15] publicaram estudo randomizado com 28 pacientes. Observaram que os enfermos tratados com nutrição enteral precoce apresentaram melhores balanço nitrogenado e função da barreira intestinal do que aqueles que receberm o tratamento convencional (soro e eletrólitos, seguido por dieta oral no sexto dia pós-operatório).

Em recente revisão, incluindo 650 pacientes com câncer que receberam nutrição enteral precoce (dentro das primeiras 12 horas), Braga *et al.*[6] mostraram resultados altamente satisfatórios. Segundo os autores, apenas pacientes desnutridos (perda de peso acima de 10% do peso habitual) ou pacientes que não apresentaram expectativa de voltar a ingerir 50% das suas necessidades diárias em até 10 dias foram submetidos à nutrição enteral. Ao avaliarem os efeitos colaterais da nutrição enteral, 70,2% dos doentes não apresentaram queixas relacionadas à mesma. Nos pacientes que referiram sintomas e sinais (29,8%), os mais comuns foram: eructações, cólicas, diarréia e vômitos. No entanto, com a tomada de medidas clínicas, 70% desses doentes toleraram a oferta da dieta enteral, e em apenas 8,9% houve necessidade de suspendê-la e usar nutrição parenteral. Interessante notar que, com a existência de protocolos bem definidos, em 91,1% dos doentes foi possível oferecer as necessidades nutricionais calculadas, o que em 82,4% dos casos ocorreu até o quarto dia pós-operatório. Os autores referem que a maioria dos doentes recebeu a nutrição enteral em sítio próximo de, pelo menos, uma anastomose. Não houve aumento da incidência de fístulas nesses doentes, comparado com séries anteriores, dos mesmos autores, antes da era da nutrição precoce.

Doentes submetidos a grandes operações, com expectativa de jejum prolongado ou incapacidade de ingerir as necessidades nutricionais calculadas por longo tempo, independentemente do estado nutricional, deverão receber nutrição enteral precoce como rotina. É importante a existência de protocolos de infusão da nutrição enteral para reduzir significativamente complicações associadas a essa forma de terapia nutricional.

Ultimamente, tem sido questionado qual o melhor tipo de fórmula enteral a ser utilizado nesses pacientes. A oferta de dietas oligoméricas não é fundamental, a maioria dos doentes tolera bem as fórmulas poliméricas. No entanto, o item mais polêmico tem sido o uso das chamadas fórmulas imunomoduladoras, contendo nutrientes que podem interferir na resposta imunológica, como a glutamina, a arginina e os ácidos graxos ômega-3.

Soliani *et al.*[58] compararam o uso de dois tipos de fórmula de nutrição enteral, uma delas imunomoduladora e outra convencional, com o uso de nutrição parenteral, em pacientes submetidos a tratamento cirúrgico de neoplasias dos tratos gastrointestinal e urinário. Foram 171 doentes randomizados em três grupos. Os autores não verificaram diferenças nos quesitos balanço nitrogenado e resposta inflamatória. No entanto, os testes de sensibilidade cutânea tiveram melhor resposta no grupo suplementado com dieta imunomoduladora. O tempo de internação foi 3,5 dias menor nos grupos que receberam dieta enteral, assim como os custos foram diminuídos.

Braga *et al.*[7] mostraram que o uso de fórmula imunomoduladora em pacientes submetidos a operações eletivas para tratamento de câncer diminuiu a incidência de complicações infecciosas graves e o tempo de internação. Os mesmos autores relataram, em outro estudo, diminuição dos custos do tratamento naqueles enfermos submetidos a tratamento com fórmula imunomoduladora.[8]

Recente metanálise, envolvendo pacientes submetidos a tratamento cirúrgico do trato digestivo, mostrou que a utilização de fórmulas imunomoduladoras contribuiu para a diminuição de complicações pós-operatórias e do tempo de internação.[63]

A utilização de fibras solúveis e de probióticos também parece estar associada à diminuição de complicações infecciosas no pós-operatório.[50]

Em resumo, a dieta enteral precoce parece trazer benefícios positivos no pós-operatório, principalmente quando nutrientes específicos e probióticos são utilizados.

Nutrição parenteral

A nutrição parenteral era, na década de 1980, rotineiramente usada no pós-operatório de pacientes submetidos a grandes intervenções.[54] No entanto, a análise crítica desses estudos salientou que ela não trouxe benefícios e, pelo contrário, esteve associada ao aumento de complicações. Metanálise de nove estudos que usaram nutrição parenteral não mostrou diminuição da mortalidade, mas evidenciou aumento de morbidez, com cerca de 10% de incremento de complicações infecciosas.[38]

Bozzetti *et al.*[4] em elegante estudo clínico randomizado, compararam o uso de nutrição parenteral com nutrição enteral no pós-operatório de pacientes submetidos a tratamento cirúrgico de câncer do aparelho digestivo. Todos os pacientes eram desnutridos. A incidência de complicações foi significativamente menor no grupo que recebeu nutrição enteral, e o tempo de internação foi diminuído. No entanto, as complicações relacionadas à terapia nutricional foram maiores nos pacientes que receberam nutrição enteral (35% *versus* 14%) e 9% dos doentes tiveram a nutrição enteral suspensa, necessitando receber nutrição parenteral.

É importante ressaltar que o uso rotineiro de nutrição parenteral não está indicado no pós-operatório, pois a maioria dos pacientes tolera bem a nutrição enteral. No entanto, é importante levar em consideração alguns aspectos que fazem com que a nutrição parenteral deva ser avaliada no pós-operatório. Pacientes desnutridos graves, submetidos a grandes operações, devem receber nutrição parenteral no pós-operatório, mesmo que possam receber nutrição enteral precoce. Isto porque a maioria dos trabalhos tem mostrado que as necessidades nutricionais por via enteral são atingidas, em média, apenas no quarto dia pós-operatório.[8] Além disso, não há como identificar previamente quais pacientes podem não tolerar a dieta enteral precocemente. De antemão, sabemos que pacientes desnutridos são exatamente os que apresentam maior probabilidade de apresentar alterações da absorção e da digestão. Nestes, há aumento da produção de secreções intestinais e de excreção de íons, além de atrofia da mucosa intestinal, o que os torna mais susceptíveis a apresentar diarréia.[25]

Outras situações em que a nutrição parenteral deve ser indicada, e torna-se a principal via de alimentação, são os casos de complicações, principalmente quando há fístulas digestivas de alto débito. Contudo, mesmo em tais situações a via enteral deverá ser sempre avaliada.

COMPLICAÇÕES DA TERAPIA NUTRICIONAL

Essa forma de tratamento não é isenta de complicações, algumas delas bastante graves e que podem colocar em risco a vida do paciente. Muitas dessas intercorrências podem ser evitadas quando existem equipes multidisciplinares de terapia nutricional atuantes e que estabelecem protocolos para cada procedimento a ser realizado. Visando à atuação dessas equipes e com o objetivo de oferecer melhores cuidados a pacientes hospitalizados, a Secretaria da Vigilância Sanitária do Ministério da Saúde publicou a Portaria 272[10] e a Resolução 63,[11] nas quais estão regulamentadas as normas para atuação de equipes multiprofissionais de terapia nutricional (EMTN) no país.

Diversos estudos na literatura têm demonstrado os benefícios da atuação de equipes multiprofissionais em terapia nutricional. Em estudo prospectivo, durante 2 anos, em um hospital universitário, quando a nutrição parenteral foi feita pela equipe, houve diminuição significativa da incidência de complicações (3,7% *versus* 33,5%) em comparação com as nutrições realizadas por não membros do grupo.[49]

As complicações mais comuns decorrentes do uso de nutrição enteral são: administração insuficiente de nutrientes (abaixo do calculado), diarréia, distensão abdominal, vômitos, obstrução ou saída de cateteres, pneumonia de aspiração e distúrbios metabólicos, como a hiperglicemia. As complicações relacionadas com a nutrição parenteral são, em geral, mais graves, e as mais comuns são: hiperglicemia, pneumotórax, hemotórax e hidrotórax (estes decorrentes da obtenção do acesso central), infecção do cateter, tromboflebites, esteatose hepática, síndrome de realimentação e distúrbios ácido-básicos.[57]

No entanto, como já salientado anteriormente, muitas dessas ocorrências podem ser evitadas com o seguimento diário e o monitoramento dos pacientes.

CONSIDERAÇÕES FINAIS

A terapia nutricional em pacientes com abdome agudo é ferramenta importante que deverá ser avaliada em pacientes previamente desnutridos e/ou submetidos a grandes operações. Sempre que possível, a via oral deverá ser estimulada e acredita-se hoje que, quanto mais precoce, melhor. Naqueles pacientes desnutridos e/ou com possibilidade de permanecer em jejum ou com baixa ingestão por longos períodos (mais de 5 a 7 dias), deverá ser avaliada via alternativa de nutrição. Sempre que possível, a nutrição enteral é a opção de escolha. Contudo, em situações especiais, como em pacientes desnutridos graves, deve-se avaliar o uso concomitante de nutrição parenteral. Alguns nutrientes com ação imunomoduladora parecem estar associados a grandes benefícios e poderão, no futuro, passar a fazer parte das recomendações rotineiras. O trabalho em equipe contribui muito para a diminuição das complicações associadas a essa terapêutica.

REFERÊNCIAS BIBLIOGRÁFICAS

1. Agradi E, Messina V, Campanella G *et al.* Hospital malnutrition: Incidence and prospective evaluation of general medical patients during hospitalization. *Ata Vitaminol Enzymol* 1984; *6*:235-42.
2. Beattie AH, Prach AT, Baxter JP, Pennington CR. A randomized controlled trial evaluating the use of enteral nutritional supplements postoperatively in malnourished surgical patients. *Gut* 2000; *46*:813-8.
3. Bistrian BR, Blackburn GL, Vitale J, Cochran D, Naylor J. Prevalence of malnutrition in general medical patients. *JAMA* 1976; *235*:1567-70.
4. Bozzetti F, Braga M, Gianotti L, Gavazzi C, Mariani L. Postoperative enteral versus parenteral nutrition in malnourished patients with gastrointestinal cancer: a randomized multicentre trial. *Lancet* 2001; *358*:1487-92.
5. Braga M, Gianotti L, Cestari A *et al.* Gut function, immune and inflammatory responses in patients perioperatively fed with supplemented formulas. *Arch Surg* 1996; *131*:1257-65.
6. Braga M, Gianotti L, Gentilini O, Liotta S, Di Carlo V. Feeding the gut early after digestive surgery: results of a nine-year experience. *Clin Nutr* 2002; *21*:59-65.
7. Braga M, Gianotti L, Vignali A *et al.* Artificial nutrition after major abdominal surgery: impact of route of administration and composition of the diet. *Crit Care Med* 1998; *26*:24-30.
8. Braga M, Gianotti L, Vignali A *et al.* Hospital resources consumed for surgical morbidity: effects of preoperative arginine and omega-3 fatty acid supplementation on costs. *Nutrition*. 2005; *21*:1078-86.
9. Brandi LS, Bertolini R, Calafa M. Indirect calorimetry in critically ill patients: clinical applications and practical advise. *Nutrition* 1997; *13*:349-58.
10. Brasil. Agência Nacional de Vigilância Sanitária. Resolução nº 63, de 6 de julho de 2000. Diário Oficial da União, 7 de julho de 2000.
11. Brasil. Secretaria Nacional de Vigilância Sanitária. Ministério da Saúde. Portaria nº 272, de 8 de abril de 1998. Diário Oficial da União, 9 de abril de 1998.
12. Brodner G, Van Aken H, Hertle L *et al.* Multimodal perioperative management combining thoracic epidural analgesia, forced mobilization, and oral nutrition - reduces hormonal and metabolic stress and improves convalescence after major urologic surgery. *Anesth Analg* 2001; *92*:1594-600.
13. Buzby GP, Mullen JP, Matthews DC. Prognostic nutritional index in gastrointestinal surgery. *Am J Surg* 1980; *139*:160-7.
14. Carli F, Mayo N, Klubien K et al. Epidural analgesia enhances functional exercise capacity and health-related quality of life after colonic surgery: results of a randomized trial. *Anesthesiology* 2002; *97*:540-9.
15. Carr CS, Ling E, Boulos P, Singer M. Randomized trial of safety and efficacy of immediate postoperative enteral feeding in patients undergoing gastrointestinal resection. *Br Med M* 1996; *312*:869-71.
16. Carvalho EB, Sales TRA. Avaliação nutricional; a base da escolha terapêutica. *In:* Carvalho EB (ed.) *Manual de suporte nutricional.* Rio de Janeiro: Medsi, 1992:21-39.

17. Correia MI, Campos AC; ELAN Cooperative Study. Prevalence of hospital malnutrition in Latin America: the multicenter ELAN study. *Nutrition* 2003; *19*:823-5.
18. Correia MITD. Assessing the nutritional assessment. *NCP* 1999; *14*:142-3.
19. Correia MITD, Guimarães J, de Mattos LC, Gurgel KC, Cabral EB. Peripheral parenteral nutrition: an option for patients with an indication for short-term parenteral nutrition. *Nutr Hosp* 2004; *19*:14-8.
20. Correia MITD, Waitzberg DL. Impact of malnutrition on mortality, morbidity, length of hospital stay and costs evaluated through a multivariate model analysis. *Clin Nutr* 2003; *22*:235-9.
21. Dark D, Pingleton S. Nutrition and nutritional support in critically ill patients. *Intens Care Med* 1993; *19*:16-33.
22. Dark D, Pingleton S. Nutrition and nutritional support in critically ill patients. *J Int Care Med* 1993; *8*:16-33.
23. Detsky AS, Mclaughlin JR, Baker JP *et al.* What is subjective global assessment of nutritional status? *J Parent Ent Nutr* 1987; *11*:8-13.
24. Echenique M, Bistrian B, Blackburn G. Theory and techniques of nutritional support in the ICU. *Crit Care Med* 1992; *10*:546-9.
25. Ferraris RP, Carey HV. Intestinal transport during fasting and malnutrition. *Annu Rev Nutr* 2000; *20*:195-219.
26. Gianotti L, Nelson JL, Alexander JW, Chalk CL, Pyles T. Postinjury hypermetabolic response and magnitude of bacterial translocation: prevention by early enteral nutrition. *Nutrition* 1994; *10*:225-31.
27. Gottschlich MM, Shronts EP, Hutchins AM. Defined formula diets. In: Rombeau JL, Rolandelli RH (eds.) *Enteral and tube feeding*. Philadelphia: Saunders, 1997:207-39.
28. Green CJ. Existence, causes and consequences of disease-related malnutrition in the hospital and the community, and clinical and financial benefits of nutritional intervention. *Clin Nutr* 1999; *18*(S):3-28.
29. Harrison LE, Hochwald T, Heslin MJ *et al.* Early postoperative enteral nutrition improves peripheral protein kinetics in upper gastrointestinal cancer patients undergoing complete resection: a randomized trial. *J Parenter Enter Nutr* 1997; *21*:202-7.
30. Heyland D, Cook DJ, Guyatt GH. Nutritional support in the critically ill patient: A critical review of the evidence. *Intens Care Med* 1993; *19*:435-42.
31. Heys SD, Walker LG, Smith I, Eremin O. Enteral nutritional supplementation with key nutrients in patients with critical illness and cancer. A meta-analysis of randomized controlled clinical trials. *Ann Surg* 1999; *4*:467-77.
32. Hirshber GA, Walden R. Damage control for abdominal trauma. *Surg Clin North Am* 1997; *77*:813-20.
33. Ishibashi N, Plank LD, Sando K, Hill GL. Optimal protein requirements during the first 2 weeks after the onset of critical illness. *Crit Care Med* 1998; *26*:1529-35.
34. Jeejeebhoy KN. Nutritional assessment. *Gastroenterol Clin* 1998; *27*:347-69.
35. Jeffery KM, Harkins B, Cresci GA, Martindale RG. The clear liquid diet is no longer a necessity in the routine postoperative management of surgical patients. *Am Surg* 1996; 62:167-70.
36. Kehlet H. Effect of pain relief on surgical stress response. *Regional Anesth* 1996; *21*:35-7.
37. Kehlet H, Holte K. Review of postoperative ileus. *Am J Surg* 2001; *182*(5A Suppl): 3S-10S.
38. Klein S, Kinney J, Jeejeebhoy K *et al.* Nutrition support in clinical practice: review of published data and recommendations for future research directions. National Institutes of Health, American Society for parental and Enteral Nutrition and American Society for Clinical Nutrition. *J Parent Enteral Nutr* 1997; *21*:133-56.
39. Klidjian AM, Archer TJ, Foster KK, Karran SJ. Detection of dangerous malnutrition. *J Parent Ent Nutr* 1982; *6*:119-21.
40. Lin MT, Saito H, Fukushima R *et al.* Route of nutritional supply influences local systemic and remote organ responses to intraperitoneal bacterial challenge. *Ann Surg* 1996; *223*:84-93.
41. Long CL, Schaffel N, Geiger JW, Schiller WR, Blakemore WS. Metabolic response to injury and illness estimation of energy and protein needs from indirect calorimetry. *J Parent Ent Nut* 1983; *3*:452-6.
42. Mcclave SA, Kleber MJ, Lowen CC. Indirect calorimetry: can this technology impact patient outcome? *Curr Opin Clin Cutr Metab Care* 1999; *2*:61-7.
43. McDonald WS, Sharp CW, Deitch EA. Immediate enteral feeding inburn patients is safe and effective. *Ann Surg* 1981; *213*:177-83.
44. Mendez C, Jurkovich GJ, Garcia I *et al.* Effects of an immune-enhancing diet in critically injured patients. *J Trauma* 1997; *42*:933-41.
45. Moore FA, Moore EE, Kudsk KA *et al.* Clinical benefits of an immune-enhancing diet for early postinjury enteral feeding. *J Trauma* 1994; *37*:607-15.
46. Morgan DB, Hill GL, Burkinshaw L *et al.* The assessment of weight loss from a single measurement of body weight: the problems and limitations. *Am J Clin Nutr* 1980; *33*:2101-5.
47. Mueller DH, Frances B. Vitamin and mineral therapy. *In:* Morrison G, Hark L (eds.) *Medical nutrition and disease*. Cambridge: Editora Blackwell Science, 1996:46-65.
48. Mullen JL, Buzby GP, Matthews DC, Smale BF, Rosato EF. Reduction of operative morbidity and mortality by combined preoperative and postoperative nutritional support. *Ann Surg* 1979; *192*:604-12.
49. Nehme AE. Nutritional support of the hospitalized patient: the team concept. *JAMA* 1980; *243*: 1906-8.
50. Rayes N, Seehofer D, Hansen S *et al.* Early enteral supply of lactobacillus and fiber versus selective bowel decontamination: a controlled trial in liver transplant recipients. *Transplantation* 2002; *74*:123-7.
51. Roulet M, Detsky AS, Marliss EB *et al.* A controlled trial of the effect of parenteral nutritional support on patients with respiratory failure and sepsis. *Clin Nutr* 1983; *2*:97-9.
52. Sanches MD. Dieta progressiva versus dieta livre no pós-operatório de operações eletivas sobre o trato digestivo e órgãos anexos. Tese apresentada ao Programa de Pós-graduação em Cirurgia da Faculdade de Medicina da Universidade Federal de Minas Gerais, como requisito parcial para obtenção do grau de Doutor em Medicina. Belo Horizonte, 2001.
53. Sanches MD, Savassi-Rocha PR. Aspectos anatômicos e fisiopatológicos. *In:* Savassi-Rocha PR, Andrade JL, Souza C (eds.) *Abdomen agudo*: Diagnóstico e tratamento. Rio de Janeiro: Medsi, 1993:3-11.
54. Sandstrom R, Drott C, Hyltander A *et al.* The effect of postoperative intravenous feeding (TPN) on outcome following major surgery evaluated in a randomized study. *Ann Surg* 1993; *217*:185-95.
55. Seltzer MH, Slocum BA, Cataldi-Betcher EL, Fileti C, Gerson N. Instant nutritional assessment: absolute weight loss and surgical mortality. *J Parent Ent Nutr* 1982; *6*:218-21.
56. Shenkin A. Micronutrients. *In:* Rombeau JL, Rolandelli RH (eds.) *Enteral and tube feeding*. Philadelphia: Saunders, 1997:96-111.

57. Silva MLT, Waitzberg DL. Complicações da nutrição parenteral. *In:* Waitzberg DL (ed.) *Nutrição oral, enteral e parenteral na prática clínica*. Rio de Janeiro: Atheneu, 2001:855-61.
58. Soliani P, Dell'Abate P, Del Rio P *et al*. Early enteral nutrition in patients treated with major surgery of the abdomen and the pelvis. *Chir Ital* 2001; *53*:619-32.
59. Stanley KE. Prognostic factors for survival in patients with inoperable lung cancer. *J Nat Canc Inst* 1980; *65*:25-32.
60. Studley, Hiran O. Percentage of weight loss. A basic indicator of surgical risk in patients with chronic peptic ulcer. *JAMA* 1936; *106*:458-60.
61. Waitzberg DL, Caiaffa WT, Correia MI. Hospital malnutrition: the Brazilian national survey (IBRANUTRI): a study of 4000 patients. *Nutrition* 2001; *17*:573-80.
62. Waitzberg DL, Rodrigues JJG, Donatoni MR *et al*. Gasto energético e cálculo das necessidades calórico-protéicas. *In:* Waitzberg DL (ed.) *Nutrição enteral e parenteral na prática clínica*. São Paulo: Atheneu, 1995:166-73.
63. Waitzberg DL, Saito H, Plank LD *et al*. Post surgical infections are reduced with specialized nutrition support. *World J Surg* 2006; *30*:1592-604.
64. Waterlow JC. Protein-energy malnutrition: the nature and extent of the problem. *Clin Nutr* 1997; *16*:3S-9S.
65. Weinsier RL, Hunker EM, Krumdieck CL, Butterworth CE. Hospital malnutrition: a prospective evaluation of general medical patients during a course of hospitalization. *Am J Clin Nutr* 1979; *32*:418-26.

18

Síndrome da Disfunção Orgânica Múltipla

Arquimedes Nascentes Coelho dos Santos
Flávio Lopes Ferreira

INTRODUÇÃO

Embora não se possam negar a prevalência e a importância da identificação precoce da falência múltipla de órgãos como um dos principais fatores de morbidade e mortalidade na prática cirúrgica, ainda existem muitas discordâncias na utilidade e na definição dessa entidade. Diversas tentativas de padronização dos termos, levadas a cabo por diferentes organizações e sociedades médicas, não foram suficientes para desfazer a confusão semântica. Deve ser preferido o uso do termo *disfunção orgânica múltipla* (*DOM*), definido como a "presença de função alterada de dois ou mais órgãos em paciente gravemente doente, de modo que a homeostase não possa ser mantida sem intervenção médica", pois pressupõe que o suporte do órgão afetado pode levar à melhora de sua função e à conseqüente prevenção de sua falência.

DEFINIÇÃO

Como já mencionado, a função alterada de dois ou mais órgãos após ameaça à homeostase constitui a falência orgânica múltipla. Resta, então, definir o que se considera disfunção e quais órgãos devem ser incluídos na avaliação. Na falta de um consenso, o SOFA (Sequential Organ Failure Assessment) mostrou-se útil não só como critério para a distinção inicial, mas também para a avaliação do prognóstico do paciente, mediante pontuações seqüenciais (Quadro 18.1). Valores superiores a 11 refletem mortalidade acima de 90% em pacientes sépticos; valores decrescentes nas primeiras 48 horas se associam a mortalidade inferior a 6%, enquanto cotações estáveis ou em elevação estão relacionadas à mortalidade de 37% (SOFA 2-7) a 60% (SOFA 8-11).[4,10,12,17,62,63]

EPIDEMIOLOGIA

Embora classicamente desencadeada por infecções, a DOM é encontrada, também, em pacientes sem sinais de infecção ativa, em estudos *post-mortem*. Doenças ou lesões traumáticas graves, como lesões por isquemia e reperfusão, pancreatites, queimaduras e aspiração de conteúdo gastrointestinal podem provocar resposta inflamatória sistêmica desequilibrada, o que, hipoteticamente, desencadearia a disfunção orgânica. O momento e a intensidade do insulto inicial modificam a apresentação da disfunção orgânica. A lesão inicial pode ser de tal intensidade que levaria isolada e diretamente ao surgimento da DOM (*one-hit model*). Pode-se imaginar, também, que a agressão inicial, não tão grave, seja seguida, após algum tempo, de outra, como uma cirurgia seguida de infecção pós-operatória, por exemplo, que amplificaria a resposta inflamatória inicial, gerando, então, disfunção tissular (*two-hit model*). Por fim, o estímulo pode estar presente de modo contínuo (p. ex., isquemia intestinal oferecendo ao fígado toxinas e citocinas), o que culminaria com insuficiência hepática e pulmonar (*sustained-hit model*).

Pelo menos metade dos pacientes admitidos em UTI geral desenvolverá algum grau de disfunção orgânica. Os fatores de risco mais evidentes são a isquemia e a hipoperfusão sem choque circulatório, o choque circulatório de qualquer natureza e a sepse não acompa-

Quadro 18.1 ▶ Escore de SOFA*

Parâmetro	0	1	2	3	4
Ventilação PaO_2/FiO_2 (mmHg)	> 400	≤ 400	≤ 300	≤ 200	≤ 100
Coagulação Plaquetas ($10^3/mm^3$)	> 150	≤ 150	≤ 100	≤ 50	≤ 20
Fígado Bilirrubinas (mg/dL)	< 1,2	1,2 a 1,9	2,0 a 5,9	6,0 a 11,9	> 12,0
Vascular	Sem hipotensão	PAM < 70mmHg ou dobutamina**	Dopamina ≤ 5**	Dopamina >5** ou adrenalina ≤ 0,1** ou noradrenalina < 0,1**	Dopamina > 15** ou adrenalina > 0,1** ou noradrenalina > 0,1**
SNC (Glasgow)	> 15	13 a 14	10 a 12	6 a 9	< 6
Renal (creatinina mg/dL ou volume urinário)	< 1,2	1,2 a 1,9	2,0 a 3,4	3,5 a 4,9 ou < 500mL/dia	> 5,0 ou < 200mL/dia

*Para cada sistema são atribuídos pontos conforme mostra o quadro. O valor total pode ser calculado mediante a soma de valores individuais. Na ausência de um valor laboratorial ou de possibilidade de avaliação (p. ex., sedação para intubação), os valores serão considerados dentro dos parâmetros da normalidade e não receberão pontos, ou serão mantidos os pontos previamente atribuídos se já existia alguma disfunção.
** Doses de agentes adrenérgicos em µg/kg/min por, no mínimo, 1 hora.
PAM – pressão arterial média; *SNC* – sistema nervoso central; PaO_2 – pressão parcial de oxigênio.

nhada de choque circulatório. A maioria das disfunções é leve: apenas 28% dos pacientes terão disfunção grave (SOFA > 8), com mortalidade acima de 30%, e 13%, com SOFA > 12 terão mortalidade próxima de 70%. A presença de qualquer grau de disfunção orgânica na UTI associa-se com mortalidade 20 vezes maior, permanência pelo menos duas vezes mais longa, e é responsável pela quase totalidade das mortes.

O rigor da disfunção orgânica correlaciona-se com outros índices de gravidade medidos à admissão do paciente na unidade de cuidados intensivos, como o APACHE III, sugerindo que fatores presentes nas primeiras horas da doença sejam mais relevantes para o desenvolvimento da insuficiência orgânica que os adquiridos após a entrada na UTI.[1,2,7,8,12,17,31-34,49,50]

FISIOPATOLOGIA

Uma reação pró-inflamatória moderada é parte integrante da resposta fisiológica provocada por cirurgia ou traumatismo, sendo necessária para a ativação do sistema imune. Segue-se fase antiinflamatória contrareguladora, indispensável para aliviar o potencial malefício provocado pela ativação imunológica sistêmica. Acredita-se que uma resposta inflamatória inadequada, caracterizada por violenta inflamação inicial, seguida pela contra-regulação antiinflamatória também desregrada, esteja por trás do surgimento da DOM. O aparecimento de infecção secundária é o resultado inevitável do descontrole imunológico então induzido.

Observa-se, nas fases iniciais, o surgimento de níveis elevados de citocinas inflamatórias (fator de necrose tumoral α, interleucina 6, interleucina 1β), que, de outra forma, seriam dificilmente detectáveis, produzindo cascata de eventos que levam à ativação de neutrófilos, macrófagos, monócitos, células NK, quimiotaxia e diapedese para os tecidos periféricos, além de ativação do complemento. Os neutrófilos, uma vez ativados, expressam moléculas de adesão como L-selectina ou as integrinas CD11b/CD18 que, conjuntamente com a ativação das moléculas de adesão endotelial ICAM-1 ou VCAM-1, produzem aumento da ligação, rolamento e diapedese das células inflamatórias para dentro dos tecidos. Esta migração acelerada e não orquestrada de neutrófilos para o interior de tecidos e órgãos não acometidos pelo insulto primário e previamente sadios, com posterior liberação de seu conteúdo altamente tóxico, é considerada um dos eventos fundamentais na produção da disfunção orgânica. Os neutrófilos são ricos em enzimas, como elastases e lisozimas, além de radicais de oxigênio reativos e compostos intermediários de nitrogênio (dando origem a peroxinitratos e ácido hipocloroso) que, uma vez despejados nos tecidos saudáveis, produzem necrose tissular e disfunção orgânica subseqüente.

Após o período de pró-inflamação, e dependendo da intensidade da ativação do sistema imune inato, segue-se a fase de imunoparalisia, caracterizada pelo aparecimento de citocinas antiinflamatórias, como as interleucinas 4, 10 e 13. Suas ações se fazem, preferencialmente, pela regulação para baixo (*down regulation*) das células apresentadoras de antígenos, especialmente os monócitos, além da inibição do fator nuclear κ-β nos linfócitos T. Entretanto, em vez de modular a resposta inflamatória exacerbada e limitar a lesão tissular, produz-se um estado de imunossupressão prolongada, que predispõe ao surgimento de infecções.

Como a resposta dos pacientes ao mesmo estímulo incitante não é homogênea, com alguns desenvolvendo resposta inflamatória exuberante, sugeriu-se que um polimorfismo genético sobre o controle da expressão das moléculas de adesão leucocitária poderia ser o responsável pela predisposição para o desenvolvimento de DOM e sepse (Figura 18.1).

Especula-se, também, sobre a importância da isquemia e da reperfusão, em nível intestinal, como motor de desenvolvimento de DOM em pacientes sem foco aparente de infecção pós-traumatismo ou cirurgias, em decorrência de estudos que mostram a liberação de substâncias biologicamente ativas do intestino, capazes de ativar os neutrófilos e produzir lesão tissular (Figura 18.2).

A hipoxia tissular pode, também, ser um dos mecanismos causadores de DOM. Foram observadas diversas alterações na microcirculação, como densidade vascular reduzida, especialmente dos vasos menores, incremento no número de pequenos vasos não-perfundidos ou intermitentemente perfundidos e perfusão tissular heterogênea, que poderiam resultar em hipoxia celular subjacente à DOM. Essas alterações não são afetadas pelo estado hemodinâmico global e pelo uso de agentes adrenérgicos. Sua gravidade e resolução com o tratamento se correlacionam com a sobrevida dos pacientes. São causadas por ação direta das toxinas nas células endoteliais, reduzindo sua capacidade de regular o fluxo de oxigênio periférico, adaptando-o às necessidades tissulares, mediante a liberação de substâncias vasodilatadoras, como o óxido nítrico e a prostaciclina. Embora muitas alterações na coagulação sejam evidentes em pacientes sépticos e com DOM (plaquetopenia, coagulação intravascular disseminada, aumento dos níveis de fator VIIa e complexo trombina-antitrombina, dentre outros), parece que essas modificações são mais conseqüência do que causa da dis-

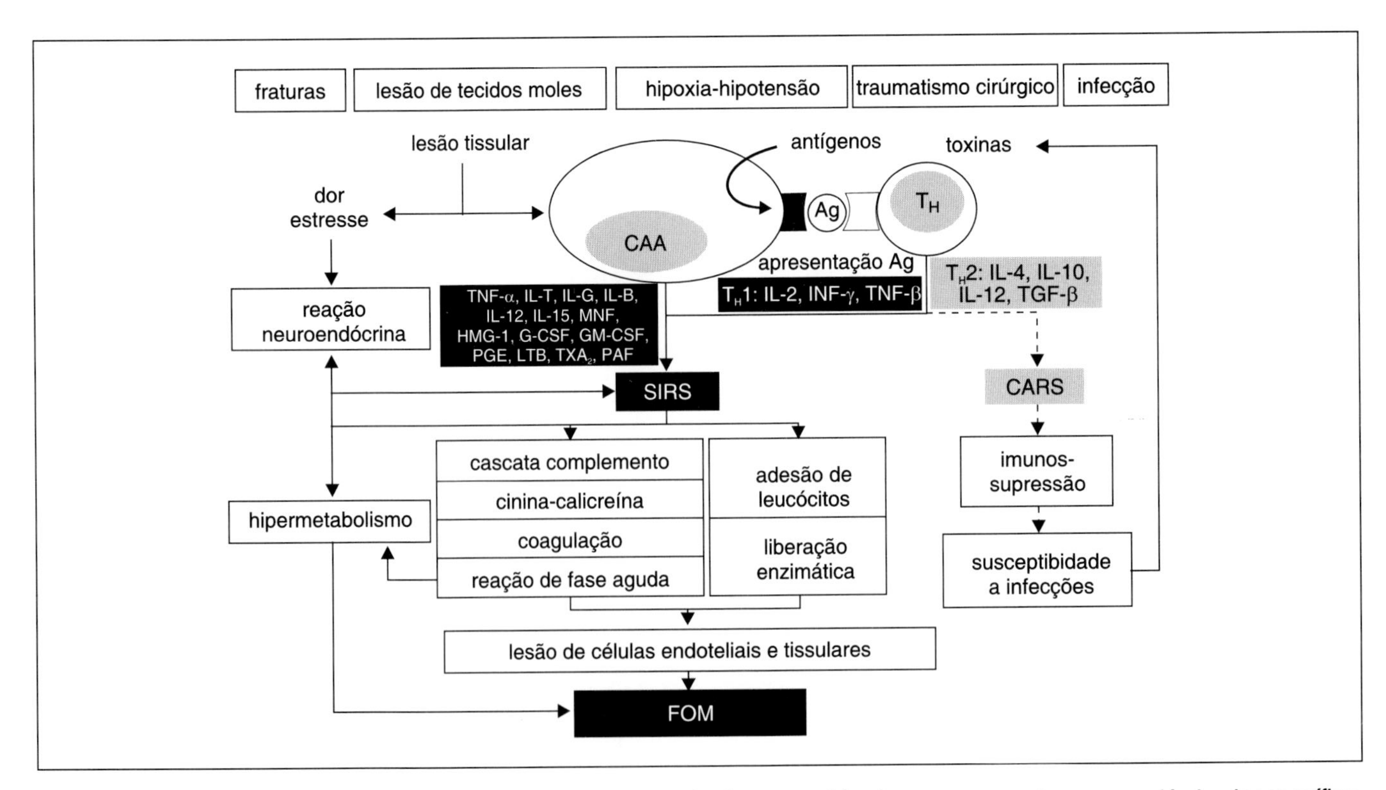

Figura 18.1 ► Toxinas bacterianas ou insultos que produzem lesão nos tecidos levam a resposta neuroendócrina inespecífica e à ativação dos macrófagos que, ao liberarem citocinas pró-inflamatórias (SIRS), atraem os leucócitos para os tecidos previamente sãos, produzindo lesão no endotélio vascular, e também diretamente para os tecidos invadidos, culminando com disfunção tissular. Concomitantemente, a resposta antiinflamatória (CARS) conduz à imunossupressão e à propensão para novas infecções, criando círculo vicioso de isquemia e mais lesão tissular.

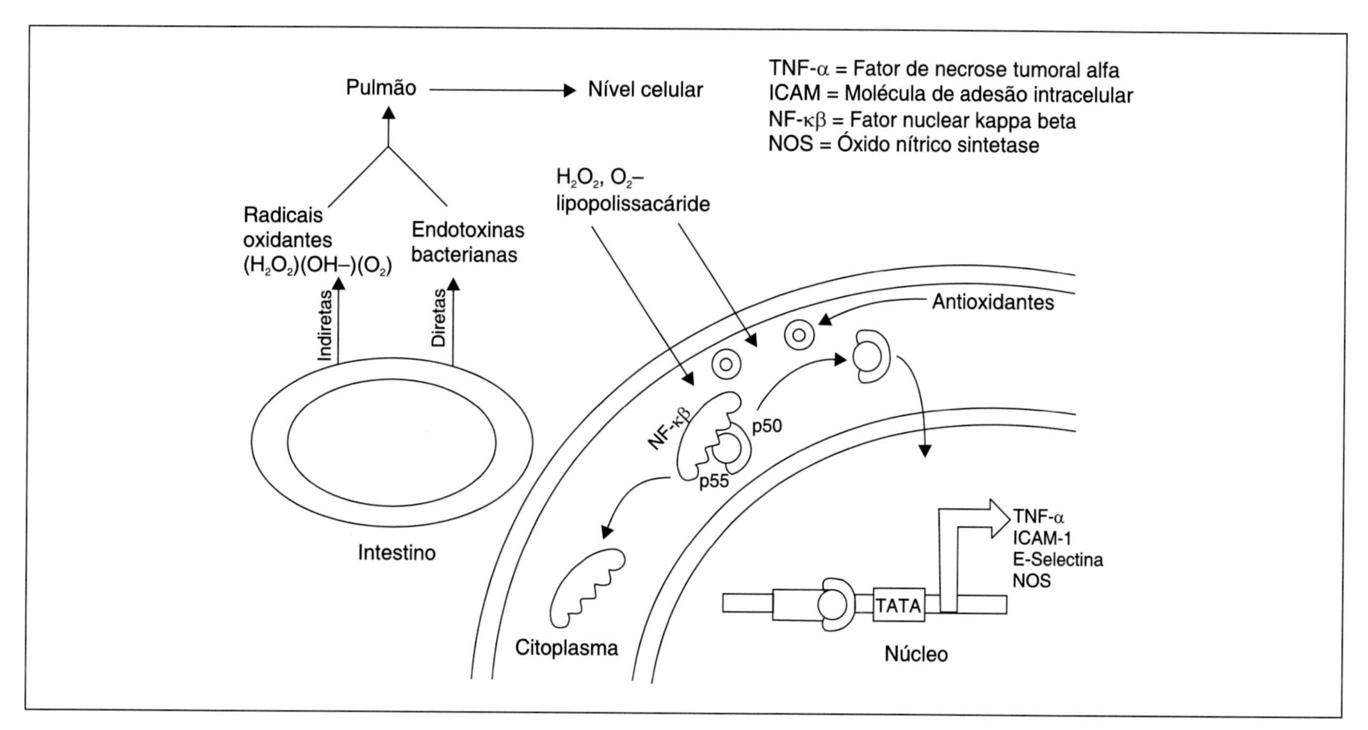

Figura 18.2 ▶ Toxinas bacterianas ou radicais oxidantes liberados a partir do intestino isquêmico ou lesado são filtrados pelo pulmão, produzindo lesão citoplasmática nas células endoteliais pulmonares e conseqüente estímulo à produção de citocinas pró-inflamatórias.

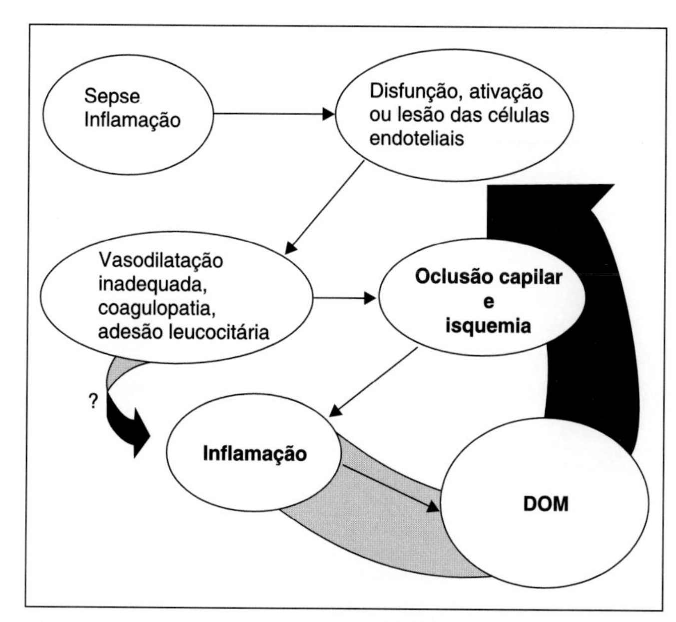

Figura 18.3 ▶ A ativação dos fatores de coagulação pelas toxinas bacterianas ou pelas citocinas pró-inflamatórias acarreta disfunção e ativação endotelial, que produzem isquemia e oclusão capilar e estimulam a atração leucocitária, a qual intensifica o processo inflamatório e pode contribuir para a disfunção tissular.

função endotelial encontrada nesses pacientes. Existe estreita correlação entre coagulação e inflamação em nível bioquímico, e muito possivelmente a ativação da coagulação, nos pacientes com DOM, exerce seu efeito deletério por meio da amplificação da resposta inflamatória e posterior imunoparalisia (Figura 18.3).

Os pacientes com doença abdominal aguda apresentam maior probabilidade de desenvolverem instabilidade hemodinâmica, hemorragias, isquemia da mucosa intestinal e infecções intra-abdominais, quando comparados aos pacientes cirúrgicos eletivos. Os níveis de endotoxinas na circulação sistêmica ou porta são significativamente maiores nos pacientes com problemas abdominais agudos, mesmo os primariamente não-infecciosos, levando a suspeitar de papel importante da translocação bacteriana nesse grupo de pacientes. Algumas afecções abdominais agudas, como a pancreatite, são classicamente associadas à DOM por apresentarem componente inflamatório importante na sua fisiopatologia básica. Assim sendo, não é surpresa a maior incidência de DOM nos pacientes com afecções cirúrgicas abdominais agudas.[7,8,11,14,16,26,28-31,35,36,43,51]

▶ TRATAMENTO

O tratamento da síndrome de disfunção orgânica múltipla (SDOM) deve basear-se em três frentes, que incluem a busca e a correção de seus elementos desencadeadores, o tratamento suportivo dos órgãos em disfunção e a profilaxia, evitando-se a disseminação da disfunção para outros órgãos.

A SDOM é quadro grave. Na maioria das vezes, encontramos um fator subjacente às manifestações clínicas, relacionado à sua origem ou que contribui, substancialmente, para a sua manutenção. Dessa maneira, o diagnóstico e a pronta erradicação, às vezes através de nova intervenção cirúrgica, são essenciais para permitir a sobrevida do paciente. As intervenções cirúrgicas, quando indicadas, devem ser realizadas o mais precocemente possível.[27] Pode ser necessária, em algumas ocasiões, rápida admissão inicial do paciente na terapia intensiva, para compensação (ou tentativa de compensação) clínica, buscando-se oferecer melhores condições para ele tolerar as intervenções cirúrgicas subseqüentes. A drenagem de focos infecciosos, o direcionamento de fístulas e o desbridamento de material necrótico, dentre outros procedimentos, são importantes para permitir a sobrevida desses pacientes. Nesse sentido, também é essencial boa comunicação entre o cirurgião, o anestesista, o intensivista e o radiologista, visando ao planejamento conjunto para que os procedimentos necessários sejam realizados com a máxima eficiência e o mínimo de tempo possível. Algumas vezes, pode-se optar por múltiplas intervenções parciais, mais rápidas, devido à instabilidade do paciente. Nesse contexto, o uso da laparotomia deve ser considerado. Outras vezes, a instabilidade do paciente é de tal intensidade que mesmo a transferência para o centro cirúrgico pode ser arriscada, obrigando a realização de intervenções cirúrgicas na própria unidade de terapia intensiva.

Na ausência de certeza diagnóstica frente ao paciente com SDOM, impõe-se, até mesmo, a possibilidade de intervenções exploradoras (laparotomias, toracotomias etc.), buscando encontrar a razão para a SDOM. É importante que a causa da SDOM seja procurada e tratada de maneira intensa.

Apesar de inúmeras situações e afecções distintas levarem à SDOM, algumas questões podem ser generalizadas em relação ao seu tratamento. O cuidado e a reavaliação contínuos desses pacientes são necessários para a obtenção de resultado satisfatório, considerando-se a alta mortalidade desse grupo de doentes. Todo o repertório de cuidados que demonstraram impacto na redução da morbimortalidade dos pacientes na terapia intensiva no último decênio, ou seja, a reposição volêmica associada à otimização do transporte de oxigênio, a utilização racional de agentes antimicrobianos, a utilização de estratégias ventilatórias protetivas, provendo-se baixos volumes correntes na ventilação mecânica, o uso de esquemas dialíticos diários e lentos, que minimizam o impacto cardiovascular desses processos, o uso restritivo de hemotransfusão e o controle glicêmico rigoroso, deve ser testado ao máximo.

A ressuscitação volêmica cuidadosa deve ser realizada, objetivando transporte de oxigênio eficaz. Tanto a hipovolemia como a hipervolemia podem ser catastróficas. A manutenção dos níveis de pressão arterial adequados (idealmente sem o uso de aminas vasoativas) é desejável, porém devemos considerar o uso transitório de aminas até a adequação volêmica ser completada. A utilização de colóides ou de cristalóides para a ressuscitação volêmica ainda não é consenso na literatura.[18,62] Caso seja necessário o uso de vasoconstritores, a noradrenalina parece ser a melhor opção até o momento,[37,40] apesar de alguns estudos com a vasopressina se mostrarem promissores.[13,60] A eficácia da utilização de índices *supranormais* de débito cardíaco e transporte de oxigênio, preconizada por Shoemacker *et al.*,[53] acabou não sendo confirmada por inúmeros outros estudos randomizados. O uso de cateter de artéria pulmonar, ou terapêuticas baseadas nos parâmetros obtidos por ele, também não demonstrou melhorar a sobrevida.[19,20] Rivers *et al.*[50] demonstraram, recentemente, que a adequação do transporte de oxigênio, avaliada pela medida da saturação venosa central de oxigênio para valores acima de 75%, mediante protocolo empregado precocemente, isto é, na admissão do paciente ao hospital, contribuiu positivamente para a sobrevida dos pacientes sépticos. Não se encontra disponível, ainda, monitoramento ideal para avaliar a adequação da volemia dos pacientes. Sabe-se que os valores de pressão venosa central não são fontes de informação muito confiáveis sobre o volume plasmático circulante. O uso de tecnologias mais avançadas, como o Doppler transesofágico, tem demonstrado melhor correlação mas, devido ao seu custo alto e à necessidade de treinamento suplementar, ainda não é empregado rotineiramente. A avaliação das variações das ondas de pressão venosa central influenciadas pela pressão intratorácica, como sugerido por Perel *et al.*[45,46] mostra-se atraente, pois pode ser realizada à beira do leito, logo após o teste volêmico, sem necessidade de intervenções ou custo adicional.

Outro fator a ser considerado é a antibioticoterapia. Ela deve ser adequada e instituída precocemente. Esquemas inadequados aumentam o risco do paciente.[23] Ela deve ser ditada pela história clínica do paciente, possíveis fatores de risco para infecção (diabetes melito, imunossupressão, próteses etc.) e pelo perfil microbiológico da instituição e da comunidade. Dessa maneira, é necessário que culturas de todos os líquidos biológicos e tecidos potencialmente envolvidos na gênese ou manutenção da SDOM sejam coletados para avaliação microbiológica. Entretanto, vários estudos demonstram que não se deve retardar a administração de antibióticos, aguardando a coleta das culturas.[25,38,44] Em geral, a antibioticoterapia é iniciada com agentes de amplo espectro e em doses adequadas. Após o resultado inicial das culturas, e dependendo da evolução clínica do paciente, habitualmente em aproximadamente 72 horas, os antibióticos são reavaliados e decide-se por sua continuidade, redução do espectro ou mesmo por sua suspensão.[22,24] Considerar a possibilidade de infecções fúngicas e por microorganismos multirresistentes é absolutamente necessário em pacientes previamente tratados com antibióticos, imunossuprimidos, pós-operados e naqueles em nutrição parenteral.

Deve-se lembrar a possibilidade de utilização de ventilação não-invasiva nas fases iniciais da insuficiência respiratória, com intuito de evitar a necessidade da ventilação mecânica e todas as complicações a ela inerentes.

A estratégia de ventilação mecânica protetora, com volumes correntes entre 5 e 7mL/kg de peso e pressões de pico menores que $35cmH_2O$, também demonstrou ser útil na redução da mortalidade associada à ventilação mecânica. Desde o trabalho de Amato *et al.*,[3] foi reconhecido que seu uso reduzia as chances de barotrauma, volotrauma e biotrauma. Apesar das críticas iniciais, a redução da mortalidade foi observada em estudos posteriores (ARDS-Network, 2000).[42] Desse modo, são importantes a observação e a adequação de terapias de suporte que possam contribuir para a resposta inflamatória exacerbada.

O uso de antagonistas histamínicos dos receptores H_2 ou dos bloqueadores da bomba de prótons reduz a acidez gástrica e a possibilidade de sangramento gastrointestinal devido à lesão aguda da mucosa gástrica.

Políticas de hemotransfusão restritivas demonstraram melhor prognóstico que as liberais em pacientes internados em UTI.[21] É interessante notar que, no trabalho de Rivers *et al.*,[50] o protocolo preconizava hemotransfusão até hematócrito de 30%, sugerindo que pacientes críticos com hipoperfusão podem beneficiar-se de estratégias mais liberais de hemotransfusão. Obviamente, a correção dos distúrbios com a utilização de hemoderivados é, muitas vezes, imprescindível, especialmente nos pacientes que necessitam múltiplas reintervenções ou nos imunossuprimidos com capacidade reduzida de resposta medular. As disfunções e/ou falências hematológicas podem traduzir-se em grande variedade de apresentações clínicas, cursando com quadros de coagulação vascular disseminada até fenômenos hemorrágicos generalizados. O uso de fatores anti ou pró-coagulantes deve ser feito com base no quadro clínico e na avaliação laboratorial do paciente. A heparina e a reposição com antitrombina, nos distúrbios de coagulação, e o uso de fator VIIa, em casos de hemorragia, são terapêuticas empregadas, mas ainda não analisadas em grandes estudos randomizados.

O uso da proteína C ativada, descrito unicamente para casos de sepse grave, melhorou a sobrevida.[5,6] Entretanto, devido ao elevado custo da terapêutica e à possibilidade de generalização desse tratamento, seu uso ainda é cercado de grandes debates.[1]

Van den Berghe *et al.*,[56,57] empregando controle intensivo dos níveis glicêmicos, reduziram a morbimortalidade de pacientes cirúrgicos, criticamente enfermos e em ventilação mecânica. Desde a publicação de seus estudos, em decorrência do grande impacto na mortalidade, várias UTI iniciaram programas de controle glicêmico em seus pacientes. Entretanto, devido ao risco de hipoglicemia, assim como à manutenção da glicemia dentro de limites estreitos (80 a 110mg/dL), medidas freqüentes da glicemia são necessárias. É interessante lembrar que os estudos demonstraram maior redução de mortalidade no grupo de pacientes em SDOM que apresentavam foco séptico. Porém, após a estabilização do paciente, não existem evidências de que o controle estrito tenha benefício.

De maneira geral, nossa capacidade de tratamento de disfunções ou falências individuais de órgãos reflete bem a nossa capacidade de atuar quando essas disfunções ou falências se associam. As terapias de reposição renal já estão bastante sedimentadas na prática clínica, assim como o suporte à disfunção respiratória e o suporte cardiovascular. Nos últimos decênios, temos assistido a um notável progresso no entendimento não unicamente dos sistemas, mas das interações entre eles. Entretanto, todo o progresso em relação aos sistemas renal, respiratório e cardiovascular não pode ser comparado ao conhecimento atual relativamente parco das falências e disfunções de outros sistemas, como o sistema nervoso central, o sistema endócrino e o do trato gastrointestinal.

Paralelamente a esses avanços, a compreensão dos processos imunológicos envolvidos na SDOM é ainda bastante limitada. Várias terapias de imunomodulação foram feitas sem resultados satisfatórios na clínica, demonstrando a real complexidade das interações que se processam. As tentativas de supressão de respostas pró-inflamatórias e/ou de estimulação de respostas antiinflamatórias e as manipulações do sistema do complemento e/ou das cascatas da coagulação apresentam

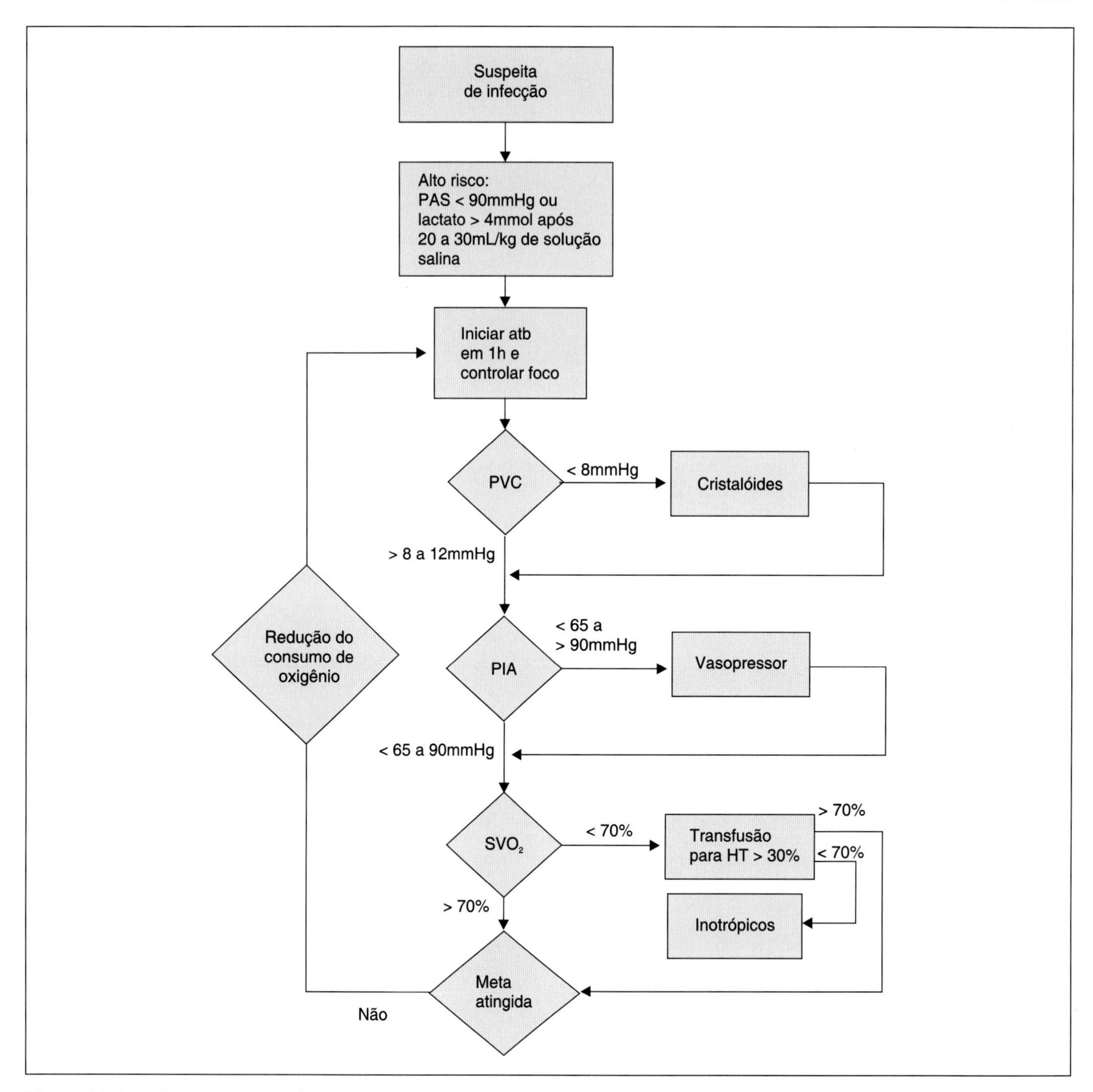

Figura 18.4 ▸ No paciente de alto risco, com suspeita de infecção, a ressuscitação circulatória precoce, guiada pelo monitoramento da pressão venosa central e da PVO_2, seguindo-se o protocolo delineado acima, parece acompanhar-se de redução da mortalidade e morbidade.
(*PAS* – pressão arterial sistêmica; *PVC* – pressão venosa central; *PIA* – pressão intra-intestinal; *Ht* – Hematócrito; SVO_2 – saturação venosa de oxigênio; *atb* – antibiótico.)

resultados pouco significativos, excetuando o uso da proteína C ativada. Devemos nos manter atentos aos riscos inerentes à manipulação desses sistemas, como relatado recentemente, com conseqüências catastróficas para os voluntários envolvidos.[54]

Segundo alguns autores, a SDOM só surgiu como conseqüência da melhoria dos cuidados ao paciente gravemente enfermo que, em outros tempos, estaria fadado ao óbito. Com os avanços da tecnologia, acabamos propiciando tempo, a partir da disfunção e/ou falência de um órgão, para o surgimento de outras disfunções. Além disso, observamos que a proporção de idosos aumenta de maneira global, assim como, atualmente, não é incomum encontrar pacientes imunos-

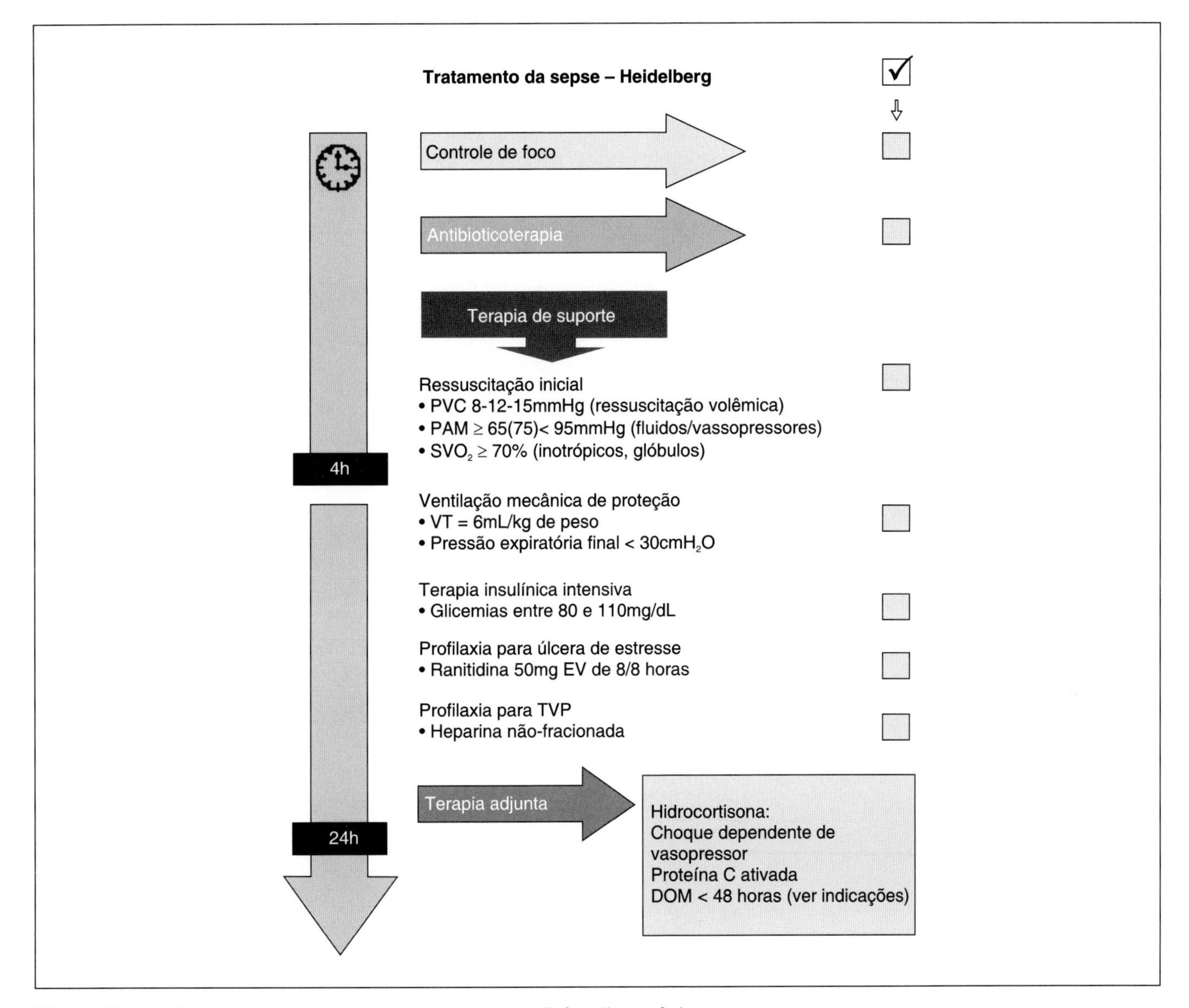

Figura 18.5 ▶ Sumário do tratamento do paciente com disfunção orgânica e sepse. *PVC* – pressão venosa central; *PAM* – pressão arterial média; SVO_2 – saturação venosa de oxigênio; *VT* – volume total; *TVP* – trombose venosa profunda; *DOM* – disfunção orgânica múltipla.)

suprimidos em decorrência de enfermidades como a AIDS/SIDA ou do uso de agentes imunossupressores para o tratamento de doenças auto-imunes, neoplásicas e pós-transplante (Figura 18.4).

CONSIDERAÇÕES FINAIS

A DOM não é entidade nosológica, mas apenas uma série de dados que resulta de insultos sistêmicos variados, não controlados pela homeostase, um corolário de outra afecção passada ou ainda em evolução. Embora sua fisiopatologia seja objeto de intensos estudos, constitui, ainda, obra inacabada. Assim, como era de se esperar, não tem tratamento específico. O suporte intensivo dos órgãos em disfunção, além da procura intensa e da correção dos eventos causadores, na maioria das vezes, infecções constitui, habitualmente, a melhor esperança de sobrevida do paciente (Figura 18.5).

REFERÊNCIAS BIBLIOGRÁFICAS

1. Abraham E, Laterre PF, Garg R *et al.* Administration of Drotrecogin Alfa (Activated) in Early Stage Severe Sepsis (ADDRESS) Study Group. Drotrecogin alfa (activated) for adults with severe sepsis and a low risk of death. *N Engl J Med* 2005; *353*:332-41.
2. Akinori I, Shirakusa T, Takafumi M *et al.* Clinical evaluation of systemic inflammatory response syndrome (SIRS) in advanced lung cancer (T3 and T4) with surgical resection. *Eur J Cardio-Thoracic Surg* 2005; *27*:14-8.

3. Amato MB, Barbas CS, Medeiros DM *et al.* Effect of a protective-ventilation strategy on mortality in the acute respiratory distress syndrome. *N Engl J Med* 1998; *338*(6):347-54.
4. Arthur EB. MOF, MODS, and SIRS: What is in a name or an acronym? *Shock* 2006; *26*:438-49.
5. Bernard GR, Vincent JL, Laterre PF *et al.* Recombinant Human Protein C Worldwide Evaluation in Severe Sepsis (PROWESS) study group. Efficacy and safety of recombinant human activated protein C for severe sepsis. *N Engl J Med* 2001; *344*(10):699-709.
6. Bernard GR, Margolis BD, Shanies HM *et al.* Extended evaluation of recombinant human activated protein C United States investigators extended evaluation of recombinant human activated protein C United States Trial (ENHANCE US): a single-arm, phase 3B, multicenter study of drotrecogin alfa (activated) in severe sepsis. *Chest* 2004; *125*(6):2206-16.
7. Lichtenstern J. Schmidt HP, Knaebel E *et al.* Postoperative bacterial/fungal infections: A challenging problem in critically ill patients after abdominal surgery *Dig Surg* 2007; *24*:1-11.
8. Charles MR, Craig MC. The systemic inflammatory response syndrome. *Microbes and Infection* 2006; *8*:1382-9.
9. Crandall M, West MA. Evaluation of the abdomen in the critically ill patient: opening the black box. *Curr Opin Crit Care* 2006; *12*(4):333-9.
10. David J, Irvin M. Multiple organ dysfunction syndrome:a narrative review. *Can J Anesthesia* 2001; *48*(5):502-9.
11. Diamantis P, Michalis S, Fotini B *et al.* Portal and systemic endotoxemia in abdominal operations: The significance of acute abdomen. *J Surg Research* 2006; *134*:133-7.
12. Donald EF. Multiple organ dysfunction Syndrome: Past, present and future. *Surgical Infections* 2000; *1*:155-63.
13. Dunser MW, Wenzel V, Mayr AJ, Hasibeder WR. Management of vasodilatory shock: defining the role of arginine vasopressin. *Drugs* 2003; *63*(3):237-56.
14. Edwin AD, DaZhong X, Vicki LK. Role of the gut in the development of injury and shock induced SIRS and MODS: the gut-lymph hypothesis, a review. *Frontiers in Bioscience* 2006; *11*:520-8.
15. Edwin PD. Can one use biologic modifiers to prevent multiple organ dysfunction syndrome after abdominal infections? *Surgical Infections* 2000; *1*:1239-48.
16. Eric W, Benoıt V, Hugo C. The endothelium in in tensive care. *Crit Care Clin* 2005; *21*:403-16.
17. Ferreira FL, Bota DP, Bross A *et al.* Serial evaluation of the SOFA score to predict outcome in critically ill patients. *JAMA* 2001; *286*(14):1754-8.
18. Finfer S, Bellomo R, Boyce N *et al.* SAFE Study Investigators. A comparison of albumin and saline for fluid resuscitation in the intensive care unit. *N Engl J Med* 2004; *350*(22):2247-56.
19. Gattinoni L, Brazzi L, Pelosi P *et al.* A trial of goal-oriented hemodynamic therapy in critically ill patients. SvO2 Collaborative Group. *N Engl J Med* 1995; *333*(16):1025-32.
20. Hayes MA, Timmins AC, Yau EH *et al.* Elevation of systemic oxygen delivery in the treatment of critically ill patients. *N Engl J Med* 1994; *330*(24):1717-22.
21. Herbert PC, Wells G, Blajchman MA *et al.* A multicenter, randomized, controlled clinical trial of transfusion requirements in critical care. Transfusion Requirements in Critical Care Investigators, Canadian Critical Care Trials Group. *N Engl J Med* 1999; 340(6):409-17. Erratum in: *N Engl J Med* 1999; *340*(13):1056.
22. Hoffken G, Niederman MS. Nosocomial pneumonia: the importance of a de-escalating strategy for antibiotic treatment of pneumonia in the ICU. *Chest* 2002; *122*(6):2183-96.
23. Ibrahim EH, Sherman G, Ward S *et al.* The influence of inadequate antimicrobial treatment of bloodstream infections on patient outcomes in the ICU setting. *Chest* 2000; *118*(1):146-55.
24. Ibrahim EH, Ward S, Sherman G *et al.* Experience with a clinical guideline for the treatment of ventilator-associated pneumonia. *Crit Care Med* 2001; *29*(6):1109-15.
25. Iregui M, Ward S, Sherman G *et al.* Clinical importance of delays in the initiation of appropriate antibiotic treatment for ventilator-associated pneumonia. *Chest* 2002; *122*(1):262-8.
26. Jean-Louis V, Daniel DB. Does disseminated intravascular coagulation lead to multiple organ failure? *Crit Care Clin* 2005; *21*:469-77.
27. Jimenez MF, Marshall JC, International Sepsis Forum. Source control in the management of sepsis. *Intensive Care Med* 2001; *27* (suppl 1):S49-62.
28. John AM. Injury-induced immune dysfunction: Is the lymphocyte irrelevant? *Surgical Infections* 2002; *3*:297-302.
29. Joseph AC. Searching for the etiology of systemic inflammatory response syndrome: is SIRS occult endotoxemia? *Intensive Care Med* 2006; *32*:181-4.
30. Brown KA, Brain SD, Pearson JD *et al.* Neutrophils in development of multiple organ failure in sepsis. *Lancet* 2006; *368*:157-69.
31. Kazumasa TE, Ogawaa HW, Toshiki H. Systemic inflammatory response syndrome and surgical stress in thoracic surgery. *J Critical Care* 2006; *21*:48-55.
32. Kazumi T, Miyazaki H, Katoh N *et al.* Effect of perioperative steroid therapy on the postoperative course of patients with oesophageal cancer. *Digestive and Liver Disease* 2006; *38*:240-4.
33. Leslie H, Grant VB, Lena MN *et al.* Systemic inflammatory response syndrome and nosocomial infection in trauma. *J Trauma* 2006; *61*:310-7.
34. Henry GC. Advances in the understanding of multiple organ failure. *Surg Infections* 2000; *1*:165-72.
35. Mario P, Chun-Shiang C, Megan G *et al.* Contribution of antiinflammatory/immune suppressive processes to the pathology of sepsis. *Frontiers in Bioscience* 2006; *11*:272-99.
36. Marius K, Otmar T. Pathophysiology of polytrauma. Injury. *Int J Care Injured* 2005; *36*:691-709.
37. Martin C, Papazian L, Perrin G *et al.* Norepinephrine or dopamine for the treatment of hyperdynamic septic shock? *Chest* 1993; *103*(6):1826-31.
38. Mathevon T, Souweine B, Traore O *et al.* ICU-acquired nosocomial infection: impact of delay of adequate antibiotic treatment. *Scand J Infect Dis* 2002; *34*(11):831-5.
39. McKinley BA, Kozar RA, Cocanour CS *et al.* Normal versus supranormal oxygen delivery goals in shock resuscitation: the response is the same. *J Trauma* 2002; *53*:825-32.
40. Meadows D, Edwards JD, Wilkins RG, Nightingale P. Reversal of intractable septic shock with norepinephrine therapy. *Crit Care Med* 1988; *16*:663-6.
41. Mitchell PF, Russell LD. Epithelial barrier dysfunction: A unifying theme to explain the pathogenesis of multiple organ dysfunction at the cellular level. *Crit Care Clin* 2005; *21*:177-96.
42. Ventilation with lower tidal volumes as compared with traditional tidal volumes for acute lung injury and the acute respiratory distress syndrome. The Acute Respiratory Distress Syndrome Network. *N Engl J Med* 2000; *342*:1301-8.
43. Ori DR. Pathogenesis of multiple organ dysfunction syndrome: Gut origin, protection and decontamination. *Surgical Infections* 2000; *1*:217-25.

44. Pelletier SJ, Crabtree TD, Gleason TG *et al.* Waiting for microbiologic data to direct therapy against nosocomial infections in febrile surgical patients: are outcomes worsened? *Arch Surg* 1999; *134*:1300-7.
45. Perel A. Assessing fluid responsiveness by the systolic pressure variation in mechanically ventilated patients. Systolic pressure variation as a guide to fluid therapy in patients with sepsis-induced hypotension. *Anesthesiology* 1998; *89*:1309-10.
46. Perel A, Pizov R, Cotev S. Systolic blood pressure variation is a sensitive indicator of hypovolemia in ventilated dogs subjected to graded hemorrhage. *Anesthesiology* 1987; *67*(4):498-502.
47. Philip J, Hess JR. Systemic inflammatory response to coronary artery bypass graft surgery. *Am J Health-Syst Pharm* 2005; *62*(Suppl 4):S6-9.
48. Philip SB, Lynn JH. Epidemiology of multiple organ dysfunction syndrome in critical surgical illness. *Surgical Infections* 2000; *3*:173-86.
49. Mofidi R, Duff SJ. Wigmore KK *et al.* Association between early systemic inflammatory response,severity of multiorgan dysfunction and death in acute pancreatitis. *Br J Surg* 2006; *93*:738-44.
50. Rivers E, Nguyen B, Havstad S *et al.* Early goal-directed therapy in the treatment of severe sepsis and septic shock. *N Engl J Med* 2001; *345*:1368-77.
51. Ronald VM. Pathogenesis of multiple organ dysfunction syndrome – endotoxin, inflammatory cells and their mediators: Cytokines and reactive oxygen species. *Surgical Infections* 2000; *1*:197-205.
52. Schein M. Surgical management of intra-abdominal infection: is there any evidence? *Langenbecks Arch Surg* 2002; *387*:1-7.
53. Shoemaker WC, Appel PL, Kram HB *et al.* Prospective trial of supranormal values of survivors as therapeutic goals in high-risk surgical patients. *Chest* 1988; *94*:1176-86.
54. Suntharalingam G, Perry MR, Ward S *et al.* Cytokine storm in a phase 1 trial of the anti-CD28 monoclonal antibody TGN1412. *N Engl J Med* 2006; *355*:1018-28.
55. Thomas G, Opal SM. Advances in sepsis therapy. *Drugs* 2004; *64*:837-59.
56. Van den Berghe G, Wilmer A, Milants I *et al.* Intensive insulin therapy in mixed medical/surgical intensive care units: benefit versus harm. *Diabetes* 2006; *55*:3151-9.
57. Van den Berghe G, Wouters P. Intensive insulin therapy in the critically ill patients. *N Engl J Med* 2001; *345*:1359-67.
58. Van Haren FM, Rozendaal FW, van der Hoeven JG. The effect of vasopressin on gastric perfusion in catecholamine-dependent patients in septic shock. *Chest* 2003; *124*:2256-60.
59. Velmahos GC, Demetriades D, Shoemaker WC *et al.* Endpoints of resuscitation of critically injured patients: normal or supranormal? A prospective randomized trial. *Ann Surg* 2000; *232*:409-18.
60. Vincent JL, de Mendonca A, Cantraine F *et al.* Use of the SOFA score to assess the incidence of organ dysfunction/failure in intensive care units: results of a multicenter, prospective study. Working group on "sepsis-related problems" of the European Society of Intensive Care Medicine. *Crit Care Med* 1998; *26*:1793-800.
61. Vincent JL, Moreno R, Takala J *et al.* The SOFA (Sepsis-related Organ Failure Assessment) score to describe organ dysfunction/failure. On behalf of the Working Group on Sepsis-Related Problems of the European Society of Intensive Care Medicine. *Intensive Care Med* 1996; *22*:707-10.
62. Wilkes MM, Navickis RJ. Patient survival after human albumin administration. A meta-analysis of randomized, controlled trials. *Ann Intern Med* 2001; *135*:149-64.

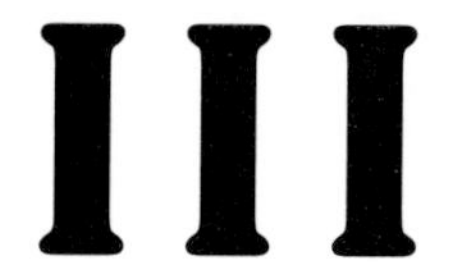

PARTE III

Abdome Agudo Inflamatório

19

Apendicite Aguda

Aloísio Cardoso-Júnior
Paulo Roberto Savassi-Rocha
Euler de Medeiros Azaro Filho
Wilson Luiz Andrade Bastos Filho

INTRODUÇÃO

A apendicite aguda (AA) é a causa mais comum de abdome agudo cirúrgico não-traumático. A primeira descrição dessa afecção foi realizada por Lorenz Heister, em 1711, ao realizar a necropsia de criminoso que havia sido executado e observar que seu apêndice estava escurecido e circundado por coleção purulenta.[88] Anos depois, a primeira apendicectomia foi conduzida, em Londres, por Claudius Amyand, cirurgião dos Hospitais Westminster e St. George. Amyand, em 1736, operou um menino de 11 anos de idade, portador de hérnia inguinal, que havia desenvolvido fístula estercoral no escroto. Ao abordar a bolsa escrotal, o cirurgião encontrou o apêndice necrótico e perfurado. A ligadura e a ressecção do apêndice resultaram na recuperação da criança.[80] Posteriormente, coube a Reginald Fitz, em 1886, a primazia de descrever a evolução e o quadro clínico da AA, enfatizando a necessidade do tratamento cirúrgico precoce.[21]

Desde então, os métodos diagnósticos e terapêuticos da AA evoluíram no compasso das descobertas de novas tecnologias aplicadas à medicina. Entretanto, apesar da grande contribuição dada ao diagnóstico dessa afecção pelos modernos exames de imagem e pela laparoscopia, sabe-se que, na maioria dos casos, o diagnóstico da AA é firmado pelo exame clínico associado aos aspectos epidemiológicos da doença, ficando os exames complementares mais sofisticados reservados para situações especiais em que houver dúvida diagnóstica. Para esses casos, a literatura científica tem dedicado grande atenção aos possíveis benefícios da utilização dos exames de imagem, com a expectativa, ainda *sub judice*, de reduzir a realização de apendicectomias desnecessárias.

Este capítulo tem como objetivo apresentar os aspectos clínicos, patológicos e terapêuticos da AA, destacando as inovações e controvérsias existentes no manejo desta afecção.

EPIDEMIOLOGIA

A apendicite aguda é a causa mais comum de abdome agudo registrada em diversos países, representando, na Inglaterra, mais de 40 mil admissões hospitalares ao ano.[35] Apesar de acometer indivíduos de todas as idades e ambos os sexos, sua incidência é maior em adultos jovens, com ligeira predominância no sexo masculino. Piper e Kager,[66] em estudo realizado na Suécia, verificaram incidência anual de 1,33 e 0,99 casos por 1.000 habitantes dos sexos masculino e feminino, respectivamente, com idade média igual a 22 anos (variando entre 1 e 89 anos). Nos EUA, o risco de desenvolver AA durante a vida é de 8,6% no sexo masculino e 6,7% no feminino.[1] No Brasil, em estudo retrospectivo realizado no Hospital das Clínicas da UFMG, Petroianu *et al.*[63] encontraram maior prevalência da AA em pacientes brancos, em relação aos negros, e idade média de surgimento da doença de 23,2 e 32,3 anos, respectivamente.

Apesar de alguns estudos não reportarem queda na incidência da AA ao longo dos anos, outros têm revelado declínio nas taxas dessa afecção. Especula-se que esse comportamento se deva à maior utilização de dietas ricas em fibras, às melhorias nas condições de higiene, com reflexo na redução das taxas de infecção intestinal, e, também, ao aprimoramento dos métodos propedêuticos, o que, a princípio, seria responsável pela redução das apendicectomias desnecessárias. Em 1975, Noer[57] reportou redução na incidência de AA em população bem definida da Noruega de 1,3/1.000 habitantes para 0,5/1.000 habitantes num período de 30 anos (1943 a 1972). No entanto, a maioria desses estudos é retrospectiva e conduzida a partir das mais variadas bases de dados. Mais recentemente, Körner *et al.*[41] investigaram, prospectivamente, durante 10 anos (1989-1998), uma população norueguesa de 265 mil habitantes. Nesse período, a incidência de AA manteve-se estável, com média anual de 0,8/1.000 habitantes.

A variação observada nos diversos estudos a respeito da incidência da AA merece algumas considerações metodológicas. Muitos deles são retrospectivos e conduzidos a partir de dados sobre o número de apendicectomias realizadas, sem levar em conta o diagnóstico histopatológico, incluindo casos falso-positivos. Além disso, aqueles que registram a incidência da doença com base no número de operações realizadas podem ser falseados por protocolos que adotem tratamento não-operatório para casos com plastrão apendicular, bem como pela própria redução do número de apendicectomias desnecessárias. A maior experiência de determinados serviços e a utilização de métodos diagnósticos mais modernos, como a ultra-sonografia, a tomografia computadorizada, a ressonância nuclear magnética e a laparoscopia diagnóstica, nos casos clínicos duvidosos, também são fatores que devem ser levados em consideração. Portanto, o declínio relatado na incidência da AA ao longo dos anos precisa ser analisado à luz dos fatos acima descritos.

ANATOMIA APLICADA

O apêndice vermiforme é um prologamento inferior do intestino grosso em sua porção denominada ceco, cerca de 2,5cm caudais à papila ileal. É um tubo cilíndrico, estreito e tortuoso, semelhante a um "verme". Seu comprimento médio é de 8cm (2 a 20cm) com diâmetro médio de 7mm (5 a 10mm).[19] Devido à presença de nódulos linfóides, a parede do apêndice é muito espessa em relação ao seu lúmen.

O apêndice está relacionado posteriormente com o músculo iliopsoas, especialmente com o músculo psoas maior, cuja ação é a flexão da coxa. Não apresenta haustros nem tênias, pois as mesmas convergem para a área de implantação do apêndice no ceco e, a partir dessa área, a musculatura lisa apendicular é contínua e uniforme até a sua extremidade. Este fato tem importância na tática cirúrgica para localização do apêndice em operações realizadas por acesso específico, nas quais se acompanha a tênia anterior (livre) do cólon ascendente e do ceco, em sentido caudal, até encontrar-se a base de inserção apendicular. Outra opção é procurar pelo apêndice no ângulo formado pelo contorno inferior do íleo terminal e pelo contorno medial do ceco. Essas manobras têm importância especial nos casos de apêndices que não estejam livres na cavidade peritoneal (retrocecais, retroileais e subserosos).

A posição do apêndice vermiforme é tão variável que foi comparada a qualquer posição dos ponteiros do relógio, podendo ser encontrado em algum ponto da circunferência que tenha como centro a implantação do mesmo. Estudos de necropsia detectaram a posição retrocecal em 65% dos cadáveres examinados.[86] No entanto, estudo realizado a partir do exame de tomografias computadorizadas do abdome verificou que, no vivente, a posição mais comum é a retroileal.[64] Dois outros estudos, mais recentes, também utilizando exames tomográficos, evidenciaram a posição paracólica em 63,5% e 62% dos pacientes.[11,15] Tal diversidade de resultados pode dever-se a formas algo diversas de classificação da posição do apêndice vermiforme adotadas nos vários estudos.

As várias posições do apêndice vermiforme incluem:

- *Paracólico:* encontrado no recesso parietocólico direito.
- *Retrocecal:* nesta posição, a mais encontrada em estudos de necropsias, o apêndice está situado posteriormente ao ceco e ao cólon ascendente, podendo ser total ou parcialmente retroperitoneal.
- *Pré-ileal:* localizado anteriormente ao íleo terminal.
- *Retroileal:* localizado posteriormente ao íleo terminal.
- *Promontórico:* a extremidade do apêndice atinge o promontório sacral.
- *Pélvico:* localizado nas escavações pélvicas (retouterina, retovesical, vesicouterina).
- *Subcecal:* apêndice livre na região ilíaca direita (pode, raramente, ser o conteúdo do saco herniário nas hérnias inguinais e, dessa forma, ser responsável pela condição incomum em que a apendicite aguda ocorre no canal inguinal, denominada apendicite de Amyand).

Além das variações mais usuais, descritas aqui, a localização do apêndice na região ilíaca esquerda, nos casos de *situs inversus* ou, até mesmo, na região epi-

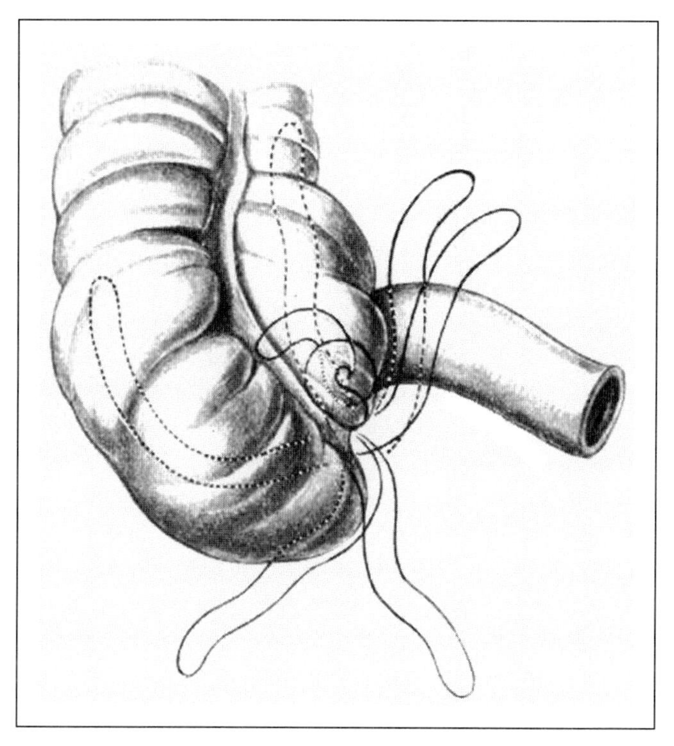

Figura 19.1 ▶ Variações anatômicas da posição do apêndice vermiforme. (Modificada de Wakeley CP. The position of the vermiform appendix as ascertained by analysis of 10 000 cases. *J Anat* 1933; *67*: 277-83.)

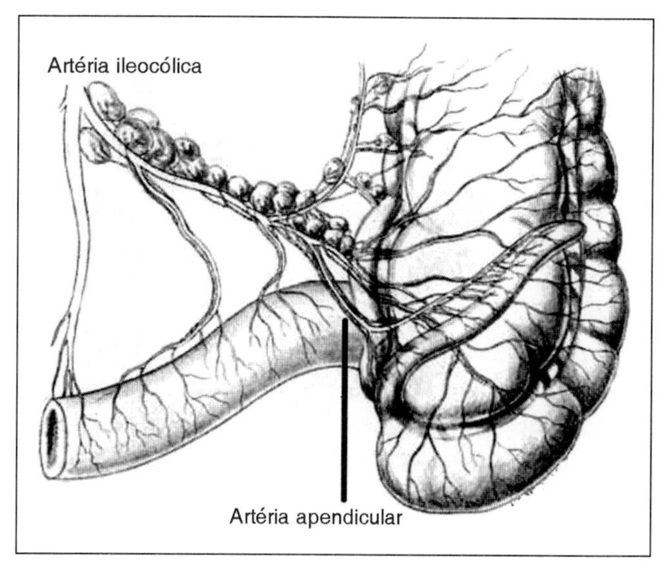

Figura 19.2 ▶ Mesoapêndice e anatomia vascular do apêndice vermiforme. (Modificada de Wakeley CP. The position of the vermiform appendix as ascertained by analysis of 10 000 cases. *J Anat* 1933; *67*: 277-83.)

gástrica ou posteriormente ao lobo direito do fígado, pode, com maior raridade, ser encontrada. Outras situações, extremamente raras, são a agenesia (1/100 mil laparotomias para tratamento de apendicite aguda = 0,001%) e a duplicação do apêndice vermiforme (1/25 mil laparotomias para tratamento de apendicite aguda = 0,004%).[40,49,71,79]

A Figura 19.1 ilustra as variações na posição do apêndice vermiforme.

A túnica serosa do apêndice vermiforme é formada a partir do mesoapêndice, uma prega peritoneal que corresponde ao pequeno mesentério do apêndice vermiforme (mesenteríolo), contendo, em sua borda livre, a artéria apendicular (ramo da artéria ileocólica) e a veia apendicular (tributária da veia ileocólica) e, eventualmente, ramos das artérias cecais. Assim, na maior parte das vezes, o suprimento sanguíneo depende, exclusivamente, da artéria apendicular, e sua trombose causa necrose e perfuração do órgão. As demais túnicas assemelham-se ao restante do intestino grosso, sendo marcante a exuberância dos nódulos linfóides encontrados na túnica mucosa e na lâmina própria do apêndice, caracterizando-o como órgão linfóide (*tonsila intestinal*). A Figura 19.2 mostra o mesoapêndice e a anatomia vascular do apêndice vermiforme.

ETIOPATOGENIA

A teoria mais difundida para explicar a AA leva em conta a obstrução do lúmen apendicular por fecalito, parasitas intestinais (áscaris, oxiúros, tricocéfalos) e hiperplasia linfóide secundária a enterocolites bacterianas ou infecções sistêmicas virais. Apesar disso, a obstrução do lúmen apendicular somente pode ser demonstrada em cerca de metade a dois terços dos apêndices inflamados. Isso ocorre, provavelmente, porque o fator obstrutivo intraluminal (fecalito ou verme) pode migrar para o cólon após haver deflagrado o processo inflamatório, ou porque a obstrução deveu-se a fator extraluminal, como a hiperplasia linfóide. A presença de fator obstrutivo detectável deve estar relacionada com maior probabilidade de progressão da AA para a forma gangrenosa. Nesse sentido, estudando 240 casos de apendicite aguda, Shaw[79] observou que, quando o fecalito estava presente, 77% dos espécimes cirúrgicos correspondiam à forma gangrenosa da AA, ao passo que, em sua ausência, apenas 42% dos espécimes correspondiam a tal estágio da doença.

A obstrução intraluminal ou extraluminal leva ao acúmulo do muco produzido no apêndice. A ausência de clareamento desse muco causa supercrescimento da flora polimicrobiana aeróbica (*E. coli*, *Klebsiella* sp., *Proteus* sp., *Pseudomonas* sp., *S. viridans*, enterococos) e anaeróbica (*B. fragilis*, *C. perfringens*) do apêndice.

O aumento gradativo da pressão intraluminal, pelo acúmulo de muco, distende as paredes do órgão, causando compressão de sua mucosa, bem como congestão venosa e linfática. Logo, a lesão acarretada na túnica mucosa (ulceração) pelo regime de hipertensão e isquemia, associada à intensa colonização do muco, resultante do supercrescimento bacteriano, permite a invasão dos tecidos apendiculares pelos microorganismos supracitados.

Por sua vez, a lesão isquêmica causada pelo colapso venoso, além de favorecer a invasão bacteriana, gera elemento inflamatório exsudativo na parede do órgão, culminando com trombose de seus vasos e deterioração do suprimento sanguíneo. Desse modo, cria-se um ciclo vicioso, responsável por alterações inflamatórias no apêndice relacionadas tanto com a invasão bacteriana como com a lesão isquêmica. Portanto, nessa fase, o intenso comprometimento da irrigação sanguínea em órgão de circulação terminal, apenas suprido pela artéria apendicular, leva à sua gangrena.

Posteriormente, a perfuração da parede apendicular necrótica, que ocorre usualmente na margem antimesentérica do órgão, propicia o extravasamento de seu conteúdo, podendo haver formação de abscesso intra-abdominal localizado ou peritonite difusa. Os fatores implicados na localização ou difusão da infecção na cavidade abdominal são: a idade do paciente (crianças têm o omento maior fino e curto, sendo, portanto, menos propenso a formar bloqueio protetor ao redor do apêndice inflamado), a velocidade da evolução do quadro até a perfuração (a progressão rápida das fases de acometimento do órgão até a perfuração não permite que ocorra formação de aderências entre o apêndice, os órgãos adjacentes e o omento maior – plastrão ou massa apendicular), a posição do apêndice vermiforme (os apêndices em situação retrocecal e pélvica tendem a formar abscessos localizados, em comparação aos pré-ileais e subcecais, que apresentam maior propensão à perfuração livre na cavidade peritoneal). Na AA, as infecções são polimicrobianas e cursam com envolvimento de cinco a dez diferentes espécies de bactérias, principalmente *B. fragilis* e *E. coli*.

ANATOMIA PATOLÓGICA

O critério histológico para o diagnóstico da AA é a infiltração da túnica muscular por leucócitos polimorfonucleares. Isso porque a presença de tal infiltrado limitado apenas à mucosa e submucosa pode ocorrer, por exemplo, devido à drenagem de exsudato para dentro do apêndice, a partir de um foco de infecção em localização mais alta do intestino grosso.[16]

No apêndice com inflamação aguda existe, na fase inicial, escassa exsudação neutrofílica nas túnicas mucosa, submucosa e muscular. Nessa fase da reação inflamatória, os vasos subserosos ficam congestos (hiperemia ativa) e nota-se escassa migração neutrofílica perivascular, transformando a serosa, normalmente lisa e brilhante, em membrana avermelhada e granulosa. Esse aspecto macroscópico é reconhecido pelo cirurgião como estádio inicial da AA, sendo denominada fase catarral.

Posteriormente, a exsudação neutrofílica transmural torna-se mais acentuada, revelando a presença de numerosos leucócitos polimorfonucleares na túnica muscular e reação fibrinopurulenta, em camadas concêntricas, sobre a serosa. À medida que o processo inflamatório avança, observa-se formação de abscessos na parede do órgão, juntamente com ulcerações e focos de necrose supurativa da mucosa. Nessa fase, a serosa é recoberta por múltiplas camadas de exsudato fibrinopurulento, no quadro reconhecido como apendicite aguda supurativa.

O agravamento progressivo do processo inflamatório produz áreas de ulceração hemorrágica esverdeada na mucosa, associadas com necrose gangrenosa de coloração verde-escura em toda a extensão da parede, incluindo a serosa. Essa fase é o prenúncio de ruptura iminente do apêndice, a chamada apendicite aguda gangrenosa.

Finalmente, a ruptura do órgão gangrenado resulta no extravasamento do conteúdo apendicular, altamente infectado, levando à formação de coleções circunscritas de pus ou peritonite difusa (AA perfurativa).

MANIFESTAÇÕES CLÍNICAS

O diagnóstico da AA, na maioria dos casos, pode ser realizado pelo exame clínico. No entanto, por ser uma doença que passa gradativamente por vários estágios, sua apresentação é bastante polimorfa. Ocasionalmente, a observação do paciente por algumas horas, utilizando-se exames clínicos seriados, será suficiente para o estabelecimento do diagnóstico nos casos de abdome agudo inicialmente indefinidos. Entretanto, os exames complementares, incluindo os métodos de imagem e a laparoscopia diagnóstica, são elementos adicionais para o esclarecimento de quadros inespecíficos de abdome agudo, visando tanto à redução das laparotomias não-terapêuticas como à indicação cirúrgica precoce. Estudos mais antigos, realizados antes da difusão da ultra-sonografia, da tomografia computadorizada e da laparoscopia diagnóstica, apontavam taxas aceitáveis de laparotomias desnecessárias, variando de 5% a 25%, nos bons serviços de urgência.[32,46] Entretanto, o impacto da introdução dos métodos de imagem nas taxas de apendicetomias desnecessárias é tema de grande debate na literatura médica e será discutido adiante neste capítulo.

Controvérsias à parte, o diagnóstico nos casos de abdome agudo, especialmente na AA, deve pautar-se, em primeiro lugar, no exame clínico. Os métodos complementares devem ser utilizados para reforçar a impressão clínica, e nunca para refutá-la. Em outras palavras, se o cirurgião tiver a impressão de que determinado paciente cursa com AA, os resultados de exames ultra-sonográficos e/ou tomográficos normais não devem fazê-lo retroceder na indicação cirúrgica.

Anamnese

A dor abdominal é o sintoma principal dos quadros típicos de AA, sendo importante observar suas características e seu padrão evolutivo. Aliás, nessa doença, a ordem de aparecimento dos sintomas costuma seguir padrão relativamente constante, ressalvados os casos atípicos.

A hiporexia, acompanhada de dor abdominal, instala o quadro clínico da AA; em seguida, surgem náuseas e, eventualmente, vômitos. Inicialmente, a dor tem caráter mal definido e localização imprecisa, sendo relatada como sensação de desconforto ou cólica abdominal. Nessa fase, o processo inflamatório acomete apenas o peritônio visceral. Portanto, o impulso nervoso é conduzido ao sistema nervoso central por fibras aferentes viscerais não-mielinizadas, sendo mais freqüente a queixa de dor nas localizações epigástrica e mesogástrica. Isso ocorre porque as vísceras peritoneais apresentam inervação aferente dirigida a ambos os lados da medula espinhal, fazendo com que o cérebro interprete os estímulos bilaterais como se fossem originados no plano mediano. Posteriormente, pode ocorrer febre baixa, em torno de 38°C. Temperaturas mais altas, desde o início do quadro clínico, são pouco freqüentes na AA e sugerem outras doenças.

Com a evolução do processo inflamatório, cerca de 6 a 24 horas após o início dos sintomas, o peritônio parietal suprajacente é acometido e a dor passa a ter características somáticas devido à condução dos estímulos por fibras mielinizadas, sendo, portanto, localizada na região correspondente à origem dos estímulos. Nesse momento, o paciente passa a queixar-se de dor na região ilíaca direita e apresenta sinais indicativos de irritação peritoneal. Posteriormente, caso haja perfuração do órgão, a dor poderá difundir-se para todo o andar inferior do abdome e, mais adiante, para sua totalidade, devido à peritonite difusa ora instalada. Constipação intestinal e diarréia podem ocorrer, esta última em decorrência da irritação do reto por abscessos secundários à ruptura de apêndices de extremidade situada nas escavações retovesical ou retouterina ou, ainda, devido à irritação do íleo terminal, nos casos de apêndices situados na posição pré ou pós-ileal.

No entanto, essa evolução típica (dor epigástrica/periumbilical seguida de náuseas/vômitos, febre leve e migração da dor para a região ilíaca direita), inicialmente descrita por Murphy, pode estar presente em apenas 50% dos casos de AA.[54] Basta lembrar que a AA, em pacientes que tenham apêndice em localização retrocecal (retroperitoneal), costuma evoluir sem acometimento do peritônio parietal. O Quadro 19.1 mostra a influência da posição anatômica do apêndice vermiforme na apresentação clínica da AA.

Os sintomas e sinais da AA foram avaliados em metanálise, a qual demonstrou que os vários elementos da anamnese, do exame físico e dos testes de laboratório, quando considerados isoladamente, são discri-

Quadro 19.1 ▶ Influência de determinadas posições anatômicas do apêndice vermiforme na apresentação clínica da apendicite aguda

Posição do apêndice	Sintomas	Sinais	Exames complementares
Retrocecal	Dor no membro inferior direito (psoíte) Dor na região lombar direita	Ausência de dor típica Ausência de contratura na RID Sinal do psoas positivo	
Subcecal pélvico	Dor suprapúbica ou pélvica Polaciúria Diarréia	Toque retal doloroso Toque vaginal doloroso	Hematúria microscópica Piúria microscópica
Pré ou pós-ileal	Sintomas podem ser frustros	Vômitos Diarréia	

RID – região inguinal direita.

minadores fracos da AA.[6] No entanto, o estudo mostrou que tais elementos, quando associados, conferem forte poder para discriminação dos casos de AA. A migração da dor abdominal, os sinais clínicos de irritação peritoneal e os exames laboratoriais que expressam a reação inflamatória foram os elementos que alcançaram o mais forte poder discriminatório no referido estudo.

Exame físico

O exame físico, nas fases iniciais da AA, mostra o paciente em bom estado geral. Usualmente, o enfermo mantém-se em decúbito dorsal e procura limitar os seus movimentos quando ocorre acometimento do peritônio parietal pelo processo inflamatório. Quando solicitado a mudar de posição ou assumir posição ortostática, o paciente o faz de modo lento e cuidadoso, minimizando a dor decorrente do estiramento do peritônio parietal. Ainda durante a inspeção, exceto quando há peritonite difusa, o padrão ventilatório permanece, normalmente, toracoabdominal.

A febre, usualmente baixa, acompanha-se de taquicardia, que inicialmente é discreta e acentua-se com a desidratação e a sepse, em fases mais adiantadas da doença. A diferença superior a 1°C entre a temperatura axilar e a retal sugere a presença de processo inflamatório na pelve, sendo, portanto, um sinal inespecífico (sinal de Lenander).

A inspeção do abdome pode mostrar distensão abdominal nos casos mais avançados que cursam com íleo funcional, como costuma ocorrer nas peritonites difusas. A ausculta varia amplamente, desde ruídos hidroaéreos ausentes a hiperativos.

A palpação do abdome deve ser iniciada em quadrante distante do ponto álgico. Em caso de irritação peritoneal na região ilíaca direita, notam-se hipersensibilidade e rigidez muscular espontânea à palpação superficial e dor à palpação profunda. Neste ponto, a descompressão súbita do abdome é dolorosa (sinal de Blumberg). É importante salientar que a ausência desse sinal não afasta o diagnóstico de AA, porque ele não ocorre nas fases iniciais, quando o processo inflamatório está restrito ao apêndice, bem como nos casos de apêndices de localização retroperitoneal (retrocecal) e pélvica. Além do sinal de Blumberg, outros sinais podem ser detectados, fornecendo indícios favoráveis ao diagnóstico de AA:

- *Sinal de Guéneau de Mussy:* descompressão dolorosa em qualquer ponto do abdome devido à irritação peritoneal difusa.
- *Sinal de Rovsing:* considerado positivo quando o paciente refere dor na região ilíaca direita durante compressão deslizante do cólon descendente e transverso no sentido proximal, deslocando os gases intestinais no sentido retrógrado.
- *Sinal do obturador:* dor ocasionada pela flexão e rotação interna da coxa direita, ocasionalmente presente em paciente com apendicite pélvica.
- *Sinal do psoas:* encontrado em pacientes com AA retrocecal, é positivo quando o paciente sente dor ao estender a coxa direita.
- *Contratura muscular:* região de contração muscular espontânea e permanente em área suprajacente ao peritônio parietal inflamado.
- *Defesa muscular:* ocorre durante a palpação profunda, ao se tocar o peritônio visceral do órgão inflamado.

O exame ginecológico é importante no diagnóstico diferencial da AA por detectar sinais clínicos de afecções, como a doença inflamatória pélvica (DIP), o abortamento e a gravidez ectópica rota. O corrimento vaginal purulento e a mobilização dolorosa do colo uterino e dos paramétrios direitos sugerem a presença da DIP.

EXAMES COMPLEMENTARES

Exames de laboratório

Os exames de laboratório não são específicos para o diagnóstico da AA. Entretanto, seu uso judicioso pode corroborar a impressão clínica e auxiliar a exclusão de outras afecções que, eventualmente, se confundem com a apendicite:

- *Hemograma e proteína C reativa (PCR):* em cerca de 70% dos casos haverá leucocitose.[28] O aumento da contagem de glóbulos brancos é discreto nas fases iniciais (10.000 a 15.000/mm^3). Leucocitoses mais elevadas e desvio para esquerda sugerem a presença de formas mais avançadas ou complicadas da AA. No entanto, por elevar-se em inúmeras afecções, esse exame apresenta baixa especificidade. Exames que expressam a atividade inflamatória, como o hemograma e a concentração da proteína C reativa (PCR), são importantes para corroborar o diagnóstico da AA. Esta doença torna-se mais provável na presença de exame clínico favorável e de dois ou mais testes de atividade inflamatória positivos. Por outro lado, nos pacientes com quadro indeterminado e dois ou mais testes de atividade inflamatória negativos, a AA é menos provável.[6] Entretanto, ressalta-se que esses exames não têm boa acurácia se não forem utilizados em consonância com o exame clínico.[6,28]

- *Exame de urina rotina e Gram de gota não-centrifugada:* presta-se para diagnóstico diferencial quando há dúvida quanto à possibilidade de o abdome agudo ser causado por infecção do trato urinário (ITU). Deve-se lembrar que, nas apendicites retrocecal e pélvica, poderão ocorrer hematúria e leucocitúria devido à extensão do processo inflamatório para o ureter e a bexiga. Nesses casos, o Gram de gota poderá auxiliar a distinção entre ITU (exame positivo) e AA (exame negativo). Além disso, a contagem de eritrócitos maior que 30 células e de leucócitos maior que 20 células, por campo de grande aumento, sugere a presença de afecções do trato urinário.
- *Teste de gravidez:* os testes de gravidez são utilizados para diagnóstico diferencial quando a história clínica deixa dúvida quanto à possibilidade de prenhez ectópica rota. Alguns autores sugerem sua realização rotineira nas mulheres em idade fértil que cursam com quadro de abdome agudo.[61]
- *Amilase e lipase:* utilizadas para diagnóstico diferencial com pancreatite aguda.

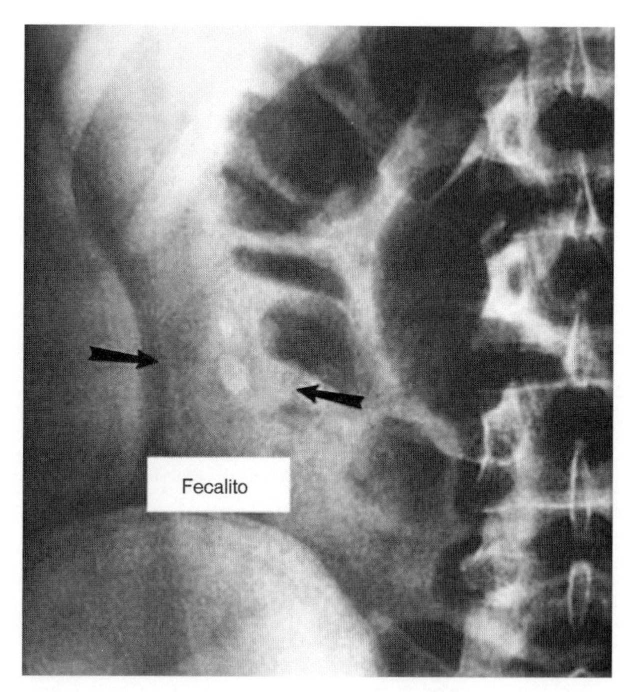

Figura 19.3 ▸ Detalhe de radiografia simples de abdome. As setas mostram fecalito na topografia do apêndice vermiforme.

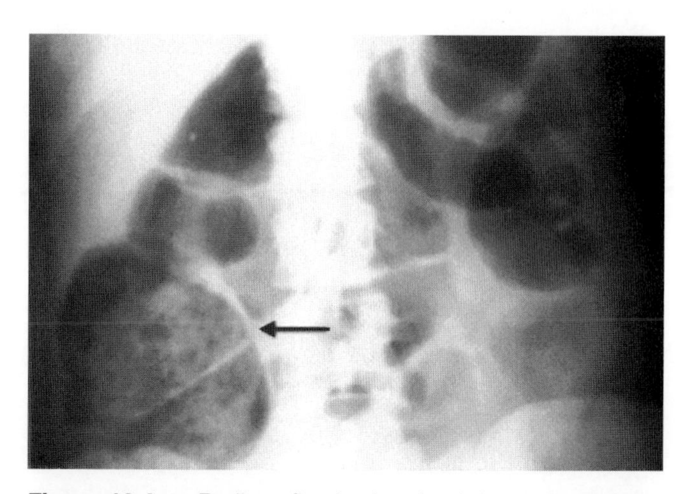

Figura 19.4 ▸ Radiografia simples de abdome de paciente com apendicite aguda. A seta mostra imagem radiológica de acúmulo de fezes no ceco. (Retirada de Petroianu A, Alberti LR, Zac RI. Fecal loading in the cecum as a new radiological sign of acute appendicitis. *World J Gastroenterol* 2005; *11*: 4230-2.)

Métodos de imagem

A utilização de exames de imagem para o diagnóstico da AA tem caráter complementar, sendo indicada quando a história clínica e os exames laboratoriais não foram suficientes para determinar a indicação cirúrgica:

- *Radiografia simples de abdome:* os achados radiológicos da radiografia simples do abdome têm sensibilidade e especificidade limitadas. Sinais aventados como sugestivos de AA são: presença de fecalito calcificado no quadrante inferior direito do abdome (Figura 19.3), apagamento da sombra do músculo psoas maior, alça sentinela no quadrante inferior direito do abdome, íleo localizado, imagem de gás no interior do ceco e presença de gás na luz do apêndice vermiforme.

Recentemente, Petroianu *et al.*[62] descreveram sinal que consiste na imagem radiológica de acúmulo de fezes no ceco detectada na radiografia simples de abdome (Figura 19.4). Nesse estudo, o referido sinal apresentou sensibilidade de 97% e especificidade de 85,3% (valor preditivo positivo = 68,7%; valor preditivo negativo = 98,8% para o diagnóstico de AA). Portanto, de acordo com esse estudo, a presença do referido sinal torna o diagnóstico de AA bastante provável, e sua ausência praticamente exclui a possibilidade dessa afecção.

- *Radiografia simples de tórax:* as radiografias simples de tórax nas incidências em PA e perfil, realizadas em ortostatismo, são utilizadas para o diagnóstico de perfuração de víscera oca (detecção de pneumo-

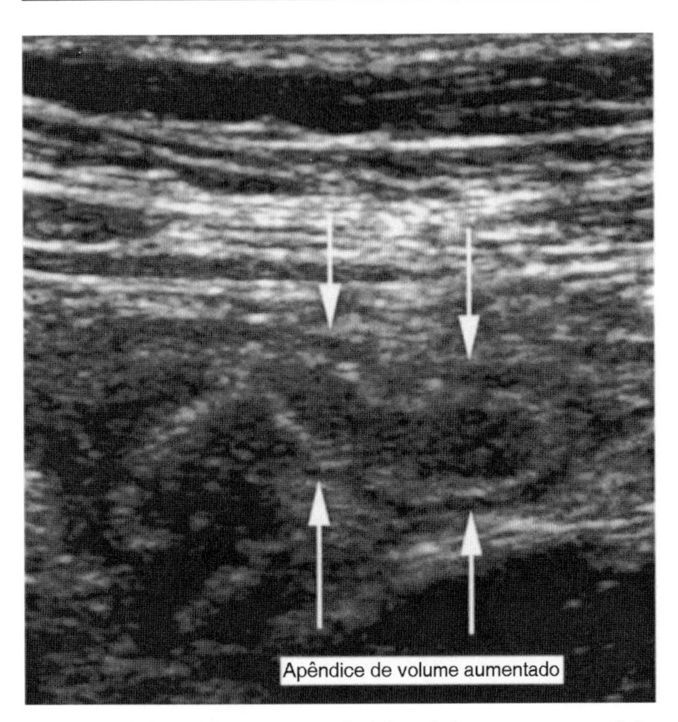

Figura 19.5 ▶ Ultra-sonografia de abdome na apendicite aguda. As setas apontam imagem de apêndice vermiforme, em corte sagital, com diâmetro transversal aumentado.

peritônio) e exclusão de doenças pleuropulmonares, como as pneumonias dos lobos inferiores, que podem ser causa de dor abdominal.

- *Ultra-sonografia (US) de abdome:* o valor da US no diagnóstico da AA tem sido avaliado em vários estudos, os quais reportam taxas de sensibilidade variando entre 75% e 97% e especificidade entre 83% e 97%, resultando em acurácia de 83% a 97%.[10,23,31,65,67,70,77,90] Essa ampla variação deve-se, principalmente, à dependência que o método tem da experiência do examinador. Vidmar *et al.*[85] estudaram, por US, 300 pacientes com suspeita clínica e laboratorial de AA. Obtiveram 91% de sensibilidade, 95,9% de especificidade e acurácia de 93,3%. Nesse estudo, a experiência do examinador influenciou de maneira significativamente positiva a acurácia do exame. Os autores concluíram que a US é exame de boa acurácia na avaliação da AA, quando realizada por médicos experientes no método, utilizando *probes* de várias freqüências. Além de focar o diagnóstico da AA, o exame ultra-sonográfico pode detectar diagnósticos alternativos, como abscesso tubovariano e torção de ovário, em até 33% das pacientes do sexo feminino com suspeita de AA. A Figura 19.5 mostra US de abdome na apendicite aguda.
- *Tomografia computadorizada (TC) do abdome:* apesar de os estudos iniciais terem sugerido que a TC de abdome deveria ser utilizada, rotineiramente, em pacientes com suspeita clínica de AA, os trabalhos mais recentes recomendam seu uso seletivo em pacientes com apresentação atípica, nas mulheres em idade fértil e nos extremos de idade.[9,34,68] Nesse sentido, dois estudos, uma metanálise e uma revisão sistemática, avaliaram o papel da US e da TC no diagnóstico da AA e concluíram que tais exames devem ser realizados apenas em pacientes nos quais o exame clínico e os exames laboratoriais não conduziram ao diagnóstico, principalmente nas mulheres em idade fértil.[83,87] A Figura 19.6 mostra imagens de TC do abdome na apendicite aguda.

O real impacto da introdução da US e da TC nas taxas de apendicectomias desnecessárias permanece incerto. Flum *et al.*,[22] em estudo longitudinal, sugeriram que a introdução desses exames não alterou essas taxas. Isso tem sido explicado à luz da moderada acurácia da US nesses estudos. Por sua vez, McGory *et al.*,[52] após analisarem uma coorte de 75.452 pacientes sub-

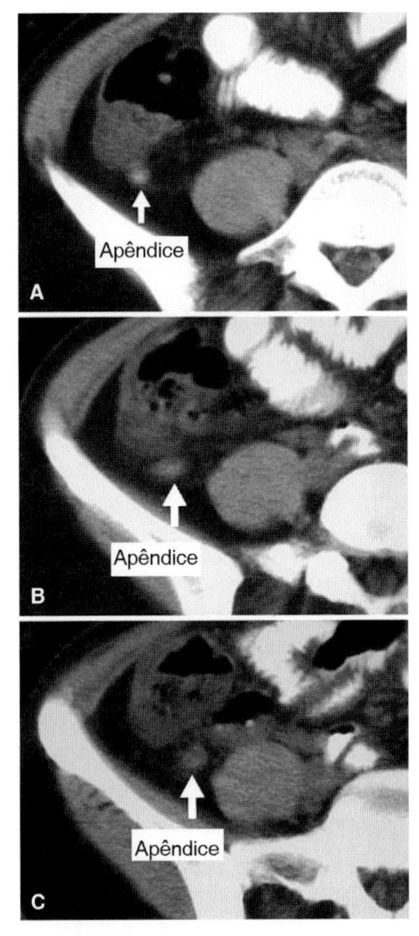

Figura 19.6 ▶ Tomografia computadorizada do abdome na apendicite aguda. As imagens **A**, **B** e **C** representam cortes seqüenciais e mostram apêndice vermiforme hiperdenso.

metidos à apendicectomia na Califórnia, entre 1999 e 2000, concluíram que a realização da TC associou-se a menor taxa de apendicectomias desnecessárias em pacientes do sexo feminino com idade menor que 5 anos e maior que 45 anos. Nesse sentido, Musunuru *et al.*[55] analisaram, retrospectivamente, 411 pacientes submetidos à apendicectomia e concluíram que a indicação da TC deve ser seletiva. Além disso, esses autores enfatizaram que seu uso rotineiro expõe os pacientes aos riscos da injeção do contraste venoso e da radiação, além de atrasar a realização do procedimento cirúrgico e, conseqüentemente, expor os pacientes a maior risco de perfuração.

Diante dos resultados conflitantes a respeito do uso da US e da TC nos pacientes com suspeita clínica de AA, há a tendência para seu uso de maneira seletiva, em caso de dúvida diagnóstica não sanada pelos exames clínico e laboratorial, com maior liberalidade na sua indicação em pacientes do sexo feminino, nas crianças e nos idosos.

Tomografia computadorizada *versus* ultra-sonografia

Dois estudos prospectivos que compararam a eficácia da TC e da US em adultos mostraram a superioridade da TC no diagnóstico da AA.[10,65]

No estudo de Balthazar *et al.*,[10] quando comparada à US, a TC apresentou maior sensibilidade (96% × 76%), maior acurácia (94% × 83%) e maior valor preditivo negativo (95% × 76%). Na análise do grupo de pacientes que não recebeu diagnóstico de AA, diagnósticos diferenciais foram detectados mais freqüentemente com a TC. Nos casos de diagnósticos conflitantes entre os dois métodos, a TC alcançou maior freqüência de acertos. Além disso, os abscessos e fleimões foram mais diagnosticados pela TC. Resultados semelhantes foram relatados por Pickuth *et al.*[65]

Laparoscopia diagnóstica

A laparoscopia exerce papel importante na abordagem diagnóstica e terapêutica dos pacientes com AA. O potencial diagnóstico é considerado especialmente útil nas mulheres em idade fértil, nas quais ginecopatias como prenhez ectópica, salpingooforites, endometriose e cistos de ovário podem mimetizar o quadro clínico da AA. Considerando-se esse grupo de pacientes, o emprego da laparoscopia associa-se à redução de até 80% na freqüência de apendicectomias desnecessárias.[72] Os aspectos relativos à sua utilização terapêutica serão abordados adiante neste capítulo.

APRESENTAÇÕES CLÍNICAS ATÍPICAS

A acurácia do diagnóstico clínico da AA chega a 95% nos casos de apresentação clínica típica.[61] Entretanto, esse quadro clássico ocorre somente em cerca de 66% dos pacientes.[24] Nos demais, variações na localização do apêndice, uso de antimicrobianos e condições clínicas especiais (extremos de idade, imunossupressão, gestação, dentre outras) promovem alterações na clínica e na evolução, dificultando o diagnóstico.

Apendicite aguda na criança

A AA é a causa mais comum de abdome agudo cirúrgico encontrada nas crianças levadas aos serviços de urgência.[47,69,75] O amplo lúmen do apêndice torna pouco freqüente a AA em crianças até os 2 anos de idade. A partir dessa idade, a incidência da doença eleva-se, atingindo pico aos 11 anos, quando declina gradualmente até os 15 anos.[47] Em cerca de um terço dos casos de AA na infância, ocorre ruptura do apêndice antes do tratamento cirúrgico.[81] Considerando-se as crianças com idade abaixo de 4 anos, as taxas de perfuração podem atingir níveis tão altos como 80% dos casos.[56]

A fisiopatologia da AA nas crianças difere da dos adultos devido às diferenças anatômicas e à susceptibilidade do apêndice durante essa fase da vida. A AA é pouco freqüente nos neonatos, porque estes indivíduos têm o órgão em forma de funil (lúmen amplo), alimentam-se com dietas líquidas e apresentam baixa incidência de infecções gastrointestinais.[76] Entretanto, historicamente, tem-se registrado alta mortalidade (64%) nas apendicites neonatais devido à raridade da doença nessa faixa etária, bem como à dificuldade do diagnóstico diferencial com outras causas de dor abdominal.[39]

Após o primeiro ou segundo ano de vida, o apêndice assume a forma do órgão do adulto, tornando-se anatomicamente mais susceptível à AA. Além disso, ocorre aumento do volume dos folículos linfóides até a adolescência, correspondendo ao aumento da incidência da doença. Entretanto, apesar de a doença tornar-se mais freqüente, os adolescentes apresentam menor taxa de perfuração por ser o diagnóstico mais precoce, em conseqüência de o quadro clínico ser mais típico e, também, devido à maior facilidade na obtenção de dados clínicos durante a anamese e o exame físico.

As peculiaridades da anamnese e do exame físico nas crianças influem diretamente na precisão do diagnóstico da AA. Crianças na fase pré-verbal, quando ainda não estão aptas a expressar o que estão sentindo de maneira objetiva, precisam ter observados parâmetros subjetivos, como alterações na alimentação (apetite), na disposição para brincadeiras, no estado geral, no sono, na diurese e na evacuação. Em idades mais avançadas, as crianças podem ser capazes de caracterizar bem os sintomas e sinais, devendo-se ter o cuidado de não sugestioná-las, preferindo-se, para tanto, o uso de perguntas abertas.

Bundy *et al.*[14] avaliaram sistematicamente estudos publicados entre 1966 e 2007 a respeito da precisão e acurácia dos sintomas, sinais e exames laboratoriais básicos utilizados na avaliação de crianças com suspeita clínica de AA. A febre foi o sinal que, isoladamente, mais associou-se com a AA. Sua presença aumentou a probabilidade de apendicite (*likelihood ratio* [LR] = 3,4; intervalo de confiança de 95% [IC] = 2,4 a 4,8), e sua ausência reduziu tal probabilidade (LR = 0,32; 95% IC = 0,16 a 0,64). Os dados do estudo sugerem que os sintomas e sinais, na AA da criança, são mais úteis quando interpretados em conjunto. Os autores concluíram enfatizando que, apesar de o exame clínico na criança não estabelecer o diagnóstico de certeza da AA, ele é muito útil em estabelecer quais crianças com dor abdominal devem ser avaliadas com vistas à potencial realização de apendicectomia e quais devem ser submetidas a exames diagnósticos adicionais, incluindo os exames de imagem ou a observação clínica. As crianças mais novas, nas quais o diagnóstico de AA é difícil de ser estabelecido, devem ser submetidas a exames de imagem com maior liberalidade.

Apendicite aguda na gestante

A apendicite é a causa não obstétrica de abdome agudo cirúrgico mais comum na gestante. Sua incidência é estimada em 0,15 a 2,10 por 1.000 gestações.[27] Estudos prévios registravam que a incidência de AA nas mulheres grávidas e não-grávidas era igual mas, recentemente, amplo estudo de caso-controle sugeriu que a incidência de AA durante a gravidez é menor, especialmente no terceiro trimestre da gestação.[7]

Mudanças anatômicas e fisiológicas ocorrem durante a gestação, podendo alterar a apresentação das condições que exigem tratamento cirúrgico e dificultar seu diagnóstico, incluindo deslocamento de órgãos intraperitoneais pelo útero gravídico, redução do retorno venoso, aumento do débito cardíaco e da freqüência cardíaca, anemia fisiológica, leucocitose, redução da motilidade gástrica e aumento da acidez intragástrica. Além desses fatores, o volumoso útero distende a parede abdominal e comprime as vísceras, resultando em resposta diminuída à irritação peritoneal e em alteração da percepção da dor abdominal, tornando a determinação de sua etiologia mais difícil. Soma-se a esses fatores de confusão a freqüente ocorrência de náuseas, vômitos, dispepsia e dores abdominais relatadas pelas gestantes sadias.

A avaliação adequada da paciente grávida requer boa perspicácia clínica, conhecimento das alterações fisiológicas e anatômicas da gravidez e das causas mais comuns de abdome agudo que afetam as gestantes. Deve-se traçar um plano de conduta que evite a procrastinação do tratamento. Isso porque a mortalidade materna é baixa nos casos de AA inicial, mas eleva-se para 4% nos casos de AA perfurativa. Do mesmo modo, a mortalidade fetal eleva-se de 0,0% a 1,5% (apendicite não-perfurativa) para 20% a 35%, nos casos de perfuração do apêndice vermiforme.[27]

A dor no quadrante inferior direito do abdome é o sintoma mais comum da AA na gravidez, independentemente da idade gestacional.[53] Outros sintomas e sinais assemelham-se aos das mulheres não-grávidas e incluem a anorexia, as náuseas, os vômitos e a dor periumbilical que migra para a localização do apêndice, sendo este último sintoma indicador importante de AA na gestante.

Durante as fases iniciais da gestação, a irritação peritoneal desenvolve-se no quadrante inferior do abdome mas, a partir do quinto mês, a nova posição do apêndice desloca a dor cranial e medialmente. Defesa abdominal, dor à descompressão e dor referida ocorrem em cerca de 70% das pacientes.[59] Dor retal ou pélvica durante o toque torna-se incomum devido ao deslocamento cranial do apêndice. Nos útimos meses da gestação, a capacidade do omento de bloquear o processo inflamatório é reduzida. Por sua vez, a febre é menos comum (25% das pacientes) e a leucocitose é de difícil interpretação porque é usual na gravidez normal, exceto se houver desvio para a esquerda.[59]

Os estudos de imagem, caso necessários, devem priorizar a US e a ressonância nuclear magnética (RNM), por não utilizarem radiação ionizante. O uso de exames radiológicos, como as radiografias e a TC, deve ser reservado para os casos nos quais a US e a RNM tenham sido isuficientes ou não estejam disponíveis. É importante salientar que, nas situações em que o diagnóstico de AA é suspeitado, a US é inconclusiva e a RNM não está disponível, a realização da TC é preferível a expor a paciente e o feto a diagnóstico tardio ou à anestesia geral desnecessária, pois ambas as situações estão relacionadas a risco de abortamento espontâneo.[59]

Nas gestantes, é aceitável taxa mais elevada de apendicectomias desnecessárias devido ao maior risco, para a mãe e para o feto, nos casos de AA perfurada.[27,59] A abordagem por via aberta pode ser utilizada em qualquer fase da gestação. O tratamento laparoscópico, por sua vez, está mais indicado no segundo trimestre porque, durante o primeiro, poderá interferir na gestação e causar abortamento. Além disso, durante o terceiro trimestre, as dimensões uterinas dificultam a utilização do método, apesar de não inviabilizá-lo por completo.[26] Portanto, não se deve retardar a indicação cirúrgica na AA da mulher grávida para evitar a perfuração do apêndice.

Apendicite aguda no idoso

Apesar de a AA ser considerada doença de jovens, ela representa a terceira indicação de cirurgia entre idosos com abdome agudo. Como a mortalidade dessa doença é maior nos idosos, aproximadamente metade das mortes por apendicite aguda ocorre nesses indivíduos. A incidência de AA perfurada nos idosos é de aproximadamente 70%. Acredita-se que as elevadas taxas de perfuração sejam decorrentes das alterações da imunossenescência, do reduzido suprimento sanguíneo na artéria mesentérica superior e do enfraquecimento da parede do apêndice, mas é possível que os atrasos no diagnóstico e na realização da cirurgia também sejam fatores importantes.

Cuidado adicional deve ser empreendido para não confundir apendicite aguda com infecção do trato urinário, já que a presença de bacteriúria assintomática é elevada nos idosos. Outra condição, em potencial, para confusão diagnóstica relaciona-se ao fato de 45% dos pacientes com mais de 70 anos apresentarem sintomas e sinais semelhantes aos da obstrução intestinal.[78]

Ainda em relação ao diagnóstico, deve-se destacar a importância da TC de abdome e pelve com contraste intravenoso. Esse exame apresenta sensibilidade de até 98% no diagnóstico da AA. Em virtude disso, a TC pode ser eficaz em reduzir as taxas de apendicectomias desnecessárias em 4% a 20% dos casos examinados. Recomenda-se, assim, a utilização mais liberal desse exame nos pacientes idosos. Deve-se acrescentar, ainda, que os estudos demonstram redução da morbimortalidade quando se realiza laparotomia precoce em vez da observação cuidadosa do caso.[29,50,89]

DIAGNÓSTICO DIFERENCIAL

Várias doenças de tratamento cirúrgico ou clínico exigem diagnóstico diferencial com a AA. Não raro, o diagnóstico pré-operatório de AA é feito e, durante a laparotomia ou laparoscopia, outras causas de abdome agudo cirúrgico são detectadas e por si mesmas carecem de tratamento operatório (diverticulite de Meckel, úlcera péptica perfurada etc.). Por outro lado, situação desconfortável ocorre quando se indica a apendicectomia para pacientes nos quais os sintomas do abdome agudo foram desencadeados por doenças clínicas, como, por exemplo, pneumonias basais e diabetes melito. Assim, o exame clínico cuidadoso e a solicitação judiciosa dos exames complementares minimizam essa ocorrência a níveis aceitavéis.

O diagnóstico diferencial da AA é motivado pelas seguintes circunstâncias:

- Outras causas cirúrgicas de dor abdominal aguda (obstrução intestinal, intussuscepção, colecistite aguda, úlcera péptica perfurada, diverticulite de Meckel, diverticulite de ceco [Figura 19.7], pancreatite aguda, hematoma do músculo reto do abdome).
- Dor abdominal aguda de origem ginecológica ou obstétrica (salpingite aguda/doença inflamatória pélvica, prenhez ectópica rota, ruptura de cisto de corpo lúteo, torção de ovário).
- Dor abdominal aguda de origem urinária (ureterolitíase, infecções do trato urinário, como a cistite e a pielonefrite).
- Dor abdominal aguda de origem no sistema nervoso (dor abdominal como sintoma prodrômico de herpes-zoster).
- Afecções de tratamento clínico (pneumonias basais, cetoacidose diabética, pleurites, hepatite aguda,

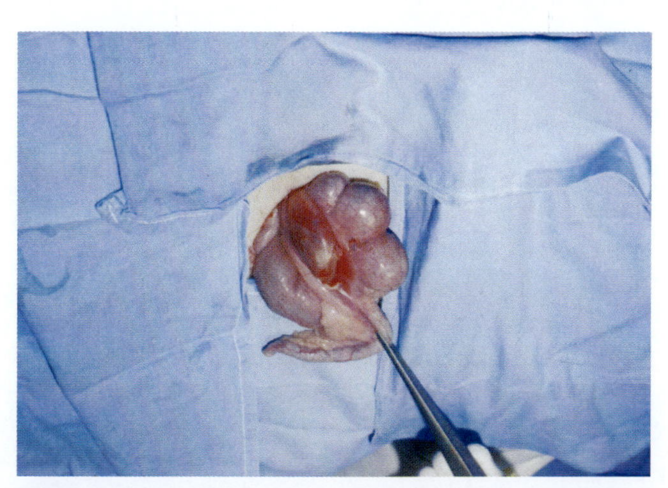

Figura 19.7 ▶ Imagem peroperatória de diverticulite cecal.

Quadro 19.2 ▶ Características clínicas das principais afecções consideradas no diagnóstico diferencial da apendicite aguda

Doença	Características clínicas
Úlcera péptica perfurada (UPP)	Dor de início súbito na UPP e insidioso na AA Pode haver antecedentes dispépticos ou uso de AINE na UPP
Colecistite aguda (CA)	Na CA, a dor não tem caráter migratório e pode irradiar-se para o dorso Vômitos são mais freqüentes na CA
Prenhez ectópica rota (PER)	A dor na PER inicia-se no hipogástrio Em geral, há antecedentes de amenorréia Podem ocorrer hipotensão e choque hipovolêmico Presença de sinais clínicos de gravidez no exame ginecológico e sangue na punção do fundo de saco de Douglas
Diverticulite de Meckel	Quadro clínico praticamente indistinguível da AA
Torção de cisto ovariano	Dor súbita, sem manifestações digestivas Massa em paramétrio ao toque vaginal
Pneumonia basal	Dor no hemiabdome direito que não migra, acompanhada de febre mais elevada Sintomas respiratórios e alterações sugestivas no exame físico do tórax
Linfadenite mesentérica	Mais comum na infância Antecedentes recentes de infecção respiratória alta
Urolitíase	Dor em cólica irradiada para a região lombar ou para a genitália Paciente agitado, comprime o abdome nas crises de dor Alterações no exame de urina rotina Pode-se visualizar o cálculo nos exames de imagem
Doença inflamatória pélvica (DIP)	Dor em todo o andar inferior do abdome Quadro inicia-se próximo ao período menstrual Presença de corrimento vaginal Menor comprometimento do estado geral em relação à AA
Doença de Crohn	História pregressa de surtos de diarréia e episódios anteriores de dor abdominal semelhante

AA – apendicite aguda.

gastroenterite, anemia falciforme, porfiria, linfadenite mesentérica, apendangite aguda, doença de Crohn, peritonite bacteriana espontânea).

O Quadro 19.2 mostra as características clínicas das principais afecções incluídas no diagnóstico diferencial da AA.

▶ TRATAMENTO

O tratamento da apendicite aguda consiste em ressuscitação volêmica, administração de antimicrobianos profiláticos ou terapêuticos, conforme o caso, e cirurgia.

Pacientes em fases iniciais da doença apresentam-se no limiar da hidratação. Entretanto, os quadros mais avançados, com perfuração e abscessos localizados ou peritonite difusa, necessitam de breve período pré-operatório de hidratação, antibioticoterapia de amplo espectro contra germes gram-negativos e anaeróbios e, mais raramente, hemotransfusão, para que sejam operados em melhores condições clínicas.

Uso de antimicrobianos na apendicite aguda

Apesar da melhoria das técnicas operatórias e anestésicas, as infecções pós-operatórias superficiais (ferida cirúrgica) e profundas (abscessos intra-abdominais) do sítio cirúrgico ainda são responsáveis por significativa morbidade nos casos de AA gangrenosa e perfurativa. Nesses casos, essas complicações podem ocorrer em cerca de 40% dos pacientes operados, aumentando o tempo de permanência hospitalar e os custos do tratamento.[2]

Vários estudos têm apontado que as taxas de infecção do sítio cirúrgico (ISC) podem ser reduzidas pela utilização de regimes antimicrobianos. Muitas vezes, pacientes com AA simples recebem antimicrobianos profilaticamente, enquanto aqueles com formas gangrenosas ou perfurativas recebem regimes de tratamento. Entretanto, objetivando a redução dos custos, da toxicidade e do desenvolvimento de resistência bacteriana, é desejável que se estabeleça o regime mais curto e efetivo para a profilaxia das ISC. Nesse sentido, Andersen *et al.*[3] realizaram revisão sistemática da literatura, na qual examinaram o efeito do uso de antimicrobianos *versus* placebo em pacientes apendicectomizados. Essa metanálise incluiu 45 estudos (9.576 pacientes) e chegou às seguintes conclusões:

- A antibioticoprofilaxia é efetiva na prevenção das complicações pós-operatórias em pacientes apendicectomizados, devendo seu uso ser rotineiro.
- Os tipos de antimicrobianos e o tempo de administração precisam ser avaliados em outras revisões sistemáticas. Entretanto, os resultados desse estudo indicam que a dose única tem o mesmo impacto de doses múltiplas. Logo, para redução dos custos, da toxicidade e da resistência bacteriana, é desejável estabelecer o período mais curto no qual a antibioticoprofilaxia seja efetiva e, ao que parece, nessa metanálise, este fato corresponde à utilização de dose única na indução anestésica.
- Pacientes com AA complicada (gangrenosa ou perfurativa), ao contrário dos demais, devem receber tratamento antimicrobiano.

Portanto, todos os pacientes submetidos à apendicectomia devem receber antibioticoprofilaxia de amplo espectro contra germes gram-negativos (gentamicina ou ceftriaxona) e anaeróbios (metronidazol ou clindamicina) na indução anestésica. Nas apendicectomias sem apendicite e nas formas não complicadas da AA, essa será a única dose, visto que o tempo de ação desses fármacos é suficiente para cobrir todo o período peroperatório. Em caso de forma gangrenosa ou perfurativa, deve-se optar pelo regime de tratamento com os mesmos antimicrobianos utilizados na indução anestésica. Outra associação efetiva é a de betalactâmicos com inibidores da betalactamase. Em casos selecionados, pode-se indicar carbapenens, principalmente ertapenem, tigeciclina ou associação com glicopeptídeos. Cobertura empírica inicial para enterococos, fungos e pseudomonas não é recomendada.

Apendicectomia convencional

A técnica operatória da apendicectomia convencional consiste nos seguintes tempos:

1. Anestesia conforme indicado para o caso (raquidiana, peridural ou geral).
2. Paciente em decúbito dorsal.
3. Mesa posicionada em leve declive e inclinação lateral à esquerda para promover a descida do ceco e a mobilização medial das alças do íleo terminal, facilitando a exposição do ceco e do apêndice vermiforme.
4. Anti-sepsia desde a linha inframamilar até o terço proximal das coxas, incluindo a genitália.
5. Colocação de campos estéreis, delimitando-se a região a ser operada.
6. Laparotomia mediana infra-umbilical (podendo ser estendida cranialmente) ou específica, utilizando-se uma das seguintes incisões:
   - Incisão de McBurney:[51]
     - incisão da pele e da tela celular subcutânea oblíqua e perpendicular à linha imaginária que une o umbigo à espinha ilíaca ântero-superior direita, na junção do terço lateral com os dois terços mediais;
     - abertura da aponeurose do músculo oblíquo externo, na direção de suas fibras (ínfero-medial), expondo-se o músculo oblíquo interno;
     - divulsão das fibras do músculo oblíquo interno, expondo-se o músculo transverso do abdome;
     - divulsão das fibras do músculo transverso do abdome, expondo-se a fáscia transversal e o peritônio parietal subjacente;
     - abertura, entre pinças hemostáticas retas, do folheto formado pela fáscia transversal e peritônio parietal, adentrando-se a cavidade peritoneal;
     - caso necessário, a incisão será prolongada nos sentidos súpero-lateral ou ínfero-medial.
   - Incisão de Davis:[17]
     - incisão da pele e tela subcutânea, transversa, sobre a linha que une ambas as espinhas ilíacas ântero-superiores, iniciando-se 2cm medialmente à linha semilunar direita e terminando-se a 2cm da espinha ilíaca ântero-superior direita;
     - dissecção das estruturas anatômicas da parede anterior do abdome de maneira semelhante à descrita para a incisão de McBurney. Contudo, aqui a aponeurose do músculo oblíquo externo é aberta em sentido transversal, bem como o folheto formado pela fáscia transversal e o peritônio parietal.

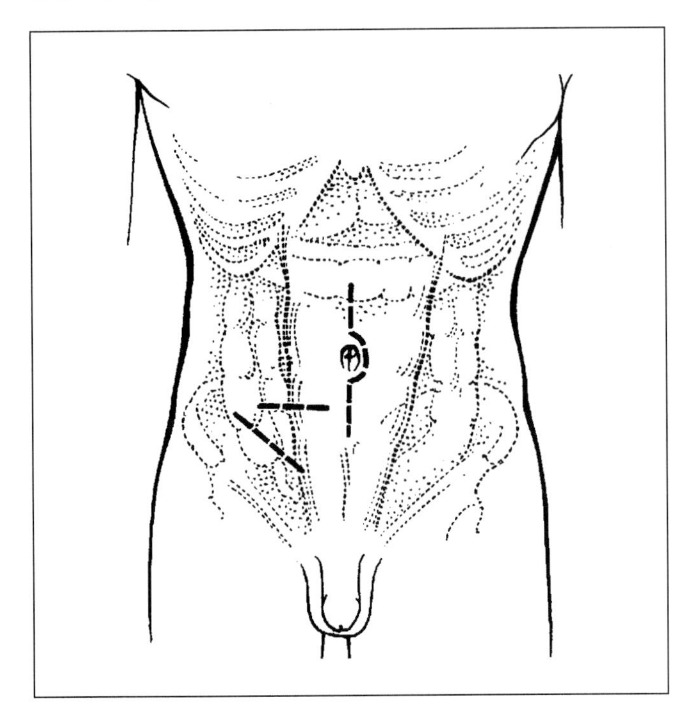

Figura 19.8 ▶ Incisões utilizadas para acesso à cavidade peritoneal na apendicectomia convencional. (Modificada de Sabinston Jr DC. *Atlas of general surgery*. Philadelphia: W.B. Saunders, 1994.)

- Incisão de Elliot-Babcock:[20]
  - incisão da pele e da tela subcutânea, transversa, iniciando cerca de 1cm medialmente à linha semilunar direita e terminando na união do terço lateral com os dois terços mediais da linha umbigo-espinha ilíaca ântero-superior direita.
  - os demais passos assemelham-se aos da incisão de Davis.

A Figura 19.8 mostra as incisões utilizadas para acesso à cavidade peritoneal na apendicectomia convencional.

7. Aspiração de secreção purulenta (se houver).
8. Identificação do apêndice: visualização direta, palpação digital, ou seguindo-se uma das tênias do cólon no sentido caudal até a base do ceco.
9. Tração do mesoapêndice e ligadura do mesmo junto à base do ceco (artéria apendicular), liberando-se o apêndice.
10. Confecção de sutura em bolsa de tabaco na base do ceco em torno da implantação do apêndice.
11. Ligadura da base do apêndice e colocação de pinça hemostática a alguns centímetros distais para coprostasia.
12. Secção do apêndice entre a ligadura e a pinça hemostática, completando-se, assim, sua ressecção.
13. Invaginação do coto apendicular no ceco pelo fechamento da sutura em bolsa de tabaco.
14. Revisão da hemostasia e toalete da cavidade peritoneal.
15. Síntese da via de acesso, por planos anatômicos, com fios absorvíveis.
16. Curativo.

A Figura 19.9 mostra as principais manobras da apendicectomia convencional.

Apendicectomias atípicas

Eventualmente, o cirurgião necessita utilizar técnicas alternativas em casos nos quais a anatomia do apêndice ou as alterações inflamatórias próprias da AA dificultem a adoção da técnica habitual. Descrevemos, a seguir, três técnicas alternativas para a apendicectomia nessas situações:[44]

- *Apendicectomia retrógrada:* inicia-se pela identificação da base do apêndice, que é ligada e seccionada. A seguir, sepulta-se o coto por sutura em bolsa de tabaco e secciona-se paulatinamente o mesoapêndice, da base para o ápice do órgão, após pinçamento e ligadura do mesmo.
- *Apendicectomia subseromuscular:* utilizada quando a liberação do apêndice apresenta dificuldade devido a aderências firmes aos órgãos vizinhos, levando ao risco de lesão desses órgãos durante a tentativa de descolamento do apêndice. Identificam-se a base do apêndice, que é ligada, e o coto, que é sepultado. Procede-se à dissecção romba delicada e à ressecção apenas da mucosa do órgão, em plano de clivagem entre a túnica mucosa e a túnica seromuscular. Desse modo, ressecando-se toda a mucosa do apêndice, evita-se a manutenção de fonte de contaminação persistente na cavidade peritoneal.
- *Mobilização medial do ceco:* utilizada nos casos em que o apêndice é totalmente retrocecal. Incisa-se o peritônio no recesso parietocólico direito, mobilizando-se o ceco medialmente e expondo-se o apêndice, que estará aderido à parede posterior do cólon.

Apendicectomia laparoscópica

A via laparoscópica para realização da apendicectomia vem sofrendo gradativa difusão. A seguir, encon-

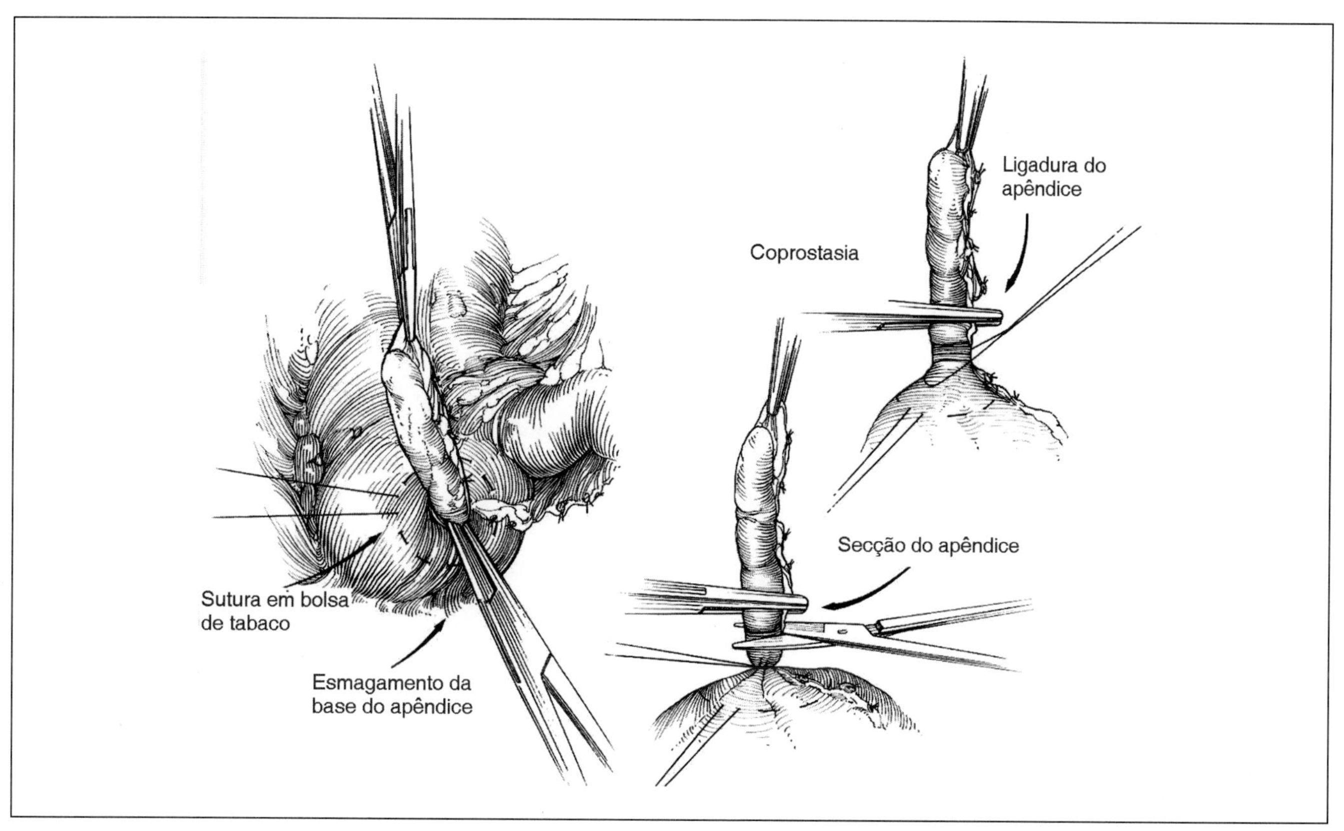

Figura 19.9 ▶ Principais manobras da apendicectomia convencional. (Modificada de Sabinston Jr DC. *Atlas of general surgery*. Philadelphia: W.B. Saunders, 1994.)

tram-se descritos os principais passos da apendicectomia laparoscópica:

1. Após realização do pnemoperitônio, os trocartes são introduzidos. Em geral, utilizam-se três punções, sendo a primeira justaumbilical (10mm), a segunda na fossa ilíaca esquerda (10 ou 12mm) e a última no flanco direito (5mm). Pode haver variação na posição dos portais de acordo com a anatomia do paciente e a preferência do cirurgião. A Figura 19.10 mostra o posicionamento dos trocartes na apendicectomia laparoscópica.
2. Laparoscopia diagnóstica e inventário da cavidade peritoneal.
3. Posicionamento do paciente em Trendelenburg e inclinação lateral esquerda para deslocamento cranial e lateral esquerdo das alças intestinais e do omento maior, facilitando a exposição do ceco e do apêndice.
4, Tração do apêndice com pinça atraumática e hemostasia do mesoapêndice por ligaduras manuais intracorpóreas, *endoloops*, clipes metálicos, bisturi bipolar ou ultra-sônico, conforme a necessidade do caso e a disponibilidade do serviço.

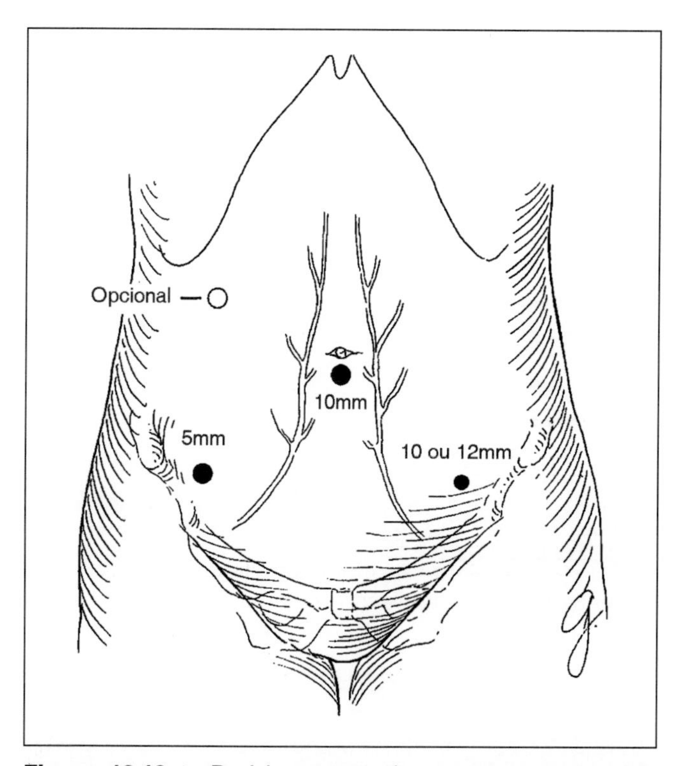

Figura 19.10 ▶ Posicionamento dos trocartes na apendicectomia laparoscópica. (Modificada de Ellis H, Nathanson LK. Appendix and appendectomy. *In:* Zinner MJ, Schwartz SI, Ellis H. *Maingot's abdominal operations*. Stamford: Appleton & Lange, 1997: 1191-227.)

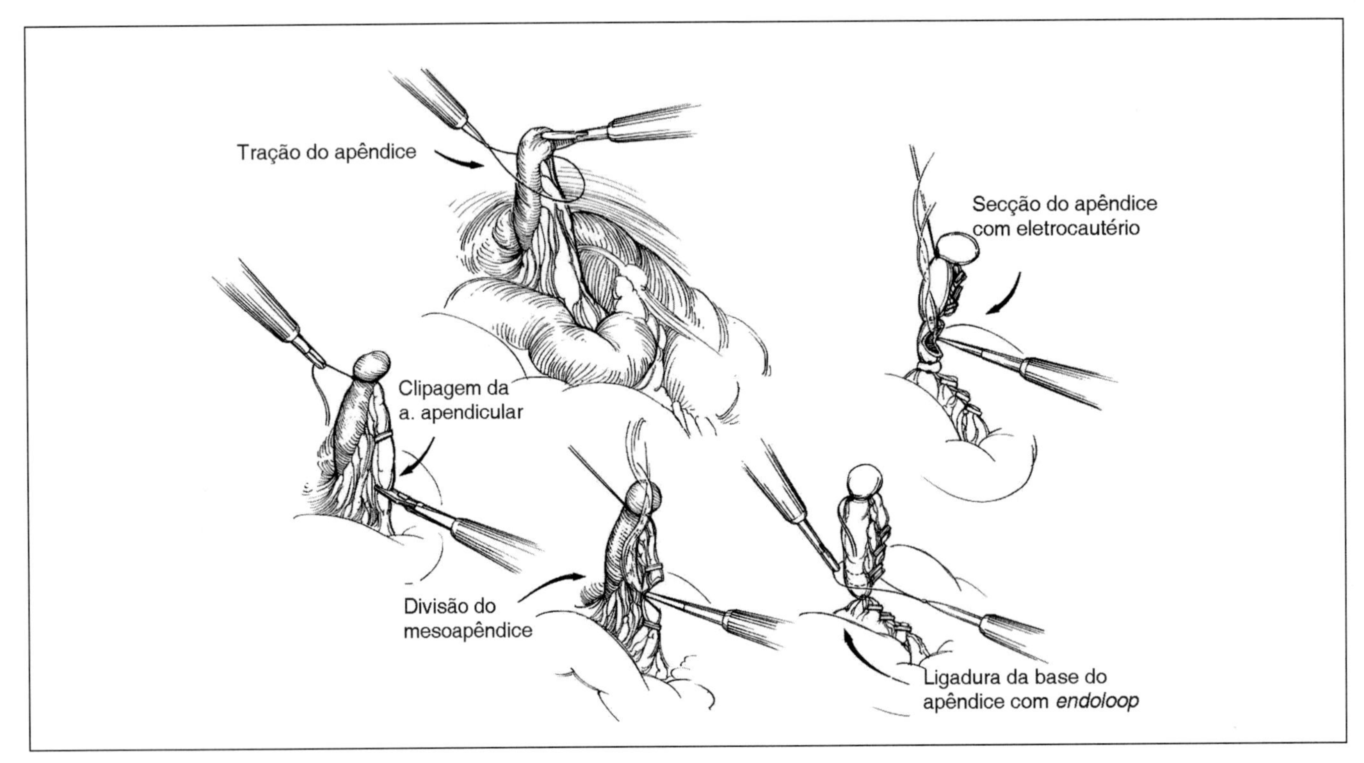

Figura 19.11 ▸ Principais manobras na apendicectomia laparoscópica. (Modificada de Sabinston Jr DC. *Atlas of general surgery*. Philadelphia: W.B. Saunders, 1994.)

5. Ligadura da base do apêndice e secção do mesmo, podendo-se utilizar *endoloops*, ligadura com nós intracorpóreos ou endogrampeadores.
6. Retirada do apêndice, acondicionado em protetor plástico, pelo trocarte da fossa ilíaca esquerda.
7. Toalete da cavidade peritoneal.
8. Retirada dos trocartes.
9. Síntese dos portais.
10. Curativo.

A Figura 19.11 mostra as principais manobras da apendicectomia laparoscópica.

Apendicectomia convencional *versus* laparoscópica

A utilização da laparoscopia no tratamento da apendicite aguda vem aumentando progressivamente. Suas vantagens, em relação à cirurgia convencional, ainda são motivo de controvérsia na literatura médica, sendo mais aceita nos casos de mulheres férteis e obesos. Nesse sentido, os benefícios mais contundentes são a redução das taxas de infecção superficial do sítio cirúrgico e a de apendicectomias desnecessárias, sendo este último benefício especialmente evidente nas mulheres em idade fértil. Vantagens menos expressivas incluem redução da dor pós-operatória, menor tempo de internação hospitalar, recuperação mais rápida e, consequentemente, retorno precoce ao trabalho.

Muitos estudos randomizados compararam a apendicectomia pelas vias aberta e laparoscópica obtiveram os seguintes achados:

- Taxa de infecção superficial do sítio cirúrgico (ferida operatória) 50% menor nas apendicectomias laparoscópicas (AL).[12]
- Taxa de infecção profunda do sítio cirúrgico (abscesso intra-abdominal) três vezes maior nas AL.[12]
- Redução significativa do número de laparotomias "brancas" pela realização da laparoscopia.[36,45]
- Aumento significativo da acurácia diagnóstica, principalmente no sexo feminino, quando é realizada laparoscopia diagnóstica (LD).[36,45]
- Custo mais alto da AL.[36,45]

Durante a laparoscopia, se o apêndice revelar-se macroscopicamente normal, as seguintes situações se impõem: em primeiro lugar, quando é identificada outra afecção responsável pelo abdome agudo, as evidências não recomendam a apendicectomia; entretanto, nos casos em que não se identificam anormalidades na cavidade peritoneal, não há dados suficientes na literatura para recomendar ou não sua realização.[58,84] Nesses casos, se os sintomas são sugestivos de apendicite aguda, a maioria dos cirurgiões opta pela apendicectomia porque a inflamação pode ser apenas intramural nos casos iniciais e, portanto, não ser reconhecida durante a laparoscopia.[74]

Vantagem inconsteste da abordagem laparoscópica está presente nos casos que evoluem com peritonite difusa. Esta via de acesso permite realizar avaliação de toda a cavidade peritoneal, bem como toalete adequada nessas circunstâncias.

Plastrão apendicular

O plastrão ou massa apendicular resulta da perfuração bloqueada do apêndice. Incluem-se aí as tumorações dolorosas, de surgimento recente, palpáveis no quadrante inferior do abdome, observadas em pacientes com história clínica compatível com AA. Eventualmente, pode haver coleção purulenta de permeio ao bloqueio realizado pelos órgãos adjacentes ao apêndice, bem como pelo omento maior. Nesse sentindo, em cerca de metade dos plastrões apendiculares existe apenas um fleimão, sem conteúdo purulento bem cirucunscrito, sendo essa diferenciação realizada pela US ou TC do abdome.[8]

O plastrão apendicular pode ser tratado imediatamente por cirurgia ou receber tratamento não-operatório, que consiste em hidratação do paciente, administração parenteral de antimicrobianos contra germes gram-negativos e anaeróbios e drenagem percutânea guiada por US ou TC de abscessos intra-abdominais porventura existentes.

Para que o tratamento não-operatório seja adotado, as condições clínicas do paciente devem ser boas desde a sua indicação, bem como durante o desenrolar do tratamento clínico. Em caso de deterioração do quadro na vigência do tratamento não-operatório, deve-se rever a efetividade da drenagem dos abscessos e do regime antimicrobiano e considerar a adoção de tratamento cirúrgico.

Os argumentos a favor do tratamento não-operatório incluem: resolução da grande maioria dos casos, não-disseminação da contaminação na cavidade peritoneal e exclusão das complicações pós-operatórias da cirurgia imediata, como lesões de alças intestinais, fístula enterocutânea e abscessos pélvicos. Além disso, a gravidade do processo inflamatório pode levar à necessidade de hemicolectomia direita em pacientes com doença benigna.[48]

Por outro lado, as alegações contrárias ao tratamento não-operatório são a possibilidade de erro diagnóstico e de associação com neoplasias, além de internação e convalescença mais prolongadas. A associação de neoplasia de ceco e AA em pacientes com mais de 40 anos de idade está presente em cerca de 1% dos casos e pode ser diagnosticada por meio de colonoscopia realizada após resolução da AA.[30,43] Alguns autores sugerem a realização de colonoscopia rotineiramente, em pacientes com mais de 40 anos, 6 semanas após a apendicectomia, para exclusão de câncer de cólon associado.[43]

As complicações mais freqüentes do tratamento não-operatório são ruptura do bloqueio, causando peritonite difusa, obstrução intestinal por aderências inflamatórias e compressão ureteral pela massa apendicular. Por isso, os pacientes devem ser cuidadosamente acompanhados.

Após resolvida a AA, nos casos tratados conservadoramente, resta, além da necessidade de investigar o cólon dos pacientes com idade superior a 40 anos, a decisão sobre realizar-se ou não apendicectomia de intervalo. A prática de se proceder à apendicectomia 6 a 12 semanas após o tratamento não-operatório do plastrão apendicular tem sido questionada porque a recorrência da AA acontece em menos de 20% dos pacientes. As evidências sugerem que, após exclusão de afecções ocultas, especialmente nos idosos, a apendicectomia de intervalo somente está justificada nos casos que evoluem com recorrência das manifestações clínicas.[33,37] Estudo prospectivo randomizado mostrou que os pacientes tratados conservadoramente, sem apendicectomia de intervalo, tiveram menor tempo de permanência hospitalar e menor absenteísmo. Além disso, apenas 10% dos pacientes tiveram recorrência da apendicite em seguimento médio de 33 meses.[42] Portanto, à luz dos conhecimentos atuais, a apendicectomia de intervalo justifica-se apenas quando há recorrência dos sintomas de apendicite, não devendo ser realizada rotineiramente em todos os pacientes submetidos ao tratamento não-operatório do plastrão apendicular.[18,82]

COMPLICAÇÕES PÓS-OPERATÓRIAS

As complicações pós-operatórias na AA estão relacionadas, principalmente, à fase em que a doença é operada. Pacientes com AA inicial têm evolução pós-operatória tranqüila, ao passo que, nos pacientes com AA gangrenosa ou perfurativa, a ocorrência de complicações eleva-se significativamente:

- *Íleo pós-operatório prolongado:* acompanha os casos que apresentam peritonite difusa. Deve-se atentar para o diagnóstico diferencial com obstrução intestinal pós-operatória precoce, secundária às aderências inflamatórias formadas nesses casos.

- *Complicações infecciosas:* podem ocorrer infecções superficiais (ferida operatória) e profundas (abscessos pélvicos, subfrênicos, interalças). Essas complicações ocorrem, principalmente, nos casos de AA gangrenosa ou perfurativa. As feridas devem ser abertas parcial ou totalmente para drenagem da secreção purulenta. Os abscessos intra-abdominais devem ser drenados, preferencialmente, por punção ecoguiada ou, na sua impossibilidade, por acesso extra ou transperitoneal. Conforme discutido anteriormente, o uso de antimicrobianos no peroperatório reduz as complicações infecciosas na AA.
- *Fístula do coto apendicular ou da parede cecal:* complicação rara, devendo ser tratada por ampla toalete da cavidade peritoneal, cecostomia e antibioticoterapia venosa.
- *Hemorragia:* é denotada por distensão abdominal e sinais de choque hipovolêmico, geralmente, nas primeiras 72 horas após a apendicectomia.
- *Complicações tardias:* são pouco freqüentes e incluem a hérnia incisional e a obstrução intestinal por aderências ou bridas e devem receber o tratamento pertinente.

MORTALIDADE

A apendicectomia é procedimento seguro, apresentando mortalidade de 0,8 por 1.000 operações nos casos de AA não-perfurada e 5,1 por 1.000 operações na AA perfurativa.[13]

AFECÇÕES MENOS FREQÜENTES DO APÊNDICE VERMIFORME

Apendicite aguda recorrente

A apendicite recorrente ou crônica resulta da obstrução intermitente ou parcial do lúmen apendicular, repetidamente, causando dor abdominal e sintomas atípicos ou típicos de AA. Evolui com melhora espontânea, gerando dúvidas a respeito de sua causa. Quando são apendicectomizados, os pacientes experimentam a cura dos sintomas e o apêndice pode demonstrar, ao exame microscópico, processo inflamatório crônico, com ou sem fibrose.

Apendicectomia e doença inflamatória intestinal

Alguns estudos sugerem que pacientes com retocolite ulcerativa e história pregressa de apendicectomia apresentam retardo no início dos sintomas e fenótipo menos grave, sendo a apendicectomia fator protetor para tal doença.[4,60] Por outro lado, em relação à doença de Crohn, a influência da apendicectomia mostra resultados mais contraditórios.[5] Estudo de base populacional, recentemente publicado, sugeriu que o risco transitoriamente aumentado para doença de Crohn deveu-se a viés de diagnóstico.[38]

Divertículos

Os divertículos do apêndice são raros e ocorrem em torno de 1% dos espécimes examinados (0,004% a 2,1%).[25] O diagnóstico é feito no peroperatório ou pela anatomia patológica. As complicações associadas aos divertículos, sejam eles únicos ou múltiplos, são perfuração, hemorragia e associação com neoplasias mucinosas de baixo grau.[12] O processo inflamatório observado na diverticulite do apêndice vermiforme é focal, ao contrário dos casos de AA, nos quais todo o órgão é acometido.

Intussuscepção

Esta condição rara predomina nos dois primeiros decênios de vida. Costuma ser desencadeada por pólipo adenomatoso, mucocele ou tumor carcinóide. Normalmente, ocorre invaginação com inversão completa do apêndice para o interior do ceco, podendo também haver intussuscepção cecocólica ou ileocólica. O tratamento preferencial, estando os tecidos viáveis, consiste na redução operatória da intussuscepção, seguida de apendicectomia. Caso seja necessário, procede-se à ressecção do cólon proximal e à anastomose ileocólica.

Torção

Os raros casos descritos envolviam apêndices pélvicos que sofreram torção no sentido anti-horário. A clínica mimetiza aquela da AA, e o tratamento é a apendicectomia.

Tumores

Os tumores do apêndice vermiforme são pouco usuais, provavelmente por causa da pequena extensão da mucosa desse órgão. Os tipos mais encontrados, que correspondem a 85% dos casos, são os tumores carcinóides que, por sua vez, são diagnosticados em cerca de 0,1% dos apêndices ressecados. Os tumores

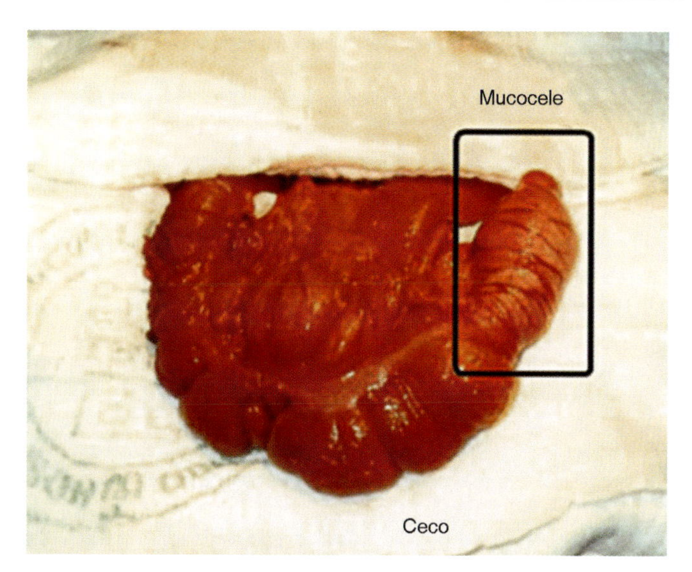

Figura 19.12 ▶ Imagem peroperatória de mucocele do apêndice vermiforme.

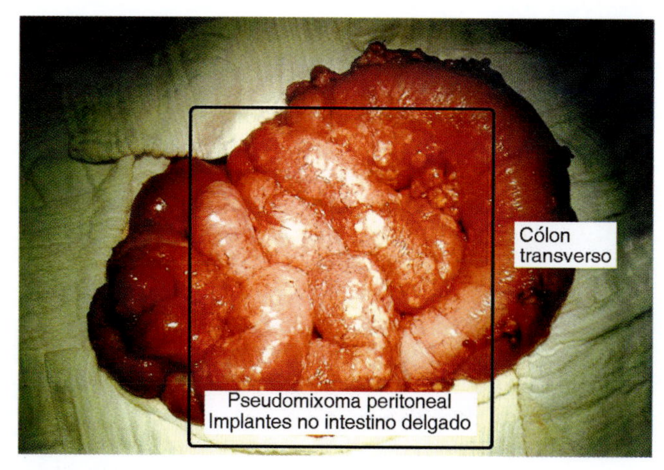

Figura 19.13 ▶ Imagem peroperatória de pseudomixoma peritoneal.

malignos mais comuns são os carcinóides malignos e o adenocarcinoma viloso.[91]

Nos casos de mucocele do apêndice, deve-se evitar a ruptura do órgão no peroperatório, porque o estravasamento do conteúdo do apêndice pode levar ao desenvolvimento de pseudomixoma peritoneal. As Figuras 19.12 e 19.13 mostram, respectivamente, imagens peroperatórias de mucocele do apêndice e de pseudomixoma peritoneal.

REFERÊNCIAS BIBLIOGRÁFICAS

1. Addiss DG, Shaffer N, Foewler BS, Tauxe RV. The epidemiology of appendicitis and appendectomy in the United States. *Am J Epidemiol* 1990; *132*:910-25.
2. Almqvist P, Leandoer L, Törnqvist A. Timing of antibiotic treatment in non-perforated gangrenous appendicitis. *Eur J Surg* 1995; *161*:431-3.
3. Andersen BR, Kallehave FL, Andersen HK. Antibiotics versus placebo for prevention of postoperative infection after appendicectomy (Cochrane Review). *In: The Cochrane Library,* Issue 2, 2007. Oxford: Update Software.
4. Anderson REB, Olaison G, Tysk G, Ekbom A. Appendectomy and protection against ulcerative colitis. *N Engl J Med* 2001; *344*:808-14.
5. Anderson REB, Olaison G, Tysk G, Ekbom A. Appendectomy if followed by increased risk of Crohn's disease. *Gastroenterology* 2003; *124*:40-6.
6. Andersson R. Meta-analysis of the clinical and laboratory diagnosis of appendicitis. *Br J Surg* 2004; *92*:28-37.
7. Andersson REB, Lambe M. Incidence of appendicitis during pregnancy. *Int J Epidemiol* 2001; *30*:1281-5.
8. Andrade JI. Plastrão apendicular: tratamento clínico ou cirúrgico? *In:* Castro LPC, Savassi-Rocha PR (eds.) *Tópicos em gastroenterologia 1*. Rio de Janeiro: Sarvier, 1990:187-93.
9. Antevil JL, Rivera L, Langenberg BJ *et al*. Computed tomography-based clinical diagnostic pathway for acute appendicitis: prospective validation. *J Am Coll Surg* 2006; *203*:849-56.
10. Balthazar EJ, Birnbaum BA, Yee J *et al*. Acute appendicitis: CT and US correlation in 100 patients. *Radiology* 1994; *190*:31-5.
11. Benjaminov O, Atri M, Hamilton P, Rappaport D. Frequency of visualization and thickness of normal appendix at nonenhanced helical CT. *Radiology* 2002; *225*:400-6.
12. Biyani DK, Benbow EW, Watson AJ. Diverticula of the appendix. *Colorectal Dis* 2006; *8*:812-3.
13. Blomqvist PG, Andersson RE, Granath F *et al*. Mortality after appendectomy in Sweden, 1987-1996. *Ann Surg* 2001; *233*:455-60.
14. Bundy DG, Byerley JS, Liles EA *et al*. Does this child have appendicitis? *JAMA* 2007; *298*:438-51.
15. Bursali A, Arac M, Oner AY *et al*. Evaluation of the normal appendix at low-dose non-enhanced spiral CT. *Diagn Interv Radiol* 2005; *11*:45-50.
16. Cotran RS, Kumar V, Robbins SL. Patologia estrutural e funcional. Rio de Janeiro: Guanabara Koogan, 1991:742-4.
17. Davis GC. A transverse incision for the removal of the appendix. *Ann Surg* 1906; *43*: 106.
18. Deakin DE, Ahmed I. Interval appendicectomy after resolution of adult inflammatory appendix mass: is it necessary? *Surgeon* 2007; *5*:45-50.
19. Di Dio LJA, Habr-Gama A, Rodrigues JJG, Laudanna AA. Sistema digestório. *In:* Di Dio LJA (ed.) *Tratado de anatomia sistêmica aplicada*. São Paulo: Atheneu, 2002:463-582.
20. Elliot JW. A modification of the McBurney incision for appendicectomy. *Boston Med Surg J* 1896; *135*:433-4.
21. Fitz RH. Perforating inflammation of the vermiform appendix: with special reference to its early diagnosis and treatment. *Am J Med Sci* 1886; *92*:321-46.
22. Flum DR, McClure TD, Morris A, Koepsell T. Misdiagnosis if appendicitis and the use of diagnostic imaging. *J Am Coll Surg* 2005; *201*:933-9.
23. Ford RD, Passinault WJ, Morse MM. Diagnostic ultrasound for suspected appendicitis: does the added cost produce a better outcome? *Am Surg* 1994; *60*:895-98.
24. Graffeo CS, Counselman FL. Appendicitis. *Emerg Med Clin North Am* 1996; *14*:653-71.

25. Greenberg R, Avital S, Kasthan H, Skornik Y. Diverticular disease of the appendix. *Harefauh* 1997; *132*:180-2.
26. Gurbutz AT, Peetz ME. The acute abdomen in the pregnant patient. Is there a role for laparoscopy? *Surg Endosc* 1997; *11*:98-102.
27. Guttman R, Goldman RD, Koren G. Appendicitis during pregnancy. *Can Fam Physician* 2004; *50*:355-7.
28. Hallan S, Asberg A. The accuracy of C-reactive protein in diagnosing acute appendicitis. *Scand J Clin Lab Inv* 1997; *57*:373-80.
29. Hendrickson M, Naparst TR. Abdominal surgical emergencies in the elderly. *Emerg Med Clin N Am* 2003; *21*:937-69.
30. Hill J, Leaper DJ. Acute appendicitis and carcinoma of the colon. *J R Soc Med* 1986; *79*:678-80.
31. Himeno S, Yasuda S, Oida Y *et al*. Ultrasonography for the diagnosis of acute appendicitis. *Tokai J Exp Clin Med* 2003; *28*:39-44.
32. Hoffman L, Rasmunsen DO. AIDS in the diagnosis of acute appendicitis. *Br J Surg* 1989; *76*:774-9.
33. Hoffmann J, Lindhard A, Jensen HE. Appendix mass: conservative management without interval appendectomy. *Am J Surg* 1984; *148*:379-82.
34. Horton MD, Counter SF, Florence MG, Hart MJ. A prospective trial of computed tomography amd ultrassonography for diagnosing appendicitis in the atypical patients. *Am J Surg* 2000; *179*:379-81.
35. Humes DJ, Simpson J. Acute appendicitis. *BMJ* 2006; *333*:530-4.
36. Jadallah FA, Abdul-Ghani AA, Tibblin S. Diagnostic laparoscopy reduces unnecessary appendicectomy in fertile women. *Eur J Surg* 1994; *160*:41-5.
37. Kaminsk Ai, Liu I-LA, Applebaum H *et al*. Routine interval appendectomy is not justified after initial nonoperative treatment of acute appendicitis. *Arch Surg* 2005; *140*:897-901.
38. Kaplan GG, Pedersen BV, Andersson RE *et al*. The risk of developing Crohn's disease after an appendectomy: a population-based cohort study in Sweden and Denmark. *Gut* 2007; *56*:1387-92.
39. Karaman A, Cavusoglu YH, Karaman I, Cakmak O. Seven cases of neonatal appendicitis with a review of the English language literature of the last century. *Pediatr Surg Int* 2003; *19*:707-9.
40. Khanna AK. Appendix vermiformis dupplex. *Postgrad Med J* 1983; *59*:69-70.
41. Körner H, Söreide JA, Pedersen EJ *et al*. Stability in incidence of acute appendicitis. A population-based longitudinal study. *Dig Surg* 2001; *18*:61-6.
42. Kumar S, Jain S. Treatment of appendiceal mass: prospective randomized clinical trail. *Indian J Gastroenterol* 2004; *23*:165-7.
43. Lai HW, Loong CC, Tai LC *et al*. Incidence and odds ratio of appendicitis as first manifestation of colon cancer: a retrospective analysis of 1873 patients. *J Gastroenterol Hepatol* 2006; *21*:1693-6.
44. Lanna JCBD. Apendicectomia. *In:* Monteiro ELC, Santana EM. *Técnica cirúrgica*. Rio de Janeiro: Guanabara Koogan, 2006:1158-73.
45. Larsson PG, Henriksson G, Olsson M *et al*. Laparoscopy reduces unnecessary appendicectomy in fertile women. *Surg Endosc* 2001; *15*:200-2.
46. Lau WY, Fan ST, YIU TF *et al*. Negative findings of appendectomy. *Am J Surg* 1984; *148*:375-8.
47. Leffall LD, Cooperman A. Appendicitis: a continuing surgical challenge. *Am J Surg* 1967; *113*:654-9.
48. Lewin J, Fenyo G, Engstron L. Treatment of appendiceal abscess. *Acta Chir Scand* 1988; *154*:123-5.
49. Lima M, Antonellini C, Aquino A *et al*. Agenesis of the appendix vermiformis. *Pediatr Med Chir* 2003; *25*:370-2.
50. Martinez JP, Mattu A. Abdominal pain in the elderly. *Emerg Med Clin N Am* 2006; *24*:371-88.
51. Mc Burney C. The incision made in abdominal wall in cases of appendicitis with a description of a new method of operating. *Ann Surg* 1894; *20*:38-44.
52. Mc Gory ML, Zingmond DS, Nanayakkara D *et al*. Negative appendectomy rate: influence of CT scans. *Am Surg* 2005; *71*:803-8.
53. Mourad J, Elliott JP, Erickson L. Appendicitis in pregnancy: new information that contradicts long-held clinical beliefs. *Am J Obstet Gynecol* 2000; *182*:1027-9.
54. Murphy J. Two thousand operations for appendicitis with deductions from his personal experience. *Am J Med Sci* 1904; *128*:187-211.
55. Musunuru S, Chen H, Rikkers LF, Weber SM. Computed tomography in the diagnosis of acute appendicitis: definitive or detrimental? *J Gastrointest Surg* 2007 [Epub ahead of print]; available from: http://www.springerlink.com/content/a61qp62691365428.
56. Nance ML, Adamson WT, Hedrick HL. Appendicitis in the young child: a continuing diagnostic challenge. *Pediatr Emerg Care* 2000; *16*:160-2.
57. Noer T. Decreasing incidence of acute appendicitis. *Acta Chir Scand* 1975; *141*:431-2.
58. Oliver W, Kinross J, Paraskevas P, Darzi A. Emergency laparoscopy – current best practice. *World J Emerg Surg* 2006; available from: http://www.wjes.org/content/1/1/24.
59. Paranji S, Levine D, Henry A *et al*. Surgical gastrointestinal disorders during pregnancy. *Am J Surg* 2007; *193*:223-32.
60. Parrello T, Pavia M, Angelillo IF *et al*. Appendectomy is an independent protective factor for ulcerative colitis: results of a multicentre case control study. The Italian Group for the Study of the Colon and Rectum (GISC). *Ital J Gastroenterol Hepatol* 1997; *29*:208-11.
61. Paulson EK, Kalady MF, Pappas TN. Suspected appendicitis. *N Engl J Med* 2003; *348*:236-42.
62. Petroianu A, Alberti LR, Zac RI. Fecal loading in the cecum as a new radiological sign of acute appendicitis. *World J Gastroenterol* 2005; *11*:4230-2.
63. Petroianu A, Oliveira-Neto JE, Alberti LR. Comparative incidence of acute appendicitis in a mixed population, related to skin color. *Arq Gastroenterol* 2004; *41*:24-6.
64. Pickens G, Ellis H. The normal vermiform appendix at computed tomography: visualization and anatomical location. *Clin Anat* 1993; *6*:9-14.
65. Pickuth D, Heywang-Kobrunner SH, Spielmann RP. Suspected acute appendicitis: is ultrasonography or computed tomography the preferred imaging technique? *Eur J Surg* 2000; *166*:315-9.
66. Pieper R, Kager L. The incidence of acute appendicitis and appendicectomy: an epidemiological study of 971 cases. *Acta Chir Scand* 1982; *148*:45-9.
67. Puylaert JBCM. Acute appendicitis: US evaluation using graded compression. *Radiology* 1986; *158*:355-60.
68. Rao PM, Rhea JT, Novelline RA *et al*. Effect of computed tomography of the appendix on the treatment of patients and use of hospital resource. *N Engl J Med* 1998; *338*:141-6.

69. Reynolds SL, Jaffe DM. Diagnosing abdominal pain in a pediatric emergency department. *Pediatr Emerg Care* 1992; *8*:126-8.
70. Rioux M. Sonographic detection of the normal and abnormal appendix. *Am J Roentgenol* 1992; *158*:773-8.
71. Robinson JO. Congenital absense of vermiform appendix. *Br J Surg* 1952; *39*:344-5.
72. Sauerland S. Laparoscopic versus open surgery for suspected appendicitis. *Cochrane Database Syst Rev* 2004; CD001546.
73. Sauerland S, Lefering R, Neugebauer EAM. Laparoscopic versus open surgery for suspected appendicitis (Cochrane Review). *In: The Cochrane Library,* Issue 2, 2007. Oxford: Update Software.
74. Savassi-Rocha PR, Cardoso-Júnior A. Limites da videolaparoscopia na urgência não traumática. *In:* Rasslan S, Birolini D (eds.) *Atualização em cirurgia geral, emergência e trauma.* São Paulo: Manole, 2007:36-53.
75. Scholer SJ, Pituch K, Orr DP, Dittus RS. Clinical outcomes of children with acute abdominal pain. *Pediatrics* 1996; *98*:680-5.
76. Schorlemmer GR, Herbst CA Jr. Perforated neonatal appendicitis. *South Med J* 1983; *76*:536-7.
77. Schwerk WB, Wirchtrup B, Ruschoff J, Rothmund M. Acute perforated appendicitis: current experience with ultrasound-aided diagnosis. *World J Surg* 1990; *14*:271-6.
78. Sfairi A, Farah A, Patel JC. Acute appendicitis in patients over 70 years of age. *Presse Med* 1996; *25*:707-10.
79. Shaw RE. Appendix calculi and acute appendicitis. *Br J Surg* 1965; *52*:451-9.
80. Shepherd JA. Acute appendicitis: a historical survey. *Lancet* 1954; *2*:299-302.
81. Smink DS, Fishman SJ, Kleinman K, Finkelstein JA. Effects of race, insurance status, and hospital volume on perforated appendicitis in children. *Pediatrics* 2005; *115*:920-5.
82. Tekin A, Kurtoğlu HC, Can I, Oztan S. Routine interval appendectomy is unnecessary after conservative treatment of appendiceal mass. *Colorectal Dis* 2007 [Epub ahead of print].
83. Terasawa T, Blackmore CC, Bent S, Kohlwes RJ. Systematic review: computed tomography and ultrasonography to detect acute appendicitis in adults and adolescents. *Ann Intern Med* 2004; *141*:537-46.
84. van den Broek WT, Bijnen AB, de Ruiter P, Gouma DJ. A normal appendix found during diagnostic laparoscopy should not be removed. *Br J Surg* 2001; *88*:251-4.
85. Vidmar D, Omjec M, Cerar J, Mekicar J, Repse S. Influence of ultrasonography on clinical decision making in suspected acute appendicitis in adults. *Eur Surg* 2006; *38*:445-50.
86. Wakeley CP. The position of the vermiform appendix as ascerteined by an analysis of 10000 cases. *J Anat* 1933; *67*:277-83.
87. Weston AR, Jackson TJ, Blamey S. Diagnosis of appendicitis in adults by ultrasonography or computed tomography: a systematic review and meta-analysis. *Int J Technol Assess Health Care* 2005; *21*:368-79.
88. Williams GR. A history of appendicitis. *Ann Surg* 1983; *197*:495-506.
89. Yeh EL, McNamara RM. Abdominal pain. *Clin Ger Med* 2007; *23*:255-70.
90. Zoller WG, Kellner H, Schwerk WB. Acute appendicitis: diagnosis and the role of ultrasonography. *Dig Surg* 1996; *3*:304-8.
91. Zwerdling T, Taylor D, West DC, Saroufeam R, Wu ML. Adenocarcinoid tumor of the appendix. *Clin Adv Hematol Oncol* 2003; *1*:239-41.

20

Colecistite Aguda

Paulo Cezar Galvão do Amaral
Galeno Egydio José de Magalhães Neto

INTRODUÇÃO

A colecistite aguda (CA) corresponde ao processo inflamatório da vesícula biliar na vigência de obstrução do ducto cístico. A primeira descrição de inflamação aguda da vesícula biliar foi relatada em 1733, por Petit, o qual realizou a drenagem de secreção purulenta da mesma através de um trocarte.[58] A colecistite aguda está entre as causas mais freqüentes de abdome agudo não-traumático.[19] Mesmo assim, quase três séculos depois, ainda persistem dúvidas a respeito da etiopatogenia, da freqüência dos sinais, sintomas e alterações laboratoriais encontrados nessa entidade, da falta de correlação entre os diagnósticos clínico, cirúrgico e histológico e qual deles deveria ser considerado para identificação de portadores de colecistite aguda.[6]

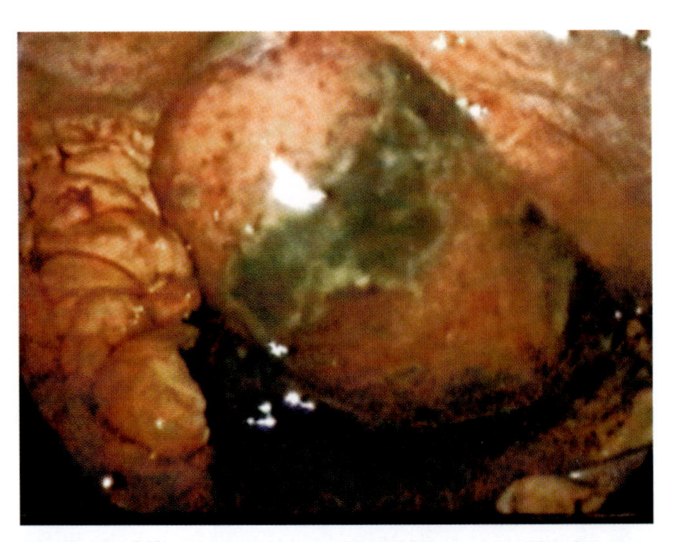

Figura 20.1 ▸ Aspecto da vesícula biliar na colecistite aguda.

A maioria dos casos de colecistite aguda (95%) ocorre em pacientes portadores de litíase biliar.[32] Alguns estudos evidenciam prevalência de litíase biliar em até 17% da população geral, e a incidência de CA gira em torno de 5% dos portadores de litíase biliar.[55] Levando-se em conta que mais de 20 milhões de americanos são portadores dessa entidade e que mais de 500 mil colecistectomias são realizadas por ano nos EUA, compreende-se, em números absolutos, a importância desta afecção. A mortalidade varia de 2,5% a 8%, podendo chegar a 25% quando há perfuração ou gangrena (Figura 20.1).[3,19]

ETIOPATOGENIA

Na CA, o processo inflamatório é desencadeado, quase sempre, por um fator obstrutivo mecânico. Na maioria dos casos, o esvaziamento da vesícula é interrompido por cálculos que impactam no infundíbulo, sendo esta a complicação mais freqüente da colecistolitíase. Outras causas, menos freqüentes, podem estar envolvidas no processo, como áscaris, aderências e linfadenopatias. Inicialmente, após a obstrução, ocorrem reação inflamatória na parede, distensão da vesícula biliar, aumento da pressão intraluminal, diminuição do fluxo sanguíneo, congestão, edema e isquemia da parede visceral. A obstrução isolada do ducto cístico parece não desencadear colecistite aguda, surgindo a idéia da participação de agente infeccioso.[55]

As bactérias encontradas na bile foram, durante algum tempo, responsabilizadas como os agentes etiológicos, até a constatação da presença de bactérias na bile de pacientes sem evidências de doença aguda ou crônica. Além disso, alguns autores[3,22] demonstraram que a cultura da bile em pacientes com inflamação aguda foi positiva em menos de 30% dos casos. A presença da bactéria não provoca colecistite na ausência de obstrução da vesícula biliar mesmo após a introdução de bactérias por via parenteral.[7,28,51] Portanto, a estase biliar associada à obstrução do ducto cístico exerce papel importante na gênese da CA, sugerindo participação secundária das bactérias.

Depois de instalado o quadro inflamatório, o quadro infeccioso, em até 80% dos casos, costuma iniciar-se após 72 horas. O encontro de bactérias na bile de pacientes portadores de litíase biliar gira em torno de 18% nos casos de colecistite crônica, aumenta para 30% a 58% nos de CA e chega a 90% quando existe necrose da parede da vesícula.[13,58,60] As enterobactérias (*E. coli*, *Klebsiella* sp., *Enterococcus*, bacteróides e *Clostridium* sp.) são os microorganismos mais freqüentemente encontrados nas infecções do trato biliar.[4,8]

DIAGNÓSTICO

O diagnóstico da CA pode ser feito em três diferentes estádios: no pré-operatório (que inclui sinais, sintomas, laboratório e imagem), no intra-operatório e no pós-operatório (estudo anatomopatológico). Não há, no entanto, concordância entre esses três diagnósticos, demonstrada quando, apesar da ausência de quadro clínico e laboratorial compatível, o cirurgião se depara, no intra-operatório, com evidências de CA, mediante sinais que vão desde simples edema e hiperemia até gangrena da vesícula biliar. Outras vezes, mesmo com quadros clínico e cirúrgico compatíveis com CA, o patologista emite laudo de colecistite crônica. Este fato foi relatado por Fitzgibbons *et al.*,[24] os quais observaram que, na maioria das vezes, quando os dados clínicos pré-operatórios indicavam CA, havia coincidência com os achados cirúrgicos. Entretanto, a anatomia patológica só confirmava o diagnóstico em 41,5% dos casos. Por outro lado, metade dos pacientes com achados cirúrgicos compatíveis com CA não apresentava quadro clínico compatível. Foi demonstrada, ainda, fraca concordância entre os achados cirúrgicos e histopatológicos. O estudo sugere que o diagnóstico cirúrgico de CA deveria ser considerado o padrão-ouro, diferentemente da maioria dos autores, que têm utilizado o diagnóstico anatomopatológico como referência. Esses achados foram verificados também em nosso meio, onde a discordância entre os diagnósticos clínico, cirúrgico e anatomopatológico foi de 20%.[3,14,15,25,31,40,44,49,52,58,59,66,67,72]

QUADRO CLÍNICO

O sintoma mais comum na CA é a dor persistente em hipocôndrio direito, observada em mais de 90% dos pacientes.[3] Em geral, a dor abdominal começa no epigástrio, devido à distensão da vesícula biliar, migrando, posteriormente, para o hipocôndrio direito, em decorrência da irritação do peritônio parietal. Habitualmente, a dor é persistente, com duração de mais de 4 horas e pode, também, irradiar-se para a escápula homolateral em 60% dos casos. Um fato importante na caracterização da dor é a sua persistência, diferentemente dos quadros de cólica biliar, em que o sintoma álgico assume característica intermitente. A febre, quando presente, geralmente não ultrapassa 38°C. A presença de temperatura mais elevada deve alertar para possíveis complicações, como gangrena, abscesso e perfuração. A incidência de febre, relatada na literatura, varia de 10% a 77,8%. Náuseas e vômitos podem estar presentes em 50% a 60% dos casos de CA, sendo as náuseas mais freqüentes que os vômitos.[3,5,25,29,44,56,62,63,67,75]

EXAME FÍSICO

Vesícula palpável, detectada no momento do exame físico, pode estar presente em até 30% dos pacientes.[3,4] É importante lembrar que esse achado isolado não representa maior gravidade do quadro, pois a obstrução do ducto cístico pode ocorrer com a vesícula cheia de bile ou vazia. Se a vesícula estiver vazia, no momento da obstrução, ela passará a secretar muco, dando origem à vesícula hidrópica, que não corresponde ao diagnóstico de CA.

O sinal de Murphy consiste na interrupção da inspiração profunda por causa da dor à palpação do ponto cístico e pode estar presente nos pacientes portadores de CA (Quadro 20.1). Esse achado, apesar de muito pouco documentado, foi o sinal mais sensível na detecção de CA, sendo encontrado em 29,1% dos casos.[3,4,62]

EXAMES LABORATORIAIS

O dado laboratorial mais comumente encontrado na CA é a leucocitose. Quando presente, é geralmente inferior a 12.000 leucócitos/mm^3, sem desvio para a esquerda. Valores maiores que 14.000/mm^3 sugerem CA complicada.[3,65] Outras alterações laboratoriais podem ocorrer, mas não são específicas, como elevação das aminotransferases, fosfatase alcalina, gamaglutamiltransferase, bilirrubinas, amilase e PCR. Os níveis ele-

Quadro 20.1 ▶ Freqüência das principais características clínico-laboratoriais da colecistite aguda

Dado clínico-laboratorial	Freqüência
Dor	92%
Vômitos	40%
Febre	18%
Vesícula palpável	9%
Sinal de Murphy	29%
Leucocitose	51%

vados das aminotransferases têm sido explicados pelo envolvimento do leito hepático, devido à contigüidade do processo inflamatório, podendo ocorrer formação de microabscesso e causar sofrimento dos hepatócitos. Em geral, os níveis de bilirrubina não excedem 4mg/dL, e o aumento súbito pode sugerir ruptura da vesícula biliar com reabsorção de bile pelo peritônio.[60,70] Mais freqüentemente, o aumento da bilirrubina pode ocorrer como conseqüência de litíase da via biliar associada, compressão do colédoco, pelo próprio aumento de volume da vesícula ou por aumento linfonodal, ou deverse à periepatite focal, por acometimento de hepatócitos adjacentes ao leito da vesícula.

Considerando os quadros clínico e laboratorial, a dor aguda persistente em hipocôndrio direito, a contagem leucocitária acima de 10.000 células/mm^3 e o sinal de Murphy positivo são fatores independentes capazes de predizer os pacientes com CA no estudo anatomopatológico.[6]

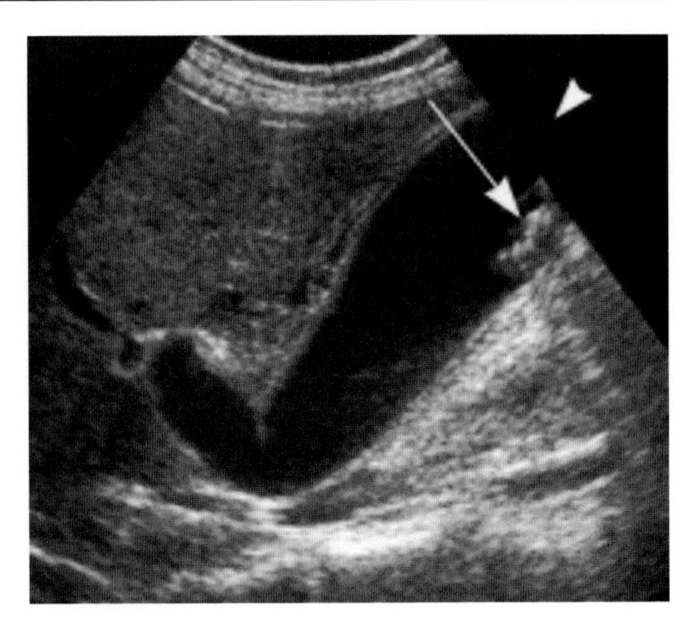

Figura 20.2 ▶ Ultra-sonografia evidenciando cálculo no fundo da vesícula biliar (*seta*).

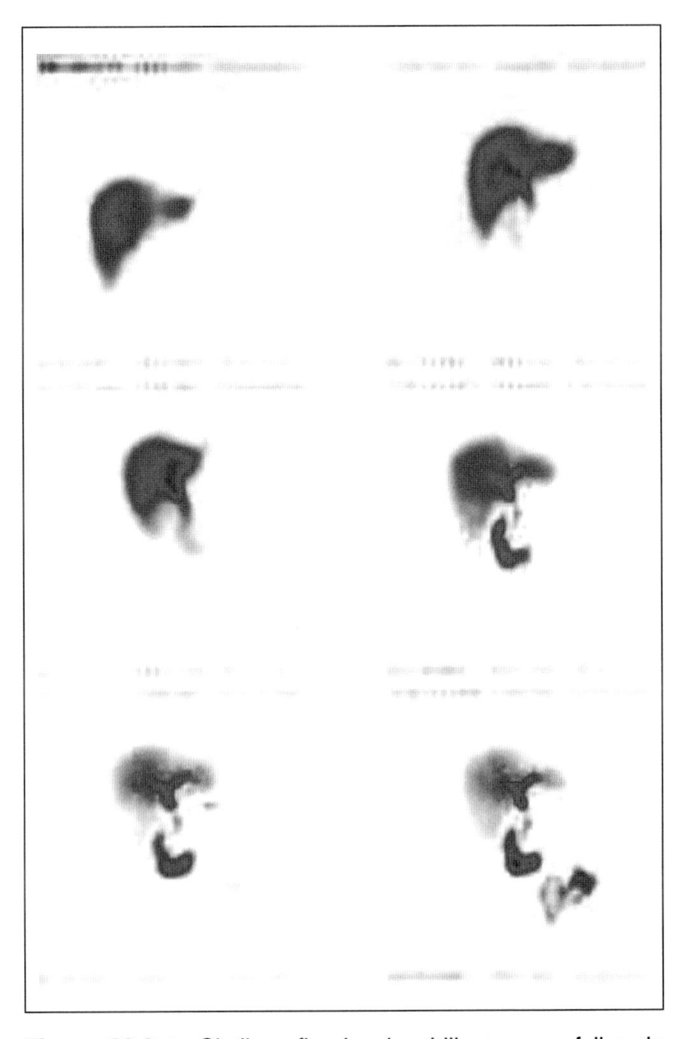

Figura 20.3 ▶ Cintilografia de vias biliares com falha de enchimento no leito da vesícula biliar.

EXAMES DE IMAGEM

O exame de imagem mais utilizado para o diagnóstico é a ultra-sonografia, por ser método rápido, de baixo custo e de boa acurácia (Figura 20.2). Os achados indiretos, como a presença de cálculos, distensão, espessamento da parede vesicular maior que 3mm, líquido pericolecístico e sinal de Murphy sonográfico, indicam a presença de inflamação da vesícula biliar. Recentemente, foi demonstrada contribuição do ultrasom com *power doppler* no diagnóstico diferencial de CA e crônica mediante estudo da vascularização da parede da vesícula.[17] A cintilografia (Figura 20.3) é exame de maior acurácia na CA, quando comparada ao ultra-som.[35] O diagnóstico caracteriza-se pela ausência de enchimento da vesícula biliar por período máximo de 4 horas, sugerindo obstrução do duto cístico. Entretanto, não é exame disponível na maioria dos hospitais. Alguns autores descrevem a aplicação da tomografia computadorizada e da ressonância nuclear magnética no diagnóstico da CA, com bons resultados, porém com elevado custo operacional.

Em resumo, a constatação, em pacientes com suspeita diagnóstica de CA, de início súbito dos sintomas, leve resistência à palpação abdominal, irritação peritoneal localizada, cálculo impactado no infundíbulo da vesícula (identificado pela ultra-sonografia), febre e vesícula palpável constitui substrato suficiente para identificar pacientes portadores de CA.[67]

DIAGNÓSTICO DIFERENCIAL

O diagnóstico diferencial abrange outras causas de abdome agudo não-traumático, como apendicite aguda, pancreatite, doença péptica, diverticulite, cólica nefrética e hepatite. As causas extra-abdominais incluem a pneumonia de base e o infarto agudo do miocárdio. Fahel *et al.*[19,21] relataram a CA como segunda causa mais freqüente de abdome agudo inflamatório, perdendo apenas para a apendicite aguda.

COMPLICAÇÕES

A persistência da obstrução ao fluxo biliar faz com que o processo inflamatório seja irreversível, podendo a vesícula biliar sofrer necrose e ruptura da parede (Figura 20.4). A perfuração pode ser para a cavidade livre, ocasionando peritonite generalizada, ou ser bloqueada por alças de delgado e omento, formando abscessos localizados. Outra complicação acontece quando a erosão da parede vesicular atinge a parede abdominal ou outros órgãos abdominais, podendo formar fístula colecistocutânea, colecistocoledociana, colecistoduodenal ou colecistocolônica.

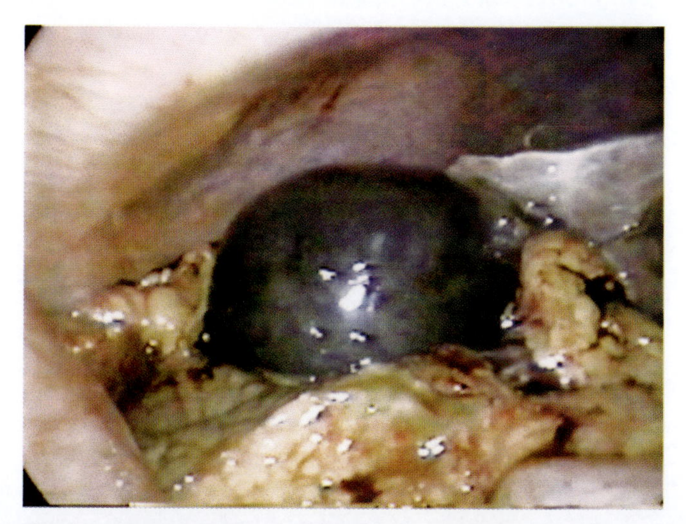

Figura 20.4 ▸ Vesícula biliar com necrose total de sua parede, com líquido pericolecístico.

TRATAMENTO

O tratamento inicial dos pacientes com CA pode variar de acordo com a gravidade do quadro clínico. Medidas iniciais incluem suspensão da dieta oral, devendo o cateterismo gástrico ser reservado para os casos de vômitos e risco de broncoaspiração. O controle da dor é fundamental, e podem ser utilizados analgésicos potentes ou, até mesmo, derivados da morfina. O uso de antibióticos está justificado, haja vista que mais de 50% dos pacientes apresentam bile infectada 48 horas após o início do quadro.[55] O uso de antibióticos parece não reduzir complicações como gangrena e perfuração, mas pode reduzir infecção de ferida operatória e bacteriemia.[36] O esquema terapêutico deve combater as cepas bacterianas envolvidas no processo infeccioso biliar, principalmente bactérias gram-negativas (*E. coli*).[3,4] Vários esquemas são utilizados, desde antibioticoprofilaxia (reservada para aqueles pacientes submetidos a cirurgia precoce) com cefalosporinas de primeira e segunda gerações, até antibioticoterapia com esquema tríplice por 5 dias, após realizado o ato operatório.[74] A decisão pelo uso de antibacterianos e a duração do tratamento são baseadas na correlação entre o diagnóstico clínico pré-operatório e o achado cirúrgico. Em pacientes oligossintomáticos, sem sinais de resposta inflamatória sistêmica, submetidos à intervenção precoce e com achados intra-operatórios discretos, pode ser utilizada somente antibioticoprofilaxia. Por outro lado, em pacientes sépticos e de alto risco, devem ser empregados antibióticos com ampla cobertura terapêutica, como carbapenêmicos, cefalosporinas de quarta geração, piperacilina/tazobactam ou amoxicilina/clavulanato. O tempo de tratamento pode variar de acordo com a gravidade do caso, devendo ser interrompido após resolução do quadro febril e melhora dos parâmetros clínicos e laboratoriais.

Tratamento cirúrgico

Durante muito tempo, houve controvérsia na literatura a respeito do momento cirúrgico ideal, com alguns autores[34,41,45,47] defendendo a operação precoce (nas primeiras 72 horas) e outros[26,27] a intervenção tardia (após 4 semanas). As boas taxas de resposta da conduta conservadora constituíram os motivos pelos quais, durante algum tempo, cirurgiões postergassem o tratamento cirúrgico definitivo, evitando operações durante o processo inflamatório agudo, quando coexistem alterações anatômicas, maior friabilidade dos tecidos e maiores chances de sangramento e de outras complicações. Para os que compartilhavam desse pensamento, o momento ideal seria de 4 a 6 semanas após o início dos sintomas, evitando-se, também, a fase subaguda, quando a fibrose costuma estar presente. Para estes, a intervenção cirúrgica imediata só estaria indicada em pacientes com chances de complicação iminente, geralmente apresentando quadro de resposta inflamatória sistêmica ou sepse.[26,27]

Outra corrente de cirurgiões constatou, mediante estudos controlados, as vantagens da operação precoce.[34,41,45,47] Diversas razões sustentam essa conduta, incluindo redução do período de permanência hospitalar, diminuição da possibilidade do desenvolvimento de complicações durante o período de espera até a cirurgia definitiva, prevenção de recidiva de novo surto agudo, diminuição do período de inatividade dos pacientes, não modificação da morbimortalidade operatória, (em mãos experientes), além do fato de, na fase inicial, predominar apenas edema, não existindo proliferação de fibroblastos e reação fibrótica, que distorcem a anatomia e dificultam a dissecção. A tendência atual é de se realizar a colecistectomia precocemente nos casos de CA, assim que o paciente estiver em condições adequadas, depois de instituídas as medidas gerais do tratamento.[38,42,43,53,68,73]

Outra questão bastante discutida diz respeito ao acesso cirúrgico, com diversos estudos prospectivos randomizados,[3,18,37] com alto nível de evidência, comparando o acesso laparoscópico com o convencional no tratamento da CA. Nesses estudos, a média do tempo cirúrgico foi igual ou pouco maior no grupo da cirurgia laparoscópica. Por outro lado, foram observados menor tempo de permanência hospitalar e menor morbimortalidade no grupo laparoscópico.[2,3,10,12,18,21,37,39]

Alguns aspectos técnicos do ato operatório merecem ser mencionados, pois o processo inflamatório agudo faz com que o cirurgião enfrente um cenário hostil na maioria dos casos. As taxas de conversão variam de 0% a 44,9% nas séries estudadas.[2,5,9,10,12,15,18,25,31,37,39,44,52,56,57,66,67,69,72,75] Aderências, distorção da anatomia, fístulas biliodigestivas, sangramento e a falta de experiência do cirurgião foram as causas mais freqüentes que levaram à conversão. Outros fatores, como sexo masculino, idade maior que 60 anos, diabetes, operações prévias e obesidade, também estiveram associados à maior taxa de conversão.[33,61]

O acesso à vesícula muda na vigência do processo inflamatório, pois podem ser encontradas aderências frouxas ou fixas, com omento ou órgãos adjacentes, dificultando a visualização das estruturas. A apreensão da vesícula torna-se um desafio devido ao edema e ao espessamento da parede, não sendo infreqüente a perfuração do órgão com extravasamento de bile na cavidade. O cirurgião deve estar apto a identificar as estruturas do pedículo hepático em meio a zonas de fibrose e inflamação. Neste caso, a colangiografia intra-operatória torna-se imperiosa, pois pode evitar lesão inadvertida da via biliar principal, além de afastar ou confirmar litíase no ducto biliar principal. A hemostasia do leito hepático deve ser cuidadosa, principalmente quando a ressecção da área cruenta provoca sangramento abundante. A retirada da vesícula deve ser realizada por meio de sacos de proteção para evitar queda de cálculos para a cavidade abdominal e reduzir a contaminação da ferida na região do portal umbilical. Há tendência em não se utilizarem drenos pois, além de não prevenirem a formação de coleções, podem predispor o desenvolvimento delas. Este é, entretanto, assunto ainda controverso. O diagnóstico de coleção intra-abdominal, desenvolvida no pós-operatório, pode ser facilmente realizado por exames de imagem, e o tratamento é feito por punção e/ou drenagem sob controle ultra-sonográfico ou tomográfico.

Colecistostomia

A maioria dos pacientes que desenvolvem quadro de CA é idosa, e muitos deles apresentam diversas comorbidades associadas, como doença arterial coronariana, diabetes, insuficiência renal etc. Nesses pacientes considerados de alto risco cirúrgico, classificados pela Sociedade Americana de Anestesiologia (ASA) de III a V, a morbimortalidade da intervenção cirúrgica se eleva, e a mortalidade chega a alcançar 13%. A colecistostomia tem sido opção terapêutica naqueles pacientes com piora clínica a despeito do tratamento conservador inicial. O princípio da colecistostomia é a descompressão aguda da via biliar, com melhora do quadro séptico em pacientes graves. A realização desse método foi, inicialmente, descrita pela técnica aberta, através de pequena incisão e com anestesia local. Recentemente, tem sido empregada drenagem percutânea guiada por ultra-sonografia, descrita pela primeira vez em 1980. A abordagem transepática, em que o cateter penetra a vesícula através do parênquima hepático, é a preferida, pois minimiza o risco de escape biliar para a cavidade abdominal e perfuração de vísceras ocas.[71] É importante ressaltar que a colecistostomia é tratamento paliativo de exceção, devendo a colecistectomia laparoscópica ser realizada assim que o quadro clínico permitir.[1,11,16,30,46,48,54,64] Nos casos em que não há melhora clínica a despeito da colecistostomia, devido a perfu-

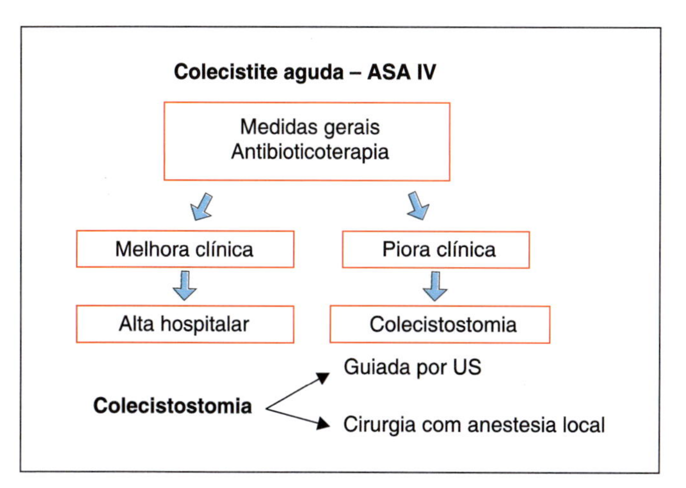

Figura 20.5 ▶ Conduta em paciente ASA IV com colecistite aguda sem peritonite.

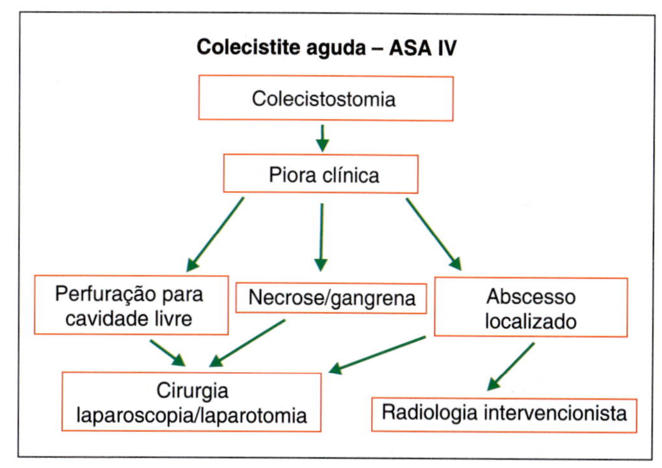

Figura 20.6 ▶ Conduta em paciente ASA IV com colecistite aguda submetido a colecistostomia.

ração para cavidade peritoneal ou gangrena, torna-se necessário o tratamento cirúrgico laparoscópico ou laparotômico. As principais condutas terapêuticas recomendadas em pacientes graves estão sumariadas nas Figuras 20.5 e 20.6.

REFERÊNCIAS BIBLIOGRÁFICAS

1. Akyurek N, Salman B, Tatlicioglu E *et al.* Management of acute calculous cholecystitis in high risk patients: percutaneous cholecystostomy followed by early laparoscopic cholecystectomy. *Surg Laparosc Percut Techn* 2005; *15*:315-20.
2. Altaca G, Özdemir E, Koliç K *et al.* Laparoscopic cholecystectomy for acute cholecystitis. *Surg Laparosc Endosc* 1996; *6*:26-8.
3. Amaral P, Azaro Filho E, Galvão Neto M *et al.* Acute cholecystitis: Videolaparoscopic versus traditional treatment. *JLSL* 2001; 5:159-61.
4. Amaral PCG, Azaro EA, Fahel E. Resultados após colecistectomia videolaparoscópica em pacientes idosos. *Revista Brasileira de Videocirurgia* 2006; *4*:48-53.
5. Amaral PCG, Fahel E. Laparoscopic cholecystectomy for acute cholecystitis in elderly patients. *JSLS* (*in press*).
6. Amaral PCG. Colecistite aguda. Análise multivariada dos aspectos clínicos, diagnósticos, cirúrgicos e anatomopatológicos em pacientes submetidos a videolaparocolecistectomia. (Tese de doutorado). Porto Alegre: Fundação Faculdade Federal de Ciências Médicas de Porto Alegre, 2000, 112 p.
7. Aronsohn H, Andrews E. Experimental cholecistitis. *Surg Gynecol Obstet* 1938; *66*:748-51.
8. Baitello A, Colleoni R, Gaia F *et al.* Prevalência e fatores associados a bacteremia nos portadores de colecistite aguda litiásica. *Rev Assoc Med Bras* 2004; *50*:373-9.
9. Belloso R, Ayala L, Souchon E *et al.* Colecistitis aguda: Es un procedimento laparoscopico?. *GEN* 1993; *47*:226-34.
10. Bickel A, Rappaport A, Kanievski V *et al.* Laparoscopic management of acute cholecystitis. *Surg Endosc* 1996; *10*:1045-49.
11. Byrne M, Suhocki P, Baillie J *et al.* Percutaneous cholecystostomy in patients with acute cholecystitis: experience of 45 patients at a US referral center. *Am Coll Surg* 2003; *197*:206-11.
12. Calhoum P, Adams L, Adams M. Comparision of laparoscopic and minilap cholecystectomy for acute cholecystitis. *Surg Endosc* 1994; 8:1301-4.
13. Claesson B , Holmund D. Microflora of the gallbladder related to the duration of acute cholecystitis. *Surg Gynecol Obstet* 1986; *162*:531-5.
14. Cox M, Wilson T, Luck A *et al.* Laparoscopic cholecystectomy for acute inflamation of the gallbladder. *Ann Surg* 1993; *218*:630-4.
15. Croce E, Azzola M, Golia M *et al.* La colecistectomia laparoscopica nelle colecistiti acute. *Giorn Chir* 1992; *13*:153-5.
16. Davis C, Landercasper J, Gundersen L, Lambert P. Effective use of percutaneous cholecystostomy in high risk patients: techniques, tube management and results. *Arch Surg* 1999; *134*:727-31.
17. Draghi E, Ferrozi G, Campani R *et al.* Power Doppler ultrasound of gallbladder wall vascularization in inflamation: clinical implications. *Eur Radiol* 2000; *10*:1587-90.
18. Eldar S, Sabo E, Nash E *et al.* Laparoscopic versus open cholecystectomy in acute cholecystitis. *Surg Laparosc Endosc* 1997; *7*:407-14.
19. Fahel E, Amaral P, Azaro E *et al.* Non-traumatic acute abdomen: Videolaparoscopic approach. *JSLS* 1999; *3*:187-92.
20. Fahel E, Amaral P, Azaro E *et al.* Videolaparocholecystectomy: Casuistry of 1000 cases. *JSLS* 1998; *2*:337-9.
21. Fahel E, Amaral P, Azaro E, Fortes M. Abdome agudo: quando indicar a laparoscopia diagnóstica. *In:* Savassi-Rocha PR, Coelho LGV, Diniz MTC, Nunes TA (eds.) *Tópicos em gastroenterologia 13*. Rio de Janeiro: MEDSI, 2003:213-32.
22. Farinon A, Grande M, Torquati A, D'Antini P. Multivariate analysis for predicting the presence of bacteria in bile of patients with acute cholecystitis. *Eur J Surg* 1993; *159*:531-4.
23. Farinon A, Grande M, Torquati A, D'Antini P. Multivariate analysis for predicting the presence of bacteria in bile in patients with acute cholecystitis. *Eur J Surg* 1993; *159*:531-4.
24. Fitzgibbons R, Tseng A, Wang H *et al.* Acute cholecystitis. Does the clinical diagnosis correlate with the pathological diagnosis? *Surg Endosc* 1996; *10*:1180-4.
25. Flawers J, Bailey W, Scovill W *et al.* The Baltimore experience with laparoscopic management of acute cholecystitis. *Am J Surg* 1991; *161*:388-92.

26. Glenn F. Acute cholecystitis. *Surg Gynecol Obstet* 1976; *143*(1):56-60.
27. Glenn F. Trends in surgical treatment of calculous disease of the biliary tract. *Surg Gynecol Obstet* 1975; *140*(6):877-84.
28. Graham EA, Peterman HC. Further observation on the lymphatic oring of cholecytitis, choledocitis and associated pancreatitis *Arch Surg* 1922; *4*:23-50.
29. Gruber PJ, Silverman RA. Presence of fever and leukocytosis in acute cholecystitits *Ann Emerg Med* 1996; *28*(3):273-7.
30. Hatzidakis A, Prassopoulos P, Gourtsoyiannis N *et al.* Acute cholecystitis in high risk patients: percutaneous cholecystostomy vs conservative treatment. *Eur Radiol* 2002; *12*:1778-84.
31. Henriquez LJ, Belloso RM, Ayala LA *et al.* Colecistectomia por video laparoscopia en colecititis aguda. Reporte de 25 casos. *GEN* 1991; *45*:290-3.
32. Hermann RE. The spectrum of biliary stone disease. *Am J Surg* 1989; *158*:171-3.
33. Ibrahim S, Hean T, Chee C *et al.* Risk factors for conversion to open surgery in patients undergoing laparoscopic cholecystectomy. *World J Surg* 2006; *30*:1698-4.
34. Jarvinem H, Hastbacka J. Early cholecystectomy for acute cholecystitis. A prospective randomized study. *Ann Surg* 1980; *191*:501-5.
35. Kalimi R, Gecelter G, Marini C *et al.* Diagnosis of acute cholecystitis: Sensitivity of sonography, cholescintigraphy and combined sonography-cholescintigraphy. *J Am Coll Surg* 2001; *193*:609-13.
36. Kanafani Z, Khalife N, Sharara A *et al.* Antibiotic use in acute cholecystitis: practice patterns in the absence of evidence-based guidelines. *Journal Infection* 2005; *51*:128-34.
37. Kiviluoto T, Sirén J, Luukkonen P *et al.* Randomised trial of laparoscopic versus open cholecystectomy for acute and gangrenous cholecystitis. *Lancet* 1998; *351*:321-5.
38. Kolla S, Aggarwal S, Seenu V *et al.* Early vs delayed laparoscopic cholecystectomy for acute cholecystitis. *Surg Endosc* 2004; *18*:1323-7.
39. Koperna T, Kisser M, Schulz F. Laparoscopic versus open treatment of patients with acute cholecystitis. *Hepatogastroenterol* 1999; *46*:753-7.
40. Kum CK, Goh PMY, Tekant Y *et al.* Laparoscopic cholecystectomy for acute cholecystitis. *Br J Surg* 1994; *81*:1651-4.
41. Lahtinem J, Alhava E. Acute cholecystitis treated by early and delayed surgery. A controlled trial. *Scand J Gastroenterol* 1978; *13*:673-8.
42. Lam C, Yuen A, Fan S *et al.* Variation in the use of laparoscopic cholecystectomy for acute cholecystitis. *Arch Surg* 2005; *140*:1084-8.
43. Lau H, Lo C, Patil N, Yuen W. Early versus delayed interval laparoscopic cholecystectomy for acute cholecystitis. *Surg Endosc* 2006; *20*:82-7.
44. Lujan JA, Parrilla P, Robles R *et al.* Laparoscopic cholecystectomy in the treatment of acute cholecystitis. *J Am Coll Surg* 1995; *181*:75-7.
45. Lygidakis NJ. Acute cholecystitis. Results of early and late operation. *Br J Clin Pract* 1984; *38*:11-8.
46. Macri A, Scuderi G, Famulari C *et al.* Acute gallstone cholecystitis in the elderly: treatment with emergency ultrasonographic percutaneous cholecystostomy and interval laparoscopic cholecystectomy. *Surg Endosc* 2006; *20*:88-91.
47. Mcarther P, Cushieri A. Controlled clinical trial comparing early with interval cholecystectomy for acute cholecystitis. *Br J Surg* 1975; *62*:850-2.
48. Melin M, Sarr M, Bender C, Van Heerden J. Percutaneous cholecystostomy: a valuable technique in high risk patients with presumed acute cholecystitis. *Br J Surg* 1995; *82*:1274-7.
49. Melo MAC, Neto JE, Lima LMA *et al.* Colecistectomia laparoscópica na colecistite aguda. *Rev Soc Brasil Cir Laparosc* 1998; *2*:27-31.
50. Monson J, Macfie J, Tanner A *et al.* Influence of intraperitoneal drains on subhepatic collections following cholecystectomy: A prospective clinical trial. *Br J Surg* 1986; *73*:993-4.
51. Morris CR, Hohf RP, Ivy AL *et al.* Experimental study of the role of stasis in the aetiology of cholecystitis. *Surgery* 1952; *32*:637-85.
52. O'Rourke NA, Fielding GA. Laparoscopic cholecystectomy for acute cholecystitis. *Aust N Z J Surg* 1992; *62*:944-6.
53. Papi C, Catarci M, Gili L *et al.* Timing of cholecystectomy for acute calculous cholecystitis: a meta-analysis. *Am J Gastroenterol* 2004; *99*:147-55.
54. Park S, Kang C, Kim B *et al.* Percutaneous cholecystostomy using a central venous catheter is effective for treating high risk patients with acute cholecystitis. *Surg Laparosc Endosc Percutan Tech* 2005; *15*:202-8.
55. Pereira Lima L. Colecistite aguda. *In:* Savassi-Rocha PR, Souza C, Andrade JI (eds.) *Abdomen agudo.* Rio de Janeiro: MEDSI, 1993:263-8.
56. Phillips EH, Carroll BJ, Bello JM *et al.* Laparoscopic cholecystectomy in acute cholecystitis. *Am Surg* 1992; *58*:273-6.
57. Rattner DW, Ferguson C, Warshaw AL. Factors associated with successful laparoscopic cholecystectomy for acute cholecystitis. *Ann Surg* 1993; *217*:233-6.
58. Reiss R, Deutsch AA. State of the art in the diagnosis and management of acute cholecystitis. *Dig Dis* 1993; *11*:55-64.
59. Schietroma M, Carlei F, Ciuca B *et al.* La videolaparocolecistectomia nella colecistite acuta. Quando, come e perché? *Minerva Chir* 1997; *52*:515-22.
60. Sharp KW. Acute cholecystitis. *Surg Clin N Am* 1988; *68*(2):269-79.
61. Simopoulos C, Botaitis S, Karayiannakis A *et al.* Risk factors for conversion of laparoscopic cholecystectomy to open cholecystectomy. *Surg Endosc* 2005; *19*:905-9.
62. Singer AJ, MCcracken G. Correlation among clinical, laboratory, and hepatobiliary scanning findings in patients with suspected acute cholecystitis. *Ann Emerg Med* 1996; *28*(3):267-72.
63. Staniland JR, Dombal FT. Clinical presentation of acute abdomen: Study of 600 patients. *BMJ* 1972; *3*:393-8.
64. Tazawa J, Sanada K, Maeda M *et al.* Gallbladder aspiration for acute cholecystitis in average surgical risk patients. *Int J Clin Pract* 2005; *59*:21-4.
65. Thompson JE, Bennion RS. Predictive factors for bactibilia in acute cholecystitis. *Arch Surg* 1990; *125*:261-4.
66. Unger SW, Nguyen N, Eldman DS *et al.* Laparoscopic approach to acute cholecystitis: a four year retrospective review. *Int Surg* 1994; *79*:209-21.
67. Velasco JS, Dominguez JM, Vallina Van L *et al.* Laparoscopic cholecystectomy in acute cholecystitis. *Laparoendoscopy* 1994; *4*:305-8.
68. Wang Y, Yang P, Chen J *et al.* Urgent laparoscopic cholecystectomy in the management of acute cholecystitis: timing does not influence conversion rate. *Surg Endosc* 2006; *20*:806-8.
69. Watteville JC, Gayral F, Testas P. Evaluation de la coelioscopie dans le traitement en urgence de la cholécystite aigue. *J Chir* 1992; *129*:490-1.

70. Way LW. Biliary tract. *In:* Way LW (ed.) *Current surgical diagnosis & treatment.* Norwalk, Connecticut/San Mateo, California: Appleton & Lange, 1988:487-516.
71. Welschbillig-Meunier K, Pessaux P, Arnaud J *et al.* Percutaneous cholecystostomy for high hisk patients with acute cholecystitis. *Surg Endosc* 2005; *19*:1256-9.
72. Wiesen SM, Unger SW, Barkin JS *et al.* Laparoscopic cholecystectomy: The procedure choice for acute cholecystitis. *Am J Gastroenterol* 1993; *88*:334-7.
73. Yamashita Y, Takada T, Hirata K. A survey of timing and approach to the surgical management of patients with acute cholecystitis in Japanese hospitals. *J Hepatobiliary Pancreat Surg* 2006; *13*:409-15.
74. Zeina K, Khalife N, Ala S. Antibiotic use in acute cholecystitis: practice patterns in the absence of evidence-based guidelines. *J Infect* 2005; *51*:128-34.
75. Zucker KA, Flowers JL, Bailey RW *et al.* Laparoscopic management of acute cholecystitis. *Am J Surg* 1993; *165*:508-14.

21

Pancreatite Aguda

Paulo Cezar Galvão do Amaral
Thales Delmondes Galvão

INTRODUÇÃO

Histórico

Os conceitos modernos, clínicos e fisiopatológicos, da pancreatite aguda (PA) foram inicialmente descritos por Reginald Fitz, em 1889.[59,103] Opie[146] descreveu a associação dessa afecção com a litíase biliar em 1901. Dezesseis anos depois, Symmers[177] estabeleceu o álcool como importante fator patogênico. Em 1925, Moynihan[132] descreveu o quanto grave pode ser o quadro clínico da PA: "*Most terrible of all calamities that occur in connection with the abdominal viscera. The suddenness of its onset, the illimitable agony which accompanies it, and the mortality attendant upon it render it the most formidable of catastrophes*'.

Definição

A PA caracteriza-se por processo inflamatório agudo do pâncreas com envolvimento variável dos tecidos locais e órgãos. Pode apresentar-se na forma leve, autolimitada, com edema discreto do pâncreas, ou na forma grave, com hemorragia extensa e necrose do órgão, de evolução potencialmente fatal.

Freqüência

A PA constitui afecção relativamente freqüente. Em 1987 ocorreram 108 mil hospitalizações devido a essa doença nos EUA, com 2.251 mortes.[1,3] A taxa de mortalidade, atualmente, gira em torno de 9%.[5,17,24,27,42,45,50,73,90,100,106,114,156,183] Cerca de 25% dos pacientes com PA apresentam a forma grave. A mortalidade dos pacientes com pancreatite aguda grave (PAG) varia de 30% a 50%, e a média do tempo de permanência hospitalar é maior que 1 mês.[53]

ETIOLOGIA

Os cálculos biliares são responsáveis por aproximadamente 45% dos casos de PA, o álcool por 35%, outras causas correspondem a 10% e as idiopáticas, também a 10%.[5,17,26,29,41,42,45,50,51,73,90,100,106,114,156,183]

Do ponto de vista etiopatogênico, as PA podem ser divididas didaticamente em: obstrutivas, por toxinas ou drogas, pós-traumáticas, metabólicas, infecciosas, de outras etiologias menos freqüentes e idiopáticas.

Obstrutivas

As causas obstrutivas incluem cálculos biliares (principalmente em mulheres de 50 a 60 anos),[29,45,90] parasitária (principalmente por áscaris, sendo mais freqüente na Índia),[97] cisto de colédoco,[69] divertículo de duodeno,[72] pâncreas *divisum* (anormalidade na qual o ducto de Wirsung, que drena o pâncreas ventral, não se junta com o ducto de Santorini, que drena o pâncreas dorsal),[101] carcinoma pancreático (presente em 3% dos casos de PA)[111] e hipertensão do esfíncter de Oddi (caracterizada por elevação permanente ou transitória da pressão do esfíncter maior que 40mmHg, podendo corresponder a, aproximadamente, 15% das chamadas PA idiopáticas).[187]

Toxinas ou drogas

As principais toxinas ou drogas que causam PA são: álcool etílico, veneno de escorpião,[19] álcool metílico[23] e inseticidas organofosforados.[104] Mais de 85 drogas têm sido relacionadas como causadoras de PA, como mercaptopurina, azatioprina,[78] didanosina,[122] antiinflamatórios não-hormonais, eritromicina, tiazídicos, sulfonamida etc.[16,118,175]

Pós-traumáticas

A PA pode ser causada por traumatismo abdominal fechado, provocando ruptura do sistema dutal pancreático,[202] colangiopancreatografia endoscópica retrógrada (CPER), com incidência que varia de 1% a 10%,[170] esfincterotomia endoscópica, que ocorre em 1% a 2% dos casos,[170,171] manometria do esfíncter de Oddi, que ocorre em mais de 24% dos casos,[172] e cirurgia abdominal ou torácica (principalmente quando se realiza *bypass* cardiopulmonar).[57,107,197]

Metabólicas

Hipertrigliceridemia (triglicerídeos > 1.000mg/dL), hiperlipoproteinemia tipos I, IV e V[182] e hipercalcemia[66,92] também podem causar PA.

Infecciosas

As causas infecciosas da PA incluem a viral (parotidite,[52] vírus coxsáckie,[89] hepatites A, B e D[115] e citomegalovírus[95]), a bacteriana e a parasitária.

A PA em pacientes com a síndrome da imunodeficiência adquirida (AIDS), seja por infecções oportunistas, seja por medicações, tem incidência de 4% a 22%.[122]

Outras etiologias menos freqüentes

A úlcera péptica penetrante[193] e a doença de Crohn no duodeno,[108] também podem levar à PA.

Idiopáticas

Em torno de 10% das PAs são idiopáticas. Sabe-se que a microlitíase corresponde a dois terços das ditas idiopáticas. Esta condição pode ser evidenciada pela ultra-sonografia (USG), CPER ou pela colecistectomia laparoscópica (CL).[105,161]

EPIDEMIOLOGIA

A incidência da PA vem aumentando bastante com o passar do tempo. Wilson e Imrie[201] estudaram a incidência de PA na Escócia em um período de 20 anos (1960 a 1980), observando aumento de 69 pacientes por milhão para 750 por milhão no sexo masculino e de 112 por milhão para 484 por milhão no sexo feminino. Consideraram como provável explicação, o aumento no uso abusivo de álcool e a melhora no diagnóstico de PA.

FISIOPATOLOGIA

A fisiopatologia da PA ainda é pouco entendida. Inúmeros fatores podem iniciar esse processo, como a obstrução ou hiperdistensão do ducto pancreático, exposição ao etanol ou outras toxinas, hipertrigliceridemia, hipercalcemia, aumento da permeabilidade do ducto pancreático ou hiperestimulação da glândula, levando à ativação do zimogênio, que promove:[109] (a) ativação intra-acinar do tripsinogênio em tripsina;[57] (b) ativação da fosfolipase A2, que tem propriedades citolíticas potentes, degradando surfactantes e proporcionando lesão pulmonar aguda (LPA);[38,139] (c) ativação da elastase, que digere componentes elásticos dos vasos sanguíneos pancreáticos, promovendo hemorragia intrapancreática; (d) ativação do complemento e das cininas, que leva a coagulação intravascular disseminada (CIVD), choque e insuficiência renal aguda (IRA);[65,197] (e) ativação da calicreína, determinando instabilidade vascular, e (f) liberação de lipase, promovendo necrose gordurosa. Estudos recentes sugerem que a obesidade é fator de risco para PAG.[65,174]

A fisiopatologia precisa da PA biliar continua em debate. Opie[146] propôs que a obstrução da ampola de Vater por cálculo promove refluxo de bile na árvore dutal pancreática. Outra hipótese é a de que os cálculos causam PA pela obstrução transitória do ducto pancreático sem induzir refluxo de bile, mas lesando células acinares.[131]

Quanto maior a produção de mediadores inflamatórios, maior será a resposta inflamatória sistêmica, proporcionando vasodilatação, depressão do miocárdio, menor retorno venoso, IRA, síndrome do desconforto respiratório agudo (SDRA), hemorragia digestiva alta (HDA) e isquemia mesentérica, podendo levar à disfunção múltipla de órgãos e sistemas (DMOS) e até à morte.

SINAIS E SINTOMAS

Na história clínica dos pacientes com PA, a dor abdominal está presente em 95% a 100% dos casos, sendo sua localização mais comum em região epigástrica

(60%). A dor que mais caracteriza a PA, a dor em faixa, ocorre em 30% a 50% dos casos. Náuseas e vômitos estão presentes em 80% dos casos.

No exame físico geral, podem estar presentes confusão mental, icterícia (devida à litíase das vias biliares, colangite, edema do pâncreas ou hepatopatia) e febre.

No exame físico do aparelho cardiovascular podem ser encontradas taquicardia e hipotensão devidas à vasodilatação (em decorrência da liberação de cininas e leucotrienos C_4/D_4), além de depressão do miocárdio. O choque geralmente tem componente misto, hipovolêmico, distributivo e cardiogênico.

O exame físico do aparelho respiratório pode revelar atelectasia, derrame pleural (10% a 20%), em geral à esquerda, e SDRA devida à degradação do surfactante por ativação da fosfolipase A_2.

No exame físico do abdome podem estar presentes evidências de íleo funcional, hemorragia digestiva, ascite, distensão abdominal, sinal de Gray-Turner (equimose em flancos [3%]) e sinal de Cullen (equimose periumbilical, denotando infiltração hemorrágica do retroperitônio).

Do ponto de vista renal, são freqüentes oligúria, necrose tubular aguda (NTA), devida a hipotensão e substâncias vasopressoras, e deposição de fibrina nos glomérulos (tripsina ativando a coagulação).

LABORATÓRIO

Os exames específicos para o diagnóstico de PA incluem as dosagens da amilase sérica, que em 70% dos casos está, pelo menos, cinco vezes mais elevada que o seu valor normal, e da lipase, que, em 63% dos casos, costuma estar, pelo menos, três vezes mais elevada que o seu valor normal.[75] A amilase se eleva mais nas PA não-alcoólicas. A lipase, por sua vez, eleva-se igualmente nas alcoólicas e biliares.[74,180] Os níveis de amilase tendem a retornar mais rápido ao normal que os da lipase. Por isso, esta última fornece mais subsídios para os pacientes após vários dias de início da dor.[77]

As causas não-pancreáticas de hiperamilasemia são: inflamações das glândulas salivares, úlcera péptica perfurada, infarto ou obstrução intestinal, colelitíase, peritonite, apendicite aguda, traumatismo cerebral, queimaduras, cetoacidose diabética, carcinomas extrapancreáticos (principalmente de esôfago, pulmão e ovário), gravidez ectópica rota, insuficiência renal e macroamilasemia (amilasemia aumentada por macromoléculas de amilase que não conseguem ser excretadas pelos rins, devendo-se fazer a eletroforese do soro quando houver aumento da amilasemia sem quadro clínico de PA).[151]

A amilasemia pode encontrar-se normal no paciente com PA se, após inflamação pancreática, aumenta a depuração urinária da amilase. Portanto, uma alternativa é dosar a amilasúria (anormal quando maior que 5.000UI/24h). Também na vigência de hiperlipidemia, ocorre interferência na determinação sanguínea da amilase, recomendando-se dosar a amilasúria. Nos pacientes com grande destruição pancreática, os níveis séricos de amilase podem, também, estar normais.

Aumento de alanina aminotransferase mais que três vezes o valor normal sugere etiologia biliar para a PA com grande especificidade.[161]

O diagnóstico de PA é feito na presença de dor abdominal e amilase sérica mais de cinco vezes acima do valor normal. Na evolução dos pacientes com PA pode ser necessário solicitar outros exames, como hemograma, proteína C reativa (PCR), glicemia, dosagem de cálcio, magnésio, sódio, potássio, lactato desidrogenase (LDH), plaquetas e fibrinogênio, gasometria arterial e perfil hepático etc.

IMAGEM

Na radiografia simples de abdome podem ser encontrados sinais inespecíficos de PA, como alça sentinela na topografia do pâncreas e sinal do *cutoff* colônico devido ao espasmo do cólon próximo ao pâncreas.

A US de abdome tem sensibilidade de 62% a 95% e especificidade de 95% a 100% para o diagnóstico de PA.[137] A presença de distensão abdominal por gases limita sua utilidade.[124]

A tomografia computadorizada (TC) de abdome é o método de imagem de escolha para o diagnóstico de PA, com sensibilidade de 90% e especificidade de 100%. A TC pode evidenciar glândula aumentada e afinada, ducto dilatado, líquidos pancreáticos e peripancreáticos, além de necrose pancreática e peripancreática. O exame pode ser normal na doença leve.[14]

Para o diagnóstico de PA pela TC, é necessário o uso de contraste para identificar áreas de necrose que aparecem como não-preenchimento focal ou difuso da glândula. Quando o contraste venoso está contra-indicado, o diagnóstico de PA pode ser inferido pelo aumento glandular homogêneo e pela presença de coleção peripancreática.[13] Quando é necessário quantificar área de necrose nos pacientes com contra-indicação para contraste venoso, a ressonância magnética (RM) costuma ser boa opção.

A TC serve também para elucidar o diagnóstico duvidoso, bem como para estadiar a PA em relação a sua gravidade. Como o diagnóstico de PA pode ser confirmado pelo quadro clínico e pelos exames laboratoriais, não indicamos a TC de abdome na emergência em casos não duvidosos. A realização desse exame pode ser prejudicial em pacientes que estão, muitas vezes, hipovolêmicos e que correm o risco de IRA pelo uso do contraste, sem nenhum benefício adicional.[7] A TC de abdome não está indicada, de início, para avaliação da gravidade da PA porque existem outros critérios clínicos e laboratoriais tão eficazes quanto; além disso, a necrose costuma não ser evidente nas primeiras 48 a 72 horas.

DIAGNÓSTICO DIFERENCIAL

O diagnóstico diferencial de PA inclui as doenças cardiopulmonares, úlcera péptica, litíase biliar, neoplasias gastrointestinais, parasitoses e doenças do fígado e renais.

Exames como eletrocardiograma (ECG), dosagem de enzimas cardíacas, radiografia de tórax, endoscopia, pHmetria, manometria, US de abdome, colangiopancreatografia por ressonância magnética (CPRM), CPER, estudo do trânsito intestinal, parasitológico de fezes, sumário de urina, perfil hepático, dentre outros, podem ser importantes para elucidação diagnóstica.

CLASSIFICAÇÃO DA PANCREATITE AGUDA

Para classificação da PA, podem ser utilizados os seguintes critérios: clínicos, Ranson, Glasgow (1984), APACHE II e SAPS II. Esta classificação serve de orientação para destinação (enfermaria ou unidade de terapia intensiva [UTI]) de pacientes que chegam à emergência.

Critérios clínicos

Os critérios clínicos para classificação da gravidade da PA estão sumariados no Quadro 21.1.[18] A PA é considerada grave quando o paciente apresenta mais de dois critérios clínicos.

Critérios de Ranson

Usando dados clínicos e laboratoriais, Ranson[155] criou critérios para indicar a gravidade da PA nas primeiras 48 horas da admissão (Quadros 21.2 e 21.3).

Quadro 21.1 ▶ Critérios clínicos de classificação da gravidade da pancreatite aguda

Idade > 55 anos
Doenças associadas
Obesidade
Sinal de Cullen ou de Gray-Turner
Disfunção orgânica Choque – PA sistólica < 90mmHg Respiratória – PaO_2 < 60mmHg Renal – Creatinina > 2mg% Hemorragia digestiva – 500mL / 24 horas

PA – pressão arterial; *PaO_2* – pressão parcial de oxigênio.

Quadro 21.2 ▶ Critérios de Ranson para pancreatite aguda não-biliar

À internação	48 horas
Idade > 55 anos	PaO_2 < 60mmHg
Leucócitos > 16.000/mm³	Queda > 10% no hematócrito
Glicose > 200mg/dL	Aumento da uréia > 5mg/dL
LDH > 350UI/L	Cálcio < 8mg/dL
TGO > 250UI/L	Déficit/base > 4mEq/L
	Déficit de líquidos > 6L

LDH – lactato desidrogenase; *TGO* – transaminase glutâmico-oxalacética; *PaO_2* – pressão parcial de oxigênio.

Quadro 21.3 ▶ Critérios de Ranson para pancreatite aguda biliar

À internação	48 horas
Idade > 70 anos	PaO_2 < 60mmHg
Leucócitos > 18.000/mm³	Queda > 10% no hematócrito
Glicose > 220mg/dL	Aumento da uréia > 2mg/dL
LDH > 400UI/L	Cálcio < 8mg/dL
TGO > 250UI/L	Déficit base > 5mEq/L
	Déficit de líquidos > 4L

LDH – lactato desidrogenase; *TGO* – transaminase glutâmico-oxalacética; *PaO_2* – pressão parcial de oxigênio.

A PA é considerada grave quando apresenta três ou mais fatores de risco conforme os critérios de Ranson.[157,158] À medida que os fatores de risco aumentam, ocorre aumento correspondente nas taxas de morbidade e mortalidade (Quadro 21.4).

Quadro 21.4 ▶ Correlação entre o número de fatores de risco dos critérios de Ranson e a mortalidade na pancreatite aguda

Critérios de Ranson	Mortalidade
1 ou 2	< 1%
3 a 4	15%
6 a 7	100%

Quadro 21.5 ▶ Escore de Glasgow para pancreatite aguda

Leucócitos > 15.000/mm³
Glicemia > 180mg/dL
Uréia > 96mg/dL
PO_2 < 60mmHg
Cálcio < 8mg/dL
Albumina < 3,2mg/dL
LDH > 600UI/L

LDH – lactato desidrogenase.

Escore de Glasgow – 1984

Blamey *et al.*,[29] em Glasgow, avaliando 405 pacientes com PA, durante 7 anos, criaram critérios prognósticos levados em conta 48 horas após a admissão do paciente (Quadro 21.5).

Acute Physiology and Chronic Health Evaluation II (APACHE II)

O *Acute Physiology and Chronic Health Evaluation II* (APACHE II) é outro sistema de graduação que usa parâmetros clínicos e laboratoriais avaliados na admissão do paciente com PA na UTI e que podem ser repetidos diariamente, durante a hospitalização, para análise de evolução (Quadro 21.6).

Para detalhes sobre a pontuação do APACHE II, ver Knaus (1985).[98] É considerado grave todo paciente cuja soma da pontuação é maior que oito pontos.[104,202]

Simplified Acute Physiology Score II (SAPS II)

O SAPS II também pode ser utilizado para classificação da PA quanto à gravidade.[10,147] Os dados são coletados nas primeiras 24 horas após admissão na UTI. O Quadro 21.7 relaciona as variáveis utilizadas.

Quadro 21.6 ▶ APACHE II (variáveis utilizadas)

Temperatura
Pressão arterial média
Freqüência cardíaca
Freqüência respiratória
PaO_2
pH arterial
Sódio sérico
Potássio sérico
Creatinina sérica
Hematócrito
Contagem de leucócitos
Escore de Glasgow
Idade
Doença crônica associada

PaO_2 – pressão parcial de oxigênio.

Quadro 21.7 ▶ *Simplified Acute Physiology Score* II (SAPS II) (variáveis utilizadas)

Tipo de admissão
Presença de doença crônica
Escore de Glasgow
Idade
Pressão arterial
Freqüência cardíaca
Temperatura
Relação PaO_2/FiO_2 se em ventilação mecânica
Diurese
Uréia sérica
Contagem de leucócitos
Nível sérico de potássio
Nível sérico de sódio
HCO_3^-
Bilirrubina

Marcadores séricos

Existem vários marcadores séricos associados com a gravidade e o prognóstico da PA, incluindo: PCR,[64,106,153,199] interleucina 6 (IL-6), peptídeo ativador do tripsinogênio[139] e procalcitonina.[159] Esses marcadores têm validade limitada como preditores prognósticos e não podem ser usados como critérios exclusivos para triagem de pacientes para UTI.[135]

A PCR não deve ser usada como preditor precoce porque existe um período de latência de 24 a 48 horas

Quadro 21.8 ▶ Classificação de Balthazar e sua relação com o tempo de permanência hospitalar e a morbimorbidade

Grau	Morfologia	Permanência hospitalar (dia)	Óbito n (%)
A	Pâncreas normal	14,9	0
B	Pâncreas aumentado de tamanho	12,8	0
C	Infiltrado peripancreático	20	0
D	Coleção única extrapancreática	32,4	2 (17%)
E	Mais de duas coleções	85,5	3 (12%)

para que ela se altere, o que limita sua utilidade.[64] A IL-6 parece ser a mais promissora, mas sua aplicabilidade precisa ser mais bem avaliada em novos estudos.[64]

Critério tomográfico (classificação de Balthazar)

A classificação de Balthazar[15] utiliza critérios tomográficos para graduar a gravidade da PA. A extensão da necrose pode ser útil para determinação do prognóstico. Segundo essa classificação, a mortalidade aumenta significativamente quando a necrose acomete mais de 30% da glândula.[15,94,149,188]

Os critérios utilizados para essa classificação (A a E) estão sumariados no Quadro 21.8.

Em pacientes com PA grau A, B, C ou D, a incidência de formação de abscesso é menor que 2%, enquanto em pacientes com grau E atinge 57%.[13] Os pacientes com PA sem necrose pancreática apresentaram 6% de morbidade, sem mortalidade. Por outro lado, os que evoluíram com necrose tiveram 82% de morbidade e 23% de mortalidade.[15]

O percentual de acerto dos critérios de gravidade em 48 horas após a admissão são de 88% para o APACHE II, 84% para os critérios de Glasgow, 86% para os de Ranson e 88% para os critérios clínicos.[198]

▶ PANCREATITE AGUDA BILIAR LEVE

A PA biliar leve ocorre em torno de 80% dos pacientes com PA. Em geral, está associada com litíase biliar, tem menos de três critérios de Ranson e APACHE II menor que oito pontos, sem ou com mínima disfunção orgânica. A recuperação geralmente ocorre, sem intercorrências, em 48 a 72 horas.

O tratamento clínico da PA biliar leve é de suporte, com o paciente internado em unidade aberta, e consiste em: (a) suspender ingestão oral (o uso de cateter nasogástrico sob aspiração não melhora a dor nem reduz o tempo de permanência hospitalar, servindo apenas para alívio das manifestações clínicas nos pacientes com vômitos ou distensão abdominal devidos ao íleo funcional);[110,113,133] (b) hidratação intravenosa para manutenção do volume intravascular; (c) correção dos distúrbios eletrolíticos; (d) suporte nutricional (o paciente com PA leve deve permanecer em dieta zero e, se não houver melhora após 5 a 7 dias, deve-se iniciar suporte nutricional); (e) não usar antibióticos – não há benefícios na PA leve.

Outras medidas no tratamento clínico da PA podem incluir bloqueadores H_2, profilaxia de trombose venosa profunda com anticoagulantes, inibidores da secreção pancreática, inibidores de enzimas pancreáticas, analgesia intravenosa e agentes antiinflamatórios.[7]

A intervenção endoscópica precoce não demonstrou vantagens terapêuticas na PA biliar leve,[136] podendo, ainda, desencadear exacerbação da PA e infecção pelo contraste.

Na PA biliar leve, na ausência de manifestações abdominais, e quando o nível sérico da amilase encontra-se normal, está indicada a investigação da via biliar principal pela CPRM (Figura 21.1). Muitos serviços rea-

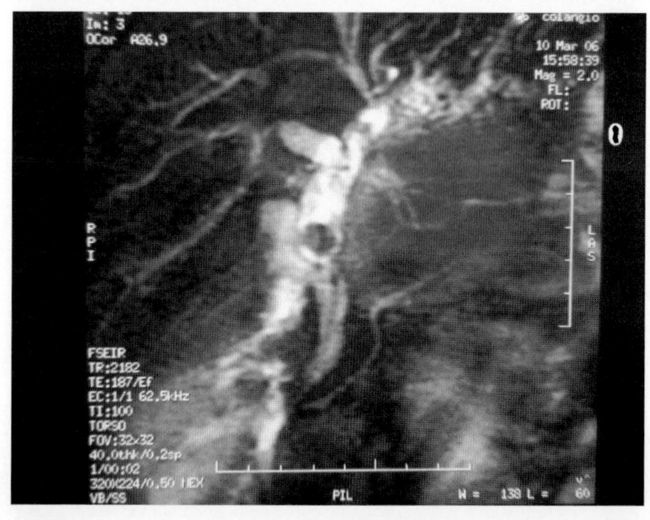

Figura 21.1 ▶ Colangiopancreatografia por ressonância magnética evidenciando cálculo na via biliar principal.

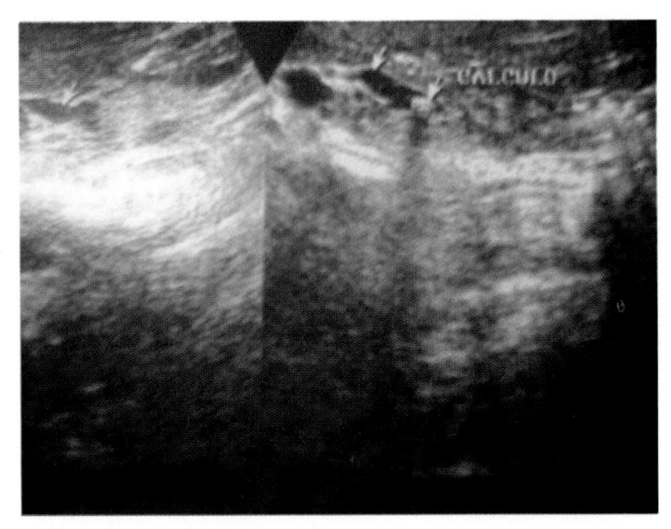

Figura 21.2 ▶ Ultra-sonografia de abdome evidenciando cálculo na via biliar principal.

lizam a CPER quando existe maior probabilidade de litíase da via biliar principal, definida por história de icterícia, perfil hepático alterado ou dilatação de vias biliares.[45] A CPER está indicada apenas quando a US evidencia a presença de cálculo (Figura 21.2) ou quando há dúvida na CPRM.[7]

Essa investigação deve ser feita o mais próximo possível da data da operação, devido à grande chance de o cálculo migrar para o duodeno espontaneamente. Este fato costuma ocorrer em 50% dos pacientes.[8]

O paciente deve, então, ser submetido à colecistectomia laparoscópica na mesma internação.

Em nosso serviço,[8] o tempo de permanência desses pacientes, da internação à colecistectomia laparoscópica, foi de 9,36 dias, e da colecistectomia laparoscópica à alta hospitalar, 2,68 dias. Não ocorreram conversões, e a morbidade foi de 8,3%. As complicações foram: uma lesão parcial de artéria cística, uma reação alérgica à medicação e dois episódios de atelectasia pulmonar.[8]

▶ PANCREATITE AGUDA BILIAR GRAVE

Onde internar o paciente com pancreatite aguda grave

Todos os pacientes com PA biliar grave devem ser transferidos para UTI, desde que preencham os critérios convencionais para admissão nesta unidade.[2] Também devem ser transferidos para UTI pacientes com possibilidade de deterioração rápida, como idosos,[125] obesos com índice de massa corporal (IMC) maior que 30kg/m^2,[265] e pacientes que necessitam animação volêmica e/ou com área de necrose maior que 30%.[135]

A PA biliar grave ocorre em 20% dos pacientes com PA. A PA caracteriza-se como grave quando o paciente apresenta disfunção orgânica,[4] mais de três critérios de Ranson ou APACHE II maior ou igual a oito pontos. São freqüentes complicações locais, como necrose, abscesso ou pseudocisto.

Hidratação

A hidratação intravenosa para manutenção do volume intravascular exige, muitas vezes, monitoramento da pressão venosa central (PVC), da diurese (cateter vesical) e, às vezes, monitoramento com cateter de artéria pulmonar (Swan-Ganz).

Antibioticoprofilaxia na pancreatite aguda grave

A infecção da necrose do pâncreas ocorre em 30% a 50% dos pacientes com necrose documentada pela TC ou cirurgicamente.[39,67,157] Embora a infecção da necrose possa ocorrer na primeira semana da apresentação clínica da PAG, ela é mais freqüente a partir da terceira semana.[22] As taxas de falência orgânica e mortalidade parecem ser maiores em pacientes com infecção da necrose pancreática.[135] O mecanismo pelo qual a necrose pancreática se torna infectada é incerto, mas estudos clínicos e experimentais sugerem que a translocação bacteriana que tem origem no trato gastrointestinal seja a responsável.[68,116,121,126,127,162,178]

Não há justificativa para antibioticoprofilaxia em pacientes sem necrose, devido à incidência baixa de complicações infecciosas nesse tipo de paciente.[137]

Três estudos controlados, randomizados,[46,60,89] usaram ampicilina em pacientes com PA. Não houve diferença em relação a complicações infecciosas, óbitos ou tempo de permanência hospitalar entre o grupo de tratamento e o controle. Seis estudos[49,91,140,150,164,166] controlados, randomizados, testaram a eficácia da antibioticoprofilaxia em pacientes com necrose à TC. Dois desses estudos demonstraram benefícios com o uso profilático de imipenem com redução da infecção pancreática.[49,150] Destes dois, apenas um teve poder estatístico suficiente para demonstrar redução da infecção pancreática sem, entretanto, implicar menor número de operações, insuficiência orgânica e mortalidade.[152] Os outros quatro estudos[91,140,164,166] não demonstraram redução significativa na taxa de infecção pancreática com antibioticoprofilaxia.

Três metanálises[20,70,168] concluíram que a antibioticoprofilaxia é benéfica na necrose pancreática com tendência de redução estatisticamente significativa na mortalidade. Existem algumas críticas a essas metanálises.[137]

Antibioticoprofilaxia na PAG tem sido associada à mudança do agente isolado no pâncreas, de gram-negativos entéricos para fungos e microorganismos gram-positivos.[86,119]

Discute-se a opção de descontaminação intestinal ou sistêmica.[130] Um estudo de metanálise sugere redução da mortalidade.[164] Estudo multicêntrico, controlado e randomizado[117] testou a descontaminação do trato digestório com antibiótico (colistina, anfotericina e norfloxacina) vias oral e retal, além de cefotaxima venosa até negativação das culturas oral e retal. Houve redução significativa da infecção pancreática com a descontaminação do trato digestório com antibiótico, principalmente por gram-negativos. O número de pacientes que necessitaram intervenção cirúrgica, entretanto, não foi diferente, mas o número de operações por paciente foi reduzido no grupo tratado. A mortalidade e o tempo de permanência hospitalar não foram alterados pela profilaxia.

A descontaminação do trato digestório ainda não é recomendada na literatura médica.[135] O uso profilático de antifúngico também não é recomendado.[135] Existe recomendação para o uso de imipenem, durante 2 a 4 semanas, quando há necrose pancreática. Entretanto, o uso de antibioticoprofilaxia na PAG não é consensual.[135]

Suporte nutricional na pancreatite aguda grave

O tempo de instituição de suporte nutricional para prevenção ou tratamento da desnutrição é muito importante nos pacientes com PAG, já que a grande maioria deles é hipercatabólica.

As complicações locais da PAG podem causar obstrução do trato intestinal, tornando a nutrição enteral problemática. Além disso, a nutrição enteral pode exacerbar a inflamação pancreática, estimulando ainda mais a produção de enzimas. Porém, existem várias vantagens da nutrição enteral em relação à parenteral, incluindo: redução da translocação bacteriana, melhora do fluxo sanguíneo intestinal e preservação da imunidade da mucosa intestinal.

Estudos evidenciam que a nutrição via jejunal, com o cateter introduzido distalmente ao ligamento de Treitz, exerce menor estímulo sobre a secreção e a inflamação pancreática na PAG, em relação à nutrição gástrica. A desvantagem é que o cateter, para ser adequadamente posicionado, exige a participação da endoscopia ou radiologia.[128,190]

Estudos envolvendo pequenas séries sugerem que o suporte nutricional jejunal é relativamente bem tolerado e sem efeitos adversos.[134,189] Estudo randomizado, envolvendo 60 pacientes submetidos a laparotomia por peritonite ou PAG, testou nutrição jejunal *versus* hidratação venosa e demonstrou que o grupo que recebeu nutrição jejunal necessita menor número de laparotomias, além de apresentar recuperação do trânsito intestinal mais rápida e menor mortalidade.[156] Porém, na prática clínica, a colocação de cateter em posição jejunal, em paciente com PAG, costuma ser extremamente difícil ou, até mesmo, impraticável para a maioria dos endoscopistas.

Nutrição enteral versus *parenteral*

Oito estudos[32,78,86,95,123,145,203,205] compararam nutrição enteral e parenteral em pacientes com PA. Dois estudos[205,208] demonstraram atenuação da resposta inflamatória em pacientes alimentados enteralmente. Seis estudos[33,78,84,95,123,145] demonstraram resultados, em relação a infecção, disfunção orgânica e mortalidade, similares[125] ou melhores[34,78,84,95,145] em pacientes alimentados enteralmente, quando comparados aos alimentados por via parenteral.

Metanálise envolvendo seis estudos, totalizando 263 pacientes que foram randomizados para receber dieta enteral nasojejunal ou parenteral após 48 horas de admissão, sugeriu benefício significativo para a nutrição enteral.[120] Nessa análise, as taxas de infecção e de intervenção cirúrgica, além do tempo de permanência hospitalar, foram significativamente menores no grupo alimentado enteralmente, embora não tenham atingido diferenças estatísticas quanto à mortalidade.

Esses estudos que compararam nutrição enteral e parenteral ocorreram antes dos estudos que mostraram benefícios no controle rigoroso da glicemia em pacientes críticos, reduzindo complicações infecciosas e mortalidade.[186] Como a nutrição parenteral está, geralmente, acompanhada de algum grau de hiperglicemia, é possível que alguns desses resultados tenham sido confundidos pelo alto nível de glicemia em pacientes com suporte parenteral. Todo paciente crítico com PAG deve ser submetido a protocolo de controle rigoroso da glicemia.

Papel da suplementação com glutamina, imunonutrição ou probióticos

Estudos experimentais em modelos animais de PAG sugerem que a nutrição parenteral enriquecida com glutamina reduz a translocação bacteriana.[62,63]

Os dados em pacientes com PAG são limitados. Um estudo[49] randomizou 14 pacientes com PAG para receber nutrição parenteral convencional ou nutrição parenteral enriquecida com glutamina e demonstrou menor produção de IL-8 no grupo que recebeu glutamina. Estudo semelhante[145] demonstrou aumento de albumina, com redução dos níveis de PCR, em pacientes que receberam nutrição parenteral enriquecida com glutamina. Esses estudos, embora contem com casuística pequena, estão de acordo com a literatura, que sugere que a suplementação da nutrição parenteral com glutamina é benéfica para os pacientes críticos. Estudo[81] comparando nutrição enteral convencional com nutrição enteral enriquecida com glutamina mostrou que pacientes deste último grupo tiveram elevação importante nos níveis séricos de imunoglobulina G e proteína ligadas ao retinol, além de melhora significativamente mais rápida.

Um estudo[144] randomizou 45 pacientes com PA em dois grupos, sendo um para receber nutrição nasojejunal com probiótico e outro com nutrição semelhante, mas com inativação dos probióticos. A infecção pancreática foi significativamente menor nos pacientes que receberam nutrição com probióticos em relação aos que não a receberam. Entretanto, não foi observada diferença quanto à mortalidade.

A recomendação é que se dê preferência à nutrição enteral, via jejunal, em relação à parenteral em pacientes com PAG. A nutrição enteral deve ser iniciada o mais rápido possível, logo após a reanimação inicial. Depois de 5 a 7 dias, se a tentativa de nutrição enteral não for bem-sucedida, a nutrição parenteral deverá ser utilizada. Quando a nutrição parenteral for usada, deverá ser enriquecida com glutamina. Todos os pacientes com PAG, recebendo nutrição enteral ou parenteral, devem participar de protocolo para controle rigoroso da glicemia. O uso de dietas imunomoduladas ou enriquecidas com probióticos de rotina ainda não é recomendado.[137]

Indicação da CPER na pancreatite aguda grave

A presença de cálculos na via biliar representa a principal etiologia da PA (40% a 60%).[207] Todo paciente com PA deve ser investigado quanto à presença de cálculos, uma vez que este achado tem implicações terapêuticas específicas.

A sensibilidade da US para identificar colecistolitíase na presença de PA é de aproximadamente 85%. A sensibilidade para litíase da via biliar principal é menor que 50%.[42,114]

A US endoscópica tem sensibilidade e especificidade bem maiores para identificação da litíase da via biliar principal que a US convencional, e os resultados são comparáveis aos da CPRM.[42,114]

PA biliar também deve ser considerada quando a etiologia da PA não tem outra causa aparente.

A CPER de urgência, para drenagem biliar com retirada dos cálculos, deve ser feita em pacientes com PAG e icterícia obstrutiva. Na ausência desta, a necessidade de CPER de urgência é controversa.

Quatro estudos[51,62,136,142] randomizados compararam a realização de CPER precoce (nas primeiras 24 horas da admissão ou até 72 horas após o início dos sintomas) com a realização tardia ou a não realização da CPER em pacientes com PA biliar. Dois estudos[51,136] mostraram redução da morbidade[51] e da mortalidade[136] quando a CPER foi realizada precocemente. O terceiro estudo não mostrou benefício da CPER precoce, além de revelar aumento significativo no desenvolvimento de insuficiência respiratória, inclusive com tendência a aumento da mortalidade.[62] O quarto estudo[142] sugere diminuição da mortalidade com a CPER. A metanálise desses trabalhos sugere redução significativa na morbidade e na mortalidade com a CPER precoce,[169] sendo mais significativa nos pacientes com PAG.

A CPER deve ser realizada na PA biliar grave quando há suspeita de obstrução biliar, hiperbilirrubinemia ou colangite clínica.[12]

As complicações da CPER incluem ruptura dos ducto pancreáticos, infecção da necrose estéril, perfuração duodenal e sangramento após papilotomia.

Mediadores inflamatórios na pancreatite aguda grave

O uso de mediadores inflamatórios, como fator de necrose tumoral alfa (TNF-α), interleucinas (IL-1β, IL-6, IL-8), fator ativador de plaquetas (PAF), IL-10, CD40L, C5a, molécula de adesão intracelular-1, substância P e caspase-1,[25] ainda não é recomendado.[135]

Estudo multicêntrico demonstrou que o uso da drotrecogina alfa (ativada) parece reduzir a mortalidade na sepse grave, o que viabiliza seu uso na PAG com infecção documentada.[24]

Momento ideal para a tomografia computadorizada de abdome

A TC de abdome deve ser realizada imediatamente no paciente sem litíase da via biliar principal que não apresente estabilização clínica. No paciente com PAG biliar que não estabiliza após medidas clínicas da terapia intensiva, a TC deve ser realizada antes da cirurgia, porque ela pode evidenciar abscesso peripancreático (incidência de 1% a 4%) ou pseudocisto infectado (1% a 8%), que podem ser drenados por via percutânea guiada por imagem, evitando procedimento mais agressivo.[21] A necrosectomia tem alta mortalidade cirúrgica, enquanto a drenagem simples de abscesso tem baixa mortalidade.[22,69]

Indicações para cirurgia no paciente com pancreatite aguda grave

Nem todo paciente com PA tem indicação cirúrgica. Sabe-se que 80% das PA são leves, autolimitadas e melhoram espontaneamente após 3 a 5 dias, com mortalidade inferior a 1%.[41,163,204]

Desenvolve-se necrose em 10% a 20% dos pacientes com PA.[15] Existem alguns indicadores de necrose, a saber: metalbumina, antiprotease, elastase granulocítica dos leucócitos e proteína C reativa. A presença de necrose pancreática pode exacerbar ou impedir a resolução do processo inflamatório,[30] e o tecido necrosado pode servir de foco para microorganismos entéricos. Analisando os resultados de mortalidade dos pacientes não operados, e comparando-os com os daqueles submetidos à cirurgia na presença de necrose estéril ou não investigada, observa-se mortalidade muito menor no grupo tratado de modo conservador. Concluindo, nem todo paciente com necrose pancreática necessita cirurgia (Quadros 21.9 e 21.10).

Quadro 21.10 ▶ Mortalidade observada em portadores de necrose estéril submetidos a tratamento conservador ou cirúrgico

	Número de pacientes	Mortes (n)	Mortalidade (%)
Sem cirurgia	65	4	6,2%
Cirurgia	107	14	13,1%

Apud Rau *et al.*[160]

Bradley e Allen,[37] em 1991, foram os autores que introduziram o conceito de não operar a necrose estéril.

As principais complicações do tratamento cirúrgico para necrosectomia incluem lesão de alças intestinais, sangramento (principalmente do leito pancreático), peritoniostomia e infecção de necrose estéril.

Um paciente com necrose estéril pode necessitar cirurgia, desde que haja suspeita de síndrome compartimental, infarto intestinal, perfuração intestinal ou hemorragia intra-abdominal. Ela pode ser também indicada nos pacientes com falência do tratamento clínico a despeito de suporte máximo da terapia intensiva.

Pacientes com antibioticoprofilaxia que desenvolvem disfunção de múltiplos órgãos e sistemas (DMOS) com piora clínica, a despeito de suporte máximo de terapia intensiva, devem ser submetidos à necrosectomia o mais tardiamente possível, para permitir demarcação apropriada da área de necrose.[56,81,88,129] Quando a cirurgia é realizada com menos de 2 semanas, apresenta mortalidade bem maior, porque a obliteração das artérias ainda não é total, proporcionando maior sangramento (Quadro 21.11).[48,129] A cirurgia em pacientes com DMOS e necrose estéril permanece incerta, embora realizada com muita freqüência.[158]

Quadro 21.9 ▶ Mortalidade observada em séries que trataram conservadora e cirurgicamente a necrose estéril ou não investigada[85]

	Autor		Número de pacientes	Mortes (n)	Mortalidade (%)	Mortalidade global
Tratamento conservador	Bradley	1991	11	0	0%	
	Nordback	1997	11	0	0%	
	Kalfarenzoz	1999	19	1	5,3%	
	Buchler	2000	56	1	1,8%	2,3%
Tratamento cirúrgico	Beger	1988	52	3	6%	
	Tsiotos	1998	15	5	33,3%	11,9%

Quadro 21.11 ▶ Mortalidade relacionada a cirurgia precoce *versus* tardia em pacientes com necrose pancreática

	Pacientes (n)	n real	Mortalidade
Cirurgia precoce (48 a 72 horas)	12	12	56%
Cirurgia tardia > 12 dias	15	12*	27%

*Três pacientes (20%) melhoraram e não foram operados.

A necrose se infecta em 40% a 60% dos casos, geralmente por bactérias gram-negativas devido à translocação do trato gastrointestinal.[22,69] Todos os pacientes com necrose infectada necessitam cirurgia. Nesses casos, quando a necrosectomia não é realizada, a mortalidade quase chega aos 100%.[11,37,71,82,165,197]

A punção aspirativa por agulha fina (PAAF) guiada por TC tem sensibilidade de 96% e especificidade de 99%. No paciente estável, não deve ser indicada devido ao risco de contaminação da necrose.[181] Em pacientes graves com piora clínica, a punção com agulha fina é indicada por vários autores.[34,36,179] Ela deve ser indicada se o serviço determina que somente a presença de infecção define a indicação cirúrgica. Ela é desnecessária se o serviço considera a cirurgia indicada nos casos de piora clínica importante do paciente.

Existem variantes de conduta entre as escolas de referência no tratamento cirúrgico da PAG. A Universidade de Harvard (Warshaw) indica cirurgia quando há necrose infectada ou necrose estéril, causando resposta inflamatória não-responsiva às medidas de terapia intensiva.[191,192] A Universidade Estadual de Nova York (Bradley), por sua vez, indica cirurgia apenas na presença de necrose infectada.[34-36] Resultados quanto à mortalidade em relação ao tratamento cirúrgico são bem semelhantes entre as escolas, tendo a de Warshaw mortalidade de 13% (realizando cirurgia tardiamente) e a de Bradley, mortalidade de 10%, realizando cirurgia somente com confirmação de infecção.[37]

Em nosso serviço, quando o paciente com PAG piora, realizamos PAAF. Se o resultado não sugere infecção, optamos por conduta conservadora. Na vigência de piora clínica do paciente, optamos pela necrosectomia, como mostra o organograma do Quadro 21.12.

Se o paciente é estabilizado, deve ser programada colecistectomia laparoscópica, tão logo seja possível, devido ao risco relativamente alto de novo episódio de PA.[46,80,96,152]

Um relato de série[196] sugere que pacientes idosos, após papilotomia endoscópica bem-sucedida, têm incidência baixa de novos episódios de PA biliar, dispensando a colecistectomia.

Opções cirúrgicas

Existem algumas maneiras de realizar o desbridamento cirúrgico. A técnica de *open packing* é utilizada quando há impossibilidade de remoção de todo o tecido necrosado em uma única intervenção, sendo indicada, principalmente, quando o procedimento é realizado nas fases iniciais, quando a necrose ainda não está delimitada. As desvantagens são: necessidade de reoperações freqüentes, necessidade de ventilação mecâ-

Quadro 21.12 ▶ Organograma sugerido para a abordagem do paciente com pancreatite aguda grave

- **PAG**
  - Bem
    - Conservadora
  - Piora
    - PAAF
      - Infecção
        - Cirurgia
      - Estéril
        - Conservadora
          - Piora
            - Cirurgia

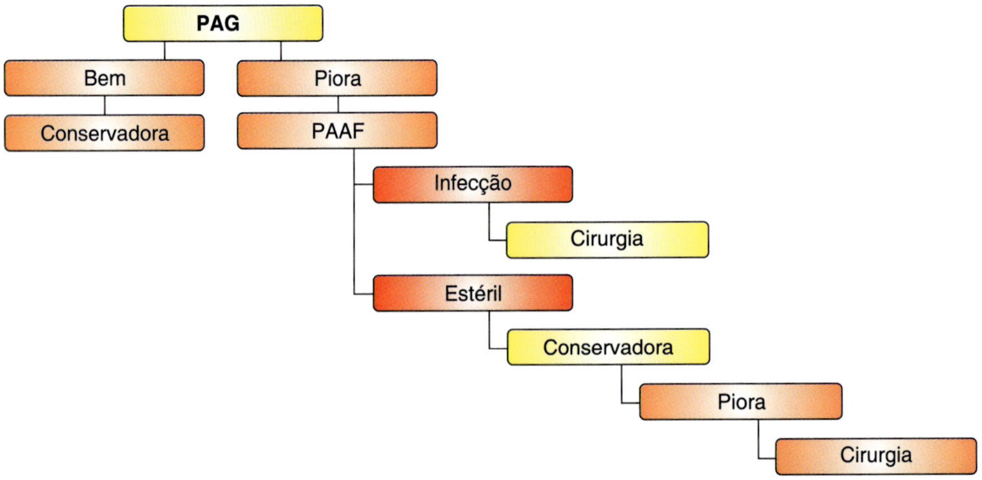

PAG – Pancreatite aguda grave; *PAAF* – Punção aspirativa por agulha fina.

nica, hospitalização prolongada e desenvolvimento de fístulas entéricas e hérnias incisionais. As Figuras 21.3 e 21.4 mostram a laparostomia e o aspecto intra-operatório de pacientes com PA; as Figuras 21.5 e 21.6 ilustram o dispositivo de fechamento temporário.

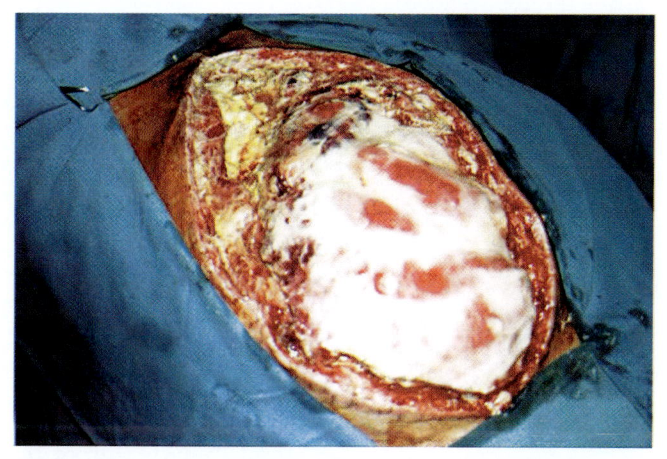

Figura 21.3 ▶ Pancreatite aguda grave: laparostomia.

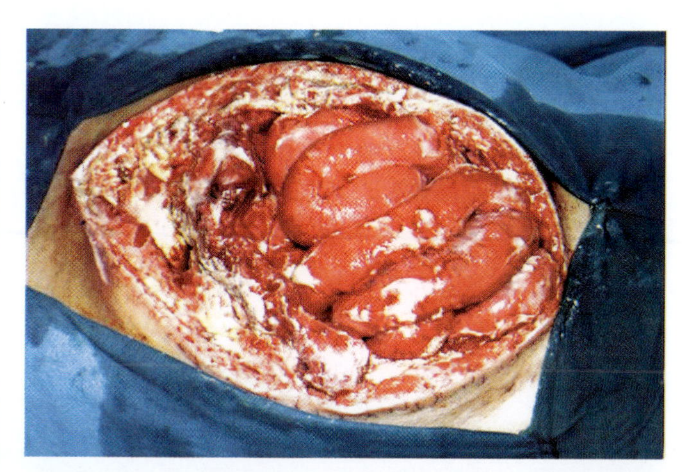

Figura 21.4 ▶ Pancreatite aguda grave: aspecto intra-operatório pós-laparotomia.

A técnica de *close packing* é feita com incisão mediana, desbridamento da necrose infectada, drenagem da cavidade com drenos de sucção fechada e fechamento primário da parede abdominal. Os drenos de sucção são retirados quando a drenagem é mínima, menor que 200mL em 24 horas. Novas laparotomias podem ser realizadas sob demanda, conforme a necessidade. Pode-se realizar lavagem contínua com grandes volumes de solução salina a 0,9% no pós-operatório.[160] As complicações da cirurgia são: fístula pancreática, fístula gastrointestinal, sangramento do leito pancreático e complicações do intestino delgado e grosso.[85,184] A mortalidade alcança 20%.[160]

A síndrome de compartimento abdominal não é situação infreqüente nos pacientes com PAG. Ocorre, principalmente, em decorrência do íleo funcional e do edema intestinal. Deve-se manter atento aos sinais de síndrome compartimental, que incluem oligúria, pressão inspiratória, pressão venosa central e pressão capilar pulmonar elevadas. A pressão intravesical deve ser mensurada para confirmar o diagnóstico. O tratamento cirúrgico consiste na laparostomia descompressiva.[176]

Existem alguns relatos de necrosectomia realizadas por laparoscopia.[148] A Figura 21.7 demonstra TC prévia à abordagem cirúrgica de paciente submetido a necrosectomia laparoscópica. A Figura 21.8 demonstra a necrose ressecada e a Figura 21.9, a visão externa do abdome após o procedimento.

Complicações

As complicações mais freqüentes na primeira semana de evolução da PAG incluem a DMOS envolvendo, principalmente, os sistemas circulatório (em decorrência de hipovolemia secundária a hemorragia, edema

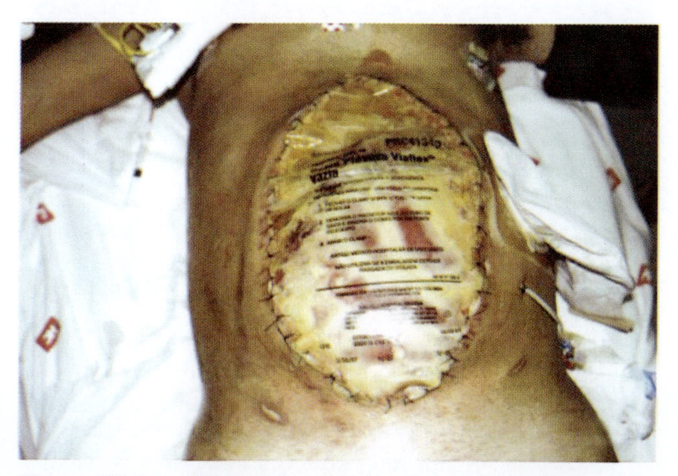

Figura 21.5 ▶ Pancreatite aguda grave: dispositivo de fechamento temporário.

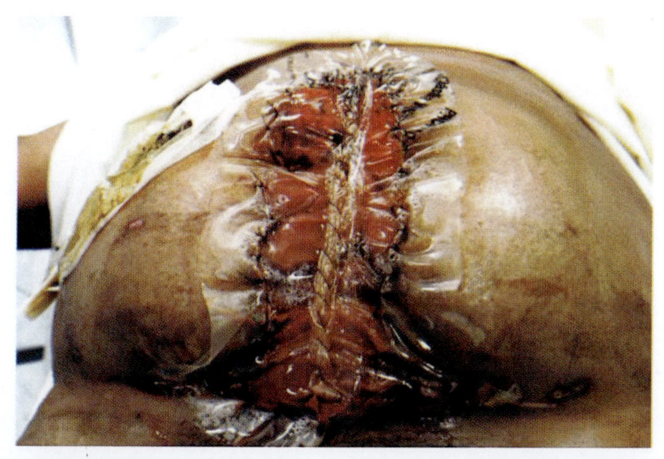

Figura 21.6 ▶ Pancreatite aguda grave: dispositivo de fechamento temporário.

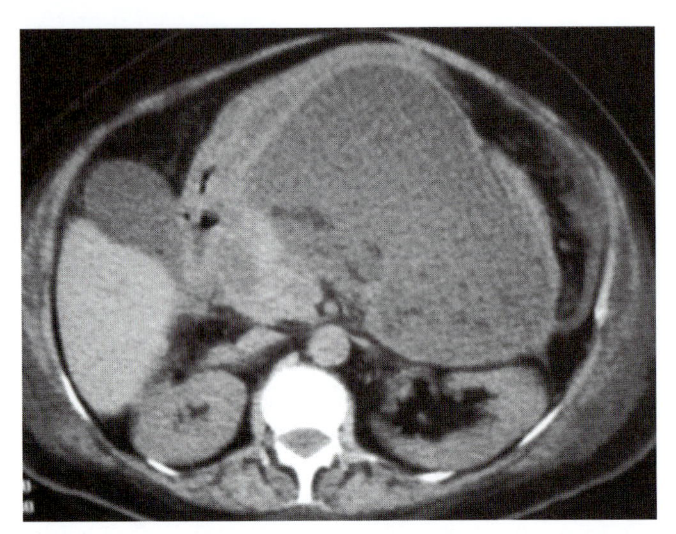

Figura 21.7 ▶ Tomografia computadorizada evidenciando necrose pancreática.

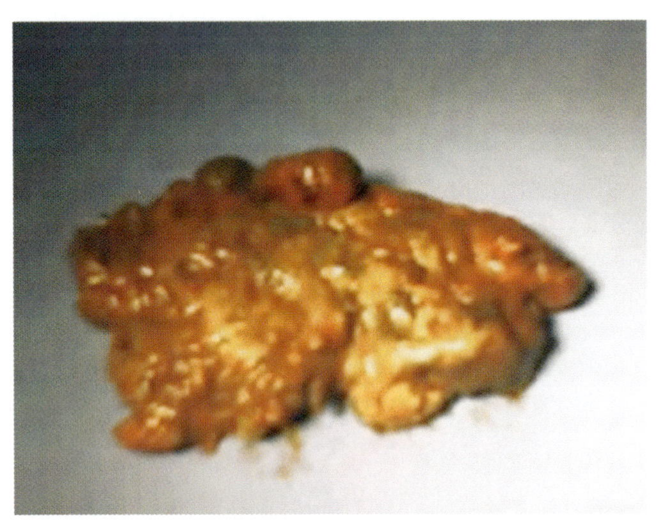

Figura 21.8 ▶ Necrose pancreática ressecada por laparoscopia.

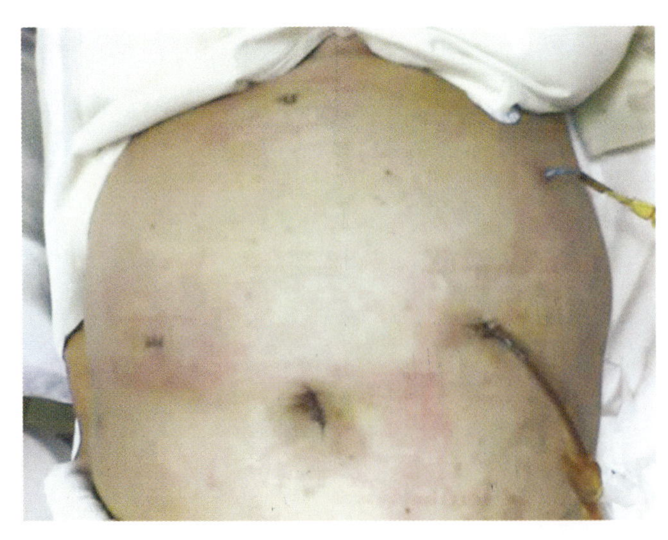

Figura 21.9 ▶ Visão externa do abdome após necrosectomia por laparoscopia.

visceral e retroperitoneal, íleo funcional, vômitos etc.); respiratório (resultante de atelectasia, derrame pleural, pneumonia, elevação restritiva de hemicúpulas frênicas etc.) e renal (hipotensão, necrose tubular aguda, distúrbios hidroeletrolíticos etc.). Tecido necrótico pancreático ou peripancreático, estéril ou infectado, pode estar presente nas primeiras 2 semanas.[176]

As complicações tardias ocorrem após a segunda semana e incluem infecção da necrose (60%), pseudocistos (1% a 8%)[21,27,41,42,50,114,181,183] e abscessos (1% a 4% dos casos de PA).[21,42,50,114,181,183] Outras complicações tardias são: sangramento gastrointestinal devido a úlcera de estresse; varizes gástricas resultantes de trombose da veia esplênica[173] ou ruptura de pseudoaneurisma pancreático,[28] encefalopatia pancreática,[31] retinopatia angiopática de Purtscher, levando à cegueira repentina,[167] obstrução, necrose ou fistulização do cólon adjacente à inflamação pancreática,[6] ruptura esplênica ou formação de hematoma,[99] hidronefrose ou hidroureter do rim direito.[185]

Sobrevida

A qualidade de vida após PA necrosante é semelhante à obtida com a revascularização do miocárdio.[53] Os fatores determinantes da sobrevida são: gravidade da necrose, causa da pancreatite (alcoólica ou não-alcoólica), se o paciente continua fazendo uso de álcool e se houve necessidade de grande desbridamento cirúrgico.[54,141]

Enzimas pancreáticas estão indicadas quando há persistência de esteatorréia e/ou perda de peso por má-absorção de gorduras.[33] A intolerância à glicose é freqüente, mas o diabetes melito é incomum.[9]

▶ REFERÊNCIAS BIBLIOGRÁFICAS

1. Detailed diagnoses and procedures, National Hospital Discharge Survey, 1987. *Vital Health Stat* 1989; *13*(100):1-304.
2. Guidelines for intensive care unit admission, discharge, and triage. Task Force of the American College of Critical Care Medicine, Society of Critical Care Medicine. *Crit Care Med* 1999; *27*(3):633-8.
3. Mortality. National Center for Health Statistics. Vital statistics of the United States, 1987. Washington, D.C: Government Printing Office; 1987.
4. American College of Chest Physicians/Society of Critical Care Medicine Consensus Conference: definitions for sepsis and organ failure and guidelines for the use of innovative therapies in sepsis. *Crit Care Med* 1992; *20*(6):864-74.
5. Agarwal N, Pitchumoni CS. Simplified prognostic criteria in acute pancreatitis. *Pancreas* 1986; *1*(1):69-73.
6. Aldridge MC, Francis ND, Glazer G, Dudley HA. Colonic complications of severe acute pancreatitis. *Br J Surg* 1989; *76*(4):362-7.

7. Amaral PCG. Pancreatite biliar, diagnóstico e tratamento. *In:* Fahel E (ed.) *Manual de clínica cirúrgica*. Rio de Janeiro: Revinter, 2001:69-84.
8. Amaral PCG. Prospective analysis of mild biliary pancreatitis in 48 patients. *Hepatogastroenterology* (in *press* 2006).
9. Angelini G, Pederzoli P, Caliari S *et al*. Long-term outcome of acute necrohemorrhagic pancreatitis. A 4-year follow-up. *Digestion* 1984; *30*(3):131-7.
10. Anglade D, Letoublon C, Russier Y *et al*. Is it useful to maintain specific scores for the early determination of the severity of acute pancreatitis? *Ann Chir* 2000; *125*(4):325-33.
11. Ashley SW, Perez A, Pierce EA *et al*. Necrotizing pancreatitis: contemporary analysis of 99 consecutive cases. *Ann Surg* 2001; *234*(4):572-9.
12. Baillie J. Treatment of acute biliary pancreatitis. *N Engl J Med* 1997; *336*(4):286-7.
13. Balthazar EJ. Acute pancreatitis: assessment of severity with clinical and CT evaluation. *Radiology* 2002; *223*(3):603-13.
14. Balthazar EJ. CT diagnosis and staging of acute pancreatitis. *Radiol Clin North Am* 1989; *27*(1):19-37.
15. Balthazar EJ, Robinson DL, Megibow AJ, Ranson JH. Acute pancreatitis: value of CT in establishing prognosis. *Radiology* 1990; *174*(2):331-6.
16. Banerjee AK, Patel KJ, Grainger SL. Drug-induced acute pancreatitis. A critical review. *Med Toxicol Adverse Drug Exp* 1989; *4*(3):186-98.
17. Bank S, Wise L, Gersten M. Risk factors in acute pancreatitis. *Am J Gastroenterol* 1983; *78*(10):637-40.
18. Banks PA. Practice guidelines in acute pancreatitis. *Am J Gastroenterol* 1997; *92*(3):377-86.
19. Bartholomew C. Acute scorpion pancreatitis in Trinidad. *BMJ* 1970; *1*:666-8.
20. Bassi C, Larvin M, Villatoro E. Antibiotic therapy for prophylaxis against infection of pancreatic necrosis in acute pancreatitis. *Cochrane Database Syst Rev* 2003; (4): CD002941.
21. Beger HG. Surgery in acute pancreatitis. *Hepatogastroenterology* 1991; *38*(2):92-6.
22. Beger HG, Bittner R, Block S, Buchler M. Bacterial contamination of pancreatic necrosis. A prospective clinical study. *Gastroenterology* 1986; *91*(2):433-8.
23. Bennett IL Jr., Carry FH, Mitchell GLJr, Cooper MN. Acute methyl alcohol poisoning: a review based on experiences in an outbreak of 323 cases. *Medicine* (Baltimore) 1953; *32*(4):431-63.
24. Bernard GR, Vincent JL, Laterre PF *et al*. Efficacy and safety of recombinant human activated protein C for severe sepsis. *N Engl J Med* 2001; *344*(10):699-709.
25. Bhatia M. Novel therapeutic targets for acute pancreatitis and associated multiple organ dysfunction syndrome. *Curr Drug Targets Inflamm Allergy* 2002; *1*(4):343-51.
26. Bird NC, Goodman AJ, Johnson AG. Serum phospholipase A2 activity in acute pancreatitis: an early guide to severity. *Br J Surg* 1989; *76*(7):731-2.
27. Bittner R, Block S, Buchler M, Beger HG. Pancreatic abscess and infected pancreatic necrosis. Different local septic complications in acute pancreatitis. *Dig Dis Sci* 1987; *32*(10):1082-7.
28. Bivins BA, Sachatello CR, Chuang VP, Brady P. Hemosuccus pancreaticus (hemoductal pancreatitis): gastrointestinal hemorrhage due to rupture of a splenic artery aneurysm into the pancreatic duct. *Arch Surg* 1978; *113*(6):751-3.
29. Blamey SL, Imrie CW, O'Neill J, Gilmour WH, Carter DC. Prognostic factors in acute pancreatitis. *Gut* 1984; *25*(12):1340-6.
30. Bone RC. Gram-negative sepsis. Background, clinical features, and intervention. *Chest* 1991; *100*(3):802-8.
31. Boon P, de Reuck J, Achten E, de Bleecker J. Pancreatic encephalopathy. A case report and review of the literature. *Clin Neurol Neurosurg* 1991; *93*(2):137-41.
32. Bou-Assi S, Craig K, O'Keefe SJ. Hypocaloric jejunal feeding is better than total parenteral nutrition in acute pancreatitis: results of a randomized comparative study. *Am J Gastroenterol* 2002; *97*(9):2255-62.
33. Bozkurt T, Maroske D, Adler G. Exocrine pancreatic function after recovery from necrotizing pancreatitis. *Hepatogastroenterology* 1995; *42*(1):55-8.
34. Bradley EL, III. Operative vs. nonoperative therapy in necrotizing pancreatitis. *Digestion* 1999; *60* (Suppl 1):19-21.
35. Bradley EL, III. Necrotizing pancreatitis. *Br J Surg* 1999; *86*(2):147-8.
36. Bradley EL, III. Indications for surgery in necrotizing pancreatitis – A millennial review. *JOP* 2000; *1*(1):1-3.
37. Bradley EL, III, Allen K. A prospective longitudinal study of observation versus surgical intervention in the management of necrotizing pancreatitis. *Am J Surg* 1991; *161*(1):19-24.
38. Buchler M, Malfertheiner P, Schadlich H *et al*. Role of phospholipase A2 in human acute pancreatitis. *Gastroenterology* 1989; *97*(6):1521-6.
39. Buchler MW, Gloor B, Muller CA *et al*. Acute necrotizing pancreatitis: treatment strategy according to the status of infection. *Ann Surg* 2000; *232*(5):619-26.
40. Chak A, Hawes RH, Cooper GS *et al*. Prospective assessment of the utility of EUS in the evaluation of gallstone pancreatitis. *Gastrointest Endosc* 1999; *49*(5):599-604.
41. Clavien PA, Robert J, Meyer P *et al*. Acute pancreatitis and normoamylasemia. Not an uncommon combination. *Ann Surg* 1989; *210*(5):614-20.
42. Corfield AP, Cooper MJ, Williamson RC *et al*. Prediction of severity in acute pancreatitis: prospective comparison of three prognostic indices. *Lancet* 1985; *2*(8452):403-7.
43. Cotton PB. Endoscopic retrograde cholangiopancreatography and laparoscopic cholecystectomy. *Am J Surg* 1993; *165*(4):474-8.
44. Craig RM, Dordal E, Myles L. Letter: The use of ampicillin in acute pancreatitis. *Ann Intern Med* 1975; *83*(6):831-2.
45. Cuschieri A, Wood RA, Cumming JR, Meehan SE, Mackie CR. Treatment of acute pancreatitis with fresh frozen plasma. *Br J Surg* 1983; *70*(12):710-2.
46. Davidson BR, Neoptolemos JP, Carr-Locke DL. Endoscopic sphincterotomy for common bile duct calculi in patients with gall bladder in situ considered unfit for surgery. *Gut* 1988; *29*(1):114-20.
47. de Beaux AC, O'Riordain MG, Ross JA *et al*. Glutamine-supplemented total parenteral nutrition reduces blood mononuclear cell interleukin-8 release in severe acute pancreatitis. *Nutrition* 1998; *14*(3):261-5.
48. de Beaux AC, Palmer KR, Carter DC. Factors influencing morbidity and mortality in acute pancreatitis; an analysis of 279 cases. *Gut* 1995; *37*(1):121-6.
49. Delcenserie R, Yzet T, Ducroix JP. Prophylactic antibiotics in treatment of severe acute alcoholic pancreatitis. *Pancreas* 1996; *13*(2):198-201.

50. Demmy TL, Burch JM, Feliciano DV, Mattox KL, Jordan GL Jr. Comparison of multiple-parameter prognostic systems in acute pancreatitis. *Am J Surg* 1988; *156*(6):492-6.
51. Fan ST, Lai EC, Mok FP *et al*. Early treatment of acute biliary pancreatitis by endoscopic papillotomy. *N Engl J Med* 1993; *328*(4):228-32.
52. Feldstein JD, Johnson FR, Kallick CA, Doolas A. Acute hemorrhagic pancreatitis and pseudocyst due to mumps. *Ann Surg* 1974; *180*(1):85-8.
53. Fenton-Lee D, Imrie CW. Pancreatic necrosis: assessment of outcome related to quality of life and cost of management. *Br J Surg* 1993; *80*(12):1579-82.
54. Fernandez-Cruz L, Navarro S, Castells A, Saenz A. Late outcome after acute pancreatitis: functional impairment and gastrointestinal tract complications. *World J Surg* 1997; *21*(2):169-72.
55. Fernandez-del CC, Harringer W, Warshaw AL *et al*. Risk factors for pancreatic cellular injury after cardiopulmonary bypass. *N Engl J Med* 1991; *325*(6):382-7.
56. Fernandez-del CC, Rattner DW, Makary MA *et al*. Debridement and closed packing for the treatment of necrotizing pancreatitis. *Ann Surg* 1998; *228*(5):676-84.
57. Figarella C, Amouric M, Guy-Crotte O. Enzyme activation and liberation: intracellular/extracellular events. Acute pancreatitis: research and clinical management. Berlin, Germany: Springer-Verlag, 1987:53-60.
58. Finch WT, Sawyers JL, Schenker S. A prospective study to determine the efficacy of antibiotics in acute pancreatitis. *Ann Surg* 1976; *183*(6):667-71.
59. Fitz RH. Acute pancreatitis: a consideration of pancreatic hemorrhage, hemorrhagic, suppurative, and gangrenous pancreatitis, and of disseminated fat-necrosis. *Boston Med Surg* J 1889; *120*:181-7.
60. Foitzik T, Kruschewski M, Kroesen AJ *et al*. Does glutamine reduce bacterial translocation? A study in two animal models with impaired gut barrier. *Int J Colorectal Dis* 1999; *14*(3):143-9.
61. Foitzik T, Stufler M, Hotz HG *et al*. Glutamine stabilizes intestinal permeability and reduces pancreatic infection in acute experimental pancreatitis. *J Gastrointest Surg* 1997; *1*(1):40-6.
62. Folsch UR, Nitsche R, Ludtke R, Hilgers RA, Creutzfeldt W. Early ERCP and papillotomy compared with conservative treatment for acute biliary pancreatitis. The German Study Group on Acute Biliary Pancreatitis. *N Engl J Med* 1997; *336*(4):237-42.
63. Foulis AK, Murray WR, Galloway D *et al*. Endotoxaemia and complement activation in acute pancreatitis in man. *Gut* 1982; *23*(8):656-61.
64. Frossard JL, Hadengue A, Pastor CM. New serum markers for the detection of severe acute pancreatitis in humans. *Am J Respir Crit Care Med* 2001; *164*(1):162-70.
65. Funnell IC, Bornman PC, Weakley SP, Terblanche J, Marks IN. Obesity: an important prognostic factor in acute pancreatitis. *Br J Surg* 1993; *80*(4):484-6.
66. Gafter U, Mandel EM, Har-Zahav L, Weiss S. Acute pancreatitis secondary to hypercalcemia. Occurrence in a patient with breast carcinoma. *JAMA* 1976; *235*(18):2004-5.
67. Gerzof SG, Banks PA, Robbins AH et al. Early diagnosis of pancreatic infection by computed tomography-guided aspiration. *Gastroenterology* 1987; *93*(6):1315-20.
68. Gianotti L, Munda R, Gennari R, Pyles R, Alexander JW. Effect of different regimens of gut decontamination on bacterial translocation and mortality in experimental acute pancreatitis. *Eur J Surg* 1995; *161*(2):85-92.
69. Goldberg PB, Long WB, Oleaga JA, Mackie JA. Choledochocele as a cause of recurrent pancreatitis. *Gastroenterology* 1980; *78*(5 Pt 1):1041-5.
70. Golub R, Siddiqi F, Pohl D. Role of antibiotics in acute pancreatitis: A meta-analysis. *J Gastrointest Surg* 1998; *2*(6):496-503.
71. Gotzinger P, Sautner T, Kriwanek S *et al*. Surgical treatment for severe acute pancreatitis: extent and surgical control of necrosis determine outcome. *World J Surg* 2002; *26*(4):474-8.
72. Griffin M, Carey WD, Hermann R, Buonocore E. Recurrent acute pancreatitis and intussusception complicating an intraluminal duodenal diverticulum. *Gastroenterology* 1981; *81*(2):345-8.
73. Gross V, Scholmerich J, Leser HG *et al*. Granulocyte elastase in assessment of severity of acute pancreatitis. Comparison with acute-phase proteins C-reactive protein, alpha 1-antitrypsin, and protease inhibitor alpha 2-macroglobulin. *Dig Dis Sci* 1990; *35*(1):97-105.
74. Gumaste VV, Dave PB, Weissman D, Messer J. Lipase/amylase ratio. A new index that distinguishes acute episodes of alcoholic from nonalcoholic acute pancreatitis. *Gastroenterology* 1991; *101*(5):1361-6.
75. Gumaste VV, Roditis N, Mehta D, Dave PB. Serum lipase levels in nonpancreatic abdominal pain versus acute pancreatitis. *Am J Gastroenterol* 1993; *88*(12):2051-5.
76. Gupta R, Patel K, Calder PC *et al*. A randomised clinical trial to assess the effect of total enteral and total parenteral nutritional support on metabolic, inflammatory and oxidative markers in patients with predicted severe acute pancreatitis (APACHE II > or = 6). *Pancreatology* 2003; *3*(5):406-13.
77. Gwozdz GP, Steinberg WM, Werner M, Henry JP, Pauley C. Comparative evaluation of the diagnosis of acute pancreatitis based on serum and urine enzyme assays. *Clin Chim Acta* 1990; *187*(3):243-54.
78. Haber CJ, Meltzer SJ, Present DH, Korelitz BI. Nature and course of pancreatitis caused by 6-mercaptopurine in the treatment of inflammatory bowel disease. *Gastroenterology* 1986; *91*(4):982-6.
79. Hallay J, Kovacs G, Szatmari K *et al*. Early jejunal nutrition and changes in the immunological parameters of patients with acute pancreatitis. *Hepatogastroenterology* 2001; *48*(41):1488-92.
80. Hammarstrom LE, Holmin T, Stridbeck H. Endoscopic treatment of bile duct calculi in patients with gallbladder in situ: long-term outcome and factors. *Scand J Gastroenterol* 1996; *31*(3):294-301.
81. Hartwig W, Maksan SM, Foitzik T *et al*. Reduction in mortality with delayed surgical therapy of severe pancreatitis. *J Gastrointest Surg* 2002; *6*(3):481-7.
82. Hartwig W, Werner J, Muller CA, Uhl W, Buchler MW. Surgical management of severe pancreatitis including sterile necrosis. *J Hepatobiliary Pancreat Surg* 2002; *9*(4):429-35.
83. Heinrich S, Schafer M, Rousson V, Clavien PA. Evidence-based treatment of acute pancreatitis: a look at established paradigms. *Ann Surg* 2006; *243*(2):154-68.
84. Hernandez-Aranda JC, Gallo-Chico B, Ramirez-Barba EJ. Nutritional support in severe acute pancreatitis. Controlled clinical trial. *Nutr Hosp* 1996; *11*(3):160-6.
85. Ho HS, Frey CF. Gastrointestinal and pancreatic complications associated with severe pancreatitis. *Arch Surg* 1995; *130*(8):817-22.
86. Howard TJ, Temple MB. Prophylactic antibiotics alter the bacteriology of infected necrosis in severe acute pancreatitis. *J Am Coll Surg* 2002; *195*(6):759-67.

87. Howes R, Zuidema GD, Cameron JL. Evaluation of prophylactic antibiotics in acute pancreatitis. *J Surg Res* 1975; *18*(2):197-200.
88. Hungness ES, Robb BW, Seeskin C, Hasselgren PO, Luchette FA. Early debridement for necrotizing pancreatitis: is it worthwhile? *J Am Coll Surg* 2002; *194*(6):740-4.
89. Imrie CW, Ferguson JC, Sommerville RG. Coxsackie and mumpsvirus infection in a prospective study of acute pancreatitis. *Gut* 1977; *18*(1):53-6.
90. Imrie CW, Whyte AS. A prospective study of acute pancreatitis. *Br J Surg* 1975; *62*(6):490-4.
91. Isenmann R, Runzi M, Kron M *et al.* Prophylactic antibiotic treatment in patients with predicted severe acute pancreatitis: a placebo-controlled, double-blind trial. *Gastroenterology* 2004; *126*(4):997-1004.
92. Izsak EM, Shike M, Roulet M, Jeejeebhoy KN. Pancreatitis in association with hypercalcemia in patients receiving total parenteral nutrition. *Gastroenterology* 1980; *79*(3):555-8.
93. Joe L, Ansher AF, Gordin FM. Severe pancreatitis in an AIDS patient in association with cytomegalovirus infection. *South Med J* 1989; *82*(11):1444-5.
94. Johnson CD, Stephens DH, Sarr MG. CT of acute pancreatitis: correlation between lack of contrast enhancement and pancreatic necrosis. *AJR Am J Roentgenol* 1991; *156*(1):93-5.
95. Kalfarentzos F, Kehagias J, Mead N, Kokkinis K, Gogos CA. Enteral nutrition is superior to parenteral nutrition in severe acute pancreatitis: results of a randomized prospective trial. *Br J Surg* 1997; *84*(12):1665-9.
96. Keulemans YC, Rauws EA, Huibregtse K, Gouma DJ. Current management of the gallbladder after endoscopic sphincterotomy for common bile duct stones. *Gastrointest Endosc* 1997; *46*(6):514-9.
97. Khuroo MS, Zargar SA, Yattoo GN *et al.* Ascaris-induced acute pancreatitis. *Br J Surg* 1992; *79*(12):1335-8.
98. Knaus WA. APACHE II: a severity of disease classification system. *Crit Care Med* 1985; *13*(10):818-29.
99. Lankisch PG. The spleen in inflammatory pancreatic disease. *Gastroenterology* 1990; *98*(2):509-16.
100. Lankisch PG, Schirren CA, Otto J. Methemalbumin in acute pancreatitis: an evaluation of its prognostic value and comparison with multiple prognostic parameters. *Am J Gastroenterol* 1989; *84*(11):1391-5.
101. Lans JI, Geenen JE, Johanson JF, Hogan WJ. Endoscopic therapy in patients with pancreas divisum and acute pancreatitis: a prospective, randomized, controlled clinical trial. *Gastrointest Endosc* 1992; *38*(4):430-4.
102. Larvin M, McMahon MJ. APACHE-II score for assessment and monitoring of acute pancreatitis. *Lancet* 1989; *2*(8656):201-5.
103. Leach SD, Gorelick FS, Modlin IM. Acute pancreatitis at its centenary. The contribution of Reginald Fitz. *Ann Surg* 1990; *212*(1):109-13.
104. Lee HS. Acute pancreatitis and organophosphate poisoning--a case report and review. *Singapore Med J* 1989; *30*(6):599-601.
105. Lee SP, Nicholls JF, Park HZ. Biliary sludge as a cause of acute pancreatitis. *N Engl J Med* 1992; *326*(9):589-93.
106. Leese T, Shaw D, Holliday M. Prognostic markers in acute pancreatitis: can pancreatic necrosis be predicted? *Ann R Coll Surg Engl* 1988; *70*(4):227-32.
107. Lefor AT, Vuocolo P, Parker FB Jr., Sillin LF. Pancreatic complications following cardiopulmonary bypass. Factors influencing mortality. *Arch Surg* 1992; *127*(10):1225-30.
108. Legge DA. Pancreatitis as a complication of regional enteritis of the duodenum. *Gastroenterology* 1971; *61*:834-7.
109. Lerch MM, Saluja AK, Dawra R, Saluja M, Steer ML. The effect of chloroquine administration on two experimental models of acute pancreatitis. *Gastroenterology* 1993; *104*(6):1768-79.
110. Levant JA, Secrist DM, Resin H, Sturdevant RA, Guth PH. Nasogastric suction in the treatment of alcoholic pancreatitis. A controlled study. *JAMA* 1974; *229*(1):51-2.
111. Lin A, Feller ER. Pancreatic carcinoma as a cause of unexplained pancreatitis: report of ten cases. *Ann Intern Med* 1990; *113*(2):166-7.
112. Liu CL, Lo CM, Chan JK *et al.* Detection of choledocholithiasis by EUS in acute pancreatitis: a prospective evaluation in 100 consecutive patients. *Gastrointest Endosc* 2001; *54*(3):325-30.
113. Loiudice TA, Lang J, Mehta H, Banta L. Treatment of acute alcoholic pancreatitis: the roles of cimetidine and nasogastric suction. *Am J Gastroenterol* 1984; *79*(7):553-8.
114. London NJ, Neoptolemos JP, Lavelle J, Bailey I, James D. Contrast-enhanced abdominal computed tomography scanning and prediction of severity of acute pancreatitis: a prospective study. *Br J Surg* 1989; *76*(3):268-72.
115. Lopez MA, Rodriguez de LC, San MG, Pons RF. Acute pancreatitis in hepatitis A infection. *Postgrad Med J* 1986; *62*(727):407-8.
116. Luiten EJ, Hop WC, Endtz HP, Bruining HA. Prognostic importance of gram-negative intestinal colonization preceding pancreatic infection in severe acute pancreatitis. Results of a controlled clinical trial of selective decontamination. *Intensive Care Med* 1998; *24*(5):438-45.
117. Luiten EJ, Hop WC, Lange JF, Bruining HA. Differential prognosis of gram-negative versus gram-positive infected and sterile pancreatic necrosis: results of a randomized trial in patients with severe acute pancreatitis treated with adjuvant selective decontamination. *Clin Infect Dis* 1997; *25*(4):811-6.
118. Mallory A, Kern F Jr. Drug-induced pancreatitis: a critical review. *Gastroenterology* 1980; *78*(4):813-20.
119. Maravi-Poma E, Gener J, varez-Lerma F *et al.* Early antibiotic treatment (prophylaxis) of septic complications in severe acute necrotizing pancreatitis: a prospective, randomized, multicenter study comparing two regimens with imipenem-cilastatin. *Intensive Care Med* 2003; *29*(11):1974-80.
120. Marik PE, Zaloga GP. Meta-analysis of parenteral nutrition versus enteral nutrition in patients with acute pancreatitis. *BMJ* 2004; *328*(7453):1407.
121. Marotta F, Geng TC, Wu CC, Barbi G. Bacterial translocation in the course of acute pancreatitis: beneficial role of nonabsorbable antibiotics and lactitol enemas. *Digestion* 1996; *57*(6):446-52.
122. Maxson CJ, Greenfield SM, Turner JL. Acute pancreatitis as a common complication of 2',3'-dideoxyinosine therapy in the acquired immunodeficiency syndrome. *Am J Gastroenterol* 1992; *87*(6):708-13.
123. McClave SA, Greene LM, Snider HL *et al.* Comparison of the safety of early enteral vs parenteral nutrition in mild acute pancreatitis. *JPEN J Parenter Enteral Nutr* 1997; *21*(1):14-20.
124. McKay AJ, Imrie CW, O'Neill J, Duncan JG. Is an early ultrasound scan of value in acute pancreatitis? *Br J Surg* 1982; *69*(7):369-72.

125. McKay CJ, Evans S, Sinclair M, Carter CR, Imrie CW. High early mortality rate from acute pancreatitis in Scotland, 1984-1995. *Br J Surg* 1999; *86*(10):1302-5.
126. McNaught CE, Woodcock NP, Mitchell CJ *et al.* Gastric colonisation, intestinal permeability and septic morbidity in acute pancreatitis. *Pancreatology* 2002; *2*(5):463-8.
127. Medich DS, Lee TK, Melhem MF *et al.* Pathogenesis of pancreatic sepsis. *Am J Surg* 1993; *165*(1):46-50.
128. Meier R, Beglinger C, Layer P *et al.* ESPEN guidelines on nutrition in acute pancreatitis. European Society of Parenteral and Enteral Nutrition. *Clin Nutr* 2002; *21*(2):173-83.
129. Mier J, Leon EL, Castillo A, Robledo F, Blanco R. Early versus late necrosectomy in severe necrotizing pancreatitis. *Am J Surg* 1997; *173*(2):71-5.
130. Mithofer K, Fernandez-del CC, Ferraro MJ *et al.* Antibiotic treatment improves survival in experimental acute necrotizing pancreatitis. *Gastroenterology* 1996; *110*(1):232-40.
131. Moody FG, Senninger N, Runkel N. Another challenge to the Opie myth. *Gastroenterology* 1993; *104*(3):927-31.
132. Moynihan B. Acute pancreatitis. *Ann Surg* 1925; *81*:132-42.
133. Naeije R, Salingret E, Clumeck N, De TA, Devis G. Is nasogastric suction necessary in acute pancreatitis? *Br Med J* 1978; *2*(6138):659-60.
134. Nakad A, Piessevaux H, Marot JC *et al.* Is early enteral nutrition in acute pancreatitis dangerous? About 20 patients fed by an endoscopically placed nasogastrojejunal tube. *Pancreas* 1998; *17*(2):187-93.
135. Nathens AB, Curtis JR, Beale RJ *et al.* Management of the critically ill patient with severe acute pancreatitis. *Crit Care Med* 2004; *32*(12):2524-36.
136. Neoptolemos JP, Carr-Locke DL, London NJ *et al.* Controlled trial of urgent endoscopic retrograde cholangiopancreatography and endoscopic sphincterotomy versus conservative treatment for acute pancreatitis due to gallstones. *Lancet* 1988; *2*(8618):979-83.
137. Neoptolemos JP, Hall AW, Finlay DF *et al.* The urgent diagnosis of gallstones in acute pancreatitis: a prospective study of three methods. *Br J Surg* 1984; *71*(3):230-3.
138. Neoptolemos JP, Kemppainen EA, Mayer JM *et al.* Early prediction of severity in acute pancreatitis by urinary trypsinogen activation peptide: a multicentre study. *Lancet* 2000; *355*(9219):1955-60.
139. Nevalainen TJ. Phospholipase A2 in acute pancreatitis. *Scand J Gastroenterol* 1988; *23*(8):897-904.
140. Nordback I, Sand J, Saaristo R, Paajanen H. Early treatment with antibiotics reduces the need for surgery in acute necrotizing pancreatitis–A single-center randomized study. *J Gastrointest Surg* 2001; *5*(2):113-8.
141. Nordback IH, Auvinen OA. Long-term results after pancreas resection for acute necrotizing pancreatitis. *Br J Surg* 1985; *72*(9):687-9.
142. Nowak A, Nowakowska-Dulaw E, Marek TA. Final results of the prospective, randomised, controlled study on endoscopic sphincterotomy versus conventional management in acute biliary pancreatitis. *Gastroenterology* 1995; *108*:A380.
143. Ockenga J, Borchert K, Rifai K, Manns MP, Bischoff SC. Effect of glutamine-enriched total parenteral nutrition in patients with acute pancreatitis. *Clin Nutr* 2002; *21*(5):409-16.
144. Olah A, Belagyi T, Issekutz A, Gamal ME, Bengmark S. Randomized clinical trial of specific lactobacillus and fibre supplement to early enteral nutrition in patients with acute pancreatitis. *Br J Surg* 2002; *89*(9):1103-7.
145. Olah A, Pardavi G, Belagyi T *et al.* Early nasojejunal feeding in acute pancreatitis is associated with a lower complication rate. *Nutrition* 2002; *18*(3):259-62.
146. Opie EL. The relation of cholelithiasis to disease of the pancreas and to fat necrosis. *Am J Med Sci* 1901; *121*:27-47.
147. Padalino P, Chiara O, Ravizzini C *et al.* Role of the severity score and of the multiple organ dysfunctions in the treatment of severe acute pancreatitis and its infective complications. *Ann Ital Chir* 2005; *76*(3):239-45.
148. Pamoukian VN, Gagner M. Laparoscopic necrosectomy for acute necrotizing pancreatitis. *J Hepatobiliary Pancreat Surg* 2001; *8*(3):221-3.
149. Paulson EK, Vitellas KM, Keogan MT, Low VH, Nelson RC. Acute pancreatitis complicated by gland necrosis: spectrum of findings on contrast-enhanced CT. *AJR Am J Roentgenol* 1999; *172*(3):609-13.
150. Pederzoli P, Bassi C, Vesentini S, Campedelli A. A randomized multicenter clinical trial of antibiotic prophylaxis of septic complications in acute necrotizing pancreatitis with imipenem. *Surg Gynecol Obstet* 1993; *176*(5):480-3.
151. Piper-Bige Low C. Where does serum amylase come from and where does it go? *Gastroenterol Clin North Am* 1990; *19*:793-810.
152. Poon RT, Liu CL, Lo CM *et al.* Management of gallstone cholangitis in the era of laparoscopic cholecystectomy. *Arch Surg* 2001; *136*(1):11-6.
153. Puolakkainen P, Valtonen V, Paananen A, Schroder T. C-reactive protein (CRP) and serum phospholipase A2 in the assessment of the severity of acute pancreatitis. *Gut* 1987; *28*(6):764-71.
154. Pupelis G, Selga G, Austrums E, Kaminski A. Jejunal feeding, even when instituted late, improves outcomes in patients with severe pancreatitis and peritonitis. *Nutrition* 2001; *17*(2):91-4.
155. Ranson JH. Etiological and prognostic factors in human acute pancreatitis: a review. *Am J Gastroenterol* 1982; *77*(9):633-8.
156. Ranson JH, Rifkind KM, Turner JW. Prognostic signs and nonoperative peritoneal lavage in acute pancreatitis. *Surg Gynecol Obstet* 1976; *143*(2):209-19.
157. Rau B, Pralle U, Mayer JM, Beger HG. Role of ultrasonographically guided fine-needle aspiration cytology in the diagnosis of infected pancreatic necrosis. *Br J Surg* 1998; *85*(2):179-84.
158. Rau B, Pralle U, Uhl W, Schoenberg MH, Beger HG. Management of sterile necrosis in instances of severe acute pancreatitis. *J Am Coll Surg* 1995; *181*(4):279-88.
159. Rau B, Steinbach G, Gansauge F *et al.* The potential role of procalcitonin and interleukin 8 in the prediction of infected necrosis in acute pancreatitis. *Gut* 1997; *41*(6):832-40.
160. Rau B, Uhl W, Buchler MW, Beger HG. Surgical treatment of infected necrosis. *World J Surg* 1997; *21*(2):155-61.
161. Ros E, Navarro S, Bru C, Garcia-Puges A, Valderrama R. Occult microlithiasis in 'idiopathic' acute pancreatitis: prevention of relapses by cholecystectomy or ursodeoxycholic acid therapy. *Gastroenterology* 1991; *101*(6):1701-9.
162. Runkel NS, Moody FG, Smith GS *et al.* The role of the gut in the development of sepsis in acute pancreatitis. *J Surg Res* 1991; *51*(1):18-23.

163. Runzi M, Layer P, Buchler MW *et al*. The therapy of acute pancreatitis. General guidelines. Working group of the Society for Scientific-Medical Specialties. *Z Gastroenterol* 2000; *38*(7):571-81.
164. Sainio V, Kemppainen E, Puolakkainen P *et al*. Early antibiotic treatment in acute necrotising pancreatitis. *Lancet* 1995; *346*(8976):663-7.
165. Sarr MG, Nagorney DM, Mucha P Jr., Farnell MB, Johnson CD. Acute necrotizing pancreatitis: management by planned, staged pancreatic necrosectomy/debridement and delayed primary wound closure over drains. *Br J Surg* 1991; *78*(5):576-81.
166. Schwarz M, Isenmann R, Meyer H, Beger HG. Antibiotic use in necrotizing pancreatitis. Results of a controlled study. *Dtsch Med Wochenschr* 1997; *122*(12):356-61.
167. Semlacher EA, Chan-Yan C. Acute pancreatitis presenting with visual disturbance. *Am J Gastroenterol* 1993; *88*(5):756-9.
168. Sharma VK, Howden CW. Prophylactic antibiotic administration reduces sepsis and mortality in acute necrotizing pancreatitis: a meta-analysis. *Pancreas* 2001; *22*(1):28-31.
169. Sharma VK, Howden CW. Metaanalysis of randomized controlled trials of endoscopic retrograde cholangiography and endoscopic sphincterotomy for the treatment of acute biliary pancreatitis. *Am J Gastroenterol* 1999; *94*(11):3211-4.
170. Sherman S. ERCP and endoscopic sphincterotomy-induced pancreatitis. *Am J Gastroenterol* 1994; *89*(3):303-5.
171. Sherman S, Hawes RH, Nisi R, Lehman GA. Endoscopic sphincterotomy-induced hemorrhage: treatment with multipolar electrocoagulation. *Gastrointest Endosc* 1992; *38*(2):123-6.
172. Sherman S, Troiano FP, Hawes RH, Lehman GA. Sphincter of Oddi manometry: decreased risk of clinical pancreatitis with use of a modified aspirating catheter. *Gastrointest Endosc* 1990; *36*(5):462-6.
173. Simpson WG, Schwartz RW, Strodel WE. Splenic vein thrombosis. *South Med J* 1990; *83*(4):417-21.
174. Steinberg W, Tenner S. Acute pancreatitis. *N Engl J Med* 1994; *330*(17):1198-210.
175. Steinberg WM. Acute drug and toxin induced pancreatitis. *Hosp Pract* (Off Ed) 1985; *20*(5):95-102.
176. Sugerman HJ, Bloomfield GL, Saggi BW. Multisystem organ failure secondary to increased intraabdominal pressure. *Infection* 1999; *27*(1):61-6.
177. Symmers WSC. Acute alcoholic pancreatitis. *Dublin J Med Sci* 1917; *143*:244-7.
178. Tarpila E, Nystrom PO, Franzen L, Ihse I. Bacterial translocation during acute pancreatitis in rats. *Eur J Surg* 1993; *159*(2):109-13.
179. Tenner S, Banks PA. Acute pancreatitis: nonsurgical management. *World J Surg* 1997; *21*(2): 143-8.
180. Tenner SM, Steinberg W. The admission serum lipase:amylase ratio differentiates alcoholic from nonalcoholic acute pancreatitis. *Am J Gastroenterol* 1992; *87*(12):1755-8.
181. Thomson SR, Hendry WS, McFarlane GA, Davidson AI. Epidemiology and outcome of acute pancreatitis. *Br J Surg* 1987; *74*(5): 398-401.
182. Toskes PP. Hyperlipidemic pancreatitis. *Gastroenterol Clin North Am* 1990; *19*(4):783-91.
183. Tran DD, Cuesta MA. Evaluation of severity in patients with acute pancreatitis. *Am J Gastroenterol* 1992; *87*(5):604-8.
184. Tsiotos GG, Smith CD, Sarr MG. Incidence and management of pancreatic and enteric fistulas after surgical management of severe necrotizing pancreatitis. *Arch Surg* 1995; *130*(1):48-52.
185. Valderrama R, Perez-Mateo M, Navarro S *et al*. Multicenter double-blind trial of gabexate mesylate (FOY) in unselected patients with acute pancreatitis. *Digestion* 1992; *51*(2):65-70.
186. van den BG, Wouters P, Weekers F *et al*. Intensive insulin therapy in the critically ill patients. *N Engl J Med* 2001; *345*(19):1359-67.
187. Venu RP, Geenen JE, Hogan W *et al*. Idiopathic recurrent pancreatitis. An approach to diagnosis and treatment. *Dig Dis Sci* 1989; *34*(1):56-60.
188. Vitellas KM, Paulson EK, Enns RA, Keogan MT, Pappas TN. Pancreatitis complicated by gland necrosis: evolution of findings on contrast-enhanced CT. *J Comput Assist Tomogr* 1999; *23*(6):898-905.
189. Voitk A, Brown RA, Echave V *et al*. Use of an elemental diet in the treatment of complicated pancreatitis. *Am J Surg* 1973; *125*(2):223-7.
190. Vu MK, van der Veek PP, Frolich M *et al*. Does jejunal feeding activate exocrine pancreatic secretion? *Eur J Clin Invest* 1999; *29*(12):1053-9.
191. Warshaw AL. What to do about sterile pancreatic necrosis? *Pancreas* 1996; *13*(3):223-5.
192. Warshaw AL. Pancreatic necrosis: to debride or not to debride-that is the question. *Ann Surg* 2000; *232*(5):627-9.
193. Warshaw AL, Lesser PB. Amylase clearance in differentiating acute pancreatitis from peptic ulcer with hyperamylasemia. *Ann Surg* 1975; *181*(3):314-6.
194. Welbourn CR, Beckly DE, Eyre-Brook IA. Endoscopic sphincterotomy without cholecystectomy for gall stone pancreatitis. *Gut* 1995; *37*(1):119-20.
195. Whicher JT, Barnes MP, Brown A *et al*. Complement activation and complement control proteins in acute pancreatitis. *Gut* 1982; *23*(11):944-50.
196. White MT, Morgan A, Hopton D. Postoperative pancreatitis. A study of seventy cases. *Am J Surg* 1970; *120*(2):132-7.
197. Widdison AL, Karanjia ND. Pancreatic infection complicating acute pancreatitis. *Br J Surg* 1993; *80*(2):148-54.
198. Williams M, Simms HH. Prognostic usefulness of scoring systems in critically ill patients with severe acute pancreatitis. *Crit Care Med* 1999; *27*(5):901-7.
199. Wilson C, Heads A, Shenkin A, Imrie CW. C-reactive protein, antiproteases and complement factors as objective markers of severity in acute pancreatitis. *Br J Surg* 1989; *76*(2):177-81.
200. Wilson C, Heath DI, Imrie CW. Prediction of outcome in acute pancreatitis: a comparative study of APACHE II, clinical assessment and multiple factor scoring systems. *Br J Surg* 1990; *77*(11):1260-4.
201. Wilson C, Imrie CW. Changing patterns of incidence and mortality from acute pancreatitis in Scotland, 1961-1985. *Br J Surg* 1990; *77*(7):731-4.
202. Wilson RH, Moorehead RJ. Current management of trauma to the pancreas. *Br J Surg* 1991; *78*(10):1196-202.
203. Windsor AC, Kanwar S, Li AG *et al*. Compared with parenteral nutrition, enteral feeding attenuates the acute phase response

and improves disease severity in acute pancreatitis. *Gut* 1998; *42*(3):431-5.

204. Winslet M, Hall C, London NJ, Neoptolemos JP. Relation of diagnostic serum amylase levels to aetiology and severity of acute pancreatitis. *Gut* 1992; *33*(7): 982-6.

205. Winslet MC, Imray C, Neoptolemos JP. Biliary acute pancreatitis. *Hepatogastroenterology* 1991; *38*(2):120-3.

206. Zhao G, Wang CY, Wang F, Xiong JX. Clinical study on nutrition support in patients with severe acute pancreatitis. *World J Gastroenterol* 2003; *9*(9):2105-8.

22

Diverticulite Aguda dos Cólons

Francisco Sérgio P. Regadas
Sthela Maria Murad Regadas
Mário Sérgio Rocha Macedo
Marcelo de Vasconcelos Castro

INTRODUÇÃO

Divertículos são definidos como projeções saculiformes através da parede de alguns segmentos do trato digestório, como esôfago, intestino delgado, cólons e reto. Incidem mais freqüentemente nos cólons, apresentando-se sob duas formas clínicas distintas.

EPIDEMIOLOGIA

A doença diverticular do cólon é doença comum na sociedade ocidental, com prevalência da forma hipertônica de aproximadamente 5% na população de até 40 anos.[16,20] É assintomática na maioria das vezes, pois somente 25% a 30% dos indivíduos apresentam complicações inflamatórias e 20% necessitam submeter-se a tratamento cirúrgico.[8,12] A forma hipotônica é mais freqüente, incidindo em cerca de 30% das pessoas com 60 anos, e podendo acometer mais de 50% da população com mais de 80 anos, além de ser assintomática na maioria dos indivíduos.[14] Apresenta incidência menor nos indivíduos vegetarianos, em torno de 12%.[6] A prevalência em alguns países da África e da Ásia, onde a ingestão de fibras é elevada, é inferior a 0,2%.[10,13] Acomete ambos os sexos em proporções semelhantes.[7]

ETIOPATOGENIA

Os divertículos colônicos são de origem congênita (também denominados verdadeiros) ou adquirida (falsos divertículos). O divertículo congênito é único, localiza-se normalmente no ceco e, eventualmente, no reto, e sua parede é constituída por todas as camadas, da mucosa à serosa. Os adquiridos, ou falsos divertículos, por sua vez, são do tipo *pulsão* e ocorrem devido à herniação da mucosa e submucosa através da camada muscular, ao nível do orifício de passagem dos vasos sanguíneos. Sua parede é desprovida, portanto, de camada muscular. Na forma hipertônica, denominada *doença diverticular do sigmóide*, os divertículos são restritos ao sigmóide, e a herniação da mucosa ocorre devido à elevação da pressão intracólica. Por isso, apresentam colos estreitos com tendência a obstruírem pela impactação de fecalitos.

A patogenia da formação dos falsos divertículos não está completamente esclarecida, pois existem ainda várias teorias. No entanto, a maior incidência de divertículos em pacientes com baixa ingestão de fibras sugere ser este o principal fator etiológico. A dieta pobre em fibras, comum em países ocidentais, industrializados, leva à formação de um bolo fecal com menor consistência, dificultando sua propulsão através do cólon. É possível que a presença de bolo fecal pouco formado desencadeie elevação da intensidade das ondas peristálticas no sentido de propulsioná-lo. Este fenômeno resulta na hipersegmentação cólica com elevação da pressão intraluminar, fator desencadeante da herniação da mucosa e da submucosa através da camada muscular. Uma das evidências que sugere maior atividade da musculatura do sigmóide para impulsionar o bolo fecal para o reto é o aparente espessamento da musculatura da parede do sigmóide. Apesar de não ser bem conhecida a causa desse espessamento, parece resultar do encurtamento das tênias causado pelo aumento de elastina em sua superfície. É sugerido que a distensão da camada muscular lisa da parede cólica estimula a captação de prolina, que poderia ser responsável pela elastose.[15] A forma hipertônica é restrita ao sigmóide e deve ser atribuída ao fato de o sigmóide ser o segmento cólico com menor diâmetro e, portanto, ser o local onde se desenvolve a maior pressão intraluminar.

DIAGNÓSTICO DA FORMA HIPERTÔNICA

Cerca de 75% dos pacientes com doença diverticular do sigmóide permanecem assintomáticos e são identificados à colonoscopia ou ao clister opaco de forma ocasional (Figura 22.1). As possíveis manifestações relatadas por esses pacientes, que levam à indicação para colonoscopia, como alteração do hábito intestinal (mais freqüentemente a constipação) e dor abdominal intermitente, podem ser devidas a outras afecções gastrointestinais, mais freqüentemente a síndrome do intestino irritável, embora o câncer de cólon ou a doença inflamatória intestinal devam ser sempre considerados para diagnóstico diferencial. Em geral, o exame físico é normal, ou pode ser encontrada dor moderada à palpação do quadrante inferior esquerdo. Aproximadamente um quarto dos pacientes com doença diverticular hipertônica desenvolve alguma complicação, sendo a diverticulite a mais freqüente, incidindo em 20% desses pacientes. Após tratamento clínico, ocorre recidiva em um terço dos pacientes, e 90% dessas recidivas se dão nos primeiros 5 anos. Cerca de um quarto dos pacientes com diverticulite desenvolverão outras complicações como obstrução intestinal, abscesso pericólico, perfuração do divertículo em cavidade livre ou bloqueada, podendo evoluir para fístulas internas (colovesical, coloentérica, colouterina etc.) ou externas (fístula colocutânea).

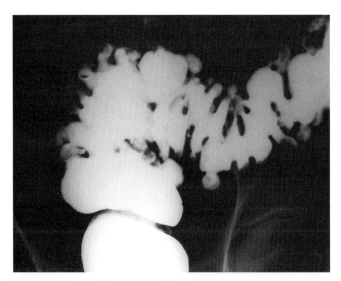

Figura 22.1 ▸ Clister opaco demonstrando divertículos hipertônicos.

DIVERTICULITE AGUDA

A diverticulite aguda é causada por obstrução decorrente da impactação de fecalito no nível do colo diverticular. A produção de muco aprisionada no interior do divertículo infecciona, produzindo edema com redução do fluxo sanguíneo e necrose da parede, gerando processo inflamatório peridiverticular. Em geral, a perfuração é bloqueada pelo omento, parede abdominal ou outras vísceras e regride com tratamento clínico. Caracteriza-se por dor contínua no quadrante inferior esquerdo, geralmente de início súbito, que pode iniciar-se na região hipogástrica, e por febre, simulando *apendicite aguda à esquerda*. Pode associar-se também alteração do hábito intestinal (constipação ou diarréia). Em algumas ocasiões, pode manifestar-se com sintomas mínimos, nos episódios de inflamação leve, ou associar-se a sintomas urinários, como disúria ou urgência urinária, quando o local do sigmóide inflamado encontra-se em contato com a bexiga. Os ruídos hidroaéreos são geralmente audíveis, e o abdome é pouco distendido e timpânico. O sinal de Blumberg é positivo nos processos agudos com peritonite localizada.

Exames complementares

Ultra-som abdominal

Inicialmente, deve ser realizado ultra-som abdominal, que é muito preciso no diagnóstico da diverticulite aguda (quando realizado por ultra-sonografista experiente), além de ser de baixo custo e acessível. O diagnóstico é normalmente sugerido quando se observam espessamento da parede do intestino e mesocólon além de eventual presença de abscesso em torno do sigmóide (Figura 22.2).

Tomografia computadorizada

A tomografia computadorizada está indicada em caso de dúvida ao exame ultra-sonográfico, pois identifica as alterações inflamatórias (Figura 22.3) e a presença de abscesso com mais precisão que o ultra-som, além de poder demonstrar divertículos na parede do sigmóide com grande freqüência.

Radiografia simples do abdome (ortostase)

Deve ser solicitada para identificação de pneumoperitônio, quando houver suspeita de perfuração em cavidade peritoneal livre.

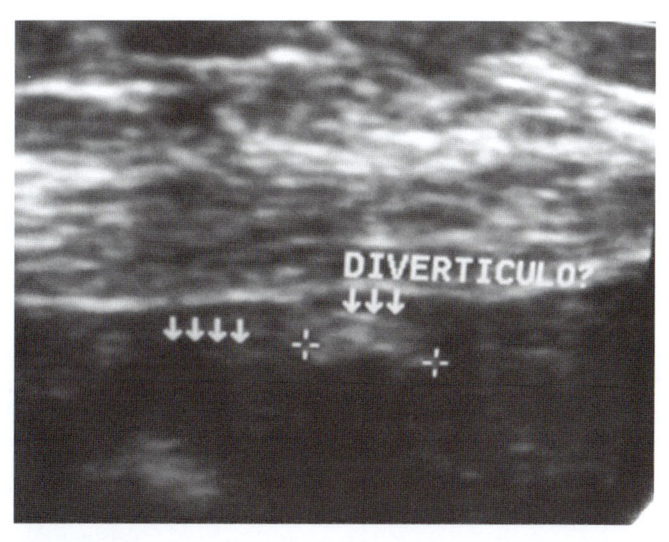

Figura 22.2 ▶ Diverticulite demonstrada pela ultra-sonografia abdominal.

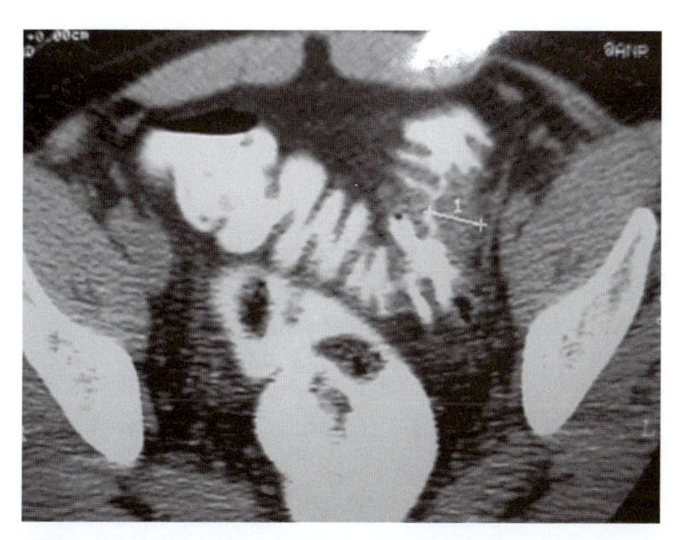

Figura 22.3 ▶ Diverticulite de sigmóide (aspecto tomográfico).

Retossigmoidoscopia flexível

Apesar de o processo inflamatório ser extra-intestinal, a retossigmoidoscopia flexível pode confirmar o diagnóstico, pois identifica sinais indiretos, como edema intenso e hiperemia da mucosa no nível do sigmóide, associados à presença de divertículos (Figura 22.4). No entanto, sua indicação é questionada por alguns especialistas devido ao risco de perfuração. No entanto, se realizada em centros com experiência e sem a pretensão de ultrapassar o sigmóide, constitui-se em exame seguro e eficaz.

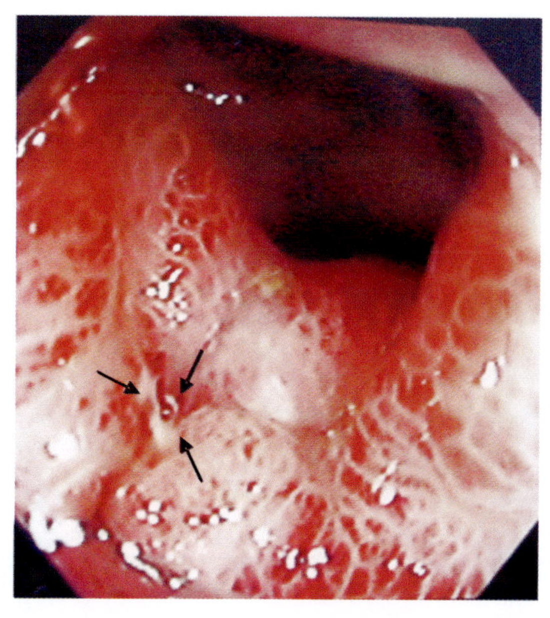

Figura 22.4 ▶ Intenso processo inflamatório com fibrina ao nível do óstio diverticular (*setas*) demonstrado à retossigmoidoscopia flexível.

Exames laboratoriais

O hemograma revela leucocitose com desvio à esquerda, podendo ser normal ou com pequena alteração em alguns pacientes.

Clister opaco

O clister opaco é contra-indicado na fase aguda devido ao risco de desbloquear o divertículo inflamado/perfurado, produzindo peritonite por bário. No entanto, está indicado após a remissão do processo inflamatório agudo, para quantificar os divertículos, avaliar a distribuição topográfica e identificar eventuais fístulas internas (Figura 22.5).

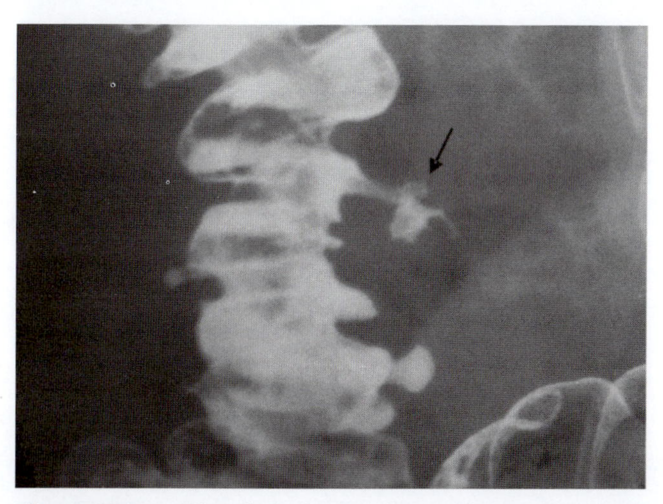

Figura 22.5 ▶ Divertículo de sigmóide perfurado e bloqueado (*seta*) (clister opaco).

Colonoscopia

Como o clister opaco, deve ser obrigatoriamente realizada após cessado o episódio agudo, para afastar a associação com outras afecções, como doenças inflamatórias e, principalmente, neoplasias benignas ou malignas que incidem na mesma faixa etária.

COMPLICAÇÕES

Abscesso

Além da diverticulite, constitui-se na complicação mais comum, incidindo em aproximadamente 10% dos pacientes com diverticulite aguda.[1] Localiza-se em torno do divertículo perfurado. O diagnóstico é realizado por ultra-som ou, mais precisamente, tomografia computadorizada (Figura 22.6).

Fístula

Pode ser interna, quando o abscesso pericólico perfura outras vísceras, ou externa, quando se exterioriza através da parede abdominal (fístula estercorácia). A fístula interna mais comum ocorre entre o sigmóide e a bexiga urinária, manifestando-se clinicamente por pneumatúria e/ou fecalúria e gerando infecção urinária crônica. Pode fistulizar também para a vagina com eliminação de fezes, por via transvaginal, para o ureter e o intestino delgado. O diagnóstico é confirmado por exames de imagem contrastados, como clister opaco, fistulografia, cistografia ou pielograma venoso, o qual é particularmente útil na fístula ureteral. O principal diagnóstico diferencial é com a doença de Crohn complicada com fístulas.

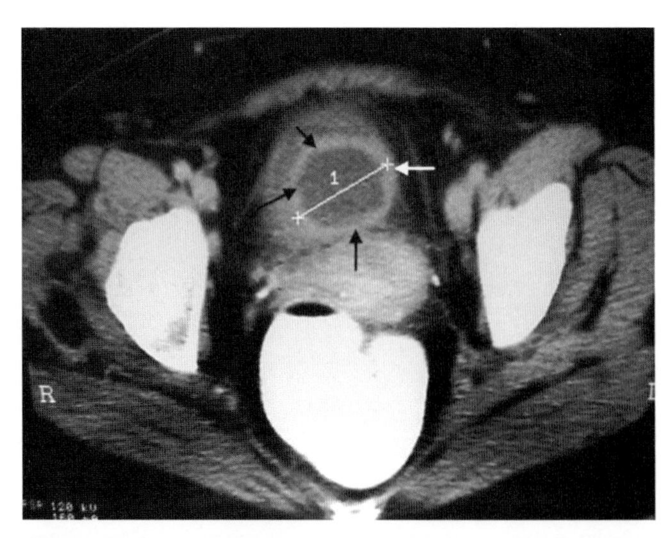

Figura 22.6 ▶ Diverticulite de sigmóide com abscesso pericolônico (*setas*) (aspecto tomográfico).

Obstrução intestinal

Usualmente, ocorre nos pacientes com diverticulite crônica e que apresentaram múltiplos episódios agudos. O diagnóstico é clínico e radiológico, mediante radiografia simples do abdome. A retossigmoidoscopia flexível pode ser útil, quando disponível. O diagnóstico é freqüentemente confundido com neoplasia maligna de cólon esquerdo, mesmo durante a intervenção cirúrgica, pois o sigmóide obstruído por diverticulite assume forma tumoral.

Perfuração em cavidade peritoneal livre

Constitui complicação rara devido ao fato de o processo inflamatório instalar-se usualmente de forma lenta, produzindo perfuração com bloqueio local por omento, por outras vísceras ou pela própria parede abdominal. Pode ser conseqüência de rotura de abscesso peridiverticular. Evolui com peritonite difusa aguda. A avaliação propedêutica deve ser realizada com ultra-som ou tomografia computadorizada do abdome e por intermédio de radiografia simples do abdome, procurando-se identificar pneumoperitônio.

TRATAMENTO

Pacientes assintomáticos, com diagnóstico de doença diverticular hipertônica, devem ser orientados a adicionar alimentos ricos em fibras à sua dieta e aumentar a ingestão de líquidos de modo a normalizar o hábito intestinal, possivelmente reduzindo a pressão intracólica (sigmóide), o que deve prevenir o agravamento dos divertículos.[1] Se necessários medicamentos para alívio de dor, devem ser usados antiespasmódicos ou analgésicos não-opiáceos. Uma vez estabelecido o diagnóstico de diverticulite, deve-se iniciar a antibioticoterapia, tendo-se o cuidado de abranger gram-negativos e anaeróbios. Deve-se optar por dieta leve e sem resíduos e, nos casos mais graves, repouso intestinal, além de cuidadoso suporte hidroeletrolítico. Em geral, há melhora clínica em aproximadamente 72 horas. Caso contrário, deve-se investigar complicações da doença ou outras hipóteses diagnósticas.

Cerca de 20% dos pacientes com diverticulite necessitam tratamento cirúrgico.[4] A intervenção cirúrgica está indicada para pacientes com complicações da diverticulite aguda, como falha do tratamento clínico, perfuração livre ou abscesso não tratado por drenagem percutânea. Também são candidatos ao tratamento cirúrgico os pacientes com complicações crônicas de diverticulite, como formação de fístulas, aderências ou obstrução intestinal.[5,9]

As intervenções cirúrgicas em pacientes com complicações infecciosas elevam os índices de morbimortalidade. É preferível, portanto, que a intervenção cirúrgica seja realizada de maneira eletiva, o que reduz os índices de morbimortalidade.[17] Indica-se, usualmente, o tratamento cirúrgico para os pacientes com pelo menos dois episódios comprovados de diverticulite e tratados clinicamente. Nos indivíduos com menos de 50 anos de idade, recomenda-se a intervenção cirúrgica após um único episódio de diverticulite, pois nesses pacientes as chances de episódios recorrentes ao longo da vida são muito mais elevadas. Alguns não preconizam a operação quando o episódio de inflamação aguda cessa, acreditando que serão necessários novos estudos para determinar os fatores de risco envolvidos nessa complicação.[19]

Na forma eletiva, a técnica cirúrgica preconizada é a sigmoidectomia com anastomose colorretal imediata,[2] preferencialmente utilizando o acesso laparoscópico, que constitui o *padrão-ouro* no tratamento dessa afecção. Em 80 sigmoidectomias laparoscópicas realizadas para tratamento eletivo da doença diverticular do sigmóide, entre 1991 e 2003, o tempo operatório médio foi de 3 horas, com três (3,7%) conversões devido a aderências inflamatórias e tempo de internação médio de 3,4 dias.[18] Resultados semelhantes também têm sido relatados por outros autores.[3,11]

A indicação cirúrgica de emergência é reservada aos pacientes com obstrução intestinal ou perfuração do divertículo e peritonite purulenta ou fecal.[4] Se as condições clínicas do paciente obstruído forem satisfatórias, é possível realizar a ressecção com anastomose primária (com ou sem ileotomia protetora) ou optar pela técnica de Hartmann (ressecção do sigmóide, colostomia terminal e fechamento do reto). Nos pacientes mais graves, recomenda-se somente a derivação mediante ileostomia ou transversostomia em alça. Na presença de perfuração com peritonite, a técnica recomendada é a ressecção à Hartmann com reconstituição do trânsito posteriomente por via laparoscópica.

REFERÊNCIAS BIBLIOGRÁFICAS

1. Anton CR, Balan G. Colonic diverticulosis – current issues in etiopathogenesis, diagnosis and treatment. *Rev Med Chir Soc Med Nat Iasi* 2004; *108*(2):269-74.
2. Bahadursingh AM, Virgo KS, Kaminski DL, Longo WE. Spectrum of disease and outcome of complicated diverticular disease. *Am J Surg* 2003; *186*(6):696-701.
3. Dwivedi A, Chahin F, Agrawal S. Laparoscopic colectomy vs. open colectomy for sigmoid diverticular disease. *Dis Colon Rectum* 2002; *45*(10):1309-14.
4. Ferzoco LB, Raptopoulos V, Silen W. Acute diverticulitis. *N Engl J Med* 1998; *338*:1521-6.
5. Floch MH, Bina I. The natural history of diverticulitis: fact and theory. *J Clin Gastroenterol* 2004; *38*(5 Suppl):S2-7.
6. Gear JS, Ware A, Fursdon P. Symptomless diverticula disease and intake of dietary fibre. *Lancet* 1979; *1*:511-4.
7. Habr-Gama A. Doença diverticular do colo. *In:* Moreira H (ed.) *Coloproctologia. Conceitos*. Goiânia: Atheneu, 1994:61-91.
8. Horner L. Natural history of diverticulosis of the colon: evolution in concept and therapy. *Am J Dig Dis* 1958; *3*:343-49.
9. Kang JY, Melville D, Maxwell JD. Epidemiology and management of diverticular disease of the colon. *Drugs Aging* 2004; *21*:211-28.
10. Kim EH. Hiatus hernia and diverticulum of the colon. Their low incidence in Korea. *N Engl J Med* 1964; *271*:764-8.
11. Kockerling F, Schneider C, Reymond MA, Scheidbach H. Laparoscopic resection of sigmoid diverticulitis. Results of a multicenter study. Laparoscopic Colorectal Surgery Study Group. *Surg Endosc* 1999; *13*(6):567-71.
12. Kohler L, Sauerland D, Neugebaruer E. Diagnosis and treatment of diverticular disease: results of a consensus development conference. The Scientific Committee of the European Association for Endoscopic Surgery. *Surg Endosc* 1999; *13*(4):430-6.
13. Kyle J, Adesola AO, Tinckler LF. Incidence of diverticulitis. *Scand J Gastroenterol* 1967; *2*:75-80.
14. Makela J, Vuolio S, Kiviniemi H, Laitinen S. Natural history of diverticular disease: When to operate? *Dis Colon Rectum* 1998; *41*(12):1523-8.
15. Mimura T, Emanuel A, Kamm MA. Pathophysiology of diverticular disease. *Best Pract Res Clin Gastroenterol* 2002; *16*:563-76.
16. Nahas P. Doença diverticular do cólon. *In:* Pinotti HW (ed.) *Tratado de clínica cirúrgica do aparelho digestivo*. São Paulo: Atheneu, 1994:1218-26.
17. Neel JC, Denimal F, Letessier E, Bernard P. Complicated colonic diverticulosis. Results of surgical treatment between 1981 and 1998 in 370 patients. *Ann Chir* 2000; *125*(4):334-9.
18. Regadas FSP, Rodrigues LV, Regadas SMM *et al.* Sigmoidectomia laparoscópica no tratamento da doença diverticular hipertônica. Experiência com 80 casos. *Rev Bras Videocir* 2004; *2*(1):14-8.
19. Somasekar K, Foster ME, Haray PN. The natural history diverticular disease: is there a role for elective colectomy? *J R Coll Surg Edinb* 2002; *47*(2):481-4.
20. Welch CE, Allen WY, Donaldson GA. Appraisal of resection of colon diverticulitis of sigmoid. *Ann Surg* 1953; *138*:332-43.

23

Doença Inflamatória Pélvica

Euler de Medeiros Azaro Filho
Maria da Graça Andrade Azaro
Wilson Luiz Andrade Bastos Filho

INTRODUÇÃO

A doença inflamatória pélvica é uma síndrome clínica secundária à disseminação de microorganismos da vagina e do colo uterino ao endométrio, às trompas de Falópio e/ou às estruturas contíguas ao trato genital superior, não relacionada com o ciclo grávido-puerperal ou com operações nos órgãos pélvicos. Constitui afecção infreqüente em mulheres menopausadas e grávidas, sendo comum em pacientes afro-descendentes, tabagistas, nulíparas, jovens e naquelas com história prévia de doença inflamatória pélvica.[10]

A infecção pélvica é atribuída à ascensão de germes do trato genital inferior, comprometendo útero, anexos e estruturas contíguas, e ocorre em cerca de 10% da população feminina em idade reprodutiva.[2,3] Costuma ser precedida por vaginoses e cervicite e pode apresentar-se como endometrite, salpingooforite, abscesso pélvico, pelviperitonite, peritonite e periepatite. Os germes mais comumente relacionados, na fase inicial, são a *Neisseria gonorrhoeae* e a *Chlamydia tracomatis.* Com a evolução ocorre infecção polimicrobiana, da qual podem participar *Mycoplasma hominis, Ureaplasma urealiticum, Streptococcus* beta-hemolíticos do grupo A e *Gardnerella vaginalis.* A *Chlamydia*, atualmente, destaca-se como o principal agente.[11,12]

A infecção ocorre através da via sanguínea, linfática e/ou planimétrica ascendente, com ascensão de microorganismos pelo trato genital de forma espontânea ou por manipulação (Figura 23.1). As alterações hormonais que cursam com alterações cervicais e a menstruação retrógrada são, também, fatores envolvidos na patogênese da doença inflamatória pélvica.

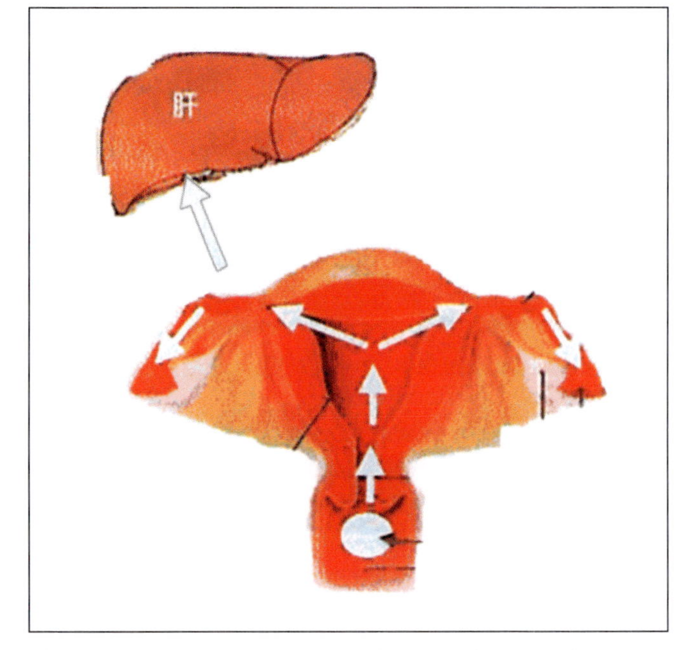

Figura 23.1 ▶ Vias de ascensão dos microorganismos na doença inflamatória pélvica.

Os principais fatores de risco são: doenças sexualmente transmissíveis (DST) prévias ou atuais (cerca de 90% dos casos de infecção pélvica são DST), múltiplos parceiros, utilização de dispositivo intra-uterino (DIU), história de infecção pélvica prévia, parceiro com uretrite, manipulação inadequada do trato genital e idade (mais comum nas pacientes adolescentes e adultos jovens).[5] As pacientes usuárias de DIU apresentam taxa maior de incidência nos primeiros 3 meses após sua colocação. Nas pacientes que utilizam o anticoncepcional oral, por sua vez, ocorre menor incidência, devido a modificações hormonais que alteram o meio vaginal, dificultando a ascensão bacteriana. As portadoras do HIV apresentam taxas de incidência e recorrência maiores. Nestas, as complicações provenientes do processo infeccioso são observadas mais freqüentemente.[6,7]

QUADRO CLÍNICO E DIAGNÓSTICO

O quadro clínico típico é representado por dor pélvica e à mobilização do colo uterino. Essa dor costuma estar associada a secreção vaginal de odor fétido, sangramento vaginal, dor bilateral em baixo ventre, manifestações urinárias, febre, náuseas, vômitos e sinais de irritação peritoneal (Blumberg positivo). Estas manifestações são semelhantes às observadas na apendicite aguda. O padrão da evolução das manifestações clínicas varia conforme a paciente e, também, de acordo com o agente etiológico. O início da doença inflamatória pélvica associada ao uso de DIU é gradual e pode ser precedido por secreção de odor fétido, típica das vaginoses bacterianas, geralmente associada à infecção por *Actinomices israelii*. A infecção gonocócica, muitas vezes, tem início mais agudo que a ocasionada pela *Chlamydia*.

Ao exame especular, usualmente detecta-se cervicite mucopurulenta na maioria das pacientes. Ao exame físico, nota-se dor à mobilização do colo uterino. Ao realizar-se o exame bimanual, a paciente relata dor na região dos anexos, quando estes estão comprometidos. A febre não é comum, porém pode ser observada em até 30%[10] das pacientes. Os exames laboratoriais evidenciam leucocitose com formas jovens em 60%[10] dos casos, assim como elevação dos marcadores de fase aguda de reação inflamatória (hemossedimentação e proteína C reativa).

Manifestações clínicas, como dor pleurítica à direita e dor em hipocôndrio direito, semelhante à da colecistite aguda, podem ser encontradas na vigência de periepatite, também conhecida como síndrome de Fitz-Hugh-Curtis (Figura 23.2), que ocorre durante ou logo após a salpingite aguda, podendo o diagnóstico ser confirmado pela laparoscopia. Os principais achados laparoscópicos incluem cápsula hepática edemacida, apresentando inflamação e exsudato, muitas vezes com adesões fibrinosas entre os peritônios parietal e visceral.

O estudo ecográfico traz contribuição à investigação diagnóstica, à medida que pode evidenciar a presença de líquido livre em fundo de saco de Douglas, aumento da espessura endometrial, em casos de endometrite, assim como a visualização de imagens de

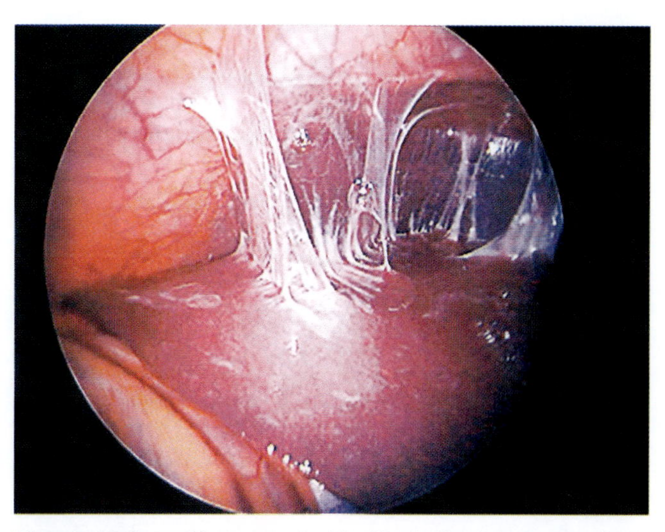

Figura 23.2 ▶ Síndrome de Fitz-Hugh-Curtis: aspecto à laparoscopia.

abscesso ou de piossalpinge, principalmente quando o exame é realizado por via transvaginal (sensibilidade de 85% e especificidade de 95%).[1] Dentre os métodos complementares, a laparoscopia destaca-se como padrão-ouro, possibilitando, no mesmo momento, diagnóstico e terapêutica. Métodos diagnósticos mais avançados, como a tomografia computadorizada e a ressonância nuclear magnética, são pouco solicitados na investigação diagnóstica da doença inflamatória pélvica devido às altas sensibilidade e especificidade da ultrasonografia. Esses métodos são utilizados, geralmente, quando é necessário afastar diagnósticos diferenciais, como, por exemplo, apendicite aguda e urolitíase.

O diagnóstico de doença inflamatória pélvica aguda baseia-se no encontro de um critério específico ou três critérios maiores e um menor, conforme assinalado no Quadro 23.1.

Quadro 23.1 ▶ Critérios diagnósticos de doença inflamatória pélvica

Critérios	Definição clínica
Maiores	Dor no abdome inferior Dor à palpação dos anexos Dor à mobilização uterina
Menores	Febre Secreção vaginal ou cervical anormal Leucocitose com desvio Velocidade de hemossedimentação e proteína C reativa aumentadas Comprovação laboratorial de infecção por gonococo, clamídia ou micoplasma
Específicos	Evidência histopatológica de endometrite Abscesso tubovariano em estudo de imagem Laparoscopia

Quadro 23.2 ▶ Estadiamento da doença inflamatória pélvica

Estádio 0	Infecção ginecológica baixa associada à endometrite
Estádio I (leve)	Salpingite aguda sem peritonite
Estádio II (moderado sem abscesso)	Salpingite com pelviperitonite
Estádio III (moderado com abscesso)	Salpingite aguda com oclusão tubária ou abscesso tubovariano íntegro
Estádio IV (grave)	Abscesso tubovariano reto

A infecção pélvica aguda pode ser estratificada em graus diferenciados, desde a existência de infecção ginecológica baixa, associada à endometrite, até o comprometimento da cavidade abdominal (Quadro 23.2).

DIAGNÓSTICO DIFERENCIAL

Os diagnósticos diferenciais da doença inflamatória pélvica incluem doenças ginecológicas ou não. Entre as primeiras, destacam-se gravidez ectópica, abortamento, torção ou ruptura de cisto ovariano, sangramento do corpo lúteo, dor no meio do ciclo ovulatório, dismenorréia (primária ou secundária), endometriose e degeneração de miomas uterinos. Dentre as causas não-ginecológicas, merecem destaque apendicite aguda, diverticulite, obstrução intestinal, verminoses, infecção urinária, pielonefrite, litíase ureteral, constipação intestinal crônica, cólon irritável, enterite e linfadenite mesentérica.[14]

TRATAMENTO

O tratamento deve ser iniciado o mais precocemente possível, com a utilização de antibiótico eficaz contra gonococo, clamídia, vaginose bacteriana e anaeróbios, a fim de prevenir seqüelas como esterilidade, prenhez ectópica, dor pélvica crônica e infecções residuais crônicas. Em caso de endometrite e salpingite, sem comprometimento da cavidade peritoneal ou formação de abscessos, o tratamento pode ser realizado em nível ambulatorial (Quadro 23.3).[8]

Nos casos em que estão presentes abscessos tubovarianos, pelviperitonite, peritonite difusa, e/ou naqueles que se acompanham de sinais de resposta inflamatória sistêmica, o tratamento intra-hospitalar é mandatório (Quadro 23.4). A internação deve ser também indicada nas usuárias de dispositivo intra-uterino ou na ausência de resposta ao tratamento ambulatorial por mais de 48 horas.[8,13]

Quadro 23.3 ▶ Esquema de antibioticoterapia na doença inflamatória pélvica (regime ambulatorial)

Esquema 1	Ceftriaxona 250mg, IM, dose única, associada à doxiciclina 100mg, VO, de 12/12h por 14 dias
Esquema 2	Cefoxitina 2g, IM, dose única associada à probenicide 1g, VO, dose única, associada à doxicicline 100mg, VO, de 12/12h por 14 dias
Esquema 3	Ofloxacina 400mg, VO, de 12/12h, associada ao metronidazol 500mg, VO, de 12/12 horas, por 14 dias
Esquema 4	Ofloxacina 400mg, VO, de 12/12h por 14 dias, associada à doxiciclina 100mg, VO, de 12/12h por 14 dias, associada ao metronidazol 500mg, VO, de 12/12h por 14 dias
Esquema 5	Ampicilina 3,5g, VO, dose única, antecedida em meia hora por probenecide 1g, VO, dose única, associada à doxiciclina 100mg, VO, de 12/12h por 14 dias, associado ao metronidazol 500mg, VO, de 12/12h por 14 dias

IM – intramuscular; VO – via oral.

Quadro 23.4 ▶ Esquema de antibioticoterapia na doença inflamatória pélvica (regime hospitalar)

Esquema 1	Penicilina G cristalina 5 milhões UI, IV de 4/4h associada ao cloranfenicol 500mg, IV, de 6/6h
Esquema 2	Gentamicina 60 a 80mg, IV, de 8/8h, associada à clindamicina 600 a 900mg, IV, de 8/8h
Esquema 3	Gentamicina 60 a 80mg, IV, de 8/8h, associada ao metronidazol, 500mg, IV, de 8/8h
Esquema 4	Amicacina 500mg, IV, de 12/12h, associada à clindamicina 600 a 900mg, IV, de 8/8h

IV – intravenosa.

Atualmente, há controvérsias a respeito da retirada ou não do dispositivo intra-uterino nas pacientes que cursam com infecção pélvica. Quando se opta pela retirada do DIU, existe consenso na literatura de que ele deva ser retirado pelo menos 6 horas após o início do tratamento.

O tratamento dos abscessos tubovarianos é realizado, inicialmente, em nível hospitalar e se baseia na antibioticoterapia. Na falta de resposta ao tratamento, seja pela persistência, seja pelo aumento da massa pélvica, suspeita de ruptura do abscesso ou presença de abscesso no fundo de saco de Douglas, métodos invasivos, como intervenção cirúrgica (laparotomia ou laparoscopia) ou radiologia intervencionista (p. ex., drenagem percutânea guiada por ultra-sonografia), devem ser utilizados.[15] Os procedimentos realizados, quando possível, por radiologia intervencionista têm a vantagem de cursar com menor morbimortalidade[8,9] por serem minimamente invasivos e possibilitarem alta hospitalar e retorno às atividades laborativas de maneira precoce.

COMPLICAÇÕES

Nos casos em que o tratamento não é efetivo, devese atentar para as possíveis complicações. Estas podem ser precoces, como a periepatite (síndrome de Fitz-Hugh-Curtis), formação de abscesso tubovarianos e complicações infecciosas, que, eventualmente, cursam com quadros sépticos e/ou choque séptico, podendo evoluir para a morte. As complicações tardias incluem infertilidade, maior incidência de gestação ectópica (devido às alterações anatômicas da pelve), dor pélvica crônica (justificada pelas aderências causadas pelo processo inflamatório) e apresentações recorrentes da doença inflamatória pélvica.[4]

REFERÊNCIAS BIBLIOGRÁFICAS

1. Cacciotore B, Leminen A, Imgman-Friberg S, Ylostalo P. The transvaginal sonographic finding in ambulatory patients with suspected pelvic inflamatory diseases. *Obtet Gynecol* 1992; *80*:912-6.
2. Centers of Disease Control, Pelvic inflamatory diseases. *MMWR* 1998; *47*:80-8.
3. Grodstein F, Rothman KJ. Epidemiology of inflamatory disease. *Epidemiology* 1994; *5*:234-42.
4. Hansfield HH. Pelvic inflamatory disease, a hospital practic especial report – epidemiology, etiology, management, complications. *Obtet Gynecol* 1990; *12*:124-35.
5. Jossens MOR, Schachter J, Sweet R. Risk factors associated with pelvic inflamatory disease of differing microbial etiologies. *Ostet Gynecol* 1990; *83*:989-97.
6. Kamenga MC, De Cock KM, Louis ME, Toure CK. The impact of human immunodeficiency virus infection on pelvic inflamatory disease: a case-control study in Abidjan, Ivory Coast. *Am J Obstet Gynecol* 1995; *2*:919-25.
7. Korn AP, Landers DV, Green JR, Sweet RL. Pelvic inflamatory disease in human imnodeficiency virus-infected women. *Obstet Gynecol* 1998; *82*:765-8.
8. Ministério da Saúde. *Manual de controle das doenças sexualmente transmissíveis*. Coordenação Nacional de DST e AIDS, 1999.
9. Monif GRG. Acute salpingitis infectious disease. *Obstet Gynecol* 1990; *50*:254-62.
10. Naud P, Fonte AC, Matos JC *et al.* Doença inflamatória pélvica. *In:* Freitas F, Menke CH, Rivoire W, Passos EP (eds.) *Rotinas em ginecologia*. São Paulo: Artmed, 2001:134-41.
11. Soper DE, Brockwell NJ, Dalton HP, Johnson D. Observations concerning the microbial etiology of acute salpingitis. *Infect Dis Clin North Am* 1994; *8*:821-40.
12. Sweet RL. Role of bacterial vaginosis in pelvic inflamatory disease. *Brit J Obstet Gynecol* 1992; *99*:994-9.
13. Velebil P, Wingo PA. Hospitalization for gynecologic disorders among reproductive-age women in the United States. *Obstet Gynecol* 1995; *86*:764-9.
14. Webster DP, Schneider CN, Cheche S *et al.* Differentiating acute appendicitis from pelvic inflamatory disease in women childbearing age. *Am J Emerg Med* 1993; *11*:569-72.
15. Wiesenfeld HC, Sweet RL. Progress in the managenent of tubooarian abscesses. *Clinical Obstet Gynecol* 1993; *36*:433-44.

24

Diverticulite de Meckel

Mário Ribeiro

INTRODUÇÃO

A diverticulite de Meckel é uma das complicações associadas à presença de divertículo ileal, descrito em 1808 por Johann Friederich Meckel.[9] Este divertículo é verdadeiro, pois tem todas as camadas da parede intestinal. Além disso, em cerca de 15% a 50% dos casos, há presença também de mucosa heterotópica, principalmente gástrica, colônica ou pancreática.[7] Localiza-se na margem antimesentérica do intestino delgado e sua irrigação provém de ramo específico da artéria mesentérica superior. Esse defeito congênito é resultante da falha na obliteração do ducto onfalomesentérico ou vitelino, antes da oitava semana de vida intra-uterina. Esse ducto estabelece a comunicação entre o saco vitelino e o intestino primitivo, garantindo sua nutrição. O divertículo de Meckel é a anomalia gastrointestinal congênita mais comum e caracteriza-se, tipicamente, pela regra dos dois:[9] afeta cerca de 2% da população em geral; seu tamanho médio gira em torno de 2 a 3cm; quando observado em crianças com menos de 2 anos de idade, a distância deste à papila ileocecal é de aproximadamente 2 pés (60cm); as complicações associadas ocorrem em 2% dos casos e são, em geral, mais prevalentes em crianças com menos de 2 anos; além disso, são 2 vezes mais comuns em homens.

O fator desencadeante da diverticulite de Meckel parece ser, em geral, a presença de fecalito, porém casos raros têm sido relatados como secundários à presença de *Ascaris lumbricoides*,[5] tumor carcinóide[3] e hérnia de Littre.[11]

QUADRO CLÍNICO

A diverticulite de Meckel ocorre em cerca de 14% a 24% dos portadores do divertículo.[4] Caracteriza-se por quadro clínico muito semelhante ao de apendicite aguda sendo, muitas vezes, indistinguível desta, principalmente em crianças. Os sinais e sintomas são, em geral, dor no hemiabdome direito, náuseas, vômitos, febre, taquicardia, irritação peritoneal (em caso de perfuração) e leucocitose. Shalaby *et al.*[9] avaliaram, retrospectivamente, registros de 1.200 pacientes submetidos a apendicectomias, e encontraram a diverticulite de Meckel em três casos (0,25%). No adulto, as complicações do divertículo de Meckel estão mais associadas a hemorragia (por mucosa gástrica heterotópica – Figura 24.1), obstrução intestinal por invaginação (Figura 24.2), dor abdominal crônica e anemia. Contudo, não se pode desconsiderar, em pacientes adultos, a possibilidade de diverticulite na vigência de quadro abdominal que mimetiza apendicite aguda ou qualquer outro processo infeccioso intra-abdominal. Wasike e Saidi[12] relataram caso de paciente com abscesso mesentérico secundário a diverticulite perfurada. Burt *et al.*[1] descreveram caso de hemoperitônio decorrente de diverticulite de Meckel sem que se evidenciasse perfuração intestinal.

DIAGNÓSTICO

A diverticulite de Meckel é raramente identificada como tal no pré-operatório, e menos de 10% dos doentes são operados com esse diagnóstico.[10] O quadro clínico inespecífico e os exames laboratoriais não con-

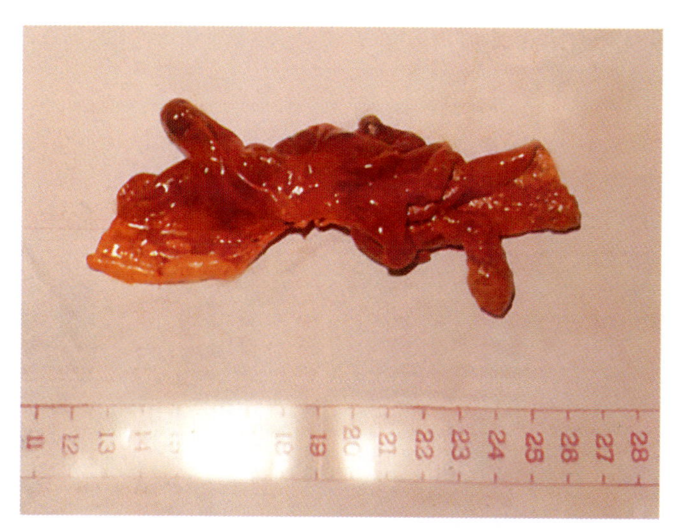

Figura 24.1 ▶ Divertículo de Meckel (peça cirúrgica) mostrando, após sua abertura no sentido longitudinal, presença de mucosa gástrica heterotópica ulcerada, com sinais de sangramento recente.

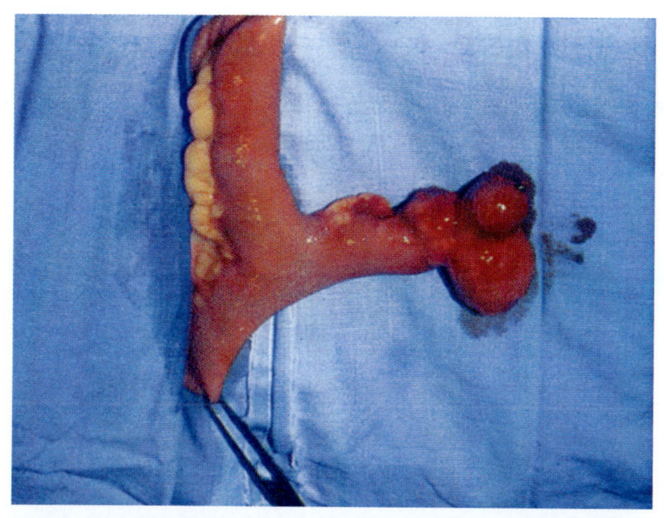

Figura 24.2 ▶ Invaginação intestinal com necrose intestinal em criança (peça cirúrgica), secundária a divertículo de Meckel.

tribuem para o aumento das taxas de diagnóstico. A radiografia simples de abdome mostra apenas sinais indiretos de possível processo inflamatório abdominal. A ultra-sonografia abdominal e a tomografia computadorizada do abdome têm valor reduzido, já que é difícil identificar o divertículo entre as alças intestinais. A cintilografia com tecnécio pode ser útil no diagnóstico em vigência de hemorragia, mas não nos casos de diverticulite. Assim sendo, em casos suspeitos, a laparoscopia ou mesmo a laparotomia, nesta seqüência, são os melhores meios de diagnóstico e tratamento, na atualidade (Figura 24.3).

Ao se operar paciente com suspeita de apendicite aguda no qual o diagnóstico não se confirma, é sempre

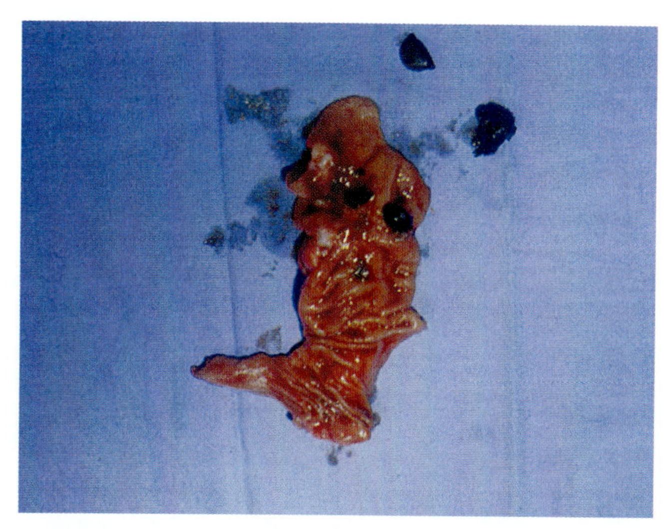

Figura 24.3 ▶ Diverticulite de Meckel (aspecto intra-operatório).

necessário examinar detalhadamente o íleo terminal, à procura de possível diverticulite de Meckel.

Em gestantes com abdome agudo inflamatório em que não há evidências de apendicite aguda, a abordagem diagnóstica e terapêutica não deve ser retardada, já que o risco de mortalidade materna e fetal aumenta com a demora no tratamento.[6]

▶ TRATAMENTO

A ressecção cirúrgica do divertículo (isolada ou do segmento intestinal) é o tratamento de escolha. Algumas técnicas de remoção têm sido descritas, como envolvimento da base do divertículo com alça de Roeder e aplicação de endogrampeador linear em ressecção tangencial. Contudo, a enterectomia segmentar com anastomose término-terminal ou látero-lateral é a técnica utilizada pela maioria dos cirurgiões, principalmente quando há suspeita de mucosa heterotópica.[9] O procedimento pode ser feito tanto por laparoscopia convencional ou assistida[8] como por laparotomia. Sai Prasad *et al.*[8] avaliaram 36 doentes com média de idade de 10 anos, que foram submetidos à diverticulectomia, por via transumbilical, assistida por laparoscopia, dos quais 11% foram operados com diagnóstico de provável apendicite aguda. A duração média do ato cirúrgico foi de 125,9 minutos. Não houve intercorrências perioperatórias que demandassem laparotomia e, no pós-operatório, a incidência de complicações foi baixa. Os autores concluíram que a laparoscopia assistida representa abordagem eficiente e segura para o tratamento dessa afecção. Shalaby *et al.*[9], ao operarem 30 pacientes com divertículo de Meckel, realizaram ressecção totalmente laparoscópica do divertículo em 12 casos (divertículos menores) e enterectomia segmentar assistida em 18 pacientes (divertículos maiores), com duração média de 55 e 45 minutos, respectivamente. Houve apenas uma conversão para laparotomia (paciente portador de duplicação intestinal), e a permanência hospitalar foi de 1,66 $\pm$ 0,8 dia. A morbidade foi mínima e a mortalidade, nula. Os autores concluíram que a abordagem laparoscópica isolada ou assistida é segura, tem custo-benefício adequado e é eficiente no diagnóstico e tratamento da afecção. Comparada à laparotomia clássica, a laparoscopia tem as vantagens de acesso menos traumático, melhor aspecto cosmético, menos dor pós-operatória, menor índice de complicações e menor tempo de recuperação pós-operatória. Em casos raros de diagnóstico muito tardio, com peritonite purulenta difusa grave, a limpeza cuidadosa da cavidade abdominal e ileostomia representam a melhor opção terapêutica.

O uso de antibióticos com cobertura para germes gram-negativos e anaeróbios é indicado por tempo variável, de acordo com o quadro clínico abdominal e sistêmico (ver Capítulo 16). Em geral, o prognóstico dos pacientes com diverticulite de Meckel é bom.

A incidência de diverticulite de Meckel é muito baixa, e é controversa a abordagem profilática ao se deparar de forma incidental com o divertículo. Segundo Cullen *et al.*[2], a expectativa do desenvolvimento de complicações ao longo da vida atingiria o percentual de 6,8%, maior que o índice de complicações do tratamento cirúrgico profilático (cerca de 2%), justificando assim a operação.

CONSIDERAÇÕES FINAIS

A diverticulite de Meckel é enfermidade rara, com quadro clínico inespecífico, que freqüentemente mimetiza apendicite aguda, motivo pelo qual o diagnóstico é raramente realizado no pré-operatório.

O tratamento de escolha é a enterectomia segmentar, por via laparoscópica, isolada ou assistida, associada à antibioticoterapia.

REFERÊNCIAS BIBLIOGRÁFICAS

1. Burt BM, Tavakkolizadeh A, Ferzoco SJ. Meckel's hemoperitoneum: a rare case of Meckel's diverticulitis causing intraperitoneal hemorrhage. *Dig Dis Sci* 2006; *51*:1546-8.
2. Cullen JJ, Kelly KA, Moir CR *et al.* Surgical management of Meckel's diverticulum: An epidemiologic, population-based study. *Ann Surg* 1994; *220*:564-9.
3. Carpenter SS, Grillis ME. Meckel's diverticulitis secondary to carcinoid tumor: an unusual presentation of the acute abdomen in an adult. *Curr Surg* 2003; *60*:301-3.
4. Fa-Si-Oen PR, Roumen RM, Croiset Van Uchelen FA. Complications and management of Meckel's diverticulum: a review. *Eur J Surg* 1999; *229*:815-21.
5. Fernandez-Garcia FJ, Martin-Carvajal F, Gomez-Modet S *et al.* Image of the month. Meckel's diverticulitis caused by parasitosis, specifically, *Ascaris lumbricoides*. *Cir Esp* 2006; *79*:319.
6. Huerta S, Barleben A, Peck MA, Gordon IL. Meckel's diverticulitis: a rare etiology of an acute abdomen during pregnancy. *Curr Surg* 2006; *63*:290-3.
7. Martin JP, Connor PD, Charles K. Meckel's diverticulum. *Am Fam Physician* 2000; *61*:1037-42.
8. Sai Prasad TR, Chui CH, Singaporewalla FR *et al.* Meckel's diverticular complications in children: is laparoscopy the order of the day? *Pediatr Surg Int* 2007; *23*:141-7.
9. Shalaby RY, Soliman SM, Fawy M, Samaha A. Laparoscopic management of Meckel's diverticulum in children. *J Ped Surg* 2005; *40*:562-7.
10. Turgeon DK, Barneet JL. Meckel's diverticulum. *Am J Gastroenterol* 1990; *85*:777-81.
11. Vaos G. Perforation of an inguinoscrotal Littre's hernia due to Meckel's diverticulitis: an unusual cause of acute hemiscrotum. *Acta Paediatr* 2006; *95*:251-2.
12. Wasike R, Saidi H. Perforated Meckel's diverticulitis presenting as a mesenteric abscess: case report. *East Afr Med J* 2006; *83*:580-4.

25

Colangite Aguda

Aloísio Cardoso-Júnior
Paulo Roberto Savassi-Rocha

INTRODUÇÃO

A colangite aguda (CA) é a infecção que ocorre em pacientes com obstrução parcial ou completa das vias biliares. A litíase das vias biliares é o fator obstrutivo mais freqüentemente encontrado nos casos de CA. No entanto, a crescente possibilidade de intervenção terapêutica endoscópica e radiológica nas vias biliares de pacientes portadores de neoplasias malignas de vias biliares e pâncreas, bem como o aumento da sobrevida desses doentes, tem feito crescer a incidência dessa afecção em portadores de obstruções malignas da árvore biliar.

A CA foi primeiramente descrita por Charcot,[4] em 1877, como doença manifestada pela tríade formada por febre, icterícia e dor no quadrante superior direito do abdome. Posteriormente, Reynolds e Dargan acrescentaram confusão mental e choque às manifestações clínicas antes observadas por Charcot, constituindo a pêntade de Reynolds, que caracteriza um subgrupo de pacientes com forma séptica, de maior gravidade, da CA.[21]

Desde então, especialmente nos últimos três decênios, considerável progresso tem sido alcançado no manejo dos pacientes com CA, devido ao desenvolvimento de antimicrobianos eficazes e, mais recentemente, de procedimentos não-operatórios de drenagem e clareamento das vias biliares, diminuindo a morbimortalidade de seu tratamento.

Este capítulo irá abordar a CA, enfatizando os conceitos mais recentes em relação a seu manejo terapêutico, sempre que possível, à luz dos conhecimentos baseados em evidências.

EPIDEMIOLOGIA

A CA constitui afecção relativamente pouco freqüente no Brasil. No Sudeste da Ásia, a colangioepatite oriental, uma forma de colangite supurativa recorrente, é considerada doença endêmica. Além disso, certas populações asiáticas apresentam alta prevalência de infestação por parasitas que obstruem a via biliar principal, desencadeando a CA.

Sendo a litíase das vias biliares a principal causa de CA, os fatores de risco para aquela doença também o são para esta última. Nesse sentido, pacientes do sexo feminino, multíparas, mulheres em uso de anticoncepcional oral, obesos, portadores de diabetes melito, cirrose hepática, drepanocitose e aqueles submetidos a vagotomias tronculares, ressecções ileais e nutrição parenteral prolongada apresentam maior risco de formar cálculos biliares e, conseqüentemente, de desenvolver CA.[3] Por sua vez, os idosos estão mais propensos ao desenvolvimento de complicações da colelitíase, como a litíase das vias biliares e a CA.

FISIOPATOLOGIA

A CA surge a partir da obstrução parcial ou completa das vias biliares, levando a estase da bile, sua colonização e infecção por microorganismos diversos (Quadro 25.1).

Normalmente, em pacientes nos quais o fluxo de bile se faça livremente para o duodeno, desde que não haja cálculos vesiculares ou nas vias biliares, a bile está protegida da colonização bacteriana pelo

Quadro 25.1 ▶ Principais microrganismos encontrados na colangite aguda de acordo com suas diferentes causas

Microbiologia na colangite aguda	
Litíase das vias biliares	**Procedimentos na via biliar***
Escherichia coli	*Pseudomonas aeruginosa*
Klebsiella sp.	*Enterobacter* sp.
Proteus sp.	*Bacteroides fragilis*
Pseudomonas aeruginosa	Fungos (*Candida* sp.)

*Pacientes submetidos a procedimentos cirúrgicos, endoscópicos ou radiológicos sobre a via biliar.

constante clareamento proporcionado pelo fluxo bilioentérico, capaz de livrar a bile de microorganismos e endotoxinas. Nesses pacientes, as culturas da secreção biliar costumam ser negativas. Além disso, as imunoglobulinas IgA secretórias presentes na bile e o muco produzido pelo epitélio do trato biliar funcionam, provavelmente, como fatores impeditivos à aderência bacteriana, prevenindo a colonização microbiana da secreção biliar.[22] No entanto, a quebra desses mecanismos de defesa, como naqueles pacientes portadores de colecistolitíase, leva à colonização bacteriana da bile em torno de 30% a 50% dos casos.[6] Por outro lado, em presença de litíase das vias biliares, bactérias são encontradas na bile em até 90% dos pacientes.[9]

A colonização da bile, em situações de estase, pode ocorrer pela ascensão de bactérias provenientes do duodeno através da papila duodenal maior, por translocação bacteriana via sistema porta-hepático e, após instrumentalização cirúrgica, endoscópica ou percutânea da via biliar, quando não se consegue estabelecer adequado fluxo de drenagem biliodigestiva ou biliar externa.[23] O Quadro 25.2 mostra as diversas causas de obstrução da árvore biliar encontradas na CA.

A presença de cálculos biliares e as obstruções benignas e malignas do fluxo biliar, portanto, ao alterarem os mecanismos de defesa do trato biliar, predispõem à colonização bacteriana da bile, uma das etapas na gênese do quadro infeccioso denominado CA. Entretanto, estudos experimentais e clínicos sugerem que a CA não ocorre em pacientes com bile colonizada, sem fator obstrutivo, o que se pode observar nas anastomoses biliodigestivas amplas, bem como não ocorre em pacientes portadores de obstrução biliar completa sem colonização da bile, tal como pode ser visto em certa parcela dos pacientes com neoplasias malignas das vias biliares e do pâncreas.[18] Estase biliar e colonização da bile são, portanto, condições necessárias, mas não suficientes, para o desenvolvimento da CA.

Quadro 25.2 ▶ Causas de obstrução biliar encontradas na colangite aguda

Etiologia da obstrução biliar
Cálculos biliares
Litíase da via biliar principal
Litíase intra-hepática
Síndrome de Mirizzi
Obstruções biliares benignas
Estenose pós-operatória (anastomótica ou lesão iatrogênica da via biliar)
Estenose da ampola hepatopancreática
Disfunção do esfíncter de Oddi
Cisto de colédoco
Divertículo periampular
Colangite esclerosante primária e secundária
Pancreatite crônica
Colangiopatia relacionada à AIDS
Colangioepatite oriental
Obstruções biliares malignas
Colangiocarcinoma
Câncer da vesícula biliar
Câncer da cabeça pancreática
Câncer da ampola hepatopancreática
Câncer do duodeno
Procedimentos nas vias biliares
Colagiopancreatografia endoscópica retrógrada (diagnóstica e/ou terapêutica)
Colangiografia transparietoepática (diagnóstica e/ou terapêutica)
Infestação parasitária
Clonorchis sinensis
Ascaris lumbricoides

Nesse cenário, o terceiro e decisivo fator implicado na fisiopatologia da colangite aguda é a pressão intraductal. A hipertensão intraductal secundária aos diversos mecanismos de obstrução biliar parece influenciar adversamente vários fatores de defesa, como as células de Kupffer, as herméticas junções entre os hepatócitos (*tight junctions*), o fluxo de bile e a produção de IgA.[22] Estudos mostram que, quando a pressão na via biliar principal (normal entre 7 e 14mmHg) excede 20mmHg, o refluxo de bactérias que colonizam a bile – através dos vasos linfáticos e das veias hepáticas – para a circulação sistêmica desencadeia o quadro clínico de CA e também que, nos quadros de CA grave, tal pressão excede 30mmHg.[8] Csendes *et al.*[5] demonstraram que pressão significativamente maior é encontrada na via biliar principal de pacientes portadores de litíase das vias biliares associada à CA em relação àqueles sem CA, sejam portadores ou não de colelitíase.

Os germes da microbiota intestinal estão envolvidos na patogenia da CA, havendo predomínio das bactérias gram-negativas e, em menor freqüência, dos anaeróbios (Quadro 25.1). Em cerca de metade dos casos, a infecção é causada por mais de um microorganismo. Entretanto, a bacteriemia geralmente ocorre por um único germe.

MANIFESTAÇÕES CLÍNICAS

Exame clínico

A apresentação clínica da CA varia em amplo espectro, que vai desde a presença de manifestações leves e quadros oligossintomáticos, principalmente em idosos, a quadros sépticos fulminantes. A clássica tríade de Charcot, anteriormente descrita, composta por febre, icterícia e dor no quadrante superior direito do abdome, é encontrada em cerca de 50% a 70% dos pacientes com CA e não constitui achado precoce na evolução do quadro.[4] A associação de confusão mental e choque, constituindo a pêntade de Reynolds, pode ser encontrada em quadros graves de CA.[21] Esses casos eram denominados colangite aguda supurativa. No entanto, estudo conduzido por Boey e Way,[1] publicado em 1980, mostrou não haver boa correlação entre as manifestações clínicas da CA e a presença de pus na via biliar principal, já que muitos pacientes com colangite grave não tinham pus na via biliar, bem como alguns pacientes que apresentavam supuração da bile apresentavam-se apenas moderadamente enfermos. Colúria, acolia ou hipocolia fecal, icterícia flutuante e prurido também podem ocorrer nos casos de CA, devido à colestase. O Quadro 25.3 mostra a freqüência das manifestações clínicas mais encontradas na CA.

No entanto, a maioria dos casos precoces de CA apresenta-se com febre (eventualmente acompanhada de calafrios) antes de desenvolver icterícia clinicamente detectável. A história pregressa de colecistolitíase, litíase das vias biliares, pancreatite aguda, colecistite aguda, colangite aguda, colecistectomia, anastomoses biliodigestivas e procedimentos endoscópicos ou percutâneos de instrumentalização das vias biliares pode dirigir o raciocínio clínico para a possibilidade de CA, principalmente nos casos menos evidentes.

Pacientes portadores do vírus HIV ou da AIDS podem apresentar tipo específico de colangiopatia, responsável pelo aparecimento de CA, manifestado por dor abdominal e colestase. Nesses pacientes, a colangite costuma ser causada por ulceração, edema e obstrução das vias biliares extra-hepáticas, podendo estar relacionada a infecções por citomegalovírus e *Cryptosporidium* sp. Dessa forma, as estenoses encontradas na ampola hepatopancreática e na árvore biliar extra-hepática formam aspecto colangiográfico semelhante ao observado na colangite esclerosante primária.

A forma grave de colangite ocorre em cerca de 10% a 15% dos pacientes com CA e, quando acompanhada de transformação purulenta da bile, é denominada colangite supurativa aguda. Esses quadros graves de CA devem ser considerados na presença de choque e confusão mental (pêntade de Reynolds) ou de, pelo menos, dois dos critérios apresentados no Quadro 25.4.[24] O reconhecimento precoce do curso grave de um paciente com CA possibilita a tomada de decisões intervencionistas com vistas a impedir a progressão da doença para quadros sépticos fulminantes, síndrome de resposta inflamatória sistêmica e falência múltipla de órgãos e sistemas.

Assim como a anamnese, o exame físico mostra alterações causadas pela colestase e pela sepse em curso. Dessa maneira, icterícia, febre, dor abdominal à palpação profunda do hipocôndrio direito, taquicardia, taquipnéia e sudorese são sinais que se combinarão de diversas maneiras, dependendo da gravidade de cada caso. Os sinais de Cullen e Grey-Turner denotam a presença de hematoma retroperitoneal e sugerem pancrea-

Quadro 25.3 ▶ Freqüência das manifestações clínicas da colangite aguda

Manifestação clínica	Freqüência (%)
Tríade de Charcot	50 a 70
Febre	90
Dor no quadrante superior direito	65
Icterícia	60
Dor abdominal e icterícia	60 a 70
Confusão mental	10 a 20
Choque	30

Quadro 25.4 ▶ Critérios de gravidade da colangite aguda*

Critério	Definição
Temperatura axilar	> 38°C ou < 36°C
Freqüência cardíaca	> 90bpm
Freqüência respiratória	> 20irpm
$PaCO_2$	< 4,27KPa
Leucometria total	> 12.000/mm³ ou < 4.000/mm³
Granulócitos imaturos	> 10%

Fonte: Wei-Zhong *et al.*[24]
A presença de dois ou mais critérios sugere colangite aguda grave.
bpm – batimentos por minuto; *irpm* – incursões respiratórias por minuto.

tite aguda como causa da CA. Ascite, sinais de encefalopatia hepática e aranhas vasculares direcionam o raciocínio para a presença de cirrose hepática associada. Por sua vez, a presença de massas palpáveis, emagrecimento, linfadenomegalia, ascite e vesícula de Courvoisier denotam a ocorrência de obstrução maligna da via biliar.

Exames laboratoriais

Os exames laboratoriais corroboram o exame clínico no diagnóstico da CA e ajudam na classificação de sua gravidade e em seu diagnóstico diferencial. O Quadro 25.5 mostra os padrões de alterações dos testes de função hepática encontrados na obstrução biliar e em condições nas quais se faz necessário o diagnóstico diferencial.

Além dos testes da função hepática, hemoculturas devem ser coletadas antes do início da antibioticoterapia. O leucograma mostra, na maioria das vezes, leucocitose, podendo ocorrer desvio para a esquerda nos casos mais graves. Alguns pacientes apresentam-se leucopênicos em casos de sepse grave por bactérias gram-negativas e imunodepressão.[10]

Imagenologia

A propedêutica imagenológica das vias biliares despontou, nos últimos anos, como uma das áreas que mais avançaram na abordagem das doenças do sistema digestório. A melhoria tecnológica dos aparelhos de ultra-sonografia, tomografia computadorizada, ressonância nuclear magnética e endoscopia digestiva proporcionou não só a possibilidade diagnóstica acurada das doenças hepatobiliopancreáticas, como também a abordagem terapêutica nos casos de CA grave, nos quais o clareamento e/ou a drenagem da via biliar principal fazem-se, urgentemente, necessários. Desse modo, os exames radiológicos confirmam a presença de obstrução biliar e determinam, na maioria dos casos, a causa subjacente.

Os exames não-invasivos são inicialmente utilizados para diagnóstico de obstrução das vias biliares e triagem dos casos que exigirão abordagem intervencionista terapêutica, como a litíase da via biliar principal e a obstrução biliar maligna em pacientes com CA grave. Nessas situações, por exemplo, a drenagem da via biliar por via endoscópica retrógrada ou percutânea transepática constitui medida indispensável para o êxito do tratamento. A intervenção cirúrgica de urgência nos casos de CA grave deve ficar reservada para os casos nos quais haja indisponibilidade ou insucesso do tratamento endoscópico retrógrado ou radiológico intervencionista, devido à sua maior morbimortalidade. O Quadro 25.6 mostra as peculiaridades dos exames de imagem utilizados nos casos suspeitos de obstrução das vias biliares.

A ultra-sonografia (US) abdominal é um teste sensível para detecção de cálculos na vesícula biliar e dilatação de vias biliares, sendo bastante disponível, de baixo custo e, portanto, o primeiro exame de imagem a ser considerado nos casos em que haja suspeita de CA. No entanto, a US carece de acurácia no diagnóstico da litíase das vias biliares e das outras causas de obstrução biliar, sendo exame extremamente operador-dependente. A Figura 25.1 mostra imagem ultra-sonográfica de coledocolitíase.

Assim, a utilização da tomografia computadorizada (TC) do abdome e da colangiopancreatografia por ressonância nuclear magnética (CPRM) pode ser necessária para definir a etiologia da obstrução e planejar o tratamento. A TC de abdome é de utilidade para demonstrar a dilatação das vias biliares, principalmente quando há suspeita de massas pancreáticas, e também quando existe abscesso hepático. Por sua vez, a CPRM tem sido bastante utilizada para diagnóstico de litíase das vias biliares

Quadro 25.5 ▸ Padrões de elevação dos testes de função hepática na colangite aguda e outros diagnósticos diferenciais

Exame	Obstrução biliar	Hepatite aguda	Cirrose hepática	Hemólise
Albumina	Normal	Normal ou baixa	Baixa, muito baixa	Normal
ALT e AST	Elevação de leve a moderada	Elevação de moderada a acentuada	Normal ou elevação leve	Normal
Bilirrubinas	Totais e direta altas	Totais e direta altas	Normal ou alta	Total e indireta altas
FA	Elevação de moderada a acentuada	Elevação de leve a moderada	Elevação de leve a moderada	Normal
TP	Normal a elevado	Normal a elevado	Elevado	Normal
Plaquetas	Contagem normal	Contagem normal	Contagem baixa	Contagem normal

AST – aspartato aminotransferase; *ALT* – alanina aminotransferase; *BD* – bilirrubina direta; *FA* – fosfatase alcalina; *TP* – tempo de protrombina.

Quadro 25.6 ▸ Imaginologia nos casos suspeitos de obstrução das vias biliares

Exame	Vantagem	Desvantagem
US	Não-invasivo Alta sensibilidade para colecistolitíase Avalia a ecotextura hepática	Limitado por gases Visão limitada da via biliar Operador-dependente
TC	Não-invasivo Sensível para dilatação de vias biliares Boa avaliação da anatomia regional	Contraste venoso nefrotóxico Baixa acurácia na detecção de colecistolitíase e litíase das vias biliares
CPRM	Não-invasivo Indicador sensível de colangite Alta sensibilidade diagnóstica para litíase das vias biliares	Paciente deve estar consciente Interpretador-dependente
CPER	Alta sensibilidade para doenças das vias biliares Visualização direta da papila duodenal Fornece imagem da via biliar e pancreática Permite a drenagem da via biliar Permite o clareamento da via biliar Permite a dilatação de estenoses biliares Permite a inserção de próteses	Invasivo Risco de pancreatite aguda, colangite, fístula duodenal e hemorragia Necessita sedação Pode contaminar bile estéril
CPTH	Alta sensibilidade para doenças das vias biliares Permite o acesso proximal às obstruções malignas completas da via biliar Permite a drenagem da via biliar Permite a dilatação de estenoses biliares Permite a inserção de próteses	Invasivo Risco de hemorragia, lesão de vísceras ocas, coleperitônio Necessita sedação Pode contaminar bile estéril

US – ultra-sonografia; *TC* – tomografia computadorizada; *CPRM* – colangiopancreatografia por ressonância magnética; *CPER* – colangiopancreatografia endoscópica retrógrada; *CPTH* – colangiografia percutânea transepática.

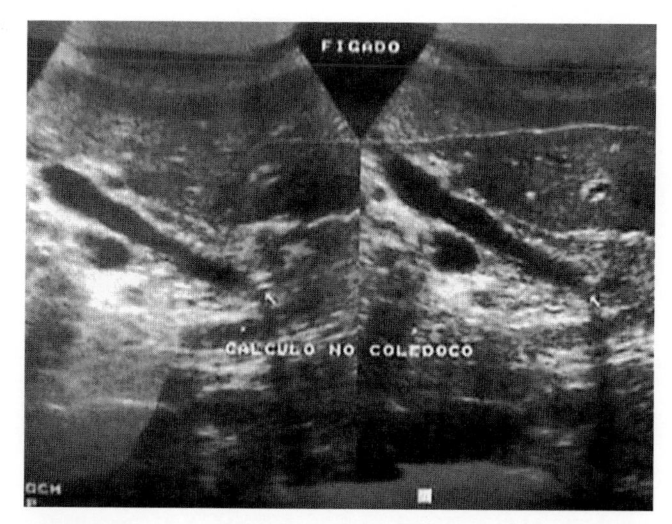

Figura 25.1 ▸ Imagem ultra-sonográfica de litíase da via biliar principal.

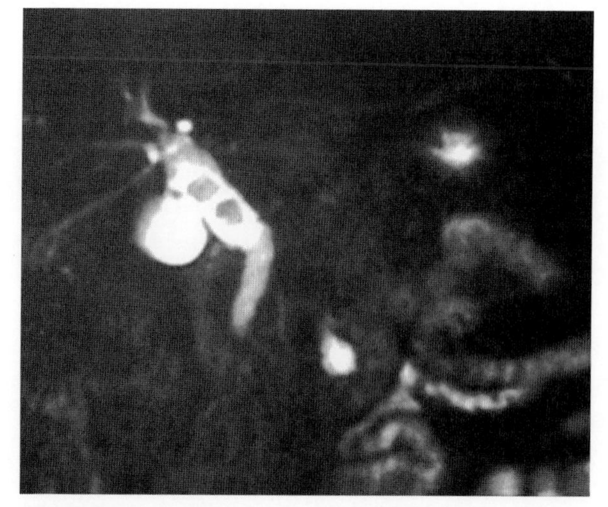

Figura 25.2 ▸ Imagem de colangiografia por ressonância magnética mostrando cálculos na via biliar principal.

e triagem dos pacientes que serão submetidos à colangiopancreatografia endoscópica retrógrada (CPER) à ou radiologia intervencionista, ficando estas reservadas aos casos em que haja necessidade, e possibilidade, de intervenção terapêutica, ou nos quais os exames de triagem foram inconclusivos.[19] Esta conduta poupa certa parcela dos pacientes da exposição à morbimortalidade dos procedimentos supracitados. A Figura 25.2 apresenta imagem de colangiografia por ressonância magnética, mostrando cálculos na via biliar principal.

TRATAMENTO

O tratamento dos pacientes com CA irá depender da gravidade do quadro, da causa subjacente, dos fatores prognósticos envolvidos e dos recursos disponíveis em cada instituição. O Quadro 25.7 mostra os fatores de mau prognóstico na CA segundo Lai *et al.*[12] e Gigot *et al.*[7]

As bases do tratamento da CA assentam-se na terapia clínica (administração de oxigênio, hidratação, aminas vasoativas, antibioticoterapia, correção da coagulopatia e demais medidas suportivas cabíveis) e na drenagem da via biliar (endoscópica, percutânea transepática ou cirúrgica). Pacientes com quadro clínico de leve ou moderada gravidade, sem fatores de mau prognóstico (Quadro 25.7), respondem bem, na maioria dos casos, às medidas clínicas. Dessa maneira, o tratamento definitivo da obstrução biliar pode ser postergado para momento eletivo em que o paciente esteja curado da CA e, portanto, apto a intervenções de maior porte que se façam necessárias.

Entretanto, pacientes que não apresentam melhora com o tratamento clínico instituído (primeiras 48 horas), aqueles cujo quadro se agrava na vigência de tal tratamento e os que se mostram gravemente enfermos na avaliação inicial devem ser urgentemente submetidos à descompressão da via biliar principal. Para isso, o procedimento endoscópico retrógrado, quando disponível, é a técnica de eleição para drenagem da via biliar devido à sua menor morbimortalidade, quando comparado à drenagem cirúrgica de urgência.[11-13,16] As Figuras 25.3 a 25.5 mostram colangiografia endoscópica retrógrada, papilotomia endoscópica e coledocolitotomia endoscópica, respectivamente.

Quadro 25.7 ▶ Fatores preditores de mau prognóstico em pacientes com colangite aguda

Lai *et al.*[12]	Gigot *et al.*[7]
Insuficiência renal aguda	Insuficiência renal aguda
Idosos	Idade > 50 anos
Sexo feminino	Sexo feminino
Cirrose hepática preexistente	Cirrose hepática preexistente
Presença de abscesso hepático	Presença de abscesso hepático
Obstrução biliar maligna	Obstrução biliar maligna alta
Presença de co-morbidades clínicas	Colangite pós-CPER ou CPTH
pH < 7,4	
Bilirrubina > 90µ/mol por litro	
Albumina < 3,0g/L	
Plaquetometria < 150 × 10^9/L	

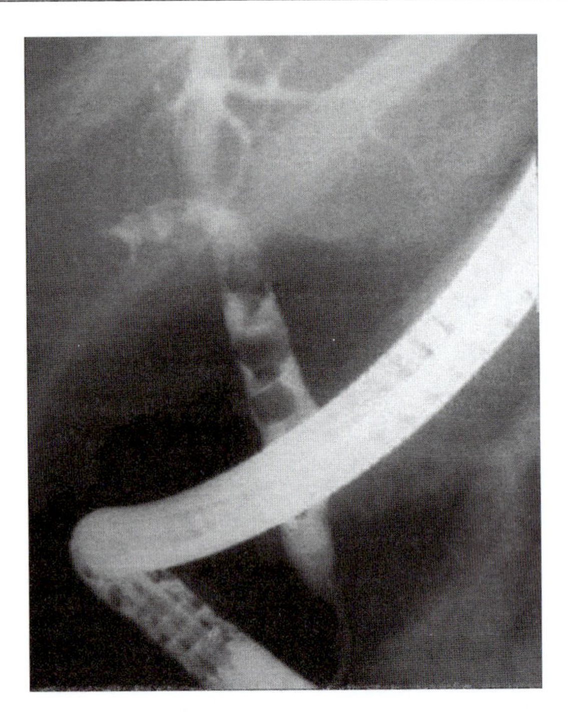

Figura 25.3 ▶ Colangiografia endoscópica retrógrada – litíase da via biliar principal.

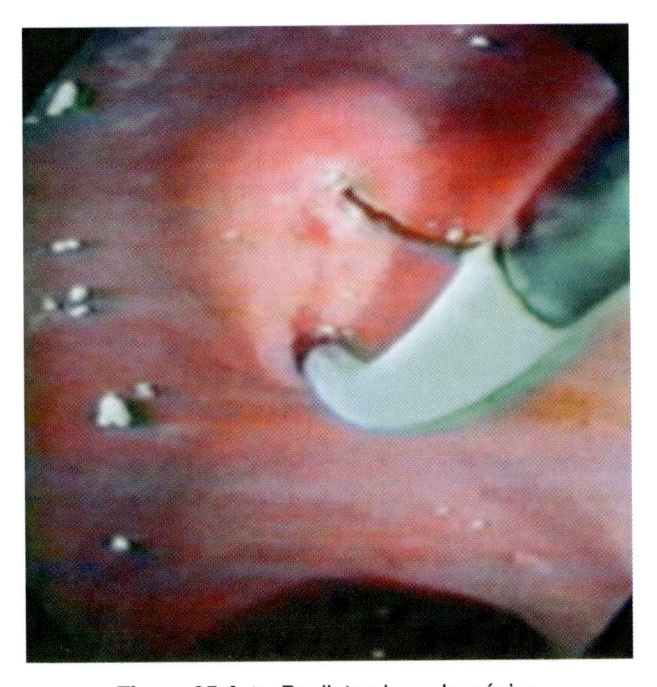

Figura 25.4 ▶ Papilotomia endoscópica.

Nas situações em que não haja acesso endoscópico à via biliar, como nas obstruções malignas completas da árvore biliar (tumor de Klatskin) e nos pacientes com operações prévias que desconectem o trânsito gastroduodenal (anastomoses biliodigestivas em Y de Roux, gastrectomias com reconstrução em Y de Roux), deve-se utilizar a drenagem por via percutânea transepática, desde que o grau de dilatação intra-hepática das vias

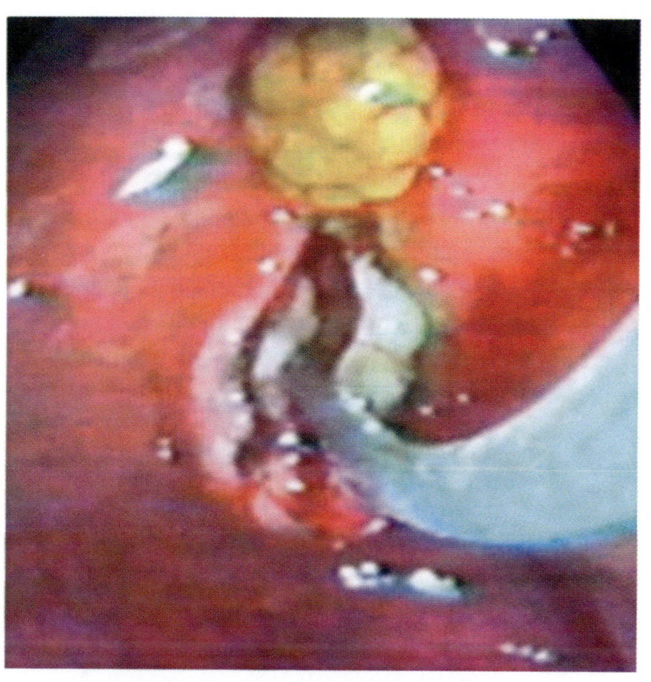

Figura 25.5 ▶ Coledocolitotomia endoscópica.

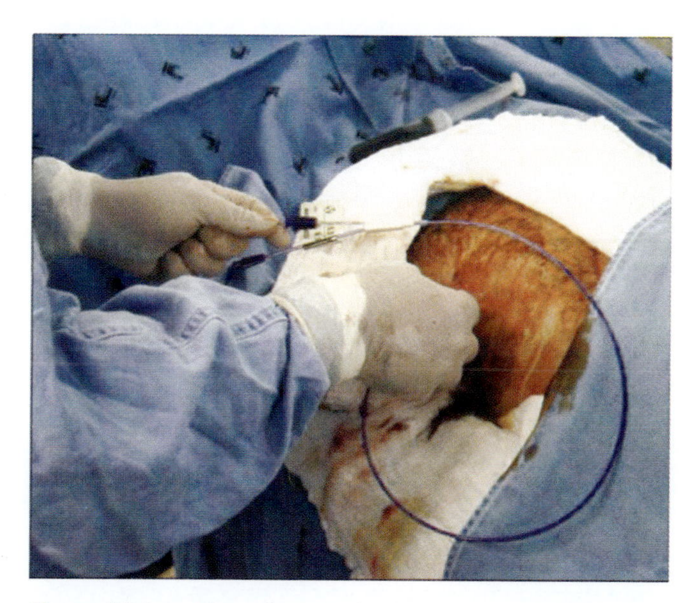

Figura 25.6 ▶ Procedimento de drenagem percutânea transepática das vias biliares.

biliares permita sua realização, e considerando-se que a morbimortalidade da intervenção radiológica na CA grave é menor que no tratamento cirúrgico.[20] As Figuras 25.6 e 25.7 mostram procedimento de drenagem percutânea transepática e imagem de colangiografia pelo dreno percutâneo transepático, respectivamente.

Porém, caso não haja disponibilidade desses recursos endoscópicos e percutâneos, a drenagem cirúrgica externa por laparotomia ou laparoscopia deve ser realizada devido à inexorável mortalidade desses pacientes quando a via biliar não é, rapidamente, descomprimida.

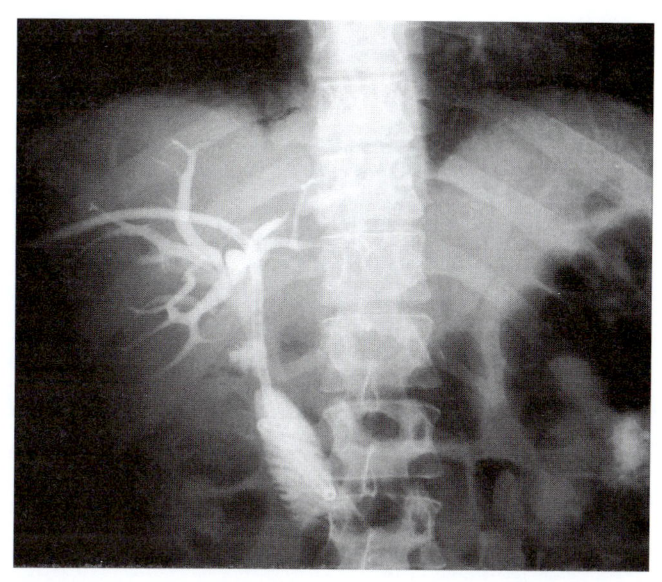

Figura 25.7 ▶ Colangiografia por dreno percutâneo transepático em paciente submetido à anastomose biliodigestiva.

Antibioticoterapia

Nos pacientes com CA, septicemia pode ocorrer em até 50% dos casos.[1] Ao iniciar-se o tratamento, a opção deve ser por esquema antimicrobiano empírico, de amplo espectro, contra germes gram-negativos e anaeróbios, atentando-se para a coleta de hemoculturas antes de iniciá-los. Em pacientes nos quais a causa subjacente seja a litíase das vias biliares, os organismos gram-negativos são os mais encontrados. Por outro lado, *Pseudomonas aeruginosa*, *Enterobacter*, *Bacteroides* e fungos são germes prevalentes em pacientes que foram submetidos à manipulação endoscópica ou cirúrgica da via biliar.[2]

Os antibióticos utilizados na CA devem, além de combater a flora prevalente, alcançar nível terapêutico na bile. No entanto, a hipertensão presente na árvore biliar pode dificultar a excreção dos antimicrobianos na bile.[17] Este dado reforça a necessidade de descompressão da via biliar quando não há resposta terapêutica adequada nas primeiras horas após instituído o tratamento clínico da CA. Além disso, pacientes com insuficiência hepática, bem como aqueles muito ictéricos, tendem a apresentar pior resposta aos antimicrobianos devido ao mau funcionamento das células de Kupffer.

A associação de aminoglicosídeos e ampicilina provê boa cobertura para germes gram-negativos e cocos gram-positivos. Já em relação à adição de um anaerobicida, como o metronidazol, ainda existe controvérsia em sua indicação *de princípio,* exceto quando houve manipulação endoscópica ou cirúrgica da via biliar. Apesar de largamente utilizado, devido a seu baixo custo, o esquema gentamicina/ampicilina e metronidazol apresenta as seguintes desvantagens: o nível terapêutico biliar da ampicilina é moderado e o dos aminoglicosídeos, baixo; os aminoglicosídeos são antimicrobianos nefrotóxicos, e boa parcela dos pacientes com CA é de idosos e tem função renal limítrofe ou desenvolveu insuficiência renal na vigência da sepse e da icterícia.

As cefalosporinas de terceira geração, ureidopenicilinas (piperacilina), carbapenens e fluorquinolonas também são úteis contra germes gram-negativos, incluindo *Pseudomonas aeruginosa*, estreptococos e anaeróbios, mas são susceptíveis à inativação por algumas betalactamases. Por sua vez, a mezlociclina e a piperacilina produzem altos níveis na secreção biliar e são ativas contra grande parte da flora envolvida na CA.

Lee e Chung[15] realizaram estudo randomizado, comparando ciprofloxacina em monoterapia com o esquema ampicilina-ceftazidima-metronidazol em 100 pacientes com CA. Demonstraram que ambos os regimes são igualmente eficazes e, portanto, a monoterapia com ciprofloxacina pode ser considerada o tratamento empírico inicial nos pacientes com CA. No entanto, pacientes que desenvolvem CA secundária a intervenções na via biliar, a maioria deles devido a neoplasias malignas ou após transplante hepático, devem receber regime de amplo espectro e modificá-lo de acordo com a hemocultura ou, quando possível, em consonância com a cultura da bile.

Descompressão biliar

A drenagem biliar não-operatória (endoscópica ou percutânea transepática) revolucionou o tratamento da CA e consiste, atualmente, no tratamento de escolha nos casos em que a descompressão esteja indicada. Conforme discutido anteriormente neste capítulo, a morbimortalidade desses procedimentos é significativamente menor que aquela resultante da drenagem cirúrgica de urgência da via biliar, proporcionando a resolução do quadro de CA para que a abordagem definitiva da obstrução se dê em situação clínica mais favorável.

Drenagem endoscópica e percutânea transepática

Nos pacientes com indicação de descompressão da via biliar, a drenagem endoscópica é preferida, sempre que possível. Sua factibilidade depende da continuidade do trânsito gastroduodenal (afetado por operações prévias ou obstruções tumorais). Na impossibilidade de realizá-la, opta-se pela drenagem transepática, desde que haja suficiente dilatação das vias biliares intra-hepáticas. Outra indicação para drenagem percutânea transepática ocorre em pacientes que apresentam cálculos biliares intra-hepáticos, associados com estenoses segmentares dos ductos biliares intra-hepáticos nos quais pode haver necessidade de drenagem específica de determinados segmentos hepáticos, às vezes combinada com a drenagem endoscópica retrógrada. Nos pacientes com CA grave, deve-se apenas drenar a via biliar e postergar, por exemplo, a coledocolitotomia endoscópica para segundo tempo.

A melhor técnica de drenagem endoscópica (cateter nasobiliar ou *stent*) da via biliar ainda é tema de estudos. No entanto, injeção de contraste sob pressão na via biliar deve ser evitada, devido à possível ocorrência de refluxo colangiovenoso, agravando a septicemia. Aspiração da bile infectada antes da injeção do meio de contraste previne essa complicação e facilita a identificação da litíase das vias biliares. Procedimentos prolongados em pacientes gravemente enfermos, com manipulação excessiva da via biliar, na tentativa de extrair cálculos biliares difíceis, deve ser evitada na vigência da CA. Nesses pacientes, a colocação de cateteres nasobiliares ou *stents* é mais fácil e rápida, evitando também a necessidade de papilotomia em pacientes com distúrbios de coagulação. Obviamente, vantagens e desvantagens serão encontradas nas duas técnicas. Enquanto o cateter nasobiliar permite a irrigação da via biliar, novas coletas de material para cultura e a repetição da colangiografia, ele fica sujeito a deslocamento inadvertido, principalmente em pacientes com confusão mental. Os *stents*, por sua vez, estão também sujeitos a deslocamentos e podem, eventualmente, obstruir-se, já que não podem ser irrigados. Lee *et al.*[14] conduziram estudo prospectivo randomizado e demonstraram que a drenagem é igualmente efetiva com a inserção de *stent* ou dreno nasobiliar, estando este último associado a maior desconforto e maior risco de deslocamento. A Figura 25.8 mostra colangiografia realizada por dreno nasobiliar.

Pacientes que não respondam adequadamente ao tratamento clínico e à drenagem biliar devem ser reavaliados no seguinte sentido:[15]

- Mau funcionamento da drenagem biliar.
- Associação de empiema da vesícula biliar.
- Presença de abscesso hepático.
- Presença de segmentos hepáticos não drenados, como acontece nos casos de cálculos intra-hepáticos ou estenoses biliares intra-hepáticas.

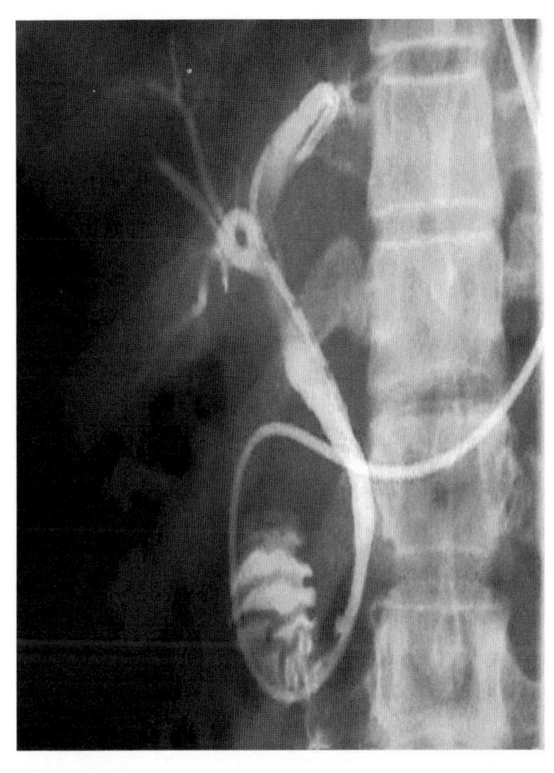

Figura 25.8 ▶ Colangiografia por dreno nasobiliar.

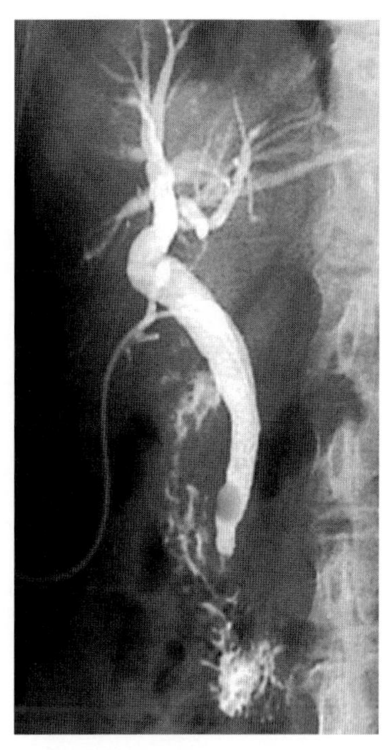

Figura 25.9 ▶ Colangiografia pós-operatória obtida através da coledocostomia com dreno de Kehr, na qual se notam dilatação de vias biliares e imagem de cálculo residual na porção distal do duto colédoco.

Assim, a repetição de exames de imagem (US, TC, CPRM) pode elucidar os fatores acima descritos. Naqueles pacientes com segmentos hepáticos não drenados, pode-se associar a drenagem biliar percutânea transepática. Pacientes com abscessos hepáticos devem ser submetidos à drenagem guiada por US ou TC dos abscessos ou, como segunda opção, por laparoscopia ou laparotomia.

Drenagem cirúrgica da via biliar

A drenagem cirúrgica da via biliar fica restrita aos casos de indisponibilidade, impossibilidade ou falha da intervenção endoscópica ou percutânea. Partindo-se do princípio de que esses pacientes encontram-se em situação crítica, o tratamento cirúrgico segue os mesmos princípios dos demais, ou seja, os procedimentos devem ser simples e rápidos, postergando-se operações mais complexas para quando a CA tiver sido resolvida. A colecistostomia tem sido advogada com essa finalidade. No entanto, a drenagem proporcionada por essa técnica é, freqüentemente, ineficaz. Assim sendo, a coledocostomia com dreno em T deve ser preferida por oferecer a mais eficiente drenagem da via biliar, levando-se em conta sua simplicidade e rapidez em pacientes com dilatação do hepatocolédoco. Após a coledocotomia, os cálculos que puderem ser facilmente removidos o serão. No entanto, esforços maiores e demorados para realização de coledocolitotomias difíceis não devem ser empreendidos, deixando-se a abordagem de tais cálculos para segundo tempo, após a remissão da CA. A Figura 25.9 mostra colangiografia pós-operatória obtida através da coledocostomia com dreno de Kehr, na qual se notam dilatação de vias biliares e imagem de cálculo residual na porção distal do ducto colédoco.

PROFILAXIA DA FALHA TERAPÊUTICA

O sucesso do tratamento da CA depende de vários pontos que devem ser realçados para que o bom êxito seja logrado, quais sejam:

- Não adiar a drenagem, seja ela operatória ou não-operatória, em pacientes que preencham os critérios para descompressão da via biliar. Existe clara correlação entre o atraso na drenagem e o aumento da morbimortalidade na CA.
- Esterilizar adequadamente o material de endoscopia e utilizar material de contraste estéril para evitar contaminação da via biliar por germes como *Pseudomonas aeruginosa.*
- Pacientes que preencham os critérios de gravidade (Quadro 25.4) ou de mau prognóstico (Quadro

25.7) devem ser atentamente vigiados, com vistas à necessidade de procedimento descompressivo da via biliar.

- O procedimento de descompressão, quando indicado, não deve esperar pela realização semi-eletiva da CPER. Não havendo possibilidade de realizá-la com a devida urgência, indica-se a drenagem cirúrgica.

CONSIDERAÇÕES FINAIS

O tratamento da CA evoluiu bastante nos últimos decênios. No entanto, a disponibilidade de tecnologia de ponta e o custo elevado, tanto para o diagnóstico como para o tratamento dos casos graves, que necessitam descompressão biliar, são pontos diferenciais e limitadores entre as diversas instituições que cuidam desses pacientes.

REFERÊNCIAS BIBLIOGRÁFICAS

1. Bohey JH, Way LW. Acute cholangitis. *Ann Surg* 1980; *191*: 264-70.
2. Bornman PC, van Beljon JI, Krige JEJ. Management of cholangitis. *J Hepatobiliary Pancreat Surg* 2003; *10*: 406-14.
3. Cardoso-Jr A, Savassi-Rocha PR. Colecistopatia crônica calculosa. *In:* Lopes AC (ed.) *Tratado de clínica médica*. São Paulo: Roca, 2006: 1435-44.
4. Charcot JM. *Leçons sur lês maladies du foie, des voies biliares et des reins*. Paris, França: Faculdade de Medicina de Paris, 1877.
5. Csendes A, Sepúlveda A, Burdiles P *et al.* Common bile duct pressure in patients with common bile duct stones with or without acute suppurative cholangitis. *Arch Surg* 1988; *123*: 697-9.
6. Fukunaga FH. Gallbladder bacteriology, histology and gallstones. *Arch Surg* 1973; *106*: 169-71.
7. Gigot JF, Leese T, Dereme T *et al.* Acute cholangitis: multivariate analysis of risk factors. *Ann Surg* 1988; *209*: 435-8.
8. Huang T, Bass JA, Williams RD. The significance of biliary pressure in cholangitis. *Arch Surg* 1969; *98*: 629-32.
9. Keighley MR, Flinn R, Alexander-Williams J. Multivariate analysis of clinical and operative findings associated with biliary sepsis. *Br J Surg* 1976; *63*: 528-31.
10. Lai EC, Mok FP, Tan ES. Endoscopic biliary drainage for severe acute cholangitis *N Eng J Med* 1992; *326*: 1582-6.
11. Lai EC, Paterson IA, Tam PC *et al.* Severe acute cholangitis: the role of emergency nasobiliary drainage. *Surgery* 1990; *107*: 268-72.
12. Lai ECS, Tam PC, Peterson IA *et al.* Emergency surgery for severe acute cholangitis – the high risk patient. *Ann Surg* 1990; *211*: 55-9.
13. Lau JY, Ip SM, Chung SG. Endoscopic drainage aborts endotoxaemia in acute cholangitis. *Br J Surg* 1996; *83*: 181-4.
14. Lee DWH, Chan ACW, Lam YL *et al.* Biliary descompression by nasobiliary catheter or stent in acute suppurative cholangitis: a prospective randomized trial. *Gastrointest Endosc* 2002; *56*: 361-5.
15. Lee DWH, Chung SCS. Biliary infection. *Baillière's Clin Gastroenterol* 1997; *11*: 707-24.
16. Leese T, Neoptolemos JP, Baker AR, CarrLocke DL. Management of acute cholangitis and the impact of endoscopic sphincterotomy. *Br J Surg* 1986; *73*: 988-92.
17. Leung JW, Chan RC, Cheug SW, Sung JY, Chung CSC. The effect of obstruction on the biliary excretion of cefoperazone and ceftriaxone. *J Antimicrob Chemother* 1990; *25*: 399-406.
18. Lipsett PA, Pitt HA. Cholangitis. *In:* Blumgart LH, Fong Y (eds.) *Surgery of the liver and biliary tract*. London: WB Saunders, 2000: 1125-34.
19. Musella M, Barbalace G, Caparelli A. Magnetic ressonance imaging in evaluation of the common bile duct. *Br J Surg* 1998; *85*: 16-9.
20. Qureshi WA. Approach to the patient who has suspected acute bacterial cholangitis. *Gastroenterol Clin North Am* 2006; *35*: 409-23.
21. Reynolds BM, Dargan EL. Acute obstructive cholangitis: a distinct clinical syndrome. *Ann Surg* 1959; *150*: 299-303.
22. Sung JY, Costerton JW, Shaffer EA. Defense system in the biliary tract against bacterial infection. *Dig Dis Sci* 1992; *37*: 689-96.
23. Sung JY, Shaffer EA, Olson ME *et al.* Bacterial invasion of the biliary system by way of the portal system. *Hepatology* 1991; *14*: 313-7.
24. Wei-Zhong Z, Yi-Shao Chen, Jin-Wei-Wang, Xue-Rong Chen. Early diagnosis and treatment of severe acute cholangitis. *World J Gastroenterol* 2002; *8*:150-2.

26

Apendicite Epiplóica e Infarto do Omento

Orlando Jorge Martins Torres

INTRODUÇÃO

Apendicite epiplóica e infarto do omento são considerados condições clínicas incomuns. Até 1960, somente 110 casos de apendicite epiplóica haviam sido descritos e, até 1968, somente 276 casos de infarto omental foram publicados no mundo.[2] Desde a primeira descrição das características da ultra-sonografia (US) e da tomografia computadorizada (TC), há mais de 10 anos, muitos estudos têm demonstrado que a verdadeira incidência da apendicite epiplóica e do infarto omental é muito maior do que havia sido previamente descrito. A apendicite epiplóica sido tem registrada em 2,3% a 7,1% dos pacientes clinicamente suspeitos de diverticulite aguda e em 0,3% a 1% dos pacientes suspeitos de apendicite aguda. A apendicite epiplóica foi primeiramente descrita por Vesalius, em 1543, e reconhecida por meio da tomografia computadorizada, pela primeira vez, em 1986.[5,14] Embora o apêndice epiplóico tenha aproximadamente 3cm no adulto, situações raras, como o crescimento de até 15cm, têm sido observadas. As doenças agudas do apêndice epiplóico incluem torção espontânea e infarto hemorrágico, calcificação devida a necrose gordurosa asséptica, inflamação primária ou secundária, alargamento por lipomas ou metástases e encarceração de hérnias.[1,4,14]

O omento ou os apêndices epiplóicos podem, ocasionalmente, desenvolver infarto como resultado de torção ou trombose venosa espontânea. Esta situação é designada como torção omental ou apendicite epiplóica, dependendo do envolvimento do omento ou do apêndice epiplóico. A incidência de infarto omental é de 3% a 7% em pacientes com suspeita de diverticulite aguda e de 1% em pacientes com dor na fossa ilíaca direita. Importante estudo que analisa apendicite epiplóica e infarto omental registrou, aproximadamente, um caso para cada 30 apendicectomias.[4] A apendicite epiplóica parece ser mais comum que o infarto omental.[4,12,14,15]

A justificativa para o aumento da incidência tem sido atribuída ao uso mais liberal da ultra-sonografia e da tomografia computadorizada em pacientes com dor abdominal aguda e subaguda nos últimos 10 anos. Tal conduta tem implementado o reconhecimento das características imaginológicas de ambas as condições clínicas, contribuindo para o diagnóstico não-operatório. Estes exames de imagem têm demonstrado a verdadeita incidência dessas doenças previamente não diagnosticadas, contribuindo para o esclarecimento de sua incidência e história natural.[7,13] No passado, em algumas situações, a forma de apresentação clínica e a evolução quase sempre benigna não justificavam a operação e, como resultado, não era realizado o diagnóstico preciso da doença. Por outro lado, as condições mais agudas levariam o paciente a ser submetido à laparotomia exploradora com o diagnóstico pré-operatório de outra doença, geralmente diverticulite ou apendicite agudas.[4,15]

ANATOMIA E FISIOPATOLOGIA

O omento é uma dobra livre do peritônio formada pela união deste último com os folhetos anterior e posterior do estômago, estendendo-se deste ao cólon transverso, como uma cortina sobre os intestinos. Os apêndices epiplóicos são pequenos prolongamentos peritoneais de gordura subserosa, envolvidos por revestimento seroso, que se organizam em fileiras paralelas ao longo da margem antimesentérica na superfície do cólon. A maioria tem de 1 a 2cm de espessura e 0,5 a 5cm de comprimento, contendo pequenos vasos e tecido gorduroso. Aproximadamente 50 a 100 apêndices epiplóicos estão normalmente presentes, organizadas em duas fileiras longitudinais separadas, localizadas na superfície serosa do cólon, desde o ceco até a junção do retossigmóide. Cada apêndice epliplóico é suprido por uma ou duas pequenas artérias terminais, ramos dos vasos retos do cólon, e drenado por uma veia tortuosa que passa através de seu pedículo estreito. Seu suprimento sanguíneo limitado e delicado, associado a sua forma pediculada e excessiva mobilidade e peso, torna essa estrutura propensa a torção, acotovelamento e isquemia, ou infarto hemorrágico, com subseqüente trombose venosa.[14,15]

Normalmente, as manifestações clínicas têm origem nos quadrantes inferiores direito e esquerdo, onde o cólon sigmóide e o ceco abrigam o maior número de alongados e proeminentes apêndices epiplóicos. Em geral, o infarto omental afeta somente um segmento do omento, mais comumente à direita. O suprimento sanguíneo do omento está comprometido pelo mesmo mecanismo do apêndice epiplóico. Portanto, no infarto omental, a torção persistente é mais freqüentemente encontrada durante a operação. A predisposição para o lado direito no infarto omental tem sido atribuída a uma variante embriológica que torna mais longo e frágil o suprimento sanguíneo do lado direito do omento, predispondo a trombose venosa e infarto. Alguns autores[1,4,15] têm distinguido o infarto omental causado por torção do idiopático sem torção, porém esta distinção não tem implicação prática. Como resultado de reação inflamatória subseqüente, essa condição tem sido denominada apendicite epiplóica primária, que deve ser diferenciada da apendicite epiplóica secundária, causada por processo inflamatório adjacente, como diverticulite, apendicite ou colecistite. A apendicite epiplóica primária pode ser resultado de torção com isquemia ou trombose venosa espontânea de uma veia de drenagem do apêndice, na ausência de torção. Em algumas situações, há inflamação intensa sem alterações vasculares.[1,4,15]

O local mais freqüentemente envolvido por apendicite epiplóica primária é o cólon sigmóide, seguido pelo ceco. Estes segmentos geralmente abrigam o maior número dos mais alongados e proeminentes apêndices epiplóicos. O omento ou um apêndice epiplóico pode, incidentalmente, infartar, causando dor abdominal aguda ou subaguda.[5,14]

Alguns fatores etiopatogênicos têm sido sugeridos para ambas as condições, como o exercício intenso pós-prandial e a mudança de postura corporal. Alguns autores acreditam que aqueles apêndices móveis tendem a torcer, com maior freqüência, nestas condições. A obesidade e as doenças cardiovasculares também são consideradas condições predisponentes. O obeso apresenta omento e apêndices epiplóicos mais espessos e móveis.

O comprometimento secundário da vascularização de parte do omento devido a doenças sistêmicas, como aterosclerose e diabetes, tem sido observado. Nessas situações, a necrose do apêndice epiplóico ocorre, quase que exclusivamente, após torção.[4,14]

Os achados histológicos dependem do estágio da doença no momento em que o paciente é operado e o tecido infartado é ressecado. Achados precoces incluem congestão do tecido gorduroso com trombose venosa e hemorragia, seguidas por alterações inflamatórias secundárias. Nos estágios mais tardios, os sinais de reparação são encontrados com subseqüente substituição do material necrótico por tecido fibroso. Como resultado do componente inflamatório secundário, o infarto do apêndice epiplóico foi denominado apendicite epiplóica, termo introduzido em 1994 por Rioux e Langis.[4,5,9,14]

As manifestações clínicas podem mimetizar uma emergência cirúrgica e, até recentemente, o diagnóstico era realizado somente durante a laparotomia. Esta condição parece ser bem mais comum do que é diagnosticada.[1,4,5,15]

QUADRO CLÍNICO

A apendicite epiplóica e o infarto de omento podem ocorrer a qualquer idade, incluindo a infância. O pico de incidência é aos 40 anos, e os homens são ligeiramente mais acometidos que as mulheres. Em ambos os casos, o principal sintoma clínico é a dor abdominal focal, que é tipicamente apontada pelo paciente com o dedo. As características são inespecíficas, e freqüentemente a dor pode simular emergência cirúrgica abdominal.[4,5,11,14]

No serviço de emergência, a dor abdominal surda é um sintoma comum apresentado pelos pacientes com apendicite epiplóica, representando até 5% de todas as admissões. Freqüentemente de início súbito, tipo cólica, piora com a tosse e a respiração profunda. A localização da dor pode ser epigástrica difusa, na fase inicial,

Quadro 26.1 ▶ Sinais e sintomas clínicos observados em pacientes com apendicite epiplóica e infarto omental[1,4,11]

Dor abdominal de início súbito
Dor abdominal focal (quadrantes inferiores)
Piora com tosse e respiração profunda
Rigidez abdominal (hipersensibilidade) localizada
Dor à descompressão
Anorexia
Náuseas e vômitos
Início durante esforço
Febre baixa
Leucocitose de discreta a moderada (< 14.000 leucócitos)
Alteração no hábito intestinal (constipação ou diarréia)

ou nos quadrantes inferiores direito e esquerdo, na fase tardia.[1,4,5,11]

A hipersensibilidade abdominal é de distribuição variável, sendo mais comum nos quadrantes inferiores. Náuseas, vômitos e febre baixa são manifestações pouco observadas. O paciente pode apresentar alteração no hábito intestinal, tipo constipação ou diarréia. O exame físico do abdome pode revelar dor abdominal focal com descompressão dolorosa e sinais de irritação peritoneal localizada. Mesmo quando a dor é moderada ou intensa, o paciente costuma não se apresentar gravemente doente. Estiramento ou hiperextensão da parede abdominal e a tosse tendem a aumentar o quadro doloroso. No caso do infarto omental, a dor em geral está localizada no quadrante superior ou inferior à direita, ou ainda à direita da cicatriz umbilical. Uma vez que a inflamação não afeta diretamente a parede intestinal, a resposta clínica é melhor que nos outros quadros agudos. A maioria dos pacientes aguarda 1 ou 2 dias antes de procurar atendimento médico. Náuseas, vômitos e diarréia, com ou sem sangramento retal, são incomuns também no infarto omental e, em geral, o paciente não apresenta febre. A presença evidente de peritonite localizada é rara e, ocasionalmente, observa-se massa palpável. O quadro clínico, em algumas situações, se sobrepõe nas duas condições clínicas (Quadro 26.1). Para alguns autores, a dor abdominal localizada e a ausência de sinais de doença grave são condições *sine qua non* da apendicite epiplóica. Dependendo da localização da doença, o diagnóstico clínico é, em geral, de apendicite, diverticulite, colecistite ou doença ginecológica na mulher.[1,4,11,12,14,15]

▶ DIAGNÓSTICO

Devido à falta de manifestações típicas, e à raridade relativa do infarto omental e da apendicite epiplóica, o diagnóstico correto dificilmente é considerado com bases clínicas. Antes do advento da ultra-sonografia e da tomografia computadorizada, todos os casos relatados eram detectados como achados inesperados à laparotomia exploradora. Como esperado, o infarto omental do lado direito tem sido observado mais freqüentemente que o do lado esquerdo, e os achados clínicos semelhantes aos da apendicite levam à necessidade de operação, mais que os achados de diverticulite. O diagnóstico mais comum nesses pacientes é de dor abdominal inespecífica ou dor sem origem determinada.[11] O número de doenças que se apresentam com este quadro cria difícil dilema para a avaliação clínica do paciente com abdome agudo. Uma vez que tradicionalmente a apendicite aguda era diagnosticada apenas com base clínica, esse paciente era submetido a tratamento cirúrgico e o diagnóstico realizado apenas no intra-operatório. Dependendo de sua localização, a apendicite epiplóica e o infarto do omento podem apresentar-se com padrão clínico similar, porém atípico, sendo comparados às mais comuns etiologias de dor abdominal aguda. O diagnóstico pré-operatório de apendicite aguda tem sido observado em 64% a 74% dos pacientes, seguido por colecistite aguda, em 21% a 26%. A necrose do apêndice epiplóico em 40% das vezes está situada no abdome inferior esquerdo, correspondendo à sua freqüente localização no cólon sigmóideo.[1,5,11,12]

Entre os exames laboratoriais, a contagem de leucócitos pode estar normal ou ligeiramente aumentada, sem ultrapassar 14 mil leucócitos. Em geral, está acompanhada pelo aumento dos níveis séricos de proteína C reativa. A velocidade de hemossedimentação pode estar elevada, em geral a 50mm na primeira hora.[4,11,14]

A radiografia simples do abdome pode sugerir apendicite epiplóica na vigência de calcificação e saponificação cicatricial. O enema de bário com duplo contraste pode revelar compressão extrínseca, focal e excêntrica na parede lateral do cólon.[4,11,14,15]

Ultra-sonografia

No último decênio, o aumento do número de relatos tem sido atribuído ao diagnóstico ultra-sonográfico e tomográfico, tanto da apendicite epiplóica como do infarto omental.[7,9,13]

A ultra-sonografia abdominal mostra padrão descrito como massa ovóide consistente, não-compressível, pequena e com tecido gorduroso hiperecóico. Um halo hipoecóico periférico ocasional está localizado na cavidade peritoneal, diretamente sob a parede abdominal, em seu ponto de maior sensibilidade dolorosa. Esta massa costuma ser aderente à parede abdominal anterior e fixa durante inspiração e expiração profundas. Este achado é característico e conhecido como infarto gorduroso focal intra-abdominal, que inclui a apendicite epiplóica e o infarto omental.[7,9] No caso de infarto do apêndice epiplóico, o tecido gorduroso inflamado está fixado ao cólon. Pode ser observada pequena a moderada quantidade de líquido ao redor da lesão, na localização da área dolorosa. De acordo com Rioux *et al.*[9] e Molla *et al.*,[7] no infarto omental a massa hiperecóica é maior em tamanho e localizada medialmente ao cólon, diferentemente da apendicite epiplóica, que está localizada lateral ou anteriormente.[13]

Tomografia computadorizada

Embora o apêndice epiplóico normal seja identificado à tomografia computadorizada somente quando destacado por líquido na cavidade peritoneal, a apendicite epiplóica apresenta aparência tomográfica patognomônica.[7,9,14]

A tomografia computadorizada do abdome pode ser realizada com contraste oral e venoso e cortes tomográficos de 5mm. Os pacientes com níveis séricos de creatinina elevados não devem receber contraste venoso.[7,9,10]

Os achados da tomografia computadorizada do abdome têm sido descritos como típicos quando mostram massa com contorno ovalado, densidade ligeiramente maior que a do tecido gorduroso adjacente e área central hiperdensa. Normalmente, esta massa está em contato com a superfície serosa do cólon adjacente, com atenuação similar para tecido gorduroso. A massa hiperecóica na tomografia corresponde, aproximadamente, a uma área circunscrita de gordura intra-abdominal entremeada por faixa com densidade de água e pontos hiperdensos, indicando edema e hemorragia. Ocasionalmente, pode ser observado moderado espessamento parietal reativo local do intestino adjacente. Espessamento peritoneal visceral, lesão paracólica, afilamento da gordura periapendicular e espessamento do peritônio parietal também têm sido observados.[7,9,10,14]

Algumas características específicas distinguem o infarto omental da apendicite epiplóica: grande massa localizada a certa distância do cólon sugere infarto omental. Por outro lado, pequena área densa anelar ou linha ovóide circundando o tecido gorduroso na TC é típica de apendicite epiplóica. Esta linha densa indica o peritônio visceral inflamado, espessado, circundando o apêndice epiplóico (Quadro 26.2). Entretanto, em algumas situações, é impossível distinguir entre essas duas condições. Nesses casos, tem sido sugerida a denominação comum de infarto gorduroso focal intra-abdominal.[7,9,10,13]

Quadro 26.2 ▶ Achados tomográficos em pacientes com apendicite epiplóica[9,10,13]

Lesão de massa ovalada
Lesão paracólica
Densidade de gordura
Afilamento da gordura periapendicular
Espessamento do peritônio visceral
Efeito de massa adjacente ao intestino
Espessamento do peritônio parietal
Ponto central de alta atenuação

Laparoscopia

O valor da laparoscopia no diagnóstico e na terapia da dor abdominal aguda inespecífica está bem estabelecido. A laparoscopia possibilita a inspeção de toda a cavidade abdominal, permitindo que o cirurgião identifique e trate essa condição incomum. Esse procedimento evita a laparotomia e suas conseqüências e pode ser realizado por meio de acesso transumbilical. A localização do segundo trocarte depende do diagnóstico clínico e do local da doença.[1,3,6]

▶ DIAGNÓSTICO DIFERENCIAL

No diagnóstico diferencial da apendicite epiplóica e do infarto omental, devem ser incluídas a diverticulite, a apendicite, a colecistite e a pancreatite. As características clínicas e de imagem podem ser diferentes. A diverticulite aguda merece melhor avaliação diagnóstica (Quadro 26.3). O infarto primário do omento e o secundário à torção apresentam grandes dificuldades para o diagnóstico diferencial. Algumas características permitem demonstrar o padrão de cada uma das doenças (Quadro 26.4). As doenças ginecológicas nas mulheres devem, da mesma maneira, ser incluídas no diagnóstico diferencial.[1,5,14] A doença metastática peritoneal pode também simular apendicite epiplóica. Em geral, mas nem sempre, a metástase peritoneal é doença multifocal e está associada a ascite ou lesão de tecidos moles. Em pacientes com neoplasia maligna conhecida, o diagnóstico de apendicite epiplóica primária somente deverá ser feito se, na apresentação, for observada dor abdominal aguda e não for evidenciada qualquer forma de doença metastática peritoneal em outra localização.[8,11,14]

Quadro 26.3 ▶ Características clínicas observadas em pacientes com apendicite epiplóica e diverticulite aguda[5,8,11]

Variáveis	Apendicite epiplóica (n=8)	Diverticulite aguda (n=18)
Idade média (anos)	34,9 (13,0)	54,6 (19,7)
Sexo (M:F)	8:0	13:5
IMC (kg/m^2)	25,5 (±3,7)	25,1 (±4,1)
Dor de início agudo	100%	100%
Dor no QIE	87,5%	33,3%
Dor no QID	12,5%	38,9%
Dor difusa no abdome inferior	–	27,8%
Náuseas e vômitos	–	27,8%
Diarréia	25%	33,3%
Febre	12,5%	66,7%
Hipersensibilidade	100%	100%
Descompressão dolorosa	25%	72,2%
Massa palpável	25%	–
Leucocitose	16,7%	61,1%

QIE – quadrante inferior esquerdo; *QID* – quadrante inferior direito.

Quadro 26.4 ▶ Características observadas em pacientes com diagnóstico definitivo de apendicite epiplóica e infarto omental[13,15]

	Apendicite epiplóica (%)	Infarto omental (%)
Localização da dor		
QIE	76	21
QID	20	21
QSD	4	50
QSE	0	8
Ultra-sonografia		
Massa não-compressível	100	100
Aderência peritoneal	81	100
Tomografia computadorizada		
Atenuação gordurosa	100	100
Adjacente ao cólon	100	–
Tamanho médio	20 × 30mm	35 × 70mm

QIE – quadrante inferior esquerdo; *QID* – quadrante inferior direito; *QSD* – quadrante superior direito; *QSE* – quadrante superior esquerdo.

▶ TRATAMENTO

Até recentemente, a história natural da apendicite epiplóica e do infarto omental não era bem conhecida porque o diagnóstico era realizado somente durante a laparotomia, quando a massa gordurosa inflamada costuma ser ressecada. Poucos casos de complicações foram registrados, como formação de abscesso e obstrução intestinal. No passado, a apendicite epiplóica primária era diagnóstico de exclusão e tratada pela ressecção cirúrgica, na maioria dos casos. Devido à elucidação da natureza benigna e autolimitada da apendicite epiplóica, parece não haver necessidade de antibiótico e cirurgia na maioria dos pacientes. O mesmo se aplica ao infarto omental.[4,5,12,14,15]

Os diagnósticos mais comumente suspeitados no pré-operatório associados com apendicite epiplóica e infarto omental são apendicite, diverticulite, colecistite, ruptura ou hemorragia de cisto ovariano, torção de cisto ovariano, gravidez ectópica, câncer colorretal, abscessos, adenite mesentérica e úlcera duodenal.[4,8,14,15]

Com o advento dos exames de ultra-sonografia e tomografia computadorizada, tornou-se possível o estudo da doença durante o tratamento não-operatório. Recentemente, grandes séries[1,4,5,11,14,15] têm descrito a evolução clínica do infarto omental e da apendicite epiplóica acompanhada com observação clínica e controle por imagem. Os pacientes descritos nesses relatos apresentaram evolução satisfatória, recebendo somente analgésico em caso de dor. A dor diminui, de modo considerável, nos primeiros 7 dias. Na maioria dos casos, após 15 dias, ocorre o desaparecimento completo de todas as queixas clínicas dos pacientes. Esses estudos destacam a característica benigna dessas duas situações, que agora são classificadas como doenças autolimitadas. Para quase todos os pacientes, o tratamento pode ser conservador, sem antibióticos ou tratamento cirúrgico. O tratamento pode consistir em promover conforto ao paciente mediante uso de analgésicos, quando necessários. O paciente pode ser poupado de procedimento cirúrgico, e a internação hospitalar pode ser evitada.

O acesso laparoscópico utilizado para situações de diagnóstico diferencial com outras doenças abdominais pode ter, também, finalidade terapêutica. É possível realizar, através deste acesso, investigação completa da cavidade abdominal na busca de doenças associadas e, ao mesmo tempo, efetuar a ressecção do segmento omental comprometido ou promover a sua distorção, desde que não seja evidenciada necrose. Na apendicite epiplóica, o segmento envolvido pode simplesmente ser removido. O segmento ressecado deve ser retirado, sempre com proteção de contaminação do acesso na parede abdominal. O apêndice vermiforme deve ser identificado e, na presença de alterações inflamatórias, deve ser retirado. Não há necessidade de drenagem da cavidade peritoneal. O tratamento cirúrgico por meio de laparotomia deve ser reservado a pacientes com complicações ou dor intensa que não respondem a outro tratamento, particularmente nos locais em que o acesso por laparoscopia não está disponível. Na cirurgia, tem sido observado o omento com áreas de infarto. Nestes casos, a ressecção, é o procedimento mais indicado. Na ausência de necrose, pode-se optar pela simples distorção do omento envolvido. Mesmo durante a laparotomia, o diagnóstico de infarto gorduroso focal intra-abdominal pode não ser confirmado.[3,4,6,12,14]

REFERÊNCIAS BIBLIOGRÁFICAS

1. Aronsky D, Zgraggen K, Banz M, Klaiber C. Abdominal fat tissue as a cause of acute abdominal pain. *Surg Endosc* 1997; *11*: 737-40.
2. Barcia PJ, Nelson TG. Primary segmental infarction of the omentum with and without torsion. *Am J Surg* 1973; *126*: 328-31.
3. Diaco JF, Diaco DS, Brannan AN. Endoscopic removal of an infarcted appendix epiploica. *J Laparosc Surg* 1993; *3*: 149-51.
4. Garcia FJC, Sanchez JAS, Inigo PG, Hernandez JCD. Epiploic appendicitis. *Rev Esp Enferm Dig* 2006; *98*: 140-2.
5. Legome EL, Belton AL, Murray RE, Rao PM, Novelline RA. Epiploic appendagitis: the emergency department presentation. *J Emerg Med* 2002; *22*: 9-13.
6. Mazza D, Fabiani P, Casaccia M *et al*. A rare laparoscopic diagnosis in acute abdominal pain: torsion of epiploic appendix. *Surg Laparosc Endosc* 1997; *7*: 456-8.
7. Molla E, Ripolles T, Martinez MJ, Morote V, Rosello-Sastre E. Primary epiploic appendagitis: US and CT findings. *Eur Radiol* 1998; *8*: 435-8.
8. Rao PM, Rhea JT, Wittenberg J, Warshaw AL. Misdiagnosis of primary epiploic appendagitis. *Am J Surg* 1998; *176*: 81-5.
9. Rioux M, Langis P. Primary epiploic appendagitis: clinical, US and CT findings in 14 cases. *Radiology* 1994; *191*: 523-6.
10. Sandrasegaran K, Maglinte DD, Rajesh A, Akisik FM. Primary epiploic appendagitis: CT diagnosis. *Emerg Radiol* 2004; *11*: 9-14.
11. Son HJ, Lee SJ, Lee JH *et al*. Clinical diagnosis of primary epiploic appendagitis. *J Clin Gastroenterol* 2002; *34*: 435-8.
12. Torres OJM, Silva AJR, Salazar RM. Torção primária de grande epíplon como causa de abdome agudo. *J Bras Med* 1992; *63*: 30-1.
13. Van Breda Vriesman ACB, Puylaert JBC. Old and new infarction of an epiploic appendage: ultrasound mimicry of appendicitis. *Abdom Imaging* 1999; *24*: 129-31.
14. Van Breda Vriesman ACB, Lohle PNM, Coerkamp EG, Puylaert JBC. Infarction of omentum and epiploic appendage: diagnosis, epidemiology and natural history. *Eur Radiol* 1999; *9*: 1886-92.
15. Van Breda Vriesman ACB, Van Otterloo JCM, Puylaert JBC. Epiploic appendagitis and omental infarction. *Eur J Surg* 2001; *167*: 723-7.

27

Linfadenite Mesentérica Aguda

Edson Ricardo Loureiro
Danilo Nagib Salomão Paulo
Robert Stephen Alexander

INTRODUÇÃO

A linfadenite mesentérica aguda é um processo inflamatório dos linfonodos mesentéricos, sobretudo os da região ileocecal, sendo geralmente autolimitada. Essa afecção foi inicialmente observada em necropsias humanas, em meados do século XX. Descrita em vários países, foi realmente reconhecida por Aird,[1] em 1945. Os relatos iniciais foram feitos a partir de laparotomias brancas em pacientes com suspeita de apendicite aguda. A importância do conhecimento dessa doença se deve ao fato de ela simular doença cirúrgica e poder ser tratada clinicamente, na maioria das vezes. Acomete, principalmente, crianças e adolescentes, com a incidência máxima ocorrendo aos 10 anos.[12] Não há predileção racial. Cerca de 10% dessas crianças são operadas com diagnóstico de apendicite aguda, uma vez que o quadro clínico dessas doenças é parecido.

As três causas mais comuns de dor abdominal na infância são: intussuscepção, apendicite e linfadenite mesentérica. Em adolescentes, a doença inflamatória intestinal e as doenças ovarianas são também incluídas como causas.[3] O diagnóstico correto dessa enfermidade evita laparotomias desnecessárias, uma vez que o tratamento clínico é o mais indicado, pois resolve a maioria dos casos.

PATOLOGIA

A doença acomete os linfonodos mesentéricos da região ileocecoapendicular em direção à raiz do mesentério. Esses linfonodos podem estar discretamente aumentados ou apresentar diâmetro de até 3cm ou mais. Estão próximos aos vasos mesentéricos e entre as alças do intestino delgado. Essas estruturas são normalmente aplanadas, ovóides ou discóides, têm região central mais amolecida e região periférica mais sólida. Os linfonodos muito volumosos formam pseudotumor e são geralmente causados pelo bacilo de Malassy e Vignal.[2] A abertura de um linfonodo pode dar saída a conteúdo purulento. A supuração linfonodal, no entanto, é rara e deve-se, provavelmente, ao estreptococo beta-hemolítico. A calcificação do linfonodo mesentérico é observada na tuberculose. O mesentério apresenta-se edemaciado e, às vezes, com congestão vascular e algumas petéquias. À microscopia, observam-se reação inflamatória inespecífica e numerosos eosinófilos na linfadenite parasitária. O apêndice e o intestino estão normais. Pode ocorrer aumento linfonodal em raros casos de apendicite aguda, o que dificulta o diagnóstico diferencial entre esta doença e a linfadenite mesentérica.

ETIOPATOGENIA

A etiopatogenia da linfadenite mesentérica aguda é variável. A doença é mais freqüentemente causada por vírus. Os outros agentes infecciosos implicados serão relatados a seguir.

- *Linfadenite mesentérica inespecífica*: é a mais comum. O agente etiológico ainda não está esclarecido. Tem sido incriminada proteína ou toxina absorvida no intestino que produz reação nos linfonodos mesentéricos. É o tipo que mais se confunde com a apendicite aguda.[22]

- *Linfadenite por microorganismo:* alguns microorganismos foram isolados em linfonodos infartados e podem ser responsabilizados pela enfermidade. Os mais comumente encontrados foram: estreptococos, estafilococos, salmonelas, shigelas, *Yersinia*, *Helicobacter jejuni*, *Campylobacter jejuni*, criptococos vírus e a micobactéria da tuberculose.[13] A *Salmonela typhi* foi responsabilizada, recentemente, como causa de linfadenite mesentérica.[18] A *Yersinia enterocolitica* sorotipos III e IX e a *Yersinia pseudotuberculosis* sorotipo I têm-se destacado na etiologia das adenites mesentéricas. A *Yersinia enterocolitica* e a *pseudotuberculosis* têm sido implicadas como causas de linfadenite mesentérica, de apendicite, inclusive de apendicite granulomatosa, e ileocolite.[14]
- *Adenite mesentérica parasitária:* provocada por ascaridíase e oxiuríase. O parasita encontra-se habitualmente no intestino.
- *Adenite mesentérica por apendicite*: é rara e controvertida.

DIAGNÓSTICO

Clínico

A história clínica de infecção do trato respiratório superior ou do tubo digestório pode ser relatada. A doença caracteriza-se por dor abdominal, febre, náuseas e, ocasionalmente, diarréia. A dor é o sintoma mais freqüente, de mecanismo discutido. É provável que ela seja provocada pela distensão da cápsula dos linfonodos, por lesão de fibras simpáticas ou por espasmos reflexos no íleo.[5] Ocorre em 100% dos casos.[22] É do tipo intermitente, de intensidade variável, às vezes em cólicas, difusa, periumbilical, e tende a localizar-se no quadrante inferior esquerdo, quando o paciente fica em decúbito lateral esquerdo (sinal de Brennan). Vômitos e náuseas ocorrem em 32,3% dos casos.[22] A febre ocorre desde o início da linfadenite, embora não seja observada em todos os casos. Pode ser alta, de curta duração, ou prolongar-se por várias semanas, em níveis pouco elevados.[8] Relatos dão conta de que ela foi observada em 57,5% dos casos de linfadenite inespecífica.[22] A diarréia acontece em mais da metade dos casos. Mal-estar, cefaléia e anorexia podem ocorrer. A combinação mais freqüente dos sintomas é de dor abdominal, febre e diarréia.[8] Essa combinação é observada na infecção por *Yersinia enterocolitica*. Deve-se pensar em linfadenite mesentérica tuberculosa quando o paciente apresenta queda do estado geral, emagrecimento, diarréia, dores tipo cólica e febre baixa.[16]

EXAME FÍSICO

A adenopatia cervical é rara. Pode haver hiperemia da orofaringe. Os sinais de irritação peritoneal raramente ocorrem. Na palpação abdominal, pode-se observar massa na fossa ilíaca ou na região periumbilical.[11,12] O toque retal pode ser doloroso, principalmente quando se toca o peritônio pélvico direito.[4,16] Esse exame foi doloroso em 38,5% dos casos de linfadenite.[22] Algumas vezes, podem ser tocados nódulos aumentados no mesorreto posterior.[12]

Exames complementares

- *Leucograma:* o número de leucócitos varia entre 10 mil e 15 mil, podendo haver desvio para a esquerda.
- *Cultura de fezes (coprocultura):* este exame possibilitou o crescimento de salmonela entérica serovar *Enteriditis* em paciente com linfadenite mesentérica. Esta salmonela tem risco potencial de meningite e artrite séptica.[9]
- *Cultura da biópsia do material retirado dos linfonodos:* permite o diagnóstico de *Yersinia*.[11]
- *Sorologia:* possibilita o diagnóstico de *Yersinia*.[11]
- *Radiografia simples do abdome e do tórax:* contribui para o diagnóstico diferencial entre linfadenite mesentérica e outras causas de abdome agudo. Além disso, a radiografia simples do abdome pode colaborar quando mostra calcificação de linfonodos tuberculosos.
- *Ultra-sonografia abdominal* (Figuras 27.1*A* e *B*): utilizada para detectar o aumento dos linfonodos mesentéricos.[4,11] Hendez Uriburu *et al.*,[20] avaliando 170 ecografias, encontraram sinais de adenite mesentérica em 14 pacientes, o que possibilitou o diagnóstico diferencial com outras doenças. A ecografia permite diagnóstico rápido e acessível, podendo ser repetida, quando necessário.[20] Além disso, pode demonstrar o aspecto do apêndice, o que contribui para o diagnóstico diferencial entre a linfadenite e a apendicite aguda.
- *Tomografia computadorizada* (Figura 27.2): a linfadenite mesentérica é diagnosticada quando há três ou mais linfonodos, medindo 5mm ou mais, no quadrante inferior direito.[19] A adenite apresenta-se, na tomografia, como massa relacionada com aumento dos linfonodos mesentéricos e o apêndice normal, podendo ser observada ileíte ou ileocolite.[21] Esse exame permite classificar a linfadenite em primária e secundária. A primária é caracterizada por linfa-

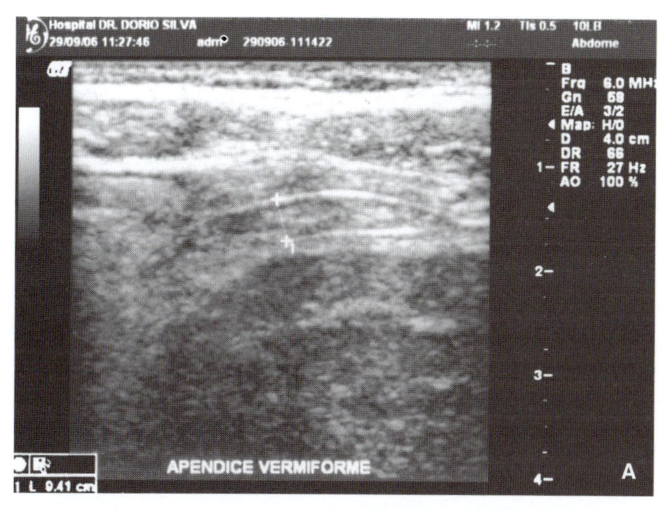

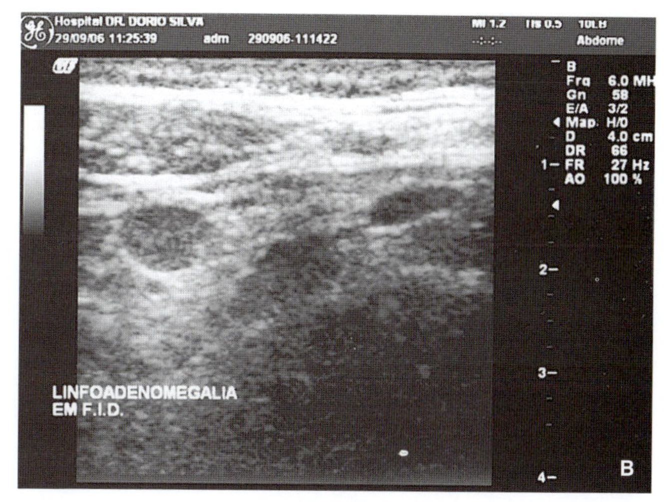

Figura 27.1 ▶ Ultra-sonografia abdominal de paciente com abdome agudo cuja causa foi linfadenite mesentérica. **A.** Apêndice normal. **B.** Infartamento linfonodal mesentérico.

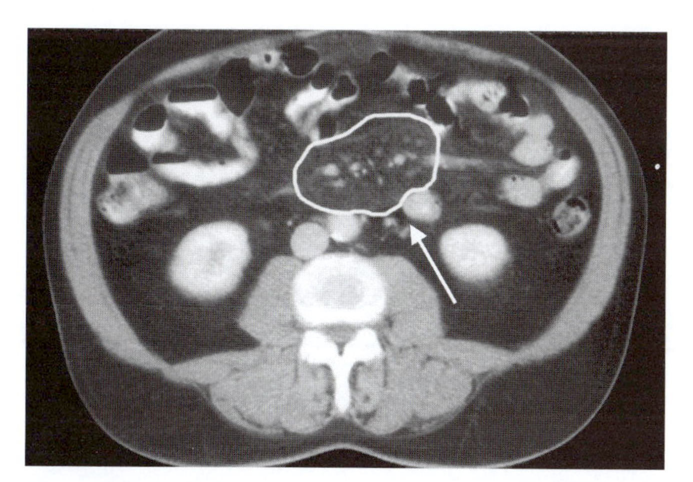

Figura 27.2 ▶ Tomografia abdominal. Observa-se a demarcação (*seta*). No interior da delimitação observam-se infiltração da gordura mesentérica e infartamento de vários linfonodos.

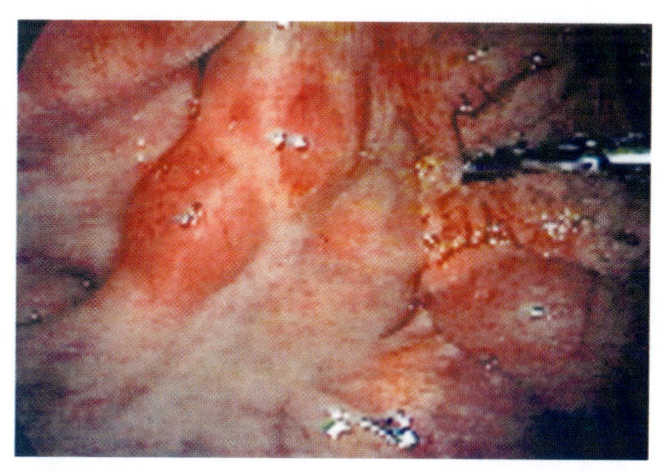

Figura 27.3 ▶ Laparoscopia em adolescente mostrando linfadenite mesentérica.

denopatia mesentérica no lado direito sem processo inflamatório ou espessamento moderado (< 5mm) do íleo terminal.[21] Em vários casos de adenite mesentérica primária, uma infecção subjacente do íleo terminal pode ser a causa.[11,17,21] A secundária é caracterizada por infartamento linfonodal e processo inflamatório intra-abdominal.[21] Quando há evidência de adenite mesentérica na tomografia computadorizada, usualmente o diagnóstico pode ser estabelecido, assim como a causa da inflamação.[17]

- *Ressonância magnética:* não é habitualmente utilizada para diagnóstico, mas pode ser útil.
- *Laparoscopia* (Figura 27.3): constitui via de acesso minimamente invasiva, cujas vantagens são conhecidas.[7] Permite o diagnóstico da doença e, desse modo, evita laparotomia desnecessária, além de possibilitar a operação desejável ou, ainda, orientar a melhor via de acesso, em caso de conversão. A laparoscopia diagnostica 99,35% das causas de abdome agudo cirúrgico não-traumático e trata 92,86% dos casos.[7]
- *Associação de exames:* é útil para confirmar o diagnóstico e, dessa maneira, evitar cirurgia.[11]
- *Laparotomia:* realizada quando não se dispõe de exames complementares de imagem, de laparoscopia, ou quando existe dúvida quanto à existência de abdome agudo cirúrgico (Figura 27.4). Na laparotomia, recomendam-se a retirada de um ou mais linfonodos para exame histopatológico e bacteriológico, a punção e a aspiração de abscesso linfonodal para exame microbiológico, bem como a retirada de líquidos peritoneais para exame bacteriológico.[8]

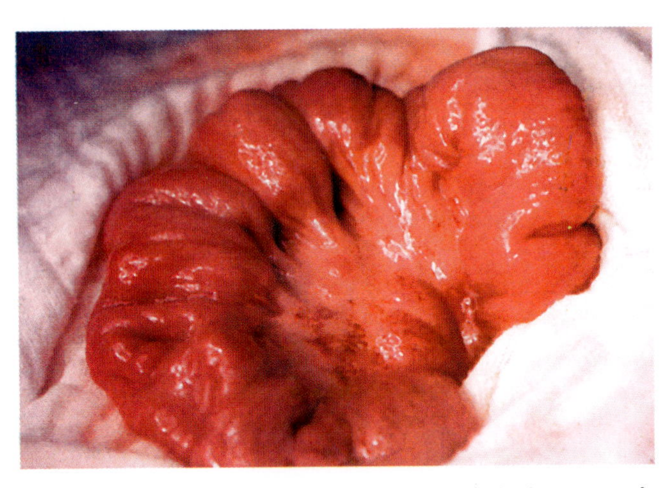

Figura 27.4 ▸ Laparotomia que mostra linfadenite mesentérica em criança com suspeita diagnóstica de apendicite aguda.

▸ DIAGNÓSTICO DIFERENCIAL

Deve ser feito, principalmente, com a apendicite aguda, uma vez que as duas doenças apresentam quadro clínico semelhante. Alguns dados clínicos e de exames complementares que permitem o diagnóstico diferencial entre essas duas doenças estão assinalados no Quadro 27.1. Pacientes com doença de Crohn apresentam quadro clínico semelhante ao da linfadenite mesentérica. Já foi relatado, em pacientes com adenite por *Yersinia pseudotuberculosis*, o aparecimento subseqüente da doença de Crohn.[23] Além disso, têm sido publicados trabalhos relacionando a infecção por *Yersinia* com a doença de Crohn.[10,15]

Além da apendicite aguda, o diagnóstico diferencial deve ser feito com: diverticulite aguda, obstrução intestinal, febre tifóide, litíase renal, mononucleose infecciosa, linfomas, infecções gastrointestinais e doença inflamatória pélvica em mulheres adolescentes.

▸ TRATAMENTO

O paciente deve ser internado. O tratamento clínico resolve a maioria dos casos. O antibiótico não deve ser usado nas formas leves. Deve ser instituída terapêutica antibiótica nas formas moderadas e graves. Utilizam-se vários esquemas: (1) sulfametoxazol e trimetoprim; (2) penicilina cristalina e aminoglicosídeo; (3) doxiciclina (100mg duas vezes ao dia) e aminoglicosídeo (tobramicina ou gentamicina); ou (4) fluorquinolona.

A cirurgia será indicada quando houver dúvidas quanto ao diagnóstico, ou quando for confirmado abscesso mesentérico ou peritonite, e consistirá em: aspirar abscessos mesentéricos e líquidos na cavidade peritoneal, se presentes, e realizar biópsia linfonodal (contra-indicada em caso de supuração).

▸ PROGNÓSTICO CONSIDERAÇÕES FINAIS

O prognóstico é bom. É reservado nos casos com supuração linfonodal, ou quando se formam grandes abscessos com peritonite. Já foi relatada trombose da veia porta associada à adenite mesentérica supurativa.[6]

Cumpre destacar que a linfadenite mesentérica apresenta quadro clínico semelhante ao da apendicite aguda. Por este motivo, o cirurgião deve conhecer os dados clínicos e os exames complementares que vão permitir o diagnóstico diferencial entre essas duas moléstias. Desse modo, poderá conduzir melhor o tratamento do paciente e evitar operações desnecessárias.

Quadro 27.1 ▸ Diagnóstico diferencial entre a linfadenite mesentérica e a apendicite aguda

Parâmetros	Linfadenite mesentérica	Apendicite aguda
Infecções das vias aéreas superiores	Comum	Rara
Temperatura	38° a 39°C desde o início	37° a 38°C, elevação mais tardia
Característica da dor	Intermitente, às vezes em cólicas	Constante, caráter progressivo
Localização da dor	Difusa, variável com a posição	Precisa
Irritação peritoneal	Pouco freqüente	Freqüente
Dissociação temperatura axilar/retal	Rara	Comum
Infartamento de linfonodos mesentéricos	Constante	Raro
Radiografia simples do abdome	Calcificação de linfonodos tuberculosos	Sinais de apendicite
Ultra-sonografia	Apêndice normal	Sinais de apendicite
Tomografia	Nódulos aumentados (número maior que 3, tamanho maior que 5mm)	
Laparoscopia	Sinais de linfadenite	Sinais de apendicite

*Os achados podem ser observados em certos casos.

Mesmo quando se opta pela cirurgia, deve-se escolher uma via de acesso menos invasiva. Nos hospitais que dispõem de equipamento de laparoscopia, deve-se preferir a via de acesso laparoscópica. Esta via permite não só o diagnóstico, mas também o tratamento de ambas as doenças.

REFERÊNCIAS BIBLIOGRÁFICAS

1. Aird I. Acute non-specific mesenteric lymphadenitis. *Brit Med J* 1945; *2*: 680-2.
2. Bicalho AS, Gontigo ECD. Condições clínicas pouco freqüentes que simulam abdome agudo cirúrgico. *In:* Dani R, Castro LP (eds.) *Gastroenterologia clínica.* Rio de Janeiro: Guanabara, 1988: 1431-7.
3. Carty HM. Paediatric emergencies: non-traumatic abdominal emergencies. *Eur Radiol* 2002; *12*(12): 2835-48.
4. Djeddi D, Ribeiro L, Leke AL, Boudailliez B, Canarelli JP. Mesenteric adenitis and terminal ileitis due to *Yersinia pseudotuberculosis* simulating an abdominal tumor. *Arch Pediatr* 2003; *10*(11): 1008-10.
5. Donhauser JL. Primary acute mesenteric lymphadenitis; a review of one hundred ninety-eight cases. *Arch Surg* 1957; *74*(4): 528-35.
6. El Braks R, Harnois F, Boutros N *et al.* Mesenteric adenitis and portal vein thrombosis due to *Fusobacetrium nucleatum. Eur J Gastroenterol Hepatol* 2004; *16*(10): 1063-6.
7. Fahel E, Amaral PC, Filho EM *et al.* Non-traumatic acute abdomen: videolaparoscopic approach. *JSLS* 1999; *3*(3): 187-92.
8. Ferraz AP. Linfadenite mesentérica aguda. *In:* Savassi-Rocha PR, Andrade JI, Souza C (eds.) *Abdômen agudo. Diagnóstico e tratamento.* 2ed., Rio de Janeiro: Medsi, 1993: 331-4.
9. Hoeffel JC. Mesenteric adenolymphitis. *Concours Med* 1966; *88* (5): 657-63.
10. Homewood R, Gibbons CP, Richards D *et al.* Ileitis due to *Yersinia pseudotuberculosis* in Crohn's disease. *J Infect* 2003; *47*: 328-32.
11. Jelloul L, Fremond B, Dyon JF, Orme RL, Babut JM. Mesenteric adenitis caused by *Yersinia pseudotuberculosis* presenting as an abdominal mass. *Eur J Pediatr Surg* 1997; 7(3): 180-3.
12. Jones PF (ed.) *Emergency abdominal surgery.* 2ed., Oxford London Edinburg: Blackwell Scientific Publications, 1987: 68-103.
13. Karaguzel G, Kilicarslan-Akkaya B, Melikoglu M, Karpuzoglu G. Cryptococcal mesenteric lymphadenitis: an unusual cause of acute abdomen. *Pediatr Surg Int* 2004; *20*: 633-5.
14. Lamps LW, Madhusudhan KT, Greeson JK *et al.* The role of *Yersinia enterocolitica* and *Yersinia pseudotuberculosis* in granulomatous appendicitis: a histologic and molecular study. *Am J Surg Pathol* 2001; *25*(4): 508-15.
15. Lamps LW, Madhusudhan KT, Havens JM *et al.* Pathogenic *Yersinia* DNA is detected in bowel and mesenteric lymph nodes from patients with Crohn's disease. *Am J Surg Pathol* 2003; *27*: 220-7.
16. Lázaro da Silva A. Linfadenite mesentérica aguda. In: Lázaro da Silva A (ed.) *Cirurgia de urgência.* Rio de janeiro: Medsi, 1985: 451-4.
17. Lee CC, Su CP, Chen SY, Chen SC, Chen WJ. Mesenteric adenitis caused by *Salmonella enterica* serovar *Enteritidis. J Formos Med Assoc* 2004; *103*(6): 463-6.
18. Likitnukul S, Wongsawat J, Nunthapisud P. Appendicitis-like syndrome owing to mesenteric adenitis caused by *Salmonella typhi. Ann Trop Paediatr* 2002; *22*(1): 97-9.
19. Macari H, Hines J, Balthazar E, Megibow A. Mesenteric adenitis: CT diagnosis of primary versus secondary causes, incidence, and clinical significance in pediatric and adult patients. *Am J Roentgenol* 2002; *178*(4): 853-8.
20. Méndez Uriburu F, Pace MG, Méndez Uriburu MC *et al.* Adenitis mesentérica: evaluación ecográfica. *Rev Argent Radiol* 1997; *61*(4): 263-5.
21. Rao PM, Rhea JT, Novelline RA. CT diagnosis of mesenteric adenitis. *Radiology* 1997; *202*(1): 145-9.
22. Rodriguez JL, Rodriguez SC, Bascaró EB *et al.* Adenitis mesentérica aguda: análisis de 96 operaciones. *Rev Cuba Cir* 1986; *25*(5): 511-8.
23. Zippi M, Colaiacomo MC, Marcheggiano A *et al.* Mesenteric adenitis caused by *Yersinia pseudotuberculosis* in a patient subsequently diagnosed with Crohn's disease of the terminal ileum. *Word J Gastroenterol* 2006; *12*(24): 3933-5.

28

Megacólon Tóxico

Antônio Lacerda-Filho
Rodrigo Gomes da Silva

INTRODUÇÃO

O megacólon tóxico (MT) é causa pouco comum de abdome agudo, que acomete pacientes portadores de processo inflamatório colônico agudo ou crônico acutizado. Foi descrito por Marschak *et al.*,[24] em 1950, como complicação grave de quadro inicial de colite. Pode ser definido como dilatação segmentar ou total dos cólons maior que 6cm na presença de quadro de colite aguda ou acutizada e sinais de toxicidade sistêmica. É justamente a presença de processo inflamatório e/ou infeccioso colônico grave, associada às manifestações tóxicas, que diferencia o MT de outras causas de dilatação colônica, como o megacólon chagásico ou congênito, a pseudo-obstrução intestinal ou a pseudo-obstrução exclusivamente colônica, conhecida como síndrome de Ogilvie.[12,30] Os critérios clínicos mais comumente utilizados na definição diagnóstica do MT foram propostos por Jalan *et al.*[18] (Quadro 28.1).

Quadro 28.1 ▸ Critérios para o diagnóstico de megacólon tóxico

Evidência radiológica de dilatação colônica com pelo menos três das seguintes manifestações clínicas

- Febre > 38,6°C
- Freqüência cardíaca > 120bpm
- Leucocitose > 10.500/mm^3
- Anemia

Mais um dos seguintes critérios

- Desidratação
- Alterações do estado de consciência
- Distúrbios hidroeletrolíticos
- Hipotensão

Fonte: Jalan *et al.*[18]

ETIOLOGIA

Embora mais comumente descrita como complicação da doença inflamatória intestinal (DII), sobretudo da retocolite ulcerativa idiopática (RCUI), admite-se hoje que o megacólon tóxico pode complicar o curso de qualquer tipo de colite, seja ela do tipo inflamatório (como a própria doença de Crohn), seja do tipo infeccioso, relacionado a diversos patógenos[12,30] (Quadro 28.2). Essas condições incluem a colite por *Clostridium difficile*,[21,25,34] *Salmonella*,[9] *Shigella*,[35,38] *Campylobacter*,[1,20] *Entamoeba hystolitica*,[7,15,34] ou colite isquêmica.[23,28] A infecção pelo HIV pode levar ao aparecimento de MT como conseqüência de infecção por citomegalovírus, criptosporídeo ou presença de sarcoma de Kaposi.[3] Além da presença de colite, têm sido descritos fatores de risco para o desenvolvimento do MT, incluindo a suspensão de aminossalicilatos (5 ASA) ou corticóides, realização de enema opaco ou colonoscopia ou uso de fármacos que inibem a motilidade colônica (narcóticos, agentes antidiarréicos ou preparações colinérgicas, quimioterápicos e corticóides).[12] Em série de 70 casos publicada por Ausch *et al.*,[2] a principal causa de MT foi a retocolite ulcerativa (46%), seguida de colite infecciosa (34%), colite isquêmica (11%) e colite relacionada ao uso de medicamentos, sendo 3% por uso de citostáticos e 4% por uso de betamiméticos.[2]

Quadro 28.2 ▶ Causas e condições associadas ao megacólon tóxico

Inflamatórias
Retocolite ulcerativa
Doença de Crohn

Bacterianas
Clostridium difficile
Salmonella, Shigella, Yersinia, Campylobacter
Cryptosporidium

Parasitárias
Entamoeba hystolitica

Viróticas
Citomegalovírus

Neoplasia
Sarcoma de Kaposi

Outras causas ou condições predisponentes
Isquemia
Hipopotassemia, hipomagnesemia
Suspensão de corticoterapia
Uso de narcóticos
Uso de anticolinérgicos
Quimioterapia antiblástica
Enema baritado
Colonoscopia

INCIDÊNCIA

A incidência global do MT ainda é desconhecida, tendo sido descrita apenas quando associada às doenças inflamatórias intestinais. O risco de um paciente portador de DII desenvolver quadro de MT ao longo de sua vida era de 1% a 5% até cerca de 20 anos atrás.[16] Em estudo envolvendo 1.236 pacientes portadores de DII admitidos em hospital ao longo de quase dois decênios, Greenstein *et al.*[14] relataram a ocorrência global de MT em 6% dos casos. Levando-se em consideração os portadores de RCUI, o MT ocorreu em 10% dos casos, enquanto para portadores de doença de Crohn esta complicação foi observada em 2,3%. Em estudo mais recente,[6] realizado em centro de referência, observou-se a presença de MT em 17% dos portadores de RCUI grave. Entretanto, parece que a incidência do MT vem diminuindo gradativamente, devido ao reconhecimento mais precoce e ao tratamento mais eficaz dos quadros graves de colite.[30]

Considerando-se outras causas mais raras de MT, foi observada incidência de 0,4% a 3% em pacientes portadores de colite secundária à infecção por *Clostridium difficile*, taxa que deve aumentar à medida que aumenta rapidamente a incidência desse tipo de colite.[12,29] Estudos recentes[12,21] demonstraram que a utilização crescente de antibacterianos de largo espectro aumentou a incidência de casos graves desse tipo de colite, os quais freqüentemente cursam com MT. Esses casos tendem a evoluir para colectomia, acarretando taxas elevadas de mortalidade, que podem atingir de 38% a 80%. Outros tipos de colite que evoluem com MT representam situação bastante rara.

HISTÓRIA NATURAL

O MT tem sido considerado condição importante de morbimortalidade associada às colites, sendo sua mais temida complicação e configurando, claramente, emergência médica.[11] Felizmente, estudos populacionais de mortalidade em pacientes com doenças inflamatórias intestinais têm demonstrado que o MT é causa rara de mortalidade global, não chegando a 1% em períodos de seguimento de 4 anos. Entretanto, esta complicação pode representar 50% do total de óbitos relacionados à RCUI.[39] Por outro lado, raramente ocorre evolução letal do MT em pacientes com doença de Crohn.[19,39]

As taxas mais altas de mortalidade relacionadas ao MT estão associadas à perfuração intestinal. Strauss *et al.*[33] observaram taxas de mortalidade de 8,8% em pacientes com MT sem perfuração contra 41,5% naqueles operados com quadro perfurativo. Observaram, ainda, que pacientes tratados clinicamente de maneira vigorosa apresentaram menores taxas de mortalidade (19,5%) que aqueles submetidos a tratamento cirúrgico precoce (27%).[33] Com os avanços alcançados pela terapia intensiva e nutricional, tem-se observado importante diminuição da mortalidade no MT. Entretanto, para tanto, tornam-se fundamentais o reconhecimento precoce dessa condição e a abordagem multidisciplinar, envolvendo internistas, intensivistas, nutrólogos e cirurgiões.[2]

A mortalidade relacionada ao MT parece não estar relacionada ao tempo de evolução nem à extensão da doença, assim como à presença de diarréia sanguinolenta, febre, perda de peso e manifestações abdominais.[14] Embora o surgimento de MT seja mais comum em pacientes portadores de pancolite, a mortalidade é similar em grupos de pacientes com pancolite ou colite segmentar; em alguns estudos, a mortalidade chega a ser maior em portadores de colite segmentar.[14,18] Este fato sugere, fortemente, que a mortalidade está muito mais associada à evolução do MT *per se* que à presença da colite subjacente.[12] Pacientes com mais de 40 anos, hipoalbuminemia, diminuição do CO_2 sérico e elevação de escórias urinárias tendem a apresentar mortalidade significativamente maior no curso do MT.[14]

A evolução da doença naqueles pacientes que se recuperaram do quadro de MT após tratamento clínico e que foram acompanhados em longo prazo mostrou prognóstico relativamente sombrio, com a maior parte necessitando tratamento cirúrgico. Tal constatação se deve ao fato de o paciente tornar-se mais susceptível às complicações, como a recorrência do próprio MT, além de, freqüentemente, tornar-se resistente à terapêutica em nível ambulatorial.[11]

PATOGÊNESE

Embora o mecanismo exato que leva à dilatação tóxica do cólon em pacientes portadores de colite ainda não esteja elucidado, diversos fatores parecem exercer papel importante no quadro da aparente dismotilidade colônica. Em pacientes com dismotilidade colônica não-tóxica, demonstrou-se a ocorrência de hipocontratilidade da musculatura lisa, baixas pressões de repouso basal intraluminar e inibição do reflexo gastrocólico. Tais disfunções parecem ser resultantes de alterações na resposta colônica a diversos moduladores, como polipeptídeo intestinal vasoativo, substância P, neurotensina, leucotrienos e óxido nítrico.[12] Os níveis de IL-1β na muscular própria de portadores de RCUI costumam ser significativamente mais elevados que em controles, levando à diminuição da contração da musculatura lisa. Acredita-se que essa hipomotilidade possa contribuir significativamente para a toxicidade do MT, podendo configurar o primeiro passo na progressão do fenômeno.[12,37]

Tem sido postulado que maior agressão inflamatória, com conseqüente maior dano à parede colônica, seria necessária para a instalação do quadro de MT. Dentro desse contexto, foi demonstrada nítida correlação entre o grau de profundidade do processo inflamatório e a presença de dilatação tóxica em peças de colectomia.[5] Enquanto na RCUI típica a resposta inflamatória fica limitada à mucosa, no MT tal resposta é muito mais intensa, com penetração na submucosa e na camada muscular circular e longitudinal. Esta agressão direta leva à lesão neural na parede colônica, resultando em dismotilidade e dilatação. Isso foi confirmado em diversos estudos, que demonstraram destruição significativa do plexo mioentérico de Auerbach.[31] A hipopotassemia e outras alterações hidroeletrolíticas causadas pela diarréia, assim como o uso de corticosteróides, têm sido implicadas como fatores contribuintes para o quadro de dismotilidade colônica. Entretanto, existe questionamento quanto à participação da lesão dos plexos mioentéricos ou dos fatores acima citados na gênese do MT; alguns autores[12,30] consideram que essas alterações seriam apenas marcadores de colite grave, em vez de verdadeiros causadores dessa condição.

Uma teoria que encontra maior aceitação envolve a liberação maciça de mediadores inflamatórios, os quais levariam à inibição potente do tônus da musculatura colônica.[6] O óxido nítrico (NO), reconhecido como o mais importante neurotransmissor intestinal não-adrenérgico e não-colinérgico, parece desempenhar papel fundamental no processo de dismotilidade associado ao MT. O NO é liberado pelos macrófagos e pelas células musculares lisas lesadas por enzimas proteolíticas, citocinas e leucotrienos liberados pelos neutrófilos. Mourelle *et al.*[26] estudaram a ação da NO-sintetase na mucosa colônica e na musculatura própria de pacientes submetidos à colectomia por MT, por RCUI não-tóxica e por neoplasia não-obstrutiva. Os níveis de NO-sintetase encontravam-se elevados nos portadores de MT, particularmente nos segmentos mais dilatados, enquanto estavam baixos ou indetectáveis naqueles com RCUI sem MT ou com neoplasia. Demonstraram, ainda, que o diâmetro do cólon, a contratilidade da parede colônica e a pressão intraluminar apresentavam elevação significativa com o bloqueio farmacológico com inibidores da NO-sintetase em ratos com colite, o que sugere possibilidade futura de tratamento do MT.[27] Admite-se que outros mediadores inflamatórios poderiam estar envolvidos no processo de dismotilidade colônica observada no MT, incluindo substâncias oxidantes produzidas pela mucosa inflamada.[12]

A toxicidade sistêmica observada nos pacientes que desenvolvem MT parece estar relacionada à absorção de citocinas e outros mediadores inflamatórios, como os leucotrienos (LTB_4), que desencadeiam, sobretudo, a febre, a taquicardia e a hipotensão.

A Figura 28.1 representa, de modo esquemático, a patogênese do MT.

PATOLOGIA

As alterações macroscópicas observadas no MT são semelhantes na RCUI e na doença de Crohn, caracterizando-se por dilatação importante do cólon, afilamento da parede colônica e presença de ulcerações profundas.[10] O achado microscópico mais característico do MT é a presença de infiltrado inflamatório em todas as camadas do cólon com vários graus de degeneração das células musculares, necrose, além da presença de tecido de granulação infiltrado por histiócitos, neutrófilos, linfócitos e plasmócitos. As fibras musculares apresentam-se encurtadas e circundadas por agregados

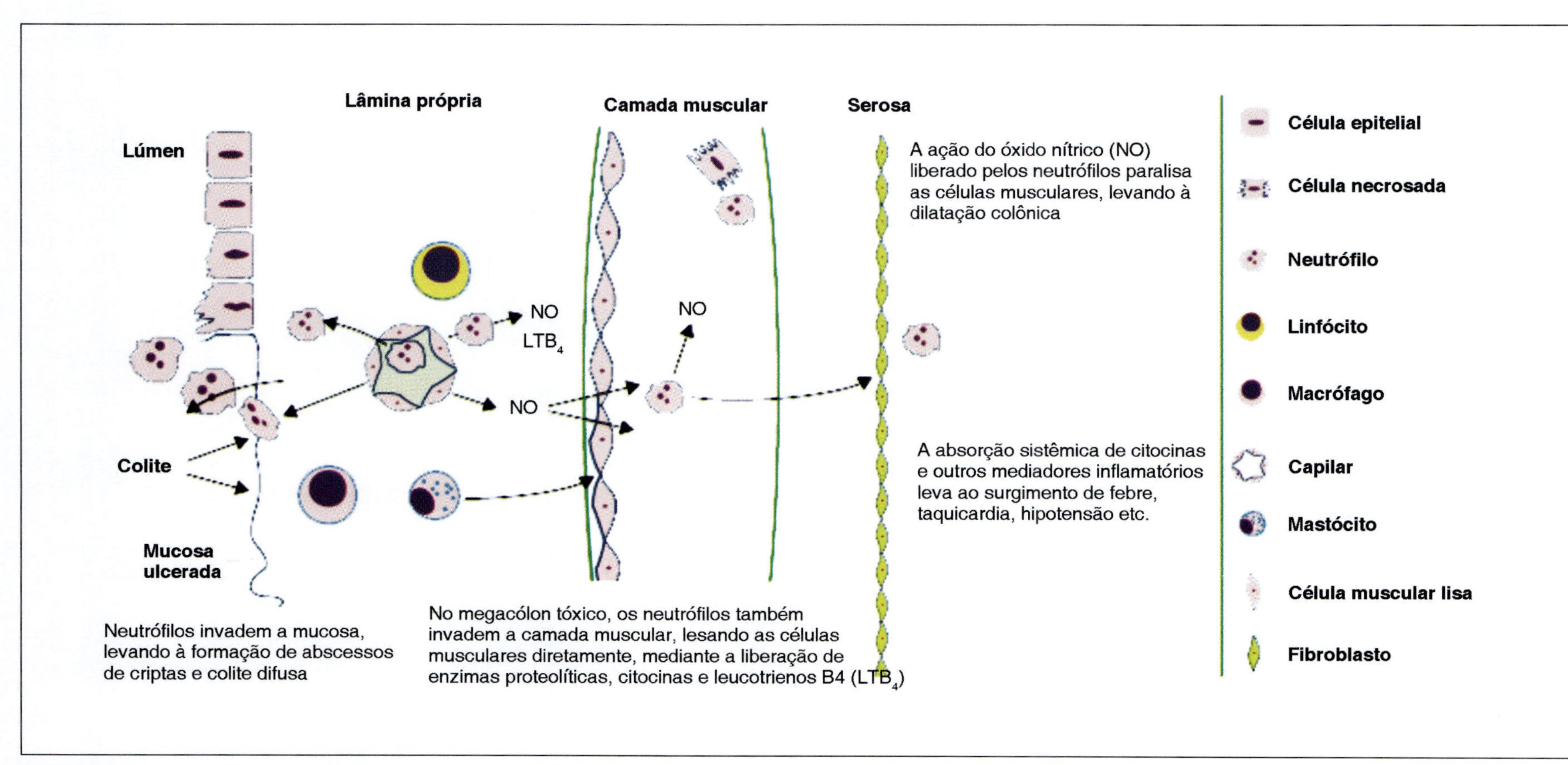

Figura 28.1 ▶ Representação esquemática dos fenômenos envolvidos na patogênese do megacólon tóxico. (Modificada de Sheth e LaMont.[30])

celulares com citoplasma eosinofílico.[30] No MT secundário à infecção por *C. difficile* ou, mais raramente, nos quadros isquêmicos, observam-se ulcerações difusas, nódulos submucosos, placas superficiais branco-amareladas permeadas por mucosa normal, configurando o aspecto típico de pseudomembrana, daí seu antigo nome, colite pseudomembranosa. Achados semelhantes podem ser observados na colite amebiana fulminante, associados à típica aparência de mata-borrão dos segmentos intestinais envolvidos e à presença de trofozoítos na biópsia.[30]

APRESENTAÇÃO CLÍNICA E DIAGNÓSTICO

A colite tóxica, que se pode apresentar com ou sem MT, é condição grave com risco de morte para o paciente. A maioria dos pacientes apresenta quadro grave de colite que se complica com o desenvolvimento do MT.[12] Tipicamente, o paciente apresenta clínica de colite aguda por 1 semana, sem melhora com tratamento clínico, antes de desenvolver a dilatação colônica. Em até 30% dos casos, a colite grave pode ser a manifestação inicial da doença inflamatória intestinal. O MT pode ser a apresentação inicial da doença inflamatória em 10% dos casos.[12] Diarréia com sangue, anorexia, febre, calafrios e dor abdominal estão presentes. O início preciso é difícil de determinar. No entanto, distensão abdominal, parada de eliminação de gases e fezes, diminuição do peristaltismo e piora do quadro clínico, com taquicardia e hipotensão, podem ser o prenúncio do MT.[12]

O exame físico pode revelar defesa abdominal localizada ou difusa. Entretanto, pode ser difícil avaliar o abdome de um paciente em uso de altas doses de corticosteróides ou que está hipotenso e não cooperativo.

Ainda hoje, os critérios diagnósticos para colite grave descritos por Jalan *et al.*,[18] em 1969, são utilizados: febre acima de 38,6°C, freqüência cardíaca > 120bpm, leucocitose > 10.500mm^3 e/ou anemia. Além disso, desidratação, confusão mental ou perda de consciência, distúrbios hidroeletrolíticos e hipotensão devem estar presentes para que se estabeleça o diagnóstico (Quadro 28.1). O MT está presente se, em associação à colite grave, existe dilatação segmentar ou total dos cólons.[12]

A história clínica do paciente pode revelar fatores precipitantes no início da colite grave: uso de narcóticos, anticolinérgicos, enema opaco recente, colonoscopia, hipopotassemia, descontinuação abrupta do uso de corticóides e medicação antiinflamatória. Para pacientes sem história pregressa de doença inflamatória intestinal, a infecção intestinal por bactérias como *Salmonella* ou *E. coli* deve ser aventada. Nesses casos, a cultura de fezes, associada à pesquisa de citomegalovírus, pode ser útil.[12] Além disso, testes sorológicos específicos e hemoculturas podem ser solicitados. A retossigmoidoscopia rígida pode revelar aspecto da mucosa friável que, em casos de colite infecciosa, melhora nitidamente após a resolução do processo. A aparência típica de colite pseudomembranosa pode ser observada nesses exames. A biópsia retal pode ser útil. Sigmoidoscopia flexível ou colonoscopia não devem ser realizadas com preparo intestinal devido ao risco de piora do quadro clínico. Extremo cuidado deve ser tomado devido ao risco de perfuração. A colonoscopia não deve ser completa, exceto em paciente sem condições cirúrgicas, no qual é considerada a descompressão colônica.[12] O enema opaco é contra-indicado na colite grave.

Classicamente, o método de imagem que confirma a dilatação de cólon é a radiografia simples de abdome na posição supina.[8] Uma dilatação de 6cm, usualmente no cólon transverso ou ascendente, deve estar presente para que se estabeleça o diagnóstico definitivo (Figura 28.2). No entanto, a ultra-sonografia e a tomografia computadorizada também podem revelar a dilatação colônica.

A ultra-sonografia abdominal é, muitas vezes, realizada à beira do leito, antes mesmo da radiografia simples de abdome. Por isso, o ultra-sonografista deve estar alerta à possibilidade de MT, procurando observar achados como: espessamento das paredes intestinais,

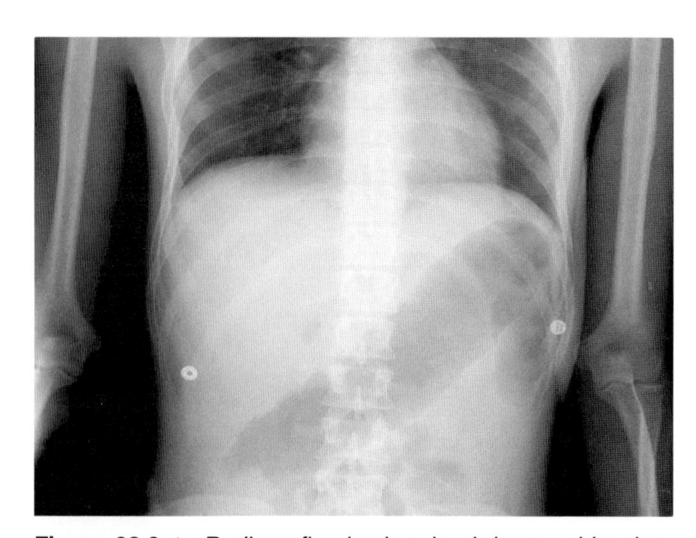

Figura 28.2 ▶ Radiografia simples de abdome evidenciando dilatação de cólon transverso (> 6cm) em paciente com quadro de retocolite ulcerativa grave, caracterizando megacólon tóxico. (Cortesia do Dr. Eric Dozois – Divisão de Cirurgia Colorretal da Mayo Clinic, Rochester/MN, EUA.)

que se apresentam hipoecóicas (~ 7mm), margens internas do sigmóide e do cólon descendente irregulares, dilatação nítida (> 6cm) do cólon transverso com afilamento de suas paredes (< 2mm), perda de haustrações no segmento dilatado do cólon, além de leve dilatação do íleo terminal (diâmetro > 18mm) com aumento de gás e fluido intraluminar.[22]

A tomografia computadorizada do abdome, embora com poucos relatos de seu real papel na colite grave, pode ser útil no diagnóstico de MT. Na série de Imbriaco e Balthazar,[17] a tomografia detectou sinais de colite aguda grave em todos os 18 pacientes estudados. Espessamento circunferencial da parede colônica com distribuição difusa, alterações na submucosa com aparência de multicamadas, espessamento das dobras haustrais com bandas paralelas com alta e baixa atenuação e ascite foram consistentes com o diagnóstico de MT. Além disso, complicações, como abscesso e ar livre na cavidade, podem ser identificadas na tomografia computadorizada de abdome.

TRATAMENTO

O tratamento clínico inicial do paciente com MT é conservador e envolve jejum, hidratação parenteral, cateter nasogástrico, antibioticoterapia intravenosa e hidrocortisona intravenosa (100mg a cada 6 a 8 horas).[30] A ciclosporina[13] e anticorpos mononoclonais (infliximab)[32] também foram descritos no tratamento dessa afecção. Na colite ulcerativa grave, a ciclosporina deve ser utilizada nos pacientes nos quais os corticóides não surtiram efeito em 7 a 10 dias. Recentemente, revisão sistematizada da literatura[13] concluiu que a dose de 2mg/kg/dia é tão eficaz quanto a dose de 4mg/kg/dia, com a vantagem de ser mais segura. Seu uso pode evitar a colectomia em mais de 50% dos pacientes. O cirurgião deve acompanhar a evolução clínica do paciente desde a admissão hospitalar.[8] O paciente deve receber cuidados intensivos, com reposição hidroeletrolítica cuidadosa, particularmente com correção da hipopotassemia. A anemia deve ser corrigida, e o suporte nutricional deve ser avaliado por equipe especializada. Entretanto, o suporte nutricional não diminui o processo inflamatório associado à colite ulcerativa. Radiografias simples de abdome devem ser realizadas a cada 12 horas, a fim de monitorar a dilatação colônica. Após a resolução do processo, a azatioprina deve ser administrada com o objetivo de manter remissão prolongada.[11]

As indicações para tratamento cirúrgico incluem: piora clínica 48 a 72 horas após tratamento clínico, sangramento persistente e sinais clínicos de peritonite. O momento ideal para intervenção cirúrgica é difícil de definir, e alguns clínicos aguardam a melhora por até 7 dias de tratamento clínico intensivo. No entanto, a perfuração deve ser evitada, visto que ela evolui com pior prognóstico (mortalidade de 30% *versus* 5% sem perfuração).[8] A dilatação do cólon não deve ser o único parâmetro para indicação da operação, devendo ser sempre valorizado o estado clínico do paciente.[30]

A hemorragia colônica grave raramente resulta em instabilidade hemodinâmica. A identificação de outras possíveis fontes de sangramento deve ser avaliada por endoscopia digestiva alta, a fim de excluir úlcera gástrica ou duodenal. Se o paciente com sangramento intestinal permanece hemodinamicamente instável após animação volêmica, a operação deve ser indicada. Isso porque o tratamento clínico para diminuir a inflamação que causa sangramento pode levar dias para ser efetivo.[8]

À laparotomia, observa-se dilatação colônica maciça (Figura 28.3). A colectomia subtotal (CST), com ileostomia terminal e fechamento do coto retal (procedimento de Hartmann) ou exteriorização do sigmóide (fístula mucosa) é o procedimento mais utilizado atualmente.[2,4,8] A CST é segura, rápida e retira o foco da doença. Entretanto implica, geralmente, a necessidade de nova intervenção para ressecção do reto, quase sempre comprometido. A preservação do coto retal doente não representa grande problema em paciente em condições clínicas críticas, além de permitir que o espaço pré-sacral permaneça intacto, o que fa-

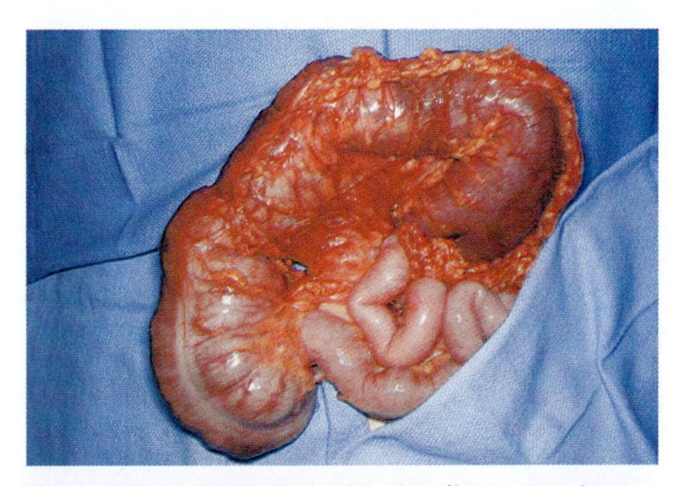

Figura 28.3 ▸ Dilatação maciça de cólons ascendente e transverso (> 6cm) em paciente com quadro de retocolite ulcerativa grave, caracterizando megacólon tóxico. (Cortesia do Dr. Eric Dozois – Divisão de Cirurgia Colorretal da Mayo Clinic, Rochester/MN, EUA.)

cilita a preservação dos nervos autonômicos. Caso o paciente tenha doença de Crohn, em vez de RCUI, o reto pode ser mantido. Ressecções colônicas segmentares não são recomendadas, assim como a realização de ostomias descompressivas.[8]

A proctocolectomia com confecção de bolsa ileal deve ser evitada na operação de urgência do MT por causa do alto índice de complicações.[4] Essa operação, quando realizada na urgência, apresenta alta taxa de sangramento e lesão de nervos autonômicos, levando a disfunção sexual e urinária. Além disso, a mortalidade nessa situação é de, aproximadamente, 25%.

REFERÊNCIAS BIBLIOGRÁFICAS

1. Anderson JB, Tanner AH, Brodribb AJ. Toxic megacolon due to *Campylobacter* colitis. *Int J Colorect Dis* 1986; *1*: 58-9.
2. Ausch C, Madoff RD, Gnant M *et al.* Aetiology and surgical management of toxic megacolon. *Colorectal Dis* 2005; *8*: 195-201.
3. Beaugerie L, Ngo Y, Goujard F *et al.* Etiology and management of toxic megacolon in patients with human immunodeficiency virus infection. *Gastroenterology* 1994; *107*: 858-63.
4. Berg DF, Bahadursing AM, Kaminski DL, Longo WE. Acute surgical emergencies in inflammatory bowel disease. *Am J Surg* 2002; *184*: 45-51.
5. Buckell N, Williams, GT, Bartram, CI, Lennard-Jones JE. Depth of ulceration in acute colitis. Correlation with outcome and clinical and radiological features. *Gastroenterology* 1980; *79*: 19-25.
6. Caprilli R, Latella G, Vernia P et al. Multiple organ dysfunction in ulcerative colitis. *Am J Gastroenterol* 2000; *95*: 1258-62.
7. Ciftci AO, Karnak I, Senocak ME *et al.* Spectrum of complicated intestinal amebiasis through resected specimens: Incidence and outcome. *J Pediatr Surg* 1999; *34*: 1369-73.
8. Cima RR, Pemberton JH. Medical and surgical management of chronic ulcerative colitis. *Arch Surg* 2005; *14*: 300-10.
9. Deppisch LM, Crans CA. Salmonellosis: A cause of toxic megacolon. *J Clin Gastroenterol* 1990; *12*: 483-5.
10. Fazio VW. Toxic megacolon in ulcerative colitis and Crohn's colitis. *Clin Gastroenterol* 1980; *9*: 389-407.
11. Ferrari MLA, Fonseca LRC. Abordagem medicamentosa das formas graves da retocolite ulcerativa: até onde ir? *In:* Castro LPC, Savassi-Rocha PR, Lacerda-Filho A, Conceição AS (eds.) *Tópicos em gastroenterologia 11 – Avanços em coloproctologia*. Rio de Janeiro: Medsi, 2001: 47-65.
12. Gan SI, Beck PL. A new look at toxic megacolon. An update and review of incidence, etiology, pathogenesis and management. *Am J Gastroenterol* 2003; *98*: 2363-71.
13. Garcia-Lopez S, Gomollon-Garcia F, Perez-Gisbert J. Cyclosporine in the treatment of severe attack of ulcerative colitis: a systematic review. *Gastroenterol Hepatol* 2005; *28*: 607-14.
14. Greenstein AJ, Sachar DB, Gibas A *et al.* Outcome of toxic dilatation in ulcerative and Crohn's colitis. *J Clin Gastroenterol* 1985; 7: 137-43.
15. Greenstein AJP, Greenstein RJP, Sachar DBP. Toxic dilatation in amebic colitis: Successful treatment without colectomy. *Am J Surg* 1980; *139*: 456-8.
16. Grieco MB, Bordan DL, Geiss MD *et al.* Toxic megacolon complicating Crohn's disease. *Ann Surg* 1980; *191*: 75-80.
17. Imbriaco M, Balthazar EJ. Toxic megacolon: Role of CT in evaluation and detection of complications. *Clin Imag* 2001; *25*:349-54.
18. Jalan KN, Circus W, Cord WI *et al.* An experience with ulcerative colitis: toxic dilatation in 55 cases. *Gastroenterology* 1969; *57*: 68-82.
19. Jess T, Winther KV, Munkholm P *et al.* Mortality and causes of death in Crohn's disease: Follow-up of a population-based cohort in Copenhagen County, Denmark. *Gastroenterology* 2002; *122*: 1808-14.
20. Kalkay MN, Ayanian ZS, Lehaf EA *et al.* *Campylobacter* induced toxic megacolon. *Am J Gastroenterol* 1983; *78*: 557-9.
21. Klipfel AA, Schein M, Fahoum B *et al.* Acute abdomen and Clostridium difficile colitis: Still a lethal combination. *Dig Surg* 2000; *17*: 160-3.
22. Maconi G, Sampietro GM, Ardizzone S *et al.* Ultrasonographic detection of toxic megacolon in inflammatory bowel diseases. *Dig Dis Sci* 2004; *49*: 138-42.
23. Markoglou C, Avgerinos A, Mitrakou M *et al.* Toxic megacolon secondary to acute ischemic colitis. *Hepato-Gastroenterology* 1993; *40*: 188-90.
24. Marshak RH, Lester LJ, Friedman AI. Megacolon, a complication of ulcerative colitis. *Gastroenterology* 1950; *16*: 768-72.
25. Morris JB, Zollinger RM Jr, Stellato TA. Role of surgery in antibiotic-induced pseudomembranous enterocolitis. *Am J Surg* 1990; *160*: 535-9.
26. Mourelle M, Casellas F, Guarner F *et al.* Induction of nitric oxide synthase in colonic smooth muscle from patients with toxic megacolon. *Gastroenterology* 1995; *109*: 1497-502.
27. Mourelle M, Vilaseca J, Guarner F *et al.* Toxic dilatation of colon in a rat model of colitis is linked to an inducible form of nitric oxide synthase. *Am J Physiol* 1996; *270*: G425-30.
28. Robertson RH, McDowell HA Jr, Jander HP *et al.* Toxic megacolon due to ischemic enterocolitis associated with retroperitoneal fibrosis. *Gastroenterology* 1980; *78*: 585-91.
29. Rubin M, Bodenstein, LE, Kent KC. Severe *Clostridium difficile* colitis. *Dis Colon Rectum* 1995; *38*: 350-4.
30. Sheth SG, LaMont JT. Toxic megacolon. *Lancet* 1998; *351*: 509-13.
31. Smith FW, Law DH, Nickel WF Jr, Sleisenger MH. Fulminant ulcerative colitis with toxic dilatation of the colon: Medical and surgical management of eleven case with observations regarding etiology. *Gastroenterology* 1962; *42*: 233-7.
32. Sriram Parupudi VJ, Reddy KS, Rao Guduru V, Santosh D. Infliximab in the treatment of ulcerative colitis with toxic megacolon. *Indian J Gastroenterol* 2004; *23*: 22-3.
33. Strauss RJ, Flint GW, Platt N *et al.* The surgical management of toxic dilatation of the colon: A report of 28 cases and review of the literature. *Ann Surg* 1976; *184*: 682-8.
34. Trudel JL, Deschenes M, Mayrand S *et al.* Toxic megacolon complicating pseudomembranous enterocolitis. *Dis Colon Rectum* 1995; *38*: 1033-8.
35. Upadhyay AK, Neely JA. Toxic megacolon and perforation caused by *Shigella*. *Br J Surg* 1989; *76*: 1217.
36. Vieta JO, Korelitz BI. Perforation of the colon in unsuspected amebic colitis: Report of two cases. *Dis Colon Rectum* 1977; *20*: 149-53.

37. Vrees MD, Pricolo VE, Potenti FM *et al*. Abnormal motility in patients with ulcerative colitis: The role of inflammatory cytokines. *Arch Surg* 2002; *137*: 439-45.
38. Wilson AP, Ridgway GL, Sarner M *et al*. Toxic dilatation of the colon in shigellosis. *Br Med J* 1990; *301*: 1325-6.
39. Witte J, Shivananda S, Lennard-Jones JE *et al*. Disease outcome in inflammatory bowel disease: Mortality, morbidity and therapeutic management of a 796-person inception cohort in the European Collaborative Study on Inflammatory Bowel Disease (EC-IBD). *Scand J Gastroenterol* 2000; *35*: 1272-7.

29

Doenças Inflamatórias Agudas do Retroperitônio

Paulo Roberto Savassi-Rocha
Edvaldo Fahel
Manoel Jacy Vilela Lima

INTRODUÇÃO

A disseminação da infecção no retroperitônio, diferentemente do que ocorre na cavidade abdominal, é determinada pelos planos fasciais e vias de menor resistência ao fluxo.[21] Ao contrário das infecções intraperitoneais, as retroperitoneais freqüentemente acompanham-se de poucos sintomas e sinais, o que torna seu reconhecimento tardio. Como conseqüência, esses casos costumam evoluir com morbimortalidade elevada, devido a diagnóstico e tratamento tardios nos casos insuspeitos. O advento de métodos de imagem, incluindo ultra-sonografia (US) e tomografia computadorizada (TC), exerceu impacto positivo sobre o prognóstico dessas afecções, ao permitir diagnóstico e tratamento mais precoces. Serão considerados, neste capítulo, os abscessos retroperitoneais e do músculo psoas.

ABSCESSOS RETROPERITONEAIS

Anatomia

O espaço retroperitoneal é limitado, anteriormente, pelo peritônio parietal, lateralmente, pelas bordas dos músculos quadrados lombares e, posteriormente, pela *fascia transversalis*. Estende-se desde o diafragma até a pelve, e suas principais estruturas/órgãos incluem as glândulas supra-renais, os rins, as porções descendente, transversa e ascendente do duodeno, o pâncreas, os grandes vasos e seus ramos principais, e os cólons ascendente e descendente.

Os abscessos retroperitoneais são quase sempre secundários à lesão de um ou mais desses órgãos.

Entre as estruturas que compõem o espaço retroperitoneal, merece destaque a fáscia renal, também conhecida como fáscia de Gerota. Ela se divide em duas camadas, uma anterior (fáscia de Toldt) e outra posterior (fáscia de Zuckerland). Estas envolvem o rim e determinam a divisão do retroperitônio em três espaços: pararrenais anterior e posterior e perirrenal (Figura 29.1).[21]

Entre a fáscia e a cápsula renal propriamente dita existe quantidade variável de gordura, mais abundante posterior e lateralmente, constituindo a gordura perirrenal.

O estudo das linhas de fusão da fáscia renal é importante para a compreensão das migrações das efusões no retroperitônio.

As camadas da fáscia de Gerota aderem-se firmemente e se fundem, superiormente, com a fáscia diafragmática. Lateralmente, por sua vez, após envolverem parte substancial da gordura perirrenal, elas se unem para formar a fáscia lateroconal, que se continua além dos cólons ascendente e descendente e termina por unir-se com o tecido conjuntivo do peritônio na goteira parietocólica (Figura 29.2).

Inferiormente, o espaço perirrenal estreita-se medialmente, assemelhando-se a um cone invertido.

As camadas anterior e posterior unem-se frouxamente ou misturam-se com a fáscia ilíaca e com o tecido periureteral. Este tem sido apontado como o ponto mais fraco através do qual as efusões perirrenais ganham acesso aos espaços pararrenais anterior e poste-

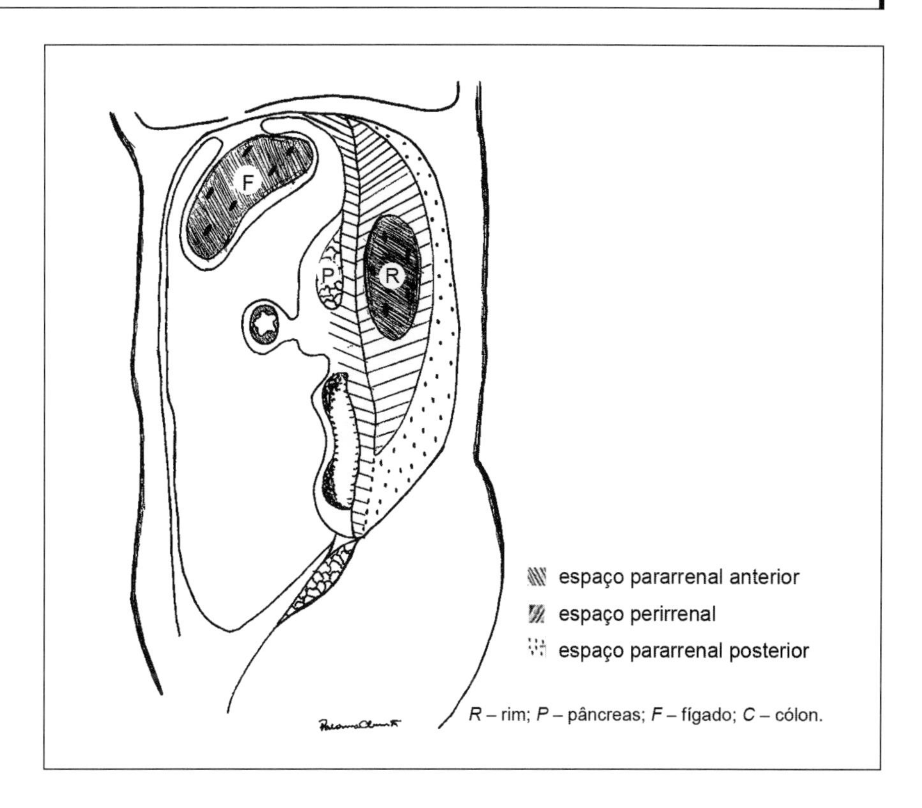

Figura 29.1 ▸ Espaços retroperitoneais, estruturas e relações.

rior.[23] A partir destes, elas podem atingir o lado oposto através da porção inferior do mesentério e do retroperitônio pélvico, ilíaco ou lombar.

O espaço pararrenal posterior, por sua vez, situa-se profundamente entre as fáscias renal posterior (Zuckerland) e *transversalis*, sendo ocupado por quantidade variável de tecido adiposo em continuidade com a gordura pró-peritoneal.

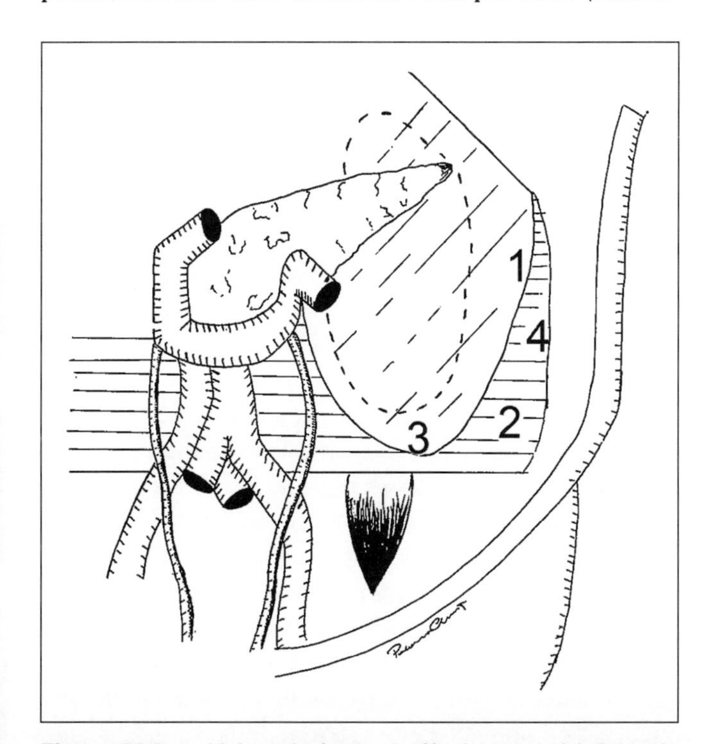

Figura 29.2 ▸ Linhas de fusão da fáscia renal: (*1*) linha de fusão das fáscias renais anterior e posterior; (*2*) fáscia lateroconal; (*3*) ápice do cone da fáscia renal; (4) linha de fusão da fáscia lateroconal com o peritônio. (Modificada de Meyers MA.)

Medialmente, a fáscia posterior funde-se com a dos músculos psoas (que é retrofascial) e quadrado lombar. A fáscia anterior mistura-se ao tecido conjuntivo que envolve os grandes vasos, a raiz do mesentério, o pâncreas e o duodeno.

No local onde os rins estão em contato com o pâncreas, duodeno e cólon, a fáscia renal torna-se menos distinguível como plano fascial e confunde-se com o tecido conjuntivo do espaço potencial, chamado pararrenal anterior.[21] Abaixo do cone da fáscia renal, os espaços pararrenais tornam-se contínuos (Figura 29.3). Esta situação explica como uma coleção do espaço pararrenal anterior pode alcançar o espaço pararrenal posterior, como costuma acontecer na pancreatite (sinal de Cullen).[23]

A ruptura de coleção retroperitoneal para dentro da cavidade peritoneal é evento muito raro.

Etiologia

Os abscessos retroperitoneais são raros e, quase sempre, secundários a infecção, lesão ou tumor de órgãos vizinhos ou do próprio espaço retroperitoneal. Assim sendo, diferentes condições podem evoluir com a formação desses abscessos, incluindo, principalmente, as afecções renais (pielonefrite, traumatismo renal,

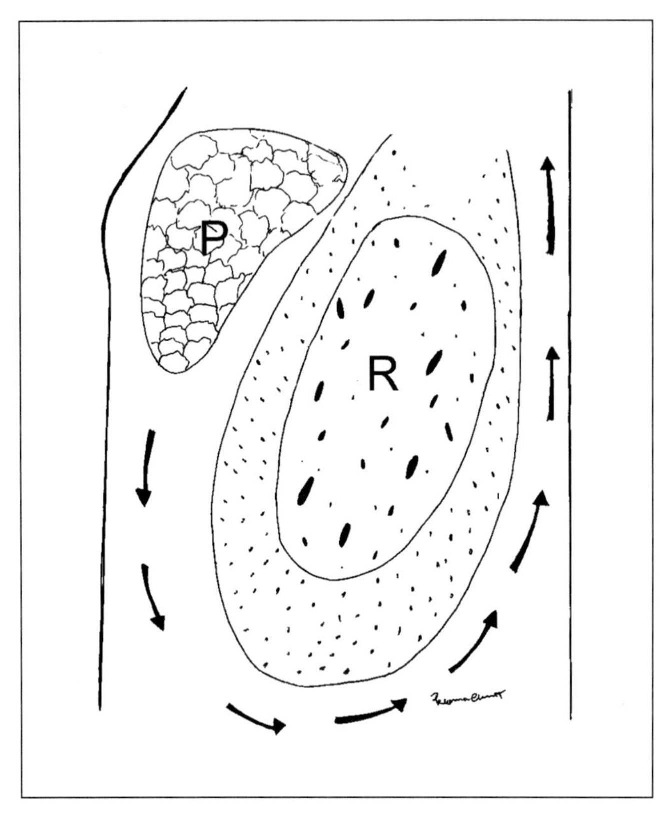

Figura 29.3 ▶ Desenho esquemático demonstrando como um derrame do espaço pararrenal anterior atinge o espaço pararrenal posterior abaixo do cone da fáscia renal. (*P* – pâncreas; *R* – rim.)

cistos infectados, cirurgias, carcinoma renal etc.) e digestivas (apendicite, traumatismo, pancreatite, fístulas pós-operatórias, lesões duodenais etc.).[4,6,15,16] Recentemente, têm sido descritos abscessos retroperitoneais que evoluem após procedimentos laparoscópicos, principalmente colecistectomia e apendicectomia. Nos primeiros, a causa está relacionada com a queda de cálculos na cavidade abdominal (por perfuração da vesícula durante a colecistectomia) e que não são retirados na sua totalidade. Este(s) cálculo(s) atua(m) como fonte de infecção e costuma(m) ser responsável(eis) pela formação e recidiva do abscesso pós-drenagem, o que exige a identificação e remoção do(s) mesmo(s).[37]

Os abscessos pós-apendicectomia resultam, quase sempre, de casos de apendicite perfurada, podendo ocorrer após apendicectomia convencional ou laparoscópica. Hsieh *et al.*[13] publicaram, em artigo de revisão, 24 casos de apendicite aguda que evoluíram com abscesso retroperitoneal, entre 1955 e 2005.

Outras causas de abscesso retroperitoneal incluem hematoma retroperitoneal pós-traumático e abscesso isquiorretal.

Os abscessos primários são raros e resultam de focos de infecção à distância, como a pele e o trato respiratório.

A artrite gotosa e a necrose vascular da cabeça do fêmur também foram descritas como causa de abscesso primário do retroperitônio.[34]

Nos abscessos primários, o *Staphylococcus aureus* é o principal agente isolado, enquanto nos secundários os germes mais freqüentemente responsáveis são os gram-negativos (*E. coli* e *Proteus*) e os anaeróbios (*Bacteroides* sp.).

As afecções do trato gastrointestinal constituem as principais causas de abscessos do espaço pararrenal anterior, principalmente as localizadas no cólon, no apêndice, no duodeno e no pâncreas.

Os abscessos do espaço pararretal posterior, por sua vez, são muito menos freqüentes e decorrem de infecção da coluna vertebral ou das últimas costelas. Raramente são primários e se instalam após episódios de bacteremia.

Quadro clínico

As infecções do retroperitônio costumam cursar de maneira insidiosa, e as manifestações clínicas são, quase sempre, discretas e inespecíficas. Esses fatores dificultam o seu reconhecimento precoce, determinando, como conseqüência, retardo no diagnóstico e no tratamento.

Na fase inicial (abscesso em formação), não existem sintomas sugestivos. O diagnóstico, freqüentemente, só é feito quando existem coleções significativas. Além disso, o período entre o aparecimento das manifestações clínicas e a procura de assistência médica varia de 4 dias a semanas (2, em média) ou meses.[31]

As principais manifestações incluem febre, calafrios, dor na região lombar, abdominal e/ou nos flancos, sudorese, náuseas e vômitos, mal-estar, anorexia, perda de peso, fadiga e queda do estado geral. Dor na região do quadril e/ou da coxa, desencadeada pela compressão de estruturas nervosas, não é infreqüente.

A doença, não raras vezes, evolui com febre de origem desconhecida, sem nenhum sinal de localização.

Queixas urinárias estão presentes em 70% dos pacientes com abscesso perirrenal, incluindo disúria, polaciúria e hematúria.

Ao exame físico, os principais achados incluem febre, tumoração dolorosa no flanco e sensibilidade aumentada no ângulo costovertebral.

O sinal do psoas está presente em 20% dos pacientes ou, quando existe acometimento do músculo, em 80% deles.[21]

Ao toque retal, pode-se constatar massa dolorosa no assoalho pélvico.

Exames complementares

Os exames laboratoriais, embora úteis, são inespecíficos. A maioria dos pacientes apresenta leucocitose e desvio à esquerda, não sendo freqüente o achado de reação leucemóide. A hemossedimentação e a proteína C reativa costumam estar elevadas.

O exame de urina está normal em até 30% dos abscessos perirrenais, mas está alterado em diversas afecções causadoras de abscesso retroperitoneal, como pielonefrite, traumatismo renal, carcinoma renal etc. Hemoculturas são positivas em apenas 25% dos pacientes, e os agentes mais isolados são *E. coli* e *Bacteroides*.

A radiografia simples do tórax pode demonstrar alterações associadas à infecção retroperitoneal, incluindo derrame pleural, elevação da hemicúpula diafragmática, atelectasia do lobo inferior do pulmão homolateral etc.

Na radiografia simples de abdome, o achado mais freqüente é a escoliose toracolombar, com a concavidade voltada para o lado do abscesso. Outras alterações incluem presença de massa, cálculo renal, apagamento do contorno renal e do músculo psoas e gás no retroperitônio. Este último caracteriza-se por sua disposição, acompanhando os planos fasciais, e pela posição fixa nas radiografias obtidas em diferentes incidências. Algumas vezes, vários compartimentos do retroperitônio são acometidos simultaneamente, como costuma ocorrer na lesão traumática do duodeno.[27]

O uso de substâncias radioativas (Gálio[65] e Índio[111]) tem maior utilidade como método de rastreamento, pois precisa de 48 a 72 horas para interpretação segura, não fornece detalhes anatômicos, e o aumento de captação esperado nos casos de abscesso (áreas quentes) pode ser produzido por outras afecções, como tumor, pielonefrite, necrose tubular aguda etc. Outra limitação diz respeito à não disponibilidade do método em inúmeras instituições no país.[17]

A US (Figuras 29.4 a 29.6)[29] é ótimo método diagnóstico por apresentar sensibilidade e especificidade aceitáveis, ser disponível, barata, não-invasiva e servir de orientação para drenagem percutânea. Nos casos de retropneumoperitônio, o método é eficaz para sua detecção. Alguns sinais típicos podem ser observados, incluindo aumento da ecogenicidade na região perirrenal, presença de ar perivesicular, em torno do duodeno e na região da cabeça do pâncreas, e anteriormente aos grandes vasos abdominais.

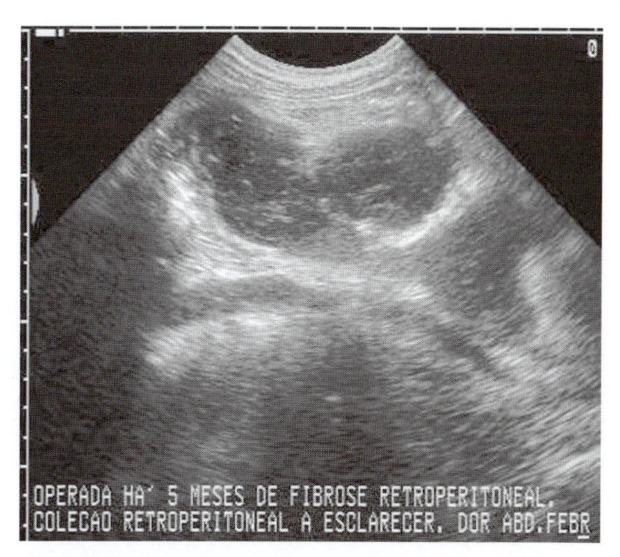

Figura 29.4 ▸ Ultra-sonografia abdominal de paciente submetido a tratamento cirúrgico de fibrose retroperitoneal há 5 meses que evoluiu com abscesso retroperitoneal. (Cortesia do Dr. Rogério Augusto Pinto da Silva.)

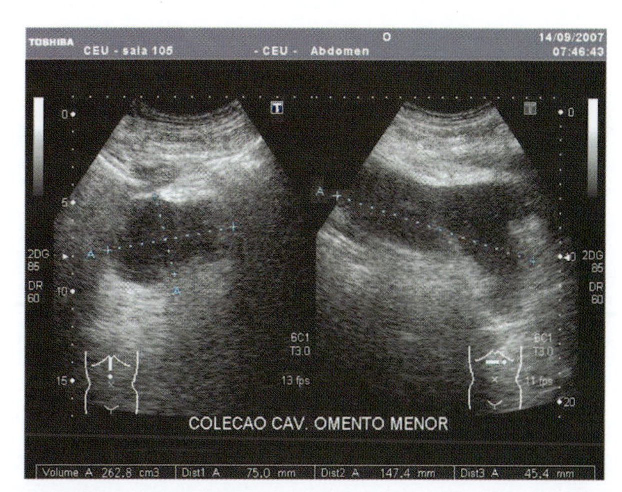

Figura 29.5 ▸ Abscesso retroperitoneal secundário a fístula pancreática pós-pancreatectomia corpo-caudal (aspecto ultrasonográfico).

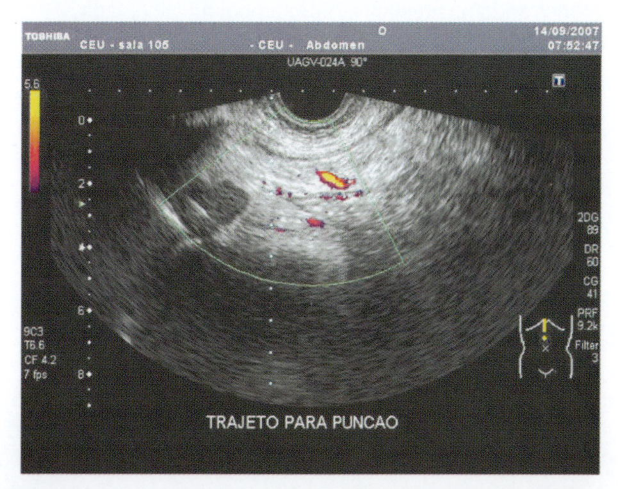

Figura 29.6 ▸ Abscesso retroperitoneal (o mesmo da figura anterior). Foto demonstrando trajeto para punção.

O método permite, ainda, avaliar a extensão de ar livre, além de servir para monitorar o tratamento.

A ecoendoscopia pode refinar os achados da US ou mesmo de TC ao permitir, por meio de punção ecoguiada com agulha fina, diferenciar lesão cística de abscedada.[32] Este método tem aplicação, principalmente, em coleções localizadas em situação retrogástrica.

A US pode, ainda, identificar cálculos deixados após perfuração da vesícula durante colecistectomia laparoscópica e que funcionam como fonte de infecção.

A TC, principalmente a *multisliced* (quando disponível), é o método diagnóstico de escolha. Apresenta algumas vantagens em relação à US, pois não é prejudicada pela presença de gás intraluminal, não é operador-dependente, identifica, com maior precisão, o abscesso e os tecidos adjacentes e é mais sensível e específica, além de apresentar maiores acurácia e valores preditivos positivo e negativo (Figuras 29.7 e 29.8).

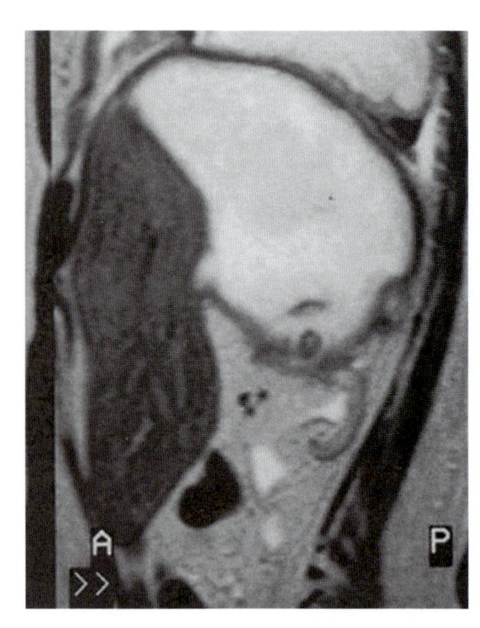

Figura 29.9 ▸ Ressonância magnética do abdome (plano sagital) demonstrando grande abscesso retroperitoneal rechaçando o fígado anteriormente. (*A* – anterior; *P* – posterior.)

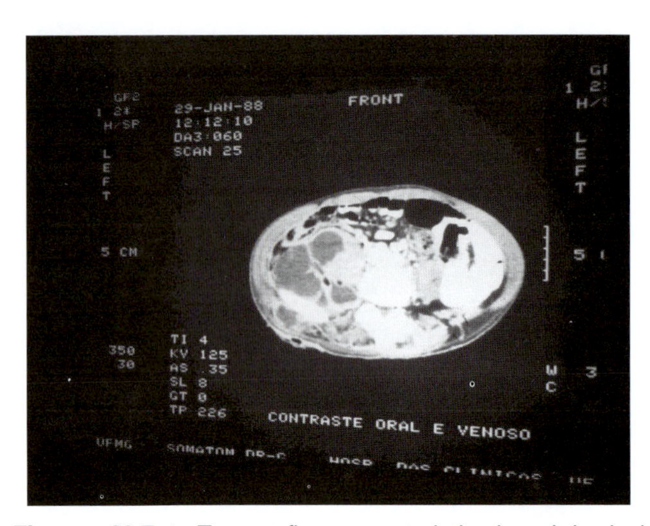

Figura 29.7 ▸ Tomografia computadorizada abdominal demonstrando abscesso retroperitoneal multiloculado.

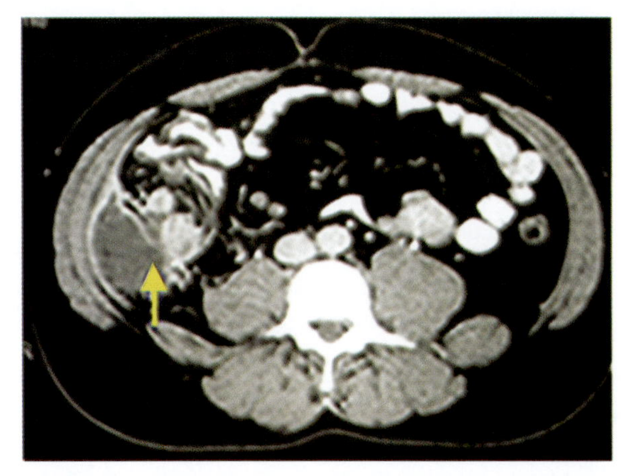

Figura 29.8 ▸ Abscesso retroperitoneal retrocecal em caso de apendicite aguda. Aspecto tomográfico.

A ressonância nuclear magnética (RNM) (Figura 29.9) também apresenta acurácia elevada, mas não tem vantagem em relação à TC. É limitada pelos custos e pela indisponibilidade em grande número de instituições.

Diagnóstico

O diagnóstico de abscesso retroperitoneal deve ser suspeitado em pacientes com dor abdominal, no flanco, na região lombar ou no quadril, acompanhada de febre, calafrios e queda do estado geral. A presença de massa palpável no abdome, no flanco ou na região lombar, associada a hipersensibilidade, reforça essa suspeita. História recente de infecção urinária crônica, afecção gastrointestinal, traumatismo abdominal ou infecção cutânea corrobora o diagnóstico.

Em crianças, a irradiação da dor para o quadril e a coxa homolateral pode simular artrite séptica da articulação coxofemoral. Nesses casos, a flexão passiva e suave da coxa constitui bom guia para diferenciação.

No passado, antes do advento dos métodos de imagem atualmente disponíveis (US, TC e RNM), o diagnóstico tardio era a regra. Com a introdução desses métodos modernos, era de se esperar o pronto reconhecimento dessas afecções. Entretanto, tem-se observado, mesmo com a utilização desses métodos, retardo preocupante no diagnóstico. Segundo Crepps *et al.*,[7] o intervalo entre a admissão e o diagnóstico, em série por eles estudada, foi de 12,7 dias, sendo de 4,4 dias para o abscesso perirrenal e de 15,1 dias para aqueles provenientes de afeções do sistema digestivo.

Tratamento

O tratamento do abscesso retroperitoneal consiste, basicamente, em antibioticoterapia e drenagem. Reposição hidroeletrolítica, correção dos distúrbios metabólicos, suporte nutricional, entre outras, são medidas adicionais freqüentemente indispensáveis. A escolha do antibiótico deve levar em consideração a possível fonte de contaminação. Assim sendo, identificar a causa do abscesso é de fundamental importância para o tratamento adequado.

Em geral, o abscesso retroperitoneal com provável fonte de contaminação do sistema urinário é causado por bactérias gram-negativas, enquanto o proveniente de contaminação no sistema digestivo é causado por bactérias gram-negativas e anaeróbias. O abscesso causado pelo *Staphylococcus* é raro e, geralmente, origina-se de foco à distância, quase sempre a pele, atingindo o retroperitônio por via hemática ou linfática.

Quando não se tem evidência da origem do foco infeccioso, ou quando a origem é digestiva, a associação de cefalosporina + metronidazol ou de aminoglicosídeo + clindamicina costuma ser eficaz.

A drenagem da coleção purulenta é fundamental para a cura da doença, podendo ser realizada, preferencialmente, por via percutânea e sob controle ultrasonográfico ou tomográfico (Figura 29.10). Esta abordagem costuma resolver a maioria dos abscessos.

Nos casos de abscessos múltiplos, ausência de melhora após drenagem percutânea ou de recidivas freqüentes após a mesma, está indicada a drenagem cirúrgica, que deve ser realizada, também, quando a fonte de infecção não foi controlada.

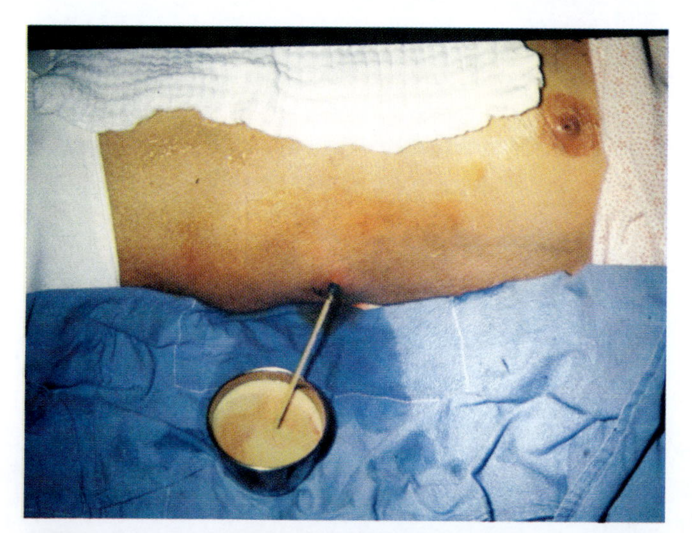

Figura 29.10 ▸ Drenagem percutânea de abscesso retroperitoneal realizada sob controle ultra-sonográfico.

Nos abscessos multisseptados é possível, dependendo do caso, realizar drenagem percutânea após promover a ruptura dos septos (sob controle ultra-sonográfico).

Quando se opta pela drenagem cirúrgica, deve-se utilizar via de acesso posterior (no leito da 12ª costela) para o tratamento do abscesso retroperitoneal perirrenal. O abscesso retroperitoneal anterior, por sua vez, pode necessitar da via de acesso anterior transperitoneal.

Durante o procedimento cirúrgico, o cirurgião, além da drenagem, deve desbridar tecido necrótico e remover ou tratar a fonte de contaminação.

A drenagem completa é, às vezes, difícil, e a persistência da febre e a manutenção dos indicadores de infecção (leucocitose, elevação da VHS e PCR) indicam drenagem inadequada responsável por sepse persistente e mortalidade elevada.

▸ ABSCESSO DO PSOAS

O músculo psoas é retrofascial, e não retroperitoneal. Apesar disso, pela localização anatômica desse músculo, o abscesso do psoas será abordado neste capítulo.

Anatomia

O músculo psoas origina-se, superiormente, dos processos transversais e corpos da 12ª vértebra torácica e de todas as vértebras lombares. A extremidade superior do músculo situa-se abaixo do ligamento arqueado do diafragma. O psoas ocupa posição paraespinhal e recebe fibras do ilíaco, tornando-se o músculo iliopsoas (Figura 29.11).

Após passar sob o ligamento inguinal, insere-se no trocânter menor.

Coleções purulentas do psoas podem estender-se desde o mediastino posterior até a região da raiz da coxa.

Incidência e etiologia

O abscesso do psoas constitui afecção rara nos países desenvolvidos, onde é usualmente secundário.[5,9] Estima-se que, na Europa, apenas 18% dos casos são primários.[20] Nos países em desenvolvimento, principalmente da África e da América Latina, ao contrário, os abscessos do psoas são, em sua maioria, primários.[5]

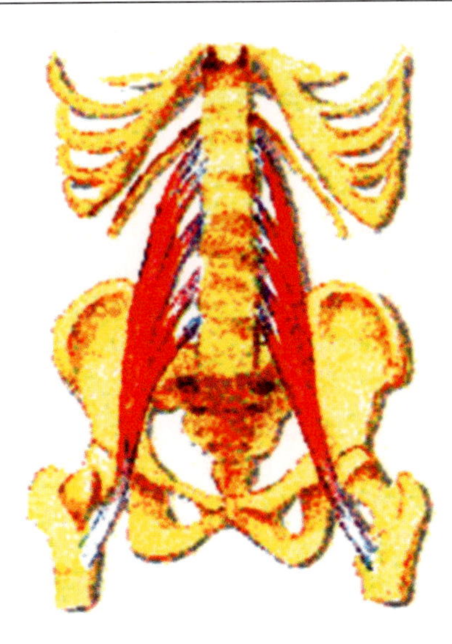

Figura 29.11 ▶ Desenho esquemático demonstrando origem e inserção dos músculos psoas.

Segundo Gruenwald *et al.*,[10] a incidência reportada na literatura é de apenas 12 casos por ano nos países desenvolvidos. Certamente, essa incidência é subestimada, porque se baseia apenas em casos publicados.[9]

O *Staphylococcus aureus* é o germe responsável pela maioria dos abscessos primários (88%). Eles resultam, quase sempre, da disseminação, por via sangüínea, de foco distante, freqüentemente a pele. Entretanto, outros agentes têm sido responsabilizados, como o *Streptococcus pneumoniae* (5%) e a *E. coli* (3%).[5,10]

Os abscessos secundários, por sua vez, resultam de infecções por contigüidade, principalmente de órgãos do sistema digestivo (apendicite aguda, diverticulite, doença de Crohn, pancreatite aguda), mas também do sistema geniturinário (pielonefrite aguda) ou de infecção osteoarticular.[9,19,25,30] Nesses casos, as bactérias prevalentes incluem *E. coli*, *Enterobacter* e *Salmonella*. Nas infecções de origem digestiva, o abscesso é polimicrobiano com associação de bactérias gram-negativas e anaeróbias (*Bacteroides fragilis*). Nos casos de espondilodiscites, a bactéria mais freqüentemente envolvida é o *S. aureus*. Outros agentes menos comuns nos casos de abscessos secundários incluem *Candida albicans, Salmonela* spp, *Actinomyces* spp e *Brucella melitensis*.

O abscesso primário era mais comum na infância. Em uma série de 40 casos, publicada por Crepps *et al.*,[7] 27 pacientes se encontravam no primeiro decênio de vida, nove no segundo e apenas quatro acima do terceiro decênio. Este cenário tem-se modificado ao longo dos anos, com aumento de incidência em pessoas mais idosas, principalmente dos abscessos primários relacionados com infecção pelo HIV e/ou uso abusivo de drogas injetáveis.

A tuberculose, principalmente na sua forma espinhal (mal de Pott), tem sido descrita como importante causa de abscesso do psoas. Antes da moderna quimioterapia antituberculose, 5% dos pacientes com mal de Pott desenvolviam abscesso do psoas, e esta era a causa mais freqüente desse abscesso. Com o advento da AIDS e o aumento da incidência da tuberculose em todo o mundo, esta afecção continua sendo responsabilizada por novos casos (50% dos casos de origem espinhal), mesmo nos países desenvolvidos.[36]

O comprometimento da imunocompetência por infecção, imunossupressão medicamentosa e/ou procedimentos cirúrgicos também predispõe ao desenvolvimento desses abscessos (particularmente os primários).

Por ordem de freqüência, a etiologia dos abscessos secundários obedece à seguinte seqüência: doença de Crohn (60%), apendicite aguda (16%), outras afecções do intestino grosso (11%) e espondilodiscites (10%).[2,10,18]

Quadro clínico

Na maioria dos casos, as manifestações clínicas iniciais são pobres e pouco específicas, o que, aliado à raridade da afecção, acarreta retardo no diagnóstico. Com efeito, as manifestações mais freqüentes incluem febre, dor na região lombar e/ou abdominal homolateral, acometendo a região do flanco e/ou a fossa ilíaca, e dificuldade de deambulação (marcha claudicante e difícil). Esta tríade clássica, entretanto, só é encontrada em percentual de casos que raramente ultrapassa 30%.[5,9] Mal-estar geral, astenia e perda de peso são freqüentes. O paciente pode adquirir postura típica, caracterizada pela flexão e rotação externa da coxa do lado afetado, acompanhadas pela inclinação do tronco para o mesmo lado. Com freqüência, pode ser palpada massa de consistência endurecida na região inguinal. A dor à deambulação é, muitas vezes, atribuída à osteoartrite nos pacientes idosos. A constatação de dor à mobilização do membro inferior homolateral, intensificada pelos movimentos de estiramento do músculo psoas (abdução e rotação interna do membro inferior) – sinal do psoas –, embora não esteja presente em todos os casos, sugere fortemente o diagnóstico.

Não existem incidências definidas de predileção por um dos gêneros, embora em muitas séries a afecção tenha predominado nos indivíduos do sexo masculino.[1,11]

As apresentações agudas constituem a minoria. Nesses casos, a sepse é freqüentemente atribuída a infecção do trato urinário, celulite ou infecção torácica. Apresentação com choque séptico implica mau prognóstico.[11]

Achados laboratoriais

Os exames laboratoriais são pouco específicos. Os achados mais comuns incluem elevação do PCR, VHS e leucocitose com desvio para a esquerda. Queda dos níveis de hemoglobina costuma ser freqüente.

A urocultura pode ser útil na identificação do agente infeccioso, uma vez que as infecções urinárias são responsáveis por mais de 50% dos abscessos secundários.[14]

As hemoculturas apresentam índice de positividade muito variável (0% a 68%). Quando positivas, servem de orientação para a antibioticoterapia.[9]

Diagnóstico por imagem

A radiografia simples de abdome costuma ter pouca utilidade, exceto nos casos de infecção com formação de gás, que pode ser identificada por este método. Eventualmente, pode demonstrar escoliose, acentuação e alargamento da sombra do psoas.

A US (Figuras 29.12 e 29.13) apresenta sensibilidade em torno de 60%, sendo influenciada pela constituição corporal do paciente e pela distensão gasosa do intestino suprajacente, que costumam limitar a acurácia do método. Além disso, a US é operador-dependente.[5,9] O aspecto sonográfico do abscesso do psoas é variável. Mais freqüentemente, observa-se massa complexa, com áreas císticas e sólidas, paredes espessas e septações.

Uma boa contribuição da US está relacionada com a drenagem percutânea da coleção.

A TC (Figuras 29.14 e 29.15), principalmente a *multislice*, é o método diagnóstico de escolha, com sensibilidade próxima a 100%.[5,9] O músculo psoas apresenta-se alargado, quando comparado ao do outro lado, com acentuação das bordas da parede do abscesso (chamado *sinal da casca*). Com freqüência, podem ser identificadas bolhas gasosas ou níveis de ar dentro da cavidade, que são patognomônicas de abscesso. Esta constatação pode sugerir a natureza do microorganismo (principalmente anaeróbios) ou comunicação com víscera oca.

As margens da lesão podem ser indistinguíveis pela infiltração da gordura circunvizinha.

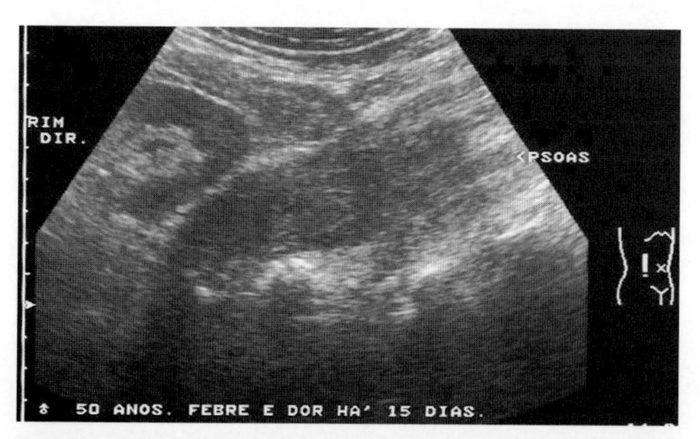

Figura 29.12 ▶ Ultra-sonografia abdominal demonstrando coleção (abscesso) no músculo psoas direito.

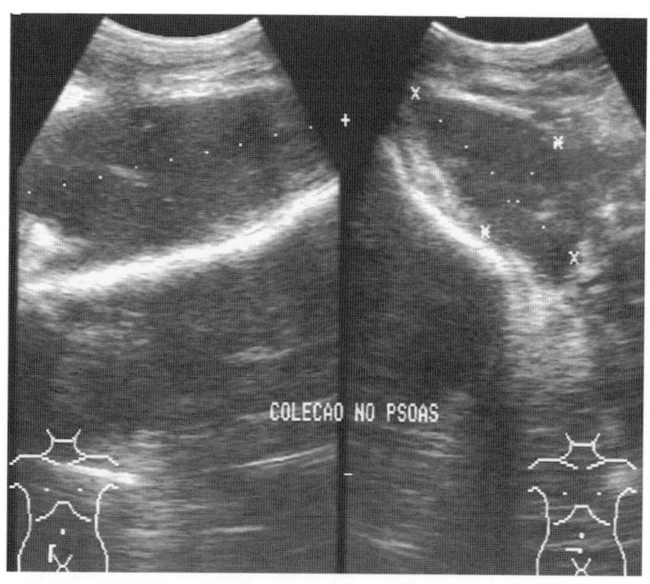

Figura 29.13 ▶ Ultra-sonografia abdominal demonstrando volumoso abscesso na região do músculo psoas direito. (Cortesia do Dr. Rogério Augusto Pinto da Silva.)

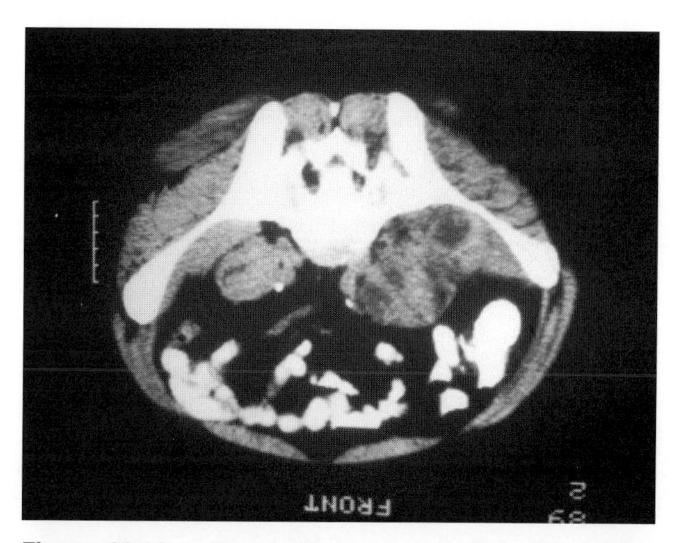

Figura 29.14 ▶ Tomografia computadorizada de abdome demonstrando abscesso do músculo psoas direito. (Cortesia do Dr. Evandro Barros Naves.).

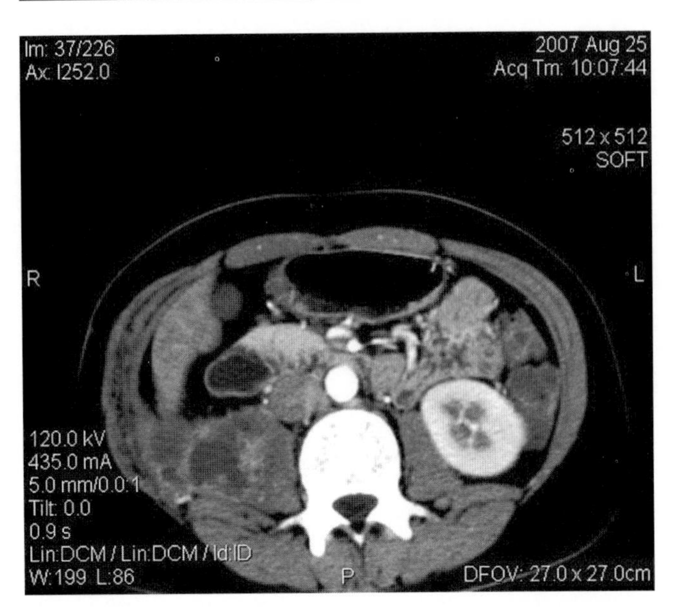

Figura 29.15 ▶ Tomografia computadorizada *multislice* do abdome em caso de abscesso do psoas. (Cortesia do Dr. Ricardo Miguel Costa de Freitas.)

A TC permite, na maioria das vezes, evidenciar a origem da infecção (nos abscessos secundários), bem como demonstrar as dimensões do abscesso. Ela é útil, também, para orientar punção e/ou drenagem percutânea.

A RNM apresenta sensibilidade equivalente à da TC, oferecendo melhor definição nos casos de afecção óssea associada. Além disso, fornece subsídios importantes para o diagnóstico diferencial de hematomas e tumores. As imagens consistem em hipossinal em T1 com realce periférico após injeção de gadolínio e hipersinal em T2. Os custos e a falta de disponibilidade do método na grande maioria das instituições no Brasil e as poucas possíveis vantagens sobre a TC limitam sua aplicabilidade.

Outros métodos propedêuticos, como urografia excretora, enema opaco, colonoscopia virtual e cintilografia, embora possam trazer contribuição, têm indicações restritas e seletivas para determinados casos.

Tratamento

O tratamento consiste em antibioticoterapia sistêmica e drenagem percutânea ou cirúrgica. Nos abscessos secundários, deve-se também controlar as fontes de contaminação.

Outras medidas, freqüentemente necessárias, devem ser individualizadas para cada caso, e incluem reposição hidroeletrolítica, hemoterapia, medidas de suporte etc.

Na escolha do antibiótico, alguns detalhes devem ser levados em consideração, a saber:

- Origem do paciente.
- Idade e sexo.
- Presença de doença prévia (Crohn, diverticulite, apendicite, pielonefrite, obstrução urinária etc.).
- Abscesso primário ou secundário?

Nos abscessos primários (mais comuns em pacientes jovens), pode-se optar, inicialmente, por monoterapia antibiótica, interessando os estafilococos. Esta conduta se justifica pelo fato, já exposto, de que quase 90% desses casos são monomicrobianos, e o *S. aureus* responde por cerca de 88% deles.[5] Uma opção seria a oxacilina ou vancomicina associada ou não a aminoglicosídeo, dependendo da gravidade do quadro.

Nos abscessos secundários, deve-se instituir antibioticoterapia com cobertura de largo espectro eficaz, principalmente, contra bactérias gram-negativas e anaeróbios. Nesta situação, deve-se sempre levar em conta a origem do foco primitivo.

Em ambas as situações (abscessos primários ou secundários), a identificação do agente etiológico (por meio do Gram e cultura), aliada ao antibiograma, orientará o médico quanto à(s) melhor(es) droga(s) a ser(em) usada(s).

A literatura descreve diversos esquemas de antibióticos. Ricci *et al.*[30] propõem associação de penicilina, gentamicina e clindamicina, visando ao espectro antibacteriano ativo contra estafilococos, bacilos gram-negativos, anaeróbios e *Streptococcus fecalis*. Penado *et al.*[29] propõem associação de cefotaxima (2g de 4/4 a 6/6 horas IV) ou cloxacilina (2g de 4/4 a 6/6 horas IV) associada ao metronidazol (500mg de 6/6 a 8/8 horas IV).

Outro esquema inclui cefalosporina de terceira geração-fosfomicina-imidazol, que permite cobertura eficaz sobre os estafilococos sensíveis à meticilina (e pela maior parte dos resistentes), bacilos gram-negativos e anaeróbios.

A antibioticoterapia, como tratamento isolado, está indicada nas fases pré-supurativa ou nos abscessos pouco volumosos (em geral, menores que 15mm). Nos demais casos, a drenagem deve ser compulsória, podendo ser realizada por meio de punção simples com agulha, drenagem percutânea sob controle ultra-sonográfico ou tomográfico ou drenagem cirúrgica aberta extraperitoneal. Independentemente da técnica escolhida, o procedimento deve ser sempre realizado sob cobertura de antibiótico eficaz.

Ao contrário do que ocorre com os pequenos abscessos tratados exclusivamente com antibióticos, os de maiores proporções, quando não drenados, evoluem com índices proibitivos de mortalidade.[30] Esta afirmativa é válida, especialmente, para os abscessos complexos ou multiloculados.

A drenagem percutânea ecoguiada tem taxa de sucesso próxima a 90%, devendo ser, sempre que possível, a primeira opção.[26] Sua principal desvantagem, quando comparada à drenagem cirúrgica, é o maior tempo de permanência hospitalar (28,5 × 15,9 dias – p< 0,01).[33] Outra desvantagem é a necessidade de nova(s) drenagem(ns) ou, até mesmo, de drenagem cirúrgica aberta, que oscila entre 30% e 70%.[11,21] Para minimizar esse risco, deve-se utilizar dreno mais calibroso (12F a 18F), a fim de evitar sua obstrução. A duração da permanência do dreno varia de acordo com cada caso. Alguns aspectos a serem considerados incluem: parada de drenagem, melhora clínica do paciente e ausência de abscesso à TC de controle. A drenagem percutânea está mais bem indicada nos abscessos uniloculados, embora ela possa ser realizada nos abscessos multiloculados, desde que os septos sejam rompidos durante o procedimento.

Quando o abscesso é secundário, pode ser necessário tratamento cirúrgico do foco de origem. Dependendo do caso, a drenagem pode ser realizada ao mesmo tempo, minimizando a permanência hospitalar e a necessidade de novas internações.

Em geral, a drenagem cirúrgica (aberta) pode ser realizada pela via posterior (lombotomia subcostal extraperitoneal) ou anterior (incisão abdominal baixa extraperitoneal). As principais indicações dessa abordagem incluem os abscessos volumosos, multiloculados não-comunicantes, secundários a afecções digestivas e/ou não-susceptíveis de drenagem percutânea (falta de janela). A falha da drenagem percutânea constitui outra indicação.

Os resultados são excelentes nos abscessos primários (97% de resolução). Nos secundários, estes índices caem para algo em torno de 65%, na dependência do tratamento associado e da fonte de infecção.[5]

Na verdade, a chave para o sucesso no abscesso do psoas está relacionada com alto grau de suspeição, que propicia diagnóstico e tratamento precoces. Este, por sua vez, implica drenagem do material purulento, controle da fonte de infecção e antibioticoterapia. Idade acima de 50 anos, insuficiência orgânica sistêmica, hemocultura positiva e sepse persistente são sinais de mau prognóstico.

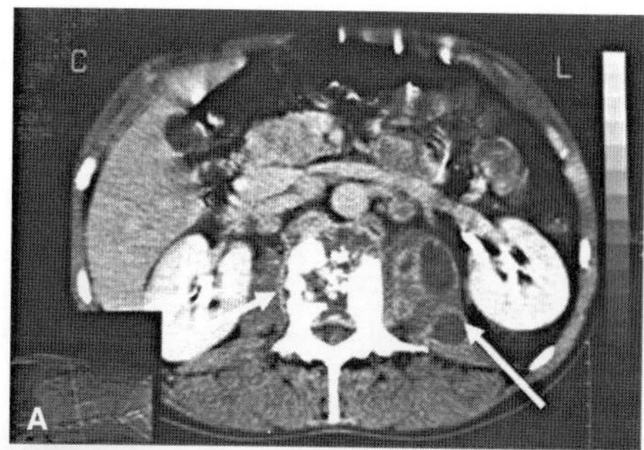

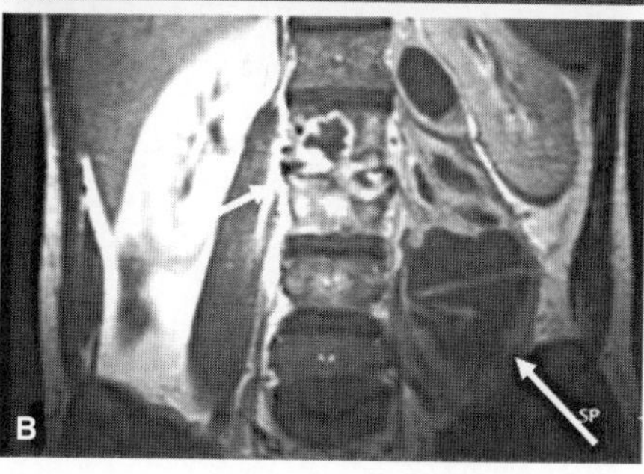

Figura 29.16 ▶ **A.** TC do abdome mostrando destruição do corpo vertebral de L3 e abscesso do músculo psoas à esquerda (mal de Pott). **B.** RNM demonstrando as mesmas lesões. (Extraída de Vilar FC *et al.*[36])

Nos casos de abscesso do psoas de origem tuberculosa (Figura 29.16), além das medidas preconizadas, está indicado o tratamento específico da tuberculose.[8,21] Uma boa opção é a associação de isoniazida, rifamicina, estreptomicina e pirazinamida, ou de isoniazida, rifamicina e etambutol.[16]

A quimioterapia antituberculosa é bem-sucedida em mais de 90% dos casos.[36] A abordagem cirúrgica, por sua vez, possui indicações precisas e específicas, podendo ser indicada em quatro situações clínicas, a saber:[31]

1. Aspiração ou drenagem dos abscessos frios paravertebrais para promover regressão mais precoce do processo infeccioso, além de descomprimir estruturas nobres.
2. Desbridamento mecânico do foco necrótico.
3. Fixação da coluna nos casos de cifose com instabilidade ou grande angulação.
4. Descompressão de estruturas neurais e estabilização da coluna vertebral nos casos de paraplegia de curta duração.

▶ REFERÊNCIAS BIBLIOGRÁFICAS

1. Afaq A, Jain BK, Dargan P, Bhattarachya SK *et al.* Surgical treatment of primary iliopsoas abscess-safe and cost effective. *Trop Doct* 2002; *32*: 133-5.
2. Agrawal SN, Dwivedi AJ, Khan M. Primary psoas abscess. *Dig Dis Sci* 2002; *42*: 2103-5.

3. Alvarez M, Jalã Monzã A, Gonzalez Alvares RC *et al*. Primary psoas abscess due to *Streptococcus pneumoniae*. *Actas Urol Esp* 2006; *30*: 943-6.
4. Andromanakos N, Filippou D, Skandalakis P *et al*. An extended retroperitoneal abscess caused by duodenal diverticulum perforation: report of a case and short review of the literature. *Am Surg* 2007; *73*: 85-8.
5. Audia S, Martha B, Grappin M *et al*. Lês abcès pyogènes secondaires du psoas: à propos de six cas et revue de la littérature. *Rev Med Interne* 2006; *27*: 828-35.
6. Ciesek S, Manns MP, Krager M. Retroperitoneal abscess in man with severe necrotizing pancreatitis. *Dtsch Med Wochenschur* 2006; *131*: 1937-40.
7. Crepps JT, Welch JP, Orlando R. Management and outcome of retroperitoneal abscesses. *Am Surg* 1987; *205*: 276-81.
8. Dinc H, Ahmetoglu A, Baykal S *et al*. Image-guided percutaneous drainage of tuberculous iliopsoas and spondylodiskititic abscesses: midterm results. *Radiology* 2002; *225*: 353-8.
9. Garner JP, Meiring PD, Ravi K, Gupta R. Psoas abscess-not as rare as we think? *Colorectal Dis* 2007; *9*: 269-74.
10. Gruenwald I, Abrahamson J, Cohen O. Psoas abscess: case report and review of the literature. *J Urol* 1992; *147*: 1624-6.
11. Hamano S, Kiyoshima K, Nakatsu H *et al*. Pyogenic psoas abscess: difficulty in early diagnosis. *Urol Int* 2003; *71*: 178-83.
12. Harish K, Varghese T, Sunil K, Tony J. Infected pseudocyst in tropical pancreatitis presenting as psoas abscess. *Indian J Gastroenterol* 2006; *25*: 260-1.
13. Hsieh CH, Wang YC, Yang HR *et al*. Retroperitoneal abscess resulting from perforated acute appendicitis: analysis of its management and outcome. *Surg Today* 2007; *37*: 762-7.
14. Huang JJ, Ruaan MK, Lan RR, Wang MC. Acute pyogenic iliopsoas abscess in Taiwan: clinical features, diagnosis, treatment and outcome. *J Infect* 2000; *40*: 248-55.
15. Jakab F, Egri G, Faller J. Clinical aspects and management of retroperitoneal abscess. *Orv Hetil* 1992; *133*: 2335-9.
16. Katsuragi N, Shiraishi Y, Kita H. Case of tuberculous psoas abscess successfully treated with surgery during antituberculosis therapy for miliary tuberculosis. *Kekkaku* 2006; *81*: 661-5.
17. Knockel JQ, Koehler PR, Lu TG, Welch DM. Diagnosis of abdominal abscess with computed tomography, ultrasound and In^{111} leukocite scares. *Radiology* 1980; *137*: 425-32.
18. Kyle J. Psoas abscess in Crohn's disease. *Gastroenterology* 1971; *61*:149-55.
19. Lambo A, Nchimi A, Khamis J, Khuc T. Retroperitoneal abscess from dropped appendicolith complicating laparoscopic appendectomy. *Eur J Pediatr Surg* 2007; *17*: 139-41.
20. Leopold GR, Asher MW. Diagnosis of extra-organ retroperitoneal space lesion by B-scan ultrasonography. *Radiology* 1972; *103*: 133-8.
21. Lima MJV. Doenças inflamatórias agudas do retroperitônio. *In:* Savassi-Rocha PR, Andrade JI, Souza C (eds.) *Abdômen agudo: diagnóstico e tratamento*. Rio de Janeiro: MEDSI, 1993: 347-54.
22. Marinca AM, Cirimbei C, Toba ME *et al*. Retroperitoneal pyogenic infections with uncertain etiopathogenesis. Diagnostic and therapeutic difficulties. *Chirurgia* 2006; *101*: 583-92.
23. Meyers MA, Whalen JP, Peelle K, Berne AS. Radiologic features of extraperitoneal effusions. An anatomic approach. *Radiology* 1972; *104*: 249-57.
24. Moon MS. Tuberculosis of the spine: controversies and a new challenge. *Spine* 1997; *22*: 1791-7.
25. Muckley T, Schutz M, Kirshner M *et al*. Psoas abscess: the spine as a primary source of infection. *Spine* 2003; *28*: 106-13.
26. Mueller PR, Ferucci JT Jr, Wittemberg J *et al*. Iliopsoas abscess: treatment by CT-guided percutaneous catheter drainage. *Am J Roentgenol* 1984; *142*: 359-62.
27. Narnberg D, Mauch M, Spengler J *et al*. Sonographical diagnosis of pneumoretroperitoneum as a result of retroperitoneal perforation. *Ultraschall Med* 2007 (apub ahead of print).
28. Peigne V, Diakhate I, Mbengere B *et al*. Retroperitoneal emphysematous abscess. *Med Mal Infect* 2006; *36*: 115-7.
29. Penado S, Espina B, Campo JF. Abscess of the psoas muscle. Description of a series of 23 cases. *Enferm Infec Microbiol Clin* 2001; *6*: 257-60.
30. Ricci MA, Rose FB, Meyer KK. Pyogenic psoas abscess: worldwide variations in etiology. *World J Surg* 1986; *10*: 834-43.
31. Sacks D, Banner MP, Meranze SG *et al*. Renal and related retroperitoneal abscesses: percutaneous drainage. *Radiology* 1988; *167*: 447-51.
32. Saftoiu A, Iordache S, Popescu C, Ciurea T. Endoscopic ultrasound-guided fine needle aspiration used for the diagnosis of a retroperitoneal abscess. A case report. *J Gastrointest Liver Dis* 2006; *15*: 283-7.
33. Santanella RO, Fishman EK, Lipsett PA. Primary vs secondary iliopsoas abscess: presentation, microbiology and treatment. *Arch Surg* 1995; *130*: 1309-13.
34. Su CN, Hsieh DS, Sun GH *et al*. Primary retroperitoneal abscess complicated with septic arthritis of the hip. *J Clin Med Assoc* 2006; *69*: 51-3.
35. Tejido Sanchez A, Jimenez MM, Ojeda JMD *et al*. Percutaneous treatment of retroperitoneal abscesses. *Acta Urol Esp* 2000; *24*: 131-7.
36. Vilar FC, Neves FF, Colares JK, da Fonseca BA. Spinal tuberculosis (Pott's disease) associated to psoas abscess: report of two cases and a literature review. *Rev Soc Bras Med Trop* 2006; *39*:278-82.
37. Zilberstein S, Kessler A, Greenberg R *et al*. Multilocular flank abscess due to stone migration following laparoscopic cholecystectomy with spillage of gallstones. *J Laparoendosc Adv Surg Tech A* 2006; *16*: 374-7.

FISIOPATOLOGIA

A cavidade peritoneal é normalmente estéril. Quando é invadida por bactérias, ocorre sua destruição pelos mecanismos de defesa. Em diferentes circunstâncias, esses mecanismos podem falhar por vários motivos, gerando, então, a peritonite.

A ocorrência da peritonite é multifatorial, depende da natureza da circunstância predisponente, do órgão acometido, do inóculo bacteriano, da virulência da cepa bacteriana, da duração da contaminação peritoneal, da idade e do estado prévio do paciente, dos fatores genéticos e da efetividade das defesas locais e sistêmicas.[17, 23]

A resposta do organismo à agressão se dá, inicialmente, por meio de reação inflamatória local, que pode tornar-se sistêmica. O mecanismo inicial seria a lesão determinada pela infecção. Ocorre, então, liberação de citoninas pró-inflamatórias, que agem limitando a lesão e iniciando a reparação do dano. Ocorre, ainda, resposta antiinflamatória compensatória, com liberação de citoninas antiinflamatórias, que têm por objetivo evitar que os mediadores inflamatórios se tornem autodestrutivos.[17,23]

A resposta do organismo a essas alterações poderá levar, a depender da intensidade dessa resposta, a conseqüências como íleo adinâmico e o exsudato inflamatório. Ambas as situações promoverão intensa perda de líquido, causando hipovolemia, que contribuirá para a gravidade do quadro. O íleo é a parada do movimento do trato gastrointestinal, causando seqüestro hídrico para o interior das alças e vômitos devido ao impedimento de progressão e ao acúmulo de conteúdo intestinal. O exsudato ocorre pelo extravasamento de líquidos após a vasodilatação, mediada, principalmente, pela histamina, o que pode levar à perda de até 500mL/h para a cavidade peritoneal.[23,28]

A fase final de defesa acontece com a localização da infecção e a formação de aderências (através da fibrina) entre as alças intestinais, o omento e a parede abdominal. Esse processo levará à resolução do quadro ou à formação de abscessos.[28]

A não-resolução do quadro ocorre, segundo Bone *et al.*,[7] quando a agressão é maciça, quando há a concorrência de segunda lesão e quando há produção local de quantidade excessiva ou escassa de um mediador. Isso desencadeará resposta sistêmica para controle da infecção, ocorrendo a síndrome da resposta inflamatória sistêmica (SRIS), que poderá evoluir para disfunção múltipla de órgãos e sistemas (DMOS) e falência múltipla de órgãos e sistemas (FMOS).[17,30]

Não se deve confundir infecção intra-abdominal com contaminação peritoneal, a qual ocorre quando o peritônio é exposto a microorganismos sem desencadeamento de resposta inflamatória local e/ou com sepse abdominal, que ocorre quando há resposta sistêmica devido à peritonite.[32]

DIAGNÓSTICO

A história e o exame físico permitem a conclusão diagnóstica em cerca de dois terços dos casos.[14,22,27,30,37] Em alguns casos, exames de imagem e laboratoriais serão necessários para o diagnóstico. Esses exames também possibilitam melhor avaliação do quadro clínico do paciente e ajudam no preparo pré-operatório.

Quadro clínico

As manifestações clínicas dependem da gravidade do quadro, da causa, da localização e da relação com as vísceras envolvidas.

Dentre os principais sinais e sintomas associados ao início do quadro, podemos encontrar:

- *Dor:* é o sintoma mais freqüente. A resposta dolorosa na peritonite ocorre, principalmente, devido à rica inervação somática aferente do peritônio parietal, já que o peritônio visceral possui inervação autônoma, mais pobre e esparsa, através dos nervos esplânicos. Nos processos localizados, está relacionada com a topografia do órgão acometido, o que causa dor à descompressão abdominal localizada. Nos generalizados, a dor é difusa, com descompressão manual abdominal súbita dolorosa, indicando peritonite difusa. Além disso, pode-se encontrar dor escapular, denotando irritação do nervo frênico, quando existe acometimento das cúpulas diafragmáticas.
- *Anorexia, náuseas e vômitos:* podem ser, inicialmente, resposta reflexa ao quadro de dor. Com a progressão da peritonite, essas manifestações decorrerão do íleo, com a parada do trânsito gastrointestinal e o acúmulo de líquido no interior das alças.
- *Distensão abdominal:* como resposta à peritonite, há diminuição ou parada do trânsito intestinal. Como conseqüência, todo o conteúdo intestinal ficará com sua movimentação diminuída, determinando seqüestro hídrico e de gases no interior das alças e aumento do volume abdominal.
- *Ruídos hidroaéreos diminuídos ou ausentes:* no íleo, a ausculta abdominal revela ruídos diminuídos ou ausentes.

- *Contratura abdominal voluntária e involuntária:* a contração voluntária ocorre quando o paciente contrai a parede abdominal conscientemente, tentando evitar a dor durante o exame físico. A involuntária origina-se de reflexo visceromotor ou de irritação direta do neurônio, não dependendo da vontade do paciente.

Com a evolução da doença, o paciente apresentará sinais clínicos de sepse, caracterizando a sepse abdominal, com taquicardia, taquipnéia, febre ou hipotermia e sinais de desidratação. Ao evoluir para sepse grave e choque séptico, cursará com hipotensão, queda do estado geral e alteração do nível de consciência. A continuidade da agressão levará ao choque refratário (em que não há resposta ao uso de agentes vasoativos) e ao óbito.

Um cuidado especial deve ser atribuído aos pacientes nos extremos de idade (crianças e idosos), nos imunocomprometidos, nos paraplégicos e nos pacientes com alteração do estado mental, nos quais o quadro clínico pode ser mais discreto, ou até mesmo ausente. Pacientes obesos, multíparas e pacientes em uso de antibióticos e/ou analgésicos também podem apresentar quadro clínico não compatível com a gravidade da doença. O exame do abdome, nesses pacientes, pode não demonstrar irritação peritoneal.

Exames laboratoriais

A solicitação de exames laboratoriais tem como finalidade traçar o perfil do paciente a ser tratado, devido às inúmeras alterações sistêmicas que podem ocorrer, além de servir como ferramenta propedêutica.

Essa solicitação vai depender, fundamentalmente, do quadro clínico do doente. Nos pacientes em sepse existe a necessidade de monitoramento da função renal, hemogasometria arterial etc. Os exames solicitados devem ser proporcionais à gravidade da peritonite secundária.

Entre os exames hematológicos mais solicitados podemos citar:

- *Hemograma:* poderá revelar elevação de Ht/Hb por hemoconcentração devido à desidratação causada pelo seqüestro de líquidos; plaquetopenia causada pela sepse; leucograma, geralmente cursando com leucocitose, com desvio para esquerda, e presença de granulações tóxicas. Em outros casos, pode ocorrer leucopenia, principalmente em infecções causadas por patógenos gram-negativos.
- *PCR:* constitui bom parâmetro para avaliação de resposta ao tratamento.
- *Uréia e creatinina:* monitoram a função renal. O monitoramento é necessário devido ao risco de insuficiência renal (pré-renal), inicialmente, pelo déficit de volume intravascular ocorrido na peritonite. Se a agressão persistir, poderá ocorrer necrose tubular aguda, mantendo o quadro de insuficiência renal.
- *Eletrólitos:* necessidade de monitoramento devido à importante perda de líquido da peritonite e às alterações produzidas pelo quadro de sepse e acidose. A depleção do volume intravascular é importante mecanismo de distúrbio hidroeletrolítico, bem como a ocorrência de vômitos. Os íons comumente mensurados são: sódio, potássio, magnésio e cálcio.
- *Hemogasometria arterial:* pesquisa dos gases arteriais. Permite-nos avaliar, principalmente, hipoxemia, que ocorre tanto pelo quadro de respiração superficial e rápida como pelo consumo maior de oxigênio gerado pela infecção, além de acidose metabólica, causada pelo desequilíbrio entre a oferta e a demanda de oxigênio nos tecidos e pelo próprio íleo funcional.
- *Amilase:* no organismo, encontra-se presente no pâncreas e, ainda, nas glândulas salivares, no músculo, no tecido adiposo, na trompa de Falópio e no intestino. Além de sua elevação na pancreatite, onde pode estabelecer o diagnóstico, também pode apresentar-se elevada em casos de cetoacidose diabética, colecistite, isquemia mesentérica e úlcera péptica perfurada.
- *Aminotransferases (AST e ALT):* enzimas de ampla distribuição no organismo, principalmente no coração, no fígado e no músculo esquelético, encontram-se aumentadas em afecções hepatobiliares (com intensidade variável de elevação), cardiovasculares e musculares.
- *Tempo de protrombina (TP) e tempo de tromboplastina parcial ativado (TTPa):* substituem o coagulograma classicamente solicitado. O TP estuda o sistema extrínseco de coagulação e o TTPa, o intrínseco. Devem ser avaliados em pacientes sépticos, devido às alterações promovidas no sistema de coagulação, ocorrendo aumento nos valores do TTPa e queda no TP, o que traduz maior chance de sangramento.
- *Urina tipo I:* é importante para o diagnóstico diferencial do abdome agudo com afecções urológicas, como pielonefrites e cistites. Em geral, é composto por determinação do pH, densidade, pesquisa de elementos anormais e o estudo do sedimento.

- *Glicemia:* o estresse causado pelo quadro abdominal pode levar a aumento da glicemia intermitente, como resposta metabólica ao trauma. Seu monitoramento torna-se importante, pois o controle rígido da glicemia tem impacto na morbimortalidade.[35]
- *Estudo do líquido peritoneal e de coleções:* é útil para determinar se o líquido é sugestivo de exsudato ou não. Na peritonite secundária, o líquido ascítico apresenta, dentre outras características, as seguintes: leucócitos > 500/mm^3 (com predomínio de polimorfonucleares [PMN] > 75%), proteínas totais > 3g/dL; DHL > 200UI/L; pH < 7,35 e lactato > 25mg/dL.
- *Culturas:* as hemoculturas e a cultura de líquido peritoneal têm papel controverso na literatura em casos de infecção comunitária. Alguns autores argumentam favoravelmente com motivos teóricos, porém sem confirmação por estudos randomizados. Os argumentos contrários apregoam que os patógenos são perdidos durante a coleta, que esta é inadequada, principalmente para anaeróbios, e que a cultura só está disponível 2 dias após a coleta (durante esse tempo, a flora pode mudar com a antibioticoterapia).[3,14] Ao contrário, o papel da cultura é fundamental nas infecções nosocomiais,[3,4] nas quais os pacientes estão susceptíveis a infecções por patógenos específicos de cada hospital, alguns multirresistentes.

Exames de imagem

A solicitação dos exames de imagem deve seguir o mesmo raciocínio utilizado para os exames laboratoriais, isto é, solicitar o estritamente necessário para concluir o diagnóstico, evitando-se gastos desnecessários e riscos relacionados aos exames. Deve-se sempre pedir, inicialmente, os exames menos onerosos e menos invasivos para o paciente. Se não forem conclusivos, deve-se continuar a investigação com exames mais sofisticados:

- *Radiografia simples de tórax:* necessária para afastar afecções torácicas, como pneumonias (ver adiante), hérnia diafragmática, derrame pleural reacional, elevação das cúpulas frênicas (abscessos) etc.; o exame permite, ainda, detectar presença de pneumoperitônio.[14,27]
- *Radiografia simples de abdome (em ortostase e decúbito):* útil nos quadros de obstrução intestinal (níveis hidroaéreos, imagem de moedas empilhadas, dilatação de ceco > 10cm etc.). A percepção de apagamento de gordura pré-peritoneal e da sombra do psoas indica infecção intra-abdominal.
- *Ultra-sonografia abdominal:* é, atualmente, o exame mais utilizado. Muito útil na determinação de líquido intraperitoneal e coleções,[9] demonstra, ainda, alterações em órgãos sólidos e alterações na vesícula biliar e no apêndice cecal. Método rápido, de baixo custo e inócuo, pode ser realizado à beira do leito. Técnico-dependente, é de eficácia limitada em pacientes com distensão abdominal, devido à presença de gás nas alças, e também em obesos, devido à maior espessura do panículo adiposo, o que dificulta a visualização dos órgãos internos. É utilizado, atualmente, como método de rastreamento, pois há a possibilidade de falso-negativos. Tem sensibilidade de 80% a 85% para presença de líquido livre e coleções.[22] Além disso, permite a punção de líquido intra-abdominal para estudo.[22,27]
- *Tomografia computadorizada de abdome:* nos últimos anos, vem se tornando o método de escolha, em todo o mundo, para avaliação de pacientes com suspeita de doenças intra-abdominais.[27] Tem grande utilidade para casos de obstrução intestinal, para avaliação do retroperitônio e, em obesos, é superior à ultra-sonografia. Apresenta como desvantagens a necessidade de uso de contraste para o diagnóstico de certas afecções e a necessidade de transporte para a realização do exame, além do espaço limitado para o paciente no aparelho de TC. Em pacientes graves e intubados, também apresenta limitação referente ao transporte com todo o aparato de aparelhos. Tem sensibilidade para presença de líquido livre e coleções de 90% a 100%.[22] Também permite a punção de líquido para estudo.[22,27]
- *Ressonância magnética de abdome:* vem surgindo como alternativa para o diagnóstico de abscessos intra-abdominais. Tem como limitações o custo e a necessidade de transporte. Não é superior à tomografia.[9]
- *Cintilografia radioisotópica:* apresenta utilidade relativa na detecção de abscessos pelo uso de leucócitos marcados. Utilizada em casos de dúvida diagnóstica e em pacientes com outros exames normais. Essa técnica consiste na administração de leucócitos marcados, que terá maior concentração nos locais do abscesso.[9,27]
- *Arteriografia:* útil em pacientes com isquemia mesentérica, tanto para diagnóstico como para tratamento. Poderá evidenciar diminuição do calibre da artéria mesentérica ou parada do fluxo. Com a utilização de ra-

diologia intervencionista, e o uso da angioplastia, por exemplo, pode servir, também, como tratamento.[9,26]

- *Laparoscopia:* este método ganhou espaço nos últimos decênios, quando foram desmistificados dois argumentos que contra-indicavam a laparoscopia: a ocorrência de hipercapnia maligna pela absorção do pneumoperitônio, e o risco de síndrome do choque tóxico pela passagem de bactérias para a circulação devido ao aumento da pressão intra-abdominal.[25] Tem papel fundamental em caso de dúvida diagnóstica e pode ser terapêutica. Permite a visualização direta da cavidade abdominal. É de grande valia em pacientes debilitados, com alteração do nível de consciência, internados em UTI e em pacientes do sexo feminino, quando existe dúvida diagnóstica. Sua desvantagem é a necessidade de anestesia geral. Está absolutamente contra-indicada na presença de instabilidade hemodinâmica.
- *Laparotomia exploradora:* também pode ser útil como exame na investigação diagnóstica, quando os outros métodos falham. Constitui procedimento que também serve para tratar muitos casos de peritonite.

ESCORES DE GRAVIDADE

Desde 1981, cientistas desenvolvem escores com o objetivo de monitorar a evolução de pacientes graves, além de avaliar seu prognóstico em momento específico, quantificar a gravidade e criar um método de comparação entre eles.[2,17,30] Atualmente, o escore prognóstico mais aplicado para doentes graves é o APACHE II[19] (Quadro 30.3), que é muito utilizado em pacientes críticos

Quadro 30.3 ▸ APACHE II*

Tabela A

Variáveis fisiológicas	+4	+3	+2	+1	0	+1	+2	+3	+4
Temperatura axilar (ºC)	>41	39 a 40,9	–	38,5 a 38,9	36 a 38,4	34 a 35,9	32 a 33,9	30 a 31,9	<29,9
PAM(mmHg)	>160	130 a 159	110 a 129	–	70 a 109	–	50 a 69	–	<49
FC	>180	140 a 179	110 a 139	–	70 a 109	–	55 a 69	40 a 54	<39
FR	>50	35 a 49	–	25 a 34	12 a 24	10 a 11	6 a 9	–	<5
Oxigenação									
FiO_2 > 0,5 = A-aDO_2	>500	350 a 499	200 a 349	–	<200				
FiO_2 < 0,5 = PaO_2					>70	61 a 70	–	55 a 60	<55
pH arterial	>7.7	7,6 a 7,69	–	7,5 a 7,59	7,33 a 7,49	–	7,25 a 7,32	7,15 a 7,24	<7,15
Na sérico (mmol/L)	>180	160 a 179	155 a 159	150 a 154	130 a 149	–	120 a 129	111 a 119	<110
K sérico (mmol/L)	>7	6,0 a 6,9	–	5,5 a 5,9	3,5 a 5,4	3,0 a 3,4	2,5 a 2,9	–	<2,5
Creatinina sérica (mg/100mL) dobro de pontos em IRA	>3.5	2,0 a 3,4	1,5 a 1,9	–	0,6 a 1,4	–	<0,6	–	–
Hematócrito (%)	>60	–	50 a 59	46 a 49,9	30 a 45.9	–	20 a 29.9	–	<20
Leucócitos (× 1.000) (total/mm³)	>40	–	20 a 39,9	15 a 19,9	3 a 14,9	–	1 a 2,9	–	<1
Escala de Coma de Glasgow (ECG) (pontos = 15 – escore atual)									
HCO_3 (mmol/L venoso) (não é o preferido, sendo usado somente se não houver gasometria arterial)	>52	41 a 51,9	–	32 a 40,9	22 a 31,9	–	18 a 21,9	15 a 17,9	<15

PAM – pressão arterial média; *FC* – freqüência cardíaca; *FR* – freqüência respiratória; *Na* – sódio; *K* – potássio; *FiO_2* – fração inspirada do oxigênio; *IRA* – insuficiência renal aguda.
Fonte: Knaus *et al.*[19]

Quadro 30.3 ▶ APACHE II* (Continuação)

Tabela B (Faixa etária do paciente)

Faixa etária (anos)	Escores atribuídos
< 44	0
45 a 54	2
55 a 64	3
65 a 74	5
> 75	6

Tabela C (Insuficiência orgânica)

Órgão ou sistema com insuficiência orgânica		PO de cirurgia eletiva (escores)	PO de cirurgia de urgência ou paciente não-cirúrgico (escores)
Fígado	Biópsia demonstrando cirrose e hipertensão porta documentada; passado de sangramentos gastrointestinais atribuídos a hipertensão porta; ou episódios prévios de insuficiência hepática/encefalopatia/coma	2	5
Cardiovascular	Classe IV, segundo a Associação de Cardiologia de Nova York (New York Heart Association)	2	5
Respiratório	Doença restritiva crônica, obstrutiva crônica ou vascular resultando em grave restrição física, ou seja, paciente incapaz de subir escadas ou desempenhar tarefas domésticas, ou hipoxia crônica documentada, hipercapnia, policitemia secundária, hipertensão pulmonar grave (> 40mmHg) ou dependência respiratória	2	5
Renal	Recebendo tratamento dialítico crônico	2	5
Imunodeprimidos	Paciente vem recebendo terapia que suprime sua resistência a infecções, ou seja, imunossupressores, quimioterapia, radiação, longa duração ou recente elevação de doses de esteróides, ou tem doença suficientemente avançada para suprimir sua resistência às infecções, ou seja, leucemia, linfoma, AIDS	2	5

PO – pós-operatório.
*Consiste no somatório dos escores de A, B e C, que representam, respectivamente:
A = Escores atribuídos aos piores desvios da normalidade de parâmetros fisiológicos
B = Escores atribuídos à idade do paciente
C = Escores atribuídos a co-morbidade

com peritonite, embora ainda não seja o ideal, por não ser específico.[8,18] O APACHE II foi utilizado para determinar a taxa de mortalidade na peritonite;[17] na contagem do escore do APACHE II nos pacientes com valores inferiores a 15, o índice de mortalidade não ultrapassa 5%; por outro lado, para valores acima de 15, a taxa de mortalidade ultrapassa 47%. Se há falência de apenas um órgão, o índice de óbito pode ser zero mas, para quatro órgãos com falência, a mortalidade ultrapassa os 90%.

Uma escala específica para peritonite é a de Mannheim (Quadro 30.4), desenvolvida, em 1987, por Wacha *et al.*,[36] na qual é determinado o risco individual de morte por peritonite bacteriana secundária, baseado em diversas variáveis clínicas. Existem estudos na literatura mostrando sua utilidade.[18,34] Sua pontuação máxima é de 47 pontos, sendo considerados como peritonite grave índices maiores que 26. A mortalidade excede 50% se o índice é igual a 29.

Quadro 30.4 ▶ Escala para peritonite de Mannheim

Fator de risco	Pontuação
Idade > 50 anos	5
Sexo feminino	5
Insuficiência orgânica *	7
Câncer	4
Duração da peritonite > 24h	4
Origem colônica	4
Disseminação difusa	6
Exsudato (apenas uma resposta)	
Claro	0
Purulento	6
Fecalóide	12

Definição de disfunção orgânica	
Renal	Creatinina >2,3mg/dL Uréia > 50mg/dL Oligúria < 20mL/h
Pulmonar	PaO_2 < 50mmHg $PaCO_2$ > 50mmHg
Choque circulatório	Hipodinâmico ou hiperdinâmico
Obstrução intestinal	Íleo > 24h Obstrução mecânica completa

Fonte: Wacha *et al.*[36]

DIAGNÓSTICO DIFERENCIAL

As doenças que podem simular peritonite estão listadas no Quadro 30.5.

As mais comuns são:

- *Hepatite:* pode simular diferentes afecções, incluindo colecistite aguda ou apendicite aguda, devido ao quadro de dor em hipocôndrio direito, que pode ser de forte intensidade, associado a vômitos e febre. O diagnóstico pode ser realizado pela dosagem das enzimas hepáticas, que estarão elevadas, e pela ultra-sonografia, que não acusará doença nos demais órgãos, bem como a presença de líquido livre.
- *Herpes-zoster:* pode simular quadros de acometimento abdominal, como apendicite ou colecistite, devido a dor importante no dermátomo acometido. Em geral, o diagnóstico é clínico, com a presença de vesículas sobre a base hiperemiada no dermátomo acometido.
- *Anemia falciforme:* afecção mais comum na população negra, pode simular abdome agudo devido ao quadro de dor importante causado pela própria doença. Em geral, os pacientes já sabem que são portadores dessa enfermidade, com vários casos pregressos de dor.
- *Pneumonia:* pode simular abdome agudo quando acomete a base do pulmão, o que pode, por irritação direta do diafragma, levar à dor abdominal. O diagnóstico é confirmado pelo exame clínico e por radiografia de tórax.
- *Pielonefrite:* pode simular quadro de abdome agudo devido à dor importante em região lombar, associada a febre; nem sempre cursa com queixas urinárias. Pode haver irradiação da dor para os hipocôndrios. O diagnóstico é realizado pelos exames clínico (manobra de Giordano positiva) e de urina.

Maiores detalhes podem ser encontrados na Parte IX deste livro (*Condições clínicas que simulam abdome agudo cirúrgico*).

Quadro 30.5 ▶ Diagnóstico diferencial – doenças que simulam peritonite

Tuberculose peritoneal	Porfiria aguda intermitente	Intoxicação por chumbo
Hepatite	Uremia	Picada de aranha
Herpes-zoster	Febre tifóide	Viroses
Anemia falciforme	Cetose diabética	Tétano
Febre do mediterrâneo	Malária	Mononucleose
Pneumonia	Embolia pulmonar	Pleurodinia* epidêmica
Arterites	ICC	Pielonefrite
Púrpura trombocitopênica	Polisserosite	Pericardites agudas

ICC – insuficiência cardíaca congestiva.

TRATAMENTO

O tratamento da peritonite deve ser precoce. O cirurgião deve antecipar-se e reconhecer o processo infeccioso emergente, a fim de evitar a situação caracterizada como sepse abdominal. Um tratamento inadequado ou o atraso no início do mesmo contribui para o aumento da mortalidade.[26]

O tratamento, nos casos graves, obedece a três princípios:[37]

- Uso de antibióticos.
- Eliminação da fonte de infecção.
- Terapia intensiva.

Manejo clínico, procedimentos intervencionistas e abordagens cirúrgicas compõem as ferramentas do tratamento, consistindo em atos complementares, e não competitivos, na resolução do quadro de infecção abdominal.[27]

O tratamento clínico é composto de antibioticoprofilaxia/terapia e suportes hemodinâmico, metabólico e nutricional.[15,17]

Quadro 30.6 ▶ Uso de antibiótico em peritonite

Infecção comunitária	Penicilina associada a metronidazol ou clindamicina
	Penicilina com inibidor de betalactamase
	Quinolona associada a metronidazol ou clindamicina
	Quinolona com ação anaerobicida
	Cefalosporinas de segunda geração
	Cefalosporina de terceira geração associada a metronidazol ou clindamicina
	Aminoglicosídeo associado a metronidazol ou clindamicina
Infecção nosocomial	Penicilina com inibidor de betalactamase
	Carbapenêmicos
	Aztreonam associado a metronidazol ou clindamicina
	Cefalosporina de quarta geração associada a metronidazol ou clindamicina

Uso de antibióticos

Algumas questões envolvem o uso de antibióticos na peritonite, incluindo até quando usar o esquema antibiótico e qual o melhor agente a ser utilizado. Inicialmente, a escolha do antimicrobiano é empírica, baseada nos patógenos mais comumente encontrados.[3,5,14,17,27,32] Na infecção comunitária, a cobertura antibiótica visa aos germes gram-negativos e anaeróbios (*E. coli* e *B. fragilis*), mas, nos casos de infecção hospitalar (que ocorre quando há processos residuais ou necessidade de novas abordagens), torna-se necessária a cobertura para enterococos, *Staphylococus epidermidis* e pseudomonas.[3,4,14,32] Assim sendo, devem ser utilizados fármacos ou associações de fármacos que tenham ação destrutiva sobre esses germes. Classicamente, o esquema antibiótico utilizado era composto de dois medicamentos. Entretanto, estudos recentes mostraram que o uso de monoterapia é tão efetivo quanto o de terapia dupla ou tripla.[3,27,32] As possibilidades terapêuticas encontram-se no Quadro 30.6.

É importante lembrar que a utilização inadequada de antibióticos pode determinar infecção por patógenos multirresistentes.

A duração do esquema antibiótico ainda é tema controverso. Inicialmente, a conduta consistia em administrar antibióticos por longos períodos com a prerrogativa da inadequada ação dos agentes em zonas desvitalizadas ou abscessos. Segundo Stone *et al.*,[33] a temperatura e a contagem total e diferencial de leucócitos são bons preditores de probabilidade de infecção recorrente. Assim, pacientes sem febre e com leucograma normal, sem desvio para a esquerda, teriam probabilidade de infecção recorrente igual a zero. Esse estudo ajudou a limitar o tempo de uso de antibiótico, mas não determinou a duração. Em 1992, foi publicado o Consenso da Sociedade de Infectologia Cirúrgica,[6] determinando esses prazos. Outros autores recomendam que a terapia dure, no máximo, de 5 a 7 dias, variando de acordo com o grau de contaminação/infecção[31,39] (Quadro 30.7).

A duração do esquema antibiótico, portanto, não deve ultrapassar os 7 dias, e a manutenção de sinais de resposta inflamatória deve levar o cirurgião a procurar novo foco infeccioso intra ou extra-abdominal, não havendo indicação em continuar, reiniciar ou trocar o esquema isoladamente.[5,32]

Os suportes hemodinâmico e metabólico são feitos, preferencialmente, em unidade de terapia intensiva ou semi-intensiva, na dependência do quadro clínico do paciente. Este visa à melhor compensação clínica para que o doente se submeta ao procedimento cirúrgico com menor chance de complicações.

Realiza-se hidratação vigorosa do paciente, preferencialmente com cristalóides, monitorada pela pressão venosa central (PVC) mediante a passagem de cateter

Quadro 30.7 ▶ Tempo de uso de antibiótico em cirurgia

Quadro clínico	Tempo de antibiótico
Contaminação da cavidade Perfurações pépticas gastroduodenais operadas com 12h Perfurações entéricas traumáticas operadas com até 12h Contaminação com conteúdo intestinal em cirurgias eletivas ou de emergência Apendicectomia em apendicite flegmonosa em fase inicial Colecistectomia em colecistite flegmonosa em fase inicial	Antibiótico profilático – Dose única na indução anestésica
Infecção ressecável Apendicectomia em apendicite com gangrena Colecistectomia em colecistite com gangrena Ressecção intestinal por intestino isquêmico ou estrangulado sem perfuração franca	Antibiótico no pós-operatório por 24h
Infecção moderada Infecção intra-abdominal de diversos focos	Antibiótico no pós-operatório por 48h a 5 dias. Baseado nos achados intra-operatórios e na condição clínica do paciente (48h sem febre e leucograma normal)
Infecção grave Infecção com foco não facilmente controlável (p. ex., necrose pancreática infectada)	Mais de 5 dias de uso de antibiótico podem ser necessários

Fonte: Schein *et al.*[31]

venoso central. O monitoramento da diurese deve ser feito com cateter vesical de demora, sendo o débito urinário ideal acima de 0,5mL/kg/h. Distúrbios hidroeletrolíticos devem ser corrigidos. Pacientes hipoxêmicos (PaO_2 < 60mmHg) devem receber suporte de oxigênio, seja por cateter nasal/máscara, seja por ventilação mecânica.[14] O suporte, de importância fundamental, deve ser realizado em tempo ótimo para que não ocorra atraso no procedimento cirúrgico.

Tratamento cirúrgico

O tratamento cirúrgico da peritonite tem três objetivos básicos:[8,23,30]

- Eliminar a fonte de contaminação.
- Reduzir o contaminante peritoneal.
- Evitar a recorrência da infecção.

Eliminação da fonte de infecção

A eliminação da fonte de infecção é extremamente importante e fundamental no controle da infecção, pois, sem a remoção do foco, o tratamento estará comprometido.[14]

A abordagem do paciente e a estratégia cirúrgica vão depender do provável foco infeccioso e das condições clínicas do paciente.

Tradicionalmente, essa abordagem é feita por meio de laparotomia mediana. Porém, atualmente, a literatura tem demonstrado que a laparoscopia é segura e factível na presença de peritonite difusa, sendo a primeira escolha caso o paciente não apresente contra-indicação para sua realização (instabilidade hemodinâmica)[1,2,13,14,25,27] (Figura 30.1). As afecções classicamente diagnosticadas e tratadas por laparoscopia são: apendicite, colecistite, úlcera perfurada e doenças pélvicas, dentre outras. Existem ainda relatos de tratamento de obstrução intestinal.[12] A possibilidade de inspeção de grande parte do abdome torna esse procedimento bastante atraente, já que em casos de peritonite difusa é necessário acesso amplo à cavidade para a lavagem copiosa.

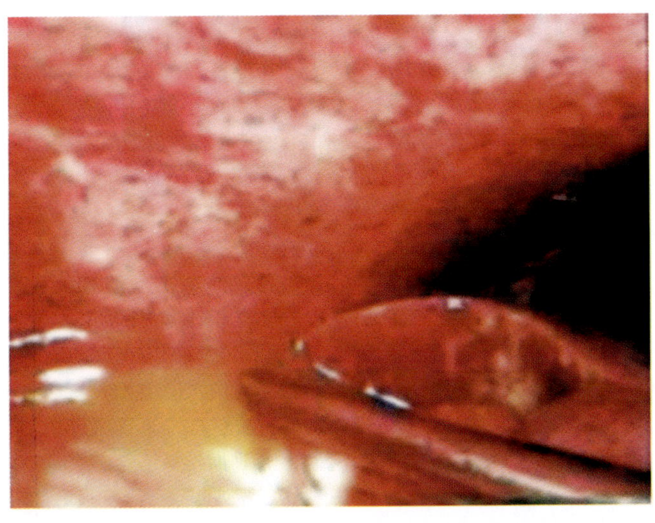

Figura 30.1 ▶ Aspiração da cavidade abdominal por laparoscopia em caso de peritonite por úlcera perfurada.

Em pacientes nos quais não haja segurança quanto à eficácia do controle da infecção, a laparoscopia deve ser convertida para laparotomia.

O objetivo é que, se possível, o processo infeccioso seja resolvido nessa primeira abordagem, já que cada operação representa uma agressão ao enfermo.[30] Sempre que possível, devem-se evitar relaparotomias programadas ou de demanda.

Durante a abordagem, toda secreção deve ser coletada para exames de cultura (conforme exposto acima, principalmente em caso de relaparotomia); deve-se também proceder à eliminação do foco mediante ressecção, exclusão e/ou evacuação. Convém ressaltar que não há espaço para desbridamentos radicais, conforme sugerido por Polk e Fry,[29] devido aos riscos de complicações como fístulas e sangramentos.

Redução do contaminante peritoneal

O segundo objetivo do manejo cirúrgico da peritonite é alcançado com a aspiração de todo o pus, os debris e os detritos peritoneais. Atenção especial deve ser dada à região pélvica, aos espaços subfrênicos e às goteiras parietocólicas, que devem ser sempre explorados.

Deve ser realizada lavagem copiosa da cavidade abdominal, preferencialmente com solução salina levemente aquecida (37°C), para evitar hipotermia. Não foi demonstrado benefício da lavagem da cavidade com a utilização de antibióticos diluídos ou com soluções antissépticas, que podem ser tóxicas.[8,14,28,30] Recomenda-se a aspiração completa do líquido residual, a fim de evitar a diluição de opsoninas, dificultando a fagocitose e a migração de leucócitos.[10]

Após a limpeza da cavidade abdominal, o cirurgião decidirá por seu fechamento ou não de acordo com a

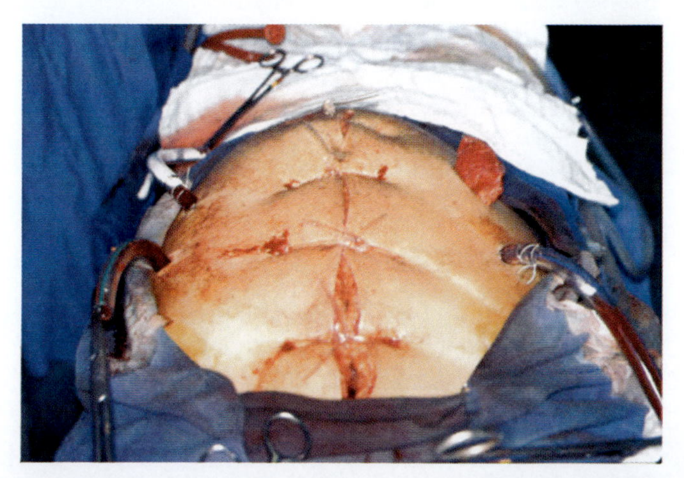

Figura 30.2 ▶ Exemplo de fechamento temporário da cavidade abdominal.

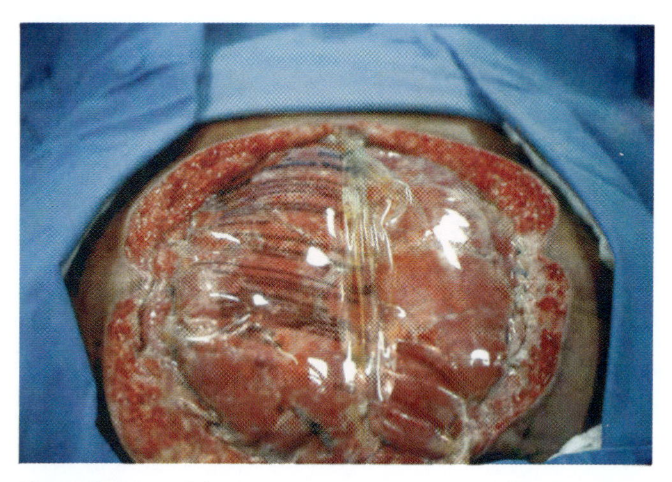

Figura 30.3 ▶ Técnica semi-aberta com a utilização de bolsa de Bogotá.

expectativa de resolução do quadro e com a pressão intra-abdominal, o que pode impedir o fechamento. Se não houver condições técnicas para o fechamento da parede abdominal, ou se não houve controle adequado do foco, estará indicada a peritoniostomia (abdome aberto) ou a técnica semi-aberta (Figuras 30.2 e 30.3), em que a cavidade abdominal é coberta por prótese temporária.

Prevenção da recorrência da infecção

A tentativa de prevenção da recorrência da infecção concentra grande controvérsia na atualidade. Um mecanismo descrito para essa prevenção é a lavagem contínua da cavidade abdominal por 48 a 72 horas por meio de drenos calibrosos, porém com benefícios não totalmente comprovados.[8,14,28]

A colocação de drenos na cavidade abdominal encontra indicações específicas, como manter a drenagem de abscessos, monitorar provável vazamento visceral e estabelecer fístula que não pode ser exteriorizada. Não há mais espaço para drenos profiláticos que, além de ineficazes, se não utilizados adequadamente, podem ser prejudiciais, predispondo a formação de abscessos, fístulas e sangramento pelo traumatismo provocado. Eles também podem servir de porta de entrada para bactérias.[8,14,28]

Nem todos os casos são resolvidos na primeira abordagem, podendo haver persistência ou recorrência da infecção. Por isso, surgiu o conceito de relaparotomia de demanda (RD) e laparotomia programada (LP), na tentativa de resolução desses quadros.

A laparotomia programada foi criada para evitar as complicações tardias de uma recorrência de infecção, programando procedimentos em intervalos fixos (24 a

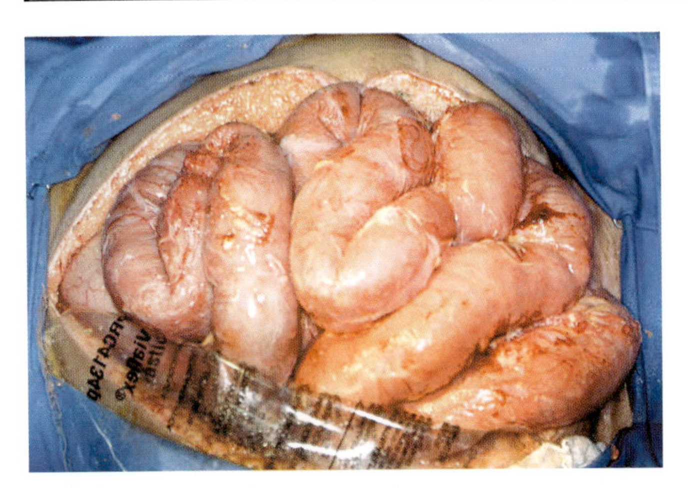

Figura 30.4 ▶ Aspecto da cavidade abdominal em paciente submetido a laparotomia programada.

72 horas) independente do quadro clínico do paciente, com o objetivo de antecipar-se à formação de abscessos e de repercussões sistêmicas (Figura 30.4).

Os que se opõem a essa técnica argumentam que o número excessivo de procedimentos aumenta o risco de complicações, como fístulas, hérnias incisionais e colonização da prótese.[18,20,21]

A estratégia de relaparotomia de demanda baseia-se em submeter o paciente à cirurgia apenas se ele realmente precisar, prevenindo operações desnecessárias, além de utilizar a radiologia intervencionista, quando possível. Os que se opõem a essa técnica argumentam que a relaparotomia de demanda promove atraso na tomada de posição quanto à conduta, favorecendo resposta sistêmica com prejuízo para o enfermo.[20,21]

Indica-se, geralmente, a relaparotomia de demanda quando, após abordagem inicial, o paciente cursou com piora clínica, principalmente se a fonte de infecção não foi completamente eliminada.[8,14,21]

O manuseio do abdome na relaparotomia programada se faz, de preferência, com a técnica do abdome semi-aberto, como visto anteriormente, com a utilização de próteses para conter as alças intestinais. Estas próteses, além de conterem as vísceras, diminuem a contaminação da cavidade e, principalmente, os danos à parede abdominal.[8,24,27] Inúmeros materiais podem ser utilizados, como membranas auto-adesivas impermeáveis, telas de Vicryl®, tela de polipropileno, tela com zíperes e, ultimamente, o *Wittmann patch*, que consiste em duas lâminas de Velcro® que são suturadas na aponeurose do reto do abdome bilateralmente, permitindo acesso fácil à cavidade, prevenção de retração da aponeurose, reaproximação gradual da parede e diminuição da formação de hérnias[27] (Figura 30.5).

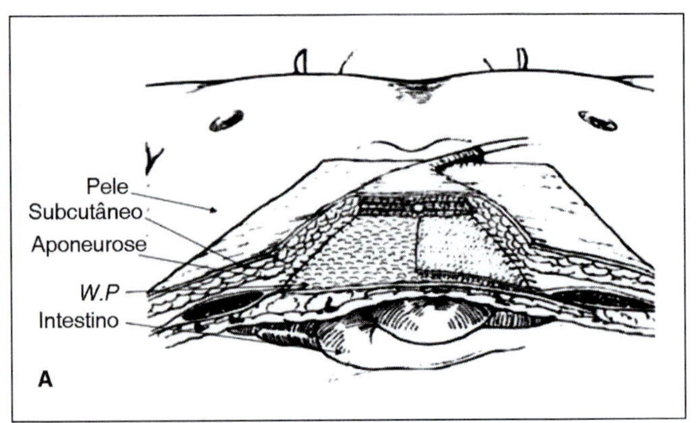

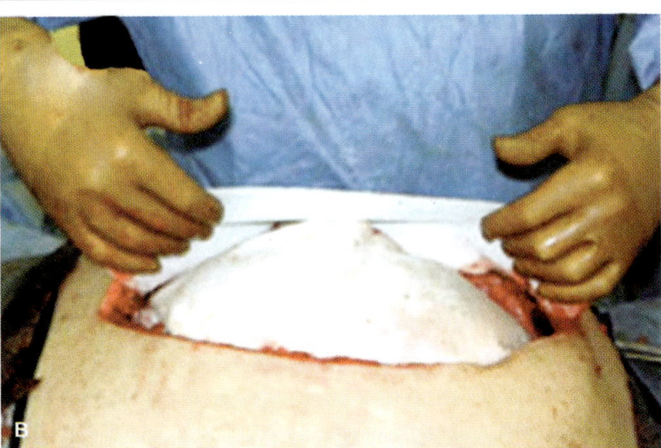

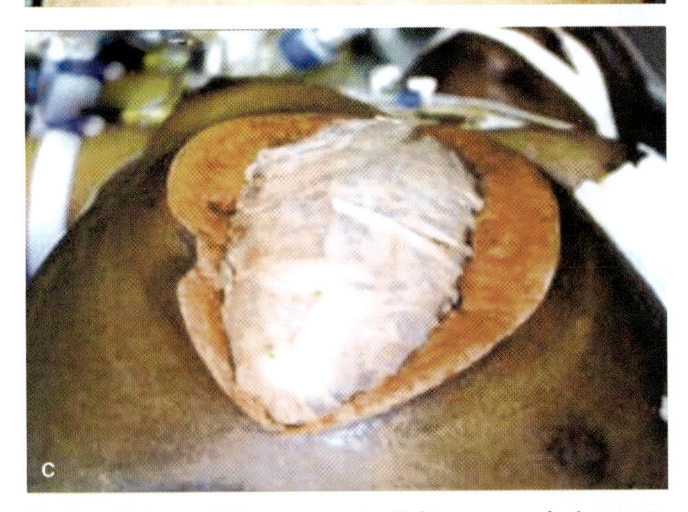

Figura 30.5 ▶ *Wittmann patch.* Prótese para fechamento temporário da cavidade peritoneal. **A.** Esquema de camadas da parede abdominal com *Wittmann patch* (*W.P.*). **B.** Aproximação da parede abdominal. **C.** Aspecto final.

A Figura 30.6 *A* a *K* demonstra a técnica,[11] utilizada no nosso serviço, de colocação de tela de polipropileno com a proteção de membrana plástica sob a mesma, a fim de evitar o contato das alças com a tela, diminuindo, assim, o risco de fístulas e aderências. Essa técnica facilita o fechamento da parede abdominal, após a resolução do quadro infeccioso, obtendo-se o fechamento progressivo da parede abdominal com o tracionamento da tela. Alguns detalhes estão sumariados no Quadro 30.8.

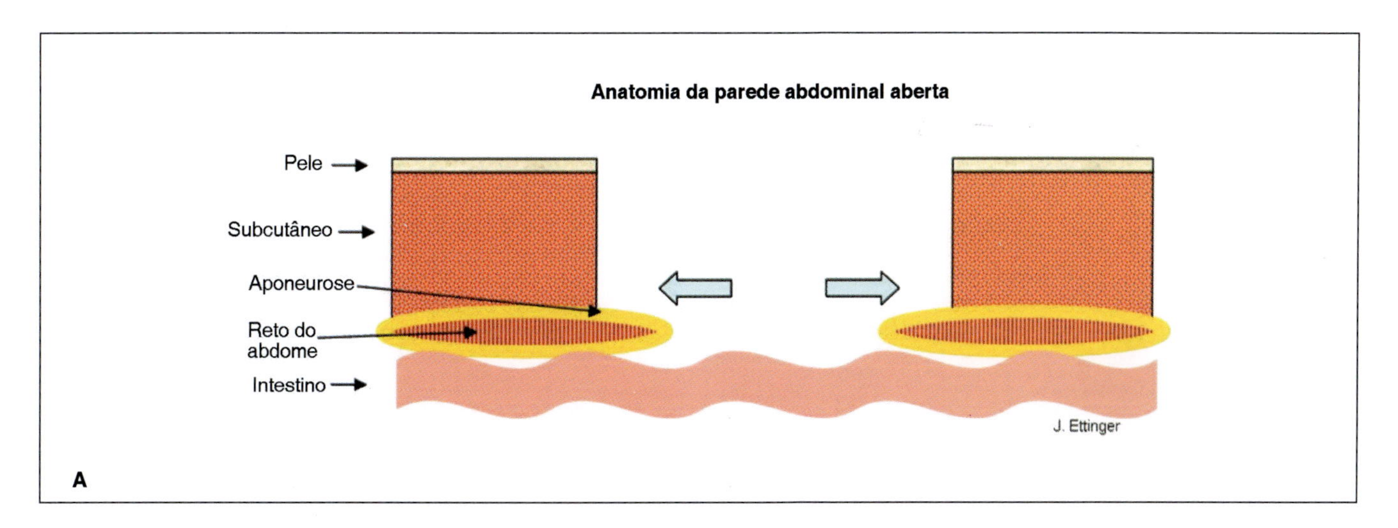

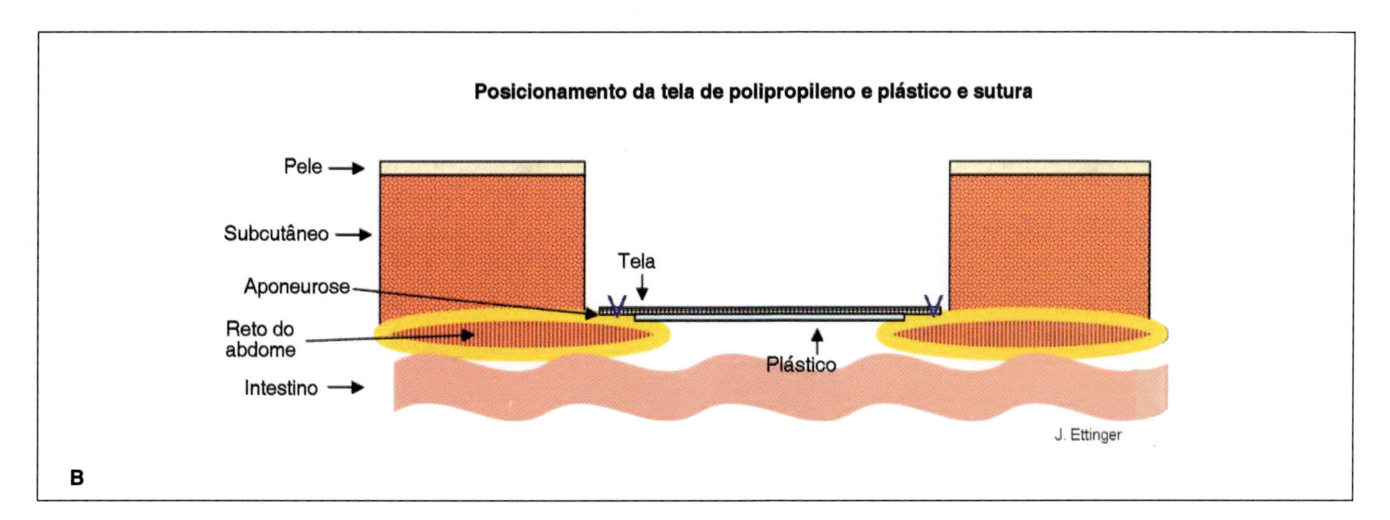

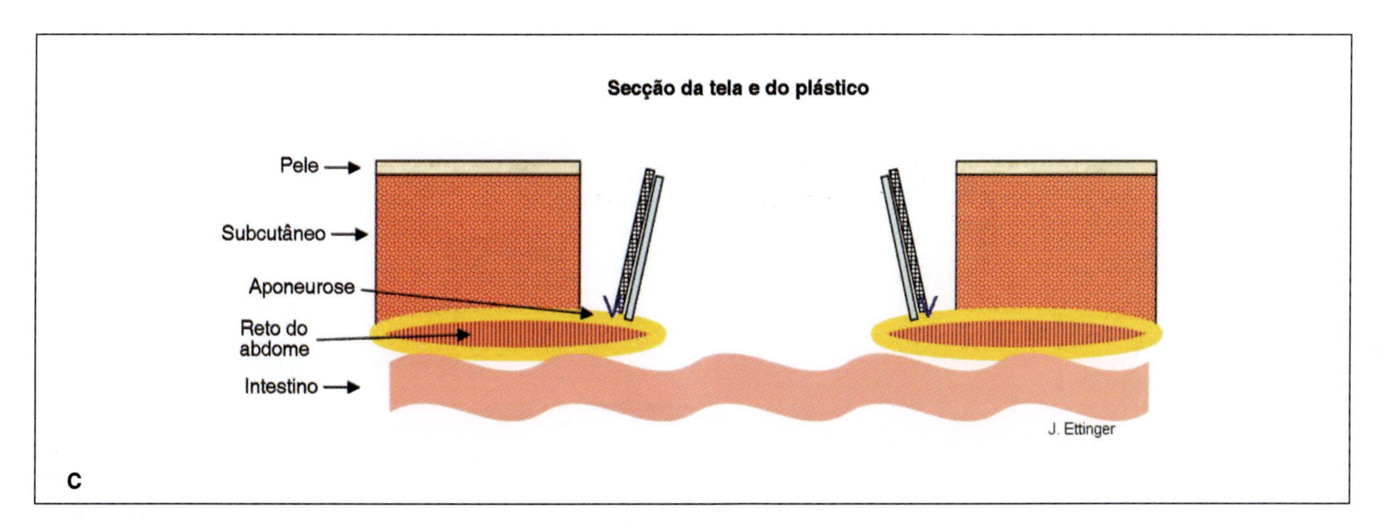

Figura 30.6 ▶ Técnica de manuseio da parede abdominal com tela de polipropileno e malha plástica. **A.** Em alguns casos de peritonite, a distensão abdominal força a aponeurose lateralmente; se o cirurgião tenta fechar de imediato, o tecido aponeurótico pode ser rompido devido à tensão gerada, ou pode ocorrer aumento da pressão abdominal. O fechamento da aponeurose deve ser progressivo. **B.** Primeira abordagem da gravidade abdominal. Para manter o abdome fechado durante o período de peritoneostomia, é utilizada tela de polipropileno suturada à apononeurose. Por baixo, é utilizada uma lâmina de plástico, para prevenir perda de líquido peritoneal e evitar aderências. **C.** Segunda abordagem. Durante o tratamento da peritonite, a cavidade abdominal é aberta com a secção de TP (tela e plástico) ao meio, tornando possível o acesso ao abdome.

Continua

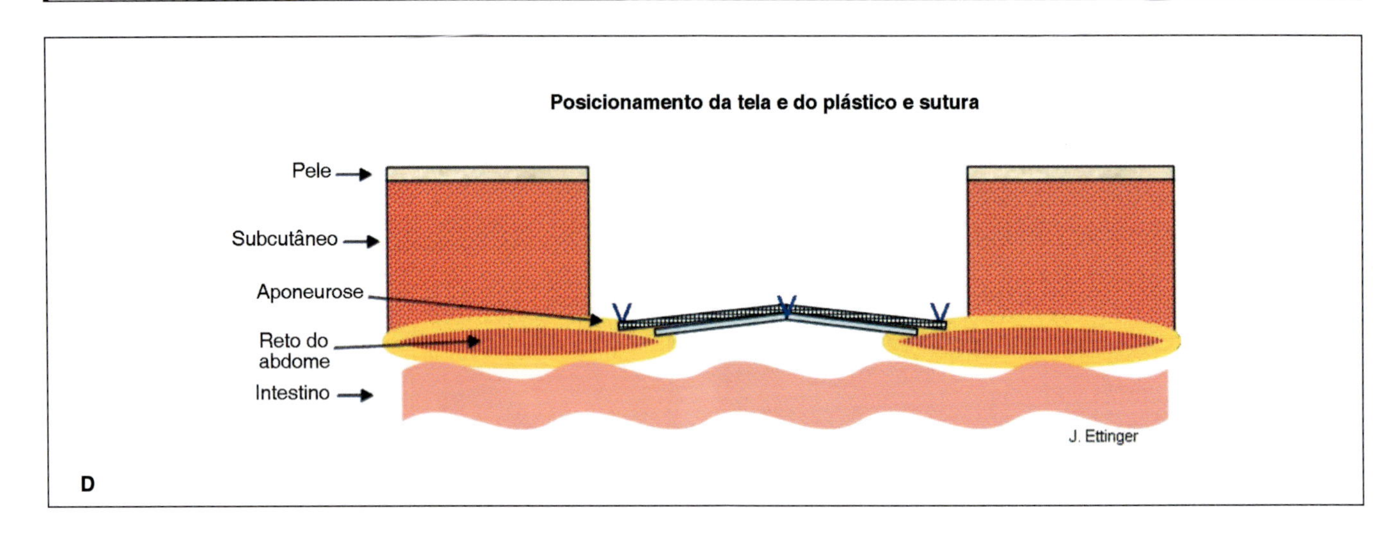

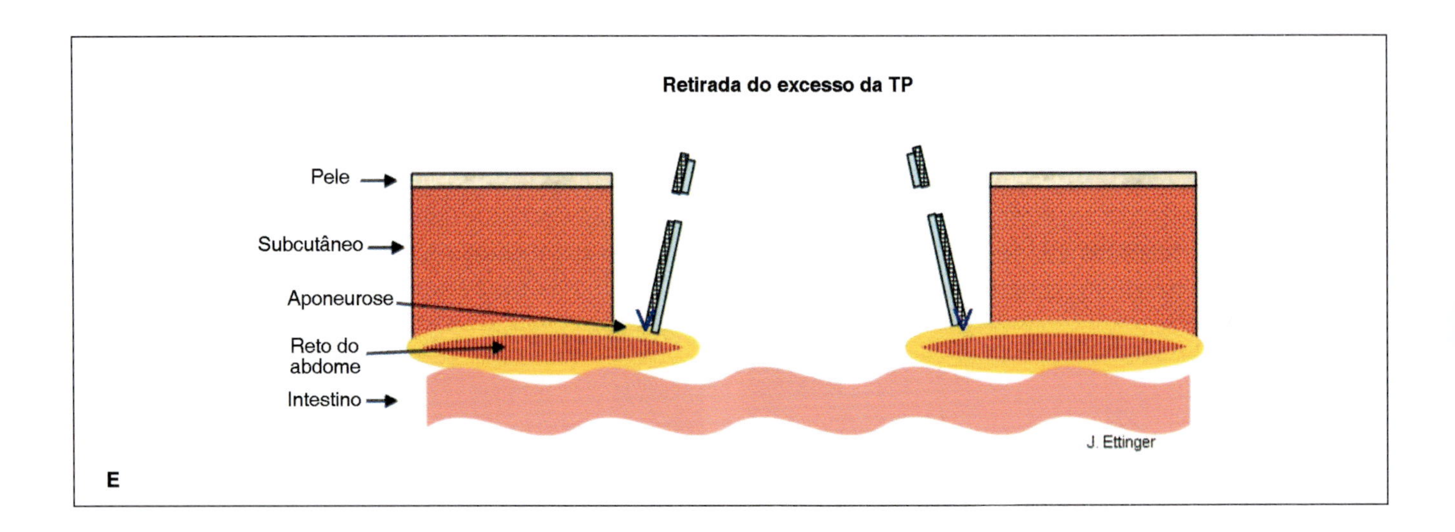

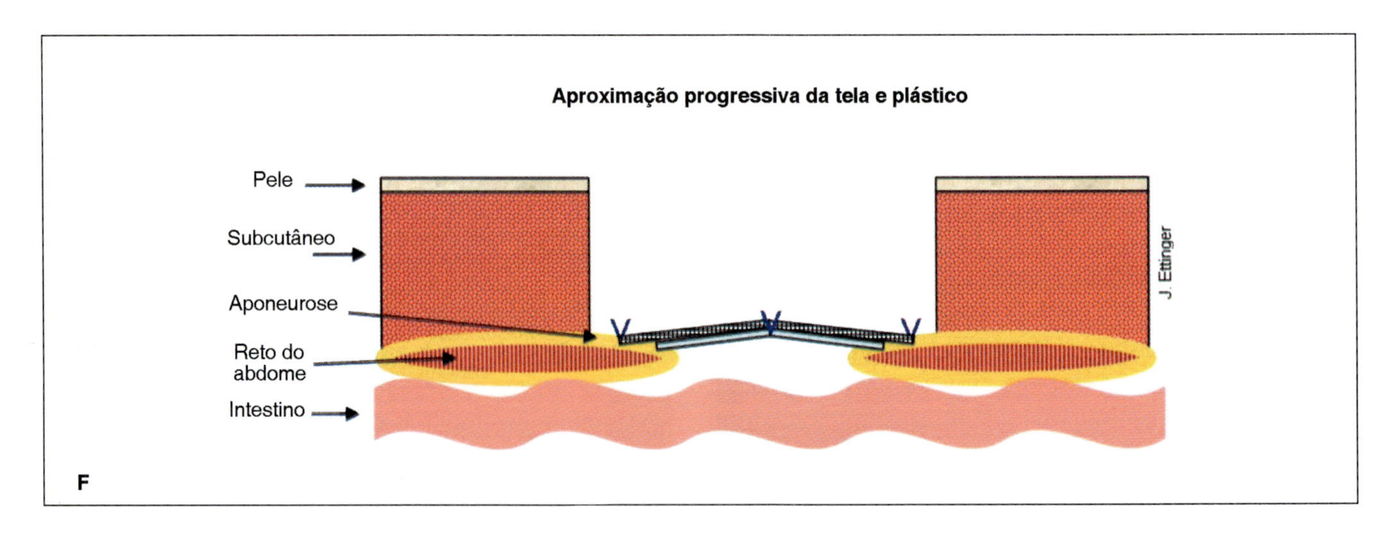

Figura 30.6 (Continuação) ▶ Técnica de manuseio da parede abdominal com tela de polipropileno e malha plástica. **D.** Segunda abordagem. A TP é suturada no meio com sutura contínua de polipropileno-0. Durante a próxima abordagem, é seccionado um pedaço pequeno da TP, com o intuito de aproximação dos retos do abdome, iniciando o processo de fechamento da parede abdominal. Antes de cortar a TP, o cirurgião deve calcular a quantidade a ser cortada. **E.** Terceira abordagem. Seccionando a TP. **F.** Terceira abordagem. Após seccionada, a TP é novamente suturada com sutura contínua de polipropileno-0.

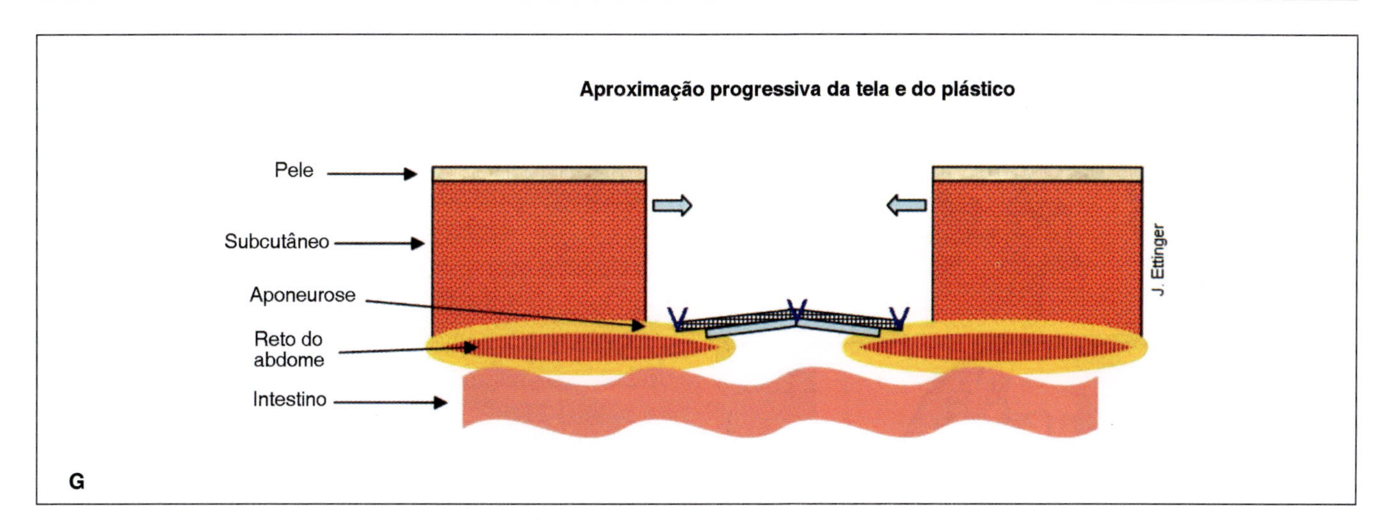

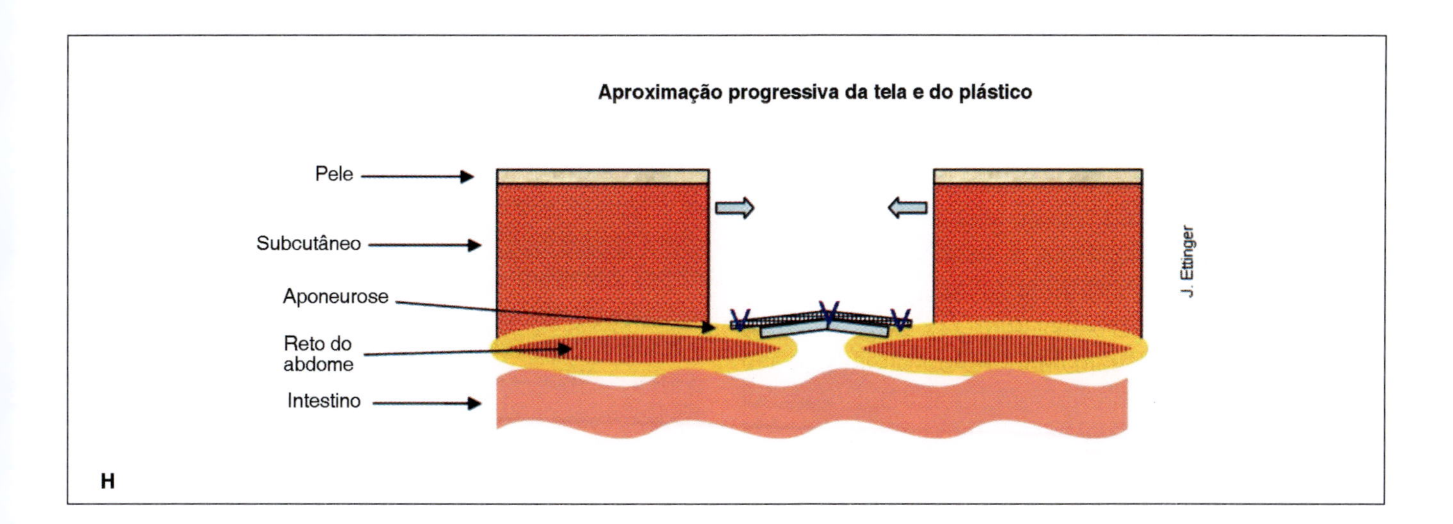

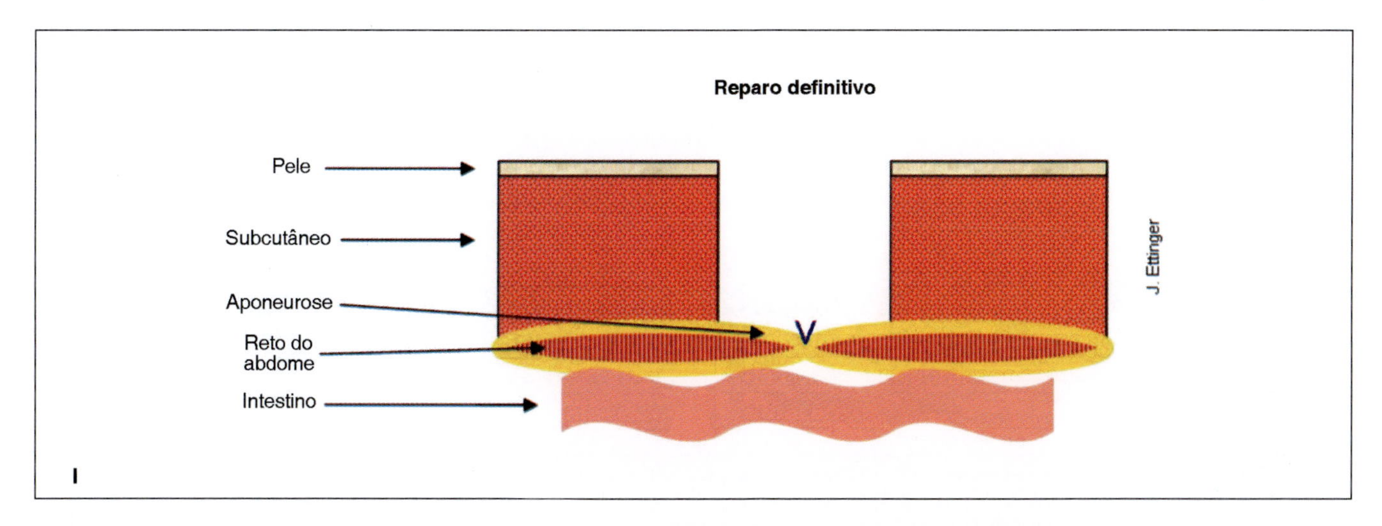

Figura 30.6 (Continuação) ▸ Técnica de manuseio da parede abdominal com tela de polipropileno e malha plástica. **G.** Quarta abordagem. Continuação do processo de fechamento. **H.** Quinta abordagem. Continuação do processo de fechamento. **I.** Sexta abordagem. Fechamento definitivo da aponeurose com sutura contínua de polipropileno-0.

Continua

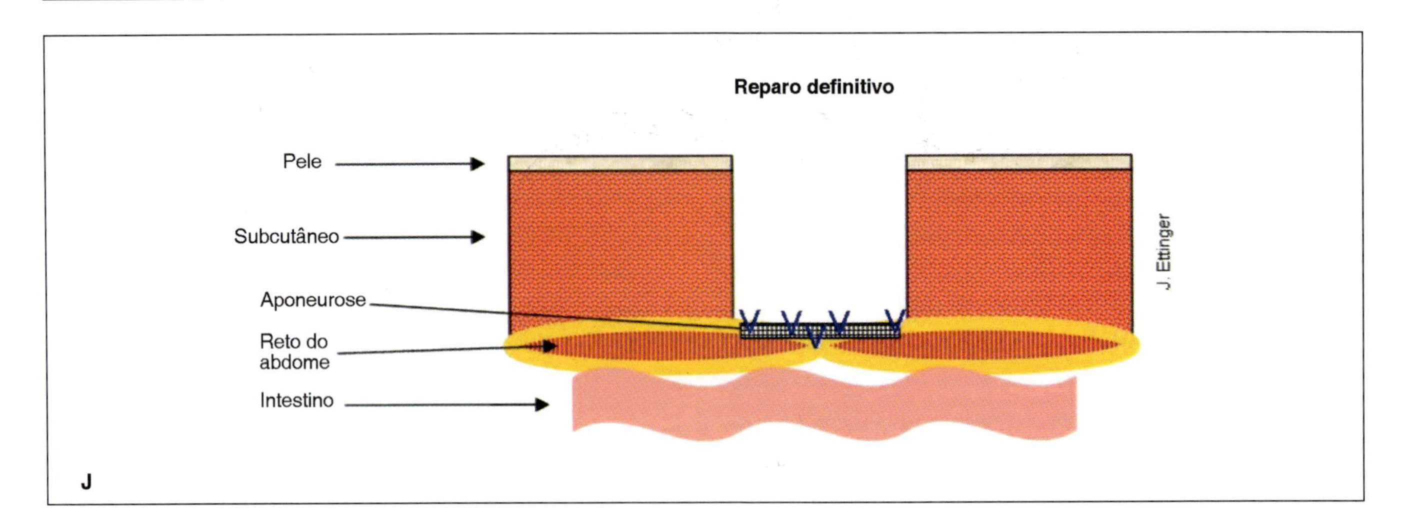

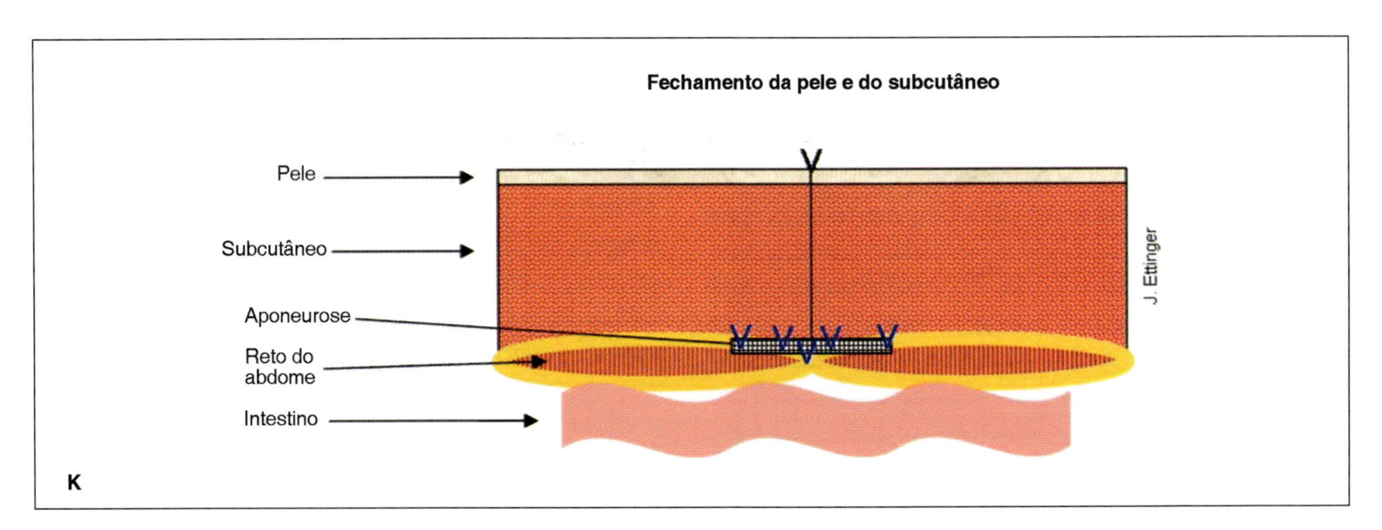

Figura 30.6 (Continuação) ▸ Técnica de manuseio da parede abdominal com tela de polipropileno e malha plástica. **J.** Sexta abordagem. Após sutura contínua da aponeurose, é utilizada, por sobre esta, uma nova tela de polipropileno, assegurando o reparo. **K.** Sétima abordagem. O fechamento da pele e do subcutâneo é realizado em um segundo tempo, após a verificação da ausência de infecção. A quantidade de reabordagens varia de acordo com o grau de relaxamento da parede abdominal e o quadro clínico do paciente.

Quadro 30.8 ▸ Detalhes para o fechamento da parede abdominal em pacientes com peritoniostomia
O tratamento pode ser realizado no centro cirúrgico ou na UTI, na dependência do quadro clínico do paciente
Um bom relaxamento da musculatura é necessário no processo de fechamento da cavidade abdominal, o que deve ser feito pelo anestesista ou intensivista
Utilizar sutura simples para fixação da TP na aponeurose para evitar folga da sutura
Em alguns casos são necessárias duas camada de tela para suportar a pressão abdominal
Evitar excesso de pressão intra-abdominal no fechamento e, com isso, a síndrome compartimental
A TP pode ser trocada durante o procedimento, caso esta esteja danificada ou colonizada

TP – tela + plástico.

Quadro 30.9 ▸ Manejo da SCA de acordo com o valor da pressão intra-abdominal[27]

Grau	Pressão intravesical	Recomendação terapêutica
Grau I	< 15mmHg	Manter volemia. Observar clinicamente
Grau II	15 a 25mmHg	Reanimação volêmica está indicada Monitoramento rigoroso da pressão intra-abdominal e da função renal
Grau III	25 a 35mmHg	Descompressão intra-abdominal
Grau IV	> 35mmHg	Descompressão intra-abdominal de urgência, com exploração abdominal

SCA – síndrome de compartimento abdominal.

Pode-se utilizar ainda a laparoscopia com o intuito de monitorar o foco infeccioso (*second-look*), como nos casos de isquemia mesentérica em que, antes do fechamento da parede abdominal, ou após uma laparoscopia, deixa-se um trocarte para inspeção da cavidade abdominal intermitentemente (a intervalos prolongados) de 12 a 24 horas.[14,16,27]

COMPLICAÇÕES

- *Abscessos intra-abdominais:* podem ocorrer após quadros de peritonite. Seu diagnóstico é obtido pela história clínica, com o paciente costumando cursar com dor abdominal e febre baixa, normalmente vespertina. Exames de imagem também podem ser utilizados. Inicialmente, a investigação é feita com ultra-sonografia e, se possível, punção guiada do abscesso. A tomografia é mais específica que a ultra-sonografia, também permitindo punções.[14,22,27] Para o sucesso do manejo do abscesso por radiologia intervencionista, alguns requisitos são imprescindíveis, como coleção bem estabelecida, rota de acesso e suporte cirúrgico imediato para casos de insucesso ou complicações.

  O tratamento obedece ao raciocínio de se começar sempre pelo procedimento menos agressivo para o paciente, que é a drenagem guiada por métodos de imagem. Caso haja falha ou impossibilidade de punção, indica-se a drenagem por laparoscopia e, se não houver sucesso, é indicada a laparotomia.
- *Infecção de ferida operatória:* a incidência de infecção de ferida aumenta de acordo com o grau de contaminação da cavidade. O tratamento consiste em abertura ampla do ferimento e uso diário de curativos. O uso de antibióticos será necessário se o paciente apresentar sinais de comprometimento sistêmico.[27]
- *Síndrome compartimental:* caracteriza-se pelo aumento persistente da pressão intra-abdominal, acompanhado de disfunção orgânica, como distúrbios cardiovasculares (choque), respiratórios (aumento das pressões de pico em vias aéreas, hipoxemia, hipercapnia), renais (oligúria ou anúria), esplâncnicos (hipoperfusão), musculoesqueléticos (parede abdominal) e do sistema nervoso central (aumento da pressão intracraniana), com reversão após descompressão abdominal.

  Dentre as suas causas encontram-se a infecção intra-abdominal e o fechamento da parede abdominal sob tensão.

  O tratamento é feito de acordo com o grau de gravidade (Quadro 30.9).[27] O assunto é discutido no Capítulo 55.

REFERÊNCIAS BIBLIOGRÁFICAS

1. Amaral PC, Azaro Filho EM, Galvão-Neto MP *et al.* Acute cholecystitis: video-laparoscopic versus traditional treatment. *JSLS* 2001; *5*(2): 159-65.
2. Azaro EM, Amaral PC, Ettinger JE *et al.* Laparoscopic versus open appendicectomy: a comparative study. *JSLS* 1999; *3*(4): 279-83.
3. Barboza E, Solomkin J, Goldstein EJ. New beta-lactam agent in the treatment of intra-abdominal sepsis: double blind and randomized stage III study of ertapenem versus piperacillin/tazobactam. *Rev Gastroenterol Peru* 2003; *23*(3): 192-8.
4. Bohnen JMA. Antibiotic therapy for abdominal infection. *World J Surg* 1998; *22*: 152-7.
5. Bohnen JMA. Duration of antibiotic treatment in surgical infections of the abdomen. Postoperative peritonitis. *Eur J Surg Suppl* 1996; *576*: 50-2.
6. Bohnen JMA, Solomkin JS, Dellinger EP, Bjornson HS, Page CP. Guidelines for clinical care: anti-infective agents for intraabdominal infection. *Arch Surg* 1992; *127*: 83-8.
7. Bone RC. Why sepsis trials fail. *JAMA* 1996; *276*: 565-6.
8. Bosscha K, van Vroonhoven TJ, van der Werken C. Surgical management of severe secondary peritonitis. *Br J Surg* 1999; *86*(11): 1371-7.
9. Deutsch CR, Camargo LFA, Yagi OK, Bernini CO. Infecções intra-abdominais. *In:* Knobel E (ed.) *Condutas no paciente grave.* São Paulo: Atheneu, 2006: 733-42.

10. Dunn DL, Barke RA, Ahrenholz DH *et al*. The adjuvant effect of peritoneal fluid in experimental peritonitis: Mechanism and clinical implications. *Ann Surg* 1984; *199*(1): 37.
11. Ettinger JEMTM, Azaro E, Santos PV *et al*. Closure of the abdominal cavity after severe peritonitis in bariatric surgery utilizing a mesh and plastic device. *Obes surg* 2005; *15*: 1336-40.
12. Ettinger JEMTM, Reis JMS, Souza ELQ *et al*. Laparoscopic management of intestinal obstruction due to phytobezoar. *JSLS* 2006 (*in press*).
13. Fahel E, Amaral PC, Filho EM *et al*. Non-traumatic acute abdomen: videolaparoscopic approach. *JSLS* 1999; *3*(3): 187-92.
14. Fahel E. Peritonite secundária. *In:* Fahel E, Amaral P, Ázaro E (eds.) *Manual de atualização em cirurgia geral: diagnóstico e tratamento*. Rio de Janeiro: Revinter, 2001: 165-74.
15. Ferraz AAB, Ferraz EM. Abordagem cirúrgica da sepse abdominal. *In:* Petroianu A (ed.) *Terapêutica cirúrgica*. Rio de Janeiro: Guanabara Koogan, 2001: 640-5.
16. Ferraz AAB, Ferraz EM. Complicações infecciosas especiais. *In:* Maia AM, Iglesias AC (eds.) *Complicações em cirurgia: Prevenção e tratamento*. Rio de Janeiro: Guanabara Koogan, 2005: 85-95.
17. Ferraz EM. Sepse abdominal. Programa de atualização em uso de antibiótico em cirurgia. *CBC* 2002; *3*(1): 1-24.
18. García Iñiguez JA, Orozco CF, Muciño Hernández MI *et al*. Complications of the management of secondary peritonitis with contained-open abdomen. Comparison of the Bogota's bag vs polypropylene mesh. *Rev Gastroenterol Mex* 2004; *69*(3): 147-55.
19. Knaus WA, Zimmerman JE, Wagner DP, Draper EA, Lawrence DE. APACHE – acute physiology and chronic health evaluation: A physiologically based classification system. *Crit Care Med* 1981; *9*(8): 591-7.
20. Lamme B, Boermeester MA, Belt EJ *et al*. Mortality and morbidity of planned relaparotomy versus relaparotomy on demand for secondary peritonitis. *Br J Surg* 2004; *91*(8): 1046-54.
21. Lamme B, Boermeester MA, Reitsma JB. Meta-analysis of relaparotomy for secondary peritonitis. *Br J Surg* 2002; *89*(12): 1516-24.
22. Lee MJ. Non-traumatic abdominal emergencies: imaging and intervention in sepsis. *Eur Radiol* 2002; *12*(9): 2172-9.
23. Lopes RLC, Savassi-Rocha PR. Peritonites. *In:* Savassi-Rocha PR. Andrade JI, Souza C (eds.) Abdome agudo: diagnóstico e tratamento. Rio de Janeiro: Medsi, 1993: 243-53.
24. Martínez-Ordaz JL, Cruz-Olivo PA, Chacón-Moya E *et al*. Management of the abdominal wall in sepsis. Comparison of two techniques. *Rev Gastroenterol Mex* 2004; *69*(2): 88-93.
25. Navez B, Tassetti V, Scohy JJ. Laparoscopic management of acute peritonitis. *Br J Surg* 1998; *85*(1): 32-6.
26. Paugam-Burtz C, Dupont H, Marmuse JP. Daily organ-system failure for diagnosis of persistent intra-abdominal sepsis after postoperative peritonitis. *Intens Care Med* 2002; *28*: 594-8.
27. Peralta R, Genuit T, Napolitano LM, Guzofski S. Peritonitis and abdominal sepsis. *In:* www.emedicine.com 2006.
28. Platell C, Papadimitriou JM, Hall JC. The influence of lavage on peritonitis. *J Am Coll Surg* 2000; *191*(6): 672-80.
29. Polk HC, Fry DE. Radical peritoneal debridment for established peritonitis. *Ann Surg* 1980; *192*: 350-5.
30. Santos JCM Jr. Peritonite – Infecção peritoneal e sepse. *Rev Bras Coloproct* 2001; *21*(1): 33-41.
31. Schein M, Wittmann DH, Lorenz W. Duration of antibiotic treatment in surgical infections of the abdomen. Forum statement: a plea for selective and controlled postoperative antibiotic administration. *Eur J Surg Suppl* 1996;(576): 66-9.
32. Silva MU. Use of antimicrobial in peritonitis. *Rev Chil Cir* 2003; *55*(5): 413-21.
33. Stone HH, Bournef AA, Stinson LD. Reability of criteria for predicting persistent or recurrent sepsis. *Arch Surg* 1985; *120*: 17-20.
34. Vaillat TAL, López EL. Morbidity and mortality from bacterial secondary peritonitis. *Rev Cuba Med Mil* 2001; *30*(3): 145-50.
35. van den Berghe G, Wouters P, Weekers F *et al*. Intensive insulin therapy in critically ill patients. *N Engl J Med* 2001; *345*: 1359-67.
36. Wacha H, Linder MM, Feldman U *et al*. Mannheim peritonitis index – Prediction of risk of death from peritonitis: construction of a statistical and validation of an empirically based index. *Theoretical Surg* 1987; *1*: 169-77.
37. Wittmann DH (ed.) *Intra-abdominal infections: phatophysiology and treatment*. New York: Marcel Dekker Inc., 1991.
38. Wittmann DH, Schein M, Condon RE. Management of secondary peritonitis. *Ann Surg* 1996; *224*: 10-8.
39. Wittmann DH, Schein M. Let us shorten antibiotic prophylaxis and therapy in surgery. *Am J Surg* 1996; *172*(6A): 26S-32S.

PARTE

IV

Abdome Agudo Perfurativo

31

Úlcera Péptica Perfurada

Augusto Cláudio de Almeida Tinoco

INTRODUÇÃO

As perfurações duodenais são as mais freqüentes do trato gastrointestinal, resultantes, em 75% dos casos, de úlcera duodenal crônica, freqüentemente associada ao *Helicobacter pylori*. A hipótese de que a gastrite causada pelo *H. pylori* seja fator determinante para a existência da doença ulcerosa péptica, principalmente duodenal, encontra explicação na afirmativa de que, com exceção do doente com gastrinoma, ou em uso de antiinflamatórios não-esteróides, mais de 95% dos casos de úlcera duodenal e mais de 80% dos casos de úlcera gástrica apresentam infecção pelo *H.* pylori.[10,22] Por outro lado, a incidência de úlcera é pequena (15% a 20%) em doentes com infecção pelo *H. pylori.*[28] Neste caso, existe evidência histológica de gastrite crônica, reversível com erradicação da infecção.[35] A evolução para úlcera será determinada por fatores extrínsecos, como tabagismo,[36] ou induzidos pela infecção, como aumento da secreção ácida, basal ou estimulada[22] e diminuição da secreção de bicarbonato na mucosa duodenal.

Com a normatização do diagnóstico e tratamento do *H. pylori* e a utilização sistemática de inibidores de bomba de prótons, a incidência da úlcera péptica diminuiu, assim como suas principais complicações, entre elas, a perfuração.

O tratamento adequado, que combina antibióticos a inibidor de bomba de prótons ou bloqueio de receptores histamínico H_2, resulta na erradicação do *H. pylori* em mais de 90% dos casos.[11] A reinfecção é rara. As observações pertinentes ao *H. pylori* não permitem distinguir úlcera duodenal aguda de crônica com base na duração dos sintomas. A presença da bactéria é o aspecto clínico dominante.

A perfuração ocorre em 5% dos pacientes com úlcera péptica crônica. A idade de maior prevalência é de 35 a 60 anos. Em dois terços dos casos há história de doença péptica, e em um terço não há tratamento anterior.[1]

HISTÓRIA NATURAL DA PERFURAÇÃO

A perfuração da úlcera duodenal propicia o extravasamento do conteúdo gástrico e duodenal na cavidade peritoneal, com peritonite química inicial que, na permanência da perfuração livre, evolui com contaminação bacteriana. Após 6 a 12 horas de perfuração, a proliferação bacteriana se sobrepõe à microflora oral e intestinal, com crescente dano ao paciente. O ácido é, freqüentemente, o primeiro conteúdo extravasado para a cavidade peritoneal. Os restos alimentares e a microflora resistente à barreira ácida são componentes do extravasamento. As culturas aeróbias do aspirado gástrico costumam ser estéreis, mesmo que o pH não seja baixo. Em perfurações intra-hospitalares, a flora nosocomial é resistente à antibioticoterapia convencional e a mortalidade é maior, principalmente em pacientes imunossuprimidos. O conteúdo duodenal extravasado é composto por bile, suco pancreático e enterocinases. Na evolução observam-se íleo funcional, estase entérica e regurgitação do conteúdo duodenojejunal.

O grande omento pode, espontaneamente, bloquear a perfuração, possibilitando o tratamento conservador.

Os elementos envolvidos no tratamento não-operatório da úlcera perfurada incluem drenagem gástrica, antibióticos e utilização precoce de bloqueador H_2 ou de bomba de prótons. O exame clínico repetido, demonstrando resolução precoce dos sinais de peritonite, é obrigatório Se não houver possibilidade de acompanhamento clínico, o tratamento conservador estará contra-indicado.

Após a correção inicial da hipovolemia, a reposição de volume não deve exceder à necessária para manutenção. O seqüestro de líquido na cavidade peritoneal (terceiro espaço) é interrompido, e os sinais de peritonite, como rigidez muscular, serão atenuados. Se não houver resolução aparente da peritonite nas primeiras 12 horas, o diagnóstico de perfuração bloqueada deve ser questionado. Do mesmo modo, pode haver peritonite difusa com pneumoperitônio, sem extravasamento gastroduodenal ao exame contrastado, indicando haver perfuração em outro local do trato gastrointestinal.

Boey *et al.*[7] identificaram três fatores determinantes de evolução adversa na úlcera duodenal perfurada: co-morbidade clínica maior, presença de choque no pré-operatório e perfuração com mais de 24 horas. Na presença dos três fatores, a mortalidade é de 100%.

A co-morbidade clínica, presente no doente idoso, está associada a mortalidade três vezes superior.[1,4] O choque, inicialmente hipovolêmico, pode evoluir para séptico. O diagnóstico e o tratamento tardios, mais de 12 horas após a perfuração, determinam maior mortalidade.[32]

QUADRO CLÍNICO

O doente pode apresentar-se com manifestação clínica dispéptica anterior à perfuração.

A perfuração aguda ocorre quando a lesão ulcerosa atravessa a superfície serosa, agudamente, ou como lesão crônica. A perfuração livre é a mais freqüente, com manifestações clínicas exuberantes que exigem tratamento de urgência.

Na perfuração da parede gastroduodenal posterior, pode haver comprometimento pancreático e sangramento. O diagnóstico é de pancreatite com dor abdominal e amilase elevada.

O quadro clínico mais freqüente, em jovens, é a perfuração na parede gastroduodenal anterior. Este tipo de perfuração determina dor súbita e intensa, contínua, exacerbada com movimentação do doente, que permanece em posição antálgica. Náuseas e vômitos podem estar presentes.

Com o extravasamento do conteúdo gastrointestinal para a cavidade peritoneal, a dor torna-se difusa. Se o conteúdo extravasado permanece no espaço subfrênico, a dor é localizada e se irradia para o ombro homolateral.

A perfuração conseqüente à utilização de antiinflamatórios não-esteróides, que determinam lesão da barreira gastroduodenal, acontece em 25% dos casos.[7]

No doente idoso, ou com afecções crônicas, a dor abdominal pode ser inespecífica e moderada, com evolução de dias ou semanas, sem pneumoperitônio.

Ao exame físico, o paciente encontra-se em posição antálgica, com pouca mobilidade e respiração curta. O abdome apresenta-se escavado, com contração dos músculos retos do abdome, configurando o abdome em tábua. Timpanismo à percussão no hipocôndrio direito (sinal de Joubert) pode ocorrer.

Não há instabilidade hemodinâmica durante as fases iniciais. A partir da progressão do transudato para o peritônio, há hemoconcentração e hipovolemia e repercussão hemodinâmica. A peritonite da úlcera perfurada com mais de 12 horas de evolução corresponde à queimadura de 30% de área corporal. Se houver diminuição maior que 25% do volume circulante, o quadro evoluirá para choque hipovolêmico.

Exames laboratoriais são inespecíficos, com leucocitose moderada, hemoglobina elevada por hemoconcentração e aumento de amilase sérica, que pode corresponder a mais de três vezes o limite superior de referência em 15% dos pacientes.[26]

O diagnóstico da úlcera perfurada é clínico, comprovado radiologicamente por radiografia de tórax, que demonstra ar fora de alça (pneumoperitônio) em posição subdiafragmática direita (Figura 31.1), podendo aparecer bilateralmente em até 60% dos casos.[24] Em 20% dos doentes, não se encontra pneumoperitônio. Nestes casos, a injeção de ar por cateter nasogástrico, corretamente introduzido e posicionado, pode demonstrá-lo. Em doentes estáveis e sem dor, com indicação de tratamento conservador, esta manobra não deve ser realizada.

A radiografia de abdome em decúbito lateral esquerdo com raios horizontais tem importância quando o doente não pode ficar em posição supina. Em perfurações duodenais posteriores, podemos encontrar o pneumorretroperitônio, que é mais bem demonstrado na radiografia de perfil. A ultra-sonografia abdominal tem indicação em caso de dúvida diagnóstica e na identificação de líquido ou coleção abdominal, espe-

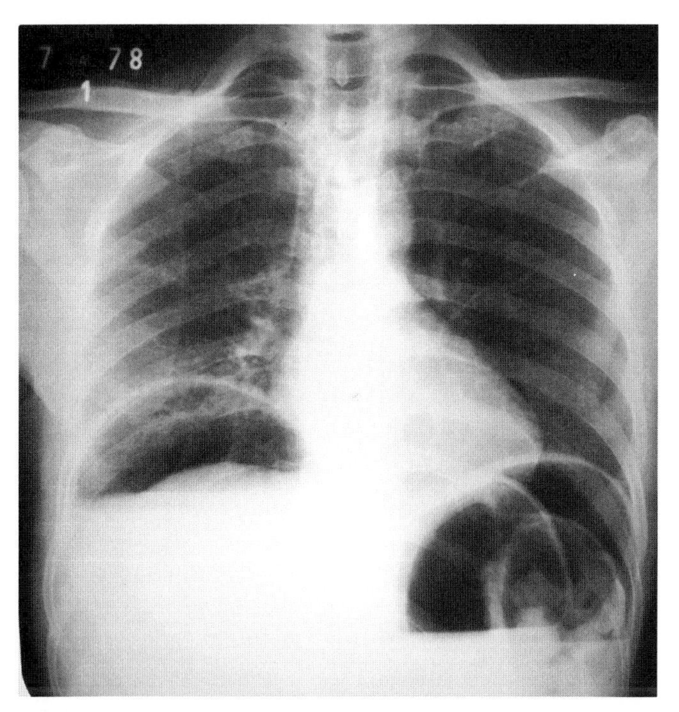

Figura 31.1 ▶ Radiografia simples de tórax, em ortostatismo, demonstrando pneumoperitônio bilateral.

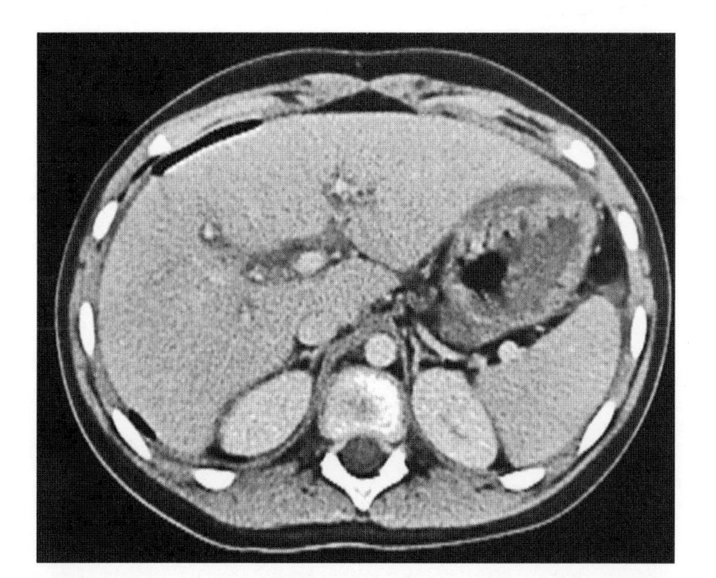

Figura 31.2 ▶ Tomografia helicoidal *multislice* demonstrando pneumoperitônio na região subfrênica direita.

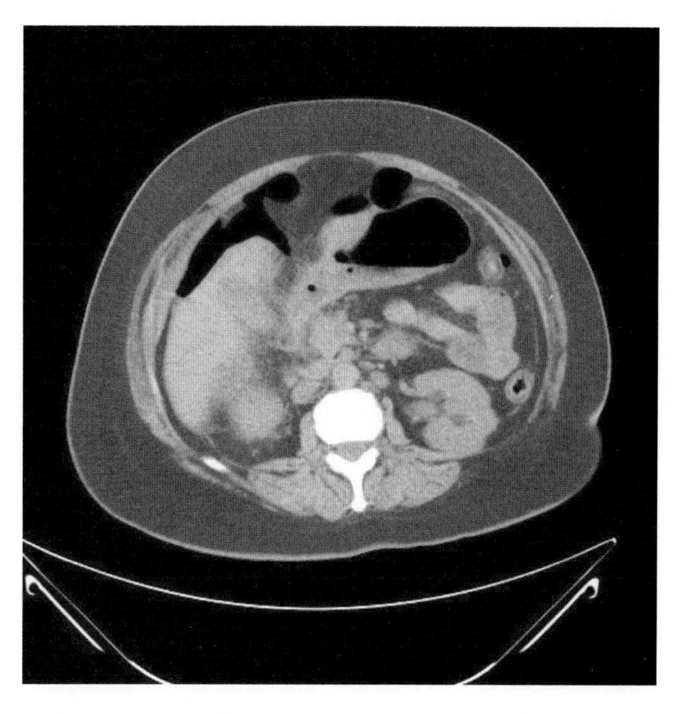

Figura 31.3 ▶ Tomografia helicoidal demonstrando pneumoperitônio bilateral.

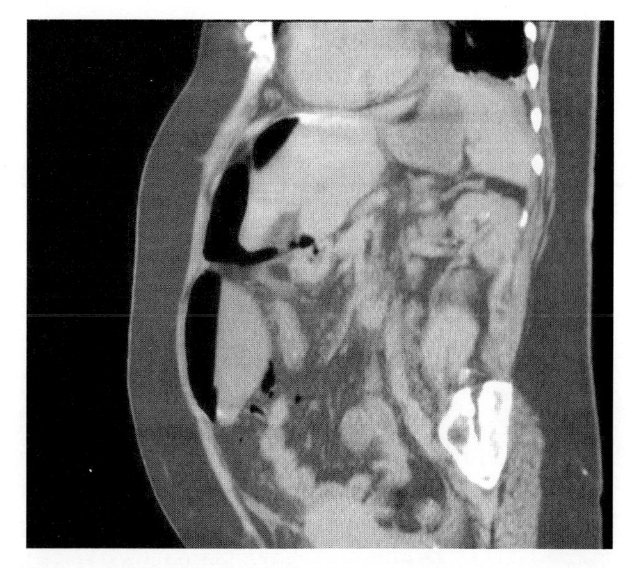

Figura 31.4 ▶ Tomografia computadorizada (corte sagital) demonstrando pneumoperitônio.

cialmente nos casos com indicação de tratamento não-operatório. A tomografia helicoidal *multislice* é rápida, com elevada acurácia na determinação do pneumoperitônio, do local e da etiologia da perfuração. Este método radiológico, que tem custo elevado, está indicado em doentes graves, com prótese respiratória, dependentes de ventilação mecânica, que não podem mudar de decúbito (Figuras 31.2 a 31.4).

TRATAMENTO

O sucesso na erradicação do *H. pylori* altera o curso natural da doença ulcerosa crônica não-complicada.[34] A eliminação da bactéria reduz o risco de ressangramento após hemorragia péptica.[16] Na perfuração, este aspecto não está esclarecido. A úlcera perfurada pode representar subgrupo particular na afecção péptica, com menor importância para o tratamento anti-*H.*

pylori. Reinbach *et al.*[25] demonstraram úlcera duodenal perfurada não associada à infecção pelo *H. pylori*. Esses autores encontraram 47% de soropositividade nos casos de perfuração, comparados a 50% em controles.[16] Em casos de úlcera duodenal não-complicada, este índice é de 90% a 100%.

A técnica mais utilizada para fechamento da perfuração é o retalho de Graham.[10,11] Em 1937, esse autor descreveu a camada de suturas no sítio da perfuração amarradas em enxerto livre de omento. Mais recentemente, a omentoplastia de Graham pode ser realizada, com sucesso, por via laparoscópica.[18] A falha cirúrgica, definida por reperfuração, obstrução e/ou hemorragia, ocorre quando existem cicatriz e/ou deformidade duodenal, ou úlceras que se estendem da parede posterior para o duodeno ântero-superior. Quando este é o cenário cirúrgico encontrado, a opção deve ser por cirurgia maior, como piloroplastia ou antrectomia.[4]

O bloqueio da perfuração foi observado por Crisp,[8] em 1843, e descrito por Wangensteen.[37] Em 1946, Taylor[33] demonstrou que, no momento da operação, havia perfurações já seladas pela superfície do lobo quadrado do fígado entre a fossa da vesícula e o ligamento falciforme. Esse autor selecionou casos para tratamento conservador, com ênfase na necessidade de descompressão gástrica eficiente.

Os critérios para determinar se existe bloqueio espontâneo são enchimento duodenal, demonstração da existência da úlcera e ausência de extravasamento na cavidade peritoneal. O espasmo pilórico pode evitar o enchimento do duodeno e mascarar a perfuração livre.[4,5]

O tratamento conservador pode ser indicado quando a perfuração tem mais de 24 horas e o doente está bem clinicamente.[2,9] A seriografia gastroduodenal, com contraste iodado, demonstra que a perfuração está bloqueada, confirmando a possibilidade de tratamento não-operatório. Para pacientes adequadamente selecionados, o tratamento conservador é igual ou melhor que o tratamento cirúrgico.

É importante diferenciar a perfuração duodenal da gástrica. Na perfuração do estômago, a recidiva, após tratamento cirúrgico ou conservador, é freqüente. A mortalidade por úlcera gástrica é de 20%, enquanto a por úlcera duodenal atinge 6% dos casos.[13]

Não há consenso quanto ao melhor tratamento cirúrgico para úlcera péptica perfurada. Existem orientações diferentes para doentes com sepse, choque, peritonite difusa, sem manifestações anteriores à perfuração, com tratamento cirúrgico tardio (mais de 12 horas), afecções cardiopulmonares graves, insuficiência renal, operações abdominais anteriores e pacientes com mais de 75 anos.[31] Em geral, a sutura simples com omentoplastia é suficiente.[17]

A cirurgia definitiva pode ser indicada em casos de úlcera gástrica, úlcera duodenal crônica, sangramento ou obstrução, perfuração anterior e para doentes com menos de 35 anos de idade.

A úlcera gástrica perfurada tem alto índice de malignidade, de 10% a 16%,[28] e deve ser tratada com gastrectomia parcial. Em lesões do terço proximal, realizamos ressecção da lesão ulcerada e sutura primária.

A partir da descrição original, em 1990,[19] diversos relatos têm analisado o reparo laparoscópico da úlcera perfurada.[3,14,15,20,29] Em todos, exceto um, os estudos são retrospectivos, com pequeno número de casos. A partir desses estudos, podemos concluir que o tratamento laparoscópico da úlcera perfurada é exeqüível e seguro mas, com exceção da menor necessidade analgésica, não demonstra vantagem sobre o método laparotômico.

Em único estudo randomizado,[18] comparando tratamento cirúrgico da úlcera perfurada, convencional ou laparoscópico, os autores não encontraram diferença na morbimortalidade, na permanência hospitalar, na duração de íleo pós-operatório ou no índice de reoperação. A laparoscopia determinou menor necessidade analgésica. As desvantagens do acesso laparoscópico incluem maior tempo cirúrgico e, possivelmente, maior custo.

Em modelo experimental de úlcera gástrica perfurada no rato,[6] o pneumoperitônio com duração maior que 12 horas determinou maior peritonite e bacteriemia mais grave. A mesma alteração não foi encontrada

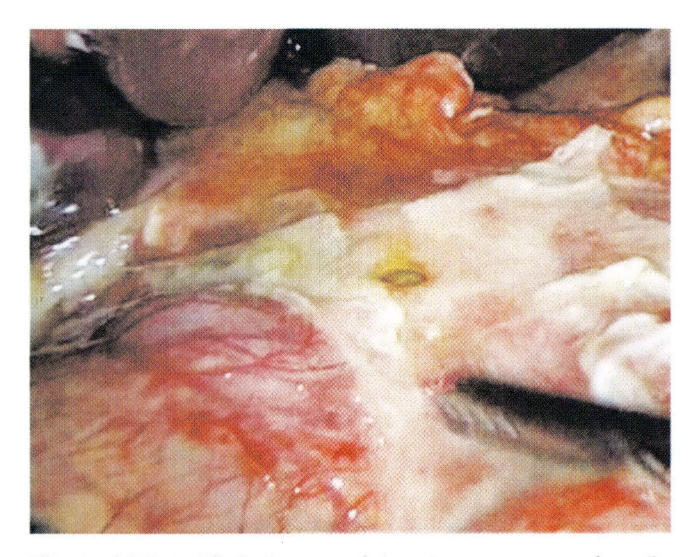

Figura 31.5 ▶ Visão laparoscópica de pequena perfuração (úlcera péptica) de parede anterior do duodeno.

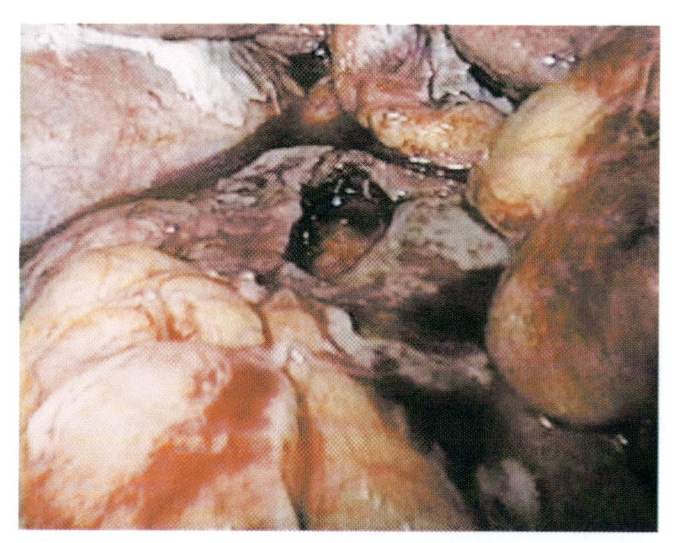

Figura 31.6 ▸ Visão laparoscópica de grande perfuração (úlcera péptica) de parede anterior do duodeno.

em humanos, sendo possível afirmar, como demonstrado em grande série,[21] que a laparoscopia é segura em casos de peritonite.

Esse método torna possível a realização adequada de todos os procedimentos disponíveis para o tratamento da úlcera péptica perfurada, exploração adequada, limpeza da cavidade peritoneal, menor trauma, menos dor no pós-operatório, menores complicações respiratórias e menor tempo de internação hospitalar[29] (Figuras 31.5 e 31.6).

REFERÊNCIAS BIBLIOGRÁFICAS

1. Baker R. Perforated duodenal ulcer. *In:* Baker R, Fischer J (eds.) *Master of surgery.* Vol. 1. Philadelphia:: Lippincott Williams & Wilkins, 2001:966-72.
2. Baron JH. Peptic ulcer can now be cured wihout operation. *Ann R Coll Surg Eng* 1995; *77*:168-71.
3. Bergamashi R, Marvik R, Johnsen G *et al.* Open versus laparoscopic repair of perforated peptic ulcer. *Surg Endosc-Ultras* 1999; *13*:679-82.
4. Berne C, Mikkelsen WP. Management of perforated peptic ulcer. *Surgery* 1958; *44*:591-603.
5. Berne C, Rosoff, Sr LR. Acute perforation of peptic ulcer. *In:* Nyhus L, Wastell C (eds.) *Surgery of the stomach and duodenum.* Boston: Little Brown, 1977:441-57.
6. Bloechle C, Emmermann A, Treu H *et al.* Effect of a pneumoperitoneum on the extent and severity of peritonitis induced by gastric-ulcer perforation in the rat. *Surg Endosc-Ultras* 1995; *9*:898-901.
7. Boey J, Choi SK, Poon A *et al.* Risk stratification in perforated duodenal ulcers. A prospective validation of predictive factors. *Ann Surg* 1987; *205*:22-6.
8. Crisp E. Cases of perforation of the stomach with deductions there from relative to the character and treatment of that lesion. *Lancet* 1843; *2*:638.
9. Donovan AJ, Berne TV, Donovan JA. Perforated duodenal ulcer: an alternative therapeutic plan. *Arch Surg* 1998; *133*(11):1166-71.
10. Graham D. *Helicobacter pylori*: its epidemiology and its role in duodenal ulcer disease. *J Gastroenterol Hepatol* 1991; *6*(2):105-13.
11. Graham D. Treatment of peptic ulcers caused by *Helicobacter pylori*. *N Engl J Med* 1993; *328*:349-50.
12. Graham R. The treatment of perforated duodenal ulcers. *Surg Gynecol Obstet* 1937; *64*:235-8.
13. Horowitz JKJ, Ritchie WP Jr. All perforated ulcers are not alike. *Ann Chir* 1989; *209*:693-7.
14. Katkhouda N, Mavor ME, Mason RJ *et al.* Laparoscopic repair of perforated duodenal ulcers – outcome and efficacy in 30 consecutive patients. *Arch Surg* 1999; *134*:845-50.
15. Kok KY, Mathew VV, Yapp SKS. Laparoscopic omental patch repair for perforated duodenal ulcer. *Am Surg* 1999; *65*:27-30.
16. Laine LA. *Helicobacter pylori* and complicated ulcer disease. *Am J Med* 1996; *100*:52-7.
17. Lam PW, Lam MC, Hui EK *et al.* Laparoscopic repair of perforated duodenal ulcers: the "three-stitch" Graham patch technique. *Surg Endosc* 2005; *19*(12):1627-30.
18. Lau W, Leung KH, Kwong KH *et al.* A randomized study comparing laparoscopic versus open repair of perforated duodenal ulcer using suture or sutureless technique. *Ann Surg* 1996; *224*:131-8.
19. Mouret P, Francois Y, Vignal J *et al.* Laparoscopic treatment of perforated peptic ulcer. *Br J Surg* 1990; *77*:1006-10.
20. Naesgaard J, Edwin B, Reiertsen O *et al.* Laparoscopic and open operation in patients with perforated peptic ulcer. *Eur J Surg* 1999; *165*:209-14.
21. Navez B, Tassetti V, Scohy JJ *et al.* Laparoscopic management of acute peritonitis. *Br J Surg* 1998; *85*:32-6.
22. Peterson W. *Helicobacter pylori* and peptic ulcer disease. *N Engl J Med* 1991; *324*:1043-8.
23. Peterson W, Barnett CC, Evans DJ Jr *et al.* Acid secretion and serum gastrin in normal subjects and patients with duodenal ulcer: the role of *Helicobacter pylori*. *Am J Gastroenterol* 1993; *203*:8-43.
24. Petroianu A. Úlceras do estômago e do duodeno. *In:* Petroianu A (ed.) *Urgências clínicas e cirúrgicas.* Rio de Janeiro: Guanabara-Koogan, 2002: 930-56.
25. Reinbach D, Cruickshank G, McColl KE. Acute perforated duodenal ulcer is not associated with *Helicobacter pylori* infection. *Gut* 1993; *34*:1344-7.
26. Rosoff L, Berne C. Acute perforation of peptic ulcer. *In:* Nyhus L, Wastell C (eds.) *Surgery of the stomach and duodenum* Vol. 1. Boston: Little Brown, 1986:457-74.
27. Roviello F, Rossi S, Marrelli D. Perforated gastric carcinoma: a report of 10 cases and review of the literature. *World J Surg Oncol* 2006; *4*:19.
28. Sipponen P, Seppala K, Aarynen M *et al.* Chronic gastritis and gastroduodenal ulcer: a case control study on risk of coexisting duodenal or gastric ulcer in patients with gastritis. *Gut* 1989; *30*:922-9.
29. Siu W, Leong HT, Law BK *et al.* Laparoscopic repair for perforated peptic ulcer: a randomized controlled trial. *Ann Surg* 2002; *235*(3):313-9.

30. Siu W, Leong HT, Li MK. Single stitch laparoscopic omental patch repair of perforated peptic ulcer. *J Royal Coll Surg Edin* 1997; *42*:92-4.
31. Stabile BE. Redefining the role of surgery for perforated duodenal ulcer in the *Helicobacter pylori* era. *Ann Surg* 2000; *231*(2):159-60.
32. Svanes C, Lie RT, Svanes K *et al.* Adverse effects of delayed treatment for perforated peptic ulcer. *Ann Surg* 1994; *220*:168-75.
33. Taylor H. Peptic ulcer perforation treated without operation. *Lancet* 1946; *2*:441-4.
34. Tytgat GN. No *Helicobacter pylori*, no *Helicobacter pylori*-associated peptic ulcer disease. *Aliment Pharmacol Ther* 1995; *9*:39-42.
35. Valle J, Seppala K, Sipponen P *et al.* Disappearance of gastritis after eradication of *Helicobacter pylori*: a morphometric study. *Scand J Gastroenterol* 1991; *26*:1057-65.
36. Van Deventer G, Elashoff JD, Reedy TJ *et al.* A randomized study of maintenance therapy with ranitidine to prevent the recurrence of duodenal ulcer. *N Engl J Med* 1989; *320*:1113-9.
37. Wangensteen O. Nonoperative treatment of localized perforations of the duodenum. *Minn Med* 1935; *18*:477-80.

32

Perfuração por Corpo Estranho

Geraldo Henrique Gouvêa de Miranda
Sérgio Alexandre da Conceição
Marcelo Rausch

INTRODUÇÃO

Uma grande variedade de objetos pode ser introduzida no tubo digestivo através da boca (via alta) ou do ânus (via baixa). Embora possa ocorrer em qualquer fase da vida do indivíduo, em cada uma delas pode ter significado diferente, como acidente, autoflagelação, tentativa de auto-extermínio e perversão sexual, dentre outros. Os primeiros relatos datam do final do século XVII.[8] Por motivos didáticos, serão abordadas separadamente as perfurações causadas pela ingestão de corpo estranho (CE) e aquelas decorrentes da introdução pela via anal.

CONCEITO

Considera-se CE qualquer objeto de material orgânico ou inorgânico introduzido dentro do corpo humano com ou sem solução de continuidade, que cause ou possa vir a causar danos ao organismo. Esta definição é bastante abrangente, podendo incluir até o alimento ingerido.[5]

CLASSIFICAÇÃO

De acordo com a porta de entrada, os corpos estranhos podem ser classificados em transparietais e orificiais.[5] Neste capítulo, serão abordados apenas aqueles que ganham a luz do tubo digestivo pelas vias naturais e que ofereçam riscos à integridade física do indivíduo.

PERFURAÇÃO POR INGESTÃO DE CE

Epidemiologia

A maioria das ingestões de CE ocorre na infância (em torno de dois terços dos casos), com pico de incidência até os 6 anos de idade.[11] Entre os adultos, a ingestão ocorre, predominantemente, nos pacientes portadores de afecções psiquiátricas, retardamento mental, etilistas e idosos. Ressalte-se, ainda, a ingestão de CE com finalidade lucrativa e como meio de burlar as autoridades.[10]

Etiopatogenia

O comportamento de um CE no interior do tubo digestivo depende da forma, do tamanho e da natureza do objeto, além da presença de alterações anatômicas. O esôfago é o órgão mais acometido.[10] A impactação, perfuração ou obstrução ocorrem, principalmente, em suas constrições fisiológicas, sendo a cárdia o primeiro sítio em que uma perfuração potencialmente acarreta problemas abdominais.[1] O piloro, as angulações duodenais e a flexura duodenojejunal são os principais locais de lesão na porção alta do tubo digestivo intra-abdominal. A seguir, aparece a papila ileocecal, que constitui um dos importantes obstáculos à progressão dos CE, sendo responsável por grande parte dos casos de perfuração. Existe, também, relativa dificuldade em ultrapassar os ângulos hepático e esplênico do cólon, além da junção sigmoidorretal e da ampola retal.

A despeito de todos esses obstáculos naturais, mais de 70% dos CE são eliminados naturalmente, sem produzir lesões ou seqüelas.[5]

Fisiopatologia

Um CE que perfura a parede de qualquer segmento do tubo digestivo pode ter os seguintes destinos:[1]

a. Permanecer no sítio de perfuração.
b. Passar através da perfuração e alojar-se dentro da cavidade peritoneal.
c. Continuar em seu curso pelo trato digestivo, podendo ocasionar outras lesões em locais diversos ou ser eliminado espontaneamente.

Diagnóstico

Quadro clínico

O quadro clínico resultante da perfuração intra-abdominal de uma víscera oca por CE é o de abdome agudo perfurativo. As lesões agudas, de modo geral, ocorrem com maior freqüência no intestino delgado e no ceco, enquanto os processos crônicos, com formação de abscessos e formas pseudotumorais, ocorrem principalmente no cólon.[5]

A queixa principal é, quase sempre, a dor. Ela está relacionada com o tipo de secreção extravasada e com o tamanho da perfuração. A dor pode ser "dramática" e de localização variada, dependendo do sítio perfurado. Em casos especiais, a manifestação dolorosa pode ser incaracterística, relacionando-se com o envolvimento de estruturas vizinhas.

Náuseas e vômitos acompanham os casos em que há irritação peritoneal e se acentuam por ocasião da instalação do íleo funcional reflexo. A febre, quando presente, é incaracterística e de intensidade variável, sendo elevada na presença de abscessos parenquimatosos.[5]

Exames complementares

O subsídio dos exames laboratoriais no abdome agudo perfurativo é bastante restrito e inespecífico, ao contrário dos exames de imagem.

A radiologia é bastante esclarecedora nos casos de perfuração por CE, apesar de grande número deles não ser radiopaco. O pneumoperitônio pode ser demonstrado pelo estudo radiológico simples do tórax em incidências póstero-anterior e de perfil, além das radiografias simples do abdome em ortostatismo e decúbito lateral esquerdo com raios horizontais. Níveis hidroaéreos extraluminares podem traduzir a presença de abscessos que, associados à presença do CE, orientam o diagnóstico.

O estudo radiológico contrastado, apesar do potencial diagnóstico, apresenta risco de complicações, quando se utiliza contraste baritado. Por outro lado, a utilização de contraste iodado pode agravar a desidratação. Os métodos radiológicos mais modernos pouco acrescentaram ao diagnóstico e à abordagem do abdome agudo perfurativo por corpo estranho.

A ultra-sonografia e a tomografia computadorizada do abdome são métodos bastante úteis na identificação dos abscessos intra-abdominais.

Diagnóstico diferencial

Deve-se ressaltar que, na maioria das vezes, o diagnóstico de abdome agudo perfurativo por CE é feito à laparotomia exploradora.

Várias afecções induzem dúvida diagnóstica, das quais as mais freqüentes são a úlcera perfurada,[7] a apendicite aguda,[2] a diverticulite colônica[6] e a colecistite aguda.[5]

Tratamento

Conduta na ingestão de CE

A conduta deve ser orientada no sentido de se estabelecer o diagnóstico etiológico, topográfico e das possíveis complicações. É relevante obter relato detalhado acerca das características do objeto, interessando sua forma, natureza e tamanho.[3]

O exame clínico visa à identificação do sistema comprometido (geralmente digestivo ou respiratório) e suas possíveis complicações.

O exame complementar que fornece maior subsídio é a radiografia simples de tórax e/ou abdome. Ela mostra a localização topográfica de até 100% dos corpos estranhos metálicos, podendo evidenciar, também, objetos não-metálicos, como vidros, plásticos e ossos. Nestes casos, é recomendável a realização de técnicas especiais, com utilização dos chamados raios moles, que são usados nas mamografias.[5]

Uma vez que o CE é ingerido e, dessa forma, adentra o tubo digestivo, as seguintes condutas poderão ser tomadas:

a. *CE no esôfago:* objetos pontiagudos no esôfago representam uma emergência. Próteses dentárias, ossos de galinha, espinhas de peixe, clipes metálicos e grampos apresentam elevados índices de complicações perfurativas e devem ser retirados por meio de esofagoscopia. As baterias também devem ser retiradas rapidamente, uma vez que necrose por liquefação e perfuração podem ocorrer rapidamente. Casos de perfuração são extremamente graves.[3,10] Quando a intervenção cirúrgica ocorre nas primeiras 12 horas do acidente, o tratamento com rafia, antibioticoterapia, cateter nasogástrico e jejum costuma ser bem-sucedido. Decorrido este prazo, preconizam-se, além do tratamento proposto, gastrostomia e esofagostomia cervical.[5]

b. *CE no estômago:* a maior parte dos objetos que chegam ao estômago passará por todo o tubo digestivo. Entretanto, o risco de complicações dos CE pontiagudos é alto (cerca de um terço dos casos), o que ocorre também com as baterias. Assim sendo, indica-se a remoção endoscópica dos mesmos.[3] Quando os CE progridem para o duodeno, preconiza-se o acompanhamento radiológico seriado. A indicação cirúrgica faz-se necessária tão logo surjam sinais e sintomas sugestivos de complicações e nos casos de parada de progressão por período igual ou superior a 72 horas.

c. *CE no intestino delgado:* baseando-se na premissa de que os objetos localizados distalmente à segunda porção do duodeno geralmente não podem ser retirados pela esofagogastroduodenoscopia convencional, a conduta expectante deve ser adotada. O "rastreamento" radiológico periódico deve ser utilizado em casos de CE radiopacos, além da observação cuidadosa das fezes. O tratamento cirúrgico fica reservado para as complicações, principalmente impactação e perfuração.

d. *CE no intestino grosso:* em geral, os CE que alcançam o intestino grosso são eliminados através do ânus. O seguimento radiológico e a observação das fezes são cuidados obrigatórios. A utilização de enteroclismas deve ser proscrita, bem como a administração de medicação laxativa. Na presença de impactação, a colonoscopia ou retossigmoidoscopia (rígida ou flexível) podem ser utilizadas, desde que não impliquem a realização de preparo intestinal.[5] Na indisponibilidade desses métodos, indicam-se laparotomia exploradora e a colotomia, com retirada do CE e rafia primária.[4,9]

PERFURAÇÃO OCASIONADA PELA INTRODUÇÃO DE CE POR VIA RETAL

Conduta nos empalamentos

O diagnóstico costuma ser baseado na anamnese, habitualmente distorcida pelo paciente.

O exame proctológico torna possível a identificação do objeto e de possíveis lesões. A propedêutica clínica inicial deve ser complementada com estudo radiológico simples da pelve e abdome.

A retirada, preferencialmente pela via baixa, é imperativa. Na maioria das vezes, ela acontece durante o exame proctológico. Nos casos em que é necessário relaxamento esfincteriano acentuado, deve-se proceder ao bloqueio anestésico peridural ou raquidiano.

Após a retirada bem-sucedida do CE, repete-se o exame proctológico, no intuito de diagnosticar potenciais complicações e avaliar a necessidade de procedimentos adicionais.[5]

Nos casos em que a retirada por via baixa não é possível, o acesso abdominal faz-se necessário. Deve-se evitar a abertura do intestino, dando preferência para a ordenha crânio-caudal.

Na vigência de perfuração, e quando da necessidade de enterotomia, a rafia primária é exeqüível na quase totalidade dos casos. A confecção de enterostomia protetora encontra-se indicada, principalmente, na presença de lesões graves ou complexas, com contaminação fecal grosseira ou peritonite, o que habitualmente acontece quando o acidente prolonga-se por mais de 6 horas. Nos casos de pequenas perfurações, mas que cursam com contaminação fecal e peritonite por mais de 12 horas, o tratamento deve ser realizado da mesma forma.[4,9]

REFERÊNCIAS BIBLIOGRÁFICAS

1. Ashby BS, Hunter-Graig ID. Foreign bodies perforations of the gut. *Br J Surg* 1967; *54*:382-4.
2. Balch CM, Silver D. Foreign bodies in the appendix. *Arch Surg* 1971; *102*:14-20.
3. Clarkston WK. Gastrointestinal foreign bodies – When to remove them, when to watch and wait. *Postgrad Med* 1992; *92*:46-55.
4. Cleary RK, Pomerantz RA, Lampman RM. Colon and rectal injuries. *Dis Col Rect* 2006; *49*:1203-22.
5. Conceição SA, Rausch M. Perfuração por corpo estranho. *In:* Savassi-Rocha PR, Andrade JI, Souza C (ed.) *Abdômen agudo: diagnóstico e tratamento*. Rio de Janeiro: MEDSI, 2003: 367-85.
6. Gillete Jr WR, Zoltowski PE. Perforations of Meckel's diverticulum by foreign body. *Am J Surg* 1957; *94*:666-8.
7. Held BT. Chronic perforation af the stomach by a foreign body. Report of a case. *Am J Dig Dis* 1964; *9*:764-8.
8. Layton TB. A historic foreign body. *Br Med J* 1930; *1*: 24.
9. Maxwell RA, Fabian TC. Current management of colon trauma. *World J Surg* 2003; *27*:632-9.
10. Silva AF, Silva FDF. Corpos estranhos do esôfago. *In:* Magalhães AF, Cordeiro FT, Quilici FA *et al*. *Endoscopia digestiva diagnóstica e terapêutica*. Rio de Janeiro: Revinter, 2005:245-57.
11. Torres P, Aguero LS, Vilchez L *et al*. Cuerpo estrano atascado em el esôfago de ninos. *Rev Soc Venez Gastroenterol* 1988; *2*:56-9.

33

Perfuração por Carcinoma Gastrointestinal

Miguel Ângelo Rodrigues Brandão
Anelisa Kruschewsky Coutinho

INTRODUÇÃO

A perfuração do trato gastrointestinal está entre os mais devastadores eventos encontrados em pacientes oncológicos. Este evento catastrófico acarreta maiores morbidade e mortalidade que na população em geral. O retardo no diagnóstico e no tratamento tem impacto negativo na sobrevida devido à mortalidade por sepse e, também, pela disseminação tumoral. O objetivo deste capítulo é abordar a etiologia, o diagnóstico, a conduta e os fatores prognósticos da perfuração por carcinomas do trato gastrointestinal.

CÂNCER DO ESÔFAGO

A perfuração esofágica representa a maior causa de morbidade e mortalidade dentre todas as perfurações gastrointestinais e é, também, a mais difícil de diagnosticar e controlar.[25] O diagnóstico precoce e o tratamento imediato são ingredientes essenciais para um resultado favorável; entretanto, a intervenção oportuna não garante o sucesso do tratamento dessa complicação mórbida. O controle cirúrgico imediato é a base do tratamento, com o objetivo específico de prevenir contaminação adicional do mediastino com bactéria, fluidos corrosivos e alimentos. Se não tratada, a contaminação quase que invariavelmente leva a uma sepse arrasadora com colapso cardiopulmonar e óbito.

Embora a ruptura espontânea do tumor esofágico represente somente pequeno percentual de todas as perfurações, é importante notar que esses tumores podem perfurar-se como conseqüência de procedimentos endoscópicos. Portanto, não é incomum encontrar pacientes com perfuração esofágica e carcinoma coexistentes.

Dor, febre e dispnéia são as manifestações mais comuns da perfuração esofágica. Dor cervical ou retroesternal é mais típica em perfurações cervicotorácicas, visto que perfurações no esôfago médio ou inferior provocam dor torácica anterior, posterior, intra-escapular ou epigástrica.[25] Adicionalmente, perfurações cervicais podem apresentar enfisema subcutâneo; entretanto, isso raramente ocorre em ruptura intratorácica e abdominal. Dor ou febre após instrumentação esofágica são sinais característicos de perfuração e, quando presentes, indicam a necessidade de esofagograma emergencial, com contraste hidrossolúvel. Perfurações intratorácicas espontâneas costumam evoluir com dor e febre. Se a perfuração ocorre no esôfago intra-abdominal, os pacientes apresentam sinais e sintomas de irritação peritoneal aguda.

Radiografia do tórax pode ser útil em pacientes com suspeita de perfuração; ar nos tecidos moles cervicais, mediastinais ou hidropneumotórax aumentam a possibilidade do diagnóstico. Efusões pleurais do lado direito são mais comuns nas perfurações do esôfago superior ou médio-torácico, enquanto efusões pleurais esquerdas são observadas nas perfurações do terço distal.[2,6] A radiografia do tórax normal não exclui perfuração e, se estiver presente elevado índice de suspeita, estudo contrastado do esôfago, usando agente hidrossolúvel, deve ser solicitado. Se este for negativo, deve-se seguir com estudo usando bário diluído, uma vez que ele fornece melhor detalhe da mucosa, aumentando a sensibilidade. A tomografia computadorizada com contraste oral e venoso é o método de escolha para o diagnóstico. Com freqüência, o diagnóstico não é claro e exige elevado índice de suspeita clínica e uso liberal de exames contrastados.

O tratamento do paciente com esôfago perfurado consiste em reposição volêmica imediata, administração de antibióticos de amplo espectro e intervenção cirúrgica imediata. A pressão intratorácica negativa permite que saliva, alimento e conteúdo gástrico alcancem o mediastino, resultando em resposta inflamatória marcante e extravasamento secundário do volume intravascular. A conduta, nesses casos, deve ser seguida de acordo com o melhor tratamento definitivo. Esta é uma área muito controversa em cirurgia, e recomendações vão de terapias conservadoras[5] à antiga cirurgia agressiva.[23] As perfurações bloqueadas, com manifestações mínimas, em pacientes com tumores avançados e estado geral comprometido, podem ser tratadas conservadoramente.[5] Curso clínico deteriorante em paciente sendo tratado conservadoramente torna necessária estratégia de tratamento mais agressiva. Apesar de raras, as perfurações esofágicas em pacientes com tumores ressecáveis devem ser tratadas com esofagectomia e reconstrução imediata ou tardia.[23,33] A reconstrução imediata deve ser reservada para os pacientes estáveis, com perfuração bloqueada e com até 24 horas de perfuração. Nos casos de sepse, ou diagnóstico tardio, deve ser realizada a ressecção, com esofagostomia cervical, descompressão gástrica e jejunostomia, deixando a reconstrução para um segundo tempo.

A fístula entre o esôfago e o trato respiratório (referida como fístula traqueoesofágica) pode ocorrer no paciente com carcinoma esofágico avançado. O processo maligno pode corroer as paredes do esôfago, traquéia ou brônquios, resultando em complicações respiratórias significativas, como pneumonia por aspiração. Nas vias aéreas, a fístula está geralmente localizada em uma das divisões do brônquio esquerdo, mas em 50% dos pacientes pode estar na traquéia.[3] Comumente, esses pacientes apresentam tosse episódica e engasgo quando comem ou bebem. Essa complicação pode desenvolver-se espontaneamente no curso da doença ou, mais comumente, como complicação da radioterapia. O diagnóstico é realizado com bário ingerido. Com freqüência, a broncoscopia falha em visualizar o trato fistuloso. A presença de doença avançada localmente ou metastática impossibilita procedimento curativo nessa população, para a qual está indicado tratamento paliativo.[3] A impossibilidade do tratamento paliativo resulta em sobrevida de 4 a 6 semanas.[10] A colocação de prótese esofágica, ocluindo o local da perfuração, é o tratamento de escolha, permitindo, além da oclusão da fístula, a alimentação oral.[8] Os principais problemas com esses tubos são a erosão e o sangramento, freqüentemente exigindo a reposição do tubo. A radioterapia, quando indicada, deve preceder a colocação da prótese, devido às conseqüências da radioterapia após o procedimento de colocação da prótese, que costumam ser devastadoras, como sangramento, pneumonia e necessidade de nova prótese.[37]

As próteses esofágicas de metal e auto-expansivas são muito caras e inacessíveis para a maioria da nossa população. Assim sendo, próteses convencionais plásticas podem ser uma alternativa nesses casos.[35]

Quando a colocação da prótese não é possível, pode ser realizada a cirurgia de *bypass* com o estômago ou o cólon. A sobrevida mediana é de mais de 20 semanas. Outra opção, utilizada em casos restritos, é a exclusão esofágica. Nesses casos, deve-se realizar esofagostomia cervical, drenagem do esôfago torácico e secção da junção gastroesofágica, além de gastrostomia para nutrição.

O diagnóstico e o tratamento da perfuração esofágica permanecem, na melhor das hipóteses, difíceis. Em geral, a sobrevivência depende, em parte, da rapidez com a qual o diagnóstico é estabelecido.

CÂNCER DO ESTÔMAGO

A perfuração gástrica pode ser causada por muitos fatores, incluindo úlceras gástricas benignas, tumores primários do estômago, complicações do tratamento e iatrogenia. Os adenocarcinomas, dentre as etiologias neoplásicas, são responsáveis por 95% dos casos de perfuração aguda do estômago. O restante dos casos se deve a sarcomas e linfomas. As perfurações ocorrem mais comumente em tumores ulcerados do terço distal do estômago (56%).[11]

Quando da suspeita de perfuração gástrica, história sucinta e exame físico são cruciais. História prévia de dor abdominal epigástrica crônica, saciedade precoce e perda de peso apontam para a suspeita diagnóstica de câncer gástrico. O exame físico revela quadro de abdome agudo com contratura muscular, localizado no epigástrio. A radiografia de tórax, em ortostase, revela pneumoperitônio em 60% dos casos.[11] Se o diagnóstico da perfuração permanecer incerto até este ponto, ar poderá ser injetado via cateter nasogástrico e repetida a radiografia de tórax. Se esta manobra falhar em demonstrar ar livre, estudo contrastado gastrointestinal superior (com agente hidrossolúvel) poderá ser útil. Uma perfuração posterior pode não apresentar ar livre abaixo do diafragma, mas ar no saco menor pode, freqüentemente, ser observado na radiografia abdominal com o paciente ereto. A tomografia computadorizada do abdome é o método de escolha para o diagnóstico.[18]

Em princípio, a cirurgia para o carcinoma gástrico perfurado deve ser realizada em dois tempos: primeiramente, deve-se tratar a peritonite e a perfuração, e o segundo tempo deve ser reservado para ressecção gástrica radical associada à linfadenectomia D2, se a condição clínica e o estádio do paciente permitirem. Nos pacientes que se apresentam com metástase a distância, devem ser realizadas a simples sutura da perfuração com proteção de segmento do grande omento e gastroenteroanastomose, se houver obstrução duodenal estabelecida ou iminente.

Casos precoces de câncer gástrico têm sido tratados com mucossectomia endoscópica. A perfuração é uma das principais complicações desse procedimento. Se identificada durante o procedimento, pode ser realizada a abordagem laparoscópica, minimamente invasiva e segura, com ressecção em cunha do local da perfuração.[38]

Com muita freqüência, o câncer gástrico perfurado não é reconhecido até a cirurgia, quando a inflamação devida à contaminação torna as condições da operação particularmente indesejáveis. Em 45% dos casos, o diagnóstico é realizado somente no ato cirúrgico.[11]

A biópsia de congelação, durante o ato cirúrgico, deve ser realizada em todos os casos de perfuração gástrica. O câncer pode estar presente mesmo nos casos insuspeitados. Nos casos em que a cirurgia é realizada e um patologista não está disponível, biópsias do local da perfuração devem ser realizadas. Se há suspeita de adenocarcinoma, a gastrectomia com linfadenectomia deve ser realizada nos pacientes com bom estado geral.

A mortalidade operatória no câncer gástrico perfurado é de 15% a 17%.[11] Variáveis significativas na avaliação do prognóstico são: idade, localização e tamanho do tumor, invasão da parede e estadiamento.[19] Dos casos perfurados, 88% são dos estádios III e IV. A sobrevida no estádio III é de 17 meses e no estádio IV, 4,5 meses. A gastrectomia é o melhor procedimento em tumores ressecáveis de pacientes com bom estado geral.

CÂNCER DO INTESTINO DELGADO

A perfuração de intestino delgado pode ocorrer de forma espontânea, durante o tratamento quimioterápico, ou como complicação da radioterapia. Os linfomas, primários ou metastáticos, são a causa mais comum de doença maligna do intestino delgado que cursam com perfuração durante a quimioterapia. A perfuração livre de intestino delgado em pacientes oncológicos apresenta-se, clinicamente, com dor abdominal, sinais de irritação peritoneal e pneumoperitônio, na maioria dos casos. Menção especial deve ser feita aos pacientes com perfuração intestinal na vigência de quimioterapia, que habitualmente apresentam quadro abdominal não-específico, o que retarda o diagnóstico e o tratamento. O tratamento cirúrgico radical de tumores primários baseia-se em ressecção segmentar alargada e anastomose primária. A linfadenectomia das cadeias de drenagem mesentérica correspondente ao sítio da lesão deve ser realizada nos casos de adenocarcinomas e linfomas, sendo desnecessária para os sarcomas.

Aproximadamente 10% dos pacientes com tumor maligno do intestino delgado apresentam abdome agudo resultante de perfuração do intestino e peritonite.[8] Carcinomas de pulmão, colo uterino, esôfago e ovário e melanoma podem ser responsáveis por metástases no intestino delgado, e pacientes com essas neoplasias podem, ocasionalmente, cursar com perfuração do intestino delgado, embora sangramento gastrointestinal e obstrução sejam mais comuns.

Obstrução do intestino delgado, se não tratada, pode levar a sérias conseqüências, incluindo estrangulamento intestinal, com necrose e perfuração. A causa da obstrução do intestino delgado no paciente com câncer inclui aderência, hérnia, interseção e tumor (primário ou metastático). As obstruções em alça fechada são particularmente perigosas, resultando em aumento da pressão intraluminal, diminuição do retorno venoso da parede do intestino, isquemia e necrose com perfuração. Essa forma de obstrução é encontrada em 10% a 49% dos pacientes com obstrução do intestino delgado e demanda intervenção cirúrgica imediata.[34]

Pacientes com perfurações livres do intestino delgado apresentam quadro clínico exuberante, com dor intensa e sinais de irritação peritoneal. Eventualmente, uma perfuração de intestino delgado irá apresentar-se como fístula ou abscesso. Quando a fístula é enterocutânea, como em pacientes que recentemente se submeteram à cirurgia abdominal (60% a 90% dos pacientes com fístula enterocutânea), o diagnóstico é óbvio.[7] Líquido entérico drenando da parede abdominal anterior é característico. A localização anatômica da fístula pode ser verificada pela obtenção de fistulograma, o qual pode fornecer informação útil a respeito da causa da fístula.[13] Fístulas enterovesicais são caracterizadas por piúria, disúria e hematúria e confirmadas por meio de cistoscopia, embora mesmo em cuidadosa cistoscopia a lesão possa não ser visível. Fístulas enteroentéricas são, talvez, as mais difíceis de diagnosticar e podem resultar em desequilíbrios eletrolíticos e deficiências nutricionais por ocasionarem síndrome de intestino curto. Radiografias contrastadas são muito úteis na confirmação do diagnóstico e podem fornecer informações referentes à localização anatômica e à causa da fístula. Fístula enterovaginal pode ser investigada durante exame pélvico cuidadoso.

Deve-se salientar que, antes de qualquer tipo de tratamento, é importante determinar o *status* do trato gastrointestinal distal remanescente, seja por meio de radiografias pré-operatórias seja por avaliação do intestino distal no momento da cirurgia.

Perfuração intestinal, seguida de formação de abscesso intra-abdominal, pode ter apresentação clínica variável. História de dor abdominal, seguida por algum alívio desse desconforto, geralmente precede o início de febre em muitos dias. Dor abdominal localizada, febre e leucocitose são características. Tomografia computadorizada do abdome e da pelve com contraste intravenoso e oral pode revelar coleção intra-abdominal ou pélvica sugestiva de abscesso, na maioria dos casos.

Na abordagem ao paciente com perfuração intestinal, muitos fatores são importantes, como a causa da perfuração, o estado geral e nutricional do paciente, qualquer processo de doença subjacente e a localização anatômica da perfuração.

Em geral, perfurações livres são tratadas com cirurgia imediata, incluindo ressecção da área afetada e, usualmente, anastomose do intestino, seguida de irrigação copiosa da cavidade abdominal. Dependendo das condições locais, exteriorização das bocas e reconstituição do trânsito podem ser realizadas em outro momento.

O controle da fístula enterocutânea é direcionado ao controle da sepse e da drenagem da fístula, restauração dos desequilíbrios hidroeletrolíticos, pausa do intestino e suporte nutricional. Fístulas de alto débito (> 500mL/dia) são associadas com maior morbidade e mortalidade que fístulas de baixo débito.

CÂNCER DO INTESTINO GROSSO

Perfurações do cólon podem ocorrer como resultado de uma variedade de situações. Carcinomas perfurados, lesões obstrutivas, diverticulite, lesões iatrogênicas, apendicite, colite, radioterapia e traumatismo têm sido associados com perfuração do intestino grosso. Qualquer que seja a causa, o resultado costuma ser o mesmo: derramamento fecal com peritonite resultando em sepse intra-abdominal. O câncer do cólon pode causar perfuração tanto por extensão direta através da parede do intestino como por obstrução luminal, resultando em obstrução em alça fechada, distensão do ceco e, finalmente, perfuração. Adicionalmente, o adenocarcinoma do intestino grosso pode perfurar diretamente em outra víscera ou estrutura, incluindo intestino delgado, vagina e bexiga.[9,24]

Embora seja mais comum na população em geral que na com câncer, a diverticulite é causa comum de perfuração, ocorrendo em 4% a 15% dos pacientes submetidos a operações para a doença diverticular complicada.[14,27,29]

Lesões iatrogênicas podem ocorrer como complicação de procedimentos colonoscópicos, como polipectomia, terapia a *laser* para malignidades obstrutivas etc. Perfuração ocorre em 0,2% a 0,4% dos casos de colonoscopia.[32] Dor abdominal aguda, durante ou imediatamente após a colonoscopia, deve ser investigada como perfuração até que se prove o contrário. Com freqüência, o endoscopista é capaz de identificar a perfuração. Caso contrário, o exame clínico e as radiografias do tórax, ou tomografia computadorizada, irão confirmar o diagnóstico.

A perfuração é uma complicação aguda dos tumores colorretais, cuja incidência varia de 2% a 10% dos casos. O cólon é mais comumente atingido por essa complicação (em comparação ao reto), e o sigmóide e o ceco são os locais mais atingidos.

As perfurações colônicas por câncer são raras, mas cursam com mortalidade elevada (30% a 40%). A comparação de 35 pacientes com câncer de cólon perfurado com 868 pacientes sem complicações e 130 pacientes com perfuração por diverticulite aguda demonstrou mortalidade maior nos casos de perfuração por câncer.[19]

Em série recente, Lee *et al.*[21] relataram taxa de mortalidade de 11% dos casos de câncer de cólon perfurado. A sobrevida em 5 anos foi de 52,8%. Fatores significativos para mortalidade foram o número de linfonodos metastáticos e a presença da perfuração.[26]

História minuciosa e exame físico são cruciais. Em pacientes com câncer, entretanto, o diagnóstico correto pode ser mais difícil de se obter devido a fatores confusionais, incluindo doença subjacente e tratamento de efeitos colaterais. História de muitos dias de dor em quadrante abdominal inferior esquerdo que evolui com piora súbita é a história típica do paciente com diverticulite perfurada. No paciente com perfuração maligna, são freqüentes antecedentes de dor abdominal vaga, perda de peso e alteração do hábito intestinal. O exame físico revela sinais difusos de irritação peritoneal se a perfuração estiver em comunicação com a cavidade peritoneal, como costuma acontecer nos casos de perfurações agudas.

Exames laboratoriais mostram leucocitose e elevação da PCR. A radiografia do tórax costuma demonstrar ar livre intraperitoneal, na maior parte dos casos de perfuração livre.

A tomografia computadorizada revela pneumoperitônio em 95% dos casos e o local da perfuração em 90%. É o método diagnóstico de escolha para os casos de suspeita de perfuração gastrointestinal.[18]

Com freqüência, o paciente com perfuração de cólon ou reto irá apresentar fístula. Fístulas colovesicais, colovaginais e coloentéricas são encontradas em casos de diverticulite, carcinoma perfurado ou, menos freqüentemente, associadas com radioterapia. O diagnóstico de fístula colovesical é feito depois que o paciente relata disúria, piúria ou pneumatúria. A cistoscopia revela área de edema bolhoso, em geral localizada na parede posterior lateral ou no fundo da bexiga. Carvão vegetal ou índigo-carmim, administrados oralmente, darão à urina a cor característica, se uma fístula estiver presente. Fístulas colovaginais são confirmadas pela visualização no exame vaginal de espéculo. Fístulas coloentéricas são difíceis de diagnosticar, mas podem, freqüentemente, ser demonstradas em estudo de contraste de intestino delgado ou enema de bário.

O diagnóstico de carcinoma perfurado pode não ser feito previamente à cirurgia, porque esses pacientes freqüentemente são encaminhados para a sala de cirurgia com diagnóstico presumido de úlcera péptica perfurada ou divertículo. O tratamento dos tumores colorretais perfurados inicia-se por estabilização clínica associada à antibioticoterapia. O objetivo da operação é a ressecção curativa com linfadenectomia, uma vez que a taxa de sobrevida de 5 anos pode chegar a 44% nesse grupo de pacientes.[6] O inventário da cavidade deve ser realizado para identificação de metástases hepáticas, linfonodais ou carcinomatose peritoneal. Os tumores perfurados no local da lesão, com peritonite localizada, devem ser submetidos à colectomia radical, envolvendo o foco séptico, seguida de anastomose primária. Procedimento de Hartmann deve ser realizado em tumores de cólon esquerdo perfurado sem condições de anastomose primária. No tratamento das perfurações próximas ao tumor (como tumor de sigmóide obstruído com perfuração de ceco), a escolha é a colectomia total e, na ausência de peritonite difusa e instabilidade hemodinâmica, a anastomose ileorretal primária deve ser realizada.

Fístulas colovesicais são mais comuns devido à diverticulite e são tratadas com ressecção e fechamento do defeito da bexiga. Carcinomas que perfuram para a bexiga devem ser controlados com a ressecção formal do cólon, acompanhada por ressecção em bloco da parede vesical. A sobrevida em 5 anos é de 56% nesse grupo de pacientes.[1]

Perfuração intestinal como fator prognóstico

No câncer colorretal, assim como na maioria das neoplasias, o tratamento é definido de acordo com o estádio. Os pacientes do estádio I têm prognóstico excelente, com sobrevida estimada em 5 anos maior que 90% e, portanto, com indicação apenas de tratamento cirúrgico. Para os pacientes do estádio III, a sobrevida em 5 anos, de acordo com o estádio, varia de 25% a 65%, considerando estádios IIIc, IIIb ou IIIa, com conseqüente benefício comprovado de quimioterapia adjuvante. Entretanto, para o estádio II, grupo bastante heterogêneo, ainda não há recomendação padrão para tratamento quimioterápico adjuvante pós-ressecção cirúrgica.[4] Nesse grupo de pacientes, os estudos demonstraram pequenos benefícios da adição desse tratamento, considerando as boas taxas de sobrevida, entre 60% e 85% em 5 anos, e o número relativamente pequeno de pacientes avaliados nas amostras. São considerados estádio II, de alto risco, os pacientes com T_4 e/ou obstrução intestinal e/ou perfuração intestinal e/ou adenocarcinomas pouco diferenciados e/ou invasão vascular e/ou menos de 10 a 12 linfonodos examinados.[12,20,31] Estudo com 1.050 pacientes avaliou a influência de fatores patológicos no prognóstico de pacientes do estádio II de câncer do cólon. A análise multivariada desse estudo mostrou que envolvimento peritoneal, disseminação venosa, margem cirúrgica envolvida e perfuração são quatro fatores prognósticos independentes.[28] Estudo francês[2] comparou tratamento adjuvante com fluorouracil e leucovorin *versus* fluorouracil, leucovorin e oxaliplatina em 2.246 pacientes dos estádios II ou III de câncer colônico e demonstrou benefício absoluto de 3,5% para os pacientes do estádio II e de 5,4% no subgrupo de pacientes do estádio II, de alto risco em favor da adição da oxaliplatina. As recomendações para o tratamento adjuvante em estádio II de câncer do cólon publicadas pela American Society of Clinical Oncology,[4] apesar de não favorecerem o uso rotineiro desse tratamento para pacientes ressecados cirurgicamente, ressaltam que este tratamento pode ser considerado nos pacientes de alto risco.

Perfuração gastrointestinal como conseqüência do tratamento

A perfuração gastrointestinal espontânea constitui complicação rara e grave em pacientes em tratamento quimioterápico. O diagnóstico e o tratamento precoces dessa condição podem influenciar a sobrevida.[6]

Alguns fármacos têm sido associados, embora raramente, com a ocorrência de perfuração gastrointestinal. A interleucina 2 (IL-2) é o agente utilizado para tratamento de pacientes com melanoma e câncer renal metastáticos. Revisão retrospectiva de 1.797 pacientes tratados no National Cancer Institute mostrou que em menos de 1% dos casos (oito pacientes) houve perfuração gastrointestinal, quando tratados com altas doses de IL-2 (sete pacientes) e IL-2 subcutânea (um paciente). A avaliação radiológica favoreceu o diagnóstico precoce nesses pacientes.[16]

O bevacizumabe, anticorpo monoclonal contra fator de crescimento endotelial vascular (anti-VEGFr), recentemente desenvolvido, mostrou aumento da sobrevida em associação com quimioterápicos no tratamento de câncer colorretal. O *New England Journal of Medicine*[17] publicou os resultados do estudo de fase III, que randomizou 923 pacientes com câncer colorretal metastático previamente não tratados para um dos três braços: IFL (irinotecano/fluorouracil/leucovorin) + placebo ou IFL + bevacizumabe ou apenas FL (fluorouracil/leucovorin) + bevacizumabe. Este foi o primeiro estudo que demonstrou benefício, com aumento da sobrevida global, no grupo de pacientes que recebeu a combinação de IFL + bevacizumabe (Quadro 33.1).

Outros estudos[17,22] demonstraram benefício da adição do bevacizumabe no tratamento do câncer colorretal tanto em primeira como em segunda linha de tratamento, assim como quando associado a outros regimes de quimioterapia, como FOLFOX (fluorouracil infusional/leucovorin/oxaliplatina) e FOLFIRI (fluorouracil infusional/leucovorin/irinotecano).

O bevacizumabe é agente com perfil de toxicidade diferente dos quimioterápicos habituais. Hipertensão arterial, proteinúria, trombose arterial, efeitos no retardo da cicatrização de feridas, sangramento e perfuração gastrointestinal são os principais efeitos adversos relacionados a ele. Esses efeitos costumam ser de leve a moderada intensidade e clinicamente manejáveis. A ocorrência de perfuração gastrointestinal nos estudos foi incomum (1,0% a 4,2%) (Quadro 33.2).

O bevacizumabe também vem sendo testado no câncer gástrico. Estudo de fase II, multicêntrico, recentemente publicado, avaliou 47 pacientes com adenocarcinoma gástrico ou de junção esofagogástrica (JEG)

Quadro 33.1 ▶ Resposta de pacientes portadores de câncer colorretal metastático a dois diferentes esquemas quimioterápicos (n = 923 pacientes)*

Objetivos	IFL + Placebo	IFL + Bevacizumabe	p
Sobrevida mediana (m)	15,6	20,3	<0,001
SLP (m)	6,2	10,6	<0,001
Taxa de resposta global (%)	34,8	44,8	0,004

m – meses; *SLP* – sobrevida livre de progressão; *IFL* – irinotecano, fluorouracil, leucovorin.
*Referência 17.

Quadro 33.2 ▶ Taxas de perfuração intestinal em pacientes submetidos a quimioterapia em diferentes séries

Autor(es)/ano/referência	Taxa de perfuração intestinal (%)	Número de pacientes	Linha de tratamento	Esquema	Dose de B
Yakami *et al.*, 2003[37]	1,5	6/923	1ª	IFL + B	5mg/kg
Szentpali *et al.*, 2004[35]	2,8	2/78	1ª	mFolfox+ B	
Szentpali *et al.*, 2004[35]	4,2	3/70	1ª	bFOL + B	
Szentpali *et al.*, 2004[35]	2,8	2/71	1ª	CapeOx + B	
Gertsh *et al.*, 1995[11]	1,0	3/287	2ª	Folfox + B	

n – número; *IFL* – irinotecano + fluorouracil + leucovorin; *B* – bevacizumabe; *mFolfox* – fluorouracil + leucovorin + oxaliplatina; *bFolfox* – fluorouracil + leucovorin + oxaliplatina; *bFol* – fluorouracil lótus + oxaliplatina + leucovorin; *CapeOx* – capecitabina + oxaliplatina.

metastáticos ou irressecáveis tratados com irinotecano ($65mg/m^2$) + cisplatina ($30mg/m^2$ nos dias 1 e 8) + bevacizumabe (15mg/kg no dia 1 a cada 21 dias).[22] Foram observadas taxa de resposta global de 65% e sobrevida mediana de 12,3 meses. Nesse estudo, perfuração gástrica foi relatada em dois pacientes (em ambos, no momento da progressão de doença) e uma *quase perfuração* (identificada radiologicamente durante exames que demonstravam resposta significativa) foi registrada em um paciente, totalizando 6% de ocorrência dessa complicação na amostra. O mecanismo responsável pela perfuração não é conhecido, e pode ser multifatorial.

Embora essa complicação seja pouco freqüente, todo paciente em uso do bevacizumabe que apresente sinais ou sintomas de perfuração (p. ex., dor abdominal aguda, sinais de irritação peritoneal) deve ser prontamente avaliado com esta suspeita para resolução mais breve. O bevacizumabe deve ser permanentemente suspenso em pacientes que desenvolveram perfuração.[30]

CONSIDERAÇÕES FINAIS

A perfuração gastrointestinal de natureza neoplásica é pouco freqüente. O diagnóstico e o tratamento imediatos são essenciais para reduzir a morbidade e a mortalidade associadas a esse problema devastador.

Em pacientes com câncer gastrointestinal, o diagnóstico precoce da perfuração só é possível com alto índice de suspeita clínica, realização rápida dos exames diagnósticos e, acima de tudo, atenção e respeito às queixas do paciente. A cirurgia deve ser realizada, sempre que possível, com critérios oncológicos de cura, sendo baseada em fatores como tempo de perfuração, idade do paciente, estadiamento do tumor e estado geral.

A perfuração do trato gastrointestinal por neoplasia tem impacto negativo na sobrevida global e acompanha-se de morbimortalidade significativa.

REFERÊNCIAS BIBLIOGRÁFICAS

1. Aldrete JS, ReMine WH. Vesicocolic fistula: a complication of colonic cancer. *Arch Surg* 1967; *94*:627-37.
2. Andre T, Boni C, Mounedji-Boudiaf L *et al.* Oxaliplatin, fluorouracil and leucovorin as adjuvant treatment for colon cancer. *N Engl J Med* 2004; *350*:2343-51.
3. Angorn IB. Intubation in the treatment of carcinoma of the esophagus. *World J Surg* 1981; *5*:535.
4. Benson B, Schrag D, Somerfield M *et al.* American Society of Clinical Oncology recommendations on adjuvant chemotherapy for stage II colon cancer. *J Clin Oncol* 2004; *22*:1-12.
5. Cameron L, Kieffer RF, Hendrix TR *et al.* Selective nonoperative management of contained intrathoracic esophageal disruptions. *Ann Thorac Surg* 1979; *27*:404-8.
6. Chao TC, Jeng YY, Wang CS *et al.* Spontaneous gastroduodenal perforation in cancer patients receiving chemotherapy. *Hepatogastroenterology* 1998; *45*(24):2157-60.
7. Coutsoftides R, Fazio VW. Small intestine cutaneous fistulas. *Surg Gynecol Obstet* 1979; *149*:33-7.
8. Darling RC, Welch CE. Tumors of the small intestine. *New Eng J Med* 1959; *260*:397-408.
9. deLeon ML, Schoetz DJ Jr., Coller JA *et al.* Colorectal cancer: Lahey Clinic experience, 1972 to 1976. *Dis Colon Rectum* 1987; *30*:237-46.
10. Duranceau A, Jamieson GG. Malignant tracheoesophageal fistula. *Ann Thorac Surg* 1984; *37*:346-54.
11. Gertsh P, Yip SKH, Chow LWG et al. Free perforation of gastric carcinoma: results of surgical treatment. *Arch Surg* 1995; *130*:177-81.
12. Gill S, Loprinzi C, Sargent D *et al.* Pooled analysis of fluorouracil-based adjuvant therapy for stage II and III colon cancer: Who benefits and by how much? *J Clin Oncol* 2004; *22*:1797-806.
13. Goldfarb WB, Monafo W, McAlister WH. Clinical value of fistulography. *Am J Surg* 1964; *108*:902-6.
14. Hackford AW, Schoetz DJ Jr, Coller JA, Veidenheimer MC. Surgical management of complicated diverticulitis: The Lahey Clinic experience, 1967 to 1982. *Dis Colon Rectum* 1985; *28*:317-21.
15. Hegarty MM, Angorn IB, Bryer JV *et al.* Palliation of malignant esophago-respiratory fistulae by permanent indwelling prosthetic tube. *Ann Surg* 1977; *185*:88-91.
16. Heimann DM, Schwartzentruber DJ. Gastrointestinal perforations associated with interleukin-2 administration. *J Immunother* 2004; *27*(3):254-8.
17. Hurwitz H, Fehrenbacher L, Novotny W *et al.* Bevacizumab plus irinotecan, fluorouracil, and leucovorin for metastatic colorectal cancer. *N Engl J Med* 2004; *350*:2335-42.
18. Imuta M, Awai K, Nakayama Y *et al.* Multidetector CT findings suggesting a perforation site in the gastrointestinal tract: analysis in surgically confirmed 155 patients. *Radiation Medicine* 2007, *2*:113-8.
19. Kriwanek S, Armbruster C, Dittrich K, Beckerhinn P. Perforated colorectal cancer. *Dis Colon Rectum* 1996; *39*:1409-14.
20. Le Voyer, Sigurdson ER, Hanlon AL *et al.* Colon cancer survival is associated with increasing number of lymph nodes analysed: a secondary survey of intergroup trial INT-0089. *J Clin Oncol* 2003; *21*:2912-9.
21. Lee K, Sung Y, Lee Y *et al.* Perforated colorectal cancer patients. *Int J Colorectal Disease* 2007; *22*:467-73.
22. Manish AS, Ramesh KR, David HI *et al.* Multicenter phase II study of irinotecan , cisplatin and bevacizumab in patients with metastatic gastric or gastroesophageal junction adenocarcinoma. *J Clin Oncol* 2006; *24*:5201-6.
23. Mayer JE, Murray CA, Varco RL. The treatment of esophageal perforation with delayed recognition and continuing sepsis. *Ann Thorac Surg* 1977; *23*:568-73.
24. Miller LD, Boruchow IB, Fitts WT. An analysis of 284 patients with perforative carcinoma of the colon. *Surg Gynecol Obstet* 1966; *123*:1212-8.
25. Nesbitt JC, Sawyers JL. Surgical management of esophageal perforation. *Am Surg* 1987; *53*:183-91.

26. Orringer ME. Complications of esophogeal surgery. *In:* Zuidema GD, Orringer ME (eds.) *Shackelford's surgery of the alimentary tract*. 3ed., Philadelphia: WB Saunders 1991.
27. Parks TG. Natural history of diverticular disease of the colon. A review of 521 cases. *Br Med J* 1969; *4*:639-42.
28. Petersen VC, Baxter KJ, Love SB *et al.* Identification of objective pathological prognostic determinants and models of prognosis in Dukes's colon cancer. *Gut* 2002; *51*:65-9.
29. Rodkey GV, Welch CE. Changing patterns in the surgical treatment of diverticular disease. *Ann Surg* 1984; *200*:466-78.
30. Saif M, Elfiky A, Salem R. Gastrointestinal perforation due to bevacizumab in colorectal cancer. *Ann Surg Oncol* 2007, *14* (apud ahead of print).
31. Sargent D, Goldberg R, Jacobson S *et al.* A pooled analysis of adjuvant chemotherapy for resected colon cancer in elderly patients. *N Engl J Med* 2001; *345*:1091-7.
32. Schrock TR. Complications of gastrintestinal endoscopy. *In:* Sleisenger MH, Fordtran JS (eds.) *Gastrointestinal disease: pathophysiology, diagnosis, management.* 4ed., Philadelphia: WB Saunders, 1989:216.
33. Schulze S, Pedersen VM, Hoier-Madsen K. Iatrogenic perforation of the esophagus. *Acta Chir Scand* 1982; *148*:679-83.
34. Shatila AH, Chamerlain BE, Webb WR. Current status of diagnosis and management of strangulation obstruction of the small bowel. *Am J Surg* 1976; *132*:299-303.
35. Szentpali K, Palotás A, Lazár G *et al.* Endoscopic intubation with conventional plastic stents: a safe and cost-effective palliation for inoperable esophageal cancer. *Dysphagia* 2004; *1*:22-7.
36. Willett C, Tepper JE, Cohen A, Orlow E, Welch C. Obstructive and perforative colonic carcinoma: patterns of failure. *J Clin Onco1* 1985; *3*:379-84.
37. Yakami M, Mitsumori M, Sai H, Nagata Y *et al.* Development of severe complications caused by stent placement followed by definitive radiation therapy for T4 esophageal cancer. *Int J Clin Oncol* 2003; *8*:395-8.
38. Yano H, Kinuta M, Nakano Y *et al.* Laparoscopic wedge resection for gastric perforation after endoscopic mucosal resection: report of a case. *Surg Today* 2002; *9*:821-3.

34

Perfuração Espontânea do Esôfago

Richard Ricachenevsky Gurski
André Ricardo Pereira da Rosa

INTRODUÇÃO

A perfuração do esôfago apresenta-se não somente como desafio diagnóstico, mas também como problema terapêutico, apesar de decênios de experiência clínica e de inovação nas técnicas cirúrgicas. O diagnóstico acurado e o tratamento precoce são fundamentais para o sucesso terapêutico, embora a apresentação clínica seja freqüentemente dúbia, sugerindo outros diagnósticos. Os erros diagnósticos e o atraso terapêutico resultam em elevada morbimortalidade.[1]

A ruptura espontânea do esôfago foi descrita detalhadamente por Hermann Boerhaave, em 1723.[6] O paciente, o barão van Wassenaer, oficial da Marinha Holandesa, apresentou episódios intensos e prolongados de vômitos após ingestão excessiva de alimentos e álcool. A despeito dos esforços para tratá-lo, ele faleceu subitamente. Boerhaave realizou a necropsia e identificou o local da perfuração. A síndrome de Boerhaave é um dos poucos epônimos que realmente presta homenagem a alguém que descreveu a anamnese, o exame físico, o diagnóstico, a evolução clínica e os achados necroscópicos da mesma doença originalmente descrita.[4]

ETIOLOGIA

A ruptura espontânea representa algo em torno de 15% dos casos de perfuração esofágica. A causa mais freqüente é a lesão iatrogênica secundária à instrumentação do esôfago, responsável por 59% das rupturas.[3] Outras causas incluem ingestão de corpo estranho (12%), traumatismo (9%), lesão operatória (2%), tumor (1%) e outras (2%).[1]

PATOGENIA

A perfuração espontânea do esôfago resulta de aumento súbito da pressão intra-esofágica, associado a hiperêmese ou, menos freqüentemente, esforço do parto, convulsões ou tosse prolongada. Aproximadamente 90% das rupturas ocorrem na parede lateral esquerda do esôfago supradiafragmático, rompendo todas as camadas de maneira longitudinal e, freqüentemente, drenando as secreções para a cavidade pleural esquerda ou cavidade peritoneal.[1,2,6] Em poucos casos, a ruptura ocorre no terço médio ou no lado direito. A ruptura espontânea do esôfago cervical pode ser mais comum do que previamente reconhecido e, em geral, tem curso benigno. Doença esofágica preexistente não é pré-requisito para a perfuração esofágica, porém contribui para aumentar a mortalidade.[5]

Os vômitos resultam de reflexos coordenados associados a aumento súbito da pressão intra-abdominal devido à contração convulsiva dos músculos abdominais e do diafragma, determinando a expulsão do conteúdo gástrico através dos esfíncteres relaxados e do corpo esofágico. A falta de sincronização desses reflexos, associada ao espasmo do corpo ou do músculo cricofaríngeo, determina aumento da pressão intra-esofágica, suficiente para causar ruptura completa da parede esofágica. A predileção por perfuração no lado esquerdo pode ser causada pela falta de tecido conjuntivo de suporte adjacente (camada serosa), afilamento da musculatura no esôfago inferior e angulação anterior do esôfago no hiato diafragmático.[2,6]

MANIFESTAÇÕES CLÍNICAS

A história clássica do paciente com a síndrome de Boerhaave é de esforço intenso para vomitar, seguido do vômito propriamente dito. Em seguida, o paciente queixa-se de dor intensa na região retroesternal e no abdome superior.[3] A tríade "clássica" do diagnóstico da síndrome de Boerhaave (dor torácica, vômitos repetidos e enfisema subcutâneo) é verificada em somente 50% a 70% dos pacientes. Outras manifestações clínicas comuns de perfuração de esôfago incluem disfagia, dispnéia, dor epigástrica, taquicardia, taquipnéia e choque de desenvolvimento rápido.[3,5]

Em geral, o exame físico não é esclarecedor, particularmente no início do quadro. Enfisema subcutâneo (crepitação) é um achado diagnóstico importante, e derrame pleural pode ser identificado.[9]

A causa e a localização da lesão, bem como o intervalo entre a perfuração e o diagnóstico, determinam as características clínicas da perfuração esofágica. O diagnóstico diferencial é freqüentemente difícil, porque a apresentação clínica é dúbia e mimetiza outras doenças, como infarto agudo do miocárdio, úlcera péptica perfurada, pancreatite aguda, dissecção de aorta, pneumotórax espontâneo ou pneumonia.[1]

Uma vez perfurado o esôfago torácico, rapidamente ocorre contaminação do mediastino. A ruptura pode imediatamente estender-se para o interior da cavidade pleural, mais freqüentemente à esquerda, ou pode ser contida pela pleura. Se a integridade da pleura é mantida, o conteúdo gástrico infiltra o mediastino e produz enfisema mediastinal característico, inflamação e, eventualmente, enfisema subcutâneo cervical. A mediastinite química inicial é seguida por invasão bacteriana e necrose mediastinal grave. A ruptura da pleura subjacente pela inflamação mediastinal ou pela perfuração inicial contamina diretamente a cavidade pleural, resultando em derrame pleural. Como resultado da pressão intratorácica negativa, a secreção gástrica e as bactérias são atraídas para dentro do espaço pleural. A contaminação se dissemina e ocorre seqüestração de líquidos, com conseqüente hipovolemia. Dor torácica, taquicardia, taquipnéia, febre e leucocitose surgem durante a resposta inflamatória e a sepse sistêmica, com o choque se desenvolvendo em horas.[1]

A perfuração do esôfago intra-abdominal não contida resulta em contaminação da cavidade peritoneal (abdome agudo). Pacientes relatam dor nas costas e impossibilidade de deitar. A dor epigástrica está, freqüentemente, presente e pode ser referida para os ombros devido à irritação do diafragma. Assim como a perfuração intratorácica, o início precoce dos sinais sistêmicos, como taquicardia, taquipnéia e febre com deterioração rápida para septicemia e choque, é característico.[1]

DIAGNÓSTICO

A radiografia de tórax sugere perfuração do esôfago em 90% dos pacientes, porém pode ser normal, se realizada precocemente. A presença de derrame pleural, pneumomediastino, enfisema subcutâneo, hidrotórax, hidropneumotórax ou pneumoperitônio aumenta a suspeita diagnóstica de perfuração. O surgimento de enfisema mediastinal e de tecidos moles requer, pelo menos, 1 hora de perfuração, enquanto o derrame pleural e o alargamento mediastinal levam algumas horas para se desenvolver. Nas perfurações do esôfago cervical, pode ser constatada a presença de gás nos tecidos moles cervicais ou no espaço pré-vertebral. Horas ou dias mais tarde, são típicos derrame pleural, com ou sem pneumotórax, alargamento do mediastino e enfisema subcutâneo. A tomografia computadorizada pode mostrar gás extra-esofágico, fluido periesofágico, alargamento do mediastino e gás e líquido no espaço pleural, retroperitônio ou no pequeno omento.[1]

O diagnóstico da perfuração esofágica deve ser confirmado por radiografia contrastada de esôfago com contraste hidrossolúvel (gastrografina), a qual revela a localização e a extensão do extravasamento do contraste (Figura 34.1). Embora o bário possa ser superior na demonstração de pequenas perfurações, ele causa intensa reação inflamatória no mediastino e no espaço pleural e, portanto, não deve ser utilizado pri-

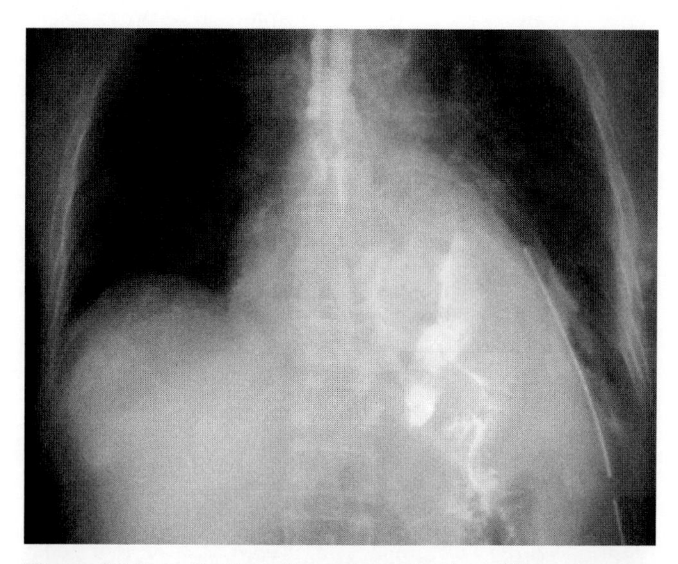

Figura 34.1 ▸ Radiografia contrastada do esôfago demonstrando extravasamento de contraste do terço inferior para a cavidade peritoneal. (Extraída de learninradiology.com/images)

mariamente para o diagnóstico. Se, entretanto, o estudo com contraste hidrossolúvel for negativo, o estudo com bário deverá ser realizado para melhor definição. O bário diluído deverá ser usado exclusivamente se o paciente for de alto risco de aspiração ou se houver suspeita de fístula esofágica ou perfuração do trato respiratório, uma vez que a gastrografina, se aspirada, poderá causar pneumonite necrosante grave por sua hipertonicidade.[1]

Um resultado positivo claramente indica o nível de perfuração, bem como a extensão da contaminação no espaço pleural. Estudos contrastados apresentam taxa global de resultados falso-negativos de 10%. Por esse motivo, resultado negativo com suspeita persistente de perfuração necessita radiografias seriadas com contraste baritado algumas horas depois do primeiro exame. Como estudos contrastados negativos não excluem a possibilidade de perfuração, a tomografia computadorizada e a endoscopia podem ser necessárias para melhorar a acurácia diagnóstica.[1]

A tomografia computadorizada é útil quando as perfurações são de diagnóstico e localização difíceis, ou quando o exame contrastado não pode ser realizado. Achados anormais sugestivos de perfuração esofágica incluem ar nos tecidos moles do mediastino, espessamento do esôfago, comunicação do esôfago com o mediastino ou coleção hidroaérea mediastinal, ou abscesso adjacente ao esôfago no espaço pleural ou mediastino (Figura 34.2). Derrame pleural no lado esquerdo aumenta a possibilidade de perfuração. Nos pacientes que não melhoram após o tratamento inicial, a tomografia computadorizada é útil para localizar coleções líquidas pleurais e guiar a colocação de cateteres para drenagem.[1]

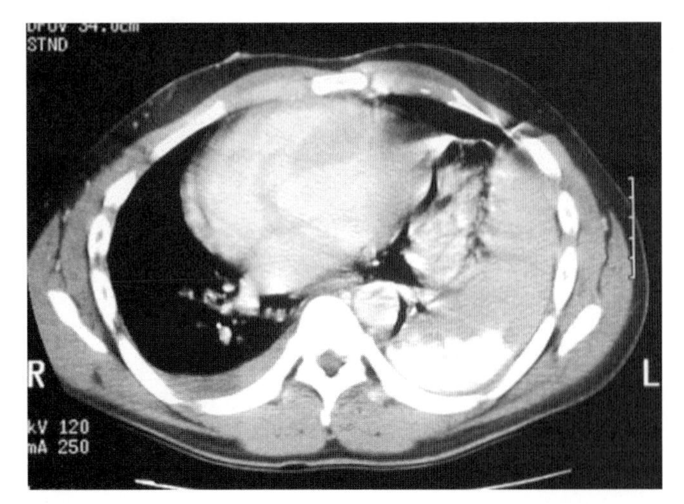

Figura 34.2 ▶ Tomografia computadorizada de tórax com contraste demonstrando pneumomediastino e extravasamento de contraste do terço inferior do esôfago para a cavidade pleural esquerda e coleção associada. (Extraída de learninradiology.com/images)

A endoscopia não tem papel estabelecido, e sua indicação é altamente questionável no diagnóstico de perfuração espontânea do esôfago. A insuflação de ar durante o exame pode aumentar a perfuração e introduzir ar dentro do mediastino, dando a impressão de grande perfuração.[12]

Se o líquido pleural for coletado por toracocentese, a presença de alimento não digerido, com pH menor que 6 e nível de amilase salivar elevado confirma o diagnóstico de perfuração esofágica.[1]

▶ TRATAMENTO

Os determinantes críticos do tratamento da perfuração de esôfago são a causa, a localização, a gravidade da perfuração e a presença de doença esofágica associada, bem como o intervalo entre a perfuração e o tratamento, a idade e o estado geral do paciente.[3]

Os objetivos do tratamento cirúrgico são: prevenção de contaminação adicional pela perfuração, controle da infecção, restauração da integridade do trato gastrointestinal e estabelecimento de suporte nutricional. Portanto, o desbridamento do tecido infectado e necrótico, o fechamento meticuloso da perfuração, a eliminação total da obstrução distal e a drenagem da contaminação, associada com o uso de antibióticos sistêmicos, são essenciais para um manejo bem-sucedido.[12]

O tipo de tratamento é influenciado primariamente pela gravidade e pela extensão da perfuração, determinadas mais pela radiografia contrastada que pelo tempo da apresentação.[10] Como os pacientes em tratamento conservador podem necessitar, a qualquer momento, de intervenção cirúrgica, um cirurgião deve acompanhar o caso desde o início.[1]

A síndrome de Boerhaave é rara e manejada de maneira variável. A cirurgia é, geralmente, necessária para perfurações torácicas, enquanto perfurações cervicais podem ser manejadas de modo conservador. A cirurgia deve ser realizada, preferencialmente, nas primeiras 24 horas após a perfuração. Apesar da técnica cirúrgica apurada e dos cuidados intensivos, o atraso da cirurgia para além de 24 horas pode aumentar a mortalidade.[12]

Tratamento conservador

O manejo conservador da perfuração esofágica é adequado em pacientes selecionados, com perfurações bem contidas e contaminação mediastinal e pleural mínimas, esôfago normal e ausência de sepse e de obstrução distal.[1,8,10] Consiste em suspensão da dieta oral por 48 a 72 horas, administração de antibióticos de largo espectro por 7 a 14 dias e nutrição parenteral total, de acordo com a evolução do caso. A drenagem percutânea de coleções é raramente bem-sucedida, sendo útil, principalmente, nas perfurações iatrogênicas. Em vista disso, é recomendado, nos casos de síndrome de Boerhaave, o reparo cirúrgico imediato.[5]

Tratamento cirúrgico

O primeiro reparo cirúrgico bem-sucedido da perfuração de esôfago foi realizado por Barrett, Olson e Clagett, em 1947, 300 anos após a descrição da doença por Boerhaave.[4] O esôfago possui uma anatomia específica, sem mesentério e sem camada serosa. Nos casos de perfuração do esôfago, ocorre acentuado edema tecidual, o qual aumenta progressivamente com o tempo. O objetivo de qualquer tratamento de ruptura esofágica em paciente com síndrome de Boerhaave deve ser o controle de qualquer vazamento no local da perfuração, com eliminação da infecção, restauração da integridade do trato gastrointestinal e manutenção da nutrição.[5]

A escolha do tipo de abordagem depende da localização da perfuração. A melhor abordagem para perfurações do terço médio do esôfago é por meio de toracotomia direita no sexto espaço intercostal direito. As perfurações no terço inferior são mais bem abordadas mediante toracotomia esquerda no sétimo espaço intercostal. Uma incisão mediana supra-umbilical é usada para abordar perfurações abdominais.[1]

As opções para o tratamento cirúrgico da perfuração do esôfago, em geral, são as seguintes: sutura primária, drenagem isolada, drenagem com tubo em "T", exclusão e diversão, e esofagectomia.

Sutura primária

A sutura primária é o tratamento cirúrgico de escolha em esôfagos sadios e com menos de 24 horas de perfuração,[3] embora também seja recomendada a sutura primária, independentemente do tempo de perfuração, se a necrose da parede do esôfago não for muito extensa.[5,10] A abordagem cirúrgica preconizada consiste em desbridamento dos tecidos desvitalizados, sutura do local da perfuração, drenagem pleural, gastrostomia descompressiva (para evitar refluxo gastroesofágico) e jejunostomia alimentar (ou nutrição parenteral total).[1,5,7]

Em determinados casos, quando ocorre vazamento persistente do local suturado, é necessária a realização do chamado reparo primário reforçado, com a utilização de enxertos de tecido (pleura, omento ou músculos adjacentes). Para perfurações do terço médio, é recomendado o uso de retalho pleural e, para as de terço inferior, retalho de omento.[4] Exposição meticulosa e reparo da mucosa são passos essenciais, independente do enxerto escolhido, uma vez que a taxa de deiscência varia de 25% a 50%.[1]

Drenagem isolada

A contaminação e inflamação intensas, resultantes da perfuração esofágica diagnosticada tardiamente, podem contra-indicar o reparo primário no momento do diagnóstico. A drenagem isolada, nessa situação, sem o reparo da perfuração, é aceitável somente em perfurações cervicais. A drenagem isolada está contraindicada nas perfurações do esôfago torácico ou abdominal, porque a contaminação continua a se disseminar e as drenagens do tórax e do abdome tornam-se inadequadas.[1]

Drenagem com tubo em "T"

A colocação de um tubo em "T" constitui procedimento seguro e efetivo em pacientes cujo intervalo entre a ruptura e o reparo é curto, o tamanho da perfuração não é grande e não há presença de tecido necrótico.[8] Tem como objetivo criar uma fístula esofágica controlada, permitindo a drenagem do esôfago e tempo para que os tecidos adjacentes cicatrizem. A formação de fístula crônica raramente torna-se um problema.[1]

Exclusão e diversão

Muitas técnicas de exclusão ou diversão foram descritas para o tratamento da perfuração esofágica de diagnóstico tardio com contaminação acentuada. A técnica convencional consiste em fechamento da perfuração com ampla drenagem de tecidos contaminados, diversão proximal e distal do esôfago com exclusão do segmento perfurado para prevenir contaminação, confecção de esofagostomia cervical terminal ou lateral e gastrostomia.[1]

Quando o diagnóstico é estabelecido dentro de 24 horas da perfuração, a sutura primária imediata e a ampla drenagem do mediastino continuam a ser o padrão ouro do tratamento. Em casos de destruição grave da parede do esôfago, mediastinite ampla e choque séptico, o esôfago deve necessariamente ser excluído. Se a operação é retardada para além das 24 horas, ou se há deiscência da sutura primária, não sendo possível drenagem adequada, a exclusão do esôfago com sutura da perfuração, drenagem torácica ampla, confecção de esofagostomia cervical em alça, gastrostomia e jejunostomia alimentar são recomendadas.[5]

Esofagectomia

A esofagectomia tem alcançado resultados muito satisfatórios no tratamento da perfuração associada à necrose esofágica extensa ou à obstrução patológica.[10] Ela elimina, definitivamente, a perfuração como fonte de sepse, retirando o esôfago doente. A técnica empregada para a esofagectomia, se transiatal ou transtorácica, dependerá do intervalo entre a perfuração e o diagnóstico, da gravidade da inflamação e da extensão da contaminação pleural. A esofagectomia transiatal com reconstrução imediata é recomendada com o diagnóstico precoce, quando a perfuração é confinada ao mediastino, ou quando a contaminação pleural é mínima. A abordagem transtorácica com reconstrução estagiada é recomendada nos casos de diagnóstico tardio ou com contaminação pleural ou mediastinal significativa. A abordagem transtorácica permite a descorticação do pulmão e a irrigação da cavidade torácica no tempo da ressecção.[1]

Complicações pós-operatórias

As complicações pós-operatórias mais freqüentes são fístula esofágica, mediastinite e sepse. Reforço da linha de sutura com o fundo gástrico, retalho diafragmático, pleural ou de omento parece reduzir a incidência de fístula. Na presença de mediastinite continuada, contaminação pleural e saída de saliva ou suco gástrico pela fístula, somente a ressecção esofágica pode eliminar, definitivamente, o foco infeccioso. Portanto, em casos de tempo prolongado entre a ruptura e o diagnóstico, a ressecção esofágica parece ser a alternativa mais segura.[5]

Resultados

Apesar do manejo cirúrgico agressivo, a morbimortalidade ainda é elevada, principalmente devido ao diagnóstico tardio. Nos últimos anos, ela vem diminuindo devido a avanços na terapia intensiva, antibióticos e nutrição parenteral. Os principais fatores que influenciam os resultados são: atraso no diagnóstico, idade, presença de doença esofágica associada, causa e localização da perfuração e tipo de tratamento.[11] Distúrbios na função esofagiana é a regra depois do reparo primário na síndrome de Boerhaave. Ainda não está claro se os achados são casuais, coincidência ou relacionados com o tratamento cirúrgico. Entretanto, é recomendada a avaliação funcional do esôfago de rotina no pós-operatório tardio.[2]

PROGNÓSTICO

Para a determinação do prognóstico, o intervalo entre a perfuração e o diagnóstico e tratamento parece ser crucial. O "período de ouro" para o sucesso do tratamento é dentro das primeiras 24 horas. O atraso do tratamento além das 24 horas está associado com alta incidência de complicações e morte.[5] A despeito dos recentes avanços na técnica cirúrgica e nos cuidados intensivos, a perfuração espontânea do esôfago é ainda condição que ameaça a vida, com mortalidade variando de 15% a 40%.[2,7,8]

REFERÊNCIAS BIBLIOGRÁFICAS

1. Brinster CJ, Singhal S, Lee L et al. Evolving options in the management of esophageal perforation. *Ann Thorac Surg* 2004; 77:1475-83.
2. D'Journo XB, Doddoli C, Avaro JP *et al.* Long-term observation and functional state of the esophagus after primary repair of spontaneous esophageal rupture. *Ann Thorac Surg* 2006; *81*:1858-62.
3. Eroglu A, Kurkçougl u IC, Karaoglanoglu N *et al.* Esophageal perforation: the importance of early diagnosis and primary repair. *Dis Esophagus* 2004; *17*:91-4.
4. Herbella FA, Matone J, Del Grande JC. Eponymus in esophageal surgery, part. 2. *Dis Esophagus* 2005; *18*:4-16.
5. Kollmar O, Lindemann W, Richter S *et al.* Boerhaave's syndrome: primary repair vs. esophageal resection – Case reports and meta-analysis of the literature. *J Gastrointest Surg* 2003; *7*:726-34.
6. Korn O, Oñate JC, López R. Anatomy of the Boerhaave syndrome. *Surgery* 2006 (*in press*).
7. Lawrence DR, Ohri SK, Moxon RE, Townsend ER, Fountain SW. Primary esophageal repair for Boerhaave's syndrome. *Ann Thorac Surg* 1999; *67*:818-20.
8. Ochiai T, Hiranuma S, Takiguchi N *et al.* Treatment strategy for Boerhaave's syndrome. *Dis Esophagus* 2004; *17*:98-103.
9. Pate JW, Walker WA, Cole FH Jr *et al.* Spontaneous rupture of the esophagus: A 30-year experience. *Ann Thorac Surg* 1989; *47*:689-92.
10. Port JL, Kent MS, Korst RJ, Bacchetta M, Altorki NK. Thoracic esophageal perforations: A decade of experience. *Ann Thorac Surg* 2003; *75*:1071-4.
11. Reeder LB, DeFilippi VJ, Ferguson MK. Current results of therapy for esophageal perforation. *Am J Surg* 1995; *169*:615-7.
12. Vial CM, Whyte RI. Boerhaave's syndrome: Diagnosis and treatment. *Surg Clin North Am* 2005; *85*:515-24.

35

Perfuração Espontânea da Via Biliar

Luiz Pereira Lima
Lucas Pereira Lima

A perfuração espontânea da via biliar (PEVB) tem sua importância ressaltada no risco de alta mortalidade e na extrema raridade, o que leva a dificuldade no diagnóstico diferencial como causa de abdome agudo. Ela pode apresentar-se em qualquer faixa etária, sendo mais freqüente em mulheres, até porque estas são mais freqüentemente objeto de afecções biliares. A PEVB também pode ser chamada de perfuração não-traumática da via biliar, para diferenciá-la, no prognóstico e na etiologia, das perfurações iatrogênicas ou mesmo por traumatismo.

A patogênese da PEVB não está estabelecida, mas pode estar relacionada a um ou múltiplos fatores. Em adultos, a PEVB é geralmente determinada por condições adquiridas, enquanto as malformações congênitas são os fatores preponderantes na infância. Em adultos, sugere-se que qualquer doença que aumente a pressão da via biliar – estase, dilatação do ducto biliar (seja por obstrução distal, seja por espasmo ou doença do esfíncter de Oddi), divertículo ou glândulas anormais na parede ductal, infecção, defeito no tecido conjuntivo, isquemia de parede ductal – pode resultar em perfuração da via biliar. É incomum a associação com tumores, visto que a obstrução lenta e gradual do ducto não gera aumento súbito de pressão, como ocorre em outros casos.[3]

A apresentação clínica pode se dar de duas formas: aguda e subaguda. A subaguda apresenta-se com icterícia flutuante, ascite progressiva, distensão abdominal, acolia e colúria. A forma aguda, mais rara, apresenta-se com distensão abdominal, ascite, vômitos não-biliosos ou, ainda, com peritonite franca. Casos isolados de hematoquezia, choque, obstrução intestinal e massas abdominais causadas por pseudocistos também foram relatados.[1]

A avaliação ultra-sonográfica pode demonstrar líquido intraperitoneal livre ou loculado, apresentando, na maioria das vezes, ducto intra e extra-hepáticos normais. Pode ser útil, ainda, no diagnóstico de massas abdominais, cistos de colédoco ou litíase biliar. A cintilografia hepatobiliar é altamente sensível e específica para perfuração de via biliar e é considerada excelente aliado na avaliação propedêutica.[6] O sítio mais comum de perfuração é o colédoco, seguido pelo ducto hepático comum. É extremamente difícil localizar a perfuração deste último, pois ele está embebido pelo parênquima hepático, além do processo inflamatório e, às vezes, do abscesso que o acompanham, ajudando a distorcer a anatomia da árvore biliar.[5]

Imanieh *et al.*[5] descrevem caso de PEVB em paciente do sexo feminino, de 18 anos, com eosinofilia. Os mesmos autores fazem revisão da literatura de língua inglesa, na qual são descritos 70 casos. Curiosamente, somente esses autores, em 10 anos, tiveram a oportunidade de tratar 11 enfermos. Nove eram portadores de litíase da via biliar principal, havia um cisto de colédoco na série e um portador de fitobezoar. Este último caso tinha sido submetido à colecistectomia com coledocoduodenoanastomose 18 anos antes, assim como à gastrectomia subtotal com gastrojejunostomia por úlcera gástrica benigna havia 25 anos. Assim, na verdade, a causa da chamada PEVB deste paciente teve sua gênese nas operações prévias efetuadas, o que, de certa maneira, prejudica a inclusão do caso nos relatos de PEVB.

A PEVB pode apresentar-se na gravidez,[6] assim como na infância, associada a cisto de colédoco ou junção biliopancreática anômala. Como todas as descrições de PEVB têm fator etiológico identificado, ou associado, o termo espontâneo talvez deva ser questionado.

TRATAMENTO

O objetivo do tratamento da PEVB é obstar o vazamento biliar contínuo na cavidade abdominal e sua drenagem adequada. A melhor maneira pode variar, dependendo de uma série de fatores a serem considerados. Não existe um modo específico, pois há dependência da condição geral do paciente, da gravidade da peritonite, dos achados operatórios e do local e aspecto da perfuração conforme achados colangiográficos.

Conduta conservadora e drenagem cavitária são recomendadas, a não ser que haja obstrução distal. A endoscopia terapêutica pode ser útil pois, além de remover ou ultrapassar obstáculos, pode ocluir com prótese o local perfurado, além de localizar o pertuito com utilização de contraste.

De qualquer modo, a regra é o estudo caso a caso, para melhor desenhar a conduta específica conforme a causa da perfuração e a condição geral do paciente e do meio. De maneira geral, o prognóstico é bom, se realizado diagnóstico precoce associado ao manejo cirúrgico por mãos experientes.

REFERÊNCIAS BIBLIOGRÁFICAS

1. Carubelli C, Abramo T. Abdominal distension and shock in an infant. *Am J Emerg Med* 1999; *17*:342-4.
2. Chardot C, Iskandarani F, De Dreuzy O *et al*. Spontaneous perforation of the biliary tract in infancy: a series of 11 cases. *Eur J Pediatr Surg* 1996; *6*:341-6.
3. Hill NS, Colapinto ND. Spontaneous perforation of the common bile duct. *Br J Surg* 1981; *68*:661-2.
4. Imanieh MH, Mowla A, Zohouri D *et al*. Spontaneous perforation of the common bile duct with eosinophilia in an 18-month-old girl: A case report and review of literature. *Med Sci Monit* 2006; *12*(4):CS31-3.
5. Kang SB, Han HS, Min SK. Nontraumatic perforation of the bile duct in adults. *Arch Surg* 2004; *139*:1083-7.
6. Talwar N, Andley M, Ravi B *et al*. Spontaneous biliary tract pérforations: an unusual cause of peritonitis in pregnancy. Report of two cases and review of literature. *World J Emerg Surg* 2006; *1*:10-4.

36

Perfuração em Procedimentos Endoscópicos

Jairo Silva Alves
Frederico Gusmão Câmara
Maria de Fátima M. Bittencourt

INTRODUÇÃO

As complicações relacionadas aos procedimentos endoscópicos são raras, principalmente se utilizadas técnicas apropriadas, em pacientes com indicação adequada. O aumento na demanda dos procedimentos endoscópicos diagnósticos e terapêuticos, decorrente, entre outros motivos, do avanço tecnológico, da redução nos custos dos aparelhos e da rápida difusão dos conhecimentos acumulados, ocorre paralelamente ao aumento da incidência de complicações relacionadas a essas intervenções. Estudos prospectivos bem conduzidos contribuem para compreensão e abordagem adequadas das complicações decorrentes desses procedimentos.[95,104]

A perfuração no trato digestivo está relacionada, principalmente, a polipectomia, ressecção endoscópica da mucosa e, mais recentemente, a dissecção endoscópica da submucosa.[40] Procedimentos endoscópicos diagnósticos apresentam baixos índices de complicações (em média, 0,1%) e mortalidade menor que 0,005%.[71] A perfuração é definida mediante as seguintes alterações:

1. Orifício durante ressecção endoscópica de tecido (visualização de órgãos intraperitoneais, gordura extraluminar, espaço extraluminar pós-camada muscular devido ao acúmulo de ar ou durante a laparotomia subseqüente).
2. Ar e/ou fluidos livres ou no espaço retroperitoneal na radiografia simples do abdome e/ou tórax, tomografia computadorizada (TC) ou ultra-sonografia (US), e/ou pelo exame histológico do espécime ressecado, se a cirurgia foi realizada subseqüentemente.[40,29]

A perfuração exige abordagem rápida e apropriada. Tradicionalmente, as perfurações no trato digestivo são tratadas por laparotomia ou cirurgia laparoscópica, com sutura da perfuração e lavagem da cavidade abdominal com solução salina a 0,9%. Novas propostas terapêuticas, à luz dos novos conhecimentos adquiridos com o emprego de técnicas menos invasivas, têm demonstrado resultados satisfatórios, menores custos e baixa morbimortalidade.[37] Vários estudos demonstram que pacientes com perfurações iatrogênicas, selecionados a partir de critérios bem definidos, podem ser abordados mediante sutura endoscópica com endoclipe, sem a necessidade de cirurgia.[76] Estudos experimentais, em modelos animais, avaliam a possibilidade de acesso à cavidade peritoneal por via transgástrica, e o desenvolvimento de acessórios, como os endoclipes, é essencial para o desenvolvimento dessas possibilidades.[44]

Os clipes metálicos, que constituem acessórios para a terapêutica endoscópica, foram desenvolvidos a partir da década de 1970,[39,53] amplamente utilizados nos dois últimos decênios no Japão e na Europa e, recentemente, encontram-se disponíveis nos EUA e no Brasil. São utilizados primariamente para controle do sangramento gastrointestinal e fechamento de perfurações, fístulas e deiscência de anastomose.[76] Em 1993, Binmoeller *et al.*[9] descreveram o primeiro caso de tratamento de perfuração gástrica iatrogênica com a colocação de clipes. Posteriormente, foram publicados os resultados desse método terapêutico em perfurações no esôfago,[96] estômago[91] e cólon[55,102] resultantes de diversas etiologias, como endoscopia diagnóstica,

US endoscópica, colonoscopia, dilatação de estenoses com balão hidrostático, dilatação pneumática da acalasia da cárdia, colocação de sonda de gastrostomia endoscópica percutânea, esfincterectomia, migração de prótese biliar, polipectomia, mucosectomia, papilotomia, ingestão de corpo estranho e diverticulite.[76] Os clipes são eficazes tanto no fechamento de perfurações recentes como em fístulas crônicas. Perfurações grandes (de até 2,5cm) têm sido suturadas com sucesso através de clipe, que geralmente alcança mucosa e submucosa. Os clipes são metálicos e podem conduzir corrente. São expulsos com 1 a 3 semanas, mas há relatos de clipes que permaneceram até 26 semanas após sua colocação. Não existem evidências de lesão tecidual ou retardo na cicatrização pelos clipes.[21]

Embora não existam estudos controlados, randomizados, que comparem a abordagem conservadora não-cirúrgica com a cirurgia convencional ou laparoscópica no tratamento das perfurações gastrointestinais, evidências baseadas em relatos de séries de casos sugerem papel benéfico dos clipes no fechamento dessas lesões (grau B de recomendação). Atualmente, sabe-se que a escolha da abordagem terapêutica e o prognóstico após essa complicação dependem da condição de limpeza do órgão afetado, do período de tempo entre a perfuração e seu diagnóstico, do tamanho e da característica da perfuração e das condições clínicas do paciente. Apesar dos avanços, o paciente com perfuração no tubo digestivo, suspeita ou confirmada, deverá ser abordado por equipe multidisciplinar, que envolve clínicos, gastroenterologistas, endoscopistas e cirurgiões, em ambiente hospitalar.

Abordaremos os aspectos diagnósticos e terapêuticos da perfuração gástrica e dos intestinos delgado e grosso, responsáveis pelo abdome agudo iatrogênico, conseqüente aos procedimentos endoscópicos.

PERFURAÇÃO GÁSTRICA

A incidência das perfurações gástricas decorrentes da manipulação endoscópica é estimada em 0,1%. Constitui estimativa difícil, devido à raridade da ocorrência e da falta de dados na literatura médica.[43] O risco de perfuração gástrica em procedimentos diagnósticos está relacionado à presença de afecções gástricas anteriores, como doença ulcerosa, neoplasias, hérnias paraesofagianas, ou estados pós-operatórios recentes no estômago.[43,59] A incidência dessa complicação pode ser reduzida se conhecermos os principais fatores de risco: presença de afecções que diminuem a resistência da parede gástrica, aumento da tensão no órgão (insuflação excessiva de ar), obstrução e alterações anatômicas. A região mais susceptível para perfuração gástrica é a cárdia.[71] Estudos experimentais em modelos de laboratório demonstraram que a pressão média necessária para ruptura gástrica foi de 73mmHg e o volume médio de ar para a ocorrência deste evento, igual a 2.680mL.[75] O risco de perfuração nos procedimentos terapêuticos é maior que nos procedimentos diagnósticos. A incidência de perfuração é de, aproximadamente, 4,0%[69] na dissecção da submucosa e de 0,5% nas mucosectomias.[49] Endoscopias diagnósticas e terapêuticas são indicadas com maior freqüência, nos dias atuais, em estados pós-operatórios gástricos. Não existe avaliação do risco ou guia de conduta sobre esses procedimentos, nessa situação. Os dados na literatura são conflitantes, e o risco de deiscência de sutura, com conseqüente perfuração, permanece desconhecido.[34]

Etiopatogenia

A seqüência de eventos após perfuração gástrica inclui instalação de peritonite química (ação digestiva do ácido e da pepsina), que ocorre nas primeiras 6 a 8 horas.[84] A seguir, alteração na permeabilidade capilar e transudação de plasma e de elementos sanguíneos poderão levar a hipovolemia e choque.[84] A persistência de drenagem do conteúdo gástrico, pelo trajeto da perfuração, até a cavidade livre abdominal levará à instalação de peritonite séptica. Os fatores que predizem prognóstico favorável para a perfuração gástrica iatrogênica são: menor risco de contaminação da cavidade peritoneal, devido ao jejum necessário para realização do exame, maior espessura da parede gástrica, o que facilita os procedimentos para oclusão do orifício após perfuração, e perfuração para um compartimento pequeno, como o espaço retroperitoneal, que poderá ajudar a conter a peritonite.

A taxa de perfuração nos terços superior e médio do estômago, especialmente na grande curvatura do corpo, é maior que no terço inferior, provavelmente devido à menor espessura da parede e à maior dificuldade de exposição das lesões naqueles locais.[64] Diferentes procedimentos diagnósticos e terapêuticos podem apresentar perfuração gástrica (com conseqüente abdome agudo) como complicação (Figura 36.1). Na literatura médica, encontramos publicações de séries de casos relacionadas às modernas técnicas de ressecção de mucosa e submucosa e das polipectomias. Menos freqüentemente, ocorrem relatos dessa complicação por distensão gástrica excessiva, secundária a hiperinsuflação com ar,[83] ligadura elástica de mucosa gástrica

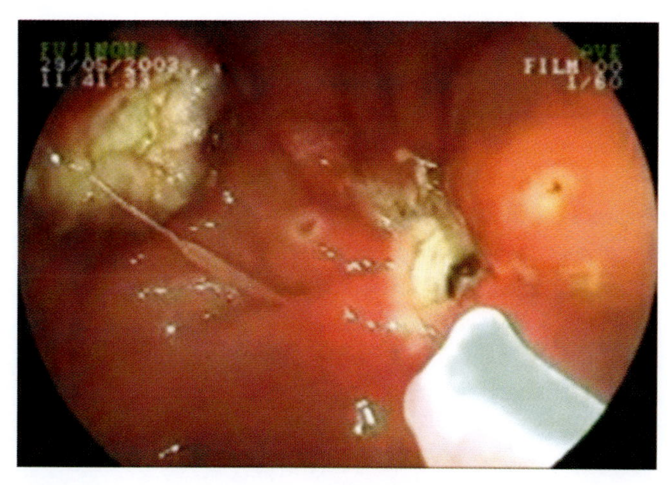

Figura 36.1 ▶ Perfuração gástrica após ressecção de câncer precoce. (Albuquerque e Arantes.[2])

nas lesões vasculares,[13] esclerose da mucosa para tratamento de lesões,[5,70] dilatação pilórica, posicionamento de sonda de gastrostomia endoscópica percutânea ou recolocação de sondas de gastrostomia, antes do tempo de maturação tecidual.

Diagnóstico

A apresentação clínica da perfuração gástrica dependerá da localização da lesão. Dor, contratura parietal e distensão abdominal costumam estar presentes desde os primeiros momentos, nos casos de perfurações localizadas na parede anterior gástrica. Nesses casos, podem ocorrer rápida deterioração clínica devido à peritonite e formação de abscesso. O diagnóstico e tratamento imediatos têm implicações prognósticas. Se a perfuração está localizada na parede posterior, os sintomas podem ser mínimos, por tratar-se de lesões autolimitadas com mínimo comprometimento peritoneal. O exame contrastado, nessa situação, pode não mostrar extravasamento de contraste e a perfuração não ser detectada durante a laparotomia exploradora.[43] Os primeiros exames para diagnóstico são:

- *Radiografia simples de tórax em ortostatismo:* deverá ser o primeiro exame a ser solicitado na suspeita de perfuração gástrica, para diagnóstico de pneumoperitônio. A radiografia simples de abdome em decúbito lateral esquerdo com raios horizontais poderá detectar pequenas quantidades de ar intraperitoneais.[63] Ar livre na cavidade somente é detectado em 70% das radiografias feitas nos casos de perfuração gástrica.
- *Tomografia de abdome com contraste:* mostra maior sensibilidade e poderá ser solicitada nos casos de suspeita não diagnosticada por outros métodos.

Discussão detalhada destes métodos diagnósticos será realizada em capítulos específicos.

Tratamento

O paciente com suspeita de abdome agudo devido à perfuração iatrogênica deverá ser internado para confirmação diagnóstica, nos casos suspeitos, ou para início do tratamento, nos casos diagnosticados durante o próprio exame. A abordagem inicial ao paciente complicado deve contemplar avaliação da condição clínica para rápida definição da necessidade de tratamento em unidade de terapia intensiva. A dieta por via oral é suspensa e o cateter nasogástrico deve ser prescrito para descompressão. A descompressão gástrica constitui parte importante da terapia em todos os momentos da abordagem ao paciente complicado,[84] pois facilita a redução do orifício da perfuração (contração) e a aproximação de estruturas contíguas (favorecendo a oclusão do orifício), a localização e o controle do foco infeccioso. Além disso, previne a maior drenagem do conteúdo gástrico para a cavidade peritoneal e auxilia o tratamento do íleo funcional, na peritonite generalizada, evitando maior distensão abdominal. A hidratação venosa adequada, a prescrição de inibidores da bomba de prótons e antibioticoterapia de largo espectro também fazem parte das primeiras prescrições para o paciente com perfuração gástrica.

A abordagem conservadora usualmente oferece resultados positivos nos casos de perfuração da parede gástrica posterior ou nas pequenas perfurações gástricas, em qualquer local, se a peritonite é localizada.[37,43] Poderá ser considerada em pacientes com pneumoperitônio, mas com avaliação clínica e exame físico do abdome sem qualquer alteração relevante.[19,98]

Abordagens terapêuticas minimamente invasivas estão sendo utilizadas com maior freqüência, nos últimos anos. O desenvolvimento de acessórios endoscópicos para essa função e da cirurgia laparoscópica tornou apropriado o emprego dessas técnicas. A busca por novos acessórios, a melhoria dos já existentes e a pesquisa, em laboratórios, de novas técnicas têm sido realizadas em vários centros de pesquisa.[37] Se a perfuração é evidenciada durante a gastroscopia, o tratamento endoscópico imediato deve ser tentado mediante colocação de clipes metálicos[2] (Figura 36.2). Minami *et al.*[64] avaliaram o tratamento de 121 perfurações gástricas (incidência de 4,9%), que ocorreram após ressecção de tumores gástricos precoces. O percentual de sucesso do tratamento endoscópico com endoclipe alcançou 98,3%. Inicialmente, os pacientes permanece-

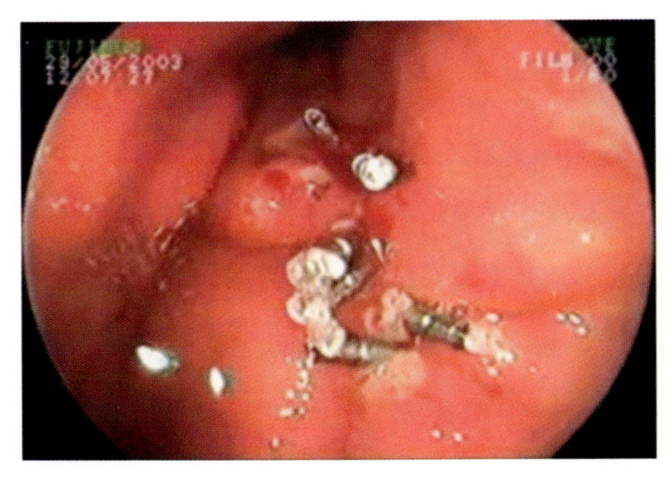

Figura 36.2 ▶ Oclusão de perfuração gástrica com clipe. (Albuquerque e Arantes.[2])

ram internados por 14 dias, com cateter nasogástrico durante os primeiros 3 dias, e reiniciaram a alimentação oral após confirmação radiológica da resolução da perfuração. Recentemente, o tratamento foi simplificado, com redução do tempo de utilização do cateter nasogástrico (1 a 2 dias) e do período de hospitalização (4 a 7 dias). Desconforto abdominal leve e febre baixa foram as principais manifestações clínicas observadas após o tratamento endoscópico nos primeiros dias após o procedimento.

Nos casos em que não é possível o tratamento endoscópico, ou quando ocorre falha deste, a abordagem laparoscópica deve ser realizada, especialmente nos casos de perfurações pequenas, ou de pacientes de alto risco para laparotomia. A laparoscopia utiliza os mesmos princípios da abordagem cirúrgica convencional, em relação à oclusão da perfuração, cujos resultados já estão bem estabelecidos.[5,37] As perfurações na parede anterior gástrica têm sido tratadas, convencionalmente, com operações de urgência.[43]

O algoritmo proposto por Pucha e Burdick[74] inclui abordagem diagnóstica para os casos suspeitos de perfuração e as possibilidades terapêuticas conservadoras ou cirúrgicas (Figura 36.3).

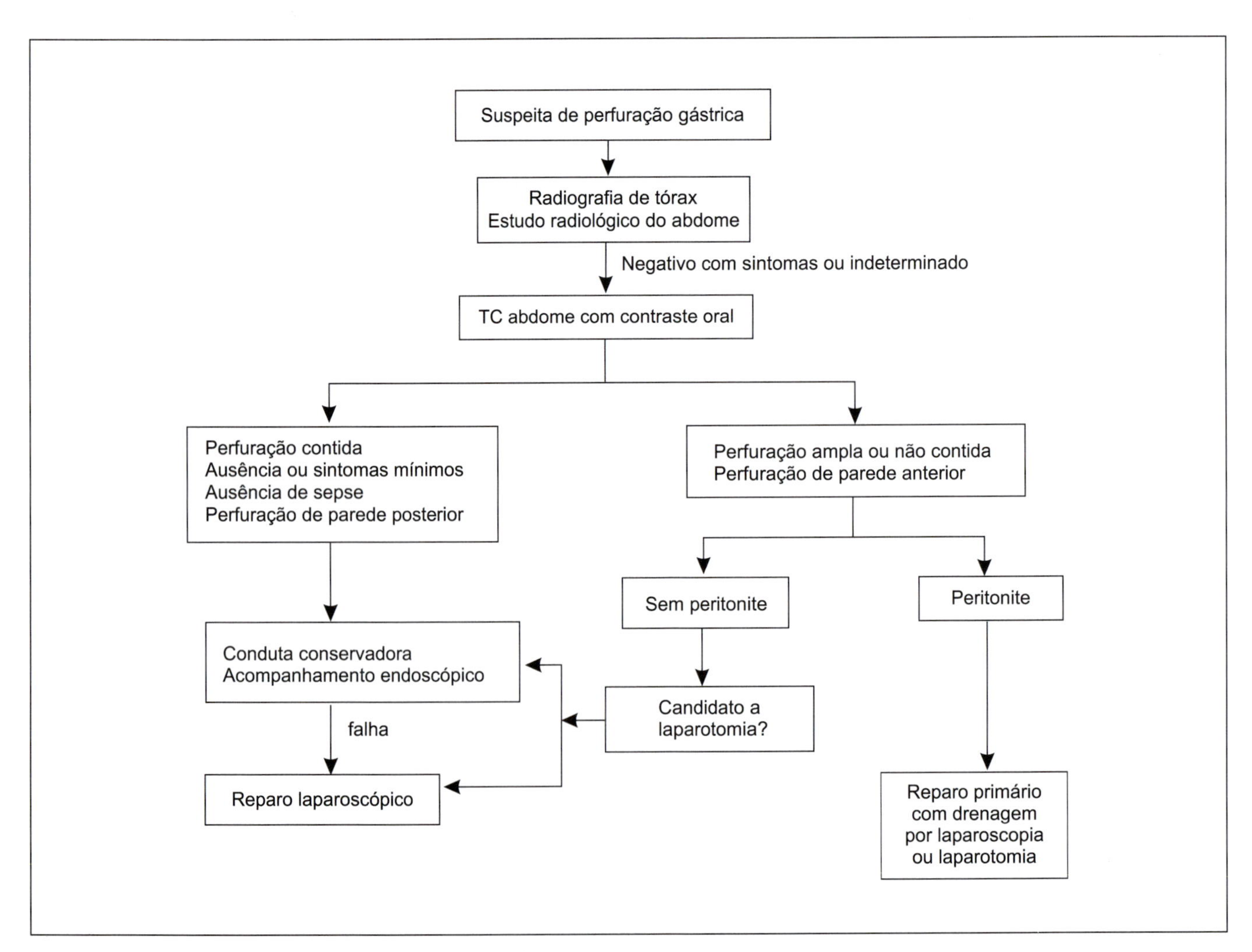

Figura 36.3 ▶ Algoritmo proposto por Pucha e Burdick[74] nos casos de perfuração gástrica.

PERFURAÇÃO DO INTESTINO DELGADO

Até 15 anos atrás, as perfurações duodenais eram primariamente causadas pelas doenças ulcerosas pépticas. Os avanços na terapêutica antiulcerosa e o aumento na utilização da endoscopia como método diagnóstico e terapêutico colocaram a manipulação endoscópica do duodeno na liderança dos fatores etiológicos para as perfurações duodenais.

Etiopatogenia

As perfurações no intestino delgado podem ocorrer por pressão mecânica e pneumática e por manipulação da parede por acessórios cortantes, como alças diatérmicas, fios-guias e agulhas injetoras. A perfuração duodenal secundária a esfincterectomia endoscópica constitui a causa iatrogênica mais comum de perfuração do intestino delgado,[28,57] com incidência variável entre 0,3% e 2,1% e taxa de mortalidade entre 0% e 25%.[6,11,18,26,28,61] Esta grande variação está relacionada ao tempo de diagnóstico da perfuração: quanto mais precoce, melhor o prognóstico (se a perfuração é diagnosticada nas primeiras 24 horas após a esfincterectomia, a taxa de mortalidade é de 9%; se o diagnóstico, por outro lado, ocorre após 24 horas, este percentual chega a 25%).[6] Pode estar relacionada ao posicionamento do endoscópio ou ao cateterismo da papila. Estenose papilar, divertículo peripapilar, utilização de pré-corte e intervenções cirúrgicas gástricas anteriores, como gastrectomias com reconstituição à BII, constituem fatores que elevam o percentual de perfurações no intestino delgado nas intervenções biliares.[27] A perfuração também pode decorrer de mucosectomia na remoção de adenomas e tumores carcinóides[45] (Figura 36.4) por mau posicionamento de cateter nasoentérico, migração de próteses biliares,[14,23,47,48,80,85,88,97] durante realização de ultra-sonografia endoscópica[10] e impactação de cápsula endoscópica.[73] Embora a incidência de migração das próteses biliares, relatada na literatura, seja de 5,9%, a ocorrência de perfuração do intestino delgado relacionada a essa complicação é rara, sendo o duodeno o local mais comum de perfuração nessa situação.[47] Relatos de perfurações no intestino delgado devidas à biópsia convencional têm sido publicados e podem estar relacionados à realização de biópsias às cegas ou técnica inadequada, já que as pinças são pouco traumáticas. Perfuração do íleo normal tem sido relatada após colonoscopias, possivelmente devido à distensão excessiva em áreas de aderências.[77]

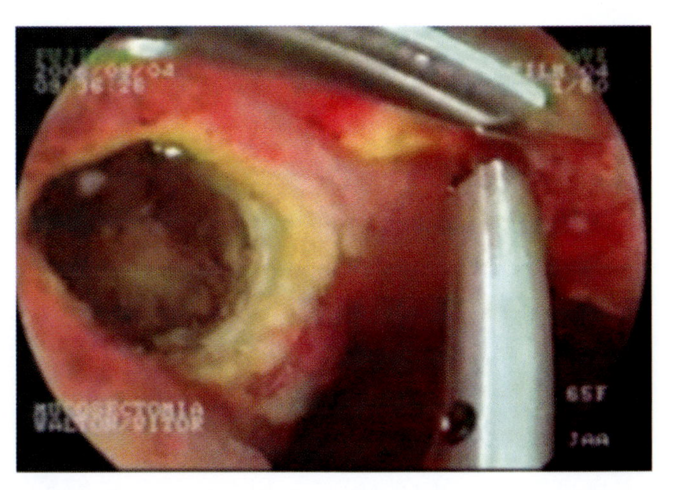

Figura 36.4 ▶ Perfuração em bulbo duodenal. (Albuquerque e Arantes.[2])

Diagnóstico

Perfuração no bulbo duodenal propicia o extravasamento de ar, do suco gástrico e de enzimas digestivas para a cavidade peritoneal. Em comparação com as perfurações duodenais decorrentes de úlcera péptica, as relacionadas a procedimentos endoscópicos são limpas devido ao jejum da preparação, com menor contaminação bacteriana.[45] Perfurações no arco duodenal tendem a ser localizadas e apresentam curso insidioso, decorrente da localização retroperitoneal deste segmento intestinal.[33] O diagnóstico precoce de perfurações iatrogênicas relacionadas à realização de CPER pode ser feito no momento do procedimento, mediante visualização endoscópica direta, ou pelo extravasamento de contraste para fora do lúmen intestinal ou ducto biliar.[6] Um terço dos pacientes submetidos à CPER com papilotomia endoscópica apresenta queixas localizadas no andar superior do abdome.[42] Sintomas e sinais inespecíficos, como dor abdominal, febre e taquicardia, inicialmente atribuídos à pancreatite aguda, podem decorrer de pequenas perfurações retroperitoneais.[42] O exame físico poderá revelar sinais de irritação peritoneal.

Nos casos de suspeita de perfuração duodenal, deve ser realizada radiografia simples do tórax e do abdome em ortostatismo. Eventualmente, a radiografia de abdome em decúbito lateral esquerdo com raios horizontais poderá revelar presença de ar entre a superfície hepática e a parede abdominal direita não demonstrada nas radiografias em ostostatismo. O pneumoperitônio pode estar ausente em um terço dos pacientes com perfuração no duodeno,[15,32,33] possivelmente devido ao estado de jejum do paciente, à rápida migração do omento para a área perfurada (efeito tampão) ou à perfuração adjacente a um órgão sólido, como o pâncreas.[33] O estudo radiológico contrastado (contraste iodado) do intestino delgado ou a tomografia computadorizada (TC) com contraste podem ser realizados nessa situação. Estudos demonstraram que a TC apresenta maior sensibilidade que os outros métodos diagnósticos de imagem na detecção das perfurações no intestino delgado.[33,87] Os achados na TC incluem pneumoperitônio, ar no espaço retroperitoneal ou coleção de líquido paraduodenal. TC realizada em pacientes submetidos à esfincterotomia endoscópica e assintomáticos costuma demonstrar ar no espaço retroperitoneal em pelo menos um terço dos casos.[32,42,93]

As perfurações no jejuno e íleo são intraperitoneais e tornam-se rapidamente sintomáticas, com evidentes sinais de peritonite. Pneumoperitônio é identificado em menos de 50% dos casos de perfuração nesses segmentos intestinais.[33] Avaliação do intestino delgado com contraste hidrossolúvel constitui a melhor técnica para o diagnóstico radiológico da perfuração contida ou livre para a cavidade.[33] TC abdominal ou pélvica poderá demonstrar pneumoperitônio não identificado nas serigrafias.

Tratamento

Medidas conservadoras de suporte devem ser instituídas imediatamente após perfuração suspeita ou confirmada em intestino delgado, e incluem: suspensão de dieta por via oral, introdução de cateter nasoentérico, hidratação venosa, inibidores da bomba protônica, nutrição parenteral e antibioticoterapia de largo espectro, concomitantemente à avaliação imediata pela equipe da cirurgia, à realização dos exames de imagem confirmatórios e à avaliação laboratorial.

Melhora clínica rápida, após instituição das medidas conservadoras iniciais, constitui forte indício de perfuração pequena, sem necessidade de intervenção cirúrgica.[15] O grau de contaminação peritoneal está diretamente relacionado à velocidade e à competência no fechamento da perfuração. Como nos casos de perfuração gástrica, o reparo endoscópico imediato das perfurações no intestino delgado pode ser realizado mediante colocação de clipes metálicos. O diagnóstico precoce da perfuração, durante a realização da endoscopia, é essencial para o sucesso desta técnica (ausência de contaminação peritoneal e reação inflamatória secundária).[45] Variações técnicas para o fechamento endoscópico dessas perfurações têm sido descritas, e incluem utilização do *endoloop* e anéis para ligadura elástica.[80]

Três tipos de perfuração podem decorrer da manipulação endoscópica na CPER. Cada tipo deverá ser conduzido de maneira diferente. A perfuração decorrente da manipulação pelo fio-guia ou pela cesta tipo Dormia®, nas vias biliares, geralmente apresenta curso benigno, devido ao rápido diagnóstico. As perfurações peripapilares com esfincterótomo poderão, segundo a maioria dos autores, ser tratadas endoscopicamente, com drenagem da via biliar por meio da colocação de próteses ou de dreno nasobiliar e cateter nasogástrico.[18,42] O fechamento do orifício da perfuração com clipes poderá evitar a drenagem biliar. Os princípios na abordagem não-cirúrgica estão bem estabelecidos, e a maioria dos casos publicados apresentou resultados satisfatórios.[15] Esses resultados devem-se ao fato de a maioria das perfurações peripapilares ser limitada ao retroperitônio. Entretanto, a identificação precoce dos casos que necessitarão intervenção cirúrgica pode ser difícil.[82] Grande parte dos autores sugere o tratamento cirúrgico para os pacientes cuja abordagem conservadora não resultou em melhora evidente no período de 24 horas ou que evoluíram com deterioração clínica. As perfurações duodenais não relacionadas à área da papila podem ser abordadas de modo conservador, sem cirurgia. A localização intraperitoneal desse tipo de perfuração, usualmente, exige tratamento cirúrgico devido à rapidez de instalação de peritonite e sepse.[90] Laparotomia de urgência por causa da deterioração clínica nos pacientes com perfuração duodenal iatrogênica apresenta mortalidade próxima de 50%.[82] A abordagem pela técnica laparoscópica pode ser opção melhor que a laparotomia convencional nos casos diagnosticados precocemente, antes da instalação do quadro séptico.[24] Do mesmo modo, perfuração iatrogênica do jejuno e do íleo exige tratamento cirúrgico, embora a abordagem endoscópica, com colocação de clipes nos casos de diagnóstico precoce, seja tecnicamente possível. O algoritmo proposto por Putcha e Burdick[74] sintetiza as condutas nas principais situações encontradas nos casos de perfurações do intestino delgado (Figura 36.5).

PERFURAÇÃO DO CÓLON

A colonoscopia possibilita a inspeção direta da mucosa e identifica e trata pólipos, neoplasias, lesões vasculares e doenças inflamatórias intestinais. Embora seja procedimento invasivo, complicações graves, como hemorragia e perfuração, são pouco freqüentes. A incidência de perfuração nas colonoscopias diagnósticas varia entre 0,14% e 0,65%. Nas colonoscopias terapêuticas, este valor chega a 3%.[31,65,100] A mortalidade

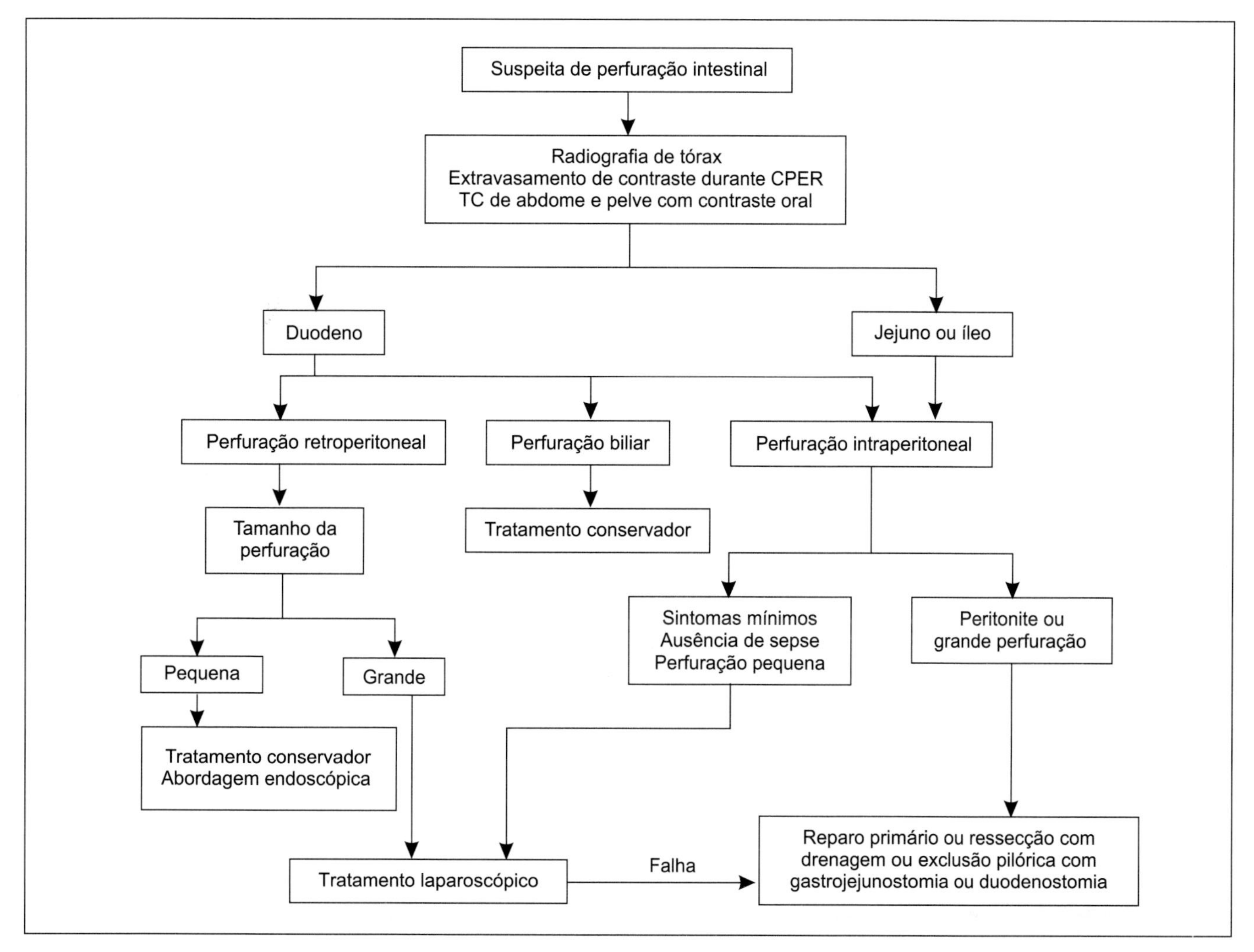

Figura 36.5 ▶ Algoritmo proposto por Pucha e Burdick[74] nos casos de perfuração em intestino delgado.

nas perfurações iatrogênicas varia entre 0% e 65% nas diferentes casuísticas.[46] Em hospitais de ensino, a perfuração iatrogênica ocorre entre 0,14% e 0,26% dos casos, maioria por uso inadequado da força.[25] A perfuração do intestino grosso constitui complicação grave, associada a altas morbidade e mortalidade.[102]

Etiopatogenia

A perfuração iatrogênica do cólon também pode ser retroperitoneal ou intraperitoneal. Embora o cólon seja considerado um órgão intraperitoneal, o cólon ascendente e o descendente (com as flexuras hepática e esplênica) têm localização retroperitoneal.[78] O reto distal é considerado infraperitoneal. Devido à natureza da flora bacteriana colônica, perfuração do cólon resulta em contaminação fecal da cavidade peritoneal, e a peritonite secundária determina rápida toxemia e sepse.[43,84,102] Existem apenas dois eventos que melhoram o prognóstico na perfuração iatrogênica do cólon: o preparo intestinal a que o paciente é submetido para o procedimento (o preparo reduz, mas não elimina a contaminação peritoneal) e a aderência do omento à área inflamada, provendo o local com grande quantidade de macrófagos, que auxiliam a oclusão da perfuração.[78]

Os principais fatores que predispõem à perfuração iatrogênica em colonoscopias diagnósticas (Figura 36.6) são:

1. Redução da mobilidade do cólon em decorrência de intervenção cirúrgica prévia, aderências, diverticulite, neoplasias, radiação ou inflamação.[31]
2. Pontos fracos preexistentes na parede colônica. Anormalidades da mucosa podem ser causadas por doença inflamatória intestinal, neoplasias malignas, medicação, radiação e necrose.[31]
3. Experiência do endoscopista: a pouca experiência do examinador constitui fator de risco em exames di-

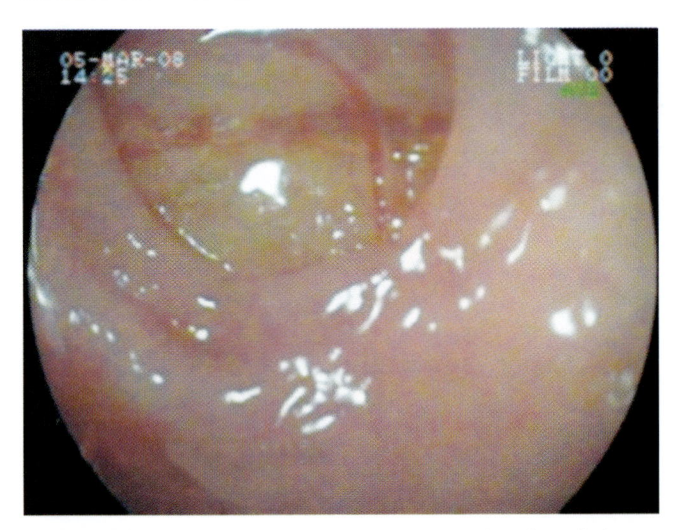

Figura 36.6 ▸ Perfuração em colonoscopia diagnóstica – grande laceração da mucosa.

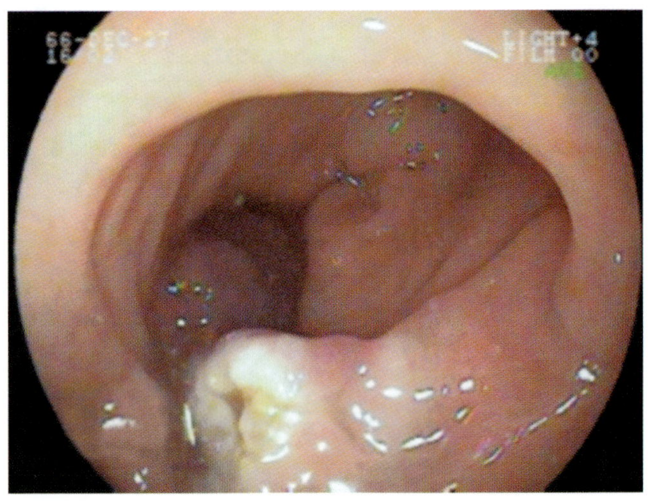

Figura 36.7 ▸ Perfuração em colonoscopia terapêutica – pós-polipectomia.

fíceis, com angulações importantes, que favorecem a formação de alças ou que induzem a retroversão.[31]

A perfuração pode ocorrer pelo mecanismo de aumento tanto da pressão mecânica (inserção) como da pneumática (insuflação).[20,31] Introdução do aparelho com formação de alça ou progressão forçada sem visualização da luz intestinal pode causar perfuração. O inadvertido colonoscópio pode lesar diretamente a mucosa, como nos casos de rompimento de divertículo, ou lesá-la indiretamente, por estiramento, torção ou compressão à distância. A perfuração ocorre como resultado de laceração na margem antimesentérica da alça colônica.[3] A insuflação excessiva e rápida de ar pode resultar em elevação da pressão intestinal, com laceração linear da serosa, que evolui para perfuração completa.[3] Nas situações em que há alterações na mucosa, ou quando ocorre formação de alças fechadas, o efeito pneumático torna-se ainda maior. As pressões necessárias para ruptura cecal e no cólon sigmóide, em cadáveres humanos, são de 81mmHg e 169mmHg, respectivamente.[51] Além disso, a menor espessura do cólon direito, em comparação com o cólon esquerdo, torna-o mais susceptível à ruptura (lei de Laplace: tensão da parede = pressão × raio/2 × espessura). Perfurações no cólon ocorrem a despeito de todas essas informações e da utilização adequada de todo o arsenal disponível atualmente.[56]

Nas intervenções terapêuticas (Figura 36.7), somam-se aos fatores de risco descritos anteriormente a manipulação de acessórios cortantes, a passagem de corrente elétrica pela mucosa delgada do órgão e as características das lesões a serem ressecadas. Perfuração após polipectomia ocorre com maior freqüência, entre 0,1% e 3,0%.[40,62] Em importante estudo alemão, prospectivo e multicêntrico, em que foram avaliadas as complicações após polipectomias, o tamanho do pólipo, sua localização em cólon direito e o número dessas lesões constituíram os principais fatores de risco para complicações.[40] Outras manipulações com objetivo terapêutico no cólon, como aplicação de *laser*, sondas de aquecimento, eletrocoagulação mono ou bipolar e plasma de argônio, raramente resultam em perfuração intestinal.[68,79,81] Já foi descrita perfuração relacionada à biópsia.[25] A incidência de complicações associadas às novas técnicas, como EUS, mucosectomia, dissecção endoscópica da submucosa e colocação de próteses, ainda é desconhecida.

Diagnóstico

As manifestações clínicas da perfuração do cólon variam com o tamanho, a localização, o mecanismo da perfuração, a doença de base, o grau de contaminação peritoneal e a condição clínica do paciente.[31]

Dor abdominal é o sintoma mais comum, usualmente ocorrendo durante ou logo após o término do exame colonoscópico.[31] Pode, entretanto, ocorrer tardiamente, em até 72 horas após a colonoscopia.[31] Nos casos de perfuração retroperitoneal, as manifestações podem estar ausentes, ou ser mínimas e atípicas, retardando o diagnóstico.[58] Manifestação que podem estar presentes incluem febre, distensão abdominal, náuseas, vômitos, dispnéia, dor torácica e dor escapular ou no pescoço. Menos de 10% dos pacientes podem permanecer assintomáticos após perfuração do cólon, o que é demonstrado por meio de método de imagem.[31]

O exame físico poderá mostrar paciente com sinais de peritonite, distensão abdominal e, nos casos mais graves, choque séptico.[7] Alguns sinais que sugerem a ocorrência dessa complicação durante a colonoscopia incluem desconforto abdominal crescente, distensão abdominal que não melhora com a aspiração do ar inflado ou dificuldade na manutenção da luz colônica patente, apesar da insuflação crescente de ar.[31]

Avaliações radiológica e laboratorial

Se a perfuração é suspeitada, as radiografias simples de tórax e de abdome, em ortostatismo, devem ser realizadas rapidamente. Podem revelar a presença de ar livre no espaço infradiafragmático, pneumoperitônio, ar no espaço retroperitoneal, enfisema subcutâneo, pneumomediastino, pneumotórax ou ar na parede do cólon.[31] TC do abdome e da pelve mostra maior sensibilidade em detectar ar extraluminal, com a vantagem adicional de detecção da presença de coleção líquida ou abscesso.[31]

Tratamento

As perfurações colônicas podem ser tratadas cirurgicamente, por métodos minimamente invasivos, ou de maneira conservadora. Apesar da ausência de estudos prospectivos, controlados e comparativos para avaliação dessas modalidades terapêuticas, vários estudos de séries de casos com pacientes com perfuração iatrogênica foram publicados.[3] Como nos casos de perfuração de outros segmentos abdominais do tubo digestivo, nos casos de perfuração confirmada ou suspeita no cólon deve-se instituir, imediatamente, medidas clínicas, que incluem suspensão da dieta oral, hidratação venosa, administração parenteral de antibióticos de largo espectro e inibidores da bomba de prótons, além da introdução de cateter nasogástrico. A confirmação diagnóstica nos casos suspeitos deve ser realizada o mais rapidamente possível, em regime hospitalar, em geral com equipe multidisciplinar que inclua o cirurgião, para avaliar e acompanhar o paciente repetida e adequadamente.[100]

Objetiva-se fechamento, o mais rápido possível, do orifício da perfuração, para evitar ou reduzir a contaminação da cavidade abdominal com material fecal.[5] Abordagem cirúrgica com sutura primária do orifício da perfuração ou ressecção com anastomose são procedimentos realizados há bastante tempo, com taxa de morbidade aceitável. Nos últimos anos, abordagens menos invasivas, que incluem o tratamento clínico conservador ou abordagem endoscópica, têm sido propostas com base em casos tratados com sucesso.[102]

A abordagem conservadora, semelhante à da diverticulite, é definida pela utilização exclusiva de medidas clínicas de suporte e poderá ser tentada nos casos de excelente preparo de cólon, ausência de sinais de peritonite ou deterioração clínica, nas primeiras 24 a 48 horas após a perfuração.[58] Os casos publicados de perfuração colônica tratados de modo conservador, e com sucesso, são pouco freqüentes, principalmente devido à opção por instituição de rápido tratamento cirúrgico, o que ocorre na maioria das vezes.[58] Perfurações decorrentes das intervenções terapêuticas (em geral, pequenas), perfurações retroperitoneais sem sinais de infecção peritoneal ou aqueles casos de pacientes com melhora progressiva no período de observação também podem ser abordados sem cirurgia. A falência da abordagem não-cirúrgica pode retardar a laparotomia, resultando em maior contaminação e, conseqüentemente, maior morbimortalidade.[102] As perfurações colônicas decorrentes de exames diagnósticos geralmente são grandes e, com freqüência, exigem tratamento cirúrgico.[89]

O tratamento endoscópico (Figura 36.8), associado às medidas clínicas conservadoras, deve ser realizado nas perfurações identificadas imediatamente após sua ocorrência, no curso de um exame diagnóstico ou terapêutico, quando o sítio da perfuração é bem visualizado e de fácil acesso, com orifício da perfuração menor que a largura do clipe aberto.[58,102] A diferença nos resultados da abordagem conservadora isolada em relação àquela acrescida do tratamento endoscópico ainda não está estabelecida, mas especula-se que o clipe diminua a possibilidade de contaminação peritoneal com material fecal.[102] A colocação de clipes não retarda a cirurgia[58] e poderá, inclusive, auxiliar o cirurgião a lo-

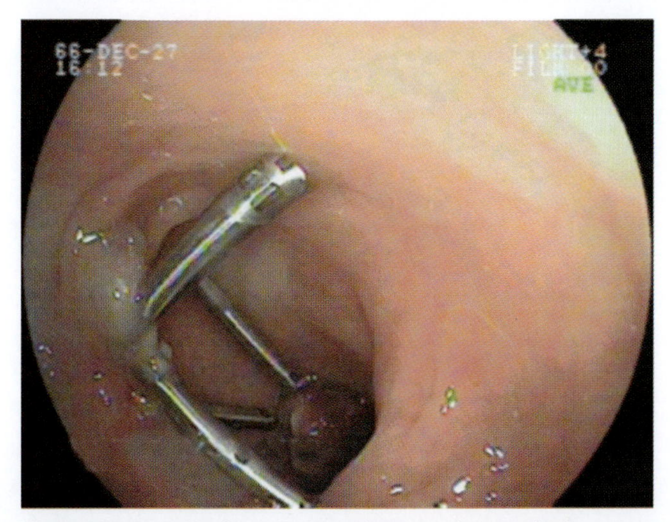

Figura 36.8 ▶ Perfuração em colonoscopia terapêutica – tratamento endoscópico.

calizar a lesão. Na ausência de clipes, ou na impossibilidade técnica de sua colocação, uma alternativa minimamente invasiva é a cirurgia laparoscópica.[1,65]

O tratamento cirúrgico deve ser instituído imediatamente nos casos indicados. Poderá ser realizado por meio de cirurgia laparoscópica[102] ou de laparotomia, de acordo com o caso. A cirurgia laparoscópica poupa o paciente da morbidade de uma laparotomia, é segura, eficaz e pode ou não determinar a necessidade da laparotomia. Apresenta resultados melhores se realizada precocemente, após a complicação, e em caso de dúvida quanto à necessidade de intervenção convencional.[12] Abordagem cirúrgica tradicional deve ser reservada para os pacientes com grandes perfurações, peritonite, falência do tratamento conservador não-cirúrgico, com achados laparoscópicos anormais ou com neoplasia associada.[36] Alguns, entretanto, argumentam que a cirurgia precoce contribuiria para reparação primária sem ressecção ou colostomia e com menor taxa de complicação pós-operatória.[16,31] Contra essa argumentação, verificamos estudos retrospectivos cujas taxas de morbidade e mortalidade, relativas às intervenções cirúrgicas, chegam a 42% e 12%, respectivamente.[30] Não temos, na literatura atual, estudos prospectivos e randomizados para comparar as diferentes abordagens para essa grave complicação, o que motiva as controvérsias atuais.

Pucha e Burdick,[74] em ampla revisão sobre o assunto, propuseram um algoritmo que sintetiza as informações atuais e que busca auxiliar o médico assistente na condução do paciente complicado (Figura 36.9).

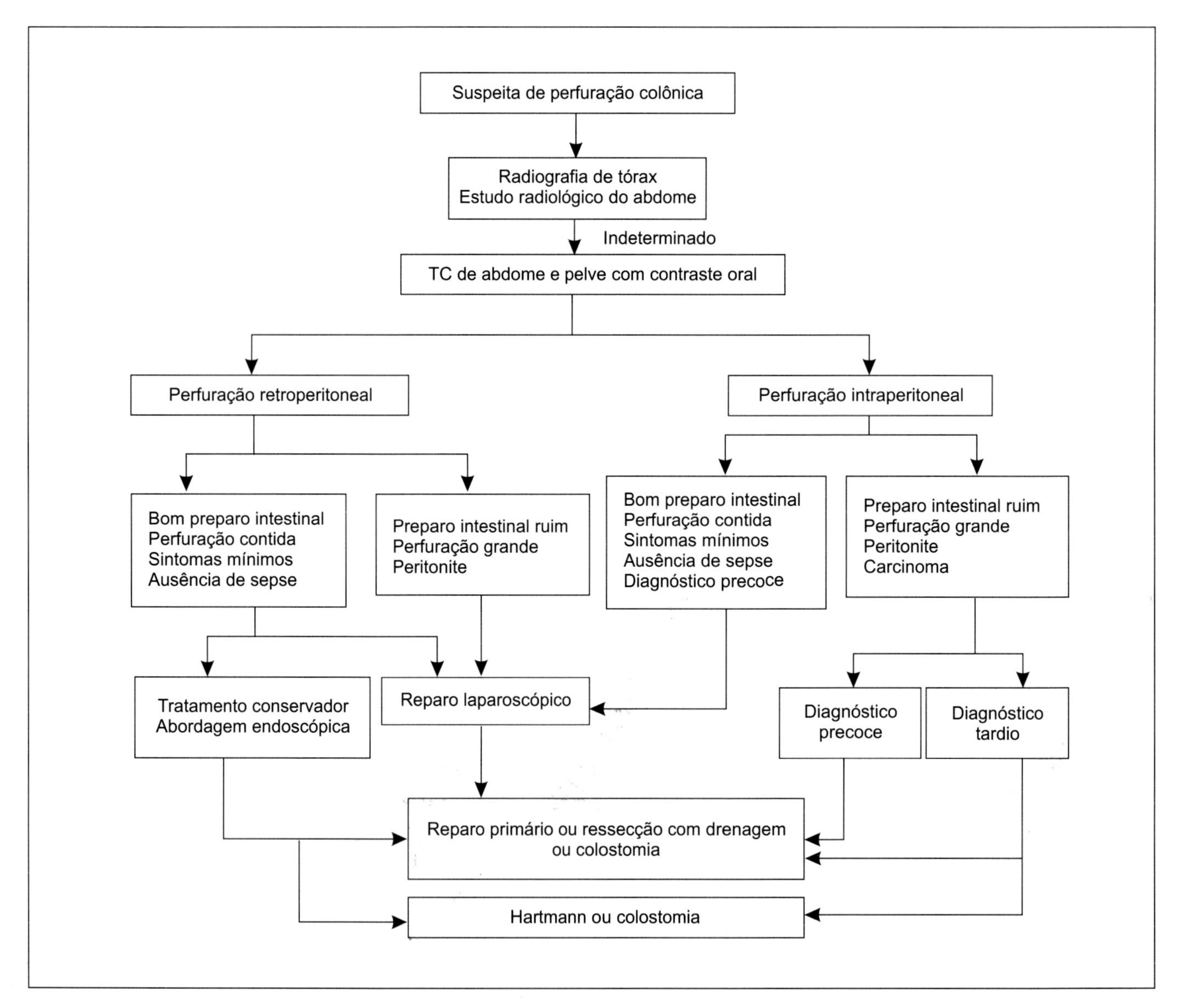

Figura 36.9 ▸ Algoritmo proposto por Pucha e Burdick[74] nos casos de perfuração colônica.

CONSIDERAÇÕES FINAIS

As intervenções endoscópicas no tratamento do câncer precoce gastrointestinal, mediante a utilização de técnicas de ressecção, aumentaram de maneira significativa o percentual de complicações dos procedimentos endoscópicos. A mucosectomia permite ressecções em bloco de lesões de até 2cm. Dissecção endoscópica da submucosa, ao contrário, não apresenta limitações em relação ao tamanho da lesão a ser tratada e, por isso, tem risco maior. A abordagem endoscópica dessas perfurações representa não somente a chave para a discussão do futuro das ressecções endoscópicas, mas também para o futuro das abordagens da cavidade peritoneal transgástrica, ainda em estágio experimental. Questões importantes são levantadas: já dominamos a técnica adequada e já dispomos de acessórios adequados para o fechamento dessas perfurações? Estamos prontos para tratar o pneumoperitônio e o pneumomediastino? Qual o risco de peritonite e mediastinite após o fechamento endoscópico dessas perfurações?

Vários estudos demonstram resultados positivos com o fechamento das perfurações gástricas, independente do diâmetro, por aplicação direta do clipe ou utilizando técnica de aspiração do omento para o orifício a ser fechado. Tem sido discutida a abordagem endoscópica das perfurações maiores que 1cm no esôfago e nos intestinos delgado e grosso. Apesar dos estudos experimentais com diversas técnicas, até o momento a utilização de clipes constitui a única possibilidade real de tratamento endoscópico dessas complicações. A despeito de a ser considerada possibilidade de perfuração nas grandes ressecções endoscópicas, por alguns, parte do procedimento, constitui grave complicação, na qual a participação da terapêutica endoscópica poderá interferir no prognóstico. Questões sobre quais casos poderão ser tratados por meio da endoscopia e quais deverão ser abordados pela cirurgia são discutidas nos principais encontros sobre o tema. O endoclipe constitui opção apropriada para os casos de perfuração pequena, com mínima insuflação de ar, sem drenagem de secreções luminais para o mediastino, cavidade peritoneal ou espaço retroperitoneal. Nos casos de rápida contaminação peritoneal, retardo no diagnóstico e grande insuflação de ar para espaços intraluminais, o benefício da cirurgia é indiscutível. Ressecções endoscópicas devem ser realizadas apenas por endoscopistas experientes, em nível terciário, com suporte de equipe de cirurgia.[86]

REFERÊNCIAS BIBLIOGRÁFICAS

1. Agresta F, Michelet I, Mainente P, Bedin N. Laparoscopic management of colonoscopic perforations (abstract). *Surg Endosc* 2000; *14*:592.
2. Albuquerque W, Arantes V. Large gastric perforation after endoscopic mucosal resection. *Endoscopy* 2004; *36*:752-3.
3. Araghizadeh FY, Timmcke AE, Opelka FG, Hicks TC, Beck DE. Colonoscopy perforations. *Dis Colon Rectum* 2001; *44*:713-6.
4. Baron TH, Gostout Cj, Herman L. Hemoclip repair on sphincterotomy-induced duodenal perforation. *Gastrointest Endosc* 2000; *52*:566-8.
5. Bedford RA, Stolk RV, Sivak MV, Chung RS, Van Dam J. *Am J Gastroenterol* 1992; *87*:244-6.
6. Bell RCW, Van Stiegman G, Goff J *et al.* Decision for surgical management of perforation following endoscopic sphincterotomy. *Am Surg* 1991; *57*:237-40.
7. Bennett DH, Tambeur LJMT, Campbell WB. Use of coughing test to diagnoses peritonitis. *BMJ* 1994; *308*:1336.
8. Binmoeller KF, Boaventura S, Ramsperger K, Soehendra N. Endocopic snare excision of benign adenomas of the papilla of Vater. *Gastrointest Endosc* 1993; *39*:127-31.
9. Binmoeller KF, Grimm H, Soehendra N. Endoscopic closure of a perforation using metallic clips after snare excision of a gastric leiomyoma. *Gastrointest Endosc* 1993; *39*:172-4.
10. Byrne AT, Sebastian S, Torreggiani WC, Buckley M. Endoscopic closure of iatrogenic duodenal perforation during endoscopic ultrasound. *Endoscopy* 2004; 36:245.
11. Catalano O, Lapiccirella G, Rotondo A. Papillary injuries and duodenal perforation during endoscopic retrograde sphincterotomy(ERS) radiological findings. *Clin Radiol* 1997; *52*: 688-91.
12. Chardavoyne R, Wise L. Exploratory laparoscopy for perforation following colonoscopy. *Surg Laparosc Endosc* 1994; *4*:241-3.
13. Chen WC, Hou MC, Tsay SH, Lo SS *et al.* Gastric perforation after endoscopic ligation for gastric varices. *Gastrointest Endosc* 2001; *54*:99-101.
14. Chou TD, UE ST, Lee CH *et al.* Duodenal perforation as a complication of routine endoscopic nasoenteral feeding tube placement. *Burns* 1999; *25*:86-7.
15. Chung RS, Sivak MV, Ferguson DR. Surgical decisions in the management of duodenal perforation complicating endoscopic sphincterotomy. *Am J Surg* 1993; *165*:700-3.
16. Clements RH, Jordan LM, Webb WA. Critical decisions in the management of endoscopic perforation of the colon. *Am Surg* 2000; *66*:91-3.
17. Cosentini EP, Sautner T, Gnant M *et al.* Outcomes of surgical, percutaneous endoscopic and percutaneous radiologic gastrostomies. *Arch Surg* 1998; *133*:1076-83.
18. Cotton PB, Lehman G, Vennes J *et al.* Endoscopic sphincterotomy complications and their management: An attempt at consensus. *Gastrointest Endosc* 1991; *37*:383-93.
19. Crofts TJ, Park KG, Steele RJ, Chung SS, Li AK. A randomized trial of nonoperative treatment for perforated peptic ulcer. *N Engl J Med* 1989; *321*:1050-1.
20. Damore LJ, Rantis PC, Vernava AM, Longo WE. Colonoscopic perforations. Etiology, diagnosis and management. *Dis Colon Rectum* 1996; *39*:1308-14.
21. Devereaux CE, Binmoeller KF. Endoclip: Closing the surgical gap (editorial). *Gastrointest Endosc* 1999; *50*:440-2.

22. DiSario JA, Fennerty B, Tietze CC, Hutson WR, Burt RW. Endoscopic balloon dilation for ulcer induced gastric outlet obstruction. *Am J Gastroenterol* 1994; *89*:868-71.
23. Doerr RJ, Kulaylat MN, Booth FVM, Corasanti J. Barotrauma complicating duodenal perforation during ERCP. *Surg Endosc* 1996; *10*:349-51.
24. Druart ML, Van Hee R, Etienne J *et al.* Laparoscopic repair of perforated duodenal ulcer. *Surg Endosc* 1997; *11*:1017-20.
25. Eckardt VF, Gaedertz C, Eidner C. Colonic perforation with endoscopic biopsy. *Gastrointest Endosc* 1997; *46*:560-2.
26. Evrard S, Mendoza L, Mutter D, Vetter D, Marescaux J. Massive gas spread through a duodenal perforation after endoscopic sphincterotomy. *Gastrointest Endosc* 1993; *39*:817-20.
27. Faylona JMV, Qadir A, Chan ACW, Lau JYW, Chung SCS. Small-bowel perforation related to endoscopic retrograde chola ngiopancreatography(ERCP) in pacients with Billroth II gastrectomy. *Endoscopy* 1999; *31*:546-9.
28. Freeman ML, Nelson DB, Sherman S *et al.* Complications of endoscopic biliary sphincterotomy. *N Engl J Med* 1996; *335*:909-18.
29. Fujishiro M, Yahagi N, Kakushima N *et al.* Successful nonsurgical management of perforation complicating endoscopic submucosal dissection of gastrointestinal epithelial neoplasms. *Endoscopy* 2006; *38*:1001-6.
30. Garbay JR, Suc B, Rotman N, Fourtanier G, Escat J. Multicenter study of surgical complications of colonoscopy. *Br J Surg* 1996; *83*:42-4.
31. Gedebou TM, Wong RA, Rappaport WD *et al.* Clinical presentation and management of iatrogenic colon perforation. *Am J Surg* 1996; *172*:454-8.
32. Genzlinger JL, McPhee MS, Fisher JK, Jacob KM, Helzberg JH. Signifance of retroperitoneal air after endoscopic retrograde cholangiopancreatography with sphincterotomy. *Am J Gastroenterol* 1999; *94*:1267-70.
33. Ghahremani GG. Radiologic evaluation of suspected gastrointestinal perforations. *Radiol Clin North Am* 1993; *31*:1219-34.
34. Ghosh P, Young RL, Prine KM, Thompson JS. Endoscopy and evisceration. *Am J Gastroenterol* 1995; *90*:124-5.
35. Gottfried EB, Plumser AB, Clair MR. Pneumoperitoneum following percutaneous gastrostomy: a prospective study. *Gastrointest Endosc* 1986; *32*:397-9.
36. Hall C, Dorricott NJ, Donovan IA, Neoptolemos JP. Colon perforation during colonoscopy: surgical versus conservative management. *Br J Surg* 1991; *78*:542-4.
37. Hashiba K, Carvalho AM, Diniz G *et al.* Experimental endoscopic repair of gastric perforations with an omental patch and clips. *Gastrointest Endosc* 2001; *54*:500-4.
38. Haslan N, Hughes S, Harisson RF. Peritoneal leakage of gastric contents, a rare complication of percutaneous endoscopic gastrostomy. *J Parenteral Enter Nutri* 1996; *20*:433-4.
39. Hayashi T, Yonezawa M, Kawabara T. The study on staunch clip for the treatment by endoscopy. *Gastroenterol Endosc* 1975; *17*:92-101.
40. Heldwein W, Dollhopf M, Rosh T *et al.* The Munich Polypectomy Study (MUPS): Prospective analysis of complications and risk factors in 4000 colonic snare polypectomies. *Endoscopy* 2005; *37*:1116-22.
41. Himpens J, Rogge F, Leman G, Sonneville T, Nelis P. Laparoscopic pyloric exclusion after endoscopic retrograde cholangiopancreatrography perforation. *Surg Endosc* 2002; *16*:869.
42. Howard TJ, Tan T, Lehman GA *et al.* Classification and management of perforations complicating endoscopic sphinterotomy. *Surgery* 1999; *126*:658-65.
43. Jeffrey GP, Reed WD. Non-instrumental small bowel perforation following upper gastrointestinal endoscopy (letter). *Gastrointest Endosc* 1989; *35*:585-6.
44. Kalloo AN, Singh VK, Jagannath SB *et al.* Flexible transgastric peritoneoscopy: a novel approach to diagnostic and therapeutic interventions in the peritoneal cavity. *Gastrointest Endosc* 2004; *60*:114-7.
45. Kaneko T, Akamatsu T, Shimodaira K *et al.* Nonsurgical treatment of duodenal perforation by endoscopic repair using a clipping device. *Gastrointest Endosc* 1999; *50*:410-3.
46. Kavin H, Sinicrope F, Esker AH. Management of perforation of the colon at colonoscopy. *Am J Gastroenterol* 1992; *87*:161-7.
47. Khan Z. Perforation of the ileum: An unusual complication of distal biliary stent migration. *Endoscopy* 1990; *22*:S67.
48. Kim HC, Han JK, Kim TK *et al.* Duodenal perforation as a delayed complication of an esophageal stent. *J Vasc Interv Radiol* 2000; *11*:902-4.
49. Kojima T, Parra-Blanco A, Takahashi H *et al.* Outcome of endoscopic mucosal resection for early gastric cancer: Review of the Japanese Literature. *Gastrointest Endosc* 1998; *48*:550-5.
50. Kozarec RA. Hydrostatic balloon dilation of gastrointestinal stenosis: a national survey. *Gastrointest Endosc* 1986; *32*:15-9.
51. Kozarec RA, Earnest DL, Silverstein ME, Smith RG. Air pressure induced colon injury during diagnostic colonoscopy. *Gastroenterology* 1980; *78*:7-14.
52. Kristiansen B, Burcharth F. Rupture of the stomach complicating bleeding oesophageal varices. *Acta Chir Scand* 1982; *148*:203-4.
53. Kumarata H, Eto S, Horiguchi K *et al.* Evaluation of gastrofiberscope for treatment. *Stomach Intestine* 1974; *9*:355-64.
54. Lau JYW, Chung SCS, Sung JJY *et al.* Through the scope balloon dilation for pyloric stenosis: long-term results. *Gastrointest Endosc* 1996; *43*:98-101.
55. Lee DW, Chan ACW, Lai CW, Lam YH, Chung SCS. Endoscopic management of postpolypectomy perforation. *Endoscopy* 1998; *30*:S84.
56. Lo AY, Beaton HL. Selective management of colonoscopic perforations. *J Am Coll Surg* 1994; *179*:333-7.
57. Loperfido S, Angelini G, Chilovi F *et al.* Major early complications from diagnostic and therapeutic ERCP: a prospective multicenter study. *Gastrointest Endosc* 1998; *48*:1-10.
58. Mana F, De Vogelaere K, Urban D. Iatrogenic perforation during diagnostic colonoscopy: endoscopic treatment with clips. *Gastrointest Endosc* 2001; *54*:258-9.
59. Mandelstan P, Sugawa C, Silvis SE, Nebel OT, Rogers BNG. Complications associated with esophagogastroduodenoscopy and with esophageal dilation. *Gastrointest Endosc* 1976; *23*:16-9.
60. Manegold BC. Early postoperative endoscopy in operated stomach. *Endoscopy* 1981; *13*:104-7.
61. Martin DF, Tweedle DEF. Retroperitoneal perforation during ERCP and endoscopic sphincterotomy: causes, clinical features, and management. *Endoscopy* 1990; *22*:174-5.
62. Mehdi A, Closset J, Gay F, Deciere J, Houben J, Lambilliotte J. Laparoscopic treatment of a sigmoid perforation after colonoscopy: case report and rewiew of the literature. *Surg Endosc* 1996; *10*:666-7.

63. Miller R, Becher G Slabough R. Detection of pneumoperitoneum: Optimal body position and respiratory phase. *Am J Roentgenol* 1980; *135*:487-90.
64. Minami S, Gotoda T, Ono H, Oda I, Hamanaka H. Complete endoscopic closure of gastric perfuration induced by endoscopic resection of early gastric cancer using endoclips can prevent surgery (with video). *Gastrointest Endosc* 2006; *63*:596-601.
65. Miyahara M, Kitano S, Shimoda K *et al*. Laparoscopic repair of colonic perforation sustained during colonoscopy. *Surg Endosc* 1996; *10*:352-3.
66. Moses PL, Morse RA, Smith RE. A fatal complication related to gastrostomy button placement. *Am J Gastroenterol* 1995; *90*:1342-3.
67. Norton ID, Gostout CJ, Baron TH *et al*. Safety and outcome of endoscopic snare excision of the major papilla. *Gastrointest Endosc* 2002; *56*:239-43.
68. Norton ID, Wang L, Levine SA *et al*. Efficacy of colonic submucosal saline solution injection for the reduction of iatrogenic thermal injury. *Gastrointest Endosc* 2002; *56*:95-9.
69. Oda I, Gotoda T, Hamanaka H *et al*. Endoscopic submucosal dissection for early gastric cancer: technical feasibility, operation time and complications from a large consecutive cases. *Dig Endosc* 2005; *17*:54-8.
70. Opacic M. Massive necrosis of the gastric wall with gastric perforation after injection therapy of a bleeding duodenal ulcer. *Endoscopy* 1995; *27*:707-8.
71. Pasricha PJ, Fleischer DE, Kallo AN. Endoscopic perforations of digestive tract: a review of their pathogenesis and management. *Gastroenterology* 1994; *106*:787-802.
72. Pescatore P, Halkic N, Calmes JM, Blum A, Gillet M. Combined laparoscopic-endoscopic method using an omental plug for therapy of gastroduodenal ulcer perforation. *Gastrointest Endosc* 1998; *48*:411-4.
73. Picazo-Yeste J, Gonzales-Carro P, Moreno-Sanz C, Seoane-Gonzales J. Perforación intestinal secundaria a impactación de cápsula endoscópica retenida. *Cir Esp* 2006; *79*:316-8.
74. Pucha RV, Burdick S. Management of iatrogenic perforation. *Gastroenterol Clin N Am* 2003; *32*:1289-309.
75. Rabl W, Ennemoser O Tributsch W, Ambach E. Iatrogenic ruptures of stomach after balloon tamponade. Two care reports: viscoelastic model. *Am J Forensic Med Pathol* 1995; *16*:135-9.
76. Raju GS, Gajula L. Endoclips for GI endoscopy: Technological review. *Gastrointest Endosc* 2004; *59*: 267-79.
77. Razzak IA, Millan J, Schuster MM. Pneumatic ileal perforation: an unusual complication of colonoscopy. *Gastroenterology* 1976; *70*:268-71.
78. Rolandelli RH, Roslyn JJ. Colon rectum. *In:* Townsend CM (ed.), *editor-in-chief. Sabiston textbook of surgery*. 16ed., Philadelphia: WB Saunders 2001:929-31.
79. Rosch W. Delayed perforation after EHT-probe coagulation of colonic angiodysplasias (letter). *Endoscopy* 1994; *26*:634.
80. Rosés LL, Ramires AG, Seco AL *et al*. Clip closure of a duodenal perforation secondary to a biliary stent. *Gastrointest Endosc* 2000; *51*:487- 9.
81. Rutgeerts P, Van Gompel F, Geboes K *et al*. Long term results of treatment of vascular malformations of the gastrointestinaltract by neodymium: YAG laser photocoagulation. *Gut* 1985; *26*:586.
82. Scarlett PY, Falk GL. The management of perforation of the duodenum following endoscopic sphincterotomy: a proposal for selective therapy. *Aust N Z J Surg* 1994; *64*:843-6.
83. Schein M, Falkov A, Decker GAG. Gastric rupture due to external cardiac massage following gastroscopy (letter). *Gastrointest Endosc* 1985; *31*:291-2.
84. Schumer W, Burman SO. The perforated viscus: diagnosis and treatment. *Surg Clin North Am* 1972; *52*:231-7.
85. Scott B, Holmes G. Perforation from endoscopic small bowel biopsy. *Gut* 1993; *34*:134-5.
86. Seewald S, Soehendra N. Perforation: part and parcel of endoscopic ressection? *Gastrointest Endosc* 2006; 63:602-5.
87. Sezgin O, Ulker A, Temucin G. Retroperitoneal duodenal perforation during endoscopic sphincterotomy: sonographic findings. *J Clin Ultrasound* 2000; *28*:303-6.
88. Siegle RL, Rabinowitz JG, Sarasohn C. Intestinal perforation secondary to nasojejunal feeding tubes. *Am J Roentgenol* 1976; *126*:1229-32.
89. Soliman A, Grundman M. Conservative management of colonoscopic perforations can be misleading. *Endoscopy* 1998; *30*:790-2
90. Stafer M, Selby RR, Stain SC *et al*. Management of duodenal perforation after endoscopic retrograde cholangiopancreatography and sphincterotomy. *Ann Surg* 1999; *232*:191-8.
91. Takii Y, Okamoto H, Suda T *et al*. Metallic clips are useful for the endoscopic closure of gastric perforation after endoscopic polypectomy. *Dig Surg* 1995; *12*:129-31.
92. Thumbe VK, Houghton AD, Smith MSH. Duodenal perforation by a wallstent. *Endoscopy* 2000; *32*:495-7.
93. Vries JH, Diujm LEM, Dekker W *et al*. CT before and after ERCP: detection of pancreatic pseudotumor, asymptomatic retroperitoneal perforation and duodenal diverticulum. *Gastrointest Endosc* 1997; *45*:231-5.
94. Wadas DD, Sanowski RA. Complications of the hot biopsy forceps technique. *Gastrointest Endosc* 1998; *34*:32-7.
95. Waye JD, Lewis BS, Yessayan S. Colonoscopy: a prospective report of complications. *J Clin Gastroenterol* 1992; *15*:347-51.
96. Wewalka FW, Clodi PH, Haidinger D. Endoscopic clipping of esophageal perforation after pneumatic dilation for achalasia. *Endoscopy* 1995; *27*:608-11.
97. Wilson WCM, Zenone EA, Spector H. Small intestinal perforation following replacement of a percutaneous endoscopic gastrostomy tube. *Gastrointest Endosc* 1990; *36*:62-3.
98. Winek TG, Mosely S, Grout G, Luallin D. Pneumoperitoneum and its association with ruptured abdominal viscus. *Arch Surg* 1988; *123*:709-12.
99. Wollman B, D'Agostino HB. Percutaneous radiologic and endoscopic gastrostomy: a 3-year institucional analysis of procedure performance. *Am J Roentgenol* 1997; *169*:1551-3.
100. Wullstein C, Koppen MO, Gross E. Laparoscopic treatment of colonic perforations related to colonoscopy. *Surg Endosc* 1999; *13*:484-7.
101. Yaseen M, Steele MI, Grunow JE. Nonendoscopic removal of percutaneous endoscopic gastrostomy tubes: morbidity and mortality in children. *Gastrointest Endosc* 1996; *44*:235-8.
102. Yoshikane H, Hidano H, Sakakibara A *et al*. Endoscopic repair by clipping of iatrogenic colonic perforation. *Gastrointest Endosc* 1997; *46*:464-6.
103. Yu BL, Yuan RH, Wong JM, Yu SC. Laparoscopic management of a gastric perforation after snare removal of a gastric leiomyoma. *Endoscopy* 1998; *30*:425-7.
104. Zubarik R, Fleischer DE, Mastropiero C *et al*. Prospective analysis of complications 30 days after outpatient colonoscopy. *Gastrointest Endosc* 1999; *50*:322-8.

PARTE

V

Abdome Agudo Hemorrágico

37

Gravidez Ectópica Rota

Henrique Vitor Leite
Luis Felipe Spyer Prates

▶ INTRODUÇÃO

A gravidez ectópica (GE) ocorre quando o óvulo fertilizado se implanta em outro local que não a cavidade endometrial. Essa implantação pode ocorrer em qualquer local dentro da cavidade abdominal, incluindo tubas uterinas, ovários, canal cervical, ligamento largo e, até mesmo, em alças intestinais, fígado e baço (Quadros 37.1 e 37.2). A gestação heterotópica, ou gravidez combinada, ocorre quando há, simultaneamente, uma gravidez tópica e uma ectópica. O local mais freqüente de ocorrência de GE são as trompas uterinas, especialmente seu segmento ampular (Quadro 37.3).

A gestação ectópica pode evoluir, em poucos casos, até fases tardias da gestação. Porém, na grande maioria das vezes, ocorrerá ou o abortamento tubário (com a eliminação do tecido trofoblástico para a cavidade abdominal) ou a ruptura. A ruptura, evolução natural da GE íntegra não diagnosticada nem tratada a tempo, ocorre quando essa gestação implantada fora do útero se rompe, provocando, na maioria dos casos, hemorragia de grande volume que pode determinar, até mesmo, a morte da paciente.

Quadro 37.1 ▶ Localização anatômica da gestação ectópica concebida naturalmente

Localização	Incidência (%)
Tubária	98,3
Abdominal	1,4
Ovariana	0,15
Cervical	0,15

Quadro 37.2 ▶ Localização anatômica da gestação ectópica após fecundação artificial

Localização	Incidência (%)
Tubária	82,2
Ovariana/abdominal	4,6
Cervical	1,5
Heterotópica	11,7

Quadro 37.3 ▶ Gestação tubária: localização e incidência

Localização	Incidência (%)
Cornual	2 a 4
Ístmica	20 a 25
Ampular	55
Fimbrial/infundibular	17

▶ INCIDÊNCIA

O número de gestações ectópicas aumentou nos últimos decênios, variando de 0,4%, em 1948, a aproximadamente 2%, nos dias atuais.[2] Esse aumento pode ser atribuído à maior incidência das infecções por clamídia, que estão diretamente relacionadas à gênese da doença, ao maior uso de técnicas de reprodução assistida e, até mesmo, à melhora dos métodos diagnósticos, que tem possibilitado o diagnóstico mais precoce. Casos que alguns anos atrás evoluiriam para abortamento tubário são agora identificados.[6,10] Com relação à GE rota, acredita-se que sua incidência venha diminuindo ao longo dos anos, visto que o diagnóstico da ectópica íntegra é cada vez mais precoce, evitando sua ruptura.

A GE, especialmente a rota, constitui importante causa de morbidade e, ocasionalmente, mortalidade materna. As mortes associadas a essa condição têm declinado nos últimos anos. Apesar disso, nos países desenvolvidos, ainda é responsável por 75% das mortes no primeiro trimestre da gestação e por, aproximadamente, 9% a 13% da mortalidade materna geral.[8] A mortalidade caiu de 35,5 para 3,8 mortes para cada 10 mil mulheres entre 1970 e 1989 nos EUA[14] e de 16 para três mortes por 10 mil mulheres entre 1973 e 1993 na Inglaterra.[18] Em países em desenvolvimento, a mortalidade ainda permanece alta, sendo estimada em 100 a 300 mortes para cada 10 mil mulheres em Camarões.[9]

Após GE, ocorre aumento de sete a 13 vezes no risco de GE subseqüente.[8] A chance de que uma gravidez subseqüente seja intra-uterina é de 50% a 80%, e a de que a gravidez seja tubária, de 10% a 25%; as outras pacientes serão inférteis.[8]

FATORES DE RISCO

A compreensão dos fatores de risco associados à GE é importante, pois auxilia o diagnóstico. Em geral, pode-se considerar que um terço dos casos está associado a lesões na tuba, causadas por infecção prévia ou operação pélvica, e um terço, ao tabagismo. No terço restante, muitas vezes, não se identifica a causa.[1]

Atualmente, as técnicas de reprodução assistida têm sido um dos principais responsáveis pelo aumento na incidência de GE. Acredita-se que sejam responsáveis por aumento em torno de 2% a 4%, apesar de poder haver um fator de confusão, devido à maior ocorrência de lesões tubárias e operações prévias nesse grupo de mulheres.[8] Outros fatores de risco associados à prenhez ectópica estão descritos no Quadro 37.4.[15,21]

Quadro 37.4 ▸ Fatores de risco associados à gravidez ectópica

Abortamentos anteriores provocados
Cirurgia tubária prévia
Contraceptivos de progesterona (adesivos, minipílulas, implantes)*
Defeitos anatômicos: pólipos e divertículos
Doença inflamatória pélvica prévia
Esterilização por salpingotripsia*
Exposição ao dietilestilbestrol
Fatores relacionados à qualidade do embrião
Gravidez tubária prévia
Idade avançada
Salpingite ístmica nodosa
Tabagismo
Técnicas de reprodução assistida
Uso atual de dispositivo intra-uterino, principalmente os medicados*

*É importante ressaltar que todos os contraceptivos protegem contra a GE; o risco é maior somente naquelas pacientes que engravidam utilizando esses métodos.

DIAGNÓSTICO

O diagnóstico da GE íntegra baseia-se na anamnese, no exame físico e nos exames complementares (dosagem sérica de β-HCG e ultra-sonografia transvaginal, principalmente). Muitas vezes, o diagnóstico é difícil, devido à ampla gama de manifestações, desde os casos assintomáticos até o choque hemorrágico.

Nos casos de GE rota, o diagnóstico não oferece grandes dificuldades e o objetivo maior, nessas situações, é reduzir a mortalidade materna e prevenir as complicações.

Anamnese

A tríade clássica da GE consiste em atraso menstrual, dor abdominal e sangramento vaginal (Quadro 37.5). Entretanto, esses sinais e sintomas só estão presentes em aproximadamente 50% das pacientes, e são mais típicos naquelas mulheres que se apresentam com a gestação já rota.

É importante questionar o atraso menstrual, pois sabe-se que as gravidezes ectópicas rotas tendem a se manifestar mais tarde. A ruptura, geralmente, ocorre entre a sétima e a oitava semana de gestação.

A dor abdominal está presente em praticamente todas as pacientes, podendo ser uni ou bilateral. Na maioria dos casos, predomina na região do hipogástrio e fossas ilíacas. Pode ser fraca e persistente, aguda ou do tipo em cólica. A dor se deve à penetração do trofoblasto na parede da tuba, assim como à distensão tubária causada pelo sangramento local ou crescimento do saco gestacional. Quando ocorre a ruptura da trompa, cessa o estiramento da serosa e a paciente pode apresentar-se sem dor por algum tempo. Dor referida no

Quadro 37.5 ▸ Freqüência dos sintomas e sinais na GE

Sintoma/Sinal	Freqüência (%)
Amenorréia	75 a 85
Sangramento vaginal	75 a 85
Dor pélvica	90 a 100
Dolorimento anexial	90 a 95
Massa anexial	40 a 50

ombro pode significar irritação do diafragma por sangue, constituindo sinal indireto da ruptura da prenhez ectópica.

Sangramento vaginal pode, também, estar presente, devido à deficiência na produção de progesterona, que provoca descamação do endométrio.

Exame físico

O exame físico inclui medida dos sinais vitais, palpação abdominal e pélvica e exame ginecológico. Na prenhez ectópica íntegra, os sinais vitais costumam ser normais e a palpação abdominal e pélvica, pouco dolorosa, ou, na maioria das vezes, inespecífica. No exame ginecológico, o sangramento vaginal é discreto, o colo uterino encontra-se fechado, e o útero pode apresentar-se pouco aumentado de volume, enquanto os anexos uterinos podem ser palpáveis em, aproximadamente, 40% a 50% dos casos.[9] É importante ressaltar que nem sempre a massa anexial palpável corresponderá ao saco gestacional, podendo ser, na realidade, o corpo lúteo.

Na prenhez ectópica rota, por sua vez, o exame físico é bem mais florido, devido ao sangramento intra-abdominal. Os sinais vitais tornam-se instáveis, sendo freqüentes a taquicardia e a hipotensão. A palpação abdominal torna-se dolorosa, inclusive à descompressão súbita (sinal de Blumberg positivo), podendo ocorrer distensão abdominal. Os ruídos hidroaéreos podem estar diminuídos ou ausentes, na dependência do volume de sangue e do tempo de evolução. O exame ginecológico torna-se prejudicado devido à intensa dor da paciente. A mobilização cervical é dolorosa, e pode-se perceber abaulamento do fundo de saco vaginal posterior.

Exames complementares

Dosagem sérica de β-HCG (gonadotrofina coriônica humana subunidade β)

Uma única dosagem de β-HCG pode confirmar ou excluir a possibilidade de gravidez, sendo importante nos casos de GE rota apenas para confirmar a gestação e excluir doença inflamatória pélvica (DIP) e cisto ovariano roto ou torcido, que nem sempre têm indicação de cirurgia imediata. A dosagem seriada pode auxiliar muito o diagnóstico, pois o tempo de duplicação do β-HCG pode diferenciar gravidez tópica de ectópica. Na gravidez tópica, de boa evolução, espera-se aumento maior que 66% em 48 horas (de modo geral, considera-se que o nível de β-HCG deve dobrar a cada 48-72 horas), o que não ocorre na gravidez extra-uterina.[20]

Ultra-sonografia

Os achados ultra-sonográficos principais na GE rota são: ausência de saco gestacional intra-útero, grande quantidade de líquido livre na pelve e, ocasionalmente, massa cística livre entremeada por sangue e coágulos (Figura 37.1).

Na GE íntegra, o diagnóstico pode ser mais difícil, sendo necessária a realização de ultra-sonografia seriada. Os achados principais incluem: ausência de saco gestacional intra-útero e presença de massa anexial. O saco gestacional pode ser observado, pela primeira vez, com 5 semanas de gestação, por ultra-som transabdominal e, com 4 semanas de gestação, por ultra-som endovaginal. À medida que o saco gestacional cresce, podem ser identificados, a partir de 5 semanas, a vesícula vitelina e o embrião com atividade cardíaca (Figura 37.2). É importante observar que a gravidez deve ser identificada ao ultra-som endovaginal, se o β-HCG estiver acima de 1.200mUI/mL.

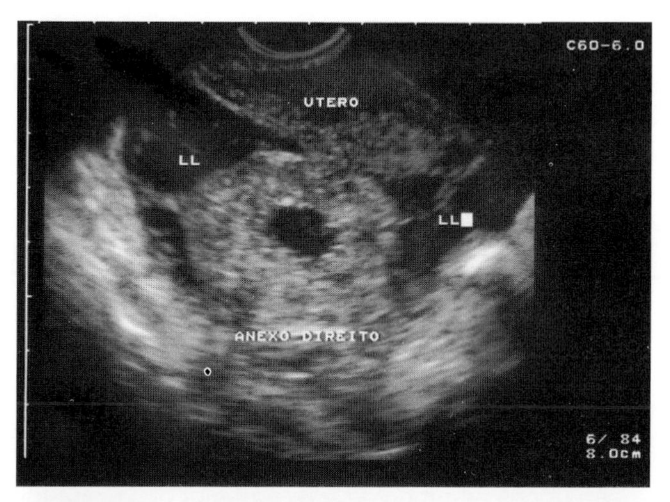

Figura 37.1 ▶ Gravidez ectópica rota. (*LL*, líquido livre.)

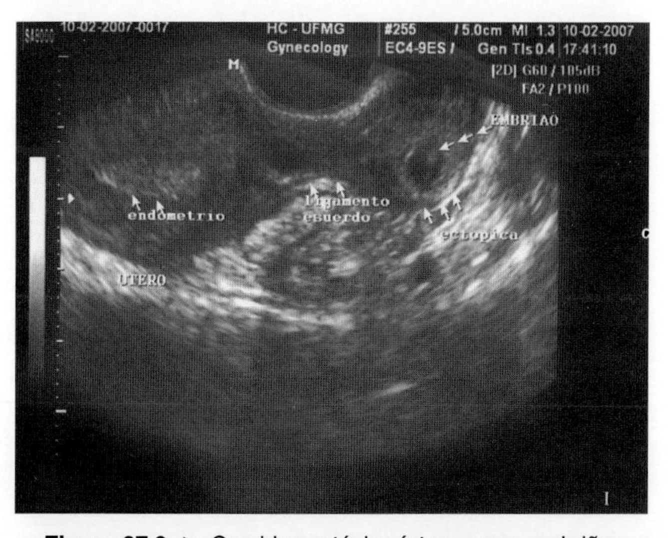

Figura 37.2 ▶ Gravidez ectópica íntegra com embrião.

A realização concomitante de dopplerfluxometria colorida na avaliação de caso suspeito de GE pode aumentar a sensibilidade do diagnóstico de 71% para 87%, permitindo a comprovação de fluxo de alta velocidade e baixa impedância na massa anexial.[7]

Outros marcadores bioquímicos

O marcador ideal para GE seria aquele que fosse específico para a lesão tubária, ou que se tornasse positivo apenas após a implantação endometrial. Algumas substâncias têm sido estudadas com esse propósito, incluindo a creatinocinase do soro materno e a fibronectina fetal.[8] Outros marcadores também têm sido pesquisados como preditores de GE: progesterona,[11] estradiol, proteína Schwangerschafts-1, relaxina, CA-125, níveis séricos maternos de alfafetoproteína e proteína C reativa. Todos eles se encontram ainda em fase de pesquisa, não sendo permitido seu uso na clínica diária.[20]

Hemograma

O hemograma deve ser sempre solicitado diante de abdome agudo hemorrágico, para se ter idéia da dosagem de hemoglobina e hematócrito no pré-operatório, indicando ou não a necessidade de transfusão sanguínea. Na suspeita de GE íntegra, ou em seu acompanhamento, a ruptura dessa prenhez, com conseqüente sangramento intra-abdominal, pode ser diagnosticada mediante a queda nos níveis de hemoglobina e hematócrito.

Culdocentese

A punção do fundo de saco posterior da vagina foi amplamente utilizada como técnica para o diagnóstico de GE rota e, atualmente, só deve ser utilizada, em locais onde a ultra-sonografia não esteja disponível, para confirmação de sangue não coagulado na cavidade abdominal. Após a introdução do espéculo vaginal, apreende-se o lábio posterior do colo uterino com pinça de Pozzi, expondo o fórnice posterior da vagina. Utilizando Jelco® 18 ou 20, penetra-se o fundo de saco posterior, através da parede vaginal, aspirando o conteúdo abdominal. O teste é considerado positivo, quando é obtido sangue não-coagulado, negativo, se o líquido é seroso, ou inconclusivo, quando nada é aspirado.

Laparoscopia

A laparoscopia é considerada o padrão ouro para o diagnóstico de GE íntegra, mas tem indicação apenas nos casos duvidosos em que outros recursos propedêuticos falharam. Tem a grande vantagem de permitir o diagnóstico e o tratamento. Na prenhez tubária rota, raramente tem indicação como recurso diagnóstico, visto que os outros recursos propedêuticos conseguem diagnosticá-la em praticamente todos os casos.

Ressonância nuclear magnética (RNM)

O papel da RNM no diagnóstico da GE ainda não está claro. Enquanto alguns autores acreditam que ela não é necessária, outros defendem sua utilização no diagnóstico de formas raras e complicadas de prenhez ectópica, como a abdominal, a intersticial, a miometrial e a cervical, quando os resultados do ultra-som são inconclusivos.[13] Os achados à RNM incluem hematossalpinge, massa anexial hemorrágica ou heterogênea, saco gestacional, sangramento intra-abdominal e dilatação tubária com adelgaçamento da parede.

DIAGNÓSTICO DIFERENCIAL

As manifestações clínicas da GE, especialmente a íntegra, assemelham-se às de outras afecções abdominais, sendo o diagnóstico diferencial muitas vezes difícil. A importância do diagnóstico correto está no fato de o tratamento dessas outras afecções nem sempre ser cirúrgico. Na prenhez ectópica rota, o quadro clínico é mais exacerbado e a indicação cirúrgica é compulsória.

O diagnóstico diferencial deve ser realizado com a DIP (especialmente nos estádios mais avançados), cisto de ovário torcido e/ou roto ou cisto de corpo lúteo hemorrágico, apendicite aguda ou qualquer outra enfermidade que produza dor pélvica aguda.

TRATAMENTO

Gravidez ectópica íntegra

Na GE íntegra, o tratamento pode ser expectante, cirúrgico (laparotomia ou laparoscopia, salpingectomia ou salpingotomia) ou medicamentoso. Os dois últimos são mais efetivos, e a escolha depende das circunstâncias clínicas, do local da GE e dos recursos disponíveis.

A conduta expectante só deve ser adotada em casos selecionados, na ausência de dor ou sangramento genital, na ausência de sinais de sangramento abdominal e em caso de níveis decrescentes de β-HCG, sendo o inicial abaixo de 1.000UI/L. A paciente deve ser monitorada de modo contínuo com dosagens seriadas de β-HCG, hematócrito e ultra-sonografia até o desaparecimento do β-HCG.[5]

O tratamento cirúrgico é o mais utilizado para a GE. Não há, ainda, consenso sobre qual tipo de procedimento deve ser realizado. Está indicado quando há sinais de atividade cardíaca embrionária, β-HCG maior que 5.000UI/L, massa anexial maior que 4cm e líquido livre na pelve. A laparotomia vem, a cada dia, cedendo lugar à laparoscopia em razão do menor tempo operatório, da menor morbidade, dos custos menores, da menor perda sanguínea e do retorno mais rápido às atividades habituais. Entretanto, necessita equipamentos e mão de obra especializada. A escolha entre uma e outra dependerá da estabilidade hemodinâmica da paciente, do tamanho e localização da massa e da disponibilidade de material e pessoal especializado. A salpingotomia – incisão linear na borda antimesentérica da trompa com remoção do produto conceptual (Figura 37.3) – deve ser o procedimento de escolha quando a paciente apresenta GE tubária não-rota e deseja preservar seu potencial de fertilidade futura. Estudos têm mostrado que não há diferença na taxa de gravidez futura quando se realiza salpingectomia ou salpingotomia.[16] Histórico de infertilidade é o determinante mais significativo da fertilidade no futuro, sendo a salpingectomia o melhor tratamento para essas pacientes, visando reduzir a chance de uma GE tubária futura. Em pacientes que não desejam manter a fertilidade, a salpingectomia é também o método de escolha. Nos casos em que a GE é fimbrial, pode ser realizada a ordenha tubária. Porém, quando comparada à salpingotomia, a chance de GE recorrente é duas vezes maior nos casos de ordenha.[19]

O tratamento medicamentoso vem conquistando cada vez mais adeptos, por tornar desnecessária a cirurgia e por ter resultados comparáveis em termos de resolução da prenhez ectópica, apesar de exigir acompanhamento mais rigoroso da paciente. O fármaco mais estudado na GE íntegra é o metotrexato, embora outros agentes já tenham sido descritos, como cloreto de potássio, glicose hiperosmolar, prostaglandina F_{2}□ e a mifepristona (RU-486). Esses agentes podem ser utilizados sistemicamente (intravenosa, intramuscular ou oral) ou localmente (injeção direta sobre o saco gestacional por via laparoscópica ou guiada por ultra-som).[20]

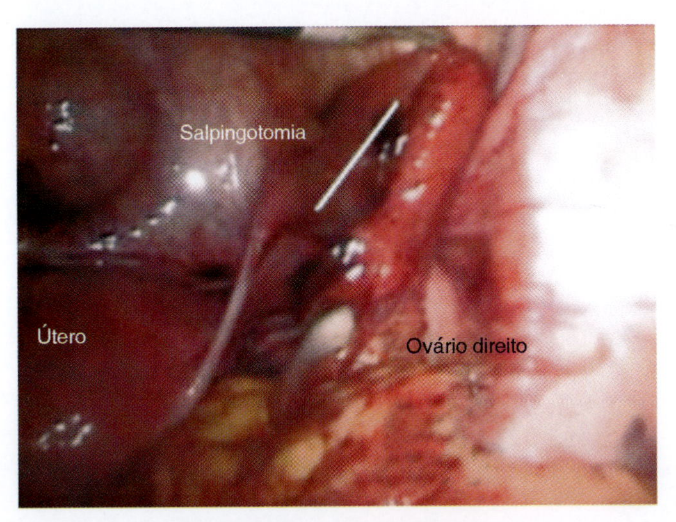

Figura 37.3 ▶ Salpingotomia.

Gravidez ectópica rota

Na GE rota, o único tratamento possível é o cirúrgico; no entanto, também nessa situação, a escolha entre laparotomia e laparoscopia dependerá da estabilidade hemodinâmica da paciente, da localização da massa e da disponibilidade de material e pessoal especializado. A salpingectomia deve ser a primeira escolha, reservando-se a salpingotomia para pacientes que desejam manter a fertilidade, exclusivamente em casos em que seja possível a preservação da tuba uterina.

É importante ressaltar a importância do preparo correto da paciente no pré-operatório imediato, incluindo hemograma completo e reserva de hemoderivados. O grupo sanguíneo e o fator Rh (Du) devem ser sempre solicitados. Pacientes Rh-negativas (Du-negativas) deverão receber imunoglobulina humana anti-Rh (D) na dose de 300μg, intramuscular, independente do tipo de prenhez ectópica e da terapêutica adotada.

No pós-operatório de pacientes que foram submetidas a salpingotomia, deve ser feito acompanhamento seriado com ultra-sonografia e β-HCG até sua negativação. Em casos de platô ou crescimento, pode estar indicada nova operação ou o uso de metotrexato.

▶ FERTILIDADE APÓS GRAVIDEZ ECTÓPICA

A fertilidade após uma GE íntegra ou rota depende, principalmente, do modo como essa gravidez foi conduzida e, fundamentalmente, da presença ou ausência de fatores de risco. Estudo envolvendo 328 mulheres com história de ectópica anterior demonstrou que 10% tiveram recorrência da prenhez ectópica, ao passo que 53% tiveram um nascido vivo.[4] As taxas de recorrência de gravidez tubária e de gravidez intra-uterina em pacientes com prenhez tubária prévia submetidas a diferentes tipos de tratamento estão expressas no Quadro 37.6.[3,12,17,22]

Quadro 37.6 ▶ Taxas de recorrência da GE tubária e intra-uterina em pacientes que apresentavam prenhez tubária prévia de acordo com os diferentes tipos de tratamento

Tipo de tratamento	Taxa de recorrência (%)	Taxa de gravidez intra-uterina (%)
Conduta expectante	4,2 a 5	80 a 88
Metotrexato	7 a 8	58 a 61
Salpingotomia	62 a 89	18 a 20
Salpingectomia	38 a 66	6 a 28

Fonte: Bangsgaard *et al.*,[3] Mol *et al.*,[12] Pisarska *et al.*,[17] e Yao e Tulandi.[22]

▶ REFERÊNCIAS BIBLIOGRÁFICAS

1. Ankum WM, Mol BWJ, Van der Veen FB, Nossuyt PMM. Risk factors for ectopic pregnancy: A meta analysis. *Fertil Steril* 1996; *65*:1093-9.
2. Anon R. Ectopic pregnancies: United States, 1990-1992. *MMWR Morb Mortal Wkly Rep* 1995; *44*:46-8.
3. Bangsgaard N, Lund C, Ottesen B, Nilas L. Improved fertility following conservative surgical treatment of ectopic pregnancy. *Br J Obstet Gynaecol* 2003; *110*:765-70.
4. Bernoux A, Job-Spira N, Germain E, Coste J, Bouyer J. Fertility outcome after ectopic pregnancy and use of an intrauterine device at the time of the index ectopic pregnancy. *Hum Reprod* 2000; *15*:1173-7.
5. Cohen MA, Sauer MV. Expectant management of ectopic pregnancy. *Clin Obstet Gynecol* 1999; *42*:48-54.
6. Egger M, Low N, Smith GD, Lindblom B, Herrmann B. Screening for chlamydial infections and the risk of ectopic pregnancy in a county in Sweden: ecological analysis. *BMJ* 1998; *316*:1776-86.
7. Emerson DS, Cartier MS, Altieri LA *et al.* Diagnostic efficacy of endovaginal color doppler flow imaging in an ectopic pregnancy screening program. *Radiology* 1992; *183*:413-20.
8. Farquhar CM. Ectopic pregnancy. *Lancet* 2005; *366*:583-91.
9. Goyaux N, Leke R, Keita N *et al.* Ectopic pregnancy in African developing countries. *Acta Obstet Gynecol Scand* 2003; *82*:305-12.
10. Kamwendo F, Forslin L, Bodin L, Danielsson D. Epidemiology of ectopic pregnancy during a 28 year period and the role of pelvic inflammatory disease. *Sex Transm Infect* 2000; *76*:28-32.
11. Mol B, Lijmer T, Ankum W, Van Der Veen F, Bossuyt P. The accuracy of single serum progesterone measurement in the diagnosis of ectopic pregnancy: A meta-analysis. *Hum Reprod* 1998; *13*:3220-7.
12. Mol B, Matthijsse H, Tinga D *et al.* Fertility after conservative and radical surgery for tubal pregnancy. *Hum Reprod* 1998; *13*:1804-9.
13. Nagayama M, Watanabe Y, Okumura A, Amoh Y, Nakashita S, Dodo Y. Fast MR imaging in obstetrics. *RadioGraphics* 2002; *22*:563-82.
14. NCHS. Advanced report of final mortality statistics, 1992. Hyattsville: US Department of Health and Human Services, Public Health Services, CDC, 1994.
15. Ory HW. The Women's Health Study. Ectopic pregnancy and intrauterine contraceptive devices: new perspectives. *Obstet Gynecol* 1981; *57*:137-44.
16. Ory SJ, Nnadi E, Herrmann R *et al.* Fertility after ectopic pregnancy. *Fertil Steril* 1993; *60*:231-5.
17. Pisarska MD, Carson SA, Buster JE. Ectopic pregnancy. *Lancet* 1998; 351:1115-20.
18. RCOG. Why mothers die 1997-1999: the fifth report of the confidential enquiries into maternal deaths in the United Kingdom 1997-1999. London: RCOG Press, 2001.
19. Smith HO, Toledo AA, Thompson JD. Conservative surgical management of isthmic ectopic pregnancies. *Am J Obstet Gynecol* 1987; *157*:604-10.
20. Stovall TG. Abortamento precoce e gravidez ectópica. In: Novak ER, Berek JS (eds.) *Tratado de ginecologia*. Rio de Janeiro: Guanabara Koogan, 2005:472-505.
21. Westrom L. Influence of sexually transmitted diseases on sterility and ectopic pregnancy. *Acta Eur Fertil* 1985; *16*:21-4.
22. Yao M, Tulandi T. Current status of surgical and nonsurgical management of ectopic pregnancy. *Fertil Steril* 1997; *67*:421-32.

38

Torção e Ruptura de Anexos Uterinos

Henrique Moraes Salvador Silva
Márcia Salvador Géo
Cláudia Lourdes Soares Laranjeira

TORÇÃO DE ANEXOS UTERINOS

Torção de anexos uterinos é emergência cirúrgica que comumente se apresenta como dor abdominal, representando cerca de 3% dos casos de abdome agudo ginecológico. A torção anexial acomete, principalmente, mulheres em idade reprodutiva e crianças pré-púberes. A torção pode envolver cisto ou massa ovariana ou hidrossalpinge e tem sido descrita, também, em anexos normais ou estruturas remanescentes, como hidátides de Morgagni.[11,13]

O único sintoma da torção anexial, na grande maioria dos casos, é dor abdominal associada ao achado ultra-sonográfico de massa anexial. O diagnóstico precoce e o estabelecimento de tratamento imediato são importantes, com o objetivo de salvar os anexos, evitando necrose dos tecidos. Muitas mulheres com ovários torcidos desejam manter sua fertilidade, e a perda de um ovário pode trazer resultados adversos a longo prazo, afetando a função reprodutiva.[5]

O tratamento da torção de anexos é comumente complicado pela demora do estabelecimento do diagnóstico. Em pré-púberes e adolescentes, a causa mais comum de dor pélvica aguda é apendicite, e a torção de anexos é evidenciada, em muitos casos, somente no momento da operação. Em geral, esses procedimentos são realizados em caráter de urgência pelo cirurgião geral, e nem sempre é possível a participação do ginecologista.

Etiologia e fisiopatologia

A etiologia da torção anexial ainda não está totalmente esclarecida. Em muitos casos, observa-se nódulo ovariano no anexo torcido. A torção de ovário de tamanho normal é extremamente rara. Ovários com cistos volumosos, como teratoma cístico benigno, ou aqueles com aumento global por doença policística têm maior probabilidade de torção. Esses casos representam 25% das torções anexiais. O ovário volumoso tende a pesar sobre seu pedículo, podendo torcer em torno de si mesmo. Cistos menores que 5cm raramente causam torção ovariana. Nessas circunstâncias, a torção de anexos com endometriomas é rara. Apesar do volume aumentado, os ovários com endometriomas apresentam-se fixos ao útero ou à parede pélvica em virtude de aderências causadas pela endometriose pélvica.[13,14]

Estudo retrospectivo observacional demonstrou que 40% das 87 pacientes portadoras de torção anexial haviam sido submetidas a operações pélvicas, metade delas a ligaduras de trompas.[14] Outros autores também citaram a ligadura tubária como causa de torção de anexos. Estima-se que aderências cirúrgicas provoquem desprendimento do mesotélio, predispondo à torção do pedículo ovariano em torno dele mesmo. No entanto, a patogênese exata ainda é desconhecida.[11]

Em casos de torção isolada de tubas uterinas, os principais fatores de risco também estão relacionados com o volume aumentado das trompas, como, por exemplo, hematossalpinge e hidrossalpinge. A gravidez também pode ser fator de risco para torção de tubas uterinas devido ao relaxamento dos ligamentos largos, predispondo à torção dos pedículos.[16]

A torção dos anexos ocorre por causa da hipermobilidade de suporte dos pedículos, infundíbulo pélvico e ligamento ovariano. Quando ocorre rotação dos ane-

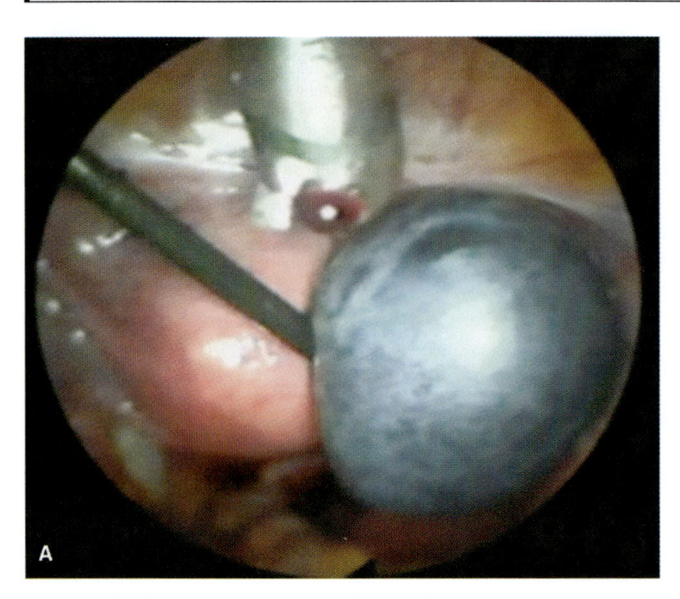

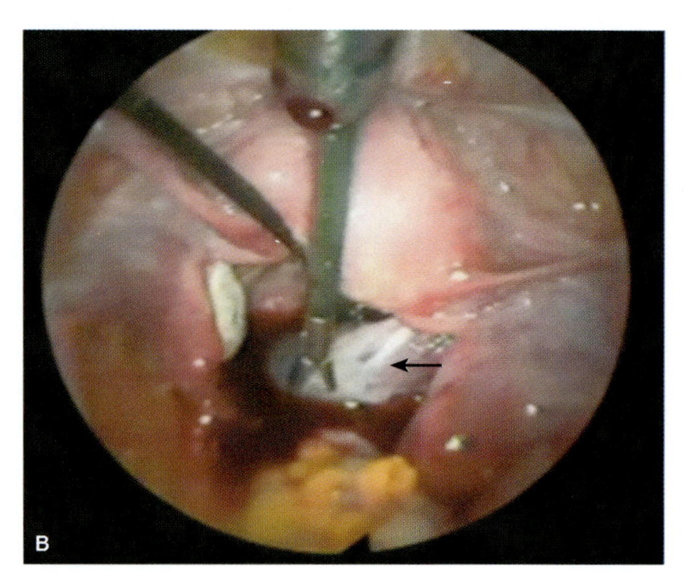

Figura 38.1 ▶ **A.** Anexo direito torcido, ovário com aspecto isquêmico, coloração arroxeada. **B.** Pedículo anexial torcido (*seta*).

xos em torno de seu eixo, ambos os pedículos são parcialmente estrangulados. O fluxo venoso é o primeiro a ser prejudicado, seguido pelo comprometimento arterial. A obstrução inicial do retorno venoso causa ingurgitamento com edema. Se a torção for mantida, ocorrerá também oclusão arterial (Figura 38.1). Esta interrupção do fluxo irá causar trombose, isquemia e, finalmente, necrose tecidual dos anexos.[21] O ovário é considerado órgão muito resistente a longos períodos de isquemia causada por torção. Alguns autores observaram que, quando o ovário está volumoso, podem ocorrer várias torções e destorções espontâneas, até que haja torção completa.[6] A recuperação ovariana, após isquemia prolongada, sugere que a obstrução arterial completa não ocorre comumente. O restabelecimento da função ovariana pode ocorrer até em órgãos que estavam seriamente comprometidos. Estima-se que algum aporte sanguíneo seja mantido no ovário acometido pelas outras artérias ovarianas contralaterais ou pelas artérias uterinas. A duração da isquemia que é capaz de causar lesão irreversível é desconhecida.[29] De qualquer modo, nos casos em que os anexos são preservados anatomicamente após destorção, podem ocorrer disfunção da tuba uterina e/ou falência ovariana conseqüentes à isquemia.[22]

Quadro clínico e diagnóstico

A torção de anexos uterinos, na grande maioria dos casos, não é diagnosticada rapidamente em mulheres com dor abdominal aguda. Além disso, várias outras afecções ginecológicas, obstétricas, urológicas ou intestinais devem ser excluídas. A laparoscopia de urgência pode ser considerada padrão ouro para o diagnóstico definitivo devido à imprecisão dos indicadores clínicos e propedêuticos.

Houry e Abbott[14] avaliaram 87 mulheres com abdome agudo devido à torção ovariana. A hipótese diagnóstica de torção anexial, no momento da admissão dessas mulheres, só foi cogitada em 47% dos casos.

Torção anexial deve ser suspeitada em mulheres com dor pélvica de início súbito, ovário de volume aumentado ou com história de operação pélvica prévia em anexos.

As características da dor abdominal ou os achados ao exame físico das mulheres com torção de anexos variam muito. Alguns estudos observacionais[4,21] verificaram que 45% das pacientes apresentam dor do tipo em cólica, com defesa involuntária, 50% apresentam irradiação para região lombar ou fossas ilíacas, 60% apresentam dor súbita e 40% referem episódios anteriores de dor. Dessa maneira, verifica-se que os achados clínicos variam muito em sua apresentação e são, na grande maioria dos casos, imprecisos. Entretanto, escassez de achados objetivos pode ser a chave para se pensar em torção de anexos.

A história "clássica" de torção anexial inclui dor abdominal do tipo em cólica, de início súbito, no andar inferior do abdome, com irradiação para flancos ou fossas ilíacas, irritação peritoneal e massas anexiais.

As manifestações clínicas mais freqüentes, nos casos de torção anexial, são náuseas e vômitos, em 70% dos casos, e dor em andar inferior do abdome, em 90%. Entretanto, esses achados são comuns em outras causas de dor abdominal em mulheres, não sendo específicos para torção de anexos. Febre também pode ocorrer nessas pacientes.[14]

Ao exame ginecológico, quase metade dos casos apresenta anexos volumosos à palpação e/ou história de cistos ou massas ovarianas. Um terço das mulheres tem moderado dolorimento à palpação abdominal e outro terço não apresenta dor à palpação.[14]

Não há achados laboratoriais específicos. A contagem global de leucócitos pode estar elevada, mas não há correlação entre leucócitos e necrose tecidual.

A ultra-sonografia é importante na formulação de hipótese diagnóstica, sendo, geralmente, o primeiro método de imagem a ser usado para avaliar a dor pélvica.

A presença de vários pequenos cistos ovarianos, maiores que 25mm, provocando aumento ovariano e líquido livre em fundo de saco, é citada como fator ultra-sonográfico de risco para torção ovariana, principalmente em adolescentes e pré-púberes.[9]

O fluxo sanguíneo tem sido exaustivamente investigado por meio da dopplerfluxometria realizada durante a ultra-sonografia; observa-se, muitas vezes, redução ou até ausência de fluxo vascular anexial. Entretanto, o diagnóstico não pode ser baseado somente nesse achado. As alterações dopplerfluxométricas provavelmente espelham as mudanças vasculares do anexo, e o fluxo arterial persistente pode ser compatível com estágios incompletos de torção.[1,2,30]

Algumas imagens são descritas em tomografias computadorizadas ou ressonância magnética, como, por exemplo, edema de tubas uterinas, edema da parede do ovário torcido, ascite e desvio do útero na direção do anexo acometido.[15,28]

Embora não haja imagens ultra-sonográficas, tomográficas ou de ressonância magnética específicas para torção anexial, na grande maioria dos casos, observam-se massas pélvicas.[3]

Marcadores laboratoriais para ocorrência de necrose que possam auxiliar o diagnóstico laboratorial da torção ovariana são pouco utilizados. Há alguns anos, uma relação entre infarto do miocárdio e altas concentrações de citocinas, como fator de necrose tumoral (FNT-α) e interleucina-6 (IL-6), no sangue periférico foi sugerida como indicativa de isquemia e necrose. Cohen *et al.*[7] dosaram FNT-α e IL-6 em 20 mulheres submetidas à laparoscopia com hipótese diagnóstica de torção ovariana. A concentração de IL-6 foi significativamente elevada em mulheres com torção ovariana confirmada por laparoscopia. As medidas de FNT-α não apresentaram diferenças significativas entre o grupo com torção e o grupo sem torção. A IL-6 parece ser marcador mais específico para isquemia ovariana. No entanto, são necessários estudos com série de casos mais expressiva.[7]

Tratamento

Se a torção é suspeitada, o tratamento cirúrgico deve ser imediatamente indicado para evitar dano ovariano. O tratamento mais tradicional para anexos torcidos consiste em laparotomia e ooforectomia, com anexectomia, se necessária. Destorção do anexo já foi citada como fator de risco para tromboembolismo pulmonar, devido à liberação de êmbolos das veias ovarianas trombosadas. Entretanto, atualmente, existem evidências suficientes demonstrando que a destorção de anexos isquêmicos não aumenta o risco de fenômenos tromboembólicos.[20] Assim sendo, a prevenção potencial de tromboembolismo não deve ser o motivo primário para realização de anexectomia em torção de anexos.

A abordagem ideal deverá ser por via laparoscópica com destorção dos anexos ou ooforectomia/anexectomia, se os orgãos não são mais viáveis.[22]

É muito importante a manipulação cuidadosa dos anexos. Durante a destorção, deve-se usar pinças delicadas sem tracionar os tecidos ovariano e tubário, pois os mesmos encontram-se friáveis. Na presença de cistos ovarianos, punção e aspiração para esvaziamento dos cistos podem ser realizadas antes da destorção.[23]

Alguns autores[11,13] descrevem que as taxas de destorção bem-sucedida estão em torno de 10%. No entanto, esses estudos também verificaram que, na maioria dos casos em que não foi possível somente destorcer os anexos, a operação foi feita após 24 horas de dor abdominal. Cohen *et al.*[6] foram capazes de preservar o anexo isquêmico torcido em 58 mulheres que tinham ovários arroxeados, com morbidade pós-operatória irrelevante. Além disso, os autores verificaram atividade folicular nos ovários de 54 das 58 mulheres, e nenhuma delas necessitou novas intervenções cirúrgicas por complicações. Desse modo, podemos afirmar que o tempo entre o aparecimento dos sintomas e a intervenção cirúrgica é importante no prognóstico da preservação dos anexos.[6,20]

Devido ao edema e ao ingurgitamento do anexo acometido pela torção, o pedículo pode não ser reconhecido com facilidade, e a direção da destorção pode ser difícil. Nesses casos, o cirurgião deve tentar girar o ovário nas duas direções (em geral, o órgão irá girar mais facilmente na direção contrária à da torção).

Anexectomia sempre deve ser a última opção, visto que a preservação da função ovariana ocorre em 88%

a 100% dos casos em que somente a destorção foi realizada. Apesar da aparência necrótica de um ovário torcido e isquêmico, muitos estudos observaram que a estimativa do grau de necrose durante a cirurgia é imprecisa. Cor, tamanho e edema do órgão torcido não refletem o verdadeiro dano ao tecido ovariano.[18,19,22,26]

Oelsner *et al.*[22] verificaram função ovariana preservada após torção em 91% dos casos, por vários critérios, como desenvolvimento folicular à ultra-sonografia, aparência macroscópica dos ovários em operações subseqüentes e fertilização de oócitos em fertilização *in vitro*.

Não é necessário estender o tempo operatório para observar a reperfusão ovariana. O órgão acometido só deverá ser retirado quando existirem sinais óbvios de ruptura dos pedículos vasculares ou na presença de tecido anexial em decomposição.

Cistectomia ovariana durante a destorção do anexo isquêmico deve ser evitada, pois o anexo isquêmico, edemaciado e friável, apresenta risco de sangramento e de sofrer lesão ainda maior. Além disso, grande percentual dos cistos ovarianos é funcional e, dessa maneira, não devem ser removidos.[23]

Em estudo envolvendo 102 casos de torção anexial, 58% dos cistos excisados apresentaram estudo anatomopatológico compatível com cistos funcionais. Alguns autores sugerem que mulheres com tumores ovarianos não-funcionais devem ser submetidas a nova cirurgia eletiva 4 a 6 semanas após a destorção ovariana.[22]

Não há consenso entre ginecologistas quanto à conduta adequada em relação ao ovário preservado seguido de torção unilateral. Recorrência de torção ovariana é rara. Assim sendo, é desnecessária a fixação rotineira do ovário na parede pélvica. Em crianças que sofreram torção anexial, o risco de repetição do evento no mesmo ovário ou contralateral é elevado.[10,25] Realmente, com o aumento da conduta conservadora na torção ovariana, essa incidência tende a aumentar. A realização de ooforopexia tem sido sugerida por alguns autores[8] nos seguintes casos: (1) crianças com torção de anexos; (2) recorrências de torção anexial; (3) casos em que o ovário torcido é retirado (deve-se fixar o ovário contralateral para assegurar a fertilidade futura). A ooforopexia, teoricamente, deverá reduzir os riscos de nova torção. Os poucos dados disponíveis ainda não são definitivos. Entretanto, as conseqüências de nova torção são tão dramáticas que a ooforopexia pode ser justificada nessas mulheres.

A fixação deve ser realizada com dois pontos, com fio não-absorvível, sendo um no ligamento infundíbulo pélvico e outro no ligamento ovariano. Ambos os pontos devem ser fixados no peritônio da parede pélvica adjacente ou na parede lateral do útero. Deve ser observado o trajeto dos grandes vasos na parede pélvica, assim como o ureter, para evitar lesões inadvertidas.[23]

Não foram registradas complicações secundárias à ooforopexia na literatura, embora, devido ao desvio anatômico do trajeto dos vasos, teoricamente possa ocorrer alteração do fluxo sanguíneo para tubas uterinas e ovários e, conseqüentemente, alteração de suas funções, levando à infertilidade. Além disso, pode ocorrer obstrução da tuba uterina devido a sua fixação.[8]

Em pacientes que apresentaram torção com cistos funcionais, contraceptivos hormonais devem ser prescritos após destorção e punção do cisto. O tratamento hormonal evita a recorrência de cistos funcionais, que podem levar a nova torção.[23]

RUPTURA OVARIANA

A prevalência de afecções ovarianas em mulheres na pré-menopausa é alta e, na maioria das vezes, as lesões são benignas. Cistos ovarianos funcionais são comuns e, freqüentemente, transitórios. Sete por cento das mulheres assintomáticas, na pré-menopausa, têm cistos ovarianos maiores que 25mm e 7% das mulheres na pós-menopausa têm cistos maiores que 15mm. Cistos ovarianos em mulheres com dor pélvica tornam-se um dilema para o estabelecimento da real origem da dor, pois o cisto pode ser achado casual.[24]

Hemorragia dentro do cisto ovariano é relativamente freqüente. Quando há ruptura do cisto, o extravasamento de sangue para as cavidades pélvica e abdominal dá origem a quadro de dor pélvica aguda. A ruptura ovariana é mais comum nos cistos de corpo lúteo, podendo também ocorrer, com menor freqüência, em cistos foliculares. A etiologia da ruptura ainda é desconhecida, embora seja sugerido que o aumento da vascularização do ovário, na segunda fase do ciclo, predisponha à ruptura do corpo lúteo.[27]

Quadro clínico e diagnóstico

História cuidadosa é importante nos casos de cistos ovarianos associados a dor. O conhecimento exato do dia do ciclo menstrual, associado à ultra-sonografia, pode levar à elucidação exata da causa da dor. Por exemplo, dor de início agudo, no meio do ciclo, pode indicar cisto folicular ovulatório. Após o meio do ciclo, sugere cisto de corpo lúteo.

Ao exame físico, observam-se dor abdominal à palpação, principalmente em andar inferior do abdome, e defesa abdominal. Ao toque vaginal bimanual, observam-se aumento do volume do anexo acometido e dolorimento em sua mobilização.

A ultra-sonografia é o método de escolha para identificar cistos ovarianos. Os cistos fisiológicos (foliculares ou lúteos) são comumente anecóicos e homogêneos à ultra-sonografia, e variam de tamanho. Hemorragia dentro do corpo lúteo pode ocorrer e tem achados ultra-sonográficos típicos. Esses cistos hemorrágicos aparecem como cistos ovarianos complexos, difusamente heterogêneos, com debris e septos. Retração do coágulo pode simular projeções sólidas no interior do cisto, levando a intervenções cirúrgicas desnecessárias. A dopplerfluxometria pode revelar rico fluxo ao redor do cisto, de alta velocidade.[17,24]

Ocasionalmente, cistos simples ou hemorrágicos podem romper-se, resultando em dor pélvica aguda intensa com irritação peritoneal. Os exames laboratoriais podem revelar queda nos níveis de hemoglobina devido a sangramento ovariano. A ultra-sonografia, nesses casos, demonstra cisto ovariano com paredes colapsadas e quantidade variada de líquido livre na pelve, podendo ser fluido (sem debris), em casos de cistos simples, ou denso (com debris), nos cistos hemorrágicos.[24]

O hemoperitônio causado por ruptura de cistos ovarianos hemorrágicos é a imagem dominante à ultra-sonografia. Nem sempre o cisto ovariano é identificado de modo adequado, podendo ser similar a hemoperitônio por outras causas. Nos casos de sangramento recente, observam-se coleções fluidas, de alta ecogenicidade, ao redor de útero e anexos. Em sangramentos mais prolongados, imagens heterogêneas são notadas, com coleções de baixas e altas ecogenicidades misturadas, além de aglomerações de coágulos sanguíneos entre as alças intestinais.[12]

Cisto ovariano do tipo endometrioma associa-se, mais comumente, com dor pélvica crônica ou, em casos mais raros, pode cursar sem dor. A imagem típica do endometrioma à ultra-sonografia é homogênea com debris, parede espessada e com densidade ecográfica maior que nos cistos funcionais. O endometrioma também pode ser bilateral. Nesses casos, o aumento do volume dos ovários pode fazer com que eles se toquem, sendo descrito como "ovários que se beijam". Ruptura de endometrioma pode produzir quadro com dores agudas intensas em abdome inferior e irritação peritoneal. A imagem ultra-sonográfica de endometrioma roto é de cisto ovariano com paredes colapsadas e líquido denso livre em fundo de saco posterior. O diagnóstico diferencial do cisto ovariano hemorrágico roto e do endometrioma roto nem sempre é possível. Dessa maneira, a história pregressa de endometrioma pode ajudar no diagnóstico do cisto ovariano roto.[24]

Tratamento

Os cistos ovarianos fisiológicos não-rotos associados à dor pélvica tendem a ser autolimitados e, freqüentemente, respondem à analgesia com antiinflamatótios não-esteróides. Se os sintomas desaparecem e não há critérios ultra-sonográficos de malignidade, novo exame ecográfico deverá ser realizado após 4 a 6 semanas, na primeira fase do ciclo, para confirmar a resolução do cisto. A cirurgia deve ser evitada, se possível.

A ruptura de cistos que resulta em dor abdominal pode também ser acompanhada com analgésicos e repouso. Nesses casos, é importante o acompanhamento clínico e ultra-sonográfico.

A quantidade de líquido livre na cavidade abdominal pode variar. Em casos de hemoperitônio com sangramento ativo, instabilidade hemodinâmica, persistência ou piora da dor, a laparoscopia (Figura 38.2) está indicada para lavagem peritoneal e hemostasia. A cistectomia pode ser necessária para controle de sangramento ou, nos casos de cistos recorrentes, para evitar novos episódios de hemorragia no mesmo cisto.

A ocorrência cíclica de cistos de corpo lúteo hemorrágico pode resultar em aumento de morbidade, persistente. Na ausência de contra-indicações, é benéfico o uso de contraceptivos hormonais orais para supressão da ovulação.

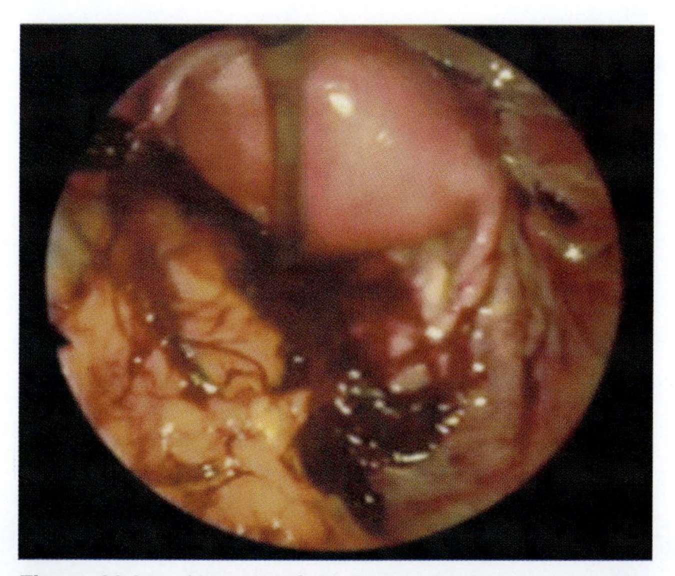

Figura 38.2 ▶ Hemoperitônio decorrente de ruptura ovariana.

REFERÊNCIAS BIBLIOGRÁFICAS

1. Albayram F, Hamper UM. Ovarian and anexial torsion: Spectrum of sonographic findings with pathologic correlation. *J Ultrasound Med* 2001; *20*:1083-9.
2. Ben-Ami M, Perlitz Y, Haddad S. The effectiveness of spectral and color Doppler in predicting ovarian torsion. A prospective study. *Eur J Obstetric Gynecol Reprod Biol* 2002; 204:64-6.
3. Breech LL, Hillard PJ. Adnexal torsion in pediatric and adolescent girl. *Curr Opin Obstet Gynecol* 2005; *17*:483-9.
4. Burnett IS. Gynecologic causes of the acute abdomen. *Surg Clin North Am* 1988; *68*: 385-98.
5. Cass DL. Ovarian torsion. *Semin Pediatr Surg* 2005; *14*:86-92.
6. Cohen SB, Oelsner G, Siedman DS *et al.* Laparoscopic detorsion allows sparing of the twisted ischemic adnexa. *J Am Assoc Gynecol Laparoscopic* 1999; *6*:139-43.
7. Cohen SB, Wattiez A, Stockheim D *et al.* The accuracy of serum interleukin-6 and tumor necrosis factor as markers for ovarian torsion. *Hum Reprod* 2001; *16*(10);2195-7.
8. Crouch NS, Gyampoh B, Cutner AS *et al.* Ovarian torsion: To pex or not to pex? Case report and review of the literature. *J Pediatr Adolesc Gynecol* 2003; *16*:381-4.
9. Graif M, Shalev J, Strauss S *et al.* Torsion of the ovary: sonographic features. *Am J Roentgenology* 1984; *143*:1331-4.
10. Grunewald B, Keating J, Brown S. Asynchronous ovarian torsion – The case for prophylactic oophoropexy. *Postgrad Med J* 1993; *69*:318-9.
11. Haskins T Shull BL. Adnexal torsion. *South Med J* 1986; *79*:576-7.
12. Hertzberg BS, Kliewer A, Paulson EK. Ovarian cyst rupture causing hemoperitonium: Imaging features and the potential for misdiagnosis. *Abdom Imaging* 1999; *24*:304-8.
13. Hibbard LT. Adnexal torsion. *Am J Obstet Gynecol* 1985; *152*:456-61.
14. Houry D, Abbott JT. Ovarian torsion: A fifteen-year review. *Ann Emerg Med* 2001; *38*(2):156-9.
15. Kimura I, Togashi K, Kawakami S *et al.* Ovarian torsion: CT and MR imaging appearances. *Radiology* 1994; *190*:337-41.
16. Krissi H, Shalev J, Bar-Hava I *et al.* Fallopian tube torsion: Laparoscopic evaluation and treatment of a rare gynecological entity. *J Am Board Farm Pract* 2001; *14*:274-7.
17. Jermy K, Bourne T. The role of ultrasound in the management of the acute gynecological abdomen. *Reviews Gynecol Pract* 2004; *4*:224-9.
18. Levy T, Dicker D, Shalev J *et al.* Laparoscopic unwinding of hyperstimulated ischemic ovaries during the second trimester of pregnancy. *Hum Reprod* 1995; *10*:1478-80.
19. Mage G, Cannis M, Manhes H *et al.* Laparoscopic management of adnexal torsion, a review of 35 cases. *J Reprod Med* 1989; *34*:520-4.
20. McGovern PG, Noah R, Koenigsberg R *et al.* Adnexal torsion and pulmonary embolism: Case report and review of the literature. *Obstet Gynecol Surv* 1999; *54*:601-8.
21. Nichols DH, Julian PJ. Torsion of the adnexa. *Clin Obstet Gynecol* 1985; *28*:375-80
22. Oelsner G, Cohen SB, Soriano D *et al.* Minimal surgery for the twisted ischaemic adnexa can preserve ovarian function. *Hum Reprod* 2003; *18*:2599-602.
23. Oelsner G, Shashar D. Adnexal torsion. *Clin Obstet Gynecol* 2006; *49*(3):459-63.
24. Okaro E, Valentin L. The role of ultrasound in the management of women with acute and chronic pelvic pain. *Best Pract Research Clin Obstet Gynecol* 2004; *18*(1):105-23.
25. Ozcan C, Celik A, Ozok G *et al.* Adnexal torsion in children may have a catastrophic sequel: Assycronism bilateral torsion. *J Pediatric Surg* 2002; *37*:1617-20.
26. Pansky M, Abargil A, Dreazen E *el al.* Conservative management of adnexal torsion in premenarchal girls. *J Am Assoc Gynecol Laparosc* 2000; *7*:295-9.
27. Raziel A, Ron-EJ R, Pansky M *et al.* Current management of ruptured habeas luteum. *Eur J Obstet Gynecol Reprod Biol* 1993; *50*:77-81.
28. Rha SE, Byun JY, Jung SE *et al.* CT and MR imaging features of adnexal torsion. *Radiographics* 2002; *22*:283-94.
29. Rizk DEE, Lakshminarasimba B, Joshi S. Torsion of fallopian tube in an adolescent female: a case report. *J Pediatric Adolesc Gynecol* 2002; *15*:159-61.
30. Villalba ML, Huynh B, So M *et al.* An ovary with a twist: a case interesting sonographic findings of ovarian torsion. *J Emerg Med* 2005; *29*:443-6.

39

Ruptura Espontânea de Vísceras Parenquimatosas

Alexandre Lages Savassi-Rocha
Marcelo Rausch
Paulo Roberto Savassi-Rocha

INTRODUÇÃO

Em geral, a ruptura de vísceras parenquimatosas ocorre após traumatismos de diversas naturezas. A ruptura *espontânea*, embora constitua evento raro, apresenta potencial significativo de morbidade e mortalidade, o que torna fundamental o diagnóstico precoce dessa condição.

No presente capítulo serão abordadas as rupturas espontâneas do baço e do fígado.

RUPTURA ESPONTÂNEA DO BAÇO

A ruptura esplênica espontânea (REE) pode ocorrer em órgão normal ou acometido por doença (*ruptura patológica*).[9]

Etiologia

A REE tem sido relacionada a doenças infecciosas, neoplasias, distúrbios metabólicos e medicamentos, dentre outros.[9,40] Em muitos casos, a associação é feita em relatos isolados, sendo bastante questionável ou de difícil comprovação. As principais afecções descritas estão reunidas nos Quadros 39.1 a 39.3.

Ruptura espontânea do baço normal

A ruptura espontânea do baço normal é, ainda, entidade de existência questionável, tendo sido descrita pela primeira vez por Atkinson, em 1874. Existem poucos relatos referentes a essa condição.[29,36]

Quadro 39.1 ▶ Doenças infecciosas associadas à ruptura esplênica espontânea

Bacterianas	Infecções por estafilococos, estreptococos, *Clostridium*, pseudomonas, salmonela,[21] *Enterobacter*, hemófilos e legionela, brucelose,[40] tuberculose
Virais	Mononucleose infecciosa, hepatite A, dengue,[34] rubéola, infecções por citomegalovírus, varicela-zoster, influenza, vírus da imunodeficiência humana (HIV)
Protozoários	Malária, calazar[40]
Outras causas	Sífilis,[40] hidatidose,[1] tifo, leptospirose,[40] febre Q,[43] doenças fúngicas (candidíase)

Quadro 39.2 ▶ Doenças hematológicas e metabólicas relacionadas à ruptura esplênica espontânea

Doenças hematológicas	Hemofilia, afibrinogenemia congênita, deficiência de proteína S, púrpura trombocitopênica imunológica,[40] anemia hemolítica, policitemia vera, leucemia,[25] histiocitose maligna,[32] linfoma de Hodgkin[9,40]
Doenças metabólicas	Amiloidose, doença de Wilson, doença de Gaucher, doença de Niemann-Pick[9,40]

Após revisão extensa da literatura pertinente ao tema, Orloff e Peskin[36] (1958) propuseram critérios para a sua caracterização, incluindo:

Quadro 39.3 ▶ **Outras condições relacionadas à ruptura esplênica espontânea**

Uso de medicamentos	Heparina,[4,12,45] varfarina,[23] estreptocinase, fator estimulador de colônias de granulócitos, ticlopidina, dicumarol
Procedimentos médicos	Litotripsia extracorpórea por ondas de choque, clampagem da tríade portal, histerectomia, hemodiálise,[26] implante de desfibriladores automáticos, ecocardiografia transesofágica, colonoscopia[9,40]
Doenças esplênicas	Cistos esplênicos,[27] angiomatose esplênica difusa, peliose esplênica, trombose da veia esplênica, hipertensão porta, tumores esplênicos (hemangiossarcoma, metástases de carcinoma, teratoma, melanoma e coriocarcinoma),[9,40] ptose esplênica[35]
Miscelânea	Vômitos,[30] tosse,[42] uremia, pancreatite aguda,[5,16] pancreatite crônica calcificante,[39] endocardite infecciosa, gravidez,[2,41] pré-eclâmpsia, lúpus eritematoso sistêmico,[24] artrite reumatóide, poliarterite nodosa, vasculite de Wegener,[9,40] síndrome de Ehlers-Danlos,[18] feocromocitoma, cirrose, carcinoma hepatocelular, metástases ósseas disseminadas, sarcoidose, doença de Crohn, êmbolos de colesterol[46]

- Ausência de história de traumatismo ou esforço físico que pudesse ocasionar lesão esplênica.
- Ausência de aderências periesplênicas (identificadas à laparotomia) que sugerissem traumatismo prévio.
- Ausência de doença esplênica preexistente.
- Ausência de alterações macro ou microscópicas do baço identificáveis ao exame anatomopatológico.

Posteriormente, Crate e Payne[8] incluíram outro critério: ausência de elevação significativa de títulos de anticorpos que denotasse a ocorrência de doença viral recente (fases aguda e de convalescença).

Fisiopatologia

Vários fatores e diferentes mecanismos podem predispor à REE:[9,40]

- Fragmentação e dissolução da cápsula esplênica, secundárias e infiltração por linfócitos atípicos e/ou monócitos (linfoma, leucemia, mononucleose infecciosa).[25]
- Distúrbios da hemostasia (anticoagulação, terapia trombolítica etc.) associados a microtraumatismos não identificados.
- Edema do baço e formação de hematoma subcapsular, secundário a coagulopatia urêmica e uso de heparina durante hemodiálise.[26]
- Contrações intensas do diafragma (tosse, vômitos) com conseqüente tração dos ligamentos esplênicos e laceração do baço.
- Gravidez (associação de hipervolemia, aumento do baço, contrações dos músculos da parede abdominal e diminuição relativa do espaço intra-abdominal, secundária ao aumento do volume uterino).
- Alterações anatômicas congênitas do baço (pedículo curto, posição mais posterior na cavidade abdominal) – predisposição ao traumatismo por compressão diafragmática durante tosse, espirros etc.
- Formação de aneurismas de vasos esplênicos secundária a vasculite necrosante (poliarterite nodosa).

Algumas das explicações propostas para o fenômeno da ruptura espontânea do baço normal encontram-se a seguir:[9]

- Doença esplênica restrita à região em que ocorreu a ruptura (não identificável, portanto, à operação).
- Mobilidade anormal do baço (episódios de torção intermitente, que poderiam evoluir com congestão e ruptura esplênica).
- Ocorrência de espasmo reflexo da veia esplênica, congestão aguda e ruptura.
- Alteração patológica localizada de ramo arterial intraparenquimatoso.

Quadro clínico

A ruptura esplênica manifesta-se, geralmente, como abdome agudo hemorrágico, de intensidade variável. Os pacientes podem relatar dor no quadrante superior esquerdo do abdome que é, freqüentemente, acompanhada de contratura muscular e sensibilidade à palpação local. Pode haver dor na região do ombro esquerdo conseqüente à irritação diafragmática. Observam-se, geralmente, sinais de hipovolemia (taquicardia, palidez cutaneomucosa, perfusão capilar diminuída, hipotensão) e de choque, nos casos mais graves.

Nos casos de acometimento do baço por doenças infecciosas, pode haver sobreposição de manifestações de abdome agudo inflamatório e sepse (p. ex., abscesso esplênico), ou mesmo de anafilaxia (ruptura de cistos hidáticos).

A confusão diagnóstica com outras afecções é muito comum, em virtude da raridade do quadro e da ausência de história de traumatismo. O diagnóstico diferencial é amplo, e inclui: perfuração de úlcera péptica, pancreatite aguda, diverticulite, nefrolitíase, gravidez ectópica, isquemia miocárdica, pneumonia e tromboembolismo pulmonar.[14]

Diagnóstico

Pacientes que evoluem com repercussões sistêmicas (p. ex., instabilidade hemodinâmica) demandam, por vezes, a realização de tratamento cirúrgico imediato, durante o qual se identifica a lesão esplênica.

Com freqüência, a história clínica revela afecções que podem cursar com REE, sugerindo essa associação.

Os exames laboratoriais podem mostrar anemia (conseqüente à perda sanguínea) e leucocitose, nos casos de doenças infecciosas. Testes sorológicos podem identificar doenças virais relacionadas à REE.

Exames de imagem

Na maioria dos casos, o diagnóstico é estabelecido por meio de exames de imagem (ultra-sonografia, tomografia computadorizada), solicitados na abordagem do abdome agudo. Esses exames são importantes, também, para estadiamento da lesão esplênica e detecção de eventuais afecções associadas.

Ultra-sonografia

Os critérios ecográficos para o diagnóstico de ruptura esplênica incluem:[14]

- Presença de líquido livre na cavidade.
- Irregularidades/duplo contorno do baço.
- Presença de hematoma subcapsular esplênico.
- Detecção de hemorragia intraparenquimatosa (Doppler).
- Identificação de pseudo-aneurismas intra-esplênicos.

A ultra-sonografia pode, ainda, demonstrar esplenomegalia e lesões esplênicas focais (cistos, abscessos, infiltração tumoral etc.).

Alguns autores propõem a aplicação do estadiamento ecográfico do traumatismo esplênico nos casos de REE, embora isso ainda não esteja estabelecido na literatura.[14]

Tomografia computadorizada

A tomografia constitui exame com alta acurácia no que se refere às lesões esplênicas. Os achados são semelhantes àqueles da ultra-sonografia (hematoma subcapsular, hemorragia intraparenquimatosa, hemoperitônio), além da presença de áreas cujas densidades não são acentuadas pelo contraste venoso, utilizado durante o exame.

A tomografia pode demonstrar melhor as alterações esplênicas em algumas situações (p. ex., em pacientes obesos), se comparada à ultra-sonografia.

Tratamento

A abordagem inicial consiste em reposição volêmica e hemotransfusões (quando necessárias), além de monitoramento estrito dos dados vitais.

A esplenectomia total constitui o tratamento *clássico* para os casos de REE. Em algumas situações, é possível a conservação de parte do órgão, realizando-se esplenectomia parcial ou subtotal. Nesta última, preserva-se o pólo superior do baço, cuja irrigação é mantida pelos vasos esplenogástricos.

Em geral, a detecção de pseudo-aneurisma intraesplênico pelos exames de imagem demanda a realização de tratamento cirúrgico, em virtude da possibilidade de ruptura esplênica secundária (tardia).

Nos últimos decênios, com base nos relatos de tratamento conservador das lesões esplênicas traumáticas, têm sido adotadas formas menos invasivas de abordagem da REE.[3,17,20]

Em muitos casos, não existe hemorragia ativa quando se caracteriza o diagnóstico de ruptura esplênica, o que possibilita a adoção de conduta expectante, com observação do paciente, em regime hospitalar, por tempo variável.[17]

Em situações de hemorragia ativa, mas com estabilidade hemodinâmica preservada, é possível a utilização de técnicas endovasculares de hemostasia (angiografia seguida de embolização de vasos esplênicos). Embora não seja definida a eficácia desse método na abordagem da REE, ele constitui alternativa viável em casos selecionados.

O acompanhamento por exames de imagem é importante nessas situações, para caracterizar a evolução da lesão esplênica e, nos casos de sucesso, para definir o momento da alta hospitalar.

Além de evitar o tratamento cirúrgico, que apresenta reconhecido potencial de complicações, a abordagem conservadora propicia a manutenção de tecido esplênico funcionante, evitando as conseqüências da esplenectomia (alterações imunológicas, predisposição para trombose venosa etc.). Existem, no entanto, relatos de *asplenia funcional* após esse tipo de abordagem. Esse diagnóstico pode ser confirmado pela redução progressiva do baço à ultra-sonografia, pela presença de corpúsculos de Howell-Jolly nos eritrócitos e pela cintilografia com tecnécio-99m.[38]

Nos pacientes submetidos a esplenectomia, recomenda-se antibioticoprofilaxia durante o período de internação hospitalar. Embora apresentem benefícios questionáveis, as vacinações contra pneumococos, hemófilos e meningococos também são aconselhadas, no intuito de minimizar o risco de sepse pós-esplenectomia, quadro grave e com alto índice de mortalidade.[38]

O auto-implante esplênico tem-se mostrado eficaz na preservação da função do órgão após esplenectomia total.[38] O procedimento consiste no implante de fragmentos do órgão na cavidade abdominal (em geral, no omento maior). São necessários, pelo menos, 40g de tecido esplênico para a manutenção da função plena do órgão, o que pode ser obtido pelo implante de 20 fragmentos com 1 a 2cm de diâmetro.[38] Obviamente, nos casos de REE, a indicação do auto-implante dependerá das condições clínicas do paciente no intra-operatório e da afecção causadora da lesão esplênica.

Situações particulares

Mononucleose infecciosa

A mononucleose infecciosa é doença autolimitada causada pelo vírus Epstein-Barr e acomete, geralmente, adolescentes e adultos jovens. As manifestações clínicas incluem febre, *dor de garganta*, linfadenomegalia e mialgias.

A mononucleose constitui causa relativamente comum de REE, associação descrita pela primeira vez por Friesleben (1922). O quadro ocorre em 0,1% a 0,5% dos pacientes com a infecção, mais freqüentemente de 2 a 4 semanas após seu início, apresentando índices significativos de mortalidade.[3].

A doença acomete o sistema reticuloendotelial, caracterizando-se pela proliferação de células mononucleares nos órgãos ricos em tecido linfóide, especialmente no baço. Podem ocorrer esplenomegalia (50% dos casos) e afinamento da cápsula esplênica. O baço atinge o maior volume entre a segunda e quarta semanas após o início da síndrome viral, tornando-se extremamente vulnerável a pequenos traumatismos. Por essa razão, aconselha-se a restrição das atividades físicas durante período de algumas semanas após o início do quadro, e até mesmo a palpação do órgão é desaconselhada por alguns autores.[3]

Atribui-se a ocorrência da ruptura esplênica a dois fatores (Figura 39.1):

- Aumento da pressão no sistema venoso porta secundário à realização inadvertida de manobra de Valsalva.
- Compressão súbita do baço secundária às contrações do diafragma e da parede abdominal.

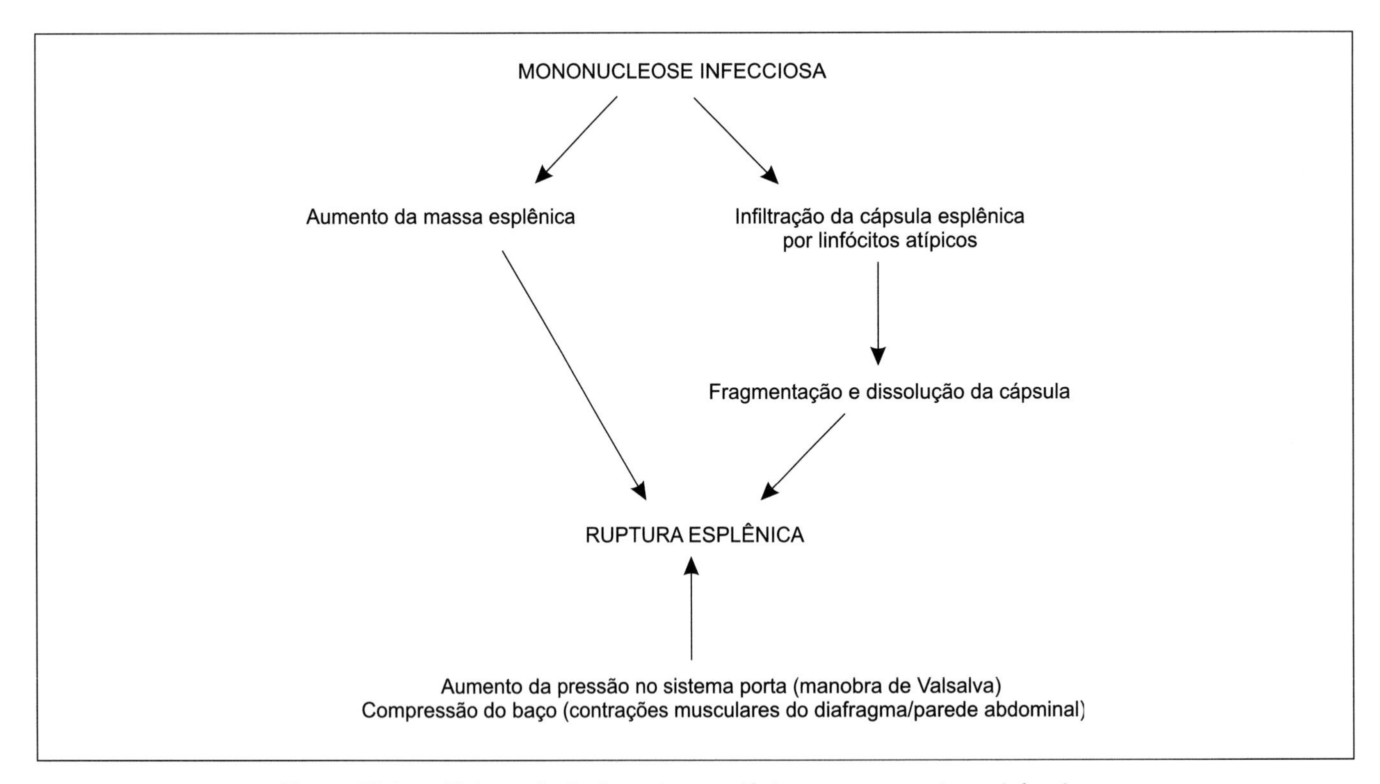

Figura 39.1 ▶ Fisiopatologia da ruptura esplênica na mononucleose infecciosa.

Os pacientes manifestam, geralmente, dor no quadrante superior esquerdo do abdome, acompanhada ou não de sinais de abdome agudo hemorrágico. A infecção viral é caracterizada pela história clínica e pela sorologia. O diagnóstico da ruptura esplênica é feito por exames de imagem (ultra-sonografia, tomografia) ou durante exploração cirúrgica do abdome. É importante, para a definição diagnóstica, que não existam relatos de traumatismos pelo período mínimo de 6 semanas antes do início da doença.[3]

Ainda não existem critérios científicos que definam, após episódio de mononucleose, o período necessário para a diminuição do risco de ruptura esplênica associada a atividades esportivas.[44] Consensos recomendam período mínimo de 1 mês de repouso relativo. Após esse intervalo, os pacientes devem estar assintomáticos, afebris e sem hepatoesplenomegalia para que sejam liberados gradativamente para a prática de esportes.[44]

Neoplasias hematológicas

A incidência dessa associação é muito baixa. Entre as neoplasias hematológicas, as leucemias agudas representam a causa mais comum de REE.

Nas leucemias, a ruptura esplênica decorre da associação dos seguintes fatores:[40]

- Efeito mecânico da infiltração leucêmica do baço.
- Ocorrência de infartos esplênicos.
- Coagulopatia.
- Lise de células leucêmicas (secundária à quimioterapia) e conseqüente liberação de enzimas proteolíticas.
- Hemorragia subcapsular.
- Ruptura da cápsula esplênica.

Identificaram-se alguns fatores de risco de ruptura esplênica nessas situações, incluindo sexo masculino, idade adulta, esplenomegalia acentuada e realização de quimioterapia citorredutora.[25]

Em geral, a ocorrência de REE em pacientes com linfoma reflete doença em estádio avançado, que apresenta mau prognóstico.

Malária

A REE é complicação rara da malária, acometendo mais comumente pacientes com infecção aguda pelo *Plasmodium vivax* (malária terçã benigna).[13] No entanto, dada a alta incidência da infecção em vários países, casos de ruptura esplênica ocorrem com freqüência considerável.[13,20]

Existem também relatos de REE associada às infecções por *Plasmodium falciparum* e *Plasmodium malariae*.[13,20]

A estrutura esplênica encontra-se alterada pelos seguintes fatores:[13,20]

- Ativação acentuada do tecido linfático.
- Estase relacionada à presença de eritrócitos com características modificadas pela presença de parasitas.

Essas alterações podem originar esplenomegalia assintomática ou complicações (hematoma, ruptura, hiperesplenismo, torção, formação de cisto esplênico).

O surgimento e a posterior ruptura de hematoma subcapsular parecem representar o mecanismo usual da REE. Nesses casos, a presença de trombocitopenia e a utilização de ácido acetilsalicílico (em geral, como antitérmico) podem contribuir para o agravamento da hemorragia intra-esplênica.[13]

Durante a fase aguda da infecção, a baixa imunidade à malária, o tratamento inadequado e o aumento rápido do volume do órgão representam fatores de risco para ruptura esplênica, que ocorre mais freqüentemente entre o quinto e o 30º dia após o início das manifestações clínicas.[20] Todos os pacientes com a forma aguda da doença devem ser orientados a evitar atividades com maior risco de traumatismos abdominais, durante várias semanas após a cura da mesma.[13]

Alguns autores relatam aumento da incidência de formas graves da malária em pacientes submetidos à esplenectomia, o que enfatiza a importância de se tentar o tratamento conservador nos casos de REE. Nos casos em que a abordagem cirúrgica é mandatória, geralmente são possíveis o reparo e/ou o tamponamento da lesão esplênica.[13]

RUPTURA ESPONTÂNEA DO FÍGADO

Etiologia

Os casos de ruptura hepática traumática representam a maioria absoluta. A ruptura hepática espontânea (RHE) é rara e ocorre, geralmente, em associação com a doença hipertensiva específica da gravidez e com neoplasias hepáticas.

As causas de RHE descritas na literatura estão listadas no Quadro 39.4. Deve-se salientar que a associação fisiopatológica com algumas dessas condições é bastante questionável.

Quadro 39.4 ▶ Causas de ruptura hepática espontânea

Neoplasias hepáticas	Adenoma,[6,11] hepatocarcinoma,[6] hemangioma,[40] metástases,[22] cistos[7]
Doenças infecciosas	Hidatidose, abscesso piogênico,[47] abscesso amebiano, febre tifóide, malária,[40] tuberculose, sífilis[40]
Outras condições	Cirrose, doença hipertensiva específica da gravidez, uso de anticoagulantes (varfarina, heparina),[23] amiloidose hereditária,[31] obstrução biliar, poliarterite nodosa, hemodiálise, diabetes melito[40]

Quadro clínico

A RHE manifesta-se, geralmente, como abdome agudo hemorrágico, à semelhança dos casos de ruptura esplênica. Dor abdominal de início súbito e anemia são os achados mais freqüentes. Os casos mais graves evoluem com hipotensão e, por vezes, choque hipovolêmico.

O exame físico costuma revelar distensão abdominal e sinais de irritação peritoneal.

Nos casos de associação com doenças infecciosas (p. ex., abscesso hepático), costuma haver febre, anorexia e acometimento do estado geral, além de leucocitose e alterações de provas inflamatórias (p. ex., proteína C reativa).

Diagnóstico

A anamnese é fundamental para identificação de fatores predisponentes para RHE (gravidez, presença de tumores hepáticos etc.) e para caracterização do quadro clínico.

A tomografia e a ultra-sonografia abdominais possibilitam a identificação da lesão hepática e a confirmação da suspeita de ruptura (p. ex., presença de hemoperitônio).

A angiografia pode ser útil para revelar lesões vasculares mal caracterizadas pela tomografia. A ruptura hepática também pode ser confirmada pelo exame, evidenciando-se grande área avascular intraparenquimatosa, associada a sinais de *shunt* hepatoporta.[6]

Tratamento

O objetivo primário do tratamento é a hemostasia. Em algumas situações, a hemorragia cessa espontaneamente, possibilitando a adoção de conduta expectante (observação hospitalar), associada à reposição volêmica e de hemoderivados.[6]

A utilização de técnicas de hemostasia percutânea (por meio de métodos angiográficos) tem sido descrita, com relatos de bons resultados.[6]

Com freqüência, o tratamento cirúrgico é necessário nos casos de RHE. As opções técnicas incluem:[6]

- Tamponamento da lesão hepática com compressas.
- Sutura da lesão hepática.
- Ressecção hepática (segmentectomia, lobectomia etc.).
- Ligadura da artéria hepática.
- Embolização arterial intra-operatória.

A embolização arterial também pode ser útil como abordagem terapêutica inicial, contribuindo para a estabilização clínica do paciente no pré-operatório.

O controle de hemorragias superficiais nas áreas cruentas pode ser feito com a utilização de bisturi de plasma de argônio, ou mesmo com eletrocautério.

Situações particulares

Doença hipertensiva específica da gravidez (pré-eclâmpsia)

O diagnóstico de pré-eclâmpsia é definido pela associação de hipertensão arterial, proteinúria e edema durante a gravidez. A eclâmpsia caracteriza-se, além desses elementos, pela ocorrência de convulsões.

A gravidez é a condição mais freqüentemente relacionada à RHE, especialmente quando associada à pré-eclâmpsia.[15]

Em geral, a RHE acomete, geralmente, pacientes multíparas, com média de idade em torno de 30 anos. A ruptura hepática pode ocorrer desde a 16ª semana de gestação até alguns dias após o parto.[15]

A doença hipertensiva específica da gravidez caracteriza-se por predisposição a hemorragias espontâneas, surgindo, freqüentemente, depósitos de fibrina nos sinusóides e arteríolas hepáticos. Alterações microangiopáticas, secundárias ao depósito de fibrina, resultam em oclusão dos sinusóides e necrose das arteríolas no parênquima hepático. A coalescência das áreas de necrose leva à formação de hematomas subcapsulares extensos, mais comumente no lobo direito. Posteriormente, a ruptura da cápsula hepática determina o surgimento de hemoperitônio, quadro com alta mortalidade nessas situações.[15]

A ocorrência de trombocitopenia e o surgimento de coagulação intravascular disseminada podem aumentar a gravidade do quadro.

A abordagem inicial deve visar à preservação da estabilidade hemodinâmica da mãe, diminuindo o risco de sofrimento fetal. Por vezes, esses objetivos podem ser alcançados com o tratamento conservador (reposição volêmica, hemotransfusões, correção de distúrbios da coagulação etc.)

Existem relatos de embolização percutânea da artéria hepática nesses casos. O método pode ser útil no controle da hemorragia em pacientes que apresentam relativa estabilidade hemodinâmica.[15]

A abordagem cirúrgica é, muitas vezes, mandatória. Os prognósticos da mãe e do feto dependem muito da rapidez no diagnóstico e na instituição do tratamento.

Neoplasias

Adenoma

O adenoma hepático é tumor benigno relativamente comum. Na maioria das vezes, a lesão é única e acomete, principalmente, mulheres em idade fértil. O surgimento do adenoma está associado ao uso de anticoncepcionais orais.[11]

O diagnóstico diferencial com hepatocarcinoma é fundamental, devendo-se considerar a história clínica. Os exames de imagem, embora apresentem boa sensibilidade no que se refere à identificação de tumores hepáticos, possuem especificidade limitada nesses casos.[11]

A ruptura do adenoma hepático é evento relativamente freqüente. O uso de anticoncepcionais parece representar fator de risco importante para essa complicação.[11]

O tratamento conservador é viável em muitos casos, podendo associar-se à embolização seletiva de ramos da artéria hepática.

O tratamento cirúrgico consiste, basicamente, em técnicas de hemostasia. Não existe consenso na literatura quanto à necessidade de se proceder à ressecção da lesão nem quanto ao momento adequado para sua realização (durante a operação de urgência ou de forma eletiva).[11]

Existem relatos de regressão espontânea do tumor após a suspensão do uso de anticoncepcional oral.[11]

A ruptura dos adenomas hepáticos durante a gravidez está associada a altos índices de mortalidade materno-fetal. Por esse motivo, recomenda-se a ressecção eletiva desses tumores (quando maiores que 5cm) durante o segundo trimestre de gestação.[11]

Hepatocarcinoma

O hepatocarcinoma apresenta índice relativamente elevado de ruptura espontânea.[48] Com freqüência, o tumor acomete pacientes cirróticos, o que aumenta o potencial de gravidade do quadro.

A abordagem terapêutica deve considerar os seguintes aspectos:

- Número, dimensão, e localização do(s) tumor(es).
- Invasão de estruturas (p. ex., veia porta).
- Grau de disfunção hepática (classificação de Child-Pugh).

Deve-se realizar a ressecção do tumor (segmentectomia, lobectomia etc.) quando as condições clínicas do paciente e a experiência da equipe cirúrgica permitirem. O prognóstico tende a ser melhor quando se retira a lesão, mesmo nos casos de ruptura.[48]

Presença de tumores de difícil ressecção, grandes ou múltiplos, invasão de estruturas nobres e disfunção hepática grave são fatores que favorecem a adoção de condutas conservadoras nessas situações (ligadura da artéria hepática, tamponamento da lesão, embolização arterial percutânea ou cirúrgica etc.).[48] A ressecção pode ser realizada posteriormente, após compensação clínica do paciente e estadiamento completo da doença.

Tumores pequenos podem ser abordados por técnicas menos invasivas (p. ex., ablação por radiofreqüência).

Abscesso amebiano

A infecção por *Entamoeba histolytica* é muito comum, especialmente em regiões com baixo nível sócio-econômico e más condições sanitárias (transmissão fecal-oral). A maior parte dos casos é assintomática. Por outro lado, a amebíase representa a principal causa de óbito por doenças parasitárias no mundo.[19]

O abscesso amebiano constitui a manifestação extra-intestinal mais freqüente da doença. O quadro se origina da migração de trofozoítos do intestino grosso para o fígado, via circulação porta. Considera-se que a obstrução de vasos portais pelos parasitas propicie o desenvolvimento de áreas de necrose, a partir das quais se forma o abscesso.[19]

O diagnóstico do abscesso amebiano é feito pela associação de dados epidemiológicos, exame clínico (febre, calafrios, dor abdominal, hepatomegalia), exames de imagem (ultra-sonografia, tomografia computadorizada) e sorologia (positiva em 77% a 99% dos casos).[19] Muitas vezes, o diagnóstico diferencial com outros tipos de abscesso é difícil.

Em geral, a lesão é única (70% dos casos) e acomete, mais freqüentemente, o lobo direito.[19] A ruptura é a complicação mais comum do abscesso amebiano,

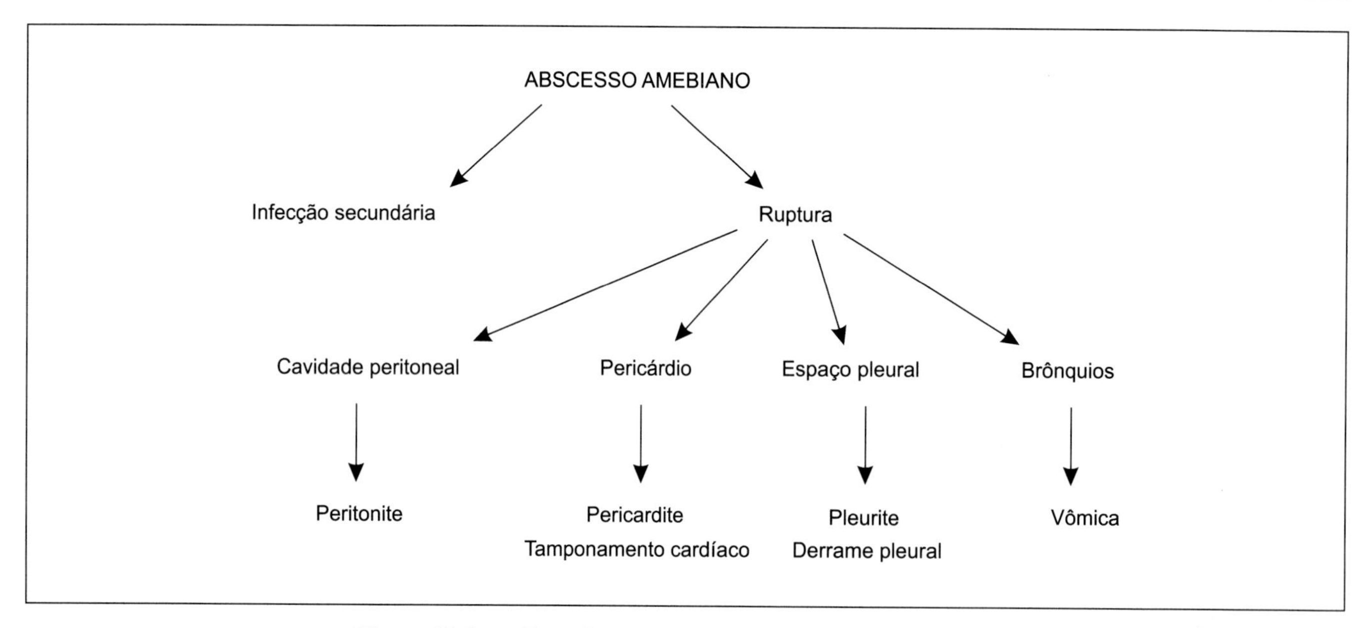

Figura 39.2 ► Complicações do abscesso hepático amebiano.

e muitas vezes o diagnóstico é feito apenas quando da sua ocorrência. Pode ocorrer, também, infecção bacteriana secundária (Figura 39.2).

O tratamento medicamentoso é feito com metronidazol. A drenagem percutânea deve ser considerada nos casos de má resposta ao tratamento clínico e nos abscessos volumosos, que apresentam maior risco de ruptura espontânea.[19] A aspiração de líquido achocolatado contribui para a confirmação do diagnóstico.

A drenagem do abscesso roto se faz, comumente, para o espaço pleural ou o parênquima pulmonar, o que pode ocasionar confusão diagnóstica com outras afecções (p. ex., pneumonia).

Lesões do lobo esquerdo podem romper-se para o pericárdio, provocar dor torácica e evoluir para tamponamento e insuficiência cardíaca.

A ruptura intraperitoneal manifesta-se por dor abdominal difusa (com sinais de irritação peritoneal) e/ou ascite. A mortalidade é elevada nessa situação. A abordagem cirúrgica se impõe, devendo-se realizar lavagem da cavidade e drenagem da loja do abscesso.

A cura do abscesso amebiano pode demorar vários meses. A maioria dos pacientes com abscessos não tratados evolui para o óbito em decorrência de ruptura para o espaço pleural ou para o pericárdio.[19]

Cisto hidático

A hidatidose, afecção parasitária causada pelo *Echinococcus granulosus,* é endêmica em algumas regiões (América do Sul, Mediterrâneo etc.).

O fígado é o órgão mais acometido pela doença, que se caracteriza pela formação de cistos, nos quais os parasitas (escólices) flutuam. Em geral, a pressão intracística é muito elevada (até 50cm H_2O), o que pode ocasionar a perfuração espontânea das lesões.[1,28] Embora rara, essa é a principal complicação descrita. A ruptura pode ocorrer para a cavidade pleural, o pericárdio ou a cavidade abdominal.[33] Além disso, pode ocorrer ruptura dos cistos hidáticos para a via biliar, com conseqüente aparecimento de icterícia.

A ruptura intraperitoneal é quadro grave, que se manifesta por dor abdominal, náuseas, vômitos, urticária e reações anafiláticas (secundárias à disseminação dos escólices na cavidade abdominal).[10,28]

Os exames de imagem são úteis para demonstrar o número, o tamanho e a localização das lesões, além de poder revelar a presença de líquido livre na cavidade (sinal indireto de ruptura).[10]

A abordagem cirúrgica, associada ao uso de albendazol, é a principal forma de tratamento do cisto hidático roto, e compreende os seguintes tempos:[10]

- Lavagem exaustiva da cavidade com solução salina a 0,9%, a fim de remover todos os escólices.
- Utilização de agentes escolicidas (procedimento de eficácia questionável).[1]
- Abordagem do cisto.

Não existe consenso quanto à conduta intra-operatória nessas situações. As possibilidades incluem ressecções radicais (pericistectomia, ressecção hepática segmentar) e procedimentos conservadores (drenagem externa, endocistectomia, cistojejunostomia etc.).[1]

A ressecção do cisto torna menos provável a recorrência da lesão, mas tem maior potencial de complicações (p. ex., hemorragia) e de mortalidade.

A presença de fístula biliar (no interior do cisto ou na superfície de ressecção hepática) pode ocasionar morbidade significativa, devendo ser pesquisada no intra-operatório.

O controle pós-operatório deve estender-se por longo período. Os exames de imagem são fundamentais para documentar a resolução ou para detectar recorrência dos cistos hidáticos.[1]

REFERÊNCIAS BIBLIOGRÁFICAS

1. Beyrouti MI, Beyrouti R. Rupture aiguë du kyste hydatique dans le péritoine. À propos de 17 observations. *Presse Med* 2004; *33*(6):378-84.
2. Bljajic D, Ivanisevic M, Djelmis J *et al.* Splenic rupture in pregnancy – traumatic or spontaneous event? *Eur J Obstet Gynecol Reprod Biol* 2004; *115*(1):113-4.
3. Brichkov I, Cummings L, Fazylov R, Horovitz JH. Nonoperative management of spontaneous splenic rupture in infectious mononucleosis: the role for emerging diagnostic and treatment modalities. *Am Surg* 2006; *72*(5):401-4.
4. Burg MD, Dallara JJ. Rupture of a previously normal spleen in association with enoxaparin: an unusual cause of shock. *J Emerg Med* 2001; *20*(4):349-52.
5. Carnicer JO. Rotura esplénica espontánea como complicación de una pancreatitis aguda. *Med Intensiva* 2006; *30*(9):474-5.
6. Chen ZY, Qi QH, Dong ZL. Etiology and management of hemmorrhage in spontaneous liver rupture: a report of 70 cases. *World J Gastroenterol* 2002; 8(6):1063-6.
7. Cheung FK, Lee KF, John W, Lai PB. Emergency laparoscopic unroofing of a ruptured hepatic cyst. *JSLS* 2005; *9*(4):497-9.
8. Crate ID, Payne MJ. Is the diagnosis of spontaneous rupture of a normal spleen valid? *J R Army Med Corps* 1991; *137*:50-1.
9. Debnath D, Valerio D. Atraumatic rupture of the spleen in adults. *J R Coll Surg Edinb* 2002; *47*(1):437-45.
10. Di Cataldo A, Lanteri R, Caniglia S *et al.* A rare complication of the hepatic hydatid cyst: intraperitoneal perforation without anaphylaxis. *Int Surg* 2005; *90*(1):42-4.
11. Erdogan D, Busch OR, van Delden OM *et al.* Management of spontaneous haemorrhage and rupture of hepatocellular adenomas. A single centre experience. *Liver Int* 2006; *26*(4):433-8.
12. Ghobrial MW, Karim M, Mannam S. Spontaneous splenic rupture following the administration of intravenous heparin: case report and retrospective case review. *Am J Hematol* 2002; *71*(4):314-7.
13. Gockel HR, Heidemann J, Lorenz D, Gockel I. Spontaneous splenic rupture in tertian malaria. *Infection* 2006; *34*(1):43-5.
14. Gorg C, Colle J, Gorg K, Prinz H, Zugmaier G. Spontaneous rupture of the spleen: ultrasound patterns, diagnosis and follow-up. *Br J Radiol* 2003; *76*(910):704-11.
15. Gyang AN, Srivastava G, Asaad K. Liver capsule rupture in eclampsia: treatment with hepatic artery embolisation. *Arch Gynecol Obstet* 2006; *274*:377-9.
16. Habib E, Elhadad A, Slama JL. Diagnosis and treatment of spleen rupture during pancreatitis. *Gastroenterol Clin Biol* 2000; *24*(12):1229-32.
17. Hamel CT, Blum J, Harder F, Kocher T. Nonoperative treatment of splenic rupture in malaria tropica: review of literature and case report. *Acta Trop* 2002; *82*(1):1-5.
18. Harris SC, Slater DN, Austin CA. Fatal splenic rupture in Ehlers-Danlos syndrome. *Postgrad Med J* 1985; *61*(713):259-60.
19. Hoffner RJ, Kilaghbian T, Esekogwu VI, Henderson SO. Common presentation of amebic liver abscess. *Ann Emerg Med* 1999; *34*(3):351-5.
20. Jacobs FM, Prat D, Petit F *et al.* Spontaneous rupture of the spleen during malaria: a conservative treatment approach may be appropriate. *Clin Infect Dis* 2005; *40*(12):1858-9.
21. Julià J, Canet JJ, Lacasa XM *et al.* Spontaneous spleen rupture during typhoid fever. *Int J Infect Dis* 2000; *4*(2):108-9.
22. Kadowaki T, Hamada H, Yokoyama A *et al.* Hemoperitoneum secondary to spontaneous rupture of hepatic metastasis from lung cancer. *Intern Med* 2005; *44*(4):290-3.
23. Kapan M, Kapan S, Karabicak I, Bavunoglu I. Simultaneous rupture of the liver and spleen in a patient on warfarin therapy: report of a case. *Surg Today* 2005; *35*(3):252-5.
24. Karassa FB, Isenberg DA. Spontaneous rupture of the spleen: an unusual complication of systemic lupus erythematosus. *Lupus* 2001; *10*(12):876-8.
25. Kasper C, Jones L, Fujita Y *et al.* Splenic rupture in a patient with acute myeloid leukemia undergoing peripheral blood stem cell transplantation. *Ann Hematol* 1999; *78*(2):91-2.
26. Kim HJ, Lee GW, Park DJ *et al.* Spontaneous splenic rupture in a hemodialysis patient. *Yonsei Med J* 2005; *46*(3):435-8.
27. Kiriakopoulos A, Tsakayannis D, Papadopoulos S, Linos D. Laparoscopic management of a ruptured giant epidermoid splenic cyst. *JSLS* 2005; *9*(3):349-51.
28. Kurt N, Oncel M, Gulmez S *et al.* Spontaneous and traumatic intra-peritoneal perforations of hepatic hydatid cysts: a case series. *J Gastrointest Surg* 2003; *7*(5):635-41.
29. Laseter T, McReynolds T. Case report: spontaneous splenic rupture. *Military Medicine* 2004; *169*(8):673-4.
30. Lemon M, Dorsch M, Street K, Cohen R. Splenic rupture after vomiting. *J R Soc Med* 2001; *94*(10):527-8.
31. Loss M, Ng WS, Karim RZ *et al.* Hereditary lysozyme amyloidosis: spontaneous hepatic rupture (15 years apart) in mother and daughter: role of emergency liver transplantation. *Liver Transpl* 2006; *12*(12):1908-9.
32. Low SE, Stafford JS. Malignant histiocytosis: a case report of a rare tumour presenting with spontaneous splenic rupture. *J Clin Pathol* 2006; *59*(7):770-2.
33. Martin-Herrero F, Cruz I, Munoz L. Hepatic hydatid cyst rupturing into pericardial cavity. *Heart* 2006; *92*(10):1536.
34. Miranda LE, Miranda SJ, Rolland M. Case report: spontaneous rupture of the spleen due to dengue fever. *Braz J Infect Dis* 2003; 7(6):423-5.
35. Moran JC, Shah U, Singer JA. Spontaneous rupture of a wandering spleen: case report and literature review. *Curr Sur* 2003; *60*(3):310-2.
36. Orloff MJ, Peskin GW. Spontaneous rupture of the normal spleen: a surgical enigma. *Int Abstr Surg* 1958; *106*:1-11.
37. Paulvannan S, Pye JK. Spontaneous rupture of a normal spleen. *Int J Clin Pract* 2003; *57*(3):245-6.
38. Petroianu A. Baço: Auto-implante funciona? *In:* Savassi-Rocha PR, Coelho LGV, Sanches MD, Rausch M (eds.). *Tópicos em*

gastroenterologia 14 – Controvérsias. Rio de Janeiro: Guanabara Koogan, 2004:135-53.
39. Rahili A, Karimdjee BS, Hastier P *et al*. Rupture spontanée de rate sur pancréatite chronique calcifiante. *Gastroenterol Clin Biol* 2005; *29*(5):604-6.
40. Rausch M, Leite EF, Savassi-Rocha PR. Ruptura espontânea de vísceras parenquimatosas. *In:* Savassi-Rocha PR, Andrade JI, Souza C (eds.) *Abdome agudo*. Rio de Janeiro: MEDSI, 1993:433-49.
41. Sakhel K, Aswad N, Usta I, Nassar A. Postpartum splenic rupture. *Obstet Gynecol* 2003; *102*(5 pt 2):1207-10.
42. Toubia NT, Tawk MM, Potts RM, Kinasewitz GT. Cough and spontaneous rupture of a normal spleen. *Chest* 2005; *128*(3):1884-6.
43. Urkijo JC, Montejo M, Lázaro S, Mendoza F. Rotura espontánea de bazo por fiebre Q. *Med Clin (Barc)* 2006; *126*(20):798-9.
44. Waninger KN, Harcke HT. Determination of safe return to play for athletes recovering from infectious mononucleosis: a review of the literature. *Clin J Sport Med* 2005; *15*(6):410-6.
45. Weiss SJ, Smith T, Laurin E, Wisner DH. Spontaneous splenic rupture due to subcutaneous heparin therapy. *J Emerg Med* 2000; *18*(4):421-6.
46. Wisniewski B, Vadrot J, D'Hubert E *et al*. Rupture spontanée de rate secondaire à une maladie des embolies de cristaux de cholestérol: à propos d'un cas. *Gastroenterol Clin Biol* 2004; *28*(10 Pt 1):922-4.
47. Yang DM, Kim HN, Kang JH *et al*. Complications of pyogenic hepatic abscess: computed tomography and clinical features. *J Comput Assist Tomogr* 2004; *28*(3):311-7.
48. Yeh CN, Lee WC, Jeng LB *et al*. Spontaneous tumour rupture and prognosis in patients with hepatocellular carcinoma. *Br J Surg* 2002; *89*(9):1125-9.

40

Refluxo Menstrual

José de Souza Costa

INTRODUÇÃO

Há muito se suspeitava que o refluxo menstrual, ou seja, a passagem de sangue e células endometriais para a cavidade peritoneal durante a menstruação, seria muito mais freqüente que o habitualmente aceito. Isso explicaria a ocorrência de episódios de pelviperitonite, durante ou logo após o fluxo menstrual, em mulheres portadoras de doenças sexualmente transmissíveis (DST), cervicite e endometrite aguda ou crônica, diferentemente dos casos clássicos de doença inflamatória pélvica (DIP), nos quais os agentes bacterianos podem originar-se do trato genital inferior (TGI), com comprometimento rotineiro das trompas (salpingite e salpingooforite). Estes, habitualmente, ocorrem fora do ciclo menstrual, do ciclo grávido-puerperal e na ausência de manipulação cirúrgica nos genitais.

ETIOPATOGENIA

Por muito tempo a menstruação retrógrada foi relacionada a processos obstrutivos (como estenose cervical). A incorporação de técnicas modernas à propedêutica ginecológica, principalmente a ultra-sonografia e a laparoscopia, possibilitou a constatação de que, mais que exceção, o refluxo de sangue menstrual, em maior ou menor quantidade, ocorre em grande número de mulheres. Tal constatação veio em apoio à teoria de Sampson para a etiologia da endometriose.[9,10]

O uso sistemático da laparoscopia para esterilização e investigação da dor pélvica e dos problemas de infertilidade tornou-se importante instrumento de reavaliação das várias hipóteses aventadas para a gênese da endometriose, entre as quais a da metaplasia celômica (genitoblasto) e da metastatização (disseminação linfática ou venosa), confirmando a menstruação retrógrada como o mecanismo mais freqüentemente envolvido. Sabe-se que a coleção de sangue peritoneal pode ser encontrada em até 90% de mulheres, portadoras e livres de doença. Adicionalmente, o refinamento da técnica ultra-sonográfica e seu emprego rotineiro no exame ginecológico e no monitoramento da ovulação confirmaram esse achado.

Pelos motivos apontados, não se pode abordar o refluxo menstrual isoladamente, mas correlacionando-o com a gênese e a evolução da endometriose, já que tanto os processos infecciosos como a endometriose podem estar relacionados a situações de dor pélvica, dispareunia e infertilidade.

FISIOPATOLOGIA

Por sua grande freqüência, o refluxo menstrual deve ser considerado mais como situação fisiológica que como condição patológica, e os possíveis malefícios a ele associados correm por conta de suas complicações.

A literatura mostra que a incidência de anexite aguda e de pelviperitonite tem diminuído muito desde o advento de antibióticos e quimioterápicos potentes e específicos, que possibilitam o controle da maioria das infecções genitais femininas, principalmente das DST, evitando sua disseminação e cronificação. Também contribui para esse efeito o uso do preservativo, que evita a transmissão de DST, e dos anticoncepcionais hormonais que, por sua ação sobre o muco cervical, dificultam a ascensão de germes no trato genital. A prevalência dessas infecções está hoje quase restrita a pacientes jovens, de menor paridade, usuárias de dispositivo intra-uterino (DIU) e com maior atividade sexual, principalmente as que têm múltiplos parceiros.[5]

Os casos de endometrite secundária por bactérias e cocos anaeróbios gram-positivos, como *Peptostreptoccus* e *Clostridium*, e gram-negativos, como *Veilonella*, *Bacteroides* e *Leptotrichia*, são cada vez mais raros, à medida que o combate à infecção primária se torna mais eficaz. Fica, pois, essa afecção dependente de invasões por cocos e bacilos aeróbicos da flora externa, gram-positivos, como *Staphylococcus*, *Streptococcus*, *Pneumococcus* e *Diphteroides*, e bactérias gram-negativas, como *Escherichia coli*, *Pseudomonas*, *Proteus*, *Chlamydia*, *Mycoplasma*, *Ureaplasma*, *Neisseria* e *Gardnerella*.

A incidência de gonococcia tem apresentado variações temporais em diferentes classes sociais e faixas etárias. A tendência de a *Neisseria* produzir quadros de salpingite aguda de duração aparentemente curta está mais associada à oclusão da fímbria tubária, à salpingite crônica, à hidrossalpinge e à infertilidade que à pelviperitonite.

Por outro lado, o refluxo do sangue menstrual leva para a cavidade peritoneal, além de agentes infecciosos, células da camada funcional do endométrio e células endometriais íntegras provenientes da camada basal. Enquanto as primeiras são programadas para sofrer apoptose (morte celular) pela ação da progesterona, que inibe a transcrição do gene bcl-2, as células da camada basal, por não sofrerem diferenciação, comportam-se como células-tronco, resistindo à ação da progesterona.

Contudo, a ocorrência de inundação da cavidade abdominal por sangue menstrual é evento muito mais freqüente que o desenvolvimento de processos inflamatórios e de endometriose, e isto se deve, entre outras causas, ao mecanismo imunológico que age em nível peritoneal, ativando monócitos e células macrofágicas, que fagocitam tanto os agentes bacterianos como as células endometriais.

A explicação para o fato de apenas algumas mulheres desenvolverem endometriose corre por conta de defeitos nos instrumentos de limpeza (macrófagos), que se encarregam usualmente da remoção e destruição das células endometriais lançadas no peritônio (fagocitose), permitindo, assim, a implantação das células e o início da doença.

Como são portadoras de receptores hormonais, as células ectópicas respondem de maneira idêntica ao endométrio normal: o crescimento dos focos é alimentado pelo estradiol, enquanto a progesterona causa a decidualização do foco ou a atrofia das glândulas, atrofia que também é induzida pelos androgênios.

Estudos recentes mostram que as células provenientes do estroma endometrial presentes nos implantes de endometriose experimentam aumento da expressão da aromatase, a enzima responsável pela transformação, em nível tecidual, dos androgênios em estrogênios. Esse aumento da atividade da aromatase é responsável pelo crescimento da produção local de estradiol. O aumento da atividade da aromatase nos focos ocorre simultaneamente à redução na atividade da enzima 17-β-hidroxiesteróide desidrogenase tipo II, que é responsável pela conversão do estradiol em estrogênios menos potentes como a estrona, levando, assim, ao acúmulo de estradiol dentro dos focos de endometriose.[3,12]

A manutenção das lesões emdometrióticas torna-se um círculo vicioso. O aumento na produção local de estradiol leva ao aumento da expressão da enzima cicloxigenase 2 (COX-2), que é a responsável pela síntese de prostaglandinas nos tecidos. O aumento da produção de prostaglandinas, principalmente PGE_2, resulta, mediante mecanismo de retroalimentação positiva, em aumento da expressão da aromatase, com maior produção de estrogênios nos focos de endometriose.[8]

Apesar disso, aceita-se que a progressão da endometriose não depende tanto de sua taxa de proliferação, mas da implantação de novas células endometriais trazidas pelo fluxo menstrual retrógrado, apontando para a iteratividade dos ciclos menstruais como um dos mais importantes fatores de risco para o agravamento da doença.[6]

QUADRO CLÍNICO

A presença de sangue menstrual na cavidade abdominal é praticamente assintomática, ficando a dor hipogástrica e os sintomas urinários (urgência miccional) e intestinal (disquesia), eventualmente presentes durante a menstruação, relacionados ao aumento na produção local de prostaglandinas, como referido anteriormente.

Na fase aguda, a pelviperitonite caracteriza-se por dor local, sinais de irritação peritoneal, febre, queda do estado geral e, eventualmente, fluxo sanioso. Se não convenientemente debelado ou cronificado, o processo infeccioso pode cursar com dor pélvica, dismenorréia, dispareunia e infertilidade, no que se confunde com manifestações da endometriose.

A endometriose, por sua vez, não tem manifestação clínica inicial. O quadro doloroso instala-se e progride com a disseminação e o agravamento da doença, sob a forma de dismenorréia e dispareunia progressivas, disúria, disquezia e quadros obstrutivos. Deve-se, contudo, chamar a atenção para a desproporção observada, em alguns casos, entre a extensão das lesões e as manifestações clínicas apresentadas.

DIAGNÓSTICO

A constatação da presença de sangue menstrual na cavidade abdominal pode ser feita por visão direta ao curso de laparotomia ou, de modo mais prático, como dito anteriormente, por meio de ultra-sonografia e laparoscopia.

O diagnóstico da pelviperitonite aguda é eminentemente clínico, podendo ser corroborado por exames laboratoriais, como velocidade de hemossedimentação (VHS), leucograma, colpocitologia, bacterioscopia endocervical, urocultura, urina de tipo I/sedimentoscopia e culturas dos meios vaginal, endocervical e endometrial. Os dados de anamnese são muito importantes, como idade, relação do episódio com o período menstrual, número de parceiros recentes, uso de DIU e parceiro com uretrite. No exame físico, deve ser valorizada a presença de febre e dor abdominal.[13]

Nos processos crônicos, os dados do exame ginecológico, como sinais de endocervicite (fluxo), palpação das trompas (volume e dor), dor à mobilização do útero e ocupação dos fórnices vaginais (coleções e dor), podem ser complementados pela dosagem de mucoproteínas, da proteína C reativa, bem como por ultrasonografia, tomografia, ressonância magnética e laparoscopia, que possibilitam a melhor caracterização do quadro e auxiliam a avaliação do curso da doença e o sucesso das medidas terapêuticas.

Entre as técnicas de imagem, a ultra-sonografia é a que fornece os melhores subsídios, pela extrema facilidade de identificar deformações dos órgãos genitais e de localizar coleções líquidas e imagens borradas sugestivas de abscessos.

O diagnóstico da endometriose é quase sempre clínico, relacionando a dor com os achados do exame físico. O uso da ultra-sonografia e da laparoscopia é, hoje, indispensável não só para o diagnóstico e o estadiamento das lesões, mas também para adequação do tratamento.

Essa atitude adquire mais importância pelo achado, cada vez mais freqüente, de lesões de endometriose, inclusive endometriomas, em mulheres jovens e até adolescentes, nas quais a dor, e não a infertilidade, é a queixa principal.[1]

TRATAMENTO

Por tratar-se de situação funcional, o refluxo menstrual não pode ser coibido, a não ser com intervenções destinadas à supressão da menstruação, que detalharemos adiante.

O tratamento dos processos infecciosos agudos deve ser direcionado para manutenção ou melhoria do estado geral da paciente, compreendendo repouso, analgésicos, antiinflamatórios, alimentação leve, hidratação, suspensão da atividade sexual e combate ao(s) agente(s) bacteriano(s), com administração de antibióticos, levando em consideração, sempre que possível, a sensibilidade do agressor,

Quando isso não é viável, face à gravidade do quadro, à dificuldade de acesso ou à demora nos resultados laboratoriais, deve-se prescrever antibioticoterapia de largo espectro, com associações medicamentosas, orientada para a cobertura eficaz do(s) patógeno(s) mais provavelmente envolvido(s).

Em quaisquer dos casos, todo esforço deve ser empregado para obter a completa erradicação do processo infeccioso, com vistas à manutenção da capacidade reprodutiva.

O tratamento da endometriose pode ser feito com o uso de medicações, como progestínicos, antiestrogênios e análogos de GnRH.[14] Todavia, a maioria das portadoras não responde positivamente a essa conduta, havendo o retorno dos sintomas dolorosos após o término do tratamento em grande proporção de mulheres, motivo pelo qual a terapia medicamentosa passou a contar como papel adjuvante do tratamento cirúrgico.[11]

Nas situações em que a endometriose cursa com hiperprolactinemia, a bromoergocriptina ou outros agentes dopaminérgicos devem ser adicionados, principalmente quando se tem por objetivo a concepção, pois sabe-se que altos níveis de prolactina interferem na maturação folicular e na síntese de esteróides pelo corpo lúteo.[7]

A supressão da menstruação com o uso contínuo de contraceptivos orais ou progestogênios isolados constitui, hoje, a primeira linha de tratamento da dor em pacientes com endometriose mínima. Essa conduta também está indicada para evitar a recorrência da doença em pacientes com endometriose grave, tratadas por laparoscopia.[15]

Assim sendo, torna-se evidente, para o ginecologista clínico, que o controle da recorrência da endometriose nas pacientes que não desejam engravidar de imediato adquire importância cada vez maior na estratégia de tratamento da doença.[4]

O emprego de progestogênios isolados, como medroxiprogesterona, de derivados da 19-nortestosterona, como a gestrinona, ou de derivados da 17α-etiniltestosterona, como o danazol, é muito eficaz no controle da dor associada com a endometriose. Entretanto, alguns efeitos colaterais de natureza androgênica tornam o uso prolongado desses hormônios inaceitável para muitas pacientes.

REFERÊNCIAS BIBLIOGRÁFICAS

1. Attaran M, Gidwani AP. Adolescent endometriosis. *Obstetric Gynecol Clin North Am* 2003; *30*:379-86.
2. Henry-Suchet J, Tesquier L. Role of laparoscopy in the management of pelvic adhesions and pelvic sepsis. *Clin Obstet Gynecol* 1969; *105*:1088-98.
3. Hooghe TM. Immunomodulators and aromatase inhibitors: Are they the next generation of treatment for endometriosis? *Curr Opin Obstet Gynecol* 2003; *15*:243.
4. Jones KD, Haines P, Sutton CJ. Long term follow-up of controlled trial of laser laparoscopy for pelvic pain. *JSLS* 2001; *5*:111-3.
5. Judlin P, Panel P. Salpingitis: has it realy disappeared? *Contracep Fertil Sex* 1997; *25*(1):11-4.
6. Kitawaki S, Kado N, Ishihara H *et al*. Endometriosis: The pathophysiology as estrogen-dependent diseases. *J Steroid Biochemi Mol Biol* 2002; *83*:149-59.
7. Olive DL, Pritz E. The treatment of endometriosis. A review of the evidence. *Ann N Y Acad Sci* 2002; *955*:360-71.
8. Ota H, Igarashi I, Sasaki M, Tanaka T. Distribution of cyclooxygenase-2 in eutopic and ectopic endometrium in endometriosis and adenomyosis. *Hum Reprod* 2001; *16*:561-8.
9. Sampson JA. Peritoneal endometriosis due to the menstrual dissemination of endometrial tissue into the peritoneal cavity. *Am J Obstet Gynecol* 1927; *14*:422-32.
10. Sampson JA. The development of implantation theory for the origin of peritoneal endometriosis. *Am J Obst Gynecol* 1940; *50*:549-56.
11. Scheppe KW. Current place for progestins in the treatment of endometriosis. *Gynecol Endocrinol Suppl* 2002; *6*:22-5.
12. Seli E, Berkkanoglu M, Arici A. Pathogenesis of endometriosis. *Obstet Gynecol Clin North Am* 2003; *30*:41-6.
13. Sweet RL. Diagnosis and treatment of acute salpingitis. *J Reprod Med* 1997; *19*:21-30.
14. Tzafettas JM. Current and potential application of GnRH agonists in gynecologic practice. *Ann N Y Acad Sci* 2000; *900*:435-6.
15. Vercellini P, Frontino G, DeGioirgi O *et al*. Continuous use of an oral contraceptive for endometriosis-associated recurrent dysmenorrhea that does not respond to a cyclic pill regimen. *Fertil Steril* 2003; *80*:560-5.

41

Endometriose

Sávio Costa Gonçalves

INTRODUÇÃO

A endometriose é enfermidade benigna freqüente, caracterizada por implantação e desenvolvimento do endométrio fora do útero. Esse endométrio, conseqüentemente ectópico, sofre as mesmas variações cíclicas que o endométrio tópico, determinando descamações periódicas equivalentes aos fluxos menstruais. Assim, todo o produto da descamação mensal, por não encontrar via de drenagem externa, acumular-se-á em tecidos circunvizinhos, determinando a formação de coleções sanguíneas, processo inflamatório crônico,[10] aderências e fibrose. A dor e a infertilidade são as manifestações mais comuns da endometriose.[1]

EPIDEMIOLOGIA

A endometriose acomete, aproximadamente, 10% das mulheres na faixa etária de 30 a 40 anos, chegando a atingir 40% das mulheres tratadas por infertilidade. Essa doença está presente em 40% a 60% das pacientes com dismenorréia.[1]

A endometriose é mais freqüente em pacientes da raça branca, de alto nível sócio-econômico e cultural, e quando há antecedentes familiares.[19]

As formas graves de endometriose são incomuns na adolescência. Quando ocorrem, geralmente estão associadas a alguma malformação da via de drenagem uterina, como, por exemplo, estenose de colo uterino, obstrução vaginal ou hímen imperfurado. Após a menopausa, seja natural ou cirúrgica, os focos de endometriose costumam regredir.

ETIOPATOGENIA

A etiopatogenia da endometriose é motivo de especulações e teorias, as quais, podem ser agrupadas, didaticamente, em três grupos: metaplasia celômica, disseminação mecânica, seguida de implantação tissular, e desenvolvimento a partir de tecido embrionário residual.

A teoria de metaplasia celômica postula que tecidos de origem celômica, representados por peritônio e ovários, poderiam sofrer metaplasia para tecido endometrial pela ação de estímulos irritativos repetidos, como, por exemplo, o que ocorre pelo refluxo menstrual ao peritônio através das trompas. Esse refluxo exporia mensalmente o peritônio e os ovários ao contato com inúmeros produtos de degradação do sangue menstrual.[13] Contudo, o refluxo menstrual para a cavidade peritoneal é fenômeno quase fisiológico nas mulheres. Estudos realizados por meio de laparoscopia demonstraram sua ocorrência em 70% a 100% das mulheres.

A teoria de disseminação pela menstruação ou durante procedimentos cirúrgicos, seguida de implantação e desenvolvimento de endometriose, foi formulada por Sampson, em 1921.[18] Essa teoria explicaria os casos de endometriose peritoneal e em cicatrizes cirúrgicas. A disseminação também poderia ocorrer por via linfática, justificando os casos de endometriose linfonodal. Outra via de disseminação seria a vascular, levando tecido endometrial viável aos mais variados órgãos, como pulmões, ossos e músculos, dentre outros.

Teorias que defendem a origem embriológica consideram que a endometriose se desenvolveria a partir de células embrionárias residuais presentes em tecidos extra-uterinos, como nos recessos peritoneais, no fundo de saco peritoneal e no septo retovaginal. Essas teorias explicariam as formas congênitas da endometriose.[2]

Fatores favorecedores hormonais e imunológicos estão sempre presentes, seja qual for a etiopatogenia da endometriose. O ambiente hormonal cíclico que leva a proliferação e posterior descamação do epitélio glandular endometrial está associado à progressão da doença. A ativação da resposta humoral, com reações antígeno-anticorpo relacionadas ao tecido endometrial ectópico, provoca estado inflamatório crônico local, que causa dor e aderências peritoneais e interfere na capacidade reprodutiva da paciente. Além disso, alterações da resposta celular, como diminuição de linfócitos T, têm sido descritas em pacientes com endometriose. A ativação de macrófagos peritoneais na endometriose, com liberação de citocinas, interleucinas e fatores de crescimento (TGF), levaria à progressão do processo inflamatório e à formação de aderências.[8]

MANIFESTAÇÕES CLÍNICAS

O quadro clínico mais característico da endometriose é a dismenorréia secundária progressiva, que incide em todos os períodos menstruais. Em geral, o tipo de manifestação depende da localização e da extensão da doença. Porém, a intensidade da dor não está relacionada à gravidade da doença. A queixa de dispareunia profunda é indicativa de lesões nos ligamentos uterossacros, fundo de saco peritoneal ou septo retovaginal. Por outro lado, cerca de 15% a 30% dos casos diagnosticados como endometriose são assintomáticos. Raramente, por ocasião da ruptura de algum cisto endometriótico ovariano (o endometrioma), haverá quadro clínico de abdome agudo hemorrágico, instalando-se sinais de irritação peritoneal.

Na maioria dos casos, o exame físico costuma ser normal. Ocasionalmente, o exame especular poderá evidenciar focos azulados de endometriose cervical ou do fórnice vaginal posterior. O toque vaginal, bem como o retal, pode revelar retroversão uterina fixa ou a presença de nódulos dolorosos no fundo de saco peritoneal ou nos ligamentos uterossacros. Nos grandes endometriomas, o toque permite identificar massa anexial dolorosa e, geralmente, fixa. Na endometriose infiltrativa profunda, que se apresenta como nódulos que se estendem mais de 5mm abaixo do peritônio, poderá haver infiltração de ligamentos uterossacros, do septo retovaginal, da vagina, do intestino grosso, da bexiga ou dos ureteres. Nesses casos, a localização e a profundidade da infiltração determinarão o tipo e a gravidade dos sintomas.[6] Na endometriose localizada em cicatrizes, geralmente de episiotomia ou cesariana, o quadro clínico é de tumor doloroso fibrótico, com sintomas que se agravam no período menstrual.

EXAMES COMPLEMENTARES

Na suspeita clínica de endometriose, os seguintes exames complementares poderão ser utilizados:

- *CA-125:* pode estar moderadamente elevado no sangue, porém essa elevação não se presta como método diagnóstico.[14]
- *Ultra-sonografia:* pode evidenciar implantes nodulares, endometriomas, aderências com fixação de órgãos e dor ao toque do transdutor. Permite a realização de punção-biópsia dirigida, fornecendo material para estudo histopatológico. A acurácia da ultra-sonografia é semelhante à da ressonância magnética para o diagnóstico da endometriose.[4]
- *Ressonância magnética:* a vantagem desse exame está em sua capacidade de identificar melhor os acúmulos de sangue provenientes da descamação do tecido endometrial ectópico. Além disso, permite definir se esse sangue é recente ou antigo. É especialmente recomendada em casos duvidosos e na suspeita de endometriose extrapélvica.[4]
- *Laparoscopia diagnóstica:* é o método de eleição na avaliação da endometriose. Define a extensão da doença e possibilita a biópsia direta de focos para estudo histopatológico. Os achados mais significativos são os implantes peritoneais, que se podem apresentar como nódulos transparentes, brancos com cicatriz periférica, avermelhados, em forma de chama, amarelados e amarronzados, como vegetação glandular, ou como defeitos peritoneais circulares. Porém, na endometriose infiltrativa profunda, a laparoscopia pode não evidenciar anormalidades ou identificar apenas doença peritoneal mínima, levando a erros de diagnóstico e classificação da doença.[10]

DIAGNÓSTICO

O diagnóstico definitivo de endometriose baseia-se no estudo anatomopatológico, a partir de biópsias realizadas por punção guiada por ultra-som, laparoscopia ou cirurgia aberta. O achado microscópico característico é de glândulas endometriais acompanhadas de seu estroma, havendo também reação inflamatória crônica. Porém, quando o estudo histopatológico é negativo, não se pode excluir essa doença.

O estudo histopatológico está indicado nos casos de endometrioma com mais de 3cm de diâmetro e na endometriose infiltrativa profunda, com o objetivo não só de diagnosticar a endometriose, mas também de excluir a possibilidade de neoplasia maligna associada.[10] Existe risco de transformação maligna, a partir da endometriose, em 0,7% dos endometriomas. Os tipos histológicos mais comuns dessas neoplasias são os adenocarcinomas endometrióides e de células claras.[15]

CLASSIFICAÇÃO

Todas as classificações para endometriose estão sujeitas a algum grau de subjetividade e não se correlacionam bem com as manifestações dolorosas. A mais utilizada, atualmente, foi proposta pela Sociedade Americana para Medicina Reprodutiva (ASRM), antes AFS (American Fertility Society), e revista em 1985 e 1996. É identificada pela sigla R-AFS.[9]

Para a classificação pela R-AFS, é necessário somar a pontuação atribuída à avaliação de cinco aspectos do acometimento: a extensão da endometriose peritoneal, a extensão da endometriose ovariana, o acometimento do fundo de saco posterior (retouterino), a extensão das aderências ovarianas e a das aderências tubárias (Quadro 41.1).

De acordo com a soma da pontuação das lesões encontradas, a endometriose é classificada pela R-AFS em quatro estádios, de I a IV, com as seguintes características:

- *Estádio I – endometriose mínima:* 1 a 5 pontos.
- *Estádio II – endometriose leve:* 6 a 15 pontos.
- *Estádio III – endometriose moderada:* 16 a 40 pontos.
- *Estádio IV – endometriose acentuada:* 41 ou mais pontos.

O estadiamento da endometriose orienta a melhor escolha do tratamento e o melhor acompanhamento evolutivo das lesões, além de ter importância no prognóstico e no tratamento de infertilidade.

ENDOMETRIOSE COMO CAUSA DE ABDOME AGUDO

A endometriose pode, raramente, levar a quadros diversos de abdome agudo, de acordo com o mecanismo etiopatogênico.[7]

Quadro 41.1 ▶ Classificação da endometriose

Lesão	Pontuação		
Endometriose peritoneal	**< 1 cm**	**1 a 3 cm**	**> 3 cm**
Superficial	1	2	4
Profunda	2	4	6
Endometriose ovariana			
Ovário direito: superficial	1	2	4
Ovário direito: profunda	4	16	20
Ovário esquerdo: superficial	1	2	4
Ovário esquerdo: profunda	4	16	20
Fundo de saco posterior			
Obliteração parcial	4		
Obliteração total	40		
Aderências ovarianas	< 1/3	1/3 a 2/3	> 2/3
Ovário direito: frouxas	1	2	4
Ovário direito: densas	4	8	16
Ovário esquerdo: frouxas	1	2	4
Ovário esquerdo: densas	4	8	16
Aderências tubárias			
Tuba direita: frouxas	1	2	4
Tuba direita: densas	4*	8*	16
Tuba esquerda: frouxas	1	2	4
Tuba esquerda: densas	4*	8*	16

*A pontuação parcial deve ser 16, caso as fímbrias estejam totalmente comprometidas.

A ruptura de um endometrioma talvez seja a forma mais comum, manifestando-se como abdome agudo hemorrágico, geralmente sem distúrbio hemodinâmico significativo, pois o sangue extravasado para a cavidade peritoneal costuma ser antigo.[17]

A torção de cisto endometriótico é mais rara que a torção de outros cistos ovarianos. Isso se deve aos fenômenos inflamatórios e aderenciais inerentes à própria doença, que limitam a mobilidade do cisto e dos anexos.

De maior gravidade é o quadro abdominal agudo secundário à ruptura de um endometrioma infectado.[16] Nessa situação, o abdome agudo é de início súbito, já com peritonite difusa.

A endometriose de localização intestinal e a fibrose associada podem levar ao quadro de abdome agudo obstrutivo, tanto do intestino delgado como do cólon.[5] Nesses casos, o diagnóstico de endometriose como causa da obstrução intestinal pode ser estabelecido apenas com o laudo anatomopatológico.

Raramente, um foco de endometriose pode obstruir a luz apendicular, levando ao quadro de apendicite aguda.[11]

Em todas as possibilidades aqui descritas, a abordagem e o tratamento do abdome agudo não diferem dos preconizados em outros capítulos deste livro.

TRATAMENTO

O tratamento é individualizado, e a paciente deve estar envolvida em todas as decisões. Consideram-se as manifestações clínicas da endometriose, seu estadiamento, a idade da paciente e sua expectativa reprodutiva, além dos tratamentos prévios realizados. O impacto da doença sobre a paciente deve ser integralmente avaliado, bem como os possíveis efeitos da terapêutica em sua qualidade de vida.[10] A seguir, são estratificadas as possibilidades terapêuticas de acordo com a condição clínica a ser tratada.

Tratamento da dor causada pela endometriose

Eventualmente, é possível a realização de tratamento empírico da dor associada à presumível endometriose, sem o diagnóstico definitivo, quando o quadro clínico e os exames complementares afastarem estágios mais avançados da doença. O tratamento, nessa situação, inclui: aconselhamento, analgesia satisfatória, incluindo antiinflamatórios não-esteróides, terapia nutricional e uso de progestogênio ou de contraceptivos hormonais.[10]

No tratamento da dor associada à endometriose confirmada, além de se lançar mão das medidas mencionadas, a supressão da função ovariana por 6 meses reduz consideravelmente as manifestações dolorosas. Os medicamentos preconizados são: anticoncepcionais orais, danazol, gestrinona, acetato de medroxiprogesterona e análogos do GnRH. No alívio da dor, o resultado de qualquer desses tratamentos é semelhante, variando apenas os efeitos colaterais e o custo financeiro.[10] O emprego do dispositivo intra-uterino (DIU) à base de levonorgestrel também parece ser efetivo no tratamento da dor associada à endometriose. Ocasionalmente, em casos de difícil controle, pode-se indicar tratamento por até 2 anos com a administração contínua de estrogênio e progestogêno, associados a análogo de GnRH. Esse tratamento é considerado efetivo no alívio da dor, não aumentando o risco de osteoporose.[20]

Dependendo da gravidade da doença e das manifestações clínicas, a melhor opção é o tratamento cirúrgico. A dor pode ser tratada com a remoção completa das lesões na endometriose acentuada, incluindo as formas infiltrativas profundas. Se a histerectomia for necessária, deve-se sempre considerar a anexectomia bilateral e a ressecção de todas as lesões endometrióticas identificáveis.[12] Após a operação, o tratamento com danazol ou análogos de GnRH, por 6 meses, reduz a recorrência da dor e da doença em 12 e 24 meses, quando comparado com placebo e tratamento expectante.[3]

Tratamento da endometriose confirmada e associada à infertilidade

Na endometriose mínima e leve, há evidências de que a supressão da função ovariana não melhora a fertilidade, não devendo ser oferecida às pacientes quando a indicação for apenas esta. Nos casos mais avançados, não há evidências da eficácia do tratamento hormonal na melhoria da fertilidade.[10]

Na endometriose mínima e leve, a ablação cirúrgica das lesões e a lise de aderências melhoram a fertilidade, em comparação com a laparoscopia diagnóstica isoladamente. Nos casos mais avançados de endometriose, não há evidências quanto ao efeito benéfico do tratamento cirúrgico no aumento da taxa de gravidez.[10]

A cistectomia laparoscópica em endometriomas com mais de 4cm de diâmetro aumenta a fertilidade, quando comparada a drenagem e coagulação isoladamente. Além disso, o índice de recorrência do cisto é menor quando se resseca a cápsula do endometrioma.[1]

Após a operação, o tratamento com danazol ou com análogo de GnRH não melhora a fertilidade, quando comparado com o tratamento expectante, não devendo ser utilizado com este propósito.[3]

REFERÊNCIAS BIBLIOGRÁFICAS

1. Alborzi S, Zarei A, Alborzi S, Alborzi M. Management of ovarian endometrioma. *Clin Obstet Gynecol* 2006; *49*:480-91.
2. Batts RE, Smith RA. Embriologic theory of histogenesis of endometriosis in peritoneal pockets. *Obstet Gynecol Clin North Am* 1989; *16*:15-28.
3. Busacca M, Somigliana E, Bianchi S *et al.* Post-operative GnRh analogue treatment after conservative surgery for symptomatic endometriois stage III-IV: a randomized controlled trial. *Hum Reprod* 2001; *16*:2399-402.
4. Carbognin G, Girardi V, Pinali L *et al.* Assessment of pelvic endometriosis: correlation of US and MRI with laparoscopic findings. *Radiol Med* (Torino) 2006; *111*:687-701.
5. Chaer R, Sam A 2nd, Teresi M, Cintron J. Endometriosis-induced acute small and large bowel obstruction: rare clinical entities. *N Z Med J* 2005; *24*:118-21.
6. Chapron C, Fauconnier A, Dubuisson JB *et al.* Deep infiltrating endometriosis: relation between severity of dysmenorrhoea and extent of disease. *Hum Reprod* 2003; *18*:760-6.
7. Goulbourne JA, MacLeod DA. Endometriosis presenting as an acute abdomen. *Br J Clin Pract* 1986; *40*:124-6.
8. Halme J, White C, Kauma S, Estes J, Haskill S. Peritoneal macrophages from patients with endometriosis release growth factor activity in vitro. *J Clin Endocrinol Matabol* 1988; *66*:1044-9.
9. Hoeger KM, Guzick DS. An update on the classification of endometriosis. *Clin Obstet Gynecol* 1999; *42*:611-20.
10. Kennedy S, Bergqvist A, Chapron C *et al.* ESHRE guideline for the diagnosis and treatment of endometriosis. *Hum Reprod* 2005; *20*:2698-704.
11. Khoo JJ, Ismail MSA, Tiu CC. Endometriosis of the appendix presenting as acute appendicitis. *Singapore Med J* 2004; *45*:435-6.
12. Lefebvre G, Allaire C, Jeffrey J *et al.* SOGC clinical guidelines. *J Obstet Gynaecol Can* 2002; *24*:37-61.
13. Minh HN, Samdja A, Orcel L. Une conception histogénique unitaire des endométrioses internes et externes. *J Gynecol Obstet Biol Reprod* 1986; *15*:29-35.
14. Mol BW, Bayram N, Lijmer JG *et al.* The performance of CA-125 measurement in the detection of endometriosis: a meta-analysis. *Fertil Steril* 1988; *70*:1101-8.
15. Nishida M, Watanabe K, Sato N *et al.* Malignant transformation of ovarian endometriosis. *Gynecol Obstet Invest* 2000; *50*:18-25.
16. Phupong V, Rungruxsirivorn T, Tantbirojn P, Triratanachat S, Vasuratna A. Infected endometrioma in pregnancy masquerating as acute appendicitis. *Arch Gynecol* Obstet 2004; *269*:219-20.
17. Pratt JH, Shamblin WR. Spontaneous rupture of endometrial cysts of the ovary presenting as an acute abdominal emergency. *Am J Obstet Gynecol* 1970; *108*:56-62.
18. Sampson JA. Peritoneal endometriosis due to menstrual dissemination of endometrial tissue into the peritoneal cavity. *Am J Obstet Gynecol* 1927; *14*:422-69.
19. Simpson JL, Elias S, Malinack LR, Buttram VC. Heritable aspects of endometriosis genetic studies. *Am J Obstet Gynecol* 1980; *137*:327-31.
20. Surrey ES, Hornsteim MD. Prolonged GnRH agonist and add-back therapy for symptomatic endometriosis: long-term follow-up. *Obstet Gynecol* 2002; *99*:709-19.

42

Ruptura de Neoplasias Abdominais

Roberto Duarte Galvão

INTRODUÇÃO

O *abdome agudo* refere-se a uma das condições clínicas mais encontradas na prática médica e caracteriza-se, na maioria das vezes, pela dor abdominal, a qual pode ser o reflexo de diversas entidades preexistentes, como as neoplasias abdominais. Em geral, é súbita, acompanhada de outras manifestações gastrointestinais e do comprometimento variável das condições gerais do indivíduo.

A distensão abdominal também representa sinal freqüente na peritonite causada por ruptura de tumores abdominais. O abdome agudo hemorrágico pode ser causado por diversos fatores, dentre os quais se encontra a ruptura de neoplasias abdominais. Esta é uma condição que, freqüentemente, exige tratamento de urgência. Nesses casos, a investigação diagnóstica criteriosa da etiologia assume importância significativa para o tratamento adequado do paciente. A rápida e efetiva escolha da terapêutica é fundamental para a sobrevida.

Poucos livros de texto e artigos científicos abordam o tema do abdome agudo hemorrágico por ruptura de neoplasias abdominais. A maioria dos relatos refere-se à ruptura de neoplasias hepáticas e esplênicas, porém pouca ou nenhuma informação existe em relação à ruptura de neoplasias do esôfago, pâncreas e região colorretal.

O Capítulo 33 aborda as perfurações neoplásicas do esôfago, do estômago e dos intestinos. Por esse motivo, essas condições não serão tratadas neste capítulo, no qual serão enfocadas as rupturas, de origem neoplásica, do fígado, do pâncreas e do baço.

CÂNCER DE FÍGADO

Generalidades

O câncer de fígado pode ser primário e secundário ou metastático, destacando-se, entre os tumores primários mais freqüentes, o carcinoma hepatocelular, que representa cerca de 80% dos casos, seguido do colangiocarcinoma, do angiossarcoma e, na criança, do hepatoblastoma. Os adenomas destacam-se entre as lesões benignas.[6,35]

A incidência do carcinoma hepatocelular é alta em regiões como o Sudeste da Ásia, Japão e África do Sul, enquanto é de ocorrência mais rara nos EUA, na Grã-Bretanha e na região norte da Europa, observando-se taxas inferiores a 1 por cada 100 mil habitantes.[8,11]

Em relação às lesões metastáticas, estas representam, aproximadamente, 35% das mortes por câncer. Em geral, metástases para o fígado estão associadas aos carcinomas de pâncreas, colorretal, estômago, mama, esôfago e pulmão, além do tumor carcinóide.[40]

Aproximadamente 50% dos tumores de fígado exibem forte associação com o consumo crônico de álcool que, conseqüentemente, pode promover cirrose hepática. Em áreas endêmicas, a esquistossomose é considerada outro fator de risco para neoplasias hepáticas. A ingestão de grãos e cereais contaminados pelo fungo *Aspergillus flavus*, que produz a aflatoxina, substância cancerígena, tem sido ligada ao carcinoma hepatocelular, além de doenças relacionadas com o depósito de ferro no fígado.[6]

Ruptura de neoplasias hepáticas

No processo de progressão patológica das neoplasias hepáticas, a ruptura espontânea pode ocorrer em tumores benignos e malignos.[32] A incidência de ruptura dos carcinomas hepatocelulares varia de 2,9% a 26,0%. Ela constitui complicação crítica, com freqüência fatal, principalmente em pacientes com história de cirrose hepática e/ou deficiências da coagulação.[13,15,23,26]

A ruptura de tumores hepáticos é rara, principalmente em lesões metastáticas.[40,46] Um fator possivelmente associado seria a tendência de os tumores metastáticos serem mais fibróticos, menos vascularizados e invasivos que os tumores primários e, conseqüentemente, exibindo baixa propensão à ruptura.[2]

Neoplasias benignas do fígado, como os hemangiomas, podem determinar ruptura do órgão que, mesmo sendo rara, representa perigo para o paciente devido ao risco de hemorragia maciça em curto período de tempo.[13] Os adenomas hepáticos constituem outro grupo de lesões benignas que podem sofrer ruptura e sangramento em aproximadamente um terço dos pacientes acometidos.[13]

A metástase intraperitoneal de tumores hepáticos com ruptura é evento incomum. Lesões como o carcinoma hepatocelular geralmente metastatizam para linfonodos regionais, pulmões, ossos, cérebro e glândulas supra-renais. A carcinogênese peritoneal do carcinoma hepatocelular é rara devido ao fato de a cavidade peritoneal não proporcionar meio adequado para o rápido crescimento dessa neoplasia.[31]

Sinais e sintomas

Um fato particular do câncer hepático é o estádio avançado da doença, geralmente observado no momento do diagnóstico, sugerindo evolução rápida. Na maioria dos casos, observa-se anormalidade dos níveis das bilirrubinas, da fosfatase alcalina e das transaminases. O aumento brusco da fosfatase alcalina, seguido de pequena elevação das bilirrubinas e transaminases, constitui evento fortemente sugestivo de malignidade. Em pacientes com carcinoma hepatocelular, é relatado alto teor sérico da alfafetoproteína.[46]

Dentre os sinais e sintomas geralmente associados ao câncer hepático com ruptura, são relatados dor abdominal súbita, de forte intensidade, no hipocôndrio direito, massa palpável, distensão abdominal, anorexia, mal-estar e choque hipovolêmico por sangramento intra-abdominal.[7,8,13,23,26,40]

O hemoperitônio é a complicação mais comum do carcinoma hepatocelular, principalmente em países de alta incidência dessa neoplasia, como o Japão. Entretanto, em países ocidentais, sua ocorrência é rara. A hemorragia intraperitoneal pode ser conseqüência da ruptura espontânea de tumor primário e superficial ou de lesões metastáticas.[8,26,31,35]

O quadro clínico de pacientes com ruptura de carcinoma hepatocelular apresenta aspectos que diferem daqueles sem ruptura, como:[45]

1. Dor abdominal súbita e intensa, além de sinais de sangramento detectados durante a realização do exame físico.
2. Baixo nível de hemoglobina.
3. Alta concentração de transaminase glutâmico-oxalacética.

Fisiopatologia

O mecanismo responsável pela ruptura espontânea de neoplasias hepáticas não está bem estabelecido. Parece que diversos fatores podem contribuir para a ocorrência dessa complicação, incluindo necrose tumoral, pressão intratumoral aumentada, compressão por palpação abdominal brusca, tosse, localização do tumor, hemorragia e congestão venosa intratumoral, coagulopatias e história de cirrose hepática.[8,26,27,46,48]

Ao ocorrer ruptura de artéria alimentadora do tumor, pode haver o desenvolvimento de ascite, a qual se pode instalar-se no espaço compreendido entre o fígado e o peritônio parietal, promovendo a separação dessas estruturas, o que leva à laceração das superfícies aderentes ou ruptura de artéria adjacente e cria condições propícias para o desenvolvimento de hemoperitônio.[15]

Acredita-se que o rompimento da superfície tumoral ou a laceração de artéria alimentadora do tumor possa promover ruptura de neoplasias com conseqüentes hemoperitônio e choque hipovolêmico. Nesses casos, a pressão intratumoral pode ser relativamente alta e predispor à ruptura.[39]

Há casos em que, devido ao rápido crescimento, a dimensão tumoral ultrapassa o contorno parenquimal normal do fígado e sua cápsula torna-se hiperestendida, aumentando o risco de ruptura.[15,25,44]

Ainda em relação à fisiopatologia da ruptura de neoplasias hepáticas, comenta-se que algumas lesões são hipervascularizadas, podendo haver obstrução do fluxo venoso pela invasão intravascular de células malignas, aumento da pressão e ocorrência de hemorragia intratumoral, predispondo à ruptura. Essa condição pode ser de alto risco para o paciente, particularmente para aqueles com história de cirrose hepática e graves deficiências da coagulação.[8,10,48]

A localização do tumor constitui, também, fator importante na fisiopatologia da ruptura de neoplasias hepáticas. Assim sendo, lesões em posição subcapsular potencializam o risco de ruptura. Sugere-se que disfunção vascular possa exercer papel importante nesses casos, uma vez que os vasos, na superfície hepática comprometida pelo tumor, tendem a ser mais friáveis devido ao aumento da síntese da colagenase e da degeneração do colágeno IV. Esses fatores aumentam o risco de ruptura e, conseqüentemente, de sangramento.[7]

Diversos casos, principalmente em decorrência do estádio avançado da lesão, necessitam tratamento adjuvante com quimioterapia e/ou radioterapia, porém esta última modalidade terapêutica é limitada devido à baixa tolerância do órgão à radiação. Deve-se considerar que ambas as modalidades podem potencializar o risco de ruptura pela promoção da morte celular neoplásica.[7]

Diagnóstico

O rápido e adequado diagnóstico de ruptura de neoplasias hepáticas é essencial para evitar as graves conseqüências dessa condição, incluindo a morte, uma vez que ela exige tratamento de urgência. O diagnóstico não constitui tarefa fácil, principalmente quando é desconhecida a história clínica de neoplasia hepática do paciente.[15]

Devido à baixa incidência de ruptura de tumores metastáticos no fígado, seu diagnóstico pré-operatório é bastante raro, principalmente em pacientes sem história pregressa de doença hepática.[8,25]

Dentre os recursos diagnósticos, a ultra-sonografia e a tomografia computadorizada têm sido amplamente empregadas. Observa-se avanço no diagnóstico de pequenos tumores (de 25% para 90% nos últimos 10 anos) devido à associação de métodos de imagem e à dosagem de alfafetoproteína sérica na identificação de lesões hepáticas, como o carcinoma hepatocelular. Por outro lado, a tomografia computadorizada axial demonstrou percentual de sucesso diagnóstico elevado, em torno de 90%, para lesões relacionadas a rupturas.[8,13,15,26]

Os parâmetros de maior valor diagnóstico demonstrados pela tomografia computadorizada incluem: localização periférica da lesão, contorno protrudente desta, descontinuidade da superfície hepática e presença ou não de hemoperitônio (líquido) circundante.[15]

Técnicas modernas, como a ressonância nuclear magnética, também são úteis no diagnóstico de neoplasias hepáticas com ruptura, porém não apresentam grande diferença em relação ao estudo pela tomografia computadorizada. A laparoscopia é outra modalidade diagnóstica utilizada para o diagnóstico de neoplasias hepáticas. Sua eficácia pode ser incrementada quando associada à ultra-sonografia laparoscópica.[7]

Tratamento

Em função do risco de choque hipovolêmico conseqüente à perda maciça de sangue na cavidade peritoneal, resultante da ruptura de tumores hepáticos, entre outros fatores, a taxa de mortalidade varia de 1% a 22% dos casos, sendo a conduta terapêutica primordialmente direcionada ao controle rápido e efetivo da hemorragia.[7,20,37] Nesse sentido, a escolha da técnica terapêutica depende da condição do paciente e da gravidade do sangramento.

Nas décadas de 1970 e 1980, costumava-se indicar a ligadura da artéria hepática, sutura, cauterização ou hepatectomia de urgência, principalmente para pacientes com tumores limitados e com função hepática preservada.[8,13,23,31,46,47] Porém, há relato de que, mesmo quando realizada a hepatectomia de urgência, o risco de morte operatória é bastante elevado.[47]

Com a introdução da embolização arterial terapêutica como técnica de tratamento adjuvante nos casos de ruptura de neoplasias hepáticas, têm-se obtido bons resultados.[41] Essa técnica mostra-se segura e relativamente eficaz em pacientes com tumores irressecáveis, em idosos ou em pacientes com função hepática comprometida;[8,40] nela emprega-se a combinação de fármacos e partículas de gel insolúvel infundidas com o intuito de promover a estagnação do fluxo arterial para o tumor e, conseqüentemente, aumentar a concentração local do fármaco com isquemia e necrose simultâneas.

No caso de ruptura de lesões benignas, alguns autores[30,39,44] sugerem que, se as condições do paciente são estáveis e o tumor está localizado em lobo ou segmento do fígado, a hepatectomia parcial pode ser indicada. Por outro lado, se o sangramento é intenso e o tumor inoperável, a conduta terapêutica pode ser paliativa, mediante ligadura ou embolização da artéria hepática no intuito de controlar a hemorragia. Controlado o sangramento, pode-se, então, avaliar a possibilidade de realizar a cirurgia. Nos casos em que a dimensão do tumor é maior que a metade do diâmetro do fígado, pode-se considerar a realização de transplante hepático.

Alguns autores[30,46] recomendam realizar o tratamento de ruptura de neoplasias hepáticas em duas fases:

1. Primeiramente, deve-se realizar a hemostasia, podendo-se fazer uso de técnicas como tamponamento com gaze, ligadura da artéria hepática ou embolização arterial terapêutica, a qual é a mais indicada.

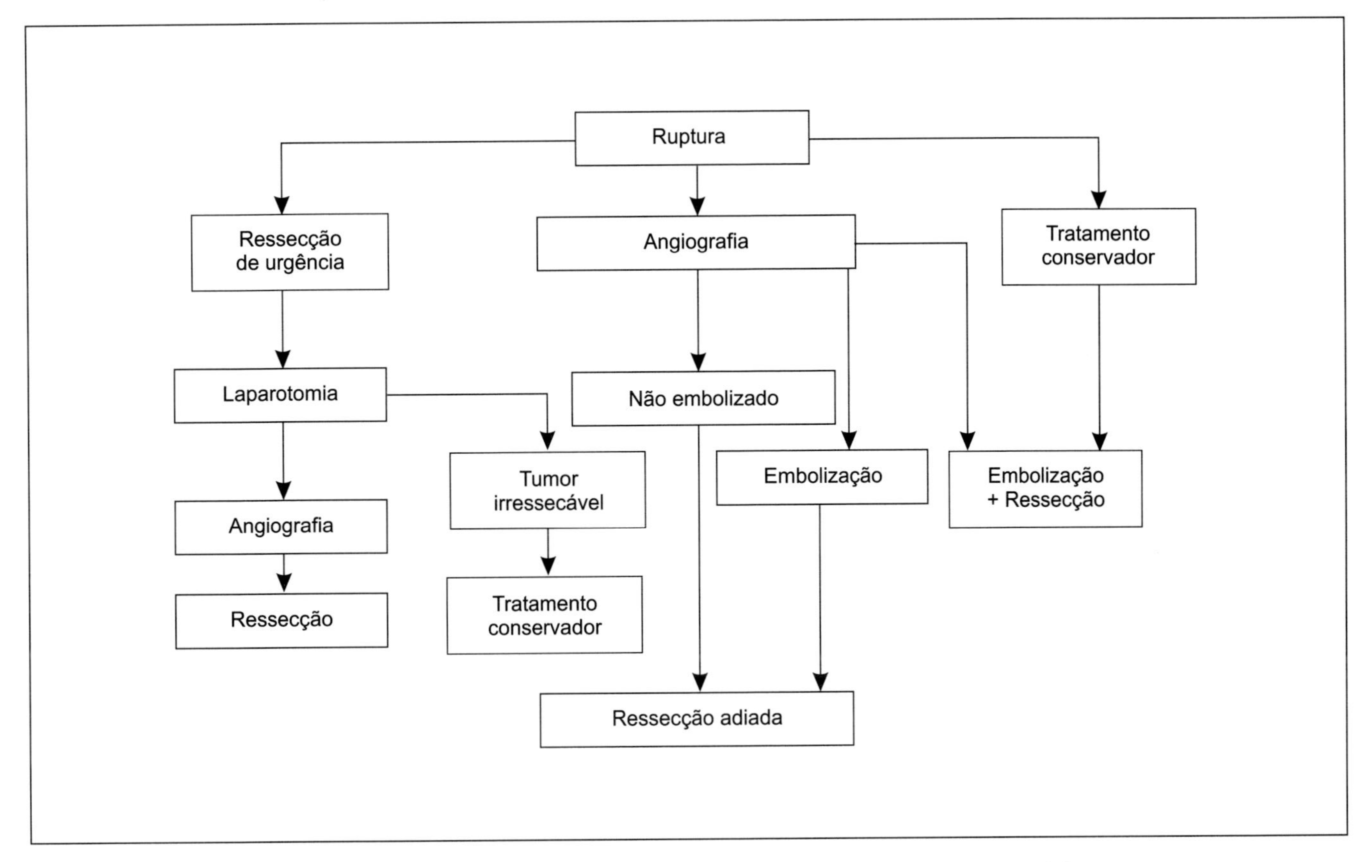

Figura 42.1 ▸ Manejo de pacientes com ruptura de carcinoma hepatocelular.

2. Controlado o sangramento, pode-se realizar hepatectomia. Em geral, essa fase do tratamento é recomendada para pacientes com boa ou moderada função hepática.

Outros autores[7] sugerem que, frente à ruptura de tumores do fígado, como o carcinoma hepatocelular, é necessário levar em consideração fatores como o *status* geral do paciente e a gravidade da doença e/ou da sua complicação, podendo-se, então, optar pela ressecção de urgência, observação do paciente ou tratamento conservador (Figura 42.1).

Mesmo com o tratamento, o prognóstico do paciente com ruptura de neoplasias hepáticas é sombrio, na maioria dos casos, e a taxa de mortalidade é muito alta. Em geral, isso está associado ao fato de, quando a ruptura acontece, o processo neoplásico estar avançado.[8,47]

CÂNCER DE PÂNCREAS

Generalidades

O câncer de pâncreas exibe maior incidência após os 50 anos de idade, principalmente na faixa entre 65 e 80 anos, com predileção pelo sexo masculino. Grande parte dos casos é diagnosticada em estádio avançado, destacando-se, dentre as neoplasias mais comuns nessa glândula, o adenocarcinoma, que representa aproximadamente 90% dos casos.[36]

No Brasil, levando-se em consideração todos os tipos de câncer, os tumores de pâncreas constituem cerca de 2% dos casos, sendo responsáveis por 4% dos óbitos por câncer. A taxa de mortalidade por câncer de pâncreas é alta, o que guarda relação com seu difícil diagnóstico e comportamento biológico extremamente agressivo.[22]

Diversos fatores têm sido relacionados ao risco de desenvolvimento de câncer de pâncreas, destacando-se o uso crônico de derivados do tabaco. Outros fatores de risco são: consumo excessivo de gordura, carnes e bebidas alcoólicas, bem como a exposição prolongada a compostos químicos, como solventes e petróleo. Pacientes com história de pancreatite crônica ou de diabetes melito que foram submetidos a operações de úlcera gástrica e duodenal ou colecistectomia têm maiores chances de desenvolver a doença.[36]

São escassas as informações disponíveis na literatura quanto à ocorrência de ruptura de neoplasias pancreáticas.

Ruptura de neoplasias pancreáticas

Sinais e sintomas

Na ruptura de neoplasias pancreáticas, quando presentes, os sinais e sintomas podem ser dor, fraqueza, diarréia e tontura, além do evento mais grave, o sangramento para a cavidade peritoneal.[25]

Em virtude da ausência de publicações na literatura sobre a ocorrência de ruptura de neoplasias pancreáticas, o mecanismo fisiopatológico dessa complicação é desconhecido.

Diagnóstico

O diagnóstico do câncer de pâncreas com ruptura é bastante difícil, uma vez que a neoplasia e, conseqüentemente, suas complicações em geral se desenvolvem sem gerar sinais específicos, sendo detectadas, na maioria dos casos, em estádio avançado. O diagnóstico pode ser estabelecido a partir da história clínica, do exame físico e dos exames laboratoriais. Exames de imagem, como colangiorressonância nuclear magnética, podem ser úteis no diagnóstico de neoplasias pancreáticas associadas à ruptura.[22,36]

Tratamento

Em virtude de os tumores e, conseqüentemente, suas complicações, incluindo a ruptura, serem geralmente detectados em estádio avançado do processo patológico, o tratamento é limitado. Nos casos passíveis de tratamento cirúrgico, o mais indicado é a ressecção. Em pacientes com tumores metastáticos ou com estado clínico geral debilitado, geralmente indicam-se medidas paliativas, como a colocação de endoprótese.[47]

▶ CÂNCER DO BAÇO

Generalidades

O baço é o órgão do sistema imune comumente comprometido por doenças hematológicas e não-hematológicas,[2] sendo a estrutura intra-abdominal mais vulnerável à ruptura.[3,19]

Ruptura de neoplasias do baço

Com freqüência, a ruptura esplênica ocorre após traumatismos mecânicos, podendo raramente ser promovida por alguma doença esplênica. Sendo assim, essa complicação constitui causa pouco freqüente de abdome agudo cirúrgico. Rupturas patológicas do baço comumente associam-se a infiltração neoplásica por linfomas, leucemia e mieloma múltiplo. Além destas, infecções como mononucleose infecciosa, tuberculose e enfermidades degenerativas, como a amiloidose, entre outras, podem estar relacionadas a essa complicação.[10,21,43]

Embora as neoplasias sejam menos freqüentemente associadas à ruptura esplênica, ao se observar esta complicação em tumores sólidos, a lesão geralmente está em estádio avançado.[43]

Mesmo que rara, a ruptura esplênica pode ocorrer como conseqüência de lesão metastática, existindo apenas 22 casos relatados na literatura de língua inglesa até 2006[42] (Quadro 42.1). A maioria desses

Quadro 42.1 ▶ Casos de ruptura esplênica por tumores metastáticos relatados na literatura

Referência	Tumor primário	Nº de casos
Challis DE, Rew K J, Steigrad SJ. *J Obstet Gyneacol Res* 1996; *22*: 395-400	Coriocarcinoma	1
Lam KY, Tang V. *Arch Pathol Lab Med* 2000; *124*: 26-30	Coriocarcinoma	5
Lam KY, Tang V. *Arch Pathol Lab Med* 2000; *124*: 26-30	Melanoma	4
Lam KY, Tang V. *Arch Pathol Lab Med* 2000; *124*: 26-30	Carcinoma de pulmão	2
Massarweh S, Dhingra H. *J Clin Oncol* 2001; *19*: 1574-5	Carcinoma de pulmão	1
Lam KY, Tang V. *Arch Pathol Lab Med* 2000; *124*: 26-30	Carcinoma de bexiga	3
Lam KY, Tang V. *Arch Pathol Lab Med* 2000; *124*: 26-30	Carcinoma de fígado	2
Cook AM, Graham JD. *J R Soc Med* 1996; *89*: 710	Teratoma	1
Conn K, Brooks M, Bates T. *Eur J Surg Oncol* 1998; *24*: 152	Angiossarcoma de mama	1
Acuthan R, Haray PN, Joseph A. *Ann R Coll Surg* 1999; *81*: 139	Carcinoma retal	1
Natarajan P, Varshney S. *Trop Gastroenterol* 2000; *21*: 28	Carcinoma gástrico	1
TOTAL		22

casos ocorre no sexo feminino, em mulheres com idade variando de 19 a 84 anos e média de 48 anos de idade.

Embora as lesões metastáticas, em geral, ocorram nos estádios avançados da doença, na análise dos 22 casos relatados na literatura, a ruptura esplênica ocorreu simultaneamente ou antes do estabelecimento do diagnóstico do tumor primário em nove casos. Nos outros, o período de tempo transcorrido desde o diagnóstico do tumor primário até a ocorrência da ruptura da lesão metastática no baço variou de 1 mês a 5 anos.[21]

Sinais e sintomas

Assim como na maioria dos casos de ruptura em outros órgãos do abdome, essa complicação no baço não produz sinais e sintomas patognomônicos. Geralmente, há relato de dor abdominal. O sangue que se acumula na cavidade abdominal atua como irritante e promove manifestação dolorosa de intensidade e localização variáveis. Os músculos abdominais contraem de forma reflexa e tornam-se tensos. Além disso, podem ser constatadas taquicardia, taquipnéia, distensão abdominal, náuseas e síncope.[3,18,19]

Em geral, as neoplasias metastáticas no baço são assintomáticas, podendo, por vezes, estar associadas a desconforto no quadrante esquerdo e dispnéia. Podem apresentar, também, manifestações de doença disseminada (como caquexia) e anomalias hematológicas como resultado do hiperesplenismo, principalmente quando existe envolvimento difuso parenquimal.[21]

Fisiopatologia

Fatores como idade adulta, esplenomegalia importante e utilização de quimioterapia citorredutora têm sido associados à ruptura esplênica em pacientes com leucemias e linfomas.

A fisiopatologia da ruptura esplênica é multifatorial, e a esplenomegalia, independente da causa, predispõe à ruptura. O mecanismo de ruptura também pode estar relacionado com o padrão de infiltração tumoral. Assim sendo, quando o tumor infiltra-se de forma nodular, a necrose e a degeneração cística da massa neoplásica podem promover a formação de hematomas subcapsulares com subseqüente ruptura do órgão. Por outro lado, a massa tumoral pode erodir diretamente a cápsula esplênica e promover a ruptura.[42]

No padrão de infiltração tumoral difuso, geralmente associado à presença de neoplasias hematológicas, o mecanismo de ruptura é pouco conhecido e, provavelmente, está relacionado a coagulopatias, principalmente se é considerado o fato de o baço ser órgão friável e bem-vascularizado, tornando-o susceptível a sangramento parenquimal quando sua estrutura é danificada por doença, traumatismo ou obstrução vascular.[18]

A hipercoagulabilidade pode levar a trombose ou embolia com conseqüente enfartamento da glândula e sua ruptura. Ademais, estados de hipercoagulabilidade (como a coagulação intravascular disseminada) ou a trombocitopenia podem induzir hemorragia esplênica intensa, promovendo o aumento patológico do baço por elevação súbita da pressão intraglandular e potencializando o risco de ruptura.[2,3,29]

O mecanismo de ruptura esplênica associado à presença de tumores sólidos é pouco conhecido. Sugere-se que o comprometimento do fluxo sanguíneo do baço, secundário à trombose por invasão das células neoplásicas, pode resultar em infarto, hemorragia e, até mesmo, ruptura. Tumores sólidos associados à formação de cavidades císticas também podem sofrer ruptura na qual, provavelmente, a dilatação cística levaria à distensão da cápsula esplênica.[43]

Na fisiopatologia da ruptura esplênica é importante mencionar, também, o papel de processos infecciosos fúngicos associados às neoplasias hematológicas, uma vez que estes podem levar à formação de granulomas e microabscessos no baço. Os granulomas fúngicos podem potencializar o risco de ruptura esplênica, ao enfraquecerem a arquitetura do órgão já comprometida pelo processo neoplásico. Sabe-se que alguns fungos, como *Aspergillus* sp., são angioinvasivos, causando erosão ou oclusão dos vasos sanguíneos do órgão envolvido.[5]

Diagnóstico

O diagnóstico da ruptura esplênica exige grande senso clínico, uma vez que não existem sinais e sintomas patognomônicos dessa complicação, o que pode causar confusão com outras causas de abdome agudo em pacientes imunocomprometidos.[3]

Diagnosticar ruptura esplênica constitui tarefa difícil, principalmente em pacientes com neoplasias sistêmicas, nos quais esta complicação costuma ocorrer subitamente e sem história de traumatismo. A pesquisa dessa condição pode ser realizada por meio de ultra-sonografia, tomografia computadorizada e pela aspiração de sangue através de punção abdominal.[2,14]

Tratamento

Estabelecido o diagnóstico de ruptura de neoplasia do baço, é imprescindível adotar e executar o tratamento imediato, para o qual a esplenectomia é a técnica de escolha. A cirurgia esplênica em pacientes com neoplasias hematológicas está associada a alta taxa de morbidade e mortalidade devido ao risco de hemorragia grave e infecção.[2]

Em se tratando de situação de urgência associada a sangramento intenso, exigem-se reposição volêmica imediata, para manter níveis volêmicos adequados, e a realização de tratamento cirúrgico, para interromper o sangramento. Sem essas ações, o indivíduo pode entrar em choque e morrer.

REFERÊNCIAS BIBLIOGRÁFICAS

1. Acuthan R, Haray PN, Joseph A. Splenic metastases from a rectal tumour: an unusual presentation. *Ann R Coll Surg* 1999; *81*:139-42.
2. Akriviadis EA. Hemoperitoneum in patients with ascites. *Am J Gastroenterol* 1997; *92*:567-75.
3. Arimura K, Arima N, Kukita T *et al.* Fatal splenic rupture caused by infiltration of adult T cell leukemia cells. *Acta Haematol* 2005; *113*:255-7.
4. Athale UH, Kaste SC, Bodner SM, Ribeiro RC. Splenic rupture in children with hematologic malignancies. *Cancer* 2000; *88*:480-90.
5. Bennett JE. *Aspergillus* species. *In:* Mandell GL, Bennett JE, Dolin R (eds.) *Mandell, Douglas and Benett's principles and practice of infectious diseases.* New York: Churchill Livingstone Inc, 1995:2306-11.
6. Brasil. Ministério da Saúde. Secretaria de Atenção à Saúde. Instituto Nacional de Câncer. Coordenação de Prevenção e Vigilância. Estimativa 2006: incidência de câncer no Brasil. Rio de Janeiro: INCA, 2005.
7. Buczkowski AK, Kim PTW, Ho SG *et al.* Multidisciplinary management of ruptured hepatocellular carcinoma. *J Gastrointest Surg* 2006; *10*:379-86.
8. Castells L, Moreira M, Quiroga S *et al.* Hemoperitoneum as a first manifestation of hepatocellular carcinoma in Western patients with liver cirrhosis. Effectiveness of emergency treatment with transcatheter arterial embolization. *Dig Dis Sciences* 2001; *46*:555-62.
9. Challis DE, Rew KJ, Steigrad SJ. Choriocarcinoma complicated by splenic rupture: an unusual presentation. *J Obstet Gyneacol Res* 1996; *22*:395-400.
10. Chearanai O, Plengvanit U, Asavanich C *et al.* Spontaneous rupture of primary hepatoma: report of 63 cases with particular reference to the pathogenesis and rationale treatment by hepatic artery ligation. *Cancer* 1983; *51*:1532-6.
11. Chen CY, Lin XZ, Shin JS *et al.* Spontaneous rupture of hepatocelular carcinoma. A review of 141 Taiwanese cases and comparison with nonrupture cases. *J Clin Gastroenterol* 1995; *21*:238-42.
12. Chen HS, Sheen-Chen SM. Obstruction and perforation in colorectal adenocarcinoma: an analysis of prognosis and current trends. *Surgery* 2000; *127*:370-6.
13. Chen Z, Qi Q, Dong Z. Etiology and management of hemorrhage in spontaneous liver rupture: a report of 70 cases. *World J Gastroenterol* 2002; *8*:1063-6.
14. Chiappa A, Zhar A, Audisio RA *et al.* Emergency liver resection for ruptured hepatocellular carcinoma complicating cirrhosis. *Hepatogastroenterology* 1999; *46*:1145-50.
15. Choi BG, Park SH, Byun JY *et al.* The findings of ruptured hepatocellular carcinoma on helical CT. *Br J Radiol* 2001; *74*:142-6.
16. Conn K, Brooks M, Bates T. Rupture of the spleen in a patient with metatastic angiosarcoma of the breast. *Eur J Surg Oncol* 1998; *24*:152.
17. Cook AM, Grahan JD. Spontaneous rupture of the spleen secondary to metastatic teratoma. *J R Soc Med* 1996; *89*:710.
18. Debnath D, Valerio D. Atraumatic rupture of the spleen in adults. *J R Col Surg Edinb* 2002; *47*:437-45.
19. Del Água C, Real E, Cuñat A *et al.* Subcapsular rupture in a patient with chronic lymphocytic leukemia. *Haematologica* 2002; *87*: EIM12.
20. Faifer JG, Tolentino MM, Trentini EA. Tumores. *In:* Dani R (ed.) *Gastroenterologia essencial.* Rio de Janeiro: Guanabara Koogan, 2001:116-23.
21. Hoar FJ, Chan SY, Stonelake PS, Wolverson RW, Bareford D. Splenic rupture as a consequence of dual malignant pathology: a case report. *J Clin Pathol* 2006; *56*:709-10.
22. Instituto Nacional do Câncer – INCA. Disponível em http://www.inca.go.br. Acesso em 20/10/2006.
23. Kadowaki T, Hamada H, Yokohama A *et al.* Hemoperitoneum secondary to spontaneous rupture of hepatic metastasis from lung cancer. *Internal Medicine* 2005; *44*:290-3.
24. Kaminski M, Hirner A, Low A, Rockstroh J, Vogel J. Abdominal emergencies in patients with AIDS. *Chirurg* 1994; *65*(5):469-72.
25. Kobayashi A, Yamaguchi T, Ishihara T *et al.* Spontaneous rupture of pancreatic metastasis from renal cell carcinoma. *Jpn J Clin Oncol* 2004; *34*:696-9.
26. Kodama K, Shimizu T, Endo H *et al.* Spontaneous rupture of hepatocellular carcinoma supplied by the right renal capsular artery treated by transcatheter arterial embolization. *Cardiovasc Intervent Radiol* 2002; *25*:137-40.
27. Kosaka A, Hayakawa H, Kasagawa M *et al.* Successful surgical treatment for implanted intraperitoneal metastases of small hepatocellular carcinoma: report of a case. *Surg Today Jpn J Surg* 1999; *29*:453-7.
28. Kotze LMS. Tumores do intestino delgado. *In:* Dani R (ed.) *Gastroenterologia essencial.* Rio de Janeiro: Guanabara Koogan, 2001:319-27.
29. Lam KY, Tang V. Metastatic tumors to the spleen. A 25-year clínicopathologic study. *Arch Pathol Lab Med* 2000; *124*:526-30.
30. Lau KY, Wong TP, Wong WW *et al.* Emergency embolization of spontaneous ruptured hepatocelular carcinoma: correlation between survival and Child-Pugh classification. *Australas Radiol* 2003; *47*:231-5.
31. Lin C, Chen C, Tsang Y, Jan I, Sheu J. Diffuse intraperitoneal metastasis after spontaneous rupture of hepatocellular carcinoma. *J Formos Med Assoc* 2006; *105*:577-82.
32. Marini P, Vilgrain V, Belghiti J. Management of spontaneous rupture of liver tumours. *Dig Surg* 2002; *19*:109-13.
33. Massarweh S, Dhingra H. Unusual sites of malignancy: case 3. Solitary splenic metastasis in lung cancer with spontaneous rupture. *J Clin Oncol* 2001; *19*:1574-5.

34. Miranda CHD, Coelho LGV. Divertículos, vólvulo, dilatação aguda, corpos estranhos (bezoares), ruptura gástrica e Crohn. *In:* Dani R (ed.) *Gastroenterologia essencial.* Rio de Janeiro: Guanabara Koogan, 2001:165-9.
35. Miyamoto M, Sudo T, Kuyama T. Spontaneous rupture of hepatocellular carcinoma: a review of 172 Japanese cases. *Am J Gastroenterol* 1991; *86*:67-71.
36. Moreira IS, Dani R. Tumores do pâncreas exócrino. *In:* Dani R (ed.) *Gastroenterologia essencial.* Rio de Janeiro: Guanabara Koogan, 2001:795-807.
37. Murakami R, Taniai N, Kumazaki T *et al.* Rupture of a hepatic metastasis from renal cell carcinoma. *J Clin Imag* 2000; *24*:72-4.
38. Natarajan P, Varshney S. Spontaneous splenic rupture secondary to metastatic gastric carcinoma. *Trop Gastroenterol* 2000; *21*:28-30.
39. Okuda K, Nakashima T. Primary carcinoma of the liver. *In:* Berk JE (eds.) *Bockus gastroenterology*, Philadelphia, PA: WB Saunders 1985:3315-76.
40. Sakai M, Oguri T, Sato S *et al.* Spontaneous hepatic rupture due to metastatic Tumor of lung adenocarcinoma. *Internal Medicine* 2005; *44*:50-4.
41. Shimada R, Imamura H Makuuchi M *et al.* Staged hepattectomy after emergency transcatheter arterial embolization for ruptured hepatocelular carcinoma. *Surgery* 1998; *124*:526-35.
42. Smart P, Cullinan M, Crosthwaite G. Spontaneous splenic rupture secondary to metastatic gastric carcinoma: case report and review. *ANZ J Surg* 2002; *72*:153-5.
43. Smith WM, Lucas JG, Frankel WL. Splenic rupture. A rare presentation of pancreatic carcinoma. *Arch Pathol Lab Med* 2004; *128*:1146-50.
44. Urdaneta IF, Nielsen JV. Massive hemoperitoneum due to rupture of hepatic metastases: report of two cases and review of the literature. *J Surg Oncol* 1986; *31*:104-7.
45. Yhe CN, Lee WC, Jeng LB *et al.* Spontaneous tumour rupture and prognosis in patients with hepatocelular carcinoma. *Br J Surg* 2002; *89*: 1125-9.
46. Yoshida H, Mamada Y, Tanai N *et al.* Ruptured metastatic liver tumor from an α-fetoprotein-producing gastric cancer. *J Nipon Med Shc* 2005; *72*:236-41.
47. Yoshida H, Onda M, Tajiri T *et al.* Treatment of spontaneously ruptured hepatocellular carcinoma. *Hepatogastroenterol* 1999; *46*:2451-3.
48. Zhu LX, Ging XP, Fan ST. Spontaneous rupture of hepatocellular carcinoma and vascular injury. *Arch Surg* 2001; *136*:682-7.
49. Zhu LX, Wang GS, Fan ST. Spontaneous rupture of hepatocelular carcinoma. *Br J Surg* 1996; *83*:602-7.

PARTE

VI

Abdome Agudo Vascular

43

Isquemia Mesentérica Aguda

Paulo Roberto Savassi-Rocha
Luiz Fernando Veloso
Herbert Motta de Almeida

INTRODUÇÃO

A isquemia mesentérica (IM) é condição grave, pouco freqüente e, por esse motivo, pouco lembrada no momento do exame clínico, o que contribui para morbidade e mortalidade elevadas. Trata-se de afecção complexa e multifatorial.

A IM é conseqüência do fluxo insuficiente de sangue para parte ou todo o intestino. A expressão dessa insuficiência é variável em intensidade, podendo ocorrer desde aumento da permeabilidade da mucosa até necrose transmural do intestino.

A IM pode ser aguda ou crônica, de acordo com a forma de instalação da doença, se abrupta ou paulatina ao longo de meses ou anos.

A isquemia mesentérica aguda (IMA) pode ocorrer pela presença de obstáculo ao fluxo arterial (por trombose arterial mesentérica [TAM] ou embolia arterial mesentérica [EAM]) ou venoso (por trombose venosa mesentérica [TVM]). Pode ocorrer, ainda, na ausência de trombos ou êmbolos, por vasoconstrição arterial secundária a hipovolemia, redução do débito cardíaco, hipotensão e uso de agentes vasoconstritores (aminas vasoativas, digitálicos e cocaína, entre outros), como também por aumento da demanda de oxigênio consumido pelo intestino (p. ex., em pacientes em uso de nutrição enteral). Na ausência de oclusão vascular, a IMA é denominada não-oclusiva (IMANO).

A IMA representa 1% a 2% das afecções gastrointestinais agudas e é responsável por 1% das admissões hospitalares em hospitais gerais.[3] Sua incidência parece estar aumentando, o que pode estar relacionado ao envelhecimento da população, ao aumento da prevalência de fatores relacionados à aterosclerose e ao desenvolvimento da tecnologia de manutenção da vida de pacientes críticos, além da melhoria dos meios diagnósticos.[3,11]

A IMA está entre as causas de abdome agudo mais desafiadoras pelas dificuldades no diagnóstico oportuno e manejo adequado, sem o que resulta em necrose e perda de parte ou todo o intestino e, freqüentemente, na morte do paciente.[42]

Apesar do grande avanço no conhecimento sobre a fisiopatologia e o tratamento da IMA, a morbimortalidade associada a ela permanece elevada. Estudo retrospectivo multicêntrico francês,[7] que comparou os períodos de 1980 a 1985 e 1990 a 1995, constatou que a mortalidade diminuiu de 77% para 59% ($p < 0{,}0001$). Esse mesmo estudo encontrou aumento no número de casos de IMA por trombose, especialmente as TVM, e recomendou a padronização da abordagem, que deve ser agressiva tanto no diagnóstico como no tratamento.

A elevada morbimortalidade associada à IMA pode ser atribuída a alguns fatores, incluindo:[39]

a. Apresentação clínica variável, o que dificulta o diagnóstico precoce, que é o fator isolado mais importante na determinação do prognóstico.
b. Baixas reservas orgânicas dos pacientes sujeitos à IMA, que toleram mal o estresse induzido pela doença e pelo tratamento.
c. Fenômenos secundários à IMA que mantêm e intensificam o estresse biológico, mesmo após a correção do fenômeno desencadeador, como a vasoconstrição reflexa e a síndrome da reperfusão.

O sucesso do tratamento da IMA passa, portanto, pelo diagnóstico precoce (que permite intervir em tempo oportuno, evitando a necrose intestinal e reduzindo o estresse biológico induzido pela doença), pelo controle e otimização das funções orgânicas do paciente e pela prevenção e tratamento do vasoespasmo reflexo.[31,39]

Algumas medidas para profilaxia da IMA, embora empíricas, podem ser sugeridas com base na fisiopatologia dessa doença, como será comentado oportunamente. A profilaxia da necrose intestinal na IMA, por outro lado, é fator que, comprovadamente, reduz a mortalidade e está relacionada a seu diagnóstico precoce e tratamento adequado.

FISIOPATOLOGIA

Anatomia e fisiologia

A circulação esplâncnica recebe aproximadamente 25% do débito cardíaco quando o paciente está em jejum e em repouso, sendo a maior parte destinada ao intestino.[11] Esse fluxo é distribuído por três troncos arteriais principais (tronco celíaco e artérias mesentéricas superior e inferior), que se intercomunicam, principalmente, através dos vasos pancreaticoduodenais, arcada de Riolan e arcada marginal de Drummond.[3,11] Apesar dessa circulação múltipla, a obstrução aguda da artéria mesentérica superior (AMS), isoladamente, é suficiente para causar isquemia.

O fluxo de sangue para as camadas da parede intestinal é auto-regulado. Mesmo com pressões de perfusão de apenas 30mmHg, o fluxo adequado pode ser mantido mediante o direcionamento do sangue para as camadas de maior atividade metabólica.[3,11] Além disso, a taxa de extração de oxigênio (TEO) aumenta à medida que o fluxo sanguíneo diminui, mantendo o consumo de oxigênio normal mesmo com redução de 50% a 75% do débito arterial esplâncnico.[3,11]

Lesão tecidual secundária à isquemia

Quando os mecanismos de regulação do fluxo arterial e de extração de oxigênio não são suficientes para manutenção do metabolismo aeróbio, surgem alterações metabólicas e estruturais, resultando em aumento da permeabilidade capilar, edema e acúmulo de líquidos na luz do intestino. A mucosa (especialmente as vilosidades) é a sede das alterações mais precoces. Se a isquemia persiste, as lesões estruturais evoluem até a ocorrência de necrose transmural do intestino.

Esses fenômenos tendem a se agravar por alterações secundárias que surgem nos vasos arteriais e por ação de produtos do metabolismo anaeróbio e de endotoxinas que passam à circulação sistêmica como conseqüência da perda de função de barreira da mucosa intestinal.

Vasoespasmo reflexo

Na IMA ocorre, inicialmente, vasodilatação reflexa, seguida de vasoconstrição. Se a obstrução for de curta duração, o fluxo se restabelecerá. Caso dure por período superior a 30 a 240 minutos, a vasoconstrição persistirá, mesmo que o obstáculo seja removido.

Boley e Kaleya[3] concluíram que a vasoconstrição mesentérica reflexa exerce importante papel no desenvolvimento da isquemia intestinal, tanto na forma oclusiva como na não-oclusiva. Mesmo na isquemia por trombose da veia mesentérica superior, o vasoespasmo reflexo ocorre e é lesivo.[19]

Lesão por reperfusão

O metabolismo anaeróbico que ocorre durante o período de isquemia gera metabólitos e ativa mediadores biológicos capazes de lesar os tecidos. Essas substâncias atuam localmente durante o período de isquemia e, após a reperfusão do tecido isquemiado, induzem lesões a distância quando alcançam a circulação sistêmica. Sabe-se que a produção dessas substâncias é intensificada pela mudança do metabolismo anaeróbio para aeróbio. Tem sido atribuído a elas papel importante na patogênese da lesão celular na IMA. Os principais metabólitos e mediadores implicados incluem os radicais livres de oxigênio (superóxido e peróxido de hidrogênio e radicais livres hidroxil), o fator ativador de plaquetas, os metabólitos do ácido araquidônico e as endotoxinas bacterianas.[2]

Os mecanismos pelos quais essas substâncias são formadas e induzem lesão são variados e ainda não estão completamente estabelecidos. O papel do bloqueio da síntese ou da ação dessas substâncias no tratamento da IMA tem sido estudado, mas, até o momento, nenhuma conclusão foi transferida para a prática clínica.

O mecanismo mais completamente estudado é o da formação e ação de radicais livres de oxigênio. Essas substâncias são muito importantes na lesão por reperfusão. Quando o metabolismo é aeróbio, a adenosina formada pela quebra da adenosina trifosfato (ATP) é convertida em hipoxantina que, pela ação da xantina desidrogenase, é transformada em ácido úrico. Durante o período de isquemia, ocorrem a conversão da xantina desidrogenase em xantina oxidase e o acúmulo de grande quantidade de hipoxantina no citoplasma. Quando ocorre reperfusão do tecido isquêmico, a hipoxantina volta a ser metabolizada, porém pela ação da xantina oxidase que se acumulou. Como resultado, o ácido úrico é formado, mas também grandes quantidades de radicais livres de oxigênio surgem como metabólitos. Os radicais livres induzem então, local e sistemicamente, a peroxidação de lipídios, a lesão da membrana celular, o aumento da permeabilidade capilar e a degradação do tecido conjuntivo, desencadeando a síndrome da resposta inflamatória sistêmica, que pode evoluir para disfunção múltipla de órgãos.[2] A lesão desencadeada pelos radicais livres tende a se perpetuar, uma vez que as alterações da parede celular atraem leucócitos que, ativados, liberam mais radicais livres. Este fenômeno de perpetuação parece ser mais intenso na isquemia não-oclusiva, possivelmente por apresentar flutuação na intensidade da deficiência do fluxo arterial.[12,25]

DIAGNÓSTICO

O diagnóstico baseia-se no quadro clínico e na realização de exames complementares.

Quadro clínico

A apresentação clínica da IMA é muito variável. A dor abdominal é o sintoma mais freqüente (75% a 98% dos casos) e com intensidade inicial discrepante em relação aos achados do exame físico.[35]

Exoneração intestinal pode ocorrer precocemente, na apresentação da doença. Outras manifestações clínicas, usualmente, significam complicações, como perfuração e necrose intestinais. Elas incluem distensão abdominal, sangramento gastrointestinal, vômitos, febre, choque e sinais de peritonite.[32,35]

Na fase inicial, antes que ocorra a necrose do intestino, a manifestação tende a variar de acordo com a etiologia da IMA. Do mesmo modo, a história pregressa e os fatores de risco que cada paciente apresenta podem sugerir a etiologia (Quadro 43.1).[36] Na fase tardia, quando a necrose do intestino acometido já ocorreu, o quadro clínico tende a ser o mesmo, independente da causa.

A chave para o diagnóstico precoce está na identificação de pacientes com sinais precoces e inespecíficos, mas com fatores de risco para IMA.[33,39]

Quadro 43.1 ▶ Características clínicas dos diferentes tipos de IMA

Tipo	Características
EAMS	Dor abdominal súbita, intensa, periumbilical na apresentação Fonte de êmbolos presente (arritmia cardíaca, infarto agudo do miocárdio recente) Outros episódios de embolia Sexto ou sétimo decênios
TAMS	História prévia de angina abdominal Início insidioso dos sintomas
IMANO	Dor abdominal ausente em até 25% dos pacientes Dor de início insidioso Pacientes graves com fatores de risco para má perfusão esplâncnica (baixo débito cardíaco, uso de aminas vasoativas) Evolução pós-operatória insatisfatória (dor persistente ou que ressurge, intolerância à introdução da dieta, distensão abdominal)
TVM	História de trombofilias ou de trombose venosa profunda ou embolia pulmonar Início insidioso das manifestações clínicas Pós-operatório de operações abdominais com complicações inflamatórias ou infecciosas intra-abdominais (peritonite secundária) ou de operações sobre baço ou pâncreas

EAMS – embolia da artéria mesentérica superior; *TAMS* – trombose da artéria mesentérica superior; *IMANO* – isquemia mesentérica aguda não-oclusiva; *TVM* – trombose venosa mesentérica.

Por esse motivo, o aspecto mais importante da história clínica a ser considerado é a identificação desses fatores de risco. Os principais incluem:

a. Idade acima de 60 anos.
b. Doença por aterosclerose em outros vasos arteriais (doença coronariana, doença vascular oclusiva da aorta abdominal, dos vasos dos membros inferiores ou da carótida).
c. Fontes de êmbolos arteriais (arritmias cardíacas, infarto agudo do miocárdio recente).
d. Estados de baixo débito cardíaco (hipovolemia, pós-operatório de grandes cirurgias cardiovasculares ou abdominais, insuficiência cardíaca congestiva).
e. Estados hiperdinâmicos com má perfusão periférica (sepse, hipotensão arterial).
f. Uso de substâncias vasoconstritoras (digitálicos, cocaína, aminas vasoativas).
g. Nutrição enteral (por aumento não regulável do consumo de oxigênio no intestino).

Pacientes com as manifestações clínicas descritas, ainda que inespecíficas, sem explicação para as mesmas e com fatores de risco para IMA, devem ser submetidos à propedêutica o mais rapidamente possível. A morbidade decorrente de complicações dessa abordagem agressiva e invasiva é menor que a da IMA, quando empregada em pacientes com fatores de risco.[4]

Exames complementares

Alguns exames, embora tenham especificidade e sensibilidade baixas para IMA, servem para reforçar a suspeita clínica, facilitando a indicação de exames sensíveis e específicos (que são, muitas vezes, invasivos). Eles contribuem para que a abordagem agressiva, desejável e preconizada em pacientes selecionados, não gere morbidade em excesso, a ponto de inviabilizá-la por porcentagem excessiva de exames negativos.

O *hemograma* quase sempre mostra leucocitose com desvio para a esquerda e hemoconcentração. A intensidade da leucocitose tende a guardar relação com a extensão da necrose intestinal. É exame inespecífico.[27,31]

Em geral, o *coagulograma* não está alterado na IMA, exceto na TVM, quando pode ser anormal.

A *gasometria arterial* tem valor especial no diagnóstico de acidose metabólica que ocorre precocemente e pode estar relacionada com disfunção hepática, aumento do fosfato sérico e metabolismo anaeróbio.[14,22,34]

Entre as *dosagens enzimáticas* (desidrogenase lática, fosfatase alcalina, amilase, aspartato aminotransferase e creatinofosfocinase – CPK total), a CPK total dosada no líquido peritoneal é a única a elevar-se precocemente, na primeira hora de isquemia.[20]

O *fosfato sérico*, no passado considerado marcador sensível e precoce de IMA, demonstrou ser pouco sensível, especialmente em lesões que acometem segmentos curtos do intestino e em fases precoces.[41]

O *lactato D* é um marcador que se eleva precocemente, mas é necessário excluir peritonite e perfuração intestinal, que também elevam seus níveis sérico e peritoneal.[20]

A *alfa-glutationa S-transferase* (▯GST), enzima citosólica envolvida na ligação, no transporte e na depuração de uma série de substâncias endógenas e exógenas, pode ser utilizada como marcador precoce de isquemia intestinal, sendo superior aos testes bioquímicos convencionais.[10,16]

O *ácido graxo ligado a proteína do intestino humano* é um marcador precoce e promissor, ainda em fase de estudos. É marcador de necrose de enterócitos maduros, ou seja, daquelas células localizadas nas extremidades das vilosidades intestinais, que são as primeiras a sofrer com a má perfusão intestinal.[21]

O *D-dímero*, marcador conhecido para fenômenos tromboembólicos, foi recentemente testado em modelos animais de IMA (com sensibilidade de 88,8%, valor preditivo positivo de 88,8%, valor preditivo negativo de 100% e acurácia de 100%)[18] e demonstrou excelente desempenho diagnóstico e boa relação com a duração da isquemia.[1]

A *tonometria intestinal*, pouco utilizada, constitui a medida do pCO_2 intraluminar, por meio de sondas especiais, e serve como estimativa do pH da parede intestinal.

A *radiografia simples do abdome* tem a finalidade de afastar outras causas de abdome agudo. As alterações decorrentes de IMA, que podem estar presentes, só surgem tardiamente e estão relacionadas com a instalação de íleo vascular, necrose intestinal e/ou peritonite.

A *colonoscopia* e a *sigmoidoscopia* podem ser úteis em casos selecionados de colite isquêmica, principalmente nos casos de IMA no pós-operatório de operações cardiovasculares (especialmente aquelas sobre a aorta abdominal).

A *laparoscopia* é útil para excluir outras causas de abdome agudo. Não é método seguro para o diagnóstico de IMA por avaliar apenas a superfície serosa das alças intestinais, cujas alterações ocorrem apenas tardiamente. Além disso, o pneumoperitônio pode ser causa de IMA, devendo o procedimento durar o menor tempo possível e ser realizado com pressão intra-abdominal inferior a 12mmHg.

Ultra-sonografia abdominal com ecodoppler bidimensional

Método útil no diagnóstico de obstruções dos segmentos proximais dos vasos mesentéricos, é incapaz de identificar obstruções distais (Figura 43.1). Mesmo os pacientes com segmentos proximais pérvios à ultra-sonografia deverão prosseguir com a propedêutica.

Na TVM, o aumento de ecogenicidade no trajeto da veia mesentérica superior, causado pelo acúmulo de material intraluminar (trombo), pode ser observado na quase totalidade dos casos.

Além disso, podem ser identificados sinais precoces de isquemia intestinal que, embora inespecíficos, sugerem o diagnóstico quando correlacionados com outros dados clínicos. Podem ser observados edema da parede e da mucosa intestinais, redução do peristaltismo, irregularidades e esfoliação da mucosa intestinal.

A presença de gás no interior dos vasos do sistema porta extra e/ou intra-hepático sugere necrose intestinal e é sinal tardio e de mau prognóstico.

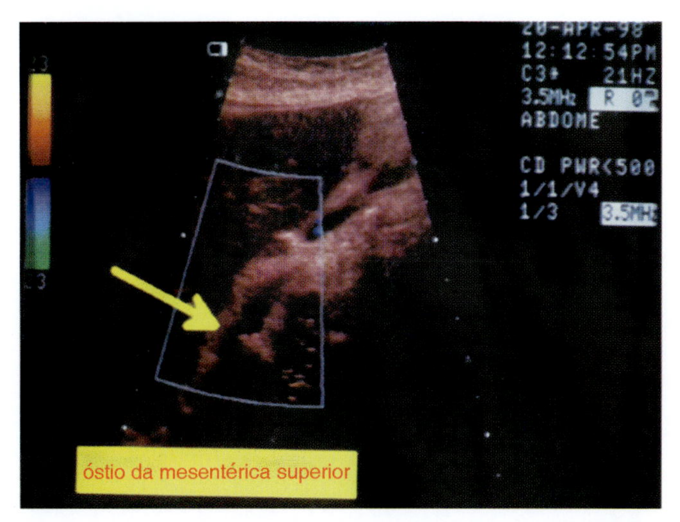

Figura 43.1 ▸ Ecodoppler bidimensional dos vasos mesentéricos. Em destaque, óstio da artéria mesentérica superior sem fluxo arterial (IMA por TAM).

Tomografia computadorizada

Tem características similares às da ultra-sonografia quanto aos segmentos dos vasos que permite estudar. É bom método para identificação de trombose da veia porta e das veias mesentéricas. Tem a vantagem de não ser limitada pela presença de gás nas alças intestinais, o que freqüentemente ocorre nas fases mais tardias da IMA e no íleo pós-operatório e limita o uso da ultra-sonografia (Figura 43.2). Deve ser realizada pela técnica *multislice* ou helicoidal, com cortes finos (3 a 5mm) e injeção venosa de contraste iodado (100 a 150mL) a uma velocidade de 2 a 4mL/s. Com essa técnica, a tomografia fornece visualização adequada das veias abdominais. Isquemia mesentérica não pode ser excluída pela angiotomografia.[48] Para as isquemias colônicas, de origem venosa ou arterial, a tomografia com múltiplos detectores possibilita a diferenciação entre isquemia e necrose da parede intestinal e estadia, em três fases, a evolução da doença.[29] A sensibilidade e a especificidade da tomografia para o diagnóstico de IMA variaram de 92% a 96% e 94% a 100%, respectivamente, em estudos recentes.[24,52] Pneumatose intestinal, presença de gás no sistema porta, oclusão da artéria mesentérica superior e êmbolo na luz arterial têm especificidade de 100%.[24]

Angiorressonância

Embora similar à tomografia e à ultra-sonografia no diagnóstico de IMA, a angiorressonância consome mais tempo para sua realização, não oferece opções terapêuticas e é difícil de ser empregada em pacientes criticamente enfermos.

Angiografia

A despeito da evolução técnica de métodos não-invasivos (ultra-sonografia, tomografia e angiorressonância), a aortografia e a arteriografia seletiva da AMS e, eventualmente, da artéria mesentérica inferior (AMI)

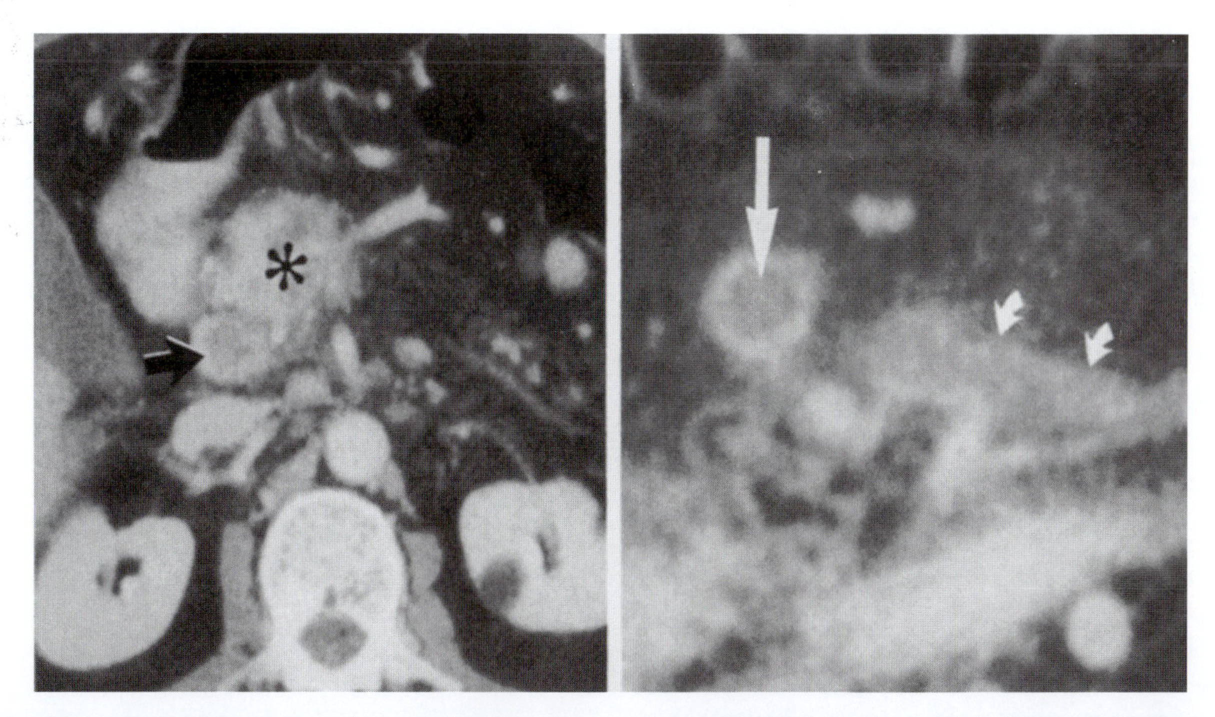

Figura 43.2 ▸ Tomografia computadorizada do abdome com contraste iodado (fase venosa). Observar conteúdo heterogêneo, denso, na luz das veias mesentérica superior, esplênica e porta, correspondendo a trombo (IMA por TVM).

são os exames padrão ouro para o diagnóstico de IMA, sendo os únicos métodos confiáveis para avaliação do leito esplâncnico distal.

O procedimento permite que fundamentos da terapêutica da IMA sejam alcançados, incluindo:

a. Diagnóstico precoce.
b. Definição do tipo de isquemia e localização do nível da oclusão, quando presente.
c. Acesso para infusão de agentes vasodilatadores.
d. Avaliação do resultado das medidas terapêuticas sobre os vasos mesentéricos.

O método apresenta algumas limitações. A arteriografia não avalia o estado de perfusão das alças intestinais, caracterizando somente o estado anatômico dos vasos mesentéricos. A arteriografia deve ser realizada, na IMA, após as medidas iniciais de animação, depois que o choque e a instabilidade hemodinâmica estiverem controlados. De preferência, o paciente não deve estar em uso de aminas vasoativas. Além disso, a angiografia permite estudar as veias mesentéricas e a veia porta, ainda que de forma menos detalhada que os vasos arteriais. A IMANO pode ser confundida com TVM em alguns casos.[6] A angiografia digital é superior à convencional, especialmente quanto ao estudo dos vasos do sistema porta.

Siegelmann *et al.*[44] descreveram quatro critérios diagnósticos angiográficos para vasoespasmo esplâncnico:

1. Estreitamento da origem de ramos da artéria mesentérica superior.
2. Dilatação alternada com estreitamento dos ramos intestinais (sinal da corda de lingüiça).
3. Espasmo das arcadas mesentéricas.
4. Fraco enchimento dos vasos intramurais.

Devem ser pesquisados a forma e o calibre dos vasos arteriais principais, seus ramos e a circulação colateral. Defeitos de enchimento devem ser procurados nas fases arterial e venosa.

TRATAMENTO

O sucesso terapêutico na IMA depende do diagnóstico precoce e da rápida restauração do fluxo sanguíneo intestinal. O restabelecimento do fluxo de sangue pode ser realizado por método clínico, por procedimentos endovasculares percutâneos, por cirurgia ou, mais freqüentemente, por associação de mais de um desses métodos. A terapêutica de escolha varia com o tipo de IMA.

Um estudo[28] identificou, por análise multivariada, entre 187 pacientes operados para tratamento de IMA, o tempo entre o início dos sintomas e a cirurgia e a intensidade da elevação da leucometria e da desidrogenase lática como principais fatores independentes determinantes do prognóstico.[28]

Medidas iniciais

Os fatores predisponentes ou precipitantes de IMA devem ser corrigidos. Os pacientes com IMA costumam apresentar-se com instabilidade hemodinâmica, hipovolemia, distúrbios hidroeletrolíticos e ácido-básicos.

A correção desses distúrbios, com otimização das funções orgânicas, é etapa fundamental para o sucesso do tratamento e deve anteceder as medidas específicas. Deve ser ressaltado que muitos dos fármacos usados com esse intuito podem ser causa de piora da perfusão intestinal, e a escolha das opções medicamentosas deve levar esse aspecto em consideração. Deve ser evitado, dentro do possível, o uso de aminas vasoativas, digitálicos e propranolol, pelo efeito vasoconstritor que esses agentes apresentam.

O metabolismo anaeróbio aumenta a necessidade de carboidratos, e o uso de soluções glicosadas (frutose 1,6 difosfato ou glicose) aumenta as chances de sobrevida do intestino isquêmico.

Os antibióticos têm, pelo menos, dois efeitos desejáveis importantes na IMA e devem ser usados em todos os pacientes. A translocação bacteriana é fenômeno possível e provável em todos os pacientes, e o uso de antibióticos pode minorar as complicações sépticas. Alguns pacientes apresentarão peritonite no momento do diagnóstico. Além disso, está definido que os antibióticos, tanto por via intravenosa como por via oral, são capazes de reduzir a população bacteriana no intestino, o que aumenta sua tolerância à isquemia. A associação de aminoglicosídeo com metronidazol ou clindamicina é a preferida. As doses devem ser ajustadas de acordo com as condições clínicas do paciente (função renal, principalmente). Ainda quanto ao uso de antibióticos, cabe ressaltar que alguns apresentam atividade antitrombótica (cefotaxima, gentamicina, cefoperazona, cefoxitina, tobramicina e penicilina), o que pode ser desejável em alguns casos (TVM, TAM).

Medidas específicas

Vasodilatadores

O papel dos vasodilatadores no tratamento da IMA inclui a profilaxia e o tratamento da vasoconstrição re-

Quadro 43.2 ▶ Agentes vasodilatadores empregados na IMA

Vasodilatador	Dose/Via intra-arterial	Controle
Papaverina	30 a 60mg/h	Arteriografia, dependendo dos achados clínicos
Fenoxibenzamina	*Bolus* de 0,2mg/kg; infusão de 0,7mg/kg por 1 hora	Angiografia depois de 1 hora de uso
Prostaglandina E1	*Bolus* de 20µg; infusão de 60µg/24h, máximo de 72 horas	Angiografia depois do *bolus* e dependendo dos achados clínicos
Laevodosina	*Bolus* de 2mL; infusão de 2,4mL/h	Angiografia depois do *bolus*

Fonte: modificado de Trompeter *et al.*[48]

flexa. Embora os primeiros estudos tenham sido realizados em pacientes com EAM ou TAM, os vasodilatadores devem ser usados em todos os pacientes com IMA, independente do tipo. Na IMANO esta é, freqüentemente, a única medida específica necessária (Quadro 43.2).

O fármaco mais testado e usado é a papaverina. Trata-se de vasodilatador direto potente, metabolizado no fígado e de meia-vida curta. Deve ser usado na dose de 30 a 60mg/hora e infundido na concentração de 1mg/mL, em solução salina, através de cateter intra-arterial posicionado seletivamente na AMS.[4,49-51]

O mesmo cateter utilizado para a arteriografia deve ser mantido em posição seletiva e usado para a infusão da papaverina. Deve ser evitada a infusão de outras substâncias no mesmo cateter, principalmente heparina, por incompatibilidade química. A principal complicação do uso do fármaco é a hipotensão arterial por migração do cateter para a aorta. O cateter deve ser fixado à pele e manipulado o mínimo possível.

O tratamento com vasodilatadores deve ser iniciado tão logo se firme o diagnóstico de IMA, sendo mantido por até 72 horas, ou até que haja evidências de que o vasoespasmo arterial cessou (Figura 43.3). Mesmo durante os procedimentos cirúrgicos, a infusão não deve ser interrompida. A infusão de papaverina é interrompida quando a arteriografia, realizada 30 minutos após a suspensão desse agente, não mostra sinais de vasoconstrição mesentérica. A papaverina pode ser usada por até 5 dias sem complicações importantes.

Vale ressaltar que o estímulo para a vasoconstrição pode ser mantido por leucócitos ativados ou estados hemodinâmicos sistêmicos que induzem má perfusão de tecidos (ver *Fisiopatologia*). Por esse motivo, é conveniente manter observação cuidadosa do paciente mesmo após a melhora do vasoespasmo e a interrupção do uso do vasodilatador e, a qualquer sinal de piora ou ausência de melhora do quadro clínico, a arteriografia deve ser repetida para pesquisa de novo vasoespasmo reflexo. Esses pacientes devem ser examinados, pelo menos, a cada 4 horas.

Outros vasodilatadores, como fenoxibenzamina, prostaglandina E1 e laevodosina, podem ser utilizados como alternativa à papaverina (Quadro 43.2).

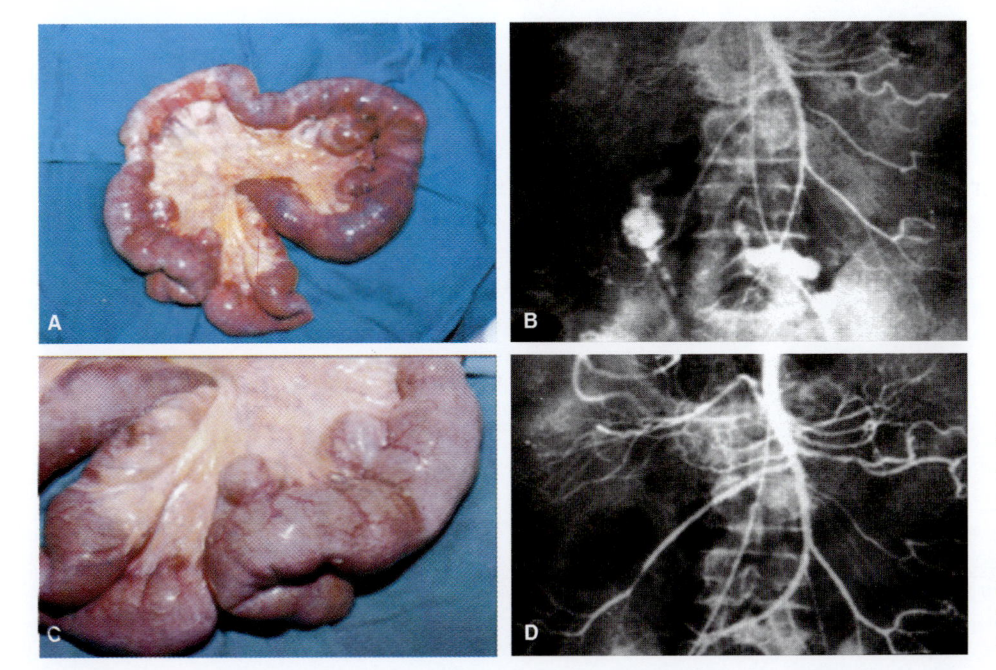

Figura 43.3 ▶ Aspecto peroperatório e arteriografia seletiva da artéria mesentérica superior na IMA não-oclusiva antes (**A** e **B**) e após (**C** e **D**) a infusão de papaverina. Observar o calibre dos vasos antes (**B**) e depois (**D**) do início da infusão contínua intra-arterial seletiva de papaverina.

Fibrinolíticos

Em casos selecionados de EAM, a embolectomia pode ser substituída por tratamento fibrinolítico. Simo *et al.*[45] relataram índice de sucesso de mais de 70% com o uso de fibrinolíticos. A avaliação da viabilidade das alças intestinais fica prejudicada quando a laparotomia não é realizada. Assim, é necessário cumprir rigorosamente os critérios de seleção de pacientes para que essa abordagem seja segura.

Os principais critérios de seleção para tratamento fibrinolítico[5,23] na EAM são:

1. Dor com menos de 12 horas de evolução.
2. Oclusões parciais da artéria mesentérica (pelo menos, alguns ramos jejunais devem estar patentes).
3. Ausência de sinais peritoneais e/ou acidose grave e/ou insuficiência orgânica grave.

O fármaco mais freqüentemente empregado é a estreptocinase. A dose e o tempo de uso são muito variáveis. Doses de 5.000 a 10.000U/h tendem a restabelecer o fluxo 30 a 80 horas depois do início da infusão, enquanto doses elevadas (acima de 1.200.000U) são efetivas em 3 horas de tratamento.[26] Em nosso serviço, tivemos a oportunidade de tratar um paciente com EAM mediante a infusão intra-arterial (na AMS) de estreptocinase, na dose de 250.000U em *bolus*, seguida da infusão de 2.000U/min em infusão contínua. A reperfusão ocorreu 3 horas após o início do tratamento[40] (Figura 43.4).

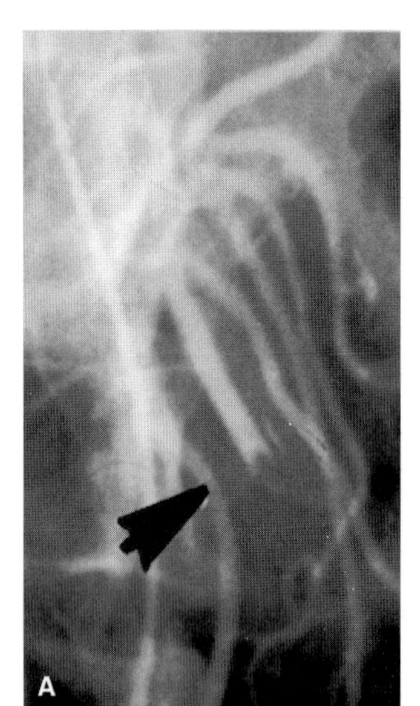

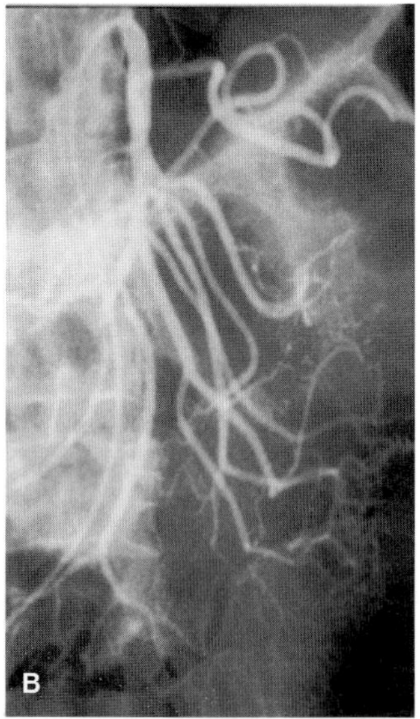

Figura 43.4 ▶ Arteriografia seletiva da AMS na EAM. **A.** Êmbolo em ramo secundário jejunal. **B.** Arteriografia do mesmo paciente 3 horas após a infusão intra-arterial (seletiva da AMS) de estreptocinase, mostrando recanalização completa da artéria.

Nessa abordagem, os cuidados com o paciente devem ser ainda mais intensivos. Arteriografias seriadas devem ser realizadas para avaliação do resultado do tratamento e detecção de complicações. A piora, ou a não melhora do quadro clínico, quando a arteriografia mostra reperfusão arterial e controle do vasoespasmo, pode ocorrer por necrose do segmento revascularizado tardiamente ou síndrome da reperfusão desencadeada pela recanalização do vaso. Esse diagnóstico diferencial pode ser difícil de ser feito clinicamente, obrigando a realização da laparotomia exploradora. Esta não deve ser retardada em caso de dúvida diagnóstica.

Anticoagulantes

No tratamento da IMA por TVM, está estabelecido que o uso de anticoagulantes é necessário e conveniente, especialmente quando não se encontra causa removível para a TVM (p. ex., inflamação e infecção intra-abdominais), que deve sempre ser investigada. Os pacientes devem ser anticoagulados por 90 a 180 dias. Nas outras causas de IMA, o papel dos anticoagulantes não está definido e, provavelmente, é preferível não usá-los, pelo menos na fase aguda da doença. Após o equilíbrio das funções orgânicas, a maioria dos pacientes com IMA receberá anticoagulação profilática. Os casos de IMANO são a exceção, não devendo receber anticoagulação na maioria das vezes.

Agentes antioxidantes

Várias substâncias têm sido estudadas e testadas (a maioria ainda fora de ensaios clínicos) na profilaxia e no tratamento da lesão tecidual induzida pela isquemia.[41] Entre esses agentes, alguns apresentam bons resultados, principalmente quando administrados antes do início da isquemia. Os fármacos mais estudados são o alopurinol, a superóxido dismutase, o dimetil sulfoxide, a naloxona, os corticóides, o manitol e, mais recentemente, o lazaróide U-74500[A]. O uso desse agente, em cães, protege o intestino delgado da lesão por isquemia e reperfusão, quando administrado 30 minutos antes do início da isquemia.[46] É possível que, no futuro, essas substâncias venham a ter aplicação profilática em operações da aorta abdominal.

Tratamento cirúrgico

Objetivos

O papel do tratamento cirúrgico na IMA pode ser o de restabelecer o fluxo sanguíneo, avaliar a viabilidade do intestino (antes e/ou depois do tratamento instituído) e/ou ressecar segmentos intestinais inviáveis.

A laparotomia deve ser longitudinal, mediana e medioumbilical, de modo a permitir ampliação quando necessária. Deve-se realizar inventário completo da cavidade abdominal.

Uma vez confirmado o diagnóstico, deve-se determinar a viabilidade intestinal. Nas oclusões arteriais, a revascularização deve preceder a avaliação da viabilidade das alças intestinais, exceto nos casos em que o intestino apresentar-se francamente necrosado.

Avaliação da viabilidade intestinal

Na determinação da viabilidade das alças normais ou francamente necróticas, a inspeção é suficiente. Por outro lado, nos casos intermediários, a avaliação é mais difícil e exige outros métodos.

Os principais métodos disponíveis para avaliação peroperatória da viabilidade intestinal são:

a. Critérios clínicos.
b. Dopplerometria.
c. Termometria.
d. Uso de corantes.
e. Oximetria.
f. Eletromiografia.

É importante ressaltar que esses métodos avaliam apenas a viabilidade das alças no momento da cirurgia e não predizem a vitalidade intestinal tardia.[43]

Os *critérios clínicos* falham em até 50% dos casos intermediários. Após revascularização de alças intestinais, a limitação do método é ainda maior.

As alças de coloração rósea são habitualmente viáveis, enquanto as de cor escura, tendendo ao negro, flácidas, com conteúdo líquido sanguinolento, de odor característico, sugerem necrose. A mucosa é a camada mais sensível à isquemia e a primeira a sofrer alterações, devendo, por isso, ser avaliada.

A ausência de peristaltismo sugere hipoxia intestinal. Por outro lado, contrações espasmódicas no intestino desvascularizado podem ser observadas.

Na IMANO, os pulsos arteriais tendem a ficar pouco definidos devido ao vasoespasmo e, por isso, não é conveniente usar esse parâmetro na avaliação da viabilidade intestinal. Nesses casos, costuma ocorrer alternância de segmentos claros e escuros, muito sugestiva dessa condição (Figura 43.5). O uso de soluções salinas mornas na cavidade diminui o vasoespasmo e pode facilitar a avaliação do pulso arterial.

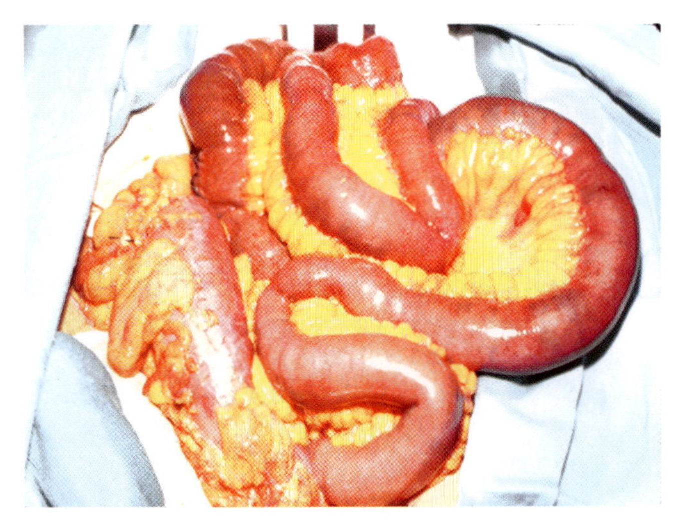

Figura 43.5 ▶ Aspecto peroperatório de alças intestinais em paciente com IMA não-oclusiva. Observar que segmentos claros intercalam-se com outros escuros ao longo do intestino delgado.

O *Doppler* e o laser-*Doppler* são eficazes na diagnóstico de necrose, especialmente na IMA de origem arterial. Nas fases iniciais da TVM, seu valor é limitado porque os segmentos onde há isquemia sem necrose não são identificados e, por esse motivo, seu valor preditivo negativo é de 69%.[30]

A *termometria* baseia-se no princípio de que a diferença de temperatura entre as margens mesentérica e antimesentérica do intestino (normalmente de 1,6°C) diminui para menos de 0,5°C quando há necrose. Também tem maior utilidade na IMA de origem arterial e mista. Na TVM, só é útil nas fases iniciais, já que o gradiente térmico desaparece antes que ocorra necrose.[37]

A *fluoresceína*, quando injetada em veia periférica, na dose de 10mg/kg de peso, confere aos tecidos coloração amarelada. À inspeção sob a luz ultravioleta (lâmpada de Wood), as alças viáveis apresentam fluorescência homogênea 3 a 5 minutos após a injeção da substância. É método eficaz, rápido e barato, e o mais utilizado.

A *oximetria*, realizada na superfície da alça intestinal, pode ser utilizada como parâmetro de perfusão por ser proporcional ao fluxo sanguíneo tecidual. É efetiva, simples, e apresenta valores preditivos elevados. A oximetria de pulso é mais simples e tão efetiva quanto a de superfície e é, por isso, a preferida. A saturação de oxigênio maior que 80% indica intestino viável. Se a saturação estiver entre 70% e 80%, o risco de fístula é inferior a 10% e, se estiver entre 60% e 70%, o risco de fístula é maior que 75%.

A *eletromiografia*, por medir função intestinal que é alterada pela isquemia, parece ser mais confiável que os parâmetros baseados no fluxo sanguíneo ou no aspecto das alças intestinais.[43] A técnica mais recomendável é a bipolar. As extremidades de eletrodo bipolar de 6mm são introduzidas na parede intestinal em posição subserosa. O eletrodo é conectado aos terminais de braço esquerdo e perna esquerda do eletrocardiógrafo, realizando-se o registro gráfico. A presença de ondas lentas constitui critério absolutamente seguro de vitalidade do intestino. O desaparecimento temporário dessas ondas indica isquemia reversível, e sua ausência completa sugere necrose.

Mesmo com o uso de todos os métodos descritos acima, em número significativo de pacientes haverá dúvidas quanto à vitalidade intestinal, especialmente a longo prazo. Em outras palavras, mesmo que se defina que uma alça é viável em dado momento, não há métodos que predigam com segurança que esta mesma alça não sofrerá necrose horas depois.[38] Por esse motivo, freqüentemente, será necessária reavaliação da vitalidade das alças em outro momento. A relaparotomia (*second-look*) cumpre esse papel, especialmente quando um segmento grande de intestino está sendo avaliado.

A laparoscopia, realizada por meio de trocarte deixado para este fim em fossa ilíaca (esquerda, de preferência), pode ser uma opção à relaparotomia.[47] O uso de óxido nitroso, um vasodilatador para realização do pneumoperitônio, em vez do dióxido de carbono, pode ser mais vantajoso (Figura 43.6).

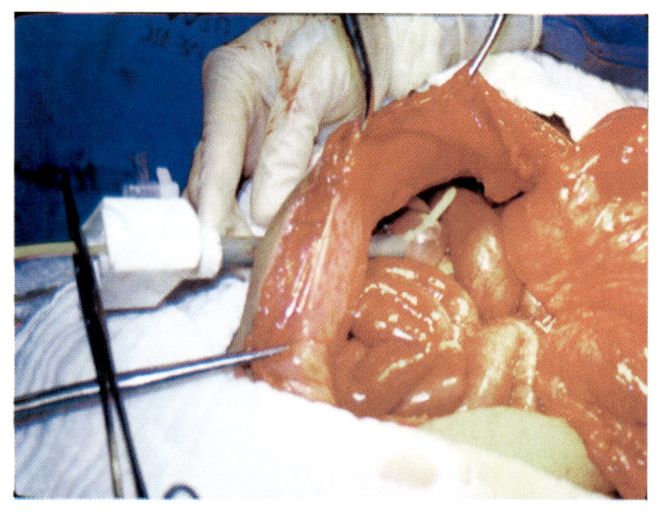

Figura 43.6 ▶ Detalhe do posicionamento de trocarte em fossa ilíaca para *second-look* por laparoscopia. Notar o cateter de Foley, com o balonete insuflado, posicionado de modo a evitar lesões de alças intestinais pelo trocarte.

Conduta cirúrgica

Definidas as áreas de intestino inviável, a ressecção deve ser realizada. Se o segmento acometido é o intestino delgado ou o cólon direito e as margens estão inequivocamente viáveis, pode-se realizar a reconstrução do trânsito no mesmo ato operatório. Se o cólon esquerdo precisa ser ressecado, há peritonite generalizada, ou se existirem dúvidas quanto à viabilidade do intestino remanescente, deve-se optar por realização de estomias com reconstrução do trânsito intestinal em outro momento.

A indicação e a natureza do tratamento cirúrgico dependem do tipo de IMA.

Na TAM, usualmente, a lesão está localizada próximo à origem da AMS na aorta e o endotélio é anormal (quase sempre, o trombo se sobrepõe à placa aterosclerótica instável). A revascularização pode ser realizada por tromboendarterectomia ou *bypass*. A extensão da doença aterosclerótica na aorta abdominal (próximo à emergência dos vasos esplâncnicos) e nos outros vasos mesentéricos deve ser considerada na escolha da técnica a ser empregada. A arteriografia contribui para o estadiamento local da doença aterosclerótica. A técnica mais simples deve ser escolhida, em cada caso.

Na EAM, a embolectomia é a técnica de revascularização de escolha, especialmente nos casos em que o êmbolo está localizado em vaso proximal à artéria ileocólica (Figura 43.7). Deve-se estar atento ao fato de que, na EAM, há mais de um êmbolo envolvido em pelo menos 50% dos casos.[2] A embolectomia deve ser a mais completa possível, o que freqüentemente constitui limitação da técnica. Portanto, mesmo com a recanalização arterial e o controle do vasoespasmo demonstrado pela arteriografia, os cuidados devem ser intensivos, e a relaparotomia pode ser necessária.

Na IMANO e na TVM, o tratamento cirúrgico é usado, principalmente, para definir a vitalidade intestinal e ressecar alças inviáveis. Na TVM, a retirada do trombo pode ser realizada durante a operação, mas os resultados são insatisfatórios devido ao elevado índice de recidiva da trombose. Nesses casos, a trombólise medicamentosa por infusão de trombolíticos (estreptocinase, urocinase ou RTPa), por meio de cateter posicionado na veia porta pela via transepática (por punção da veia jugular interna), tem sido descrita com bons resultados.

A laparotomia deve ser indicada na IMANO e na TVM, nas seguintes situações:

a. Quando não ocorrer melhora da dor abdominal com as medidas tomadas (vasodilatadores e/ou trombolíticos).

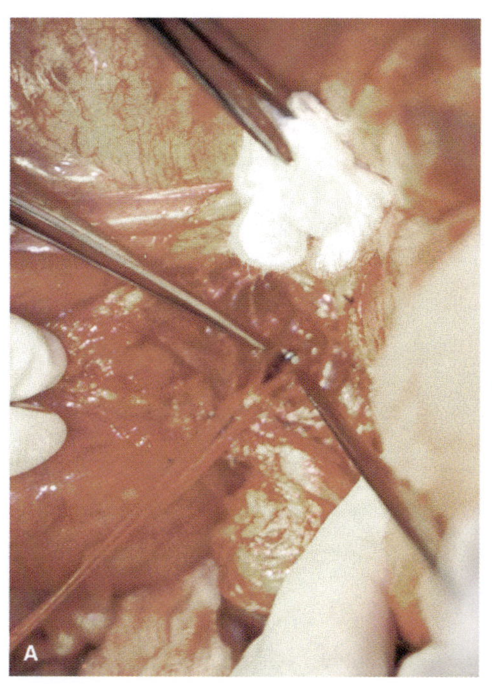

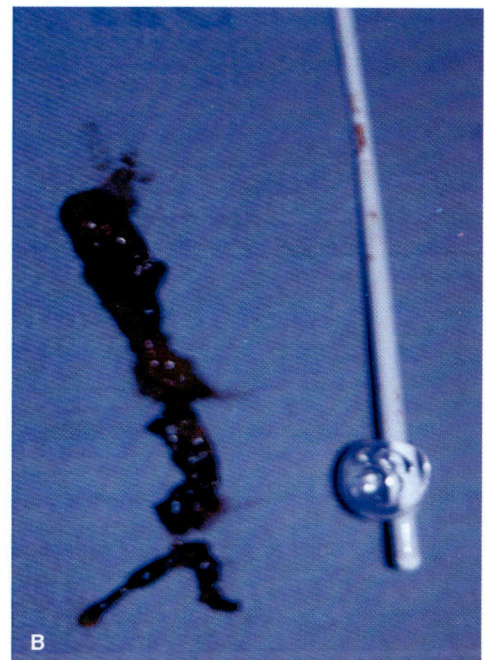

Figura 43.7 ▸ Aspecto peroperatório de EAM. A AMS está dissecada próximo a sua origem na aorta. **A.** Arteriotomia evidenciando êmbolo no interior da artéria. **B.** Detalhe do êmbolo removido da artéria com cateter de Fogarty.

b. Desenvolvimento de sinais peritoneais durante o tratamento.
c. Pneumoperitônio à radiografia simples de abdome.
d. Deterioração do estado geral do paciente (sangramento gastrointestinal, instabilidade hemodinâmica etc.).

A decisão por relaparotomia deve ser tomada na primeira intervenção e não deve ser mudada depois. Não existem critérios superiores ou iguais aos da avaliação peroperatória na definição da necessidade do *second-look*.

A relaparotomia deve ser realizada 18 a 48 horas depois da primeira intervenção, podendo ser antecipada na vigência de deterioração do quadro clínico.

Ainda existem dúvidas, na literatura, quanto ao valor da relaparotomia programada, quando comparada à de demanda. O índice de 35% de relaparotomias programadas não-terapêuticas deve ser comparado com a ausência de sinais seguros para indicar a necessidade de nova laparotomia na escolha da abordagem do paciente. Naqueles com IMANO, parece ser mais sensato optar pela relaparotomia programada quando grandes áreas de intestino apresentarem viabilidade duvidosa.[9,13]

Técnica cirúrgica

Na EAM e na TAM, a cirurgia, além de avaliar a viabilidade intestinal e ressecar os segmentos inviáveis, objetiva revascularizar o intestino. A revascularização pode ser realizada mediante embolectomia, tromboendarterectomia ou *bypass*, de acordo com a seguinte técnica:[15]

Acesso aos vasos mesentéricos

1. Incisão mediana ampla (Figura 43.8*A*).
2. Exposição da artéria mesentérica por meio de tração, superiormente, do cólon transverso (Figura 43.8*B*), seguida de secção completa do ligamento de Treitz e dissecção do seu peritônio até o mesentério que cobre os vasos mesentéricos (Figura 43.9).
3. Dissecção e isolamento (fita vascular) da AMS (medial à VMS) com a exposição mais proximal possível.
4. Secção do retroperitônio da aorta infra-renal até a artéria ilíaca comum, evitando a lesão da AMI inferior e do ureter direito (Figura 43.9).

O acesso cirúrgico é o mesmo utilizado para realização de embolectomia ou tromboendarterectomia. Uma vez definido o tipo de obstáculo, seja embólico ou trombótico, opta-se por uma das técnicas descritas a seguir:

Embolectomia

1. Clampagem dos ramos distais da AMS (Figura 43.10*B*).

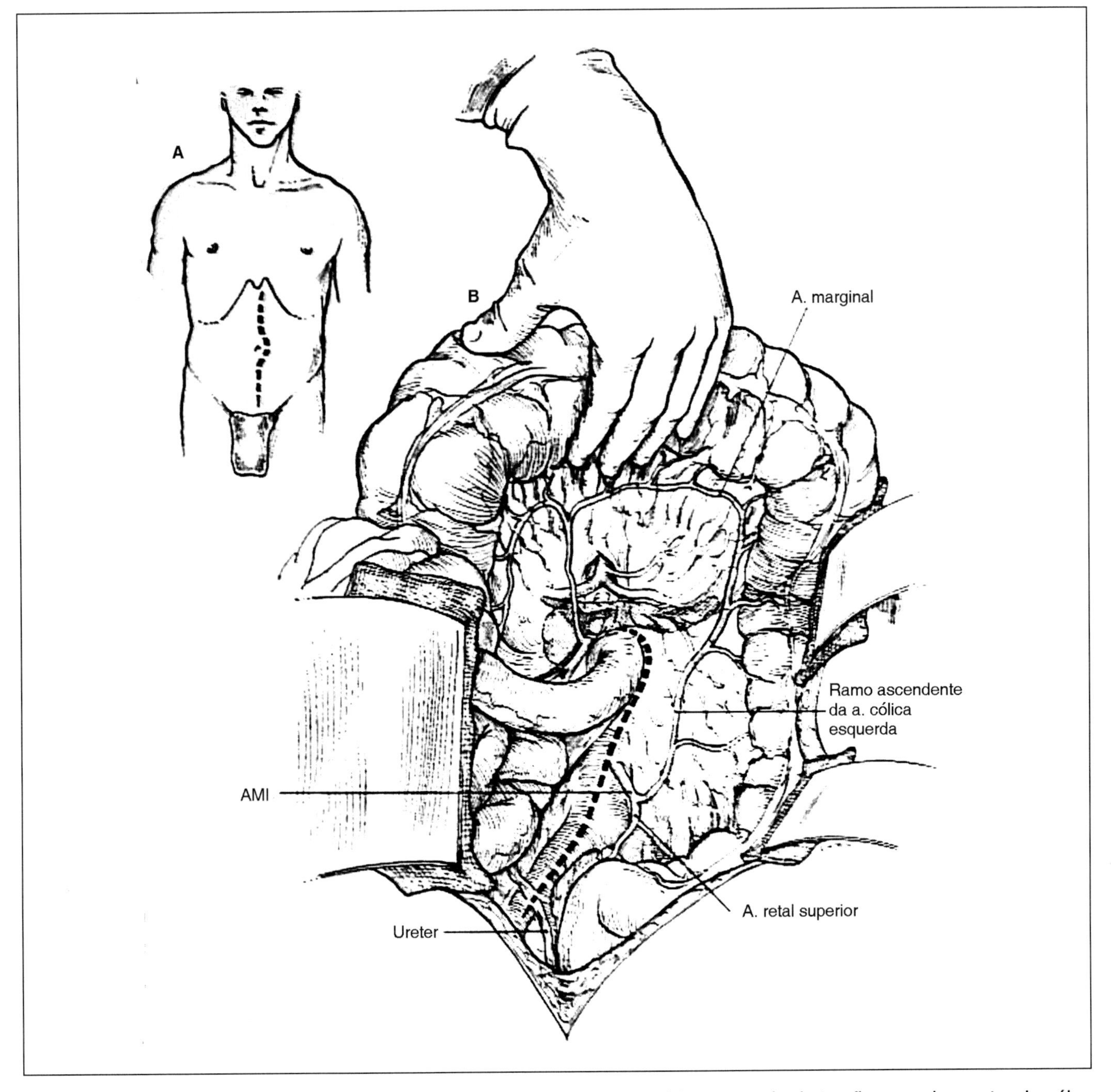

Figura 43.8 ▸ **A.** Incisão mediana ampla. **B.** Exposição da artéria mesentérica por meio de tração, superiormente, do cólon transverso.

2. Arteriotomia *transversa*, no tronco principal da AMS, após heparinização sistêmica, sempre que possível proximalmente à artéria cólica média (Figura 43.10*B*).
3. Introdução de cateter de Fogarty no sentido proximal e distal para remoção do êmbolo com cuidado para que não ocorra ruptura de AMS ou de seus ramos (Figura 43.10*C*).
4. Fechamento da arteriotomia com sutura por pontos separados ou, no caso de instabilidade do paciente, por sutura contínua (Figura 43.10*D*).
5. Aguardar 30 minutos após restabelecimento do fluxo para só então avaliar viabilidade intestinal.

*Tromboendarterectomia/*Bypass

Caso haja dúvidas quanto à diferenciação entre trombo e êmbolo, ou na presença de AMS doente, prefere-se a incisão longitudinal da mesma, possibilitando, assim, a realização de um *patch* (êmbolo) ou *bypass* (trombo), de acordo com o descrito adiante:

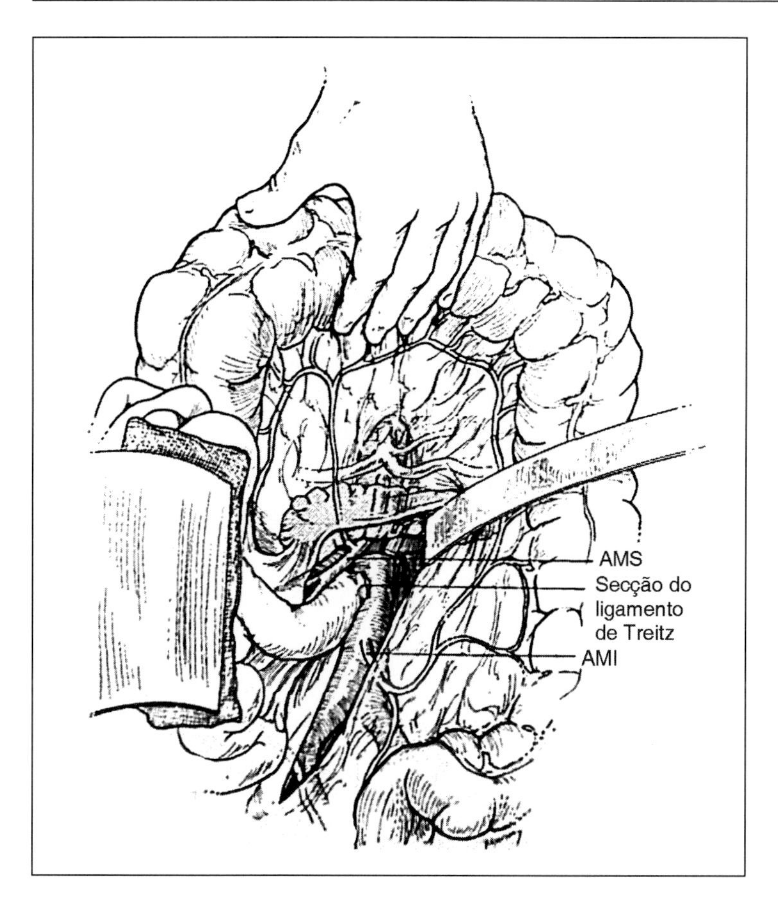

Figura 43.9 ▶ Secção completa do ligamento de Treitz e dissecção do seu peritônio até o mesentério que cobre os vasos mesentéricos.

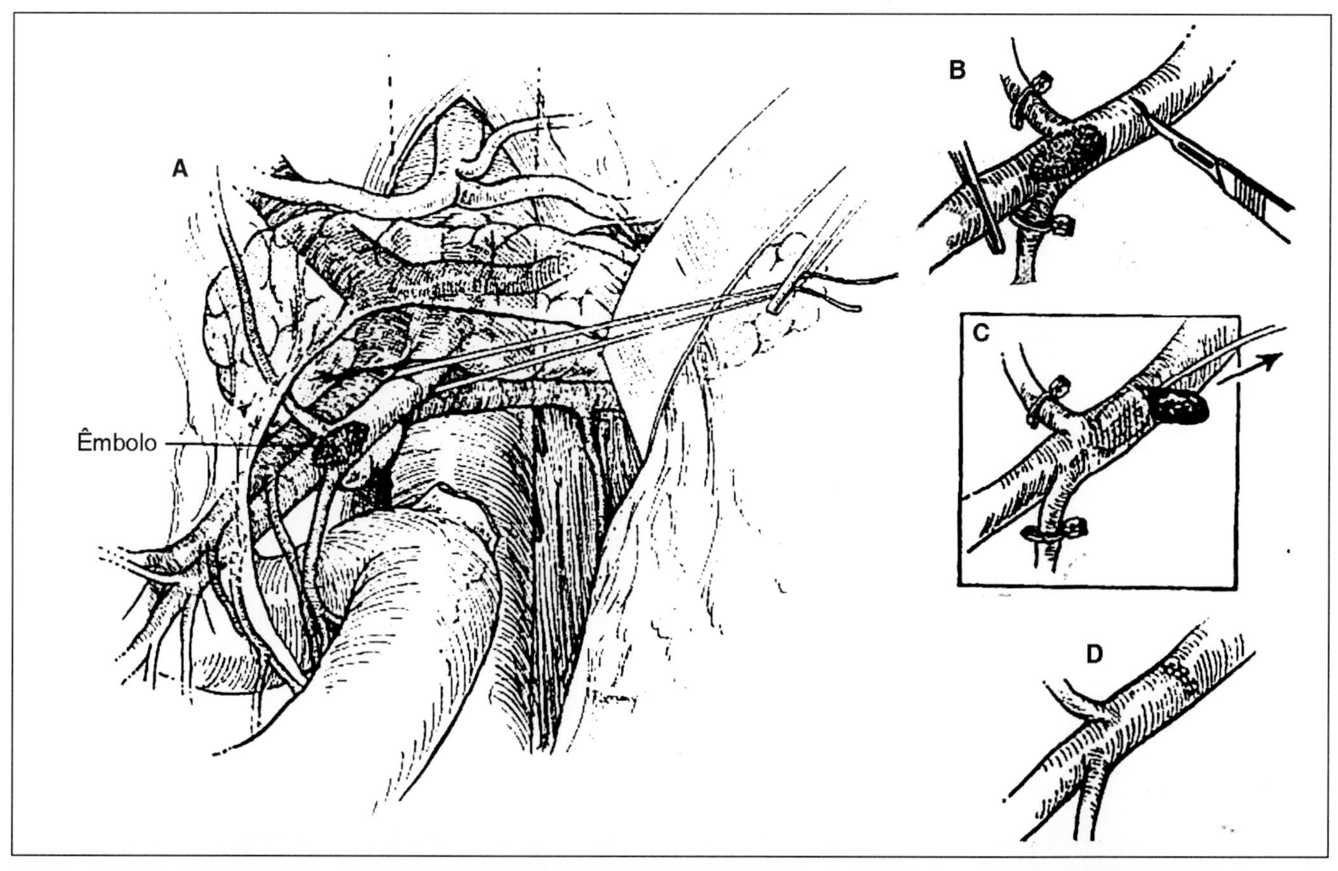

Figura 43.10 ▶ Arteriotomia *transversa* no tronco principal da AMS, sempre que possível proximalmente à artéria cólica média (**A**), clampagem dos ramos distais (**B**), embolectomia por meio do cateter de Fogarty (**C**) e sutura da artéria (**D**).

1. Arteriotomia longitudinal proximal aos ramos da AMS (Figuras 43.11 e 43.12).
2. Retirada de êmbolo por técnica descrita anteriormente e reconstrução a partir de *patch* vascular (Figura 43.11*F*).
3. Secção transversal do tronco da AMS, distal ao trombo (Figura 43.11*C*).
4. *Bypass* ilíaco-mesentérico, término-terminal, utilizando prótese vascular ou veia safena (nos casos de contaminação cavitária), após espatulação dos cotos anastomóticos (Figura 43.11*C* e *D*).
5. Sutura contínua dos vasos com fio 5-0 de polipropileno, iniciando pelo coto proximal, seguida de clampagem da veia ou prótese (enxerto), anastomose

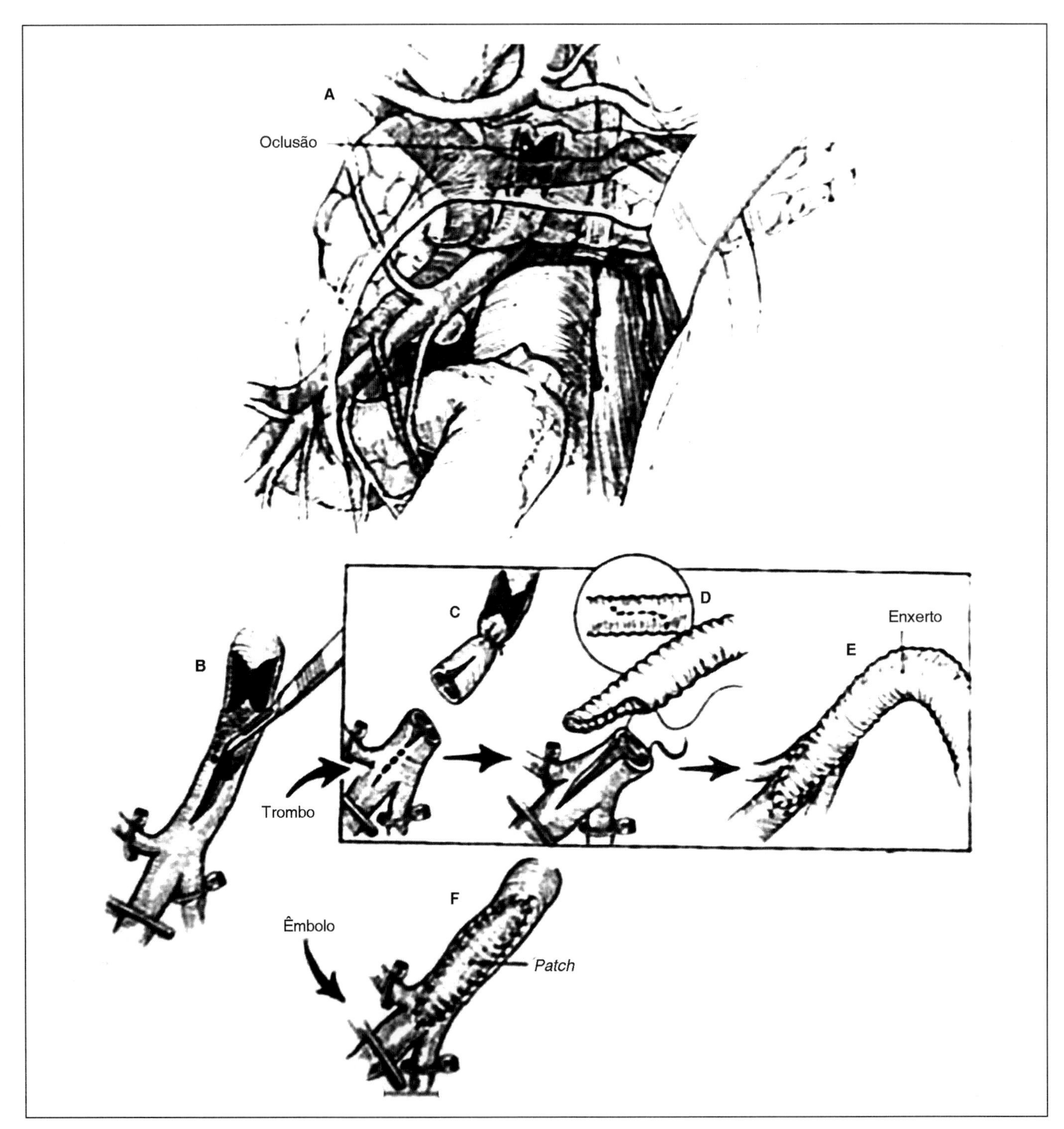

Figura 43.11 ▸ **A.** Exposição dos vasos mesentéricos superiores. **B.** Arteriotomia longitudinal proximal aos ramos da AMS. **C** a **E.** *Bypass* ilíaco-mesentérico, T-T, utilizando prótese vascular após espatulação dos cotos anastomóticos. **F.** *Patch* vascular após embolectomia.

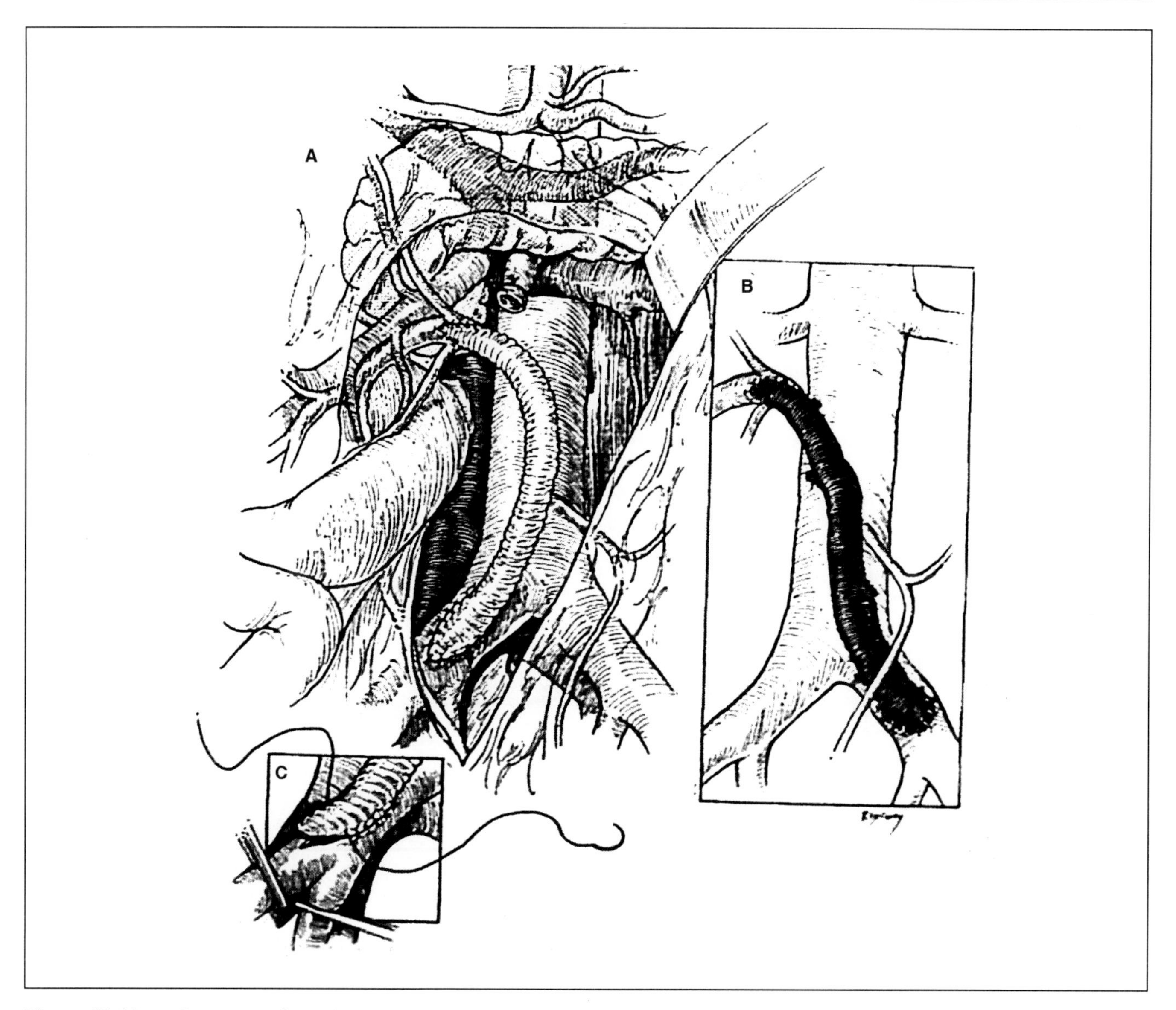

Figura 43.12 ▶ Sutura contínua dos vasos, iniciando pelo coto proximal, seguida de clampagem da veia ou prótese (enxerto), anastomose distal, desclampagem dos vasos ilíacos (restabelecer fluxo do membro inferior) e, por fim, desclampagem do enxerto.

distal, declampagem dos vasos ilíacos (restabelecer fluxo do membro inferior) e, por fim, declampagem do enxerto (Figura 43.12).

6. Cobertura do *bypass* ilíaco-mesentérico com retalho omental.
7. Aguardar 30 minutos após restabelecimento do fluxo para só então avaliar viabilidade intestinal.

O uso de prótese pode ser vantajoso devido à melhor patência a longo prazo. É preferível a utilização da artéria ilíaca comum direita. O *bypass*, a partir da aorta torácica ou da aorta infra-renal, pode ser obtido, porém com maiores dificuldades técnicas e consumo de tempo e associada a hipotensão após declampagem, sendo indicada apenas quando não há fluxo adequado na artéria ilíaca comum.

Resultados

Edwards *et al.*,[8] avaliando 76 pacientes (77 casos) com IMA, observaram que o intervalo entre o surgimento das manifestações clínicas e o tratamento foi superior a 24 horas em 63% dos casos. A trombose arterial mesentérica foi causa de IMA em 44 pacientes (58%), enquanto a embolia ocorreu em 32 pacientes (42%). A necrose intestinal esteve presente em 81% dos casos. O tratamento cirúrgico consistiu em laparotomia exploradora isolada em 16 pacientes, ressecção intestinal isolada em 18 pacientes e revascularização em 43 pacientes, incluindo-se, nesse grupo, 28 pacientes com ressecção intestinal concomitante. A mortalidade foi de 62%, e a nutrição parenteral prolongada (NPP) foi necessária em 31% dos sobreviventes. Peritonite (OR = 9,4) e necrose intestinal (OR = 10,4, p = 0,007) foram preditores de morte ou dependência de NPP.

A embolectomia ou *bypass*, associados à ressecção do intestino necrosado, é conduta padrão para a IMA tipo obstrutiva. Entretanto, grande parte dos sobreviventes sofre de síndrome do intestino curto, com comprometimento da qualidade de vida, já que as taxas de sobrevida de 1 e 5 anos dos pacientes com síndrome do intestino curto são elevadas (49% a 39%, respectivamente).

Melhores resultados podem ser obtidos a partir de diagnóstico e tratamento agressivos, bem como mediante combinação de medidas terapêuticas, como trombólise e angioplastia, evitando-se, assim, ressecções mais extensas do intestino isquêmico.

PREVENÇÃO

Dois momentos diferentes devem ser destacados ao se discutir a prevenção da IMA no pós-operatório: a correção dos fatores que podem desencadeá-la e a prevenção da necrose intestinal, quando a isquemia já está instalada.

Os fatores desencadeadores de IMA, de modo geral e especificamente no pós-operatório, foram amplamente discutidos na seção de *Fisiopatologia*. Parece provável que algumas medidas, especialmente em pacientes com fatores de risco, podem contribuir para diminuir o número de casos de IMA no pós-operatório: preparo pré-operatório adequado, com otimização das funções orgânicas debilitadas, diagnóstico e tratamento precisos e oportunos do abdome agudo inflamatório, além de manejo preciso do estado hemodinâmico, hidroeletrolítico e ácido-básico no pós-operatório. Não existem estudos prospectivos desenhados para testar essa hipótese mas, em estudos retrospectivos, esses aspectos são repetidamente apontados como fatores de risco. Falta, portanto, a evidência de que a correção dos fatores de risco seja capaz de reduzir a probabilidade de IMA no pós-operatório. Embora essas sejam medidas que devam ser tomadas independentemente do impacto que causam na freqüência da IMA, um estudo desse tipo poderia estimular o monitoramento e a correção mais intensiva dos desvios da homeostase nos pacientes de risco.

Quanto à profilaxia da necrose intestinal na IMA, está bem definido o papel do restabelecimento rápido do fluxo arterial, do tratamento e da prevenção do vasoespasmo reflexo, por meio de cirurgia, radiologia intervencionista ou medicamentos.

Existem estudos em andamento que avaliam o uso de várias substâncias na prevenção da lesão tecidual induzida pela isquemia e pelo fenômeno de isquemia-reperfusão. A maior limitação ao uso dessas substâncias, até o momento, é que a maioria dos agentes testados é efetiva somente se administrada antes de o fenômeno isquêmico ter ocorrido. Possivelmente, no futuro, pelo menos nas operações sobre a aorta abdominal em que se prevê, no pré-operatório, isquemia transitória no peroperatório, essas substâncias terão aplicabilidade.

PROGNÓSTICO

Apesar do progresso obtido no conhecimento dos mecanismos etiofisiopatológicos (especialmente na IMANO) e do papel de fenômenos secundários à isquemia na lesão tecidual, além da melhora do manejo desses pacientes nas unidades de tratamento intensivo, a morbimortalidade permanece elevada.

Conforme ressaltado, a mortalidade associada à IMA ainda oscila em torno de 60%, embora tenha diminuído.[7]

A sobrevida reduz de 50% para 30% quando o diagnóstico é realizado 24 horas após o surgimento dos sintomas.[26]

É possível que, com o uso de substâncias capazes de bloquear a lesão celular e a resposta inflamatória induzidas pela isquemia, e que vêm sendo testadas, ocorra redução significativa dos índices de morbimortalidade associados a essa condição.

REFERÊNCIAS BIBLIOGRÁFICAS

1. Altinyollar H, Boyabatli M, Berberoglu U. D-dimer as a marker for early diagnosis of acute mesenteric ischemia. *Thromb Res* 2006; *117*:463-7.
2. Boley SJ, Brandt LT, Verth FJ. Ischemic disorders of intestines. *Curr Probl Surg* 1978; *15*:5-85.
3. Boley SJ, Kaleya RN. Mesenteric ischemic disorders. *In:* Zinner MJ, Schwartz SI, Ellis H (eds.) *Abdominal operations*. Connecticut: Appleton & Lange, 1997:655-89.
4. Brandt LJ, Boley SJ. Non-occlusive mesenteric ischemia. *Annu Rev Med* 1991; *42*:107-17.
5. Cappell MS. Intestinal (mesenteric) vasculopathy I. Acute superior mesenteric arteriopathy and venopathy. *Gastroenterol Clin of North Am* 1998; *27*:783-825.
6. Clavien PA, Durig M, Harder F. Venous mesenteric infarction. *Br J Surg* 1988; *75*:252-5.
7. Duron JJ, Peyrard P, Boukhtouche S, Farah A, Suc B. Acute mesenteric ischemia: changes in 1985-1995. Surgical Research Associations. *Chirurgie* 1998; *123*:335-42.

8. Edwards MS, Cherr GS, Cravem TE *et al.* Acute occlusive mesenteric ischemia: surgical management and outcomes. *Ann Vasc Surg* 2003; *17*:72-9.
9. Eypasch E, Troidl H, Mennigen R, Spangenbeger W, Balow AP. Laparoscopy via an indwelling cannula: an alternative to planned relaparotomy. *Br J Surg* 1992; *79*:1368-9.
10. Gearhardt SL, Delaney CP, Senagore AJ *et al.* Prospective assessment of the predictive value of alpha glutatione S transferase for intestinal ischemia. *Am Surg* 2003; *69*:324-9.
11. Haglund U, Bergqvist D. Intestinal ischemia – The basics. *Langenbeck's Arch Surg* 1999; *384*:233-8.
12. Haglund U, Bulkeley GG, Granger DN. On the pathophysiology of intestinal ischemic injury. *Acta Chir Scand* 1987; *153*:321-4.
13. Hanisch E, Schmandra TC, Enckre A. Surgical strategies – anastomosis or stoma, second look – When and why? *Langenbecks Arch Surg* 1999; *384*:239-42.
14. Jamieson WG, Lozon A, Durand D. Changes on serum phosphate levels associated with intestinal infarction and necrosis. *Surg Gynecol Obstet* 1975; *40*:19-21.
15. Kazmers A. Operative management of acute mesenteric ischemia. *Ann Vasc Surg* 1998; *12*:187-97.
16. Khurana S, Corbarlly MT, Manning F *et al.* Glutathione S-transferase: A potential new marker of intestinal ischemia. *J Pediatr Surg* 2002; *37*:1543-8.
17. Krohg-Sorensen K, Line PD, Haaland T. Intraoperative prediction of ischemic injury of the bowel. *Eur J Vasc Surg* 1992; *6*:518-24.
18. Kurt Y, Akin ML, Demirbas S *et al.* D-dimer in the early diagnosis of acute mesenteric ischemia secondary to arterial occlusion in rats. *Eur Surg Res* 2005; *37*:216-9.
19. Laufman H. Significance of vasospasm in vascular occlusion Thesis. Northwestern University Medical Scholl, Chicago, 1948.
20. Lião XL, She Y, Shi CR, Li M. Changes in body fluid markers in intestinal ischemia. *J Pediatr Surg* 1995; *30*:1412-5.
21. Lieberman JM, Sacchettini J, Marks WH. Human intestinal fatty acid binding protein: Report of assay with studies in normal volunteers and intestinal ischemia. *Surgery* 1997; *121*:335-42.
22. May LD, Berenson MM. Value of serum inorganic phosphate in the diagnosis of ischemic bowel disease. *Am J Surg* 1983; *146*:266-8.
23. McBride KD, Gaines PA. Thrombolysis of a partially occluding superior mesenteric artery thromboembolus by infusion of streptokinase. *Cardiovasc Interv Radiol* 1994; *17*:164-6.
24. McLeod R, Lindsay T, O'Malley M; Evidence Based Reviews in Surgery Group. Canadian Association of General Surgeons and American College of Surgeons evidence based reviews in surgery. 15. Biphasic CT with mesenteric CT angiography in the evaluation of acute mesenteric ischemia: Initial experience. *Can J Surg* 2005; *48*:491-3.
25. Newman TS, Magnusin TH, Ahrendt AS, Smith-Meek MA, Bender JS. The changing face of mesenteric infarction. *Am Surg* 1998; *64*:611-6.
26. Oldenburg WA, Lau L, Rodenberg TJ, Edmonds HJ, Burger CD. Acute mesenteric ischemia: a clinical review. *Arch Intern Med* 2004; *164*:1054-62.
27. Reinus JF, Brandt LJ, Boley SJ. Ischemic disease of bowel. *Gastroenterol Clin North Am* 1990; *19*: 319-43.
28. Ritz JP, Germer CT, Buhr HJ. Prognostic factors for mesenteric infarction: Multivariate analysis of 187 patients with regard to patient age. *Ann Vasc Surg* 2005; *19*:328-34.
29. Romano S, Romano L, Grassi R. Multidetector row computed tomography findings from ischemia to infarction of the large bowel. *Eur J Radiol* 2007; *61*:433-41. Epub 2006 Dec 8.
30. Savassi-Rocha PR, Diniz MTC, Ferreira JT, Lima AS, Barbosa AJA. Determination of time of disappearance of doppler signals and of thermal gradient in intestinal ischemia of venous origin and its correlation with intestinal viability. *ABCD Arq Bras Cir Dig* 1995; *10*:78-83.
31. Savassi-Rocha PR, Diniz MTC, Savassi-Rocha AL. Isquemia mesentérica aguda oclusiva e não-oclusiva. *In:* Couto RC, Botini FA, Lerufo JC *et al.* (eds.) *Emergências médicas e terapia intensiva*. Rio de Janeiro: Ed. Guanabara-Koogan, 2005.
32. Savassi-Rocha PR, Diniz MTC. Abdome agudo vascular: Os recursos atuais do diagnóstico. *In:* Barroso FL, Virina OM. *Emergências abdominais não traumáticas. Novas propostas*. São Paulo: Robe Editorial, 1994.
33. Savassi-Rocha PR, Diniz MTC. Insuficiência vascular mesentérica. *In:* Vinhaes JC (ed.) *Clínica e terapêutica cirúrgica*. Rio de Janeiro: Guanabara-Koogan, 1997.
34. Savassi-Rocha PR, Fonseca FP. Métodos de avaliação da viabilidade intestinal. *Bol Col Brasil* 1987; *67*:3-4.
35. Savassi-Rocha PR, Lima AS. Isquemia intestinal aguda. *In:* Savassi-Rocha PR, Andrade JI, Souza C (eds.) *Abdome agudo: Diagnóstico e tratamento*. Rio de Janeiro: Medsi, 1993.
36. Savassi-Rocha PR, Lima AS. Recentes avanços no tratamento das síndromes isquêmicas intestinais. *In:* Castro LP, Savassi-Rocha PR, Carvalho DG (eds.) *Tópicos em gastroenterologia – 3*. Rio de Janeiro: Medsi, 1992.
37. Savassi-Rocha PR, Rausch M. Temperature difference betwen mesenteric and antimesenteric intestinal margins in man as a criterion of viability. *Dig Dis Sci* 1986; *31*:317-8.
38. Savassi-Rocha PR, Tobon MJC, Rodrigues MAG, Barbosa AJA. Determination of the optimum point of resection in desvascularized intestinal loops by intravenous injection of patent V blue. *Braz Arch Dig Surg* 1991; *6*:3-7.
39. Savassi-Rocha PR, Veloso LF. Isquemia mesentérica aguda não oclusiva. *Clin Brasil Méd Intens* 2001; *10*:391-430.
40. Savassi-Rocha PR, Veloso LF. Treatment of superior mesenteric artery embolism with a fibrinolytic agent: case report and literature review. *Hepato-Gastroenterol* 2002; *49*:1307-10.
41. Savassi-Rocha PR, Vigil TCV, Barbosa AJA. Effects of intraluminal injection of oxigen, 10% hipertonic glicose, perfluorocarbon and 0,9% sodium chloride on intestinal ischemia. *Braz Arch Dig Surg* 2002; *15*:10-3.
42. Savassi-Rocha PR. Controvérsias na terapêutica operatória do infarto intestinal. *In:* Rasslan S *et al.* (eds.) *Controvérsias em cirurgia*. São Paulo: Robe, 1992.
43. Semmlow JL, Orland PJ, Reddell MT, Brolin RE. Evaluation of quantitative approaches to assessment of bowel viability. *Biomed Instrum Technol* 1997; *31*:591-9.
44. Siegelmann SS, Sprayregen S, Boley SJ. Angiographic diagnosis of mesenteric arterial vasoconstriction. *Radiology* 1974; *112*:533-42.
45. Simo G, Echenagusia AJ, Camunez F. Superior mesenteric arterial embolism: Local fibrinollytic treatment with urokinase. *Radiology* 1997; *204*:775-9.
46. Tanaka H, Zhu Y, Zhang S *et al.* Lazaroid U-74500A for warm ischemia and reperfusion injury of the canine small intestine. *J Am Coll Surg* 1997; *184*:389-96.

47. Tola N, Portoghese A, Maniga AM. Laparoscopic second-look in acute intestinal ischemia. *Minerva Chirurg* 1997; *52*:527-30.
48. Trompeter M, Brazda T, Remy CT, Vestring T, Reimer P. Non-occlusive mesenteric ischemia: Etiology, diagnosis, and interventional therapy. *Eur Radiol* 2002; *12*:1179-87.
49. Tsiotos GG, Mullany CJ, Zietlow S, van Heerden JA. Abdominal complications following cardiac surgery. *Am J Surg* 1994, *167*:553-7.
50. Wilcox MG, Howard TJ, Plaskon LA. Current theories of pathogenesis and treatment of non occlusive mesenteric ischemia. *Dig Dis Sci* 1995; *40*:709-16.
51. Williams LF. Mesenteric ischemia. *Surg Clin North Am* 1988; *68*:331-5.
52. Zandrino F, Musante F, Gallesio I, Benzi L. Assessment of patients with acute mesenteric ischemia: multislice computed tomography signs and clinical performance in a group of patients with surgical correlation. *Minerva Gastroenterol Dietol* 2006; *52*:317-25.

44

Aneurisma da Aorta Abdominal e de seus Ramos Viscerais

Marcelo Ruettimann Liberato de Moura
Matheus Ruettimann Liberato de Moura
Liberato Karaoglan de Moura

INTRODUÇÃO

A doença aneurismática arterial é responsável por milhares de óbitos anualmente em todo o mundo, causados, em sua maioria, pela ruptura do aneurisma. O conceito de que qualquer artéria no organismo humano pode sofrer processo de dilatação explica a importância dessa doença, a qual pode acometer desde vasos intracerebrais até artérias periféricas. O aneurisma verdadeiro é a dilatação permanente de todas as camadas da parede arterial, sendo este aumento de, pelo menos, 50%, quando comparado com o diâmetro normal esperado para o mesmo vaso. Dessa maneira, se consideramos, por exemplo, 2cm como o diâmetro máximo esperado para a aorta abdominal, esta seria aneurismática se tivesse 3cm ou mais. A aorta ectásica é aquela que apresenta diâmetro entre 2 e 3cm, tamanho intermediário entre vaso normal e aneurismático, conceito válido para qualquer artéria. Em relação à forma, os aneurismas podem ser fusiformes ou saculares. Os primeiros são dilatações difusas de toda a artéria, enquanto os saculares crescem só para um lado, como um divertículo, havendo continuidade com a luz vascular por um colo de tamanho variável. Quando as três camadas da parede arterial não estão envolvidas, chamamos a dilatação de pseudo ou falso aneurisma, havendo solução de continuidade entre a luz e o espaço extravascular. A parede dos pseudo-aneurismas é constituída por reação inflamatória e fibrose de estruturas vizinhas. Neste capítulo, abordaremos os aneurismas da aorta abdominal e de seus ramos viscerais que, juntos, representam boa parte dos aneurismas encontrados e tratados em todo o corpo humano. Os aneurismas viscerais podem ser didaticamente divididos em esplâncnicos (tronco celíaco, mesentérica superior e seus respectivos ramos) e aneurismas de artérias renais.

O conhecimento da fisiopatologia, assim como dos mais eficazes métodos de diagnóstico e abordagens terapêuticas, pode melhorar significativamente o prognóstico dos pacientes, principalmente em situações de urgência (ruptura).

ANEURISMA DA AORTA ABDOMINAL

Epidemiologia

A aorta infra-renal é a sede mais freqüente de dilatações aneurismáticas no corpo humano, principalmente na população acima dos 50 anos. Aproximadamente 95% das dilatações na aorta abdominal encontram-se no segmento infra-renal (Figura 44.1), e em 25% dos casos existe dilatação associada das artérias ilíacas, em 12%, da aorta torácica, e em 3,5%, das artérias femoral e/ou poplíteas.[72]

Atualmente, a ruptura do aneurisma da aorta abdominal (AAA) representa a 13ª causa de óbito nos EUA, com cerca de 16 mil mortes por ano, sendo considerado problema de saúde pública.[69] Apesar dos excelentes resultados cirúrgicos no tratamento eletivo dos aneurismas abdominais na atualidade, o tratamento de urgência, nos casos de ruptura, não apresentou melhora das taxas de morbimortalidade nos últimos 20 anos.[41] A média de mortalidade perioperatória no tratamento eletivo para os AAA encontra-se em torno de 1% a 5% na cirurgia aberta, sendo inferior no tratamento en-

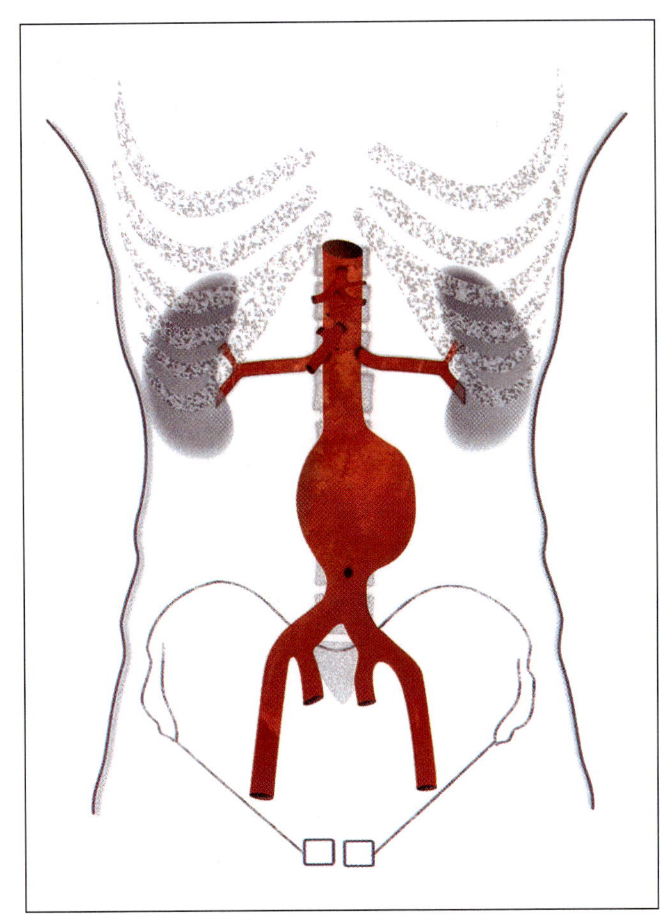

Figura 44.1 ▶ Desenho esquemático evidenciando a topografia de aneurisma da aorta abdominal infra-renal e sua relação com a parede abdominal.

dovascular.[29] Em relação aos pacientes com aneurisma roto, 30% a 50% morrem antes de chegar ao hospital e 30% a 40% morrem no hospital, antes de eventual operação. A esses dados devemos somar mortalidade perioperatória de 40% a 50%, atingindo, dessa maneira, 80% a 90% de óbitos nos pacientes com ruptura de um AAA.[17] Essa mortalidade elevada é decorrente do grave episódio hemorrágico agudo e de suas conseqüências diretas.

Em geral, a doença aneurismática da aorta apresenta maior prevalência no sexo masculino (1,3% a 8,9%), ou seja, duas a seis vezes mais que no sexo feminino (1,0% a 2,2%), principalmente em indivíduos da raça branca e com idade superior a 50 anos.[76] A incidência dos AAA é muito variável na literatura, tendo sido relatados 3,5 casos/1.000 pessoas/ano no Reino Unido na população com mais de 50 anos.[92] Similarmente a muitas outras afecções intra-abdominais, o achado ocasional dos aneurismas da aorta assintomáticos tem aumentado com o envelhecimento da população e com a difusão de métodos de diagnóstico por imagem, como a ultra-sonografia e a tomografia computadorizada. A importante associação dos AAA com dilatações em outros territórios torna necessária investigação mais detalhada do paciente. O *duplex-scan* arterial de membros inferiores e a angio-TC torácica são métodos úteis para confirmar ou afastar a presença de aneurisma torácico ou em membros inferiores.

Etiopatogenia e fatores de risco na formação dos aneurismas

A grande maioria dos aneurismas verdadeiros é considerada não-específica ou degenerativa. Existem diversas teorias e fatores de risco associados à sua formação, os quais estariam relacionados com alterações no tecido conjuntivo da parede aórtica. Existem diversas explicações para a gênese das dilatações na aorta abdominal, e todas incluem a elastina e os colágenos fibrilares tipos I e III como principais coadjuvantes nesse processo.[72] As fibras elásticas e o colágeno são os maiores responsáveis pelas propriedades físico-mecânicas da parede e interagem com as células musculares lisas, mantendo a integridade e a resistência da aorta à tensão arterial.[44] Qualquer situação que quebre a homeostase entre os componentes da parede irá contribuir para seu enfraquecimento e posterior dilatação. Além disso, sabe-se que a aorta abdominal infra-renal possui número reduzido de camadas de elastina em sua túnica média (28 a 32 camadas), quando comparada com a aorta torácica (60 a 80 camadas). Este fato pode explicar a maior incidência de aneurismas infra-renais em relação aos torácicos ou supra-renais. As mais recentes teorias e estudos sobre a gênese dos aneurismas evidenciam desequilíbrio entre a ativação e a inibição de proteases da parede vasal, sendo encontrada atividade proteolítica exacerbada no caso das dilatações.[27] As principais enzimas encontradas na parede de aneurismas rotos são as metaloproteinases (8 e 9), que são secretadas por diversas células e que promovem aumento da atividade proteolítica.[93] Além da degradação do tecido conjuntivo extracelular, sabe-se que o intenso infiltrado de células inflamatórias contribui para formação e expansão dos aneurismas.[73] Parece existir relação entre o sistema renina-angiotensina e as dilatações aórticas, as quais se associam diretamente ao aumento da angiotensina II.[39] Estudo recente demonstrou incidência 18% menor de aneurismas da aorta nos pacientes que utilizavam inibidores da enzima de conversão da angiotensina, quando comparados ao grupo controle.[39]

Existem causas raras de aneurismas verdadeiros que afetam diretamente a parede aórtica, sendo responsáveis pela minoria dos casos diagnosticados e tratados. Dentre elas, as principais são infecção aguda (brucelose, salmonelose), infecção crônica (tuberculose), doenças inflamatórias (doença de Behçet, arterite de Takayasu), doenças do tecido conjuntivo causadoras de defeitos estruturais ou deficiência de colágeno na parede aórtica (síndrome de Marfan, síndrome de Ehlers-Danlos tipo IV).[26,69]

Os principais fatores de risco para o desenvolvimento dos aneurismas aórticos incluem tabagismo (talvez o mais importante fator ambiental isolado),[50] sexo masculino, idade acima dos 65 anos, hipertensão arterial sistêmica, doença pulmonar obstrutiva periférica, hiperlipidemia e história de aneurisma na família.[14,75] Diversos estudos demonstraram a presença da *Chlamydia pneumoniae* na parede e no trombo de aneurismas, estando a mesma relacionada com a rápida expansão das dilatações.[84]

Novas pesquisas serão necessárias para explicar a fisiopatologia da formação da maioria dos aneurismas e sua relação com todas essas substâncias. A pesquisa de fármacos que freariam a expansão dos aneurismas continua, e enquanto alguns não provaram sua eficácia (p. ex., betabloqueadores), outros, como a doxiciclina e os inibidores da ECA, continuam sendo estudados. Atualmente, devemos considerar que fatores genéticos e ambientais interagem na gênese da doença aneurismática da aorta abdominal na maior parte dos casos.

Riscos de ruptura

O objetivo deste capítulo é explicitar os conceitos relacionados aos AAA e seus ramos viscerais, principalmente nas situações de urgência, ou seja, quando rotos. Entretanto, precisamos entender em que momento o aneurisma passa a apresentar elevado risco de ruptura, sendo essencial para a indicação do tratamento eletivo, seja ele endovascular ou aberto. O principal parâmetro isolado na avaliação do risco de ruptura é o maior diâmetro do aneurisma. O Quadro 44.1 evidencia recentes dados da literatura, comparando o risco de ruptura anual ao diâmetro do aneurisma, observando-se que os mesmos são proporcionais.[15,31,49,51,71,87]

Outros fatores preditivos de ruptura podem ser enumerados e ajudam a identificar os pacientes que, teoricamente, apresentam aneurismas com maior chance de romper. Dessa maneira, além do diâmetro inicial, o ritmo de crescimento acelerado, o tabagismo, a doença pulmonar obstrutiva, a hipertensão, a história familiar positiva para aneurisma, o formato sacular da dilatação e o sexo do paciente influenciam a história natural da doença.[15] Interessante notar que, embora os AAA sejam mais freqüentes nos homens, apresentam taxas de ruptura quatro vezes maiores nas mulheres.[89]

Quadro 44.1 ▶ Estimativa do risco de ruptura tendo como parâmetro o diâmetro do aneurisma

Diâmetro máximo do aneurisma (cm)	Risco de ruptura anual (%)
< 4	0,3 a 0,7
4 a 5	0,5 a 5
5 a 6	3 a 15
6 a 7	10 a 20
7 a 8	20 a 40
> 8	30 a 50

Apresentação clínica

A grande maioria dos AAA é assintomática, e a ruptura pode ser a primeira manifestação clínica.[69] Assim sendo, é imperiosa a necessidade de diagnóstico precoce e tratamento para prevenção da ruptura.

O exame físico deve ser realizado com a palpação bimanual da região supra-umbilical e tem baixa sensibilidade no diagnóstico dos aneurismas da aorta. O valor preditivo positivo do exame físico para identificar aneurismas maiores que 3,5cm é de apenas 15%.[32] Variáveis como diâmetro do aneurisma, obesidade do paciente, experiência do examinador e suspeita clínica inicial influenciam a palpação e, conseqüentemente, o diagnóstico. Apesar de pouco freqüentes, os aneurismas podem causar sintomas relacionados à compressão de estruturas adjacentes, sobretudo quando apresentam grandes diâmetros. A compressão duodenal pode causar saciedade precoce, náuseas e vômitos. A compressão ureteral ocasiona hidronefrose e manifestações urinárias, principalmente em aneurismas inflamatórios, em que a parede espessada envolve ou comprime estruturas adjacentes. A presença de trombose venosa pode estar relacionada à compressão ileocaval. A erosão vertebral por contato direto com o aneurisma pode ocasionar dor lombar crônica. Síndromes isquêmicas agudas ou crônicas dos membros inferiores podem ocorrer, sendo secundárias a fenômenos embólicos causados por trombo mural ou trombose do aneurisma. A síndrome do "dedo azul", causada pela microembolização de pododáctilos, pode ser a primeira manifestação da doença.

A expansão aguda e/ou a ruptura são os principais desencadeadores de manifestações clínicas nos aneurismas aórticos. A tríade de dor abdominal (ou lombar), hipotensão (ou choque) e massa abdominal pulsátil define a presença do aneurisma da aorta roto. Em 80% dos casos, um ou mais desses sinais e sintomas estão presentes e associados a distensão abdominal variável.[52] A dor, de início agudo e de caráter contínuo, ocorre normalmente em região lombossacra, nos flancos ou em mesogástrio. A irradiação para uma das regiões inguinais, coxa ou genitais externos pode estar presente. Na maioria dos casos (85%), a ruptura ocorre na parede posterior da aorta e evolui com hemorragia para o espaço retroperitoneal, que pode ser inicialmente contida nesta região, aumentando a sobrevida dos pacientes.[72] Nos casos de ruptura da parede anterior da aorta, as chances de sobrevida são mínimas. Nessas circunstâncias, ocorrem extravasamento de sangue para a cavidade abdominal e óbito em poucos minutos. Mais raramente, a aorta rompe-se para o interior de vísceras abdominais ocas (fístula aortoentérica), principalmente para o duodeno (terceira porção). A fistulização para o sistema venoso também pode, raramente, ocorrer (veias cava inferior, renal ou espermática esquerdas, ou veias ilíacas), causando insuficiência cardíaca congestiva ou congestão venosa pélvica ou de membros inferiores.

Os principais diagnósticos diferenciais do AAA roto são: cólica renal, diverticulite, infarto agudo do miocárdio, úlcera perfurada, hemorragia gastrointestinal, pancreatite, isquemia intestinal e lombociatalgias graves.[17]

Diagnóstico por imagem

Entre os métodos de imagem disponíveis, a ultrasonografia é mais simples, econômica e menos invasiva. A difusão desse método vem aumentando o diagnóstico ocasional das dilatações aórticas, tendo acurácia de 3mm na determinação do diâmetro da aorta infra-renal.[69] A ultra-sonografia deve ser considerada exame inicial na suspeita clínica e necessita ser complementada por tomografia ou ressonância magnética no planejamento do tratamento eletivo. Em situações de urgência, a ultra-sonografia de abdome pode rapidamente confirmar a suspeita de ruptura, sendo suficiente para indicar o tratamento precoce, o qual é diretamente proporcional à sobrevida dos pacientes.

A utilização da ecografia vascular (*duplex-scan*), em situações eletivas ou na urgência, fornece informações sobre a morfologia vascular e circulação para os membros inferiores, dados que a ultra-sonografia simples não revela. Os dois últimos métodos podem ser realizados em caráter de emergência na sala operatória, durante a preparação do paciente para laparotomia exploradora, nos casos de abdome agudo hemorrágico sem diagnóstico.

A tomografia computadorizada (TC) é, sem dúvida, o exame mais completo para avaliar a anatomia da aorta e sua relação com estruturas vizinhas. A TC fornece informações sobre o colo proximal do aneurisma, seu maior diâmetro, o envolvimento das artérias ilíacas e/ou viscerais, a presença de anomalias venosas ou viscerais, a presença de trombo ou calcificações de parede e a presença de aneurismas inflamatórios com maior espessura da parede, além de confirmar eventual ruptura.[79] Uma anomalia venosa comumente associada aos aneurismas é a veia renal esquerda retroaórtica, que pode sofrer lesões iatrogênicas durante o tratamento eletivo ou urgente, caso o cirurgião não saiba de sua existência. A presença de rim em ferradura (anomalia visceral), apesar de rara, também deve ser conhecida previamente, ajudando o cirurgião na conservação de maior quantidade de parênquima renal possível. Todas essas informações são importantes para o planejamento do tratamento eletivo ou na urgência por ruptura, seja ele endovascular ou convencional. A TC demonstra a extensão do aneurisma e indica a sede de eventual clampeamento aórtico ou do colo proximal que, nos aneurismas infra-renais, representa a zona de aorta normal entre as artérias renais e o aneurisma. Os tomógrafos mais modernos executam as angio-TC *multi-slice*, realizando exame completo em poucos minutos (Figuras 44.2 e 44.3).

As tomografias fornecem imagens precisas e podem ser utilizadas em situações de urgência, quando o paciente mantém estabilidade hemodinâmica (pressão sistólica ≥ 80mmHg). A presença de sangue líquido ou coágulo no espaço retroperitoneal é o achado mais comum na TC de paciente com AAA roto. A TC possui sensibilidade maior que 80%, especificidade de 100% e valor preditivo positivo de 100% no diagnóstico de ruptura da aorta.[52]

A angiorressonância magnética (Figura 44.4) está indicada para o estudo eletivo dos aneurismas em pacientes com insuficiência renal, não se prestando para as situações de emergência, devido ao tempo prolongado necessário para a realização do exame. Esse exame não fornece informações essenciais ao tratamento endovascular, como o percentual de calcificação parietal.

A arteriografia foi o exame padrão ouro para o diagnóstico das dilatações da aorta, perdendo espaço para a TC. Além da maior invasividade, devido à necessidade de punção arterial, na angiografia o contraste evidencia apenas a luz do vaso. O processo de trombose parietal mascara, desse modo, o diâmetro real da

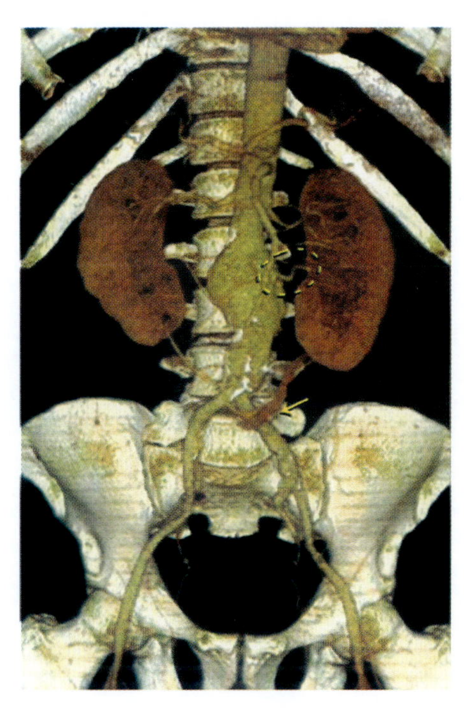

Figura 44.2 ▶ Reconstrução tridimensional de angiotomografia *multi-slice* da aorta abdominal evidenciando anomalia anatômica: paciente com oito artérias renais e aneurisma aórtico. Observa-se uma das artérias principais que nasce do aneurisma à esquerda (*tracejado*), além de veia renal esquerda acessória que desemboca em veia ilíaca (*seta*).

dilatação. Atualmente, a arteriografia é utilizada durante a realização de procedimentos terapêuticos endovasculares, sejam eles eletivos ou na urgência, além de ser indicada para o estudo pré-operatório nas fístulas aortovenosas.

A realização de radiografia simples do abdome em pacientes com manifestações clínicas pode, na maioria dos casos, demonstrar indícios da presença de dilatação aneurismática. As calcificações parietais na aorta e a perda de definição nos contornos do músculo psoas são os achados mais comumente associados aos aneurismas.[52] Esse exame não é indicado na investigação da doença aneurismática, eletiva ou em caráter de urgência.

A ultra-sonografia intravascular (IVUS – *intravascular ultra-sound*) constitui método usado quase que exclusivamente nos procedimentos endovasculares, tanto em situações eletivas como na urgência. A sonda especial é inserida pela artéria femoral, e a imagem ultra-sonográfica da luz vascular fornece informações sobre o diâmetro das ilíacas e da aorta. Além disso, as distâncias entre a dilatação e os vasos viscerais são medidas, podendo substituir, em algumas situações, a TC.

Os pacientes com suspeita clínica de aneurisma roto devem ser submetidos, de imediato, a ultra-sonografia de abdome total ou a ecografia vascular da aorta e das ilíacas. Caso o diagnóstico se confirme e o paciente mantenha estabilidade hemodinâmica (PA sistólica $\geq$ 80mmHg), uma angio-TC deve ser realizada, fornecendo informações precisas que influenciarão o planejamento, as técnicas e os resultados cirúrgicos. Caso o paciente tenha história de insuficiência renal ou alergia aos meios de contraste iodados, a TC sem contraste ajuda a definir os limites da dilatação aneurismática e técnicas a serem utilizadas em seu tratamento. A confirmação da presença de aneurisma sem sinais claros de

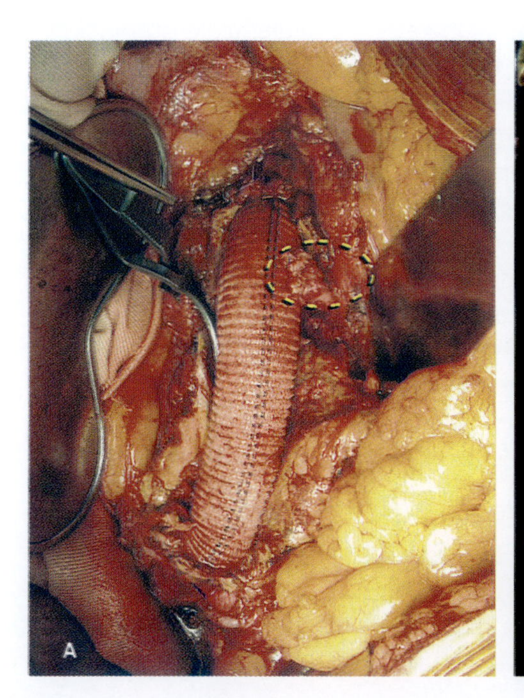

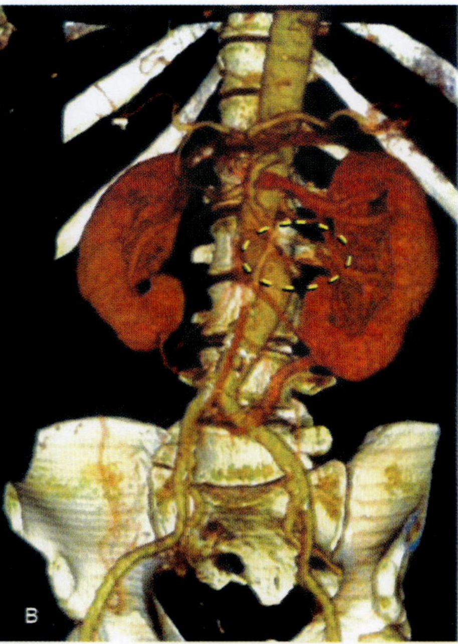

Figura 44.3 ▶ **A.** Resultado intra-operatório após correção do aneurisma da Figura 44.2 e reimplante da artéria renal principal esquerda na prótese. **B.** Angiotomografia pós-operatória de controle mostrando boa perfusão renal e prótese aórtica sem alterações.

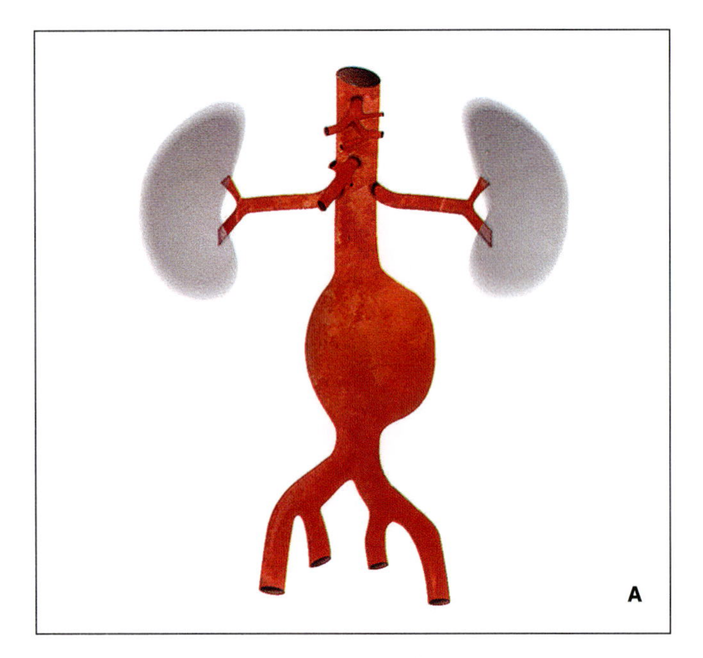

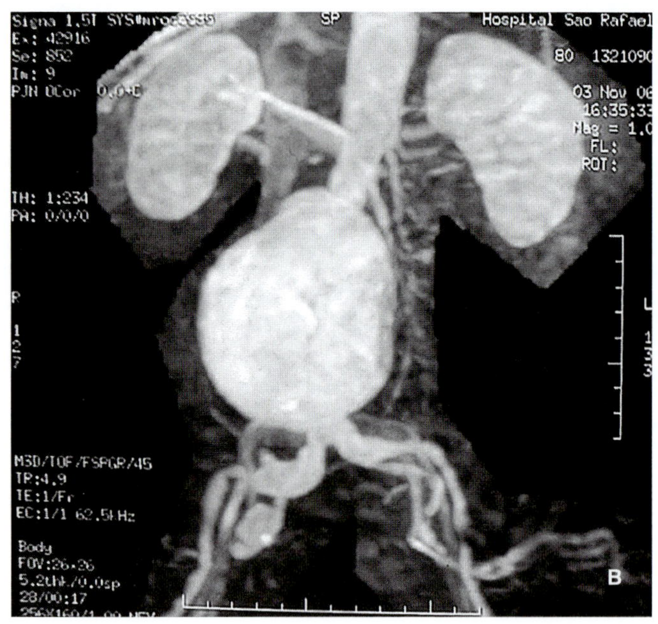

Figura 44.4 ▶ **A.** Desenho esquemático de aneurisma da aorta abdominal infra-renal. **B.** Angiorressonância magnética evidenciando volumoso aneurisma aórtico infra-renal de 8,5cm nos seus maiores diâmetros.

ruptura na TC indica a necessidade de tratamento precoce ou período de observação intra-hospitalar, especialmente para os pacientes sintomáticos, que mantêm dor abdominal sem causa aparente.

Tratamento eletivo (indicações)

O tratamento dos AAA é cirúrgico, não existindo, na atualidade, terapia médica para esta afecção.[24] As indicações para tratamento eletivo baseiam-se na comparação entre o risco cirúrgico e o risco de ruptura, cujo parâmetro isolado de maior importância é o diâmetro do aneurisma. Associadas às duas variáveis supracitadas, devem ser consideradas a expectativa de vida e a preferência pessoal do paciente. Levando-se em consideração a literatura atual e os dados contidos no Quadro 44.1, os pacientes com dilatações ≤ 4,5cm não merecem indicação cirúrgica. Por outro lado, aqueles com aneurismas ≥ 5,5cm devem ser tratados, caso as condições clínicas e anatômicas permitam. Entre 4,5 e 5cm, os pacientes devem ser monitorados com ecografia vascular a cada 3 ou 6 meses. Os resultados cirúrgicos da equipe e as condições gerais do paciente são os principais parâmetros para indicar o tratamento dos aneurismas abdominais entre 5 e 5,5cm. Os hospitais de referência para o tratamento da doença aneurismática (mortalidade cirúrgica eletiva ≤ 5%) estão autorizados a indicar o tratamento dos pacientes de risco baixo ou moderado com dilatações ≥ 5cm. Os indivíduos considerados de alto risco para a cirurgia convencional podem ser submetidos ao tratamento miniinvasivo endovascular, caso a anatomia aórtica permita. No sexo feminino, o risco de ruptura é maior, e um aneurisma de 5cm pode equivaler a um de 6cm nos homens. Dessa maneira, a indicação cirúrgica eletiva precoce nas mulheres é aceita em casos específicos (dilatações ≥ 4,5cm).[15]

Tratamento na urgência (indicações)

A indicação para intervenção cirúrgica imediata nos AAA rotos é absoluta, na grande maioria dos casos. O resultado operatório é diretamente proporcional à rapidez do transporte, dos primeiros socorros e do controle da hemorragia mediante clampeamento aórtico. Atualmente, discute-se a indicação de tratamento para os pacientes com mais de 80 anos e instabilidade hemodinâmica, necessitando agentes vasoativos. Algumas escolas[3] contra-indicam a intervenção nesse grupo de pacientes devido à taxa de mortalidade cirúrgica de quase 100%, associada a altos custos. A parada cardíaca, ou a ausência de pressão arterial mensurável antes da laparotomia, contra-indica a realização do tratamento cirúrgico pelo mesmo motivo.

Tratamento cirúrgico dos aneurismas (histórico e técnicas)

Existem dois tipos de técnicas disponíveis para tratar os AAA: a cirurgia aberta ou convencional e a cirurgia endovascular (alternativa menos invasiva).

No início do século XX, pesquisadores[12,65] utilizaram técnicas como a ligadura, a plicatura e as correntes elétricas, todas tentativas malsucedidas de tratar os aneurismas. A primeira ressecção bem-sucedida de um aneurisma infra-renal foi realizada por Dubost *et al.*[25] em 1951, os quais utilizaram homoenxerto de cadáver na substituição da aorta. Os homoenxertos apresentaram diversos problemas, e vários materiais foram testados e utilizados no pós-guerra, até que DeBakey *et al.*[23] introduziram, em 1957, um material efetivo (Dacron®) no mercado. Este material foi, então, melhorado e aprimorado com modificações como o acréscimo de *velour* e a impregnação com colágeno ou albumina, tornando-se a prótese sintética mais utilizada atualmente. O politetrafluoroetileno expandido (ePTFE®) é outra alternativa de material para substituição aórtica, sendo mais utilizado em doenças obstrutivas ou em membros inferiores. A evolução dos materiais foi acompanhada pela melhora das técnicas operatórias. Em 1966, Greech *et al.*[35] publicaram artigo descrevendo a técnica de inclusão, que é usada até o momento. Também conhecida como endoaneurismorrafia, esse procedimento consiste na sutura da prótese no interior do aneurisma após sua abertura, sem a ressecção da aorta dilatada. Essa técnica promove redução importante da dissecção e da perda hemática intra-operatória.

O tratamento endovascular dos aneurismas foi recentemente desenvolvido e representa alternativa miniinvasiva, com impacto comparável ao da laparoscopia na cirurgia geral. O primeiro relato oficial da utilização de uma prótese endovascular foi feito na Ucrânia, em 1986, por Volodos *et al.*[91]. O argentino Juan Carlos Parodi e sua equipe foram idealizadores da técnica e divulgaram, em 1991, implante bem-sucedido de endoprótese para tratar aneurisma abdominal.[62] Apesar de extremamente recentes, as técnicas e próteses endoluminais têm evoluído rapidamente e permitido a cura de milhares de pacientes antes considerados de alto risco para a cirurgia convencional. A reduzida morbimortalidade da técnica só é observada em casos selecionados, em que a anatomia do aneurisma permite o implante seguro da endoprótese.

Alguns poucos serviços de cirurgia vascular no mundo utilizam as técnicas laparoscópicas isoladas, ou como coadjuvantes, no tratamento dos aneurismas aórticos.[30,46] A difusão dessa modalidade de tratamento encontra obstáculos devido às dificuldades técnicas e ao avanço da cirurgia endovascular.

Tratamento cirúrgico convencional ou aberto

Consideraremos o tratamento dos aneurismas aórticos infra-renais que, como vimos previamente neste capítulo, são os mais prevalentes. Os aneurismas supra-renais são tratados similarmente, acrescentando-se técnicas de proteção de órgão e reimplante dos vasos viscerais. O preparo para a correção cirúrgica eletiva aberta dos aneurismas abdominais deve ser realizado como para todas as operações abdominais de grande porte. Após avaliação dos riscos cardiovasculares, respiratórios e renais, o paciente deve ser submetido a hidratação pré-operatória, preparo intestinal e técnicas anestesiológicas específicas, visando à redução da morbimortalidade. A aorta pode ser acessada por meio de abordagem transperitoneal ou retroperitoneal. No primeiro acesso, utiliza-se incisão xifopubiana ou abdominal transversa ampla. Nos acessos extraperitoneais, uma incisão oblíqua deve estender-se desde o 11º espaço intercostal esquerdo até o abdome inferior, ao longo da borda lateral da bainha do reto. O acesso transperitoneal, mediante incisão xifopubiana, é o mais descrito na literatura, sendo o mais utilizado para a preparação cirúrgica do aneurisma e substituição com prótese sintética.

Após abertura e exploração da cavidade, procede-se à lateralização direita do intestino delgado (Figura 44.5) e à incisão longitudinal no peritônio que recobre a aorta desde a borda inferior do pâncreas até as artérias ilíacas comuns, ao longo da margem esquerda do duodeno. Desse modo, o ângulo de Treitz é mobilizado para a direita, e a aorta infra-renal é dissecada, devendo-se atentar para as veias mesentérica inferior e renal

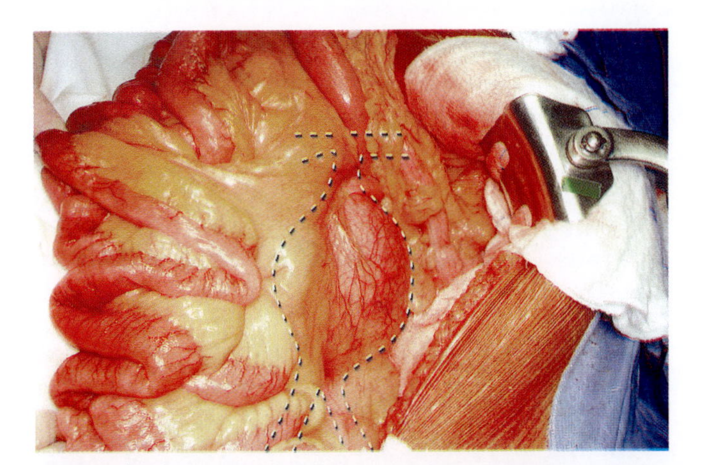

Figura 44.5 ▶ Aspecto intra-operatório do aneurisma da Figura 44.4 após laparotomia mediana xifopúbica e lateralização direita do intestino. Observa-se a dilatação por transparência através do retroperitônio (evidenciada pelo tracejado).

esquerda. Esta última, normalmente, localiza-se entre a aorta e a borda inferior do pâncreas. O objetivo inicial da operação é a obtenção de controle proximal e distal do aneurisma, evitando sangramento durante a arteriotomia e a substituição da aorta. O colo proximal (zona de clampeamento) infra-renal é evidenciado e identificado após a dissecção das paredes anterior e laterais da aorta, proporcionando espaço suficiente para a colocação da pinça de clampeamento. Às vezes, é necessária a mobilização da veia renal esquerda, com ou sem secção e reimplante, em casos de aneurismas justa ou supra-renais. Os colos distais, que normalmente são as ilíacas comuns, devem ser isolados antes do clampeamento, após identificação dos ureteres que as cruzam. O plexo nervoso simpático próximo à bifurcação aórtica deve ser preservado, sobretudo nos homens sexualmente ativos. Após isolamento, o paciente precisa ser

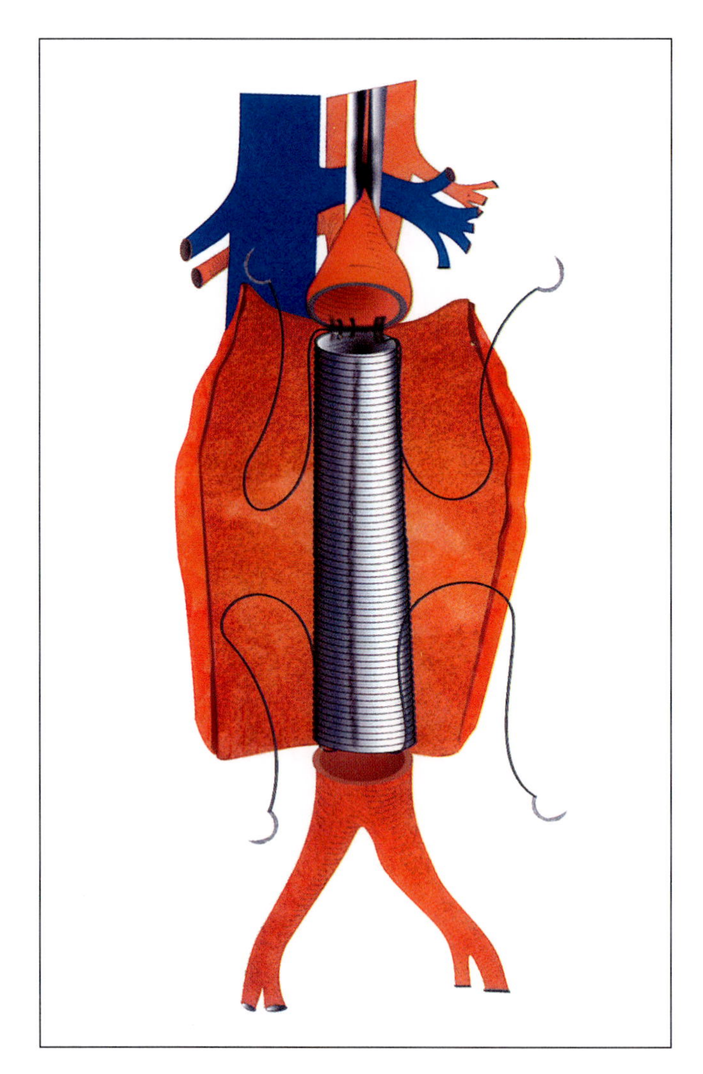

Figura 44.6 ▸ Após o clampeamento da aorta abaixo das renais (colo proximal) e aortotomia longitudinal, realizam-se as anastomoses proximal e distal da prótese de Dacron® com sutura contínua.

heparinizado (70UI/kg) antes da interrupção do fluxo e da abertura longitudinal do aneurisma. A retirada de eventual trombo mural deve ser seguida de sutura do óstio das artérias lombares e clampeamento da artéria mesentérica inferior, que emergem do aneurisma, interrompendo o sangramento refluxo. Nos aneurismas que envolvam as artérias viscerais, é necessária a instituição de método de proteção visceral (perfusão salina ou hemática). A prótese de Dacron® é, então, implantada com sutura contínua, utilizando-se fio de polipropileno 2-0, 3-0 ou 4-0, dependendo da fragilidade e do teor de calcificação da parede vasal (Figuras 44.6 e 44.7).

A utilização de pequenos fragmentos de Teflon® pode ajudar no reforço da sutura em paredes frágeis. Após a anastomose proximal, realiza-se a anastomose distal na bifurcação aórtica, nas artérias ilíacas ou femorais, dependendo da presença de aneurismas ou doença obstrutiva associada de ilíacas. Dessa maneira, as próteses tubulares podem ser retas ou bifurcadas. Ao se restituir o fluxo para os membros inferiores, torna-se necessário inspecionar a vascularização do cólon sigmóide, bem como refluxo no óstio da artéria mesentérica inferior. Se necessário, deve-se proceder ao reimplante da mesentérica inferior na prótese, usando fio de prolipropileno 5-0 e clampeamento tangencial parcial do enxerto. O excesso de tecido da parede do aneurisma deve ser suturado em torno do enxerto e da anastomose proximal, impedindo contato direto destes com o duodeno. O objetivo seria reduzir o risco de fistulização aortoduodenal, uma das complicações tardias graves da correção cirúrgica dos aneurismas. Utiliza-se a drenagem do espaço retroperitoneal com dreno suctor tipo Jackson-Pratt durante as primeiras 24 horas, não existindo consenso na literatura quanto a esta rotina. As próteses de Dacron® apresentam durabilidade bastante longa, considerando-se a vida útil média deste material de até 30 anos. Discutiremos as principais complicações do tratamento aberto na urgência para os aneurismas rotos, foco das atenções neste capítulo.

Tratamento cirúrgico endovascular

A correção endovascular do AAA (Figuras 44.8 a 44.10) é método minimamente invasivo que evita a laparotomia e o clampeamento aórtico. A técnica baseia-se no uso de cateteres, fios-guia, sistemas introdutores e balões, que serão inseridos via femoral mediante duas incisões inguinais. Esses materiais irão acomodar as endopróteses na aorta e nas ilíacas, excluindo o fluxo sanguíneo do aneurisma. Essas endopróteses têm estrutura metálica em aço inoxidável ou nitinol, sem-

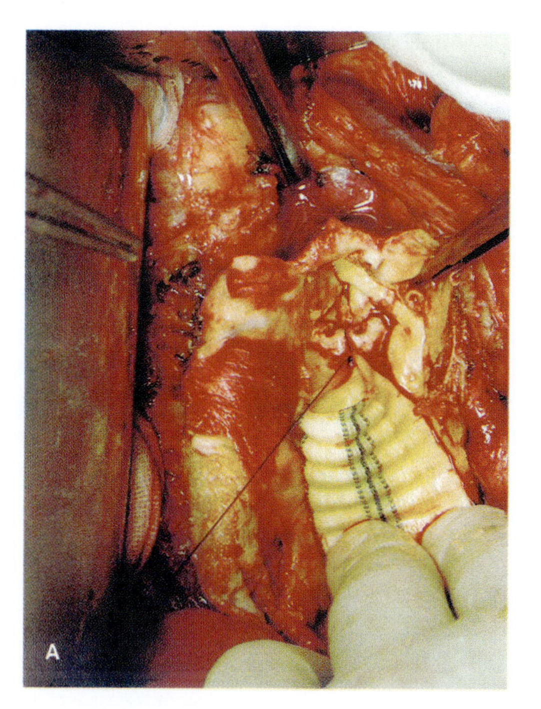

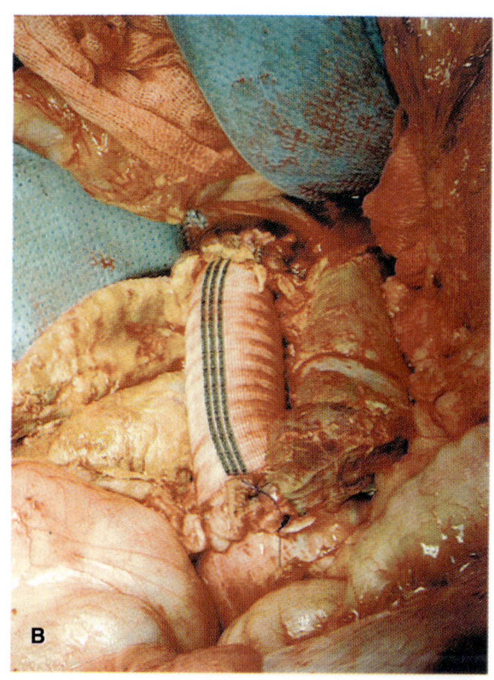

Figura 44.7 ▶ **A.** Clampeamento aórtico e início da anastomose proximal após abertura longitudinal do aneurisma (aspecto intra-operatório). **B.** Resultado final da endoaneurismorrafia após desclampeamento (seqüência da Figura 44.5).

pre aderidas a um tecido (Dacron® ou PTFE®) para impedir a passagem do sangue através da sua parede, existindo diversas marcas disponíveis no mercado. Os acessos femorais permitem a passagem da endoprótese por via intraluminar até o aneurisma e posterior liberação sob controle fluoroscópico. Esses dispositivos são auto-expansíveis e excluem o saco aneurismático, abolindo a pressão arterial na parede doente da aorta sem a necessidade de laparotomia. Existem as endopróteses bifurcadas (terminam nas duas ilíacas) e as aortomonoilíacas, que direcionam o fluxo para apenas uma das ilíacas. Nestas, torna-se necessária a realização de ponte ilíaco-ilíaca ou femorofemoral, para vascularizar o membro inferior contralateral.

Não é objetivo deste capítulo discutir os critérios técnicos e anatômicos para a indicação do tratamento endovascular dos aneurismas. Por outro lado, é necessário o conhecimento de que essa técnica proporciona tratamento aos pacientes antes considerados inoperáveis, portadores de aneurismas torácicos ou abdominais e graves co-morbidades (p. ex., insuficiência cardíaca congestiva, abdome hostil).[59] Novos materiais, que possibilitam o tratamento de aneurismas supra-renais, já existem e evoluem rapidamente, apresentando, contudo, aspectos técnicos e custo econômico que ainda limitam sua difusão.[36,60] Atualmente, sabe-se que a técnica endovascular tem baixa morbimortalidade perioperatória, associada a percentual elevado de reintervenções, a maioria delas por via endovascular.[12] A evolução técnica das próteses endovasculares é clara, porém estas ainda apresentam fragilidades a serem superadas. Apesar de extremamente promissora, essa técnica necessita evidência científica que comprove sua superio-

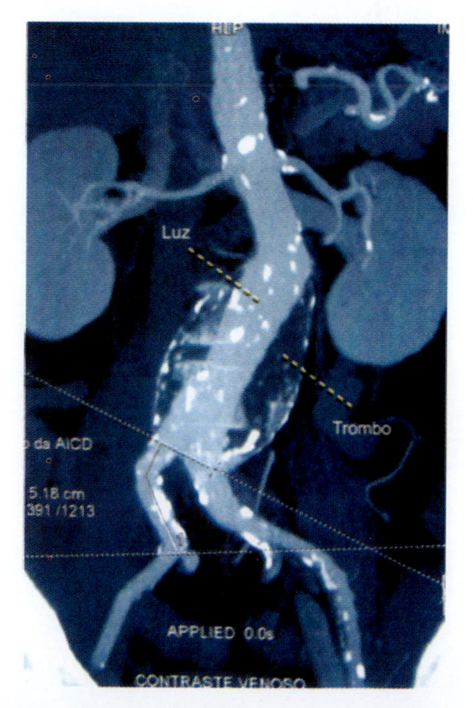

Figura 44.8 ▶ Angiotomografia evidenciando dilatação infrarenal com calcificações parietais e trombo mural no aneurisma (estudo pré-operatório para a correção endovascular).

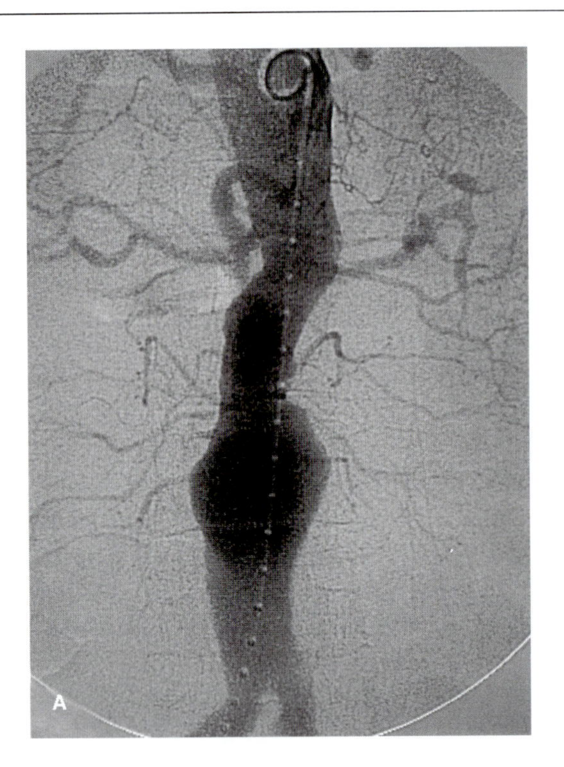

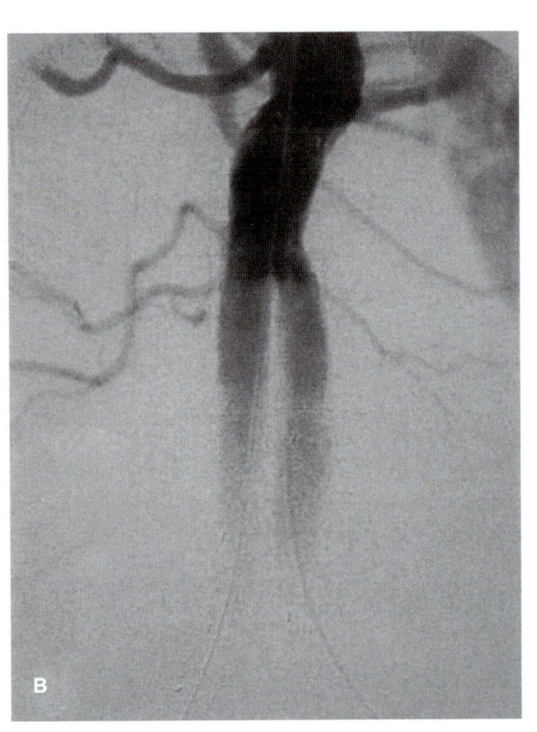

Figura 44.9 ▶ **A.** Imagem angiográfica correspondente ao caso da Figura 44.8, demonstrando vasos viscerais e aneurisma infra-renal. **B.** Controle intra-operatório proximal após exclusão endovascular do aneurisma com endoprótese bifurcada; nota-se perviedade de ambas as artérias renais.

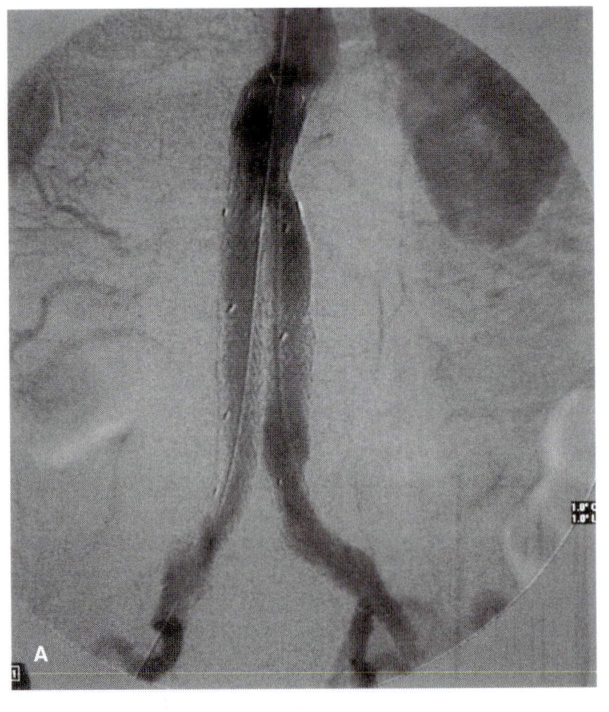

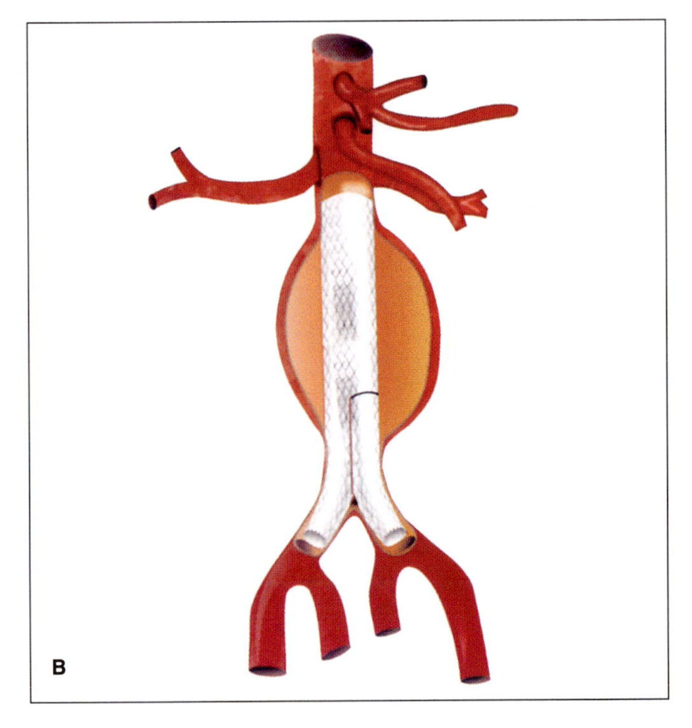

Figura 44.10 ▶ **A.** Controle intra-operatório distal (caso da figura anterior); notam-se perviedade das ilíacas internas e exclusão completa do aneurisma. **B.** Esquema ilustrando endoprótese bifurcada posicionada na aorta infra-renal, excluindo o fluxo do saco aneurismático.

ridade, quando comparada à cirurgia convencional. A falta de seguimento a longo prazo e os altos custos dos materiais representam barreiras a serem vencidas pela tecnologia endovascular.[16]

Tratamento cirúrgico do aneurisma roto (convencional)

O tratamento cirúrgico dos aneurismas rotos tem início com transporte do paciente e diagnóstico rápidos, seguidos da intervenção cirúrgica o mais breve possível. Uma vez feito o diagnóstico, o paciente deve ser monitorado de imediato (eletrocardiograma, cateter venoso central [PVC], sonda de Foley-diurese, pressão arterial), já tendo uma via de infusão periférica de grosso calibre (14G) disponível. Por esta via executa-se a coleta do sangue para tipagem e hemograma, devendo-se ter à disposição concentrado de hemácias e plasma fresco para tratamento de choque hemorrágico e coagulopatia secundária. A disponibilidade de máquinas específicas para infusão rápida de líquidos aquecidos, recuperação hemática e autotransfusão imediata melhora os resultados cirúrgicos. A pressão arterial deve ser mensurada continuamente, e o objetivo inicial é manter o paciente com hipotensão controlada, evitando perdas hemáticas ulteriores e óbito. A literatura sugere que a pressão sistólica deve ser mantida entre 80 e 90mmHg, utilizando-se soluções salinas, expansores plasmáticos e até concentrado de hemácias.[3] O ideal seria manter a pressão mínima necessária para boa perfusão cerebral, cardíaca e renal, sem aumentar a hemorragia, até que se obtenha o controle da aorta. Na sala operatória, o campo cirúrgico deve ser montado antes da indução anestésica, desde a linha mamilar até o terço médio das coxas, permitindo rápido acesso à aorta torácica ou artérias femorais, caso necessário. A sedação e a curarização estão comumente associadas ao agravamento da hipotensão, devido ao relaxamento muscular (diminuição da pressão intra-abdominal) e à inibição do sistema nervoso simpático. O objetivo do tratamento é a rápida oclusão ou clampeamento da aorta proximal ao ponto de ruptura. A laparotomia mediana xifopúbica constitui a via de escolha na urgência, podendo ser realizada rapidamente e proporcionando ampla exposição. A aorta pode ser controlada pelo clampeamento infra-renal, ideal por manter o fluxo nas artérias viscerais (Figuras 44.11 e 44.12). A dissecção romba do colo proximal do aneurisma deve ser feita após acesso ao retroperitônio, com atenção para evitar lesões venosas iatrogênicas (veias renal, mesentérica inferior ou gonadal) em meio ao hematoma. Quando o hematoma é muito volumoso ou o aneurisma é supra-renal, é necessário o clampeamento da aorta supracelíaca.

Nesses casos, um cateter nasogástrico calibroso deve ser posicionado, facilitando a identificação da aorta diafragmática e evitando lesão esofágica. O isolamento da aorta diafragmática é feito mobilizando-se o

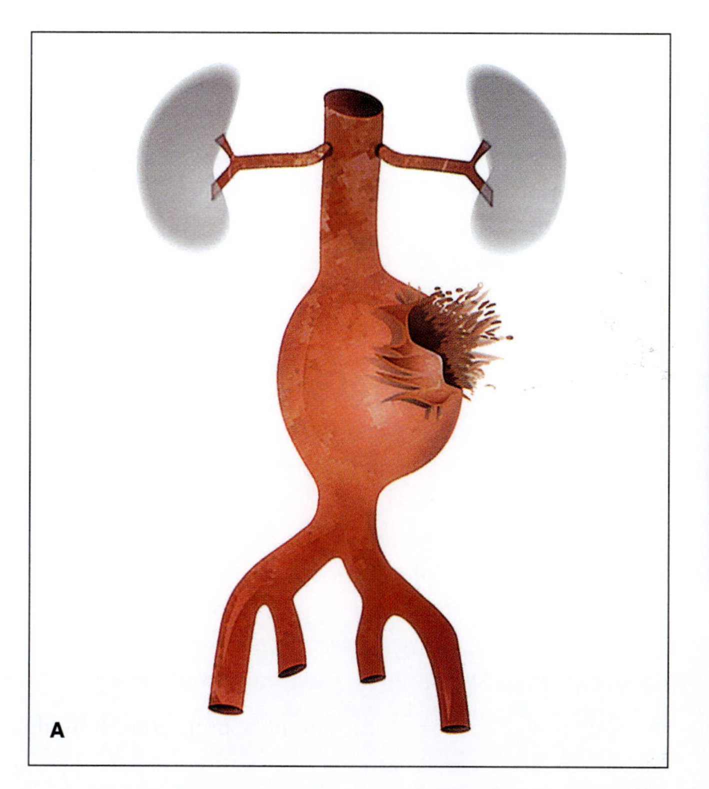

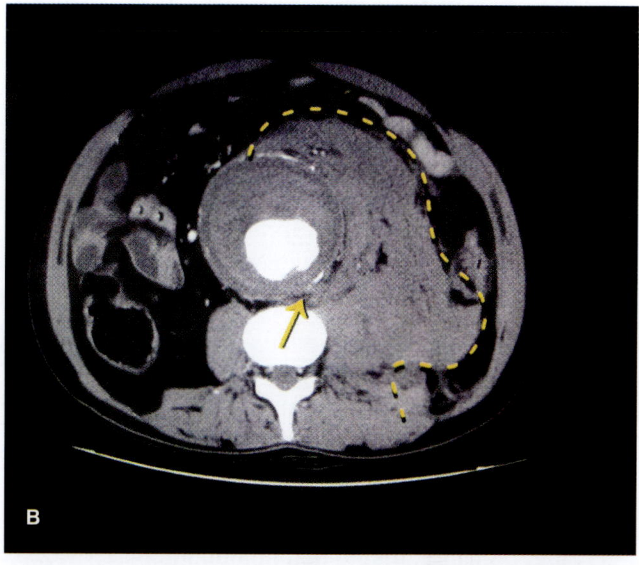

Figura 44.11 ▶ **A.** Ilustração da ruptura de aneurisma infra-renal. **B.** Corte transversal de angiotomografia de aneurisma roto com trombo mural, extenso hematoma retroperitoneal esquerdo (*tracejado*) e provável ponto de ruptura, na sede mais freqüente, que é a parede póstero-lateral da aorta (*seta*).

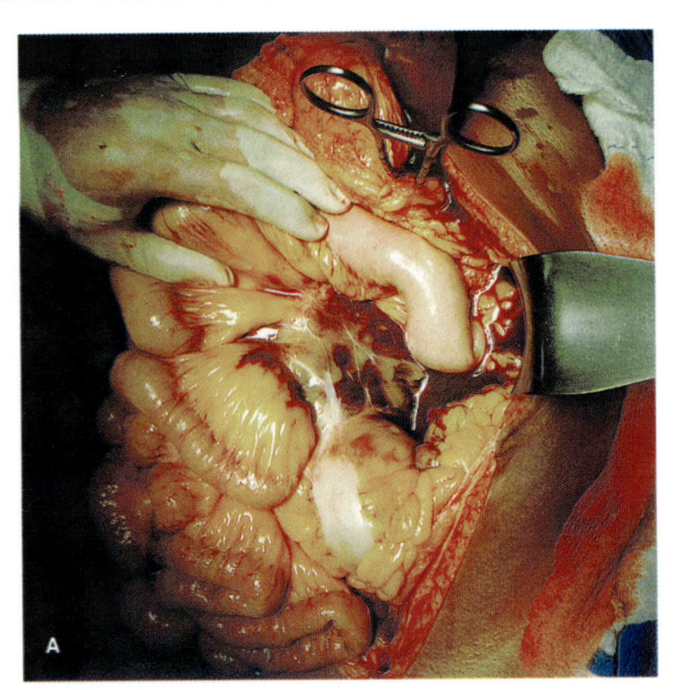

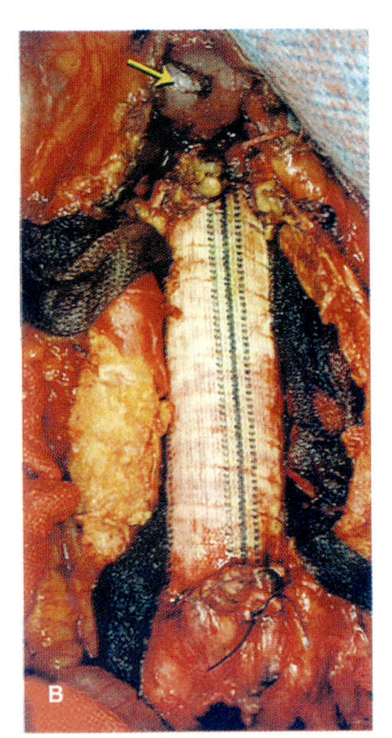

Figura 44.12 ▶ **A.** Aspecto intra-operatório de volumoso hematoma retroperitoneal mostrado na tomografia da Figura 44.11; nota-se clampeamento da aorta diafragmática antes da incisão do retroperitônio. **B.** Resultado final após aneurismorrafia; observa-se a veia renal esquerda isolada, acima da anastomose proximal (*seta*).

estômago e o lobo esquerdo do fígado, com incisão do pequeno omento (ligamento gastroepático) e acesso à retrocavidade. Afasta-se o esôfago para a esquerda, obtendo-se acesso à aorta após secção ou divulsão dos braços do pilar diafragmático direito. O aneurisma é, então, aberto longitudinalmente e o clampe (pinça hemostática) é colocado na posição infra-renal assim que possível, evitando, dessa maneira, as isquemias intestinal e renal e suas graves conseqüências. O controle da aorta proximal e o refluxo das ilíacas também podem ser realizados mediante colocação de balões intraluminares de oclusão (cateteres de Pruitt). O balão proximal é introduzido por meio de punção direta do aneurisma e insuflado na aorta supra-renal. O controle da hemorragia também pode ser conseguido pressionando-se, às cegas, a aorta supracelíaca com compressor metálico. A técnica de aneurismorrafia é a mesma já descrita para o tratamento eletivo, utilizando-se sutura contínua e prótese de Dacron®. A presença de distensão intensa das alças intestinais, em aproximadamente 25% dos casos, torna necessário o fechamento abdominal completo em segundo tempo. Essa estratégia visa evitar a síndrome compartimental, que está associada ao aumento da pressão intra-abdominal (pressão vesical ≥ 30mmHg). Esta última pode causar hipoventilação, diminuição do retorno venoso, hipoxemia, insuficiência renal, isquemia intestinal e suas graves conseqüências[66].

As principais complicações do tratamento cirúrgico aberto dos aneurismas rotos podem ser divididas em eventos locais e sistêmicos. O evento principal que desencadeia a cascata de complicações é a grave hemorragia secundária à ruptura. As lesões venosas iatrogênicas estão associadas ao agravamento do quadro durante a tentativa de clampeamento rápido na urgência. A associação entre choque hemorrágico e hipotermia altera a cascata da coagulação e causa coagulopatia e sangramento perioperatório em até 15% dos sobreviventes.[41] Pode ocorrer isquemia do cólon sigmóide, causando desde comprometimento mucoso até a perfuração tardia, em decorrência da ligadura da artéria mesentérica inferior que emerge do aneurisma. Outras causas de isquemia colônica esquerda incluem comprometimento do fluxo para as artérias hipogástricas, oclusão prévia da mesentérica superior e pouca colateralização. A isquemia intestinal ocorre entre 3% e 13% dos casos na urgência e está associada a mortalidade elevada, de 73% a 100% dos casos.[45] As complicações sistêmicas mais comuns, após correção cirúrgica aberta dos aneurismas rotos, são: disfunção ou falência múltipla de órgãos ou sistemas (incidência de até 64%), insuficiência respiratória (26% a 47%), insuficiência ou disfunção renal (26% a 42%), infarto do miocárdio (14% a 24%), arritmias cardíacas (23%) e insuficiência cardíaca (20%).[52] Outras complicações são descritas: hiperbilirrubinemia, sepse, trombose venosa profunda, embolia pulmonar, acidente vascular cerebral, deiscência de ferida, pancreatite e paraplegia. Atualmente, a mortalidade entre os pacientes operados na urgência varia entre 30% e 70%, sendo menor nos centros de referência para o tratamento da doença aneurismática.[69]

Tratamento cirúrgico do aneurisma roto (endovascular)

Atualmente, com a evolução e difusão da cirurgia endovascular, existe a possibilidade de tratamento dos aneurismas rotos usando técnicas híbridas (aberta e endovascular associadas) ou totalmente endoluminares. A literatura recente demonstrou bons resultados do tratamento híbrido com a utilização de balão de oclusão posicionado por punção femoral ou braquial.[6] No tratamento combinado, o balão é insuflado na aorta acima do ponto de ruptura, ocluindo-a, enquanto a laparotomia e o clampeamento convencional não foram realizados. Dessa maneira, a hemorragia é parcialmente contida antes da anestesia geral, restando apenas o fluxo retrógrado das ilíacas.

A literatura atual já acumula alguma experiência com o tratamento endovascular dos aneurismas rotos.[4,37,48] A maioria dos autores concorda que a realização da TC pré-operatória com contraste é imprescindível para planejamento e sucesso da operação. A ultra-sonografia intravascular pode ser empregada para complementar ou até mesmo substituir a TC. O posicionamento de balões por punção percutânea e a exclusão do aneurisma mediante acesso femoral bilateral resumem a técnica, previamente descrita neste capítulo. Alguns autores defendem o uso de próteses aorto-monoilíacas para os aneurismas rotos (Figura 44.13), as quais, teoricamente, consumiriam menos tempo para seu posicionamento.

Algumas das vantagens da cirurgia endovascular seriam o uso da anestesia local durante todo o procedimento e o fato de se evitarem a laparotomia e o clampeamento aórtico. O emprego das técnicas endoluminares encontra diversos obstáculos para sua realização em caráter de urgência. Alguns autores descrevem a grave complicação de síndrome compartimental abdominal, relacionada ao hematoma que não é drenado na técnica endovascular.[56] A disponibilidade de equipe treinada, materiais endovasculares e equipamento de hemodinâmica ainda constitui fator limitante à difusão da técnica nas emergências. Por outro lado, o elevado valor comercial das endopróteses torna impossível manter estoque armazenado para eventual urgência na maioria dos serviços, sobretudo nos países pouco desenvolvidos.

Atualmente, a cirurgia aberta ainda pode ser considerada o padrão ouro para o tratamento dos aneurismas rotos, sendo a técnica usada na maioria dos casos

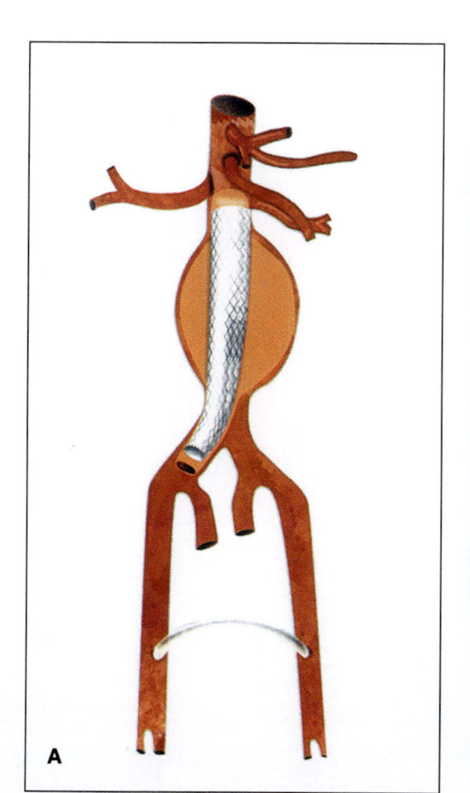

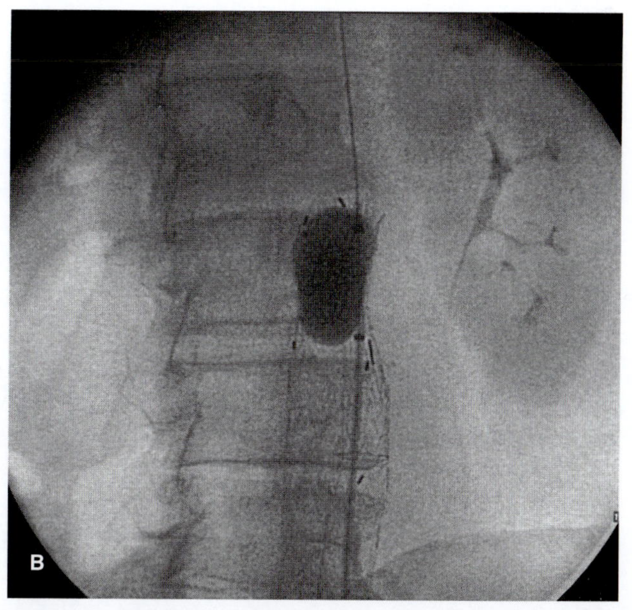

Figura 44.13 ▸ **A.** Esquema ilustrando a endoprótese aorto-monoilíaca e ponte femorofemoral (*direita*▸*esquerda*), para revascularizar o membro inferior contralateral. **B.** Exemplo de balão utilizado para ocluir a aorta durante tratamento endovascular dos aneurismas rotos; neste caso, sendo usado para acomodar a endoprótese já posicionada.

em todo o mundo. As técnicas endovasculares, entretanto, não podem ser descartadas e devem desempenhar, na urgência, papel coadjuvante no futuro próximo.[58] Os resultados do tratamento cirúrgico convencional dos aneurismas rotos não se modificaram nos últimos dois decênios. Desse modo, qualquer novidade técnica deve ser encarada como possível alternativa para mudar a história natural da doença.[7] Alguns autores[57] têm conseguido resultados promissores, com mortalidade perioperatória de 10% a 45%, entre os pacientes tratados com endopróteses. Devemos considerar que houve, nesses casos, uma seleção de pacientes que mantinham hemodinâmica estável, quase todos já possuíam estudos tomográficos, as equipes já haviam recebido treinamento específico e os materiais necessários estavam disponíveis.

ANEURISMAS VISCERAIS

Os aneurismas das artérias viscerais são raros e representam apenas pequena parcela das dilatações descobertas no corpo humano. Entretanto, quando rotos, estão associados a elevadas taxas de mortalidade. Uma metanálise envolvendo 20 estudos, com 190.700 necropsias, encontrou um aneurisma visceral para cada 1.000 necropsias (0,1%).[13] A evolução e a difusão do diagnóstico por imagem (tomografia computadorizada, ressonância magnética, ultra-sonografia e angiografia) aumentaram o número de casos relatados na literatura. As dilatações viscerais podem ser divididas em esplâncnicas e renais, sendo as primeiras representadas por tronco celíaco, mesentéricas superior e inferior e seus respectivos ramos.

As artérias esplâncnicas envolvidas (Figura 44.14), em ordem decrescente de freqüência, são: esplênica (60%), hepática (20%), mesentérica superior (5,5%), tronco celíaco (4%), gástrica e gastroepiplóica (4%), intestinais (jejunal, ileal e cólica: 3%), pancreaticoduodenal e pancreática (2,5%), gastroduodenal (1,5%) e mesentérica inferior (rara).[55]

Aneurismas da artéria esplênica

Representam 60% de todos os aneurismas esplâncnicos, sendo os terceiros mais prevalentes na cavidade abdominal, atrás apenas dos aórticos e ilíacos. A prevalência encontrada na literatura varia de 0,16%, em séries autópticas aleatórias, até 10,4%, em populações com mais de 60 anos.[63] A grande maioria foi descrita em mulheres, com a proporção de 4:1 em relação aos homens, principalmente entre as multíparas.

Esses aneurismas estão associados a três condições que conduzem à degeneração da camada média da artéria. Pacientes com fibrodisplasia apresentam seis vezes mais aneurismas esplênicos que a população em geral.[55] A segunda condição é a hipertensão porta com esplenomegalia, tendo sido descrita, recentemente, incidência de 4% de aneurismas com complicações entre os cirróticos.[83] A terceira condição é representada pelas gestações sucessivas e seus efeitos sobre a parede arterial (elastina) e sobre o fluxo esplênico (aumento). A Mayo Clinic publicou série de 217 pacientes com aneu-

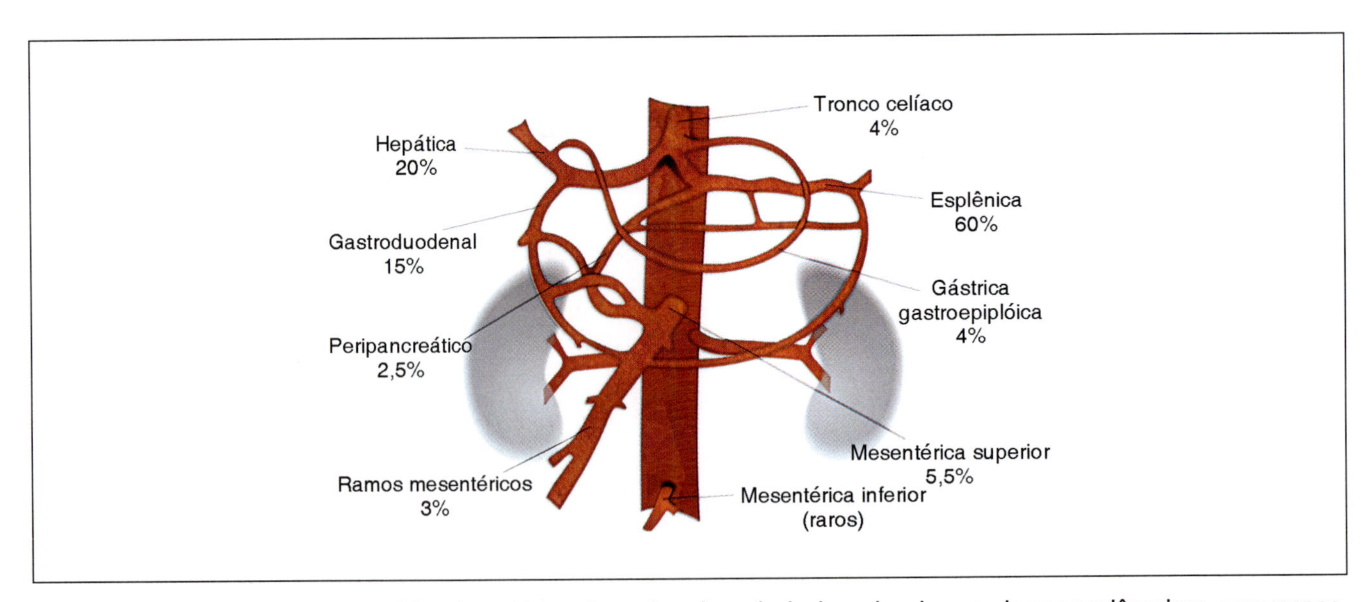

Figura 44.14 ▶ Desenho esquemático das artérias viscerais e das principais sedes de aneurismas esplâncnicos, com respectivos percentuais de incidência.

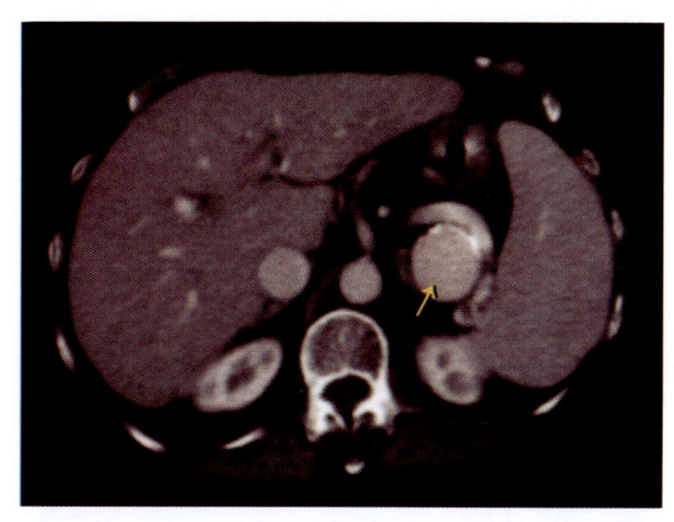

Figura 44.15 ▶ Secção transversal de angiotomografia demonstrando aneurisma da artéria esplênica com 4cm nos seus maiores diâmetros (*seta*); nota-se certo grau de calcificação parietal na dilatação.

rismas esplênicos, em que 80% eram do sexo feminino e apresentavam média de 3,5 gestações.[2] Outras causas, menos freqüentes, incluem aterosclerose, traumatismo abdominal, lesões micóticas, periarterite nodosa e pancreatite aguda ou crônica (com ou sem pseudocisto). A artéria esplênica é a sede mais freqüente de pseudo-aneurismas relacionados à pancreatite, os quais são causados pela destruição da parede arterial por parte das enzimas pancreáticas.[9,85]

A grande maioria das dilatações esplênicas é assintomática e diagnosticada por meio de ultra-sonografia, tomografia computadorizada (Figura 44.15), ressonância magnética ou arteriografia, indicadas por outros motivos. O diagnóstico pode decorrer de radiografia simples de abdome, a qual mostra calcificação arredondada sobre a projeção da artéria esplênica, descrita como "anel de sinete". A maioria dos aneurismas é única (85% a 95%), sacular, tem 2 a 3cm e localiza-se nos dois terços distais da artéria esplênica.[2]

O quadro de ruptura representa, normalmente, a primeira manifestação clínica do portador assintomático, estando associado a mortalidade de 36%.[63] O mais comum é a dor súbita no quadrante superior esquerdo do abdome, que pode irradiar-se para o ombro homolateral, seguida de choque hemorrágico. A dor no quadrante inferior direito do abdome pode traduzir hemorragia pelo forame de Winslow, infiltrando-se na goteira parietocólica direita. Eventualmente, pode ocorrer sangramento para a cavidade peritoneal, ocasionando grave quadro de choque hipovolêmico. Quando a ruptura ocorre durante a gestação, pode assemelhar-se à urgência obstétrica; nesses casos, a mortalidade materna pode atingir 70% e a fetal superar os 90%. Cerca de 95% dos aneurismas diagnosticados durante a gestação se rompem, caso não sejam tratados.[55]

As indicações atuais para o tratamento dos aneurismas esplênicos são a presença de manifestações clínicas (dor epigástrica, no dorso ou no quadrante superior esquerdo), paciente do sexo feminino em idade reprodutiva, hipertensão porta, transplante hepático programado, pseudo-aneurisma de qualquer tamanho e aneurisma com mais de 2cm de diâmetro.[54] Nos casos de ruptura, os pacientes devem ser submetidos imediatamente à correção cirúrgica, seja pela técnica aberta ou endovascular. O tratamento eletivo dos aneurismas esplênicos está associado a taxas de mortalidade inferiores a 0,5%, o que justifica indicação cirúrgica precoce.[80]

O tratamento cirúrgico aberto pode ser realizado com simples ligadura, se o aneurisma encontra-se nos dois terços proximais da artéria, devido à vasta circulação colateral para o baço. Outras opções seriam a ressecção do aneurisma com reconstrução término-terminal da artéria (Figuras 44.16 e 44.17) ou aneurismorrafia com interposição de enxerto venoso ou sintético.

A exclusão do aneurisma com clipes metálicos pode ser realizada por meio de técnicas laparoscópicas.[67] Às vezes, a retirada do baço é inevitável, nos casos de aneurismas hilares ou intraparenquimatosos. A esplenectomia deve ser evitada, sempre que possível, devido à importância do baço para os sistemas imunológico e hematopoético. Uma boa opção é a realização da esplenectomia subtotal. Nesse caso, a vascularização do baço residual faz-se através dos vasos esplenogástricos.

A cirurgia endovascular (Figura 44.18) tem possibilitado o tratamento de diversos casos, por meio de técnicas de embolização ou exclusão do aneurisma com *stents* revestidos (*stent-graft*).

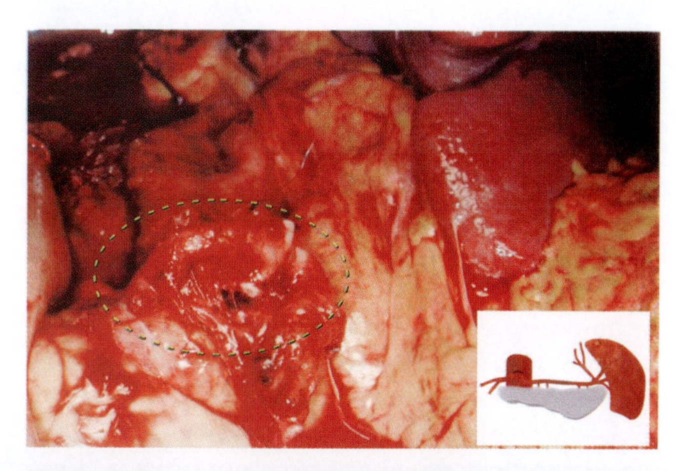

Figura 44.16 ▶ Imagem intra-operatória do aneurisma demonstrado na Figura 44.15 após isolamento da artéria esplênica com fitas cardíacas (proximal e distal à dilatação).

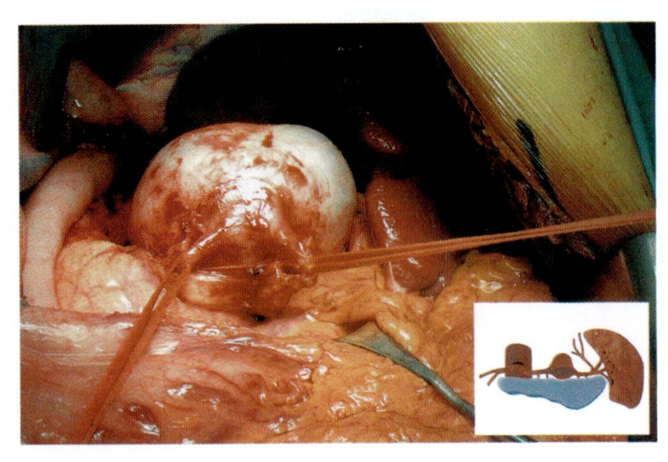

Figura 44.17 ▶ Resultado final após aneurismectomia e anastomose término-terminal da artéria esplênica, sem esplenectomia.

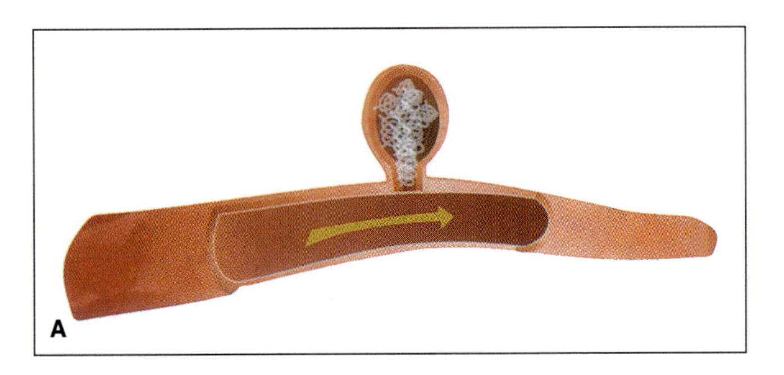

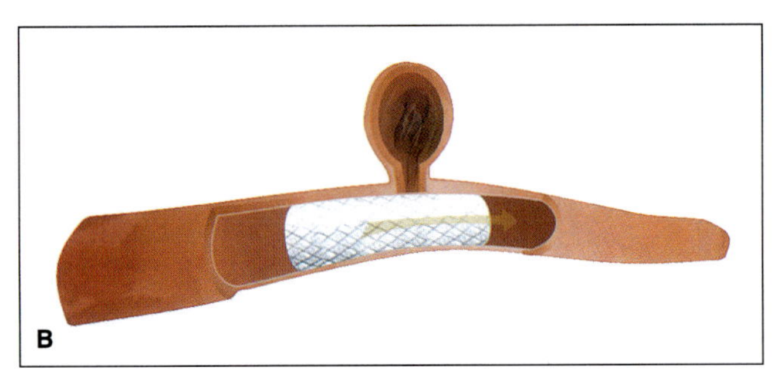

Figura 44.18 ▶ **A.** Esquema mostrando a trombose de aneurisma visceral sacular após embolização com molas espirais. **B.** Exemplo de exclusão do fluxo e trombose do aneurisma, utilizando-se *stent* revestido.

Os materiais mais usados para embolização são as molas espirais de aço inoxidável ou platina, os balões destacáveis e as microesferas inertes, todos com propriedades trombogênicas.[38] A anatomia e a localização do aneurisma ditarão a terapêutica adequada, sendo as técnicas endovasculares associadas a baixa morbimortalidade, quando bem indicadas.[54] As técnicas endoluminares devem ser indicadas em pacientes que possuam anatomia vascular adequada. Caso contrário, a incidência de complicações pode ser elevada.[70]

Aneurismas da artéria hepática

Representam 20% dos aneurismas esplâncnicos, sendo os homens duas vezes mais acometidos que as mulheres.[55] A maioria das dilatações (cerca de 80%) é extra-hepática e única.[1]

O traumatismo externo ou secundário a procedimentos médicos invasivos vem aumentando a incidência de falsos aneurismas, que correspondem, atualmente, a cerca de 50% das dilatações arteriais intra e periepáticas descritas na literatura.[21] Têm sido descritos casos de pseudo-aneurismas traumáticos após colecistectomias por via laparoscópica ou biópsias hepáticas.[94] Alterações ateroscleróticas estão presentes em quase 30% dos casos, em sua maioria como processo secundário, e não causal. A degeneração da média, semelhante à que ocorre na artéria esplênica, é encontrada em aproximadamente 20% dos casos. Os aneurismas micóticos (ou infecciosos) correpondem a 10% do total e, em geral, são conseqüentes ao uso abusivo de drogas injetáveis. Outras causas, pouco descritas, são a periarterite nodosa, o aneurisma congênito e o aneurisma decorrente da vasculite granulomatosa de Wegener.[55]

A maioria dos aneurismas da artéria hepática é assintomática. Nos pacientes com aneurisma íntegro, a queixa mais comum é a dor no quadrante superior direito e no epigástrio, na grande maioria não relacionada à alimentação. Em aneurismas volumosos, podem ocorrer compressão das vias biliares extra-hepáticas e icterícia.[74] Os aneurismas em expansão causam dor mais intensa no abdome superior, com freqüente irradiação para o dorso, assemelhando-se à dor da pancreatite. Estudos recentes[1] demonstraram risco de ruptura entre 14% e 80%, com igual freqüência para a cavidade peritoneal ou canais hepatobiliares (hemobilia) e, eventualmente, para o canal pancreático. A mortalidade associada à ruptura das dilatações verdadeiras e pseudo-aneurismas da artéria hepática varia entre 20% e 35%.[10]

O diagnóstico casual pode ser feito pela radiografia simples de abdome, que mostra imagem calcificada sobre a projeção da artéria hepática, ou pelos exames baritados ou colangiografias, que evidenciam compressões, sugerindo a presença do aneurisma. Alguns são encontrados em arteriografias realizadas durante episódios de hemorragia digestiva ou após traumatismo abdominal. A ultra-sonografia e a tomografia computadorizada são os métodos que confirmam o diagnóstico em caso de suspeita. A alta incidência de ruptura e mortalidade associada justifica o tratamento precoce dos aneurismas falsos ou verdadeiros da artéria hepática, especialmente os de causa não-aterosclerótica.[1]

Os aneurismas com diâmetro igual ou maior que 2cm em pacientes com baixo risco cirúrgico e expectativa de vida superior a 2 anos têm indicação de tratamento cirúrgico. Em pacientes com alto risco cirúrgico e aneurisma maior que 2cm, a indicação cirúrgica é controversa, devendo ser decidida individualmente para cada caso. As técnicas endovasculares constituem boa opção terapêutica para alguns pacientes de risco alto. O tratamento cirúrgico dos aneurismas rotos tem de ser realizado o mais precocemente possível, visando sempre ao controle da hemorragia grave.

A abordagem cirúrgica depende da localização do aneurisma, da presença de circulação colateral e do estado clínico do paciente. Quando envolve a hepática comum, quase sempre pode ser excluído da circulação ou ressecado sem restauração da artéria, pois existe rica circulação colateral neste nível. Em caso de dúvida quanto a circulação colateral ou isquemia hepática, a revascularização é mandatória. Quando o aneurisma encontra-se na hepática própria, a circulação troncular deve ser restaurada, devido ao risco de necrose do fígado. Nos aneurismas intra-hepáticos, a hepatectomia parcial pode ser necessária.[94] As técnicas endovasculares, previamente descritas para os aneurismas esplênicos, também podem ser usadas na artéria hepática. A embolização tem sido cada vez mais utilizada, principalmente em aneurismas intra-hepáticos e em pacientes de alto risco. Essa técnica, entretanto, está associada a complicações, como isquemia hepática, abscesso, colecistite e recanalização do aneurisma.[21] A exclusão endovascular de pseudo-aneurismas tem sido descrita com sucesso.[90]

Aneurismas da artéria mesentérica superior

Correspondem a 5,5% dos aneurismas esplâncnicos, acometendo igualmente homens e mulheres. São freqüentes os aneurismas micóticos e secundários à endocardite bacteriana (êmbolos sépticos). Degeneração da média, traumatismo, doença de Behçet e poliarterite nodosa são algumas causas descritas.[94]

Ao contrário da maioria dos aneurismas esplâncnicos, os aneurismas da artéria mesentérica superior, muitas vezes, são sintomáticos.[55] Nesses pacientes, os sintomas variam de desconforto moderado intermitente em abdome superior até dor intensa, capaz de sugerir angina intestinal. As manifestações clínicas podem estar relacionadas à infecção ou a episódios de trombose ou embolia. Tomografia computadorizada, ressonância magnética e ultra-sonografia podem confirmar o diagnóstico ou, como nos demais aneurismas esplâncnicos, evidenciá-los casualmente.

A raridade da doença e o pequeno número de casos descritos na literatura não permitem prever o risco de ruptura. O tratamento eletivo bem planejado apresenta baixa morbimortalidade, sendo justificado quando possível.[81] Os pacientes diagnosticados, principalmente os sintomáticos, devem ser tratados precocemente. O acesso cirúrgico aberto ao aneurisma pode ser feito através do meso ou por descolamento da goteira parietocólica esquerda.

A ligadura com aneurismorrafia tem sido a técnica mais freqüentemente relatada na literatura, devido à boa circulação colateral dessa artéria.[21] A circulação colateral pode ser testada com o clampeamento da artéria mesentérica superior e, caso haja isquemia, a revascularização deve ser realizada. A aneurismectomia e a ponte aortomesentérica, com interposição de enxerto venoso autólogo ou sintético, são as duas técnicas mais usadas nesses casos. O tratamento endovascular dos aneurismas falsos e verdadeiros da mesentérica superior é comparável aos descritos previamente e representa alternativa miniinvasiva eficaz.[68]

Aneurismas do tronco celíaco

Correspondem a 4% dos aneurismas esplâncnicos, com incidência igual entre homens e mulheres. Cerca de 18% dos pacientes com esse tipo de aneurisma apresentam AAA associado.[55]

A aterosclerose, normalmente, está envolvida como evento primário ou secundário. A degeneração da camada média arterial ocupa o segundo lugar. Fibrodisplasia, dilatação pós-estenótica, traumatismo e infecções também são causas citadas.[22]

A maioria das dilatações no tronco celíaco é assintomática ou produz sintomas vagos e inespecíficos, sendo diagnosticada ocasionalmente por meio de radiografia simples de abdome, ultra-sonografia, tomografia, ressonância ou arteriografia, realizados por outros motivos. Nos pacientes sintomáticos, a dor abdominal é a manifestação mais freqüente, afetando cerca de 60% dos indivíduos, 20% dos quais apresentam náuseas e vômitos. Alguns estudos relatam a presença concomitante de aneurismas em outras localizações em até 70% dos indivíduos.[82]

A ruptura quase sempre se dá para a cavidade abdominal e ocorre em até 20% dos casos, podendo acometer também o trato gastrointestinal. A literatura descreve taxas de mortalidade entre 40% e 100% para os casos de ruptura.[21] A localização anatômica dessas dilatações explica as dificuldades técnicas relacionadas ao tratamento. A mortalidade para os aneurismas tratados eletivamente é de, aproximadamente, 5%. Aneurismectomia e reanastomose término-terminal da artéria com acesso abdominal são as técnicas usadas para a correção cirúrgica aberta. Quando necessária, deve ser realizada uma ponte aortocelíaca com prótese sintética (preferencialmente) ou veia autóloga. A ligadura simples da origem do tronco celíaco raramente resulta em isquemia hepática, podendo ser efetuada quando a mesentérica superior está normal e não ocorreram alterações isquêmicas no fígado.[82] A via de acesso toracoabdominal pode ser necessária para o controle da aorta proximal, sendo normalmente conseguida por meio da medialização das vísceras esquerdas com descolamento do peritônio esquerdo (ligamentos frenocólico e esplenorrenal). A abordagem endovascular não difere da anteriormente descrita para a esplênica, onde são disponíveis técnicas de embolização e exclusão com *stents* revestidos.[53]

Aneurismas das artérias gástrica e gastroepiplóica

Totalizam cerca de 4% dos aneurismas esplâncnicos, acometendo homens na proporção de 3:1, em relação às mulheres. Os aneurismas da artéria gástrica são 10 vezes mais comuns que os das gastroepiplóicas.[94] As causas mais freqüentes são a inflamação periarterial ou a degeneração da camada média, existindo relatos de associação com úlceras gástricas.[40] Normalmente, são diagnosticados em situação de emergência, com hemorragia para o trato gastrointestinal e, mais raramente, para a cavidade peritoneal. A mortalidade nos casos rotos é de aproximadamente 70%, estando indicado o tratamento eletivo na maioria dos casos.[21] Os aneurismas englobados pela parede gástrica devem ser ressecados juntamente com o segmento do estômago envolvido. O tratamento endovascular para essa afecção já foi descrito na literatura, tendo sido utilizadas as técnicas de embolização.[47]

Aneurismas das artérias jejunais, ileais, cólicas e mesentérica inferior

Correspondem a 3% dos aneurismas esplâncnicos, acometendo ambos os sexos igualmente, com diâmetro variável de alguns milímetros a 1cm. As principais causas são defeitos da média, êmbolos sépticos e periarterite nodosa. Cerca de metade dos pacientes apresentam-se inicialmente sintomáticos, cursando com dor abdominal, hemorragia gastrointestinal ou choque hipovolêmico.[20]

Assim como os aneurismas da artéria gástrica, sua ruptura está comumente associada à hemorragia intestinal. O diagnóstico normalmente é feito por meio de exame tomográfico, arteriográfico ou durante laparotomia exploradora. O risco de ruptura está em torno de 30%, com mortalidade associada de 20%.[86]

O tratamento cirúrgico com ressecção está indicado devido ao risco de ruptura e mortalidade na urgência. A literatura descreve alguns casos de embolização via endovascular com sucesso.[33]

Aneurismas das artérias gastroduodenal, pancreática e pancreaticoduodenal

Os aneurismas das artérias pancreaticoduodenal e pancreática representam 2,5% e os da gastroduodenal, 1,5% dos aneurismas esplâncnicos. A maioria dessas lesões resulta de complicações de pancreatite aguda ou crônica, afetando mais os homens, na proporção de 4:1 em relação às mulheres.[94] Aproximadamente 50% dos aneurismas gastroduodenais e 30% dos pancreaticoduodenais estão relacionados a episódio de pancreatite.

A maioria dos pacientes apresenta sintomas caracterizados por dor epigástrica e desconforto, com freqüente irradiação para o dorso. Em caso de ruptura, ocorre hemorragia para o trato digestivo (estômago, duodeno, vias biliares ou ducto pancreático) em até 75% dos casos.[21] A mortalidade, em caso de ruptura, gira em torno de 50% nos aneurismas verdadeiros e até 40% nos pseudo-aneurismas.[9] O diagnóstico por imagem normalmente é feito por arteriografia (de grande importância para orientar o cirurgião), assim como por tomografia ou ressonância magnética, que identificam a presença de doença pancreática associada.

O tratamento depende do estado clínico em que o paciente se encontra e da localização da lesão. Quando o aneurisma envolve pseudocistos pancreáticos, a necessidade de drenagem interna ou externa deve ser aventada. A ressecção pancreática e/ou duodenopancreatectomia parcial podem ser necessárias em casos selecionados. A embolização por cateterismo pode ser indicada, principalmente em pacientes com risco cirúrgico elevado. Existem relatos de bons resultados no tratamento dos aneurismas verdadeiros da pancreaticoduodenal pelas técnicas endovasculares.[8] Alguns autores[43] encontraram altas taxas de recidiva da hemorragia e/ou ruptura após embolização com cateter, principalmente nos casos de pseudo-aneurismas. Outros autores[11] defendem o tratamento cirúrgico aberto, que apresenta índices menores de recidiva hemorrágica, além de possibilitar a abordagem de eventual lesão pancreática associada.

Aneurismas de artéria renal

Os aneurismas da artéria renal acometem cerca de 0,1% da população geral, sendo difícil determinar sua real prevalência, pois a maior parte dos pacientes é assintomática.[28]

São mais prevalentes no sexo feminino, sendo a displasia fibromuscular a causa mais comum dos aneurismas verdadeiros. Estes são secundários a processos degenerativos, com enfraquecimento das lâminas elásticas da parede arterial. A maioria das dilatações é sacular, envolvendo a bifurcação primária ou secundária da artéria renal em até 75% dos casos.[42]

Os falsos aneurismas normalmente são causados por traumatismo aberto ou fechado e por lesões iatrogênicas. O tratamento endovascular das estenoses da artéria renal e alguns procedimentos urológicos, como a litotripsia, podem complicar-se, formando pseudoaneurismas renais.[18] O pseudo-aneurisma anastomótico é uma das complicações descritas após os transplantes renais.[77] Outras causas, menos comuns, incluem a dilatação pós-estenótica, as arterites e a doença de Ehlers-Danlos.

Esses aneurismas costumam ser assintomáticos, sendo detectados, de modo ocasional, por arteriografia, ultra-sonografia, tomografia computadorizada e/ou ressonância magnética, indicados por outros motivos. A radiografia simples de abdome pode detectar a presença de aneurisma calcificado na topografia da artéria renal.

Os aneurismas renais podem ser causa de hipertensão arterial sistêmica, embolização com infarto renal, trombose arterial, formação de fístula arteriovenosa, hematúria, dor e ruptura com choque hemorrágico.[28] A causa da hipertensão na presença de aneurisma da artéria renal não está clara, podendo estar relacionada com fenômenos embólicos ou acotovelamento da artéria renal. Pfeiffer *et al.*[64] encontraram hipertensão em 80% dos 94 pacientes operados, obtendo melhora dos níveis pressóricos em 50% dos casos após a cirurgia. A hidronefrose secundária a compressão dos canais coletores é complicação rara.

O risco de ruptura é baixo, provavelmente menor que 3%, com mortalidade de cerca de 10% para homens e mulheres não-grávidas. Os fatores de risco para ruptura são diâmetro ≥ 2cm, pouca calcificação de parede, hipertensão e gravidez.[78] A ruptura durante a gestação causa mortalidade fetal e materna de 85% e 45%, respectivamente.[34]

As indicações para tratamento cirúrgico dos aneurismas renais são diâmetro ≥ 2cm, hipertensão renovascular, mulheres grávidas ou em idade fértil, embolização renal e sinais e sintomas decorrentes do aneurisma.[5] O tratamento depende das características anatômicas de cada aneurisma. A maioria envolve a porção distal do tronco principal; algumas vezes são intraparenquimatosos, sendo a aneurismectomia tecnicamente difícil. Alguns pacientes devem ser submetidos a *bypass* aortorrenal, com uso de veia autóloga ou prótese sintética.[64] Em alguns casos de ruptura e aneurismas hilares ou parenquimatosos, a nefrectomia é necessária. A embolização por meio de cateter e o uso de *stents* revestidos são cada vez mais empregados, devendo-se levar em consideração a necessidade de se preservar, ao máximo, a funcionalidade do rim afetado.[61]

A nefrectomia com reimplante do rim envolvido pode ser necessária. A técnica de autotransplante permite que, durante a operação *ex-vivo*, o rim seja perfundido adequadamente, obtendo-se bons resultados.[88]

REFERÊNCIAS BIBLIOGRÁFICAS

1. Abbas MA, Fowl RJ, Stone WM *et al.* Hepatic artery aneurysm: Factors that predict complications. *J Vasc Surg* 2003; *38*:41-5.
2. Abbas MA, Stone WM, Fowl RJ *et al.* Splenic artery aneurysms: two decades experience at Mayo Clinic. *Ann Vasc Surg* 2002; *16*:442-9
3. Acosta S, Lindblad B, Zdanowski Z. Predictors for outcome after open and endovascular repair of ruptured abdominal aortic aneurysms. *Eur J Vasc Endovasc Surg* 2007; *33*(3):277-84.
4. Alsac JM, Desgranges P, Kobeiter H, Becquemin JP. Emergency endovascular repair for ruptured abdominal aortic aneurysms: Feasibility and comparision of early results with conventional open repair. *Eur J Vasc Endovasc Surg* 2005; *30*:632-9.
5. Arroyo BB, Porto RJ, Gesto GR. Extraparenchymal renal artery aneurysm: Is hypertension an indication for revascularization surgery? *Ann Vasc Surg* 2002; *2*:2-7.
6. Arthurs Z, Starnes B, See C, Andersen C. Clamp before you cut: Proximal control of ruptured abdominal aortic aneurysms using endovascular balloon occlusion – Case reports. *Vasc Endovasc Surg* 2006; *40*(2):149-55.
7. Arya N, Makar RR, Lau LL *et al.* An intention-to-treat by endovascular repair policy may reduce overall mortality in ruptured abdominal aortic aneurysm. *J Vasc Surg* 2006; *44*(3):467-71.
8. Bageacu S, Cuilleron M, Kaczmarek D, Porcheron J. True aneurysms of the pancreaticoduodenal artery: successful non-operative management. *Surgery* 2006; *139*(5):608-16.

9. Balachandra S, Siriwardena AK. Systemic appraisal of the management of the major vascular complications of pancreatitits. *Am J Surg* 2005; *190*:489-95.
10. Berceli SA. Hepatic and splenic artery aneurysms. *Semin Vasc Surg* 2005; *18*:196-201.
11. Berget H, Hinterseher I, Kersting S *et al.* Management and outcome of hemorrhage due to arterial pseudoaneurysms in pancreatitis. *Surgery* 2005; *137*:323-8.
12. Bigger IA. Surgical treatment of aneurysm of the aorta: Review of literature and report of two cases, one apparently successful. *Ann Surg* 1940; *11*:879-94.
13. Bonamigo TP. *Aneurismas*. Rio de Janeiro: AGE Ltda, 2000:230-43.
14 Brady AR, Thompson SG, Fowkes FG, Greenhalgh RM, Powell JT. Abdominal aortic aneurysm expansion: Risk factors and time intervals for surveillance. *Circulation* 2004; *110*:16-21.
15. Brewster DC, Cronenwett JL, Hallett JW *et al.* Guidelines for the treatment of abdominal aortic aneurysms. *J Vasc Surg* 2003; *37*:1106-17.
16. Brewster DC, Jones JE, Chung TK *et al.* Long-term outcomes after endovascular abdominal aortic aneurysm repair: the first decade. *Ann Surg* 2006; *244*(3):426-38.
17. Brown MJ, Sutton AJ, Bell PR, Sayers RD. A meta-analysis of 50 years of ruptured abdominal aortic aneurysm repair. *Br J Surg* 2002; *89*:714-9.
18. Cannon GM Jr, Amesur NB, Averch TD. Renal pseudoaneurysm following percutaneous nephrolithotomy. *Can J Urol* 2006; *13*(1):2984-7.
19. Cao P, Verzini F, Parlani G *et al.* Clinical effect of abdominal aortic aneurysm endografting: 7-year concurrent comparison with open repair. *J Vasc Surg* 2004; *40*(5):841-8.
20. Carr SC, Mahvi DM, Hoch JR, Archer CW, Turnipseed WD. Visceral artery aneurysm rupture. *J Vasc Surg* 2001; *33*:806-11.
21. Chiesa R, Astore D, Guzzo G *et al.* Visceral artery aneurysms. Ann Vasc Surg 2005; *19*:42-8.
22. Connell JM, Han DC. Celiac artery aneurysms: a case report and review of the literature. *Am Surg* 2006; *72*(8):746-9.
23. DeBakey ME, Cooley DA. Clinical application of a new flexible knitted Dacron arterial substitute. *Arch Surg* 1957; *74*:713-24.
24. Diehn N, Schmidli J, Dai-Do D, Baumgartner I. Current evidence and prospects for medical treatment of abdominal aortic aneurysms. *Vasa* 2005; *34*(4):217-23.
25. Dubost C, Allary M, Oeconomos N. Resection of an aneurysm of the abdominal aorta: Reestablishment of the continuity by a preserved human arterial graft, with result after five months. *Arch Surg* 1952; *64*:405-8.
26. Erentung V, Bosbuga N, Omeroglu SN *et al.* Rupture of abdominal aortic aneurysms in Behcet's disease. *Ann Vasc Surg* 2003; *17*:682-5.
27. Eriksson P, Jones KG, Brown LC *et al.* Genetic approach to the role of cysteine proteases in the expansion of abdominal aortic aneurysms. *Br J Surg* 2004; *91*:86-9.
28. Eskandari MK, Resnick SA. Aneurysms of the renal artery. *Semin Vasc Surg* 2005; *18*(4):202-8.
29. EVAR Trial participants. Endovascular aneurysm repair and outcome in patients unfit for open repair of abdominal aortic aneurysm (EVAR trial 2): Randomized controlled trial. *Lancet* 2005; *365*:2187-92.
30. Ferrari M, Adami D, Del Corso A *et al.* Laparoscopy-assisted abdominal aortic aneurysm repair: Early and middle-term results of a consecutive series of 122 cases. *J Vasc Surg* 2006; *43*(4):695-700.
31. Fillinger MF, Marra SP, Raghavan ML, Kennedy FE. Prediction of rupture risk in abdominal aortic aneurysm during observation: Wall stress versus diameter. *J Vasc Surg* 2003; *37*:724-35.
32. Fink HA, Lederle FA, Roth CS *et al.* The accuracy of physical examination to detect abdominal aortic aneurysm. *Arch Intern Med* 2000; *160*:833-6.
33. Gabelmann A, Gorich J, Merkle EM. Endovascular treatment of visceral artery aneurysms. *J Endovasc Ther* 2002; *9*:38-47.
34. Ghanavati F, Lavin A. Ruptured renal artery aneurysm in a pregnant woman with solitary kidney. *J Obstet Gynecol* 2003; *5*:564-6.
35. Grech O Jr. Endoaneurysmohaphy and treatment of aortic aneurysms. *Ann Surg* 1966; *164*:935-46.
36. Greenberg RK, West K, Pfaff K *et al.* Beyond the aortic bifurcation: Branched endovascular grafts for thoracoabdominal and aortoiliac aneurysms. *J Vasc Surg* 2006; *43*(5):879-86.
37. Greco g, Egorova N, Anderson PL *et al.* Outcomes of endovascular treatment of ruptured abdominal aortic aneurysms. *J Vasc Surg* 2006; *43*:453-9.
38. Guillon R, Garcier JM, Abergel A *et al.* Management of splenic artery aneurysms and false aneurysms with endovascular treatment in 12 patients. *Cardiovasc Intervent Radiol* 2003; *26*:256-60.
39. Hackam DG, Thiruchelvam D, Redelmeier DA. Angiotensin-converting enzyme inhibitors and aortic rupture: a population-based case-control study. *Lancet* 2006; *368*:659-65.
40. Hart AL, Langmead L, Webster GJ. Aneurysmal artery within a gastric ulcer. *Gastrointest Endosc* 2006; *63*(4):701.
41. Heller J, Weinberg A, Arons R *et al.* Two decades of abdominal aortic aneurysm repair: Have we made any progress? *J Vasc Surg* 2000; *32*:1091-100.
42. Henke PK, Cardneau JD, Welling III TH *et al.* Renal artery aneurysms (a 35-year clinical experience with 252 aneurysms in 168 patients). *Ann Surg* 2001; *234*(4):454-63.
43. Hsu JT, Yeh CN, Hung CF *et al.* Management and outcome of bleeding pseudoaneurysm associated with chronic pancreatitis. *BMC Gastroenterology* 2006; *6*:3.
44. Huffman MD, Curci JA, Moore G *et al.* Funtional importance of connective tissue repair during the development of experimental abdominal aortic aneurysm. *Surgery* 2000; *128*:429-38.
45. Kiniemeyer HW, Kessler T, Reber PU *et al.* Treatment of ruptured abdominal aortic aneurysm, a permanent challenge or a waste of resources? Prediction of outcome using a multi-organ-dysfunction score. *Eur J Vasc Endovasc Surg* 2000; *19*:190-6.
46. Kolvenbach R, Puerschel A, Fajer S *et al.* Total laparoscopic aortic surgery versus minimal access techniques: Review of more than 600 patients. *Vascular* 2006; *14*(4):186-92.
47. Lagoudianakis EE, Filis KA, Tsekouras DK *et al.* Endovascular obliteration of a ruptured right gastric artery aneurysm. *Minerva Gastroenterol Dietol* 2006; *52*(3):333-7.
48. Larzon T, Lindgren R, Norgren L. Endovascular treatment of ruptured abdominal aortic aneurysms: A shift of the paradigm? *J Endovasc Ther* 2005; *12*:548-55.
49. Lederle FA, Jhonson GR, Wilson SE *et al.* Rupture rate of large abdominal aortic aneurysms in patients refusing or unfit for elective repair. *JAMA* 2002; *287*:2968-72.
50. Lederle FA, Nelson DB, Joseph AM. Smoker's relative risk for aortic aneurysm compared with other smoking-related diseases: a systematic review. *J Vasc Surg* 2003; *38*:329-34.

51. Lederle FA, Wilson SE, Jhonson GR *et al.* Immediate repair compared with surveillance of small abdominal aortic aneurysms. *N Engl J Med* 2002; *346*:1437-44.
52. Lindsay TF. Ruptured abdominal aortic aneurysm. *In:* Rutherford RB (ed.) *Vascular surgery*. 6ed., Philadelphia: WB Saunders, 2006:1476-90.
53. Lipari G, Migliara B, Cavallini A *et al.* Treatment of celiac trunk aneurysms: Personal experience and review of the literature. *J Mal Vasc* 2006; *31*(2):72-5.
54. Madoff DC, Denys A, Wallace MF *et al.* Splenic arterial interventions: Anatomy, indications, technical considerations, and potential complications. *RadioGraphics* 2005; *25*:S191-S211.
55. Maffei FHA. *Doenças vasculares periféricas*. 3ed., Rio de Janeiro: Medsi 2002:1160.
56. Mehta M, Darling RC 3rd, Roddy SP *et al.* Factors associated with abdominal compartment syndrome complicating endovascular repair of ruptured abdominal aortic aneurysms. *J Vasc Surg* 2005; *42*:1047-51.
57. Mehta M, Targget G, Darling RC 3rd *et al.* Establishing a protocol for endovascular treatment of ruptured abdominal aortic aneurysms: Outcomes of a prospective analysis. *J Vasc Surg* 2006; *44*(1):1-8.
58. Melissano G, Moura MRL, Tshomba Y, Marone EM, Chiesa R. Small ruptured abdominal aortic aneurysm with renal failure: Endovascular treatment. *Vasc and Endovasc Surg* 2003; *37*(4):283-7.
59. Moura MRL, Melissano G, Maisano F *et al.* Combined endovascular treatment of a descending thoracic aortic aneurysm and off-pump myocardial revascularization. *Vasc and Endovasc Surg* 2002; *36*:305-9.
60. Muhs BE, Verhoeven EL, Zeebregts CJ *et al.* Mid-term results of endovascular aneurysm repair with branched and fenestrated endografts. *J Vasc Surg* 2006; *44*(1):9-15.
61. Nosher JL, Chung J, Brevetti LS, Graham AM, Siegel RL. Visceral and renal artery aneurysms: A pictorial essay on endovascular therapy. *RadioGraphics* 2006; *26*(6):1687-1704.
62. Parodi JC, Palmaz JC, Barone HD. Transfemural intraluminal graft implantation for abdominal aortic aneurysm. *Ann Vasc Surg* 1991; *5*:491-9
63. Pescarus R, Montreuil B, Bendavid Y. Giant splenic artery aneurysms: Case report and review of the literature. *J Vasc Surg* 2005; *42*(2):344-7.
64. Pfeiffer T, Reiher L, Grabitz K *et al.* Reconstruction for renal artery aneurysm: Operative techniques and long-term results. *J Vasc Surg* 2003; *37*:293-300.
65. Power DA. The palliative treatment of aneurysms by "wiring" with Colt's apparatus. *Br J Surg* 1921; *9*:27-36.
66. Rasmussen TE, Hallett JW Jr, Noel AA *et al.* Early abdominal closure with mesh reduces multiple organ failure after ruptured abdominal aortic aneurysm repair: Guidelines from a 10-year case-control study. *J Vasc Surg* 2002; *35*:246-53.
67. Reardon PR, Otah E, Craig ES, Matthews BD, Reardon MJ. Laparoscopic resection of splenic artery aneurysms. *Surg Endosc* 2005; *19*:488-93.
68. Sachdev U, Baril DT, Ellozy SH *et al.* Management of aneurysms involving branches of the celiac and superior mesenteric arteries: A comparison of surgical and endovascular therapy. *J Vasc Surg* 2006; *44*:718-24.
69. Sakalihasan N, Limet R, Defawe OD. Abdominal aortic aneurysm. *Lancet* 2005; *365*:1577-89.
70. Saltzberg SS, Maldonado TS, Lamparello PJ. Is endovascular therapy the preferred treatment for all visceral artery aneurysms? *Ann Vasc Surg* 2005; *19*(4):507-15.
71. Santilli SM, Littooy FN, Cambria RA *et al.* Expansion rates and outcomes for the 3.0-cm to the 3.9-cm infrarenal abdominal aortic aneurysm. *J Vasc Surg* 2002; *35*:666-78.
72. Schermerhorn ML, Cronenwett JL. Abdominal aortic and iliac aneurysms. *In:* Rutherford RB (ed.) *Vascular surgery*. 6ed. Philadelphia: WB Saunders, 2006:1408-51.
73. Schirmer M, Duftner C, Seiler R, Dejaco C, Fraedrich G. Abdominal aortic aneurysms: An underestimated type of imune-mediated large vessel arteritis? *Curr Opin Rheumatol* 2006; *18*(1):48-53.
74. Sevilla RG, Olivan BM. Aneurysm of the hepatic artery as a rare cause of obstructive jaundice. *Rev Clin Esp* 1996; *196*:200-1.
75. Shibamura H, Olson JM, Keulen VV *et al.* Genome scan for familial abdominal aortic aneurysm using sex and family history as covariates suggests genetic heterogeneity and identifies linkage to chromosome 19q13. *Circulation* 2004; *109*:2103-8.
76. Singh K, Bonaa KH, Jacobsenn BK, Bjork L, Solberg S. Prevalence of and risk factors for abdominal aortic aneurysms in a population-based study: The Tromso Study. *Am J Epidemiol* 2001; *154*:236-44.
77. Siu YP, Tong MK, Leung KT *et al.* Renal artery pseudoaneurysm following renal transplantation and treatment by percutaneous thrombin injection. *Hong Kong Med J* 2006; *12*(1):80-1.
78. Soliman KB, Shawky Y, Abbas MM, Ammary M, Shaaban A. Ruptured renal artery aneurysm during pregnancy, a clinical dilemma. *BMC Urology* 2006; *6*:22.
79. Sprouse LR, Meier CH, Parent FN *et al.* Is three-dimensional computed tomography reconstruction justified before endovascular aortic aneurysm repair? *J Vasc Surg* 2004; *40*:443-7.
80. Stanley JC. Mesenteric arterial oclusive and aneurysmal disease. *Cardiol Clin* 2002; *20*:611-22.
81. Stone WM, Abbas M, Cherry KJ, Fowl RJ, Gloviczky P. Superior mesenteric artery aneurysms: Is presence na indication for intervention? *J Vasc Surg* 2002; *36*:234-7.
82. Stone WM, Abbas M, Gloviczky P, Fowl RJ, Cherry KJ. Celiac arterial aneurysms (a critical reappraisal of a rare entity). *Arch Surg* 2002; *137*:670-4.
83. Sunagozaka H, Tsuji H, Mizukoshi E *et al.* The development and clinical features of splenic aneurysm associated with liver cirrhosis. *Liver Int* 2006; *26*(3):291-7.
84. Tambiah J, Powell JT. *Chlamydia pneumoniae* antigens facilitate experimental aortic dilatation: Prevention with azithromycin. *J Vasc Surg* 2002; *36*:1011-7.
85. Tessier D, Stone W, Fowl R *et al.* Clinical features and management of splenic artery pseudoaneurysm: Case series and cumulative review of literature. *J Vasc Surg* 2003; *38*(5):969-74.
86. Tessier DJ, Abbas MA, Fowl RJ *et al.* Management of rare mesenteric arterial branch aneurysms. *Ann Vasc Surg* 2002; *16*:586-90.
87. The UK Small Aneurysm Trial Participants. Mortality results for randomized controlled trial of early elective surgery or ultrasonographic surveillance for small abdominal aortic aneurysm. *Lancet* 1998; *352*:1649-55.
88. Thomas AA, Shields WP, Hamdi Kamel M, Cuppo JA, Hickey DP. Renal artery aneurysm treated with ex vivo repair and autotransplantation. *Surgeon* 2006; *4*(4):245-7.
89. United Kingdom Small Aneurysm Trial Participants. Long term outcomes of immediate repair compared with surveillance of small abdominal aortic aneurysms. *N Engl J Med* 2002; *346*:1444-52.

90. Venturini M, Angeli E, Salvioni M *et al*. A hemorrhage from a right hepatic artery pseudo-aneurysm: Endovascular treatment with a coronary stent-graft. *J Endovasc Ther* 2002; *9*:221-4.
91. Volodos NL, Shekhanin VE, Karpovich IP, Troian VI, Gur'ev IuA. A self-fixing sintetic endo-prosthesis. *Vestn Khir Im II Grek* 1986; *137*:123-5.
92. Wilmink AB, Hubbard CS, Day NE, Quick CR. The incidence of abdominal aortic aneurysms and the change in normal infrarenal aortic diameter: Implications for screening. *Eur J Vasc Endovasc Surg* 2001; *21*:165-70.
93. Wilson WRW, Anderson M, Schwalbe EC *et al*. Matrix metalloproteinase-8 and 9 are increased at the site of abdominal aortic aneurysm rupture. *Circulation* 2006; *113*:438-45.
94. Zelenock JB, Stanley JC. Splanchnic artery aneurysms. *In*: Rutherford RB (ed.)*Vascular surgery*. 5ed., Philadelphia: WB Saunders, 2000:1369-82.

45

Colite Isquêmica

Magda Maria Profeta da Luz
Beatriz Deoti
Leonardo Maciel Fonseca

INTRODUÇÃO

A isquemia intestinal pode ser classificada em três principais grupos, de acordo com suas características clínicas:

- Isquemia mesentérica aguda.
- Isquemia mesentérica crônica (angina intestinal).
- Isquemia colônica (colite isquêmica – CI), forma mais comum.[21,22]

As alterações morfológicas e funcionais dos cólons são resultantes de insuficiência circulatória local por causas sistêmicas ou locais, oclusivas e não-oclusivas, e iatrogênicas.

Caracteriza-se pelo aumento da espessura da parede colônica. Os graus variáveis de comprometimento da parede intestinal são responsáveis pelo grande espectro de manifestações clínicas. Variam de quadros leves, reversíveis e de bom prognóstico, até quadros graves, irreversíveis, com sepse e morte. Devido às várias formas de apresentação, sua real incidência é desconhecida, pois vários casos permanecem sem diagnóstico.

Representa cerca de 50% a 60% das isquemias e é responsável por 0,5 a 1 caso em cada 1.000 hospitalizações.[13,15]

A lesão colônica, resultante da hipoperfusão arterial, foi inicialmente descrita por Boley *et al.*,[4] em 1963, e o termo colite isquêmica foi utilizado pela primeira vez por Marston *et al.*,[16] em 1966.

Cerca de 90% dos indivíduos com CI não-iatrogênica são idosos, com mais de 70 anos de idade. Os doentes jovens podem ser acometidos, e as causas são múltiplas, incluindo as vasculites (lúpus eritematoso sistêmico, periarterite nodosa, coagulopatias, anemia de células falciformes etc.).

Inicialmente, a CI foi descrita após ligadura da artéria mesentérica inferior em operações para reconstrução da aorta e em colectomias. Hoje, são conhecidas diferentes causas predisponentes. Este fator, o amplo espectro de apresentação e as manifestações comuns a várias doenças exigem do examinador alto grau de suspeição, o que torna o diagnóstico e a condução dos pacientes com CI um desafio.

EPIDEMIOLOGIA

É difícil definir a verdadeira incidência da CI. Há poucos estudos populacionais com este objetivo. Pacientes com risco elevado ficam sem diagnóstico, mesmo sendo avaliados por médicos experientes, especialmente em casos de isquemia transitória. Há relatos de casos em que o diagnóstico é feito erroneamente como colite inflamatória.[21]

Higgins *et al.*[9] fizeram revisão da literatura com o objetivo de definir a incidência, a prevalência e os fatores de risco para CI na população geral. A incidência encontrada variou de 4,5 a 44 casos/100 mil pessoas/ano. A maior incidência estava relacionada com aumento da idade, variando de 60 a 75 anos, e o sexo feminino correspondia a 55% a 64% dos casos. Scharff *et al.*[21] estudaram série de 129 pacientes. Nestes casos, a média de idade foi de 66 anos, variando de 29 a 98 anos, com predomínio do sexo feminino (54%).

ETIOLOGIA

As causas da CI são diversas. É raro observar relação direta de causa e efeito entre as muitas condições predisponentes e a instalação do quadro isquêmico.

As causas determinam baixo fluxo sanguíneo e conseqüente vasoconstrição mesentérica, tendo como mecanismo principal a hipotensão secundária. Podem ser oclusivas e não-oclusivas. Deve-se ter atenção ao usar o termo não-oclusivo, pois ele não exclui a possibilidade de anormalidades nos pequenos vasos (Quadro 45.1).

Quadro 45.1 ▸ Causas de colite isquêmica

Não-oclusivas
- Disfunção da bomba cardíaca, arritmias
- Choque (séptico, hemorrágico, hipovolêmico)
- Atividades físicas extenuantes (maratonas)
- Idiopática

Oclusivas
- Trombose arterial, êmbolos de colesterol
- Trombose venosa
- Obstrução mecânica do cólon
  - Tumores
  - Aderências
  - Vólvulo
  - Hérnias estranguladas
- Fecaloma
- Obstipação intestinal
- Síndrome de Ogilvie
- Megacólon
- Estados de hipercoagulabilidade
  - Deficiência de proteína C ou S
  - Deficiência de antitrombina III
  - Síndrome do anticorpo anticardiolipina
- Vasculites
  - Diabetes melito
  - Artrite reumatóide
  - Amiloidose
  - Radioterapia
- Hemodiálise
- Trauma

Iatrogênicas

Cirúrgicas	Fármacos
Aneurismectomia	Antiinflamatórios não-esteróides
Reconstrução aortoilíaca	Digitálicos
Cirurgia ginecológica	Pseudo-efedrina
Colectomia com obstrução da artéria mesentérica inferior	Flutamida
Colonoscopia	Estrogênios
Enema de bário	Danazol
	Vasopressina
	Compostos de ouro
	Psicotrópicos
	Ergotamina
	Triptanos
	Paclitaxel
	Interferon-alfa
	Cocaína

A CI não dependente do vólvulo é a terceira complicação mais freqüente do megacólon e compromete cerca de 6% dos pacientes. Deve ser diferenciada do megacólon tóxico, que ocorre na retocolite ulcerativa e apresenta características clínicas, endoscópicas e anatomopatológicas próprias.

Após atividades físicas, como maratonas ou extensas corridas de bicicleta, os indivíduos podem apresentar isquemia colônica devido à vasoconstrição mesentérica, secundária à desidratação e à hipovolemia.

Há raros casos associados a tumores de cólon obstrutivos e constipação intestinal crônica grave, devido à distensão colônica, que evoluem com CI próxima à área de obstrução. O mecanismo está relacionado com o aumento da pressão endoluminar, estase venosa e resistência ao suprimento arterial.

Medicamentos podem levar à necrose do cólon por mecanismo similar. Os que causam CI, com maior freqüência, são os agentes anti-hipertensivos, diuréticos, antiinflamatórios não-esteróides, digoxina, anticoncepcionais orais, pseudo-efedrina e cocaína.

A CI decorrente de reconstrução da aorta, conforme descrito inicialmente, é causa rara atualmente, respondendo por cerca de 1% a 7% dos casos.[8,15] Em operações de emergência por aneurisma de aorta roto, a CI pode acometer cerca de 60% dos pacientes.[15]

Em série envolvendo 129 pacientes com CI, 59% apresentavam hipertensão arterial sistêmica, 58% estavam recebendo agentes vasoativos, 58% tinham doença cardiovascular, 40% eram tabagistas, 33% apresentavam insuficiência renal (62% dos quais necessitavam hemodiálise), 26% tinham o diagnóstico de diabetes melito e 17% apresentavam pressão arterial sistólica inferior a 90mmHg.[21]

FISIOPATOLOGIA

A fisiopatologia da CI está intimamente ligada à anatomia vascular do intestino grosso. O fluxo sanguíneo normal do cólon, que é o menor dentre todos os segmentos intestinais, quando reduzido por qualquer causa, torna o segmento intestinal particularmente susceptível de lesão isquêmica.[11]

O achado de alteração angiográfica específica é incomum, apesar de a incidência da CI aumentar com a idade e, paralelamente, ocorrer aumento da incidência de vasculopatias.[8] Nesses pacientes, a presença de alterações nas paredes arteriais pode contribuir, mas não é causa isolada para CI. Binns e Isaacson,[3] em estudo angiográfico *post-mortem* das artérias mesentéricas superior e inferior de idosos, perceberam maior tortuosidade destes vasos com o aumento da idade. Postularam a hipótese de que o aumento da tortuosidade causaria maior resistência vascular, predispondo à isquemia.

O acometimento do cólon, na maioria dos casos, deve-se a evento agudo de perfusão colônica inadequada, decorrente das suas necessidades metabólicas em dado momento, do estado hemodinâmico geral do paciente, da extensão da circulação colateral, dos mecanismos neurogênicos, humorais e locais de controle da resistência vascular e dos produtos anormais do metabolismo celular antes e após a reperfusão do segmento isquêmico.

A irrigação arterial do intestino grosso é proveniente de ramos da artéria mesentérica superior (cólica direita, ileocólica e cólica média), que irrigam o cólon ascendente e metade do transverso, e ramos da artéria mesentérica inferior (cólica esquerda, sigmoidianas e retal superior), que irrigam a porção distal do cólon transverso, descendente e reto (Figura 45.1). As anastomoses entre os sistemas da artéria mesentérica superior e da artéria mesentérica inferior, ilíacas internas e sacrais garantem, em geral, irrigação adequada a todos os segmentos do intestino grosso. O reto também recebe irrigação dos ramos da artéria hemorroidária média, que se originam da artéria ilíaca interna.

O ângulo esplênico e a junção retossigmoidiana, conhecidos como *watershed regions*,[22] apresentam maior predisposição para isquemia, pois a presença do sistema de colaterais é variável. Esse sistema é formado pela comunicação entre as artérias mesentéricas superior e inferior, principalmente pelo ramo esquerdo da cólica média e ramo ascendente da cólica esquerda – arco de Riolan (presente em cerca de 60% dos indivíduos[1]), e artéria marginal de Drummond, que comunica a artéria mesentérica superior com a inferior.

Cerca de 35% dos indivíduos possuem essa arcada pouco desenvolvida ou ausente, o que torna as imediações da flexura esplênica susceptíveis de isquemia. Esta região é conhecida como zona crítica de Griffiths, o qual descreveu essas variações anatômicas.[1] Após a ligadura da artéria mesentérica inferior, a viabilidade do cólon é mantida pela artéria marginal de Drummond, por intermédio do ramo esquerdo da artéria cólica média (ramo da artéria mesentérica superior). Ocasional-

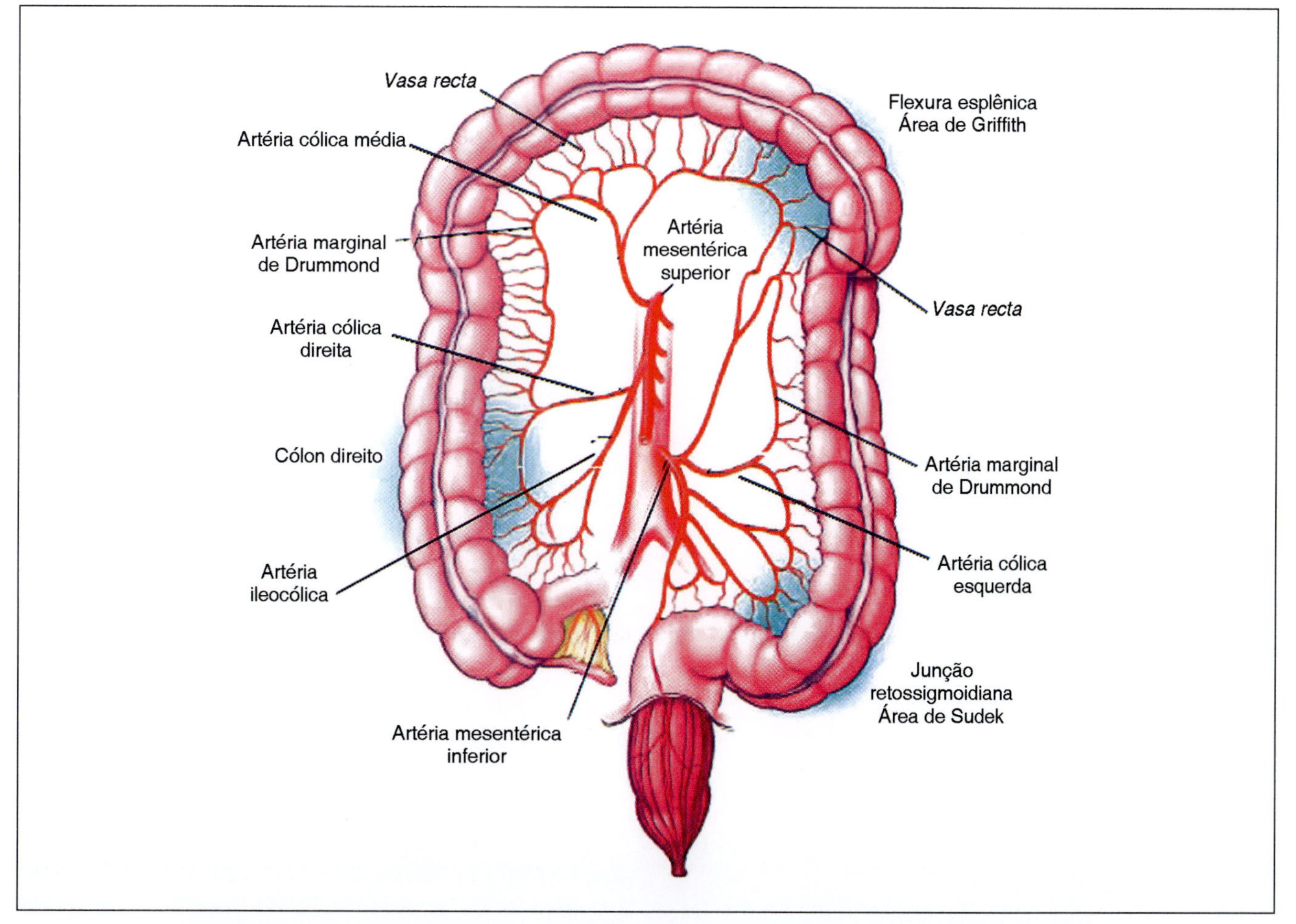

Figura 45.1 ▶ Anatomia vascular do intestino grosso e áreas mais susceptíveis de isquemia.

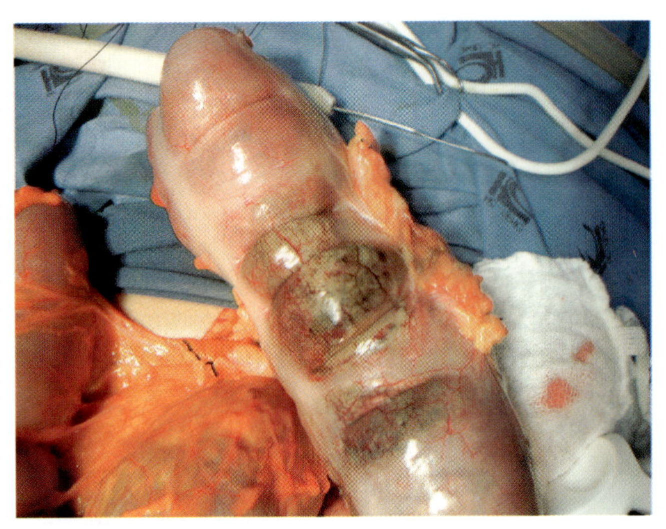

Figura 45.2 ▸ Necrose segmentar do cólon (ângulo esplênico). (Foto gentilmente cedida pelo Prof. Marcelo Rausch.)

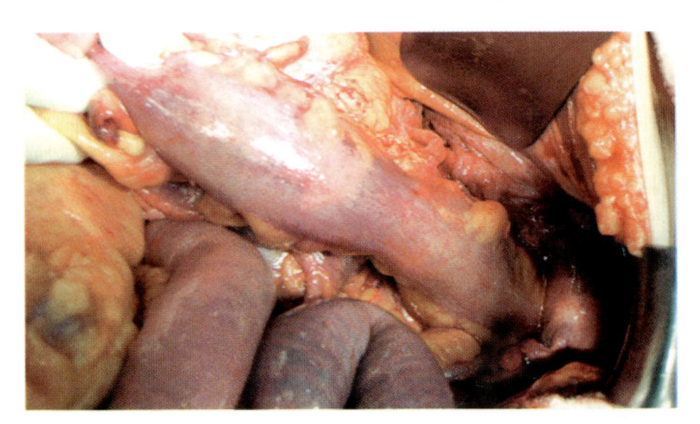

Figura 45.3 ▸ Necrose segmentar da região retossigmoidiana. (Foto gentilmente cedida pelo Prof. Rodrigo Gomes da Silva.)

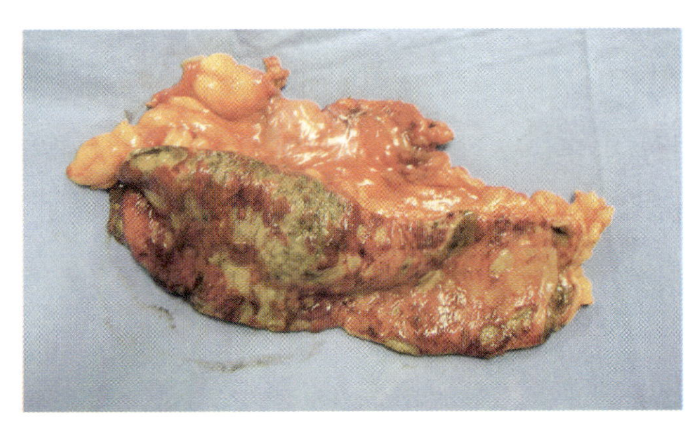

Figura 45.4 ▸ Isquemia da mucosa. (Foto gentilmente cedida pelo Prof. Rodrigo Gomes da Silva.)

mente, ele pode ser insuficiente para manter a viabilidade colônica (Figura 45.2).

Em processos não-oclusivos, o cólon direito é mais comprometido que o esquerdo. O pequeno desenvolvimento da arcada marginal direita, encontrado em cerca de 50% dos indivíduos, e o menor número de vasos retos, em relação ao cólon esquerdo, talvez expliquem, parcialmente, o fato. O estiramento dos ramos venoarteriais da parede do cólon direito nas distensões prolongadas, resultantes de problemas funcionais ou de obstrução mecânica do cólon esquerdo, pode ser outro motivo para a alta freqüência de isquemia do ceco, porque este é o segmento mais calibroso do intestino grosso e, portanto, o que apresenta maior tensão de suas paredes nas grandes distensões (lei de Laplace: tensão da parede = pressão × raio). Um ou mais dos três ramos da artéria mesentérica superior estão ausentes em até 20% das pessoas.[1] A junção retossigmoidiana, conhecida como área de Sudek, tem maior predisposição à isquemia onde os últimos ramos sigmoidianos anastomosam-se com os ramos da artéria retal superior. Ramos da artéria mesentérica inferior freqüentemente estão ausentes[1] (Figura 45.3).

Apesar da existência dessas áreas mais susceptíveis, estudos demonstram que nenhuma área é isenta de risco, inclusive o reto, e que o cólon esquerdo é comumente o mais atingido. Longo *et al.*,[14] em série de 43 pacientes, verificaram o acometimento do cólon direito em 21% dos casos, da flexura esplênica em 21%, do sigmóide em 30% e de todo o cólon em 28% dos pacientes.

A submucosa e a mucosa são as camadas mais vascularizadas da parede do cólon e de maior atividade metabólica, e por isso são as primeiras a sofrer em caso de isquemia colônica. A redução do fluxo sanguíneo local por vasoconstrição secundária, decorrente de causas oclusivas ou não-oclusivas, pode determinar alterações da microcirculação intramural, com abertura de conexões arteriovenosas, ocasionando déficit circulatório. As vilosidades, que têm irrigação proveniente das arteríolas da submucosa, são as primeiras estruturas a sofrer danos[15] (Figura 45.4).

A intimidade da fisiopatologia das lesões isquêmicas do cólon é complexa, e só recentemente tem sido mais bem compreendida. As condições da microcirculação, alterações dos reflexos vasomotores pré-capilares e do tônus vascular, a flora bacteriana intestinal e as perturbações metabólicas intramurais são fatores locais que, associados a certas condições sistêmicas, determinam a gravidade do quadro clínico.

Com a redução do aporte sanguíneo, há aumento da permeabilidade da mucosa, liberação de endotoxinas e rápida instalação de bacteriemia portal devido à passagem de grande massa de bactérias através da parede do cólon.[15] A seguir, ocorrem liberação sistêmica de vários mediadores da resposta inflamatória e início de acúmulo local de radicais livres de oxigênio. Havendo reperfusão e reversão do processo isquêmico, os radicais livres, produzidos em grande quantidade, interagem com fatores citotóxicos, aumentando os danos teciduais e promovendo migração neutrofílica, reação tanto mais intensa quanto maior o tempo de isquemia. Alteram-se, então, os mecanismos locais de defesa e instala-se infecção a partir da microflora local.

Acredita-se que a endotelina, potente vasoconstritor, esteja envolvida. Tanto a isquemia isolada como a seguida de reperfusão, além da interação de todos os fatores citados, determinam danos locais e sistêmicos proporcionais à duração da insuficiência circulatória e à extensão do segmento intestinal comprometido.[18]

Nos raros casos de CI, durante realização de enemas contrastados e colonoscopias, o mecanismo implicado está relacionado com o aumento da pressão intraluminal devido à distensão colônica, levando à diminuição da perfusão sanguínea e do gradiente de oxigênio na parede do cólon.[8]

QUADRO CLÍNICO

Os pacientes com colite isquêmica são, em geral, idosos e do sexo masculino. Apresentam, com freqüência, condições mórbidas, como doenças cardiovasculares, pulmonares, hematológicas, diabetes e insuficiência renal, dentre outras.

As formas de apresentação clínica observadas dependem do grau de comprometimento da parede do cólon. Como conseqüência, ocorre grande variedade de apresentação dos sinais e sintomas, que podem ter início súbito, ser discretos, mesmo em quadros graves, e aumentar de intensidade lentamente.

Quando os pacientes mais jovens são acometidos, há predomínio do sexo feminino. O início dos sinais e sintomas é quase sempre abrupto, e o sangramento costuma ser mais acentuado que a dor. Muitos desses pacientes não apresentam condições predisponentes, apesar de poderem desenvolver constipação aguda antes do início das manifestações. O quadro tende a ter curso autolimitado.

Apresentação clínica leve

Esta é a forma mais comum, e acomete 50% dos pacientes. É reversível, e as manifestações clínicas são leves a moderadas. Apresenta lesões superficiais, restritas à mucosa e à submucosa. Em alguns casos, a distensão abdominal é a única expressão de isquemia leve. A dor está ausente em cerca de um quarto dos pacientes. Quando presente, é pouco pronunciada. Às vezes, só é desencadeada pela palpação do segmento intestinal doente. O sangramento pode estar ausente nos casos em que as lesões são superficiais e estão restritas a segmento intestinal curto. Nessa forma, as manifestações desaparecem em 1 ou 2 dias, e em 2 semanas a mucosa readquire aspecto normal.

Dor abdominal

Está presente em dois terços dos pacientes.[1,13,15] Inicialmente, é do tipo visceral, quando apenas a mucosa e a submucosa estão envolvidas. Corresponde a cerca de 80% a 85% dos casos.[1,11] Quando o cólon esquerdo e o reto são acometidos, o paciente refere dor no flanco e na fossa ilíaca esquerda. No caso de comprometimento do cólon direito, a dor é percebida na região epigástrica. Se toda a parede é acometida, o paciente passa a apresentar dor do tipo parietal, percebida sobre a área afetada. Outros sinais e sintomas usualmente presentes e que acompanham a dor são hipermotilidade, anorexia, náuseas, vômitos e distensão abdominal.

Urgência evacuatória

É sintoma comum. Dentro de 24 horas, percebe-se a presença de sangue escurecido e misturado às fezes. O sangue pode estar ausente nos casos em que as lesões, além de superficiais, estão restritas a segmento intestinal curto.

Sangramento

É manifestação clínica freqüente. Quase sempre, é indicativo de comprometimento de moderada gravidade. Sangramentos maciços, que produzem instabilidade hemodinâmica, são incomuns, e deve-se pensar em outros diagnósticos, como doença diverticular ou angiodisplasia.

Irritação peritoneal

Cerca de 15% dos pacientes apresentam este sinal em decorrência de necrose transmural.[8]

A outra metade dos pacientes distribui-se em duas outras formas de colite: apresentações clínicas intermediária e grave. Elas têm em comum a não-reversibilidade da lesão isquêmica (em torno de 30% a 40% dos pacientes), mas diferem profundamente quanto à gravidade.

Apresentação clínica intermediária

Ocorrem lesões irreversíveis, caracterizadas por isquemia transmural de média gravidade, e que resultam no quadro de colite ulcerativa segmentar crônica, e atingem em torno de 20% a 25% dos pacientes. As principais manifestações clínicas são dor abdominal e diarréia, em geral, pouco pronunciadas. Alguns pacientes apresentam colites ulceradas mais extensas, responsáveis por quadros diarréicos crônicos, espoliativos, capazes de levar à desnutrição acentuada em poucos meses. Em 10% a 15% dos pacientes, ocorre estenose segmentar tardia, mais ou menos acentuada, raramente chegando a causar obstrução do cólon.

Apresentação clínica grave

Caracteriza-se por necrose gangrenosa transmural de um segmento do cólon e, mais raramente, de todo o intestino grosso. Acomete 15% a 20% dos pacientes. Pode dar origem à colite ulcerativa segmentar, quadro considerado de gravidade moderada, de evolução mais lenta, podendo chegar a 6 meses o tempo necessário para a reversão completa.

O quadro tem início abrupto, embora possa instalar-se lentamente. O comprometimento do estado geral do paciente é marcante. A dor abdominal aumenta progressivamente, e surgem sinais de irritação peritoneal localizada, os quais podem tornar-se generalizados. Aparecem distensão abdominal progressiva, queda da hemoglobina e febre, e há rápida piora do estado geral. A diarréia pode não se manifestar ou ocorrer poucas vezes com sangramento. Dependendo da extensão das lesões e do tempo de evolução, instala-se quadro séptico, com alterações hemodinâmicas importantes. Em caso de perfuração em peritônio livre, há rápida e acentuada deterioração das condições clínicas gerais, com poucas chances de sobrevida.

A CI secundária à ligadura da artéria mesentérica inferior pode pertencer a qualquer uma das três formas. Em geral, é mais grave e acompanhada de maior mortalidade. Isquemia pode acometer 7% dos pacientes submetidos a operações eletivas da aorta e 60% após operações de urgência para tratamento de aneurismas rotos. Essa diferença se deve à presença de circulação colateral bem desenvolvida nos processos oclusivos crônicos, principais indicações das operações programadas, o que não ocorre nos casos agudos de ruptura de aneurisma.

Medina *et al.*,[17] em estudo retrospectivo envolvendo 53 pacientes, encontraram a presença de sangramento retal em 73,5%, dor abdominal em 52,8%, diarréia em 26,4% e irritação peritoneal em 11,3%.

DIAGNÓSTICO

Na maioria dos pacientes, não há qualquer causa identificável. Como não existem sinais e sintomas patognomônicos da CI, é necessário suspeitar de isquemia para estabelecer o diagnóstico. Scharff *et al.*,[21] analisando retrospectivamente 129 casos de CI, relataram período médio de 3,6 dias, com variação de 1 a 30 dias do início dos sintomas ao diagnóstico. Os autores mostraram que 42% dos pacientes dessa série apresentaram CI quando estavam internados por outra causa.

História clínica

As manifestações clínicas habituais podem ser mascaradas, dadas as alterações orgânicas próprias do período pós-operatório nos casos de CI secundários à revascularização miocárdica, e às operações torácicas e da aorta abdominal, entre outras, tornando o diagnóstico mais difícil.

Laboratório

Alterações bioquímicas, com valores elevados, são achados inespecíficos e relativamente tardios. Os principais exames são:

- Hemograma – leucocitose.
- Lactato ou desidrogenase lática.
- Fosfatase alcalina.
- Creatinofosfocinase.
- Gasometria – acidose.

A dosagem sérica de D-lactato, produto normal do metabolismo bacteriano que atravessa a barreira colônica, apresenta-se usualmente elevada em paciente com isquemia mesentérica aguda e vem sendo utilizada como preditor de CI em pacientes submetidos à operação de reparação de aneurisma de aorta abdominal.[1] Não se sabe como essa substância alcança a corrente sanguínea. Normalmente, ela é encontrada em níveis séricos baixos em indivíduos saudáveis, mas provavelmente, durante a isquemia, há crescimento bacteriano e aumento da produção. Poeze *et al.*[20] realizaram estudo prospectivo com o objetivo de definir marcador sérico para CI. Encontraram níveis séricos de D-lactato significativamente maiores em pacientes que desenvolveram CI após operação para reparação de aneurisma de aorta abdominal roto do que em pacientes submetidos a esta operação que não desenvolveram CI. Níveis elevados foram observados, também, em pacientes criticamente doentes em unidade de tratamento intensivo e em pacientes submetidos à correção de aneurisma abdominal eletivamente.

Murray *et al.*[19] encontraram sensibilidade de 90%, especificidade de 87%, valor preditivo positivo de 96% e valor preditivo negativo de 70% para a dosagem do D-lactato sérico em pacientes com isquemia mesentérica aguda.

Radiografia simples do abdome

A radiografia simples do abdome é o primeiro exame complementar a ser solicitado diante de quadro de dor abdominal e distensão. Embora pouco sensível e inespecífica, é importante no diagnóstico diferencial, revelando achados como perfuração ou obstrução intestinal.

Imagens

- Distribuição dos gases.
- Presença de distensão de algum segmento do cólon e de alças do delgado.
- Espessamento e edema da parede das alças intestinais.

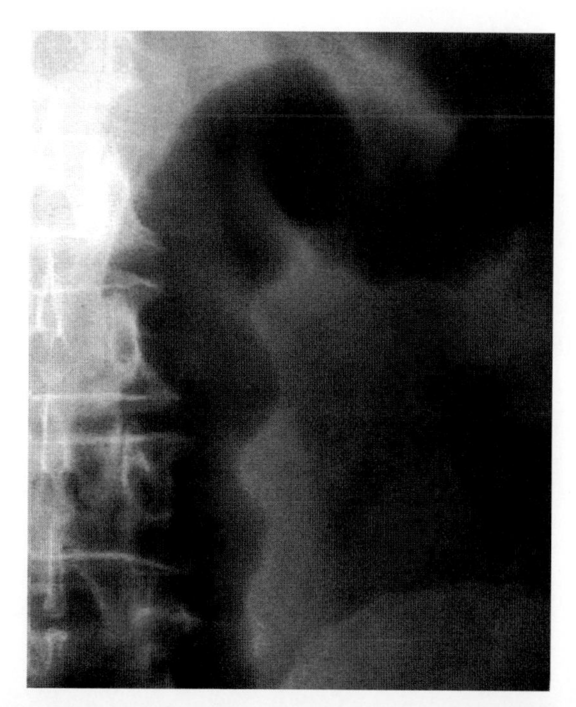

Figura 45.5 ▶ Radiografia de abdome mostrando o sinal de impressão digital – *thumbprinting* (edema e hemorragia da submucosa). (Foto gentilmente cedida pelo Dr. Walton Albuquerque.)

- Gases na veia porta: indicativo de isquemia grave.
- Pneumoperitônio: indicativo de isquemia grave.
- Pneumatose colônica intramural: o ar existente no interior dos cólons pode penetrar na intimidade parietal, através das lesões ulceradas da mucosa, dispondo-se em faixas lineares de luminescências da submucosa, paralelas à luz colônica, passíveis de serem observadas na CI e nas demais colites.
- Impressão digital, perda de haustrações, dilatação colônica, pseudopólipos: são sinais sugestivos de isquemia, sendo encontrados em cerca de 20% dos casos[1] (Figura 45.5).

Enema opaco de duplo contraste

O enema baritado mostra achados sugestivos de CI em 75% a 80% dos casos, os quais não são específicos de isquemia. Raramente, o enema é solicitado para diagnóstico da CI, principalmente na fase aguda da doença. A distensão colônica causada pelo ar e pelo bário injetados durante o exame piora o quadro de isquemia e a utilização do contraste dificulta a realização de outros estudos, como colonoscopia, tomografia computadorizada e angiografia:

- Imagens de impressões digitais (hemorragia e edema da submucosa): são os achados mais comuns. Não são específicas para CI. Podem ser encontradas em outras colites e na doença inflamatória intestinal. Essas imagens tendem a desaparecer em poucos dias.
- Imagens de mucosa serrilhada ou em *papel rasgado*: aparecem nos casos de CI de moderada intensidade. Indicam múltiplas ulcerações mucosas. Todos esses achados podem ser reversíveis em semanas ou meses.
- Estenose: o enema opaco constitui método de investigação muito útil na fase crônica e nos quadros de gravidade intermediária, em que as lesões não regridem completamente. A presença de estenose pode, às vezes, ser confundida com carcinoma ou doença de Crohn.
- Pseudodivertículos: são saculações do cólon junto ao segmento estenosado.[1,8]

Retossigmoidoscopia

Este exame torna-se indispensável perante o quadro clínico inicial de dor e distensão abdominal, seguidas de diarréia sanguinolenta. Nem sempre constitui exame conclusivo, porque o reto é comprometido raramente e o sigmóide, somente em 25% dos casos. A presença de sangue no lúmen, proveniente de porções proximais do cólon, indica necessidade de colonoscopia.

Colonoscopia

Este é o exame de escolha[1,15] e o método mais sensível e específico para diagnóstico da CI, porque é diagnóstico e propedêutico, ou seja, avalia bem as alterações da mucosa e possibilita a realização de biópsias.

Não há nenhum achado endoscópico específico para CI. O exame de colonoscopia deve ser realizado o mais rápido possível, de preferência até 72 horas do início dos sintomas, para maior acurácia diagnóstica.

O preparo costuma ser fácil devido à hiperperistalse. Normalmente, o uso de clister apenas com água costuma ser satisfatório.

A sedação é igual à usada normalmente para pacientes idosos e/ou com doenças associadas, que são a maioria.

Deve-se ter cuidado para evitar hiperinsuflação de ar e não ultrapassar o segmento intestinal afetado, minimizando os riscos de perfuração do cólon. Alguns autores[1,11] sugerem fazer a insuflação com CO_2, gás rapidamente reabsorvido, evitando pressões intraluminares elevadas, e que favorece a perfusão colônica, por ser gás vasodilatador (Figura 45.6).

Achados endoscópicos

Variam de acordo com a gravidade do acometimento da parede colônica:

- *Fase inicial da isquemia:* a mucosa é edemaciada, com áreas de hiperemia e úlceras puntiformes. Coloração azul-escura é indicativa de necrose da mucosa ou hemorragia submucosa. Exame de controle, realizado alguns dias depois, pode mostrar regressão completa do quadro ou achados como descamação da mucosa, sangramento e úlceras. Todas essas alterações são reversíveis na CI moderada, mas deixam seqüela na forma intermediária, com persistência de colite ulcerada segmentar e formação de pseudopólipos.
- *Isquemia grave:* a mucosa apresenta-se cianótica, acinzentada ou negra. Nesses casos, deve-se suspender o exame, por causa do risco de perfuração, e encaminhar o paciente para tratamento cirúrgico.
- *Casos crônicos:* a colonoscopia pode revelar estenose, perda das haustrações colônicas ou granulações da mucosa, com atrofia ou adelgaçamento da mesma, úlceras, grande redução da distensibilidade das

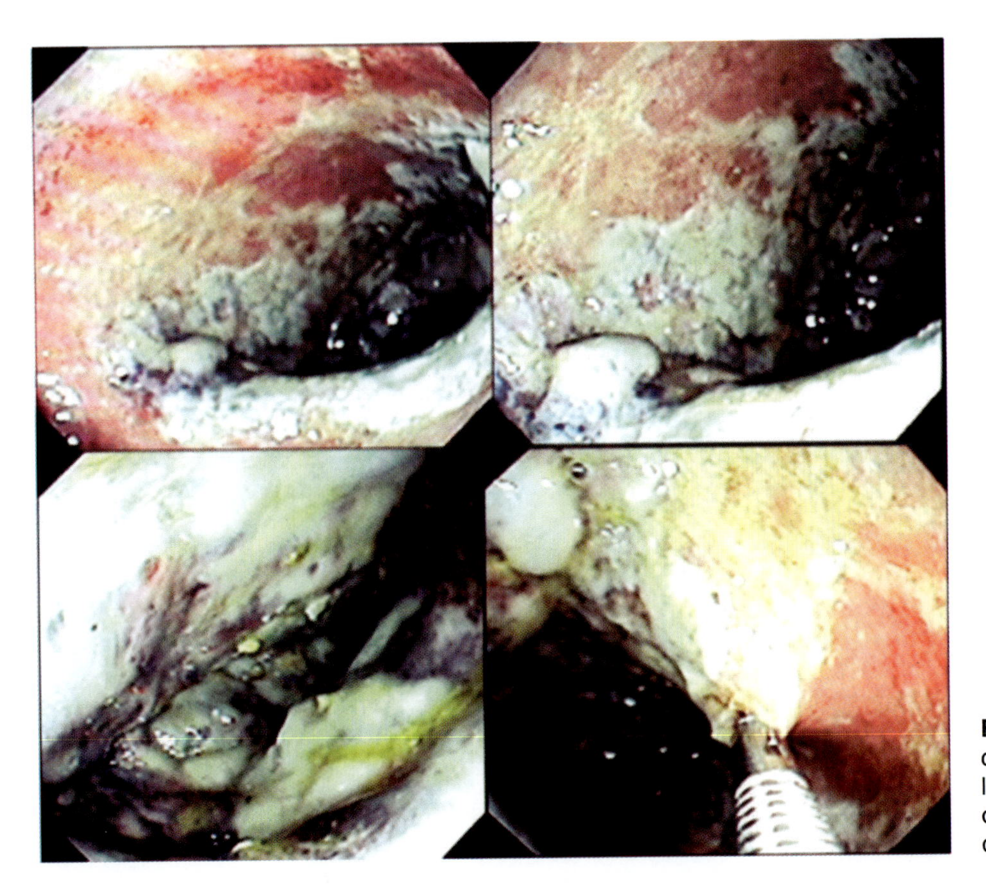

Figura 45.6 ▶ Imagem colonoscópica do cólon isquêmico. Possibilidade de visibilização e realização de biópsias. (Foto gentilmente cedida pelo Dr. Walton Albuquerque.)

paredes do cólon e estreitamento da luz devido ao considerável espessamento da submucosa por tecido de granulação e fibrose.

Sigmoidoscopia flexível

Este exame pode ser utilizado em doentes graves, principalmente após operação da aorta, em que o cólon esquerdo comumente está envolvido. Na maioria das vezes, a colonoscopia é preferida, pois cerca de 30% a 40% dos casos de isquemia ocorrem no ângulo esplênico.[8]

Champagne *et al.*[6] estudaram 44 pacientes submetidos a reparo endovascular de aneurisma roto de aorta abdominal, na urgência, de janeiro de 2002 a janeiro de 2006. Dos 39 pacientes que sobreviveram, 36 foram submetidos a sigmoidoscopia flexível, de rotina, após as primeiras 24 horas completas do ato operatório. O preparo intestinal incluiu dois enemas de água. O exame foi realizado até 60cm, ou até a flexura esplênica. Os casos foram classificados conforme o grau de isquemia encontrado:

- *Grau 1:* isquemia da mucosa – elevação e edema da mucosa.
- *Grau 2:* isquemia da mucosa e muscular própria – elevação e edema da mucosa com úlceras pequenas.
- *Grau 3:* isquemia transmural, gangrena, úlceras profundas ou perfuração, caracteristicamente, necrose da parede, de cor cinza, esverdeada ou enegrecida.

A isquemia intestinal foi diagnosticada em 23% dos pacientes (oito de 36). Destes, 15% tiveram diagnóstico Grau 1/2 e foram conduzidos com tratamento clínico e acompanhamento endoscópico; 8% tiveram diagnóstico Grau 3 e foram submetidos à laparotomia exploradora. Os autores concluíram que o seguimento endoscópico é mais importante que o próprio tratamento clínico instituído e que esta vigilância ajuda a reduzir a mortalidade em pacientes que desenvolvem isquemia intestinal no pós-operatório.[6]

Tomografia computadorizada

Exame muito utilizado no diagnóstico de pacientes com dor abdominal, fornece achados sugestivos em até 89% dos pacientes com CI e tem a vantagem de auxiliar o diagnóstico diferencial.[8] O achado mais comum é o espessamento mural circunferencial. Pneumatose, com ou sem ar nos vasos mesentéricos ou na veia porta, sugere isquemia transmural ou infarto. Deve ser lembrado que a presença de pneumatose *coli* não é específica para CI, sendo descrita em outros processos como manifestação tardia de pacientes portadores de AIDS/SIDA.[10]

Balthazar *et al.*[2] avaliaram, retrospectivamente, imagens tomográficas de 54 pacientes com diagnóstico confirmado de CI. Encontraram áreas de edema heterogêneo da parede colônica em 61%, aumento da espessura da parede do cólon de forma homogênea em 33%, ar intramural em 6% e acometimento segmentar em 89% dos pacientes. Concluíram que a tomografia de abdome é pouco específica para o diagnóstico de CI em relação às outras colites. Considerando os achados tomográficos associados ao quadro clínico e ao fato de o acometimento segmentar do cólon raramente acontecer nas outras formas de colite, a tomografia revela-se exame útil no diagnóstico. Os autores relataram que, exceto pela presença de ar na veia porta ou intraperitoneal, nenhum outro achado pode predizer o desenvolvimento de complicações.

Ultra-sonografia

A ultra-sonografia com Doppler colorido parece ser bastante específica, mas pouco sensível para CI. Se o fluxo arterial já estiver sido restaurado após a isquemia inicial, a sensibilidade reportada será menor que 50%.[15] Se demonstrar ausência de fluxo arterial na parede colônica, a ultra-sonografia servirá como exame diagnóstico e também revelador de mau prognóstico (Figura 45.7).

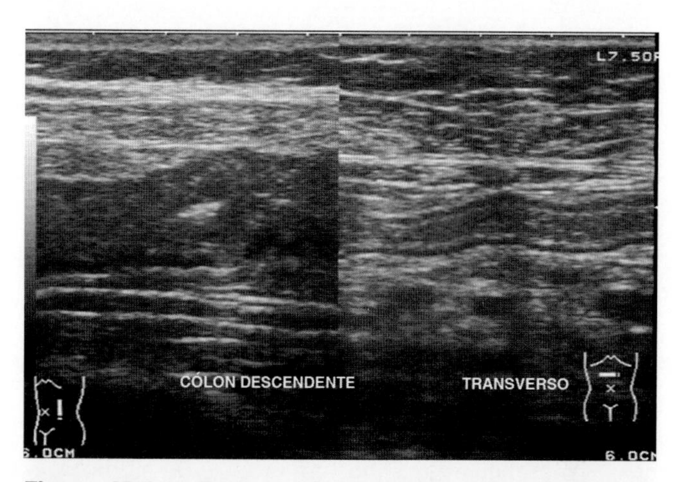

Figura 45.7 ▶ Exame ultra-sonográfico demonstrando espessamento da parede colônica em caso de colite isquêmica. (Imagem gentilmente cedida pelo Dr. Rogério Augusto Pinto da Silva.)

Cintilografia

A cintilografia com índio-111 pode tornar-se método útil para o diagnóstico nas fases iniciais do quadro isquêmico.

Laparoscopia

Está indicada em casos selecionados, principalmente para avaliação do grau de comprometimento transmural, desde que se pesem risco, benefício e custo. Está também indicada para revisão da cavidade abdominal, no pós-operatório, caso haja necessidade.

Angiografia

Este exame raramente é indicado, pois, na maioria dos casos, os vasos estão patentes durante o episódio de isquemia.

ANATOMOPATOLÓGICO

A histologia, em geral, é inespecífica e dependente da gravidade e da fase de evolução da doença.

A biópsia ajuda a confirmar o diagnóstico, principalmente quando se encontram fagócitos com hemossiderina depositada em seus citoplasmas.

A submucosa e a mucosa são as camadas mais vascularizadas da parede do cólon e de maior atividade metabólica, por isso são as primeiras a sofrer em caso de isquemia colônica. Após 10 minutos, já existem alterações ultra-estruturais e, após 30 minutos, danos celulares extensos. Com a progressão da isquemia, há aumento do edema, hemorragia submucosa e, seqüencialmente, necrose transmural.[15]

Os estudos histopatológicos revelam estreitamentos em arteríolas e vênulas na análise de peças cirúrgicas de pacientes portadores de CI não-oclusivas.

Fase inicial

Observam-se perda da arquitetura das criptas, destruição de células epiteliais, infiltrado inflamatório leve ou moderado e presença de trombos em capilares da lâmina própria com edema da submucosa e perda da espessura da mucosa. Podem ser encontrados abscessos crípticos, com atrofia disseminada nas áreas ulceradas. A presença de trombos em artérias de médio calibre e de processo inflamatório na parede do vaso sugere vasculite. A identificação de infarto da mucosa ou de células fantasmas permite o diagnóstico de lesão grave. Estes achados são, habitualmente, menos intensos que na doença inflamatória intestinal.

Fase crônica

Observam-se áreas com criptas lesadas e em regeneração, misturadas com mucosa normal, redução do número de criptas e fibrose na lâmina própria. Nas formas intermediárias de colite, que causam estenose, a fibrose atinge a submucosa e a camada muscular. O infiltrado inflamatório é muito discreto, e a presença de histiócitos contendo hemossiderina é uma constante, auxiliando o diagnóstico diferencial com a doença de Crohn.

DIAGNÓSTICO DIFERENCIAL

O diagnóstico diferencial deverá ser feito com outras situações de potencial gravidade que poderão necessitar intervenção urgente. Destacamos a isquemia mesentérica aguda, a colite infecciosa, a doença inflamatória intestinal, a colite pseudomembranosa, a diverticulite complicada e as neoplasias.

TRATAMENTO

A intensidade das manifestações clínicas, proporcional à gravidade do dano tecidual provocado pela isquemia ou pelo binômio isquemia/reperfusão, é fator determinante da conduta terapêutica a ser instituída.

Ainda que muitos doentes possam ser tratados ambulatorialmente, por apresentarem sintomas leves, a maioria necessita internação hospitalar e apresenta doença que acomete parcialmente o cólon. Pacientes com quadros leves a moderados, na ausência de gangrena ou perfuração, são conduzidos com tratamento clínico, voltado para a melhora e a resolução da hipoperfusão.

Clínico

- Jejum.
- Reposição hídrica: garantir a perfusão do cólon.
- Otimização da função cardíaca.
- Oxigenação.
- Cateter nasogástrico e retal: casos de íleo ou distensão colônica.
- Suspensão de qualquer medicamento que cause vasoconstrição.

- Antibioticoterapia de largo espectro: deve ser instituída para minimizar a translocação bacteriana e sepse. A cobertura deve ser direcionada para os patógenos freqüentes no sítio cirúrgico colorretal: bacilos gram-negativos, anaeróbios e enterococos:
  - *Aminoglicosídeo – sulfato de gentamicina* (Garamicina®, Gentamicil®, Vitromicin®): ampolas de 2mL/40mg, 80mg, 160mg e 280mg. Tem amplo espectro de ação contra gram-negativos. É nefrotóxico, ototóxico e causa bloqueio neuromuscular quando a infusão venosa é rápida. Posologia: 1,7mg/kg IV de 8/8h. Recomenda-se oferecer a dose total (5mg/kg – dose máxima: 240mg – de 24/24h).
  - *Anaerobicida – metronidazol* (Flagyl®, Helmizol®, Canderm®, Metronide®): suspensão: 200mg/5mL; comprimidos: 250mg e 400mg; frascos: 100mL. Anaerobicida de primeira escolha. Boa concentração no liquor e em abscessos. Muito eficaz por via oral para anaeróbios. Posologia: 20mg a 30mg/kg/dia, em duas a três infusões. Dose máxima: 4.000mg/dia.
  - *Macrolídeo, lincosamina – clindamicina* (Dalacin C®): ampola: 2mL e 4mL/300mg e 600mg; frasco-ampola: 6mL/900mg; cápsulas: 150mg e 300mg. Anaerobicida. Posologia: IV – 1.200 a 1.800mg/dia, em duas a quatro infusões. Dose máxima: 4.800mg/dia. VO – 150 a 450mg/dose em três a quatro tomadas. Dose máxima: 1.800mg/dia.

Não há indicação para o uso de corticosteróides, que podem agravar a isquemia e levar à perfuração colônica.[13]

Quando o tratamento é eficaz, dentro de 24 a 48 horas, a maioria dos pacientes apresenta melhora clínica e, em 2 semanas, melhoras radiográfica e endoscópica.

A remissão dos sinais e sintomas ocorre em 20% a 35% dos pacientes. Podem ocorrer melhora clínica e persistência de manifestações leves, por tempo mais prolongado, nos casos de colite ulcerativa segmentar ou de algum estreitamento do lúmen. Esses pacientes devem ser observados e seguidos com exames colonoscópicos, a cada 6 meses, pois as lesões são reversíveis em cerca de 15% a 20% dos casos de colite isquêmica.

A colite ulcerativa segmentar pode melhorar com o uso de enemas de corticóide. Em cerca de 10% a 20% dos pacientes, o quadro de CI não se resolve e evolui com colite segmentar crônica, caracterizada por diarréia, sangramento retal e perda ponderal ou estenose. Se as manifestações persistirem por 2 a 3 semanas, colectomia segmentar está indicada.[1,15]

Cerca de 20% dos pacientes evoluem com deterioração do quadro clínico ou peritonite, necessitando tratamento cirúrgico.[1,8] Sinais indiretos de necrose, como febre persistente, leucocitose, irritação peritoneal, dor intensa e sangramento, devem alertar o médico para falha do tratamento conservador.

Cirúrgico

Laparotomia

As indicações estão expressas no Quadro 45.2.

Durante a operação, o segmento do cólon afetado deve ser ressecado. A mucosa deve ser inspecionada e as áreas suspeitas ressecadas, de modo a deixar margens seguras. Se o comprometimento for muito extenso, deve-se ressecar a área claramente afetada, e revisão programada da cavidade (*second-look*) deve ser realizada dentro de 24 a 48 horas. Em alguns casos, é difícil definir, no intra-operatório, a extensão da área afetada, pois a serosa pode estar aparentemente normal e a mucosa comprometida. O uso da colonoscopia peroperatória pode minimizar essa dificuldade.

Testes intra-operatórios, como fotoplestimografia e tonometria, não mostraram benefício na prática clínica.[1]

A anastomose primária deve ser evitada devido ao maior risco de fístula e deiscência nos portadores de CI operados de urgência. Outra justificativa para se confeccionar estoma e fístula mucosa nesses pacientes é a possibilidade de preservação de segmentos intestinais relativamente longos, com lesões mucosas potencialmente reversíveis, que seriam ressecados se a opção fosse reconstrução imediata do trânsito intestinal. A fístula cutaneomucosa é boa escolha, evitando-se a cirurgia de Hartmann, quando o dano isquêmico atinge as imediações do retossigmóide. Isso porque a dissec-

Quadro 45.2 ▶ Indicações de tratamento cirúrgico na colite isquêmica

Sinais de peritonite
- Perfuração
- Colite fulminante
- Gangrena

Hemorragia acentuada
Febre recorrente ou sepse
Persistência dos sinais e sintomas por mais de 2 ou 3 semanas
Colopatia perdedora de proteínas
Colite crônica segmentar com ulceração
Estenose sintomática ou suspeita de neoplasia

ção do coto retal, principalmente quando ele é curto, em 20% dos casos, pode ser difícil durante a reconstrução do trânsito intestinal. Eventualmente, pode não ser possível restabelecer o trânsito.

Os pacientes acometidos pela forma intermediária da colite isquêmica, não operados na fase aguda, podem evoluir para a forma de colite ulcerada segmentar crônica, com manifestações de suboclusão intestinal, ou estenose. Nas duas eventualidades, o tratamento cirúrgico só estará indicado quando houver considerável piora da qualidade de vida. Após ressecção da porção comprometida, realiza-se anastomose imediata, quase sempre em segmento intestinal intraperitoneal, uma vez que o reto é poupado na grande maioria dos casos de CI. A sutura pode ser contínua ou separada conforme a preferência e a experiência do cirurgião.

Alguns pacientes, particularmente os que apresentam colite ulcerada extensa como complicação de megacólon chagásico, podem encontrar-se em estado de desnutrição importante. Nesses casos, a realização da colostomia proximal, para excluir o trânsito intestinal do segmento doente, costuma ser extremamente benéfica, possibilitando rápida melhora do estado nutricional, o que não acontece com os pacientes portadores de doença inflamatória intestinal. Restabelecidas as condições gerais, os pacientes podem ser submetidos à operação de ressecção.

Merece menção a isquemia resultante de aneurismectomia da aorta abdominal, que pode ocorrer em mais de 50% dos pacientes operados. O infarto do cólon adquire caráter de extrema gravidade, não só pelas próprias condições gerais do paciente, como pela dificuldade do diagnóstico precoce. Cabe ao cirurgião vascular o estudo angiográfico pré-operatório da circulação do cólon. No ato operatório, ele deve certificar-se da adequada perfusão do segmento irrigado pela artéria mesentérica inferior, a mais freqüentemente envolvida nos aneurismas da aorta abdominal. Se a perfusão for inadequada, essa artéria deverá ser reimplantada.

Apesar da ressecção, pacientes com necrose do cólon apresentam mortalidade de até 60%.[1,5,7,8,22,26]

PROGNÓSTICO

Relatos da literatura indicam que metade a dois terços dos pacientes apresentam melhora com o tratamento conservador.[15] A mortalidade geral é em torno de 10% a 15%.[23] A evolução do paciente depende muito da reversão ou não do processo de isquemia, da extensão de cólon acometida, do momento da indicação ciúrgica e das doenças de base próprias dos pacientes que favorecem a manutenção da hipoperfusão colônica.

Medina *et al.*,[17] em estudo retrospectivo, avaliaram 53 pacientes, os quais foram distribuídos em dois grupos de acordo com a gravidade do quadro, com o objetivo de definir o comportamento prognóstico da doença. Todos os pacientes que receberam alta foram acompanhados, no mínimo, por 1 ano. No primeiro grupo, os 35 pacientes incluídos foram tratados conservadoramente, sem cirurgia. A média de internação foi de 7 dias, e o uso de nutrição parenteral total foi de 4 dias. Cinco pacientes desenvolveram estenose colônica, dois dos quais queixavam-se de dor abdominal, mas foram tratados clinicamente. Dois pacientes morreram no período de acompanhamento por outras causas. O segundo grupo, com 18 pacientes, incluiu aqueles que necessitaram tratamento cirúrgico ou que faleceram durante a internação. A média de internação foi de 30 dias, e cinco desses pacientes faleceram durante o período de hospitalização. Nenhum paciente desse grupo desenvolveu CI crônica. Os autores associaram a hipertensão arterial sistêmica, o estado hemodinâmico inicial, a história pessoal de neoplasia, a presença de vasculopatia periférica e o envolvimento do cólon direito como fatores de pior prognóstico.[17]

Longo *et al.*,[14] com o objetivo de determinar o prognóstico de pacientes com CI, analisaram retrospectivamente 43 pacientes, distribuídos em dois grupos: o grupo de CI segmentar (72%) e o grupo de CI envolvendo todo o cólon (28%). No primeiro grupo, 35% dos pacientes foram tratados conservadoramente, com sucesso. Nos pacientes que foram tratados por cirurgia, a mortalidade, em 30 dias, foi de 22%. No grupo com CI envolvendo todo o cólon, todos os pacientes foram tratados por cirurgia, e 75% deles morreram.

Scharff *et al.*[21] estudaram 129 pacientes com CI, dos quais 54% receberam tratamento clínico inicialmente. Em 67% desses pacientes, o tratamento foi efetivo. Dentre os 23% com falência do tratamento clínico, 9% faleceram antes do tratamento cirúrgico e 24% foram operados. Dos operados, quatro pacientes tinham o cólon perfurado, 82% sobreviveram e 18% morreram. Dos 129 pacientes, 46% tiveram tratamento cirúrgico indicado nas primeiras 12 horas após a admissão, com 18% já apresentando perfuração colônica; 52% sobreviveram e 48% dos pacientes que tiveram tratamento cirúrgico imediato faleceram. No geral, dos 129 pacientes, 59% necessitaram tratamento cirúrgico e, destes, 41% morreram. A mortalidade geral na série foi de 29%.[21]

CONSIDERAÇÕES FINAIS

A mortalidade por CI entre os pacientes internados pode chegar a 60%, sendo muito maior entre os operados, que representam os casos mais graves.

É necessário intensificar os estudos, pois o aumento da incidência é esperado paralelamente ao crescimento da população idosa, com aumento da sobrevida na população com mais de 60 anos de idade.

É extremamente importante que à alta suspeição clínica se alie a realização precoce de exames auxiliares diagnósticos, para tomada de conduta em tempo hábil, considerando que a CI complicada é doença benigna, que apresenta alta taxa de mortalidade.

Portanto, devido ao grande espectro de apresentação clínica e à inespecificidade das manifestações clínicas, a CI torna-se doença de difícil diagnóstico. Assim sendo, o médico deve sempre considerar essa hipótese diagnóstica diante de pacientes com quadro clínico compatível.

REFERÊNCIAS BIBLIOGRÁFICAS

1. Baixauli J, Kiran RP, Delaney CP. Investigation and management of ischemic colitis. *Cleveland Clin J Med* 2003; *70*:920-34.
2. Balthazar EJ, Yen BC, Gordon RB. Ischemic colitis: CT evaluation of 54 cases. *Radiol* 1999; *211*:381-8.
3. Binns JC, Isaacson P. Age-related changes in the colonic blood supply: their relevance to ischaemic colitis. *Gut* 1978; *19*:384-90.
4. Boley SJ, Schwartz S, Lash J *et al*. Reversible vascular occlusion of the colon. *Surg Gynecol Obstet* 1963; *116*:53-60.
5. Brandt LJ. Bloody diarrhea in an elder patient. *Gastroenterologyl* 2005; *128*:157-63.
6. Champagne BJ, Lee EC, Valerian B *et al*. Incidence of colonic ischemia after repair of rupture abdominal aortic aneurysm with endograft. *Am Col Surg* 2007; *204*:597-601.
7. Green BT, Rockey DC, Portwood MD *et al*. Urgent colonoscopy for evaluation and management of acute lower gastrointestinal hemorrhage: a randomized controlled trial. *Am J Gastroenterol* 2005; *100*:2395-402.
8. Green BT, Tendler DA. Ischemic colitis: a clinical review. *South Med J* 2005; *98*:217-22.
9. Higgins PDR, Davis KJ, Laine L. Systematic review: the epidemiology of ischemic colitis. *Aliment Pharmacol Ther* 2004; *19*:729-38.
10. Horton KM, Fishman EK. Computed tomography evaluation of intestinal ischemia. *Sem Roentgenol* 2001; *36*:118-25.
11. Hwang RF, Schwartz RW. Ischemic colitis: a brief review. *Curr Surg* 2001; *58*:192-4.
12. Kanda T, Fuji H, Tani T *et al*. Intestinal fatty acid-binding protein is a useful diagnostic marker for mesenteric infarction in humans. *Gastroenterology* 1996; *110*:339-43.
13. Korotinski S, Katz A, Malnick SDH. Chronic ischemic bowel diseases in the aged – go with the flow. *Age and Ageing* 2005; *34*:10-6.
14. Longo WE, Ward D, Vernava AM *et al*. Outcome of patients with total colonic ischemia. *Dis Colon Rectum* 1997; *40*:1448-54.
15. MacDonald PH. Ischemic colitis. *Best Pract Res Clin Gastroenterol* 2002; *16*:51-61.
16. Marston A, Pheils MT, Thone MC. Ischemic colitis. *Gut* 1966; *7*:1-10.
17. Medina C, Vilaseca J, Videla S *et al*. Outcome of patients with ischemic colitis: review of fifty-three cases. *Dis Colon Rectum* 2004; *47*:180-4.
18. Miura S, Kurose I, Fukumura D *et al*. Ischemic bowel necrosis induced by endothelin-1: an experimental model in rats. *Digest* 1991; *48*:163-72.
19. Murray MJ, Gonze MD, Nowak LR *et al*. Serum D(-)lactate levels as an aid diagnosing acute intestinal ischemia. *Am J Surg* 1994; *167*:575-8.
20. Poeze M, Froon AH, Greve JWM *et al*. D-lactate as an early marker of intestinal ischemia after ruptured abdominal aortic aneurysm repair. *Br J Surg* 1998; *85*:1221-4.
21. Scharff JR, Longo WE, Vartanian SM *et al*. Ischemic colitis: spectrum of disease and outcome. *Surgery* 2003; *134*:624-30.
22. Sreenarasimhaiah J. Diagnosis and management of intestinal ischemic disorders. *Br Med J* 2003; *326*:1372-6.
23. Ullery BS, Boyko AT, Banet GA *et al*. Colonic ischemia: an under- recognized cause of lower gastrointestinal bleeding. *J Emerg Med* 2004; *27*:1-5.
24. Yasuhara H. Acute mesenteric ischemia: the challenge of gastroenterology. *Surg Today* 2005; *35*:185-95.
25. Zuckermann GR, Prakash C, Merriman RB *et al*. The colon single-stripe sign and its relationship to ischemic colitis. *Am J Gastroenterol* 2003; *98*:2018-22.

PARTE

VII

Abdome Agudo Oclusivo

46

Obstrução Intestinal

Paulo Roberto Savassi-Rocha
Soraya Rodrigues de Almeida
Marcelo Dias Sanches

INTRODUÇÃO

Obstrução intestinal é definida como parada do trânsito do conteúdo intestinal por mecanismos diversos. Ocorre, portanto, falta de propulsão do referido conteúdo. Os termos *obstrução intestinal* e *íleo* têm o mesmo significado. Entretanto, obstrução intestinal é utilizada, freqüentemente, como sinônimo de íleo mecânico.

CLASSIFICAÇÃO

O íleo pode ser classificado em três grandes grupos de acordo com o distúrbio inicial: íleo mecânico, íleo funcional e íleo vascular.

Íleo mecânico

É aquele em que o distúrbio inicial é a obliteração ou oclusão orgânica, parcial ou total, da luz intestinal.

Íleo mecânico é causa freqüente de admissão hospitalar de urgência. Cerca de 50% a 70% dos pacientes admitidos com esse diagnóstico exigem tratamento cirúrgico.[18]

Mecanismos

O íleo mecânico pode ocorrer por afecções extrínsecas ao intestino, afecções intrínsecas da parede intestinal ou afecções que causam obstrução intraluminar.

1. *Afecções extrínsecas ao intestino*: as causas mais freqüentes são as aderências ou bridas e as hérnias (Figura 46.1). As bridas representam a principal causa de obstrução intestinal mecânica no adulto (60% a 75%).[16] Elas surgem quando tecido fibroso, geralmente em forma de fita, se forma na cavidade peritoneal durante o reparo de duas superfícies mesoteliais que sofreram lesão, a qual pode ser mecânica ou não. Em geral, as lesões mecânicas são causadas pelo cirurgião (incisão, laceração, contusão, abrasão, esgarçamento), e as não-mecânicas são causadas por calor, sepse, isquemia, malignidade, reação a corpo estranho, inflamação ou radiação. Aderências

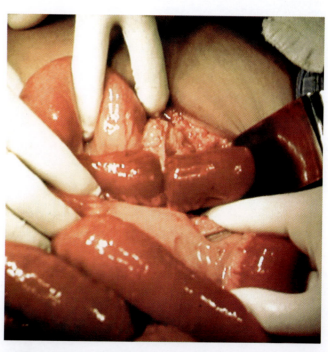

Figura 46.1 ▶ Obstrução do intestino delgado por brida.

podem ocorrer tanto depois de laparotomias como após cirurgias laparoscópicas. Neste caso, os locais mais envolvidos são os sítios dos trocartes e a região operada.[15]

2. *Afecções intrínsecas da parede intestinal*: estenoses cicatriciais, processos inflamatórios (doença de Crohn), tumores (Figura 46.2). O adenocarcinoma é a causa mais freqüente de obstrução mecânica do cólon (60%).[16]
3. *Afecções que causam obstrução intraluminar*: corpo estranho (Figura 46.3), *bolus* de áscaris, cálculo biliar.

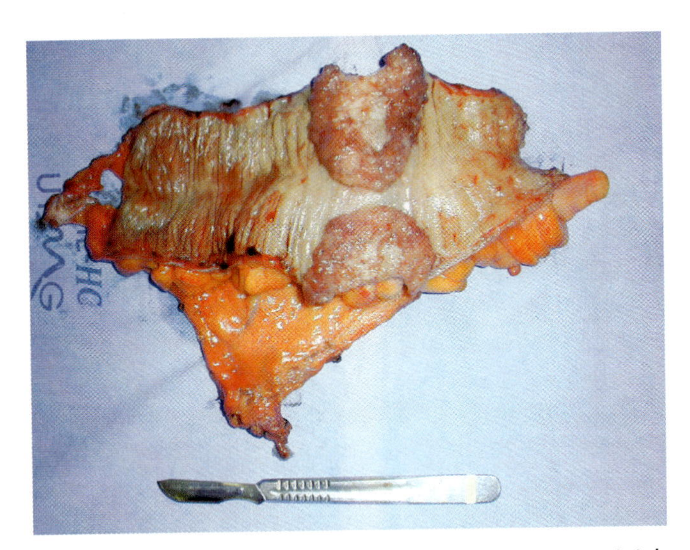

Figura 46.2 ▶ Adenocarcinoma ocluindo quase que totalmente a luz do intestino grosso.

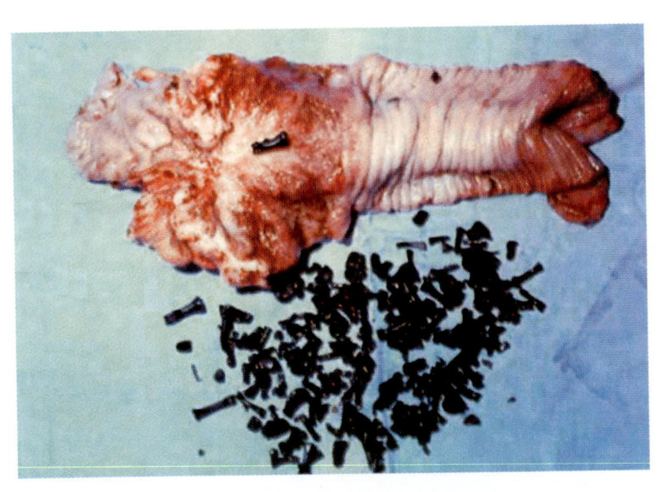

Figura 46.3 ▶ Obstrução do intestino delgado por corpo estranho (osso de galinha) impactado na papila ileocecal. Observa-se intensa reação inflamatória associada, exigindo ressecção segmentar.

Classificação

Do ponto de vista clínico, o íleo mecânico é classificado, de acordo com o nível ou altura em que ocorre a oclusão da luz intestinal, em:

1. Obstrução alta do intestino delgado (duodeno ou jejuno proximal).
2. Obstrução baixa do intestino delgado (jejuno distal ou íleo).
3. Obstrução do intestino grosso.

O íleo mecânico pode ser subdividido em dois grupos:

1. *Íleo mecânico simples*: quando o suprimento sanguíneo da alça intestinal obstruída é normal.
2. *Íleo mecânico estrangulado*: quando, além da obstrução orgânica, ocorre comprometimento do suprimento sanguíneo da parede da alça acometida (Figura 46.4).

Essa subdivisão tem implicações importantes não só do ponto de vista fisiopatológico, como também terapêutico.

Íleo funcional

É aquele em que o distúrbio inicial é da motilidade intestinal, cujo comprometimento faz com que cesse a propulsão do conteúdo entérico. A atividade motora, apesar de diminuída, não está abolida. A peristalse é, portanto, ineficaz, não propulsiva. É também chamado íleo adinâmico ou paralítico.

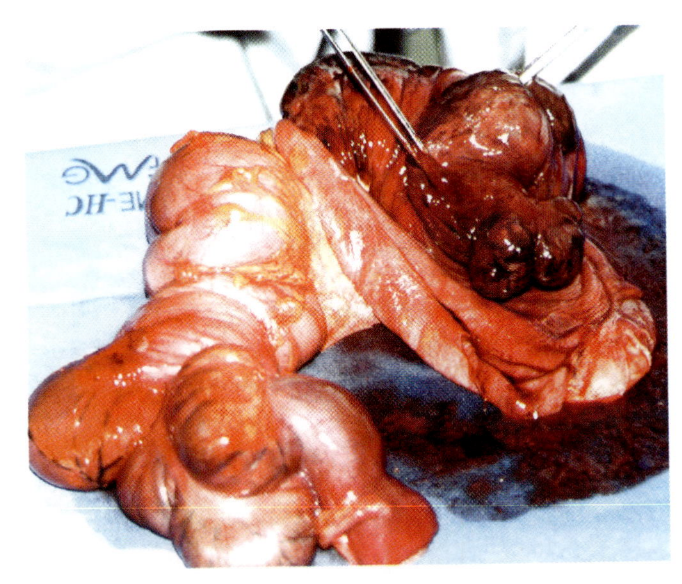

Figura 46.4 ▶ Invaginação do intestino delgado com necrose.

Constitui o tipo de íleo mais freqüente, pois ocorre após laparotomias, cirurgias laparoscópicas e, até mesmo, após operações extra-abdominais.[30] Está demonstrado que o grau de adinamia não depende somente da manipulação cirúrgica dos intestinos. A melhora espontânea costuma ocorrer após 2 a 3 dias, já que a atividade peristáltica do intestino delgado retorna ao normal em 12 a 24 horas, a do estômago, em 24 a 48 horas, e a do intestino grosso, em 48 a 72 horas.[27]

A supra-renal é um dos mediadores do íleo pós-operatório. Observa-se associação da elevação das catecolaminas, nesse período, com a inibição da motilidade intestinal. Entretanto, está demonstrado, experimentalmente, que a adrenalectomia diminui as catecolaminas séricas no pós-operatório sem melhorar o íleo.[27] Este, por sua vez, é parcialmente revertido pela esplancnicectomia, o que demonstra a importância do sistema nervoso simpático, independente da atividade supra-renal, no pós-operatório.[27]

Reflexos inibidores alfa-adrenérgicos com aferentes peptidérgicos contribuem para a instalação do íleo. É possível que estejam envolvidos mecanismos centrais e humorais, inibição direta de nervos entéricos ou espinhais por agentes anestésicos e alterações no potencial de receptores de neurotransmissores no plexo nervoso entérico após manipulação do intestino.

Sabe-se que os movimentos intestinais são inibidos, de maneira reflexa, em várias circunstâncias, como distensão do ureter ou das vias biliares, pancreatite, peritonites, distúrbios eletrolíticos etc.

Íleo vascular

É aquele em que o distúrbio primário ou inicial é a isquemia da parede intestinal em conseqüência do comprometimento da irrigação sanguínea arterial e/ou da drenagem venosa do intestino (Figura 46.5). Secundariamente à isquemia ocorre a cessação da atividade motora intestinal. Em geral, a obstrução vascular aguda ocorre por trombose ou embolia. Outras vezes, entretanto, pode ocorrer isquemia intestinal sem oclusão vascular. Maiores detalhes podem ser encontrados no Capítulo 43.

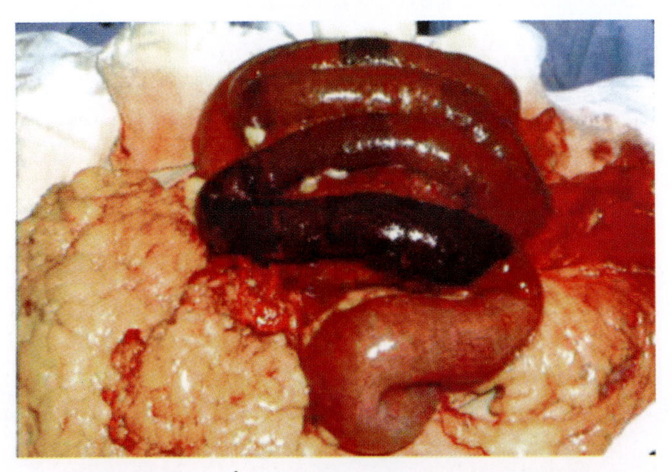

Figura 46.5 ▶ Íleo vascular com necrose intestinal.

FISIOLOGIA DO APARELHO DIGESTIVO

Analisaremos, resumidamente, os três aspectos principais da fisiologia do aparelho digestivo: secreção, absorção e motilidade.

Secreção

O aparelho digestivo secreta, diariamente, cerca de 6 a 8 litros de líquido rico em enzimas e eletrólitos. O volume médio em 24 horas é de 7.000mL, e o seu pH é variável (Figura 46.6).

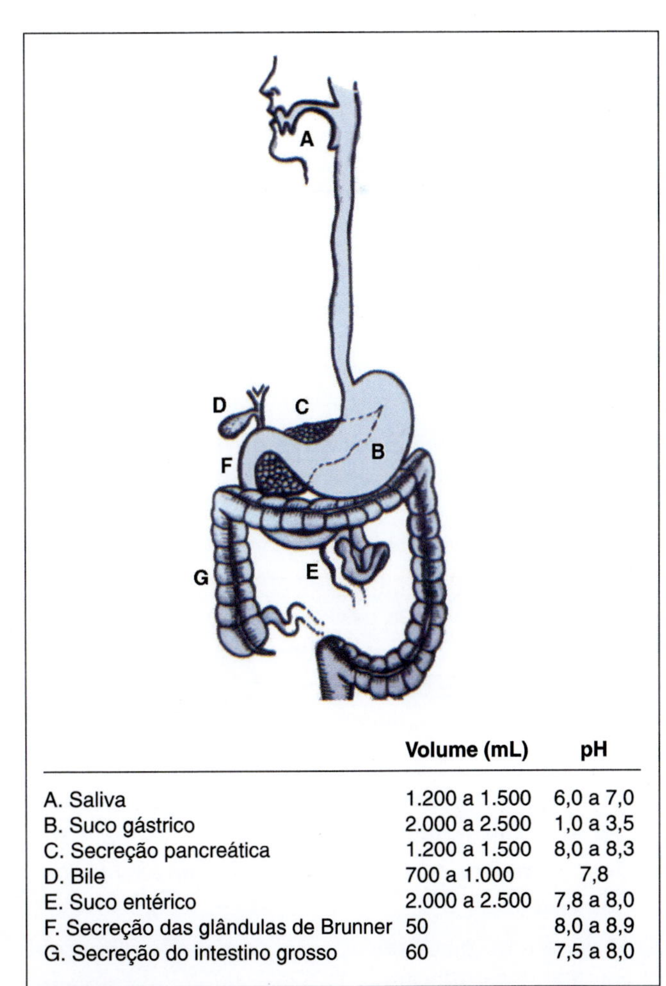

	Volume (mL)	pH
A. Saliva	1.200 a 1.500	6,0 a 7,0
B. Suco gástrico	2.000 a 2.500	1,0 a 3,5
C. Secreção pancreática	1.200 a 1.500	8,0 a 8,3
D. Bile	700 a 1.000	7,8
E. Suco entérico	2.000 a 2.500	7,8 a 8,0
F. Secreção das glândulas de Brunner	50	8,0 a 8,9
G. Secreção do intestino grosso	60	7,5 a 8,0

Figura 46.6 ▶ Volume e pH das secreções digestivas.

Quanto à composição eletrolítica, na secreção gástrica predominam o hidrogênio, o cloro e o potássio, enquanto nas secreções biliares, pancreática e entérica predominam o sódio e o bicarbonato.

As secreções se formam na dependência de três grupos de estímulos:

1. Estímulos hormonais.
2. Estímulos nervosos.
3. Estímulos locais, determinados pela ação do quimo sobre a mucosa, distensão intestinal e aumento da motilidade intestinal.

Os dois últimos estímulos locais (distensão e motilidade) são importantes do ponto de vista fisiopatológico, pois concorrem para agravar o quadro da obstrução mecânica simples ao aumentarem a secreção em segmento intestinal que não consegue fazer a propulsão de seu conteúdo.

Absorção

O intestino delgado recebe, diariamente, volume médio de líquido de aproximadamente 8.500mL, dos quais 1.500mL correspondem à água ingerida e 7.000mL às diversas secreções digestivas. A maior parte desse volume é absorvida pelas vilosidades do intestino delgado por meio dos mecanismos de difusão e de transporte ativo. Apenas 500 a 1.000mL passam para o cólon através da papila ileocecal.

Motilidade

Os plexos nervosos da parede intestinal são quatro: subseroso, mioentérico (entre as camadas longitudinal e circular da musculatura lisa do intestino), submucoso e mucoso.

As fibras musculares lisas da parede do intestino delgado têm atividade motora própria, independente da inervação autônoma pelo parassimpático e simpático, os quais funcionam mais como reguladores da função motora do que como desencadeantes da motilidade intestinal.

O intestino apresenta dois tipos de movimentos:

1. *Contrações segmentares*: são iniciadas quando o intestino é distendido pelo quimo e têm a finalidade de misturá-lo e aumentar o contato com as vilosidades intestinais.
2. *Movimentos peristálticos*: são desencadeados pela distensão do intestino e têm como função principal a propulsão, em sentido distal, do conteúdo entérico. Secundariamente, aumentam o contato do quimo com a mucosa.

Os movimentos peristálticos cessam quando o plexo mioentérico é destruído ou bloqueado farmacologicamente. A motilidade intestinal é inibida em diversas circunstâncias, incluindo cirurgias abdominais, peritonite, distúrbios eletrolíticos (hipopotassemia, principalmente), cólica biliar e renal etc.

Em condições basais, a pressão intraluminar é de 8 a 9cm H_2O. Durante os movimentos intestinais, ocorre a elevação desses valores. Na obstrução intestinal mecânica, o aumento da pressão intraluminar pode atingir níveis perigosos porque interfere com a drenagem linfática, a drenagem venosa e, finalmente, com o suprimento sanguíneo da alça acometida.

FISIOPATOLOGIA DO ÍLEO

O conhecimento da fisiopatologia do íleo foi um dos responsáveis pela queda acentuada da mortalidade dos pacientes com obstrução intestinal mecânica verificada nos últimos decênios.

Distúrbios fisiopatológicos

Devem ser analisados três distúrbios básicos:[1]

1. Estase do conteúdo intestinal.
2. Distensão intestinal.
3. Isquemia da parede intestinal.

Esses distúrbios podem ocorrer associados ou isoladamente. A intensidade com que se manifestam pode variar de paciente para paciente, conforme o tipo do íleo e o nível da obstrução.

Estase do conteúdo intestinal

A estase ocorre quando há parada do trânsito do conteúdo entérico e persistência da atividade secretora do aparelho digestivo. Ela pode ser agravada por dois mecanismos:

1. Diminuição ou interrupção da capacidade absortiva do intestino.
2. Aumento paradoxal da secreção entérica, em resposta a dois tipos de estímulos secretores locais: distensão da parede intestinal e aumento da motilidade intestinal (íleo mecânico).

As principais conseqüências da estase incluem:

1. Vômitos.

2. Seqüestro de água e eletrólitos.
3. Distúrbios ácido-básicos.
4. Proliferação bacteriana.

Vômitos

Os estímulos que determinam os vômitos podem ter origem em qualquer parte do trato gastrointestinal. Eles são conduzidos até o centro do vômito, localizado no sistema nervoso central, pela via aferente do sistema nervoso autônomo simpático e parassimpático (nervo vago). Os impulsos que determinam a reação motora característica do ato de vomitar iniciam-se no centro do vômito e têm como via eferente nervos do quinto, sétimo, nono, décimo e 12º pares cranianos para a via digestiva superior e nervos espinhais para o diafragma e os músculos da parede abdominal.

A distensão ou a irritação do estômago e do duodeno estão entre os principais estímulos indutores de vômitos. Por isso, quanto mais alta for a obstrução intestinal, mais precoces, freqüentes e intensos serão os vômitos. Na obstrução do intestino grosso, os vômitos podem estar ausentes.

Os vômitos provocam distúrbios hidroeletrolíticos e ácido-básicos decorrentes da perda de secreções digestivas, que pode ser muito significativa.

Seqüestro de água e eletrólitos

O volume das secreções digestivas que se acumula na luz intestinal, e aí fica retido, provoca repercussão hemodinâmica semelhante à da perda decorrente dos vômitos. É como se houvesse perda real para o exterior.

O seqüestro de água, juntamente com os vômitos, provoca hipovolemia de intensidade variável. Se a hipovolemia é grave, podem ocorrer choque hipovolêmico e insuficiência renal aguda.

Distúrbios ácido-básicos

Nas obstruções altas do intestino delgado, predomina a perda de secreções ácidas, determinando alcalose metabólica. Ao contrário, nas oclusões intestinais baixas, ocorre acidose metabólica de subtração, porque os radicais básicos ficam retidos nas secreções que se acumulam na luz intestinal.

Pode ocorrer, também, acidose metabólica de adição, como conseqüência da falta de ingestão de alimentos por via oral. Nesta circunstância, o organismo, após esgotar o glicogênio, lança mão do catabolismo protéico e lipídico, resultando daí a formação de radicais ácidos (ácidos graxos, acetoacético, fosfórico, úrico etc.).

Proliferação bacteriana

Ocorre, principalmente, nos íleos mecânico e vascular. Enquanto a irrigação sanguínea para a parede intestinal for normal, as bactérias e suas toxinas não causarão danos, pois a barreira mucosa intestinal permanecerá íntegra.

Distensão intestinal

As causas para a distensão intestinal incluem o acúmulo de gases na luz intestinal, a persistência da atividade secretora do aparelho digestivo e a falta de propulsão do conteúdo entérico.

Os gases intestinais se originam de três fontes principais:

1. CO_2 resultante da reação química, na porção alta do intestino, entre o ácido clorídrico do suco gástrico e o bicarbonato de sódio presente na secreções pancreática e biliar. Embora haja formação de grande volume de CO_2, ele corresponde a apenas 6% a 9% do gás total, pois se difunde facilmente através da parede intestinal até a corrente sanguínea. Ao ganhar a corrente sanguínea, o CO_2 não agrava tanto a distensão gasosa intestinal, mas compromete a futura acidose respiratória que irá se estabelecer quando ocorrer elevação diafragmática pelas alças intestinais distendidas.
2. Gases resultantes da fermentação bacteriana de várias substâncias, como açúcares, celulose e proteínas (20% do gás total).
3. Ar deglutido constitui a principal fonte, correspondendo a 72% do gás total da alça intestinal distendida. O principal componente do ar atmosférico, perfazendo 70% do seu volume, é o nitrogênio, que não é, ou dificilmente é, absorvido pela mucosa intestinal.

Conseqüências da distensão intestinal

A distensão progressiva das alças intestinais acarreta:

1. Aumento da pressão intraluminar.
2. Síndrome de compartimento abdominal.
3. Peristaltismo de luta no íleo mecânico.

Aumento da pressão intraluminar

O aumento da pressão intraluminar interfere no suprimento sanguíneo das alças intestinais distendidas, levando à isquemia, que pode ser seguida de necrose, perfuração e peritonite.

O aumento da pressão intraluminar costuma ser mais grave na obstrução mecânica em *alça fechada*. Nesta, as extremidades proximal e distal do segmento intestinal acometido estão bloqueadas, não sendo possível a saída do seu conteúdo em nenhum dos sentidos e favorecendo o estrangulamento. Nesse caso, a tentativa clínica de aliviar a distensão pela introdução de cateter intestinal fracassa inteiramente. O vólvulo e a obstrução do cólon com papila ileocecal continente constituem exemplos de obstrução em "alça fechada".

Síndrome de compartimento abdominal

À medida que a distensão intestinal progride, ela determina aumento da pressão intra-abdominal. Quando a distensão intestinal é intensa, ocorre hipertensão intra-abdominal, que é transmitida para espaços e cavidades adjacentes, levando à síndrome de compartimento abdominal (SCA).[6]

A SCA pode ser definida como um conjunto de alterações fisiológicas adversas que ocorrem devido ao aumento súbito da pressão intra-abdominal. Os sistemas orgânicos mais afetados são o cardiovascular, o respiratório e o renal.[4,8] As manifestações sobre estes sistemas incluem:

- Cardiovascular:
  - diminuição do débito cardíaco;
  - diminuição do retorno venoso (diminuição da pré-carga);
  - aumento da resistência vascular periférica (aumento da pós-carga);
  - aumento da freqüência cardíaca;
  - pressão venosa central normal ou elevada (tardiamente, ocorre diminuição);
  - pressão arterial normal (tardiamente, ocorre hipotensão).
- Respiratório:
  - elevação e imobilização das cúpulas diafragmáticas;
  - atelectasia dos lobos pulmonares inferiores;
  - aumento da freqüência respiratória;
  - aumento da pressão de vias aéreas;
  - diminuição da complacência pulmonar;
  - hipoxia, hipercapnia e acidose respiratória.
- Renal:
  - diminuição da taxa de filtração glomerular;
  - oligúria refratária e, posteriormente, anúria.

Podem ocorrer, ainda, diminuição do fluxo sanguíneo para o mesentério e órgãos abdominais, levando a acidose metabólica e isquemia das mucosas gástrica e intestinal.

O diagnóstico é suspeitado nos pacientes com o abdome distendido, muito tenso e que, apesar de normovolêmicos, apresentam oligúria progressiva, associada à deterioração do débito cardíaco e da função pulmonar. Se não tratados, esses pacientes evoluem para colapso circulatório, insuficiência respiratória e óbito.

Não há valor exato que defina com precisão o limite da pressão intra-abdominal a partir do qual ocorre a SCA. Além da tolerância individual, pode haver influência de diversos fatores, como funções cardíaca e pulmonar prévias ou hipovolemia associada. Entretanto, valores maiores que 25 a 30mmHg são diagnósticos.[4,8] Maiores detalhes podem ser encontrados no Capítulo 55.

Peristaltismo de luta no íleo mecânico

A distensão da parede intestinal estimula o peristaltismo de luta que se estabelece a montante do segmento intestinal ocluído, na tentativa de vencer o ponto de obstrução. O hiperperistaltismo é o responsável pela dor abdominal tipo cólica.

A estase aumenta e o agravamento do distúrbio eletrolítico inviabiliza as contrações musculares da parede intestinal, levando à atonia. Nesse momento, o paciente tem a impressão de melhora, em decorrência do desaparecimento da cólica, mas, na verdade, houve agravamento da obstrução mecânica, pelo somatório de uma obstrução funcional.

Isquemia da parede intestinal

A isquemia da parede intestinal resulta do comprometimento da circulação sanguínea da alça intestinal afetada. É observada em duas circunstâncias: estrangulamento do íleo mecânico e obstrução vascular aguda (embolia, trombose ou vasoespasmo).

1. *Estrangulamento do íleo mecânico*: ocorre por três mecanismos principais:
   a. *Aumento da pressão intraluminar da alça distendida:* neste caso, ocorre, inicialmente, comprometimento da drenagem linfática, com edema da mucosa, que pode alterar a permeabilidade da mucosa e favorecer a translocação bacteriana e a absorção de toxinas. Em seguida, ocorrem bloqueio da drenagem venosa e, se a pressão intraluminar ultrapassar 90mmHg, cessação do fluxo arterial com comprometimento da irrigação da parede intestinal.

b. *Compressão dos vasos mesentéricos superiores* por bridas, aderências, anel herniário, vólvulo e intussuscepção, determinando isquemia e, até mesmo, necrose.

c. *Compressão extrínseca da parede intestinal* pela parede abdominal, diafragma, vísceras, estruturas que circundam as alças e até elas próprias, de modo a coibir ou dificultar a irrigação sanguínea adequada. Comparando-se a mortalidade do íleo mecânico simples com o estrangulado, verifica-se que ela é sete vezes maior neste último.[1] Clinicamente, é muito difícil saber, com certeza, o momento em que a obstrução intestinal mecânica simples se torna estrangulada. Em geral, ocorre piora do quadro clínico, destacando-se a dor, que se torna contínua e mais forte.

2. *Obstrução vascular aguda:* é secundária a embolia ou trombose dos vasos mesentéricos, caracterizando o íleo vascular. Pode ocorrer, também, isquemia mesentérica aguda sem obstrução vascular (isquemia não-oclusiva).

Conseqüências da isquemia da parede intestinal

Dois fatos são importantes quando ocorre isquemia da parede intestinal: perda de plasma e/ou sangue e peritonite:

1. *Perda de plasma e/ou sangue:* ocorre para a parede do intestino, para sua luz e, até mesmo, para a cavidade abdominal. No estrangulamento, ela é proporcional à extensão da alça intestinal afetada. Se o segmento intestinal comprometido for longo, a perda de plasma, ou mesmo de sangue, poderá determinar hipovolemia e choque. O sangue, com suas proteínas, é excelente meio de cultura para as bactérias existentes na luz intestinal, cuja multiplicação é facilitada pela estase do conteúdo entérico.
2. *Peritonite:* é a complicação mais temida, por ser a principal causa de morte na oclusão intestinal. Algumas horas após o início do estrangulamento, ocorre contaminação da cavidade peritoneal, mesmo com a parede intestinal íntegra, sem que se observe perfuração ou solução de continuidade. Esse líquido é rico em bactérias, enzimas e substâncias tóxicas diversas provenientes das células que sofrem autólise, destacando-se as enzimas liberadas dos lisossomos.

Em conseqüência da peritonite, ocorrem exsudato inflamatório peritoneal, íleo funcional, toxemia e choque misto (séptico e hipovolêmico).

O exsudato inflamatório peritoneal é rico em proteínas. Se intenso, provoca hipoproteinemia, hemoconcentração e hipovolemia, podendo levar ao choque e à insuficiência renal aguda.

Com a interrupção da motilidade intestinal por mecanismo reflexo, desenvolve-se o íleo funcional, com todos os distúrbios secundários à estase e à distensão, como vômitos, seqüestro de água e eletrólitos, acidose metabólica, choque hipovolêmico e insuficiência respiratória (por elevação e imobilização das hemicúpulas diafragmáticas).

A toxemia resulta da absorção de substâncias tóxicas provenientes das bactérias, da ação bacteriana sobre vários substratos e da lise celular, onde sobressaem as enzimas provenientes dos lisossomos. O quadro toxêmico é caracterizado por depressão metabólica e febre, que implicam aumento do consumo de oxigênio e maior perda de água pelo organismo. A endotoxina é um lipopolissacarídeo existente na membrana celular de bactérias gram-negativas. Entre as suas diversas ações, destacam-se:

a. Ação isquemiante por efeito simpaticomimético geral e seletivo sobre intestino, rins e pulmões.
b. Depressão do sistema reticuloendotelial.
c. Liberação de substâncias vasoativas.
d. Coagulação intravascular disseminada.

Encadeamento dos distúrbios fisiopatológicos

Os Quadros 46.1 a 46.5 representam o encadeamento dos principais distúrbios fisiopatológicos na obstrução intestinal.

QUADRO CLÍNICO E DIAGNÓSTICO

O quadro clínico da obstrução intestinal é muito variável e sofre a influência de diversos fatores, dentre os quais:

- Etiologia.
- Localização da obstrução.
- Modo de instalação.
- Tempo de evolução.
- Grau de oclusão.
- Presença ou ausência de estrangulamento.

Sinais e sintomas

O diagnóstico sindrômico pode ser efetuado com relativa segurança, na maioria dos casos, mediante a presença usual de conjunto característico de sinais e sintomas, entre os quais se distinguem:

Quadro 46.1 ▸ Íleo funcional (fisiopatologia)

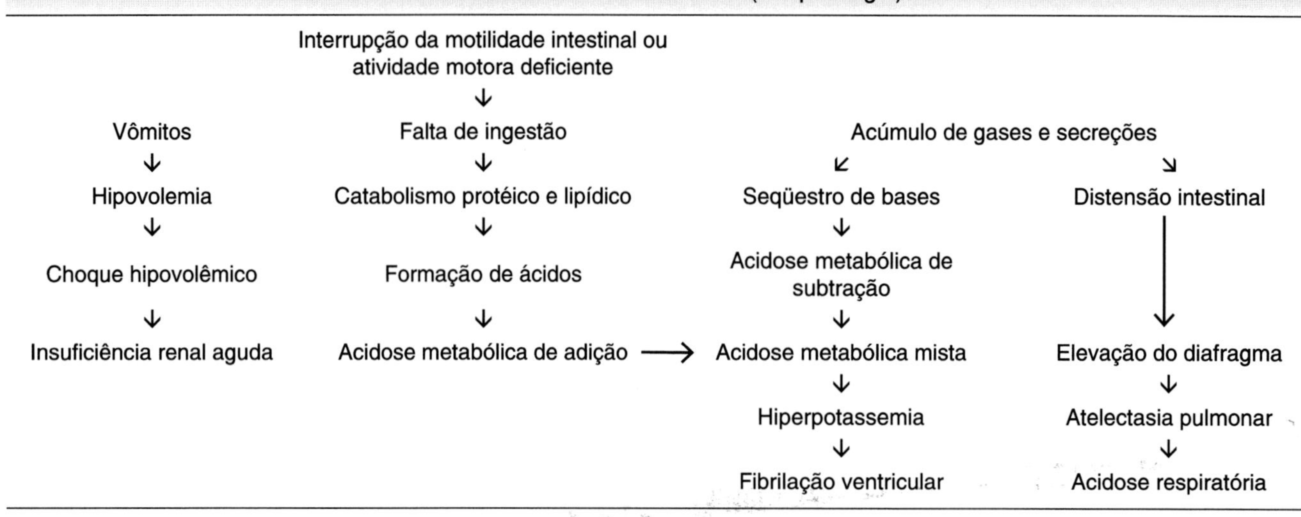

Quadro 46.2 ▸ Íleo mecânico. Obstrução alta do intestino delgado (fisiopatologia)

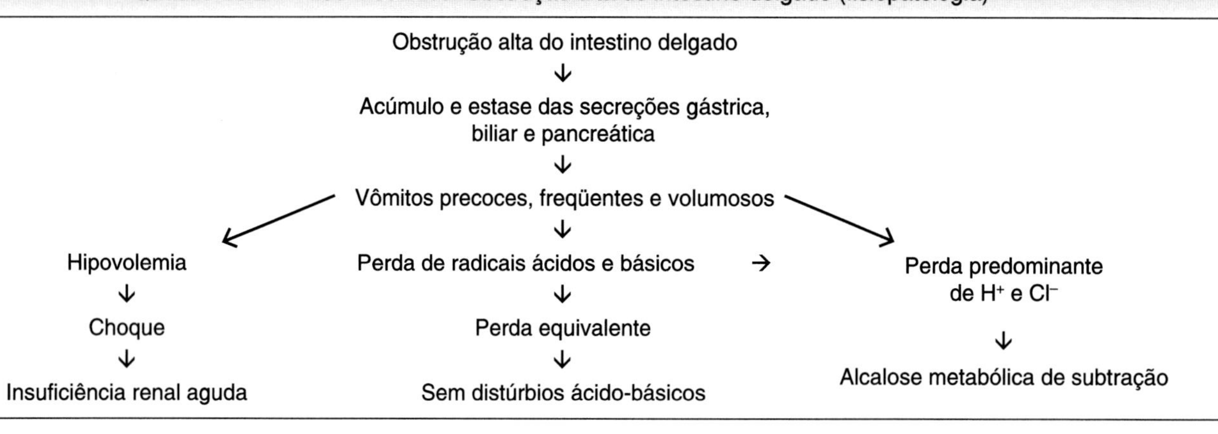

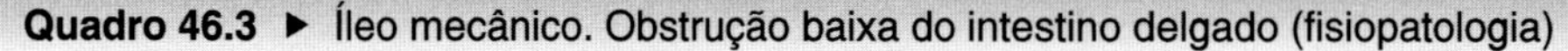

Quadro 46.3 ▸ Íleo mecânico. Obstrução baixa do intestino delgado (fisiopatologia)

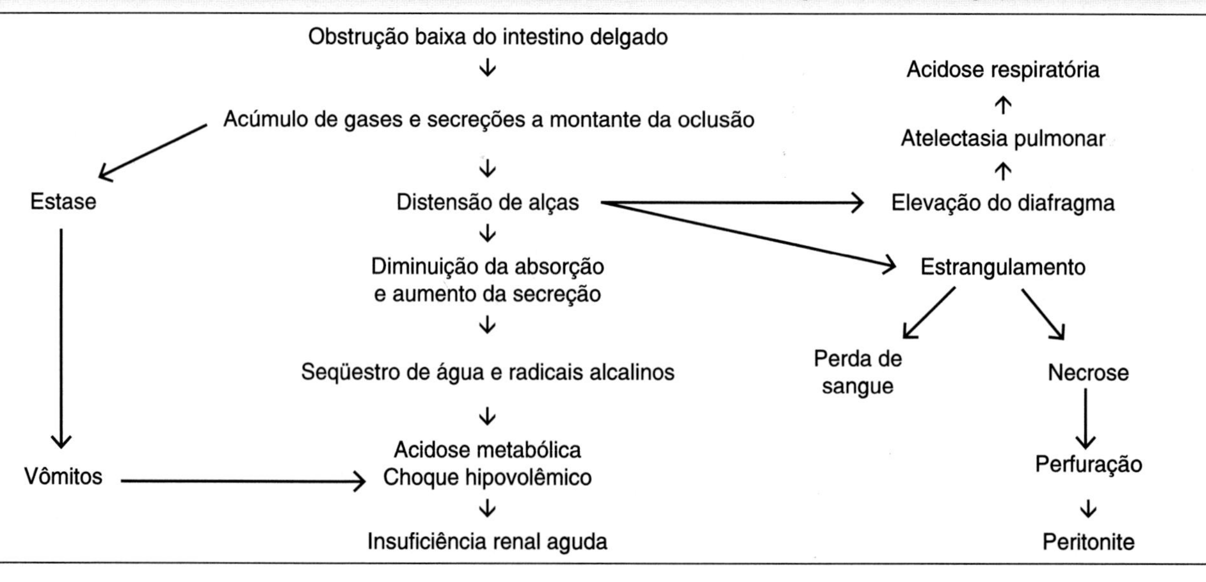

Quadro 46.4 ▸ Íleo mecânico. Obstrução do intestino grosso (fisiopatologia)

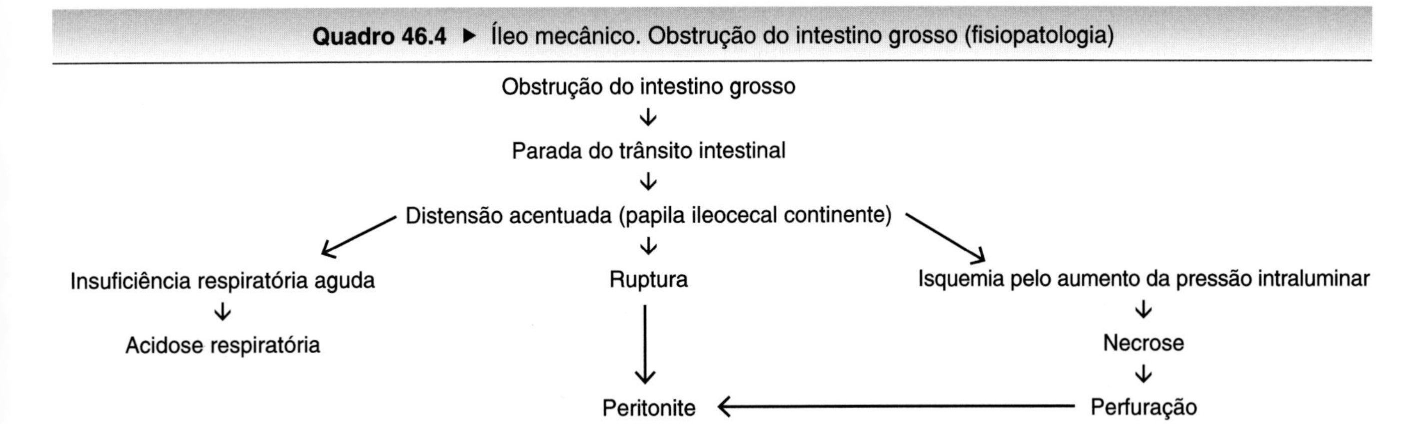

Quadro 46.5 ▸ Íleo vascular (fisiopatologia)

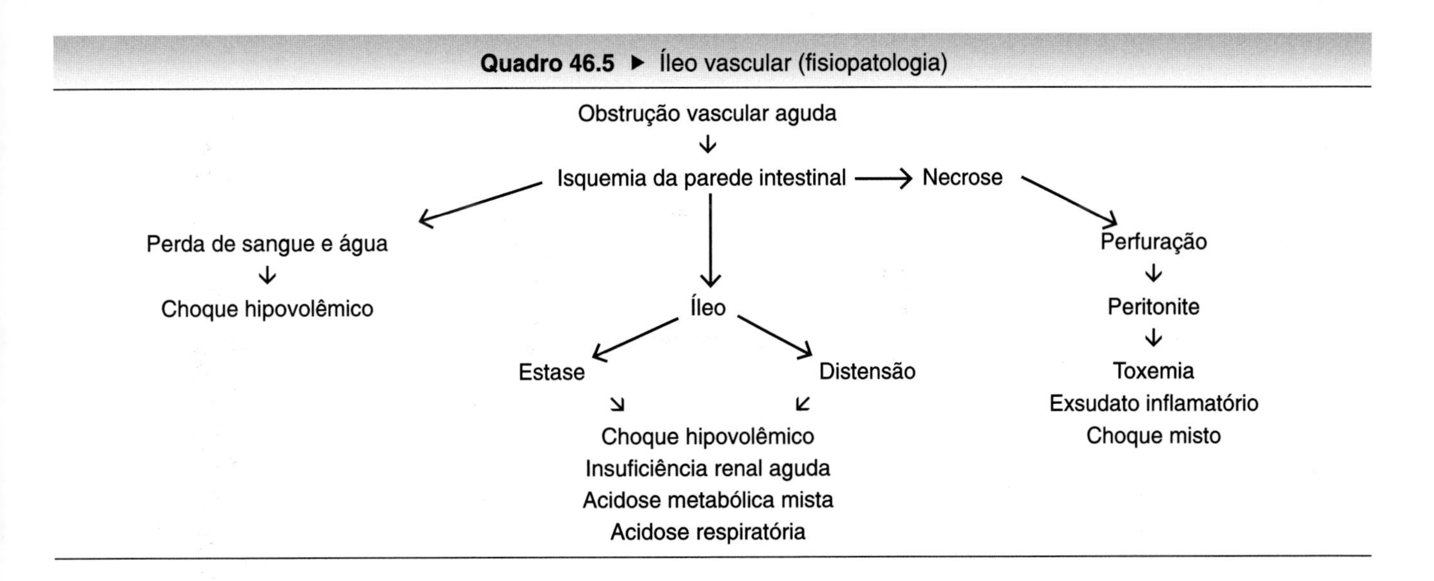

- Dor.
- Vômitos.
- Parada de eliminação de gases e fezes.
- Distensão abdominal.
- Manifestações gerais.

Dor

Pode ser de dois tipos: visceral e/ou somática.

A *dor visceral* domina o quadro clínico. Caracteriza-se por seu início abrupto, em forma de cólicas intermitentes, com intervalos regulares, tipo crescendo-decrescendo. Em geral, é intensa, sendo provocada por distensão, isquemia e/ou espasmo da musculatura intestinal, que se esforça para vencer o obstáculo. As cólicas apresentam intervalos variados de acalmia, que dependem do nível da oclusão. Assim, nas obstruções proximais, esses períodos variam de 3 a 5 minutos, enquanto nas distais podem durar até 15 minutos. A dor visceral é difusa, mal localizada, predominando no abdome superior (na obstrução alta do intestino delgado), na região periumbilical (na oclusão baixa do intestino delgado) ou na região hipogástrica (na obstrução do intestino grosso).

Algumas horas (em geral, de 12 a 24 horas) após o início do quadro, começa a ocorrer diminuição da intensidade das ondas peristálticas, e as cólicas tendem a desaparecer. Nesse estágio, a distensão intestinal é responsável por persistência da sensação de dolorimento e desconforto abdominal difuso.

A *dor somática* aparece quando ocorre comprometimento da irrigação do intestino ocluído, sendo secundária à irritação do peritônio parietal. É bem localizada, contínua, exacerba-se com os movimentos e não desaparece nos intervalos entre as cólicas. Sua presença é sinal muito sugestivo de estrangulamento.

Vômitos

Apresentam intensidade variável, de acordo com a altura e o grau de oclusão (Figura 46.7). Surgem, mui-

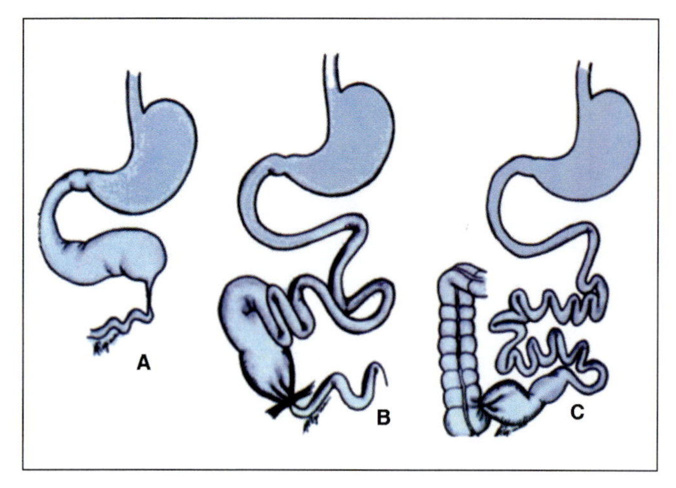

Figura 46.7 ▶ **A.** Obstrução do intestino delgado alto (vômitos freqüentes sem distensão). **B.** Obstrução do intestino delgado médio (vômitos e distensão moderados, dor intermitente, em cólica, com intervalos livres). **C.** Obstrução do intestino delgado baixo (vômitos tardios e fecalóides e distensão abdominal acentuada).

tas vezes, após o aparecimento da dor em intervalo também dependente do nível da obstrução.

Na obstrução alta do intestino delgado, são precoces e intensos. Nessa situação, o paciente elimina, inicialmente, o conteúdo gástrico. Se a oclusão é distal à papila duodenal, os vômitos que se seguem apresentam aspecto bilioso.

Na oclusão baixa do intestino delgado, são tardios e menos intensos. Inicialmente, o aspecto é semelhante ao da obstrução alta. Se o quadro perdura, a estase do conteúdo entérico a montante do obstáculo facilita a proliferação bacteriana, que modifica o odor do material vomitado. Esse tipo de vômito é denominado *fecalóide*, e sua eliminação por paciente não portador de peritonite, embora constitua sinal tardio, é diagnóstica de obstrução intestinal. O vômito *fecalóide* não deve ser confundido com o vômito de fezes. Este ocorre na presença de fístula gastrocólica.

Na obstrução do intestino grosso, os vômitos podem estar ausentes. Costumam ocorrer tardiamente, na presença da papila ileocecal incontinente, que permite distensão retrógrada do intestino delgado.

Na presença de estrangulamento, os vômitos costumam ser precoces e violentos, independente da altura da obstrução.

Parada da eliminação de gases e fezes

Pode não ser evidente na fase inicial, quando ainda ocorre expulsão das fezes e dos gases que estavam a jusante da obstrução. Na obstrução baixa do grosso intestino, ela se instala logo após o início da dor. Na obstrução alta, ela ocorre tardiamente, em torno de 12 a 24 horas após o início das manifestações clínicas.

A eliminação, por via anal, de sangue e muco em paciente com quadro obstrutivo é sugestiva de invaginação ou de isquemia intestinal.

A presença de diarréia com sensação de tenesmo pode ocorrer na obstrução dos cólons descendente e sigmóide. Diarréia explosiva costuma significar oclusão parcial.

Distensão abdominal

Aparece algumas horas após o início do quadro e aumenta progressivamente. É precoce e intensa na oclusão baixa completa, em que a dor e os vômitos são mais parcimoniosos. No íleo funcional, a distensão abdominal é difusa. Na obstrução em alça fechada, pode atingir proporções alarmantes (Figura 46.8). À medida que a oclusão é mais proximal, a distensão abdominal vai diminuindo de intensidade para tornar-se praticamente inexistente nas obstruções duodenal e jejunal alta.

Exame físico

Deve ser minucioso, levando em conta o paciente como um todo. As manifestações gerais não são específicas, mas auxiliam a avaliação da evolução e das repercussões sistêmicas determinadas pela obstrução. As principais incluem taquicardia, desidratação, dispnéia, toxemia, prostração e choque.

A *desidratação* e o *choque* decorrem da hipovolemia resultante da perda de água e eletrólitos através

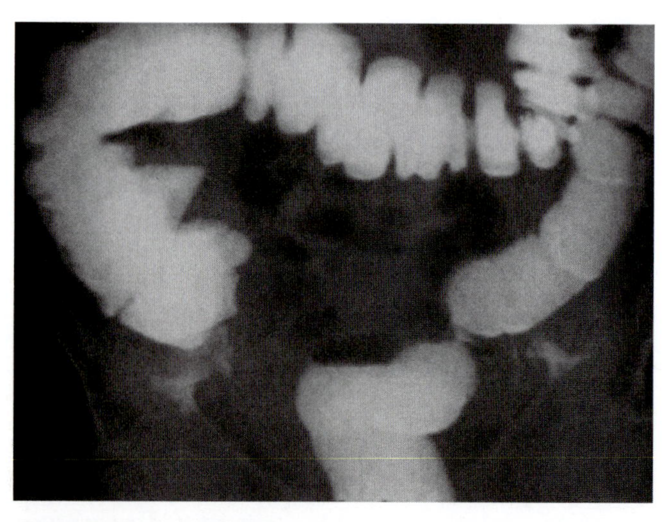

Figura 46.8 ▶ Obstrução do intestino grosso por tumor do sigmóide com papila ileocecal continente.

dos vômitos, parada da ingestão, seqüestro para a luz intestinal, presença de estrangulamento, peritonite etc. A duração e o nível da obstrução são fatores importantes e influenciam a intensidade do quadro.

A *dispnéia* é comum nas grandes distensões, por elevação das hemicúpulas diafragmáticas. A *febre*, quando presente, costuma indicar necrose da parede intestinal ou peritonite.

Na *obstrução com estrangulamento*, cerca de um terço dos casos não é suspeitado antes da cirurgia, apesar da presença usual de alguns sinais e sintomas, entre os quais se destacam:

- Choque que aparece precocemente.
- Febre (alguns pacientes podem apresentar normo ou hipotermia).
- Vômitos precoces.
- Hipersensibilidade abdominal.
- Dor em cólica que se transforma em contínua e intensa.
- Eliminação de sangue pelo ânus.
- Taquisfigmia.
- Prostração e toxemia.
- Contratura abdominal parietal.

Na ausência de todos estes sinais, a necrose intestinal inexiste.[43] Os pacientes com estrangulamento apresentam, na maioria das vezes, quatro ou mais desses achados. Entretanto, a maior parte deles só aparece no estádio avançado do estrangulamento, não auxiliando a realização de diagnóstico precoce.

Exame do abdome

Os seguintes achados são relevantes:

Inspeção

- Presença de cicatrizes cirúrgicas (as aderências constituem a principal causa de obstrução intestinal mecânica).
- Hérnias e tumores visíveis.
- Peristaltismo de luta: quando presente, é diagnóstico de obstrução intestinal. Movimentos peristálticos do intestino podem ser observados em pessoas magras com flacidez da parede abdominal. Nesse caso, não tem significado patológico.
- Distensão abdominal: pode ser generalizada e uniforme, como a que ocorre nas obstruções ileais baixas ou nas fases adiantadas das oclusões do intestino grosso. Na obstrução do cólon esquerdo com papila ileocecal continente, ocorre, nas fases iniciais, a clássica distensão em moldura, que é mais visível nos flancos e atravessando o epigástrio no sentido transversal. Na obstrução em alça fechada ou no vólvulo do intestino delgado ou sigmóide, a distensão é, em geral, assimétrica, desenhando a alça comprometida.

Ausculta

Pode revelar a presença exacerbada de ruídos hidroaéreos, sobretudo nas áreas dolorosas. É aconselhável auscultar o abdome por período mínimo de 3 minutos e antes da palpação, pois esta pode estimular o peristaltismo.

A ausculta é importante para diferenciar o íleo mecânico do funcional, no qual os ruídos hidroaéreos são escassos ou ausentes desde o início. Ruídos de som metálico sugerem obstrução mecânica, mesmo que escassos. Nas fases tardias da obstrução mecânica, entretanto, a ausculta não contribui para a diferenciação, pois ocorrem fadiga da musculatura lisa e/ou infarto intestinal, com diminuição acentuada da atividade peristáltica e "silêncio abdominal".

Percussão

O achado mais usual é o de timpanismo generalizado. Áreas localizadas de macicez podem ser delimitadas nos casos de obstrução em alça fechada ou vólvulo (pela presença da alça cheia de líquido), tumores abdominais etc. Na obstrução alta, o timpanismo é ocasional.

Palpação

Na obstrução mecânica simples, o abdome é flácido. No entanto, a pressão exercida pela palpação sobre a alça distendida pode provocar dor.

Na presença de estrangulamento desenvolve-se, muitas vezes, contratura da parede abdominal conseqüente à irritação peritoneal provocada pelo contato da alça estrangulada com o peritônio parietal e/ou secundária à presença de sangue intracavitário ou contaminação peritoneal. Na invaginação intestinal, apesar de ocorrer estrangulamento, a contratura está usualmente ausente, pois a porção estrangulada invaginada não entra em contato com o peritônio parietal. Nesse caso, é comum a identificação de massa palpável, que corresponde à *cabeça de invaginação*.

Os tumores abdominais, os fecalomas e as hérnias podem ser identificados pela palpação do abdome.

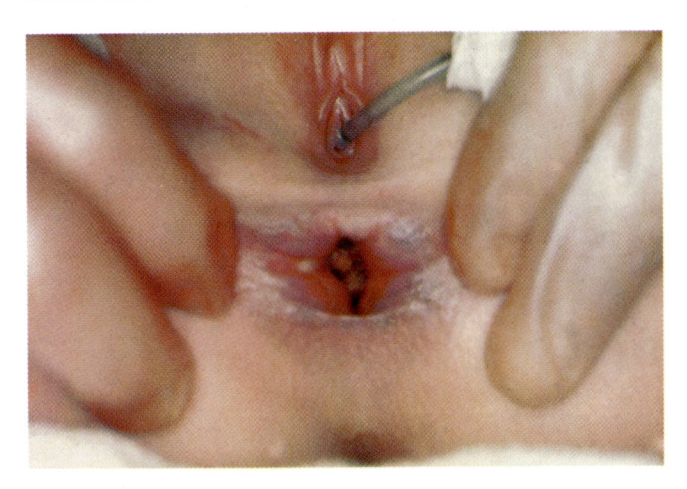

Figura 46.9 ▶ Obstrução intestinal por corpo estranho (caroço de jabuticaba). Diagnóstico feito por toque retal, que evidenciou os caroços impactados na luz do reto.

Toque retal

Constitui exame obrigatório em todos os casos de abdome agudo. Na obstrução intestinal, pode demonstrar:

- Ausência de fezes na luz do reto.
- Presença de sangue, tumor, fecaloma ou corpo estranho (Figura 46.9).
- Aumento da sensibilidade do fundo de saco.
- *Cabeça de invaginação.*

Toque vaginal

Também obrigatório, pode revelar a existência de tumores uterinos ou anexiais, obstruindo o cólon ou o reto.

Os principais aspectos clínicos na obstrução intestinal estão sumariados no Quadro 46.6.

Exames complementares

Incluem exames laboratoriais, eletrocardiograma, endoscopia digestiva, punção-lavado peritoneal, exames radiográficos, ultra-sonografia (US), tomografia computadorizada (TC) e ressonância magnética (RM).

Exames laboratoriais

São inespecíficos e servem, principalmente, para determinar a intensidade das repercussões fisiopatológicas secundárias à obstrução, além de orientar quanto à reposição das perdas. No início do quadro, apresentam-se quase sempre normais. À medida que o processo evolui, a magnitude dos distúrbios pode ser avaliada pelos seguintes exames:

Hemograma

A contagem de hemácias e a dosagem de hemoglobina são importantes na avaliação de sangramento na presença de estrangulamento, tumores etc. O hema-

Quadro 46.6 ▶ Aspectos clínicos na obstrução intestinal

Tipo de obstrução	Dor	Distensão	Vômitos	Ruídos intestinais	Hipersensibilidade abdominal	Temperatura
Obstrução mecânica simples do intestino delgado alto	++ cólicas mesogástricas e epigástricas	+ ou ausente	+++ precoces, biliares	aumentados	ausente ou mínima	normal
Obstrução mecânica simples do intestino delgado baixo	+++ cólicas mesogástricas	++ precoce	++ tardios, fecalóides	aumentados	mínima, difusa	< 37,8ºC
Obstrução mecânica do intestino grosso	++ a +++ cólicas mesogástricas e epigástricas	+++ tardia	+ ou ausente tardios, fecalóides	geralmente aumentados	mínima, difusa	< 37,8ºC
Obstrução com estrangulamento	+++ contínua, pode localizar-se	++	+++ persistentes, precoces	diminuídos ou ausentes	acentuada, localizada ou difusa	> 38ºC em geral, normo ou hipotermia ocasional
Íleo funcional	+ difusa, leve	+++ a ++++ precoce	+	diminuídos ou ausentes	mínima ou ausente	normal

Extraído de Almeida *et al.*[1]

tócrito orienta quanto ao volume perdido. O leucograma pode ser útil na diferenciação entre os diversos tipos de obstrução. Assim, na oclusão mecânica simples, a contagem global de leucócitos é usualmente inferior a 10.000/mm^3, mas pode atingir até 15.000/mm^3 com predomínio de polimorfonucleares. Na obstrução com estrangulamento, os leucócitos variam de 15.000 a 25.000/mm^3, com predomínio significativo de polimorfonucleares que apresentam muitas formas imaturas. Na oclusão vascular mesentérica, pode ocorrer leucocitose ainda mais significativa.[1] Esses dados, no entanto, são muito variáveis, e a supervalorização do leucograma pode induzir erros de conduta.

Eletrólitos

Os principais são sódio, potássio, bicarbonato e cloro. A sua dosagem serve de orientação na avaliação das perdas, adquirindo importância ainda maior nas oclusões de evolução prolongada, quando as alterações eletrolíticas são mais graves. Ela deve ser realizada em intervalos variáveis, de acordo com o caso.

Na obstrução alta, predomina a perda de potássio e cloro; na obstrução baixa, a de sódio e bicarbonato.

Gasometria arterial

Imprescindível na avaliação dos distúrbios ácido-básicos, normalmente presentes nas fases mais adiantadas. O pH e os gases devem ser determinados antes e durante o tratamento, para avaliação da eficácia das medidas usadas para sua correção. Na presença de isquemia intestinal, costuma ocorrer acidose metabólica precoce.

Amilase

A hiperamilasemia (> 200U/mL) pode ocorrer em pacientes com obstrução intestinal. Ela costuma ser secundária à absorção peritoneal da enzima, nos casos em que coexiste necrose da parede intestinal, ou resultar de regurgitação de suco duodenal para o pâncreas, como conseqüência do aumento da pressão intraluminar duodenal. Embora alguns consideram-na sinal clássico de estrangulamento em vigência de quadro obstrutivo, ela pode estar elevada nas obstruções simples ou pode estar normal na presença de estrangulamento. Tais dados confirmam o pequeno valor desse exame na avaliação da obstrução intestinal.

Dosagem de outras substâncias

As aminotransferases, desidrogenase lática, fosfatase alcalina e creatinofosfocinase podem estar aumentadas. Esses aumentos costumam ser expressivos mais tardiamente, quando já se instalou a necrose intestinal. Lactato apresenta-se elevado na isquemia mesentérica, sendo marcador sensível, mas não específico, de estrangulamento intestinal.[33] A sensibilidade e a especificidade desses achados não estão definidas. Além dos aumentos dos níveis séricos, registram-se elevações, no líquido peritoneal, de fosfatase alcalina e amilase. Dosagem de alfa-glutationa S transferase (α-GST) possibilita o diagnóstico precoce de isquemia da parede intestinal (ver Capítulo 43).

Outros exames laboratoriais

Prestam-se mais para avaliar as condições clínicas e as repercussões do quadro oclusivo e auxiliar o tratamento do paciente do que propriamente contribuir para o diagnóstico de oclusão intestinal. Eles incluem as dosagens de uréia, creatinina, proteínas, determinação de grupo sanguíneo e fator Rh, coagulograma etc. Devem ser solicitados de acordo com cada caso.

Eletrocardiograma

Indicado rotineiramente nos pacientes idosos. Além disso, o exame pode revelar distúrbios eletrolíticos, principalmente aqueles relacionados com o potássio e que são comuns nesses pacientes.

Endoscopia digestiva

Nas obstruções ao nível do piloro ou duodeno, a *gastroduodenoscopia* é diagnóstica. Nas obstruções do intestino grosso, a *retossigmoidoscopia* pode evidenciar lesões obstrutivas, localizadas até 25 a 30cm da margem anal. Pode, ainda, identificar sinais indiretos destas ou de estrangulamento, pela constatação de sangue na luz intestinal. Além disso, pode, ocasionalmente, servir para promover redução de invaginação ou distorção de vólvulo do sigmóide. Para alguns, a falha na tentativa de desvolvular o sigmóide por meio de endoscopia e/ou enema sugere que o estrangulamento está presente, apressando a indicação cirúrgica.

A *colonoscopia* está indicada na suspeita de obstrução intestinal mecânica do intestino grosso, especialmente do cólon esquerdo. Neste caso, pode ser diagnóstica ou terapêutica. Está indicada, também, para descompressão em casos selecionados de íleo funcional dos cólons (síndrome de Ogilvie) com distensão acentuada.

Punção-lavado peritoneal

A distensão intestinal, usual nos quadros obstrutivos, não constitui contra-indicação absoluta para a punção-lavado peritoneal, que pode ser realizada nos casos suspeitos de estrangulamento. Nestes, a obtenção de líquido escuro, de odor fétido, apresentando aumento dos níveis de amilase e/ou fosfatase alcalina, e no qual podem ser identificadas bactérias gram-negativas, é muito sugestiva. O diagnóstico diferencial, nessas circunstâncias, deve ser feito, principalmente, com a pancreatite aguda, na qual o líquido coletado é, muitas vezes, inodoro e asséptico.

Exames radiográficos

A radiologia é de importância fundamental no diagnóstico da obstrução intestinal. Entre outras contribuições, ela permite:

- Localizar o nível da oclusão.
- Determinar o grau de obstrução.
- Inferir sobre a natureza da obstrução, principalmente quando ela tem lugar no intestino grosso.
- Apreciar a existência de complicações (perfuração, estrangulamento etc.).

Os principais tipos de exames radiográficos incluem:

Radiografia simples do tórax

Deve ser realizada de rotina nas incidência PA e perfil, em ortostatismo. Além de excluir afecções torácicas (atelectasia, derrame pleural, embolia pulmonar etc.) que podem simular abdome agudo, esse exame permite identificar presença de pneumoperitônio (Figura 46.10), compressão pulmonar pela distensão abdominal e níveis hidroaéreos em alças intestinais localizadas no andar superior do abdome.

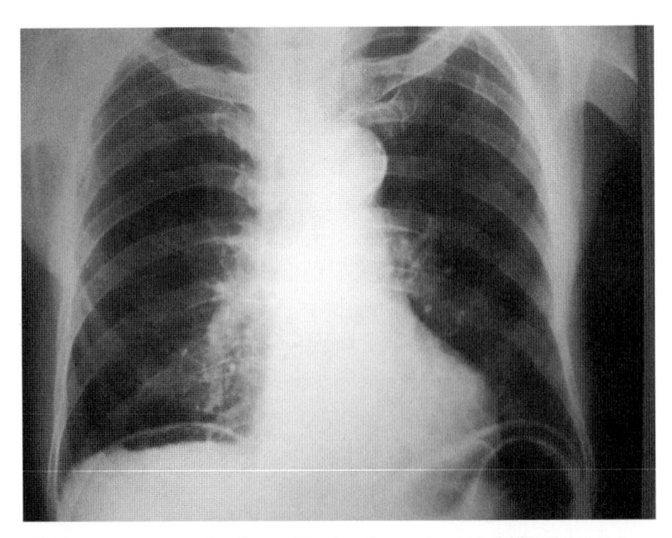

Figura 46.10 ▶ Radiografia de tórax em ortostatismo evidenciando pneumoperitônio secundário à perfuração de cólon.

Radiografia simples do abdome

Deve ser executada na incidência AP em decúbito dorsal, com raios verticais, e em decúbito lateral esquerdo e ortostatismo, com raios horizontais: os achados dependem, principalmente, do tipo e do nível da oclusão.

Na *obstrução mecânica simples* do intestino delgado, os sinais principais incluem:

- Níveis hidroaéreos em diferentes alturas que aparecem a partir de 3 a 4 horas de oclusão e se tornam conclusivos depois de 6 horas. Na obstrução alta do intestino delgado, estão reduzidos ou ausentes, por causa dos vômitos precoces e intensos. Na obstrução baixa, de maior duração, podem atingir grande intensidade. Podem ser observados em outras condições, como aerofagia extrema, gastroenterite, constipação grave e espru.
- Distensão de alças do intestino delgado ocupando posição mais central no abdome.
- Alças em arco ou em U invertido.
- Disposição transversal das alças.
- Alças cheias de líquidos.
- Gás em válvulas coniventes estiradas (a presença dessas válvulas é a principal característica para o reconhecimento da distensão do intestino delgado) (Figura 46.11).
- Sinal do colar: ocorre quando as alças do intestino delgado se enchem quase completamente de líquido. Pode aparecer, também, em casos de gastroenterite e após uso de laxativos salinos. É ocasional no íleo funcional.
- Diminuição ou ausência (obstrução completa) de gás nos cólons.
- Ausência ou escassez de sinais na obstrução alta (nesse caso, os exames contrastados adquirem maior importância).

Na *obstrução mecânica simples do intestino grosso*, a radiografia simples do abdome costuma revelar:

- Distensão ocupando a parte periférica do abdome (*em moldura*), que pode atingir grande intensidade se a papila ileocecal for continente. Neste caso, o intestino delgado não costuma conter gás.
- Presença de haustrações e flexuras.
- Diâmetro mais calibroso.
- Níveis líquidos mais extensos (principalmente em decúbito lateral).

O diagnóstico radiográfico da *obstrução intestinal com estrangulamento* pode ser difícil, principalmente

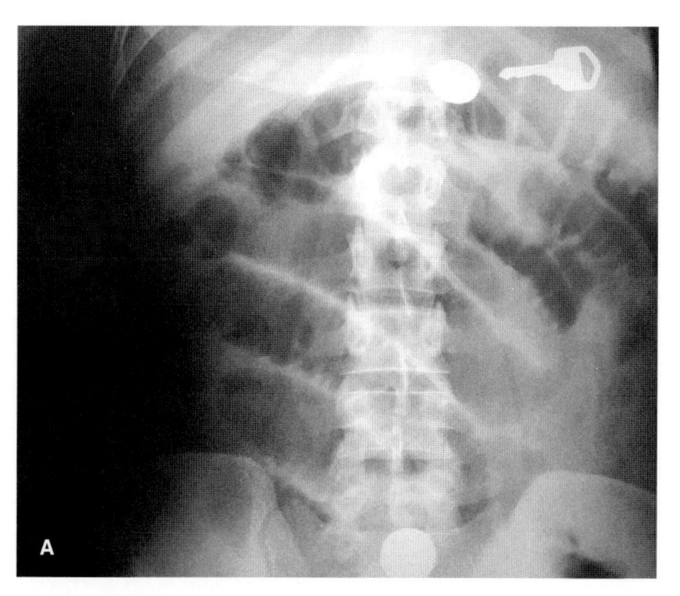

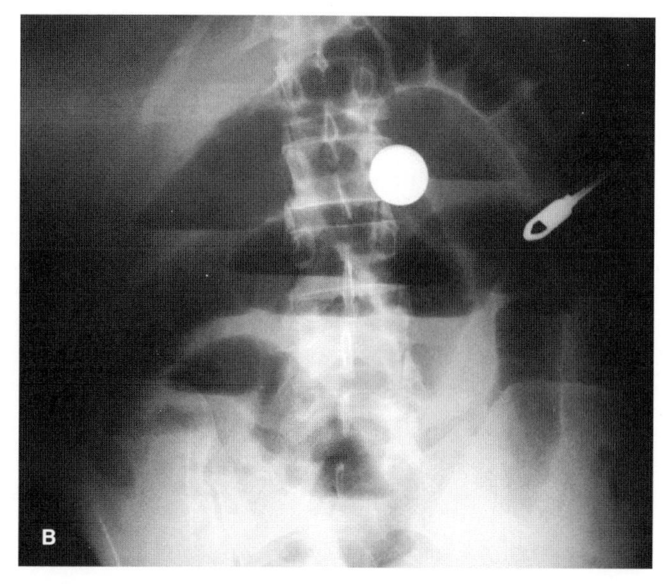

Figura 46.11 ► Radiografia simples de abdome em caso de obstrução mecânica de intestino delgado secundária à ingestão de moedas e chave. **A.** Observar aspecto das válvulas coniventes. **B.** Observar níveis hidroaéreos.

nos casos graves, em que o acúmulo de ar é menor. Os seguintes achados são indicativos ou sugestivos:

- Presença de gás na parede intestinal ou no interior dos ramos intra-hepáticos da veia porta.
- Perda do relevo mucoso do segmento acometido, que se apresenta mais dilatado e fixo.
- Maior separação das alças do intestino delgado pelo acúmulo de líquido no interior da cavidade peritoneal.
- Sinal do *grão de café*.

Radiografias contrastadas

São utilizadas, principalmente, na obstrução alta do intestino delgado e na do intestino grosso. Em todos os casos, só devem ser realizadas após as radiografias simples.

Os contrastes baritados foram condenados durante muito tempo, pelo fato de o bário poder impactar no segmento obstruído e transformar obstrução parcial em total. Recomenda-se que a administração oral desse tipo de contraste seja evitada nos casos de obstrução total do intestino delgado e/ou na suspeita ou confirmação de perfuração intestinal.

Atualmente, encontram-se disponíveis contrastes hidrossolúveis que podem ser usados com vantagem. Esses contrastes fornecem detalhes mais precisos que os demonstrados pelo uso do bário e não costumam causar maiores danos ao paciente, mesmo na vigência de perfuração com conseqüente extravasamento para a cavidade peritoneal.

Trânsito intestinal

O trânsito intestinal é usado, principalmente, na oclusão intestinal alta. Suas indicações incluem:

- Diferenciação entre obstrução mecânica e íleo funcional.
- Determinação do local e do tipo de oclusão.
- Esclarecimento diagnóstico quando a radiografia simples do abdome é pouco elucidativa.
- Avaliação da obstrução pós-operatória, especialmente em pacientes com múltiplas operações prévias.
- Obstrução intestinal crônica ou recorrente.

O contraste pode ser administrado por via oral, cateter nasogástrico ou nasoentérico.

O estudo contrastado do intestino superior, nos casos de obstrução intestinal, apresenta 52% de sensibilidade e 100% de especificidade. Quando o contraste não atinge o ceco 24 horas após sua ingestão, indica-se o tratamento cirúrgico (sensibilidade e especificidade de 96%).[11] Na obstrução baixa do intestino delgado, a indicação do trânsito intestinal é questionada, podendo ser mesmo prejudicial, em razão de sua difícil e demorada execução, sacrificando o paciente e atrasando a indicação cirúrgica. Além disso, o exame não costuma ser decisivo para o diagnóstico.

Entretanto, alguns autores indicam a realização de trânsito intestinal com contraste hidrossolúvel, como medida terapêutica, nos casos de obstrução intestinal, sem suspeita de estrangulamento, que não respondem ao tratamento conservador por até 48 horas.[2,9-11] A argumentação desses autores é de que o contraste hidrossolúvel, por ser hiperosmolar (osmolaridade seis vezes maior que a do meio extracelular), teria a capacidade de aumentar o afluxo de líquido para a luz intestinal (aumentando o gradiente de pressão no local da obstrução e diminuindo a viscosidade do conteúdo intestinal), diminuir o edema da parede intestinal, estimular a motilidade intestinal e, assim, reverter o quadro obstrutivo.[10,11] O contraste hidrossolúvel pode, também, ser capaz de reverter obstrução causada por áscaris ou bezoar.[3]

Enema opaco

O enema opaco está indicado quando se suspeita de oclusão do intestino grosso e objetiva:

- Confirmar o diagnóstico de obstrução.
- Localizar a obstrução (Figura 46.12).
- Fornecer dados morfológicos para o diagnóstico etiológico.
- Cumprir finalidades terapêuticas (desinvaginação, desvolvulação etc.).

O enema opaco pode auxiliar bastante a elucidação da obstrução distal do intestino grosso. O aspecto da amputação do contraste pode dar o diagnóstico causal do processo oclusivo: obstrução abrupta ou lacunar (processos neoplásicos), obstrução em *ponta de lápis* com afilamento gradual (diverticulite), obstrução em *bico de pássaro*, *chama de vela* ou *ás de espadas*, em forma espiralada, indicando torção (vólvulo do sigmóide), obstrução em *bico de cálice* com área de transparência penetrando em dilatação contrastada (invaginação intestinal) ou obstrução lateral sem lesão da mucosa (compressão extrínseca).

Está contra-indicado na perfuração intestinal (pneumoperitônio identificado na radiografia simples) e quando o ceco tem mais de 10cm de diâmetro (risco de perfuração). Conduta ainda controversa é a realização de enema opaco com contraste hidrossolúvel, em casos selecionados de pneumoperitônio (perfuração bloqueada).

A realização do exame exige cuidados especiais, pelos riscos que acarreta, nas seguintes situações:

- Obstrução de longa evolução.
- Suspeita de abscesso paracólico e/ou diverticulite.
- Presença de líquido na cavidade peritoneal.

Arteriografia seletiva

Deve ser realizada na suspeita de envolvimento primário da vascularização intestinal (íleo vascular).

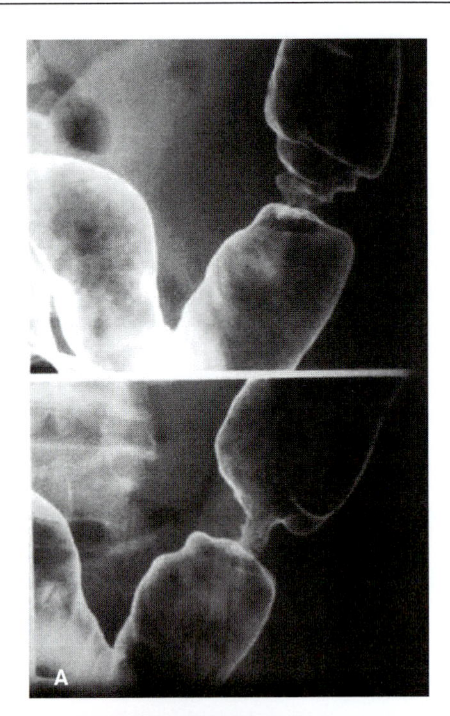

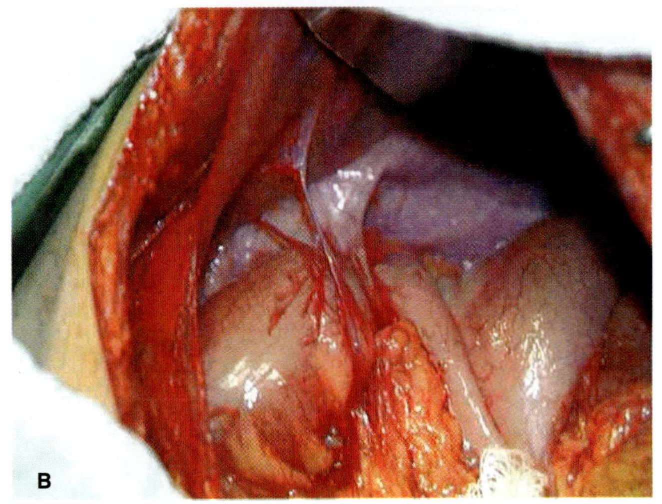

Figura 46.12 ▸ **A.** Enema opaco revelando área de estenose importante do cólon sigmóide. **B.** Visão peroperatória da área estenosada (colite isquêmica – fase cicatricial tardia).

Ultra-sonografia abdominal

A ultra-sonografia abdominal é cada vez mais utilizada na avaliação do abdome agudo e tem papel importante no diagnóstico da obstrução intestinal (Figura 46.13). É mais sensível e específica que a radiografia simples de abdome, porém possui acurácia menor que a tomografia computadorizada.[34] É exame de escolha em grávidas e pacientes com instabilidade hemodinâmica. Apresenta, como principal desvantagem, o fato de ser operador-dependente.

Os sinais ultra-sonográficos sugestivos de obstrução intestinal são:[34]

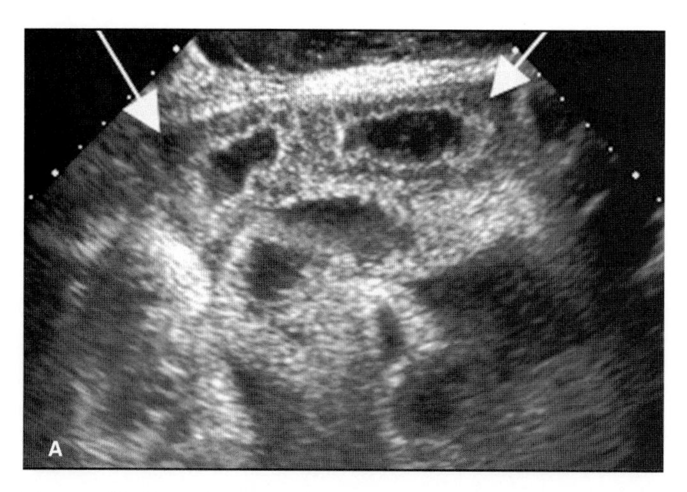

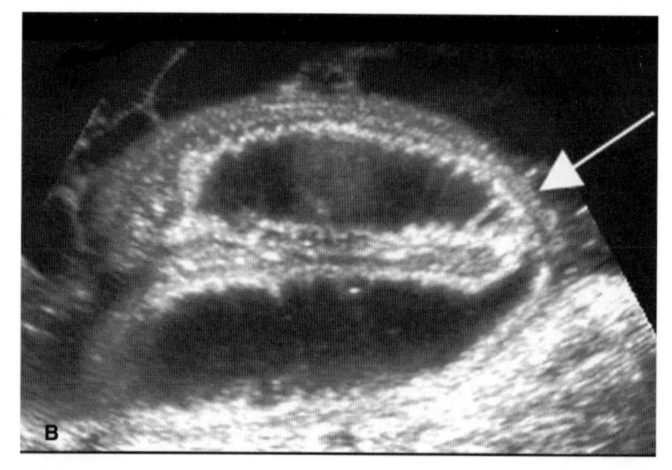

Figura 46.13 ▶ Imagem de ultra-sonografia abdominal. **A.** Presença de alças de intestino delgado dilatadas e com a parede espessada. **B.** Alça dilatada com parede espessada, válvulas coniventes e presença de líquido intraluminar e interalças. (Extraída e modificada de O'Malley e Wilson.[34])

- dilatação das alças intestinais;
- espessamento da parede intestinal;
- presença de válvulas coniventes;
- presença de líquido intraluminar;
- presença de líquido interalças intestinais (sinal sugestivo de obstrução vascular e/ou linfática);
- hiperperistalse (identificada em tempo real);
- aperistalse (sinal tardio de obstrução completa).

Tomografia computadorizada

Recentes estudos têm demonstrado a superioridade da tomografia computadorizada do abdome sobre os exames radiográficos convencionais e a ultra-sonografia em revelar o local, o nível e a causa da obstrução, além de sinais de estrangulamento (Figura 46.14).[7,16,24,29,34,46] Apesar disso, ela não constitui exame de primeira escolha nos casos de oclusão intestinal, em nosso meio, estando reservada para casos em que a história, o exame físico e a radiografia simples de abdome não são conclusivos, o que ocorre em até 20% a 52% dos casos.[7]

Os sinais sugestivos de obstrução intestinal à tomografia computadorizada são:

- dilatação das alças intestinais;
- espessamento da parede intestinal;
- presença de válvulas coniventes;
- presença de líquido intraluminar;
- presença de líquido interalças intestinais (não evidencia pequena quantidade);
- fixação em U de alça distendida;
- lesão *em alvo* em topografia de víscera oca (em alguns casos, pode-se identificar, no centro da lesão em alvo, aspecto de múltiplas camadas concêntricas, sugestivo de torção do mesentério).

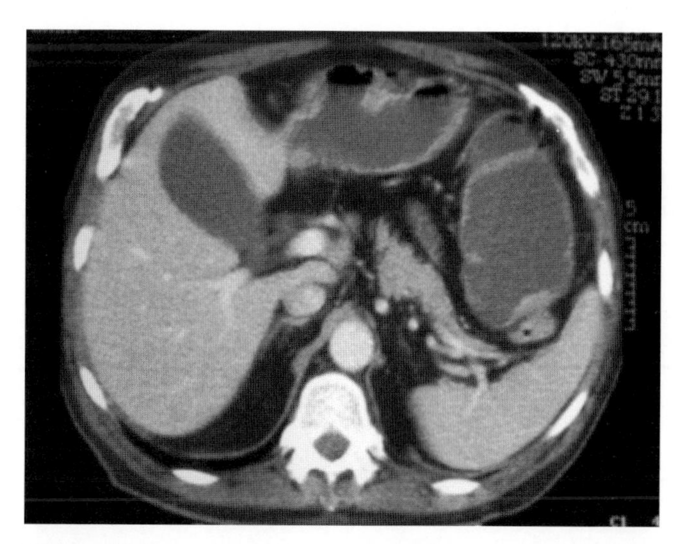

Figura 46.14 ▶ Imagem de tomografia abdominal evidenciando obstrução do ângulo esplênico do cólon com dilatação a montante, líquido intraluminar e níveis hidroaéreos.

Suri *et al.*[46] realizaram estudo prospectivo comparando a eficácia da TC, da US e da radiografia simples de abdome no diagnóstico de obstrução intestinal. A sensibilidade, a especificidade e a acurácia foram, respectivamente, de 93%, 100% e 94% com a TC, de 83%, 100% e 84% com a US e de 77%, 50%, e 75% com a radiografia simples do abdome. O nível da obstrução foi identificado corretamente em 93% dos casos com a TC, em 70% com a US e em 60% com a radiografia simples do abdome. Além disso, a TC foi capaz de identificar a etiologia da obstrução em 87% dos casos.

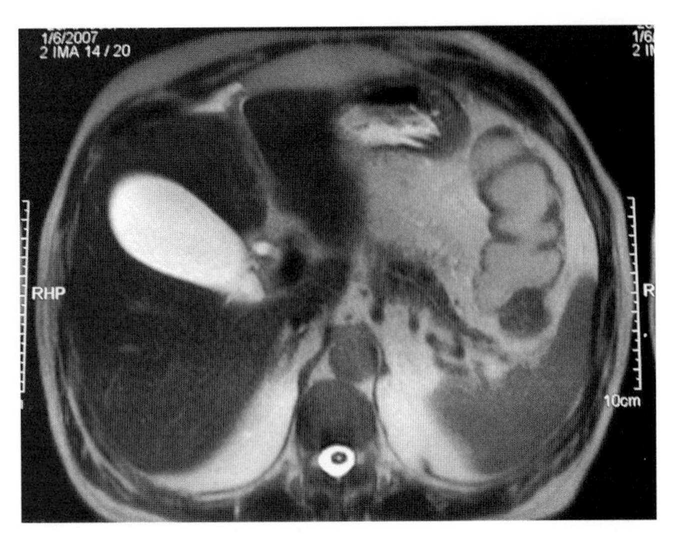

Figura 46.15 ► Imagem de ressonância magnética abdominal do mesmo paciente da Figura 46.14, evidenciando obstrução tumoral do ângulo esplênico do cólon.

Ressonância magnética

A ressonância magnética, utilizando seqüências rápidas de aquisição de imagens (seqüência HASTE), tem sensibilidade de 95%, especificidade de 100% e acurácia de 96% para o diagnóstico de obstrução intestinal (Figura 46.15).[5] Suas vantagens são: ser de rápida execução, propiciar excelente contrastação de tecidos de partes moles, fornecer imagens multiplanares, não necessitar de contraste por via oral, não utilizar radiação ionizante e ter a capacidade de localizar o ponto exato da obstrução. As limitações desse método incluem o alto custo e a baixa capacidade de identificação das lesões do intestino grosso, devido à alta capacidade dos cólons de absorverem água, com diminuição desse contraste natural.[5] É contra-indicado em portadores de marca-passo, implantes cocleares, clipes de aneurismas e em claustrofóbicos.

TRATAMENTO

O tratamento conservador está indicado no íleo funcional e no mecânico simples, geralmente secundário a bridas. Ele está contra-indicado na presença de sinais indicativos de complicação, como febre, leucocitose e irritação peritoneal. Na literatura, observa-se sucesso terapêutico com o tratamento conservador em 20% a 60% dos casos.[43]

Alguns autores recomendam a manutenção do tratamento conservador por 24 a 48 horas.[10,35,44,51] Outros, entretanto, determinam período de observação mais prolongado, com data limite de 5 dias.[22,42] Faz-se necessária monitoração constante com exame físico e exames complementares (laboratório e imagem) seriados. A drenagem pelo cateter nasogástrico deve ser mensurada rigorosamente, pois aumento progressivo do débito indica falência do tratamento clínico.

O tratamento cirúrgico está indicado na falência do tratamento clínico ou na suspeita de complicações (estrangulamento, perfuração intestinal). Ele deve ser precedido por medidas que procurem corrigir, dentro de período mais breve possível, os distúrbios determinados pela obstrução. A observação cuidadosa desse preparo constitui importante fator na diminuição da morbimortalidade peroperatória. Em geral, quanto mais longa é a duração da obstrução, maior é o período necessário para o preparo. No entanto, nos casos em que o estrangulamento é evidente ou suspeitado, a indicação de preparo mais rápido é imperiosa. Na verdade, o momento mais adequado para intervenção cirúrgica é determinado pelo quadro clínico do paciente.

Tratamento clínico

O paciente é observado em regime de internação hospitalar. De preferência, ele deve ser acompanhado pelo mesmo médico pois, desse modo, é possível identificar, com mais rapidez, sinais de piora que, muitas vezes, podem ser sutis.

O tratamento clínico visa corrigir os distúrbios hidroeletrolíticos e ácido-básicos e descomprimir o intestino. O paciente é monitorado, mantido em jejum, e recebe antimicrobianos e cuidados (respiratórios e outros).

A monitoração está indicada quando existem sinais de alterações hemodinâmicas e hidroeletrolíticas e inclui:

- Medida dos dados vitais (freqüências cardíaca e respiratória, pressão arterial e temperatura) em intervalos curtos.
- Introdução de *cateter venoso central* para permitir infusão de líquidos e realizar medidas sucessivas da pressão venosa central. Esta medida serve como guia para orientar a velocidade da administração dos líquidos. Nos casos mais graves, a melhor opção é a introdução do *cateter de Swan-Ganz* para monitoração das pressões de artéria pulmonar, de capilar pulmonar e débito cardíaco.
- *Cateterismo vesical de demora* para avaliação do débito urinário.

Correção dos distúrbios hidroeletrolíticos e ácido-básicos

Constitui medida rotineira e obrigatória em todos os casos, representando um dos principais fatores responsáveis pela diminuição da morbimortalidade peroperatória. Além das perdas insensíveis normais (pele, pulmões e rins), os pacientes apresentam perdas decorrentes de vômitos, pelo cateter nasogástrico e/ou intestinal e através de exsudação peritoneal. Além disso, ocorre seqüestro importante de líquidos na parede e na luz das alças intestinais a montante da obstrução.

Os distúrbios decorrentes das perdas variam de acordo com a duração e a localização da obstrução. Em geral, são mais intensos nas obstruções de longa evolução e nas de localização proximal. Na obstrução do intestino grosso sem estrangulamento, salvo nos casos avançados, a desidratação se instala gradualmente, sendo muito mais determinada pela redução da ingestão do que pela perda de líquidos.

Não existem critérios precisos para calcular o volume de líquido a ser reposto, pois este depende da resposta clínica do paciente.[1] Em princípio, o volume infundido deve ser suficiente para restaurar a estabilidade da pressão venosa central, pressão arterial e freqüência cardíaca, promover retorno satisfatório da coloração, enchimento venoso e temperatura das extremidades e restabelecer débito urinário adequado.

Os principais parâmetros a serem considerados na reposição volêmica incluem:

- Medida do volume de secreção perdida através dos vômitos e do cateter nasogástrico.
- Medida do débito urinário.
- Avaliação da freqüência cardíaca e da pressão arterial.
- Hematócrito.
- Determinação da pressão venosa central ou da artéria pulmonar.
- Velocidade de enchimento capilar.

Quando surgem os primeiros sinais radiográficos de oclusão intestinal, já existe um déficit de volume em torno de 3.000mL. Nos casos avançados, com estrangulamento, estimam-se perdas superiores a 6.000mL.

A reposição volêmica deve ser iniciada precocemente. A indução anestésica em paciente hipovolêmico costuma agravar o choque e deteriorar a função renal. As perdas hidroeletrolíticas devem ser repostas pela infusão de cristalóides (solução salina a 0,9%, Ringer lactato).

Na obstrução alta, a reposição deve ser feita com solução salina a 0,9% e cloreto de potássio. A quantidade de potássio a ser administrada baseia-se em critérios clínicos e eletrocardiográficos e na dosagem sérica do eletrólito. O conteúdo de potássio do líquido seqüestrado é tanto maior quanto mais distal for a obstrução, podendo atingir até 30mEq/L na obstrução ileal baixa. Além disso, persistem as perdas renais. A reposição só deve ser iniciada após obtenção de fluxo urinário satisfatório (mínimo de 0,5mL/kg/h).

Na obstrução baixa, utilizam-se o Ringer lactato e o cloreto de potássio. O primeiro, além de possuir composição semelhante à do líquido perdido, auxilia a correção da acidose usualmente presente. Os pacientes só devem ser operados após ter sido feita reposição de 40% a 50% do potássio perdido.

O sangue está indicado nos casos de estrangulamento intestinal, quando ocorre anemia secundária a sangramento no segmento infartado. Esta hemorragia pode atingir grande magnitude, principalmente quando há obstrução venosa sem oclusão arterial.

Os *distúrbios ácido-básicos* são diagnosticados e corrigidos de acordo com o quadro clínico e a gasometria arterial. Em grande número de casos, a simples reposição das perdas é suficiente para corrigir os distúrbios ácido-básicos.

Descompressão intestinal

Constitui procedimento obrigatório em todos os casos de obstrução intestinal, devendo ser realizada tão logo seja feito o diagnóstico.

Os principais objetivos são:

a. Aliviar os vômitos.
b. Reduzir o risco de aspiração no pré-operatório e/ou durante a indução anestésica.
c. Melhorar a ventilação pulmonar pela diminuição da distensão intestinal.
d. Retardar os efeitos maléficos da distensão sobre a parede intestinal.
e. Permitir protelar a cirurgia, nos casos não acompanhados de estrangulamento, possibilitando preparo mais adequado do paciente.
f. Prevenir o acúmulo do ar deglutido e da secreção gástrica.
g. Avaliar o aspecto e o volume das perdas (muito útil na determinação do nível e da natureza da obstrução).

O *cateter nasogástrico* (tipo Levine) é o mais utilizado. A sua eficácia, nesses casos, está comprovada, pois sabe-se que os líquidos e gases acumulados a montante da obstrução alcançam o estômago trazidos pelo antiperistaltismo. Deve-se proceder à aspiração periódica e medir o volume do material drenado para orientar a reposição. Eventualmente, pode ser utilizado cateter intestinal longo.

O principal inconveniente do *cateter intestinal longo* (Miller-Abbott, Dennis ou Andersen) é a dificuldade técnica de introdução até o nível desejado, sendo, muitas vezes, necessária a introdução sob controle endoscópico.[32] Além disso, seu lume é estreito e pode obstruir-se com mais facilidade.

Atualmente, existem cateteres longos de maiores calibre e comprimento (Gowen), com três canais, que apresentam melhores resultados que os cateteres curtos (com até 75% a 80% de sucesso).[17,21] Os cateteres longos só devem ser usados quando a operação pode ser protelada (ausência de sinais de estrangulamento ou peritonite), ou quando o controle não-cirúrgico pode ser mais interessante para o paciente, como determinados casos de carcinomatose peritoneal, cirurgias prévias por obstrução, obstrução recorrente etc. Caso não ocorra melhora progressiva do quadro clínico no período de 72 horas após a introdução de um cateter longo, esse tipo de tratamento deve ser abandonado.[21]

A descompressão gastrointestinal promove, freqüentemente, melhora acentuada do quadro clínico e pode dar ao cirurgião falsa sensação de segurança. Outras vezes, sobretudo nas obstruções por bridas, quando o acotovelamento de uma alça causa parada de progressão do conteúdo entérico, a descompressão pode fazer o acotovelamento e a obstrução desaparecerem.[11]

Uso de antimicrobianos

Os antimicrobianos estão indicados em todos os casos de íleo mecânico e devem ser administrados a partir do momento em que se estabelece o diagnóstico pois; além de combaterem a infecção usualmente presente nesses casos, retardam a instalação do infarto intestinal quando coexiste isquemia.

Pode-se optar por antimicrobianos de amplo espectro (cefalosporinas com ação contra bactérias anaeróbias) ou associações de antimicrobianos (p. ex., metronidazol e aminoglicosídeos), por via parenteral e em dose terapêutica. Fármacos nefrotóxicos devem ser utilizados com cautela em pacientes hipovolêmicos e/ou oligúricos devido ao risco de agravarem a função renal.

Cuidados respiratórios

Pacientes portadores de doença respiratória (asma, enfisema, bronquite crônica etc.) podem apresentar agravamento do déficit respiratório em decorrência da obstrução intestinal. Nos casos de estrangulamento intestinal, os óbitos decorrentes de complicação pulmonar variam de 9% a 30%. A elevação das hemicúpulas diafragmáticas conseqüente à distensão intestinal reduz a expansibilidade pulmonar e agrava a condição respiratória.

Os seguintes cuidados devem ser tomados:

1. Manutenção da permeabilidade das vias aéreas superiores.
2. Elevação da cabeceira do paciente em torno de 40 graus.
3. Exercícios respiratórios.
4. Oxigenoterapia (casos selecionados).
5. Hidratação adequada e micronebulização.

Outros cuidados

Dependem da condição clínica do paciente, do tempo e do nível da oclusão, da presença de doenças intercorrentes etc. Podem ser utilizados agentes cardiotônicos, corticóides, anticoagulantes, meias elásticas para prevenção de embolia (em obesos, portadores de varizes de membros inferiores e/ou idosos), nutrição parenteral (no pós-operatório de grandes ressecções intestinais) etc. Nas obstruções do intestino grosso, os clisteres podem ser usados com finalidade terapêutica em casos especiais (fecaloma, vólvulo do sigmóide, invaginação intestinal etc.).

Pacientes portadores de carcinomatose peritoneal que apresentam quadro de obstrução intestinal devem ser, em princípio, submetidos a tratamento clínico, visando ao alívio dos sinais e sintomas. Os vômitos podem ser tratados com cateterismo nasogástrico/nasoentérico ou gastrostomia percutânea, associados ao uso de fármacos anticolinérgicos, corticóides, analgésicos e análogos da somatostatina, para aliviar a dor e diminuir as secreções gástrica e intestinal.

Tratamento cirúrgico

A cirurgia precoce, após rápido preparo pré-operatório, constitui a chave do sucesso no tratamento do íleo mecânico com obstrução completa ou com estrangulamento. Na maioria dos casos, o preparo pode ser feito em 2 a 4 horas. O momento oportuno para a intervenção cirúrgica é aquele que reúne o preenchimento de uma série de exigências, a saber:

- Pressão venosa central em torno de 8 a 12cmH_2O.
- Reposição mínima de 50% do déficit de volume.
- Correção dos distúrbios eletrolíticos e ácido-básicos.
- Débito urinário entre 30 e 50mL/h.
- Hematócrito maior ou igual a 35%.

- Cateter nasogástrico introduzido e estômago esvaziado.
- Administração de antimicrobianos iniciada.
- Outras medidas (compensação do diabetes, compensação da insuficiência cardíaca etc.).

A cirurgia deve ser feita imediatamente, em caráter de emergência, em caso de confirmação ou forte suspeita de síndrome de compartimento abdominal, pois a descompressão imediata da cavidade abdominal é a única medida capaz de reverter o quadro de falência circulatória, respiratória e renal que se instala. Pode ocorrer hipotensão arterial transitória logo após a descompressão, especialmente nos casos em que a reposição volêmica não foi adequada.

A cirurgia pode ser protelada ou dispensada nos seguintes casos:

- Obstrução parcial (semi-oclusão intestinal).
- Obstrução intestinal no pós-operatório recente de laparotomia.
- Alívio dos sinais e sintomas obstrutivos durante o preparo para a cirurgia.
- Pacientes com carcinomatose peritoneal avançada.
- Obstrução intestinal por áscaris ou fecaloma.
- Alguns casos de invaginação intestinal (em crianças) e de vólvulo do sigmóide.
- Alguns casos de estenoses cicatriciais ou tumorais (ver *Tratamento endoscópico*).

O tratamento cirúrgico propriamente dito compreende as seguintes etapas: abertura da parede abdominal, exploração da cavidade, descompressão intestinal, avaliação da viabilidade intestinal, realização de procedimentos específicos, irrigação da cavidade, drenagem e fechamento da parede abdominal.

Laparotomia

Deve ser ampla o suficiente para permitir acesso a toda a cavidade abdominal. A via de acesso longitudinal mediana médio-umbilical é a que fornece abordagem mais adequada. Entre outras vantagens, ela pode ser prolongada em sentido cranial ou caudal, de acordo com o caso. Na primeira infância, a incisão transversa é a preferida.

Na presença de cicatriz de laparotomia, a escolha da melhor incisão é ainda motivo de controvérsia. Aqueles que optam por realizar incisão em local diferente da cicatriz argumentam que, ao incisar o mesmo local anteriormente utilizado, as dificuldades para alcançar a cavidade são maiores (em decorrência de aderências), além de maior risco de lesão de alças aderidas ao peritônio parietal. Os que são favoráveis à utilização da mesma via de acesso anterior argumentam que uma via alternativa não implica a eliminação das dificuldades e dos riscos já mencionados, além de poder ocorrer comprometimento da irrigação de segmentos de parede abdominal situados entre as duas incisões. Boa alternativa é estender, cranial ou caudalmente, a via de acesso original e adentrar a cavidade abdominal por esses locais onde, teoricamente, haveria menor número de aderências.

A obstrução intestinal era considerada contra-indicação para a abordagem laparoscópica devido à distensão intestinal e ao risco de lesão de alças. Atualmente, ela pode ser utilizada no tratamento da obstrução intestinal por aderências. Os maiores índices de sucesso (entre 46% e 87%) são observados na obstrução por brida única, especialmente quando não há distensão intestinal importante.[19,26,45,47,48] As vantagens seriam menor incidência de reobstrução (até um terço após laparotomias), hérnia incisional, infecção do sítio cirúrgico, íleo funcional e dor pós-operatória, além de menor permanência hospitalar. As contra-indicações para a abordagem laparoscópica incluem: distensão maciça, que impede a entrada na cavidade peritoneal e limita o campo de trabalho; peritonite com necessidade de ressecção intestinal; instabilidade hemodinâmica; doenças cardíacas ou pulmonares graves, que impedem o uso do pneumoperitônio; insegurança ou falta de treinamento da equipe cirúrgica.[48]

Exploração da cavidade

Após a abertura da cavidade, realiza-se exploração cuidadosa à procura do local e da causa da obstrução. Na presença de líquido peritoneal, deve-se proceder, antes de aspirá-lo, à coleta de amostra para exames bioquímicos e bacteriológicos, incluindo, sempre que possível, cultura para anaeróbios.

A pesquisa do local e da causa da obstrução é feita pela exteriorização cuidadosa das alças distendidas, a partir do ângulo duodenojejunal até o ceco, e o exame deste até o reto. Essa manobra deve ser muito cautelosa, para evitar o rompimento de uma alça, principalmente se coexiste sofrimento de sua parede.

Descompressão intestinal

A grande distensão das alças, principalmente na obstrução distal, exige seu esvaziamento, no sentido de diminuir a distensão, aliviar o comprometimento circulatório da parede intestinal, eliminar o material tóxico seqüestrado e facilitar o fechamento da cavidade abdominal.

A *ordenha retrógrada* representa a primeira opção. Para realizá-la, o intestino é ordenhado, em sentido retrógrado, a partir do local da obstrução, cuidando-se para que o líquido acumulado a montante desta atinja a cavidade gástrica onde o cateter nasogástrico, previamente posicionado, permite escoamento de todo o material.

A *enterotomia descompressiva*, por sua vez, está indicada quando a ressecção intestinal é obrigatória, pois não é isenta de riscos (infecção do sítio cirúrgico e fístula). Ela deve ser realizada na alça normal justaproximal à zona da necrose, de modo que a ressecção intestinal a inclua. O procedimento consiste na realização de sutura em bolsa na parede do intestino dilatado, após esvaziamento do local (por ordenha) e clampagem proximal e distal à zona da sutura. Em seguida, realiza-se a enterotomia de cerca de 1cm, através da qual se introduz um cateter. A sutura em bolsa é apertada e os clampes são retirados. O cateter é conectado a um aspirador e orientado, em sentido proximal e distal, no intestino, promovendo a aspiração. Outros preferem utilizar bico de aspirador com manguito multifenestrado, que permite a progressão dentro da luz intestinal sem que ocorra aspiração da mucosa ou colabamento da parede intestinal. Terminado o procedimento, retira-se o cateter ou bico do aspirador e procede-se ao fechamento do orifício, apertando-se a sutura em bolsa.

Avaliação da viabilidade intestinal

Deve ser feita após a liberação da obstrução. No estrangulamento, os critérios clínicos, usualmente utilizados, costumam falhar em até 60% dos casos, podendo ser necessária a utilização de métodos auxiliares mais eficazes.

Na prática, o cirurgião costuma esperar em torno de 15 minutos após a restituição da perfusão, aplicando compressas umidificadas com soro aquecido sobre a alça com o intuito de estimular o fluxo sanguíneo local. Em seguida, vale-se dos critérios clínicos (cor da alça, presença de pulsações arteriais, peristaltismo e sangramento à secção do intestino) para avaliar a viabilidade intestinal. Embora coloração rósea da alça sugira restauração do fluxo, tal fato não significa viabilidade celular (Figura 46.16). Por outro lado, a hemorragia intramural, especialmente nas oclusões venosas, pode conferir ao intestino coloração persistentemente escura, induzindo erros de avaliação. É necessário, também,

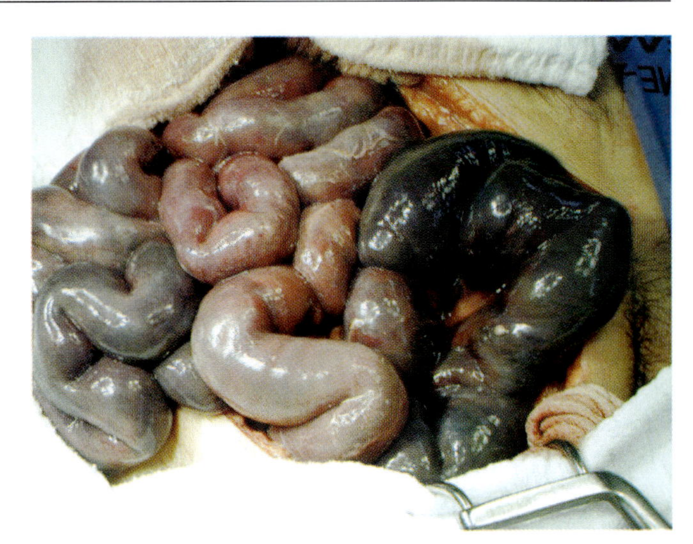

Figura 46.16 ▶ Hérnia interna com torção do mesentério e estrangulamento do intestino delgado. Observar alças intestinais necrosadas ao lado de alças com sinais de sofrimento e de viabilidade indefinida.

verificar o aspecto da mucosa do segmento a ser anastomosado, uma vez que, nas fases mais precoces da isquemia, o fluxo da serosa ainda está preservado, apesar de já ocorrer necrose da mucosa e da submucosa. Deve-se ressecar o intestino até encontrar mucosa de aspecto normal e bom sangramento das bordas. Deve-se ressaltar que a presença de sangramento após secção da alça é falha na oclusão venosa exclusiva quando o sangramento pode ser, inclusive, maior que o normal. O retorno da pulsação arterial, por sua vez, não significa viabilidade em todos os casos.

A presença de peristaltismo é sinal de preservação ou de retorno da função muscular. A diferenciação com espasmo anóxico é imperiosa. O retorno da atividade peristáltica, entretanto, costuma ser tardio, ocorrendo após o tempo dispensado à observação do intestino (em torno de 15 minutos).

A injeção na artéria mesentérica de 20mg de papaverina, diluídos em 10mL de solução salina a 0,9%, pode minimizar o espasmo arterial e permitir melhor avaliação da viabilidade intestinal. A injeção de novocaína no mesentério é outra opção útil.

Quando persistem dúvidas, o cirurgião deve lançar mão de métodos auxiliares, que incluem a termometria intestinal,[40] a dopplerometria,[40] o uso de corantes, como a fluoresceína[40] e o azul patente V, e a oximetria intestinal, entre outros, que nem sempre estão disponíveis.

Se, ainda assim, persistirem dúvidas, é melhor optar pela ressecção. Comprometimento de grande extensão do intestino constitui exceção para essa conduta.

Nessa circunstância, diante de avaliação duvidosa, a melhor opção é fechar o abdome e relaparotomizar (*second-look*) 12 a 24 horas após. Com isso, pode-se evitar ressecções desnecessárias que induziriam a síndrome do intestino curto. Outra opção é deixar um trocarte de 10mm em flanco esquerdo e utilizá-lo para realização de laparoscopias programadas.

Procedimentos específicos

Bridas e aderências

Na maioria dos casos, a operação é de fácil execução e se limita à secção da brida. Devem-se evitar trações ou manobras bruscas que promovam desinserções das bridas ou esgarçamentos das alças.

Na presença de múltiplas aderências, pode ser difícil determinar, com exatidão, o local da obstrução. Nessa circunstância, o cirurgião é tentado a limitar a dissecção aos segmentos aparentemente mais comprometidos, sem liberar todo o intestino delgado. Entretanto, essa atitude deve ser condenada. A melhor conduta é a liberação das aderências ou, em casos mais complexos, até mesmo a ressecção em bloco do segmento acometido. Esta última postura deve ser, sempre que possível, evitada, pois implica o sacrifício de segmentos intestinais viáveis. Outra opção, também de exceção, é a realização de derivações internas, deixando segmentos intestinais excluídos do trânsito intestinal.

Harris *et al.*[23] preconizam abordagem agressiva para os pacientes com aderências múltiplas e densas que encarceram as alças intestinais (abdome congelado). Eles operaram 40 pacientes, em 10 anos, com média de cinco laparotomias prévias cada um, sendo 31 com obstrução intestinal, 25 com fístulas entéricas e 20 com abscessos intra-abdominais. Obtiveram sucesso com resolução completa em 90% das obstruções e em 100% das fístulas e abscessos.

Nos casos de obstrução intestinal recorrente por aderências que necessitam de cirurgia, algumas medidas podem ser tomadas no peroperatório, após liberação das bridas e resolução do quadro obstrutivo, com o intuito de se prevenir nova obstrução intestinal. Podemos dividir os procedimentos que visam impedir novos episódios de obstrução em dois grupos distintos. O primeiro é o dos que procuram moldar o intestino delgado para evitar que, com a formação de novas aderências, haja angulação e dobra de alças e, conseqüentemente, obstrução intestinal. O segundo é daqueles que têm como objetivo principal impedir a formação de aderências.

Moldagem do intestino delgado

O intestino delgado pode ser moldado por meio de procedimentos cirúrgicos ou do uso intraluminar de cateteres longos que vão desde o estômago até o cólon.

Os procedimentos cirúrgicos denominados enteroptiquia, operação de Noble e operação de Child-Phillips consistem, basicamente, em suturar as alças do intestino delgado umas às outras desde o ângulo de Treitz até o ceco, fazendo movimentos de vaivém, como se elas repousassem umas sobre as outras. Esses procedimentos não se mostraram tão úteis na prevenção de novos episódios obstrutivos. Além disso, são responsabilizados por várias complicações, como íleo pós-operatório prolongado, cólicas persistentes e sensação de empachamento. Por esses motivos, poucas publicações recomendam esse tipo de cirurgia, e ela foi praticamente abandonada.

A utilização de cateteres longos, apesar de não ser técnica muito difundida, mostra resultados mais promissores. Os cateteres podem ser introduzidos pelo nariz, por gastrostomia ou por jejunostomia.[13,21] Durante a operação, o cateter é conduzido ao longo do intestino delgado até o cólon. Desse modo, as alças do intestino delgado repousam umas sobre as outras sem que haja angulações. Esses cateteres são mantidos por 3 a 4 semanas, tempo em que as aderências já se formaram, e depois são retirados.[20] Teoricamente, as aderências pós-operatórias ocorreriam de maneira ordenada e, com isso, a chance de obstrução seria menor.

Mais e Eigler,[28] em estudo de 13 anos, acompanharam 95 pacientes submetidos a cirurgia para obstrução intestinal por aderências pelo tempo mínimo de 36 meses. A incidência de obstrução intestinal no grupo submetido a moldagem peroperatória com cateter longo (n = 52) foi de 3,9%, e de 18,6% no grupo sem moldagem (n = 43). Meissner[31] acompanhou 34 pacientes submetidos a colectomias por 1 a 16 anos. Nenhum paciente submetido à moldagem peroperatória com cateter longo (n = 16) desenvolveu obstrução intestinal em período médio de 6,5 anos, enquanto 27,8% dos pacientes que não foram submetidos à moldagem (n = 18) desenvolveram obstrução intestinal em período médio de 2 anos. Entretanto, Rodrigues-Ruesga *et al.*,[38] acompanhando 47 pacientes submetidos a cirurgia para obstrução intestinal recorrente com realização de moldagem intestinal com cateter longo, encontraram índice de obstrução intestinal de 25% após período de acompanhamento pós-operatório médio de 48 meses. Destes, somente um paciente necessitou de laparotomia.

A moldagem intestinal realizada no peroperatório de operações para obstrução intestinal recorrente pode ser boa opção terapêutica. Entretanto, ainda são necessários mais estudos e maior tempo de acompanhamento para que sua indicação seja ampliada.

Prevenção de aderências

Diversas medidas diminuem a formação de aderências. No peroperatório, a utilização de técnica cirúrgica meticulosa é a mais importante. A formação de granulomas pode ser evitada ao não se deixar corpo estranho proveniente de compressas, luvas, cotos longos de fios ou quantidade excessiva de tecido seccionada entre ligaduras. A manipulação delicada dos intestinos evita esmagamento do peritônio visceral e lesões de serosa que, por menores que sejam, induzem a formação de coágulo, que é outra causa de aderências. O uso de compressas úmidas diminui o contato do tecido com a superfície mesotelial, e a limpeza do talco das luvas impede aderência do mesmo na superfície peritoneal.

Scott-Coombes *et al.*[41] analisaram as atitudes dos cirurgiões para evitar aderências pós-operatórias. As principais condutas foram interposição do omento entre as alças e o peritônio parietal (90%), sutura do peritônio parietal (86%), utilização de luvas sem amido ou talco (78%), irrigação peritoneal com solução de cristalóides (68%), realização de adesiólise não-essencial (49%), uso de compressas úmidas (39%), imbricação intestinal de rotina (enteroptiquia – 1%) e intubação intestinal (2%).[12] A interposição do omento entre as alças e o peritônio parietal não previne aderências, e seu maior efeito é permitir acesso mais seguro à cavidade peritoneal. A sutura do peritônio parietal de modo isolado ou em bloco não se mostrou capaz de prevenir aderências.[14] A irrigação da cavidade peritoneal com solução salina a 0,9% ou solução de Ringer lactato, além de não ser eficaz para a prevenção de aderências, reduz a capacidade do peritônio de eliminar infecções. As aderências desfeitas apresentam índice de reformação entre 90% e 100%. Por isso, na ausência de obstrução por aderências múltiplas, parece ser mais prudente desfazer apenas aquelas que estão dificultando o trabalho do cirurgião.

Tanto o peritônio parietal como o visceral têm a capacidade de cicatrizar completamente em 5 a 8 dias, independente da extensão das lesões.[12,25,37] Nesse período, a formação de aderências pode ser inibida por diversos agentes com ações diversas. Estas incluem ativação da fibrinólise, inibição da coagulação, diminuição da resposta inflamatória, inibição da síntese de colágeno e bloqueio do contato das superfícies peritoneais.

Teoricamente, a ativação do sistema fibrinolítico seria benéfica para a prevenção de aderências intra-abdominais. Estreptocinase, estreptodornase e heparina já foram utilizadas em trabalhos experimentais em animais, e a irrigação da cavidade peritoneal com solução de heparina já foi realizada em humanos. Devido aos resultados controversos e ao risco elevado de hemorragia, esses fármacos não são utilizados de rotina.

Inibidores da síntese de colágeno tipo 1 e antiinflamatórios (corticóides e inibidores de prostaglandinas) foram utilizados em estudos experimentais e clínicos com resultados também controversos e ainda necessitam de ensaios clínicos maiores para que possam ser utilizados.

Agentes que impossibilitam o contato entre superfícies lesadas durante a fase de cicatrização do peritônio (em torno de 1 semana) impedem a formação de aderências. No passado já foram utilizadas solução salina a 0,9%, petrolato líquido, solução de goma arábica e membranas de politetrafluoroetileno. Atualmente, estão em estudo diversas substâncias. Destacam-se as lâminas sintéticas, que atuam como barreiras físicas, impedindo o contato entre as superfícies mesoteliais lesadas. Existem diversos tipos, como lâminas de colágeno-polivinilpirrolidona e de celulose oxidada, fosfolipídios, icodextrina, ácido hialurônico combinado com carboximetilcelulose, ácido hialurônico em solução salina tamponada com fosfato, glicosaminoglicanas e politetrafluoroetileno (PTFE). A lâmina sintética mais pesquisada é a de ácido hialurônico combinado com carboximetilcelulose.

O polissacarídeo hialuronan (ácido hialurônico) é agente que impede a formação de aderências. Diversas teorias explicam seu mecanismo de ação. Dentre elas, está sua ação como barreira mecânica, o estímulo à cicatrização e a indução de fibrinólise. Pode ser usado na forma de membrana de hialuronan-carboximetilcelulose, hialuronan-gel ou solução. A membrana cria barreira mecânica entre duas superfícies peritoneais, enquanto a solução cria o ambiente no qual as alças intestinais ficam imersas e não se aderem. Depois de aplicada, a membrana de hialuronan-carboximetilcelulose se hidrata e se transforma em gel em 24 a 48 horas e atua como matriz para a proliferação de células mesoteliais. A partir daí, ela é lentamente reabsorvida em torno de 7 dias e completamente eliminada do organismo em 28 dias. Deve-se evitar utilizá-la ao redor de anastomoses intestinais devido ao risco de fístula. Além disso, não deve ser utilizada em cirurgias para câncer e peritonites, devido ao risco teórico de disseminação peritoneal de células tumorais e de infecção. Entretanto, ainda não existe consenso sobre seu verdadeiro valor na prevenção das complicações decorrentes das aderências pós-operatórias.[39] Outro produto é um pó de surfactante que é pulverizado na cavidade abdominal antes da laparorrafia.[50]

Distorção de vólvulo

A conduta terapêutica depende do nível da torção e da presença ou não de lesões associadas. Na ausência de necrose e/ou perfuração, procede-se somente à distorção e à fixação do segmento acometido e, sempre que possível, à correção do processo causal. Exceção se faz ao vólvulo do cólon transverso, pois a simples fixação na parede abdominal anterior nunca deve ser realizada. Nas grandes distensões, está indicada colostomia descompressiva (cecostomia, transversostomia) que, além de descomprimir, pode ajudar na fixação do segmento (Figura 46.17). Quando ocorre comprometimento vascular, está indicada a ressecção do segmento acometido. A anastomose primária só deve ser realizada quando as condições locais forem favoráveis.

No vólvulo do sigmóide, sem suspeita de necrose e/ou perfuração, o tratamento clínico deve ser tentado inicialmente. Pode-se utilizar o enema opaco como método de desvolvulação. No entanto, o tratamento de escolha é feito por meio da endoscopia e consiste na introdução cuidadosa do retossigmoidoscópio ou colonoscópio sob visão até o nível da torção. Cateter é introduzido no ponto de convergência das pregas, lentamente, com movimentos rotatórios suaves. O êxito da manobra é acompanhado de eliminação de grande quantidade de gases e fezes. O cateter deve ser fixado nas nádegas e permanecer no local por 48 a 72 horas. O insucesso do tratamento clínico ou a suspeita de sofrimento/perfuração da alça implicam a necessidade de laparotomia.

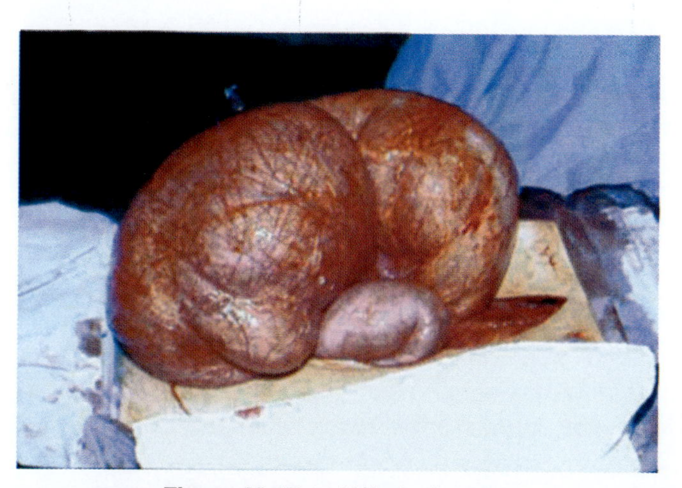

Figura 46.17 ▶ Vólvulo de ceco.

Redução de invaginação

Alguns autores indicam a redução da invaginação pelo enema opaco. Esta indicação é reservada a casos selecionados de evolução curta, sendo geralmente realizada em crianças. Esse procedimento não é desprovido de risco. Existe a possibilidade de perfuração intestinal ou redução de segmento que já esteja com sofrimento irreversível. Outras limitações incluem a não-identificação do fator causal e a possibilidade de recidiva, que varia de 6% a 10%.

O tratamento cirúrgico consiste em laparotomia exploradora e identificação do segmento acometido. Tenta-se desfazer a telescopagem através de pressão digital tangente à cabeça da invaginação (ordenha retrógrada) e tração suave da alça telescopada para facilitar a redução (Figura 46.18).

Caso não se obtenham bons resultados, tenta-se liberar as aderências, introduzindo o dedo entre as paredes intestinais ao nível da porção caudal. Pode-se utilizar irrigação com solução salina a 0,9% ou óleo mineral entre as paredes da alça invaginada. Nunca se deve exercer tração em sentido oposto sobre o segmento invaginado, devido ao risco de laceração da parede da alça. Caso essas manobras sejam ineficazes, é necessário realizar enterotomia interessando o anel constritor.

Uma vez desfeita a intussuscepção, o intestino deve ser palpado para identificação de possíveis fatores etiológicos (pólipos, tumores). A ressecção intestinal está indicada na presença de alça necrosada, de viabilidade duvidosa, tumores malignos ou lesões benignas que possam promover recidiva e naqueles casos em que não se consegue desfazer a invaginação.

Obstrução por hérnias na parede abdominal

O tratamento é sempre cirúrgico. As reduções incruentas por meio de manobras digitais são condenáveis devido à possibilidade de redução das alças necrosadas ou mesmo de lesão durante a redução. Além disso, pode haver redução *em massa* do conjunto – saco herniário mais conteúdo – com persistência do anel constritor, sem que haja interrupção das alterações fisiopatológicas, advindo lesões graves.

Ressecção intestinal

Está indicada nos casos de obstrução por estrangulamento que evoluem com necrose intestinal (Figura 46.19), tumores, processos inflamatórios etc.

As ressecções do intestino delgado devem, sempre que possível, ser seguidas de anastomose primária. Se existir dúvida sobre a viabilidade do intestino ou acerca

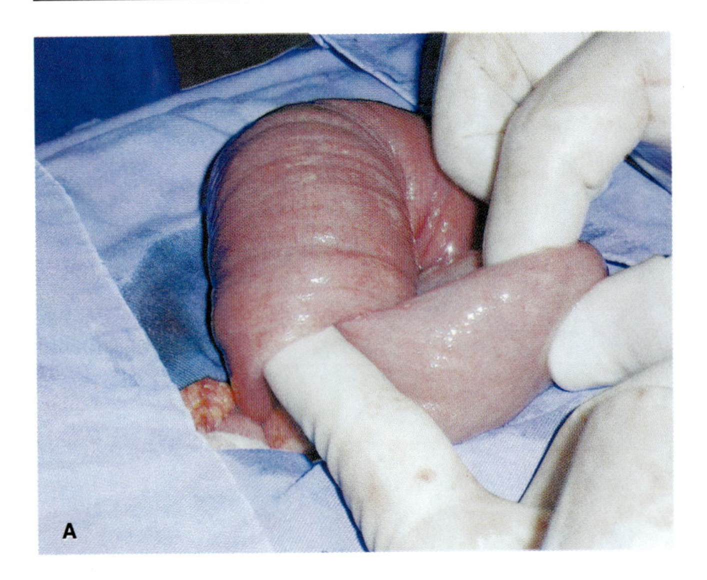

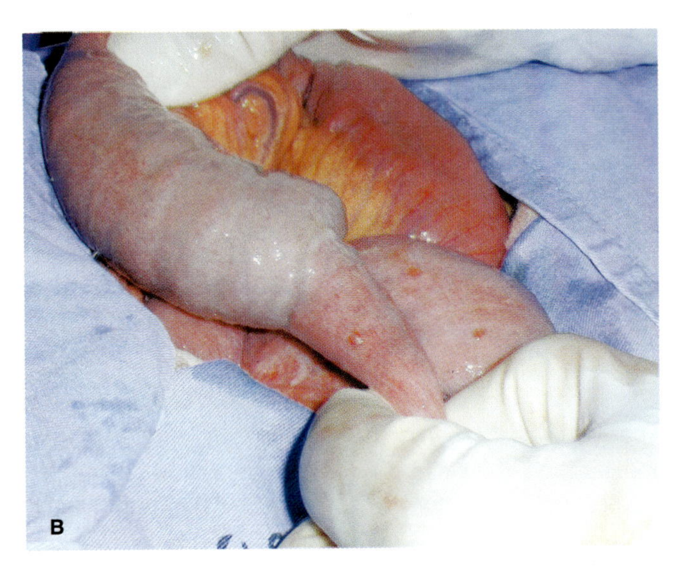

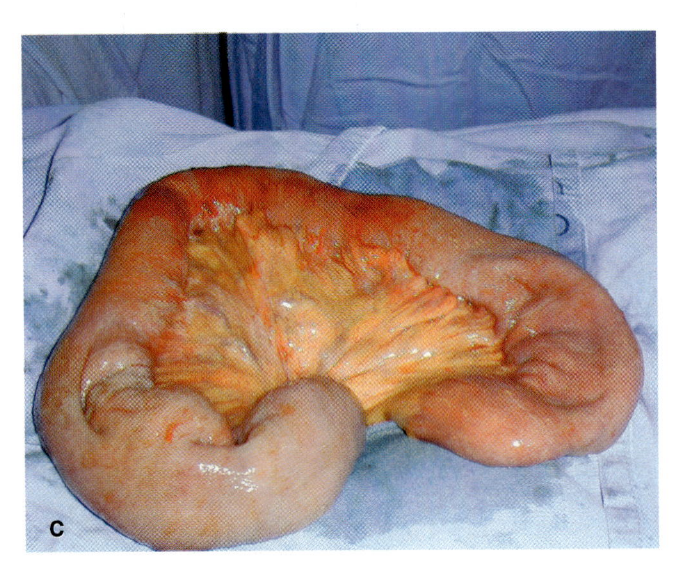

Figura 46.18 ▶ Intussuscepção do intestino delgado. **A.** Introdução do dedo entre as paredes intestinais. **B.** Tração suave da alça telescopada. **C.** Aspecto do intestino após ser desfeita a intussuscepção.

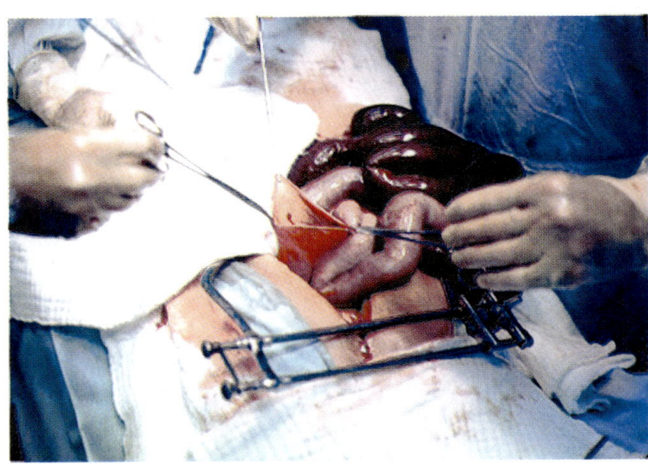

Figura 46.19 ▶ Necrose extensa de alças do intestino delgado secundária a estrangulamento por hérnia interna paracecal.

das condições locais do segmento a ser anastomosado (infecção, friabilidade), deve-se optar por ostomia primária, qualquer que seja o nível da ressecção.

As ressecções do intestino grosso podem ser seguidas de anastomose primária, com ou sem ileostomia/colostomia proximal, ou de colostomia terminal, com fechamento da boca distal ou confecção de fístula mucosa. Se as condições do paciente permitirem, pode-se também realizar preparo de cólon peroperatório e anastomose primária sem ileostomia/colostomia proximal. Em casos de obstrução tumoral do cólon esquerdo, alguns autores defendem a colectomia subtotal com anastomose ileorretal e reconstituição do trânsito intestinal em um só tempo.

Operações de descompressão

São indicadas sobretudo nas obstruções do cólon esquerdo, que quase sempre ocorrem por neoplasia maligna. Atualmente, novas opções têm surgido na literatura para esse tipo de situação, como, por exemplo, o tratamento endoscópico descrito adiante. Quando se opta pela descompressão cirúrgica, a operação de escolha é a transversostomia em alça, realizada próximo ao ângulo hepático do cólon.

Operações de desvio de trânsito

Estão indicadas para os casos em que a causa da obstrução não pode ser removida (pacientes em péssimas condições gerais e/ou locais, tumores irressecáveis etc.). A operação consiste em anastomosar uma alça a montante da oclusão com outra, a jusante da mesma. De todas, a mais utilizada é a ileotransversostomia, indicada nos casos de obstrução do ceco e/ou cólon ascendente por neoplasia ou processos inflamatórios.

Serotomia longitudinal

Está indicada para os casos de obstrução precoce do intestino delgado pós-radioterapia. Deve ser indicada apenas nos casos em que o tratamento conservador foi ineficiente.

Estrituroplastia

Nas estenoses fibróticas secundárias à doença de Crohn, essa técnica fornece bons resultados. Ela consiste na enterotomia longitudinal da região estenosada, incluindo 1,5 a 2,0cm do intestino não ocluído (a montante e a jusante da estenose) e sutura transversal. O método é particularmente vantajoso quando coexistem várias áreas de estenose, pois evita a síndrome do intestino curto, que pode advir após ressecções extensas do intestino delgado.[36]

Irrigação, drenagem e fechamento da cavidade

A irrigação da cavidade, salvo nos casos em que está contra-indicada (abscessos localizados, perfurações tamponadas etc.), deve ser realizada para remover coágulos, detritos, pus etc.

A drenagem está indicada apenas na presença de abscesso intraperitoneal localizado ou quando se realiza sutura em condições duvidosas (dreno sentinela).

O fechamento da parede abdominal deve obedecer aos princípios técnicos, optando-se pelo uso de pontos totais sempre que indicados.

Tratamento endoscópico

O avanço da endoscopia terapêutica tem propiciado, nos últimos anos, a realização de procedimentos até então considerados inexeqüíveis. Na obstrução intestinal, algumas alternativas ao tratamento cirúrgico têm sido oferecidas pela endoscopia. Entre elas se destacam as dilatações e/ou colocação de próteses intraluminares.

Estenoses do trato digestivo alto

Até pouco tempo atrás, a dilatação endoscópica de estenoses do trato gastrointestinal se restringia ao esôfago e à região anorretal. Atualmente, existem técnicas que possibilitam acesso a segmentos mais distantes do intestino. Estenoses do piloro, do duodeno e, inclusive, do jejuno proximal podem ser dilatadas. A introdução de balões longos, macios, de baixa pressão e formato fusiforme, que podem ser conectados ao endoscópio, permite a dilatação, sob visão direta, de estenoses localizadas no jejuno proximal. Nesse caso, a associação com a radioscopia é fundamental para o êxito do procedimento.

Como tratamento paliativo de estenose secundária a tumor maligno, pode-se realizar dilatação e colocação de prótese auto-expansiva intraluminar transtumoral.

Colonoscopia descompressiva

Indicada em alguns casos de obstrução do cólon esquerdo, como método alternativo à colostomia descompressiva, trata-se de método inócuo, praticamente isento de complicações e que permite preparar o cólon adequadamente para cirurgia eletiva em um só tempo. O colonoscópio serve de guia para um tubo retal que ultrapassa o local da obstrução, descomprimindo o cólon.

Estenoses colônicas

Muitas das estenoses benignas do cólon (inflamatórias, cicatriciais etc.) respondem a simples dilatações com o uso de balão pneumático sob controle colonoscópico. O método é simples, eficaz e bem tolerado, sendo o tratamento de escolha para estenoses anastomóticas benignas sintomáticas.

Em algumas lesões malignas, o procedimento pode ser tentado para converter um procedimento de urgência em eletivo, ao possibilitar preparo adequado do cólon. Associada à dilatação por balão, há a possibilidade de colocação de próteses auto-expansivas intraluminares por colonoscopia. Esse procedimento está indicado em pacientes portadores de lesões malignas estenosantes do cólon, para possibilitar estadiamento e preparo pré-operatórios (tratamento temporário), ou que tenham contra-indicação ao tratamento cirúrgico (tratamento definitivo).[49]

OBSTRUÇÃO POR FECALOMA

A obstrução por fecaloma é cada vez menos comum em nosso meio, em decorrência da decrescente incidência do megacólon chagásico. As seguintes condutas podem ser tomadas: tratamento conservador ou cirúrgico.

Eficaz na maioria dos casos, o tratamento conservador constitui a primeira opção. O fecaloma pode ser dissolvido por meio de lavagens intestinais, laxativos por via oral e dieta sem resíduos. Em alguns casos, é necessária a extração manual com ou sem fragmentação endoscópica, realizada sob anestesia geral ou bloqueio. A hidratação do fecaloma por instilação de água bicarbonatada através de cateter retal é outra opção satisfatória.

Para os casos mais rebeldes, que não respondem às medidas habituais, é aconselhável realizar lavagens intestinais utilizando a seguinte fórmula:

- Solução salina a 0,9%: 2.000mL.
- Glicerina: 200mL.
- Bicarbonato de sódio em pó: sete colheres de sopa.
- Água oxigenada a 10 volumes: 100mL.
- Sabão de coco ralado: duas colheres de sopa.

Quando falham as medidas clínicas, e na vigência de obstrução, estão indicadas colostomia a montante e dissolução posterior do fecaloma por lavagens através do ânus e da colostomia.

Na presença de ulceração ou perfuração intestinal, pode-se realizar sigmoidectomia ou sigmoidotomia, extração do fecaloma, sigmoidorrafia e colostomia a montante.

REFERÊNCIAS BIBLIOGRÁFICAS

1. Almeida SR, Sanches MD, Savassi-Rocha PR. Obstrução intestinal. *In:* Castro LP, Coelho LGV (eds.) *Gastroenterologia*. Rio de Janeiro: Medsi, 2004:1221-48.
2. Assalia A, Kopelman D, Bahous H *et al.* Gastrografin for mechanical partial, small bowel obstruction due to adhesions. *Harefuah* 1997; *132*:629-33.
3. Bar-Maor JA, de Carvalho JL, Chappell J. Gastrografin treatment of intestinal obstruction due to *Ascaris lumbricoides*. *J Pediatr Surg* 1984; *19*:174-6.
4. Barba CA. The intensive care unit as an operating room. *Surg Clin North Am* 2000; *80*:957-73.
5. Beall DP, Fortman BJ, Lawler BC, Regan F. Imaging bowel obstruction: a comparison between fast magnetic resonance imaging and helical computed tomography. *Clin Radiol* 2002; *57*:719-24.
6. Blevins DV, Khanduja KS. Abdominal compartment syndrome with massive lower-extremity edema caused by colonic obstruction and distention. *Am Surg* 2001; *67*:451-3.
7. Boudiaf M, Soyer P, Terem C *et al.* CT evaluation of small bowel obstruction. *Radiographics* 2001; *21*:613-24.
8. Burch JM, Moore EE, Moore FA, Franciose R. The abdominal compartment syndrome. *Surg Clin North Am* 1996; *76*:833-42.
9. Chen SC, Lin FY, Lee PH *et al.* Water-soluble contrast study predicts the need for early surgery in adhesive small bowel obstruction. *Br J Surg* 1998; *85*:1692-4.
10. Choi HK, Chu KW, Law WL. Therapeutic value of gastrografin in adhesive small bowel obstruction after unsuccessful conservative treatment: a prospective randomized trial. *Ann Surg* 2002; *236*:1-6.
11. Choi HK, Law WL, Ho JW, Chu KW. Value of gastrografin in adhesive small bowel obstruction after unsuccessful conservative treatment: a prospective evaluation. *World J Gastroenterol* 2005; *11* 3742-5.
12. DeCherney AH, diZerega GS. Clinical problem of intraperitoneal postsurgical adhesion formation following general surgery and the use of adhesion prevention barriers. *Surg Clin North Am* 1997; *77*:671-88.
13. DeFriend DJ, Klimack OE, Humphrey CS, Schraibman IG. Intraluminal stenting in the management of adhesional intestinal obstruction. *J R Soc Med* 1997; *90*:132-5.
14. Duffy DM, diZerega GS. Is peritoneal closure necessary? *Obstet Gynecol Surv* 1994; *49*:817-22.
15. Duron JJ, Hay JM, Msika S *et al.* Prevalence and mechanisms of small intestinal obstruction following laparoscopic abdominal surgery: a retrospective multicenter study. French Association for Surgical Research. *Arch Surg* 2000; *135*:208-12.
16. Flasar MH, Goldberg E. Acute abdominal pain. *Med Clin North Am* 2006; *90*:481-503.
17. Fleshner PR, Siegman MG, Slater GI *et al.* A prospective, randomized trial of short versus long tubes in adhesive small-bowel obstruction. *Am J Surg* 1995; *170*:366-70.
18. Foster NM, McGory ML, Zingmond DS, Ko CY. Small bowel obstruction: a population-based appraisal. *J Am Coll Surg* 2006; *203*:170-6.
19. Franklin ME Jr., Gonzalez JJ Jr., Miter DB *et al.* Laparoscopic diagnosis and treatment of intestinal obstruction. *Surg Endosc* 2004; *18*:26-30.
20. Gowen GF. Long tube decompression is successful in 90% of patients with adhesive small bowel obstruction. *Am J Surg* 2003; *185*:512-5.
21. Gowen GF. Rapid resolution of small-bowel obstruction with the long tube, endoscopically advanced into the jejunum. *Am J Surg* 2007; *193*:184-9.
22. Hall RI. Adhesive obstruction of the small intestine: a retrospective review. *Br J Clin Pract* 1984; *38*:89-92.
23. Harris EA, Kelly AW, Pockaj BA *et al.* Reoperation on the abdomen encased in adhesions. *Am J Surg* 2002; *184*:499-504.
24. Hayanga AJ, Bass-Wilkins K, Bulkley GB. Current management of small-bowel obstruction. *Adv Surg* 2005; *39*:1-33.
25. Ivarsson ML, Bergstrom M, Eriksson E *et al.* Tissue markers as predictors of postoperative adhesions. *Br J Surg* 1998; *85*:1549-54.
26. Kirshtein B, Roy-Shapira A, Lantsberg L *et al.* Laparoscopic management of acute small bowel obstruction. *Surg Endosc* 2005; *19*:464-7.
27. Livingston EH, Passaro EP Jr. Postoperative ileus. *Dig Dis Sci* 1990; *35*:121-32.
28. Mais J, Eigler FW. Can "internal intestinal splinting" prevent ileus recurrence? Results of a retrospective comparative study. *Chirurg* 1998; *69*:168-73.
29. Mallo RD, Salem L, Lalani T, Flum DR. Computed tomography diagnosis of ischemia and complete obstruction in small bowel obstruction: a systematic review. *J Gastrointest Surg* 2005; *9*:690-4.
30. Mattei P, Rombeau JL. Review of the pathophysiology and management of postoperative ileus. *World J Surg* 2006; *30*:1382-91.
31. Meissner K. Small bowel obstruction following extended right hemicolectomy and subtotal colectomy: assessing the benefit of prophylactic tube splinting. *Dig Surg* 2001; *18*:388-92.
32. Meissner K, Weissenhofer W. The effective placement of Miller-Abbott-tubes under endoscopic guidance. Technical improvements. *Endoscopy* 1978; *10*:13-4.

33. Murray MJ, Gonze MD, Nowak LR, Cobb CF. Serum D(-)-lactate levels as an aid to diagnosing acute intestinal ischemia. *Am J Surg* 1994; *167*:575-8.
34. O'Malley ME, Wilson SR. US of gastrointestinal tract abnormalities with CT correlation. *Radiographics* 2003; *23*:59-72.
35. Otamiri T, Sjodahl R, Ihse I. Intestinal obstruction with strangulation of the small bowel. *Acta Chir Scand* 1987; *153*:307-10.
36. Pritchard TJ, Schoetz DJ Jr., Caushaj FP *et al.* Strictureplasty of the small bowel in patients with Crohn's disease. An effective surgical option. *Arch Surg* 1990; *125*:715-7.
37. Reijnen MM, Bleichrodt RP, van Goor H. Pathophysiology of intra-abdominal adhesion and abscess formation, and the effect of hyaluronan. *Br J Surg* 2003; *90*:533-41.
38. Rodriguez-Ruesga R, Meagher AP, Wolff BG. Twelve-year experience with the long intestinal tube. *World J Surg* 1995; *19*:627-30.
39. Salum MR, Lam DT, Wexner SD *et al.* Does limited placement of bioresorbable membrane of modified sodium hyaluronate and carboxymethylcellulose (Seprafilm) have possible short-term beneficial impact? *Dis Colon Rectum* 2001; *44*:706-12.
40. Savassi-Rocha PR. Determinação dos pontos ótimos de ressecção de alças intestinais desvascularizadas pela dopplerometria, termometria e fluoresceinoscopia. Estudo comparativo experimental em cães. Tese de Doutorado. Belo Horizonte: Universidade Federal de Minas Gerais, 1983.
41. Scott-Coombes DM, Vipond MN, Thompson JN. General surgeons' attitudes to the treatment and prevention of abdominal adhesions. *Ann R Coll Surg Engl* 1993; *75*:123-8.
42. Seror D, Feigin E, Szold A *et al.* How conservatively can postoperative small bowel obstruction be treated? *Am J Surg* 1993; *165*:121-5.
43. Shih SC, Jeng KS, Lin SC *et al.* Adhesive small bowel obstruction: how long can patients tolerate conservative treatment? *World J Gastroenterol* 2003; *9*:603-5.
44. Sosa J, Gardner B. Management of patients diagnosed as acute intestinal obstruction secondary to adhesions. *Am Surg* 1993; *59*:125-8.
45. Strickland P, Lourie DJ, Suddleson EA *et al.* Is laparoscopy safe and effective for treatment of acute small-bowel obstruction? *Surg Endosc* 1999; *13*:695-8.
46. Suri S, Gupta S, Sudhakar PJ *et al.* Comparative evaluation of plain films, ultrasound and CT in the diagnosis of intestinal obstruction. *Acta Radiol* 1999; *40*:422-8.
47. Suter M, Zermatten P, Halkic N *et al.* Laparoscopic management of mechanical small bowel obstruction: are there predictors of success or failure? *Surg Endosc* 2000; *14*:478-83.
48. Szomstein S, Lo Menzo E, Simpfendorfer C *et al.* Laparoscopic lysis of adhesions. *World J Surg* 2006; *30*:535-40.
49. Tilney HS, Lovegrove RE, Purkayastha S *et al.* Comparison of colonic stenting and open surgery for malignant large bowel obstruction. *Surg Endosc* 2007; *21*:225-33.
50. Waxman BP. Can adhesions be prevented? *Aust N Z J Surg* 2000; *70*:399-400.
51. Wilson MS, Ellis H, Menzies D *et al.* A review of the management of small bowel obstruction. *Ann R Coll Surg Engl* 1999; *81*:320-8.

47

Pseudo-obstrução Intestinal

Aloísio Cardoso-Júnior
Bruno Juste Werneck Côrtes
Thaísa Barbosa Silva
Paulo Roberto Savassi-Rocha

INTRODUÇÃO

A síndrome denominada pseudo-obstrução intestinal caracteriza-se por sintomas e sinais de oclusão intestinal, sem lesão mecânica obstrutiva, podendo ser classificada como aguda ou crônica. As formas agudas, geralmente transitórias, compreendem a síndrome de Ogilvie e o íleo pós-operatório prolongado (IPOP). Por sua vez, as formas crônicas de pseudo-obstrução intestinal são recorrentes ou persistentes, sendo classificadas em primárias e secundárias. O Quadro 47.1 mostra as principais afecções que podem causar pseudo-obstrução intestinal crônica (POIC).

PSEUDO-OBSTRUÇÃO INTESTINAL AGUDA

Síndrome de Ogilvie

A síndrome de Ogilvie, ou pseudo-obstrução colônica aguda, caracteriza-se por sintomas e sinais de obstrução colônica aguda, sem evidência de fator causal mecânico identificado em exame de imagem. Trata-se de obstrução funcional do cólon, geralmente presente em pacientes hospitalizados por doenças diversas. A síndrome de Ogilvie é abordada no Capítulo 48 deste livro.

Íleo pós-operatório prolongado

O termo *ileus* foi utilizado no passado para referir-se a qualquer tipo de obstrução intestinal (íleo biliar, íleo meconial, íleo pós-operatório etc.). Atualmente, o íleo pós-operatório é considerado conseqüente à inibição funcional da atividade propulsora intestinal (peristaltismo) como resposta fisiológica primária ao procedimento cirúrgico. Em geral, operações que necessitam incisões amplas, grande manipulação de alças intestinais e exposição do peritônio ao sangue ou secreções predispõem à ocorrência de íleo pós-operatório. Entretanto, quando a duração dessa inibição é maior que 3 dias, o processo passa a ser considerado patológico, sendo denominado íleo pós-operatório prolongado (IPOP).[3,4,20]

Além do trauma cirúrgico, propriamente dito, outros fatores podem ser responsáveis pelo IPOP, como uso de medicamentos, distúrbios hidroeletrolíticos, complicações intra-abdominais (hemoperitônio, coleperitônio, peritonite, abscesso intra-abdominal), alterações do sistema nervoso autônomo, fatores inflamatórios locais e resposta endocrinometabólica ao trauma. A intensidade desses fatores e a correlação entre eles definirão a duração do IPOP.[4,20] O Quadro 47.2 mostra os principais fatores desencadeadores de íleo pós-operatório prolongado.

As manifestações clínicas mais freqüentes incluem: distensão abdominal, diminuição do peristaltismo, náuseas e vômitos. A radiografia simples de abdome pode revelar distensão do intestino delgado e do cólon, além da presença de níveis hidroaéreos.[3,4,20]

A avaliação cuidadosa dos pacientes com IPOP é mandatória, devendo-se investigar possíveis complicações intra-abdominais, corrigir alterações hidroeletrolíticas (hipopotassemia, hipomagnesemia, hiponatremia e hipo ou hipercalcemia) e restringir o uso de medicamentos inibidores da motilidade gastrointestinal (analgésicos opióides, fenotiazídicos e antidepressivos).[4]

Quadro 47.1 ▶ Principais causas de pseudo-obstrução intestinal crônica

Causas
Primárias
Neuropatia visceral familiar
Miopatia visceral familiar
Neuropatia visceral
Miopatia visceral
Secundárias
Doenças musculares
Distrofia miotônica
Distrofia muscular de Duchenne
Auto-imunes
Lúpus eritematoso sistêmico
Esclerodermia
Dermatomiosite
Polimiosite
Doença celíaca
Miosite auto-imune
Ganglionite auto-imune
Síndromes paraneoplásicas
Ganglioneuroblastoma
Carcinoma de pequenas células
Neoplásicas
Feocromocitoma
Mieloma múltiplo
Infecciosas
Doença de Chagas
Citomegalovírus
Herpes-zoster
Vírus de Epstein-Barr
Doença de Kawasaki
Endócrinas
Diabetes melito
Hipotireoidismo
Hipoparatireoidismo
Metabólica
Citopatia mitocondrial
Fármacos
Diltiazem
Nifedipina
Antidepressivos tricíclicos
Analgésicos opióides
Antiparkinsonianos
Vincristina

A relação entre o íleo pós-operatório e o reinício da dieta oral tem sofrido alterações a partir de estudos recentes.[20-22] Aguardar o retorno da eliminação de gases e fezes, antes da reintrodução da alimentação oral dos pacientes em pós-operatório, era o procedimento padrão após operações abdominais. Entretanto, estudos como o de Stewart *et al.*[22] demonstraram, em avaliação prospectiva e randomizada, que os pacientes que receberam dieta precoce tiveram melhor tolerância, eliminaram flatos e evacuaram mais cedo.

A prática da inserção rotineira de cateter nasogástrico, para reduzir a incidência de IPOP também tem sido questionada. A taxa de complicações relacionadas ao cateterismo nasogástrico, a presença de manifestações gastrointestinais e a ausência de benefício quanto à reintrodução de dieta desestimularam o uso de cateterismo profilático.[16,20]

A utilização de anestésicos locais, como bupivacaína, em bloqueios peridurais pode reduzir significativamente o IPOP, por inibição da hiperativação do sistema nervoso autônomo simpático.[20] Da mesma maneira, os antiinflamatórios não-esteróides podem diminuir o período de hipomotilidade, pelo bloqueio da resposta inflamatória decorrente da manipulação das alças intestinais. Os antiinflamatórios não-esteróides apresentam a vantagem de poderem ser utilizados durante o período pós-operatório.[20] O Quadro 47.3 mostra os princípios de prevenção e manejo do íleo pós-operatório.

▶ PSEUDO-OBSTRUÇÃO INTESTINAL CRÔNICA

Conceito

A POIC constitui síndrome clínica heterogênea que se manifesta por sintomas e sinais episódicos de obstrução intestinal funcional, diferindo da pseudo-obstrução intestinal aguda pelo tempo de evolução e pela etiopatogenia. A pseudo-obstrução intestinal é considerada crônica se persiste por mais de 6 meses ou se manifesta desde o nascimento, prolongando-se após os 2 meses de vida.

Fisiopatologia

A motilidade do trato gastrointestinal resulta da interação entre a contratilidade da musculatura lisa e a atividade de marca-passo das células de Cajal, ambas coordenadas pela inervação intrínseca do sistema nervoso entérico e extrínseca do sistema nervoso autonômo. Isso permite a mistura, absorção e impulsão do alimento ingerido.[5,7,24] A fisiopatologia da POIC ainda é pouco conhecida. Todavia, sabe-se que há incoordenação entre esses fatores, causada por disfunção neuropática, miopática ou das células de Cajal. A POIC pode ser congênita ou adquirida. Quanto às suas causas, pode ser primária (miopatia, neuropatia ou anormalidade das células de Cajal), idiopática ou secundária a condições patológicas reconhecidas[5,7,9] (Quadro 47.1).

O óxido nítrico tem sido relacionado como fator importante de relaxamento excessivo da musculatura lisa e de alteração da peristalse, decorrente da desregulação de sua expressão causada por desnervação extrínseca.[23]

Quadro 47.2 ▸ Principais fatores desencadeadores de íleo pós-operatório prolongado

Categoria	Fatores específicos	Efeitos fisiológicos
Farmacológica	Opióides	Inibição do SNE e da musculatura lisa do TGI
Inflamatória	Peritonite Trauma tissular	Estímulo simpático via nervos esplâncnicos Inibição do SNE e da musculatura lisa do TGI
Hormonal	Substância P VIP Óxido nítrico Opióides endógenos	Inibição do SNE e da musculatura lisa do TGI Inibição da regulação da motilidade do TGI
Metabólica	Hipopotassemia Hiponatremia Hipomagnesemia Acidose Hipotermia Lesão de reperfusão	Inibição inespecífica do SNE e da musculatura lisa Mecanismo desconhecido
Fisiológica	Jejum Cateter nasogástrico	Falta de estímulo pela dieta Interrupção de reflexos orogástricos
Neurológica	Dor	Tônus simpático aumentado e parassimpático diminuído, reduzindo a motilidade do TGI
Psicológica	Ansiedade	Aumento do tônus simpático
Miscelânea	Repouso Edema intestinal	Inibição inespecífica do SNE e da musculatura lisa

SNE – sistema nervoso entérico; *TGI* – trato gastrointestinal; *VIP* – polipetídeo intestinal vasoativo.

Quadro 47.3 ▸ Princípios de prevenção e manejo do íleo pós-operatório

Categoria	Ação específica	Efeito fisiológico
Farmacológica	Reduzir opióides Anestesia regional Agentes procinéticos Agentes alfa-agonistas	Redução do efeito inibitório do TGI Em estudo
Inflamatória	Manipulação delicada dos tecidos AINE	Redução da inflamação
Hormonal	Antagonista da substância P Antagonista do VIP	Em estudo
Metabólica	Homeostase hidroeletrolítica Normotermia Homeostase ácido-básica	Redução dos efeitos inibitórios
Fisiológica	Realimentação precoce Evitar uso de CNG	Estímulo do funcionamento intestinal
Neurológica	Bloqueio epidural torácico com bupivacaína	Redução da atividade simpática
Psicológica	Preparo pré-operatório adequado	Redução da ansiedade
Miscelânea	Deambulação precoce Evitar hidratação excessiva	Estímulo do funcionamento intestinal Redução do edema intestinal

TGI – trato gastrointestinal; *AINE* – antiinflamatórios não-esteróides; *VIP* – polipeptídeo intestinal vasoativo; *CNG* – cateter nasogástrico.

Quadro clínico

Os sinais e sintomas da POIC variam de acordo com a intensidade e a localização da doença, que pode ocorrer desde o esôfago até o reto.[5,7,24] Os pacientes apresentam episódios recorrentes de náuseas, vômitos, dor e distensão abdominal, podendo sugerir quadro de obstrução intestinal mecânica parcial. Diarréia e esteatorréia poderão ocorrer, se houver supercrescimento bacteriano no intestino delgado. A disfagia é sintoma pouco comum, estando relacionada, principalmente, à esclerose sistêmica progressiva. O acometimento do trato gastrointestinal alto pode acarretar perda de peso acentuada e vômitos. Por outro lado, o acometimento do trato gastrointestinal baixo, distalmente à flexura duodenojejunal, manifesta-se, mais freqüentemente, como constipação intestinal e distensão abdominal.[5,7,24]

Na maioria dos casos, o desenvolvimento da POIC é insidioso, e muitos pacientes são submetidos a várias laparotomias, devido à dificuldade em diferenciar a POIC da obstrução intestinal mecânica, até que o diagnóstico correto seja firmado.[5,7] Entre as crises de pseudo-obstrução intestinal, os pacientes são assintomáticos ou oligossintomáticos.

Certos pacientes apresentam acometimento focal da POIC, incluindo o megaduodeno, a síndrome de compressão da artéria mesentérica superior e a pseudo-obstrução seletiva do cólon esquerdo. Outra variação é o acometimento de órgãos de outros sistemas, como, por exemplo, bexiga e útero, que, por apresentarem musculatura lisa, podem desenvolver alterações semelhantes.[7,24] A Figura 47.1 mostra paciente jovem com grande distensão abdominal por POIC devido à miopatia visceral.

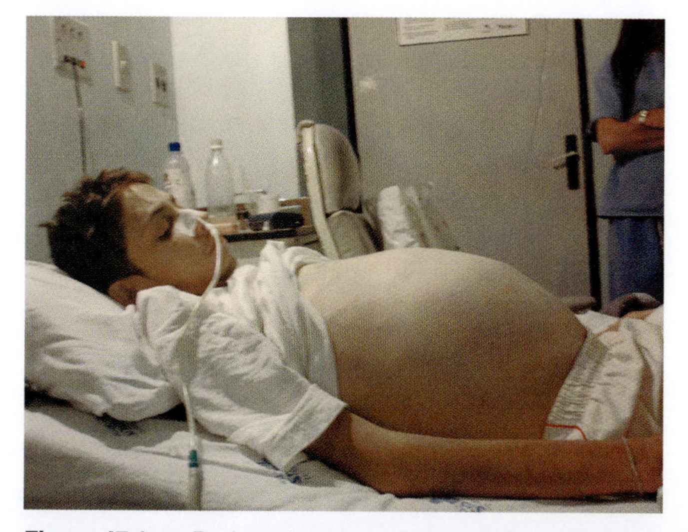

Figura 47.1 ▶ Paciente jovem com pseudo-obstrução intestinal crônica primária (miopatia visceral). Observar a grande distensão abdominal.

Exames complementares

O diagnóstico da POIC depende do reconhecimento da síndrome clínica e da exclusão de causas mecânicas de obstrução intestinal por meio de métodos radiológicos.[24] Os fatores que dificultam a abordagem adequada são a falta de especificidade das manifestações clínicas e a ausência de critérios diagnósticos radiológicos específicos.[5] O diagnóstico diferencial da POIC inclui outras síndromes clínicas com manifestações semelhantes, como a síndrome do intestino irritável e a dispepsia funcional.[7,24]

Exames laboratoriais

A utilização de exames laboratoriais para identificar causas secundárias da POIC deve ser guiada pela história clínica e avaliação física do paciente. Exames como hemograma, função renal e dosagens de íons, glicemia e proteínas séricas são imprescindíveis. De acordo com a suspeita clínica, outros exames podem ser realizados, como pesquisa de anticorpos antinucleares séricos (lúpus eritematoso sistêmico, esclerose sistêmica, dermatomiosite e polimiosite), função tireoidiana, sorologia para doença de Chagas, creatinofosfocinase (miopatias), anticorpos anti-SCL-70 (esclerose sistêmica) e anti-Hu (anticorpo antinuclear neuronal, presente em pacientes com tumor pulmonar de pequenas células com síndrome paraneoplásica).[1,5,7,24]

Exames radiológicos

Nos pacientes com POIC, a radiografia simples de abdome pode estar normal ou apresentar alterações, que variam de discretas a acentuadas, dependendo da intensidade da doença. Nos casos mais graves, o exame pode revelar distensão maciça do cólon e alça sentinela. Além disso, pode ser visto pneumoperitônio, geralmente secundário à perfuração intestinal ou, em casos mais raros, à produção excessiva de gás por bactérias, com aumento da pressão intraluminar.[5,7,14,24] As Figuras 47.2 e 47.3 mostram, respectivamente, radiografias simples de tórax e abdome de paciente com POIC primária devido à miopatia visceral.

O exame contrastado do intestino e a utilização de marcadores radiopacos ou de alimentos radiomarcados podem determinar as áreas de dismotilidade digestória. Desse modo, o achado de padrões mais difusos de diminuição do esvaziamento sugere POIC.[5,7,24]

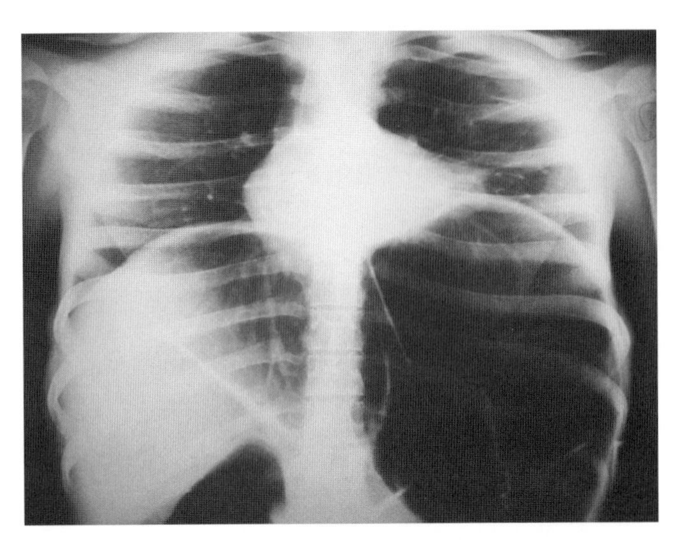

Figura 47.2 ▶ Radiografia simples de tórax de paciente com pseudo-obstrução intestinal crônica primária (miopatia visceral). Notar a grande dilatação do cólon, elevando as hemicúpulas diafragmáticas.

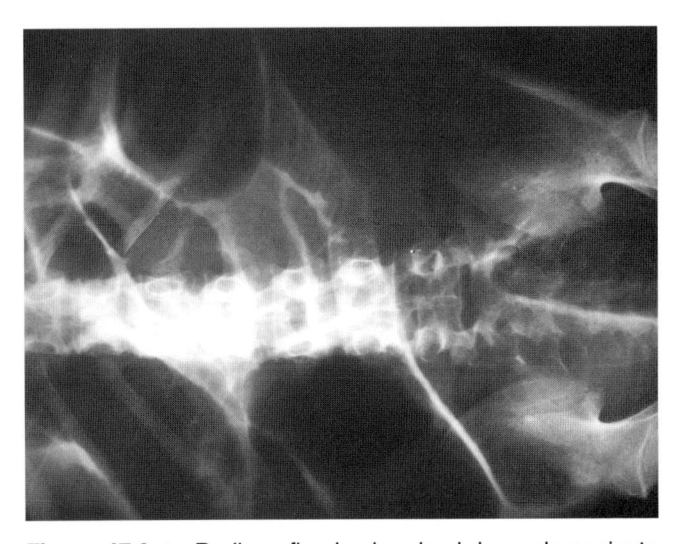

Figura 47.3 ▶ Radiografia simples de abdome de paciente com pseudo-obstrução intestinal crônica primária (miopatia visceral). Observar a dilatação das alças intestinais.

O estudo radiológico do trato gastrointestinal, dependendo da região anatômica envolvida, pode ajudar a diferenciar entre causas neuropáticas e miopáticas da POIC. Os pacientes portadores de miopatias viscerais apresentam megaduodeno, aumento do calibre colônico com diminuição do número de haustrações e contrações intestinais diminuídas. Os portadores de neuropatia visceral, por sua vez, apresentam contrações intestinais exacerbadas, descoordenadas e ineficazes.[5,7,24]

A ausência de dilatação de segmento do trato gastrointestinal não exclui a POIC, pois, nos casos leves ou iniciais, podem coexistir alterações manométricas significativas com intestino de diâmetro normal.[7,24]

Raramente, outras vísceras, como a pelve renal, o ureter e a bexiga, podem evoluir com distensão, como acontece, principalmente, na forma idiopática primária da síndrome (85% dos pacientes).[5]

Manometria

A manometria esofagiana tem papel bem definido na avaliação dos distúrbios motores do trato gastrointestinal alto. A manometria intestinal, por outro lado, embora pouco difundida, tem papel importante na avaliação da POIC. Nesse caso, as anormalidades relevantes incluem: atividade pressórica descoordenada, aumentos pressóricos inesperados, falência de indução do padrão de saciedade pela alimentação e interrupção da atividade motora interdigestiva cíclica.[24]

A manometria intestinal tem sido indicada, principalmente, para descartar obstrução mecânica do intestino delgado e para discriminar as causas miopáticas (com ondas peristálticas de pequena amplitude) e neuropáticas (com ondas incoordenadas) da POIC. A presença de alteração do sistema nervoso entérico deve ser suspeitada quando se verifica padrão neuropático, sem confirmação de lesão do sistema nervoso autônomo.[5,7,24] Outras indicações incluem suspeita de supercrescimento bacteriano, avaliação de respostas a medicamentos e estudo da motilidade pós-operatória e da gastroparesia refratária.[5]

Biópsia intestinal

A biópsia intestinal tem grande importância para diagnóstico, prognóstico e acompanhamento dos pacientes com POIC.[5,7,24]

Idealmente, devem ser coletadas amostras tanto em áreas acometidas como em áreas com aspecto normal, envolvendo a espessura total da parede colônica, com aproximadamente $2cm^2$. As colorações com hematoxilina-eosina, tricrômio de Mason, prata de Smith e imuno-histoquímica (pesquisa de *c-kit*) podem ser utilizadas de acordo com a suspeita clínica.[7,24]

Apesar dos avanços na realização de biópsias por via laparoscópica, não há, ainda, consenso sobre quais pacientes se beneficiariam desse procedimento. Atualmente, as principais indicações são[24]:

- Pacientes submetidos à laparotomia exploradora por POIC.
- Alterações grosseiras da motilidade não-responsivas ao tratamento clínico.

- Suspeita de obstrução mecânica não excluída pelos exames pré-operatórios.
- Pacientes com necessidade permanente de nutrição enteral ou parenteral.

Entretanto, apesar das vantagens da cirurgia laparoscópica, alguns pacientes submetidos à biópsia apresentaram piora da dismotilidade causada por aderências ou por mecanismos ainda desconhecidos, o que tende a restringir sua indicação.[5,7,24]

A realização de biópsia intestinal durante a endoscopia digestiva alta não tem valor diagnóstico. Todavia, a biópsia colonoscópica pode ser útil nos casos de amiloidose, neuropatia visceral comum (inclusões eosinofílicas em células neuronais) e doença de Hirschsprung (ausência de neurônios na submucosa).[5,24]

Outros exames

Nos pacientes com POIC e manifestações urinárias, a urografia excretora e a cistografia retrógrada devem ser utilizadas.[5,7] Nos pacientes com suspeita de síndrome paraneoplásica por carcinoma pulmonar de pequenas células, indica-se tomografia computadorizada de tórax.[7]

Em caso de associação entre manifestações clínicas iniciais e achados neurológicos ou sinais e sintomas de miopatias generalizadas, tornam-se necessárias a avaliação tomográfica do sistema nervoso central, a pesquisa de hipotensão postural para determinação de disautonomias, a eletroneuromiografia e a realização de biópsias musculares.[5,7,24]

Classificação da pseudo-obstrução intestinal crônica

Pseudo-obstrução intestinal crônica primária

De acordo com sua causa, a POIC primária pode ser classificada em neuropática, miopática ou derivada da disfunção das células de Cajal.

Neuropatias

As lesões funcionais e/ou estruturais do sistema nervoso entérico apresentam papel importante nesse tipo de dismotilidade. A POIC neuropática pode ser dividida em duas formas: as neuropatias inflamatórias, com sinais de respostas imunitária e inflamatória neural, e as neuropatias degenerativas, caracterizadas pela presença de degeneração neural sem sinais inflamatórios.[5,7,24]

Neuropatias inflamatórias

As neuropatias inflamatórias apresentam infiltrado linfoplasmocitário envolvendo os plexos nervosos, especialmente os mioentéricos, promovendo sua degeneração. As causas desse processo são, geralmente, secundárias a síndromes paraneoplásicas (carcinoma de pequenas células,[1] carcinóides, neuroblastomas e timomas), infecciosas (doença de Chagas), neurológicas (encefaloneuromiopatia), doenças do tecido conjuntivo (esclerodermia) e doenças inflamatórias intestinais. São raros os casos atribuídos a causas inflamatórias idiopáticas.[5,7,24]

Os infiltrados compostos por linfócitos T-*helper* CD4 e T supressor CD8 são comuns às formas secundárias e idiopáticas da ganglionite mioentérica. Associada a essa resposta celular, verifica-se resposta humoral mediada por anticorpos antineuronais (anticorpos antinucleares neuronais e anti-Hu).[1] Os casos mais graves estão associados à degeneração neuronal e à ausência completa de células ganglionares (ganglionite mioentérica adquirida). Essa resposta é mais comum nas neuropatias secundárias (p. ex., nas síndromes paraneoplásicas), nas doenças do tecido conjuntivo e nas doenças infecciosas. A presença de anticorpos antinucleares neuronais/anti-Hu no soro de pacientes com ganglionite mioentérica é importante para determinação e indicação de terapia imunossupressora adequada.[1,2,7,24]

Em casos pediátricos de POIC, são verificados infiltrados eosinofílicos nos plexos mioentéricos, o que não sugere associação com degeneração neuronal. Nas crianças, o quadro clínico associa-se ao desenvolvimento anormal do sistema nervoso entérico. Os neurônios dos plexos mioentéricos estão presentes em número usual com função qualitativamente anormal (deficiência de neurofilamentos) ou não existem, como nos casos de aganglionose (doença de Hirschsprung e síndrome de Waardenburg).[5,7,15]

Neuropatias degenerativas não-inflamatórias

As neuropatias esporádicas e as familiares são exemplos de neuropatia degenerativa não-inflamatória. Nesse tipo de neuropatia são encontradas alterações como diminuição da população neuronal, substituição dos neurônios por proliferação de células gliais, corpos celulares edemaciados, alterações dendríticas, núcleos vacuolizados, axônios fragmentados e fibrose do plexo nervoso. Além disso, outras alterações podem ser encontradas, tais como neurônios aumentados de tamanho, aumento da população de células de Schwann e hipertrofia da túnica muscular própria.[5,7]

Os mecanismos patogênicos responsáveis por essas alterações são considerados os mesmos das doenças neurodegenerativas do sistema nervoso central. Esses incluem alteração da sinalização do cálcio, disfunção mitocondrial e produção de radicais livres.[5,24] Têm sido realizadas pesquisas recentes sobre a diminuição das proteínas codificadas por BCL-2, gene que se relaciona com os mecanismos intracelulares que causam apoptose. Entretanto, apesar dos resultados iniciais promissores, tornam-se necessários estudos controlados, com maior números de casos.[5,6]

Neuropatias associadas à disfunção das células de Cajal

As alterações associadas à disfunção do mecanismo de marca-passo intestinal podem ser encontradas em pacientes com POIC. Essas alterações incluem diminuição quantitativa de células e anormalidades estruturais, como lesões de citoesqueleto e organelas.[5]

Miscelânea

Doenças de acometimento difuso do sistema nervoso central devem ser incluídas na POIC de origem neuropática. A polineuropatia diabética, por exemplo, causa acometimento do sistema nervoso autônomo e provoca alterações importantes, como gastroparesia e constipação. Além disso, outros sinais e sintomas podem ser reconhecidos, como disfagia, náuseas, vômitos, diarréia e incontinência fecal, favorecendo a desnutrição nesses pacientes.[7]

Na neuropatia visceral familiar, o paciente apresenta associação das manifestações de POIC com disfunção autonômica e déficit mental. A doença é transmitida por herança autossômica recessiva e apresenta, como característica histopatológica, inclusões nos neurônios dos plexos submucoso e mioentérico em espécimes obtidos por biópsia retal.[5,7,24]

Miopatias viscerais

As miopatias são caracterizadas por fibrose, atrofia e degeneração vacuolar da muscular própria, podendo afetar a musculatura lisa do trato gastrointestinal e de outros órgãos, como útero, bexiga e ureteres.[5,7,10,24]

As miopatias viscerais familiares podem ser classificadas em três tipos, de acordo com a região afetada, a época de aparecimento e o padrão de hereditariedade:

- *Tipo 1* – transmissão autossômica dominante com acometimento duodenal, associado a aperistalse esofagiana, dilatação jejunal, cólon redundante e megabexiga. Midríase pode ocorrer em 50% dos casos.
- *Tipo 2* – transmissão autossômica recessiva, associada a oftalmoplegia, múltiplos divertículos e dilatação do intestino delgado associada à atonia gástrica.
- *Tipo 3* – transmissão indeterminada, aparentemente autossômica recessiva. Ocorre dilatação difusa em todo o trato gastrointestinal.[7]

A análise histopatológica das diversas miopatias viscerais familiares mostra alterações semelhantes. Portanto, a diferenciação entre elas deve ser feita por história clínica minuciosamente coletada e exames de imagem.[7]

A esclerodermia é a principal doença representante das miopatias ligadas ao colágeno. O órgão mais acometido é o esôfago, apresentando, freqüentemente, esofagite e estenose, decorrente da deficiência no clareamento esofágico. O intestino delgado costuma ser sede de estase com supercrescimento bacteriano e esteatorréia. O aumento da pressão intraluminar causa dilatação das alças e formação de divertículos.[7,11] Por sua vez, a dermatomiosite e a polimiosite podem afetar a musculatura lisa do trato gastrointestinal, manifestando-se com disfagia, constipação intestinal e distensão abdominal.[5,7]

Nas distrofias miotônicas, o acometimento colônico é raro, sendo mais freqüente o envolvimento do trato gastrointestinal alto. Os pacientes com lúpus eritematoso sistêmico apresentam os mesmos sintomas, devido ao acometimento de vasos abdominais pela vasculite, com conseqüente isquemia. Nos pacientes com amiloidose, os achados clínicos são secundários à infiltração da musculatura. O padrão manométrico observado na amiloidose e na esclerose sistêmica progressiva pode ser, inicialmente, sugestivo de neuropatia, tornando-se, posteriormente, característico de miopatia.[5,19,24]

Pseudo-obstrução intestinal crônica secundária

Fármacos

Os medicamentos que podem causar POIC são os anticolinérgicos, as fenotiazinas, os agentes anti-hipertensivos (bloqueadores dos canais de cálcio), os antidepressivos tricíclicos, a vincristina e os antiparkinsonianos. Durante a anamnese do paciente com POIC, deve-se questionar sobre o uso de opióides, principalmente em pacientes com dor crônica que, com freqüência, relatam uso de analgésicos opióides continuadamente.[5,7]

Distúrbios metabólicos

Pacientes com hipotireoidismo descompensado, porfiria aguda ou uremia podem apresentar distensão intestinal, dor abdominal, náuseas e vômitos.[5,7] Além disso, os pacientes com hipotireoidismo grave podem cursar com sinais de obstrução do intestino delgado ("íleo mixedematoso"), obtendo reversão completa após a administração de hormônio tireoidiano.

Outros mecanismos

Traumatismos raquimedulares, tumores cerebrais e acidentes vasculares encefálicos podem originar distúrbios da motilidade gastrointestinal, por desnervação autonômica, e lesão do sistema ativador reticular ascendente, do tronco cerebral e do núcleo motor dorsal do vago.[5,7,24]

Tratamento

A abordagem racional dos pacientes portadores de POIC deve ser direcionada para a determinação da causa e seu tratamento específico. Os distúrbios hidroeletrolíticos e as alterações endócrinas devem ser corrigidos, e os medicamentos desencadeadores de POIC devem ser descontinuados. Para tanto, necessita-se equipe multidisciplinar, envolvendo cirurgiões, gastroenterologistas, nutrólogos, nutricionistas e psicólogos.

Abordagem nutricional

A manutenção do estado nutricional é imprescindível, sendo preferida a nutrição por via enteral. A diminuição da gordura e a ausência de resíduos e lactose nas dietas são mais bem toleradas pelos pacientes. O uso de proteínas hidrolisadas e a suplementação de vitaminas e oligoelementos podem ser benéficos nos casos com gravidade intermediária. A suplementação específica de ferro, folatos, cálcio e vitaminas D, K e B_{12} pode ser necessária. Os casos mais graves necessitam nutrição parenteral total, principalmente os pacientes portadores da variedade miopática refratária ao tratamento clínico. O uso da nutrição parenteral total deve ser criterioso, já que o custo é alto e a morbidade é significativa.[5,7,18,24]

Síndromes de supercrescimento bacteriano

A dismotilidade presente na POIC causa supercrescimento bacteriano no intestino, levando à inflamação de sua mucosa e agravando as alterações motoras. O uso de antimicrobianos pode melhorar a motilidade intestinal nesses pacientes, devendo-se utilizar antibióticos de amplo espectro, como, por exemplo, tetraciclina e doxiciclina. Agentes de segunda escolha mais utilizados são ciprofloxacino, metronidazol e ampicilina.

Nesses casos, a duração do tratamento deve ser de 10 a 14 dias, e as recorrências podem ser tratadas com cursos mensais de antibióticos, por curtos períodos.[24]

Tratamento farmacológico

Os estudos sobre a eficácia dos procinéticos e das prostaglandinas na POIC têm demonstrado resultados promissores. Entretanto, como a maioria inclui relatos de casos, ou estudos de casos com amostras pequenas, tornam-se necessários ensaios controlados com número maior de pacientes para confirmação do real benefício. A cisaprida é considerada eficaz no tratamento de pacientes com POIC. Seu mecanismo de ação envolve estímulo à coordenação antroduodenal, melhorando a tolerância à dieta oral. Todavia, os efeitos colaterais cardiovasculares impediram a continuação de seu uso.[1,2,7]

Os agentes colinérgicos têm uso restrito na POIC, apresentando curto período de ação e elevada incidência de efeitos colaterais.[24] A eritromicina intravenosa tem mostrado resultados promissores no tratamento da exacerbação aguda da gastroparesia nos pacientes diabéticos.[24]

Nos casos de esclerose sistêmica progressiva e esclerodermia, a octreotida (via subcutânea) e a eritromicina via oral (200mg, via oral, a cada 8 horas), podem ser utilizadas. A administração da octreotida deve ser feita durante a noite, por causa da lentificação do esvaziamento gástrico e da piora da tolerância às refeições ingeridas durante o dia.[7] Outra alternativa é a combinação de octreotida com eritromicina, para que esta última minimize seus efeitos sobre o esvaziamento gástrico.

O tegaserode é um procinético com ação semelhante à da cisaprida, mas que não apresenta efeitos colaterais cardiovasculares. Constitui agente promissor para o tratamento dos pacientes portadores de POIC.

Os fármacos imunossupressores têm indicação restrita, uma vez que os estudos apresentam pequenas casuísticas com resultados conflitantes. Todavia, em casos de doenças de etiologia inflamatória definida, os imunossupressores podem ter utilidade.[13]

Tratamento cirúrgico

O tratamento cirúrgico deve ser reservado para pacientes com quadro de acometimento segmentar do trato gastrointestinal. Em casos bastante selecionados, os desvios, as ressecções segmentares e a confecção de ostomias podem auxiliar a nutrição, a melhora sintomática e a descompressão intestinal.[5,7,10,12,19,24]

Em estudo publicado por Schuffer *et al.*,[17] as gastroenterostomias e as enterectomias mostraram-se ineficazes. Nos pacientes portadores de doença em segmentos curtos, as duodenojejunostomias (nos casos de megaduodeno) e a colectomia total (no megacólon) foram benéficas.

O papel do transplante intestinal, nos pacientes com POIC, ainda permanece controverso. A possibilidade de acometimento de outros segmentos do trato gastrointestinal e a dificuldade de controle dos pacientes com rejeição do órgão transplantado são eventos que dificultam sua realização rotineira. Atualmente, a indicação desse tipo de transplante está reservada para os pacientes graves, refratários ao tratamento clínico e com contra-indicação, intolerância ou complicações graves da nutrição parenteral total (NPT), como, por exemplo, doença colestática do fígado.[9] Entretanto, pacientes bem adaptados à NPT não devem ser transplantados porque, nessas condições, o transplante não aumenta a sobrevida dos doentes.

CONSIDERAÇÕES FINAIS

A POIC representa, em última análise, a insuficiência do trato gastrointestinal em realizar suas funções de digestão e absorção dos alimentos. Apesar da melhora ocorrida no suporte nutricional, na terapêutica medicamentosa e nos procedimentos cirúrgicos, a morbidade e a mortalidade dessa afecção continuam demasiadamente elevadas. O desenvolvimento de marca-passos gástricos e intestinais constitui evento promissor no tratamento das POIC de origem neuropática.

REFERÊNCIAS BIBLIOGRÁFICAS

1. Condom E, Vidal A, Rota R *et al.* Paraneoplastic intestinal pesudo-obstruction associated with high titres of Hu autoantibodies. *Virchows Archiv A Pathol Anat* 1993; *423*:507-11.
2. Connor FL, DI Lorenzo C. Chronic intestinal pseudo-obstruction: Assessment and management. *Gastroenterology* 2006; *130*:S29-S36.
3. Damião AOMC, Leite AZDA, Sipahi AM. Síndrome da pseudo-obstrução intestinal crônica. *In:* Lopes AC (ed.) *Tratado de clínica médica.* São Paulo: Roca, 2006:828-31.
4. Galvão-Alves J, Stanziola IP. Pseudo-obstrução intestinal. *In:* Galvão-Alves J, Dani R (eds.) *Terapêutica em gastroenterologia.* Rio de Janeiro: Guanabara Koogan, 2005:191-4.
5. Giorgio RD, Sarnelli G, Corinaldesi R, Stanghellini V. Advances in our understanding of the pathology of chronic intestinal pseudo-obstruction. *Gut* 2004; *53*:1549-52.
6. Kapur RP. Does Bcl2 immunostaining really help with pathological evaluation of intestinal pseudo-obstruction? *Am J Surg Pathol* 2006; *30*:1059-61.
7. Koehne VB. Pseudo-obstrução intestinal. *In:* Dani R (ed.) *Gastroenterologia essencial.* Rio de Janeiro: Guanabara Koogan, 2006:486-92.
8. Longo WE, Vernava III AM. Prokinetic agents for lower gastrointestinal motility. *Dis Colon Rectum* 1993; *36*:696-708.
9. Margreiter R, Pernthaler H, Steuter W *et al.* A novel technique for reconstruction of the proximal alimentary tract after bowel transplantation for intestinal pseudo-obstruction. *Transpl Int* 1997; *10*:247-8.
10. Melo JRC. Pseudo-obstrução intestinal crônica: uma visão atual. *In:* Castro LP, Savassi-Rocha PR (eds.) *Tópicos em gastroenterologia I.* Rio de Janeiro: Medsi, 1990:133-57.
11. Nagashima T, Iwamoto M, Minota S. Semi quantitative assessment of the intestinal motility in chronic intestinal pseudo-obstruction in systemic sclerosis and mixed connective tissue disease by Sitzmarks capsule. *Mod Rheumatol* 2006; *16*:330-1.
12. Nayci A, Avlan ED, Polat A *et al.* Treatment of intestinal pseudoobstruction by segmental resection. *Pediatr Surg Int* 2003; *19*:44-6.
13. Oton E, Moreira V. Chronic intestinal pseudo-obstruction due to lymphocytic leiomyositis: Is there a place for immunomodulatory therapy? *Gut* 2005;*54*:1342-50.
14. Pham TN, Cosman BC, Chu P *et al.* Radiographic changes after colonoscopic decompression for acute pseudo-obstruction. *Dis Colon Rectum* 1999; *42*:1586-91.
15. Pingault V, Girard M, Bondurand N *et al.* SOX10 mutation in chronic intestinal pseudo-obstruction suggest a complex physiopathological mechanism. *Hum Genet* 2002; *111*:198-206.
16. Savassi-Rocha PR, Conceição SA, Ferreira JT *et al.* Evaluation of the routine use of the nasogastric tube in digestive operation by a prospective controlled study. *Surg Gynecol Obstet* 1992; *174*:317-20
17. Schuffer MD, Deitch EA. Chronic idiopathic intestinal pseudo-obstruction: A surgical approach. *Ann Surg* 1979; *189*:306.
18. Scolapio JS, Ukleja A, Bouras EP *et al.* Nutricional management of chronic intestinal pseudo-obstruction. *J Clin Gastroenterol* 1999; *28*:306-12.
19. Shibata C, Naito H, Funayama Y *et al.* Surgical treatment of chronic intestinal pseudo-obstruction: Report of three cases. *Surg Today* 2003; *33*:58-61.
20. Silva RG, Miranda GHG, Correia MITD. Complicações digestivas. *In:* Rodrigues MAG, Correia MITD, Savassi-Rocha PR (eds.) *Fundamentos em clínica cirúrgica.* Belo Horizonte: Coopmed, 2006:693-702.
21. Steed S, Capstick V, Flood C *et al.* A randomized controlled trial of early versus "traditional" postoperative oral intake after major abdominal gynecologic surgery. *Am J Obstet Gynecol* 2002; *186*:861-5.
22. Stewart BT, Woods RJ, Collopy BT *et al.* Early feeding after elective open colorectal resections: A prospective randomized trial. *Aust N Z J Surg* 1998; *68*:125-8.
23. Takahashi T. Pathophysiological significance of neuronal nitric oxide synthase in the gastrointestinal tract. *J Gastroenterol* 2003; *38*:421-30.
24. Yamada T, Alpers DH, Owyang C, Powel DW, Silverstein FE. *Textbook of gastroenterology.* 3ed., Philadelphia: JB Lippincott Company, 2000:1867-75.

48

Síndrome de Ogilvie

Beatriz Deoti
Thaísa Barbosa-Silva
Paulo Roberto Savassi-Rocha

INTRODUÇÃO

A síndrome de Ogilvie (SO) caracteriza-se por dilatação colônica aguda, sem evidência de obstrução mecânica distal ao segmento dilatado. Trata-se de obstrução funcional do cólon, geralmente presente em pacientes hospitalizados e com outras co-morbidades não-colônicas.

A doença tem curso clínico transitório e reversível e predomina em pacientes do sexo masculino (3:2).[31] Sua incidência é difícil de estimar, pois alguns fatores associados à síndrome podem não ser reconhecidos. Há relatos de resolução espontânea.[31]

A faixa etária mais acometida varia entre 50 e 70 anos de idade. Entretanto, nos pacientes do sexo feminino, a doença tende a ocorrer em idade mais precoce, em decorrência da associação da SO com procedimentos obstétricos.[32]

Quadro 48.1 ▸ Outras denominações da síndrome de Ogilvie

Nome	Autor
Pseudomegacólon	Creech *et al.* (1949)[6]
Pseudo-obstrução aguda do cólon	Dudley *et al.* (1958)[11]
Íleo paralítico do cólon	Byrne (1960)[5]
Íleo adinâmico do cólon	Morton *et al.* (1960)[20]
Obstrução funcional do cólon	Melamed e Kubian (1963)[19]
Íleo hipocalêmico do cólon	Muggia (1972)[21]
Dilatação aguda idiopática do cólon	Desouches *et al.* (1978)[10]

O diagnóstico precoce e o tratamento adequado são fundamentais, devido ao risco potencial de complicações graves, como isquemia e perfuração intestinais. Os pacientes que evoluem com perfuração colônica apresentam rápida deterioração clínica e elevada taxa de mortalidade.[24]

A SO é também conhecida como pseudo-obstrução colônica aguda, íleo adinâmico do cólon e pseudomegacólon.[6,11,20] O Quadro 48.1 mostra outras possíveis denominações da doença.[5,10,19,21]

ETIOPATOGENIA

A pseudo-obstrução colônica aguda foi descrita, inicialmente, por Ogilvie,[22] em 1948. O autor, ao descrever a síndrome em dois pacientes com extensa carcinose retroperitoneal envolvendo o plexo celíaco, sugeriu que a dilatação colônica aguda ocorreria por lesão da inervação autonômica simpática do cólon. Posteriormente, com o melhor entendimento da inervação do trato gastrointestinal, esse conceito foi abandonado.

A motilidade do trato gastrointestinal é, em parte, regulada pelo sistema nervoso autonômico, sendo o resultado do equilíbrio entre a inervação simpática (que inibe a contração muscular do cólon) e a inervação parassimpática (que estimula o peristaltismo do cólon). No intestino grosso, a inervação simpática origina-se a partir das raízes toracolombares da medula espinhal. A inervação parassimpática, por sua vez, é suprida pelo nervo vago até o nível da flexura esplênica e, a partir daí, pelo plexo sacro (originado nos segmentos espinhais S2 a S4 que, embriologicamente, inervam o intestino posterior).

A etiopatogenia da SO é pouco conhecida. De acordo com diferentes autores,[8,14,31] a dilatação colônica aguda ocorre por desequilíbrio na regulação autonômica da função motora do cólon, secundário ao bloqueio da inervação parassimpática sacral ou à hiperatividade da inervação simpática.

Segundo Vanek e Al-Sati,[32] a patogênese da SO pode estar associada ao enfraquecimento transitório da inervação parassimpática sacra. Como o estímulo vagal termina na flexura esplênica e a inervação parassimpática do cólon esquerdo origina-se do plexo sacro, o autor propôs que a neuropraxia do plexo sacro poderia causar atonia do cólon distal, resultando em obstrução funcional do cólon proximal.

Posteriormente, Hutchinson *et al.*[14] trataram pacientes com SO, manipulando, farmacologicamente, a inervação autonômica do cólon com guanetidina (bloqueador adrenérgico) e, em seguida, com neostigmina (agonista colinérgico). Com o objetivo de determinar a real contribuição de cada droga, os autores observaram que os pacientes obtiveram melhora da dilatação colônica somente após o uso de neostigmina. Por outro lado, outros autores[8,22] identificaram aumento da atividade simpática em pacientes com pseudo-obstrução colônica aguda. De Giorgio *et al.*,[8] por exemplo, propuseram, recentemente, que a SO poderia ocorrer por hiperatividade da inervação simpática do cólon.

Outras hipóteses, como alteração da inervação intrínseca do cólon e liberação de neurotransmissores inibitórios (p. ex., óxido nítrico) ou substâncias bioativas (p. ex., prostaglandinas), também têm sido relatadas como possíveis causas da SO, mas sem comprovação científica.[9]

Há, ainda, controvérsias em relação ao segmento colônico envolvido na SO. Acredita-se que o mecanismo fisiopatológico inicial seja o distúrbio motor com prejuízo do peristaltismo, causando dilatação progressiva do cólon, principalmente do proximal e do transverso, com acúmulo de ar e fezes líquidas no lúmen. Não se sabe, ainda, se o responsável pela SO é o cólon proximal dilatado ou o cólon distal aparentemente não modificado.[26]

A maioria dos pacientes apresenta a SO associada a um ou mais fatores predisponentes ou condições clínicas e cirúrgicas (Quadro 48.2).[26,32] Tais fatores e

Quadro 48.2 ▶ Condições clínicas e cirúrgicas associadas à síndrome de Ogilvie

Condições clínicas
Doenças neurológicas Acidente vascular cerebral, doença de Parkinson, esclerose múltipla
Doenças cardiovasculares Insuficiência cardíaca congestiva, infarto agudo do miocárdio, hipotensão, parada cardíaca, aneurisma de aorta, insuficiência vascular mesentérica
Doenças pulmonares e uso de aparelhos de ventilação Doença pulmonar obstrutiva crônica, infecções respiratórias e pneumonia, uso de aparelhos de ventilação mecânica
Doenças infecciosas Herpes-zoster, tuberculose peritoneal, septicemia estreptocócica
Distúrbios hidroeletrolíticos Hipopotassemia, hiponatremia, hipercalcemia
Doenças gastroenterológicas Gastrite aguda, pancreatite aguda, colite pseudomembranosa
Insuficiência renal aguda ou crônica
Alcoolismo agudo e crônico
Fármacos Narcóticos, nimodipina, nifedipina, verapamil, opiáceos, quimioterápicos, antidepressivos, fenotiazinas, intoxicação por chumbo, uso abusivo de laxativos
Radioterapia
Diabetes melito
Condições cirúrgicas
Processos inflamatórios intra-abdominais Úlcera duodenal complicada, colecistite aguda, peritonite, apendicite
Pós-operatório Craniotomia, colecistectomia, histerectomia, partos vaginal e cesariano, *bypass* jejunoileal, procedimentos urológicos, retenção de urina, transplante renal, linfadenectomia, ressecção de tumores, hematoma e hemorragia retroperitoneais, cirurgia ortopédica em membros inferiores e pelve, pós-traumatismo (fraturas pélvicas, traumatismo medular, entre outros)
Idiopática (5% dos casos)

condições parecem alterar a regulação autonômica da função motora do cólon, resultando em pseudo-obstrução. Os mecanismos pelos quais esses fatores suprimem temporariamente a motilidade colônica e induzem dilatação não são conhecidos. Cerca de 5% dos pacientes com SO apresentam a doença isolada, sem nenhuma condição associada (idiopática).[7,32]

FISIOPATOLOGIA

A obstrução colônica distal não costuma causar graves distúrbios hidroeletrolíticos e ácido-básicos, pelo menos na fase inicial. De fato, o seqüestro de líquidos é pequeno e os vômitos são pouco abundantes, evitando-se, assim, repercussões sistêmicas importantes.[2]

Na maioria dos casos, a SO evolui para resolução espontânea, podendo, ocasionalmente, não ser diagnosticada ou ser confundida com íleo prolongado. Mais raramente, o distúrbio funcional persiste e, caso não haja tratamento adequado, ocorrerá dilatação progressiva do cólon.

Nos pacientes com papila ileal incompetente, a dilatação acometerá, de maneira retrógrada, o intestino delgado, surgindo desidratação e vômitos fecalóides. Por outro lado, os pacientes com papila ileal competente podem apresentar obstrução em alça fechada, aumentando o risco de perfuração intestinal. Nesses casos, a pressão intraluminar aumenta progressivamente, resultando em compressão dos vasos da parede colônica, redução do fluxo sanguíneo, isquemia e, finalmente, necrose. A isquemia começa na mucosa e, caso não haja interrupção do processo, progride para a muscular própria e serosa. A perfuração, quando ocorre, é tipicamente mais comum no ceco, devido ao maior calibre.[4]

QUADRO CLÍNICO

Os sinais e sintomas mais comuns, por ordem de freqüência, são:[2,7,32]

- Distensão abdominal – 84% a 100%.
- Náuseas – 63%.
- Vômitos – 57%.
- Dor abdominal – 56% a 80%.
- Diarréia – 20% a 41%.
- Febre – 37%.
- Constipação – 32%.

O exame físico do paciente com SO revela distensão abdominal acentuada, quase sempre associada à dor, mesmo na ausência de isquemia e perfuração intestinais. Os ruídos hidroaéreos estão habitualmente presentes, podendo ser normais (40%), diminuídos (31%), aumentados (17%) ou ausentes (12%).[2,7] Náuseas e vômitos podem estar associados, embora sejam menos intensos que na obstrução mecânica do cólon. Nesses casos, a drenagem de secreção no cateter nasogástrico geralmente é escassa. A distensão abdominal está presente em todos os pacientes. Apesar disso, a eliminação de flatos e fezes pode ser documentada em mais de 40% dos casos.[32]

Durante o processo de isquemia do ceco, conseqüente à progressão da distensão, a dor abdominal, inicialmente mais difusa, tende a localizar-se mais na fossa ilíaca direita, agravando-se à palpação. Quando há perfuração do ceco, o paciente evolui com sinais de irritação peritoneal, febre e rápida deterioração clínica.[32] A perfuração colônica espontânea ocorre em 3% a 15% dos pacientes com SO, elevando a taxa de mortalidade de 15% para cerca de 50%.[2,18,24,26]

Em pacientes no puerpério, os sinais e sintomas da SO aparecem, geralmente, no pós-parto imediato. A distensão abdominal é rapidamente progressiva e, caso o tratamento não seja instituído, ocorre progressão para necrose e perfuração do cólon cerca de 3 dias após o início da doença.[4]

DIAGNÓSTICO

O quadro clínico e a anamnese são bastante sugestivos: paciente idoso hospitalizado ou institucionalizado, com condição clínica ou cirúrgica associada, evoluindo com distensão colônica progressiva, sem sinais de peritonite ou leucocitose. A distensão abdominal ocorre, geralmente, entre 3 e 7 dias após o início da condição clínica ou 5 dias após a operação.[26,32]

O exame físico e os exames complementares confirmarão a suspeita clínica. Os exames laboratoriais não definem o diagnóstico, mas podem identificar possíveis causas de obstrução funcional, como distúrbios hidroeletrolíticos. Os testes imunológicos e a dosagem de complementos podem sugerir a presença de doenças do colágeno. Deve-se descartar a presença de diabetes, disfunção tireoidiana, amiloidose e feocromocitoma, quando o exame clínico assim sugerir. Cerca de um terço dos pacientes tem leucocitose, porém, nos casos complicados com perfuração, a freqüência atinge 100%.[4,32]

A radiografia simples do abdome é o método mais útil, podendo revelar dilatação colônica maciça, especialmente do cólon proximal (Figura 48.1). O cólon dilatado apresenta septos bem definidos, haustrações

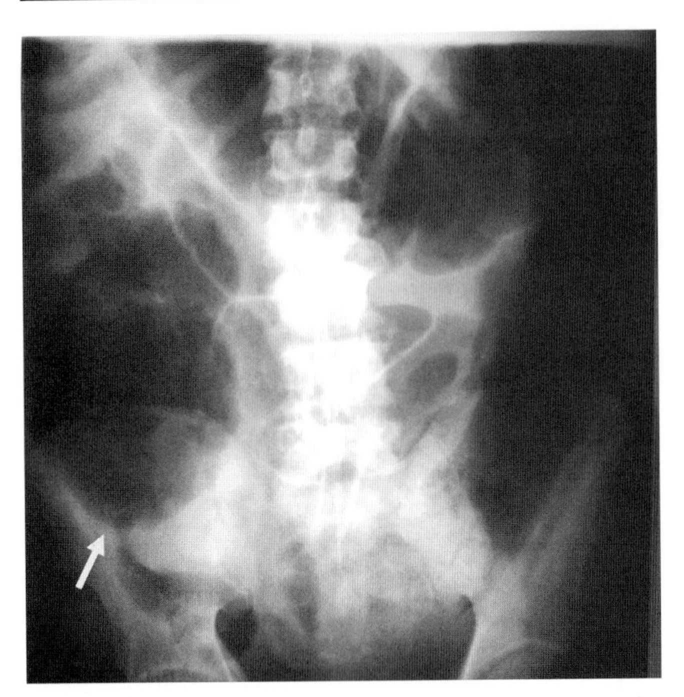

Figura 48.1 ▶ Radiografia simples de abdome em ortostatismo demonstrando dilatação acentuada dos cólons direito e transverso, compatível com síndrome de Ogilvie.

preservadas e quantidade mínima de fluidos, sendo incomum a presença de níveis líquidos. Ao contrário da obstrução mecânica, é possível identificar, em alguns casos, ar no reto e no sigmóide.[2]

Nos pacientes com SO e papila ileal incompetente, a radiografia simples do abdome também pode identificar dilatação do intestino delgado. Entretanto, na maioria dos casos, a papila ileal é competente, causando obstrução intestinal em alça fechada. Nesse caso, como o aumento do diâmetro eleva a tensão na parede do cólon (lei de Laplace), aumenta o risco de perfuração colônica, podendo-se ou não evidenciar pneumoperitônio.[15,32] Outro sinal encontrado, raramente, é a pneumatose intestinal (ar situado fora da luz intestinal).

A medida do diâmetro cecal na radiografia simples do abdome tem sido sugerida como parâmetro de avaliação do risco de perfuração colônica. Embora não haja consenso em relação ao diâmetro exato que resulta em perfuração, a maioria dos autores acredita que o risco é significativamente maior quando o diâmetro do ceco é superior a 12cm. Vanek e Al-Sati,[32] por exemplo, não identificaram, em estudo retrospectivo, perfuração colônica em pacientes com SO e diâmetro cecal menor que 12cm. Entretanto, no mesmo estudo, a duração da dilatação colônica foi mais importante que a medida do diâmetro cecal na determinação do risco de perfuração intestinal. De acordo com os autores, a taxa de mortalidade foi cinco vezes maior quando a descompressão ocorreu após 7 dias de dilatação. Jonhson e Rice,[15] por sua vez, identificaram tempo médio de duração da dilatação colônica de 6 dias nos pacientes que evoluíram com perfuração e de 2 dias nos pacientes que não apresentaram perfuração. Posteriormente, Laine[16] propôs que fosse utilizado o diâmetro de 9cm para o diagnóstico da SO e de 12cm para o risco de perfuração intestinal.[26]

Se o exame físico e a radiografia simples do abdome não confirmarem o diagnóstico de dilatação funcional, o enema com contraste hidrossolúvel e a colonoscopia poderão ser utilizados, exceto se houver sinais de perfuração intestinal e peritonite. O enema opaco deve ser precedido pela retossigmoidoscopia, para excluir neoplasia do reto superior. É menos dispendioso e invasivo, podendo ser utilizado com finalidade terapêutica devido à ação osmótica do contraste hidrossolúvel.[4]

Caso o enema não seja eficaz, a colonoscopia pode ser utilizada para diagnóstico e descompressão colonoscópica. O método é seguro (morbidade de 0,2% a 2,0%) e efetivo, (eficácia de 77% a 86%), podendo diferenciar a obstrução funcional da mecânica. Apesar disso, é procedimento tecnicamente mais difícil e demorado, já que não há preparo de cólon e a insuflação de ar deve ser mínima. A colonoscopia, quando indicada, deve ser realizada por profissional experiente, com muita cautela e sem insuflação excessiva de ar, para não precipitar perfuração cecal.[2,26,32]

Quando há suspeita de perfuração intestinal, a tomografia computadorizada e a ressonância magnética oferecem boas perspectivas, porém seu valor exato ainda não foi determinado.[7,25]

TRATAMENTO

Apesar de extensa documentação na literatura sobre as características da doença, há poucos ensaios clínicos controlados sobre o tratamento da SO. A maioria dos estudos são retrospectivos ou prospectivos abertos, envolvendo grupos pequenos e heterogêneos de pacientes.[26]

Antes da adoção da conduta, a obstrução mecânica deverá ser, obrigatoriamente, excluída. O tratamento da SO inclui medidas gerais, uso de medicamentos, descompressão colonoscópica e cirurgia.[12,16,26,27,29,32]

Medidas gerais

O tratamento inicial da SO é, essencialmente, conservador e inclui suspensão da dieta oral, descompressão por cateteres nasogástrico e retal, correção de distúrbios hidroeletrolíticos e ácido-básicos, tratamento de condições associadas e mobilização. Agentes inibidores da motilidade intestinal, como narcóticos, anticolinérgicos, opiáceos e antagonistas de canal de cálcio, devem ser suspensos, sempre que possível.[12,26,27] Os laxativos devem ser evitados, devido ao risco de fermentação bacteriana no cólon.[26]

Ainda nessa fase, o paciente deve ser cuidadosamente examinado a intervalos seriados, e radiografias simples do abdome devem ser realizadas a cada 12 ou 24 horas, para avaliação da dilatação colônica, do diâmetro cecal e da presença de pneumoperitônio. O grau e a duração da dilatação colônica determinarão a conduta a ser tomada.

O tratamento conservador, utilizando as medidas gerais, resolve a SO em até 96% dos casos, no período entre 3 dias e 6 dias após o diagnóstico.[4,7,12] Desse modo, o uso de medicamentos, a descompressão colonoscópica ou o tratamento cirúrgico não são necessários na maioria dos pacientes. Os fatores preditivos de pior resposta ao tratamento são a gravidade da doença de base ou condição associada, a idade avançada, o diâmetro cecal acentuado e o atraso na descompressão do cólon.[17,32]

Tratamento farmacológico

De acordo com recente revisão sistemática, 88% dos pacientes com SO evoluíram com resolução da distensão abdominal após a administração de neostigmina.[26] Portanto, a neostigmina é, atualmente, a terapia inicial de escolha para os pacientes com SO que não respondem às medidas gerais, exceto se houver contra-indicação a seu uso.

O único estudo randomizado e controlado sobre o tratamento da SO foi publicado por Ponec *et al.*,[23] em 1999. Os autores avaliaram os resultados da neostigmina intravenosa em 21 pacientes com SO. Os critérios de inclusão foram diâmetro cecal maior que 10cm e ausência de resposta às medidas gerais após 48 horas de tratamento. Foram excluídos os pacientes com suspeita de gravidez ou perfuração intestinal, além daqueles com diagnóstico de broncoespasmo, arritmias cardíacas e insuficiência renal. Assim, 10 dos 11 pacientes que receberam a substância apresentaram resposta clínica inicial, com redução do diâmetro cecal e da distensão abdominal. No grupo de controle (n = 10) não houve resposta após o uso de solução salina como placebo. Dois pacientes, que inicialmente responderam à neostigmina, apresentaram recorrência do quadro clínico, sendo, então, submetidos à descompressão por colonoscopia. Um deles necessitou, posteriormente, colectomia subtotal. Sete pacientes do grupo de controle e o único paciente sem resposta inicial à neostigmina receberam o fármaco, havendo resolução da distensão abdominal em todos os casos. No presente estudo, após infusão de uma a duas doses de neostigmina, 94% dos pacientes apresentaram resposta clínica e apenas 11% tiveram recidiva.

A neostigmina estimula indiretamente os receptores parassimpáticos muscarínicos ao inibir, de modo reversível, a acetilcolinesterase. Desse modo, estimula a propulsão intestinal e aumenta a atividade motora do cólon. Em diversos estudos, o fato de os pacientes com SO melhorarem após o uso de neostigmina ratifica a hipótese de que a maioria dos casos ocorre por redução da atividade parassimpática do cólon.[23,28,30,31]

A neostigmina apresenta rápido início de ação (1 a 20 minutos) e curta duração do efeito (1 a 2 horas). A meia-vida de eliminação é de 80 minutos, sendo maior em pacientes com insuficiência renal.[26]

Os principais efeitos colaterais da neostigmina são: mal-estar, bradicardia, dor abdominal, sialorréia, vômitos, hipotensão, broncoespasmo, miose e contração e fraqueza musculares. A associação da neostigmina com glicopirrolato, agente anticolinérgico, parece diminuir seus efeitos colaterais, sem interferir na ação sobre a motilidade colônica.

O fármaco é contra-indicado nos pacientes com broncoespasmo, gravidez, arritmia cardíaca não controlada e insuficiência renal (creatinina > 3,0mg%). Outras contra-indicações são: bradicardia, uso de agentes betabloqueadores, acidose metabólica e suspeita de obstrução mecânica ou isquemia e perfuração intestinais.[26]

Esquema para utilização da neostigmina (Prostigmine®):

- Manutenção do paciente em decúbito dorsal.
- Monitoramento eletrocardiográfico e avaliação clínica durante a administração do agente, até 30 minutos após o término da infusão.
- Atropina de fácil acesso.
- Administração intravenosa de 2 a 2,5mg do fármaco, diluídos em 100mL de solução salina a 0,9%. A infusão deve ser lenta, em 5 minutos.
- Repetir o esquema após 2 horas de infusão da primeira dose, se a resposta clínica for parcial ou ausente.
- Apresentação: ampola de 0,5mg/1mL.

Outros agentes pró-cinéticos têm sido utilizados em casos isolados da SO, com resultados variáveis. A cisaprida, agonista do receptor da serotonina, mostrou-se eficaz em alguns estudos.[3,18] Apesar disso, seu uso está, atualmente, limitado em virtude de sua associação com doenças cardiovasculares. O tegaserode, por sua vez, tem sido utilizado em casos isolados da SO, com resultados promissores. O medicamento pertence à segunda geração de agonistas de receptores da serotonina, podendo, teoricamente, ser mais ativo no cólon. A eritromicina, agonista da motilina, foi útil em estudos preliminares envolvendo número pequeno de pacientes.[2,7,26]

Descompressão por colonoscopia

A colonoscopia com descompressão é o procedimento invasivo inicial de escolha para os pacientes que não apresentam melhora da distensão abdominal após a administração de neostigmina ou que têm contra-indicação ao seu uso. Além disso, se o diâmetro do ceco aumenta ou mantém valor crítico (> 10cm) 48 horas após o início do tratamento conservador, deve-se indicar colonoscopia para diminuir o risco de isquemia e perfuração colônicas. A descompressão colonoscópica deverá ser contra-indicada se houver sinais de peritonite ou perfuração. Entretanto, nos casos de isquemia da mucosa, o exame poderá ser realizado, desde que não haja sinais de perfuração.[7,26]

A colonoscopia do paciente com SO é tecnicamente difícil, já que não há preparo do cólon e a insuflação de ar deve ser mínima.[4,16] Durante o exame, deve-se determinar a viabilidade da mucosa colônica, aspirar o gás e, sempre que possível, introduzir o aparelho até o ceco. Apesar disso, tentativas prolongadas de alcance do ceco são desnecessárias, já que a colonoscopia até a flexura hepática costuma ser suficiente para descompressão adequada na maioria dos casos. Sempre que possível, o exame deve ser realizado por profissional experiente, já que cerca de 3% dos pacientes submetidos à descompressão colonoscópica evoluem com perfuração intestinal.[26]

Não há, até o momento, ensaio clínico randomizado e controlado que avalie a descompressão colonoscópica em pacientes com SO. Entretanto, diversos estudos retrospectivos e prospectivos abertos documentaram a eficácia da colonoscopia nesses casos. Na maioria dos estudos, a taxa de sucesso variou entre 69% e 88%, independentemente da necessidade de repetição do exame.[7,16] Rex *et al.*,[24] em artigo de revisão, avaliaram os resultados da descompressão colonoscópica em 292 pacientes com SO. Os autores identificaram redução radiológica do diâmetro cecal em 69% dos pacientes após o exame inicial.[24]

Apesar dos excelentes resultados da descompressão colonoscópica na SO, cerca de 40% dos pacientes evoluem com recidiva, necessitando colonoscopia adicional. Nesses casos, a colocação endoscópica de tubo de drenagem no cólon direito pode reduzir, drasticamente, a taxa de recidiva. Diversos estudos documentaram o valor do tubo de drenagem na descompressão colonoscópica de pacientes com SO.[13,25,26] Geller *et al.*,[13] por exemplo, identificaram redução da distensão abdominal em 88% dos pacientes submetidos à colonoscopia, com colocação de tubo de drenagem. Já nos pacientes submetidos à colonoscopia sem colocação de tubo, a taxa de sucesso foi de apenas 25%.

Tratamento cirúrgico

O tratamento cirúrgico está reservado para os pacientes com sinais de isquemia ou perfuração do cólon e para aqueles resistentes à descompressão colonoscópica, que não responderam após administração de neostigmina.

Nos pacientes com SO, as taxas de morbidade e de mortalidade do tratamento cirúrgico são elevadas e relacionam-se, provavelmente, com a gravidade da condição clínica ou cirúrgica subjacente. No estudo de Vanek e Al-Sati,[32] por exemplo, as taxas de morbidade e de mortalidade após a operação foram de 30% e 6%, respectivamente.

As opções cirúrgicas descritas na literatura são a cecostomia, a transversostomia e a colectomia.[1,26,32] A escolha do tipo de operação depende das condições do cólon. Desse modo, na ausência de sinais de perfuração ou isquemia intestinais, o procedimento de escolha para a descompressão é a cecostomia, comumente feita por tubo. Trata-se de procedimento relativamente simples, com baixa morbidade e elevada taxa de sucesso. Além disso, poupa o doente de segunda intervenção cirúrgica para fechamento do estoma. Apesar das vantagens citadas, alguns autores preconizam o uso da transversostomia, em vez da cecostomia, por ser tecnicamente mais fácil.[1,4]

Em caso de evidências de isquemia do cólon, com ou sem perfuração, indica-se colectomia segmentar ou subtotal, com reconstrução do trânsito intestinal no mesmo tempo operatório, sempre que possível. Nesses casos, a taxa de mortalidade operatória varia entre 30% e 50% e relaciona-se, freqüentemente, à presença de perfuração intestinal, à idade avançada, ao diâmetro cecal maior que 14cm e ao atraso na descompressão do cólon.

A Figura 48.2 mostra o algoritmo do tratamento atual da SO, conforme recente consenso da Sociedade Americana de Endoscopia Gastrointestinal.[12]

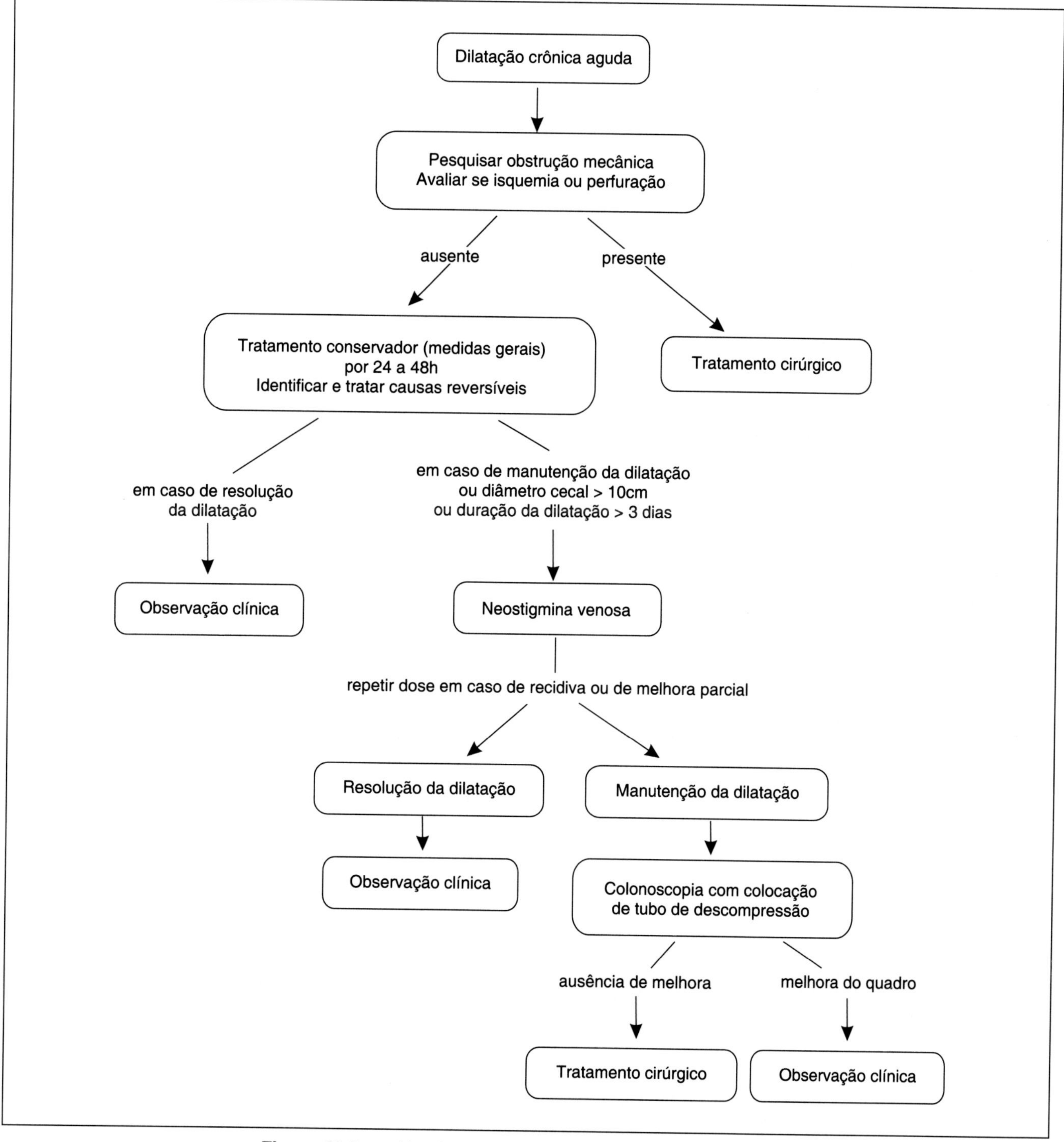

Figura 48.2 ▶ Algoritmo do tratamento da síndrome de Ogilvie.

REFERÊNCIAS BIBLIOGRÁFICAS

1. Accetta I, Accetta P, Maia AM *et al.* Síndrome de Ogilvie tratada por transversostomia – Relato de caso. *Rev Bras Coloproct* 2004; *24*:65-7.
2. Alves JG, Stanziola IP. Pseudo-obstrução colônica aguda. *In:* Alves JG, Dani R (eds.) *Terapêutica em gastroenterologia*. Rio de Janeiro: Guanabara Koogan, 2005:191-4.
3. Artal A, Freile E, Lanas A. Favorable respuesta a la cisaprida en la pseudoobstrución aguda del colon (síndrome do Ogilvie). *Rev Esp Enf Digest* 1994; *86*:615-8.
4. Birolini D, Birolini C. Síndrome de Ogilvie. *In:* Lopes AC, Filho MCC (eds.). *Clínica médica contemporânea*. São Paulo: Sarvier, 1993:207-11.
5. Byrne JJ. Large bowel obstruction. *Am J Surg* 1960; 99:168-78.

6. Creech B. Megacolon: a review of the literature and report of a case in the aged. *N C Med J* 1950; *11*(5):241-6.
7. Damião AOMC, Leite AZA, Sipahi AM. Síndrome da pseudo-obstrução intestinal. *In:* Lopes AC (ed.) *Tratado de clínica médica*. São Paulo: Roca, 2006:828-31.
8. De Giorgio R, Barbara G, Stanghellini V *et al*. The pharmacologic treatment of acute colonic pseudo-obstruction. *Aliment Pharmacol Ther* 2001; *15*:1717-27.
9. De Giorgio R, Stanghellini V, Barbara G *et al*. Prokinetics in the treatment of acute intestinal pseudo-obstruction. *Drugs* 2004; 7:160-5.
10. Desouches G, Bastien J, Moublin M. Dilatation colique idiopatique aigué et perforation caecale au cours d'une septicémie a streptocoque. *Gastroenterol Clin Biol* 1978; *2*:185-8.
11. Dudley HA, Sinclair IS, McLaren IF *et al*. Intestinal pseudo-obstruction. *J R Coll Surg Edinb* 1958; *3*(3):206-17.
12. Eisen GM, Baron TH, Dominitiz JA *et al*. Acute colonic pseudo-obstruction. *Gastrointest Endosc* 2002; *56*:789-92.
13. Geller A, Peterson BT, Gostout CJ. Endoscopic decompression for acute colonic pseudo-obstruction. *Gastrointest Endosc* 1996; *44*:144-50.
14. Hutchinson R, Griffiths C. Acute colonic pseudo-obstruction: A pharmacological approach. *Ann R Coll Surg Engl* 1992; *74*:364-7.
15. Johnson CD, Rice RP. The radiographic evaluation of gross cecal distension. *Am J Radiol* 1985; *145*:1211-7.
16. Laine L. Management of acute colonic pseudo-obstruction. *N Engl J Med* 1999; *341*:192-3.
17. Loftus CG, Harewood GC, Baron TH. Assessment of predictors of response to neostigmine for acute colonic pseudo-obstruction. *Am J Gastroenterol* 2002; *97*:3118-22.
18. Mac Coll C, Mac Cannell KL, Baylis B *et al*. Treatment of acute colonic pseudo obstruction (Ogilvie's syndrome) with cisapride. *Gastroenterology* 1990; *98*:773-6.
19. Melamed M, Kubian E. Relationship of the autonomic nervous system to "functional" obstruction of the intestinal tract. Report of four cases, one with perforation. *Radiology* 1963; *80*:22-9.
20. Morton JH, Schwartz SJ, Gramiak R. Ileus of the colon. *Arch Surg* 1960; *81*:425-34.
21. Muggia AL. Perforation of the cecum associated with hypokalemic ileus. Report of a case. *Am J Gastroenterol* 1972; *57*(2):169-71.
22. Ogilvie WH. Large-intestine colic due to symphatetic deprivation. *Br Med J* 1948; *2*:671-3.
23. Ponec RJ, Saunders MD, Kimmey MB. Neostigmine for the treatment of acute colonic pseudo-obstruction. *N Engl J Med* 1999; *341*:137-41.
24. Rex DK. Colonoscopy and acute colonic pseudo-obstruction. *Gastrointest Endosc Clin N Am* 1997; *7*:499-508.
25. Sariego J, Matsumoto T, Kerstein MD. Colonoscopically guided tube decompression in Ogilvie's syndrome. *Dis Colon Rectum* 1991; *34*:720-2.
26. Saunders MD, Kimmey MB. Systematic review: Acute colonic pseudo-obstruction. *Aliment Pharmacol Ther* 2005; *22*:917-25.
27. Sloyer AF, Panella VS, Demas BE *et al*. Ogilvie's syndrome. Successful management without colonoscopy. *Dig Dis Sci* 1988; *33*(11):1391-6.
28. Stephenson BM, Morgan R, Salaman JR, Wheeler MH. Ogilvie's syndrome: A new approach to an old problem. *Dis Colon Rectum* 1995; *58*:424-7.
29. Tagliolatto JR, Tagliolatto S. Pseudo-obstrução aguda do cólon (síndrome de Ogilvie). *Rev Bras Coloproct* 1992; *12*:61-5.
30. Trevisani GT, Hyman NH, Church JM. Neostigmine. Safe and effective treatment for acute colonic pseudo-obstruction. *Dis Colon Rectum* 2000; *43*:599-603.
31. Turégano-Fuentes F, Muñoz-Jimenez F, Valle-Hernandez ED *et al*. Early resolution of Ogilvie's syndrome with intravenous neostigmine. A simple, effective treatment. *Dis Colon Rectum* 1997;*40*:1353-57.
32. Vanek VW, Al-Sati M. Acute pseudo-obstruction of the colon (Ogilvie's syndrome). An analysis of 400 cases. *Dis Colon Rectum* 1986; *29*:203-10.

PARTE VIII

Tipos Especiais de Abdome Agudo Cirúrgico

49

Abdome Agudo no Pós-operatório

Marconi Roberto de Lemos Meira
Filipe Lima
André Tavares da Silva Petribu

INTRODUÇÃO

O termo abdome agudo diz respeito à síndrome caracterizada, principalmente, por dor súbita, com outros sintomas e sinais associados, relacionados ou não ao abdome. Sabemos que o abdome agudo, no contexto de seu tratamento, não requer, necessariamente, intervenção cirúrgica. No entanto, o atraso em sua abordagem específica pode causar graves conseqüências, assim como operações desnecessárias podem contribuir, inexoravelmente, para piora do quadro do paciente.

O abdome agudo pós-operatório constitui situação de difícil avaliação. De maneira geral, a dor, seu principal sintoma, encontra-se presente, nesse período, com intensidade variável, de acordo com o porte da operação. Assim sendo, costuma ser de menor intensidade quando a operação é realizada por métodos minimamente invasivos. Independentemente de sua intensidade, a dor pós-operatória dificulta o diagnóstico de abdome agudo nesse período.

São comuns, no pós-operatório, além do quadro álgico, alterações hematológicas, como leucocitose e a presença de quadros febris, cuja fonte pode ser de origem não-abdominal, como ocorre em casos de atelectasia pulmonar, flebite, infecção urinária e da ferida cirúrgica etc. Todos esses fatores devem ser cautelosamente avaliados.

Na análise da dor pós-operatória, é importante sua cronologia com o procedimento cirúrgico. De maneira geral, o pós-operatório não complicado evolui com diminuição progressiva da dor, normalização das alterações hematológicas, resolução de íleo funcional e retorno às funções fisiológicas normais. A não-resolução desse processo merece investigação para possíveis complicações abdominais pós-operatórias, relacionadas, diretamente ou não, ao procedimento cirúrgico inicial.

Descreveremos as mais freqüentes síndromes pós-operatórias, analisando aspectos gerais, diagnóstico e tratamento desse grupo de pacientes.

ÍLEO FUNCIONAL

O íleo funcional é definido como quadro clínico resultante de alterações da motilidade do trato gastrointestinal, apresentado por pacientes no período pós-operatório, que, em muitas ocasiões, pode ser interpretado como quadro obstrutivo mecânico. Clinicamente, a diferenciação dessas situações pode ser difícil, e o médico assistente deve manter-se atento aos mínimos detalhes da evolução do paciente, a fim de chegar ao diagnóstico preciso.

Essas alterações podem levar ao aumento da morbidade pós-operatória, do tempo de hospitalização e dos custos hospitalares. Por isso, é importante a adoção de medidas, de modo a minimizá-las.

Etiopatogenia

A motilidade do trato gastrointestinal é regulada por diversos mecanismos, como sistema nervoso autônomo, hormônios gastrointestinais e mediadores inflamatórios (Quadro 49.1).

Os procedimentos anestésico-cirúrgicos modificam a atividade desses mecanismos, resultando em diversas alterações na motilidade digestiva. Para minimizar tais

Quadro 49.1 ▶ Íleo pós-operatório: fatores predisponentes

Categoria	Fatores específicos	Efeitos fisiológicos
Farmacológico	• Agentes anestésicos • Opióides	• Inibição do sistema nervoso intrínseco e da musculatura do TGI
Inflamatório	• Trauma tecidual local • Peritonite	• Estimulação da atividade simpática através dos nervos esplâncnicos • Inibição do sistema nervoso intrínseco e da musculatura do TGI
Hormonal	• Substância P • VIP • Opiáceos endógenos • Óxido nítrico	• Inibição do sistema nervoso intrínseco e da musculatura do TGI • Podem inibir a regulação da motilidade do TGI
Metabólico	• Hipopotassemia, hiponatremia, hipomagnesemia • Acidose • Hipotermia • Lesão por hipoxia/reperfusão	• Inibição inespecífica do sistema nervoso intrínseco e da musculatura do TGI
Fisiológico	• Jejum • Cateterismo nasogástrico	• Ausência do estímulo dos alimentos no TGI • Interrupção dos reflexos gastrointestinais normais deflagrados por secreções orais e gástricas
Neurológico	• Dor • Traumatismo tecidual	• Aumento do tônus simpático (via nervos esplâncnicos) e diminuição do parassimpático (via nervos vagos), levando à diminuição da motilidade do TGI • O SNA pode ser a via final comum de outros fatores que afetam a motilidade digestiva
Psicológico	• Ansiedade • Expectativa de recuperação prolongada pelo paciente	• Aumenta o tônus simpático, inibindo a motilidade do TGI • Inibição inespecífica do sistema nervoso intrínseco e da musculatura do TGI
Outros	• Restrição ao leito • Edema das paredes intestinais por hiperidratação EV	• Inibição inespecífica do sistema nervoso intrínseco e da musculatura do TGI

TGI – trato gastrointestinal; *VIP* – peptídeo intestinal vasoativo; *SNA* – sistema nervoso autonômico; *IV* – intravenosa.
Adaptado de Mattei P e Rombeau JL.[43]

alterações, deve-se limitar esses efeitos, mediante medidas clínicas e medicamentosas que limitem a gravidade e a duração dos mesmos.

Durante o jejum, a atividade peristáltica do estômago e do intestino delgado caracteriza-se por ondas de contratilidade lentas e irregulares, conhecidas como complexo motor migratório (CMM). No período pós-prandial, por sua vez, essas contrações são mais freqüentes e regulares, de duração, quantidade e intensidade variáveis de acordo com o tipo de alimento ingerido (composição e volume).[41] Mudanças nesse padrão contrátil são reguladas por mecanismos neuro-hormonais, principalmente pela ação direta do sistema nervoso intrínseco do trato digestivo. A atividade contrátil dos cólons, em virtude de sua função de absorção de água e eliminação de resíduos, é caracterizada por contrações lentas e ritmadas, que pouco se modificam durante o jejum e o período pós-alimentar, mas que pode ser alterada, significativamente, por fatores intrínsecos e extrínsecos. A restauração dos padrões contráteis normais, após procedimento cirúrgico, caracteriza-se pelo retorno do padrão pós-prandial, de maneira gradual e previsível: primeiramente, o intestino delgado recupera sua função, seguido pelo estômago e, por último, pelo cólon. Esse período dura, aproximadamente, de 3 a 5 dias. Ainda não se sabe como essa recuperação é coordenada e que fatores estão envolvidos.

O sistema nervoso autônomo desempenha importante papel na regulação da motilidade digestiva. A atividade vagal parassimpática estimula a peristalse mediante a liberação de acetilcolina no plexo mioentérico. A ação do sistema nervoso simpático reduz a liberação de acetilcolina, inibindo a motilidade gastrointestinal. Esse mecanismo parece ser o principal regulador da atividade motora do trato digestivo no período pós-operatório. Estímulos nervosos aferentes, resultantes de irritação ou inflamação do peritônio, provocam aumento da atividade nervosa eferente simpática, por meio dos nervos esplâncnicos, resultando em hiperatividade simpática e inibição do sistema parassimpático, diminuindo globalmente a atividade motora digestiva. Ademais, a ablação química (simpatectomia) com 6-hidroxidopamina evita o íleo e o retardo de esvaziamento gástrico pós-operatórios.[20]

Outros fatores envolvidos nos mecanismos contráteis do tubo digestivo incluem hormônios gastrointestinais, como a motilina e o peptídeo intestinal vasoativo (VIP). Entretanto, a função exata dessas substâncias ainda não foi totalmente esclarecida. Além disso, a tentativa de modificar a atividade dessas substâncias por meio de medicamentos mostrou-se, até a atualidade, ineficaz. Alguns estudos preliminares foram conduzidos, mas os resultados ainda não são satisfatórios.

Além desses fatores fisiológicos, o trauma cirúrgico e os agentes anestésicos utilizados durante a operação também são responsáveis por alterações da motilidade digestiva. Os opióides e derivados são os principais agentes indutores de íleo pós-operatório.[44] A técnica cirúrgica primorosa e o uso parcimonioso de tais medicações devem ser preconizados para minimizar a dismotilidade intestinal pós-cirúrgica.

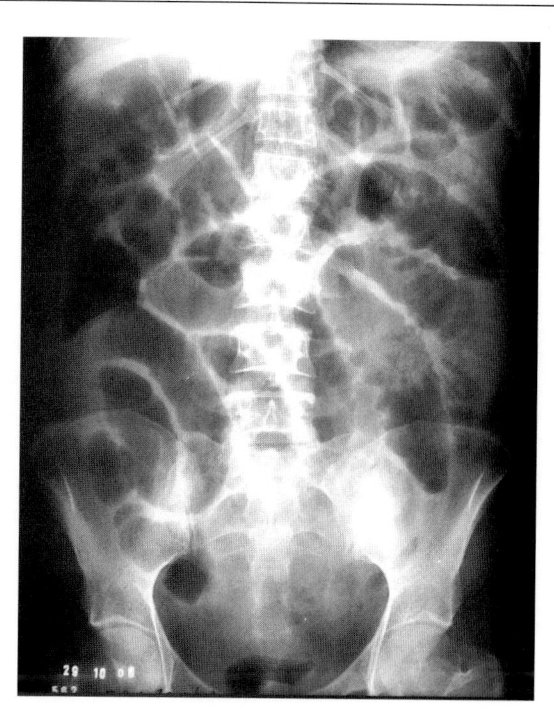

Figura 49.1 ▶ Radiografia simples do abdome de paciente com íleo funcional pós-operatório.

Quadro clínico e exames complementares

Os principais sinais e sintomas encontrados nos portadores de íleo funcional pós-operatório incluem dor abdominal tipo cólica, distensão abdominal, náuseas, vômitos e ausência de ruídos hidroaéreos e de eliminação de flatos ou fezes. Estes achados são variáveis e nem sempre estão todos presentes. Como conseqüência, os pacientes apresentarão maior dificuldade em reiniciar a dieta por via oral, bem como terão a alta hospitalar retardada.

Alguns exames complementares podem ser necessários para confirmação diagnóstica. Em geral, a radiografia simples do abdome mostra distensão difusa das alças intestinais, com ou sem níveis hidroaéreos (Figura 49.1).

O trânsito intestinal pode demonstrar dificuldade de progressão do meio de contraste. A tomografia computadorizada do abdome, mesmo sem uso de meio de contraste, tem-se mostrado bastante efetiva no auxílio ao diagnóstico.

Dosagem sérica de íons deve ser realizada, a fim de que qualquer distúrbio seja devidamente corrigido. Devido à distensão gasosa intestinal, a ultra-sonografia abdominal tem papel restrito no diagnóstico de íleo funcional, mas pode demonstrar alças intestinais dilatadas, com conteúdo líquido e sem movimentos peristálticos.

Em decorrência desses fatores, o impacto econômico anual do íleo funcional, em estudos norte-americanos, é da ordem de 750 milhões a um bilhão de dólares.

Prevenção e tratamento

Tradicionalmente, os pilares do tratamento do íleo pós-operatório consistiam em emprego de descompressão gástrica por cateter, jejum e repouso intestinal.[37] Acreditava-se que essas medidas diminuiriam o índice de complicações, como deiscência de anastomoses, bem como abreviariam o período de dismotilidade gastrointestinal. Estudos mais recentes demonstram que esses propósitos esperados não são verdadeiros. Entretanto, apesar das evidências de que essas condutas devam ser abandonadas, muitos profissionais ainda mantêm sua prática rotineira.[37,38]

A alimentação precoce em pequenas quantidades estimula a função digestiva e diminui o período de íleo pós-operatório, ao contrário do que se acreditava.[34] Além disso, alguns autores demonstraram que o repouso intestinal não diminui o risco de complicações pós-operatórias.[51]

O uso do cateter nasogástrico tem sido recomendado como medida para abreviar o período de íleo, pois diminuiria a distensão gasosa e a quantidade de conteúdo gastrointestinal de estase, acelerando a recuperação após procedimentos cirúrgicos. Essa conduta costumava ser mantida por período de 3 a 5 dias, em média, até que o paciente apresentasse evidências de bom funcionamento intestinal (eliminação de flatos e/ou fezes). A literatura recente demonstra que a utilização de drenagem gástrica por cateter não acelera a recuperação do íleo pós-operatório.[46] Seu emprego pode prestar-se para melhor conforto do paciente, ao evitar distensão abdominal acentuada e vômitos, mas mostrou-se desnecessário em até 95% dos pacientes.[12] Além disso, índice maior de broncoaspiração e pneumonia parece estar associado ao uso rotineiro desse dispositivo. Portanto, a utilização sistemática de cateter nasogástrico no pós-operatório de cirurgias digestivas não é mais recomendada, exceto em casos específicos, como em operações gástricas ou duodenais, ou em pacientes com distensão abdominal intensa e/ou vômitos de difícil controle.

Não existe evidência comprovada de que a deambulação precoce acelere a recuperação do íleo pós-operatório.[56] Apesar disso, ainda deve-se manter a conduta de estimular os pacientes a deambularem precocemente, para evitar complicações gerais, principalmente tromboembólicas, muito embora a deambulação excessiva não os ajude a recuperar-se do íleo.

As publicações mais recentes[2,30,56] demonstram que a nutrição com dieta enteral, no período pós-operatório inicial, pode estimular a recuperação da motilidade gastrointestinal e reduzir o período de íleo funcional. Até mesmo o uso da goma de mascar parece reduzir o tempo de recuperação após colectomia laparoscópica, como foi reportado por Asao *et al.*[2] A dieta enteral, oferecida em pequenas porções e precocemente, é bem tolerada pela maioria dos pacientes e parece abreviar a primeira eliminação de flatos e a recuperação global após operações abdominais. Em síntese, existe uma tendência global, baseada em evidências, de alimentar precocemente os pacientes no período pós-operatório, com dieta de formulação enteral, em pequenas porções. Isto estimularia a peristalse e a motilidade do trato digestivo, acelerando sua recuperação, sem aumentar o índice de complicações.

A utilização de algumas medicações no período peroperatório está definitivamente associada a alterações da motilidade digestiva. Os opióides devem ser evitados, pois reduzem a motilidade intestinal. O cetorolaco, antiinflamatório não-esteróide, parece exercer algum efeito na redução do período de duração do íleo, mais pelo efeito analgésico e conseqüente redução da necessidade do uso de opióides. É possível que sua atividade antiinflamatória exerça algum papel na redução da dismotilidade do aparelho digestivo.[29]

O emprego de anestésicos locais por meio de cateteres epidurais parece reduzir a incidência de íleo pós-operatório. Entretanto, isto só é verdade se instalados ao nível torácico, pois resultados semelhantes não são obtidos quando utilizados no espaço peridural lombar, nem quando opióides são associados aos anestésicos. Seu efeito parece ocorrer mediante inibição de estímulos aferentes inibitórios viscerais, redução da atividade simpática, aumento do fluxo sanguíneo esplâncnico e, possivelmente, pelo efeito antiinflamatório dos anestésicos locais, quando absorvidos sistemicamente. O cateter deve ser introduzido entre a sexta e a oitava vértebras torácicas (T6-T8), e a infusão do anestésico deve durar por 48 a 72 horas de pós-operatório.[16]

Estudos atuais têm procurado testar alguns fármacos que atuem nos receptores opióides. Têm sido desenvolvidos antagonistas lipossolúveis dos receptores μ que não atravessam a barreira hematoencefálica e podem, portanto, inibir seletivamente os receptores opióides intestinais, minimizando os efeitos nestes últimos. Por exemplo, o antagonista opióide μ-seletivo alvimopan produziu redução, estatisticamente significativa, embora modesta, no tempo de recuperação da função intestinal em pacientes submetidos a ressecção intestinal ou histerectomia radical.[17,58] Outra modalidade é a dos agonistas opióides seletivos, que produziriam os efeitos analgésicos desejados, sem os efeitos colaterais de dismotilidade digestiva. Esses fármacos ainda estão em fase de investigação.

Medicamentos que produzissem estimulação da contratilidade do aparelho digestivo seriam ideais. Todavia, apesar de vários testes, não se descobriu um agente que exerça tal efeito sem reações adversas que limitem seu uso.[11] Algumas dessas medicações, como metoclopramida, eritromicina, cisaprida, neostigmina, dentre outras, têm sido utilizadas na rotina clínica, muito embora não tenham demonstrado, em ensaios controlados, efeito real na redução do íleo funcional pós-operatório.[9,30,53]

A manutenção da hidratação e do equilíbrio eletrolítico no período pós-operatório deve ser preconizada. No entanto, a hiperidratação, com conseqüente edema de parede das alças intestinais, parece prolongar o íleo funcional e deve ser evitada.[40]

Laxantes e supositórios são, às vezes, empregados no pós-operatório como medida para redução da dismotilidade intestinal. Seu uso carece de evidência científica comprovada, muito embora, na maioria das vezes, não traga prejuízo aos pacientes. Em algumas ocasiões, os laxativos causam cólica abdominal e aumentam o desconforto dos pacientes em recuperação.

Quadro 49.2 ▶ Prevenção e manejo do íleo pós-operatório

Categoria	Ação específica	Efeito fisiológico
Farmacológico	• Restringir o uso de opióides • Anestesia regional • Agentes procinéticos • Agonistas μ	• Diminuição dos efeitos inibitórios dos opióides • Em investigação
Inflamatório	• Manejo delicado dos tecidos • AINE	• Diminuição da resposta inflamatória
Hormonal	• Antagonista da substância P • Antagonista do PIV	• Em investigação
Metabólico	• Manutenção do equilíbrio de água e eletrólitos • Manutenção do equilíbrio ácido-básico • Manutenção da temperatura corporal normal	• Diminuição de efeitos inibitórios das alterações metabólicas • Diminuição do edema intestinal
Fisiologia GI	• Alimentação precoce fracionada • Uso seletivo de CNG	• Estimulação da motilidade digestiva
Neurológico	• Anestesia epidural com bupivacaína	• Diminuição da atividade do SNS
Psicológico	• Orientação do paciente quanto à recuperação pós-operatória e à alta hospitalar precoce	• Redução da ansiedade
Miscelânea	• Deambulação precoce	• Estimulação da motilidade intestinal

AINE – antiinflamatórios não-esteróides; *PIV* – peptídeo intestinal vasoativo; *CNG* – cateter nasogástrico; *SNS* – sistema nervoso simpático.
Adaptado de Mattei P e Rombeau JL.[43]

O emprego da cirurgia minimamente invasiva diminui a resposta inflamatória durante o período pós-operatório, o que, teoricamente, abreviaria o íleo. Esses achados são corroborados por diversas publicações científicas, muito embora o mecanismo exato ainda não esteja claro.[52] A técnica laparoscópica, quando bem indicada e praticada, reduz o tempo global de recuperação pós-operatória.

Em síntese, a utilização e a associação das medidas previamente descritas devem ser preconizadas na rotina clínica, mediante abordagem multimodal, em que os efeitos resultantes dessa associação de condutas influenciam o resultado final de minimizar e abreviar o período de dismotilidade do trato gastrointestinal no pós-operatório. O Quadro 49.2 resume essas medidas e seus efeitos fisiológicos, orientando o cirurgião em sua prática diária.

▶ HEMORRAGIA PÓS-OPERATÓRIA

A principal causa de choque no período pós-operatório de operações abdominais é o sangramento.[19] Trata-se de complicação de evolução progressiva que, se não diagnosticada e tratada precocemente, pode resultar na morte do paciente.

Em geral, o hemoperitônio é conseqüência de falha na técnica cirúrgica no período transoperatório. Entretanto, alterações da coagulação também desempenham importante papel na gênese dessa complicação, bem como o uso de algumas medicações que favorecem o sangramento. Por exemplo, o uso da heparina de baixo peso molecular, como medida profilática para o tromboembolismo pulmonar, pode promover sangramento do sítio operatório, incorrendo na necessidade de reoperação. Outras causas de sangramento pós-operatório são hemotransfusão maciça, plaquetopenia e uso de derivados do ácido acetilsalicílico (AAS) no pré-operatório, dentre outras. Estudos recentes em cirurgia cardiovascular mostram que o uso de AAS, no período pré-operatório, está associado ao risco aumentado de sangramento pós-operatório.[22]

As manifestações clínicas do paciente com sangramento agudo após intervenção cirúrgica variam de acordo com o volume de sangue perdido. O paciente pode apresentar manifestações de choque hipovolêmico, que incluem taquicardia, hipotensão, sudorese, oligúria, alteração do nível de consciência e vasoconstrição periférica. Usualmente, esses sinais e sintomas surgem nas primeiras 24 horas de pós-operatório. Todavia, as alterações podem ser bastante sutis, o que pode levar a atraso no diagnóstico e, conseqüentemente, no tratamento, elevando a morbimortalidade. Por esse motivo, o monitoramento e a reavaliação freqüente dos pacientes operados constituem a melhor conduta para diagnóstico e reintervenção precoces.

Outras causas do choque durante o período pós-operatório devem ser afastadas, como o choque cardiogênico (p. ex., resultante de infarto agudo do miocárdio ou o choque séptico). Ademais, o paciente pode apresentar manifestações de choque hipovolêmico, e o sítio cirúrgico pode não ser o responsável pela hemorragia – a fonte de sangramento pode ser uma úlcera gástrica de estresse, por exemplo, levando a hemorragia digestiva intensa e choque hemorrágico.

Para diferenciar a causa das manifestações clínicas, exames complementares devem ser realizados. Mudanças no hematócrito podem levar até 4 a 6 horas, em pacientes com sangramentos mais intensos, sendo de baixo valor preditivo no início do quadro. Exames de imagem, como ultra-sonografia e tomografia computadorizada, são prontamente disponíveis, na maioria dos serviços, e têm alta sensibilidade na detecção de coleções abdominais, embora a diferenciação entre os tipos de líquidos coletados (sangue, pus, líquido inflamatório) seja, às vezes, difícil.

A angiografia pode ser utilizada tanto como método diagnóstico quanto terapêutico, dependendo da origem do sangramento. Como exemplo, no pós-operatório de colecistectomia, o radiologista intervencionista pode detectar e tratar, adequadamente, um ponto de sangramento no leito hepático da vesícula mediante embolização seletiva arterial (Figura 49.2).

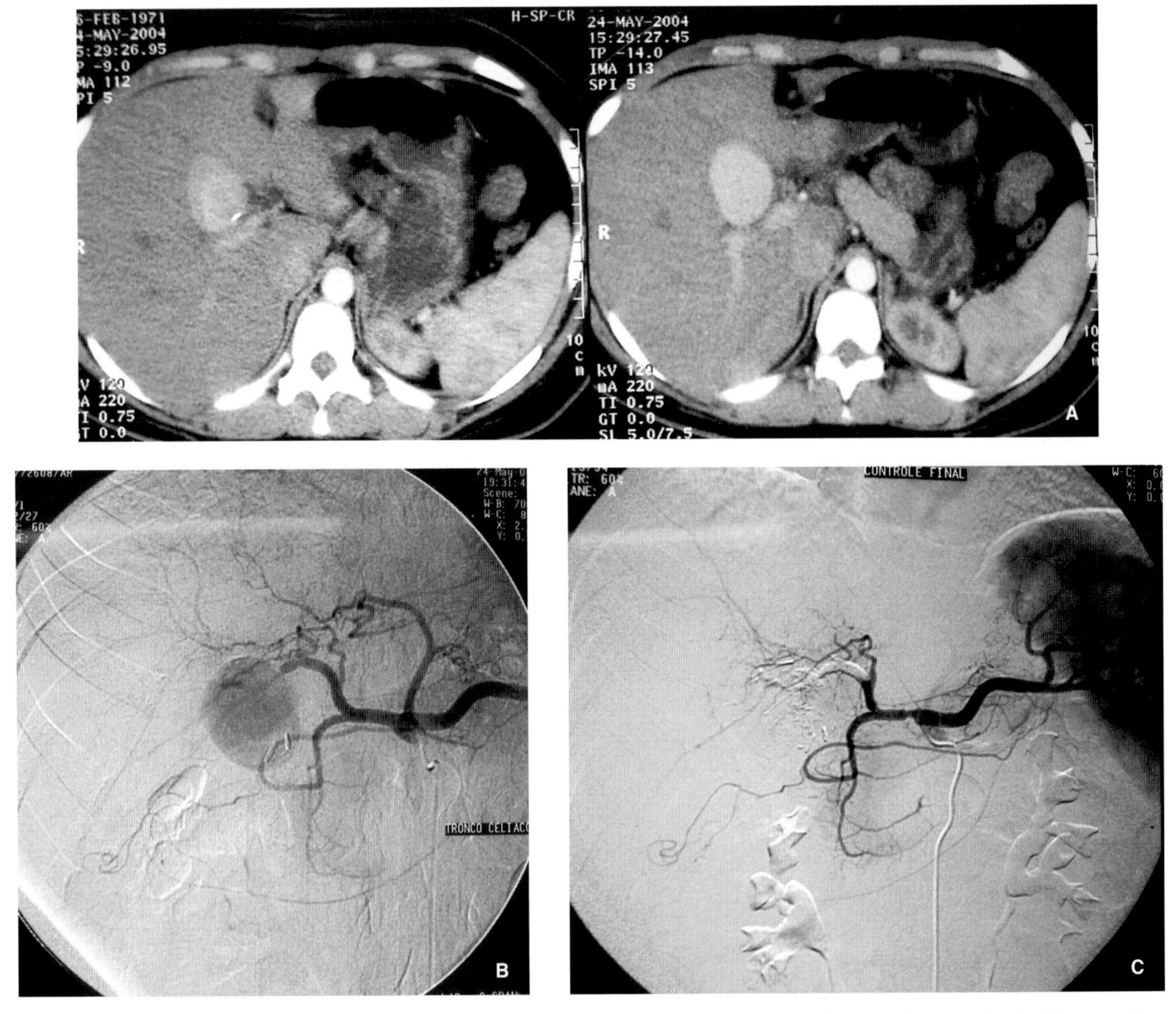

Figura 49.2 ▶ Embolização arterial seletiva hepática para controle de hemorragia pós-colecistectomia. **A.** Tomografia contrastada mostrando extravasamento do meio de contraste na topografia do leito vesicular. **B.** Arteriografia hepática confirma o extravasamento do contraste. **C.** Arteriografia hepática de controle pós-embolização seletiva, com ausência de extravasamento do contraste. (Cortesia do Dr. Gustavo Andrade, Angiorad, Recife – PE.)

Uma vez suspeitada hemorragia pós-operatória, o tratamento deve ser prontamente instituído, o qual pode variar desde medidas mais conservadoras até intervenção cirúrgica imediata. O julgamento entre a necessidade de reoperação e conduta expectante é o ponto crítico. Nestes casos, a experiência do cirurgião, aliada à disponibilidade de métodos menos invasivos (como angiografia terapêutica) e ao monitoramento rigoroso do paciente em unidade de terapia intensiva, definirá a conduta mais adequada.

INFECÇÕES DO SÍTIO CIRÚRGICO

A infecção de sítio cirúrgico (ISC) é aquela que ocorre na incisão cirúrgica, ou em tecidos manipulados durante a operação, e é diagnosticada até 30 dias após a data do procedimento, podendo ser classificada como incisional superficial, profunda ou de órgão/cavidade.

As infecções do sítio cirúrgico têm se destacado dentre os demais sítios de infecção devido às altas mortalidade e morbidade apresentadas e aos relevantes custos atribuídos ao tratamento.[23,24,27,43,48]

As infecções cirúrgicas estão, juntamente com pneumonia, sepse e infecção urinária, entre os quatro tipos de infecção mais freqüentes, perfazendo aproximadamente 25% de todas as infecções hospitalares.

No que se refere aos custos hospitalares, é aquela que demanda os maiores, tanto no que se refere ao tratamento quanto à estadia prolongada, aumentando, em média, 5 dias o período de hospitalização dos pacientes.

Consideram-se, também, os danos causados ao paciente, como o afastamento do convívio familiar e da atividade profissional e os prejuízos econômicos.

Outra situação ainda considerável é a de processos litigiosos, cada vez mais freqüentes, além da preservação da imagem do hospital como prestador de assistência de qualidade.

A cirurgia constitui procedimento de risco por si só, devido ao rompimento da barreira epitelial, desencadeando uma série de reações sistêmicas no organismo e facilitando a ocorrência do processo infeccioso, seja pelo ato em si, seja por infecção a distância ou outro procedimento invasivo.[23,48]

Epidemiologia e diagnóstico

A maioria das ISC ocorre, em média, entre o quarto e o sexto dia de pós-operatório. Algumas vezes, a infecção aparece precocemente, ou seja, nas primeiras horas após a operação, decorrente da ação de microorganismos veiculados em instrumental contaminado ou por infração da boa técnica cirúrgica.

Em outras situações, o período é mais longo e, de acordo com a definição do Centro de Controle de Doenças (CDC) de Atlanta, dos EUA, a ISC pode ocorrer em até 30 dias após a operação, ou em até 1 ano, quando há o implante de prótese.[42]

No entanto, constata-se que, na maioria das instituições, a vigilância está limitada somente ao período de internação do paciente. Portanto, os índices relatados não traduzem, necessariamente, a incidência real, por causa da subnotificação, já que a ISC pode manifestar-se após a alta hospitalar.[25]

As conseqüências da subnotificação são muitas, por induzirem a falsa impressão de que não existem problemas que impeçam ações que traduzam esforços de melhorias do serviço prestado.

A necessidade de realização de algum tipo de vigilância do paciente cirúrgico, após a alta hospitalar, vem sendo considerada ponto crítico dos programas de vigilância das ISC. Estima-se que de 12% a 84% das ISC ocorrem após a alta hospitalar.[31,42] Assim, a vigilância do paciente, pós-alta hospitalar, fornece dados confiáveis e consistentes para a obtenção da taxa real de ISC em uma população.

O método mais eficiente para a obtenção de dados confiáveis da incidência da ISC constitui a realização da vigilância ativa, em caráter ambulatorial, apesar de todas as dificuldades encontradas, principalmente relacionadas à estrutura institucional e aos recursos humanos.[15]

Tratamento

O uso de antibióticos no paciente portador de abdome agudo não-traumático está estabelecido não só com o objetivo de tratar infecções instaladas, mas, também, com intuito profilático.

A indicação e a escolha do agente com finalidade terapêutica envolvem inúmeras variáveis, entre as quais sobressaem a localização e a gravidade do caso, o uso prévio de antimicrobianos e o agente etiológico mais provável, o que torna seu estudo extremamente amplo e complexo.

Duas condições fundamentais, entretanto, devem ser lembradas:

1. A antibioticoprofilaxia no paciente portador de abdome agudo não-traumático segue os princípios básicos da antibioticoprofilaxia cirúrgica eletiva.

2. A antibioticoprofilaxia jamais substitui as medidas gerais de prevenção de infecção cirúrgica, que devem ser obedecidas desde a avaliação inicial.

O tratamento do abscesso, seja superficial ou intra-abdominal, é sinônimo de drenagem. A drenagem do abscesso subcutâneo é, na grande maioria dos casos, realizada com sucesso pela simples liberação da síntese da pele. A drenagem do abscesso cavitário poderá ser feita por via percutânea ou aberta. Analisando-se os tipos de drenagem e correlacionando-os com o escore APACHE II, não houve diferença em pacientes com baixo risco de mortalidade. No entanto, em pacientes graves, com elevados escores APACHE II, melhores resultados foram conseguidos quando o abscesso foi tratado de maneira aberta. Associam-se excelentes resultados com a drenagem percutânea quando alguns requisitos estão presentes:

- Coleção líquida unilocular bem estabelecida.
- Rota de drenagem bem estabelecida.
- Materiais e equipamentos adequados.

A drenagem cirúrgica aberta estaria indicada nas seguintes situações:

- Falha da drenagem percutânea.
- Abscessos múltiplos.
- Abscessos associados a afecções abdominais e fístulas.

Em síntese, independente da via de tratamento, é fundamental que as coleções sejam adequadamente drenadas para se obter a cura da infecção.

OBSTRUÇÃO INTESTINAL APÓS ABDOME AGUDO NÃO-TRAUMÁTICO

Sabe-se que todo e qualquer procedimento cirúrgico, especialmente os que penetram a cavidade abdominal, carregam estímulo potencial para a formação de aderências peritoneais. Essas ocorrências implicarão múltiplos atendimentos hospitalares e extra-hospitalares subseqüentes, em decorrência de seqüelas das citadas aderências, seja produzindo obstrução intestinal ou dor pélvica crônica, ou mesmo tornando nova operação grande desafio para o cirurgião. Essas situações implicam grande potencial de morbidade e, até mesmo, de mortalidade.[21,45]

Aderências intraperitoneais são a causa mais comum de obstrução intestinal. Estudos foram realizados para definir a real incidência de aderências pós-operatórias que causarão transtorno à saúde dos pacientes.[6]

Segundo Ellis,[21] a incidência de obstrução é de 21% durante o primeiro mês de pós-operatório e de 18% entre o segundo mês e o término do primeiro ano de pós-operatório, o que demonstra que a maior parte das obstruções por aderências pós-operatórias ocorre em período precoce de pós-operatório.

Segundo Becker *et al.*,[7] a incidência de aderências intraperitoneais pós-operatórias varia de 67% a 93% após operações abdominais de modo geral e alcança até 97% após procedimentos ginecológicos pélvicos.

Nos anos de 1990 e 1991, a incidência de internação por obstrução intestinal alcançou, nos EUA, 18,6% a 25,1% em diferentes centros. Se avaliarmos o percentual de pacientes internados pelo setor de pronto atendimento que são operados por aderência, este representa de 2,6% a 5,6% de todas as internações.[50]

Durante o primeiro ano de pós-operatório de cirurgia abdominal, a incidência de internação por obstrução intestinal corresponde a 8,6% a 12,6% dos casos. Em 1,3% a 2,6% dos casos haverá necessidade de operação para lise de aderências. Até 2 anos após a intervenção, 12% a 17% apresentarão oclusão intestinal e 2,3% a 5,1% terão procedimento antiaderência em seus registros.[50]

Essas internações e procedimentos implicam custos de enorme monta para os sistemas de saúde. Estudo realizado por Ray *et al.*,[50] nos EUA, investigou os registros de alta de 9% dos hospitais americanos e os custos provenientes do sistema Medicare. Os autores concluíram que, em 1994, os custos estimados com os pacientes que sofreram de aderências somaram 1,3 bilhão de dólares.

Fisiopatologia

A formação das aderências começa no momento em que ocorre a solução de continuidade peritoneal e é iniciada a resposta endocrinometabólica em nível celular para reparo do defeito causado na superfície do peritônio.

Após o trauma, a camada fibrinosa forma-se precocemente, a fim de servir como componente estrutural do reparo tecidual. Esse mecanismo exige fibrinólise concomitante com reparo mesotelial. Na vigência de isquemia, que invariavelmente se superpõe aos procedimentos cirúrgicos, esse mecanismo de fibrinólise está comprometido, propiciando a persistência da matriz fibrinosa e sua posterior maturação, causando banda aderencial organizada em aproximadamente 5 dias.[10,49]

Após a primeira operação para obstrução intestinal por aderências, o percentual de recidiva alcança 53%, ao passo que chega a 85% se o procedimento for repetido.[7] Com isso verificou-se que as aderências abdominais se constituíam em sério problema de saúde coletiva, sem boa perspectiva de tratamento. Além disso, as reoperações por aderências são extremamente difíceis, com alto potencial de morbidade por lesão iatrogênica de alças intestinais.

O Departamento de Cirurgia Colorretal da Cleveland Clinic, em Ohio, apresentou, no Congresso da ASCRS (American Society of Colon and Rectum Surgeons) 2000, estudo experimental demonstrando que o período mais crítico para qualquer reoperação abdominal é entre o décimo e o 30º dia de pós-operatório.

Vários tipos de material foram utilizados na tentativa de promover diminuição da formação de aderências pós-operatórias, incluindo irrigação peritoneal (Dextran®, solução salina) e materiais baseados em celulose regenerada por oxidação. Todos se mostraram eficazes na profilaxia de formação de aderências pós-operatórias, porém tiveram sua eficácia seriamente comprometida na presença de sangue.[32] Portanto, nenhum desses materiais mostrou-se plenamente satisfatório na tarefa de deixar a cavidade peritoneal livre de aderências pós-operatórias.

Estudos recentes[57] revelam resultados animadores com a utilização de membrana bioabsorvível, composta de hialuronato de sódio e carboximetilcelulose. O hialuronato é um hidrocarboneto encontrado no tecido conjuntivo, no líquido sinovial, no cordão umbilical e no humor vítreo e comumente utilizado em operações oftalmológicas.[57] A carboximetilcelulose é utilizada em larga escala em cosméticos, alimentos industrializados e medicações, demonstrando, ao longo dos anos, segurança em seu emprego e administração. Estudos iniciais mostram que o papel da barreira bioabsorvível é o de se interpor mecânica e temporariamente entre os tecidos, durante o período cicatricial crítico, evitando, assim, a formação de bandas adesivas entre os mesmos. Em estudo posterior, a membrana foi utilizada com segurança, demonstrando não influenciar a boa cicatrização anastomótica.

Tratamento cirúrgico

O diagnóstico da obstrução intestinal é realizado, na grande maioria dos casos, mediante história clínica e exame físico, complementados pela rotina radiológica convencional ou associados à tomografia computadorizada.[35,36]

Os casos de suboclusão costumam ter evolução favorável nas primeiras 24 horas, ao contrário do que ocorre nos casos de obstrução completa. O tratamento conservador pode ser opção segura, mas o cirurgião não deve manter a terapêutica clínica quando as condições do paciente demonstram clara deterioração do estado geral, comumente agravada pelos vômitos, que podem provocar desequilíbrios hidroeletrolíticos e ácido-básicos, com agravamento das condições respiratórias já prejudicadas pela restrição causada pela distensão.

O tratamento cirúrgico, em geral laparotomia exploradora para lise de aderências, pode ser procedimento simples ou desastroso, quando as alças adelgaçadas se rompem nos procedimentos de dissecção e/ou nas tentativas de descolamento. Esse tipo de acidente aumenta a morbidade,[33,55] principalmente quando se trata de pacientes idosos com co-morbidades sistêmicas variadas, como diabetes, hipertensão, insuficiência vascular cerebral e doenças osteoarticulares degenerativas, aliadas à diminuição das reservas funcionais diminuídas decorrentes da própria idade.[10,50]

A laparoscopia também pode ser excelente opção para pacientes selecionados.

COLECISTITE AGUDA ALITIÁSICA

A colecistite aguda alitiásica é enfermidade cuja incidência representa de 2% a 14% dos quadros de colecistite aguda.[1] Caracteriza-se pela inflamação da vesícula biliar sem a presença de cálculos detectados nos exames de imagem, por ocasião da operação ou em exames de necropsia. Trata-se de doença potencialmente letal em pacientes graves e, comparada com a colecistite litiásica, evolui com maiores morbidade e mortalidade. A morbimortalidade elevada é decorrente da dificuldade de avaliação dos pacientes em virtude de associação com outras doenças o que, muitas vezes, retarda o diagnóstico e a conseqüente terapia. Esse atraso no tratamento predispõe à evolução para necrose e perfuração da parede da vesícula levando, de acordo com algumas séries, à mortalidade de até 40%.[4,26,59]

A ocorrência da colecistite alitiásica em pacientes politraumatizados e em pós-operatório de cirurgia abdominal tem ganhado destaque na literatura, desde o primeiro relato de Duncan, em 1844, em paciente do sexo feminino submetida à correção de hérnia femoral encarcerada e que faleceu 48 horas após, em conseqüência de colecistite gangrenosa. À necropsia, não foi encontrado nenhum cálculo vesicular.

Desde então, o número de casos de colecistite aguda alitiásica tem aumentado, especialmente nos pacientes politraumatizados, grandes queimados, em pacientes em pós-operatório de cirurgia extra-abdominal e com ênfase nos pacientes graves admitidos nas unidades de terapia intensiva.

Etiopatogenia

Embora exista muita controvérsia a respeito da causa real da colecistite alitiásica, muitos fatores têm sido atribuídos à sua gênese, como jejum prolongado, desidratação, insuficiência renal aguda, insuficiência respiratória, diabetes, hipoperfusão no choque prolongado, transfusões múltiplas, ventilação mecânica, infecção e uso de analgésicos narcóticos. O uso de narcóticos tem sido implicado pelas alterações de pressão que provocam nas vias biliares, aumentando o tônus basal do esfíncter de Oddi e, conseqüentemente, a resistência ao livre fluxo de bile para o duodeno.[59] Este fato, em pacientes com patência do ducto cístico, determina aumento da pressão intravesicular. De modo geral, as situações acima relacionadas, isoladamente ou em conjunto, concorrem para a diminuição do esvaziamento vesicular com estase de bile e conseqüente distensão da vesícula, associada, muitas vezes, à diminuição do fluxo sanguíneo para o órgão, levando a alterações de perfusão com isquemia e necrose de suas paredes e eventual perfuração. Considerando que a etiologia da colecistite alitiásica difere completamente da litiásica, a necrose, freqüentemente encontrada nesses casos, leva alguns autores a descrevê-la, de modo talvez mais apropriado, como "colecistite necrosante".

Outros fatores também estão envolvidos, como nutrição parenteral prolongada (que leva à diminuição das contrações da vesícula em virtude do jejum prolongado), algumas reações de hipersensibilidade, aumento sérico de prostaglandina E e ativação inespecífica do fator XII de Hageman da cascata da coagulação. A ativação experimental do fator de Hageman acarreta alterações histopatológicas na vesícula de cães e macacos, com intensas alterações vasculares da camada muscular e da serosa, muito similares às encontradas na colecistite alitiásica em humanos.

Quadro clínico

A colecistite alitiásica pode acometer pacientes de qualquer idade. No entanto, a grande maioria dos casos ocorre no sexto e sétimo decênios da vida, havendo leve predominância do sexo masculino sobre o feminino. Ocorre, com maior freqüência, em pós-operatório de operações não relacionadas ao trato biliar, como nos grandes traumatismos, queimados e sepse. Além disso, é descrita em operações para tratamento de câncer gástrico, em que a ressecção oncológica, associada à vagotomia, promove alterações na dinâmica da vesícula biliar, predispondo a estase e suas conseqüências.

Manifestações clínicas, como dor e febre, podem estar ausentes ou ser mascaradas pelo uso de medicamentos analgésicos, antibióticos, ou sedativos freqüentemente utilizados nesses pacientes.

A presença de massa palpável no quadrante superior direito é dado importante. No entanto, ela está ausente em grande número de casos.

Os achados laboratoriais de leucocitose, alterações da função renal, elevação sérica da amilase e hiperbilirrubinemia podem estar presentes, mas não são específicos.

Na realidade, o diagnóstico de colecistite alitiásica deve ser perseguido quando há algum nível de suspeição em pacientes de alto risco, uma vez que a apresentação clínica e os achados laboratoriais são, muitas vezes, inespecíficos. Sabe-se que o retardo no tratamento implica, quase sempre, alta mortalidade.

Exames de imagem

A ultra-sonografia é o padrão ouro para o diagnóstico da colecistite alitiásica. Além de não-invasiva, é realizável à beira do leito do paciente o qual, muitas vezes, tem dificuldade em ser mobilizado por sua gravidade e instabilidade. Alguns achados são característicos da colecistite aguda, como espessamento da parede da vesícula, distensão com o maior diâmetro transverso superior a 4cm, presença de material ecogênico sem sombra acústica no interior da vesícula, halo hipoecóico adjacente à parede (refletindo líquido perivesicular) e sinal de Murphy ultra-sonográfico detectado nos pacientes conscientes.

A sensibilidade do método é de aproximadamente 98% e a especificidade, de 96%.[1,26,28] Deve-se manter cautela na avaliação ultra-sonográfica em pós-operatório, pois a distensão da vesícula biliar pode apenas estar relacionada à falta de estímulo. A presença de líquido perivesicular, por sua vez, também é achado freqüente nesse período.

A tomografia computadorizada, mesmo com as máquinas mais modernas, não parece mostrar superioridade, quando comparada ao exame ultra-sonográfico, na avaliação da colecistite alitiásica.[28]

Apesar das vantagens bem definidas da ultra-sonografia, a cintilografia das vias biliares, com atenção à vesícula, tem sido considerada o melhor exame não-invasivo para diagnosticar a colecistite aguda alitiásica,[28] sendo realizada com uso de derivados do ácido iminodiacético (IDA), marcados com tecnécio 99. Estas substâncias são normalmente captadas pelos hepatócitos, excretadas pelos canais biliares e, posteriormente, detectadas por gamacâmera no interior da vesícula biliar, na vigência de ducto cístico patente.

A não-captação do radiofármaco na vesícula biliar no período de 1 hora, na presença de excreção normal pelo fígado e canalículos biliares, indica o diagnóstico de colecistite aguda. Apesar da sensibilidade e da especificidade da colecistocintilografia, este exame pode ter resultados falsos-positivos em pacientes sob jejum prolongado, em nutrição parenteral total e em portadores de disfunção hepática. Além disso, há a dificuldade em realizar esse exame, no que diz respeito à remoção de pacientes gravemente enfermos para as salas especializadas.

Portanto, os dados obtidos a partir da ultra-sonografia realizada por profissional experiente, associados aos dados clínicos mencionados, parecem constituir os melhores critérios para se estabelecer o diagnóstico de colecistite aguda alitiásica.

Tratamento

Depois de estabelecido o diagnóstico definitivo, são recomendados antibioticoterapia de largo espectro, tratamento do íleo funcional por meio de descompressão gástrica e uso de sintomáticos, quando necessários.

Quanto à enfermidade propriamente dita, a melhor conduta é a colecistectomia. No entanto, como em geral acomete pacientes graves, é importante determinar a melhor oportunidade cirúrgica, isto é, se imediata ou após alguma melhora clínica.

Diferente da colecistite litiásica, parece haver tendência ao tratamento imediato em virtude da história natural, que é caracterizada por evolução rápida e fulminante. O comprometimento vascular e a conseqüente necrose, seguida de perfuração com suas implicações, recomendam tratamento urgente.[1] O tratamento cirúrgico consiste em remoção da vesícula biliar, preferencialmente por laparoscopia, por ser método menos invasivo e passível de ser realizada em pacientes críticos, com a alternativa de uso de pneumoperitônio à baixa pressão.

Apesar de o tratamento histórico ser a remoção da vesícula, a colecistostomia percutânea e a aspiração da vesícula biliar têm sido citadas como métodos alternativos em pacientes com condição clínica muito grave. Há relatos de controle da doença por esses métodos em até 85% dos casos.[4,8,13]

PANCREATITE PÓS-OPERATÓRIA

Com o advento de técnicas cirúrgicas avançadas e o aumento do número de operações, cresce o registro de complicações pós-operatórias. A pancreatite aguda, que está entre elas, constitui uma das causas de abdome agudo pós-operatório.

Apesar de a pancreatite pós-operatória ser de ocorrência rara, sua importância se deve a seus altos índices de morbidade e mortalidade. Em 1925, Moynihan descreveu que a pancreatite aguda seria a maior calamidade ligada a uma víscera abdominal.[54] A análise de fatores relacionados à sua apresentação é de importância fundamental na tentativa de diminuir a ocorrência dessa complicação.

A pancreatite aguda surge, mais freqüentemente, após operações sobre o trato biliar,[8] o próprio pâncreas e sua periferia, sugerindo, nesses casos, possível etiologia traumática. No entanto, essa enfermidade também está associada a procedimentos realizados a distância da glândula, como é o caso das operações para tratamento de hérnias inguinais e cirurgia cardiovascular. É difícil estimar a incidência da pancreatite pós-operatória, pois, muitas vezes, um quadro doloroso pode passar despercebido após trauma cirúrgico qualquer. Por outro lado, não é infreqüente a elevação de enzimas pancreáticas em pacientes operados.

Etiopatogenia

Várias são as possíveis causas apontadas como responsáveis pela pancreatite aguda pós-operatória: traumatismo direto sobre o órgão, obstrução biliopancreática, desvascularização, hipotermia, isquemia e medicamentos.

No que diz respeito aos fármacos, existem hoje catalogados mais de 80 que causam pancreatite aguda.[5] O mecanismo de ação desses fármacos seria por hipersensibilidade ou lesão tóxica direta. Substâncias como os estrogênios, a vitamina A e as emulsões lipídicas usadas na nutrição parenteral exercem possível mecanismo indireto em virtude do aumento dos níveis séricos de triglicerídeos. Chamamos a atenção para uma substância utilizada, com freqüência, em procedimentos de anestesia, o propofol. Administrada em emulsão lipídica muito semelhante à utilizada em nutrição parenteral, o propofol pode induzir a elevação de triglicerídeos séricos, quando em infusão prolongada.[18,39] A hipertrigliceridemia aumenta a concentração de lipase nos capilares peripancreáticos, levando a lipólise, lesão capilar e microtrombos. A liberação continuada de lipase, por sua vez, alimenta todo o processo infamatório. Nem todas as pancreatites atribuídas ao propofol estão relacionadas à infusão prolongada e à conseqüente hipertrigliceridemia, pois existem relatos de casos após injeção única na indução anestésica. Em síntese, o propofol deve ser incluído entre as possíveis causas de pancreatite pós-operatória.

Quadro clínico

O diagnóstico de complicações agudas pós-operatórias constitui grande desafio, principalmente para o cirurgião, em virtude da dificuldade de diagnóstico preciso em função das alterações usualmente encontradas nesse período. A dor, o primeiro alerta para o diagnóstico de abdome agudo, tem sua análise comprometida, principalmente, em pós-operatório precoce, em virtude do desconforto próprio das incisões cirúrgicas, associado ao manuseio de vísceras intra-abdominais. Da mesma maneira, outras manifestações, como náuseas e vômitos, têm também sua avaliação prejudicada, pois são muito comuns em pós-operatórios.

A dor abdominal contínua na região epigástrica, muitas vezes irradiada para o dorso, de forte intensidade, acompanhada de distensão abdominal e de alterações de padrões hemodinâmicos, como hipotensão arterial, taquicardia e diminuição da diurese, prevêem evolução grave de possível pancreatite aguda.

Os exames laboratoriais, muitas vezes, são inespecíficos. Níveis elevados de amilase e lipase são relativamente comuns em pós-operatório de grandes operações no compartimento superior do abdome, ou até mesmo em outras operações sobre os intestinos.

Em relação ao diagnóstico por imagem, a ultra-sonografia pode ser utilizada precocemente para avaliação da presença de cálculos na vesícula biliar ou no colédoco. Seu uso na avaliação do pâncreas é limitado, em virtude da superposição de gás e, também, da presença de líquido peripancreático, o que dificulta a avaliação da glândula por esse método. Alterações pancreáticas detectadas à ultra-sonografia variam de 33% a 90%.[3] A tomografia computadorizada trouxe grande auxílio ao diagnóstico da pancreatite aguda. Em estudo publicado em 1965,[3] os achados tomográficos foram graduados de A a E, sendo A o aspecto normal da glândula, B, seu aumento de volume, C, a inflamação pancreática e de sua gordura adjacente, D, a presença de uma coleção peripancreática, e E, a presença de várias coleções. Esses achados se correlacionam com o prognóstico da doença, pois as pancreatites mais intensas são aquelas com graduação D e E à tomografia. Esse método foi usado sem a adição de contraste venoso. Estudos posteriores, que incluíram o uso de contraste venoso, demonstraram seu benefício na avaliação da necrose pancreática. A ultra-sonografia e a tomografia computadorizada também podem ser utilizadas para obter material para estudo bacteriológico, mediante punções guiadas, assim como para orientar drenagem de coleções infectadas por via percutânea.

Tratamento

O objetivo principal do tratamento é procurar evitar complicações que possam agravar o quadro, sendo predominantemente de suporte. O papel da cirurgia no tratamento das pancreatites ainda tem alguma controvérsia, estando, quase sempre, restrito ao controle de suas complicações. Maiores detalhes podem ser encontrados no Capítulo 21.

FÍSTULAS DIGESTIVAS

Fístulas são comunicações anormais entre duas superfícies epiteliais. As digestivas, por sua vez, podem comunicar-se com outros sistemas orgânicos ou com a superfície da pele. Essas comunicações podem ser de etiologia congênita ou adquirida. Neste capítulo abordaremos as adquiridas, analisando aspectos gerais.

As fístulas digestivas estão entre as mais temíveis complicações pós-operatórias, e se associam com mortalidade expressiva, que varia de 6% a 50%.[47]

Diversos fatores podem predispor ao desenvolvimento de fístulas, como idade avançada, desnutrição, infecção e doenças associadas, além de fatores locais, como técnica operatória, uso de próteses e material de sutura inadequado, entre outros.

As causas mais comuns de aparecimento de fístulas pós-operatórias estão relacionadas com a deiscência de anastomoses, associada a diversos fatores, como os já citados, e também à ação traumática de drenos e tubos abdominais. As fístulas, em geral, acontecem por volta do terceiro dia de pós-operatório, e as evidências estão relacionadas a febre, distensão e dor abdominal, além de outros sinais de infecção, dados que sugerem evolução anormal no período pós-operatório.

Chamamos atenção para as lesões acidentais não percebidas durante a operação, causadas, muitas vezes, por ação térmica e de grande importância nos dias atuais, devido ao grande número de operações por via laparoscópica em que o uso de fontes diversas de energia pode predispor à incidência maior desses acidentes, quando comparados aos procedimentos convencionais.

Em geral, não há grande dificuldade em se diagnosticar uma fístula, pois a exteriorização do conteúdo gastrointestinal por meio de dreno abdominal ou pela ferida operatória caracteriza a mesma. Em algumas situações, a fístula é até certo ponto esperada, em virtude das condições clínicas gerais do paciente, assim como da situação local em que foi realizada sutura ou anastomose.

A eliminação de secreção do aparelho digestório define o diagnóstico. No entanto, algumas vezes, sua avaliação é dificultada pela presença de secreção purulenta, devendo-se, nessas situações, lançar mão de algumas manobras para esclarecer, como o uso de contrastes ou corantes. Os exames de imagem podem trazer contribuição inestimável neste período.

Algumas vezes, vale salientar, o diagnóstico das fístulas é difícil e, portanto, tardio, em virtude de características próprias de determinado grupo de pacientes, como é o caso de pacientes submetidos a tratamento cirúrgico da obesidade mórbida, nos quais não se deve esperar as manifestações clássicas de deiscência, sendo recomendada, em casos suspeitos, intervenção cirúrgica precoce para minimizar a morbimortalidade.

Deve-se ter cuidado nos casos de fístulas que se apresentam precocemente, pois, por não haver tempo adequado para bloqueio na região de vazamento, secreções também fluem para a cavidade peritoneal livre, levando a quadros graves de peritonite.

Além das repercussões locais, as fístulas podem trazer graves implicações para o equilíbrio hidroeletrolítico. As composições dos líquidos do trato digestório já estão bem definidas, e no Quadro 49.3 podemos perceber por que as fístulas causam complicações na homeostase.

As fístulas são classificadas, de acordo com o volume de secreção drenada, em fístulas de alto e de baixo débito, admitindo-se fístula de alto débito quando drena mais de 500mL de secreção em 24 horas, estando o paciente em jejum. Em relação à localização, podem ser classificadas em altas e baixas. As de nível mais alto, que correspondem ao estômago, ao duodeno e ao jejuno proximal, determinam perdas e distúrbios metabólicos mais acentuados, em virtude do débito mais elevado em relação às fístulas mais distais.[14]

A maioria das fístulas fecha espontaneamente. No entanto, alguns fatores contribuem para o retardo ou a não-resolução, como presença de grandes abscessos adjacentes, corpos estranhos, obstrução distal, neoplasias não totalmente ressecadas, lesão actínica do intestino e desnutrição dentre outras.

Uma maneira de memorizar os motivos para o não-fechamento de uma fístula vem do acrônimo em inglês *FRIEND*, que tem o seguinte significado: *F*oreign body, *R*adiation, *I*nflamation/*I*nfection/*I*nflammatory bowel disease, *E*pithelialization, *N*eoplasm, *D*istal obstruction.

Uma vez diagnosticada, na maioria das vezes, o tratamento inicial é clínico, a não ser que ocorra alguma complicação.

O objetivo maior do tratamento é o controle de complicações maiores, como a correção de alterações hidroeletrolíticas e o controle nutricional e da sepse, o que inclui a resolução de abscessos intra-abdominais e de infecções de ferida operatória.

O suporte nutricional constitui fator crítico no cuidado desses pacientes, com uso da nutrição parenteral total e, quando possível, da via enteral para diminuir as complicações relacionadas à translocação bacteriana.

Algumas regras são aplicadas na fase de estabilização das fístulas gastrointestinais, a saber:

Quadro 49.3 ▶ Composição e volume das secreções gastrointestinais

Tipo	Volume (mL/dia)	Na (mEq/L)	K (mEq/L)	Cl (mEq/L)	HCO_3 (mEq/L)
Saliva	1.500	10	26	15	50
Estômago	1.500	60 a 100	10	100	0
Duodeno	2.000	130	5	90	0 a 10
Íleo	3.000	140	5	100	15 a 30
Pâncreas	800	140	5	75	70 a 115
Bile	800	145	5	100	15 a 35

Na – sódio; *K* – potássio; *Cl* – cloro; HCO_3 – bicarbonato.

1. Nada pela boca, repouso intestinal total.
2. Colocação de cateter nasogástrico.
3. Iniciar inibidor de bomba de prótons.
4. Proteger a pele.
5. Em caso de sepse, com peritonite difusa ou abscesso, o paciente deverá ser operado precocemente para tratamento específico.
6. Tratar o desequilíbrio hidroeletrolítico e manter suporte nutricional.
7. Uso de antibióticos de amplo espectro.

Todas as etapas no manuseio das fístulas gastrointestinais são importantes. No entanto, a fase de estabilização é fundamental para controle e equilíbrio do paciente, com o objetivo de diminuir a morbimortalidade provocada por esse problema de difícil solução.

REFERÊNCIAS BIBLIOGRÁFICAS

1. Allenn M O. Acute acalculous cholecystitis. *In:* Najarian J, Delaney D (eds.) *Progress in hepatic, biliary and pancreatic surgery*. Chicago: Year Book Medical Publishers, 1990:136-40.
2. Asao T, Kuwano H, Nakamura J *et al.* Gum chewing enhances early recovery from postoperative ileus after laparoscopic colectomy. *J Am Coll Surg* 2002; *195*(1):30-2.
3. Balthazar E. Acute pancreatitis: Assessment of severity with clinical and CT evaluation. *Radiology* 2002; *223*:603-32
4. Barie PS, Eachempati SR. Acute acalculous cholecystitis. *Curr Gastroenterol Rep* 2003; *5*:302-9.
5. Barret D, Chadwick S. Acalculous cholecystitis – A misnomer. *J Royal Soc Med* 1988; *81*:664-9.
6. Beck DE, Opelka FG, Smith D *et al.* Incidence of small bowel obstruction and adhesiolysis after open colorectal and general surgery. *Dis Colon Rectum* 1999; *42*:241-8.
7. Becker JM, Dayton MT, Fazio VW *et al.* Prevention of postoperative abdominal adhesions by a sodium hyaluronate-based bioreabsorbable membrane: a prospective, randomized, double-blind multicenter study. *J Am Coll Surg* 1996; *183*:297-306.
8. Boland G, Lee M, Leung J, Mueller P. Percutaneous cholecystostomy in critically ill patients: Early response and final outcome in 82 patients. *AJR* 1994; *163*:339-42.
9. Bonacini M, Quiason S, Reynolds M *et al.* Effect of intravenous erythromycin on postoperative ileus. *Am J Gastroenterol* 1993; *88*(2):208-11.
10. Buckman RF, Buckman PD, Hufnagel HV, Gevin AS. A physiologic basis for the adhesion-free healing of deperitonealized surfaces. *J Surg Res* 1976; *21*:67-76.
11. Bungard TJ, Kale-Pradhan PB. Prokinetic agents for the treatment of postoperative ileus in adults: A review of the literature. *Pharmacotherapy* 1999; *19*(4):416-23.
12. Cheatham ML, Chapman WC, Key SP *et al.* A metaanalysis of selective versus routine nasogastric decompression after elective laparotomy. *Ann Surg* 1995; *221*(5):469-76.
13. Chopra S, Dodd G, Mumbower H *et al.* Treatment of acute cholecystitis in non-critically ill patients at high surgical risk: Comparison of clinical outcomes after gallbladder aspiration and percutaneous cholecystostomy. *AJR* 2001; *176*:1025-31.
14. Clarence F, Lefor A. General management of gastrointestinal fistulas. *Surg Clin North Am* 1996; *76*:1019-33.
15. Couto RC, Pedrosa TMG, Nogueira JM. *Infecção hospitalar: Epidemiologia e controle*. Rio de Janeiro: Medsi, 1997.
16. Delaney CP. Clinical perspective on postoperative ileus and the effect of opiates. *Neurogastroenterol Motil* 2004; *16*(Suppl 2):61-6.
17. Delaney CP, Weese JL, Hyman NH *et al.* Alvimopan postoperative ileus study group. Phase III trial of alvimopan, a novel, peripherally acting, mu opioid antagonist, for postoperative ileus after major abdominal surgery. *Dis Colon Rectum* 2005; *48*(6):1114-25.
18. Devlin JW, Lau AK, Tanios MA. Propofol-associated hypertriglyceridemia and pancreatitis in the intensive care unit: An analysis of frequency and risk factors. *Pharmacotherapy* 2005; *25*:1348-52.
19. Doherty GM, Mulvihill SJ, Pellegrini CA. Postoperative complications. *Curr Surg Diag and Treat* 2003; *4*:23-37.
20. Dubois A, Weise VK, Kopin IJ. Postoperative ileus in the rat: Physiology, etiology and treatment. *Ann Surg* 1973; *178*:781-6.
21. Ellis H. The clinical significance of adhesions: focus on intestinal obstruction. *Eur J Surg* 1997; *577*:5-9.
22. Ferraris VA, Ferraris SP, Joseph O, Wehner P, Mentzer RM Jr. Aspirin and postoperative bleeding after coronary artery bypass grafting. *Ann Surg* 2002; *235*(6):820-7.
23. Ferraz AB, Ferraz EM, Bacelar TS. Infecção da ferida cirúrgica. *In:* Ferraz EM (ed.) *Infecção em cirurgia*. São Paulo: Medsi, 1997:267-77.
24. Ferraz EM. Infecção da ferida operatória em cirurgia abdominal. *In:* Zanon U, Neves J (eds.). *Infecções hospitalares: Prevenção, diagnóstico e tratamento*. Rio de Janeiro: Medsi, 1987:371-87.
25. Ferraz EM, Ferraz AA, Coelho HS *et al.* Postdischarge surveillance for nosocomial wound infection: does judicious monitoring find cases? *Am J Infect Control* 1995; *5*:290-4.
26. Glenn F, Becker C. Acute acalculous cholecystitis – An increasing entity. *Ann Surg* 1982; *195*:131-6.
27. Grinbaum RS. Infecções do sítio cirúrgico e antibioticoprofilaxia em cirurgia. *In:* Rodrigues EA *et al.* (eds.) *Infecções hospitalares: Prevenção e controle*. São Paulo: Sarvier, 1997:149-61.
28. Harvey R, Miller W. Acute biliary disease: Initial CT and follow-up US versus initial US and follow-up CT. Radiology 1999; *213*:831-6.
29. Holte K, Kehlet H. Postoperative ileus: a preventable event. *Br J Surg* 2000; *87*(11):1480-93.
30. Holte K, Kehlet H. Postoperative ileus: Progress towards effective management. *Drugs* 2002; *62*(18):2603-15.
31. Holtz TH, Wenzel RP. Postdischarge surveillance for nosocomial wound infection: A brief review and commentary. *Am J Infect Control* 1992; *4*:206-13.
32. Interceed (TC7) Adhesion Barrier Study Group. Prevention of postsurgical adhesions by Interceed (TC7), an absorbable adhesion barrier: a prospective randomized multicenter clinical study. *Fertil Steril* 1989; *51*:933-8.
33. Jamski J, Graca M, Orlicki P. Small intestine obstruction caused by primary malignant neoplasms. *Ann Surg* 2001; *58*(10):943-4.
34. Johnson Casto C, Krammer J, Drake J. Postoperative feeding: A clinical review. *Obstet Gynecol Surv* 2000; *55*(9):571-3.
35. Jucá MJ. Estudo da validação do exame digital do reto no estadiamento clínico pré-operatório dos adenocarcinomas tocáveis de reto. Tese de Doutorado, UNIFESP, São Paulo, 1997.

36. Jucá MJ, Matos D, Díppolito G. Validação do exame digital do reto no estadiamento dos adenocarcinomas tocáveis de reto. *Rev Bras Coloproct* 1999; *19*(4):248-58.
37. Kehlet H, Buchler MW, Beart RW Jr *et al.* Care after colonic operation-is it evidence-based? Results from a multinational survey in Europe and the United States. *J Am Coll Surg* 2006; *202*(1):45-54.
38. Kehlet H, Williamson R, Buchler MW *et al.* A survey of perceptions and attitudes among European surgeons towards the clinical impact and management of postoperative ileus. *Colorectal Dis* 2005; 7(3):245-50.
39. Kumar AN, Schwartz DE, Lim K. Propofol-induced pancreatitis – Recurrence of pancreatitis after rechallenge. *Chest* 1999; *115*:1198-9.
40. Lobo DN, Bostock KA, Neal KR *et al.* Effect of salt and water balance on recovery of gastrointestinal function after elective colonic resection: A randomised controlled trial. *Lancet* 2002; 359(9320):1812-8.
41. Luckey A, Livingston E, Tache Y. Mechanisms and treatment of postoperative ileus. *Arch Surg* 2003; *138*:206-14.
42. Mangram AJ, Horan TC, Pearson ML, Silver LC, Jarvis WR. Guideline for prevention of surgical site infection, 1999. *Am J Infect Control* 1999; *27*:97-132.
43. Manian FA, Meyer L. Comprehensive surveillance of surgical wound infection in inpatient surgery. *Infect Control Hosp Epidemiol* 1990; *11*:515-20.
44. Mattei P, Rombeau JL. Review of the pathophysiology and management of postoperative ileus. *World J Surg* 2006 *30*:1382-91.
45. Menzies D, Ellis H. Intestinal obstruction from adhesions – How big is the problem? *Ann R Coll Surg Engl* 1990; *72*:60-3.
46. Nelson R, Edwards S, Tse B. Prophylactic nasogastric decompression after abdominal surgery. *Cochrane Database Syst Rev* 2005; *25*(1):CD004929.
47. Pickardt P, Bhalla S, Balfe D. Acquired gastrointestinal fistulas: Classification, etiologies and imaging evaluation. *Radiology* 2002; *224*:9-23.
48. Rabhae GN, Ribeiro Filho N, Fernandes AT. Infecção do sítio cirúrgico. In: Fernandes AT *et al.* (eds.) *Infecções hospitalares e suas interfaces na área de saúde*. São Paulo: Atheneu, 2000:479-505.
49. Raferty AT. Regeneration of peritoneum: A fibrinolytic study. *J Anat* 1973; *115*:375-92.
50. Ray NF, Denton WG, Thamer M, Henderson SC, Perrry S. Abdominal adhesions: Inpatient care and expenditures in the United States in 1994. *J Am Coll Surg* 1998; *186*:1-9.
51. Sands DR, Wexner SD. Nasogastric tubes and dietary advancement after laparoscopic and open colorectal surgery. *Nutrition* 1999; *15*(5):347-50.
52. Schwenk W, Bohm B, Haase O, Junghans T, Muller JM. Laparoscopic versus conventional colorectal resection: A prospective randomised study of postoperative ileus and early feeding. *Langenbecks Arch Surg* 1998; *383*:49-55.
53. Seta ML, Kale-Pradhan PB. Efficacy of metoclopramide in postoperative ileus after exploratory laparotomy. *Pharmacotherapy* 2001; *21*(10):1181-6.
54. Steinberg W, Tenner S. Acute pancreatitis. *Ne Engl J Med* 1994; *330*:1198-210.
55. Tejero E, Fernández-Lobato R, Mainar A *et al.* - Initial results of a new procedure for treatment of malignant obstruction of the left colon. *Dis Colon Rectum* 1997; *40*(4):324-56.
56. Waldhausen JH, Schirmer BD. The effect of ambulation on recovery from postoperative ileus. *Ann Surg* 1990; *212*(6):671-7.
57. Wiseman D. Polymers for the prevention of surgical adhesions. *In:* Domb AJ (ed.) *Polymeric site-specific pharmacotherapy*. Arlington, TX : John Wiley & Sons Ltd. 1994:370-421.
58. Wolff BG, Michelassi F, Gerkin TM *et al.* Alvimopan postoperative ileus study group: alvimopan, a novel, peripherally acting mu opioid antagonist: Results of a multicenter, randomized, double-blind, placebo-controlled, phase III trial of major abdominal surgery and postoperative ileus. *Ann Surg* 2004; *240*(4):728-34.
59. Wang AJ, Wang T *et al.* Clinical predictors of severe gallbladder complications in acute acalculous cholecystitis. *World J Gastroenterol* 2003; *9*:2821-3.

50

Abdome Agudo na Criança

Marcelo Eller Miranda
Edson Samesima Tatsuo
José Carlos Brandão Duarte Lanna
José Marianno Duarte Lanna Sobrinho

INTRODUÇÃO

O abdome agudo na criança é um quadro clínico que exige tratamento de urgência ou de emergência. Dependendo da etiologia, o tratamento poderá ser clínico ou cirúrgico.[7,31]

A anamnese e o exame físico minucioso do paciente, além da indicação correta da propedêutica, são fundamentais para o diagnóstico do abdome agudo cirúrgico e para o diagnóstico diferencial das afecções de tratamento clínico que causam dor abdominal aguda em crianças. A solicitação de exames laboratoriais e de imagem (radiografias, ultra-sonografia e tomografia) deve ser criteriosa, e poderá ser útil, principalmente, quando o exame clínico for inconclusivo. Em situações duvidosas, a observação do paciente no setor de urgência, com exames clínicos periódicos – se possível pela mesma equipe – ajudará muito no diagnóstico precoce.[16] O abdome agudo cirúrgico não-traumático é classificado em obstrutivo, inflamatório, hemorrágico e perfurativo.[31]

As causas do abdome agudo variam conforme a faixa etária dos pacientes pediátricos (recém-nascidos, lactentes, escolares e adolescentes).[31] As formas de reação das crianças ante à dor abdominal e a comunicação sobre os detalhes dos sintomas aos pais e médicos também diferem conforme a idade da criança.[17] Sendo assim, o conhecimento dessa variável ajuda o médico na abordagem, no raciocínio clínico e no encaminhamento da propedêutica mais adequada para cada paciente.

Assim, basicamente, o abdome agudo cirúrgico do recém-nascido é do tipo obstrutivo por anomalias congênitas do aparelho digestivo; no lactente, o abdome agudo é quase sempre causado por hérnia inguinal encarcerada, invaginação intestinal e enterite com perfuração intestinal e peritonite; no pré-escolar e escolar, a apendicite aguda e a ascaridíase são as causas principais.

Os sintomas e sinais usuais e importantes no abdome agudo da criança[31] são representados por vômitos, desidratação, dor abdominal, constipação intestinal ou diarréia e aumento volumétrico, localizado ou difuso do abdome.

Vômitos incoercíveis, freqüentes e biliosos firmam, praticamente, o diagnóstico de obstrução intestinal. Acarretam desidratação e distúrbios hidroeletrolíticos e ácido-básicos. Na obstrução intestinal alta, são precoces. Não são biliosos na estenose hipertrófica do piloro e na rara obstrução duodenal suprapapilar. Na obstrução intestinal baixa, tornam-se mais rapidamente fecalóides, quanto menor for a idade da criança. Na hérnia inguinal estrangulada, apresentam-se tintos de sangue, como acontece nos lactentes e recém-nascidos. Na vigência de íleo funcional, os vômitos ou regurgitações são pós-alimentares e constantes. Devem ser lembrados os vômitos das encefalomeningites, das epilepsias, das lesões expansivas cerebrais e das doenças metabólicas (cetoacidose diabética, hiperbilirrubinemia e galactosemia), além dos psicogênicos.[17]

As dores abdominais devem ser investigadas quanto a seu início e localização, característica cíclica ou contínua, com ou sem exacerbações, e suas relações com alimentação, emoções e movimentos.[7] Além disso, é importante o fato de precederem outras manifestações ou serem posteriores ou simultâneas às mesmas. No recém-nascido e no lactente, a dor abdominal acompanha-se de irritabilidade, inquietação, recusa alimentar ou choro intenso durante o exame físico. No pré-escolar, escolar e adolescente, a dor é o principal sintoma do abdome agudo.[31]

As mudanças do hábito intestinal (constipação ou diarréia) são comuns e freqüentes no recém-nascido e no lactente: por isso, precisam ser avaliadas com muito cuidado. A eliminação tardia e difícil do mecônio pode ser o primeiro indício do megacólon congênito. A constipação rebelde e constante compõe, desde o nascimento, o quadro clínico da síndrome da má-rotação intestinal. Diarréias são também sinais de má-absorção intestinal, e acarretam distúrbios eletrolíticos, ácido-básicos e desnutrição. A alternância entre diarréia e constipação sugere, ainda, estenose intestinal ou megacólon congênito. A constipação que se segue ao quadro de diarréia por enterite pode ser secundária ao íleo funcional por hipopotassemia, ou pode ser sinal de perfuração intestinal e peritonite.

A distensão abdominal, difusa ou localizada, é freqüente no abdome agudo da criança; quando associada a macicez, deve ser ponderado o diagnóstico de ascite, hidronefrose ou tumores abdominais. A medida da circunferência abdominal, em diferentes níveis, é sempre útil, quando se acompanha quadro de abdome agudo em evolução.

Os exames laboratoriais complementares mais solicitados incluem hemograma completo, ionograma e exame de urina. Em recém-nascidos, lactentes e crianças menores, entretanto, o leucograma nem sempre ajuda no diagnóstico do abdome agudo infeccioso. Pode ocorrer leucocitose ou leucopenia, principalmente na vigência de peritonites difusas, purulentas e graves.

O estudo radiológico simples do abdome em ortostatismo, ântero-posterior e de perfil é de grande importância, sobretudo nos recém-nascidos e lactentes. O ar do trato digestivo é o melhor contraste auxiliar para as definições diagnósticas. Excepcionalmente, usa-se contraste baritado ou iodado.

A ultra-sonografia abdominal é útil no diagnóstico das anomalias congênitas das vias biliares e urinárias, das colecistolitíases, das litíases renais, dos abscessos e massas abdominais. A tomografia computadorizada, a ressonância magnética e a cintilografia são exames de uso mais restrito no abdome agudo não-traumático, sendo indicados, preferencialmente, para casos duvidosos e para o diagnóstico de afecções raras que também acarretam abdome agudo, como, por exemplo, na suspeita de tumores retroperitoneais, tumores pélvicos ou divertículo de Meckel.

Resumidamente, para o diagnóstico e a indicação cirúrgica devem ser corretamente apuradas a história familiar, da gestação e do parto, a história pessoal, a existência ou não de operações anteriores, a presença de doenças prévias (paralisia cerebral ou câncer),[31] as manifestações clínicas e a existência de co-morbidades associadas ao abdome agudo (pneumonia, insuficiência respiratória, oligúria, choque séptico e distúrbios de coagulação).

ABDOME AGUDO NO RECÉM-NASCIDO

O abdome agudo no recém-nascido é, principalmente, obstrutivo, sendo causado, na maioria das vezes, pelas afecções congênitas do trato digestivo. Entre elas, as mais importantes são: atresias e estenoses intestinais, má-rotação intestinal, íleo meconial, peritonite meconial, doença de Hirschsprung, anomalias anorretais, estenose hipertrófica do piloro e hérnia inguinal encarcerada. As perfurações do estômago e do intestino e a enterocolite necrosante são as responsáveis pelo abdome agudo infeccioso no recém-nascido e manifestam-se, principalmente, por imagem radiológica evidente de pneumoperitônio. Vale ressaltar que os distúrbios hidroeletrolíticos e a sepse neonatal são causas freqüentes de abdome agudo, de tratamento clínico.

A existência de poliidrâmnio, a prematuridade e a presença de anomalias congênitas associadas – do trato urinário, cardiovasculares ou vertebrais – levantam a suspeita de obstrução intestinal por atresia ou estenose do trato digestivo. Vômitos biliosos não aliviados pela medicação usual são compatíveis com obstrução alta, do mesmo modo que a precocidade de seu aparecimento em relação ao nascimento. O peristaltismo de luta é mais visível quanto mais alta for a sede da obstrução e quanto mais novo for o recém-nascido. No estudo radiológico, com a criança em ortostatismo, a presença de ar no duodeno deve ser considerada achado patológico compatível com o diagnóstico de obstrução intestinal alta. Por outro lado, a não-eliminação de mecônio nas primeiras 48 horas leva à suspeita de obstrução intestinal baixa, para cujo diagnóstico o exame proctológico é indispensável. Em casos de atresia jejunoileal, a radiografia simples do abdome em ortostatismo evidencia alças muito dilatadas e níveis hidroaéreos com parada de progressão do ar deglutido no local da obstrução.[17] O Quadro 50.1 mostra as principais causas de abdome agudo no recém-nascido.

A conduta cirúrgica no abdome agudo do recém-nascido é sempre uma intervenção de urgência após

Quadro 50.1 ▶ Causas de abdome agudo no recém-nascido

Diafragma pilórico, estenose hipertrófica do piloro, atresia duodenal
Má-rotação intestinal com vólvulo, atresia jejunoileal, hérnia inguinal encarcerada
Doença de Hirschsprung, atresia colônica, anomalia anorretal
Íleo meconial, rolha meconial, peritonite meconial, síndrome do colo esquerdo pequeno
Pseudo-obstrução intestinal, duplicação intestinal, displasia neuronal intestinal
Ascite neonatal, enterocolite necrosante, apendicite aguda, perfuração gastrointestinal
Trombose de veia renal, septicemia, gastrosquise, onfalocele, hemorragias intraperitoneais

estudo das condições gerais do paciente, correção dos distúrbios hidroeletrolíticos e ácido-básicos e tratamento das complicações pulmonares porventura existentes, principalmente pneumonia.

São fundamentais e obrigatórias as seguintes medidas gerais no pré-operatório:

1. Manter temperatura corporal e evitar hipotermia antes, durante ou após a operação.
2. Cateter nasogástrico com aspiração intermitente a cada 2 horas, com medida do volume drenado, observando-se o aspecto da secreção – clara, biliosa, borrácea ou fecalóide.
3. Acesso venoso central seguro e bem fixado.
4. Hidratação venosa.
5. Correção de distúrbios da coagulação.
6. Manutenção das vias aéreas permeáveis.
7. Oxigenoterapia ou assistência ventilatória, se indicada.
8. Monitoramento (glicemia, saturimetria, diurese etc.).
9. Radiografia simples do tórax.
10. Antibioticoterapia.
11. Explicação aos pais sobre a necessidade da conduta cirúrgica.
12. Avaliar reserva de CTI ou transporte adequado da criança para centro hospitalar de referência.

Gastrosquise e onfalocele

A gastrosquise e a onfalocele são as anomalias mais graves da parede abdominal anterior, diagnosticadas pela ultra-sonografia pré-natal ou logo após o nascimento.[21] A gastrosquise é defeito congênito paraumbilical direito, com 2 a 6cm de diâmetro, por onde as alças intestinais sofrem herniação, durante o período intra-uterino, e ficam em contato direto com o líquido amniótico (Figura 50.1). A onfalocele é anomalia da linha média do abdome, na qual as vísceras (alças intestinais e o fígado) herniadas estão recobertas por uma membrana (âmnion – geléia de Wharton – peritônio), onde se insere o cordão umbilical (Figura 50.2). Ocorre em cerca de 1:5.000 nascidos vivos.[33]

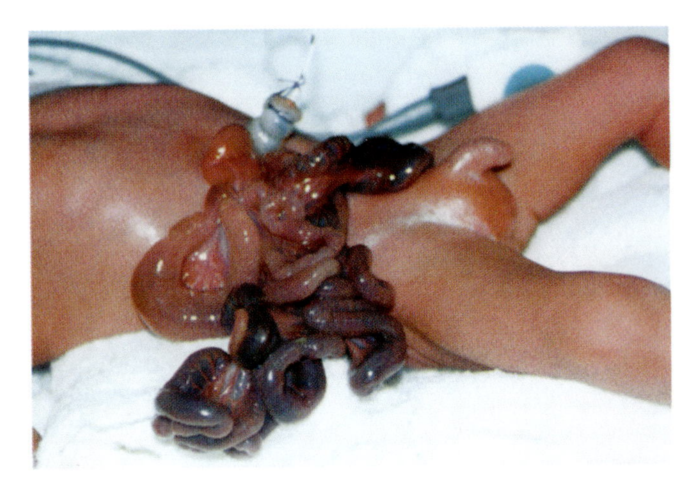

Figura 50.1 ▶ Gastrosquise em recém-nascido prematuro.

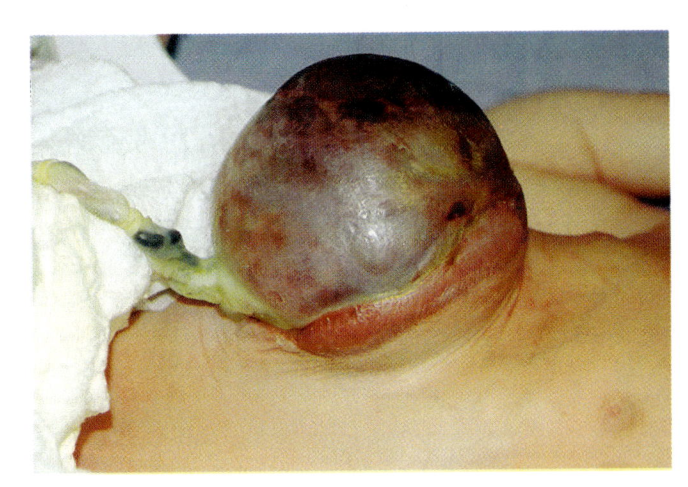

Figura 50.2 ▶ Onfalocele gigante em tratamento conservador.

As anomalias associadas à gastrosquise incluem má-rotação intestinal, atresia intestinal (10% a 15%), aspiração meconial, persistência do canal arterial, criptorquia, encefalocele nasal, hérnia inguinal, torcicolo congênito, perfuração intestinal congênita (6%), prematuridade e recém-nascidos pequenos para a idade gestacional (40%). Em cerca de 50% dos recém-nascidos com onfalocele observam-se anomalias associadas, como anomalias cardíacas, síndrome de Beckwith-Wiedemann (gigantismo, macroglossia), cromossomopatias (trissomias 13, 18 e 21), extrofia de bexiga ou de cloaca, pentalogia de Cantrel (onfalocele, hérnia diafragmática, fenda esternal, ectopia *cordis* e anomalias intracardíacas) e má-rotação intestinal.[21,33]

Os objetivos da operação são o retorno das vísceras à cavidade peritoneal e o fechamento do defeito da parede abdominal. O cirurgião, juntamente com o anestesista, avalia a repercussão cardiorrespiratória da introdução das vísceras no abdome. O monitoramento da pressão vesical (< 20mmHg) peroperatória constitui parâmetro indireto para avaliação da pressão intra-abdominal, podendo auxiliar a equipe cirúrgica na decisão entre o reparo primário e o estadiado do defeito. A aspiração gástrica, a ordenha do cólon para a eliminação do mecônio pelo ânus (em pacientes com gastrosquise) e o uso de relaxantes musculares facilitam o ato operatório.

O tratamento cirúrgico primário é possível em cerca de 70% das gastrosquises e nas onfaloceles pequenas e médias.[33] Deve ser realizado nas primeiras horas após o nascimento. O tratamento cirúrgico estadiado está indicado quando a cavidade abdominal é pequena para acomodar todas as vísceras herniadas (em cerca de 30% das gastrosquises e em alguns casos de onfaloceles grandes), como mostra a Figura 50.3*A*. Compreende dois tempos cirúrgicos: primeiro tempo – confecção do silo extra-abdominal (Figura 50.3*B*) para contenção das vísceras com tela de silicone ou bolsa de transferência de hemoderivados (Miranda *et al.*, 1999);[21] segundo tempo – retirada da prótese abdominal e sutura da parede abdominal, 5 a 7 dias após a primeira operação.

No pós-operatório, os recém-nascidos recebem tratamento no CTI, com uso de relaxantes musculares nos primeiros dias, para facilitar a ventilação mecânica e o retorno venoso.[33] Nos casos de fechamento estadiado, a cada 2 dias, o silo extra-abdominal é comprimido para que as vísceras retornem para a cavidade abdominal gradativamente.

Várias são as complicações clínicas observadas durante a hospitalização: íleo funcional prolongado (até 3 a 5 semanas), distúrbios hidroeletrolíticos, desnutrição, translocação bacteriana, sepse, infecção pelo cateter venoso central, colestase, atelectasia, choque e convulsão. As principais complicações cirúrgicas são: infecção de ferida cirúrgica, fístulas intestinais externas, bridas, aderências intestinais e evisceração pós-operatória. A enterocolite necrosante é responsável por cerca de 20% dos óbitos de recém-nascidos com gastrosquise.

O tratamento conservador inicial com sulfadiazina de prata é indicado nas onfaloceles pequenas e médias de pacientes com alto risco cirúrgico-anestésico (prematuridade, membrana hialina, cardiopatias graves e insuficiência respiratória) e em onfaloceles gigantes devido à desproporção víscero-abdominal.[27] Após 2 ou 3 meses, notam-se completa reepitelização da onfalocele e formação de hérnia ventral abdominal, que é corrigida eletivamente no primeiro ou segundo ano de vida da criança, pela técnica de Lázaro da Silva.[27,33]

A hospitalização dos recém-nascidos com gastrosquise ou onfalocele é longa (1 a 3 meses). No último decênio, observou-se melhora da sobrevida (70% a 80% para pacientes com gastrosquise e 60% a 70% para pacientes com onfalocele). Os sinais de mau prognóstico em crianças com onfalocele são: diâmetro > 8cm, prematuridade, presença de fígado extra-abdominal, anomalias cromossômicas e cardíacas associadas, além de insuficiência respiratória ao nascimento.

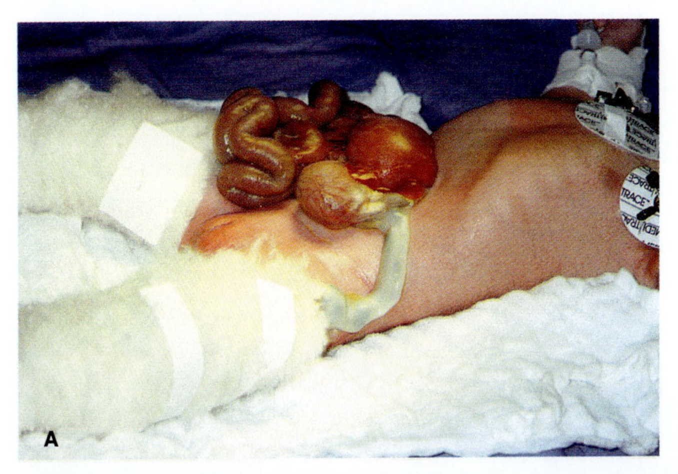

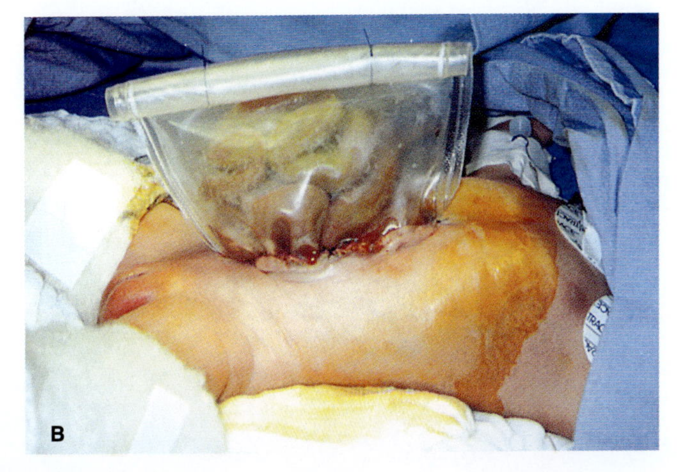

Figura 50.3 ▶ Gastrosquise. **A.** Abdome escavado, evisceração de alças intestinais, estômago e bexiga. **B.** Primeiro tempo cirúrgico: silo extra-abdominal, com bolsa plástica de hemoderivados, para contenção das vísceras.

Atresias e estenoses intestinais

São encontradas desde o duodeno até o ânus. Aparecem com maior freqüência no duodeno e no íleo e muito raramente no cólon. Algumas vezes são múltiplas e se associam com outras anomalias congênitas. Em cerca de 30% dos casos estão associadas à síndrome de Down.

As atresias e estenoses duodenais e jejunoileais distribuem-se em alguns tipos fundamentais: atresia com e sem continuidade da parede duodenal; atresia com cordão fibroso unindo os dois segmentos intestinais; estenose do duodeno por membrana em diafragma com orifício no centro; atresias intestinais simples, múltiplas, e atresia do tipo *apple peel*. As atresias duodenais podem estar associadas à síndrome de má-rotação intestinal. A obstrução duodenal também pode ser causada pelo pâncreas anular, com interrupção total ou parcial da luz duodenal.[15]

Para o diagnóstico, deve-se considerar que os sinais de obstrução intestinal são precoces nas atresias. Em geral, aparecem nas primeiras 24 horas de vida. A manifestação principal é o vômito bilioso, já que a atresia é quase sempre distal à ampola de Vater. A distensão abdominal é supra-umbilical nas atresias altas (duodeno) e generalizada nas baixas (íleo). O diagnóstico se completa pela ausência de eliminação de mecônio ou pela eliminação de mecônio diferente do normal, expelido em pequenas quantidades. Nas estenoses intestinais acentuadas, o quadro clínico é semelhante ao da atresia. Entretanto, se a estenose é pouco acentuada, o diagnóstico e o tratamento são realizados apenas depois de algumas semanas, meses ou, até mesmo, anos de doença. As manifestações clínicas principais, nesses casos, são: distúrbios nutricionais e de crescimento, vômitos freqüentes, meteorismo, dores abdominais e constipação intestinal crônica.

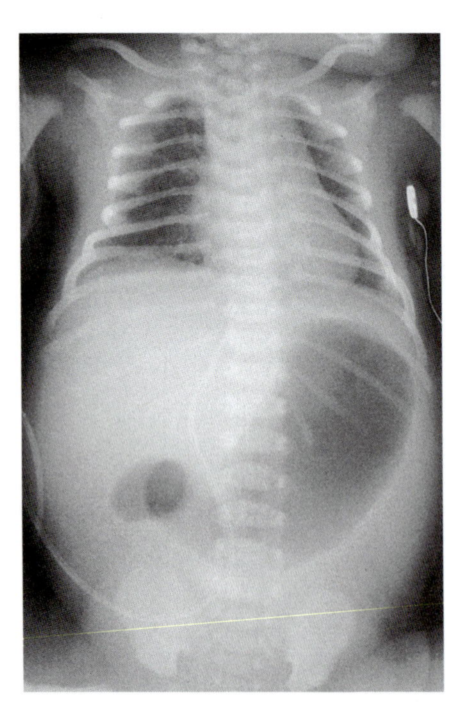

Figura 50.4 ▸ Atresia do duodeno – sinal radiológico da dupla bolha.

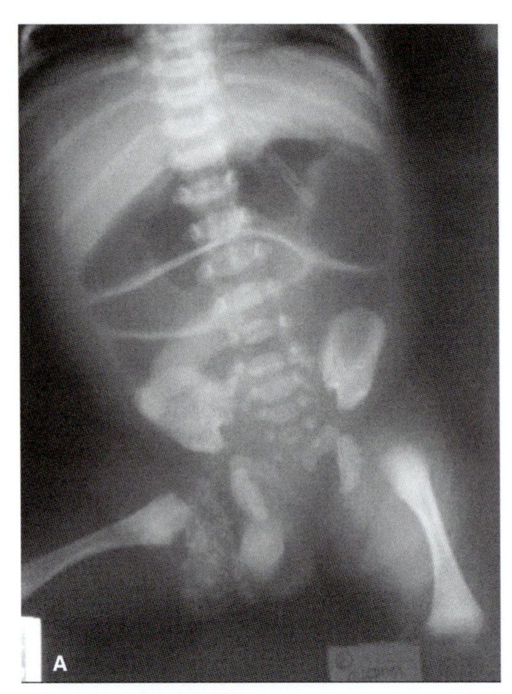

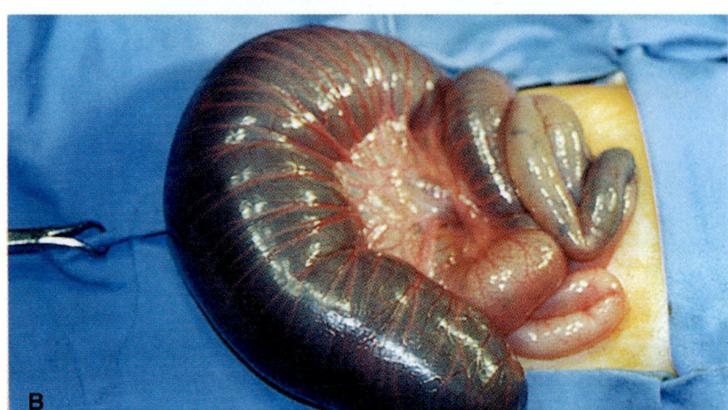

Figura 50.5 ▸ Atresia do jejuno – **A.** Aspecto radiológico, **B.** Aspecto peroperatório.

A radiografia simples do abdome, ântero-posterior e lateral, em posição ortostática, é importante para a confirmação diagnóstica e para a caracterização do local da atresia (se é alta ou baixa). Na atresia do duodeno, o sinal da *dupla bolha* é patognomônico[15] (Figura 50.4). Nas atresias de jejuno e íleo, a radiografia simples do abdome evidencia dilatação das alças intestinais proximais à atresia e presença de níveis líquidos (Figura 50.5A). Esses achados são mais pronunciados quando a oclusão intestinal é mais baixa. O sítio da atresia pode ser evidenciado pela presença de grande dilatação de segmento de alça, que apresenta maior conteúdo líquido aéreo. O enema opaco costuma estar indicado para definir a presença de microcólon funcional (sempre presente) e para localizar o ceco, afastando a possibilidade de síndrome de má-rotação intestinal.[32] A radiografia contrastada por via oral está indicada nos casos de estenose intestinal; a radiografia simples, na maioria dos casos, não é suficiente para estabelecer o diagnóstico.

A ultra-sonografia abdominal tem demonstrado ser método excelente de diagnóstico dessas afecções, fornecendo, inclusive, o diagnóstico intra-uterino. O diagnóstico pré-natal pela ultra-sonografia deve ser sempre confirmado por novo exame após o nascimento.

O tratamento é cirúrgico e deve obedecer ao seguinte esquema: (1) correção pré-operatória da desidratação e do desequilíbrio hidroeletrolítico e ácido-básico; (2) laparotomia transversa supra-umbilical; (3) identificação do tipo da anomalia (Figura 50.5); (4) ressecção da área estenosada ou atrésica; (5) reconstituição do trânsito intestinal por anastomose, de preferência em plano de sutura. Usam-se pontos separados e fio de sutura absorvível de longa duração (5.0). Na atresia duodenal, a anastomose duodenoduodenal do tipo *diamond-shaped* é a mais recomendada.[15]

Nos casos complicados por peritonite, por viabilidade de alça intestinal questionável ou mau estado geral do paciente, usa-se derivação intestinal externa, de acordo com Mikulicz, modificada por Bishop-Koop ou Santulli.[17] A alça dilatada proximal ao ponto atrésico deve ser ressecada, pois seu peristaltismo está prejudicado de maneira irreversível. Outro recurso técnico é usar o grampeador linear, na porção antimesentérica da alça dilatada proximal, e fazer sua modelagem, com redução do diâmetro, de modo a facilitar a anastomose com o segmento distal afilado. Essa técnica é recomendada, principalmente, em casos de atresias múltiplas ou de atresia do tipo *apple peel*, no intuito de preservar o intestino e evitar a síndrome do intestino curto.

No pós-operatório, o cuidado intensivo neonatal é fundamental. A aspiração gástrica mantém-se por 5 a 7 dias, após o que se inicia, com cuidado, a alimentação oral. A hidratação venosa com reparo das perdas hidroeletrolíticas e a antibioticoterapia são medidas prioritárias. Pode ocorrer obstrução intestinal funcional, devido à diferença de calibre entre as alças, o que torna imprescindível a prescrição da nutrição parenteral total, até que haja resolução do íleo funcional prolongado.

A morbimortalidade depende de fatores de risco, como prematuridade, baixo peso, pneumonia e sepse. As complicações cirúrgicas mais graves são a deiscência da sutura intestinal, a peritonite e a obstrução intestinal.

Síndrome de má-rotação intestinal

Uma das causas mais comuns de obstrução duodenal total ou parcial na criança, a síndrome de má-rotação intestinal acomete tanto recém-nascidos como lactentes.

Embriologia

Entre a sexta e a décima semana de vida intra-uterina, o trato digestivo desenvolve-se muito rapidamente. Por isso, a maior parte do intestino médio (que se estende da segunda porção do duodeno até a metade do cólon transverso) projeta-se para fora da cavidade celômica através do anel umbilical, formando, temporariamente, uma hérnia fisiológica. Em torno da décima semana, com o crescimento da cavidade celômica-abdominal, o intestino médio retorna ao interior desta cavidade, onde sofre processo de rotação, no sentido contrário ao dos ponteiros do relógio, de modo que o ceco desloca-se progressivamente do lado esquerdo do abdome para o epigástrio, depois para o hipocôndrio direito e, finalmente, localiza-se na fossa ilíaca direita. Terminado esse processo evolutivo, os mesocólons ascendente e descendente se fixam à parede abdominal posterior, assim como a raiz do mesentério se fixa obliquamente, da esquerda para a direita, também à parede posterior do abdome.[17]

A interrupção desse movimento evolutivo do trato digestivo, na vida intra-uterina, produz alterações anatômicas variáveis de acordo com a época em que acontece, provocando afecções mais ou menos graves. As conseqüências anatômicas mais comuns são a ausência de fixação da raiz do mesentério à parede posterior do abdome e o posicionamento anômalo do ceco e do cólon direito na cavidade abdominal. Essas anomalias de desenvolvimento acarretam a síndrome do mesentério comum ou anomalias de rotação ou de fixação intestinal, e podem provocar abdome agudo, com obstrução extrínseca do duodeno, com ou sem vólvulo do intestino delgado.[32]

Quando o ceco não completa sua rotação normal, ele se localiza abaixo do antro gástrico e se fixa por bridas peritoneais avasculares que, emergindo dele, vão inserir-se na parede abdominal póstero-lateral direita (Figura 50.6). Essas bridas, passando sobre a segunda porção do duodeno, vão comprimi-la, causando obstrução duodenal completa ou parcial. A ausência de fixação da raiz do mesentério à parede abdominal posterior facilita a torção do intestino médio em torno do seu pedículo, provocando agravamento da obstrução duodenal pelo vólvulo do intestino médio, que pode

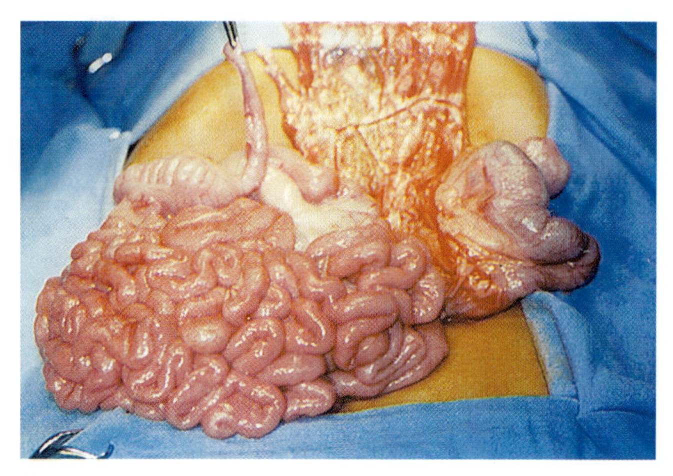

Figura 50.6 ► Síndrome de má-rotação intestinal (aspecto intra-operatório).

causar ainda isquemia e mesmo infarto de todo o intestino médio, devido à obstrução dos vasos mesentéricos superiores. Esse vólvulo se faz sempre pela rotação intestinal, em torno do seu pedículo, no sentido dos ponteiros do relógio. Comumente, na síndrome do mesentério comum, encontram-se juntas a obstrução duodenal extrínseca e o vólvulo do intestino delgado.

A síndrome da má-rotação intestinal manifesta-se, usualmente, no período neonatal, sob a forma de obstrução intestinal total ou parcial. Número menor de crianças apresenta manifestações clínicas mais tardiamente, ou mesmo na vida adulta.

No recém-nascido e no lactente, a manifestação clínica principal da má-rotação intestinal é o vômito, quase sempre bilioso. Como a obstrução intestinal pode não ser total há, às vezes, eliminação normal do mecônio. A distensão abdominal pode não existir, ou é generalizada. Há desidratação e, em alguns casos, febre moderada. Se há vólvulo e isquemia do intestino, pode ocorrer eliminação de sangue pelo ânus, o abdome é tenso e doloroso à palpação e a criança mostra-se gravemente enferma. Febre alta é sinal de infarto intestinal. A radiografia simples do abdome mostra, às vezes, estômago e duodeno distendidos. Na maioria dos casos, para se fazer o diagnóstico, é necessário o estudo radiológico contrastado de estômago e duodeno, além do enema opaco. O primeiro mostra obstáculo à passagem do contraste no nível do duodeno, enquanto o enema opaco demonstra o ceco deslocado de sua posição normal, geralmente para o hipocôndrio direito ou epigástrio.

Na criança maior, as manifestações clínicas costumam ser mais discretas, de longa duração, e são caracterizadas por episódios de obstrução duodenal parcial, com vômitos e náusea não aliviados por medicação. São acompanhadas de dor abdominal tipo cólica, que tem início e desaparecimento súbitos, é intensa e *seca*, e não se segue de eliminação ou retenção de gases e fezes. Com freqüência, a criança apresenta pequeno desenvolvimento somático, alimenta-se mal e é de pequena estatura e frágil. É uma *criança sempre doente*. A radiografia contrastada de estômago e duodeno mostra dilatação gástrica, com movimentos antiperistálticos e trânsito difícil. O enema mostra ceco alto.

No pré-operatório, devem-se corrigir a desidratação e o desequilíbrio hidroeletrolítico, usualmente presentes. Se há suspeita de vólvulo intestinal, o tratamento cirúrgico deve ser realizado em caráter de urgência.[32] A operação consiste na secção das bridas peritoneais (de Ladd) que emergem lateralmente ao ceco e comprimem o duodeno; o ceco e o cólon direito, uma vez libertados, são deslocados para o hemiabdome esquerdo. Outras bridas porventura existentes na flexura duodenojejunal devem também ser seccionadas, de modo que o duodeno deve continuar reto para baixo, com o jejuno ocupando o hemiabdome direito, depois de terminada a operação. Se existe vólvulo do intestino, primeiramente ele deve ser desfeito, rodando-se o intestino torcido sobre seu pedículo em direção contrária à dos ponteiros do relógio. Esta manobra é feita com mais facilidade com o intestino eviscerado.[17] Imediatamente após, o ceco e o cólon ascendente devem ser liberados das bridas que comprimem o duodeno e a flexura duodenojejunal. A síndrome de má-rotação intestinal pode causar vólvulo com necrose intestinal extensa (Figura 50.7). Nesses casos, pode ser necessária a ressecção intestinal, com ou sem derivação intestinal externa.[32]

No pós-operatório, observa-se íleo funcional durante 5 a 7 dias ou mais, com drenagem biliosa pelo cateter nasogástrico. Portanto, a hidratação venosa, com

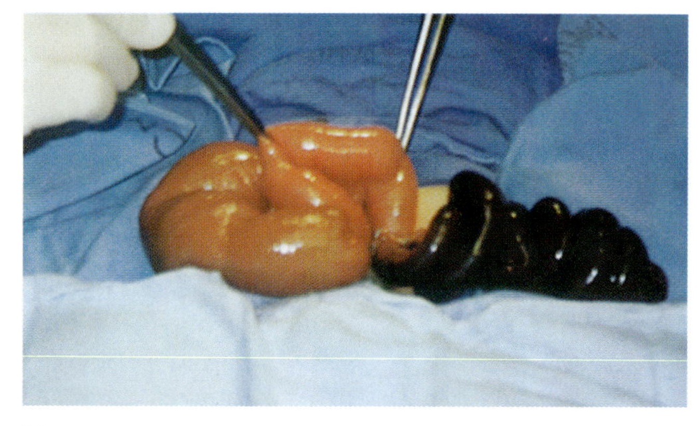

Figura 50.7 ► Vólvulo e necrose de alças devido à má-rotação intestinal (aspecto intra-operatório).

reparação das perdas hidroeletrolíticas, a analgesia e a nutrição parenteral são medidas essenciais. O prognóstico é bom quando não há necrose intestinal. Crianças submetidas a ressecção intestinal extensa podem evoluir com síndrome do intestino curto, com morbimortalidade elevada.

Doença de Hirschsprung

O megacólon congênito caracteriza-se pela obstrução retossigmoidiana funcional com dilatação a montante, secundária à aganglionose intestinal. Em recém-nascidos e lactentes, quase sempre se manifesta clinicamente como obstrução intestinal aguda ou subaguda. Em crianças mais idosas, surge como doença crônica caracterizada por constipação intestinal, com episódios obstrutivos parciais ou completos. Não são raros os episódios de enterocolite associados à doença de Hirschsprung, com diarréia rebelde, fétida, aquosa, distensão abdominal, desidratação e prostração da criança.[10]

Nas formas que constituem abdome agudo, o quadro clínico é de obstrução intestinal, com vômitos, distensão abdominal generalizada e ausência ou retardo na eliminação do mecônio. Pode-se observar peristaltismo de luta através da parede abdominal. Em muitos casos, a obstrução é parcial com eliminação incompleta de mecônio e vômitos esparsos; contudo, existe, quase sempre, distensão abdominal com estase gástrica ou recusa alimentar. O toque retal mostra a ampola retal vazia, podendo provocar, em muitos casos, eliminação abrupta e abundante de fezes e gases, ao se retirar o dedo introduzido no ânus. Quando isso acontece, fica reforçada a suspeita diagnóstica.

A radiografia contrastada do intestino grosso, feita por técnica especial, na maioria dos casos fornece o diagnóstico (Figura 50.8). Ela mostra o segmento estreitado retossigmoidiano que se continua, a montante, pela parte dilatada do cólon. Essa radiografia contrastada (enema pela técnica de Neuhauser) deve ser feita com alguns cuidados: o cateter retal é introduzido apenas 1cm no reto e fixado nas nádegas com esparadrapo; o bário deve ser injetado lentamente, a fim de permitir a visualização do segmento estreitado e o início do segmento dilatado do intestino grosso, nas radiografias feitas em perfil. Toques retais, esvaziamento do fecaloma ou lavagens intestinais podem dilatar o reto e prejudicar a análise do enema. Portanto, é prudente evitar essas medidas pelo menos 3 dias antes da realização do exame.

Nos casos em que persiste dúvida quanto ao diagnóstico, realiza-se biópsia da parede do reto, para pesquisa de neurônios dos plexos de Meissner e Auerbach. A biópsia retal se faz pelo menos 2cm acima da linha pectínea do ânus. A criança, sob anestesia geral, é colocada em decúbito lateral direito ou esquerdo e, após dilatação digital do ânus, retira-se, por via endoanal, fragmento de mais ou menos 1,5cm da parede total do reto.[17] Após hemostasia, sutura-se o defeito da parede retal. A ausência de neurônios nos plexos muscular e submucoso da parede retal fornece o diagnóstico definitivo da doença de Hirschsprung. A biópsia retal é mais difícil de se fazer no recém-nascido, devido ao pequeno tamanho do ânus. A técnica de biópsia retal por sucção,[2] feita com pinça especial de Noblett, permite superar essa dificuldade, sem necessidade de anestesia geral. Fragmentos de mucosa e submucosa retal de 3×1mm de tamanho são retirados para pesquisa da atividade da acetilcolinesterase com técnica de coloração histoquímica. Esse método de diagnóstico é restrito a alguns centros brasileiros.

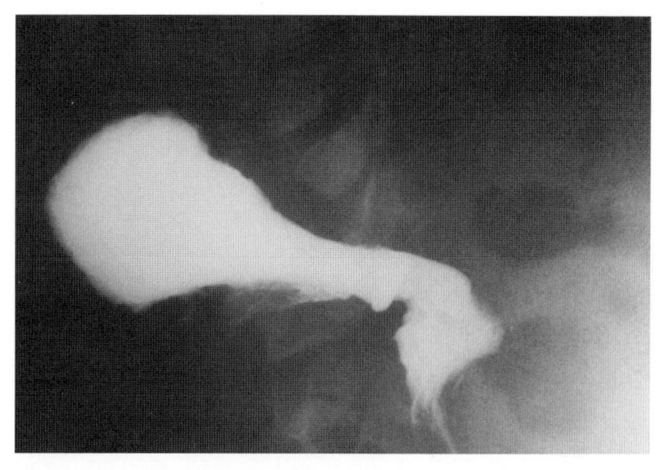

Figura 50.8 ▶ Enema de Neuhauser compatível com doença de Hirschsprung retossigmoidiana – reto agangliônico estreitado e sigmóide gangliônico dilatado.

Outro método auxiliar no diagnóstico da doença de Hirschsprung é a manometria retal. Em indivíduos normais, a distensão transitória do reto causa o relaxamento do esfíncter anal. Na aganglionose colônica, o esfíncter anal não relaxa como conseqüência da distensão da ampola retal.

A abordagem cirúrgica pode ser feita em tempo único ou estadiado, dependendo da extensão da aganglionose, do estado geral do paciente e da escolha da equipe cirúrgica. Quando se opta pelo tratamento estadiado, faz-se, no primeiro tempo operatório, a ressecção do cólon agangliônico, com preservação do reto e colostomia terminal à Hartman. Em geral, quando a criança atinge a idade de 10 meses a 1 ano, ou 10 quilos de peso, realiza-se a cirurgia definitiva, que consiste no abaixamento do cólon gangliônico por técnicas variadas como as propostas por Swenson, Duhamel, Soave ou Rebein.[19]

Recentemente, a técnica descrita por De La Torre-Mondragón (1998)[6] e depois por Albanese (1999)[1] tem sido realizada em vários países, inclusive no Brasil. A retossigmoidectomia e o abaixamento coloanal são realizados em tempo único, por via transretal endoanal, sem laparotomia, mesmo em lactentes jovens.[1,6] Essa técnica é útil para correção da aganglionose retossigmoidiana, que é observada em cerca de 70% dos pacientes com doença de Hirschsprung. Tem sido descrito, também, o uso da laparoscopia tanto para fazer as biópsias colônicas (em casos de aganglionose extensa ou total) como para auxiliar o *pull-through* colônico.[13]

A descrição das técnicas cirúrgicas empregadas no tratamento da doença de Hirschsprung e das complicações pós-operatórias foge ao escopo deste capítulo e poderá ser estudada em livros-textos clássicos de cirurgia pediátrica.[19]

A doença de Hirschsprung é grave, exige atendimento cuidadoso de cada caso e pode apresentar-se, na criança de baixa idade, como causa de obstrução intestinal aguda.

Anomalias anorretais congênitas

São malformações originadas de interrupção ou anormalidade no desenvolvimento embriológico do ânus, reto e trato urogenital. São também chamadas de imperfuração anal e causam abdome agudo obstrutivo no recém-nascido. A sua incidência varia de 1:1.500 a 1:5.000 nascimentos.[26] Com freqüência, são acompanhadas por outras malformações: urogenitais, cardíacas e sacrococcígeas. São mais freqüentes no sexo masculino e não têm predileção por raça.

Existem quatro tipos principais de anomalias congênitas anorretais: estenose anal, atresia anal, atresia anorretal e atresia retal. A estenose anal consiste em diminuição do diâmetro do ânus por membrana fibrosa perfurada no centro ou por estreitamento de todo o canal anal. A atresia anal caracteriza-se pela ausência completa do ânus. Mais raramente, o ânus existe, mas está completamente obstruído por membrana transparente (imperfuração anal).

A atresia anorretal caracteriza-se pela ausência do ânus e de segmento retal de extensão variável. O reto termina em fundo de saco, a uma distância variável do períneo. A pele do períneo, onde deveria localizar-se o ânus, apresenta-se mais elevada ou deprimida, mais espessa e pigmentada; denomina-se impressão anal. Nesse tipo de anomalia congênita anorretal, encontram-se, em geral, alterações do esfíncter anal, assim como anomalias sacrococcígeas. A atresia retal caracteriza-se pela ausência de segmento do reto a alguns centímetros acima do ânus. Nessa forma de anomalia congênita rara, o ânus existe normalmente, porém o reto está obstruído alguns centímetros acima por uma membrana mais ou menos espessa.

Em cerca de 70% a 80% das anomalias congênitas anorretais, o fundo de saco retal está unido por uma fístula aos órgãos urogenitais vizinhos ou com o períneo. Estas fístulas apresentam-se, principalmente, nas atresias anorretais, sendo mais raras nas atresias anais. Não são encontradas nas estenoses anais nem nas atresias retais. No sexo masculino, a fístula une o reto terminal ao trígono vesical, à uretra posterior e ao períneo.[26] De acordo com sua localização, são denominadas fístulas retovesical, retouretral e retoperineal, respectivamente. No sexo feminino, não existem as fístulas retourinárias. Em cerca de dois terços dos casos, as fístulas retais se abrem na comissura posterior da vulva – fístula retovestibular. Nos casos restantes, a comunicação do reto se faz com o períneo ou com a parede posterior da vagina (raramente): fístula retoperineal ou fístula retovaginal. A imperfuração anal pode fazer parte de casos complexos e raros de anomalias anorretais e geniturinárias, como cloaca[26] (no sexo feminino) e extrofia de cloaca.

Os tipos de anomalias anorretais congênitas, em que o fundo de saco retal não se comunica por amplas fístulas com o exterior, através do períneo (nas crianças do sexo masculino) ou através da vulva ou do períneo (nas crianças do sexo feminino), determinam quadro clínico de obstrução intestinal baixa, e, portanto, abdome agudo. É a esses tipos de anomalias congênitas anorretais que passamos a nos referir.

O exame físico do recém-nascido mostra ausência do ânus e o exame perineal ajuda muito no diagnóstico do tipo de anomalia anorretal[26] (Figuras. 50.9*A* e *B*). Após 24 horas do nascimento, surgem os sinais e sintomas que caracterizam obstrução intestinal: vômitos biliosos, distensão abdominal generalizada e ausência de eliminação de mecônio.

Para fins de tratamento e prognóstico, as anomalias anorretais que provocam obstrução intestinal dividem-se em tipo alto e tipo baixo, segundo o fundo de saco retal esteja a distância maior ou menor que 1cm da impressão anal. Esse diagnóstico se faz por radiografia simples do abdome em perfil com o recém-nascido suspenso de cabeça para baixo (invertograma). Marca-se a impressão anal com objeto radiopaco (Figura 50.10). Depois de feita a radiografia, mede-se com ré-

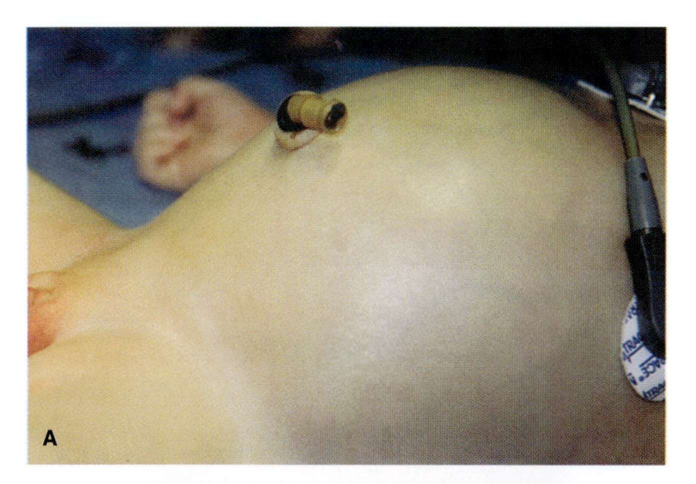

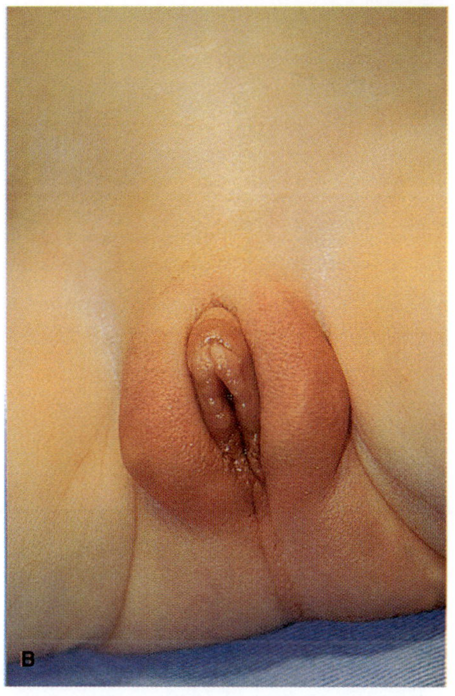

Figura 50.9 ▶ **A.** Criança recém-nascida com distensão abdominal secundária à imperfuração anal congênita. **B.** Eliminação de mecônio por fístula retovestibular.

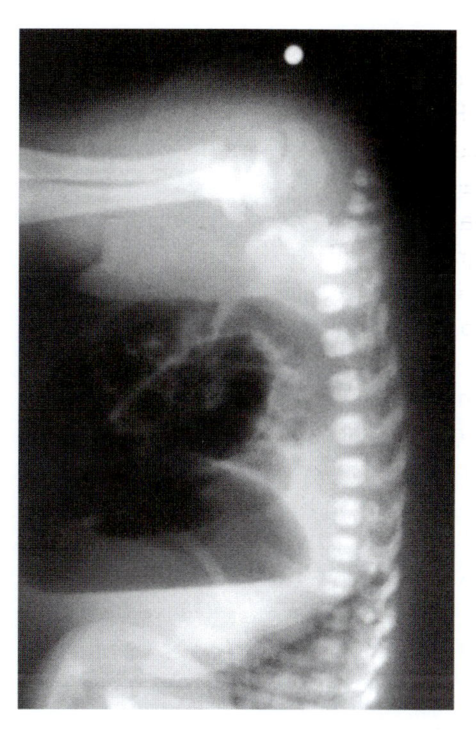

Figura 50.10 ▶ Invertograma em criança com anomalia anorretal alta.

gua a distância entre a impressão anal e o fundo de saco retal contrastado pelo ar do trato digestivo.[17] Essa radiografia só tem valor se realizada 24 horas após o nascimento, tempo necessário para que o ar deglutido pelo recém-nascido alcance o reto. Em crianças do sexo masculino com ânus imperfurado, a eliminação de mecônio pela urina, no primeiro dia de vida, é outro sinal de que a anomalia anorretal é alta e, portanto, não poderá ser corrigida primariamente nos primeiros dias de vida.

Indicam-se exames para pesquisa de anomalias associadas: radiografias simples de tórax e abdome (anomalias vertebrais), ecocardiograma (anomalias cardíacas) e ultra-sonografia abdominal (anomalias do trato urinário superior).[26] Os Quadros 50.2 e 50.3 mostram a conduta inicial em recém-nascidos com ânus imperfurado.

As anomalias anorretais baixas, como as fístulas retoperineais ou estenoses anais, podem ser corrigidas por anoplastia sem colostomia nos primeiros dias de vida. O tratamento cirúrgico das anomalias anorretais consideradas altas, ou com fístula retourinária associada, consiste, inicialmente, em colostomia de dupla boca no sigmóide,[35] para suprimir a obstrução intestinal do recém-nascido (Figura 50.11). Em geral, quando a criança atinge 8 a 10kg de peso, ou 8 meses a 1 ano de idade, faz-se a correção definitiva da malformação pela técnica de Peña, a anorretoplastia sagital posterior, cujos detalhes técnicos e cuidados pós-operatórios fogem ao escopo deste capítulo.[26]

A mortalidade operatória é baixa. O prognóstico depende do tipo de anomalia anorretal e da gravidade das anomalias associadas. As anomalias anorretais com fístulas retovesical ou retouretrais prostáticas, e as anomalias do tipo cloaca ou com defeitos sacrais congênitos são as de pior prognóstico com relação à continência fecal. As crianças portadoras de anomalias anorretais congênitas deverão ser acompanhadas a longo prazo por equipe especializada para diagnóstico e tratamento das complicações: estenose anal, prolapso retal, infecção urinária de repetição, constipação intestinal e incontinência fecal.[26]

Quadro 50.2 ▶ Conduta em recém-nascido do sexo masculino com ânus imperfurado

Inspeção perineal	Exames	Conduta inicial
Fístula retoperineal	–	Anoplastia
Ausência de fistula cutânea	Invertograma: distância entre o reto e a pele < 1cm	Anoplastia
Ausência de fístula cutânea; mecônio na urina	Radiografia da coluna lombossacra: anomalia sacral	Colostomia
Ausência de fístula cutânea	Invertograma: ar retal acima do cóccix ou distância entre o reto e a pele > 1cm	Colostomia

Modificado de Peña.[26]

Quadro 50.3 ▶ Conduta em recém-nascido do sexo feminino com ânus imperfurado

Inspeção perineal	Exames	Conduta inicial
Fístula retoperineal	–	Anoplastia
Ausência de fístulas	Invertograma: distância entre ar retal e pele < 1cm	Anoplastia
Fístulas retovestibular ou retovaginal	Radiografia de coluna lombossacra: defeito sacral	Colostomia
Cloaca: orifício único perineal; ausência de vagina	Radiografia de coluna lombossacra; ecocardiograma; ultra-sonografia pélvica e renal	Colostomia, avaliar drenagem de hidrocolpo e derivação urinária

Modificado de Peña.[26]

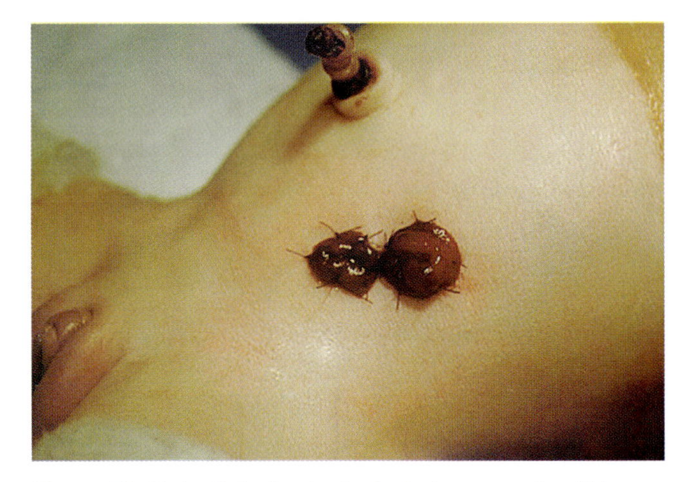

Figura 50.11 ▶ Colostomia de dupla boca, no sigmóide, em criança com anomalia anorretal.

Íleo meconial

O íleo meconial é uma forma de obstrução intestinal intraluminal encontrada em recém-nascidos portadores de fibrose cística ou mucoviscidose.[28] Cerca de 15% das crianças com fibrose cística apresentam íleo meconial. A incidência do íleo meconial é relativamente grande nos EUA e na Europa (1:1.800 a 1:2.500 nascimentos). Em negros, a afecção é mais rara.

A fibrose cística caracteriza-se por anormalidade na secreção das glândulas exócrinas. A maioria das manifestações clínicas decorre da espessura anormal das secreções das glândulas serosas. Os principais órgãos atingidos são pâncreas, pulmões e glândulas sudoríparas e intestinais. Alterações patológicas são encontradas também no fígado, nas glândulas salivares, nos órgãos reprodutores e na mucosa nasal. As alterações das secreções começam durante a vida fetal, particularmente no pâncreas e no intestino. No íleo meconial, o mecônio é muito seco e contém concentrações anormais de albumina e macroproteínas. A baixa concentração de água é devida à hipossecreção de água e eletrólitos pelo intestino e pâncreas. A alta concentração de proteína é indicação da associação de insuficiência pancreática. O mecônio anormal adere-se firmemente à mucosa do intestino delgado, provocando obstrução intraluminal.[28] Em casos raros, a obstrução intestinal é tão discreta que pode resolver-se espontaneamente após o nascimento.

Em cerca de 60% dos casos de íleo meconial, a obstrução intestinal se localiza no segmento medial do íleo, que se apresenta dilatado, congesto e firmemente obstruído com mecônio verde-escuro e seco. O íleo proximal e o jejuno são menos dilatados e hipertrofiados, e seu conteúdo é semilíquido. O íleo distal é fino, curto, descorado e contém pedaços de muco endurecidos e esverdeados. O cólon, por desuso, é pequeno e fino – microcólon. Em cerca de 30% dos casos, existe complicação por vólvulo, atresia ou peritonite meconial.[28]

A manifestação clínica é de obstrução intestinal típica: vômitos biliosos, distensão abdominal e ausência de eliminação de mecônio pelo recém-nascido. A radiografia simples do abdome, em ortostatismo, demonstra alças dilatadas por gases, mas sem níveis líquidos. Em muitos casos, nota-se, no flanco direito, entre as alças dilatadas, uma série de imagens maculadas grandes e pequenas – o mecônio espessado que se localiza na parte inferior do intestino delgado. O enema opaco com contraste hidrossolúvel mostra um microcólon. A existência, na família, de casos anteriores de íleo meconial é elemento importante para o diagnóstico.

De particular importância para o diagnóstico da fibrose cística é a dosagem do sódio e do cloro no suor: níveis acima de 60mEq/L desses eletrólitos em quantidade correta de suor (100mg pelo menos) firmam o diagnóstico.

Em 1969, Noblett[24] publicou trabalho em que prescreve como tratamento inicial do íleo meconial não-complicado um enema hiperosmolar radiopaco (gastrografina), sob controle fluoroscópico. Para a desobstrução do intestino delgado, o contraste deve alcançar todo o cólon e o íleo terminal, onde, por efeito osmótico, causa dissolução do mecônio, facilitando assim sua evacuação. As complicações possíveis com esse tratamento são a perfuração intestinal e a desidratação aguda e grave devida à solução hiperosmolar. Recomendam-se hidratação venosa e uso da antibioticoterapia. Esse tratamento conservador pode resolver a obstrução intestinal em até dois terços dos pacientes com íleo meconial.

O tratamento cirúrgico está indicado para o íleo meconial simples, que não respondeu ao tratamento conservador com enema hiperosmolar, e para os casos complicados de íleo meconial que evoluem com perfuração intestinal, atresia intestinal, peritonite meconial, cisto meconial ou vólvulo intestinal. O objetivo do tratamento cirúrgico é a remoção do mecônio espessado do íleo terminal, por enterotomia e derivação intestinal externa, seja pela técnica de Mikulicz (em dupla boca), seja pela técnica de Santulli (ileostomia terminal, com anastomose látero-terminal), seja pela enterostomia com sonda.[28] No íleo meconial complicado, a operação consiste, geralmente, na ressecção intestinal, seguida de derivação intestinal externa ou, se não houver peritonite bacteriana, de anastomose intestinal primária. No pós-operatório, recomenda-se a administração, por cateter nasogástrico ou por ileostomia, de solução salina a 0,9%, com acetilcisteína 2% ou 4%, para liquefazer o mecônio espessado residual e facilitar a desobstrução do intestino.[28]

O prognóstico tardio da afecção é imprevisível. Depende muito mais da gravidade das complicações pulmonares induzidas pela fibrose cística do que dos problemas intestinais.

Enterocolite necrosante

A enterocolite necrosante constitui afecção grave que causa abdome agudo inflamatório e infeccioso, principalmente em recém-nascidos prematuros. A incidência aumenta gradativamente com a sobrevida maior dos neonatos de alto risco, chegando a 5% dos recém-nascidos tratados em centro de tratamento intensivo.

A etiologia é multifatorial, reconhecendo-se os seguintes fatores de risco: (1) insuficiência vascular mesentérica determinada pelo baixo fluxo vascular não-oclusivo, com lesões isquêmicas, principalmente, no íleo terminal e no cólon direito; (2) alimentação hiperosmolar; (3) alterações nos mecanismos imunitários da parede intestinal; (4) translocação bacteriana e septicemia; (5) prematuridade e baixo peso; (6) hipotermia e hipoxemia; (7) asfixia perinatal causada, principalmente, por complicações obstétricas e parto traumático; (8) cateterismo de artéria umbilical; (9) síndrome de insuficiência respiratória; (10) cardiopatias congênitas cianóticas.

A enterocolite necrosante do recém-nascido manifesta-se com abdome agudo: estase gástrica e vômitos biliosos, distensão abdominal, presença de sangue oculto ou visível nas fezes, íleo funcional, ascite, massa abdominal, e, freqüentemente, sinais de peritonite. As principais manifestações sistêmicas são: apnéia, palidez, cianose, hipoatividade, letargia, oligúria e choque.

Exames laboratoriais, como hemograma, hemocultura, ionograma, gasometria, proteína C reativa, glicemia e provas de função hepática e renal, são essenciais e mostram as seguintes alterações: hiponatremia, hiperglicemia, acidose, plaquetopenia, proteína C elevada, leucocitose ou leucopenia e anemia.

A radiografia simples do abdome pode evidenciar pneumatose intestinal, presença de ar na veia porta e pneumoperitônio. Todos os exames contrastados do trato digestivo devem ser evitados.

O principal tratamento da enterocolite necrosante é clínico, em centro de terapia intensiva neonatal. As medidas de suporte avançado incluem oxigenação e assistência ventilatória, cateterismo venoso central, retirada do cateter umbilical, correção dos distúrbios hidroeletrolíticos e ácido-básicos, suspensão da dieta oral, antibioticoterapia, transfusões de hemoderivados e nutrição parenteral prolongada. Indica-se o monitoramento contínuo, com cateterismos gástrico e vesical de demora, gasometria, glicemia capilar, eletrocardiograma e saturimetria de pulso. A observação clínica rigorosa e as radiografias periódicas do abdome são imprescindíveis para o diagnóstico precoce da necrose e da perfuração intestinal.

O tratamento cirúrgico está indicado nos recém-nascidos com enterocolite necrosante avançada, com sinais de peritonite, pneumoperitônio ou paracentese positiva com líquido peritoneal achocolatado.[12] Outras indicações de laparotomia exploradora são: massa abdominal fixa, alça intestinal sentinela nas radiografias do abdome, acidose persistente e deterioração clínica, apesar do tratamento intensivo neonatal.

As ressecções intestinais, seguidas de ileostomia ou de colostomia, são os procedimentos cirúrgicos mais usados, principalmente em casos graves com choque séptico. Quando a necrose ou perfuração intestinal é localizada, e as condições clínicas do recém-nascido estão estáveis, realizam-se a enterectomia segmentar e a anastomose intestinal primária.

Em recém-nascidos com peso inferior a 1.500 gramas, com pneumoperitônio e instabilidade hemodinâmica, realiza-se imediatamente a drenagem externa da cavidade peritoneal com dreno de Penrose inserido na fossa ilíaca direita ou esquerda.[23] A descompressão da cavidade peritoneal facilita a assistência ventilatória do paciente. A laparotomia é retardada em 24 a 48 horas, sendo realizada após a melhora das condições clínicas do recém-nascido. Para alguns prematuros, a drenagem peritoneal pode ser o tratamento definitivo, com melhora progressiva do quadro abdominal, sem necessidade de laparotomia exploradora.

A situação de pior prognóstico é a pan-necrose, em que a necrose intestinal exclui apenas os 30cm proximais do jejuno, medidos a partir do ângulo de Treitz. A conduta cirúrgica nos recém-nascidos com pan-necrose é controversa e, geralmente, nada se pode fazer do ponto de vista cirúrgico. As ressecções extensas do intestino delgado acarretam a síndrome do intestino curto, com graves complicações nutricionais e infecciosas, além de alta mortalidade.[12] Deve-se evitar ressecção de alças de viabilidade duvidosa. Em alguns casos, faz-se, inicialmente, a jejunostomia para descompressão intestinal. Se houver melhora do quadro clínico, após 48 a 72 horas, nova intervenção deverá ser realizada na esperança de encontrar alças intestinais viáveis, que possam ser preservadas. Os métodos utilizados para avaliar a viabilidade intestinal estão descritos no Capítulo 43.

A enterocolite necrosante é afecção de elevada morbidade, com internação prolongada. Em geral, a mortalidade chega a 30%, mas é superior a 50% quando há necessidade de intervenção cirúrgica.[12,17,23]

Ascite neonatal

A ascite neonatal caracteriza-se como emergência médica devido à insuficiência respiratória grave que provoca. Pode ser diagnosticada por ultra-sonografia pré-natal, a partir do sexto mês de gravidez, ao se evidenciar distensão anormal do abdome do feto na cavidade uterina.

A ascite caracteriza-se, usualmente, por distensão abdominal, abaulamento dos flancos e macicez móvel à palpação e à percussão do abdome (sinal de piparote). Se existe distensão exagerada do abdome, estes sinais são, às vezes, difíceis de ser determinados. Outro sinal importante no diagnóstico da ascite é a ausculta do murmúrio vesicular pulmonar e dos batimentos cardíacos no abdome. O edema escrotal e a presença de líquido em saco herniário (por acaso existente) são sinais indicadores de ascite.

Radiologicamente, a ascite caracteriza-se por abdome volumoso e opaco, onde se notam poucos gases intestinais, com a impressão de uma "névoa" envolvendo a cavidade abdominal. As poucas alças intestinais visíveis tendem a se aglomerar e dão a impressão de flutuar na cavidade peritoneal. Relacionando os sinais do exame físico com os sinais radiológicos, percebe-se uma desproporção entre a distensão abdominal e a quantidade de gases intestinais existentes no abdome. A ultra-sonografia abdominal constitui, também, método de diagnóstico importante.[20]

A possibilidade de ascite deve ser sempre confirmada pela punção abdominal (paracentese), depois de se excluírem obstrução intestinal e tumores abdominais sólidos ou císticos.

Existem várias afecções clínicas capazes de provocar ascite neonatal, que não serão estudadas aqui, como insuficiência cardíaca, hipoproteinemia e insuficiência hepática. Abordaremos apenas os tipos de ascite neonatal que exigem intervenção cirúrgica, ou seja, ascites urinária, biliar e quilosa.

Ascite urinária

Em geral, acontece em recém-nascidos com anomalias congênitas urinárias obstrutivas: válvula de uretra posterior, ureterocele, atresia uretral, obstrução do colo vesical, bexiga neurogênica e cloaca. Mais raramente, origina-se de perfuração da bexiga. A ascite urinária é mais comum no sexo masculino, na proporção de 7:1. Em cerca de 75% dos casos é possível determinar perfuração no trato urinário, principalmente da pelve renal. Dificuldade respiratória e acidose (devida à absorção da urina da cavidade peritoneal) podem estar presentes. Síndrome de Potter (oligoidrâmnio materno e hipoplasia renal, pulmonar e da parede torácica) pode ser detectada.[20] Hiponatremia, hiperpotassemia e elevação dos níveis séricos da uréia e da creatinina são comuns. O diagnóstico da ascite é clínico, radiológico e ultra-sonográfico. A paracentese confirma a presença de urina na cavidade peritoneal. A ultra-sonografia das vias urinárias, a uretrocistografia miccional e a cintilografia estão indicadas para o diagnóstico da anomalia do trato urinário e podem demonstrar o sítio do extravasamento da urina na cavidade abdominal.

O tratamento inicial consiste em hidratação venosa, antibioticoterapia e drenagem da ascite, em casos de insuficiência respiratória e/ou de infecção peritoneal. A descompressão do trato urinário é o tratamento definitivo da ascite urinária. Dependendo do sítio da obstrução congênita, a derivação urinária pode ser feita de diversas maneiras: cateterismo vesical de demora, vesicostomia, ureterostomia ou pielostomia.

Ascite biliar

A ascite biliar decorre, na maioria dos casos, de perfuração espontânea do trato biliar extra-hepático. Esta perfuração, muitas vezes, não é identificada durante a operação. É afecção de difícil diagnóstico, devido à sua raridade. A perfuração biliar em recém-nascidos apresenta-se sob duas formas clínicas distintas: (a) como peritonite biliar aguda, caracterizada por dor abdominal, vômitos, contratura, defesa muscular e, ocasionalmente, icterícia; (b) como ascite biliar, caracterizada por icterícia precoce e distensão abdominal provocada pelo acúmulo de bile, que ocupa toda a cavidade peritoneal.

O diagnóstico da ascite é confirmado pela ultra-sonografia abdominal. A cintilografia pode ser empregada na tentativa de identificação do sítio da perfuração biliar. A paracentese serve para descompressão e coleta de líquido ascítico bilioso para diagnóstico definitivo da ascite biliar. O líquido ascítico contém níveis elevados de bilirrubina (100 a 400mg/mL).[20] O principal objetivo do tratamento é a drenagem da ascite biliar, juntamente com medidas de suporte essenciais, que incluem antibioticoterapia e nutrição parenteral prolongada. Por laparotomia ou laparoscopia (de preferência), realiza-se colangiografia peroperatória para o diagnóstico do diâmetro e da localização da perfuração biliar. Após limpeza exaustiva da cavidade peritoneal com solução salina a 0,9%, faz-se a drenagem externa da loja subepática com dreno de Penrose. Alguns autores recomendam, também, a colecistostomia para descompressão biliar e para colecistografia pós-operatória. Cerca de 80% das perfurações cicatrizam em 3 semanas. Os drenos são retirados após melhora clínica e confirmação, por ultra-sonografia ou por colangiografia, da resolução da ascite e da ausência de fístula biliar.

Ascite quilosa

A ascite quilosa raramente é encontrada no recém-nascido, diferente do que ocorre com o derrame pleural quiloso. Em 45% a 60% dos casos, a ascite quilosa é secundária a anomalias congênitas dos ductos linfáticos, associadas a cistos mesentéricos, linfangiomatoses ou linfangiomas.[20] Ela se desenvolve a partir dos primeiros dias ou semanas de vida, manifestando-se sob a forma de distensão abdominal indolor. O diagnóstico baseia-se na radiografia simples e, principalmente, na ultra-sonografia abdominal. A paracentese é obrigatória para o diagnóstico definitivo da ascite quilosa. No recém-nascido, ela mostra, inicialmente, um líquido claro; somente após início da alimentação é que ele se torna quiloso. O seu conteúdo de gordura é alto (concentração de triglicérides >1.000mg/dL), com predominância de linfócitos (70% a 90%).[20] Atualmente, nos casos em que não há tumor ou obstrução intestinal (invaginação, hérnia encarcerada, má-rotação), o tratamento conservador se impõe. Ele consiste em jejum e nutrição parenteral prolongada durante 6 a 10 semanas. A paracentese pode ser terapêutica para o alívio temporário da distensão abdominal, principalmente em crianças com insuficiência respiratória.

Estenose hipertrófica do piloro

Esta afecção caracteriza-se, histopatologicamente, por hipertrofia e hiperplasia das camadas musculares do piloro, especialmente da circular. O diâmetro do canal pilórico diminui; o estreitamento se instala gradativamente na zona de transição entre o antro e o piloro, mas termina abruptamente do lado duodenal. Neste local, a musculatura hipertrofiada do piloro projeta-se dentro da luz duodenal de maneira semelhante ao colo do útero na vagina.

O piloro hipertrofiado apresenta-se como tumoração de tamanho variável, semelhante à azeitona, daí derivando a denominação *oliva* pilórica. A serosa peritoneal que a recobre é lisa e tensa; a muscular é dura e pálida; a mucosa é edemaciada e espessa. O estômago dilata-se e hipertrofia gradativamente, com peristaltismo irregular e aumentado, evidente no epigástrio como ondulações dirigidas de cima para baixo e da esquerda para a direita. A estase gástrica é também devida à semi-obstrução pilórica, com conseqüentes inflamação, erosão e, até mesmo, ulceração da mucosa gástrica.

A etiologia é obscura. A hereditariedade e a predisposição familiar são fatores importantes na gênese dessa doença; cerca de 75% das crianças têm parentes que foram afetados por ela. O sexo masculino é mais acometido do que o feminino, na proporção de 4:1. A afecção é mais comum nos primogênitos.

As manifestações clínicas têm início, principalmente, entre a terceira e a sexta semana de vida. O vômito é o sinal mais importante. A princípio, manifesta-se como simples regurgitação, mas logo se torna intenso e em jato. Pode ser de natureza alimentar ou conter somente suco gástrico. Nunca é bilioso; algumas vezes, pode conter sangue, devido a gastrite ou esofagite. A criança, em geral, apresenta-se sempre faminta, principalmente depois dos vômitos. Devido à impossibilidade de alimentar-se, coexiste constipação intestinal, que se agrava progressivamente; a perda de peso é gradativa. São freqüentes os desequilíbrios hidroeletrolítico e ácido-básico, caracterizados por hipopotassemia e alcalose hipoclorêmica.

À inspeção do abdome nota-se, quase sempre, peristaltismo de luta na região epigástrica. Apalpa-se o piloro hipertrofiado, à direita da linha média, na borda lateral do músculo reto do abdome, pouco acima do umbigo. Para palpação da oliva pilórica, a criança deve estar com o estômago vazio, quieta e com o abdome relaxado. Assim, deve-se fazer a palpação logo após a criança ter vomitado, ou após o esvaziamento do estômago com cateter nasogástrico. Durante a palpação, pode-se oferecer ao paciente pequeno volume de chá ou água com açúcar em mamadeira, para mantê-lo calmo. O quadro clínico e a palpação da oliva pilórica firmam o diagnóstico dessa afecção.

Indica-se o estudo radiológico contrastado do estômago apenas aos pacientes nos quais não se consegue palpar a oliva pilórica. A característica radiológica mais importante, e que é peculiar à estenose hipertrófica do piloro, é a imagem do canal pilórico estreitado e alongado, o denominado *sinal do cordão*. Este sinal radiológico persiste por muitos dias após a correção cirúrgica da afecção. O encurtamento e o alargamento do canal pilórico restabelecem-se gradativamente após a operação. Atualmente, tem-se substituído o exame radiológico do estômago pela ultra-sonografia, que demonstra o piloro aumentado de volume (espessura da musculatura do piloro 3,5 a 4mm e canal pilórico longo >16mm) devido à hipertrofia e à hiperplasia de sua musculatura.[14] A endoscopia gástrica é outro recurso propedêutico que poderia ser utilizado no diagnóstico dessa afecção, em casos especiais, mostrando o canal pilórico com diâmetro muito diminuído, o que não possibilita sua transposição com o aparelho de endoscopia.

O diagnóstico diferencial deve ser feito, principalmente, com as seguintes afecções: hérnia hiatal, acalasia do esôfago, hemorragia intracraniana, obstrução duodenal e hiperplasia congênita da supra-renal. A hérnia hiatal e a acalasia do esôfago (refluxo gastroesofágico) são as afecções clinicamente mais parecidas com a estenose hipertrófica do piloro. Elas provocam, também, vômitos nos primeiros meses de vida; pode ocorrer hematêmese, mas não existe oliva pilórica. O exame radiológico do esôfago e do estômago esclarece o diagnóstico. Com certa freqüência, essas afecções estão associadas em um mesmo paciente.

Afecções do sistema nervoso central podem provocar vômitos em jato, mas não apresentam a oliva pilórica; por outro lado, os exames radiológicos, ultra-sonográficos e endoscópicos do estômago são normais. Vários tipos de obstrução duodenal se diferenciam da estenose hipertrófica do piloro, principalmente porque apresentam vômitos biliosos. O estudo radiológico contrastado gastroduodenal é fundamental para o diagnóstico. A hiperplasia congênita da supra-renal durante as primeiras semanas de vida freqüentemente se manifesta com vômitos incoercíveis, desidratação e constipação intestinal. Nesse caso, não existe a oliva pilórica, e os distúrbios hidroeletrolíticos observados são hiponatremia, hipocloremia e, diferentemente da estenose hipertrófica do piloro, hiperpotassemia.

A técnica cirúrgica usada no tratamento da estenose hipertrófica do piloro é a piloromiotomia extramucosa à Fredet-Ramstedt. No pré-operatório desses pacientes, é necessária a correção dos distúrbios hidroeletrolíticos e ácido-básicos. Exames laboratoriais, como a gasometria, o ionograma e a glicemia, são essenciais. Introduz-se cateter nasogástrico para manter o estômago vazio e evitar vômito e aspiração do conteúdo gástrico para a árvore traqueobrônquica durante a indução anestésica. O período de tempo gasto na hidratação venosa, com reposição das perdas hidroeletrolíticas e normalização do volume urinário, varia de 24 a 48 horas. Somente quando o paciente estiver recuperado dessas alterações, a operação deverá ser realizada.

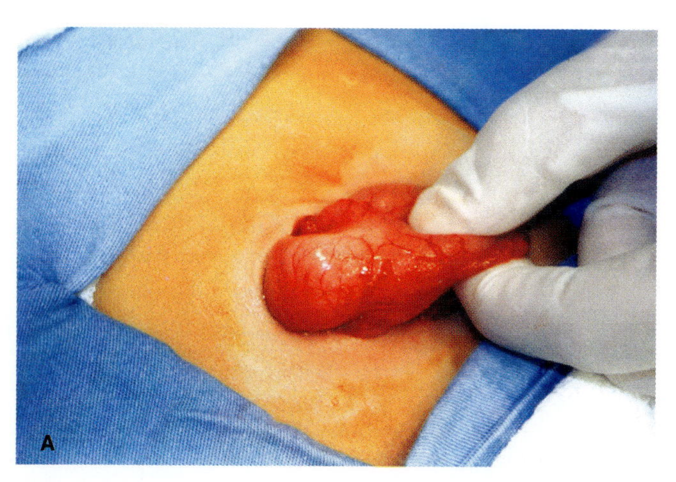

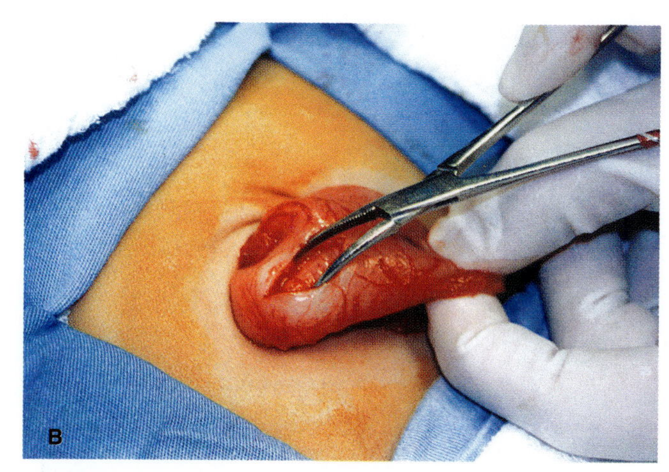

Figura 50.12 ▶ Tratamento cirúrgico da estenose hipertrófica do piloro. **A.** Exposição da oliva pilórica. **B.** Piloromiotomia à Fredet-Ramstedt.

Sob anestesia geral, e por meio de laparotomia transversa supra-umbilical direita, realiza-se a piloromiotomia extramucosa (Figura 50.12*A* e *B*). Após a exteriorização do piloro, a serosa que recobre a oliva pilórica é seccionada longitudinalmente. A camada muscular inicialmente é aberta com bisturi; em seguida, é divulsionada com pinça hemostática, poupando-se a mucosa, que é espessada e que sofre herniação através da muscular seccionada. É importante que a musculatura seja aberta em toda a extensão do piloro, atingindo até a junção com o duodeno. Deve-se tomar cuidado para não abrir a mucosa duodenal nesse nível, pois, neste local, ela forma um fundo de saco, devido à projeção da muscular hipertrofiada do piloro para dentro da luz duodenal.

No pós-operatório, a alimentação oral inicia-se nas primeiras 12 a 24 horas e, geralmente, a criança recebe alta do hospital no terceiro dia. Durante os primeiros dias de pós-operatório, a criança pode vomitar ocasionalmente, sobretudo se o tempo da doença foi longo. Nesses casos, a realimentação deve ser mais cuidadosa. A necessidade de segunda operação é excepcional, mas ela se impõe quando há abertura insuficiente do músculo pilórico. Esta segunda operação somente se realiza após tentativas frustradas de controle dos vômitos com medidas clínicas.

Pode ocorrer infecção da ferida cirúrgica e, nas crianças com desnutrição grave, há risco de evisceração. No entanto, para a maioria dos pacientes, o prognóstico é muito bom, com desaparecimento dos sintomas e sinais de rápida recuperação do peso.

ABDOME AGUDO DO LACTENTE

A etiologia do abdome agudo do lactente é bem diferente daquela do abdome agudo do recém-nascido. Com freqüência, o abdome agudo do lactente é causado por hérnia inguinal encarcerada, invaginação intestinal e enterite com perfurações intestinais e peritonite. O íleo funcional grave, devido a infecções extra-abdominais, não deve ser esquecido: otite média purulenta, mastoidite, pneumonias, empiema pleural, meningites, infecção urinária e doenças eruptivas devem ser pensados durante a avaliação de criança menor de 2 anos com abdome agudo.

A diversidade das doenças e síndromes causais do abdome agudo no lactente justifica considerações especiais quanto ao diagnóstico e ao tratamento de cada uma delas. As medidas gerais observadas para o recém-nascido são também importantes no pré-operatório do lactente.

Hérnia inguinal encarcerada

O encarceramento acontece em cerca de 8% das hérnias inguinais e é mais comum nas hérnias inguinais direitas e em prematuros.[22] Alguns autores, como Rowe *et al.*,[30] relatam incidência de encarceramento de 12% a 17%, atingindo 28% a 31% nas crianças com idade inferior a 3 meses. A manifestação clínica é de tumor inguinal ou inguinoescrotal irredutível, duro e inelástico, com dor inguinal, exacerbada pela palpação (Figura 50.13). Em casos mais graves, instala-se quadro de obstrução intestinal aguda com toxemia intensa. O encarceramento pode ser a primeira manifestação clínica da hérnia inguinal. Não é fácil o diagnóstico diferencial entre a hidrocele aguda e a hérnia inguinal, em que o encarceramento foi sua primeira manifestação clínica. A transiluminação escrotal, nesses casos, ajuda pouco. Caso não seja possível estabelecer o diagnóstico diferencial de certeza, indica-se tratamento cirúrgico imediato para todos os pacientes.

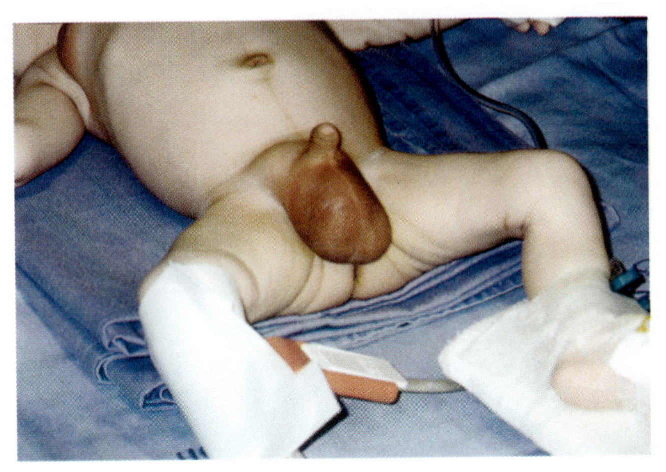

Figura 50.13 ▶ Hérnia encarcerada – lactente com tumefação inguinal direita dolorosa e irredutível.

A hérnia encarcerada pode ser reduzida antes da intervenção cirúrgica. Consegue-se sua redução por sedação cuidadosa, elevação dos membros inferiores e discreta pressão manual sobre a tumoração herniária. Quando se consegue a redução da hérnia, o paciente deve ficar em observação hospitalar por 24 horas. O tratamento cirúrgico poderá ser realizado eletivamente. Quando não se consegue a redução do encarceramento da hérnia por meios conservadores, a cirurgia deve ser indicada o mais rápido possível. Quanto mais tardia a operação, maior a morbimortalidade.[22,30] Em nossa experiência, a hérnia inguinal estrangulada tem sido rara, graças ao diagnóstico precoce e no tratamento imediato. A hernioplastia consiste em inguinotomia, identificação e abertura do saco herniário, redução das alças para o interior da cavidade peritoneal, secção transversal e liberação do saco herniário dos elementos do funículo espermático, ligadura transfixante do colo do saco herniário junto ao anel inguinal profundo, com reforço do triângulo inguinal, se necessário. Se houver necrose de alça intestinal, deve-se realizar a enterectomia e anastomose intestinal primária – ou a ressecção intestinal e derivação à Mickulicz, em casos de choque séptico ou peritonite. O infarto testicular devido à obstrução venosa pode ocorrer após encarceramento herniário.

Há diferenças entre encarceramento e estrangulamento herniários.[30] Denomina-se encarceramento quando não há comprometimento vascular do intestino preso no saco herniário, e estrangulamento, quando o comprometimento vascular está presente.[22]

Invaginação intestinal

A invaginação ou intussuscepção intestinal consiste na penetração de segmento intestinal na luz do segmento intestinal distal ao mesmo.[11] É mais comum no sexo masculino do que no feminino, na proporção de 3:2. É encontrada, com freqüência, no primeiro ano de vida (60% a 65%) e, principalmente, entre o terceiro e nono meses de vida.

A compressão dos vasos mesentéricos do segmento intestinal invaginado provoca estase venosa com edema, congestão venosa, transudação sanguínea, isquemia e necrose na extremidade do segmento intestinal invaginado. As superfícies serosas contíguas ao intestino invaginado e invaginante, com o tempo, aderem entre si ou com o mesentério, de tal maneira que não é possível sua redução espontânea ou cirúrgica.

De acordo com sua localização, existem diferentes tipos de invaginação intestinal: ileoileal, ileocólica ou ileocecocólica.[11] Os tipos mais comuns são a ileocólica e a ileocecocólica (80% dos casos). Seguem, em ordem de freqüência, a ileoileal e a colocólica, que é raríssima. Em casos excepcionais, a extremidade do intestino invaginado alcança o reto ou se prolapsa pelo ânus. A compressão da luz intestinal pelo mesentério edemaciado, no anel de invaginação, provoca oclusão do intestino, acompanhada de ulcerações, necrose intestinal e peritonite, principalmente em casos de diagnóstico tardio (> 48 horas).

Até os 2 anos de idade, a etiologia da invaginação intestinal é desconhecida na maioria dos casos (90%). Em crianças com mais de 2 anos, as invaginações geralmente são causadas por lesões intestinais, como tumores (linfoma) e divertículo de Meckel. No Brasil, a ascaridíase é causa de invaginação intestinal.

A manifestação clínica da invaginação intestinal é característica. Ocorre em crianças bem-nutridas e até aquele momento sadias. Inicia-se com dores agudas e espásticas, com excitabilidade psicomotora, acompanhada de vômitos e palidez acentuada. De início abrupto, as cólicas também cessam abruptamente, com período de acalmia variado, ao qual se segue novo episódio doloroso, freqüentemente acompanhado de suores frios e lipotímia. Nas primeiras 24 horas, existe grande contratura dos músculos abdominais, dificultando a palpação do tumor da invaginação, o que se consegue com mais facilidade nos períodos de acalmia. A hemorragia retal ocorre com o passar das horas, significando provável necrose da mucosa intestinal. O toque retal pode detectar sangue e muco (com aspecto de *geléia de morango*) na ampola retal e, em casos mais raros, a parte distal do segmento intestinal invaginado. No lactente, toda dor abdominal tipo cólica intensa, brusca e rebelde deve ser considerada como invaginação intestinal até que se demonstre o contrário. A palpação da massa tumoral da invaginação é elemento importante para o diagnóstico, assim como o sinal da fossa ilíaca direita vazia (sinal de Dance).

A radiografia simples do abdome em ortostatismo revela sinais de obstrução intestinal (Figura 50.14*A*). O diagnóstico ultra-sonográfico da invaginação é muito comum e tem acurácia elevada. Revela massa de 3 a 5cm de diâmetro, com formato de alvo em corte transversal, usualmente encontrada à direita do abdome[4] (Figura 50.14*B*). O enema opaco é típico, na maioria dos casos. Ele é importante como método de diagnóstico e de tratamento. Em muitos casos, o enema promove a redução da invaginação intestinal. Ele deve ser feito com o paciente hospitalizado e com prudência, pois pode provocar ruptura intestinal e peritonite. Em caso de perfuração intestinal pelo enema opaco, realiza-se laparotomia o mais rápido possível.

Quando a utilização de enema opaco como método propedêutico provoca a redução da invaginação, não há necessidade de intervenção cirúrgica. Considera-se que a invaginação intestinal foi reduzida pelo enema opaco quando o bário preenche todo o intestino grosso e parte terminal do íleo e desaparecem as manifestações clínicas. Após a redução radiológica da invaginação, o paciente deve permanecer hospitalizado, em observação, por 24 horas.[11]

Publicações recentes[4,5] mostram que a maioria das invaginações intestinais diagnosticadas precocemente pode ser tratada conservadoramente com métodos radiológicos, sob controle fluoroscópico. Esta abordagem exige infra-estrutura adequada, com equipe de radiologistas experientes.

O tratamento cirúrgico consiste em laparotomia transversa supra-umbilical e redução da invaginação com manuseio delicado, ou seja, ordenha retrógrada do segmento intestinal invaginado, do sentido distal para o proximal (Figura 50.14*C*). Nos casos de necrose intestinal, faz-se a ressecção, seguida da anastomose intestinal primária término-terminal, quando são boas as condições gerais do paciente. Em casos de choque séptico ou peritonite generalizada, indica-se a derivação intestinal externa como tática cirúrgica mais segura. Nesses casos, é obrigatória a lavagem ampla da cavidade peritoneal e da ferida operatória com solução salina a 0,9%.

No pós-operatório, é muito importante a manutenção do equilíbrio hidroeletrolítico, além do uso de antibióticos para evitar complicações septicêmicas. A evisceração é sempre complicação temida. O prognóstico é bom nos casos sem necrose de alça intestinal e reservado quando há necrose.

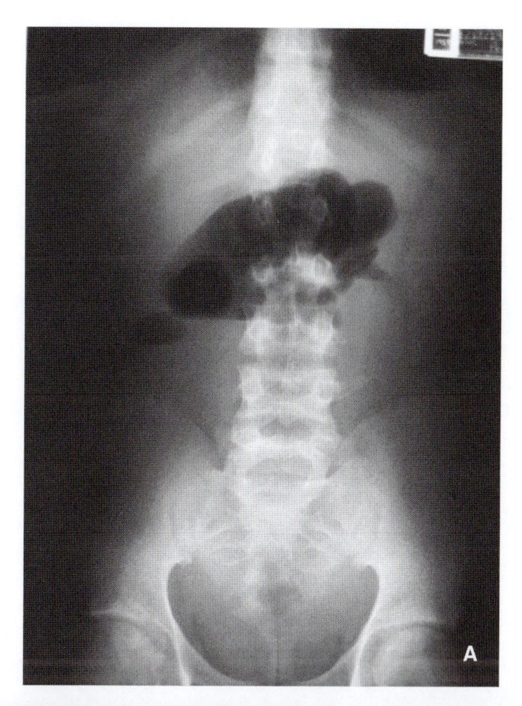

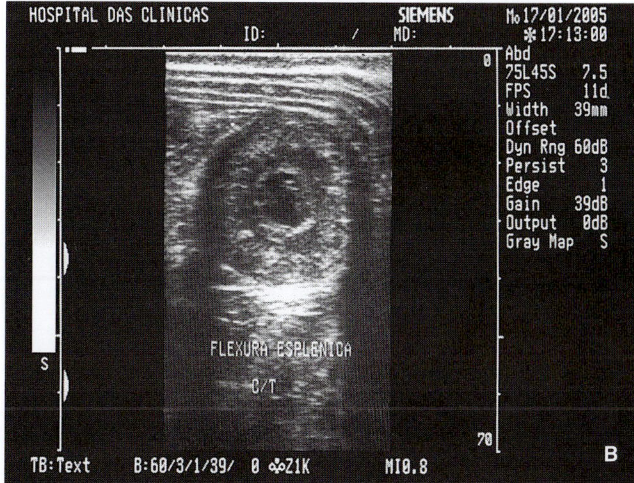

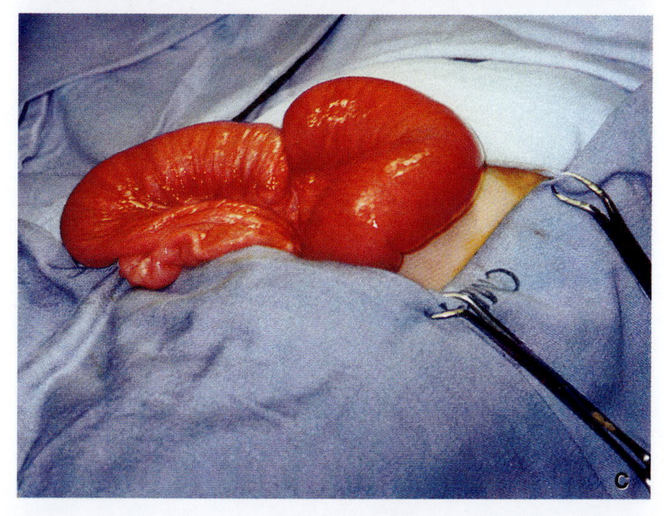

Figura 50.14 ▶ Invaginação intestinal – radiografia abdominal em ortostatismo mostra níveis hidroaéreos e obstrução intestinal (**A**); "imagem em alvo" à ultra-sonografia (**B**) e aspecto peroperatório (**C**).

Divertículo de Meckel

O divertículo de Meckel é um apêndice sacciforme, congênito, derivado do conduto onfalomesentérico, localizado na margem antimesentérica do íleo, entre 20 e 100cm da papila ileocecal. Sua forma e tamanho são variáveis, podendo medir de 2 a 8cm de comprimento, e seu calibre pode ser igual ao do íleo (Figura 50.15). Pode apresentar-se como fístula onfalointestinal ou como divertículo intestinal propriamente dito, isolado ou conectado ao umbigo por um cordão fibroso. Histologicamente, a mucosa do divertículo nem sempre corresponde à mucosa do íleo, sendo revestida, na maioria das vezes, de mucosa gástrica e, menos freqüentemente, por mucosa duodenal e cólica, podendo apresentar inclusões pancreáticas.[34] Em necropsia, sua incidência é de 2% a 3%, não sendo raro seu encontro casual durante laparotomia. É mais comum no sexo masculino.

Em geral, o divertículo de Meckel é assintomático, exceto quando é sede de complicações, que são mais comuns dos 3 meses aos 3 anos de idade – invaginação intestinal, obstrução intestinal, hemorragia, perfuração e infecção.[34] A invaginação intestinal, iniciada a partir do divertículo de Meckel, é ileoileal inicialmente, podendo estender-se até o intestino grosso. O quadro clínico é semelhante ao de qualquer invaginação intestinal, com cólicas abdominais recorrentes, palidez e vômitos durante os paroxismos da dor e enterorragia.

A obstrução intestinal provocada por aderências ou bridas intestinais originadas no divertículo de Meckel é ocasionada por acotovelamentos, compressões e vólvulo das alças intestinais. Pode ocorrer no período neonatal ou em qualquer idade, porém é mais comum no quarto ou quinto ano de vida.

A hemorragia é devida à úlcera péptica que se localiza na base do divertículo de Meckel, com mucosa gástrica ectópica. Na maioria das vezes, acontece em crianças, nos primeiros anos de vida, quando, em plena saúde, começam a eliminar fezes negras, seguidas por eliminação de sangue vivo pelo ânus. Às vezes, a hemorragia leva ao quadro de anemia aguda, com palidez, taquicardia e choque. Ao contrário da invaginação intestinal, não há dores abdominais nem vômitos. A hemorragia intestinal recidivante em crianças é sugestiva de divertículo de Meckel. O diagnóstico diferencial se faz com a invaginação intestinal, pólipo retal, fissura anal e colite ulcerativa. Estas, muitas vezes, não provocam hemorragias tão maciças. O diagnóstico diferencial com a púrpura de Henoch-Schönlein pode causar dificuldades quando faltam sinais de discrasia sanguínea.

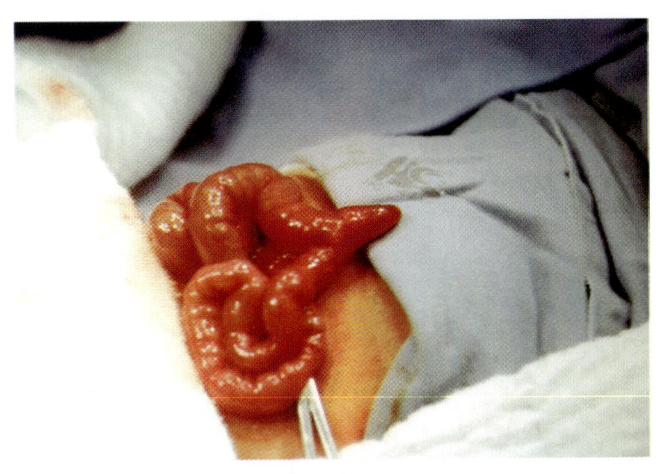

Figura 50.15 ▸ Divertículo de Meckel – aspecto peroperatório.

A perfuração é provocada, também, pela úlcera péptica localizada no divertículo de Meckel. O quadro clínico conseqüente é o de uma peritonite, localizada ou generalizada, acompanhada de pneumoperitônio, que pode ser demonstrado pela radiografia simples do abdome com a criança em ortostatismo.

A infecção é semelhante à observada no apêndice ileocecal. Clinicamente, é impossível distinguir a diverticulite de Meckel da apendicite aguda, devido à proximidade anatômica dos dois órgãos. O diagnóstico diferencial costuma ser feito durante o ato operatório. A ultra-sonografia abdominal pode trazer subsídios importantes.

O divertículo de Meckel não complicado, na verdade, não provoca nenhum sinal ou sintoma clínico característico. É difícil demonstrar sua presença pelo exame radiológico contrastado ou não do trato digestivo. Atualmente, o método mais seguro de diagnóstico é a cintilografia do divertículo de Meckel com tecnécio 99m sob a forma de pertecnetato.[34] Entretanto, uma vez que o divertículo de Meckel pode causar abdome agudo inflamatório, obstrutivo, hemorrágico ou perfurativo, deve-se pensar sempre na possibilidade de sua existência no diagnóstico diferencial das afecções abdominais agudas em pacientes pediátricos. Todas as complicações do divertículo de Meckel devem ser tratadas cirurgicamente. A finalidade principal da operação é a exérese do divertículo. O divertículo recebe irrigação de ramo específico da artéria mesentérica superior, que deve ser corretamente ligado para que sejam evitadas hemorragias pós-operatórias. Recomenda-se a ressecção do segmento ileal anexo ao divertículo, seguida de enteroanastomose, principalmente em casos de hemorragia ou perfurações, pois a mucosa ileal adjacente pode conter, também, mucosa gástrica ectópica.

A conduta perante o divertículo de Meckel encontrado acidentalmente durante laparotomia é ainda controversa.[34] Entretanto, nesses casos, aconselha-se a ressecção do divertículo: (1) quando este se encontra com o ducto vitelino presente e ligado ao umbigo, para evitar possível obstrução intestinal; (2) quando contém tecido heterotópico palpável, ou tumor; (3) durante laparotomia indicada para tratamento de dor abdominal de etiologia desconhecida.[17]

ABDOME AGUDO NO PRÉ-ESCOLAR E ESCOLAR

A apendicite aguda e a ascaridíase obstrutiva são as principais causas de abdome agudo em crianças dessa faixa etária. O diagnóstico é feito mais facilmente porque o paciente informa melhor, os dados subjetivos adquirem maior significado e é maior a colaboração com o exame físico do abdome.

Apendicite aguda

Esta é a causa mais comum de abdome agudo na criança.[8,29] Ocorre em qualquer idade, porém é mais freqüente na faixa etária dos 6 aos 12 anos. A incidência é mais baixa em crianças com menos de 5 anos, e é rara naquelas com menos de 2 anos. Excepcionalmente, acontece em recém-nascidos.

A apendicite aguda em crianças tem evolução clínica mais rápida do que em adultos. A perfuração do apêndice inflamado é freqüente e acontece mais rapidamente devido à pequena espessura da parede do órgão. A peritonite generalizada é facilitada pelo fato de o grande omento ser pouco desenvolvido. O diagnóstico precoce – antes da perfuração – é mais difícil, pois os sintomas iniciais da doença se confundem com os de outras afecções abdominais não-cirúrgicas da criança. Deve-se sempre pensar na possibilidade de apendicite aguda, quando se examina uma criança com dor abdominal, vômitos e febre.

O diagnóstico é, principalmente, clínico. Na anamnese, é importante investigar se a criança já teve crises semelhantes e se freqüentou, recentemente, praias ou zona rural, se fez uso de alimentos diferentes do usual e se dormiu bem na noite anterior. Pelas informações recebidas, pode-se avaliar melhor ou excluir a possibilidade de verminose e intoxicação alimentar.

A criança com apendicite aguda não dorme bem. É importante, no primeiro contato com o paciente, observar como ele está andando e como se posiciona em ortostatismo; a criança com apendicite aguda, em geral, assume posição de defesa, curvando-se para a frente e para a direita, devido à irritação peritoneal pelo apêndice inflamado.

A dor é o sintoma principal e que primeiro se manifesta. Em casos de apresentação típica, ela se inicia na região umbilical ou epigástrica, deslocando-se depois para a fossa ilíaca direita, onde se localiza.[29] Em muitos casos surge, inicialmente, na fossa ilíaca direita. O vômito aparece depois da dor, diferentemente da gastroenterite, quando costuma preceder a dor abdominal. A sua presença não é constante, podendo a apendicite evoluir para perfuração sem apresentar vômitos. As náuseas e a anorexia, quando presentes, têm o mesmo significado diagnóstico do vômito.

A febre é moderada – em torno de 37,7°C – e raramente ultrapassa 38°C. A dissociação da temperatura axilorretal maior que 1°C é importante para o diagnóstico. O pulso costuma estar acelerado. Existe apendicite aguda sem febre, mas é raríssimo ela existir sem taquisfigmia. A constipação intestinal é notada em muitos casos.

Ao exame físico do abdome, notam-se dor à palpação superficial ou profunda na fossa ilíaca direita e, às vezes, ligeira contratura dos músculos abdominais neste nível.[16,25,29]

O leucograma acusa leucocitose com aumento das formas jovens de neutrófilos – desvio para a esquerda e ausência de eosinófilos. Quando estes estão aumentados, deve-se pensar em verminose. O valor diagnóstico do leucograma não deve ser superestimado, pois existe grande número de afecções abdominais não-cirúrgicas capazes de provocar leucocitose. Dois ou mais leucogramas, repetidos em um período de 12 a 24 horas, são mais conclusivos.

A perfuração do apêndice provoca peritonite localizada ou generalizada, com evidentes sinais de piora do quadro clínico. A dor abdominal, localizada ou generalizada, torna-se mais intensa. Os vômitos costumam ser mais freqüentes. A temperatura passa de 38°C e a taquicardia aumenta. Ao exame objetivo do abdome, percebe-se aumento da dor provocada pela palpação e nota-se contratura ou defesa muscular na fossa ilíaca direita, no abdome inferior ou em todo o abdome, dependendo de a peritonite ser localizada ou generalizada. O sinal de Rowsing e, particularmente, o de Blumberg são positivos. Pode haver diarréia, o que pode confundir o médico menos prevenido. Na verdade, a diarréia decorre da irritação do cólon pelo processo infeccioso, provocando tenesmo e freqüentes e pequenas dejeções de fezes moles e com muco.

O estado geral do paciente se agrava, e a desidratação se acentua. A criança apresenta-se pálida, taquipnéica e com *facies* de sofrimento. O leucograma se altera, aumentando a leucocitose e o desvio para a esquerda, ou diminuindo seus valores, que caem a níveis normais ou subnormais devido à depressão medular provocada pela toxemia.

O diagnóstico da apendicite aguda, em crianças com menos de 5 anos de idade, em geral só se faz quando se instala a peritonite. Por isso, ela é sempre grave, com maiores morbidade e mortalidade.

A apendicite retrocecal evolui com sinais e sintomas mais discretos. Os sinais de irritação peritoneal são tardios. Com freqüência, os pacientes só chegam a tratamento médico quando já se desenvolveu abscesso local, que se manifesta sob a forma de tumefação dolorosa à compressão da fossa ilíaca direita. Percebem-se, também, tensão e dor à pressão da região lombar direita.

No recém-nascido, a apendicite não tem manifestações bem definidas. Podem ocorrer distensão abdominal, íleo funcional, vômitos ou estase gástrica biliosa. À palpação, percebem-se dor e plastrão na fossa ilíaca direita; a radiologia simples do abdome pode revelar sinais de obstrução intestinal. O diagnóstico diferencial é feito com a enterocolite necrosante localizada do íleo terminal ou do cólon direito.

As seguintes afecções devem ser lembradas no diagnóstico diferencial da apendicite aguda na criança:[17,29]

1. *Gastroenterite:* é a causa mais comum de abdome agudo não-cirúrgico na criança. Diferencia-se da apendicite aguda pelos vômitos, que são mais intensos, freqüentes e precedem a dor do abdome, e pela diarréia, que costuma ser copiosa e acarretar distúrbios hidroeletrolíticos.
2. *Infecção urinária:* a febre é muito elevada e desproporcional aos sinais abdominais de peritonite. A piúria, observada no sedimento urinário, confirma seu diagnóstico. A disúria, quando presente, não é sintoma definitivo para o diagnóstico, pois ela também pode aparecer em casos de apendicite ou abscessos pélvicos.
3. *Pneumonia do lobo inferior direito:* pode provocar dor abdominal, pela irritação do 10º e 11º nervos intercostais. O diagnóstico diferencial é feito pela tosse e febre alta sem sinais abdominais de peritonite. A ausculta pulmonar e a radiografia do tórax definem o diagnóstico.
4. *Adenite mesentérica:* manifesta-se em crianças menores por cólicas abdominais generalizadas e febre moderada, mas de duração efêmera. Em muitos casos, o diagnóstico definitivo com apendicite só se faz pela ultra-sonografia (linfonodos mesentéricos aumentados – 1 a 3cm de comprimento) ou durante a exploração abdominal.
5. *Diverticulite de Meckel:* o diagnóstico só é feito pela laparoscopia ou laparotomia.

Doenças infecciosas múltiplas com possíveis repercussões abdominais, como otite, sinusite, amigdalite, sarampo, escarlatina, parotidite, mononucleose, hepatite, colecistite e verminose, devem ser pensadas ao se fazer o diagnóstico diferencial de apendicite aguda na criança. Além disso, em adolescentes, principalmente do sexo feminino, várias afecções normalmente encontradas em adultos podem causar abdome agudo, incluindo doença inflamatória pélvica, gravidez ectópica, torção de ovário, cistos ovarianos e doença de Crohn.[29] O Quadro 50.4 sumaria o diagnóstico diferencial da apendicite aguda.

O diagnóstico da apendicite aguda é clínico, e não há necessidade de exames laboratoriais ou de imagem em pacientes com quadro clínico clássico de apendicite. Esses pacientes deverão ser encaminhados para tratamento cirúrgico o mais breve possível.[25]

Quadro 50.4 ▸ Diagnóstico diferencial da apendicite aguda

Diagnóstico diferencial
Apêndice: tumor de apêndice, tumor carcinóide, mucocele de apêndice
Cólon: carcinoma cecal, diverticulite, doença de Crohn, obstrução intestinal, tiflite
Hepatobiliar: colecistite, hepatite, colangite, abscesso hepático
Intestino delgado: adenite mesentérica, úlcera duodenal, gastroenterite, obstrução intestinal, intussuscepção, diverticulite de Meckel, tuberculose
Trato urinário: hidronefrose, pielonefrite, cálculos, tumor de Wilms
Útero e anexos: gravidez ectópica, torção de ovário, ruptura de cisto ovariano, salpingite, abscesso tubovariano
Outros: cetoacidose diabética, púrpura de Henoch-Schönlein, doença de Kawasaki, linfoma de Burkitt, hematoma da bainha do reto, pancreatite, parasitose, pleurite, pneumonia, abscesso do psoas, drepanocitose

Modificado de Dunn JCY.[8]

Em caso de dúvidas sobre o diagnóstico da apendicite, está indicada observação clínica do paciente por 24 horas, para exames clínicos periódicos pelo cirurgião pediátrico.[8,16] Nesse período, não se usa nenhuma medicação, principalmente antibióticos. Indicam-se exames complementares, como ultra-sonografia abdominal e tomografia computadorizada do abdome, somente quando há dúvidas no diagnóstico clínico do abdome agudo.[25]

A ultra-sonografia[8] é método que depende muito da experiência do examinador, e os critérios para o diagnóstico da apendicite incluem o apêndice distendido e edemaciado, com diâmetro > 6mm, não-compressível, e a presença de secreção na cavidade peritoneal. A tomografia tem sensibilidade de 90% e especificidade de 80% no diagnóstico da apendicite na criança. Prevalecendo a dúvida, é melhor indicar a laparoscopia como excelente método propedêutico do abdome agudo. Vale ressaltar que a laparotomia desnecessária é preferível ao erro de não se diagnosticar e tratar uma apendicite em tempo hábil.[17]

O tratamento da apendicite aguda, com ou sem peritonite, é a apendicectomia. O acesso à cavidade peritoneal pode ser feito com incisões específicas tipo *Babcock* ou *McBurney*, ou por laparotomia infra-umbilical mediana ou paramediana direita. Preferem-se as duas primeiras incisões na apendicite sem peritonite ou com peritonite localizada na fossa ilíaca direita. Usam-se as incisões longitudinais na apendicite com peritonite generalizada (Figura 50.16*A* a *C*).

Recentemente, a apendicectomia laparoscópica tem sido descrita em crianças.[9] A laparoscopia tem grande utilidade quando há dúvidas quanto ao diagnóstico da apendicite aguda, principalmente em crianças obesas ou em adolescentes do sexo feminino. Com incisões milimétricas, instrumental óptico e pinças especiais, toda a cavidade peritoneal pode ser explorada a fim de se fazer o diagnóstico correto da causa do abdome agudo e realizar o tratamento cirúrgico específico, com menor trauma cirúrgico. Essa cirurgia minimamente invasiva exige treinamento da equipe cirúrgica, bem como equipamento e materiais adequados ao tamanho dos pacientes pediátricos.

Indica-se cirurgia imediata nas apendicites sem peritonite. Nas apendicites de diagnóstico tardio com peritonite, há necessidade, às vezes, de medidas pré-operatórias para correção da desidratação do paciente, iniciando-se antibioticoterapia intravenosa (p. ex., gentamicina e metronidazol).

Há controvérsias sobre a melhor conduta em pacientes com apendicite complicada, com plastrão apen-

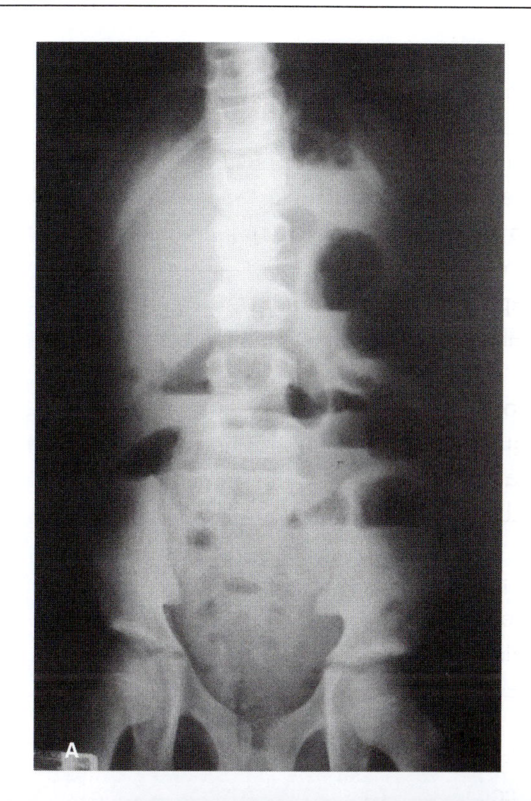

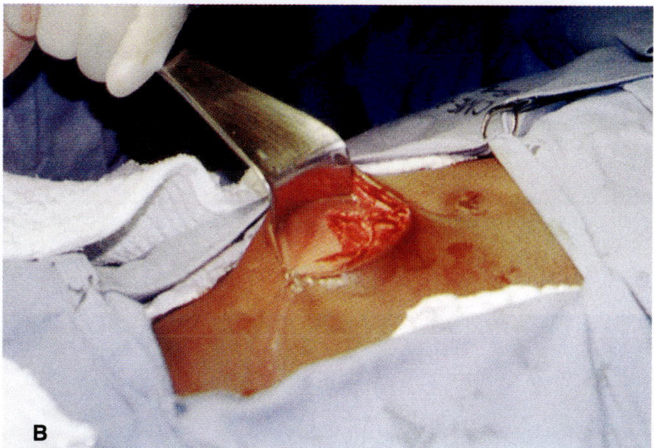

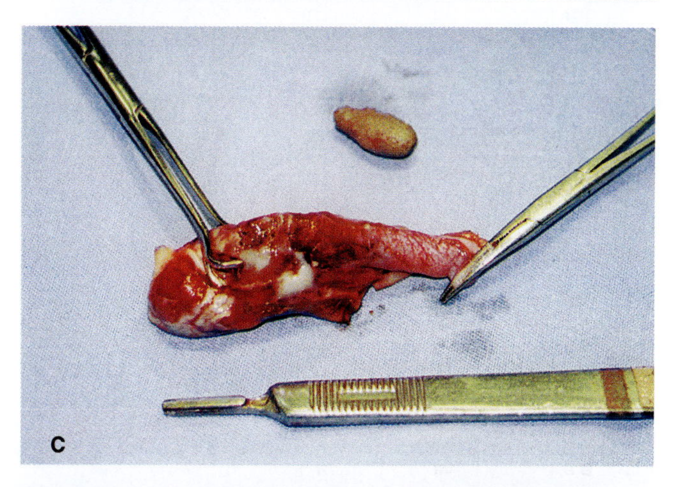

Figura 50.16 ▶ Apendicite aguda com obstrução intestinal – radiografia do abdome em ortostatismo: níveis hidroaéreos (**A**); laparotomia: peritonite generalizada e secreção purulenta (**B**); peça cirúrgica: apêndice cecal inflamado e perfurado e fecalito (**C**).

dicular ou massa abdominal na fossa ilíaca direita. A apendicectomia, nesses casos, é mais trabalhosa, por causa do edema inflamatório, com maior sangramento e risco de lesão de alças intestinais, do ceco ou do ureter no peroperatório. Por isso, alguns autores[8] preferem o tratamento em duas etapas: inicialmente, indicam antibióticos e drenagem percutânea do abscesso localizado (quando presente); posteriormente, em 8 a 12 semanas, realizam a apendicectomia eletiva, para prevenir novos episódios de apendicite.

Na apendicite com peritonite, tão importantes quanto a retirada do apêndice são a aspiração completa da secreção purulenta e a limpeza da cavidade peritoneal com solução salina a 0,9%, evitando-se os abscessos residuais. A drenagem da cavidade peritoneal com dreno de Penrose por contra-abertura é reservada para os casos de incerteza sobre o fechamento seguro do coto apendicular devido às condições inflamatórias do ceco e em casos de apendicite com abscesso.

O pós-operatório imediato consiste em hidratação venosa, analgésicos e antibióticos, principalmente para germes gram-negativos e anaeróbios. Em casos de apendicite com peritonite, uma boa opção é a associação de ampicilina, gentamicina e metronidazol durante 7 a 10 dias.

Atualmente, o prognóstico da apendicite é bom. As infecções de ferida cirúrgica podem ser tratadas com antibióticos e drenagem. A morbimortalidade é muito maior quando há perfuração do apêndice, abscesso pélvico ou peritonite generalizada. Os abscessos residuais intra-abdominais são diagnosticados pela ultra-sonografia ou pela tomografia computadorizada e tratados, sempre que possível, por drenagem percutânea, guiada pela ultra-sonografia, e antibioticoterapia venosa. As fístulas cecais são raríssimas.

Ascaridíase

As formas mais intensas de infestação por áscaris podem ocasionar obstrução intestinal parcial ou total. O bolo de áscaris localiza-se, principalmente, no jejuno terminal e no íleo. A oclusão intestinal, antes de ser completa, é precedida de episódios obstrutivos parciais, não raramente acompanhados de vômitos e eliminação oral de áscaris. Na maioria dos casos, ela se mantém como obstrução intestinal parcial. Vale ressaltar que o áscaris pode atingir a via biliar principal (Figura 50.17) e causar abdome agudo, principalmente em crianças submetidas à derivação biliodigestiva em Y de Roux.[3]

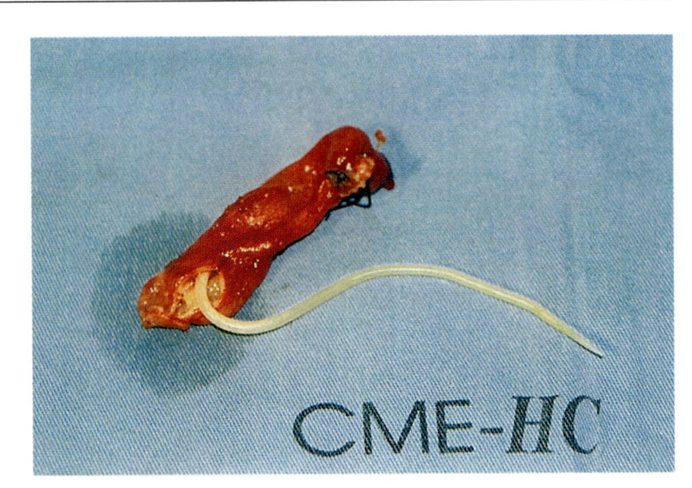

Figura 50.17 ▶ Vesícula biliar contendo *Ascaris lumbricoides* (peça cirúrgica).

O quadro clínico caracteriza-se, fundamentalmente, por grave estado toxêmico em crianças com mau estado geral e desnutrição. A distensão abdominal não é acentuada; o meteorismo é discreto. Não há dor à palpação do abdome, no qual se nota, em torno do umbigo, massa sem limites nítidos e indolores. Na história pregressa, verificam-se infestação e eliminação de áscaris.

Na fisiopatologia da obstrução por áscaris, é importante notar que a *rolha* de áscaris não é suficiente, por si só, para gerar o quadro oclusivo. O segmento intestinal onde houve a impactação dos vermes apresenta acentuada reação espástica, que dificulta a dispersão e a progressão dos áscaris e se co-responsabiliza pela dor espontânea, tipo cólica, e pela oclusão.

O estudo radiológico simples do abdome pode ser útil no diagnóstico e tem aspectos típicos quando é feito com contraste de bário ingerido por via oral; entretanto, a radiografia contrastada só deve ser usada nas formas de obstrução intestinal parcial.

Na obstrução intestinal simples por áscaris, o tratamento é conservador, devendo ser feito na seguinte ordem: (1) aspiração gástrica por cateter nasogástrico, se o paciente apresenta vômitos biliosos; (2) administração oral, ou pelo cateter nasogástrico, de óleo mineral, até a sua eliminação pelo ânus, na quantidade máxima de 60 a 90mL: 15mL de 3 em 3 horas; (3) antiespasmódico em doses fracionadas, desde o início, por via intravenosa; (4) ascaricida, quando há eliminação de óleo pelo ânus ou tiver desaparecido a obstrução intestinal. A piperazina é o ascaricida preferido.[17]

O tratamento conservador é acompanhado de terapia de suporte do estado geral: hidratação, nenhuma alimentação por via oral e manutenção de bom fluxo urinário. Em quase todos os casos, os resultados são

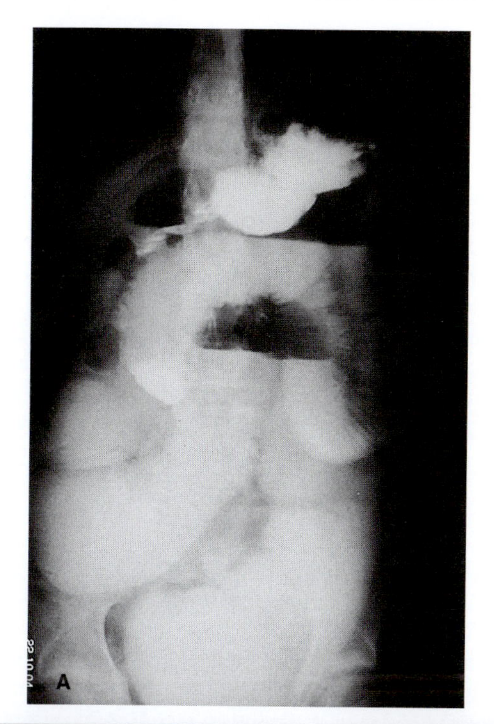

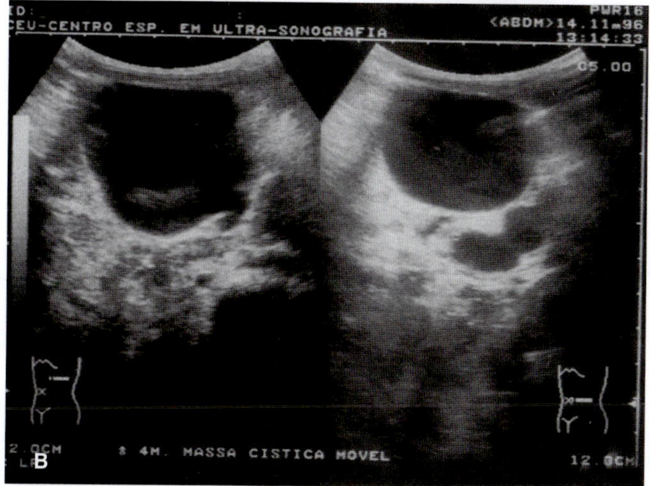

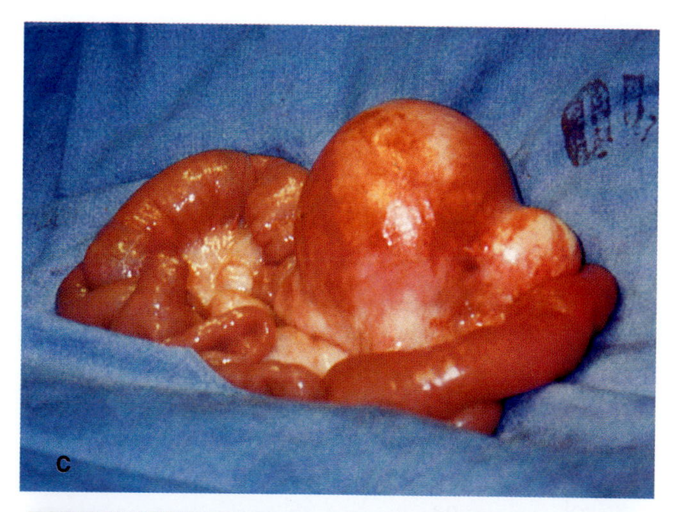

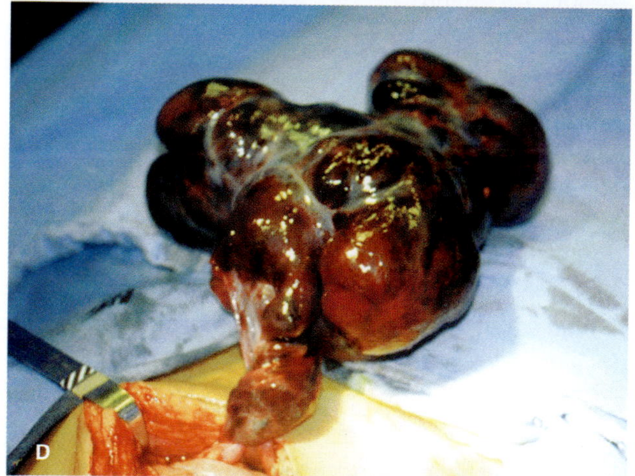

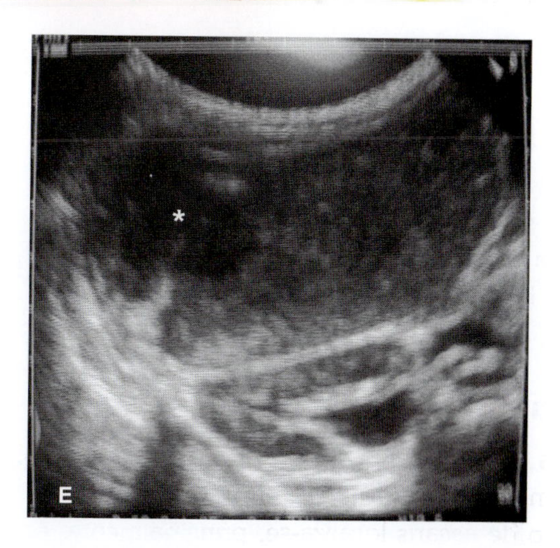

Figura 50.18 ▶ Outras causas de abdome agudo na criança. **A.** Doença de Crohn em adolescente: trânsito intestinal mostra níveis hidroaéreos e parada de progressão do contraste. **B.** Imagem de cisto mesentérico (aspecto ultra-sonográfico). **C.** Aspecto peroperatório do linfoma não-Hodgkin mesentérico e intestinal. **D.** Tumor cístico ovariano gigante com torção do pedículo vascular (aspecto intra-operatório). **E.** Imagem ultra-sonográfica de abscesso hepático(*) em criança de 7 anos de idade.

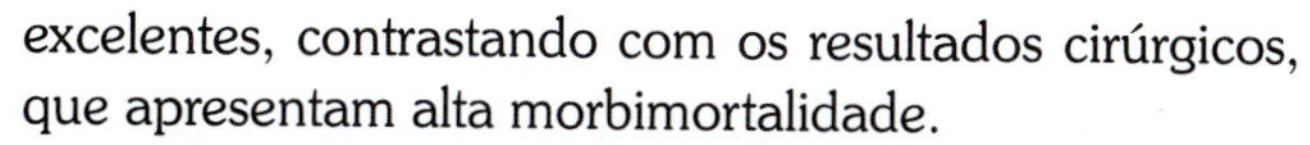

excelentes, contrastando com os resultados cirúrgicos, que apresentam alta morbimortalidade.

O tratamento cirúrgico fica reservado aos fracassos do tratamento clínico e às complicações de ascaridíase obstrutiva: perfuração intestinal, vólvulo[18] e invaginação intestinal.

A laparotomia deve ser ampla. Quando existe volvo, deve-se desfazê-lo. Em caso de perfuração intestinal, realiza-se a limpeza da cavidade abdominal e sutura-se a alça intestinal perfurada, em dois planos, com proteção da sutura por aposição de segmento intestinal sadio (manobra de Noble). Quando há necrose, é indispensável a ressecção intestinal com restabelecimento primário do trânsito intestinal por anastomose término-terminal ou derivação intestinal externa em cano de espingarda. Se não há lesão de alça intestinal, está indi-

Quadro 50.5 ▸ Principais indicações de cirurgia de urgência em pacientes com abdome agudo

Exame físico: irritação peritoneal localizada ou difusa à palpação, distensão abdominal progressiva, sangramento retal com choque e acidose

Imagens: pneumoperitônio, distensão acentuada de alças intestinais, extravasamento de contraste para a cavidade peritoneal, oclusão mesentérica à angiografia

Endoscopia: hemorragia intestinal incontrolável ou com perfuração

Paracentese: presença de pus, sangue, bile, conteúdo intestinal, líquido achocolatado ou urina

Modificado de Doherty GM e Boey JH.[7]

cada a simples expressão do bolo de áscaris (*ordenha*) do intestino delgado para o grosso intestino. Quando o bolo de áscaris está muito longe da válvula ileocecal, é preferível proceder à enterotomia longitudinal de cerca de 2cm, à retirada dos áscaris e à sutura transversal da enterotomia. O prognóstico é sempre reservado, apesar da facilidade do ato operatório.[17]

Outras afecções que causam abdome agudo em crianças maiores e adolescentes estão ilustradas na Figura 50.18*A* a *E*.

O Quadro 50.5 mostra as principais indicações de cirurgia de urgência em pacientes com abdome agudo.

▸ REFERÊNCIAS BIBLIOGRÁFICAS

1. Albanese CT, Jennings RW, Smith B *et al*. Perineal one-stage pull-through for Hirschsprung's disease. *J Pediatr Surg* 1999; *34*:377-80.
2. Andrassy R, Isaacs H, Weitzman J. Suction rectal biopsy for the diagnosis of Hirschsprung's disease. *Ann Surg* 1981; *193*:419-24.
3. Braga LHP, Tatsuo ES, Guimarães JT *et al*. Biliary ascariasis after Roux-en-Y hepaticojejunostomy. *J Pediatr Surg* 2000; *35*:1394-5.
4. Daneman A, Navarro O. Intussusception. Part 1: a review of diagnostic approaches. *Pediatr Radiol* 2003; *33*:79-85.
5. Daneman A, Navarro O. Intussusception. Part 2: an update on the evolution of management. *Pediatr Radiol* 2004; *34*:97-108.
6. De La Torre-Mondragon L, Ortega-Salgado JA. Transanal endorectal pull-through for Hirschsprung's disease. *J Pediatr Surg* 1998; *33*:1283-6.
7. Doherty GM, Boey JH. The acute abdomen. *In:* Way LW, Doherty GM (eds.) *Surgical diagnosis & treatment.* 11ed. New York: McGraw-Hill, 2003:503-16.
8. Dunn JCY. Appendicitis. In: Grosfeld JL, O'Neill JA Jr, Fonkalsrud EW, Coran AG (eds.) *Pediatric surgery.* 6ed., Philadelphia: Mosby Elsevier, 2006:1501-13.
9. El Ghoneimi A, Valla JS, Limonne B *et al*. Laparoscopic appendectomy in children: report of 1379 cases. *J Pediatr Surg* 1994; *29*:786-9.
10. Elhalaby EA, Teitelbaum DH, Coran AG, Heidelberger KP. Enterocolitis associated with Hirschsprung's disease: a clinical-radiological characterization on 168 patients. *J Pediatr Surg* 1995; *30*:76-83.
11. Fallat ME. Intussusception. In: Ashcraft KW, Holcomb GW III, Murphy JP (eds.) *Pediatric surgery*. 4ed., Philadelphia: Elsevier-Saunders, 2005:533-42.
12. Fasoli L, Turi RA, Spitz L *et al*. Necrotizing enterocolitis: extent of disease and surgical treatment. *J Pediatr Surg* 1999; *34*:1096-9.
13. Georgeson KE, Cohen RD, Hebra A *et al*. Primary laparoscopic-assisted endorectal colon pull-through for Hirschsprung's disease: a new gold standard. *Ann Surg* 1999; *229*:678-82.
14. Godbole P, Sprigg A, Dickson JA *et al*. Ultrasound compared with clinical examination in infantile hypertrophic pyloric stenosis. *Arch Dis Child* 1996; *75*:335-7.
15. Grosfeld JL, Rescorla FJ. Duodenal atresia and stenosis: reassessment of treatment and outcome based on antenatal diagnosis, pathologic variance, and long term follow-up. *World J Surg* 1993; *17*:301-9.
16. Kosloske AM, Love CL, Rohrer JE *et al*. The diagnosis of appendicitis in children: outcomes of a strategy based on pediatric surgical evaluation. *Pediatrics* 2004; *113*:29-34.
17. Lanna JCBD, Lanna S° JMD, Guimarães JT, Tatsuo ES. Abdômen agudo na infância. *In:* Savassi-Rocha PR, Andrade JI, Souza C (eds.) *Abdômen agudo – diagnóstico e tratamento*. 2ed., Rio de Janeiro: MEDSI, 1993:751-82.
18. Madiba TE, Hadley GP. Surgical management of worm volvulus. *S Afr J Surg* 1996; *34*:33-6.
19. Maksoud JG. Moléstia de Hirschsprung. *In:* Maksoud JG (ed.) *Cirurgia pediátrica*. 2ed. Rio de Janeiro: Revinter, 2003:806-25.
20. McGahren ED III. Ascites. *In:* Grosfeld JL, O'Neill JA Jr, Fonkalsrud EW, Coran AG (eds.) *Pediatric surgery*. 6ed., Philadelphia: Mosby Elsevier, 2006:1407-13.
21. Miranda ME, Tatsuo ES, Guimarães JT *et al*. Use of a plastic hemoderivative bag in the treatment of gastroschisis. *Pediatr Surg Int* 1999; *15*:442-4.
22. Misra D, Hewitt G, Potts SR *et al*. Inguinal herniotomy in young infants, with emphasis on premature neonates. *J Pediatr Surg* 1994; *29*:1496-8.
23. Moss RL, Dimmitt RA, Barnhart DC *et al*. Laparotomy versus peritoneal drainage for necrotizing enterocolitis and perforation. *N Engl J Med* 2006; *354*:2225-34.
24. Noblett HR. Treatment of uncomplicated meconium ileus by gastrografin enema: a preliminary report. *J Pediatr Surg* 1969; *4*:190-7.
25. Paulson EK, Kalady ME, Pappas TN. Clinical practice. Suspected appendicitis. *N Engl J Med* 2003; *348*:236-42.
26. Peña A. Anomalias anorretais. *In:* Maksoud JG (ed.) *Cirurgia pediátrica*. 2ed., Rio de Janeiro: Revinter, 2003:841-67.
27. Pereira RM, Tatsuo ES, Silva ACS *et al*. New method of surgical delayed closure of giant omphaloceles: Lázaro da Silva's technique. *J Pediatr Surg* 2004; *39*:1111-5.
28. Rescorla FJ, Grosfeld JL. Contemporary management of meconium ileus. *World J Surg* 1993; *17*(3): 318-25.
29. Rothrock SG, Pagane J. Acute appendicitis in children: emergency department diagnosis and management. *Ann Emerg Med* 2000; *36*:39-51.

30. Rowe MI, Clatworthy HW. Incarcerated and strangulated hernias in children: a statistical study of high-risk factors. *Arch Surg* 1970; *101*:136-9.
31. Schettini ST (ed.) *Abdome agudo em pediatria*. São Paulo: Editora Atheneu, 2007, 173p.
32. Schey WL, Donaldson JS, Sty JR. Malrotation of bowel: variable patterns with different surgical considerations. *J Pediatr Surg* 1993; *28*:96-101.
33. Tatsuo ES, Miranda ME. Onfalocele. *In:* Silva AL (ed.) *Hérnias*. 2ed., São Paulo: Roca, 2006:355-60.
34. Vane DW, West KW, Grosfeld JL. Vitelline duct anomalies: experience with 217 childhood cases. *Arch Surg* 1987; *122*:542-7.
35. Wilkins S, Peña A. The role of colostomy in the management of anorectal malformations. *Pediatr Surg Int* 1988; *3*:105-9.

51

Abdome Agudo na Gravidez e no Puerpério

Tarcizo Afonso Nunes
Antônio Eustáquio de Oliveira

INTRODUÇÃO

As doenças gastrointestinais podem surgir no período gestacional, e 0,2% a 1,0% destas pacientes são submetidas à operação não-obstétrica. A incidência de abdome agudo na grávida varia de 1:500 a 1:635 gestações. Nesse período, o diagnóstico é ainda mais difícil.[77,95,102,119] Em geral, a gravidez não está associada com aumento dessas doenças, mas com o aumento da gravidade das mesmas, devido ao atraso no diagnóstico e no tratamento. Isso ocorre devido à combinação de vários fatores, como dificuldade no diagnóstico diferencial com manifestações clínicas usuais da gravidez, alterações na apresentação clínica da doença e relutância em empregar propedêutica invasiva e indicar o tratamento cirúrgico, por receio de interferir com a evolução da gravidez.[119,158] As urgências cirúrgicas não-obstétricas são menos comuns do que as obstétricas, mas são de grande importância, uma vez que estão associadas ao aumento da morbimortalidade materno-fetal.[3,48,102,112,156] Abdome agudo infeccioso concorre com 40% dos casos. A apendicite aguda é a causa mais freqüente, seguida pela colecistite e pela obstrução intestinal. As doenças intestinais incidem em 20%, enquanto os sangramentos espontâneos ou trauma de vasos, do baço e do fígado atingem 10%. As urgências devidas ao trato genital (complicações de tumores de ovário, leiomioma uterino, descolamento prematuro da placenta e gravidez ectópica) concorrem com 30% dos casos.[22,30,88,115,162]

ASPECTOS ESPECIAIS NA GRAVIDEZ E NO PUERPÉRIO

Fisiológicos e clínicos

Durante a gravidez, ocorrem relaxamento geral da musculatura lisa (provavelmente por aumento dos níveis de progesterona e estradiol) e disritmias mioelétricas gastrointestinais. Esses distúrbios podem determinar modificações no trato gastrointestinal, incluindo refluxo gastroesofágico e duodenogástrico, redução da secreção e da motilidade gástrica, aumento da viscosidade da bile, retardo no esvaziamento da vesícula biliar e redução da motilidade intestinal. Essas modificações podem explicar a origem de sintomas e sinais nas gestantes, entre os quais se destacam: queimação, dor no epigástrio e no hipogástrio, náuseas, vômitos, plenitude gástrica e constipação intestinal. Essas manifestações clínicas, entretanto, estão presentes no quadro clínico do abdome agudo e poderão dificultar o diagnóstico diferencial, além de contribuírem para o atraso no tratamento definitivo.[102]

Os sinais clássicos do abdome agudo podem ser alterados pelo deslocamento de vísceras abdominais ocas, devido ao crescimento do útero. No final da gestação e na ausência de aderências, as posições ocupadas por essas vísceras são as seguintes:

- Estômago adquire posição horizontal e é desviado para a esquerda junto ao diafragma.
- Alças intestinais e cólon transverso se elevam.
- Cólons ascendente e descendente deslocam-se para os flancos.

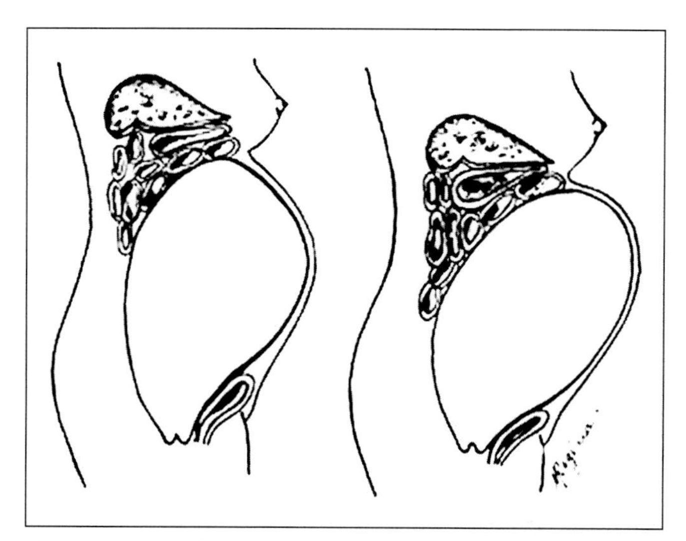

Figura 51-1 ▶ Deslocamento das vísceras intra-abdominais pelo útero grávido.

- Ceco e apêndice vermiforme aproximam-se da vesícula biliar (Figura 51.1).

O relaxamento dos músculos da parede abdominal, às vezes com franca diástase dos músculos retos, poderá tornar menos evidentes alguns sinais, como dor à descompressão, rigidez e defesa muscular, principalmente no final da gravidez e no puerpério.

A dor abdominal pode ocorrer, na maioria das gestantes, como conseqüência das alterações fisiológicas desse período. Ela constitui o principal sintoma de doenças agudas, sejam obstétricas (gravidez ectópica, torção de trompa e anexos uterinos), sejam não-obstétricas (usualmente menos freqüentes), as quais podem ser graves e exigir tratamento cirúrgico em caráter de urgência.[17,171]

O sistema cardiorrespiratório sofre alterações durante a gravidez. Surgem discreto aumento da freqüência cardíaca e respiratória e aumento expressivo do débito cardíaco desde as primeiras semanas da gravidez, podendo chegar a 50% acima dos valores pré-gestacionais no final do segundo trimestre.[4] A resistência vascular sistêmica diminui e a pressão venosa pode estar aumentada nos membros inferiores, devido à compressão da veia cava inferior pelo útero e à ação hormonal. A pressão arterial é pouco alterada, mas pode ocorrer queda da pressão diastólica.[155]

Diante das dificuldades com o diagnóstico clínico da dor abdominal na paciente grávida, os exames complementares tornam-se, na maioria das vezes, indispensáveis para a adoção de condutas em tempo hábil.

Exames complementares

Laboratoriais

Durante a gravidez, ocorre diminuição dos níveis de hemoglobina, hematócrito e da contagem de hemácias, devido à hemodiluição. Essa situação é conhecida como anemia fisiológica da gestante. A contagem de leucócitos até $12.000/mm^3$ é considerada dentro da normalidade, podendo alcançar cifras bem superiores no momento do parto e puerpério. A hemossedimentação é acelerada. Os fatores da coagulação aumentam, exceto XI e XIII, e a atividade fibrinolítica diminui, apesar do aumento do plasminogênio no plasma. Essas alterações são caracterizadas por um estado de hipercoagulabilidade sanguínea, que é importante no período pós-parto imediato, mas que poderá contribuir para o aumento de trombose venosa.[153] Devido a esse risco, recomendam-se medidas antiembólicas, como a aplicação de heparina de baixo peso molecular, meias elásticas e mobilização precoce no pós-operatório. Pode ocorrer queda das proteínas, de 1,0g%, e da concentração dos eletrólitos, em torno de 5mEq. É comum a presença de alcalose respiratória compensada, devido à hiperventilação da gestante.[54]

Radiológicos

As radiações ionizantes podem provocar alterações intracelulares por quebra de ligações interatômicas e aumento da tensão de oxigênio em decorrência das reações químicas com a água, que é abundante no ser vivo. Essa alta tensão de oxigênio na célula contribui para maiores alterações cromossômicas, que são diretamente proporcionais à dose de radiação empregada. Considera-se que não há aumento do risco de alterações sobre o feto em dose de radiação abaixo de 5 rad,[15] como a radiografia de tórax em duas incidências, em que o feto é exposto a 0,00007 rad. Sabe-se, entretanto, que a radiossensibilidade é mais alta na célula jovem e menos diferenciada do que na célula adulta e altamente diferenciada, o que torna as células embrionárias mais sensíveis às radiações. O efeito lesivo, portanto, depende principalmente da fase de evolução do concepto e menos da quantidade de radiações.

No estágio de pré-implantação da gravidez, o efeito da radiação mais provável é a morte do ovo. O período entre a 10ª e a 17ª semana de gestação é considerado crítico para efeitos teratogênicos sobre o sistema nervoso central. Nesse período, a aplicação de 1 rad causa retardamento mental grave em 50% dos fetos e várias anomalias, como microcefalia, hidrocefalia, deficiência mental, defeitos de coordenação motora, mongolismo e espinha bífida. Entre a 17ª e a 30ª semana, esses efeitos são moderados.[164,168]

Na segunda metade da gravidez, o risco das irradiações ionizantes é menor, mas ainda sim podem surgir alterações como catarata, hidrocefalia, alterações do comportamento, na coloração da íris de um olho (heterocromia) e do cabelo, aumento da susceptibilidade para infecções, retardamento mental e do crescimento e aumento do aparecimento de leucemia durante a infância. Não há, entretanto, indicação de interrupção da gestação se a dose de radiação for igual ou menor do que 5 rad.[14]

Embora os conhecimentos adquiridos tenham procurado relacionar a dose de radiação aos efeitos sobre o feto, ainda não há segurança total para o emprego de exames radiológicos, principalmente no primeiro trimestre da gestação. Essa propedêutica poderá ser empregada somente em situações de alto risco para a mãe e o feto e após esgotada a propedêutica inócua, incluindo-se a ultra-sonografia e a ressonância magnética.[38,76,94,163,172] Se o exame radiológico for imprescindível, deverão ser empregadas técnicas que forneçam o máximo de informação com o mínimo de irradiação, como realizar o menor número de chapas, usar o menor campo de radiação possível, usar tela intensificadora e filtro absorvente de baixa energia e proteger o útero e os ovários.

Tomografia computadorizada

A tomografia computadorizada possibilita o diagnóstico de alterações anatômicas pormenorizadas e tem papel muito bem definido na avaliação da dor abdominal aguda. Durante a gravidez, entretanto, essa propedêutica deve ser evitada, devido à emissão de radiação ionizante em dose elevada, considerada prejudicial ao feto.[130]

Ultra-sonografia

A ultra-sonografia é, freqüentemente, o primeiro exame de imagem empregado para o diagnóstico de afecções abdominais agudas durante a gravidez. É forma de energia de radiação não-ionizante, e não há comprovação de efeitos maléficos sobre o feto. Trata-se de exame seguro, versátil e que possibilita o estudo de vias biliares, vísceras sólidas, tubo digestivo, retroperitônio, útero e anexos, além de avaliar o feto, o que pode ser muito importante para a decisão terapêutica.[26,84] Durante o primeiro trimestre da gravidez, a sensibilidade do exame é comparável à do exame das pacientes não-grávidas, mas o crescimento do útero tende a comprometer a especificidade do exame na caracterização dos tecidos, além das dificuldades técnicas decorrentes do acúmulo exagerado de gases e fezes nos flancos. Nesses casos, a ressonância magnética tem contribuído como propedêutica adicional na dor abdominal aguda de pacientes grávidas.[50,150]

Ressonância magnética

A ressonância magnética fornece imagens topográficas de boa qualidade, principalmente relacionadas aos tecidos moles. Não emite radiação ionizante e, até o momento, não foram identificados efeitos adversos para o feto, além de não exigir o preparo intestinal. Tem sido mostrado o alto valor desse exame (incluindo-se comparações com o diagnóstico cirúrgico) no diagnóstico de alterações no apêndice vermiforme, nas alças intestinais (obstrução por invaginação ou torção, colite ulcerativa, megacólon tóxico, doença de Crohn) e nos tecidos moles (abscesso), pielonefrite, hidronefrose, degeneração e torção de mioma uterino, cisto ovariano e torção do ovário, hematoma de vísceras sólidas, sangramento na cavidade abdominal etc. Diante desses fatos, e sabendo-se que é fundamental o diagnóstico precoce da origem da dor abdominal aguda na grávida, o exame de ressonância magnética está plenamente justificável e, certamente, irá contribuir para reduzir as complicações do abdome agudo na grávida. A substância contrastante melhora a acuidade do exame, mas atravessa a placenta e oferece riscos para o feto, devendo ser empregada somente em situações especiais e, assim mesmo, após avaliados os benefícios em ralação aos riscos.[12,46,78,81,100,108,109,122]

Paracentese e lavagem peritoneal

Esses métodos propedêuticos são menos utilizados em decorrência da descoberta de meios de diagnóstico menos invasivos. Nas gestantes, deve-se ter a preocupação de evitar a perfuração uterina, sobretudo no segundo e terceiro trimestres. A lavagem peritoneal apresenta menor risco e maior fidedignidade, uma vez que o cateter é introduzido na cavidade peritoneal através de pequena incisão cirúrgica próxima à cicatriz umbilical. A principal indicação é no traumatismo abdominal fechado, pela necessidade de diagnóstico e tratamento com urgência.[49] A punção sob controle ultra-sonográfico é aconselhável.

Laparoscopia e operação laparoscópica

A laparoscopia é propedêutica invasiva, mas muito importante quando os métodos clínicos e de imagens não conseguem caracterizar a etiologia da dor abdominal aguda. No passado, a laparoscopia era contra-indicada durante a gravidez, principalmente no segundo e terceiro trimestres e no puerpério, pelo risco de perfuração do útero pela agulha de Veress, aborto e parto prematuro (devido ao aumento da pressão intraperitoneal e efeito do gás carbônico sobre o feto). A experiência adquirida, no entanto, tem mostrado que esses procedimentos apresentam baixo índice de complicações e contribuem de maneira decisiva para o diagnóstico precoce e o tratamento das afecções agudas, evitando, assim, complicações graves para a mãe e o feto.[23,137,179]

Os estudos que compararam as operações por laparotomia com as laparoscópicas não encontraram diferença no índice de complicações, como dificuldades técnicas nos diversos períodos gestacionais, alterações no peso, malformações e morte do feto. Além disso, os benefícios para a grávida são relevantes, sobretudo quanto à intensidade da dor, à deambulação precoce e à menor incidência de hérnia incisional por ocasião de parto natural.[35,131,132]

No sentido de aumentar, ainda mais, a segurança da operação laparoscópica para a mãe e feto, foram propostas algumas recomendações:[16,64,71,140,159,173]

- Protelar a operação até o segundo trimestre, quando possível.
- Empregar compressão nos membros inferiores, uma vez que o pneumoperitônio favorece a estase venosa e a gravidez promove estado de hipercoagulabilidade.
- Proteger o útero quando forem necessários exames radiográficos.
- Empregar, no primeiro trimestre, mesma técnica de introdução da agulha de Veress usada nas pacientes não-grávidas. Nas fases mais adiantadas da gravidez, são aconselháveis as técnicas alternativas, como a introdução da agulha em um dos quadrantes superiores ou o emprego da técnica semi-aberta, em que o pneumoperitônio é obtido após a introdução do primeiro trocarte. As posições dos trocartes devem ser orientadas pela etiologia do abdome agudo e o tamanho do útero.
- Evitar que a pressão intra-abdominal ultrapasse 12mmHg. A elevação dessa pressão contribui para aumentar o risco da síndrome da compressão aortocava, o que dificulta o retorno venoso e causa hipoxia fetal.
- Empregar a posição lateral em 30 graus nas gestantes no terceiro trimestre, para evitar a compressão do útero sobre a aorta e a cava.
- Considerar os efeitos do gás carbônico sobre o feto. Esse gás, na cavidade peritoneal, produz acidose leve devido à absorção sanguínea pela mãe. As alterações no pH fetal são mais acentuadas com a pressão intra-abdominal acima de 15mmHg. Elas são reversíveis se aplicada hiperventilação na mãe e não alteram a PaO_2 do feto. É importante saber da possibilidade de ocorrer discrepância entre o gás carbônico expiratório final e a pressão parcial de gás carbônico materna. Isso mostra atraso na captação da acidose pelo capnógrafo, sendo aconselhável monitorar o CO_2 por meio do sangue arterial.
- Monitorar os batimentos cardíacos do feto com ultra-sonografia e Doppler abdominal ou endovaginal nas gestantes acima de 16 semanas.
- Manter o acompanhamento de obstetra no perioperatório.

Anestesiologia

A maioria dos anestesiologistas tem experiência em anestesia para cesarianas ou analgesias para partos normais, quando o feto permanece exposto aos agentes anestésicos por curto período. O mesmo não acontece em operações prolongadas para tratamento de afecções abdominais agudas. Nessas situações, é fundamental que o anestesista tenha experiência e conhecimentos adicionais sobre anestésicos, alterações fisiológicas na mulher decorrentes da gravidez, presença do feto e efeitos do abdome agudo, como:[10,19,23,55,138,142]

- Absorção, distribuição e eliminação dos anestésicos são alteradas.
- A placenta permite a transferência livre de quase todos os fármacos. A circulação fetal, mediante diluições sucessivas, consegue evitar que essas substâncias atinjam o cérebro em altas concentrações, mas essa "proteção" depende da quantidade e do tempo de ação.
- Os anestésicos podem apresentar efeitos teratogênicos no primeiro trimestre, além de contratilidade (hipoxia fetal) ou dilatação uterina (parto prematuro, aborto) e hipotensão arterial no restante da gravidez.
- O período de apnéia da gestante durante a indução da anestesia deve ser reduzido, porque as trocas gasosas são mais rápidas em decorrência do volume-minuto aumentado e, ainda, porque o feto é mais sensível à hipoxia.
- A aspiração traqueal durante a indução da anestesia é preocupante, uma vez que as alterações no apa-

relho digestivo da gestante aumentam o tempo de esvaziamento gástrico.

- A pressão arterial deve ser mantida em níveis normais. Essa pressão, sobretudo a diastólica, tende a ser mais baixa, devido à queda da resistência vascular periférica. Se houver indicação para o uso de vasopressores, devem ser empregados os de ação central (efedrina), porque os de ação periférica provocam vasoconstrição e podem causar hipoxia fetal.
- A gestante, sobretudo no terceiro trimestre da gravidez, deve ser colocada em decúbito lateral, em ângulo de aproximadamente 30 graus com a mesa cirúrgica, para evitar a síndrome de compressão aortocava.
- A gestante apresenta tendência à desidratação, que se agrava nas afecções abdominais agudas.

O tipo de anestesia ideal para minimizar os efeitos deletérios sobre o feto é motivo de controvérsia. Sabe-se que os bloqueios regionais associados às alterações vasculares secundárias à gravidez aumentam ainda mais a vasodilatação na região anestesiada. Em estudos de sangue fetal, verificou-se que a anestesia epidural, seguida de hipotensão, causa maior hipoxia do que a anestesia geral. O uso de vasopressores é fator agravante.[39,40]

Antimicrobianos

Na maioria das vezes, é necessário o uso de agentes antimicrobianos em gestante com abdome agudo. Certamente, todos eles atravessam a placenta, atingem o feto e podem oferecer risco de complicações relacionadas à teratogenicidade e à toxicidade. Quanto ao efeito teratogênico, pode-se afirmar que as penicilinas são as mais seguras. Em relação às cefalosporinas, amoxicilina, cloranfenicol, ciprofloxacina, doxiciclina e levofloxacina, esse efeito é pouco provável. Por outro lado, faltam estudos pertinentes para clindamicina, gentamicina e vancomicina. Quanto à toxicidade dos antimicrobianos, sabe-se que os aminoglicosídeos podem comprometer o oitavo nervo craniano e causar a perda da audição do feto. Portanto, esses medicamentos poderão ser usados, por período curto, somente para tratamento de bacilos gram-negativos, quando resistentes a agentes menos tóxicos. A clindamicina pode ser hepatotóxica para o feto, e só deverá ser empregada quando não houver alternativa.[110,139] O metronidazol deve ser evitado, sobretudo no primeiro trimestre, devido aos possíveis efeitos teratogênicos e cancerígenos, quando em uso prolongado. As tetraciclinas podem causar malformações esqueléticas, hipodesenvolvimento somático e alterações dentárias de coloração e do esmalte. Devem ser consideradas, ainda, a alteração da farmacocinética dos fármacos na grávida e a necessidade de ajuste da dose, como ocorre com as penicilinas, as quinolonas e a gentamicina.[111]

O uso de antimicrobianos na gestante é mandatário em muitas situações e é motivo de preocupações para médicos e familiares. Entretanto, quando utilizados com critérios, o risco de complicações desses medicamentos é muito menor, em comparação com os efeitos da infecção, tanto para a gestante como para o feto.

Suporte nutricional

O jejum prolongado pode ser necessário no tratamento de algumas afecções abdominais agudas em gestantes, como pancreatite, peritonites e hiperêmese gravídica. Entretanto, o jejum representa agravante adicional para a mãe e o feto e a nutrição parenteral pode ser empregada, com resultados animadores. Falta ainda definir melhor a composição ideal dos aminoácidos e dos ácidos graxos essenciais que possa assegurar o desenvolvimento normal do feto. São relatadas algumas complicações em potencial, tanto para a gestante (bacteremia, trombose venosa) como para o feto (acidose, hiperglicemia neonatal).[66,83,93]

ABDOME AGUDO INFLAMATÓRIO

Apendicite aguda

Esta é a principal complicação abdominal extrauterina durante a gravidez, e sua incidência varia de 1:500 a 1:2.000 gestações, o que significa 25% das indicações cirúrgicas nesse período.[34] Quanto ao período gestacional, 24,5% dos casos ocorrem no primeiro trimestre, 51% no segundo e 24,5% durante o terceiro trimestre. Embora seja mais difícil o diagnóstico dessa afecção na grávida, é fundamental que ele seja esclarecido precocemente para possibilitar o tratamento da doença na fase inicial e, assim, reduzir as complicações maternas e fetais. Desse modo, e necessário conhecer as particularidades dessa afecção na paciente grávida.[171]

Diagnóstico

O quadro clínico é basicamente igual ao da apendicite aguda em pacientes não-grávidas, principalmente no primeiro trimestre da gravidez. Nesse estádio, a dificuldade no diagnóstico reside na sobreposição das ma-

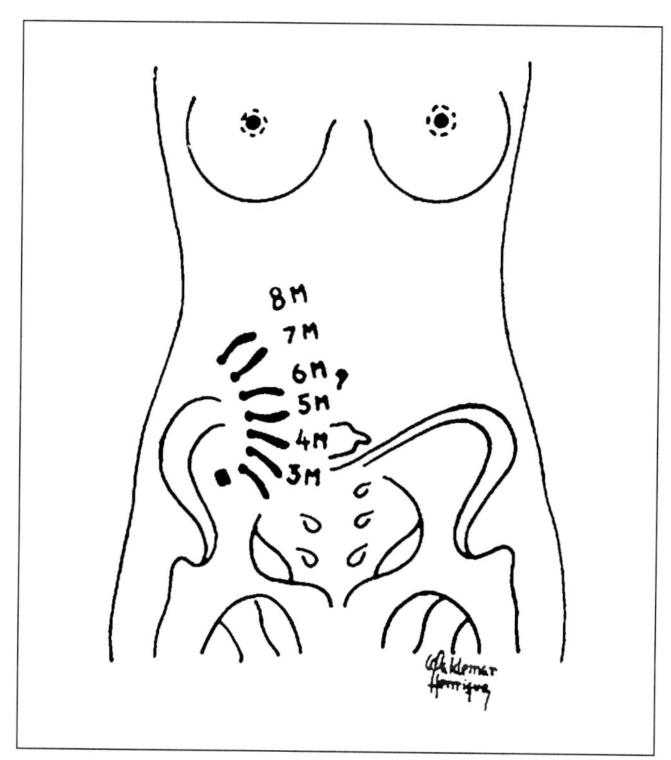

Figura 51-2 ▶ Diferentes posições assumidas pelo apêndice vermiforme durante a gestação. (Extraída e modificada de Baer *et al.*[7])

nifestações da apendicite aguda com aqueles da gestação normal, como náuseas, vômitos, dor abdominal inespecífica etc. Como conseqüência do crescimento do útero, ocorre deslocamento do apêndice vermiforme para posição superior e lateral do abdome, sendo encontrado acima da crista ilíaca ântero-superior na maioria das gestantes, depois do sétimo mês de gravidez[7] (Figura 51-2). Essa constatação foi contestada por acreditar que o ceco e o apêndice encontram-se fixos e não permitem o deslocamento,[69] mas, em estudo por ressonância magnética, verificou-se que essa crença estava correta.[117]

A dor é o sintoma mais freqüente, e sua principal localização é no quadrante inferior direito, tanto no primeiro trimestre (90% dos casos) como no puerpério. Já no segundo trimestre, essa localização ocorre em 75% dos casos e, no terceiro trimestre, em apenas 37%.[34] Nesse período, a dor é mais freqüente no quadrante superior direito ou é difusa, podendo ainda localizar-se em outras áreas do abdome. Quando o apêndice encontra-se em posição retrocecal, a dor localiza-se na região lombar, sendo necessário o diagnóstico diferencial com infecção do trato urinário. Náuseas e vômitos são muito freqüentes (70%), independentemente da evolução da gravidez, mas não são específicos, uma vez que são muito comuns na grávida, sobretudo no primeiro trimestre. A anorexia ocorre em 50% a 70% dos casos, com tendência a diminuir à medida que a gravidez progride, e diarréia é observada em 10%dos casos.[34]

Dor à palpação é o sinal mais confiável, pois está presente em mais de 90% dos casos e varia de localização com a evolução da gravidez. Os sinais de irritação peritoneal, assim como os de irritação do psoas, são pouco freqüentes, sobretudo no final da gestação e no puerpério, devido ao relaxamento dos músculos da parede abdominal. Sensibilidade aumentada ao toque retal e prova do psoas-ilíaco positiva são de grande valor no diagnóstico.[133]

Os exames complementares são importantes para o diagnóstico de apendicite aguda na grávida, desde que avaliados em conjunto com os dados clínicos. O hemograma perde consideravelmente o seu valor como dado isolado, devido à leucocitose fisiológica observada na gravidez, que pode atingir 20.000 leucócitos/mm^3 durante o parto. A elevação acentuada de polimorfonucleares, no entanto, sugere infecção aguda. O exame de urina é importante para o diagnóstico diferencial com infecções do trato urinário, mas é comum a presença de piúria em decorrência da apendicite aguda.[5]

Em geral, o exame ultra-sonográfico é o primeiro exame de imagem a ser solicitado na suspeita de apendicite aguda, com o objetivo de aumentar a acurácia do diagnóstico, pois é mais específico e sensível do que o exame clínico.[60] Depende, entretanto, da experiência do observador, do período gestacional e da integridade do apêndice. Nos dois primeiros trimestres, a acurácia é maior do que no terceiro, porque o crescimento do útero desloca as alças intestinais para os flancos, aumenta a retenção de gases e fezes e torna difícil a identificação do apêndice. Quanto à integridade do apêndice, verificou-se que a sensibilidade é de 80,5% na ausência de perfuração, de 28% na presença desta complicação e de 89,0% quando a apendicite está associada a tumor do apêndice.[127]

A ressonância magnética apresenta índices de sensibilidade de 100%, especificidade de 93,6% e acurácia de 94%, uma vez que é capaz de definir o diâmetro do apêndice vermiforme e concluir o diagnóstico.[122] O apêndice é considerado normal quando seu diâmetro mede até 6mm e anormal quando maior do que 7mm. Entre 6 e 7mm, o exame é considerado inconclusivo, mas a presença de processo inflamatório periapendicular sugere apendicite aguda. Este exame, no entanto, deve ser empregado quando o exame ultra-sonográfico é inconclusivo ou não identifica o apêndice. Estudo comparativo mostrou que a ressonância magnética é superior à ultra-sonografia no diagnóstico da apendicite aguda.[27,72]

A laparoscopia é método propedêutico capaz de definir o diagnóstico do abdome agudo, mas é invasiva, exige anestesia geral e deve ser reservada como última opção. O aprimoramento do método para ser aplicado, também, como terapêutico tornou-se arma excelente para os casos de dúvidas quanto ao diagnóstico.[58]

O diagnóstico diferencial inicial analisa se a afecção está ou não ligada ao útero. Para tentar esclarecer essa dúvida, o examinador deve manter sua mão no local de maior sensibilidade com a paciente em decúbito lateral oposto ao local da dor, para que o útero altere sua posição. Se diminuir a intensidade da dor, provavelmente é de origem uterina; caso contrário, é extrauterina. Durante o trabalho de parto, pode ser difícil o diagnóstico diferencial. Entretanto, a dor da apendicite aguda é persistente, enquanto a do trabalho de parto é intermitente. A mudança de posição do apêndice nas diferentes etapas da evolução da gravidez altera, também, a probabilidade das diversas afecções no diagnóstico diferencial com apendicite aguda, ou seja:

- No primeiro trimestre, gravidez ectópica, anexite, aborto, complicações de tumores de ovários e cálculos ureterais ou de rim.
- No segundo trimestre, acrescentam-se, pielonefrite, doenças das vias biliares, obstrução intestinal, úlcera péptica e isquemia mesentérica.
- No terceiro trimestre, acrescentam-se parto prematuro, placenta prévia, ruptura de seio marginal, descolamento prematuro de placenta e eclâmpsia.
- No puerpério, parametrite, subinvolução uterina, cistite e pielonefrite.

A presença de sintomas e sinais que sugerem infecção do trato urinário varia de 10% no primeiro trimestre até 50% no terceiro trimestre. Pielonefrite aguda ocorre em 1% a 2% das gestações e se inicia com calafrios e febre alta, enquanto na apendicite aguda a temperatura, geralmente, não passa de 38,5°C. A apendicite aguda pode ser causa de bacteriúria assintomática, e a presença de piúria sem bacteriúria fortalece o diagnóstico clínico de apendicite aguda. As duas afecções, no entanto, podem ocorrer simultaneamente.[126] A infecção do trato urinário é a afecção que mais causa dificuldade no diagnóstico diferencial com a apendicite aguda, sobretudo nos estádios mais avançados da gravidez. Isto se deve:[101]

- À maior freqüência de pielonefrite à direita.
- À sobreposição do local da dor em ambas as afecções, principalmente se o apêndice é retrocecal.
- À disúria e à polaciúria, que ocorrem em 20% das pacientes com apendicite aguda.
- À presença de leucócitos na urina, principalmente quando ocorre supuração de apendicite de localização retrocecal, envolvendo pelve renal ou ureter.

Hidronefrose e dilatação fisiológica dos ureteres ocorrem em 70% a 90% das gestantes, sendo devidas à compressão do útero ou diminuição do tono muscular do trato urinário por alterações hormonais. Na maioria das vezes não causam sintomas, mas na sua presença, o diagnóstico diferencial com apendicite aguda é mais difícil. O diagnóstico é obtido pelos exames laboratoriais e ultra-sonográficos. O emprego de medidas como mudanças de posição da paciente para descomprimir os ureteres, analgesias e antimicrobianos na presença de infecção, são eficazes em 94% dos casos. Nos outros 6%, essas medidas são insuficientes, sendo necessário cateterismo intra-ureteral para facilitar a drenagem de urina[126] e, eventualmente, para tratamento de nefrolitíase.[176]

Tratamento

O tratamento da apendicite aguda é, na maioria dos casos, cirúrgico e deve ser realizado assim que for concluído o diagnóstico, ou mesmo nos casos de dúvidas. A indicação cirúrgica deve ser precoce, mesmo na possibilidade de laparotomia/laparoscopia "branca", porque esta operação causa menos complicações do que o diagnóstico tardio. Na ausência de apendicite aguda, deve-se evitar a apendicectomia profilática.

A operação laparoscópica tem sido cada vez mais empregada, sobretudo nos casos duvidosos quanto ao diagnóstico da causa do abdome agudo e nos casos de peritonites generalizadas.[58] As vantagens apontadas são idênticas às de pacientes não-grávidas, ou seja: possibilidade de exploração de toda a cavidade abdominal à procura de coleções, sem a limitação da incisão específica; maior facilidade de encontrar o apêndice, que pode ter sido deslocado devido ao crescimento do útero; menor incidência de dor e íleo funcional; retorno mais rápido às atividades habituais no pós-operatório. Além disso, ela permite menor manipulação do útero. Essa via de acesso não aumenta a incidência de complicações e melhora o prognóstico para a mãe e o feto.[35,106,143,144,167] A operação laparoscópica deve ser a primeira opção; entretanto, a decisão deve ser do cirurgião, com base em sua experiência com esse procedimento.

Se a opção for por laparotomia, a decisão por incisão específica ou laparotomia ampla dependerá do período de evolução da gravidez, da certeza do diagnóstico e da gravidade da doença. Se prevalecer a dúvida sobre o diagnóstico, a laparotomia deverá ser ampla, no sentido de possibilitar o tratamento de outras afecções, uma vez que o diagnóstico falso poderá ocorrer em até 50% dos casos.[34] Quando o útero já atingiu grande volume, o decúbito lateral de 30 graus para a esquerda colabora na exposição do apêndice vermiforme, evita a compressão aortocava e reduz a manipulação do útero, que é fator agravante para a ocorrência de parto prematuro no pós-operatório.

Em pacientes em início de trabalho de parto, deve-se realizar apendicectomia e deixar que ocorra o parto vaginal. Quando em trabalho de parto adiantado, este deve ser acelerado, realizando-se, em seguida, a apendicectomia. Cesariana e apendicectomia simultânea devem ser evitadas devido ao risco de formação de hematomas e septicemia. Quando já existe peritonite generalizada, devem-se realizar coleta do material para exames laboratoriais, apendicectomia e irrigação da cavidade abdominal. Nessa circunstância, está indicada a cesariana, se houver viabilidade do feto, porque os efeitos das toxinas bacterianas podem levá-lo ao óbito em 20% a 36% dos casos.[5]

Prognóstico

Apesar de os índices de complicações se mostrarem ainda elevados, há tendência de melhora devido às possibilidades de diagnóstico e procedimento cirúrgico precoces. A apendicite aguda aumenta as taxas de aborto espontâneo, de parto prematuro, da mortalidade e de nascimento de crianças de baixo peso. Não foi constatado aumento de malformações ocasionadas pela apendicectomia.

As causas que agravam o prognóstico são:[99,171,177]

- *Atraso no diagnóstico* (principal causa): ocorre devido ao quadro clínico, às vezes incaracterístico, e ao receio do médico em indicar operação às gestantes. No primeiro trimestre, o diagnóstico é mais fácil e, geralmente, não há atraso no tratamento. A partir do segundo trimestre, esse atraso é comum.
- *Perfuração do apêndice vermiforme:* ocorre mais precocemente e com freqüência de duas a três vezes maior (14,9%), sendo 8,7%, 12,5% e 26,1% durante os três trimestres, respectivamente. Provavelmente, a acentuada irrigação sanguínea e linfática da pelve, além da resposta inflamatória, torna o apêndice de consistência amolecida mais facilmente perfurável. A mortalidade fetal sem a perfuração do apêndice é de 2%, mas, se houver esta complicação, a mortalidade pode chegar a 30%.
- *Generalização da infecção na cavidade abdominal:* ocorre porque o apêndice pode localizar-se em posição superior no abdome e posteriormente ao útero, o que dificulta a ação do omento e de outros mecanismos de defesa da cavidade abdominal.

Colecistite aguda

A colecistolitíase é diagnosticada em 3,5% a 10% das mulheres grávidas, mas em apenas 0,05% a 0,3% dos casos provoca sintomas durante a gravidez. A colecistite aguda é a segunda causa não-obstétrica mais freqüente de dor abdominal aguda durante a gravidez. Apesar de não existir comprovação, acredita-se que a gravidez, assim como perda de peso rápida, nutrição parenteral total, transplante de órgãos etc., predispõe ao aparecimento de cálculos nas vias biliares. Isto se baseia nos seguintes fatos:[36,86,121]

- Maior incidência de cálculos biliares em mulheres e em faixa etária mais baixa, muitas vezes, as primeiras manifestações surgem durante a gravidez.
- Alterações do colesterol e dos sais biliares no período gestatório, mediante ação estrogênica.
- Dilatação vesicular e estase biliar, verificadas durante operação de cesariana, devidas à ação da progesterona, que promove o relaxamento dos músculos lisos e diminuição da contratilidade da vesícula.
- Crescimento do útero aumenta a pressão extrínseca e interfere com a drenagem da vesícula.

Diagnóstico

Os sintomas e sinais da colecistite aguda, como dor, náuseas, vômitos e febre, são pouco alterados pela gravidez e são mais comuns nos dois primeiros trimestres. A suspeita desse diagnóstico recai, sobretudo, quando há queixas ou diagnóstico prévios de colecistolitíase. Quando o quadro clínico é muito acentuado, deve-se pensar em associação com pancreatite. No puerpério, é comum quadro clínico mais grave. Dor à palpação no quadrante superior direito e no epigástrio, com resistência muscular, ocorre em pouco mais de 60% dos casos, e a vesícula poderá ser palpável em 30% das pacientes com colecistite aguda. No último trimestre e no puerpério, o útero e o relaxamento dos músculos da parede abdominal prejudicam o diagnóstico clínico.[107]

A propedêutica laboratorial nada mostra de especial em relação às pacientes não-grávidas. Os exames radiológicos devem ser evitados. A ultra-sonografia fornece resultado fidedigno e rápido, com pouca manipulação da gestante. A apendicite aguda é a afecção que mais causa dificuldades no diagnóstico diferencial devido à localização do apêndice no último trimestre da gravidez. Deve-se pensar, também, em pielonefrite, úlcera perfurada e pancreatite, além de outras afecções menos importantes.

Tratamento

A abordagem da colecistite aguda durante a gravidez ainda é motivo de controvérsia. No primeiro trimestre, o tratamento clínico deve ser a primeira opção, uma vez que o uso de antimicrobianos é eficaz, na maioria dos casos. O tratamento cirúrgico deve ser protelado para o segundo ou terceiro trimestre e, preferencialmente, para após o parto. Intervir no primeiro trimestre aumenta o risco dos efeitos teratogênicos dos anestésicos e de aborto. No terceiro trimestre, existe o risco de lesão do útero, mas a morte fetal é rara. A incidência de recorrência da doença é elevada, principalmente quando a primeira crise aguda ocorre no primeiro trimestre da gravidez.[61] Esse fato tem motivado a indicação cirúrgica como primeira opção por ocasião da primeira crise aguda,[36] nas primeiras 72 horas após o início dos sintomas, com resultados mais favoráveis quanto à menor incidência de complicações e à menor necessidade de conversão do procedimento laparoscópico para laparotomia.[107,170]

Há consenso de que o tratamento cirúrgico deve ser realizado nas condições seguintes: falha no tratamento clínico, com persistência da dor e da febre; vesícula biliar distendida e palpável; sinais de colecistite grave; sinais de irritação peritoneal (peritonite); persistência de icterícia obstrutiva e pancreatite biliar. Nessas circunstâncias, a operação deve ser realizada sem demora, diminuindo, assim, o índice de complicação para a mãe e o feto. No primeiro e segundo trimestres da gestação, a tática cirúrgica deve ser a empregada de rotina. No terceiro trimestre, o decúbito ântero-lateral esquerdo desloca o útero para baixo e para a esquerda. Esse procedimento melhora o campo cirúrgico e evita manipulações excessivas do útero e das vísceras abdominais, que são responsáveis pelo aumento dos índices de aborto e parto prematuro.

A colangiografia peroperatória deverá ser empregada somente quando for imprescindível e, assim mesmo, com o mínimo de radiografias e com proteção do útero, para diminuir a irradiação sobre o feto. As indicações para colangiografia peroperatória se baseiam em critérios clínicos (icterícia, colúria, acolia fecal e pancreatite), laboratoriais (elevação dos níveis sanguíneos de fosfatase alcalina, bilirrubinas, amilase e lipase) e ultra-sonográficos (presença de coledocolitíase ou dilatação do colédoco).[63] O risco da radiação para o feto é menor no segundo e terceiro trimestres, mas trata-se de tema ainda controvertido. Alternativa a ser considerada é o uso da ultra-sonografia peroperatória para diagnóstico e tratamento da coledocolitíase ou da colangiorressonância pré-operatória.[84,141]

As vantagens da colecistectomia laparoscópica sobre a colecistectomia por meio de laparotomia são ainda maiores em se tratando de pacientes grávidas. Nessas pacientes, a pouca manipulação do útero, o tempo de hospitalização, a pouca necessidade de analgésicos, a recuperação mais rápida e a diminuição do risco de hérnia incisional por ocasião do parto são vantagens adicionais. Esse procedimento tem sido utilizado em todas as fases da gestação com índices de complicações para mãe e feto inferiores àqueles da operação por laparotomia.[28,61,97]

Prognóstico

Nos casos devidamente tratados, o prognóstico para a mãe e o feto é bom. As complicações decorrentes da operação estão associadas, principalmente, com a gravidade do quadro clínico da paciente. Nas colecistectomias sem complicações, a incidência de aborto é de 5%, podendo chegar a 60% na presença de pancreatite.[64] No puerpério, o tratamento clínico da colecistite aguda tem pior resultado do que durante a gravidez, e é melhor indicar a operação como primeira opção.

Pancreatite aguda

A incidência de pancreatite aguda na gravidez varia de 1:1.066 a 1:11.500 gestações, e em 72% dos casos ocorre na multigesta. Está associada a afecções das vias biliares, como cálculos (68%),[129] lama biliar, ou devido a lentidão no esvaziamento da vesícula,[121] alcoolismo,[13] hiperlipidemia[114] e, raramente, pré-eclâmpsia e eclâmpsia.[6]

Considerando-se o período gestacional, a incidência é a seguinte: 13,2% no primeiro trimestre, 7,9% no segundo, 50% no terceiro e 36,9% no puerpério.[129] Não existem evidências de que a gravidez contribua diretamente para o aparecimento de pancreatite aguda. Alguns fatores etiológicos indiretos podem ser enumerados:[85,114]

- Aumento nos valores séricos de gordura neutra, fosfolipídios e colesterol. A hiperlipemia inicia no terceiro mês e atinge o pico na 33ª semana de gravidez.

- Estase no duodeno e nas vias biliares por ação hormonal (progesterona) e/ou aumento da pressão na cavidade abdominal.
- Uso de clorotiazida, principalmente no final da gravidez. Observou-se aumento da amilasemia e, até mesmo, de pancreatite com quadro clínico clássico nos pacientes em uso dessa droga, o que também foi comprovado experimentalmente.
- Maior incidência de colecistolitíase em pacientes com pancreatite aguda durante o período gestacional. A primigesta com cálculos biliares parece ser mais susceptível à pancreatite do que a multigesta.

Diagnóstico

O quadro clínico não é alterado pela gravidez. Ressalte-se a dificuldade diagnóstica em decorrência das alterações fisiológicas da gestante, principalmente na forma leve de pancreatite aguda. O diagnóstico inicial é obtido pelo exame clínico e exames laboratoriais.

Os exames complementares mais usados são amilase, lipase e cálcio séricos. O cálcio é ligeiramente mais baixo durante a gestação mas, quando está abaixo de 7mg%, sugere prognóstico sombrio. A amilase e lipase séricas são mais baixas durante a gravidez, principalmente no primeiro trimestre.[79] A ultra-sonografia e a ressonância magnética são importantes para avaliação do estado morfológico do pâncreas, possibilitam diagnosticar complicações, como cisto, abscesso e afecções nas vias biliares, e contribuem para o diagnóstico diferencial com outras afecções abdominais agudas.

O diagnóstico diferencial nos casos de pancreatite de grau leve deve incluir úlcera péptica, gastroenterite, obstrução intestinal parcial e colecistolitíase. Na pancreatite grave, colecistite aguda, volvo, úlcera péptica perfurada, obstrução intestinal, isquemia mesentérica, aneurisma da aorta abdominal e infarto do miocárdio constituem os principais diagnósticos diferenciais. Nessas afecções, os níveis de amilase e lipase podem elevar-se, mas por período mais curto. Os exames seriados contribuem para o diagnóstico diferencial.

Tratamento

O tratamento é igual ao de pacientes não-grávidas. Em geral, as medidas clínicas, como repouso do trato gastrointestinal, hidratação parenteral, analgésico e, se necessários, nutrição parenteral e antimicrobiano, são suficientes na maioria dos casos.[47] A hipotensão arterial é freqüente, mas não devem ser empregados vasopressores de ação periférica, no sentido de prevenir a hipoxia fetal. A papilotomia endoscópica, preferencialmente sem colangiografia, está indicada para tratamento da litíase da via biliar principal com icterícia obstrutiva e pancreatite persistente.[154]

O tratamento cirúrgico deverá ser protelado para após o parto, principalmente quando a etiologia for litíase biliar, que é a principal causa de pancreatite. Se a evolução for desfavorável, como na presença de necrose infectada, cujas repercussões locais e sistêmicas são graves, colocando em risco a gestante e o feto, a laparotomia poderá ser indicada.[136]

Prognóstico

A mortalidade da mãe e do feto tende a reduzir-se à medida que o diagnóstico precoce possibilita os tratamentos clínicos, endoscópicos e cirúrgicos em tempo hábil, o que torna as complicações menos prováveis.[25] Por outro lado, na presença de pancreatite grave, persiste alta a incidência de parto prematuro e aborto, além de mortalidade materna acima de 15% e fetal maior que 60%.[29,129]

Colite ulcerativa

A maior incidência dessa afecção encontra-se entre os 20 e os 40 anos de idade, portanto, no período de fertilidade da mulher. É complicação rara durante a gravidez.[135]

Diagnóstico

O quadro clínico é, basicamente, igual ao de pacientes não-grávidas. É comum a presença de dor abdominal, vômitos, hemorragia e diarréia acentuada. Em determinadas circunstâncias, essa doença parece ser agravada pela gravidez, mas, em outras, ocorre remissão dos sintomas.[31] A exacerbação é mais freqüente no primeiro trimestre e no puerpério, sendo relativamente rara entre o quarto mês gestacional e o parto. A alternância na evolução provavelmente é devida às alterações nos níveis de estrogênio, progesterona e corticóide, que costumam elevar-se a partir do segundo trimestre e manter-se elevados durante a gestação, até ocorrer queda brusca após o parto. No primeiro trimestre, são apontadas, também, influências psíquicas de gravidez não desejada.[44,51]

Os exames laboratoriais e proctológicos são importantes para caracterizar o diagnóstico, mas devem ser avaliados os benefícios e as possíveis complicações para mãe e feto. A ultra-sonografia e/ou a ressonância magnética são importantes e devem substituir o exame radiográfico.[80]

Tratamento

O tratamento clínico é igual ao de pacientes não-grávidas: repouso, dieta hipercalórica, hiperprotéica e com pouco resíduo, suplementação de vitaminas, cálcio e ferro e, se necessária, psicoterapia de apoio. A sulfassalazina, em doses convencionais, parece não ser teratogênica, mas ultrapassa a barreira placentária e pode causar *kernicterus*, devendo ser evitada no primeiro trimestre da gestação.[20] Não houve indícios de teratogênese pelo uso da mesalazina.[74] O uso de corticosteróide durante a gravidez é controvertido. Foi comprovado, experimentalmente e em clínica, que ele aumenta a possibilidade de malformações congênitas, abortos, hipodesenvolvimento fetal e hipoxia aguda durante o parto, em conseqüência de alterações da função placentária. Por outro lado, não foram encontradas manifestações clínicas que comprovem deficiência da glândula supra-renal do feto. Sempre que possível, a corticoterapia deve ser iniciada após o parto.[103] O tratamento com imunomoduladores, azatioprina e marcaptopurina pode ser útil em casos refratários ao tratamento com corticóide.[113]

O tratamento cirúrgico é raramente necessário, sendo indicado em caso de complicações como perfuração, obstrução, hemorragia, câncer, megacólon tóxico e doença fulminante. A doença fulminante afeta 15% das pessoas com colite ulcerativa. Tem maior predileção pelos jovens, idosos, durante o primeiro trimestre da gravidez e no puerpério. O megacólon tóxico é raro e pode ser devido ao uso de medicamentos que diminuem o peristaltismo intestinal. Nas duas situações, há indicação de colectomia subtotal ou total com ileostomia, sem tentativa de tratamento clínico. A ileostomia não é incompatível com a gravidez, que em geral evolui de maneira satisfatória, apesar da possibilidade de complicações nutricionais, obstrução intestinal, prolapso da ileostomia e fibrose perineal decorrente da proctocolectomia. O parto deve ser, preferencialmente, por via vaginal, embora possa ser prejudicado por fibrose perineal e demora na cicatrização da episiotomia. Não existe indicação médica definida de aborto terapêutico, porque a natureza da doença é imprevisível. Admite-se esta possibilidade em situações muito especiais de colite ulcerativa fulminante no primeiro trimestre, em pacientes com gravidez indesejada.[31]

Prognóstico

Nas mulheres cuja gravidez tem início quando a colite ulcerativa está controlada, ocorre recorrência dos sinais e sintomas em cerca de 50% dos casos. Quando a gravidez se inicia na fase ativa da doença, o agravamento das manifestações ocorre em aproximadamente 75% dos casos. Se a primeira manifestação da doença surge durante a gravidez, o prognóstico é ainda mais grave.[31] Entretanto, quando foi comparada a taxa de exacerbação da colite ulcerativa em pacientes grávidas e não-grávidas, verificou-se que a gestação tem pouco efeito deletério sobre a evolução da doença, ocorrendo, inclusive, melhora durante a gravidez. Nos casos agudos, o prognóstico é melhor quando tratados cirurgicamente.[44,51]

O índice de aborto em mulheres que engravidam depois do diagnóstico de colite ulcerativa é de 16%, enquanto varia entre 10% e 20% na população geral. Quando a doença exacerba durante a gravidez, este índice pode chegar a 20%. O efeito sobre o feto é discreto, sendo elevado o número de crianças a termo e normais.[20] A colite ulcerativa inativa não contra-indica gravidez, mas, quando ativa, recomenda-se evitar a gravidez. Não foi constatada alteração da fertilidade.[11]

Doença de Crohn

Trata-se de afecção pouco freqüente, que acomete adultos jovens e, portanto, em idade fértil. É incomum a associação com a gravidez e mais ainda a doença surgir nesse período. A mulher portadora de doença de Crohn é geralmente fértil, porém, dependendo do tempo de evolução e da gravidade da doença, a fertilidade pode ser afetada, devido à obstrução da trompa de Falópio e à desnutrição. Nas mulheres submetidas a tratamento cirúrgico prévio da afecção, a possibilidade de engravidar é quase igual à da população geral.[1]

A associação de doença de Crohn e gravidez pode ser agrupada em quatro categorias:[32] ileíte inativa no início da gravidez, ileíte ativa no início da gravidez, ileíte iniciando durante a gravidez e ileíte iniciando durante o puerpério.

Diagnóstico

O quadro clínico pode manifestar-se por meio de dor abdominal discreta até graves distúrbios gastrointestinais, anemia intensa, emagrecimento e complicações mais graves, que incluem obstrução intestinal, fístulas, perfurações com formação de abscessos ou peritonite generalizada. Esse quadro variável e as alterações abdominais decorrentes da gravidez tornam o diagnóstico clínico muito difícil. Os exames complementares são os mesmos usados em pacientes não-grávidas. O estudo radiológico contrastado do intestino só deverá ser empregado quando for imprescindível e, se possível, após o primeiro trimestre da gravidez. A ultra-sonografia e a ressonância magnética são métodos de diagnóstico importantes, mas com baixa sensibilidade. A ressonância magnética com meio de contraste melhora a sensibilidade diagnóstica, mas deverá ser empregada somente quando for imprescindível. O diagnóstico diferencial mais importante é com a apendicite aguda e a colite ulcerativa.[151]

Tratamento

O tratamento clínico é o de escolha, sendo basicamente igual ao de pacientes não-grávidas. Dependendo da gravidade, podem-se empregar as medicações individualmente ou em associações, como sulfassalazina, mesalazina, corticosteróide e imunossupressores (azatioprina e 6-mercaptopurina).[105] O uso de 6-mercaptopurina durante todo o período de gestação não resultou em malefícios para o feto. O nível sanguíneo desse fármaco foi significativamente menor no feto do que na mãe.[37] O tratamento cirúrgico está indicado nos casos de obstrução intestinal, fístulas, perfurações, abscessos, peritonite generalizada e no abdome agudo cirúrgico de difícil diagnóstico diferencial.

Prognóstico

A interferência da doença de Crohn sobre a gravidez, e vice-versa, ocorre em menor escala do que na colite ulcerativa.[11] A gravidez, geralmente, se desenvolve sem complicações, mas podem ocorrer aborto, baixo desenvolvimento fetal e parto prematuro. Em publicação mais antiga,[32] verificou-se taxa de aborto espontâneo em 13,3% dos casos. Entretanto, em publicações atualizadas,[1,169] verificou-se que o uso de fármacos é mais baixo durante a gravidez e que a evolução da gravidez não foi alterada, assim como a saúde do feto, principalmente em gestantes não-fumantes. O prognóstico é sombrio quando a doença se manifesta pela primeira vez durante a gravidez, com índice de mortalidade fetal elevado. Nas demais situações, o prognóstico é bom, principalmente naquelas em que foi realizado tratamento cirúrgico prévio, mesmo na presença de enterostomia. Neste caso, é necessário cuidado especial com suporte nutricional.[165]

Afecções ginecológicas

Doenças inflamatórias pélvicas

A incidência de doenças inflamatórias pélvicas durante a gravidez é baixa, ocorrendo, preferencialmente, no primeiro trimestre e com predomínio da forma aguda.[90] A etiopatogênese provável, inclui[148] disseminação linfática da vagina ou da cérvice uterina, disseminação hematógena de órgãos distantes, disseminação por continuidade ou contigüidade de órgãos adjacentes, como apêndice, intestino etc., infecção ascendente, que pode ocorrer na época da concepção, quando há ameaça de aborto, sangramento uterino e nos casos de parto prolongado ou complicado, além da recidiva de infecção preexistente da trompa ou ovário. A propagação ascendente da infecção é dificultada pelas barreiras fornecidas pela cérvice uterina e membranas corioamnióticas, que são mais eficientes a partir do primeiro trimestre. Abscesso ovariano sem comprometimento da trompa uterina é mais raro e pode ocorrer em estádios mais avançados da gestação. Sua patogenia não parece relacionar-se com a propagação ascendente da infecção. No entanto, nas salpingites agudas, esta parece ser a principal via de infecção. Nas gestantes submetidas a fertilização *in vitro* e transferência de embrião, tem sido observado aumento da incidência desses abscessos.[98] Os principais agentes etiológicos incluem a *Chlamydia trachomatis* e a *Neisseria gonorrhoeae*.[33,178]

O sintoma mais constante é a dor localizada no abdome inferior. A febre ocorre em 50% das pacientes e, em geral, é de baixo grau. Nos abscessos íntegros, os sintomas e sinais são incaracterísticos. Quando ocorre disseminação, o quadro clínico é de peritonite generalizada, que poderá ser mascarada se a gravidez estiver no seu final. É importante a verificação de doença inflamatória pélvica na história pregressa. Além do exame físico completo, deve-se pesquisar a presença de abaulamento do fundo de saco de Douglas.

Os exames laboratoriais revelam apenas a presença de processo infeccioso. A culdocentese tem valor quando existe abaulamento do fundo de saco de Douglas. Nos casos agudos, a cultura de secreção da cérvice uterina poderá revelar o agente etiológico. A ultra-sonografia e/ou a ressonância magnética podem sugerir abscesso tubovariano ou contribuir para o diagnóstico diferencial com aborto, gravidez ectópica, torção de cisto de ovário, apendicite aguda e infecção do trato urinário.

O tratamento da doença inflamatória pélvica na gravidez é, preferencialmente, clínico. A antibioticoterapia deve ser a mais específica possível e de menor efeito colateral para o feto.[90,161]

Nos abscessos, está indicado o tratamento cirúrgico, que consiste em ooforectomia ou salpingooforectomia unilateral, principalmente em gestantes jovens e com desejo de nova gravidez. A mortalidade é diretamente proporcional à demora na intervenção, e o índice de aborto espontâneo é superior a 50%, sendo decorrente, sobretudo, da infecção.[82]

Tumor de ovário e torção de anexos

O uso de exame ultra-sonográfico de rotina no período gestacional aumentou o diagnóstico de tumores e cistos de ovário. A maioria é assintomática e de natureza benigna, como cistos não-neoplásicos, teratoma e cistoadenoma. Entretanto, 3% a 5% desses tumores são malignos.[56] A torção do ovário, trompa ou de ambos, provavelmente, é mais freqüente durante a gravidez, devido ao deslocamento das estruturas anexiais decorrente do crescimento do útero. A queixa mais freqüente é a dor abdominal, seguida ou não de manifestações relacionadas a sangramento, hematoma e isquemia, dependendo do grau de torção e do comprometimento do fluxo sanguíneo. Diagnóstico e tratamento precoces são fundamentais para prevenir essas complicações e possibilitar a preservação das estruturas envolvidas na torção. As manifestações, no entanto, podem ser mascaradas pelas alterações da gravidez, resultando em atraso no diagnóstico e complicações graves.[124]

Os exames complementares mais importantes são a ultra-sonografia e a ressonância magnética, que são capazes de identificar o aumento do volume e a presença de edema nas estruturas anexiais, sinais de infarto e sangramento na trompa e no ovário, além de sugerirem a presença de sangue na pelve. A presença de cistos volumosos pode prejudicar o diagnóstico de torção, mas este diagnóstico deve ser considerado quando está presente a dor abdominal acentuada. No diagnóstico diferencial, deve ser considerada a torção do útero, complicação rara, porém mais freqüente no terceiro trimestre e com conseqüências graves para mãe e feto, se a laparotomia não for realizada em tempo hábil.[174]

O tratamento cirúrgico, em caráter de urgência, deve ser indicado quando a torção de anexo é a principal hipótese diagnóstica. A via de acesso pode ser laparoscópica[91] ou por meio de laparotomia. A conduta depende do grau de comprometimento das estruturas e consiste em desfazer a torção ou salpingooforectomia. Na presença de tumor do ovário, diagnosticado no início da gravidez, deve ser avaliada a possibilidade de acompanhamento até a 16ª semana e a extirpação deve ser feita até a 20ª semana. Trata-se de conduta difícil e que necessita de avaliação e consenso multidisciplinar e, sobretudo, ouvir o desejo da mãe. Quando o diagnóstico é feito após a metade da gravidez, pode-se tentar contemporizar a operação até a viabilidade do feto e realizar a cesariana seguida da operação para o tumor de ovário.

ABDOME AGUDO PERFURATIVO

A incidência de úlcera péptica na mulher está na proporção de 1:2 a 1:4 em relação ao homem. Discrepância ainda maior é observada em relação às complicações. Apenas 10% das perfurações ocorrem na mulher. Durante a gravidez, ocorre melhora dos sintomas preexistentes em 88% dos casos,[92] em conseqüência de alterações fisiológicas, o que diminui ainda mais a possibilidade de complicações da úlcera péptica. Na primeira metade do período gestacional, principalmente, o gastroacidograma revela valores inferiores em comparação aos da paciente não-grávida. Isto pode ser explicado pelo alto índice de histaminase, provavelmente produzido na placenta, neutralizando a histamina.[57,70] No último trimestre e no puerpério, a acidez gástrica tende a aumentar, possivelmente em decorrência do hormônio lactogênio. Nesse período desaparecem, também, os efeitos psicológicos, os níveis de esteróides elevam-se duas a três vezes e os níveis de histaminase começam a diminuir. Nos poucos casos relatados na literatura, a perfuração ocorreu no início ou no final da gravidez, sendo freqüente a associação com outras doenças, como eclâmpsia, infecções, doenças renais, pulmonares crônicas e mentais, além da possibilidade de perfuração de úlcera gástrica maligna.[45,70,73]

Diagnóstico

O quadro clínico pode ser bem característico ou mascarado pelos sinais e sintomas da gravidez. Identificar o *abdome em tábua* poderá ser difícil, devido à flacidez da parede abdominal. Os vômitos prolongados, associados com dor epigástrica, peritonite e choque, sugerem perfuração gastroduodenal.

O principal exame complementar para o diagnóstico é a radiografia simples de abdome. Entretanto, ela deverá ser usada somente quando for imperativa. A ultra-sonografia e a ressonância magnética são exames importantes no abdome agudo. O diagnóstico diferencial deve ser feito com perfuração de outros segmentos do intestino, colecistite e apendicite aguda com perfuração, pancreatite e descolamento prematuro de placenta.[87,104]

Tratamento

Por ser uma afecção muito grave, o tratamento deve ser igual ao indicado para as pacientes não-grávidas, inclusive por meio de tratamento laparoscópico.[53] A preocupação com a homeostase fetal é imperiosa. Sempre que possível, deve-se evitar a cesariana concomitantemente. As principais complicações são: peritonite generalizada, hipotensão arterial, choque e hipoxia materna e fetal.[166]

Prognóstico

O prognóstico é sombrio devido à gravidade da doença e à ausência de suspeição da afecção por sua raridade na gravidez e no puerpério, além de quadro clínico incaracterístico, o que resulta na demora em instituir o tratamento. O primeiro caso, relatado na literatura, em que sobreviveram mãe e o feto ocorreu em 1962. O prognóstico para o feto é melhor quando o parto se dá por via vaginal.[92,120]

ABDOME AGUDO OBSTRUTIVO

A obstrução intestinal incide com maior freqüência durante a gravidez, na proporção de 1:3.600 gestações. É considerada a terceira causa não-obstétrica de dor abdominal aguda durante a gravidez.[62, 68]

As aderências intestinais são responsáveis por 60% dos casos. A precipitação da obstrução intestinal se deve à compressão do útero aumentado sobre alças intestinais aderidas, principalmente na presença de estomias. Isto ocorre, com maior freqüência, em três períodos da gravidez: quarto e quinto meses, quando o útero atinge a cavidade abdominal; oitavo e nono meses, quando a cabeça do feto encaixa-se na pelve; e no puerpério, quando ocorre a rápida involução do útero.[100]

Volvo contribui com 24%, sendo a segunda causa de obstrução intestinal. O local mais comum é o cólon sigmóide (46%), seguido pelo intestino delgado (28%) e o ceco (25%) A obstrução ocorre no terceiro trimestre em 54% dos casos e o restante, no segundo trimestre e no puerpério. Os fatores predisponentes incluem as aderências e a má-rotação de alças intestinais, inserção anormal do mesentério, presença de estomias e intestino redundante. O crescimento ou a involução do útero atua como fator coadjuvante, promovendo a torção e a compressão das alças intestinais como anomalias.[8,9,118]

A invaginação ocupa o terceiro lugar dentre as causas de obstrução. Não se conhece qualquer participação da gravidez. [68]

As hérnias inguinais e femorais contribuem com menos de 5%. Isto pode ser explicado pela saída das alças intestinais da pelve, deslocadas pelo útero grávido.[68] As hérnias incisionais, entretanto, podem predispor à obstrução intestinal pela compressão uterina. As hérnias internas estão se tornando fator etiológico a ser considerado, devido ao número elevado de gestantes com história de operação para tratamento da obesidade e ao aumento do risco de complicações gastrointestinais.[75]

Os tumores são raros na idade fértil, entretanto, em indivíduos portadores de colite ulcerativa, polipose familial ou adenoma viloso, o câncer poderá desenvolver-se em idade mais jovem, ocasionando obstrução intestinal na gravidez.[62]

Diagnóstico

A apresentação clínica é igual à de pacientes não-grávidas, caracterizada pela dor abdominal em cólica, náuseas, vômitos, sinais de desidratação, taquicardia, hipotensão arterial e peristaltismo de luta. A presença de febre, leucocitose e alterações nos eletrólitos sugere isquemia intestinal. O diagnóstico diferencial torna-se mais difícil nos casos de trabalho de parto prematuro ou no final da gestação. Quando a gestante está em trabalho de parto, ocorrem contrações uterinas. A forma grave de *hiperêmese gravídica* poderá simular quadro de obstrução intestinal, em conseqüência de vômitos incoercíveis, desidratação e perda acentuada de eletrólitos. Na obstrução, ocorre cólica intermitente, precedendo os vômitos, enquanto na hiperêmese os vômitos não são precedidos de dor.[62] A pielonefrite dificulta o diagnóstico diferencial, por ser mais freqüente na gestante. Na obstrução intestinal, a dor pode irradiar-se para os flancos. A presença de corpo estranho deve ser pensada nas gestantes com história prévia de laparotomia.[24] Os exames de ultra-sonografia e ressonância magnética são importantes para o diagnóstico sindrômico e, às vezes, etiológico e não causam malefícios ao feto.[12,26,100,145] O exame radiológico deverá ser indicado somente quando houver dúvidas quanto ao diagnóstico, associadas a algum impedimento para o uso dos exames citados anteriormente.

Tratamento

O tratamento é igual ao da paciente não-grávida. Consiste em corrigir as alterações hidroeletrolíticas e cateterismo nasogástrico, além de monitoramento fetal. A colonoscopia é capaz de diagnosticar e desfazer volvo de sigmóide em até 90% dos casos, porém sua eficácia quanto ao volvo do ceco é baixa. De qualquer modo, esse exame possibilita o diagnóstico de outras causas de obstrução do cólon e a avaliação da mucosa quanto à isquemia. Não raramente, a colonoscopia fornece indício para indicar a operação em caráter de urgência.[116] A operação laparoscópica pode ser alternativa, em casos selecionados, principalmente para fixação de segmentos intestinais, como volvos intermitentes.[152] A laparotomia está indicada quando surge piora clínica, manifestada por taquicardia, febre e dor abdominal. As condutas são iguais às adotadas nas pacientes não-grávidas, tendo-se a preocupação de evitar a manipulação do útero. Em casos especiais, em que o útero aumentado prejudica o andamento da operação, poderá ser avaliada a possibilidade de cesariana, se houver viabilidade fetal. Se a causa da obstrução for hérnia incisional, esta poderá ser tratada pela superposição peritônio-aponeurótica bilateral com o saco herniário.[89]

Prognóstico

O prognóstico é pior durante a gravidez, devido às dificuldades no diagnóstico, à relutância em operar a gestante e à preparação pré-operatória inadequada. Os fatores agravantes do prognóstico são desidratação, hipotensão arterial, choque e hipoxia, principalmente quando associados à isquemia intestinal. Quando esses fatores são evitados, o prognóstico para mãe e feto é bom e a mortalidade materna é menor que 10%.[68]

ABDOME AGUDO HEMORRÁGICO

Ruptura espontânea do fígado

Constitui rara complicação durante a gravidez, com cerca de 200 casos relatados na literatura. É mais freqüente nas gestantes mais idosas, multíparas, no terceiro trimestre e no lobo direito do fígado.[123,128] A etiologia é desconhecida. Em alguns casos, existem associações com doenças hepáticas, como abscesso, hepatoma e hemangioma cavernoso subcapsular. A maioria dos casos está relacionada a doenças associadas à gravidez, como pré-eclâmpsia, eclâmpsia, sobretudo quando associada à síndrome HELLP (hemólise, elevação das enzimas hepáticas e plaquetas baixas), colestase intra-hepática e fígado gorduroso agudo.[42,67,149] É provável que, antes da hemorragia maciça intra-abdominal, ocorra hematoma subcapsular. Os prováveis fatores predisponentes são os relacionados às alterações bruscas de pressão intra-abdominal, como palpações abdominais intempestivas, vômitos, convulsões, parto e traumatismos menores.[41,43,96]

Diagnóstico

O quadro clínico clássico é de dor de início súbito, localizada na região epigástrica e/ou no quadrante superior direito, às vezes irradiando-se para o ombro direito, náuseas e vômitos, associados a hipotensão arterial e choque. A presença de choque, na fase final da gravidez ou durante o parto em pacientes com pré-eclâmpsia, sugere ruptura do fígado. Em geral, o diagnóstico é tardio, o que eleva o risco para o feto e a gestante. O diagnóstico etiológico do sangramento intraperitoneal costuma ser obtido após a laparotomia.[43]

Dentre os exames laboratoriais, a elevação das transaminases é o mais freqüente, embora possa ocorrer elevação da fosfatase alcalina e das bilirrubinas, assim como alterações na coagulação e presença de trombofilia. Os exames de imagens podem diagnosticar hematomas subcapsulares e a presença de líquido na cavidade abdominal. A paracentese é o exame de maior contribuição para o diagnóstico precoce, embora possa ser negativa quando ainda não houve ruptura da cápsula de Glisson. A laparoscopia poderá ser útil em casos selecionados. O diagnóstico diferencial deve ser feito com colecistite, gastrite, pancreatite, infarto agudo do miocárdio e ruptura de aneurismas ou do útero.

Tratamento

O tratamento clínico deve ser a primeira opção nos pacientes com hematoma estável e gravidez viável, mediante o seguimento clínico e ultra-sonográfico.[43] A embolização seletiva da artéria hepática pode ser empregada em casos selecionados.[65] Nos casos em que houve ruptura do fígado, o tratamento consiste no controle do choque hipovolêmico e em laparotomia imediata, no sentido de estancar a hemorragia.[96,157] Se o feto apresenta condições de vida extra-uterina, deve-se realizar a cesariana. Isto se justifica por várias razões:[41,59,175]

- Índice de mortalidade de 40% e 60% para mãe e feto, respectivamente, devido ao atraso no diagnóstico e no tratamento.
- Associação freqüente com pré-eclâmpsia, que costuma regredir após o parto.
- Alterações bruscas de pressão intra-abdominal durante o parto constituem importante fator predisponente de ruptura do fígado.

Ruptura de aneurisma de artéria esplênica

A incidência geral de aneurisma da artéria esplênica é de 0,78%. Na mulher, esses aneurismas são duas vezes mais freqüentes, e são assintomáticos. A ruptura ocorre em 10% a 50% dos casos durante a gravidez, sendo o terceiro trimestre o período crítico.[146] A ruptura desse aneurisma constitui causa rara de hemorragia durante a gravidez. Especula-se que algumas alterações que surgem durante a gestação podem contribuir para a ruptura de aneurismas, como aumento da volemia, congestão porta relativa, hipertensão arterial, alterações da camada média dos vasos por hormônios da gravidez e, sobretudo, a presença de lesões vasculares pregressas.[160]

Diagnóstico

O quadro clínico é catastrófico, na maioria das vezes, e caracteriza-se por dor abdominal, síncope, palidez, queda incontrolável da pressão arterial e desaparecimento dos batimentos cardíacos fetais. Em 25% dos casos, a ruptura ocorre em dois tempos. No primeiro, manifesta-se com dor e síncope, seguidas de tamponamento e alguns sinais clínicos de recuperação. No segundo, a ruptura definitiva poderá ocorrer algumas horas ou dias depois. No pré-operatório, quase nunca se pensa nessa afecção, por sua raridade em relação às outras causas de hemorragia grave e por não haver nenhum sinal que as diferencie. É necessário, entretanto, considerar esse diagnóstico dentre as causas de hemoperitônio. O exame ultra-sonográfico pode contribuir para o diagnóstico do aneurisma e da presença de fluidos na cavidade peritoneal. A laparocentese poderá confirmar a presença de sangue. Na presença de hemorragia intraperitoneal, o diagnóstico diferencial deve ser feito com as outras causas de hemorragia, como ruptura hepática, ruptura do útero e descolamento de placenta. Na maioria das vezes, o diagnóstico é definido após a laparotomia.[2,134]

Tratamento

O tratamento consiste em empregar medidas clínicas enérgicas para manter a homeostase da mãe e do feto e realizar laparotomia em caráter de emergência. O objetivo da operação é fazer cessar o sangramento por meio da ligadura da artéria esplênica, incluindo-se ou não o aneurisma e, se necessário, proceder à esplenectomia. O índice de mortalidade fetal é de 95%, enquanto a materna pode chegar a 75% e a da mulher não grávida é de 25%.[21,147] Embolização da artéria esplênica poderá ser alternativa quando houver alguma contra-indicação para o tratamento cirúrgico.[125]

Sangramento das glândulas supra-renais

Trata-se de complicação rara durante a gravidez, geralmente associada com pré-eclâmpsia, eclâmpsia, choque, septicemia ou traumatismo. Em geral, o quadro clínico manifesta-se por dor abdominal aguda, que é incaracterística e costuma estar mascarada pelos sintomas e sinais da doença que desencadeou o sangramento nas glândulas, além dos sintomas relacionados à gravidez. O diagnóstico pode ser obtido por meio de exames de imagens, como ultra-sonografia e, principalmente, ressonância magnética. O tratamento depende da gravidade do sangramento. Em geral, consiste em observação atenta da evolução da paciente, sendo a intervenção cirúrgica raramente necessária.[52] A possibilidade de insuficiência da glândula supra-renal justifica atenção especial, uma vez que é complicação grave para mãe e feto, podendo ser necessária a reposição de corticosteróide.[18]

CONSIDERAÇÕES FINAIS

A dor abdominal aguda na gestante está entre os maiores desafios para o diagnóstico e o tratamento: de um lado, a necessidade de diagnóstico e tratamento precoces para reduzir os índices de morbimortalidade materno-fetal e, de outro, a preocupação em evitar o tratamento cirúrgico desnecessário, prejudicando a evolução natural da gravidez. No sentido de minimizar as dúvidas e atingir os bons resultados, a equipe médica deve empenhar-se nas condutas seguintes: exame clínico cuidadoso; considerar as dificuldades no diagnóstico diferencial, decorrentes das alterações próprias da gravidez; aguardar o menor tempo possível de observação; empregar propedêutica adequada e que se fizer necessária, como ultra-sonografia, ressonância magnética e laparoscopia; contar com a participação do obstetra, tanto para o diagnóstico diferencial como para avaliar as condições do feto e contribuir nas definições de condutas relacionadas com parto normal, operação de cesarianas etc.; manter diálogo franco com a gestante e seu cônjuge sobre todas as dificuldades e risco sem alardes desnecessários. Nos casos de dúvidas, é preferível a laparoscopia *branca*. O atraso no diagnóstico é responsável por complicações graves para a mãe e o feto.

REFERÊNCIAS BIBLIOGRÁFICAS

1. Agret F, Cosnes J, Hassani Z *et al*. Impact of pregnancy on the clinical activity of Crohn's disease. *Aliment Pharmacol Ther* 2005; *21*(5):509-13.
2. Al Asfar F, Saber M, Dhar PM, Al Awadhi N. Rupture of splenic artery aneurysm during labor: a case report of maternal and fetal survival. *Med Princ Pract* 2005; *14*(1):53-4.
3. Augustin G, Majerovic M. Non-obstetrical acute abdomen during pregnancy. *Eur J Obstet Gynecol Reprod Biol* 2007; *131*(1):4-12.

4. Ayoub CM, Jalbourt MI, Baraka AS. The pregnant cardiac woman. *Curr Opin Anaesthesiol* 2002; *15*:285-291.
5. Babaknia A, Parsa H, Woodruff JD. Appendicitis during pregnancy. *Obstet Gynec* 1977; *50*:40-4.
6. Badja N, Troche G, Zazzo JF et al. Acute pancreatitis and preeclampsia/eclampsia. *Am J Obstet Gynecol* 1997; *176*:707-9.
7. Baer RA, Reis RA, Arens RA. Appendicitis in pregnancy with changes in position and axis of normal appendix in pregnancy. *JAMA* 1932; *52*:359-64.
8. Ballantyne GH, Brouder MD, Beart RWJ *et al.* Volvulus of the colon: incidence and mortality. *Am Surg* 1985; *202*:83-92.
9. Baykal C, Al A, Ozer S *et al.* Ileal resection for gangrenous ileal volvulus in a term pregnancy: a case report. *Arch Gynecol Obstet* 2006; *273*(5):304-6.
10. Bellin Y. Anesthesia for nonobstetric surgery during pregnancy. *The Mount Sinai J Med* 1998; *65*:265-70.
11. Beniada A, Benoist G, Maurel J, Dreyfus M. Inflammatory bowel disease and pregnancy: report of 76 cases and review of the literature. *J Gynecol Obstet Biol Reprod* 2005;*34*(6):581-8.
12. Birchard KR, Brown MA, Hyslop WB *et al.* MRI of acute abdominal and pelvic pain in pregnant patients *AJR* 2005; *184*: 452-8.
13. Boakye MK, Macfoy D, Rice C. Alcooholic pancreatitis in pregnancy. *J Obstet Gynaecol* 2006; *26*(8):814.
14. Brent RL. The effect of embryonic and fetal exposure to x-ray, microwaves, and ultrasound: counseling the pregnant and nonpregnant patient about these risks. *Semin Oncol* 1989; *16*(5):347-68.
15. Brent RL. The effects of embryonic and fetal exposure to x-ray, microwaves, and ultrasound. *Clin Perinatol* 1986; *13*:615-48.
16. Buser KB. Laparoscopic surgery in the pregnant patient–one surgeon's experience in a small rural hospital. *JSLS* 2002; *6*(2):121-4.
17. Cappell MS, Friedel D. Abdominal pain during pregnancy. *Gastroenterol Clin North Am* 2003; *32*(1):1-58.
18. Cardwell MS. Spontaneous adrenal hemorrhage in pregnancy: a case report. *J Reprod Med* 1988; *33*:233-5.
19. Cavalcanti PS, Côrtes SAF, Oliveira AS. Anestesia para videolaparoscopia durante a gravidez. *Rev Brasil Anestesiol* 2000; *50*:61-7.
20. Cavichini QN, Brum AV, Alonso FAR *et al.* Colite ulcerativa e gravidez – relato de três casos. *Rev Bras Colo-Proct* 1987; 7:21-5.
21. Chaichian S, Mehdizadeh A, Akbarian A *et al.* Rupture of splenic artery aneurysm with portal hypertension during pregnancy: a case report. *J Obstet Gynaecol Can* 2006; *28*(4):303-4.
22. Challoner K, Incerpi M. Nontraumatic abdominal surgical emergencies in the pregnant patient. *Emerg Med Clin North Am* 2003; *21*(4):971-85.
23. Chan MTV, Mainland P, Gin T. Decreased minimum alveolar concentration of halothane and esoflurane are decreased in early pregnancy. *Anesthesiology* 1996; *85*:782-6.
24. Chen B, Hall JB, Bruner JP. Intraperitoneal foreign body as a cause of acute abdomen in pregnancy. *Am J Perinatol* 1995; *12*(2):100-1.
25. Chen CP, Wang KG, Su TH, Yang YC. Acute pancreatitis in pregnancy. *Acta Obstet Gynecol Scand* 1995; *74*(8):607-10.
26. Choi SA, Park SJ, Lee HK *et al.* Preoperative diagnosis of small-bowel intussusception in pregnancy with the use of sonography. *J Ultrasound Med* 2005; *24*(11):1575-7.
27. Cobben L P., Groot I, Haans L *et al.* MRI for clinically suspected appendicitis during pregnancy. *AJR* 2004; *183*:671-5.
28. Coelho JC, Vianna RM, Costa MA, Sigwalt MF. Laparoscopic cholecystectomy in the third trimester of pregnancy. *Arq Gastroenterol* 1999; *36*(2):90-3.
29. Corlett RC Jr, Mishell DR Jr. Pancreatitis in pregnancy. *Am J Obstet Gynecol* 1972; *113*:281-90.
30. Coronado GD, Marshall LM, Schwartz SM. Complications in pregnancy, labor, and delivery with uterine leiomyomas: a population-based study. *Obstet Gynecol* 2000; *95*:764-9.
31. Crohn BB, Yarnis H, Crohn EB *et al.* Ulcerative colitis and pregnancy. *Gastroenterology* 1956; *30*(3):391-403.
32. Crohn BB, Yarnis H, Korelitz BJ. Regional ileitis complicating pregnancy. *Gastroenterology* 1956; *31*:615-38.
33. Crossman SH. The challenge of pelvic inflammatory disease. *Am Fam Physician* 2006; *74*(12):2024.
34. Cunningham FG, McCubbin JH. Appendicitis complicating pregnancy. *Obstet Gynecol* 1975; *45*:415-9.
35. Curet MI, Allen D, Josloff RK. Laparoscopy during pregnancy. *Arch Surg* 1996; *131*:546-50.
36. Davis A, Katz VL, Raymond C. Gallbladder disease during pregnancy. *J Reproduc Med* 1995; *40*:759-62.
37. De Boer Nk, Van Elburg RM, Wilhelm AJ *et al.* 6-Thioguanine for Crohn's disease during pregnancy: thiopurine metabolite measurements in both mother and child. *Scand J Gastroenterol* 2005; *40*(11):1374-7.
38. De Santis M, Di Gianantonio E, Straface G *et al.* Ionizing radiations in pregnancy and teratogenesis: a review of literature. *Reprod Toxicol* 2005; *20*(3):323-9.
39. Derom R, Thiery M, Rolly G. Effects of general anesthesia on the acid-base balance of the human fetus in elective cesarean section. *Acta Anaesthesiolol Belg* 1974; *25*:73-5.
40. Derom R, Thiery M, Rolly G. Effects of spinal anesthesia on the acid-base balance of the human fetus in elective cesarean section. *Acta Anaesthesiolol Belg* 1974; *25*:26-8.
41. Dessole S, Capobianco G, Virdis P, Rubattu G *et al.* Hepatic rupture after cesarean section in a patient with HELLP syndrome: a case report and review of the literature. *Arch Gynecol Obstet* 2007; May 4 (publicação internet, no prelo).
42. Ekberg H, Leyon J, Jeppsson B *et al.* Hepatic rupture secondary to pre-eclampsia–report of a case treated conservatively. *Ann Chir Gynaecol* 1984; *73*(6):350-3.
43. Ekele BA, Airede LR, Legbo JN *et al.* Spontaneous liver rupture in pre-eclampsia. *Afr J Med Med Sci* 2006; *35*(1):103-5.
44. Elbaz G, Fich A, Levy A *et al.* Inflammatory bowel disease and preterm delivery. *Int J Gynaecol Obstet* 2005; *90*(3):193-7.
45. Erez O, Maymon E, Mazor M. Acute gastric ulcer perforation in a 35 weeks' nulliparous patient with gastric banding. *Am J Obstet Gynecol* 2004; *191*(5):1721-2.
46. Eyvazzadeh AD, Pedrosa I, Rofsky NM *et al.* MRI of right-sided abdominal pain in pregnancy. *AJR* 2004; *183*:907-14.
47. Faintuch J, Sobrado Jr CW, Trinconi AF *et al.* Manejo da pancreatite aguda da gravidez – o papel coadjuvante da nutrição parenteral. *Rev Hosp Clin Fac Med S Paulo* 1989; *44*:76-9.
48. Fallon WF Jr, Newman JS, Fallon GL, Malangoni MA. The surgical management of intra-abdominal inflammatory conditions during pregnancy. *Surg Clin North Am* 1995; *75*(1):15-31.
49. Fischer RP, Zabel J, Quattlebaum FW, Rothenberger DA. Diagnostic peritoneal lavage for blunt trauma in pregnant women. *Am J Obstet Gynecol* 1977; *129*:479-81.
50. Forstner R, Kalbhen CL, Filly RA, Hricak H. Abdominopelvic MR imaging in the nonobstetric evaluation of pregnant patients. *AJR* 1996; *166*: 1139-44.

51. Friedman S. Management of inflammatory bowel disease during pregnancy and nursing. *Semin Gastrointest Dis* 2001; *12*(4):245-52.
52. Gavrilova-Jordan L, Edmister WB, Farrell MA, Watson WJ. Spontaneous adrenal hemorrhage during pregnancy: a review of the literature and a case report of successful conservative management. *Obstet Gynecol Surv* 2005; *60*(3):191-5.
53. Gentileschi P, Rossi P, Manzelli A *et al.* Laparoscopic suture repair of a perforated gastric ulcer in a severely cirrhotic patient with portal hypertension: first case report. *JSLS* 2003; *7*(4):377-82.
54. Gerbasis FC, Bottons S, Farag A *et al.* Increased intravascular coagulation associated with pregnancy. *Obstet Gynecol* 1990; *75*:385-9.
55. Gin T, Chan MTV. Decreased minimum alveolar concentration of esoflurane in pregnant humans. *Anesthesiology* 1994; *81*:829-32.
56. Giuntoli RL, Vang RS, Bristow RE. Evaluation and management of adnexal masses during pregnancy. *Clin Obstet Gynecol* 2006; *49*(3):492-505.
57. Goh JT, Flynn MB, Florin TH. Active chronic peptic ulcer disease complicated by gastric outlet obstruction in pregnancy. *Aust N Z J Obstet Gynaecol* 1993; *33*(1):89-90.
58. Gomes CA, Nunes TA. Classificação laparoscópica da apendicite aguda: correlação entre graus da doença e as variáveis perioperatórias. *Rev Col Bras Cir* 2006; *33*(5):289-93.
59. González-Martinez G, Aguirre-Suarez J, Alarcón-Sandoval A *et al.* Hepatic and splenic rupture associated with severe preeclampsia: a case report. *Invest Clin* 2004; *45*(1):63-8.
60. Gracey D, McClure MJ. The impact of ultrasound in suspected acute appendicitis. *Clin Radiol* 2007; *62*(6):573-8.
61. Graham G, Baxi L, Tharakan T. Laparoscopic cholecystectomy during pregnancy: a case series and review of the literature. *Obstet Gynecol Surv* 1998; *53*:566-74.
62. Green LK, Harris RE, Massey PM. Cancer ofthe colon during pregnancy. A review of the literature and report of a case associated with ulcerative colitis. *Obstet Gynecol* 1975; *46*:480-3.
63. Guerra Filho V, Nunes TA, Araújo IV. Comparison between perioperative fluorocholangiography with routine indication and selective indication in laparoscopic cholecystectomy. *Arq Gastroent* 2007 (aceito para publicação).
64. Gurbuz A, Peetz M. The acute abdomen in the pregnant patient; is there a role for laparoscopy? *Surg Endosc* 1997; *11*:98-102.
65. Gyang AN, Srivastava G, Asaad K. Liver capsule rupture in eclampsia: treatment with hepatic artery embolisation. *Arch Gynecol Obstet* 2006; *274*(6):377-9.
66. Hamaoui E, Hamaoui M. Nutritional assessment and support during pregnancy. *Gastroenterol Clin North Am* 2003; *32*(1):59-121.
67. Harris BM, Kuczkowski KM. Diagnostic dilemma: hepatic rupture due to HELLP syndrome vs. trauma. *Arch Gynecol Obstet* 2005; *272*(2):176-8.
68. Hill LM, Symmonds RE. Small bowel obstruction in pregnancy: a review and report of four cases. *Obstet Gynecol* 1977; *49*:170-3.
69. Hodjati H, Kazeooni T. Location of the apendix in the gravid patient, a re-evaluation of the establisched concepto. *Int J Gynecol Obstet* 2003; *81*:245-7.
70. Honiotes G, Clark JP, Cavanagh D. Gastric ulcer perfuration during pregnancy. *Am J Obstet Gynecol* 1970; *106*:19-21.
71. Hunter JG, Swanstrom L, Thornburg K. Carbon dioxide pneumoperitoneum induces fetal acidosis in a pregnant ewe model. *Surg Endosc* 1995; *9*:272-9.
72. Incesu L, Coskun A, Selcuk MB *et al.* Acute appendicitis: MR imaging and sonographic correlation. *AJR* 1997; *168*:669-74.
73. Jasmi AY, Normala B, al-Amin MD. Perforated malignant gastric ulcer in a pregnant young adult: a case report. *Med J Malaysia* 2000; *55*(2):135-7.
74. Jonville-Bera AP, Soyez C, Fignon A *et al.* Pentasa (mesalazine) and pregnancy. *Therapie* 1994; *49*(5):443-5.
75. Kakarla N, Dailey C, Marino T *et al.* Pregnancy after gastric bypass surgery and internal hernia formation. *Obstet Gynecol* 2005; *105*:1195-8.
76. Kal HB, Struikmans H. Pregnancy and medical irradiation; summary and conclusions from the International Commission on Radiological Protection, Publication 84. *Ned Tijdschr Geneeskd* 2002; *146*(7):299-303.
77. Kammerer W. Nonobstetric surgery during pregnancy. *Med Clin North Am* 1979; *63*:1157-64.
78. Kanal E. Pregnancy and the safety of magnetic resonance imaging. *Magn Reson Imaging Clin N Am* 1994; *2*:309-17.
79. Karsenti D, Bacq Y, Brechot JF *et al.* Serum amylase and lipase activities in normal pregnancy: a prospective case-control study. *Am J Gastroenterol* 2001; *96*:697-9.
80. Katz JA. Endoscopy in the pregnant patient with inflammatory bowel disease. *Gastrointest Endosc Clin N Am* 2002; *12*(3):635-46.
81. Kennedy A. Assessment of acute abdominal pain in the pregnant patient. *Semin Ultrasound CT MR* 2000; *21*:64-77.
82. Kepkep K, Tunçay YA, Yigitbasi R. Noncardial tubo-ovarian abscess in a pregnant woman: a rare case report. *Aust N Z J Obstet Gynaecol* 2006; *46*(4):363-5.
83. Kibby DF, Fiorenza V, Craig RM. Intravenous nutritional support during pregnancy. *J Parent Enc Nutr* 1988; *12*:72.
84. Kim YW, Zagorski SM, Chung MH. Laparoscopic common bile duct exploration in pregnancy with acute gallstone pancreatitis. *JSLS* 2006; *10*(1):78-82.
85. Knopp, RH, Warth MR, Carrot CJ. Lipid metabolism in pregnancy: changes in lipoprotein, triglyceride and cholesterol in normal pregnancy and the effects of diabetes mellitus. *J Reprod Med* 1993; *10*:91-101.
86. Ko CW. Risk factors for gallstone-related hospitalization during pregnancy and the postpartum. *Am J Gastroenterol* 2006; *101*(10):2263-8.
87. Lastra Lastra A, Vargas Mendoza AE, Manrique Ochoa LA, Peñaflores Rodríguez E. Perforation of the gallbladder during pregnancy. Report of a case. *Ginecol Obstet Mex* 1997; *65*:446-8.
88. Lázaro da Silva A, Nunes TA. Cirurgia de urgência no ciclo grávido-puerperal. *In:* Lázaro da Silva A (ed.). *Cirurgja de urgência.* 2ed., Rio de Janeiro: MEDSI, 1994:1.175-92.
89. Lázaro da Silva A. Comentários sobre a superposição peritônio-aponeurótica bilateral com o saco herniário das hérnias incisionais longitudinais medianas e paramedianas. *Rev Assoc Med Bras* 1979; *25*:87-90.
90. Liberty G, Hyman JH, Margalioth EJ. Peri-implantation pelvic inflammatory disease with normal pregnancy outcome. *Fertil Steril* 2007 Feb 27 (Internet).
91. Lin YH, Hwang JL, Huang LW, Seow KM. Successful laparoscopic management of a huge ovarian tumor in the 27th week

of pregnancy. A case report. *J Reprod Med* 2003; *48*(10):834-6.
92. Lindell A, Tera H. Perforated gastroduodenal ulcer in late pregnancy, operated upon with survivaJ of both mother and child. *J Obstet Gynecol Br Comonw* 1962; *69*:493-5.
93. Loh JA, Rickels MR, Williams J, Iqbal N. Total parenteral nutrition in management of hyperlipidemic pancreatitis during pregnancy. *Endocr Pract* 2005; *11*(5): 325-30.
94. Lowe SA. Diagnostic radiography in pregnancy: risks and reality. *Aust N Z J Obstet Gynaecol* 2004; *44*(3):191-6.
95. Malangoni MA. Gastrointestinal surgery and pregnancy. *Gastroenterol Clin North Am* 2003; *32*(1):181-200.
96. Marsh FA, Kaufmann SJ, Bhabra K. Surviving hepatic rupture in pregnancy–a literature review with an illustrative case report. *J Obstet Gynaecol* 2003; *23*(2):109-13.
97. Martin IG, Dexter SP, McMahon MJ. Laparoscopic cholecystectomy in pregnancy. A safe option during the second trimester. *Surg Endosc* 1996; *10*:508-10.
98. Matsunaga Y, Fukushima K, Nozaki M *et al.* A case of pregnancy complicated by the development of a tubo-ovarian abscess following in vitro fertilization and embryo transfer. *Am J Perinatol* 2003; *20*(6):277-82.
99. Mazze RI, Kallen B. Appendectomy during pregnancy: a Swedish registry study of 778 cases. *Obstet Gynecol* 1991; *77*:835-40.
100. McKenna DA, Meehan CP, Alhajeri AN *et al.* The use of MRI to demonstrate small bowel obstruction during pregnancy. *Br J Radiol* 2007; *80*:11-4.
101. Millar LK, Cox SM. Urinary tract infections during pregnancy. *Infec Dis Clin North Am* 1997; *11*:13-26.
102. Mincis M. Doenças gastrintestinais na gravidez. *GED* 1985; *4*:33-5.
103. Mogadam M, Dobbins WO, Korelitz BI, Ahmed SW. Pregnancy in inflammatory bowel disease: effect of sulfasalazine and corticosteroids on fetal outcome. *Gastroenterology* 1981; *80*(1):72-6.
104. Morgan DR, Fernandez CO, DeSarno C, Mann WJ. Adenocarcinoma of the appendix in pregnancy: a case report. *J Reprod Med* 2004; *49*(9):753-5.
105. Mottet C, Juillerat P, Gonvers JJ *et al.* Pregnancy and Crohn's disease. *Digestion* 2005; *71*(1):54-61.
106. Mourad J, Elliot JP, Erickson L, Lisboa L. Appendicitis in pregnancy: new information that contradicts long-held clinical beliefs. *Am J Obstet Gynecol* 2000; *184*:954-7.
107. Muench J, Albrink M, Serafini F *et al.* Delay in treatment of biliary disease during pregnancy increases morbidity and can be avoided with safe laparoscopic cholecystectomy. *Am Surg* 2001; *67*(6):539-42.
108. Murase E, Siegelman ES, Outwater EK *et al.* Uterine leiomyomas: histopathologic features, MR imaging findings, differential diagnosis, and treatment. *RadioGraphics* 1999; *19*:1179-97.
109. Nagayama M, Watanabe Y, Okumura A *et al.* Fast MR imaging in obstetrics. *RadioGraphics* 2002; *22*:563-80.
110. Nahum GG, Uhl K, Kennedy DL. Antibiotic use in pregnancy and lactation: what is and is not known about teratogenic and toxic risks. *Obstet Gynecol* 2006; *107*(5):1120-38.
111. Nardiello S, Pizzella T, Ariviello R. Risks of antibacterial agents in pregnancy. *Infez Med* 2002; *10*(1):8-15.
112. Nathan L, Huddleston JF. Acute abdominal pain in pregnancy. *Obstet Gynecol Clin North Am* 1995; *22*(1):55-68.
113. Nguyen GC, Harris ML, Dassopoulos T. Insights in immunomodulatory therapies for ulcerative colitis and Crohn's disease. *Curr Gastroenterol Rep* 2006; *8*(6):499-505.
114. Nies BM, Drieiss BJ. Hyperlipidemic pancreatitis in pregnancy: case report and review of the literature. *Am J Perinat* 1990; 7:166-9.
115. Nunes TA. Abdômen agudo na gravidez e no puerpério. *In:* Savassi-Rocha PR, Andrade JI, Souza C (eds.) *Abdômen agudo: diagnóstico e tratamento.* 2ed., Rio de Janeiro: MEDSI, 1993:783-98.
116. Orchard JL, Mekha R, Khan H. The use of colonoscopy in the treatment of colonic volvulus: three cases and review of the literature. *Am J Gastroenterol* 1984; *79*:864-7.
117. Oto A, Srinivasan PN, Ernst RD *et al.* Revisiting MRI for appendix location during pregnancy. *Am J Roentgenol* 2006; *186*(3):883-7.
118. Ou KY, Lee YM, Shen CR *et al.* Volvulus in pregnancy: a diagnostic dilemma. *Kaohsiung J Med Sci* 2007; *23*(3):147-50.
119. Parangi S, Levine D, Henry A *et al.* Surgical gastrointestinal disorders during pregnancy. *Am J Surg* 2007; *193*(2):223-32.
120. Paul M, Tew WL, Holliday RL. Perforated peptic ulcer in pregnancy with survival of mother and child: case report and review of the literature. *Can J Surg* 1976; *19*(5):427-9.
121. Pazzi P, Gamberini S, Buldrini P, Gullini S. Biliary sludge: the sluggish gallbladder. *Dig Liver Dis* 2003; *35*(suppl 3):39-45.
122. Pedrosa I, Levine D, Eyvazzadeh AD *et al.* MR imaging evaluation of acute appendicitis in pregnancy. *Radiology* 2006; *238*:891-9.
123. Pliego Pérez AR, Zavala Soto JO *et al.* Spontaneous hepatic rupture of pregnancy. A report of four cases and medical literature review. *Ginecol Obstet Mex* 2006; *74*(4):224-31.
124. Popov I, Moodley J. Diagnostic challenge of abdominal pain in late pregnancy–a case of adnexal torsion. *S Afr J Surg* 2002; *40*(3):99-100.
125. Prabulos AM, Chen HH, Rodis JF *et al.* Angiographic embolization of a ruptured renal artery aneurysm during pregnancy. *Obstet Gynecol* 1997; *90*:663-5.
126. Puskar D, Balagovic I, Filipovic A *et al.* Symptomatic physiologic hydronephrosis in pregnancy: incidence, complications and treatment. *Eur Urol* 2001; *39*:260-3.
127. Puylaert JB, Rutgers PH, Lalisang RI *et al.* A prospective study of ultrasonography in the diagnosis of appendicitis. *N Engl J Med* 1987; *317*:666-9.
128. Ralston SJ, Schwaitzberg SD. Liver hematoma and rupture in pregnancy. *Semin Perinatol* 1998; *22*(2):141-8.
129. Ramin KD, Ramin SM, Richey SD, Cunningham FG. Acute pancreatitis in pregnancy. *Am J Obstet Gynecol* 1995; *173*:187-91.
130. Ratnapalan S, Bona N, Chandra K, Koren G. Physicians' perceptions of teratogenic risk associated with radiography and CT during early pregnancy. *AJR Am J Roentgenol* 2004; *182*(5):1107-9.
131. Reedy MB, Galan HL, Richards WE *et al.* Laparoscopy during pregnancy a survey of laparoendoscopic surgeons. *J Reprod Med* 1997;*42*: 33-8.
132. Reedy MB, Källén B, Kuehl TJ. Laparoscopy during pregnancy: a study of five fetal outcome parameters with use of the Swedish Health Registry. *Am J Obstet Gynecol* 1997; *177*:673-9.
133. Richards C, Daya S. Diagnosis of acute appendicitis in pregnancy. *Can J Surg* 1989; *32*:358-60.

134. Richardson AJ, Bahlool S, Knight J. Ruptured splenic artery aneurysm in pregnancy presenting in a manner similar to pulmonary embolus. *Anaesthesia* 2006; *61*(2):187-9.
135. Riis L, Vind I, Politi P *et al*. Does pregnancy change the disease course? A study in a European cohort of patients with inflammatory bowel disease. *Am J Gastroenterol* 2006; *101*(7):1539-45.
136. Robertson KW, Stewart IS, Imrie CW. Severe acute pancreatitis and pregnancy. *Pancreatology* 2006; *6*(4):309-15.
137. Rollins MD, Chan KJ, Price RR. Laparoscopy for appendicitis and cholelithiasis during pregnancy: a new standard of care. *Surg Endosc* 2004; *18*(2):237-41.
138. Rosen MA. Management of anesthesia for the pregnant surgical patient. *Anesthesiology* 1999; *91*:1159-63.
139. Sa del Fiol F, Gerenutti M, Groppo FC. Antibiotics and pregnancy. *Pharmazie* 2005; *60*(7):483-93.
140. Sánchez AW, Martínez DG, Itzkovich RN. Análisis del papel creciente de la laparoscopia en el manejo del abdomen agudo durante el embarazo. *Ginecol Obstet Mex* 2001; *69*(11):422-30.
141. Savassi-Rocha PR, Tinoco ACA, Tinoco RC. Prospective comparative study between laparoscopic ultrasonography and laparoscopc intraoperative dynamic colangiography on the diagnosis of the main biliary tract lithiasis during laparoscopic cholecystectomy. *ABCD* 2004; *17*:8-15.
142. Savassi-Rocha, PR. Cirurgia na gravidez. *In:* Bedran JN (ed.) *O uso de drogas na gravidez e na lactação*. Rio de Janeiro: Guanabara Koogan, 1988:311-34.
143. Schereiber JH. Result of outpatient laparoscopic appendectomy. *Endoscopy* 1994; *26*:292-8.
144. Schmidt SC, Henrich W, Schmidt M *et al*. Laparoscopic appendectomy in pregnancy. *Zentralbl Chir* 2007; *132*(2):112-7.
145. Seidman DS, Heyman Z, Ben-Ari GY *et al*. Use of magnetic resonance imaging in pregnancy to diagnose intussusception induced by colonic cancer. *Obstet Gynecol* 1992; *79*:822-3.
146. Selo-Ojeme DO, Welch CC. Review: spontaneous rupture of splenic artery aneurysm in pregnancy. *Eur J Obstet Gynecol Reprod Biol* 2007; *109*(2):124-7.
147. Shahabi S, Jani J, Masters L *et al*. Spontaneous rupture of a splenic artery aneurysm in pregnancy: report of two cases. *Acta Chir Belg* 2000; *100*(5):231-3.
148. Sharpe K, Karovitch AJ, Claman P, Suh KN. Transvaginal oocyte retrieval for in vitro fertilization complicated by ovarian abscess during pregnancy. *Fertil Steril* 2006; *86*(1):219.
149. Shaw C, Fattah N, Lynch D, Stokes M. Spontaneous rupture of the liver following a normal pregnancy and delivery. *Ir Med J* 2005; *98*(1):27-8.
150. Sherer DM, Maitland CY, Levine NF *et al*. Prenatal MRI assisting in differentiating between large degenerating intramural leiomyoma and complex adnexal mass during pregnancy. *J Matern Fetal Med* 2000; *9*:186-9.
151. Shoenut JP, Semelka RC, Silverman R *et al*. MRI in the diagnosis of Crohn's disease in two pregnant women. *J Clin Gastroenterol* 1993; *17*(3):244-7.
152. Shoop SA, Sackier JM. Laparoscopic cecopexy for cecal volvulus. *Surg Endosc* 1993; *7*:450-4.
153. Silva HF. Coagulopatias no ciclo grávido-puerperal – conduta terapêutica. *Arq Bras Med* 1985; *59*:87-92.
154. Simmons DC, Tarnasky PR, Rivera-Alsina ME *et al*. Endoscopic retrograde cholangiopancreatography (ERCP) in pregnancy without the use of radiation. *Am J Obstet Gynecol* 2004; *190*:1467-9.
155. Siu S. Congenital heart disease, heart disease and pregnancy. *Heart* 2001; *85*:710-5.
156. Sivanesaratnam V. The acute abdomen and the obstetrician. *Baillieres Best Pract Res Clin Obstet Gynaecol* 2000; *14*(1):89-102.
157. Smith Jr LG, Moise Jr. KM, Dildy III GA *et al*. Spontaneous rupture of the liver during pregnancy; current therapy. *Obstet Gynecol* 1991; *77*:171-5.
158. Smoleniec JS, James DK. Gastro-intestinal crises during pregnancy. *Dig Dis* 1993; *11*:313-24.
159. Society of American Gastrointestinal Endoscopic Surgeons. Guidelines for laparoscopic surgery during pregnancy. *Surg Endosc* 1998; *12*:189-90.
160. Soliman KB, Shawky Y, Abbas MM *et al*. Ruptured renal artery aneurysm during pregnancy, a clinical dilemma. *BMC Urol* 2006; *31*:6-22.
161. Stitely ML, Gherman RB. Successful pregnancy outcome following first trimester pelvic inflammatory disease. *Aust N Z J Obstet Gynaecol* 2000; *40*(2):200-2.
162. Stone K. Acute abdominal emergencies associated with pregnancy. *Clin Obstet Gynecol* 2002; *45*:553-61.
163. Streffer C, Shore R, Konermann G *et al*. Biological effects after prenatal irradiation (embryo and fetus). A report of the International Commission on Radiological Protection. *Ann ICRP* 2003; *33*(1-2):5-206.
164. Streffer C. Radiation effects of exposure during prenatal development. *Radiology* 1995; *35*(3):141-7.
165. Takahashi K, Funayama Y, Fukushima K *et al*. Pregnancy and delivery in patients with enterostomy due to anorectal complications from Crohn's disease. *Int J Colorectal Dis* 2007; *22*(3):313-8.
166. Tew WL, Holliday RL, Phibbs G. Perforated duodenal ulcer in pregnancy with double survival. *Am J Obstet Gynecol* 1976; *125* (1):151-2.
167. Thomas SJ, Brisson P. Laparoscopic appendectomy and cholecystectomy during pregnancy: six case reports. *J Soc Laparoendosc Surg* 1998; *2*:41-6.
168. Toppenberg KS, Hill DA, Miller DP. Safety of radiographic imaging during pregnancy. *Am Fam Physician* 1999; *59*(7):1813-8.
169. Ubina-Aznar E, De Sola-Earle C, Rivera-Irigoin R *et al*. Crohn's disease and pregnancy. A descriptive and retrospective study. *Gastroenterol Hepatol* 2006; *29*(5):277-80.
170. Uchiyama K, Onishi H, Tani M *et al*. Timing of laparoscopic cholecystectomy for acute cholecystitis with cholecystolithiasis. *Hepatogastroenterology* 2004; *51*(56):346-8.
171. Ueberrueck T, Koch A, Meyer L *et al*. Ninety-four appendectomies for suspected acute appendicitis during pregnancy. *World J Surg* 2004; *28*(5):508-11.
172. Wakeford R, Little MP. Risk coefficients for childhood cancer after intrauterine irradiation: a review. *Int J Radiat Biol* 2003; *79*(5):293-309.
173. Weber SA, Avila MJ, Valencia RS *et al*. La utilidad de la cicatriz umbilical en la cirugía laparoscópica. *Gin Obstet Mex* 1998; *66*:503-6.
174. Wilson D, Mahalingham A, Ross S. Third trimester uterine torsion: case report. *J Obstet Gynaecol Can* 2006; *28*(6):531-5.
175. Yagmurdur MC, Agalar F, Daphan CE. Spontaneous hepatic rupture in pregnancy. *Eur J Emerg Med* 2000; *7*(1):75-6.

176. Yang CH, Chan PH, La SK *et al*. Urolithiasis in pregnancy. *J Chin Med Assoc* 2004; *67*(12):625-8.
177. Yilmaz HG, Akgun Y, Bac B, Celik Y. Acute appendicitis in pregnancy–risk factors associated with principal outcomes: a case control study. *Int J Surg* 2007; *5*(3):192-7.
178. Yudin MH. Bacterial vaginosis in pregnancy: diagnosis, screening, and management. *Clin Perinatol* 2005; *32*(3):617-27.
179. Yuval Y, Soriano D, Goldenberg M *et al*. Is operative laparoscopy contraindicated in the first trimester of pregnancy? *J Am Assoc Gynecol Laparosc* 1995; *2*:61-2.

52

Abdome Agudo no Doente Imunodeprimido

Sílvia Cristine Soldá
Samir Rasslan

INTRODUÇÃO

As urgências abdominais representam, com freqüência, motivo de dúvidas e dificuldades não só do ponto de vista diagnóstico, como também terapêutico, especialmente quando incidem em doentes portadores de co-morbidades.

Nos últimos anos, o atendimento de doentes portadores de imunodeficiência de qualquer natureza tem sido cada vez mais freqüente pois, com o surgimento da síndrome da imunodeficiência adquirida (SIDA/AIDS), a adoção de medidas terapêuticas mais agressivas para o tratamento das neoplasias e o número crescente de transplantes, uma variedade de apresentações clínicas atípicas tem sido relatada na prática clínica e na literatura.[8,26,27]

Nos doentes imunodeprimidos, o abdome agudo pode estar relacionado a complicações da doença de base ou a doenças comuns à população em geral (Quadro 52.1).

Esse grupo representa população especial de doentes, em função das alterações celulares e humorais que podem dificultar a interpretação dos sinais e sintomas do abdome agudo, uma vez que os sinais clássicos, como febre e peritonite, nem sempre estão presentes.

Quadro 52.1 ▶ Causas freqüentes de alterações da imunidade que podem cursar com abdome agudo
Síndrome da imunodeficiência adquirida
Idade avançada
Neoplasias
Quimioterapia/Radioterapia
Transplantes
Afecções crônicas (insuficiência hepática, doenças auto-imunes e/ou metabólicas)

Dessa maneira, o atraso no diagnóstico pode influir de forma negativa na morbimortalidade, com índices de complicações pós-operatórias significativos e diretamente proporcionais ao grau de comprometimento da resposta imune.[21]

Como diversas doenças podem manifestar-se com complicações abdominais, a análise deste tema deve ser feita de modo criterioso, uma vez que representam grupos heterogêneos e com afecções de etiopatogenia distintas.

SÍNDROME DA IMUNODEFICIÊNCIA ADQUIRIDA

Desde os primeiros relatos sobre afecções abdominais agudas em pacientes com AIDS, há cerca de 20 anos, ocorreu uma série de modificações na epidemiologia e na apresentação clínica da doença, em função do desenvolvimento da terapêutica baseada na utilização dos agentes antivirais.[39]

Apesar do aumento exponencial da doença, a experiência relacionada às afecções operatórias de urgência permanece limitada (Quadro 52.2).

A maioria dos portadores de AIDS que procuram os serviços de emergência referindo dor abdominal não necessita tratamento operatório, pois os sinais e sintomas decorrem de infecções oportunistas, especialmente do trato gastrointestinal, tendo como diagnóstico principal a gastroenterocolite aguda.

Quadro 52.2 ▸ Laparotomia de urgência na AIDS

Autor	Nº de doentes	Laparotomia
Potter *et al.*, 1984[34]	–	5
Barone *et al.*, 1986[5]	235	5 (2,1%)
Burack *et al.*, 1989[7]	–	10
La Raja *et al.*, 1989[24]	904	36 (3,9%)
Davidson *et al.*, 1991[10]	2.000	28 (1,4%)
Soldá *et al.*, 1994[41]	–	19
Steinman *et al.*,[42]	859	27 (3,0%)

AIDS – síndrome da imunodeficiência adquirida.

Quadro 52.3 ▸ Afecções abdominais freqüentemente observadas na AIDS e suas causas

Quadros perfurativos causados por citomegalovírus
Obstrução por linfomas não-Hodgkin
Sangramento e obstrução por sarcoma de Kaposi
Abscessos por *Mycobacterium*

Esse grupo de doentes pode, à semelhança da população em geral, desenvolver as afecções clássicas do abdome agudo, como apendicite e colecistite agudas, úlcera perfurada, quadros obstrutivos, entre outros, sem os sinais clássicos de dor abdominal, o que dificulta a interpretação diagnóstica.

Por outro lado, existem afecções típicas da doença que podem cursar com abdome agudo.

A urgência pode ocorrer na vigência de doença de base já na fase avançada ou como primeira manifestação da doença.

Essas manifestações podem ocorrer como complicação da doença de base, causada por agentes oportunistas inócuos à população em geral, como colecistite aguda por *Salmonella* e pancreatite por *Cytomegalovirus*.[34]

Yii *et al.*,[50] em 1995, observaram que os achados intra-operatórios estavam diretamente relacionados à doença em 81% dos pacientes com AIDS e em 35% dos soropositivos sem a doença.

A análise da literatura demonstra a existência de situações que podem ser consideradas típicas do abdome agudo no doente com AIDS (Quadro 52.3).

Infecções por citomegalovírus

De modo geral, a infecção por citomegalovírus é muito comum, pois cerca de 50% da população apresenta sorologia positiva. Na população de doentes com AIDS, esta taxa atinge até 90%.[22]

O citomegalovírus é reconhecidamente o agente mais isolado em portadores de AIDS, causando manifestações pulmonares, oculares, esofágicas e em todo o tubo digestivo.

Esse agente infecta, com maior freqüência, o íleo terminal, a retina e o tubo digestivo, sendo considerado a causa mais comum de laparotomia de urgência nesses doentes.[45]

Ele infecta o endotélio dos capilares, causando trombose e subseqüente perfuração do órgão acometido, motivo pelo qual o achado intra-operatório freqüentemente demonstra a presença de múltiplas perfurações *circundadas* por halo enegrecido, e que podem ocorrer em qualquer segmento do trato digestivo.

Linfomas não-Hodgkin e sarcoma de Kaposi

Não só as infecções, mas também os tumores apresentam comportamentos biológicos diversos nos doentes com AIDS.

As afecções relacionadas ao linfoma não-Hodgkin podem incidir em todo o tubo digestivo e se manifestam sob a forma de hemorragia, obstrução e, mais raramente, perfuração.

Greco *et al.*,[17] em 2002, relatam caso de múltiplas perfurações ileais por linfoma não-Hodgkin em um doente sem sinais de peritonite e com tomografia de abdome normal.

O sarcoma de Kaposi, é a neoplasia mais freqüente em pacientes com infecção pelo vírus da imunodeficiência humana, acometendo, principalmente, homens homossexuais. O local mais comum de acometimento inicial é a pele. Em alguns casos, porém, não há comprometimento cutâneo, ou este é precidido por lesões viscerais, orais ou linfonodais. O trato gastrointestinal pode ser acometido em até 50% dos casos, atingindo, principalmente, o duodeno, o estômago e o cólon. Na maioria dos casos, o comprometimento gastrointestinal é assintomático, porém o sarcoma de Kaposi pode causar obstrução, perfuração e sangramento, determinando quadro de abdome agudo.

Infecção por micobactérias

As manifestações mais freqüentes da infecção por micobactérias são devidas ao *Mycobacterium avium intracellulare*, que normalmente cursa com quadros perfurativos e obstrutivos.[33]

Huhh e Panther,[19] em 2001, observaram que nesses doentes a ascite é freqüente, e raramente se constata peritonite purulenta no intra-operatório.

Em estudo retrospectivo, Von Reyen *et al.*,[49] em 2002, analisaram doentes com contagem de CD4 menor que 100/mm^3 e observaram que o *Mycobacterium avium intracellulare* foi isolado em 31 deles (9%).

CONSIDERAÇÕES GERAIS

Os aspectos relacionados à indicação de operação nesse grupo de doentes merece algumas considerações.

A morbimortalidade pós-operatória é significativamente maior que na população hígida. Portanto, uma laparotomia não-terapêutica pode representar, como fator isolado, importante causa de morte.

Albaran *et al.*[1] observaram que a mortalidade após intervenções de urgência é nitidamente maior na população com contagem de CD4 menor que 200 células/μL (38%), em comparação com aquela com níveis normais (9%).

Hammoud *et al.*,[18] em 1995, ao analisarem 34 laparotomias em soropositivos, verificaram que a mortalidade nos operados portadores de manifestações da doença foi de 35%, em comparação com doentes assintomáticos, apenas soropositivos, dentre os quais não houve óbitos. Verificaram ainda que, no primeiro grupo, cinco dentre oito doentes (62%) que apresentavam peritonite morreram no pós-operatório imediato. Dessa maneira, quando os dados clínicos e de imagem não são conclusivos, a laparoscopia, por tratar-se de método menos invasivo, pode substituir a laparotomia com algumas vantagens.

Ela permite o inventário da cavidade peritoneal através de via de acesso menos invasiva e a visualização não só de sinais diretos, como também indiretos de afecção (abscessos, presença de fibrina, hematomas e áreas de esteatonecrose).[41]

Além disso, a laparoscopia reduz o número de complicações pulmonares (comumente observadas após incisões longitudinais) e de infecção da ferida operatória e suas conseqüências, particularmente as eviscerações, motivo freqüente de reoperação.

No entanto, quando existe a suspeita de afecção retroperitoneal, sua indicação é questionável na urgência.

Outro aspecto de extrema importância, e que não se discute de maneira corriqueira, é o receio de contaminação da equipe cirúrgica ao manipular instrumentos perfurocortantes. Este talvez possa ser considerado, também, embora de maneira muito subjetiva, fator adicional para o atraso na indicação operatória.

Dessa maneira, a laparoscopia contribui para diminuir esses riscos por meio da redução de exposição ao sangue e instrumental contaminados.

Um cuidado a ser tomado ao término do procedimento é o esvaziamento lento do pneumoperitônio, a fim de evitar o efeito de aerossol.

Deve-se, de preferência, esvaziá-lo em recipientes fechados, como preconizado por Eubanks *et al.*, em 1993.[15]

DOENTE IDOSO

Nos últimos decênios, um número cada vez maior de doentes idosos tem procurado os serviços de emergência por complicações relacionadas a uma doença de base ou mesmo devido a manifestações de caráter agudo, como colecistite e apendicite.[30]

Os idosos portadores de afecção abdominal aguda constituem grupo especial de doentes, tanto pelas dificuldades no diagnóstico como em função das particularidades terapêuticas, muitas vezes influenciadas pelas co-morbidades.

Apesar do declínio da mortalidade relacionada a afecções crônico-degenerativas, observa-se aumento na mortalidade decorrente de afecções abdominais agudas, sejam elas traumáticas ou não-traumáticas, pelo aumento da expectativa de vida.

As dificuldades relacionadas ao diagnóstico devem-se à possível presença de alterações do sensório que dificultam o exame físico, além de alterações de imunidade e resposta celular.

A ausência de febre, irritação peritoneal e leucocitose não descarta a possibilidade de afecção abdominal. Em número expressivo de doentes, as manifestações sistêmicas constituem os primeiros sinais da doença.

Van Geloven *et al.*,[18] em 2000, em estudo retrospectivo, analisaram 132 doentes com idade superior a 80 anos e com suspeita de abdome agudo. Em 20% dos casos, o diagnóstico, por ocasião da alta ou da necropsia, não correspondeu ao realizado na entrada; em 14% dos doentes, não foi feito o diagnóstico de afecção grave e, neste grupo, a mortalidade atingiu 59%.[48]

Assim, a presença de hipoxia, confusão mental e alterações metabólicas e hidroeletrolíticas no doente com dor abdominal sem sinais positivos ao exame do abdome corrobora a suspeita de infecção intracavitária.

Nos portadores de diabetes melito, a hiperglicemia de difícil controle deve levar à hipótese de foco de infecção, particularmente de origem abdominal.

Quando existem repercussões sistêmicas ou descompensação de doenças associadas, o risco cirúrgico de idosos submetidos a intervenções de urgência é elevado, com índices de mortalidade superiores aos observados na população considerada jovem (cerca de 30%).[32]

Arenal e Benzoechea-Beeby,[3] em 2003, analisaram os fatores relacionados à mortalidade pós-operatória em procedimentos de urgência abdominal não-traumáticos em dois grupos de doentes: entre 70 e 79 anos e com idade maior que 80 anos. Foram analisados 710 doentes, sendo a mortalidade global de 22%. Foram considerados fatores preditivos de mau prognóstico: classificação do risco anestésico (ASA) elevada, intervalo de tempo prolongado entre o início dos sintomas e a chegada ao hospital, diagnóstico de abdome agudo vascular e laparotomia não-terapêutica. Não houve diferença estatisticamente significativa entre as faixas etárias estudadas.

Machado e Pereira,[25] em 1990, estudaram 79 doentes portadores de urgência abdominal traumática e não-traumática, com mortalidade global de 58%, sendo de 100% no abdome agudo vascular, 55% no inflamatório, 48% no obstrutivo e 27% no traumático. Verificaram, ainda, que o tempo operatório maior que 3 horas esteve relacionado à maior mortalidade.

Por outro lado, os avanços na propedêutica armada têm contribuído para orientação terapêutica mais precoce.

Quando os métodos de imagem não são suficientes para o diagnóstico, deve-se indicar a laparotomia exploradora.

Quando se analisam os quadro abdominais agudos do idoso, chama atenção o fato de que podem ocorrer afecções graves, sem manifestações clínicas significativas, acarretando indicações operatórias tardias, muitas vezes realizadas já na vigência de complicação.[4] Alguns aspectos devem ser considerados no idoso, a saber:

- Aumento na incidência de idosos operados.
- Normalmente, existe mais de um processo patológico.
- Ocorrência elevada de doenças neoplásicas.
- Ausência de febre e de sinais peritoneais.
- A descompensação de doenças associadas agrava a afecção de base.
- Atraso no diagnóstico.
- Morbimortalidade elevada.

AFECÇÕES CRÔNICAS

Transplante

Vários estudos demonstram a relação entre transplante de órgãos sólidos e complicações gastrointestinais.[9,14]

Após os transplantes, a supressão das células T é mandatória, a fim de evitar a rejeição, o que interfere, dentre outros fatores, na translocação bacteriana, o que pode favorecer o surgimento de infecção peritoneal.[43]

Goldberg *et al.*[16] analisaram 1.012 pacientes submetidos a translante renal, pulmonar ou cardíaco; destes, 56 (6%) necessitaram avaliação para 84 eventos relacionados ao cólon. Houve 44 (52%) casos, dentre eles diverticulite, perfuração e tumores, sendo que 23 (27%) necessitaram colectomia, com taxa de mortalidade de 7%.

Doença neoplásica

Doentes portadores de neoplasia são, normalmente, propensos a complicações, em função do comprometimento do sistema imune.

A ocorrência de abdome agudo como primeira manifestação de neoplasia do aparelho digestivo não é manifestação freqüente, motivo pelo qual existem poucas casuísticas relatadas na literatura.

Por outro lado, o cirurgião de emergência depara-se, com freqüência, com quadros abdominais agudos decorrentes de complicações de neoplasias já diagnosticadas, em especial as neoplasias de cólon, que representam a principal causa de complicações que necessitam intervenções de urgência, particularmente os processos perfurativos e obstrutivos, decorrentes de obstrução em alça fechada e perfuração de neoplasia de cólon esquerdo.

Nos doentes neutropênicos, os sinais clássicos de peritonite, bem como os achados de exames de imagem, nem sempre são freqüentes. Nesses casos, a operação pode ser indicada tardiamente, na vigência de complicações, e com índices de mortalidade que podem chegar a 30%, especialmente na vigência de quimioterapia, que é um fator adicional e agravante da resposta imune.[2,29]

O tratamento necessita agentes que possam potencializar a resposta imunológica e alterar a resposta inflamatória e suas conseqüências.[20]

Apesar dos avanços tecnológicos, ainda hoje as complicações da radioterapia são freqüentes e mórbidas.[12]

A indicação operatória fica reservada aos quadros perfurativos e obstrutivos e que podem necessitar ressecções ou derivações de segmentos extensos e suas conseqüências. Acredita-se que aproximadamente 30% dos doentes submetidos à radioterapia necessitarão intervenção operatória.[28,46]

Regimbeau *et al.*,[36] em 2001, analisaram 109 doentes no período de 10 anos e observaram mortalidade significativamente maior após operações de urgência (na vigência de complicações) e naquelas que necessitavam ressecção em relação à observada quando era possível realizar o tratamento clínico. A reoperação foi necessária em 40% dos doentes.

Insuficiência hepática

Os doentes cirróticos podem apresentar quadros abdominais agudos decorrentes de peritonite primária. Dhiman *et al.*,[11] em 2000, ao analisarem 295 cirróticos por hepatite viral, observaram a presença de ascite em 30% e peritonite primária em 18%.

A mortalidade pode ser significativa, como demonstraram Poddar *et al.*,[31] em 1998, alcançando cerca de 50%. Ela está diretamente relacionada à presença de encefalopatia hepática.[23,31,35,38,44]

Doenças auto-imunes

Neste grupo de doentes, as manifestações mais freqüentes são os quadros perfurativos, decorrentes da terapêutica com corticosteróides e imunossupressores.

Embora menos freqüentes, algumas afecções devem ser lembradas, como tiflite (em portadores de leucemia mielóide), AIDS, linfoma não-Hodgkin e anemia aplástica. Pacientes submetidos a transplante renal devem ser também considerados.[6]

Os portadores de lúpus eritematoso sistêmico podem apresentar maior susceptibilidade a infecções abdominais, embora, na maioria das vezes, a dor abdominal seja decorrente da própria doença, sem que seja caracterizado um quadro de abdome agudo. Richer *et al.*,[37] em estudo multicêntrico realizado em 2006, analisaram 201 crianças lúpicas portadoras de dor abdominal e observaram manifestações gastrointestinais em 19% delas, com 87% apresentando dor abdominal. As principais causas foram ascite e pancreatite.[37]

Diabetes melito

Nos doentes diabéticos, infecção pulmonar, infecção urinária ou erisipela de membros inferiores devem ser lembradas como causas de descompensação glicêmica de difícil correção.

Quando esses focos são descartados, a hipótese de foco abdominal deve ser considerada, a despeito da presença de sinais abdominais ao exame físico.[13]

Scroggs *et al.*,[40] em 1987, analisaram 640 doentes transplantados renais e que desenvolveram 739 complicações. Foram analisadas 116 necropsias (47%), sendo constatada sepse em 32 e peritonite em 11. Os diabéticos apresentaram maior incidência de infecções por fungos e perfuração intestinal que os não-diabéticos.

CONSIDERAÇÕES FINAIS

- Os imunodeprimidos podem apresentar abdome agudo decorrente de afecções inerentes à população geral ou, ainda, como complicação da doença de base.
- Os sinais e sintomas não costumam obedecer ao comportamento observado na população imunocompetente.
- As manifestações clínicas freqüentemente são atípicas.
- Os métodos de imagem auxiliam significativamente o diagnóstico.
- Em caso de dúvida diagnóstica após método de imagem, a laparoscopia deve ser considerada.
- Atenção no preparo pré-operatório, com controle de variáveis hemodinâmicas, metabólicas e hidroeletrolíticas, além de suporte nutricional e antibioticoterapia.
- Quanto aos aspectos intra-operatórios, deve-se evitar as anastomoses primárias devido ao possível acometimento tecidual pela doença de base.
- Considerar reoperação precoce diante de dúvida na evolução.

REFERÊNCIAS BIBLIOGRÁFICAS

1. Albaran RG, Weber J, Steffes CP. CD4 cells counts as a prognostic factor of major abdominal surgery in patients infected with the human immunodeficiency virus. *Arch Surg* 1998; *133*:626-31.
2. Antoun S, Elias D, Lasser P *et al.* The medical and surgical management of acute abdominal complications in neutropenic cancer patient: Description of 21 cases. *Bull Cancer* 2001; *88*:426-34.
3. Arenal JJ, Bengoechea-Beeby M. Mortality associated with emergency abdominal surgery in the elderly. *Can J Surg* 2003; *46*:111-6.
4. Audísio RA, Veronesi P, Ferrario L *et al.* Elective surgery for gastrointestinal tumors in elderly. *Ann Onc* 1997; *8*:317-26.
5. Barone JE, Gingold BS, Nealon TF Jr, Arvanitis ML. Abdominal pain in patients with acquired immune deficiency syndrome. *Ann Surg* 1986; *204*:619-23.
6. Bueno Lledo J, Serralta Serra A, Hernanadis Villalva J, Planells Roig M, Rodero D. Acute typhlitis in immunocompromised patient: an eight year experience. *Rev Esp Enferm Dig* 2003; *95*:30-4.
7. Burack JH, Mandel MS, Bizer LS. Emergency abdominal operations in the patients witch acquired immunodeficiency syndrome. *Arch Surg* 1989; *124*:285-6.
8. Carmeci C, Muldowney W, Mazbar AS, Bloom R. Emergency laparotomy in patients on continuous ambulatory peritoneal dialysis. *Am Surg* 2001; *67*:615-8.
9. Carstens J, Andersen HK, Spencer E, Madsen M. Cytomegalovirus infection in renal transplant recipients. *Tranplant Infect Dis* 2006; *8*:203-12.
10. Davidson T, Allen-Mersh TG, Miles AJ *et al.* Emergency laparotomy in patients with AIDS. *Br J Surg* 1991; *78*(8):924-6.

11. Dhiman RK, Makharia GK, Jain S, Chawla Y. Ascites and spontaneous bacterial peritonitis in fulminant hepatic failure. *Am J Gastroenterol* 2000; *95*:233-8.
12. Dietz DW, Remzi FH, Fazio VW. Strictureplasty for obstructing small bowel lesions in diffuse radiation enteritis successful outcome in five patients. *Dis Colon Rectum* 2001; *44*:1727-9.
13. Doran H, Patrascu T, Radu C. Acute abdomen in diabetic patients – Diagnostical questions. *Chirurgia* 2003; *98*:119-25.
14. Ekmekci Y, Sengul S, Kutlay S *et al. Klebsiella pneumoniae* peritonitis shortly after kidney transplantation. *Transplant Proc* 2005; *37*:2122-3.
15. Eubanks S, Newman L, Lucas G. Reduction of HIV transmission during laparoscopic procedures. *Surg Laparosc Endosc* 1993; *3*:2-5.
16. Goldberg HJ, Hertz MI, Ricciardi R *et al.* Colon and rectal complications after transplantation. *J Am Coll Surg* 2006; *202*:55-61.
17. Greco L, Maggi P, Ialongo P *et al.* Acute onset of non Hodgkin's lymphoma with bowel perforation in a patient with over 15 years'HIV positivity. A case report. *Chir Ital* 2002; *54*:893-6.
18. Hammoud R, Achrafi H, Menegaux F *et al.* Abdominal surgical emergencies in human immunodeficiency virus (HIV) infected patients. *Ann Chir* 1995; *49*:922-7.
19. Huhh JJ, Panther LA. Mycobacterium avium complex peritonitis in an AIDS patient. *Scand J Infect Dis* 2001; *33*:936-8.
20. Khalil AA, Hall JC, Aziz FA, Price P. Tumor necrosis factor: implications for surgical patients. *ANZ J Surg* 2006; *76*:1010-6.
21. Koperna T, Schulz F. Relaparotomy in peritonitis: Prognosis and treatment of patients with persisting intraabdominal infection. *Worl J Surg* 2000; *24*:32-7.
22. Kram HB, Shoemaker WC. Intestinal perforation due to cytomegalovirus infection in patients with AIDS. *Dis Colon Rectum* 1990; *33*(12):1037-40.
23. Kunkler RB, Grewal HP, London NJ, Tomson CR, O'Brien TS. Primary pneumococcal peritonitis. *Br J Hosp Med* 1992; *47*:262-6.
24. La Raja RD, Rothemberg RR, Odom JW, Mueller SC. The incidence of intra-abdominal surgery in acquired immunodeficiency syndrome: A statistical review of 904 patients. *Surgery* 1989; *105*(2):175-9.
25. Machado MA, Pereira EA, Lourenção JL, Branco PD. Acute abdomen in elderly patients. *Rev Hosp Clin Fac Med Sao Paulo* 1990; *45*:15-21.
26. Masedo Gonzalez A, Bvarbero Allende JM, Perez Carreras M *et al.* Intestinal leishmaniosis and Sezary syndrome: Endoscopic diagnosis. *Gastroenterol Hepatol* 2006; *29*:546-50.
27. Menegaux F. Acute abdominal pain in immunodepressed patients. *Rev Prat* 2001; *51*:1665-9.
28. Onodera H, Nagayama S, Mori A *et al.* Reapraisal of surgical treatment for radiation enteritis. *World J Surg* 2005; *29*:459-63.
29. Pandey M, Mathew A, Geetha N *et al.* Acute abdomen in patients receiving chemotherapy. *Indian J Cancer* 2001; *38*:68-71.
30. Pittman-Waller VA, Myers JG, Stewart RM *et al.* Appendicitis: Why so complicated? Analysis of 5755 consecutive appendectomies. *Am Surg* 2000; *66*:548-54.
31. Poddar U, Chawla Y, Dhiman RK *et al.* Spontaneous bacterial peritonitis in fulminant hepatic failure. *J Gastroenterol Hepatol* 1998; *13*:109-11.
32. Podnos YD, Jimenez JC, Wilson SE. Intraabdominal sepsis in elderly patients. *Clin Infect Dis* 2002; *35*:62-8.
33. Pop M, Pop C, Homorodean D *et al.* Abdominal miliary tuberculosis in a patient with AIDS: A case report. *Rom J Gastroenterol* 2003; *12*:231-4.
34. Potter DA, Danforth DN Jr, Mancher AM *et al.* Evaluation of abdominal pain in the AIDS patient. *Ann Surg* 1984; *199*:332-9.
35. Regimbeau JM, Mognol P, Panis Y *et al.* A new etiology of acute abdominal emergencies in cirrhotic patient: Secondary pneumococcal peritonitis with jejunitis. *Hepatogastroenterology* 2000; *47*:1633-5.
36. Regimbeau JM, Apnis Y, Gouzi JL, Fagniez PL. Operative and long term results after surgery for chronic radiation enteritis. *Am J Surg* 2001; *182*:237-42.
37. Richer O, Ulinski T, Lemelle I *et al.* Abdominal manifestations in childhood-onset systemic lupus erythematosus. *Ann Rheum Dis* 2006;3-7.
38. Ruiz Del Arbor L, Urman J, Fernandez J *et al.* Systemic, renal and hepatic hemodynamic derangement in chirrotic patients with spontaneous bacterial peritonitis. *Hepatology* 2003; *38*:1210-8.
39. Saltzman DJ, Williams RA, Gelfand DV, Wilson SE. The surgeon and AIDS: Twenty years later. *Arch Surg* 2005; *140*:961-7.
40. Scroggs MW, Wolfe JA, Bollinger RR, Sanfilippo F. Causes of death renal transplant recipients. A review of autopsy findings from 1966 through 1985. *Arch Pathol Lab Med* 1987; *111*:3-7.
41. Solda SC, Silva SC, Casaroli AA, Rasslan S. Abdome agudo na SIDA. *Rev Col Bras Cir* 1994; *21*:81-4.
42. Steinman M, Steinman E, Birolini D. Abdome agudo no doente imunodeprimido: Experiência do Serviço de Cirurgia de Emergência do Hospital das Clínicas (no prelo).
43. Stenback A, Lorant T, Meulring S, Johnsosn C. T cell inhibition does not aggravate bacterial translocation from rat small bowel. *Transplant Immunol* 2006; *16*:208-14.
44. Strauss E, Gomes de Sá Ribeiro MDE. Bacterial infections associated with encephalopathy: Prevalence and outcomes. *Ann Hepatolol* 2003; *2*:41-5.
45. Tsai HC, Lee SS, Wann SR *et al.* Colon perforation with peritonitis in an acquired immunodeficiency syndrome patient due to cytomegalovirus and amoebic colitis. *Rom J Gastroenterol* 2003; *12*:231-4.
46. Tsai MS, Liang JT. Surgery is justified in patients with bowel obstruction due to radiation therapy. *Gastroenterol Surg* 2006; *10*:575-82.
47. Vadala G, Salice M, Lanfusa G *et al.* Le complicacione del linfoma dell ileo. *Min Chir* 1995; *50*:963-6.
48. Van Geloven AA, Biesheuvel TH, Luitse JS, Hoitsma HF, Obertop H. Hospital admissions of patients aged over 80 with acute abdominal complaints. *Euro J Surg* 2000; *166*:866-71.
49. Von Reyn CF, Arbeit RD, Horsburgh CR *et al.* Sources of disseminated *Mycobacterium avium* infection in AIDS. J *Infect* 2002; *44*:166-70.
50. Yii MK, Saunder A, Scott DF. Abdominal surgery in HIV/AIDS patients: Indications, operative management, pathology and outcome. *Aust N Z J Surg* 1995; *65*:320-6.

53

Abdome Agudo no Idoso

Rodrigo Ribeiro dos Santos
Aloísio Cardoso-Júnior
Edgar Nunes de Moraes
Paulo Roberto Savassi-Rocha

INTRODUÇÃO

O processo de envelhecimento populacional é um fenômeno que não está ocorrendo somente nos países desenvolvidos, mas também nos países em desenvolvimento. Ao contrário dos países desenvolvidos, que já iniciaram esse processo há décadas, o Brasil só iniciou seu processo de transição epidemiológica após o ano 2000. Além disso, a transição epidemiológica no Brasil está se processando num tempo muito menor que em outros países. Este fato gera novas demandas para os diversos segmentos da sociedade que não estavam preparados para essa nova realidade. O sistema de saúde é bom exemplo dessa falta de preparo pois, além de todos os problemas estruturais e financeiros, no que tange à saúde do idoso, esse quadro é agravado pelo despreparo dos profissionais médicos acerca das peculiaridades do atendimento a este paciente específico. No mesmo período observaram-se, também, o desenvolvimento e a incorporação de novas tecnologias no meio cirúrgico. Tais eventos, aliados aos demais avanços da medicina, possibilitaram a realização de procedimentos cirúrgicos com complexidade e segurança crescentes.

Considerando-se o aumento da expectativa de vida, o envelhecimento populacional e a melhor relação risco-benefício das cirurgias, estima-se que o número de procedimentos cirúrgicos realizados aumente em todas as faixas etárias, principalmente na população idosa. Etzioni *et al.*[10] projetaram o aumento da taxa de intervenções cirúrgicas *per capita*, nos EUA, de 14% para 47% até 2020. Dados sobre a prevalência de procedimentos cirúrgicos em idosos demonstram que, aproximadamente, 50% das operações realizadas nos EUA ocorrem em pacientes com idade igual ou superior a 65 anos. Em 2003, a taxa de cirurgias por 100 mil indivíduos entre 40 e 69 anos era de, aproximadamente, 120 e, entre pacientes com idade superior a 65 anos, subia para 190.[15] Segundo Beliveau e Multach,[3] 50% dos idosos irão sofrer pelo menos um procedimento cirúrgico durante suas vidas.

Apesar de não haver dados estatísticos que demonstrem tal situação no Brasil, admite-se que a prevalência de cirurgias em idosos seja muito maior hoje que há alguns decênios. Estima-se, ainda, aumento significativo dessa prevalência nos próximos anos, pois o envelhecimento da população brasileira já é realidade. A expectativa de vida do brasileiro aumentou progressivamente nos últimos anos, e esta tendência deve continuar até 2050. Dentre os idosos, a parcela da população que está crescendo com maior velocidade é a dos que têm idade superior a 80 anos.

Associada ao processo de envelhecimento populacional, observa-se alteração na prevalência de inúmeras doenças. Isso demanda maior preparo dos profissionais da área de saúde para lidar com as particularidades relacionadas à assistência ao idoso. O manejo do paciente idoso difere do atendimento do adulto por diversas razões, tais como: alterações fisiológicas do envelhecimento, apresentação atípica das doenças, polifarmácia, número de co-morbidades etc. Este cenário é particularmente desafiador para o médico que recebe o idoso em unidade de pronto-atendimento. Os idosos com queixa de dor abdominal constituem o grupo de pacientes que necessitam maior tempo para avaliação entre todos os atendimentos de urgência realizados.[1] As operações de urgência e emergência apresen-

Quadro 53.1 ▸ Distribuição dos diagnósticos de dor abdominal nas diferentes idades

Diagnóstico	20 a 64 anos n (%)	65 a 79 anos n (%)	≥ 80 anos n (%)
	1.458	557	274
DANE	524 (36)	136 (24)	60 (22)
Apendicite aguda	159 (11)	15 (3)	7 (3)
Cólica biliar	138 (9)	42 (8)	22 (8)
Colecistite aguda	34 (2)	49 (9)	17 (6)
Afecções ginecológicas	82 (6)	3 (1)	3 (1)
Constipação intestinal	31 (2)	36 (5)	26 (9)
Nefrolitíase	82 (6)	22 (4)	1 (1)
Diverticulite aguda	75 (5)	48 (9)	11 (4)
Pancreatite aguda	56 (4)	24 (4)	12 (4)
Outros diagnósticos	277 (19)	182 (33)	115 (42)

DANE – dor abdominal não especificada.
Adaptado de Laurell *et al.*[17]

tam maiores morbidade e mortalidade nos idosos que nos jovens devido, dentre outros fatores, ao atraso em se estabelecer o tratamento correto em decorrência de diagnósticos iniciais equivocados em virtude da baixa especificidade das manifestações clínicas na população idosa.[16] Neste capítulo serão abordadas as peculiaridades das principais causas de abdome agudo não-traumático nos idosos.

PREVALÊNCIA DO ABDOME AGUDO NOS IDOSOS

Os idosos constituem população de risco. Emergências cirúrgicas são muito mais comuns nos idosos que em qualquer outra faixa etária da população. Além disso, a probabilidade de as afecções cirúrgicas se apresentarem complicadas, como a apendicite perfurada, é três vezes maior que em pacientes jovens. A prevalência de colecistolitíase é de 8% em jovens e de 40% a 50% em octogenários. Por sua vez, as complicações das colecistites agudas também são muito mais comuns nos idosos. Morrow *et al.*[21] relataram que 40% dos idosos com colecistite aguda apresentavam as seguintes complicações ao diagnóstico: empiema, colecistite gangrenosa, perfuração ou abscessos (subfrênicos ou hepáticos). As emergências vasculares (isquemia mesentérica, ruptura de aorta abdominal e dissecção aórtica) ocorrem, quase exclusivamente, em indivíduos com idade superior a 50 anos. A prevalência da doença diverticular do cólon é de 30% em indivíduos com idade igual ou superior a 60 anos, aumentando para mais de 50% aos 90 anos de idade. Obstrução intestinal também é mais freqüente em idosos, sendo responsável por 12% a 25% dos casos de abdome agudo cirúrgico nesses pacientes.[13] Estudo retrospectivo realizado por Bugliosi *et al.*,[5] com o objetivo de identificar as causas do abdome agudo não-traumático em idosos, revelou que em 23% dos idosos o diagnóstico foi indeterminado, sendo esta a causa mais freqüentemente encontrada. As outras causas mais prevalentes nesse estudo foram: afecções biliares (12%), obstrução do intestino delgado (12%), gastrite (8%), perfuração de víscera oca (7%), diverticulite aguda (6%) e apendicite aguda (4%). Destes, 42% necessitaram intervenção cirúrgica.[5] Em outro estudo,[28] envolvendo octogenários com dor abdominal, observou-se que 27% dos casos necessitaram de cirurgia. A mortalidade geral, nesta casuística, foi de 17%, elevando-se para 34% entre os pacientes que foram submetidos a tratamento cirúrgico. No estudo prospectivo realizado por Laurell *et al.*,[17] foram avaliados 3.109 pacientes com mais de 1 ano de idade e admitidos no hospital com dor abdominal com duração de até 7 dias. O Quadro 53.1 apresenta a variação dos diagnósticos em função da faixa etária dos pacientes admitidos.

ALTERAÇÕES FISIOLÓGICAS NOS IDOSOS

Conceitualmente, envelhecimento fisiológico (senescência) é o processo irreversível e progressivo de redução das reservas funcionais. Este processo gera aumento da vulnerabilidade e variabilidade entre os indivíduos, mas não ocasiona incapacidades. As incapacidades são resultantes do agravamento das perdas funcionais decorrentes das agressões do meio externo. Por exemplo, com a senescência, os idosos apresentam redução da função respiratória, mas esta não priva o idoso da realização de suas tarefas. Entretanto, a sobreposição do tabagismo ao envelhecimento do aparelho respiratório pode resultar em incapacidade para realização de tarefas básicas da vida diária como conseqüência da perda acentuada da função respiratória provocada pela combinação de fatores – tabagismo e senescência. No entanto, diante de situação de estresse (p. ex., infecção intra-abdominal), em que há aumento das demandas homeostáticas, podem surgir insuficiências em órgãos não afetados diretamente pelo processo infeccioso. Um idoso com pneumonia que apresenta confusão mental como sintoma mais proeminente ilustra bem este fato. Dentre as diversas alterações fisiológicas destacam-se, para o propósito deste capítulo, as alterações nos seguintes mecanismos ou sistemas:

- *Temperatura corporal:* tendência a não apresentar febre. Temperatura axilar maior ou igual a 37,2°C merece investigação; idosos com infecções intra-abdominais graves comumente apresentam-se afebris ou com hipotermia.[11]
- *Homeostase da água:* tendência à desidratação e maior sensibilidade à hipervolemia.
- *Controle hidroeletrolítico:* risco de hiponatremia, hiperpotassemia e acidose.
- *Neurotransmissão:* maior risco de *delirium* (confusão mental aguda) hiperativo ou hipoativo decorrente de infecção ou cirurgia.
- *Controle da pressão arterial:* risco elevado de hipotensão ortostática, principalmente no pós-operatório; redução da eficiência dos mecanismos capazes de compensar a hipovolemia.
- *Reserva cardíaca:* menor reserva cardíaca e risco de insuficiência cardíaca diastólica; maior dependência da contração atrial para enchimento ventricular com risco de descompensação cardíaca na presença de arritmias (particularmente fibrilação atrial); maior dependência do retorno venoso para manutenção do débito cardíaco.
- *Reserva respiratória:* menor capacidade de compensar hipoxemia e hipercapnia; redução do reflexo de tosse (risco de aspiração) e dos mecanismos de defesa (risco de pneumonia).
- *Imunossenescência:* alteração na função dos linfócitos T circulantes, declínio na citotoxicidade e na resposta proliferativa e menor produção de anticorpos contra antígenos específicos reduzem a capacidade dos idosos de combaterem as infecções.

Ressalte-se que essas alterações são mais expressivas nos idosos mais frágeis e que a atividade física minimiza essas alterações.

PROGNÓSTICO BASEADO NA IDADE CRONOLÓGICA

O envelhecimento fisiológico (senescência) é importante fator de aumento da variabilidade individual. Esta variabilidade é aumentada ainda mais na presença do envelhecimento patológico (senilidade), que favorece o aparecimento de inúmeras co-morbidades ou, até mesmo, disfunções e incapacidades. Isso contribui para geração de um grupo extremamente heterogêneo no qual a idade cronológica deixará de ser parâmetro confiável para se julgar a fragilidade do paciente. Comumente, observam-se pacientes com idades avançadas comportando-se como adultos jovens e idosos relativamente novos (60 a 69 anos) com fragilidades e incapacidades importantes. Desse modo, não é a idade cronológica o elemento essencial na avaliação do idoso, e sim a funcionalidade, pois é por meio dela que se consegue estimar as capacidades funcionais e o impacto das co-morbidades. No entanto, deve-se ressaltar que, apesar de a idade não ser o elemento primordial na avaliação do idoso, pacientes com idade superior a 80 anos são sabidamente mais frágeis. A avaliação do impacto de uma intervenção cirúrgica utilizando-se como referencial a idade cronológica justificou opiniões ultrapassadas no passado. Em 1927, Alton Ochsner,[22] professor de cirurgia, afirmava que a realização de cirurgia inguinal eletiva em paciente com idade superior a 50 anos não se justificava. No decênio de 1980, Thomas e Ritchie[26] aconselhavam evitar os procedimentos cirúrgicos em idosos até que todas as modalidades de tratamento não-cirúrgicas tivessem se exaurido. Apesar de muitos profissionais ainda concordarem com Thomas e Ritchie em várias circunstâncias, a utilização da idade cronológica como parâmetro único na tomada de decisão não se justifica mais. O impacto da idade, isoladamente, pode ser averiguado, também, ao se analisar o valor desta dentro do escore de APACHE III (*Acute Physiologic and Chronic Health Evaluation III*) em que ela é responsável por somente 3% do valor total, enquanto o estado fisiológico corresponde a 86%.[29]

APRESENTAÇÃO DAS DOENÇAS NOS IDOSOS

Classicamente, o raciocínio clínico é construído pela união de vários sintomas e sinais para compor-se a unidade diagnóstica. Porém, este raciocínio não é válido para os idosos, pois a apresentação das doenças é, comumente, atípica. O transtorno em determinado órgão pode manifestar-se por sinais e sintomas em outros, especialmente na presença de co-morbidades. Dessa maneira, o órgão usualmente associado a determinado sintoma pode não ser a fonte da afecção aguda em curso. Por exemplo, confusão mental pode ser manifestação de infecção urinária, e não necessariamente do comprometimento direto do sistema nervoso central. Outras vezes, um único sinal ou sintoma pode ser causado por mais de uma afecção. À medida que os idosos tornam-se mais frágeis (com maior comprometimento da funcionalidade), maior é a probabilidade de as doenças apresentarem-se de maneira atípica. Um idoso com ruptura de aorta abdominal, por exemplo, pode queixar-se de urgência para defecar. A apendicite aguda em paciente idoso pode manifestar-se como queda da própria altura.[13] O trabalho de Laurell *et al.*[17] demonstra algumas diferenças na apresentação clínica em função da idade, as quais são sumariadas nos Quadros 53.2 e 53.3.

Quadro 53.2 ▶ Perfil da dor abdominal nas diferentes idades

	20 a 64 anos	65 a 79 anos	≥ 80 anos
Número de pacientes	1.458	557	274
Razão sexo masculino/feminino	631/827 (0,8%)	296/261 (1,1)	114/160 (0,7)
DANE – diagnóstico preliminar n (%)	287 (20)	92 (16)	56 (20)
DANE – diagnóstico na alta n (%)	298 (20)	107 (19)	49 (18)
Cirurgia n (%)	243 (17)	77 (14)	38 (14)
Mortalidade hospitalar n (%)	2 (0,1)	10 (1,8)	13 (4,7)
Duração da dor antes da admissão (h)	1,4 (1,3 a 1,5)	1,7 (1,5 a 1,9)	1,7 (1,4 a 1,9)
Pacientes hospitalizados n (%)	996 (68)	459 (82)	241 (88)
Hospitalização em dias	2,5 (2,3 a 2,7)	3,9 (3,5 a 4,2)	5,2 (4,6 a 5,9)
Diagnóstico preliminar correto n (%)	802 (55)	282 (51)	120 (44)
Diagnóstico correto na alta n (%)	853 (86)	359 (78)	180 (75)

DANE – dor abdominal não especificada.
Adaptado de Laurell *et al.*[17]

Quadro 53.3 ▶ Característica da dor abdominal nas diferentes idades

	20 a 64 anos	65 a 79 anos	≥ 80 anos
Número de pacientes	243	77	38
Duração da dor antes da admissão em dias (variação)	1,2 (1,0 a 1,4)	1,7 (1,2 a 2,1)	1,5 (1,0 a 1,9)
Tempo entre admissão e cirurgia em dias (variação)	0,9 (0,7 a 1,0)	1,7 (1,2 a 2,1)	2,1 (1,2 a 3,1)
Temperatura corporal (°C/variação)	37,6 (37,5 a 37,7)	37,4 (37,2 a 37,6)	37,6 (37,3 a 38,0)
Leucócitos (×1.000/mm³/variação)	13,5 (12,9 a 14,1)	13,1 (12,0 a 14,3)	12,4 (9,6 a 15,3)
Proteína C reativa (mg/dia/variação)	44 (37 a 50)	62 (40 a 83)	57 (34 a 81)
Sensibilidade abdominal n (%)	36 (15)	19 (25)	15 (39)
Descompressão dolorosa n (%)	150 (62)	27 (35)	11 (29)
Sensibilidade retal n (%)	78 (32)	13 (17)	7 (18)
Rigidez abdominal n (%)	104 (43)	27 (35)	13 (34)
Vômitos n (%)	97 (40)	37 (48)	22 (58)
Constipação intestinal n (%)	27 (11)	20 (26)	10 (26)
Diarréia n (%)	40 (16)	10 (13)	8 (21)
Escala visual analógica para dor 0 – 10 (variação)	6,4 (6,1 a 6,8)	6 (5,2 a 6,9)	5 (3,4 a 6,6)
Hospitalização em dias (variação)	3,7 (3,3 a 4,1)	7,6 (6,4 a 8,8)	10,7 (8,4 a 13,0)
Diagnóstico preliminar correto n (%)	149 (61)	36 (47)	19 (50)

DANE – dor abdominal não especificada.
Adaptado de Laurell *et al.*[17]

PARTICULARIDADES NA AVALIAÇÃO CLÍNICA DO PACIENTE IDOSO

As alterações da senescência repercutem na avaliação do idoso, dificultando-a ou alterando o significado dos achados. A esse quadro adiciona-se, ainda, a percepção dos idosos sobre sua enfermidade. A indiferença, o medo de perder a independência e o julgamento errôneo de que as alterações são decorrentes *da idade* fazem com que, comumente, os idosos não procurem assistência médica, minimizem ou mesmo neguem seus problemas. A coleta de história precisa pode estar prejudicada pela deficiência auditiva (pior para sons de alta freqüência) ou pela dificuldade na evocação. Alterações agudas ou crônicas da cognição por demência, estado confusional agudo ou depressão são comuns nos idosos e também dificultam a coleta detalhada dos dados sobre o agravo que motivou a procura por assistência. Nessas situações, o diagnóstico é bastante dependente dos exames complementares, porque o exame clínico dos idosos com abdome agudo não apresenta o mesmo grau de confiabilidade em comparação ao do indivíduo jovem. Nos idosos, observa-se redução da percepção da dor não só para condições extra-abdominais (infarto agudo do miocárdio), mas também para as condições intra-abdominais.[7] Isso pode causar atraso em procurar assistência médica e resultar em pior prognóstico para esses pacientes.

O abdome deve ser minuciosamente examinado para verificar a presença de cicatrizes, distensão abdominal, visceromegalias, equimose, massas ou sopros. A procura detalhada por hérnias deve ser realizada devido ao risco de estrangulamento e obstrução intestinal. A sensibilidade abdominal pode ser mais difícil de ser localizada por causa das alterações nervosas que afetam a percepção de dor e pela flacidez da parede abdominal observada comumente nesses pacientes. A sarcopenia da musculatura abdominal reduz, também, a rigidez e a defesa abdominal, usualmente observada nos quadros de irritação peritoneal. O toque retal, além de revelar a presença de fecalomas (em idosos frágeis, podem ser de fezes pastosas) e sangue (oculto ou não), pode, ainda, sugerir o diagnóstico de prostatite. A taquicardia pode estar suprimida não só como conseqüência das alterações intrínsecas do coração, mas também pelo uso de agentes cronotrópicos negativos. Retornando às alterações presentes no exame físico dos idosos que apresentam significado patológico menos evidente destacam-se a presença de crepitações expiratórias nas bases pulmonares e a quarta bulha cardíaca.

Todos esses fatores associados impõem maior atenção e maior necessidade de tempo durante a avaliação dos idosos com suspeita de abdome agudo não-traumático.

CO-MORBIDADES

Dados epidemiológicos demonstram maior prevalência das co-morbidades nos idosos. A identificação de co-morbidades em idoso com abdome agudo é elemento crucial por três motivos:

- Em primeiro lugar, por haver possibilidade de o abdome agudo ter apresentação atípica de condição não-cirúrgica (infarto miocárdico, embolia pulmonar, pneumonia e cetoacidose diabética).
- Em segundo lugar, a presença de co-morbidades (coagulopatias, insuficiência renal, doença pulmonar crônica e coronariopatia) pode influenciar a escolha da intervenção a ser realizada. Nos idosos com abdome agudo, a presença de co-morbidades é mais importante no prognóstico do paciente que a idade em si. Pelo menos 65% dos idosos com abdome agudo apresentam alguma outra complicação além do abdome agudo.[12]
- Finalmente, o reconhecimento das co-morbidades apresentadas pelos pacientes pode auxiliar a avaliação do diagnóstico etiológico do abdome agudo. Como exemplo, a presença de fibrilação atrial (arritmia mais comum nos idosos) eleva o risco de isquemia mesentérica.

Em pacientes com história de hipertensão arterial crônica, níveis pressóricos aparentemente normais podem traduzir hipotensão (hipovolemia) importante. A avaliação cardiopulmonar pode sugerir o diagnóstico de pneumonia, embolia e insuficiência cardíaca congestiva. Os sinais clássicos de infecção intra-abdominal (colecistite, apendicite) podem estar ausentes em diabéticos. Pacientes com sinais de aterosclerose e doenças cardiocerebrovasculares são mais propensos a apresentar eventos vasculares (aneurisma de aorta abdominal, isquemia mesentérica) como causa do quadro abdominal.

AVALIAÇÃO FUNCIONAL

O relato quantitativo do número de doenças presentes em paciente idoso não é confiável para avaliar seu estado de saúde, pois o comprometimento da vida do idoso não foi avaliado. Uma senhora de 70 anos com quadro de depressão maior há 1 mês, sem outras co-morbidades, pode estar mais frágil que outra senhora, de 80 anos, com hipertensão arterial, diabetes, incontinência urinária, osteoartrose, osteoporose e declínio cognitivo leve. É justamente a avaliação funcional que irá estimar o impacto dos agravos à saúde nos indivíduos. A funcionalidade permite estimar as reservas funcionais dos idosos, e são estas reservas que irão evitar que os idosos apresentem disfunções nas situações de maior demanda. Além de ser instrumento prognóstico (ao se estimarem as reservas homeostáticas dos pacientes), pode ser, também, instrumento diagnóstico. O relato de perda ou limitação funcional recente impõe a necessidade de se realizar avaliação para descobrir a causa da perda funcional mesmo que não haja outros sinais clínicos aparentes.[20]

POLIFARMÁCIA

Os idosos constituem a parcela da população que mais consome medicações e, freqüentemente, a polifarmácia (uso de mais de cinco medicamentos) é a regra. A polifarmácia, além de ser o principal fator de risco para iatrogenia, aumenta a prevalência dos efeitos adversos aos medicamentos e altera a apresentação das doenças nos idosos. O uso crescente de antiinflamatório não-esteróide eleva o risco de lesões gástricas e reduz a probabilidade do surgimento de febre. Os esteróides podem bloquear, parcialmente, a resposta inflamatória da peritonite, reduzindo suas manifestações clínicas. Podem, ainda, alterar a contagem de leucócitos. Inúmeros medicamentos têm propriedades anticolinérgicas intrínsecas, sendo, portanto, causas de dores abdominais por retenção urinária, fecaloma ou íleo. Devido à fragilidade dos idosos, o fecaloma pode ocorrer mesmo com bolo fecal de consistência pastosa. Fármacos como digoxina, colchicina e metformina podem ser causa de dor abdominal. O uso crônico de narcóticos pode bloquear a dor abdominal característica dos quadros de abdome agudo. Os betabloqueadores podem impedir a taquicardia comumente observada nos quadros intra-abdominais importantes.

AVALIAÇÃO LABORATORIAL

É prudente que o médico, ao avaliar paciente idoso na emergência, com queixa de dor abdominal, apresente limiar mais baixo para solicitar exames complementares. Entretanto, os exames laboratoriais podem ser normais mesmo na presença de afecções cirúrgicas. Confiança excessiva na leucocitose é erro comum. Aproximadamente 25% dos idosos com apendicite aguda não desenvolvem leucocitose, e achados semelhantes são observados em outras condições cirúrgicas.[14] Hiperamilasemia não é específica para pancreatite e pode ser encontrada, também, por exemplo, na isquemia mesentérica. Hematúria pode estar presente nas infecções do trato urinário e na nefrolitíase, mas, também, nos casos de apendicite aguda, diverticulite aguda e, até mesmo, ruptura da aorta abdominal. O eletrocardiograma deve ser obtido em todos os pacientes para afastar síndromes coronárias isquêmicas agudas.[19]

MÉTODOS DE IMAGEM

Os métodos de imagem são de grande valia na propedêutica dos pacientes com abdome agudo. As radiografias simples de abdome e tórax continuam sendo ferramentas de triagem inicial nos casos de abdome agudo. Sua utilidade maior está na detecção de ar livre na cavidade peritoneal (pneumoperitônio) e sinais de obstrução intestinal e na investigação de ingestão (ou introdução) de corpos estranhos. A Figura 53.1 mostra pneumoperitônio em radiografia simples de tórax em ortostatismo.

Além dessas indicações, a presença de alguns sinais mais sutis pode corroborar o diagnóstico de outras condições. Um exemplo seria a presença de ar na árvore biliar que pode ocorrer na colecistite enfisematosa. A ultra-sonografia (US) em idosos é particularmente útil nos casos de aneurisma de aorta abdominal, que também podem ser diagnosticados por tomografia computadorizada (TC) ou angiografia. As Figuras 53.2 e 53.3

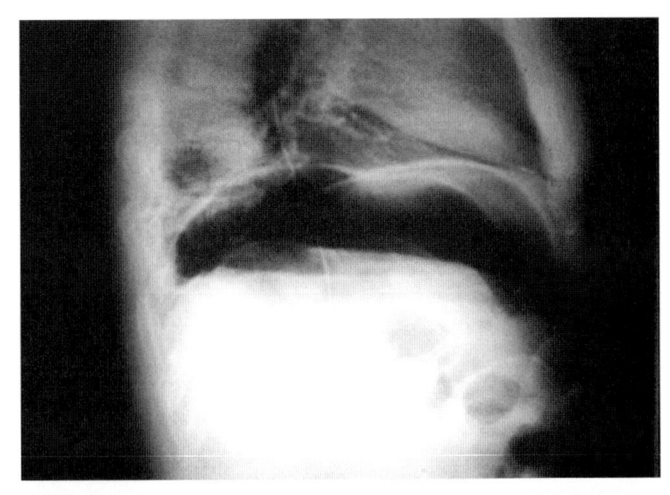

Figura 53.1 ▸ Radiografia simples de tórax em perfil (ortostatismo). Notar a presença de ar na região subfrênica (pneumoperitônio).

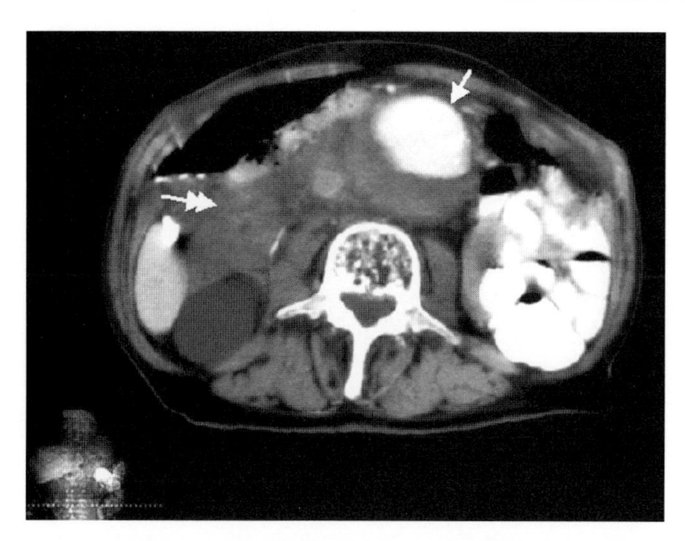

Figura 53.2 ▶ Tomografia computadorizada de abdome mostrando aneurisma roto da artéria aorta abdominal (*seta única*) e hematoma retroperitoneal (*seta dupla*).

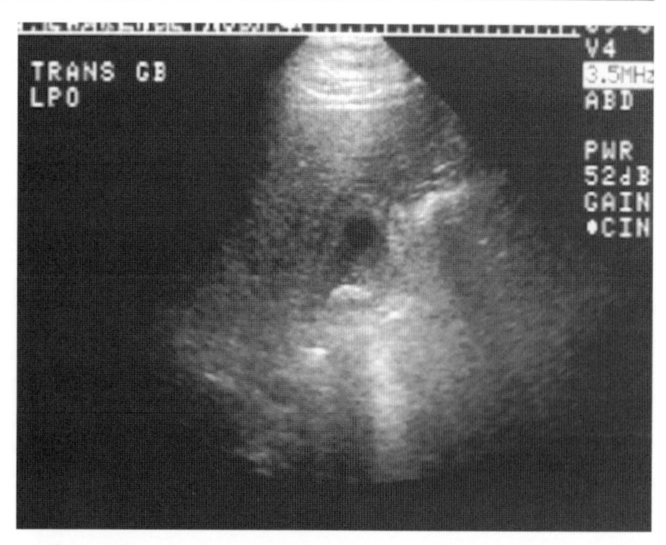

Figura 53.4 ▶ Ultra-sonografia de abdome mostrando vesícula biliar de paredes espessadas contendo imagem hiperecogênica em seu interior, condicionando sombra acústica posterior. Colecistite aguda litiásica.

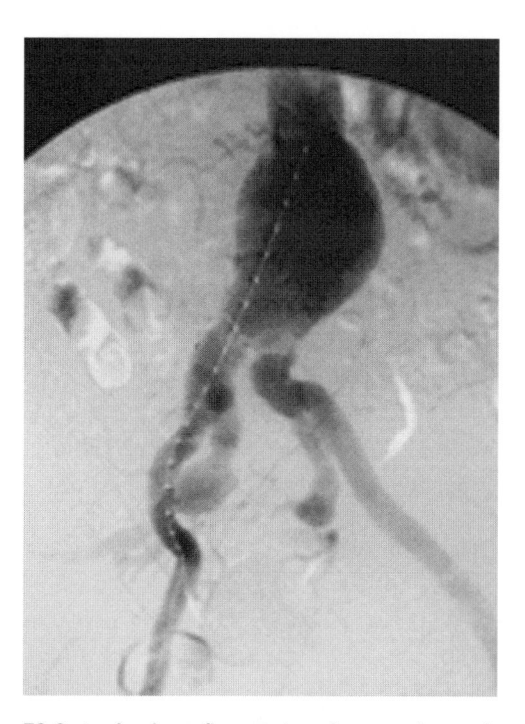

Figura 53.3 ▶ Angiografia mostrando aneurisma da artéria aorta abdominal infra-renal.

mostram imagens tomográfica e angiográfica de aneurisma da aorta abdominal, respectivamente.

A US é método sensível, também, para avaliação de afecções biliares e pélvicas (Figura 53.4).

A TC, principalmente nos aparelhos que permitem aquisição mais rápida e mais precisa das imagens, tem demonstrado benefício crescente. Lewis *et al.*[18] avaliaram a capacidade da TC em mudar o diagnóstico inicial de idosos com abdome agudo não-traumático. Esse estudo avaliou 126 pacientes. A TC, realizada em 56% dos pacientes, foi responsável por mudança do diagnóstico em 46% dos casos avaliados. Observou-se, também, que a solicitação da TC foi geralmente motivada por algum elemento na história do paciente e que não era solicitada quando outros resultados sugeriam um dado diagnóstico.[18] Esses *et al.*[9] realizaram estudo com objetivo semelhante, e também demonstraram a importância da TC. Nesse estudo, após realização da TC, foram observadas as seguintes mudanças: 26% na decisão de admissão do paciente, 45% na suspeita diagnóstica, 21% na indicação de antibioticoterapia e 12% na necessidade de cirurgia. A TC apresenta alta sensibilidade para perfurações de vísceras ocas, aneurisma de aorta abdominal, apendicite aguda, pancreatite aguda e diverticulite aguda, dentre outras. A Figura 53.5 mostra imagem tomográfica de apendicite aguda.

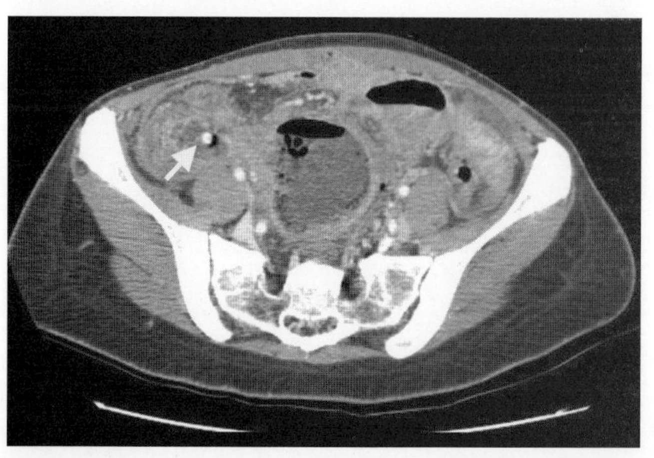

Figura 53.5 ▶ Imagem tomográfica de apendicite aguda. A seta mostra o apendicolito.

Além disso, quando o idoso apresenta-se com dor abdominal inespecífica e o diagnóstico encontra-se incerto, a TC é a modalidade propedêutica de escolha (maiores detalhes podem ser encontrados no Capítulo 7).

ABDOME AGUDO NÃO-TRAUMÁTICO NO IDOSO

As próximas seções farão considerações relacionadas às especificidades das principais causas de abdome agudo não-traumático na população idosa.

Afecções biliares

As afecções biliares constituem a principal causa de abdome agudo cirúrgico nos idosos, sendo responsáveis por, aproximadamente, um terço das intervenções cirúrgicas nesta parcela da população. A incidência de colecistite aguda em idosos oscila de 12% a 23% dos idosos com abdome agudo. As complicações graves também são mais freqüentes nesses pacientes. Entre idosos submetidos a procedimento cirúrgico em decorrência de doença biliar, a colecistite aguda não-complicada foi responsável por 80% dos casos, colecistite gangrenosa, por 7%, empiema da vesícula, por 6%, perfuração da vesícula, por 3%, e colecistite enfisematosa, por 0,5% dos casos.[2] A Figura 53.6 mostra imagem laparoscópica de colecistite aguda com necrose da vesícula biliar.

O maior desafio na avaliação do paciente idoso com afecção biliar é a distinção entre cólica biliar e colecistite aguda, pois a apresentação da colecistite aguda pode ser sutil nesses pacientes. Apesar de os idosos tenderem a apresentar dor no quadrante superior direito e sensibilidade na região sobre a vesícula, Parker *et al.*[24] demonstraram que 56% dos anciões estavam afebris na admissão, 84% não apresentavam dor epigástrica ou dor no quadrante superior direito e 5% não apresentavam dor. A sensibilidade do sinal de Murphy também é menor: na população geral, é de 90%, e entre idosos, de apenas 48%. Entretanto, parece não haver redução da acurácia desse sinal na US. A bilirrubina apresenta elevações discretas, e a leucocitose está ausente em 30% a 40% dos casos. Por sua vez, a colangite aguda apresenta-se classicamente pela tríade de Charcot, composta por dor em hipocôndrio direito, icterícia e febre. Ao acrescentar-se confusão mental e hipotensão, tem-se a pêntade de Reynold, que é mais comum nos idosos, por serem admitidos em fases tardias e mais graves da doença.

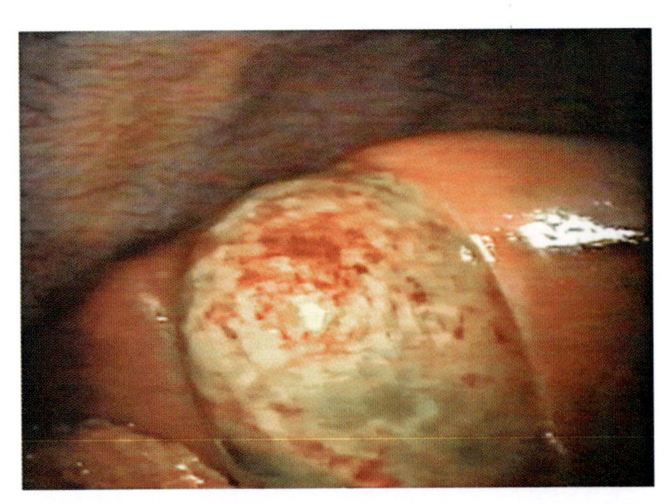

Figura 53.6 ▶ Imagem laparoscópica de colecistite aguda com necrose da parede vesicular.

O método imagenológico de escolha para as afecções biliares é a US. Apesar de a TC não ser tão sensível quando a US nesses casos, ela pode ser importante, nos pacientes sépticos, para afastar complicações como perfuração da vesícula ou colecistite enfisematosa.

Firmado o diagnóstico de colecistite aguda, deve-se iniciar antibióticos de amplo espectro com cobertura para gram-negativos e anaeróbios, além da intervenção cirúrgica o mais rápido possível, uma vez que o atraso na operação eleva a morbidade e a mortalidade dessa condição.[13,19,30]

Obstrução intestinal

Obstrução intestinal é umas das causas mais comuns de dor abdominal nos idosos, acometendo, principalmente, o intestino delgado. Essas obstruções são causadas por aderências cirúrgicas (50% a 70%), hérnias encarceradas (15%) ou neoplasias (15%). As hérnias são particularmente importantes em virtude da alta taxa de estrangulamento e infarto das alças intestinais nos idosos. Apesar de as obstruções que envolvem o intestino grosso serem menos comuns, elas são proporcionalmente mais freqüentes nos idosos, devido à maior prevalência de diverticulite aguda e neoplasias nesta população. Deve-se interrogar os pacientes com suspeita de obstrução colônica quanto à presença de perda de peso, mudança no calibre das fezes e fadiga, já que estes achados podem ser sinais de neoplasia colorretal. Os achados clássicos de obstrução de alças de delgado são dor abdominal tipo cólica, distensão abdominal e vômitos, seguidos de parada de eliminação de gases e fezes. Diarréia pode estar presente, no início do quadro, devido ao aumento do peristaltismo em regiões distais à obstrução. Na avaliação do paciente idoso com obstrução intestinal é fundamental predizer se há estrangulamento ou obstrução em alça fechada, pois, nessas circunstâncias, faz-se necessária a intervenção cirúrgica imediata. Quando ocorre obstrução simples, o tratamento pode ser iniciado pela descompressão com cateter nasogástrico e internação com observação do paciente. O volvo e as demais obstruções em alça fechada apresentam-se com dor intensa, súbita, irremediável, que inicialmente era tipo cólica e tornou-se contínua. A presença de febre e sinais de choque circulatório não responsivo à reposição de volume sugere alça estrangulada ou sepse. O atraso no diagnóstico aumenta a morbidade e a mortalidade dos pacientes que precisam de cirurgia. Apesar de os achados característicos encontrados nas radiografias simples de abdome, em ortostatismo e decúbito, sugerirem obstrução intestinal, a TC é método mais sensível, além de poder demonstrar a causa da obstrução. Na tomografia, estão evidentes as alças dilatadas com níveis hidroaéreos. No tratamento do volvo de sigmóide sem sinais de estrangulamento, pode-se tentar a distorção com retossigmoidoscopia rígida ou colonoscopia, embora este tratamento não seja definitivo nem mais eficaz.[13,19,30] Entretanto, permite que o doente seja compensado clinicamente e possibilita, portanto, a realização do tratamento cirúrgico definitivo em melhores condições.

Apendicite aguda

Apesar de a apendicite aguda ser considerada doença de jovens, representa a terceira indicação de cirurgia entre idosos com abdome agudo. Como a mortalidade dessa doença é maior nos idosos, aproximadamente metade das mortes por apendicite aguda ocorre nestes indivíduos. A incidência de apendicite perfurada nos idosos é de, aproximadamente, 70%. Alguns autores acreditam que as elevadas taxas de perfuração sejam decorrentes das alterações da imunossenescência, do suprimento sanguíneo deficiente na artéria mesentérica superior e do enfraquecimento da parede do apêndice. Entretanto, é possível que os atrasos no diagnóstico e na realização da operação também sejam fatores importantes. Diversos estudos demonstram que a apresentação típica da apendicite (anorexia, febre, leucocitose e dor no quadrante inferior direito) é incomum. Cuidado adicional deve ser tomado para não confundir apendicite aguda com infecção do trato urinário, pois, quando o apêndice está próximo do ureter, a inflamação adjacente pode gerar hematúria e piúria. Ademais, a presença de bacteriúria assintomática nos idosos é elevada. Outra condição em potencial para confusão diagnóstica relaciona-se ao fato de 45% dos pacientes com mais de 70 anos que têm apendicite aguda apresentarem sintomas e sinais semelhantes aos da obstrução intestinal.[25] A Figura 53.7 demonstra os achados constatados na apresentação clínica inicial dos idosos com apendicite aguda em artigo recentemente publicado por Paranjape *et al.*[23]

Ainda em relação ao diagnóstico, deve-se destacar a importância da TC de abdome e pelve com contraste intravenoso. Este exame apresenta sensibilidade de até 98% no diagnóstico da apendicite aguda. Em vir-

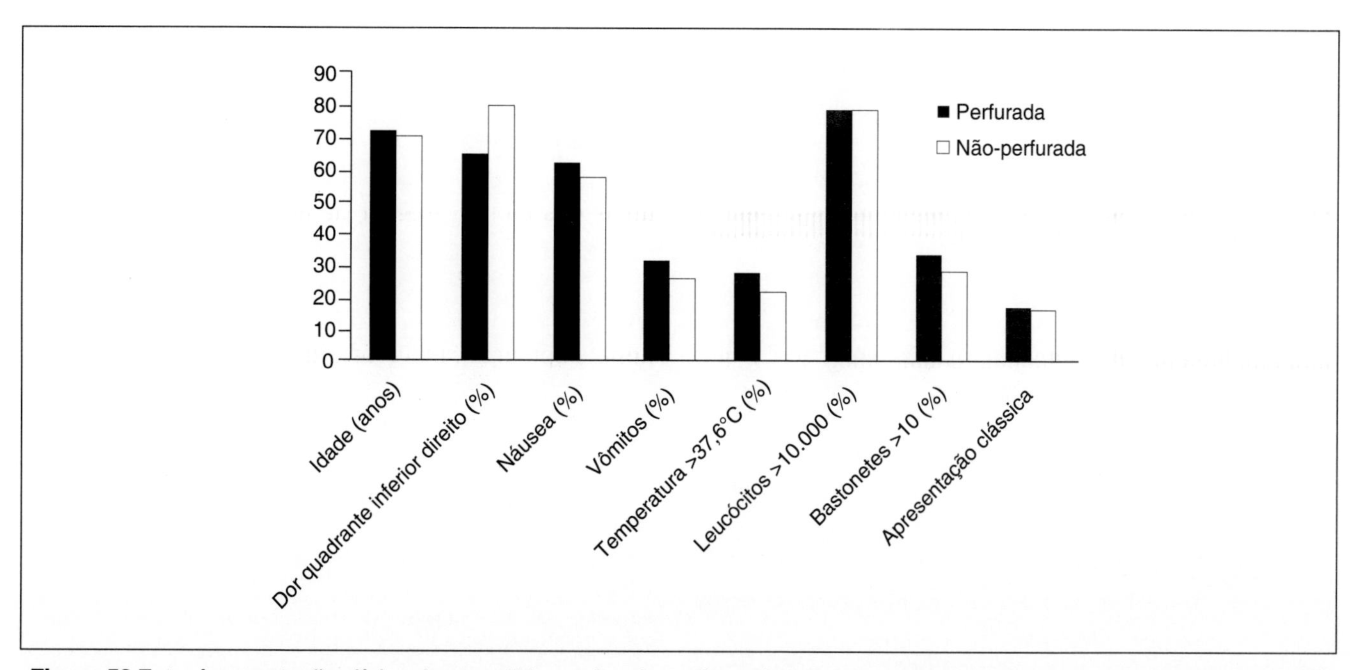

Figura 53.7 ▸ Apresentação clínica da apendicite perfurada e não-perfurada em pacientes idosos, segundo Paranjape *et al.*[23]

tude disso, a tomografia é eficaz em reduzir as taxas de apendicectomias negativas em 4% a 20% dos casos examinados. Recomenda-se, assim, a utilização mais liberal desse exame nos pacientes idosos. Deve-se acrescentar, ainda, que estudos[13,19,30] demonstram redução da morbimortalidade quando se realiza laparotomia precoce em vez da observação cuidadosa do caso.

Aneurisma de aorta abdominal

O aneurisma de aorta abdominal (AAA) é uma das complicações das doenças ateroscleróticas e, portanto, sua incidência aumenta com a idade. Os fatores de risco são: hipertensão, doença coronariana, doença arterial periférica e história familiar de aneurisma em parentes de primeiro grau. Com o aumento da longevidade da população de idosos, espera-se aumento de até 50% na incidência dessa doença. Contudo, a ruptura do AAA é bem menos incidente que a isquemia mesentérica. A tríade clássica da ruptura do AAA, constituída por hipotensão arterial, dor abdominal e massa abdominal pulsátil abdominal, está presente em somente 50% dos casos. Apresentações atípicas são relativamente comuns e incluem dor epigástrica que se irradia para dorso, região inguinal ou testículo, podendo levar à hipótese diagnóstica errônea de nefrolitíase. Dor torácica posterior ou no andar superior do abdome associada a síncope ou hipotensão arterial pode, também, sugerir o diagnóstico de síndrome coronária aguda.

Outra afecção que pode mimetizar AAA roto é a diverticulite aguda, que pode apresentar-se como massa no quadrante inferior esquerdo do abdome e hematoquezia. A dor do AAA roto é, muitas vezes, lancinante, podendo ter melhora transitória, seguida de desestabilização hemodinâmica. Durante o exame do paciente, deve-se procurar sinais de alargamento da aorta. Não há risco de rompimento do aneurisma durante a palpação. O deslocamento de trombos formados na parede do aneurisma pode gerar sinais de isquemia em outros territórios vasculares, como, por exemplo, artéria femoral ou poplítea. O ponto central na avaliação desses pacientes é o diagnóstico do AAA roto antes do desenvolvimento da hipotensão arterial. A US tem sensibilidade de 100% na detecção do AAA, apesar de não conseguir distinguir aneurismas assintomáticos dos sintomáticos. A angiotomografia possibilita a visualização do aneurisma e a detecção de rupturas, mas só deve ser realizada em pacientes estáveis. A mortalidade do AAA roto oscila entre 15% e 50%, aproximando-se de 90% quando o paciente está em choque hipovolêmico. Assim, as chances de sobrevida aumentam quando o tratamento cirúrgico precoce é instituído. Valentine *et al.*[27] demonstraram que os pacientes operados com suspeita de AAA roto nos quais esta suspeita não se confirmou apresentavam outras afecções intra-abdominais que necessitavam de intervenção cirúrgica. A ruptura de AAA é condição fatal, se não tratada cirurgicamente. Portanto, não se deve postergar a laparotomia nesses casos. A ressuscitação volêmica de pacientes com perfusão tecidual periférica adequada, sem sinais de confusão mental, deve ser postergada para reduzir a probabilidade de o aumento da pressão arterial levar à perda do tamponamento exercido pelo retroperitônio.[13,19,30]

Isquemia mesentérica aguda

A isquemia mesentérica aguda (IMA) continua sendo uma catástrofe intra-abdominal e apresenta letalidade semelhante à de decênios atrás. Esta afecção pode ser causada por quatro condições: embolia arterial (50%), trombose arterial (15%), isquemia mesentérica não-oclusiva (20%) e trombose venosa (15%). A artéria mesentérica superior irriga o duodeno distal, o jejuno, o íleo e o cólon até a flexura esplênica, sendo a mais acometida por originar-se na artéria aorta abdominal em ângulo de 45 graus. A Figura 53.8 mostra o aspecto peroperatório de alças de intestino delgado isquêmicas devido à trombose da veia mesentérica superior.

As causas de isquemia mesentérica não-oclusiva incluem situações de baixo fluxo (choque cardiogênico, sepse, pancreatite, hipovolemia), obstrução mecânica (hérnia estrangulada, intussuscepção), traumatismo etc. Os fatores de risco para IMA, comuns em pessoas idosas, são as arritmias cardíacas (fibrilação atrial), o infarto agudo do miocárdio, a insuficiência cardíaca conges-

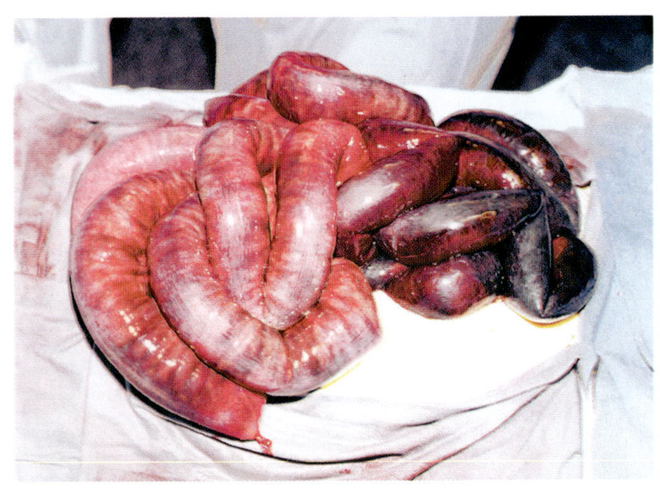

Figura 53.8 ▶ Imagem peroperatória de alças de intestino delgado isquêmicas devido a trombose da veia mesentérica superior.

tiva, a doença arterial periférica, a doença embólica e o baixo débito. O quadro clínico clássico consiste no aparecimento de dor abdominal de intensidade crescente, que se torna posteriormente refratária ao uso de analgésicos opióides, associada com exame físico do abdome sem alterações significativas ou compatíveis com a intensidade da dor. Peritonite e choque são achados tardios e indicam mau prognóstico. Febre, sangramento retal, hematêmese e aumento da distensão abdominal também são achados tardios. Pacientes com trombose da artéria mesentérica superior podem relatar história pregressa de dor pós-prandial – angina mesentérica. Leucocitose, acidose metabólica e elevação de lactato são comuns. O aumento de amilase pode estar presente. O tratamento da IMA é cirúrgico (exceto nos casos não-oclusivos), apesar de estudos prévios avaliarem o uso de trombolíticos, vasodilatadores, ou angioplastia. A utilização de papaverina durante a angiografia pré-operatória e após revascularização melhora o prognóstico daqueles pacientes sem sinais de choque. A ressuscitação volêmica deve ser indicada antes dos exames diagnósticos. O uso de agentes vasopressores ou digoxina pode agravar ainda mais o quadro[13,19,30] (maiores detalhes podem ser encontrados no Capítulo 43).

Perfuração de víscera oca

Apesar de a úlcera péptica gastroduodenal estar entre as principais causas de perfuração de víscera oca, as neoplasias colônicas e a doença diverticular também são muito prevalentes nos idosos. Na úlcera péptica perfurada, a sintomatologia clássica esperada inclui o aparecimento súbito de forte dor abdominal em região epigástrica e sinais de peritonite. Contudo, esse quadro não é comum entre idosos, prevalecendo a apresentação atípica, o que pode atrasar o diagnóstico. A contratura da parede abdominal está ausente em até 80% dos idosos.[12] O abdome agudo pode ser a primeira manifestação da úlcera péptica. A sensibilidade da radiografia simples do abdome em detectar pneumoperitônio varia de 40% a 70%.[4,6] A sensibilidade da TC para detectá-lo aproxima-se de 100%. A apresentação clínica dessas perfurações irá depender da localização da perfuração, da resposta do paciente e do extravasamento de conteúdo luminal para a cavidade peritoneal. Os idosos podem apresentar manifestações clínicas não-específicas, como confusão mental, agitação, distensão abdominal ou quedas. Nos idosos dementados, por sua vez, pode não aparecer manifestação alguma. Nos pacientes cujos diagnósticos atrasem mais de 12 horas, a mortalidade duplica e, após 24 horas, ela é oito vezes maior. O tratamento baseia-se na ressuscitação volêmica criteriosa, na administração de antimicrobianos e na intervenção cirúrgica. Indivíduos com idade igual ou superior a 70 anos têm menor chance de apresentar boa resposta ao tratamento conservador da úlcera péptica perfurada.[8,13,19,30] A abordagem laparoscópica da úlcera péptica perfurada é boa opção terapêutica (Figura 53.9).

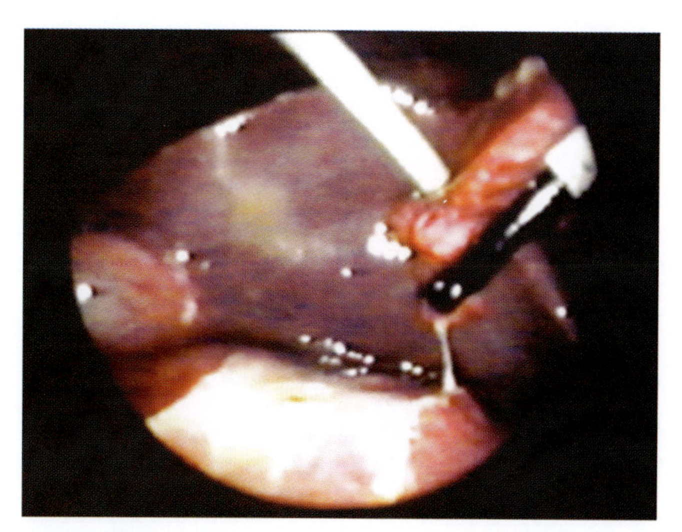

Figura 53.9 ▶ Imagem peroperatória laparoscópica de úlcera duodenal perfurada.

Diverticulite aguda

A doença diverticular tem sua prevalência aumentada com a idade. Sua incidência, em idosos com mais de 70 anos, é de aproximadamente 50%, atingindo 80% naqueles com idade igual ou superior a 85 anos. Apesar desses números elevados, somente 20% dos idosos com doença diverticular irão apresentar uma de suas complicações: diverticulite aguda, obstrução intestinal, hemorragia digestiva ou perfuração. Como praticamente todos os casos de diverticulite aguda envolvem algum grau de perfuração, o termo diverticulite perfurada deve ser reservado somente para aqueles em que ocorre ruptura do abscesso peridiverticular para a cavidade, causando peritonite purulenta. A perfuração, além de ser mais comum em idosos e pacientes imunocomprometidos, apresenta taxa de mortalidade elevada.

A maioria dos casos apresenta-se com dor no quadrante inferior esquerdo (93% a 100%), febre (57% a 100%) e leucocitose (69% a 83%). Tipicamente, além destes achados, ocorrem, também, náuseas e vômitos. Entretanto, esses achados clássicos podem estar ausentes. Assim como na apendicite aguda, a irritação da bexiga ou dos ureteres pode simular infecção do trato urinário ou nefrolitíase ao gerar hematúria e piúria.

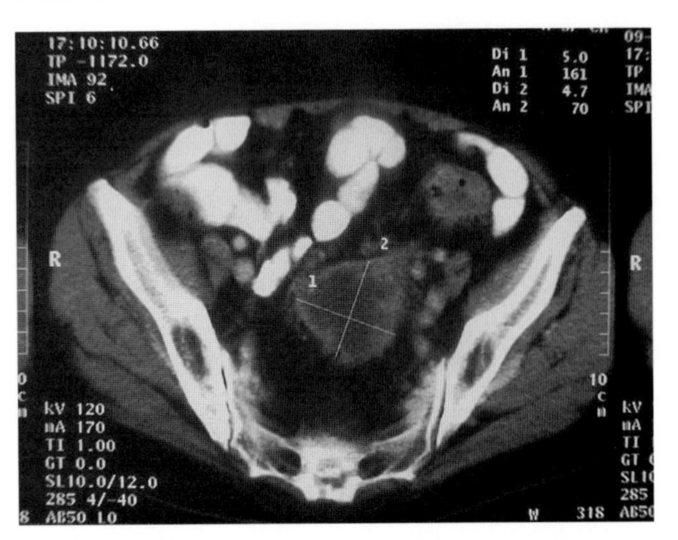

Figura 53.10 ▶ Tomografia computadorizada da pelve mostrando diverticulite aguda complicada com abscesso pélvico.

Devido à maior probabilidade de perfuração nos idosos e à possibilidade de apresentações clínicas atípicas, é recomendada a realização de radiografia de tórax em ortostatismo ou em decúbito lateral direito com raios horizontais e, naqueles casos de diagnóstico incerto ou de deterioração do quadro clínico, realiza-se TC. A TC do abdome e da pelve permite o diagnóstico e a detecção das formas complicadas com abscessos e perfuração para a cavidade peritoneal (Figura 53.10).

O tratamento, habitualmente, é conservador (antibioticoterapia e suporte), sendo necessária a realização de tratamento cirúrgico numa minoria dos casos (15% a 30%). Pacientes com abscessos peridiverticulares maiores que 5cm devem realizar a drenagem percutânea guiada pela tomografia. Os casos de peritonite generalizada, sepse não-controlada, perfuração ou deterioração aguda devem ser submetidos à laparotomia para ressecção colônica. A laparoscopia pode ser a solução em casos bem selecionados.[13,19,30]

Pancreatite aguda

A pancreatite está entre as principais causas de abdome agudo não-cirúrgico na população idosa. Sua incidência aumenta 200 vezes após os 65 anos e, assim como nas outras condições mencionadas anteriormente, sua mortalidade é consideravelmente maior nos idosos. Nestes, a pancreatite é causada, principalmente, por litíase biliar, e somente em pequeno número de casos é relacionada ao uso de álcool. A apresentação clínica é bastante variada nessa parcela da população. A apresentação clássica é constituída por dor no andar superior do abdome com irradiação para o dorso, associada a náuseas, vômitos e sinais de desidratação. Dada a grande liberação de mediadores químicos, os sinais de doença inflamatória sistêmica podem estar presentes. Em casos mais graves, a apresentação inicial pode incluir o choque hipovolêmico secundário a hemorragia e/ou seqüestro de líquido para o terceiro espaço. A lipase e a amilase contribuem para o diagnóstico. Deve-se recordar que elevações discretas de amilase podem estar presentes na isquemia mesentérica e na perfuração de víscera oca. A TC deve ser solicitada para afastar outras possibilidades diagnósticas, além de ser útil na avaliação da gravidade do quadro.[13,19,30]

▶ CONSIDERAÇÕES FINAIS

As intervenções cirúrgicas em idosos são cada vez mais comuns devido ao aumento da longevidade e ao progresso no campo da técnica e clínica cirúrgicas. Entretanto, as apresentações atípicas dificultam o diagnóstico correto do quadro, o que torna necessária maior suspeição. O cirurgião deve estar atento ao fato de que o atraso no diagnóstico e a maior vulnerabilidade dos idosos aumentam a morbidade e a mortalidade desses pacientes. Além disso, a TC apresenta benefícios claros nessa população, devendo seu uso ser mais liberal.

No pós-operatório, as complicações são mais comuns. Além das complicações clássicas (pneumonia, infecção de parede, desidratação, distúrbios hidroeletrolíticos), esses pacientes apresentam-se, comumente, com *delirium* (estado confusional agudo), hiperativos, hipoativos ou com alterações mistas, o que aumenta a morbidade e a mortalidade, prolonga a hospitalização e leva ao declínio funcional.

Em virtude do exposto, nota-se a necessidade de equipe multiprofissional para a abordagem apropriada dessa população de pacientes.

▶ REFERÊNCIAS BIBLIOGRÁRICAS

1. Baum SA, Rubenstein LZ. Old people in the emergency room: age-related differences in emergency department use and care. *J Am Geriatr Soc* 1987; *35*:398-404.
2. Bedirli A, Sakrak O, Sozuer EM *et al.* Factors affecting the complications in the natural history of acute cholecystitis. *Hepatogastroenterology* 2001; *48*:1275-8.
3. Beliveau MM, Multach M. Perioperative care for the elderly patient. *Med Clin North Am* 2003; *87*:273-89.
4. Borum ML. Peptic-ulcer disease in the elderly. *Clin Geriatr Med* 1999; *15*:457-71.
5. Bugliosi TF, Meloy TD, Vukov LF. Acute abdominal pain in the elderly. *Ann Emerg Med* 1990; *19*:1383-6.

6. Chen CH, Yang CC, Yeh YH. Role of upright chest radiography and ultrasonography in demonstrating free air of perforated peptic ulcers. *Hepatogastroenterology* 2001; *48*:1082-4.
7. Cooper GS, Shlaes DM, Salata RA. Intraabdominal infection: differences in presentation and outcome between younger patients and the elderly. *Clin Infect Dis* 1994; *19*:146-8.
8. Crofts TJ, Park KG, Steele RJ *et al.* A randomized trial of nonoperative treatment for perforated peptic ulcer. *N Engl J Med* 1989; *320*:970-3.
9. Esses D, Birnbaum A, Bijur P *et al.* Ability of CT to alter decision making in elderly patients with acute abdominal pain. *Am J Emerg Med* 2004; *22*:270-2.
10. Etzioni DA, Liu JH, Maggard MA, Ko CY. The aging population and its impact on the surgery workforce. *Ann Surg* 2003; *238*:170-7.
11. Fenyo G. Diagnostic problems of acute abdominal diseases in the aged. *Acta Chir Scand* 1974; *140*:396-405.
12. Fenyo G. Acute abdominal disease in the elderly: experience from two series in Stockholm. *Am J Surg* 1982; *143*:751-4.
13. Hendrickson M, Naparst TR. Abdominal surgical emergencies in the elderly. *Emerg Med Clin North Am* 2003; *21*:937-69.
14. Horattas MC, Guyton DP, Wu D. A reappraisal of appendicitis in the elderly. *Am J Surg* 1990; *160*:291-3.
15. Killewich LA. Strategies to minimize postoperative deconditioning in elderly surgical patients. *J Am Coll Surg* 2006; *203*:735-45.
16. Kizer KW, Vassar MJ. Emergency department diagnosis of abdominal disorders in the elderly. *Am J Emerg Med* 1998; *16*:357-62.
17. Laurell H, Hansson LE, Gunnarsson U. Acute abdominal pain among elderly patients. *Gerontology* 2006; *52*:339-44.
18. Lewis LM, Klippel AP, Bavolek RA *et al.* Quantifying the usefulness of CT in evaluating seniors with abdominal pain. *Eur J Radiol* 2007; *61*:290-6.
19. Martinez JP, Mattu A. Abdominal pain in the elderly. *Emerg Med Clin North Am* 2006; *24*:371-88.
20. Moraes EN (ed.) *Princípios básicos de geriatria e gerontologia*. Copmed, 2007.
21. Morrow DJ, Thompson J, Wilson SE. Acute cholecystitis in the elderly: a surgical emergency. *Arch Surg* 1978; *113*:1149-52.
22. Ochsner A. Is risk of indicated operation too great in the elderly? *Geriatrics* 1967; *22*:121-30.
23. Paranjape C, Dalia S, Pan J, Horattas M. Appendicitis in the elderly: a change in the laparoscopic era. *Surg Endosc* 2007; *21*:777-81.
24. Parker LJ, Vukov LF, Wollan PC. Emergency department evaluation of geriatric patients with acute cholecystitis. *Acad Emerg Med* 1997; *4*:51-5.
25. Sfairi A, Farah A, Patel JC. Acute appendicitis in patients over 70 years of age. *Presse Med* 1996; *25*:707-10.
26. Thomas DR, Ritchie CS. Preoperative assessment of older adults. *J Am Geriatr Soc* 1995; *43*:811-21.
27. Valentine RJ, Barth MJ, Myers SI, Clagett GP. Nonvascular emergencies presenting as ruptured abdominal aortic aneurysms. *Surgery* 1993; *113*:286-9.
28. van Geloven AA, Biesheuvel TH, Luitse JS *et al.* Hospital admissions of patients aged over 80 with acute abdominal complaints. *Eur J Surg* 2000; *166*: 866-71.
29. Williams M, Simms HH. Prognostic usefulness of scoring systems in critically ill patients with severe acute pancreatitis. *Crit Care Med* 1999; *27*:901-7.
30. Yeh EL, McNamara RM. Abdominal pain. *Clin Geriatr Med* 2007; *23*:255-70.

54

Abdome Agudo no Paciente Desnutrido

José Carlos Ferreira Couto
Marcos Paulo de Lima Taranto
Lincoln Antinossi Cordeiro da Mata

INTRODUÇÃO

Abdome agudo é definido como situação médica de início súbito, que envolve a necessidade de esclarecimento diagnóstico precoce da causa que o originou para que as intervenções clínicas e/ou cirúrgicas possam ser adotadas de maneira adequada.

Nesse sentido, tem pouco valor o estado nutricional do doente. A decisão terapêutica inicial será tomada independentemente do grau de desnutrição. Entretanto, o diagnóstico do estado nutricional é fundamental para o planejamento dos cuidados pós-operatórios dos indivíduos que necessitam de cirurgia para solução do abdome agudo.

Sendo assim, torna-se fundamental a definição da desnutrição e suas conseqüências no pós-operatório desses pacientes.

Desnutrição é o termo utilizado para conceituar o estado de desequilíbrio envolvendo os substratos que mantêm a integridade vital do organismo. Ocorre por deficiência na ingestão ou pela perda exagerada desses substratos.[74] Pode ser por déficit de um ou, mais freqüentemente, vários nutrientes.[49] A desnutrição preexistente às intervenções cirúrgicas já foi citada como o principal problema clínico dos pacientes cirúrgicos.[42] Ela está correlacionada com o aumento da permanência hospitalar, das complicações durante e após a hospitalização e com aumento da mortalidade.[87] O estado nutricional deficiente pode alterar a função de muitos órgãos, incluindo coração, pulmões, rins, fígado e o trato gastrointestinal. A força muscular também está diminuída, tornando esse grupo de pacientes mais vulnerável à insuficiência respiratória e à necessidade de reintubação orotraqueal.[27] A cicatrização da ferida operatória é mais lenta, a mobilização do paciente é mais tardia, e a necessidade de reintervenção cirúrgica é maior, ocorrendo, ainda, aumento das taxas de readmissão hospitalar e dos custos finais.[30]

Algumas situações clínicas estão relacionadas, direta ou indiretamente, com a gênese do abdome agudo, as quais serão abordadas no decorrer deste capítulo.

A abordagem inicial, incluindo avaliação clínico-cirúrgica do paciente que se apresenta com quadro de abdome agudo, além da propedêutica necessária para o seu diagnóstico, não variará de acordo com o estado nutricional. Estes temas são abordados de forma consistente na Parte I deste livro.

RESPOSTA ORGÂNICA À DESNUTRIÇÃO

A resposta orgânica ao menor grau de desnutrição pode ser vista como uma série de mecanismos de adaptação com o objetivo inicial de manter o suprimento de glicose para o cérebro. A taxa de metabolismo basal diminui em cerca de 30%, minimizando o balanço energético negativo.[22] Parece que isto ocorre para aumentar a eficiência da ligação do ATP ao substrato oxidativo, prevenindo danos às mitocôndrias.

Há também redução do *turnover* protéico e da atividade da bomba de sódio, processos que consomem cerca de um terço da energia basal do organismo.[33,60] O resultado da diminuição da atividade desse sistema é o aumento do sódio intracelular de 109 para

185mmol/kg de peso seco, com a concomitante queda do potássio intracelular de 367 para 327mmol/kg de peso seco.[77] O aumento do sódio corporal pode explicar o aumento da água corporal total, o qual é denominador comum na desnutrição. A redução na síntese protéica[34] resulta na diminuição do RNA intracelular, das proteínas e das enzimas. Como conseqüência, ocorre não apenas a perda de ácidos nucléicos e aminoácidos, mas também de íons metálicos, como magnésio, cobre, zinco, manganês, ferro e selênio,[93] importantes para a função imunológica.

Uma última adaptação ocorre na regulação da temperatura corporal, que leva ao consumo de quase toda a reserva de gordura e de glicogênio. Cerca de 20% das proteínas são convertidas em energia com o intuito de manter as funções orgânicas do paciente. Estudos demonstraram que essa perda protéica se correlaciona com alterações significativas em várias funções fisiológicas.[43] Porém, definir clinicamente a porcentagem da perda de proteínas não é tarefa simples. Hill[43] definiu que a perda de mais de 15% do peso poderia corresponder a esse percentual de perda protéica.

Todos esses mecanismos devem ser relevantemente considerados, sobretudo em pacientes cirúrgicos, visto que, como conseqüência da desnutrição, há comprometimento das funções do trato digestivo, dos mecanismos imunológicos de defesa, da cicatrização de feridas operatórias e da resposta metabólica ao trauma.

Indivíduos desnutridos expostos às doenças abdominais agudas, por representarem um grupo de morbimortalidade aumentada, merecem atenção especial. Os pacientes desnutridos possuem reservas diminuídas e, portanto, sua capacidade de responder aos estímulos agressores é reduzida. Isto explica, pelo menos em parte, por que muitas vezes os sinais e sintomas de abdome agudo são mascarados nos desnutridos e por que a carência nutricional é fator de pior prognóstico evolutivo.[9]

NUTRIÇÃO E SISTEMA IMUNE

O comprometimento da função imunológica na desnutrição tem sido exaustivamente estudado. Entretanto, somente nos últimos anos houve melhor compreensão da relação entre estado nutricional e funções imunes.[10,13,15,32,35,39]

Em decorrência da desnutrição, o trato gastrointestinal (TGI) sofre atrofia da mucosa e muscular da mucosa e alteração das suas principais funções, como digestão e absorção de nutrientes,[45,46] devido a edema de vilosidades intestinais, perda de superfície de absorção e alteração da flora intestinal. Também estão alterados o metabolismo dos fármacos, devido à redução do citocromo P450, e a barreira contra a translocação bacteriana, devido às alteração dos seguintes componentes: (a) agentes químicos intraluminares, como ácido gástrico, pepsina, sais biliares, lactoferrina, lisozima, IgA, enzimas pancreáticas; (b) mecânicos (motilidade e muco); (c) bacterianos (produtos da flora intestinal normal); (d) epitélio intestinal; (e) sistema imunológico, o qual inclui IgA, GALT (*gut-associated lymphoid tissue*) e células de Kupffer. Retardo no processo de cicatrização do TGI tem sido demonstrado em estudos em animais, nos quais a resistência à anastomose intestinal é reduzida devido à queda da albumina.[18] Em humanos, há maior incidência de deiscência de suturas colônicas quando o nível sérico de albumina está baixo (< 3,5mg/mL).[44] O Quadro 54.1 exemplifica as principais complicações da desnutrição no TGI.

A importância não apenas de macronutrientes, mas também de micronutrientes, na resposta imune tem sido sugerida.[47] Desnutrição protéica de moderada a grave (albumina sérica < 2,1mg/dL) inibe o desenvolvimento de células produtoras de anticorpos e a produção de anticorpos circulantes.

Estudos em humanos revelam que o número total de linfócitos T encontra-se reduzido, provavelmente por apoptose.[20] Por outro lado, estudos experimentais sugerem que a resposta imune, mediada pelos linfócitos T, não é comprometida e, em alguns casos, pode estar até mesmo exacerbada.[48,54]

Restrição calórica crônica de carboidratos e gordura em grau moderado (redução de 40% das necessidades diárias), em animais que receberam todos os outros nutrientes, resultou em função imunológica vigorosa e diminuição da incidência de doenças auto-imunes e certos tipos de doenças malignas.[35] Sabe-se que ácidos graxos essenciais, como os ácidos linoléico e linolênico, precursores dos eicosanóides, exercem importante papel na modulação de células inflamatórias e imunes. Excesso de ácido linoléico na dieta exerce papel imunossupressor.[50]

Quadro 54.1 ▸ Conseqüências da desnutrição no TGI
Atrofia da mucosa e muscular da mucosa
Alterações na digestão e absorção de nutrientes
Mudança na flora intestinal
Translocação bacteriana
Diminuição da produção de IgA
Alterações na motilidade

Vários outros aspectos da imunidade, incluindo produção do anticorpo anti-IgA secretório, função fagocítica, complementos, produção de citocinas e afinidade de anticorpos, têm sido encontrados diminuídos na desnutrição protéico-calórica.[13]

Os efeitos deletérios na função imune, atribuídos à desnutrição protéico-energética, podem ser também parcialmente explicados pela deficiência simultânea de zinco. De fato, o zinco tem se mostrado importante para o desenvolvimento e a expressão de células B e T. Efeitos da deficiência de zinco incluem involução tímica, depleção dos níveis de timulina, depleção da população de timócitos, depressão da hipersensibilidade tardia, redução das células T totais, redução das respostas primária e secundária, diminuição da função das células *natural killer* e diminuição da atividade da interleucina-2. Outros micronutrientes e vitaminas exercem papel importante na manutenção da resposta imune.[13,79]

ABORDAGEM CIRÚRGICA DE URGÊNCIA NO PACIENTE DESNUTRIDO

O índice de risco nutricional (NRI) pode ser usado para estratificar pacientes que serão submetidos a anestesia geral e a grandes intervenções cirúrgicas. O NRI é baseado na seguinte fórmula matemática: NRI = 1,489 × albumina sérica (g/L) + [41,7 × (peso paciente/peso habitual)], sendo o peso habitual definido como o peso estável nos 6 meses ou mais que antecedem a internação ou a doença. O Quadro 54.2 mostra a classificação do risco nutricional do paciente de acordo com o resultado do NRI.

Buzby *et al.* (Veterans Affairs Group)[90] demonstraram que a administração de nutrição parenteral a pacientes com NRI < 83,5 reduziu a taxa de complicações, no pós-operatório, principalmente em relação à ocorrência de deiscência de suturas e fístulas.

O paciente desnutrido, em situação de abdome agudo, terá indicação cirúrgica semelhante à do paciente bem-nutrido, uma vez que a necessidade da operação supera a importância que se deve dar ao estado nutricional. Sabe-se, também, que a intervenção cirúrgica por laparotomia induz profunda, embora transitória, imunodepressão. Alterações na função imune podem ser um dos principais fatores responsáveis pela susceptibilidade às infecções no pós-operatório desses pacientes.[6] Portanto, deve-se considerar sempre a via menos invasiva, ao abordar um paciente desnutrido com quadro de abdome agudo cirúrgico.

Quadro 54.2 ▸ Índice de risco nutricional

> 100	sem desnutrição
97,5 a 100	desnutrição leve
83,5 a 97,5	desnutrição moderada
< 83,5	desnutrição grave

Quadro 54.3 ▸ Complicações pós-operatórias dos pacientes desnutridos

Fístulas digestivas
Deiscência de suturas
Evisceração
Infecções de ferida cirúrgica
Abscessos intracavitários
Infecções e sepse

Ao identificar um paciente desnutrido no pré ou peroperatório, seja por análise clínica ou laboratorial, o cirurgião deve adotar as medidas necessárias para viabilizar a terapêutica nutricional desses indivíduos. A presença de doença neoplásica deve chamar especial atenção por tratar-se de grupo com maior risco nutricional, e conseqüentemente, maior incidência de complicações.[88] Algumas complicações pós-operatórias são mais observadas nos pacientes desnutridos e serão abordadas a seguir (Quadro 54.3).

COMPLICAÇÕES NA CICATRIZAÇÃO

Aspectos fisiopatológicos

Desnutrição protéica está associada a processo inadequado de cicatrização de feridas operatórias. A fase inflamatória é prolongada e a fibroplasia é interrompida, o que significa redução na proliferação de fibroblastos, proteoglicanos e síntese de colágeno, angiogênese e remodelamento cicatricial.[40,84]

Alguns aminoácidos, como metionina, histidina e arginina, exercem papel importante no processo de cicatrização. Além disso, sabe-se que há aumento no consumo de glicose. Deficiência de ácidos graxos não parece interferir com o processo cicatricial, enquanto o déficit de magnésio, cobre, cálcio e ferro afeta a síntese de colágeno, pois atua como co-fator.[84] Deficiência de zinco exerce efeitos adversos no processo de cicatrização, com redução na velocidade de epitelização e alongamento da cicatriz.[62]

Deficiência de vitamina C leva à produção inadequada de cadeia de aminoácidos. Como conseqüência, cadeias de pró-colágenos não são secretadas e a polimerização é inadequada, ocasionando alterações da integridade vascular (fragilidade capilar) e hemorragia. Blee *et al.*[5] recomendam que a deficiência de vitamina C deva ser incluída no diagnóstico diferencial de sangramento de causa indeterminada em pacientes cirúrgicos, uma vez excluídas outras causas, como hipotermia, disfunção plaquetária, depleção de fatores de coagulação e acidose.

Fatores de crescimento sistêmico, como hormônio do crescimento, fator de crescimento epidérmico local, fator de crescimento de fibroblasto, fator de crescimento derivado das plaquetas, fator de crescimento transformador beta, e seus efeitos na cicatrização em pacientes desnutridos, ainda estão em estudo.[41]

Deiscência de sutura e fístula digestiva

A deiscência decorre de falha mecânica na cicatrização de feridas operatórias que ocasiona a separação dos tecidos envolvidos na sutura. Diversos fatores contribuem para a ocorrência de deiscência[38] (Quadro 54.4).

A deiscência de sutura de vísceras ocas leva à ocorrência de fístula digestiva. A incidência de fístulas está aumentada nos pacientes desnutridos,[40,66,84] especialmente quando há contaminação peroperatória da cavidade abdominal, em cirurgias de duração mais prolongada e em pacientes submetidos a hemotransfusões freqüentes. Outros fatores estão associados ao surgimento de fístulas, como idade avançada, presença de doenças crônicas, como doenças inflamatórias intestinais e neoplasias, uso de corticoterapia e lesões actínicas. Fatores relacionados à técnica operatória, como lesões viscerais acidentais, dificuldade técnica, corpos estranhos e inclusão de intestino no fechamento da parede, também aumentam a chance de fistulização. É notório que essa complicação cirúrgica leva a grande impacto na morbimortalidade e pode tornar-se catastrófica no paciente desnutrido.[89] Estudo recente[63] mostrou taxas de mortalidade entre 5% e 41%, relacionadas a distúrbios hidroeletrolíticos, desnutrição e sepse.

As operações mais freqüentemente relacionadas com as fístulas gástricas, duodenais e gastrojejunais são aquelas realizadas para o tratamento de doença péptica complicada, câncer gástrico, pancreatites, doenças das vias biliares, traumatismo abdominal e obstrução gastroduodenal. As fístulas jejunais e ileais, por sua vez, podem decorrer de doenças inflamatórias intestinais (DII), cirurgias não relacionadas diretamente com intervenções sobre o intestino delgado e traumatismo abdominal.[24,67,89]

Fístulas gástricas, de parede duodenal lateral, no ligamento de Treitz e ileais são as que menos provavelmente apresentam fechamento espontâneo, pois são geralmente associadas à interrupção completa da continuidade intestinal, a abscesso adjacente, a estenoses, à presença de corpos estranhos ou à obstrução distal.[59] Por outro lado, existem certas características das fístulas que favorecem seu fechamento espontâneo[63] (Quadro 54.5).

A albumina sérica é considerada importante fator preditivo para mortalidade e fechamento da fístula. Fazio[25] observou que, em pacientes com nível sérico de albumina > 3,5g/dL, a mortalidade foi zero. Por outro lado, a taxa de mortalidade foi de 42% em pacientes com albumina sérica < 2,5g/dL. Kuvshinoff[59] relatou que a transferrina sérica baixa também influencia a mortalidade e o fechamento da fístula.

Marusch *et al.*[72] demonstraram que a confecção de ostomias protetoras foi fator que reduziu a necessidade de abordagem cirúrgica das fístulas, devendo ser aconselhada, em situações apropriadas, aos pacientes acometidos por abdome agudo e neoplasia. Em outro estu-

Quadro 54.4 ▶ Fatores de risco para deiscência de suturas

Anemia
Desnutrição
Obesidade
Doenças neoplásicas
Icterícia
Uso de corticosteróides
Diabetes
Sexo masculino
Idade avançada
Infecção local
Aumento da pressão intra-abdominal (tosse, vômitos, ascite, distensão)

Quadro 54.5 ▶ Características das fístulas que facilitam fechamento espontâneo

Etiologia cirúrgica
Fluxo distal livre
Intestino remanescente saudável
Fístulas simples e sem abscessos
Trajeto > 2cm
Ausência de epitelização no trajeto
Diâmetro da fístula < 1cm
Baixo débito (< 500mL/24h)
Ausência de co-morbidades

Quadro 54.6 ▸ Abordagem das fístulas

Reanimação volêmica
Correção dos distúrbios hidroeletrolíticos e ácido-básicos
Abordagem dos focos infecciosos: antibioticoterapia, punções, cirurgia
Terapia nutricional:
- Nutrição enteral
  - Fístulas distais
  - NE a jusante da fístula
  - Fistulóclise
- Nutrição parenteral
  - Impossibilidade de uso do TGI
  - Fase inicial das fístulas de alto débito

Abordagem cirúrgica: após 6 a 8 semanas, em caso de falência do tratamento clínico

do, Chambers e Mortensen[11] compararam a incidência de fístula em pacientes submetidos a operações de urgência no cólon com ostomia protetora ou não. Apesar de a incidência de fístula ter sido semelhante em ambos os grupos, as fístulas tiveram menor impacto clínico no grupo em que foi confeccionada ostomia protetora.

Uma proposta para abordagem das fístulas está sumariada no Quadro 54.6.

Evisceração

Trata-se de complicação pós-operatória que ocorre na sutura da parede abdominal, na qual todas as camadas da ferida se separam, permitindo a protrusão de vísceras para a superfície externa. Na maioria das vezes, relaciona-se com desnutrição. Outras causas incluem a formação de hematomas, infecção de ferida operatória, aumento da pressão intra-abdominal (síndrome compartimental), derramamento de suco entérico na ferida cirúrgica e problemas técnicos. Essa complicação pode ser particularmente grave, uma vez que a exposição de alças intestinais leva ao ressecamento da serosa, podendo causar isquemia e necrose com perfuração e formação de fístulas. Em geral, as perfurações são múltiplas e localizam-se em mais de um segmento intestinal.[89]

▸ COMPLICAÇÕES INFECCIOSAS

Aspectos fisiopatológicos

A relação entre desnutrição e complicações infecciosas é descrita há vários decênios e está cientificamente comprovada. Scrimshaw *et al.*[86] relataram, em 1959, a interação cíclica desnutrição-infecção-piora da desnutrição-piora da infecção. Com o avanço dos estudos, principalmente após a melhor compreensão do funcionamento do sistema imunológico, essa relação tornou-se cada vez mais evidente. Os nutrientes podem modular tanto a via celular como a humoral do sistema imune, interferindo na formação de mediadores inflamatórios e no sinal da transdução celular. Observou-se, por exemplo, redução na produção de anticorpos e da secreção de IgA em secreções nasofaríngeas de indivíduos desnutridos.[55] A função das células fagocitárias está reduzida, incluindo a capacidade de neutrófilos fagocitarem bactérias. O número e a função dos linfócitos T, especialmente a subpopulação T *helper*, apresentam-se muito afetados, comprometendo a produção de linfocinas. Demonstrou-se, ainda, a redução de vários componentes do sistema de complemento.[12] Beattie *et al.*[3] realizaram estudo randomizado que compara as complicações pós-operatórias em pacientes desnutridos que receberam ou não suporte nutricional. Em relação às complicações infecciosas, os autores demonstraram sua maior incidência no grupo que não recebeu suporte nutricional. Os principais sítios de infecção foram o trato respiratório e a ferida cirúrgica. Em estudo prospectivo, incluindo 5.031 pacientes, Debra *et al.*[19] demonstraram a correlação entre desnutrição pré-operatória e aumento da incidência de infecção na ferida operatória. Nesse estudo, a desnutrição foi considerada como a perda de mais de 10% do peso corporal nos 6 meses que antecederam a cirurgia. Os autores não conseguiram observar relação entre o nível sérico de albumina e o aumento da incidência de infecções, fato que havia sido demonstrado em estudos prévios.[52,85]

Infecções de ferida cirúrgica e abscessos intra-abdominais

São complicações que ocorrem, com maior freqüência, nos pacientes desnutridos. Giangreco *et al.*[29] demonstraram maior taxa de mortalidade nos pacientes com abscessos abdominais e desnutrição, principalmente quando se tratava de idosos, portadores de neoplasia e com abscessos complexos.

Graham *et al.*[36] observaram interessante relação entre deiscência da ferida operatória e surgimento de abscessos intra-abdominais. Ambos os processos ocorrem, com maior freqüência, em pacientes desnutridos. Nesse estudo, as operações de emergência, especialmente as realizadas no cólon, tiveram maior incidência de infecção intra-abdominal.

O tratamento inicial dos abscessos simples e pequenos pode resumir-se apenas à antibioticoterapia sistêmica adequada. Abscessos complexos e os de diâmetro maior que 5cm necessitam punção guiada por ultrasonografia ou por tomografia computadorizada, além, obviamente, do uso dos antibióticos.[58] Em série envolvendo 96 pacientes, os melhores resultados com drenagem percutânea foram observados em abscessos ocorridos em pós-operatório, quando não tinham origem pancreática e na ausência de infecção por fungos.[16] Em caso de falência terapêutica, nova intervenção cirúrgica deve ser cogitada.

Peritonite

Peritonite é infecção grave limitada à cavidade abdominal que, se não tratada adequadamente, leva ao desenvolvimento de abscessos, sepse e falência múltipla de órgãos. Sua patogênese e os agentes microbiológicos envolvidos estão bem definidos na atualidade. A desnutrição é descrita como fator de risco e influencia, ainda, os resultados do tratamento dessa complicação.[67] Outros fatores de risco são idade, local da infecção primária, resposta fisiológica do paciente e presença de disfunção de órgãos. A resistência bacteriana a antibióticos e a demora na intervenção cirúrgica estão associadas à falência do tratamento e ao aumento da mortalidade.[67]

O sucesso no manejo da peritonite depende de reanimação hemodinâmica, uso de antimicrobianos e intervenção cirúrgica adequada para cada caso.[71]

Infecções extra-abdominais e sepse

As principais complicações infecciosas extra-abdominais são a pneumonia e a infecção do trato urinário. A cirurgia de urgência é preditor de complicações pulmonares no pós-operatório. A desnutrição também aumenta esse risco.[80] Em importante estudo multicêntrico americano, o baixo nível sérico de albumina foi considerado o principal fator de risco para morbimortalidade no período perioperatório de 30 dias.[31]

A sepse é a principal causa de morbimortalidade pós-operatória.[64] A sepse de origem abdominal é definida como reação sistêmica extraperitoneal que pode evoluir para choque e morte em curto período de tempo.[64] Os principais focos infecciosos abdominais são provenientes de diverticulite, apendicite, perfuração e isquemia intestinal.[83] A despeito do recente progresso no conhecimento das reações imunes na sepse abdominal, sua incidência, no pós-operatório, atinge cerca de 10%, e sua letalidade varia de 40% a 80%.[23] A abordagem precoce do foco da infecção, bem como o uso de antibioticoterapia sistêmica agressiva, é a principal estratégia no tratamento desses doentes.

Laparoscopia × laparotomia e infecções cirúrgicas

A escolha da via de acesso é importante aspecto a ser considerado na abordagem cirúrgica, pois se relaciona com índices de infecção no pós-operatório. Está bem estabelecida a redução de infecção pós-operatória nas cirurgias laparoscópicas, quando comparadas com as laparotômicas. Como possíveis explicações para este fato, citam-se o próprio tamanho da incisão, a menor indicação de nutrição parenteral, a mobilização mais precoce e o íleo pós-operatório menos prolongado. Além disso, ocorre maior preservação da função imunológica relacionada à menor resposta inflamatória e à manutenção da atividade HLA-DR, diminuindo, assim, a morbidade das cirurgias laparoscópicas.[6,7,14] A intervenção cirúrgica por laparotomia induz profunda, embora transitória, imunodepressão. Carlei *et al.*,[8] em série incluindo 52 pacientes, demonstraram que a cirurgia laparoscópica reduz o trauma e a dor no pós-operatório, o tempo de hospitalização, bem como promove a recuperação mais precoce.

Nos casos de apendicectomia existe, atualmente, debate na literatura quanto à escolha da melhor via de acesso cirúrgica e à incidência de complicações infecciosas. Alguns trabalhos citam maior freqüência de infecções pós-operatórias na cirurgia laparoscópica, quando comparada com a apendicectomia convencional.[37,56] Este aumento foi observado nos casos de apendicite perfurada e quando há manipulação aumentada ou irrigação excessiva durante a cirurgia laparoscópica. Outros estudos não corroboram esses achados.[53]

Considerando que o paciente desnutrido tem sua função imune comprometida, deve-se optar, sempre que possível, pela via cirúrgica menos invasiva.

Vantagens da cirurgia laparoscópica são descritas no Quadro 54.7

Quadro 54.7 ▸ Vantagens da abordagem laparoscópica
Redução do trauma e da dor no pós-operatório
Íleo pós-operatório menos prolongado
Redução no tempo de hospitalização
Menor supressão do sistema imunológico
Mobilização mais precoce
Menor necessidade de nutrição parenteral

SITUAÇÕES ESPECIAIS DE ABDOME AGUDO NO DESNUTRIDO

Cirrose hepática e abdome agudo

A cirrose hepática, em especial a cirrose etanólica, está associada com desnutrição, principalmente nos estágios mais avançados da doença. É condição clínica complexa que, além da própria desnutrição, acompanha-se de distúrbios da coagulação, tornando-se desafio para os cirurgiões nas operações abdominais de urgência. Entretanto, existem, nas formas mais graves, situações de abdome agudo que certamente são de solução clínica. É o caso da peritonite bacteriana espontânea (PBE), que pode também ocorrer na síndrome nefrótica e no lúpus eritematoso sistêmico. Essas doenças também se associam, freqüentemente, com estados de deficiência protéico-calórica. Todo paciente portador de cirrose e ascite que se apresenta com abdome agudo necessita paracentese propedêutica para o diagnóstico de PBE. Antibioticoterapia é a base do tratamento.[28]

Outra situação de abdome agudo no cirrótico é a colecistite aguda. É conhecida a relação entre o aumento da incidência de cálculos da vesícula biliar e as hepatopatias crônicas fibrosantes.[26] O paciente com cirrose descompensada que necessita cirurgia abdominal de urgência tem mortalidade elevada relacionada à classificação de Child e, se possível, deve-se buscar melhor compensação do seu estado clínico.[4] Franzetta *et al.*,[26] em análise de prognóstico de cirurgia abdominal eletiva ou de urgência em paciente com hepatopatia crônica fibrosante, evidenciaram mortalidade de 7,1% para Child A, 23% para Child B e 84% para Child C. Os fatores determinantes para esses resultados foram o estado nutricional, a presença de ascite volumosa, os distúrbios de coagulação e o caráter de urgência para a intervenção cirúrgica.

Pananivelu *et al.*[76] descreveram técnica de laparoscopia com colecistectomia subtotal em pacientes cirróticos Child A e B com colecistite. Os pacientes Child C recebiam abordagem clínica inicial e, após melhora do estado geral, eram submetidos à operação.

Abdome agudo causado por pneumococo, com peritonite secundária e jejunite, em doente com cirrose avançada, foi inicialmente descrito no ano de 2000. Embora raro, torna-se uma nova etiologia a ser aventada no paciente cirrótico com emergência abdominal.[81]

Doença inflamatória intestinal e abdome agudo

Sabe-se, também, que a DII, mormente a doença de Crohn (DC), se relaciona com quadro de abdome agudo. Além disso, sabe-se que a desnutrição pode ser encontrada em pacientes portadores da referida doença e que ela é multifatorial: hipermetabolismo, disabsorção, cirurgias prévias com redução do comprimento intestinal, restrições alimentares, dentre outras.[57]

Na DC, os processos obstrutivos e fistulosos são freqüentes. Raramente, as fístulas apresentam-se como perfuração livre para a cavidade e peritonite difusa.

A desnutrição é fator importante nas complicações cirúrgicas de pacientes com DC que necessitam cirurgia de urgência. Dentre estas, as fístulas digestivas são as mais importantes e foram sucintamente abordadas em outro tópico deste capítulo. Sempre que possível, deve-se priorizar o tratamento mais conservador, como drenagem de abscessos e suporte nutricional, no caso de infecção intra-abdominal localizada.[92]

As estricturoplastias são os procedimentos cirúrgicos de eleição, quando exeqüíveis, para o tratamento do abdome agudo obstrutivo refratário ao tratamento clínico. Técnicas mais recentes, como a estricturoplastia com anastomose látero-lateral isoperistáltica, têm sido descritas.[91]

Na retocolite ulcerativa idiopática (RCUI), a desnutrição é encontrada, principalmente, nas formas agudas e graves da doença, quando o processo inflamatório intenso leva a consumo protéico e calórico significativo por aumento de produção de proteínas de fase aguda e maior perda pelo TGI.

O megacólon tóxico é a principal complicação da RCUI que leva ao quadro de abdome agudo. Existem critérios bem estabelecidos para os tratamentos clínico e cirúrgico dessa grave condição, que é abordada, de maneira completa, no Capítulo 28 deste livro. Marohn *et al.*[70] descrevem colectomia total laparoscópica para os pacientes com forma grave e cirúrgica de RCUI.

Brown bowel syndrome (síndrome do intestino marrom)

Esta síndrome rara é associada com desnutrição grave e com depósitos de lipofuscina na musculatura lisa do trato gastrointestinal, que ocasiona coloração amarronzada do intestino. A deficiências de vitamina E é fator etiológico evidente, embora deficiências das vitaminas A, B_1, C e D também estejam envolvidas, além da possível toxicidade crônica causada pelo álcool. Pode apresentar-se com quadro de abdome agudo obstrutivo, como conseqüência de atonia e dilatação intestinal, seguidas de intussuscepção. Quadro de pseudo-obstrução intestinal, nos casos sem intussuscepção, pode ser conduzido clinicamente e revertido com suporte nutricional adequado.[21]

ABORDAGEM NUTRICIONAL

A abordagem nutricional ao paciente com abdome agudo está descrita, de maneira mais abrangente, no Capítulo 17. Faremos algumas considerações quanto a aspectos específicos da terapia nutricional nos pacientes desnutridos com quadro de abdome agudo.

Nutrição enteral precoce

O conceito de utilizar-se nutrição enteral (NE) precoce em pós-operatório de pacientes submetidos a cirurgias do trato gastrointestinal é recente. Estudos realizados, principalmente, com cirurgias colorretais foram inicialmente descritos na década de 1990. A terapia nutricional precoce pode reverter algumas alterações que surgem no sistema imunológico, com conseqüente redução nas complicações infecciosas.

O início da NE, cerca de 24 horas após a operação, ainda é controverso e se contrapõe à habitual reintrodução progressiva de dieta oral realizada rotineiramente.[61] Embora muitos trabalhos demonstrem melhora na cicatrização de feridas e diminuição na incidência de infecções graves, outros apresentam resultados contrários a esta prática.

Em metanálise recente, Andersen *et al.*[1] identificaram 13 estudos controlados e randomizados, perfazendo um total de 1.173 pacientes, nos quais foi estudada a NE precoce. Foi comparada a incidência dos seguintes parâmetros: infecção da ferida operatória, abscesso intra-abdominal, deiscência da anastomose, pneumonia no pós-operatório, permanência hospitalar, mortalidade e eventos adversos, como náuseas e vômitos. Os trabalhos eram heterogêneos, e alguns deles apresentavam número reduzido de pacientes. Os resultados apontaram para benefícios no grupo que utilizou NE precoce com tendência para menor incidência de deiscência da anastomose e redução da mortalidade e da permanência hospitalar, sem significância estatística. Os autores concluíram que a NE precoce pode ser utilizada, principalmente, nos casos de cirurgias laparoscópicas.

Confecções de ostomias

Os pacientes desnutridos apresentam maior incidência de complicações quando submetidos à gastrostomia ou à jejunostomia. Há descrição de desabamento da ostomia, contaminação da cavidade abdominal, isquemia e necrose intestinal.[73,78,95] A necrose intestinal ocorre, principalmente, na confecção das jejunostomias e está relacionada com índices de mortalidade de 70% a 100%, nas séries descritas. O início da NE, por essas vias, deve ser realizado com cautela e, ao menor sinal de intolerância, como náuseas, vômitos e distensão abdominal, a dieta enteral deve ser interrompida. Após avaliação clínico-cirúrgica, a relaparotomia poderá ser considerada.[73,94]

SÍNDROME DE REALIMENTAÇÃO E SUPERALIMENTAÇÃO

A síndrome de realimentação consiste no conjunto de alterações hidroeletrolíticas e metabólicas que ocorre em determinados pacientes em jejum prolongado ou desnutrição crônica e que são realimentados por via oral, enteral ou parenteral.[17] Há anormalidades no balanço hídrico e no metabolismo da glicose e dos lípides, além de deficiência de vitaminas, em especial da tiamina. A alteração mais marcante dessa síndrome é a hipofosfatemia,[68] que se manifesta com quadro de fraqueza muscular intensa, parestesias, confusão mental, íleo adinâmico, arritmias cardíacas e, em casos de deficiência extrema deste íon, óbito. Hipopotassemia e hipomagnesemia também ocorrem. Taquicardia e taquipnéia são sinais precoces a serem observados nesses pacientes.[69] A possibilidade de desenvolvimento da síndrome deve ser especialmente considerada quando ocorre jejum prolongado no pós-operatório, principalmente em pacientes previamente desnutridos, como doentes oncológicos, etilistas pesados e idosos. A realimentação progressiva com aumento da dieta até a obtenção dos objetivos calóricos, realizada de maneira mais lenta que o habitual, é um modo de prevenir o surgimento dessas alterações. O controle da glicemia e da infusão de fluidos e a correção dos hipovitaminoses e dos distúrbios iônicos devem ser instituídos de imediato e, na maioria dos casos, são medidas eficazes.

A síndrome de superalimentação é definida como a administração de energia e substratos além do necessário.[51] A maior parte dos casos ocorre quando é utilizada via artificial de nutrição: enteral ou, especialmente, a via parenteral. A combinação de vias de oferta de dieta (oral/enteral/parenteral) aumenta a incidência dessa síndrome. As principais alterações descritas são azotemia, hiperglicemia, hipercapnia, hipertrigliceridemia, acidose metabólica e esteatose hepática, com ou sem hepatite associada. Pacientes previamente desnutridos ou em jejum prolongado, doentes em terapia intensiva, principalmente os com falência múltipla de sistemas,[82] e os idosos são os grupos de maior risco para o desenvolvimento dessas alterações metabólicas. A administração judiciosa de calorias e, eventualmente, proteínas é a melhor maneira de se evitar essa síndrome.

Imunonutrição

Nos últimos anos, muita importância tem sido dada ao uso de fórmulas alimentares enriquecidas com nutrientes (glutamina, arginina, ácidos graxos ômega 3, antioxidantes e nucleotídeos) com o objetivo de modular a resposta imune em estados inflamatórios de etiologias variadas. Embora nenhum estudo tenha mostrado real benefício em pacientes com fístulas enterocutâneas, há algumas evidências do benefício da imunonutrição em pacientes cirúrgicos desnutridos e criticamente enfermos. Isso tem levado a publicações de diretrizes para seu uso.[2] Estudo de metanálise[75] sobre o uso da glutamina em pacientes críticos revelou redução significativa nas complicações infecciosas, mas nenhum efeito na taxa de mortalidade. Lloyd *et al.*,[63] em trabalho de revisão, registraram estudos com resultados benéficos e maléficos, quando a imunonutrição foi usada. Segundo eles, em pacientes sépticos, esta conduta pode, inclusive, determinar aumento da mortalidade.[63]

Discute-se, portanto, se as dietas imunoenriquecidas podem atuar de maneira favorável ou mesmo agravar a síndrome da resposta imune sistêmica. Sendo assim, o papel preciso da imunonutrição enteral e parenteral permanece controverso.[63]

REFERÊNCIAS BIBLIOGRÁFICAS

1. Andersen HK, Lewis SJ, Thomas S. Early enteral nutrition within 24h of colorectal surgery versus later commencement of feeding for postoperative complications. *Cochrane Database Syst Rev* 2006; *18*:(4):CD004080.
2. ASPEN Board of Directors and the Clinical Guidelines Task Force. Guidelines for the use of parenteral and enteral nutrition in adult and pediatric patients. *JPEN* 2002; *26*(Suppl):1SA-138SA.
3. Beattie AH, Prach AT, Baxter JP, Pennington CR. An expression controlled trial evaluating the use of enteral nutritional supplements postoperatively in malnourished surgical patients. *Gut* 2000; *46*:813-8.
4. Bell CL, Jeyarajah DR. Management of cirrhotics patients that needs surgery. *Curr Treat. Options Gastroenterol* 2005; *8*:473-80.
5. Blee TH. Hemorrhage associated with vitamin C deficiency in surgical patients. *Surgery* 2002; *131*:408-12.
6. Bolla G, Tuzzato T. Immunologic postoperative competente alter laparoscopy vs laparotomy. *Surg Endosc* 2003; *17*:1247-50.
7. Boni L, Benevento A. Infective Complications in laparoscopic surgery. *Surgical* Infections 2006; 7:109-11.
8. Carlei F, Schietroma M. Effects of laparoscopic and conventional (open) cholecystectomy on human leukocyte antigen-DR expression in peripheral blood monocytes: Correlations with immunologic status. *World J Surg* 1999; *23*:18-22.
9. Carvalho EB. Abdome agudo no desnutrido. *In:* Savassi-Rocha PR, Andrade JI, Souza C (eds.) *Abdomen agudo: Diagnóstico e tratamento.* Rio de Janeiro: Medsi, 1993:807-17.
10. Carver JD, Pimentel B, Cox WI, Barness LA. Nucleotide effects upon immune function in infants. *Pediatrics* 1991; *88*:359-63.
11. Chambers WM, Mortensen NJ. Postoperative leakage and abscess formation after colorectal surgery. *Best Pract Res Clin Gastroenterol* 2004; *18*:865-80.
12. Chandra RK. Nutrition and immunoregulation. *J Nutr* 1992; *122*:754-57.
13. Chandra RK, Kumari S. Nutrition and immunity: An overview. *J Nutr* 1994; *124* (suppl):1433S-5S.
14. Cheadle WG, Hershman MJ, Wellhausen SR. HLA-DR antigen expression on peripheral blood monocytes correlates with surgical infection. *Am J Surg* 1991; *161*:639-45.
15. Christou, NV, Meakins JL. The delayed hypersensitivity response and host resistance in surgical patients: 20 years later. *Ann Surg* 1995; *22*:25-34.
16. Cinat ME, Wilson SE, Din AM. Determinants for successful percutaneous image-guided drainage of intra-abdominal abscess. *Arch Surg* 2002; *137*:845-9.
17. Crook MA, Hally V, Panteli JV. The importance of the refeeding syndrome. *Nutrition* 2001; *17*:632-7.
18. Daly JM, Vars HM. Effects of protein depletion on strength of colonic anastomoses. *Surg Gynecol Obstet* 1972; *134*:15-21.
19. Debra LM, Genuit T, Kathleen TJ, Gannon C, Napolitano LM. Surgical site infections: Reanalysis of risk factors. *J Surg Res* 2002; *103*:89-95.
20. Delogu G, Moretti S, Antonucci A. Apoptosis and surgical trauma: Dysregulated expression of death and survival factor son peripheral lymphocytes. *Arch Surg* 2000; *135*:1141-7.
21. Drake WM, Winter TA, Price SK, O'Keefe SJ. Small bowel intussusception in brown bowel syndrome with severe malnutrition. *An J Gastroenterol* 1996; *91*:1450-2.
22. Emery PW. Metabolic changes in malnutrition. *Eye* 2005; *19*:1029-34.
23. Emmanuel K, Weighardt H, Bartels H, Siewert JR, Holzmann B. Current and future concepts of abdominal sepsis. *World J Surg* 2005; *29*:3-9.
24. Evenson AR. Current management of enterocutaneous fistula. *J Gastrointest Surg* 2006; *10*:455-64.
25. Fazio VW. Factors influencing the outcome of treatment of small bowel cutaneous fistula. *World J Surg* 1983; *7*:481-8.
26. Franzetta M, Raimondo D, Di Trapani B *et al.* Prognostic factors of cirrhotic patient in extra-hepatic surgery. *Minerva Chir* 2003; *58*:541-4.
27. Genton L, van Gemert W, Pichard C, Soeters P. Physiological functions should be considered as true end points of nutritional intervention studies. *Proc Nutr Soc* 2005; *64*:285-96.
28. Ghassemi S, Garcia-Tsao G. Prevention and treatment of infections in patients with cirrhosis. *Best Pract Res Clin Gastroenterol* 2007; *21*:77-93.
29. Giangreco L, Di Palo S, Castrucci M, Angeli E, Staudacher C. Abdominal abscesses: Their treatment and the study of prognostic factors. *Minerva Chir* 1997; *52*:369-76.
30. Gianotti L. Nutrition and infections. *Surg Infect* 2006; 7 (Suppl 2):29-32.

31. Gibbs J, Cull W, Hendersen W *et al*. Preoperative serum albumin level as a predictor of operative mortality and morbidity: Results from the National VA Surgical Risk Study. *Arch Surg* 1999; *134*:36-42.
32. Gogos CA. Kalfarentzos F. Total parenteral nutrition and immune system activity: A review. *Nutrition* 1995; *11*:339-44.
33. Golden MH, Jackson AA. Desnutrición crónica grave. *In:* Univercidad do Chile. *Conocimientos actuales en nutrición*. Tomo I. Santiago de Chile, 1988:58-84.
34. Golden MH, Waterlow JC. Protein turnover, synthesis and breakdown before and alter recovery from protein energy malnutrition. *Clin Sci Mol Med* 1977; *53*:473-7.
35. Good RA, Lorenz E. Nutrition and cellular immunity. *Int Immunopharmacol* 1992; *14*:361-6.
36. Graham DJ, Stevenson JT, McHenry CR. The association of intra-abdominal infection and abdominal wound dehiscence. *Am Surg* 1998; *64*:660-5.
37. Gupta R, Sample C, Bamehriz F, Birch DW. Infectious complications following laparoscopic appendectomy. *Can J Surg* 2006; *49*:397-400.
38. Hahler B. Surgical wound dehiscence. *Medsurg Nursing* 2006; *15*:296-300.
39. Harbige LS. Nutrition and immunity with emphasis of infection and autoimmune disease. *Nutr Health* 1996; *10*:285-312.
40. Haydock DA, Hill GL. Impaired wound healing in patients with varying degrees of malnutrition. *J Parenter Enteral Nutr* 1986; *10*:550-4.
41. Herndon DN, Nguyen TT, Gilpin DA. Growth factors: local and systemic. *Arch Surg* 1993; *128*:1227-33.
42. Hill GL, Blackett RL, Pickford I *et al*. Malnutrition in surgical patients. An unrecognised problem. *Lancet* 1977; *26*:689-92.
43. Hill GL. Understanding protein energy malnutrition. *In: Disorders of nutrition and metabolism in clinical surgery. Understanding and management*. London: Churchill Livingstone, 1992:71-83.
44. Irvin TT, Golligher JC. Etiology of disruption of intestinal anastomoses. *Bri J Surg* 1973; *60*:461-4.
45. Jackson WD, Grand RJ. The human intestinal response to enteral nutrients: a review. *J Ann Coll Nutr* 1991; *10*:500-9
46. James WPT. Effects of protein-caloric malnutrition on intestinal absortion. *Ann NY Acad Sci* 1971; *176*:244-61.
47. Jose DG, Cooper WC. How protein deficiency enhances cellular immunity. *JAMA* 1971; *218*:1428-9.
48. Jose DG, Good RA. Absence of enhancing antibody in cell-mediated immunity to tumor heterografts in protein deficient rats. *Nature* 1971; *231*:323-5.
49. Keusch GT. Diet and resistance to disease. *In:* Phillips M, Baetz AL (eds.) New York: Plenum Press, 1981:183-220.
50. Kinsella JE, Lokesh B, Broughton SH. Dietary polyunsatured fatty acids and eicosanoids: Potential effect on the modulation of inflammatory and immune cells; an overview. *Nutrition* 1990; *6*:24-44.
51. Klein J, Stanek GS, Wiles III CE. Overfeeding macronutrients to critically ill adults: Metabolic complications. *J Am Diet Assoc* 1998; *7*:795-806.
52. Klein JD, Hey LA, Yu CS *et al*. Perioperative nutrition and postoperative complications in patients undergoing spinal surgery. *Spine* 1996; *21*:2676-82.
53. Kouwenhoven EA, Repelaer OJ, van Erp WF. Fear for the intraabdominal abscess after laparoscopic appendectomy: not realistic. *Surg Endosc* 2005; *19*:923-6.
54. Kramer TR, Good RA. Increased in vitro cell-mediated immunity in protein-malnourished guinea pigs. *Clin Immunol Immunopathol* 1978; *11*:212-28.
55. Krenitsky J. Nutrition and the immune system. *AACN* 1996; *7*:359-69.
56. Krisher SL, Browne A, Dibbins A, Tkacz N, Curci M. Intra-abdominal abscess after laparoscopic appendectomy for perforated appendicitis. *Arch Surg* 2001; *136*:438-41.
57. Krok KL, Lichtenstein GR. Nutrition in Crohn disease. *Curr Opin Gastroenterol* 2003; *19*:148-53.
58. Kumar RR, Kim JT, Hankoos JS *et al*. Factors affecting the successful management of intra-abdominal abscesses with antibiotics and the need for percutaneous drainage. *Dis Colon Rectum* 2006; *49*:183-9.
59. Kuvshinoff BW. Serum transferrin as progonostic indicator of spontaneous closure and mortality in gastrointestinal cutaneous fistulas. *Ann Surg* 1993; *217*:615-22.
60. Leiter LA, Marliss EB. Survival during fasting may depend on fat as well as protein stores. *JAMA* 1982; *248*:2306-7.
61. Lewis SJ, Egger M, Sylvester PA, Thomas S. Early enteral feeding versus "nihil by mouth" after gastrointestinal surgery: Systematic review and metanalysis of controlled trials. *BMJ* 2001; *323*:773-6.
62. Liszewski RF. The effect of zinc on wound healing: a collective review. *J Ann Osteopath Assoc* 1981; *81*:104-6.
63. Lloyd DAJ, Gabe MS, Windsor ACJ. Nutrition and management of enterocutaneous fistula. *Br J Surg* 2006; *93*:1045-55.
64. Maier S, Traeger T, Westerholt A, Heidecke CD. Special aspects of abdominal sepsis. *Chirurgie* 2005; *76*:829-36.
65. Makdoom ZA. Nutrition and enterocutaneous fistulas. *J Clin Gastroenterol* 2000; *31*(3):195-204.
66. Makela JT, Kiviniemi H, Laitinen S. Risk factors for anastomotic leakage after left-sided colorectal resection with rectal anastomosis. *Dis Colon Rectum* 2003; *46*:653-60.
67. Malangoni MA. Current concepts in peritonitis. *Curr Gastroenterol Rep* 2003; *5*:295-301.
68. Marinella MA. The refeeding syndrome and hypophosphatemia. *Nutr Rev* 2003; *61*:320-3.
69. Mark M. Refeeding syndrome. *Age and Ageing* 2002; *31*:65-6.
70. Marohn MR, Hanly EJ, McKenna JK, Varin CR. Laparoscopic total abdominal colectomy in the acute setting. *J Gastrointest Surg* 2005; *9*:881-7.
71. Marshall JC. Intra-abdominal infections. *Microbes Infect* 2004; *6*:1015-25.
72. Marusch F, Koch A, Schmidt U. Value of a protective stoma in low anterior resections for rectal cancer. *Dis Colon Rectum* 2002; *45*:1164-71.
73. Melis M, Fichera A, Ferguson MK. Bowel necrosis associated with early jejunal tube feeding: A complication of postoperative enteral nutrition. *Arch Surg* 2006; *141*:701-4.
74. Mora RJF. Malnutrition: Organic and functional consequences. *World J Surg* 1999; *23*:530-5.
75. Novak F, Heyland D. Glutamine supplementation in serious illness: A systematic review of the evidence. *Crit Care Med* 2001; *30*:2022-9.
76. Palanivelu C, Rajan PS, Jani K *et al*. Laparoscopic cholecystectomy in cirrhotic patients: The role of subtotal cholecystectomy and its variants. *J Am Coll Surg* 2006; *203*:145-51.
77. Patrick J, Golden M. Leukocyte electrolytes and sodium transport in protein energy malnutrition. *Am J Clin Nutr* 1977; *30*:1478-81.

78. Patriti A, Graziosi L, Donini A. Bowel necrosis associated with early jejunal tube feeding. *Arch Surg* 2006; *141*:701-4.
79. Prasad AS. Clinical, biochemical and nutritional spectrum on zinc deficiency in human subjects: An update. *Nutr Rev* 1983; *41*:197-208.
80. Qaseem A, Snow V, Fitterman N *et al*. Risk assessment for and strategies to reduce perioperative pulmonary complications for patients undergoing noncardiothoracic surgery: A guideline from the American College of Physicians. *Ann Intern Med* 2006; *144*:575-80.
81. Regimbeau JM, Mognol P, Panis M *et al*. A new etiology of acute abdominal emergencies in cirrhotic patient: secondary pneumococcal peritonitis with jejunitis. *Hepatogastroenterology* 2000; *47*:1633-5.
82. Reid C. Frequency of under- and overfeeding in mechanically ventilated ICU patients: Causes and possible consequences. *J Hum Nutr Dietet* 2006; *19*:13-22.
83. Robson W, Newell J. Assessing, treating and managing patients with sepsis. *Nurs Stand* 2005; *19*:56-64.
84. Ruberg RL. Role of nutrition in wound healing. *Surg Clin North Am* 1984; *64*:705-14.
85. Scott JD, Forrest A, Feuerstein S, Fitzpatrick P, Schentag J. Factors associated with postoperative wound infection. *Infect Control Hosp Epidemiol* 2001; *22*:347-51.
86. Scrimshaw NS, Taylor CE, Gordon JE. Interactions of nutrition and infection. *Am J Med Sci* 1959; *237*:367-72.
87. Sullivan DH. The role of nutrition in increased morbidity and mortality. *Clin Geriatr Med* 1995; *11*:661-74.
88. Sungurtekin H, Sungurtekin U, Balci C, Zencir M, Erdem E. The influence of nutritional status on complications after major intra-abdominal surgery. *J Am Coll Nutr* 2004; *23*:227-32.
89. Teixeira FN (ed.) *Nutrição clínica*. Rio de Janeiro: Guanabara Koogan, 2003:519.
90. The Veterans Affaris Total Parenteral Nutrition Cooperative Study Group. Perioperative total parenteral nutrition in surgical patients. *N Engl J Med* 1991; *325*(8):525-32.
91. Tonelli F, Fedi M, Paroli M, Fazi M. Indications and results of side to side isoperistaltic stricturoplasty in Crohn's disease. *Dis Colum Rectum* 2004; *47*:494-501.
92. Travis SPL, Stange EF, Léman M *et al*. European evidence based consensus on the diagnosis and management of Crohn's disease: Current management. *Gut* 2006; *55* (suppl 1):16-35.
93. Warren PJ, Hansen JDL, Lehmann BH. The concentration of copper, zinc and manganese in the liver of African children with marasmus and kwashiorkor. *Proc Nutr Soc* 1969; *28*:6A-7A.
94. Zetti G, Tagliabue F, Barebino M *et al*. Small bowel necrosis associated with postoperative enteral feeding. *Chir Ital* 2002; *54*:555-8.

55

Síndrome Compartimental Abdominal

José Gustavo Parreira
Samir Rasslan

INTRODUÇÃO

O aumento progressivo da pressão intra-abdominal compromete não somente as vísceras abdominais, mas também as dinâmicas cardiovascular, respiratória e renal. Em seu extremo, a hipertensão intra-abdominal (HIA) acompanha-se de disfunção orgânica, quando então se reconhece a presença da síndrome compartimental abdominal (SCA). Na fase final de evolução, ocorrem choque refratário, isquemia mesentérica, insuficiência orgânica múltipla e mortalidade reportada entre 42% e 100%.[49,62]

Acredita-se que, dependendo da definição utilizada, a HIA esteja presente em 32% a 60% dos doentes admitidos em unidades de terapia intensiva, sendo ainda mais freqüente nos casos cirúrgicos.[52-55] A SCA ocorre em 4% a 8% desses casos, com necessidade variável de tratamento específico nessas condições.[52-55] Há também evidência de que o desenvolvimento de HIA seja indicador independente de letalidade em doentes críticos.[55]

Com a evolução desses conceitos, aumentou o entusiasmo a respeito do tema. A descompressão abdominal por laparostomias foi empregada amplamente, com a intenção de diminuir a pressão abdominal e evitar as conseqüências da SCA. Vários doentes foram beneficiados com esses princípios. Contudo, muitos também sofreram seqüelas secundárias ao tratamento. A manutenção do abdome aberto não é indene.[60] Dependendo da situação, a síntese primária da aponeurose não é possível após o período crítico, resultando em grandes hérnias ventrais, freqüentemente associadas a comprometimento psicológico e social.[16,38,39] Há relatos de infecções intracavitárias, abscessos e fístulas intestinais em freqüência variável.[60]

Atualmente, os conceitos sobre diagnóstico e tratamento permanecem em evolução. Contudo, o estudo clínico da hipertensão abdominal é complexo. São muitas as variáveis associadas, dificultando o entendimento do papel da HIA e da SCA no contexto geral. Ainda existem questões na prática clínica que não foram respondidas definitivamente, como qual a melhor maneira de aferir a pressão abdominal, como estabelecer o diagnóstico, qual o tratamento inicial e quando indicar a descompressão cirúrgica.[56,87]

A HIA é tema tão importante quanto complexo. Muitas vezes, a descompressão abdominal será a única forma de melhorar o prognóstico do doente, enquanto, em outras, será causa de maior morbidade e complicações sérias. O objetivo deste capítulo é discutir os pontos aceitos a respeito deste assunto, fornecendo ao médico as informações necessárias para avaliar e conduzir casos de hipertensão abdominal e SCA.

FISIOPATOLOGIA

Os efeitos deletérios relacionados ao aumento da pressão abdominal são conhecidos, experimentalmente, desde o início do século XX.[65] Contudo, foi só em 1983 que Richards *et al.*[69] chamaram atenção para o problema clínico. Esses autores descreveram quatro casos de insuficiência renal aguda secundária a hipertensão abdominal, com resolução após a descompressão por laparostomias.

A pressão abdominal normal oscila entre 0 e 5mmHg em doentes com respiração espontânea, sen-

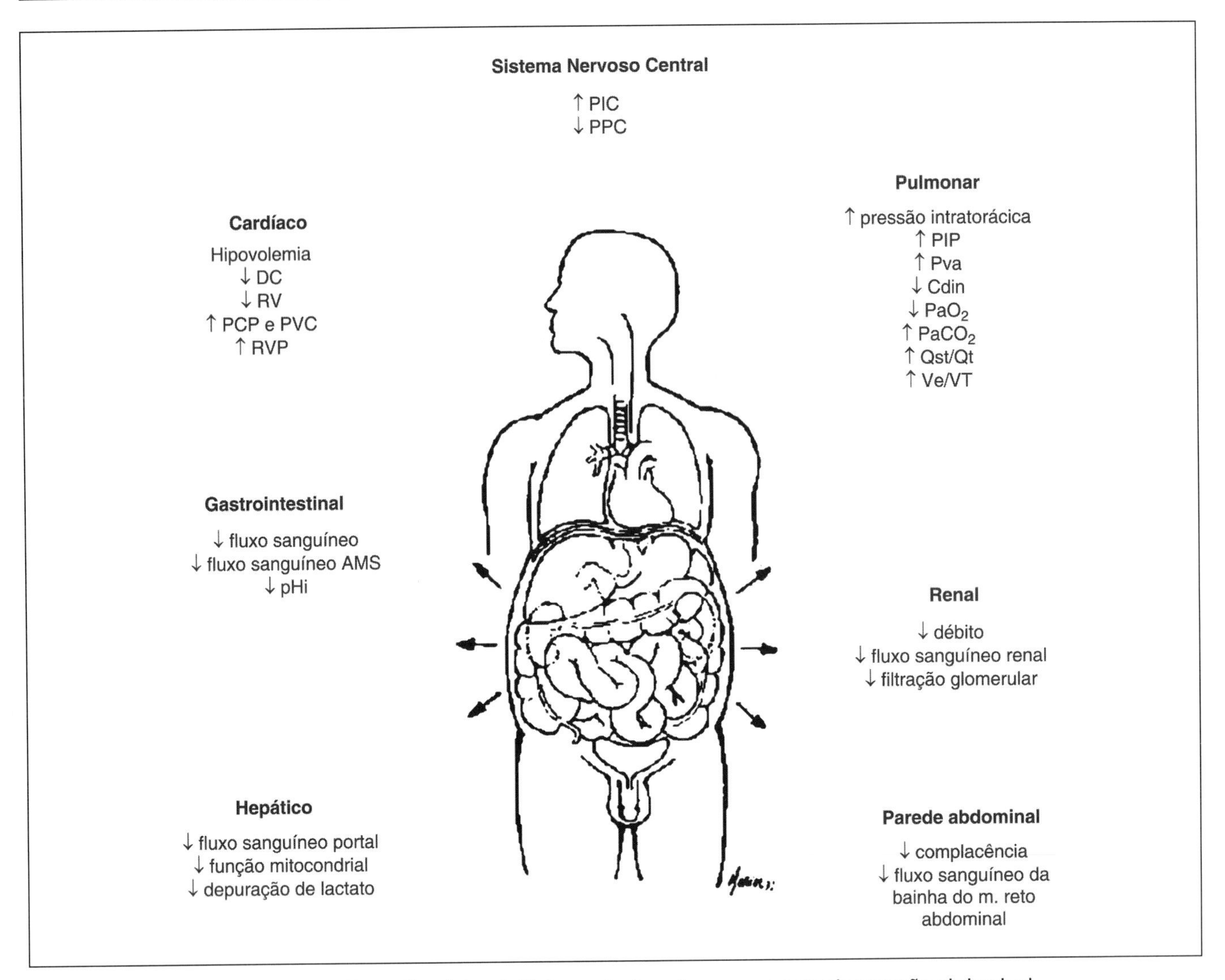

Figura 55.1 ▶ Alterações fisiopatológicas relacionadas ao aumento da pressão abdominal.

do ligeiramente positiva nos mantidos em ventilação mecânica.[65,87] O aumento progressivo desses números é acompanhado de alterações na dinâmica cardiovascular e nas funções respiratória, renal e cerebral, entre outras (Figura 55.1).[65,87] É importante ressaltar que as conseqüências do aumento da pressão intra-abdominal têm relação direta com o tempo para sua instalação.

Alterações hemodinâmicas

Richardson e Trinkle,[70] em 1976, estudaram as alterações hemodinâmicas em modelo experimental de hipertensão abdominal em cães. Notaram diminuição da pré-carga e do débito cardíaco com pressão abdominal superior a 10mmHg, mesmo com níveis normais de pressão arterial média. Progressivamente, observaram que a diminuição do retorno venoso pela compressão da veia cava inferior comprometia o débito cardíaco. Esta diminuição era ainda mais evidente na presença de hipovolemia. Em 1981, Kashtan *et al.*[47] mostraram, em animais hipovolêmicos, diminuição de 53% no débito cardíaco ante à elevação da pressão intra-abdominal, enquanto, em animais normovolêmicos, o débito cardíaco diminuía 17%. Observaram, também, aumento da resistência vascular sistêmica, que transitoriamente mantinha a pressão arterial média. O evento final dessa seqüência é a hipotensão arterial sistêmica com diminuição da perfusão de órgãos nobres e acidose metabólica.

Em condições normais, a diminuição da pré-carga (como nos casos de hipovolemia) resulta em diminuição da pressão venosa central e da pressão capilar pulmonar. É importante observar que, nos casos de hipertensão abdominal, as medidas de pressão venosa central e pressão capilar pulmonar estão normais ou elevadas mesmo com diminuição do retorno venoso e da pré-carga.[9,43,47,51,73] Isto ocorre devido à transmissão da pressão abdominal ao tórax. Portanto, mesmo com aparentes pressões adequadas em câmaras direitas, o paciente com HIA pode ter baixa pré-carga.

Alterações respiratórias

A pressão intra-abdominal é transmitida ao tórax por elevação do diafragma.[30,43,55,65] Esta elevação do diafragma aumenta significativamente a pressão intratorácica, resultando em compressão extrínseca do parênquima pulmonar e disfunção respiratória. Com pressão abdominal superior a 25mmHg, nota-se aumento das pressões inspiratórias finais, e o comprometimento da ventilação torna-se evidente.[43] Não só a hipoxia é preocupante, mas também a retenção de CO_2. A associação entre a acidose metabólica secundária à hipoperfusão tecidual e a acidose respiratória por retenção de CO_2 pode diminuir o pH sanguíneo consideravelmente, com repercussões importantes no sistema cardiovascular. Em paciente com intubação traqueal e suporte respiratório em modos dependentes de pressão, o monitoramento do volume minuto é fundamental, visto que o aumento da pressão abdominal poderá comprometer o volume corrente progressivamente, resultando em hipoventilação.

Alterações renais

A função renal também é afetada pela hipertensão abdominal.[85] Em animais, a anúria ocorre com pressão abdominal superior a 30mmHg.[8,50,79] É descrita a diminuição do fluxo plasmático renal, como também do ritmo de filtração glomerular e da taxa de reabsorção de glicose.[8,41,42,50,78] As concentrações de sódio e cloro urinários diminuem e o potássio urinário aumenta. A atividade plasmática da renina e os níveis de aldosterona elevam-se significativamente em situações de HIA.[8] Os níveis plasmáticos do hormônio antidiurético (ADH) elevam-se mais que o dobro.[50] A causa dessas alterações é incerta, mas, aparentemente, elas estão relacionadas à diminuição do débito cardíaco e à compressão das veias renais.[8,43,50] É importante ressaltar que as alterações observadas são reversíveis em estágios iniciais de hipertensão abdominal. A insuficiência renal progressiva também pode determinar acidose, e, desse modo, agravar o desequilíbrio ácido-básico causado pelas alterações respiratórias e hemodinâmicas da HIA.

Alterações abdominais

Uma das alterações mais evidentes da HIA é o comprometimento do fluxo sanguíneo para as vísceras abdominais.[10,15,26] Contudo, a perfusão orgânica abdominal depende não somente da pressão intra-abdominal, mas também da pressão arterial sistêmica. Surge então o conceito de pressão de perfusão abdominal (PPA), que é calculada pela diferença entre as pressões arterial média e intra-abdominal.[3,15,38,56,87]

Em estudos experimentais, demonstrou-se que o fluxo da artéria mesentérica superior diminui a 60% do normal quando a pressão abdominal é de 20mmHg.[10,26] A isquemia esplâncnica também é constatada pela medida do pH da mucosa intestinal, que demonstra acidose associada ao aumento da pressão abdominal.[26] Atualmente, o papel do intestino no choque é tido como fundamental. A isquemia de mucosa pode ser causa de translocação bacteriana, ativando um dos gatilhos para a persistência da resposta inflamatória sistêmica e insuficiência orgânica progressiva.[27-29,35,67,68,93]

Além da redução no fluxo sanguíneo arterial, a HIA comprime as veias mesentéricas, provocando estase sanguínea e conseqüente edema intestinal. Também foi demonstrado que a HIA diminui o fluxo linfático mesentérico, piorando o edema visceral.[61] Tal fato cria um ciclo vicioso, com progressão da isquemia, redução do pH mucoso e acidose metabólica.[44,84]

Alterações neurológicas

Também, em estudos experimentais, demonstrou-se que a pressão intracraniana aumenta em paralelo à pressão abdominal.[43,58] A causa desse fenômeno ainda não é totalmente elucidada. Esse fato é de extrema importância na associação de hipertensão abdominal e doenças que aumentam a pressão intracraniana, como o traumatismo cranioencefálico. Há relatos de diminuição de pressão intracraniana de difícil controle pela laparostomia.[58]

Indução de resposta inflamatória sistêmica

Há evidências que demonstram a indução de resposta inflamatória sistêmica nos casos de hipertensão abdominal. Rezende-Neto *et al.*, em 2002,[67] descreveram o aumento das concentrações plasmáticas de FNT-alfa, IL-6 e IL-1b (citocinas pró-inflamatórias) em modelo experimental de SCA. É possível que a HIA funcione como *segundo insulto*, após choque hemorrágico, facilitando a evolução para disfunção múltipla de órgãos e sistemas.[68]

Quadro 55.1 ▸ Causas de hipertensão intra-abdominal

Hemorragia abdominal
Hemorragia retroperitoneal/fraturas pélvicas
Pancreatite aguda grave
Obstrução intestinal
Ascite
Pneumoperitônio hipertensivo
Choque hemorrágico
Infusão de grandes volumes de cristalóides
Trombose/ligadura de veia mesentérica superior ou veia porta
Sepse e aumento da permeabilidade vascular
Isquemia/reperfusão intestinal
Tamponamento com compressas
Aneurisma de aorta roto
Transplantes
Obesidade mórbida
Correção de hérnias abdominais com perda de domicílio
Reparo de gastrosquise ou onfalocele
Calça pneumática antichoque (MAST)
Queimaduras
Peritonites

CAUSAS

Para que a pressão intra-abdominal aumente, é necessária alteração na relação entre o conteúdo abdominal e o continente (parede abdominal). O aumento do volume intra-abdominal pode instalar-se abruptamente, como nas hemorragias intra-abdominais pós-operatórias, nas infusões intravenosas volumosas de cristalóides, nos transplantes hepáticos, no traumatismo abdominal com edema visceral, no tamponamento abdominal com compressas e com o uso de calças pneumáticas (Quadro 55.1).[13,19,32-34,77,89] Infecções intraperitoneais, bem como o pneumoperitônio utilizado em operações laparoscópicas, também podem elevar a pressão intra-abdominal com conseqüências variáveis.[17,75,80] Acredita-se, também, que a HIA ocorra em número considerável dos doentes com pancreatite aguda grave.[21,22,92] Há, também, casos em que o volume abdominal e a pressão intra-abdominal aumentam de maneira lenta e gradual (p. ex., gestação, ascite, neoplasias). Nesses casos, devido à adaptação progressiva, as repercussões sistêmicas da hipertensão intra-abdominal são mais leves.[56]

DEFINIÇÕES

A síndrome compartimental é condição decorrente do aumento da pressão em espaço anatômico confinado, o que determina prejuízo da circulação sanguínea e compromete a função e a viabilidade dos tecidos contidos nesse espaço.[30,43] Embora mais freqüente nos membros, pode ocorrer em outros locais, como no globo ocular (glaucoma), no crânio, no abdome e nos rins.[30,43]

Em dezembro de 2004, durante o Congresso Mundial sobre SCA realizado em Sydney, Austrália, definiu-se uma nomenclatura unificada com objetivo de padronizar os conceitos sobre o tema. Embora não sejam termos aceitos incontestavelmente, seu emprego traz a vantagem de simplificar as variadas propostas anteriores, criando linguagem comum a todos. Até o momento, dois estudos, publicados por estudiosos na área, elaboraram as definições expressas no Quadro 55.2.[56,87]

Pressão intra-abdominal (PIA)

A PIA varia de acordo com a respiração e pode ser elevada fisiologicamente em obesos. Seu valor aproximado, de 5mmHg, deve ser expresso em mmHg e aferido ao final da expiração, com o paciente em posição supina. Durante as medidas da PIA, não deve haver contração da musculatura da parede abdominal. O ponto *zero* de referência para as medidas deve ser a linha axilar média.

O padrão ouro para a medida direta da PIA é por meio de transdutores locados na cavidade peritoneal por punção abdominal, laparoscopia ou diálise peritoneal. Este não é o método mais freqüentemente empregado na prática clínica, por causa do risco de complicações. O padrão ouro para a medida indireta e intermitente da PIA é por meio da pressão intravesical que é, hoje, o método mais freqüentemente utilizado. O padrão ouro para medida indireta e contínua da PIA é por meio da utilização de cateteres com balão, locados na cavidade gástrica, ou por método de irrigação contínua da bexiga.

A pressão de perfusão abdominal (PPA) é a diferença entre a pressão arterial média e a pressão intra-abdominal.

Hipertensão intra-abdominal (HIA)

A hipertensão intra-abdominal é definida por, pelo menos, um desses critérios:

1. PIA $\geq$ 12mmHg, aferida, no mínimo, três vezes, por meio de medidas realizadas com intervalos de 4 a 6 horas de diferença.
2. Pressão de perfusão abdominal (PPA) < 60mmHg, aferida, no mínimo, duas vezes, por meio de medidas realizadas com 1 a 6 horas de diferença.

Quadro 55.2 ▶ Definições – Congresso Mundial de Síndrome Compartimental Abdominal (2004)

1. Pressão intra-abdominal (PIA) é a pressão contida (*concealed*) na cavidade abdominal
2. Pressão de perfusão abdominal (PPA) é a diferença entre a pressão arterial média e a pressão intra-abdominal (PPA = PAM – PIA)
3. Gradiente de filtração renal (GFR) é a diferença entre a pressão de filtração glomerular (PFG) e a pressão no túbulo proximal (PTP). Na presença de hipertensão abdominal, podemos supor que PTP = PIA e PFG = PAM – PIA. Portanto, GFR = PFG – PTP = PAM – 2×PIA
4. PIA deve ser aferida em mmHg, no final da expiração, em posição supina, com relaxamento da musculatura abdominal e ponto "zero" na linha axilar média
5. A PIA deve ser aferida intermitentemente por meio do cateter vesical (com instilação prévia máxima de 25mL de solução salina estéril)
6. PIA normal para doentes adultos críticos é de, aproximadamente, 5 a 7mmHg
7. Hipertensão abdominal (HIA) é definida pela elevação persistente ou intermitente da PIA ≥ 12mmHg
8. HIA pode ser graduada como grau I (12 a 15mmHg), grau II (16 a 20mmHg), grau III (21 a 25mmHg) e grau IV (> 25mmHg)
9. Síndrome compartimental do abdome (SCA) é definida pela elevação persistente de PIA ≥ 20mmHg (com ou sem PPA < 60mmHg), associada a falência orgânica não presente previamente à elevação da PIA
10. SCA primária é associada a traumatismo ou doença da região abdominal ou pélvica que freqüentemente exige tratamento operatório ou radiológico intervencionista
11. SCA secundária refere-se a condições que não se originaram primariamente nas regiões abdominal e pélvica
12. SCA recorrente (terciária) refere-se à condição na qual há recidiva após tratamento clínico ou operatório de SCA primária ou secundária

Modificado de Malbrain *et al.*,[56] 2006.

Síndrome compartimental abdominal

A SCA é definida por PIA ≥ 20mmHg (associada ou não a PPA < 60mmHg), aferida por, no mínimo, três medidas realizadas com intervalo de 1 a 6 horas, em conjunto com insuficiência orgânica (única ou múltipla) que não estava previamente presente.

Classificações

A SCA pode ser classificada em primária, secundária e terciária, de acordo com sua etiologia:

1. A SCA *primária* é uma condição associada a doença abdominal (pancreatite aguda grave, fraturas pélvicas com sangramento retroperitoneal volumoso) ou a pós-operatório de laparotomia exploradora (peritonite secundária, traumatismo abdominal, controle de danos e tamponamento com compressas). Pacientes em tratamento não-operatório de lesões traumáticas de órgãos abdominais que desenvolvem SCA são incluídos na categoria de SCA primária. A nomenclatura previamente empregada para descrever a SCA primária utilizava termos como *abdominal*, *cirúrgica* e *aguda*, que não mais devem ser empregados.
2. A SCA *secundária* inclui condições não originadas no abdome, como sepse e vazamento capilar, ou situações que exigem reanimação com grande volume de líquidos. A nomenclatura prévia era SCA *extra-abdominal*, *clínica* ou *subaguda*.
3. A SCA *terciária ou recorrente* é condição que se estabelece após conduta clínica ou cirúrgica, profilática ou terapêutica de SCA primária ou secundária (persistência de SCA após laparostomia ou recidiva da SCA após síntese definitiva da parede abdominal). Sinônimos anteriores eram SCA *aberta* ou *crônica*.

Uma graduação bastante útil na prática clínica foi proposta inicialmente por Burch *et al.*,[13] em 1996, separando os doentes em quatro graus distintos de acordo com a medida de pressão abdominal. Houve algumas modificações na classificação inicial e, atualmente, empregamos a proposta do consenso sobre HIA e SCA (Quadro 55.3). É importante observar se os valores absolutos estão em mmHg ou cmH_2O, para a interpretação correta ($1mmHg = 1{,}36cmH_2O$).

Malbrain, em 2004,[52] também classificou as SCA de acordo com o tempo até a instalação da hipertensão abdominal:

Quadro 55.3 ▶ Graduação da hipertensão abdominal

Grau	Pressão (mmHg)	Pressão (cmH_2O)
I	12 a 15	16 a 20
II	16 a 20	21 a 27
III	21 a 25	28 a 34
IV	>25	>34

Modificado de Sugrue, 2005.[87]

1. *SCA hiperaguda:* instalação em minutos.
2. *SCA aguda:* instalação em horas (p. ex., ruptura de aneurisma de aorta abdominal).
3. *SCA subaguda:* instalação em dias (p. ex, reanimação volêmica e vazamento capilar).
4. *SCA crônica:* instalação em meses ou anos (obesidade mórbida, tumor abdominal, ascite crônica).

O termo *SCA crônica* merece alguns comentários. O aumento crônico da pressão intra-abdominal causa poucas repercussões sistêmicas e, portanto, raramente está acompanhado de disfunções orgânicas. Dessa maneira, o melhor termo a ser empregado seria HIA *crônica*; nessas condições, no entanto, estaria subentendida a fraca correlação entre níveis aferidos de PIA e repercussões clínicas.

DIAGNÓSTICO

Mais que o diagnóstico de HIA, busca-se atualmente a compreensão de seu papel no contexto clínico do doente. Somente assim é possível tomar decisões sobre as opções terapêuticas. Devemos investigar as variáveis envolvidas, respondendo a algumas questões importantes para o entendimento do quadro clínico como um todo.

O doente apresenta causa e/ou fatores predisponentes de HIA?

Clinicamente, devemos prestar atenção às causas e aos fatores predisponentes ao aumento da pressão abdominal, como choque hemorrágico, infusão de grande volume de soluções cristalóides, politransfusão, síntese abdominal sob tensão e tamponamento abdominal com compressas (hepático, principalmente), entre outros (Quadro 55.1).[56] Foram descritos fatores preditivos de HIA e SCA que também alertam para essas possibilidades diagnósticas. É interessante observar que a infusão volumosa de líquidos para o tratamento do choque é causa freqüente de HIA e SCA, ocorrendo, principalmente, após a infusão de mais de 7,5 litros de cristalóides.[4]

O método para aferir a PIA é adequado?

A pressão intra-abdominal pode ser aferida por métodos diretos ou indiretos.[43] Os métodos diretos envolvem a colocação de cateteres diretamente na cavidade peritoneal, e não são empregados rotineiramente na prática clínica. Os métodos indiretos aferem a pressão abdominal por meio de cateteres introduzidos em órgãos como a bexiga e o estômago, ou mesmo através da veia cava inferior.[43]

A medida da pressão intragástrica por meio de cateter nasogástrico ou gastrostomia tem boa correlação com a pressão intra-abdominal medida diretamente em animais e humanos.[14,20,33,77] Sua exatidão na medida dos extremos de HIA ainda não está clara. Recentemente, com a utilização de tonometria gástrica em doentes críticos, foi sugerida uma técnica para a medida da pressão intragástrica utilizando o mesmo cateter.

A maneira mais utilizada para medir a pressão abdominal, indiretamente, na prática clínica, é por meio de cateter vesical.[43,56] Em 1984, Kron *et al.*[49] foram os primeiros a descrever esse método. Uma forte correlação entre a pressão intravesical e a medida direta no abdome tem sido repetidamente demonstrada em modelos animais e humanos até uma pressão de 70mmHg.[40,42,49,71,72,81,83] É importante lembrar que a medida da pressão intravesical é, na realidade, a pressão intra-abdominal transmitida através da parede vesical. Para que a medida seja precisa, a parede da bexiga deve estar livre para movimentar-se. Portanto, a medida da pressão intravesical pode ser inexata na presença de hematoma ou fratura pélvica, aderências peritoneais, compressas tamponando sangramento abdominal, ou bexiga neurogênica. Nesses casos, a pressão intravesical não deve ser empregada como estimativa da pressão intra-abdominal.[70]

Para limitar as variações técnicas na medida da pressão intravesical, é importante manter padronização a ser respeitada por todas as equipes.[52,55] Optamos pela medida intermitente, por meio de cateter vesical de duas vias. Uma das vias é mantida aberta e dá vazão à urina. Na outra via, ao cateter vesical conecta-se equipo de soro de três vias (como o usado para aferir pressão venosa central). Uma destas vias fica conectada ao cateter vesical, a outra a um frasco de solução salina a 0,9%, e a terceira será aberta ao meio ambiente no momento da medida. Para aferir a pressão intravesical, oclui-se a via de saída de urina do cateter vesical e instilam-se 25 a 50mL de solução salina pela outra via, conectada ao equipo de soro, para encher parcialmente a bexiga. Após esse procedimento, abre-se o equipo de três vias para o ambiente. A pressão intravesical é igual à altura da coluna de solução salina que se estende acima da sínfise púbica, ou da linha axilar média, dependendo da convenção utilizada (Figura 55.2).

Vale ressaltar a importância do volume de líquido infundido pelo cateter vesical antes da aferição. Nos relatos iniciais dessa técnica, volumes de 200 a 300mL

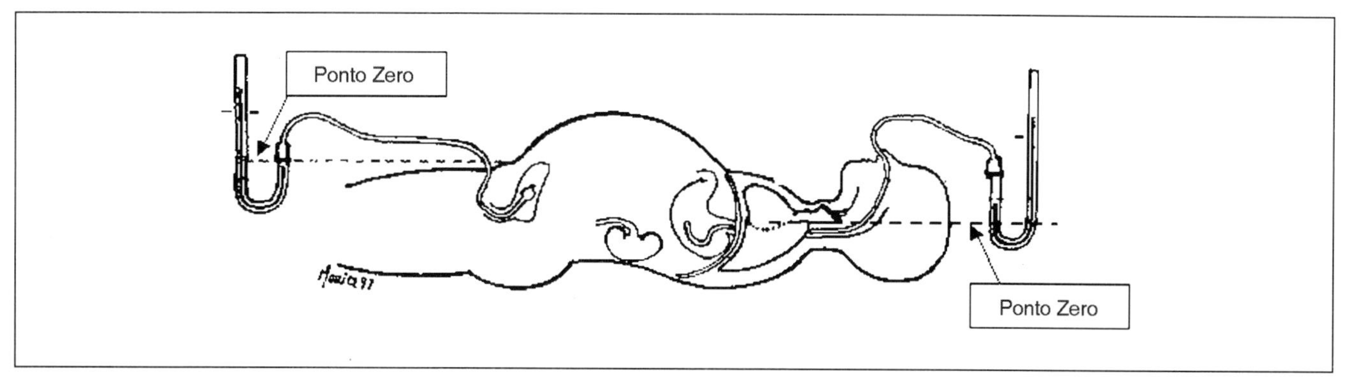

Figura 55.2 ▸ Medida da pressão intravesical.

eram utilizados. Contudo, os estudos mais recentes sugerem volumes menores, sendo proposta a utilização de até 25mL.[2,56]

Existem críticas à sensibilidade da pressão vesical em traduzir a pressão intra-abdominal. Malbrain *et al.*[52-55] enumeram vários problemas nas medidas e propõem uma reavaliação crítica das maneiras utilizadas para aferir a pressão intra-abdominal. É relatada alta variabilidade das medidas entre diferentes centros e doentes. A pressão vesical pode variar, no mesmo doente, até 11mmHg durante período de 24 horas, sem traduzir piora ou melhora do quadro clínico. Vários fatores podem interferir com o método, como a posição do doente e o volume instilado de líquidos pelo cateter vesical.[52-55] Apesar dessas limitações, a medida da pressão vesical tem sido amplamente empregada como método de avaliação da pressão intra-abdominal, haja vista sua alta disponibilidade e baixo custo.[56,87]

As medidas de PIA e PPA são compatíveis com o diagnóstico de HIA ou SCA?

A HIA já foi caracterizada com valores de 12 a 25mmHg, dependendo do autor em questão.[30,43,48,63,90] No momento, devemos considerar as definições do consenso de 2004 (descritas anteriormente) para o diagnóstico de HIA e SCA.[56,87]

Há manifestações clínicas de HIA?

As manifestações clínicas da HIA e da SCA são elementos tardios na evolução.[86] A sensibilidade do exame físico na detecção de hipertensão intra-abdominal não ultrapassa 40%.[86] A presença de distensão abdominal, pressão traqueal elevada, oligúria e hipotensão arterial deve chamar atenção para a possibilidade. O diagnóstico deve anteceder os sinais e sintomas, e é com base neste fato que se recomenda a medida rotineira da pressão intra-abdominal em doentes de risco, especialmente naqueles com reanimação volêmica que exceda 500mL/h.[5,11]

Qual a relação entre a HIA e a deterioração do quadro clínico?

Alguns doentes apresentam aumentos discretos de PIA diante de quadros de falência orgânica múltipla. Isso não quer dizer que todo o quadro clínico seja secundário a HIA, ou mesmo que o doente tenha SCA. Devemos estabelecer relação entre o aumento da pressão abdominal e a deterioração clínica, o que, muitas vezes, é difícil.

Dessa maneira, não é suficiente observar apenas o valor absoluto da pressão intravesical para compreender o papel da HIA no contexto clínico geral. Enquanto alguns autores consideram que pressões acima de 30mmHg determinam graves alterações hemodinâmicas, respiratórias e renais, pressões tão baixas como 10mmHg já podem causar repercussões consideráveis.[43] Em alguns casos, a HIA será a causa da deterioração clínica, e medidas direcionadas para seu controle são a prioridade. Em outros, o quadro sistêmico ocorre independentemente da HIA e, nesses casos, os esforços devem dirigir-se para o controle da doença de base.

Portanto, o diagnóstico de HIA e SCA deve levar em conta vários pontos além da pressão intravesical, incluindo fatores de risco, exame físico, alterações da diurese, pressão traqueal e pressão intra-abdominal, bem como a presença ou instalação de disfunções orgânicas.

▸ TRATAMENTO

O tratamento da HIA e da SCA deve basear-se nos conceitos fisiopatológicos da doença. O objetivo final é otimizar a oferta de oxigênio, com preservação das funções orgânicas e da perfusão esplâncnica. O ideal é a

Quadro 55.4 ▶ Medidas gerais propostas para controle da pressão intra-abdominal

Aspiração de cateter nasogástrico
Aspiração de cateter retal
Enemas para estimular esvaziamento de cólon
Procinéticos: bromoprida, domperidona, eritromicina, prostigmina
Furosemida, associada ou não a infusão de colóides (albumina 20%)
Hemofiltração veno-venosa contínua com ultrafiltração agressiva
Sedação contínua
Curarização
Pressão abdominal negativa (tração da parede abdominal)
Toxina botulínica no esfíncter anal interno
Mobilização e mudança da posição de decúbito
Paracentese aliviadora
Laparotomia descompressiva e laparostomias

Modificado de Sugrue, 2005.[87]

prevenção da SCA, concentrando esforços na detecção precoce e no tratamento da HIA. São várias as medidas gerais propostas para o controle da pressão abdominal, tanto clínicas como cirúrgicas (Quadro 55.4).

A descompressão abdominal por meio de laparostomia é o método mais efetivo para o controle das alterações sistêmicas, mas nem sempre é necessária.[12,30,87] A indicação de laparostomia para descomprimir o abdome não é simples. Esta decisão deve levar em conta vários fatores, não apenas as medidas de pressão intravesical. Basicamente, a descompressão abdominal é necessária na presença de repercussões renais, respiratórias ou hemodinâmicas não reversíveis com o tratamento clínico em doentes com HIA aferida.[30,52,87]

Há situações que podem confundir até mesmo o médico mais experiente. Algumas vezes, os doentes com HIA estão, na verdade, hipovolêmicos, o que resulta em alteração do débito cardíaco, oligúria e acidose metabólica. Altas pressões traqueais e hipoxia ocorrem, também, por rolhas ou secreção pulmonar, broncoespasmo ou alterações da complacência pulmonar. Portanto, em doentes com HIA, é necessária análise global.

Inicialmente, recomenda-se avaliação hemodinâmica minuciosa, sempre pressupondo a presença de hipovolemia. É importante lembrar que as pressões de cateter venoso central ou de artéria pulmonar estarão paradoxalmente elevadas, mesmo nos casos de baixa pré-carga, o que pode mascarar esse quadro.[43,47,51,73]

Estudos experimentais questionam a tentativa de infusão de cristalóides em animais com HIA, visto que, teoricamente, isto aumentaria o edema de alças e o retroperitoneal, piorando a situação em médio prazo.[76] Schachtrupp *et al.*,[76] em 2005, demonstraram que a reanimação volêmica em porcos com HIA restaurava o débito cardíaco, mas não evitava a evolução das insuficiências orgânicas. Esse estudo ressalta a importância da descompressão abdominal como principal medida terapêutica.

A descompressão abdominal também pode ser necessária nos doentes com hipoxia progressiva, hipoventilação e acidose respiratória que se encontram com altas pressões traqueais e HIA. É importante afastar outras causas, como acúmulo de secreções na árvore traqueobrônquica, broncoespasmo e lesão pulmonar aguda, entre outras. Se todas essas possibilidades foram descartadas e houver hipoxia persistente, a laparostomia poderá ser a única alternativa terapêutica ante a altas pressões abdominais (classes III e IV).

A indicação operatória deve levar em conta os fatores de risco para HIA e SCA, possíveis causas, a pressão intravesical, a presença de disfunções orgânicas e a resposta ao tratamento clínico (Figura 55.3). Doentes com graus I e II podem, freqüentemente, ser tratados apenas com reanimação volêmica e otimização dos parâmetros ventilatórios. Por outro lado, nos doentes classes III e IV, a necessidade de descompressão abdominal é mais freqüente.

É importante ressaltar que a descompressão abdominal por laparostomia não é isenta de riscos. Há aumento de infecção intra-abdominal e exposição de alças intestinais, o que pode resultar em fístulas de difícil tratamento em número considerável de doentes.[17,37,60] Em 2005, Montalvo *et al.*[60] analisaram 120 pacientes submetidos a laparostomias por traumatismo, observando complicações cirúrgicas em 25%, abscessos abdominais em 10% e mortalidade de 60%. Fístulas entéricas, um dos problemas mais complexos no tratamento desses doentes, são descritas em até 10% dos casos.[6,17,24,25]

Além disso, após laparostomia prolongada, torna-se mais difícil a síntese da parede abdominal. As bordas se retraem, tornando a proteção do conteúdo abdominal problema de resolução complexa.[16] Hérnias ventrais de grandes proporções são o resultado, trazendo, em longo prazo, limitações físicas e sociais importantes. Esses doentes são reoperados múltiplas vezes até a síntese definitiva, aumentando o tempo de internação, bem como os riscos de infecções de parede abdominal e sistêmicas.

Em 2006, De Waele *et al.*[23] avaliaram os resultados da descompressão cirúrgica para o tratamento da SCA em metanálise envolvendo 18 estudos, incluindo

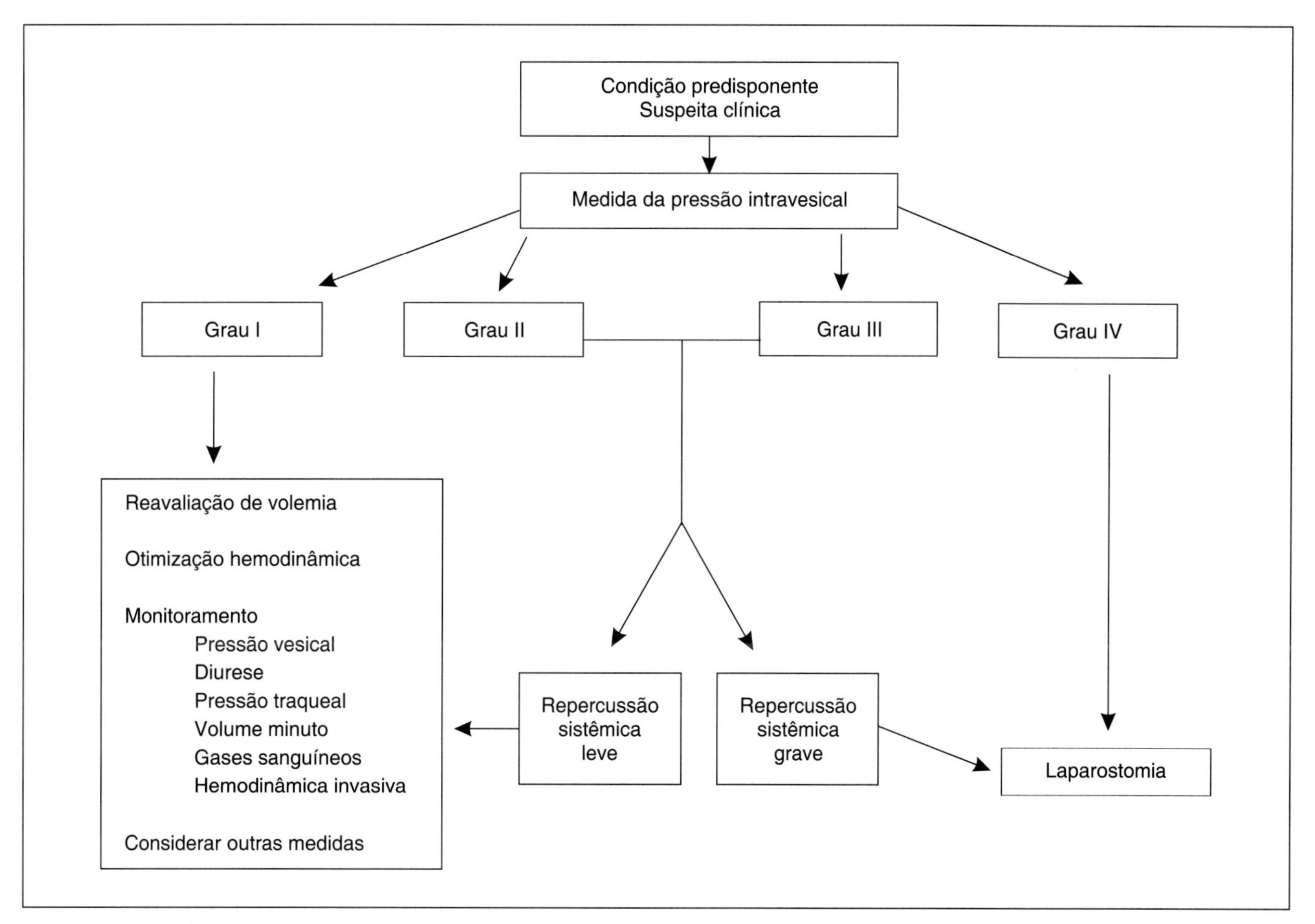

Figura 55.3 ▶ Algoritmo de diagnóstico e tratamento da hipertensão abdominal.

250 doentes. Observaram que as laparostomias diminuíram significativamente a pressão intra-abdominal, embora a pressão residual ainda fosse alta (34mmHg × 15,5mmHg). Notou-se melhora significativa no índice cardíaco e no débito cardíaco após a laparostomia. Em todos os estudos selecionados, houve melhora significativa na função respiratória, avaliada por pressão inspiratória final e razão PaO_2/FiO_2. Na maioria dos estudos, também foi notado aumento no débito urinário após as laparostomias. A letalidade dessa amostra foi de 49,2%, que, aparentemente, é alta. Entretanto, não foi possível realizar análise baseada em índices prognósticos.

Laparostomias

O termo laparostomia refere-se à situação na qual a laparotomia utilizada como acesso à cavidade abdominal permanece aberta. A descompressão abdominal pode ser feita na unidade de terapia intensiva mas, preferencialmente, deve ser realizada no centro cirúrgico.[24,25] Independente do local, todo o material necessário para controle das eventuais intercorrências durante a laparostomia deve estar disponível. A descompressão deve ser gradual. Fenômenos de reperfusão de leitos isquêmicos (esplâncnico e parede abdominal) são esperados. Portanto, durante o procedimento cirúrgico, devem ser consideradas medidas para o controle da hiperpotassemia e da acidose metabólica. O estímulo da perfusão renal também é recomendado.

Há três fases evolutivas na descompressão cirúrgica do abdome (Quadro 55.5). Inicialmente, o paciente está instável e com disfunções orgânicas. Os principais objetivos, nesse primeiro momento, são a descompressão abdominal, a proteção do conteúdo abdominal e o controle da contaminação peritoneal. Uma segunda fase ocorre algum tempo após a descompressão abdominal, quando o doente estabiliza clinicamente e há recuperação das funções orgânicas. Nesse momento, é possível iniciar a reaproximação das bordas da ferida mediante o emprego de técnicas específicas sobre a ferida abdominal. A terceira fase ocorre quando se decide

Quadro 55.5 ▶ Fases do tratamento operatório para descompressão abdominal

Fase	Características	Objetivos	Técnicas operatórias
1ª fase: Laparostomia	Paciente instável, freqüentemente com falências orgânicas	Descompressão abdominal Proteção do conteúdo Controle da contaminação	Bolsa de Bogotá Curativos com campo adesivo (três camadas) Telas absorvíveis (Poliglactina 910; ácido poliglicóico)
2ª fase: Reaproximação das bordas	Paciente estável, causa de hipertensão abdominal controlada	Diminuição do edema Diminuição da distensão Tração das bordas da ferida	Fechamento assistido a vácuo (V.A.C.) Tração das bordas da aponeurose com tela Tração das bordas da aponeurose com *Wittmann's patch* Tração progressiva das bordas de pele com elástico
3ª fase: Síntese da parede abdominal	Paciente estável, com boas condições nutricionais, sem infecção e ferida abdominal com bom aspecto	Síntese da ferida, preferencialmente evitando-se hérnias ventrais	Sutura primária da aponeurose *Separação de compartimentos* Rotação medial da bainha anterior do reto + tela de polipropileno Telas não-aderentes: Gore-tex®, PTFe® Telas dupla face: polipropileno + PTFe® ou Gore-tex® Materiais biológicos: • Derme humana acelular • Submucosa intestinal porcina • Fáscia lata Rotação de retalhos mioaponeuróticos (ou seja, fáscia lata) Síntese de pele sobre as alças Hérnia ventral programada

pela síntese definitiva da parede abdominal. É de boa regra que o doente esteja clinicamente bem, em bom estado nutricional e sem infecção ativa. A ferida deve estar sem infecção e em boas condições. Nem sempre é possível a correção definitiva do defeito aponeurótico, pois as bordas da ferida se retraem progressivamente.

Várias técnicas podem ser empregadas em cada uma dessas fases (Quadro 55.5).[1,46,74] Não há dados prospectivos e randomizados ou algoritmo que definam qual dessas técnicas é a indicada. A escolha deve ser baseada na experiência pessoal, na disponibilidade de material e no custo. A regra geral mais importante é evitar fístulas entéricas, talvez o problema mais grave relacionado às laparostomias.

Na fase inicial, duas técnicas são as mais empregadas. A sutura de coletor de urina estéril ou plástico de soro à pele do abdome, conhecida como bolsa de Bogotá, é método efetivo e de baixo custo (Figura 55.4). Há perda de líquido entre a pele e o plástico, o que causa algumas dificuldades de manejo na unidade de terapia intensiva.

Outra possibilidade é o curativo de três camadas com campo adesivo estéril (Esteridrape®, Ioban®) (Figura 55.5). Nesse caso, as alças intestinais são protegidas por plástico estéril não-adesivo (camada mais profunda), fenestrado, para permitir a saída de líquido da cavidade abdominal. O plástico é posicionado de maneira a impedir a adesão entre as vísceras e o peritônio parietal. Uma compressa é posicionada entre as bordas da ferida (camada intermediária), e campo adesivo estéril é colocado de maneira a cobrir todo o defeito (camada mais superficial). Drenos fechados podem ser posicionados entre o plástico fenestrado e a compressa, permitindo a saída de líquido para o exterior. Durante esse período inicial, é recomendável que o paciente fique sob sedação e eventualmente curarizado, visto que mesmo pequenos esforços podem precipitar a evisceração. Também é aconselhável o emprego de antibióticos de largo espectro.

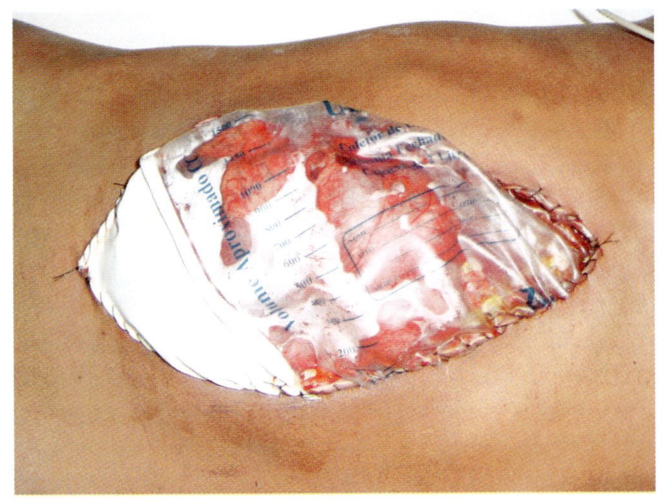

Figura 55.4 ▶ Bolsa de Bogotá.

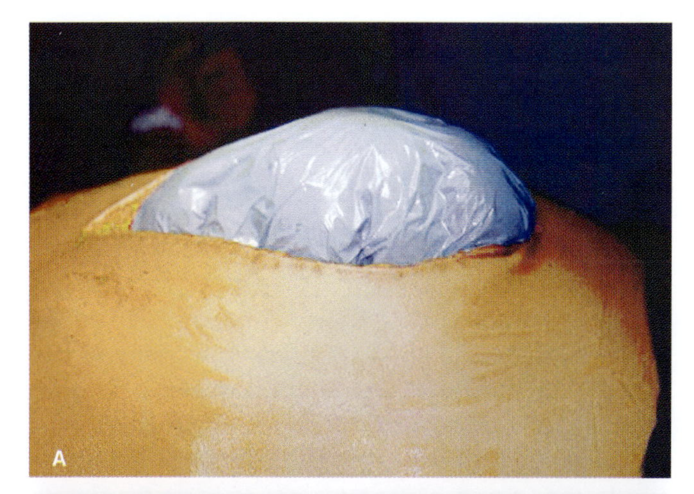

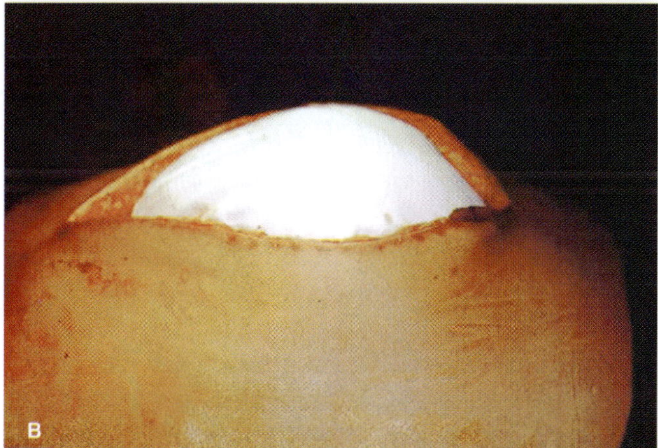

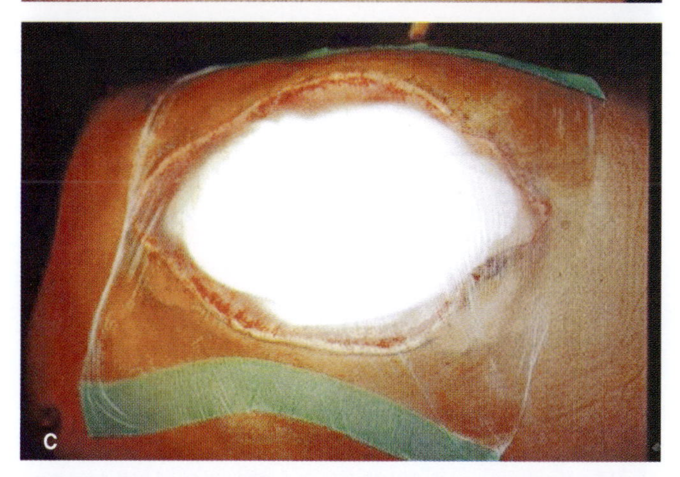

Figura 55.5 ▶ Técnica de proteção do conteúdo abdominal com campos plásticos adesivos estéreis. **A.** Proteção das alças com plástico estéril fenestrado. **B.** Compressa posicionada sobre o plástico demonstrado em **A**. **C.** Campo estéril adesivo posicionado sobre a compressa demonstrada em **B**.

As técnicas operatórias propostas para a segunda fase têm por objetivo tracionar medialmente as bordas da incisão, visando permitir a síntese primária da aponeurose (Quadro 55.5). É importante ressaltar que medidas para a diminuição do edema e distensão abdominais são essenciais nesse período. A técnica de tração progressiva das bordas da aponeurose é opção tática efetiva e de baixo custo.[18] Nessa técnica, telas de polipropileno são suturadas em ambas as bordas da ferida operatória e, na linha mediana, entre si. Progressivamente, a cada curativo, as bordas da ferida são tracionadas medialmente pela aproximação de 1 a 2cm na sutura entre as telas. Deve-se lembrar de proteger o conteúdo abdominal com plástico estéril abaixo das telas, evitando aderências com o intestino delgado e a formação de fístulas. Após alguns dias, e com a diminuição do edema de alças e retroperitônio, as bordas da aponeurose podem ser suturadas primariamente. A pele somente deve ser suturada após granulação do tecido subjacente e na ausência de infecção. Caso contrário, haverá deiscência da síntese da parede abdominal.

Além disso, há a opção de tração das bordas da ferida por sucção a vácuo (*VAC – Vacuum Assisted Closure*).[18,36,59,82,88] Nesse método, após a proteção das alças intestinais com plástico estéril, esponja de poliuretano é colocada na falha da aponeurose. Sobre a pele é aplicado campo estéril adesivo, que é conectado a uma bomba que manterá pressão negativa de 150mmHg, além de aspirar o líquido que se acumula no peritônio e na ferida operatória. Isso aproxima, progressivamente, as bordas da ferida, permitindo a síntese primária da aponeurose na maioria dos casos. Esse método tem custos adicionais para aquisição da bomba, da esponja e dos campos plásticos adesivos. Entretanto, variações técnicas estão sendo empregadas, utilizando compressas no defeito da aponeurose e sondas conectadas ao vácuo. Apesar do custo menor, não há dados que comprovem a eficácia dessa modificação técnica.

Contudo, há casos em que é impossível a reaproximação progressiva das bordas, tendo em vista a instabilidade clínica prolongada e a retração das bordas da ferida. Nessa eventualidade, o abdome permanece aberto por necessidade até estabilização clínica e síntese definitiva da cavidade abdominal. Para proteção do conteúdo abdominal, recomenda-se a bolsa de Bogotá, até que haja aderências entre as alças intestinais e a parede abdominal. Após esse *bloqueio* da cavidade, opta-se pelo enxerto de pele sobre alças ou pela síntese por segunda intenção.

A terceira fase tem por objetivo a síntese definitiva da parede abdominal. Há casos em que é possível a sutura primária das bordas da aponeurose. Com freqüência, isso ocorre quando o doente é reoperado até 4 ou 5 dias após a descompressão abdominal. Durante a operação, realizam-se o inventário da cavidade, a aproximação das bordas com pinças de campo e a medida das pressões vesical e traqueal. Aumento considerável da pressão traqueal ou intravesical com a aproximação das bordas da ferida é indicador precoce de HIA pós-operatória. Nesses casos, deve-se optar por outra alternativa técnica, ou mesmo manter a laparostomia.

É grande a tendência atual para o emprego de avanços de retalhos mioaponeuróticos nos casos em que não é possível a aproximação direta das bordas.[64,91] As técnicas de separação de compartimentos (*compartment separation*) vêm sendo empregadas associadas ao uso de telas. Na técnica proposta por Ramirez *et al.* (1990),[66] longas incisões sobre a aponeurose do músculo oblíquo externo são realizadas 2cm lateralmente à bainha do músculo reto do abdome, além de incisões internas na bainha posterior deste músculo. Estima-se que essa técnica permita correção de defeitos de até 15 a 20cm. Há outras opções técnicas mais complexas, como a rotação de retalho de fáscia lata ou emprego de expansores de pele, e que, com freqüência, demandam o auxílio de cirurgião plástico.

Quando a falha da aponeurose não é passível de correção, o emprego de telas para ocupar o defeito pode ser boa opção. É regra fundamental que as alças intestinais nunca entrem em contato com telas de polipropileno. Uma alternativa é a rotação medial das bainhas anteriores dos músculos retos do abdome, que são suturadas na linha média, sobre as alças intestinais. Isso permite a colocação de tela de polipropileno sobre o defeito, sem contato com alças intestinais.

A correção do defeito da aponeurose com telas de dupla face (*polipropileno/Gore-tex®*) oferece segurança. Estas telas são aplicadas com sua face lisa (*Gore-tex®*) voltada para a cavidade peritoneal, prevenindo, assim, a formação de fístulas intestinais. Matriz acelular de derme humana está sendo usada como *ponte* entre as bordas da aponeurose, com sucesso na reconstrução de paredes abdominais. Contudo, seu custo ainda é fator limitante para a maioria dos serviços.

Se não há como reaproximar a aponeurose, pode ser realizada a sutura da pele sobre as alças intestinais, deixando para um segundo tempo a correção da hérnia ventral. Por fim, se nenhuma alternativa é capaz de reaproximar as bordas da pele, a opção é a *hérnia ventral* programada.[31] Enxerto de pele é aplicado sobre o tecido de granulação que se desenvolve sobre alças intestinais, protegendo as mesmas e possibilitando alta hospitalar. Após 6 a 8 meses, o enxerto pode ser dissecado das alças subjacentes, e está indicada a correção do defeito da aponeurose. Há casos em que se permite o fechamento por segunda intenção, desde que haja condições adequadas de cuidados com a ferida operatória em ambiente domiciliar.

Embora as laparostomias sejam medidas necessárias e tenham, definitivamente, lugar no tratamento de doentes críticos, os problemas relacionados à reconstrução da parede abdominal são graves e freqüentes. Em geral, dos doentes submetidos a laparostomias, apenas 34% a 50% têm reconstrução da parede abdominal na mesma internação; destes, a reaproximação primária da aponeurose é possível em 22% a 44%, com recidiva da hérnia ventral em até 15%.[38,39,45] Cerca de metade dos doentes necessitam *hérnias ventrais programadas*, situação que sabidamente compromete o estado físico, mental e funcional em médio prazo.[16] Por esse motivo, a tendência atual é a indicação restrita de laparostomias, sendo prioritária a tentativa de reconstrução da parede abdominal na mesma internação.

CONSIDERAÇÕES FINAIS

Alguns estudos avaliam o reconhecimento do significado e da importância da HIA e da SCA, de acordo com respostas a questionários enviados pelo correio ou via Internet.[48,63,90] O que podemos observar nas respostas, em mais de 2.000 questionários, é que há grande valorização da HIA e da SCA no cenário clínico. Contudo, muitos médicos não aferem a PIA como rotina em doentes críticos, além de não demonstrarem domínio dos conceitos atuais no tratamento dos doentes com HIA (até mesmo a necessidade de laparostomias para descompressão do abdome). O conhecimento da SCA secundária (causada por eventos extra-abdominais) não foi uniforme, e grande parte não investiga a PIA nessas situações. Isso traduz alto grau de incerteza quanto ao diagnóstico e tratamento. Portanto, são de extrema importância a divulgação, a pesquisa e o ensino a respeito de HIA e SCA. Somente com esse esforço poderemos obter as respostas para as perguntas ainda freqüentes sobre HIA e SCA.

Pontos mais importantes

1. O diagnóstico da HIA é freqüentemente subestimado.
2. As situações que mais comumente determinam HIA e levam à SCA são o traumatismo grave, o choque hemorrágico e a infusão de grandes volumes de cristalóide, o sangramento abdominal pós-operatório, o tamponamento abdominal com compressas, a coagulopatia intra-operatória e a síntese da parede abdominal sob tensão.
3. O aumento da pressão abdominal é prejudicial para o organismo, determinando alterações importantes em vários sistemas, como diminuição do retorno

venoso, do débito cardíaco e do fluxo sanguíneo renal, além do comprometimento da ventilação por elevação do diafragma.

4. Os efeitos deletérios da HIA mantida por tempo prolongado ocorrem antes das manifestações clínicas da SCA.
5. O diagnóstico é baseado no reconhecimento dos doentes de alto risco e no monitoramento da pressão vesical.
6. Apesar de criticável, a medida da pressão vesical é o método mais empregado para monitoramento da pressão abdominal.
7. Monitoramento hemodinâmico, reposição volêmica, cuidados com ventilação e função renal são fundamentais para a recuperação do doente.
8. A descompressão abdominal tem indicação seletiva, baseada na classificação do grau de HIA e na resposta às medidas de reanimação hemodinâmica, respiratória e renal.
9. Como princípio, a descompressão do abdome deve ser realizada no centro cirúrgico, mas, algumas vezes, em função das condições do doente e da dificuldade de remoção, a laparostomia é feita na própria unidade de terapia intensiva.
10. A descompressão deve ser gradual, e há necessidade de reposição volêmica efetiva baseada no monitoramento hemodinâmico. Cuidados devem ser tomados para evitar a *síndrome de reperfusão*.
11. O melhor tratamento é a profilaxia, mediante identificação dos doentes de risco, evitando o fechamento convencional da cavidade abdominal e utilizando técnicas de fechamento temporário da cavidade abdominal.

REFERÊNCIAS BIBLIOGRÁFICAS

1. Aprahamian C, Wittmann D, Bersgtein JM, Quebbeman EJ. Temporary abdominal closure (TAC) for planed relaparotomy (Etappenlavage) in trauma. *J Trauma* 1990; *30*:719-23.
2. Ball CG, Kirkpatrick AW. "Progression towards the minimum": The importance of standardizing the primary volume during the indirect measurement of intra abdominal pressures. *Crit Care* 2006; *10*(4):153. Review.
3. Balogh Z, McKinley BA, Cox C *et al.* Abdominal compartment syndrome: The cause or effect of postinjury multiple organ failure. *Shock* 2003; *20*:483-92.
4. Balogh Z, McKinley BA, Holcomb J *et al.* Both primary and secondary abdominal compartment syndrome can be predicted early and are harbingers of multiple organ failure. *J Trauma* 2003; *54*:848-61.
5. Balogh Z, Moore FA, Moore EE, Biffl WL. Secondary abdominal compartment syndrome: A potential threat for all trauma clinicians. *Injury* 2006; *38*(3):272-9.
6. Barker DE, Kaufman HJ, Smith LA, Ciraulo DL, Richart CL, Burns RP. Vacuum pack technique of temporary abdominal closure: A 7-year experience with 112 patients. *J Trauma* 2000, *48*:201-6.
7. Beebe DS, McNevin MP, Crain JM *et al.* Evidence of venous stasis after abdominal insufflation for laparoscopic cholecystectomy. *Surg Gynecol Obstet* 1993; *176*:443-7.
8. Bloomfield GL, Blocher CR, Fakhry IF, Sica DA, Sugerman HJ. Elevated intra-abdominal pressure increased plasma renin activity and aldosterone levels. *J Trauma* 1997; *42*:997-1005.
9. Bloomfield GL, Ridings PC, Blocher, CR, Marmarou A, Sugerman HJ. Effects of increased intra-abdominal pressure upon intracranial and cerebral perfusion pressure before and after volume expansion. *J Trauma* 1996; *40*:936-43.
10. Bongard FB, Pianim N, Dubecz S, Klein SR. Adverse consequences of increased intraabdominal pressure on bowel tissue oxygen. *J Trauma* 1995; *39*:519-24.
11. Britt RC, Gannon T, Collins JN, Cole FJ, Weireter LJ, Britt LD. Secondary abdominal compartment syndrome: Risk factors and outcomes. *Am Surg* 2005; *71*:982-5.
12. Bruscagin V, David AI, Coimbra RSM, Rasslan S. Laparotomia abreviada: Um novo conceito na cirurgia do trauma. *Rev Col Bras Cir* 1997; *24*:431-8.
13. Burch JM, Moore EE, Moore FA, Franciose R. The abdominal compartment syndrome. *Surg Clin North Am* 1996; *76*:833-42.
14. Burchiel KJ, Steege TD, Wyler AR. Intracranial pressure changes in brain-injured patients requiring positive end-expiratory pressure ventilation. *Neurosurgery* 1981; *8*:443-9.
15. Cheatham ML, Safcsak K, Llerena LE, Marrow CE, Block E. Long term physical, mental, and functional consequences of abdominal decompression. *J Trauma* 2004; *56*:237-42.
16. Cheatham ML, White MW, Sagraves SC, Johnson JL, Block EFJ. Abdominal perfusion pressure: A superior parameter in the assessment of intra-abdominal hypertension. *J Trauma* 2000; *49*:621-7.
17. Cipolla J, Stawicki SP, Hoff WS *et al.* A proposed algorithm for managing the open abdomen. *Am Surg* 2005, *71*:202-7.
18. Cothren CC, Moore EE, Johnson JL, Moore JB, Burch JM. One hundred percent fascial approximation with sequential abdominal closure of the open abdomen. *Am J Surg* 2006; *192*:238-42.
19. Cue JI, Cryer HG, Miller FB, Richardson JD, Polk HC. Packing and planned reexploration for hepatic and retroperitoneal hemorrhage: Critical refinements of a useful technique. *J Trauma* 1990; *30*:1007-13.
20. Cullen DJ, Coyle JP, Teplick R, Long MC. Cardiovascular, pulmonary and renal effects of massively increased intra-abdominal pressure in critically ill patients. *Crit Care Med* 1989; *17*:118-21.
21. De Waele JJ, Hesse UJ. Life saving abdominal decompression in a patient with severe acute pancreatitis. *Acta Chir Belg* 2005; *105*:96-8.
22. De Waele JJ, Hoste E, Blot SI, Decruyenaere J, Colardyn F. Intra-abdominal hypertension in patients with severe acute pancreatitis. *Crit Care* 2005; *9*:452-7.
23. De Waele JJ, Hoste EAJ, Malbrain MLNG. Decompressive laparotomy for abdominal compartment syndrome. *Crit Care* 2006; 10:R51. Disponível na internet: http://ccforum.com/content/10/2/R51.
24. Diaz J, Mauer A, May AK, Miller R, Guy JS, Morris JA. Bedside laparotomy for trauma: are there risks? *Surg Infect* 2004; *5*:15-20.

25. Diaz JJ Jr, Mejia V, Subhawong AP *et al*. Protocol for bedside laparotomy in trauma and emergency general surgery: A low return to the operating room. *Am Surg* 2005; *71*:986-91.
26. Diebel LN, Dulchavski SA, Brown WJ. Splanchnic ischemia and bacterial translocation in the abdominal compartment syndrome. *J Trauma* 1997; *43*:852-5.
27. Diebel LN, Dulchavsky SA, Wilson RF. Effect of increased intra-abdominal pressure on mesenteric arterial and intestinal mucosal blood flow. *J Trauma* 1992; *33*:45-9.
28. Diebel LN, Myers T, Dulchavsky S. Effects of increasing airway pressure and PEEP on the assessment of cardiac preload. *J Trauma* 1997; *42*:585-91.
29. Diebel LN, Wilson RF, Dulchavsky SA, Saxe, J. Effect of increased intra-abdominal pressure on hepatic arterial, portal venous and hepatic microcirculatory blood flow. *J Trauma* 1992; *33*:279-83.
30. Eddy V, Nunn C, Morris JA. Abdominal compartment syndrome: The Nashville experience. *Surg Clin North Am* 1997; *77*:801-12.
31. Fabian TC, Croce MA, Pritchard E *et al*. Planned ventral hernia. Staged management for acute abdominal wall defects. *Ann Surg* 1994; *219*:643-50.
32. Feliciano D, Jordan GL, Bitondo CG, Mattox KL, Burch JM, Cruse PA. Management of 1000 consecutive cases of hepatic trauma (1979-1984). *Ann Surg* 1986; *204*:438-45.
33. Fietsam R, Vilalba M, Glover JL, Clark K. Intra-abdominal compartment sindrome as a complication of ruptured abdominal aortic aneurysm repair. *Am Surg* 1989; *6*:396-402.
34. Garcia C, Parramon F, Delas F *et al*. Abdominal compartment syndrome in non-injured patients. *Rev Esp Anestesiol Reanim* 2000; *47*:126-9.
35. Gargiulo NJ, Simon RJ, Leon W, Machiedo GW. Hemorrhage exacerbates bacterial translocation at low levels of intra-abdominal pressure. *Arch Surg* 1998; *133*:1351-5.
36. Garner GB, Ware DN, Cocanour CS *et al*. Vacuum-assisted wound closure provides early fascial reapproximation in trauma patients with open abdomens. *Am J Surg* 2001; *182*:630-8.
37. Goverman J, Yelon JA, Singson RC, Turcinovic M. The "fistula VAC", a technique for management of enterocutaneous fistulae arising with the open abdomen: Report of 5 cases. *J Trauma* 2006; *60*:428-31.
38. Howdieshell TR, Proctor CD, Sternberg E, Cue JI, Mondy JS, Hawkins ML. Temporary abdominal closure followed by definitive abdominal wall reconstruction of the open abdomen. *Am J Surg* 2004; *188*:301-6.
39. Hultman CS, Pratt B, Cairns BA *et al*. Multidisciplinary approach to abdominal wall reconstruction after decompressive laparotomy for abdominal compartment syndrome. *Ann Plast Surg* 2005; *54*:269-75.
40. Iberti TJ, Kelly KM, Gentilli DR, Hirsch S, Benjamin E. A simple technique to accurately determine intra-abdominal pressure. *Crit Care Med* 1987; *15*:1140-2.
41. Iberti TJ, Lieber CE, Benjamin E. Determination of intra-abdominal pressure using a transurethral bladder catheter: Clinical validation of the technique. *Anesthesiology* 1989; *70*:47-50.
42. Ishiziaki Y, Bandai Y, Shinomura K, Abe H, Ohtomo Y, Idezuki U. Safe intra-abdominal pressure of carbon dioxide pneumoperitoneum during laparoscopic surgery. *Surgery* 1993; *114*:549-54.
43. Ivatury RR, Diebel L, Porter JM, Simon RJ. Intra-abdominal hypertension and the abdominal compartment syndrome. *Surg Clin North Am* 1997; *77*:783-800.
44. Ivatury RR, Poter JM, Simon RJ, Islam S, John R, Stahl WM. Intra-abdominal hypertension after life threatening penetrating abdominal trauma: Prophylaxis, incidence and clinical relevance to gastric mucosal pH and abdominal compartment syndrome. *J Trauma* 1998; *44*:1023-6.
45. Jernigan TW, Fabian TC, Croce MA *et al*. Staged management of giant abdominal wall defects: acute and long term results. *Ann Surg* 2003; *238*:349-55.
46. Karmali S, Evans D, Laupland KB *et al*. To close or not to close, that is one of the questions? Perceptions of Trauma Association of Canada surgical members on the management of the open abdomen. *J Trauma* 2006; *60*:287-93.
47. Kashtan J, Green JF, Parsons EQ, Holcroft JW. Hemodynamic effects of increased abdominal pressure. *J Surg Res* 1981; *30*:249-55.
48. Kirkpatrick AW, Laupland KB, Karmali S *et al*. Spill your guts! Perceptions of Trauma Association of Canada member surgeons regarding the open abdomen and the abdominal compartment syndrome. *J Trauma* 2006; *60*:279-86.
49. Kron IL, Harman PK, Nolan SP. The measurement of intra-abdominal pressure as a criterion for abdominal re-exploration. *Ann Surg* 1984; *199*:28-30.
50. Le Roith D, Bark H, Nyska M. The effect of abdominal pressure on plasma antidiuretic hormone levels in the dog. *J Surg Res* 1982; *32*:65-9.
51. Luca A, Cirera I, Garcia-Pagán JC *et al*. Hemodynamic effects of acute changes in intra-abdominal pressure in patients with cirrhosis. *Gastroenterology* 1993; *104*:222-7.
52. Malbrain ML. Is it wise not to think about intraabdominal hypertension in the ICU? *Curr Opin Crit Care* 2004; *10*:132-45.
53. Malbrain ML, Chiumello D, Pelosi P *et al*. Prevalence of intraabdominal hypertension in critically ill patients: a multicenter epidemiological study. *Intensive Care Med* 2004; *30*:822-9.
54. Malbrain ML, Chiumello D, Pelosi P *et al*. Incidence and prognosis of intraabdominal hypertension in a mixed population of critically ill patients: A multiple-center epidemiological study. *Crit Care Med* 2005; *33*:447-9.
55. Malbrain ML, Deeren D, De Potter TJ. Intra-abdominal hypertension in the critically ill: It is time to pay attention. *Curr Opin Crit Care* 2005; *11*:156-71.
56. Malbrain MLNG, Cheatham ML, Kirkpatrick A *et al*. Results from the international conference on intra-abdominal hypertension and abdominal compartment syndrome. I. Definitions. *Intens Care Med* 2006; *32*:1722-32.
57. Meldrun DR, Moore FA, Moore EE, Franciose RJ, Sauaia A, Burch J. Prospective characterization and selective management of the abdominal compartment syndrome. *Am J Surg* 1997; *174*:667-72.
58. Miglieta M, Salzano LJ, Chiu WC, Scalea, T. Decompressive laparotomy: A novel approach in the management of severe intracranial hypertension. *J Trauma* 2003; *55*:551-5.
59. Miller PR, Meredith JW, Johnson JC, Chang MC. Prospective evaluation of vacuum-assisted fascial closure after open abdomen: Planned ventral hernia rate is substantially reduced. *Ann Surg* 2004; *239*:608-14.
60. Montalvo JA, Acosta JA, Rodriguez P, Alejandro K, Sarraga A. Surgical complications and causes of death in trauma patients that require temporary abdominal closure. *Am Surg* 2005; *71*:219-24.
61. Moore-Olufemi SD, Xue H, Allen SJ *et al*. Effects of primary and secondary intra-abdominal hypertension on mesenteric lymph flow: Implications for the abdominal compartment syndrome. *Shock* 2005; *23*:571-5.

62. Morris JA, Eddy VA, Blinman TA, Rutherford EJ, Sharp K. The staged celiotomy for trauma. issues in unpacking and reconstruction. *Ann Surg* 1993; *217*:576-86.
63. Nagappan R, Ernest D, Whitfield A. Recognition and management of intra-abdominal hypertension and abdominal compartment syndrome. *Crit Care Resusc* 2005; 7:298-302.
64. O'Mara MS, Papasavas PK, Newton ED, Caushaj PF. Modified separation of parts as an intervention for intraabdominal hypertension and the abdominal compartment syndrome in a swine model. *Plast Reconstr Surg* 2004; *114*:1842-5.
65. Overholt R. Intraperitoneal pressure. *Arch Surg* 1931; *22*:691-703.
66. Ramirez OM, Ruas E, Dellon AL. "Components separation" method for closure of abdominal wall defects: An anatomic and clinical study. *Plast Reconstr Surg* 1990, *86*:519-26.
67. Rezende-Neto JB, Moore EE, Melo de Andrade MV *et al.* Systemic inflammatory response secondary to abdominal compartment syndrome: Stage for multiple organ failure. *J Trauma* 2002; *53*(6):1121-8.
68. Rezende Neto JB, Moore EE, Masuno T *et al.* The abdominal compartment syndrome as a second insult during systemic neutrophil priming provokes multiple organ failure. *Shock* 2003; *20*:303-8.
69. Richards WO, Scovill W, Shin B, Reed W. Acute renal failure associated with increased intra-abdominal pressure. *Ann Surg* 1983; *197*:183-7.
70. Richardson JD, Trinkle JK. Hemodynamic and respiratory alterations with increased intra-abdominal pressure. *J Surg Res* 1976; *20*:401-4.
71. Ridings PC, Blocher CR, Sugerman HJ. Cardiopulmonary effects of raised intra-abdominal pressure. *Surg Forum* 1994; *45*:74-6.
72. Ridings PC, Bloomfield GL, Blocher CR, Sugerman HJ. Cardiopulmonary effects of raised intra-abdominal pressure before and after intravascular volume expansion. *J Trauma* 1995; *39*:1071-5.
73. Rubinson R, Vasko JS, Doppman JL, Morrow AG. Inferior vena caval obstruction from increased intra-abdominal pressure. *Arch Surg* 1967; *94*:766-70.
74. Rutherford EJ, Skeete DA, Brasel KJ. Management of the patient with an open abdomen: Techniques in temporary and definitive closure. *Curr Probl Surg* 2004; *41*:815-76.
75. Savino JA, Cerabona T, Agarwal N, Byrne D. Manipulation of ascitic fluid pressure in chirrotics to optimize hemodynamic and renal function. *Ann Surg* 1988; *208*:504-11.
76. Schachtrupp A, Lawong G, Afify M, Graf J, Toens C, Schumpelick V. Fluid resuscitation preserves cardiac output but cannot prevent organ damage in a porcine model during 24 h of intraabdominal hypertension. *Shock* 2005; *24*:153-8.
77. Schein M, Hirshberg A, Hashmonai M. Current surgical management of severe intra-abdominal infection. *Surgery* 1992; *112*:489-96.
78. Shelly MP, Robinson AA, Hesford JW, Park GR. Haemodynamic effects following surgical release of increased intra-abdominal pressure. *Br J Anaesth* 1987; *59*:800-5.
79. Sherck J, Seiver A, Shatney C, Oakes D, Cobb L. Covering the "open abdomen": A better technique. *Am Surg* 1998; *64*:854-7.
80. Simon RJ, Friedlander MH, Ivatury RR, DiRaimo R, Machiedo GW. Hemorrhage lowers the threshold for intra-abdominal hypertension-induced pulmonary dysfunction. *J Trauma* 1997; *42*:398-405.
81. Smith PK, Tyson GS, Hammon JW *et al.* Cardiovascular effects of ventilation with positive end-expiratory airway pressure. *Ann Surg* 1982; *195*:121-30.
82. Stone PA, Hass SM, Flaherty SK, DeLucca JA, Lucente FC, Kusminsky RE. Vacuum assisted fascial closure for patients with abdominal trauma. *J Trauma* 2004; *57*:1082-6.
83. Sugerman HJ, DeMaria EJ, Felton WL, Nakatsuka M, Sismanis A. Increased intra-abdominal pressure and cardiac filling pressures in obesity-associated pseudotumor cerebri. *Neurology* 1997; *49*:507-11.
84. Sugrue M, Bauman A, Jones F *et al.* Clinical examination is an inaccurate predictor of intra-abdominal pressure. *World J Surg* 2002; *26*:1428-31.
85. Sugrue M, Buist MD, Hourihan F, Deane S, Bauman A, Hillman K. Prospective study of intra-abdominal hypertension and renal function after laparotomy. *Br J Surg* 1995; *82*:235-8.
86. Sugrue M, Buist MD, Lee A, Sanchez DJ, Hillman KM. Intra-abdominal pressure measurement using a modified nasogastric tube: Description and validation of a new technique. *Intens Care Med* 1994; *20*:588-90.
87. Sugrue M. Abdominal compartment syndrome. *Curr Opin Crit Care* 2005; *11*:333-8.
88. Suliburk JW, Ware DN, Balogh Z *et al.* Vacuum-assisted wound closure achieves early fascial closure of open abdomens after severe trauma. *J Trauma* 2003, *55*:1155-60.
89. Sussman AM, Boyd CR, Williams JS, DiBenedetto RJ. Effect of positive end-expiratory pressure on intra-abdominal pressure. *South Med J* 1991; *84*:697-700.
90. Tiwari A, Myint F, Hamilton G. Recognition and management of abdominal compartment syndrome in the United Kingdom. *Intens Care Med* 2006; *32*:906-9.
91. Vargo D. Component separation in the management of the difficult abdominal wall. Am J Surg 2004; *188*:633-7.
92. Wong K, Summerhays CF. Abdominal compartment syndrome: a new indication for operative intervention in severe acute pancreatitis. *Int J Clin Pract* 2005; *59*:1479-81.
93. Yagci G, Zeybek N, Kaymakcioglu N *et al.* Increased intra-abdominal pressure causes bacterial translocation in rabbits. *J Chin Med Assoc* 2005; *68*:172-7.

56

Abdome Agudo no Pós-operatório de Cirurgia Bariátrica

Luciana El-Kadre

INTRODUÇÃO

A obesidade extrema é afecção grave, com taxa elevada de morbimortalidade. A cirurgia bariátrica é tratamento adequado e indicado para pacientes bem-informados, motivados e com compromisso de seguimento pós-operatório. São dois os mecanismos de ação nas operações bariátricas: restrição e disabsorção. O componente restritivo limita o volume de alimento sólido que pode ser ingerido por meio da diminuição do volume do estômago proximal (gastroplastia vertical e banda gástrica). O componente disabsortivo envolve operação de desvio de parte do intestino delgado (*bypass* gástrico e derivação biliopancreática, com ou sem *switch* duodenal).

O índice de massa corporal (IMC), que analisa a razão do peso pelo quadrado da altura, foi utilizado no consenso do Instituto Nacional de Saúde norte-americano para estabelecer a classificação de risco da obesidade.[1] Pacientes com IMC entre 25 e 29,9kg/m^2 têm sobrepeso e aqueles com IMC $\geq$ 30kg/m^2 têm obesidade. A obesidade pode ser classe I (IMC entre 30 e 34,9kg/m^2), classe II (35 a 39,9kg/m^2) e classe III ($\geq$ 40kg/m^2). Esse consenso concluiu que o tratamento cirúrgico da obesidade extrema está indicado para pacientes com obesidade classe III e classe II com afecções relacionadas à presença da obesidade (hipertensão, apnéia do sono, diabetes tipo II e artrose, entre outras). A gastroplastia redutora com derivação intestinal em Y de Roux (GRYR) combina a restrição gástrica à disabsorção de seletiva a moderada (Figura 56.1).

Essa operação produz perda de 60% a 75% do excesso de peso, com controle ou cura das co-morbidades.[4,40,41] O acesso laparoscópico é o preferencial, com melhor efeito cosmético e menores índices de infecção de parede, hérnias incisionais e seromas.[47,49,50]

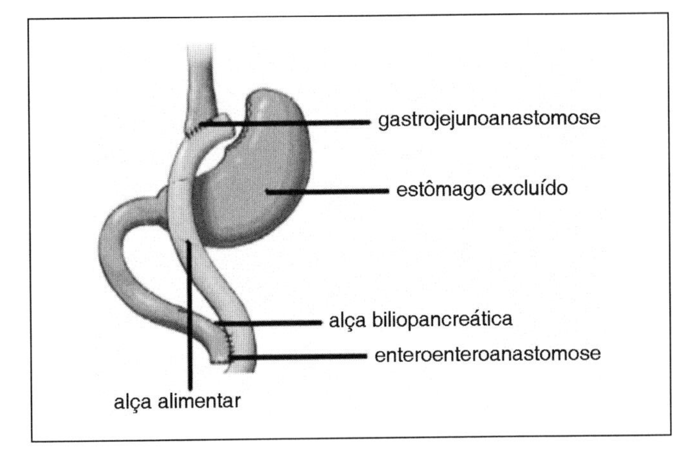

Figura 56.1 ▶ Gastroplastia redutora com derivação intestinal em Y de Roux.

Podemos encontrar dificuldade no exame abdominal de urgência na criança, no idoso e no obeso. O doente obeso pode apresentar-se com afecção abdominal aguda, com dor abdominal, mas sem irritação peritoneal.[36] Os sintomas incluem dor no ombro, dor pélvica ou em bolsa escrotal, dor nas costas e, principalmente, agitação. Febre, em geral, está ausente. Nas principais complicações do pós-operatório de cirurgia bariátrica, que incluem atelectasia, fístula e embolia pulmonar, os sinais freqüentes são a taquicardia e a taquipnéia. Dessa maneira, é necessário alto índice de suspeita e, principalmente, rapidez na investigação diagnóstica e indicação de reoperação. A utilização anterior de bloqueio beta-adrenérgico, suspenso após a

Quadro 56.1 ▶ Principais causas de abdome agudo no pós-operatório bariátrico

Fístula
Obstrução intestinal
- Dilatação gástrica aguda
- Hérnia interna
- Estenose
- Bezoar
- Intussuscepção
- Hérnia incisional

Úlcera
Colecistite aguda
Sangramento

operação, deve ser lembrada no diagnóstico diferencial da taquicardia em pós-operatório bariátrico.

As principais causas de abdome agudo não-traumático no pós-operatório da GRYR estão assinaladas no Quadro 56.1.

FÍSTULAS

A incidência de fístula varia de 1% a 2%, com 30% de mortalidade.[34,52]

O diagnóstico precoce é determinante para interromper a seqüência de eventos que causam síndrome da resposta inflamatória sistêmica (SIRS), sepse, choque e morte.

Os principais fatores envolvidos são técnica operatória inadequada, tensão nas anastomoses e mau funcionamento dos grampeadores. São fatores independentes na etiologia das fístulas após operação bariátrica: hipertensão arterial sistêmica, diabetes melito, apnéia do sono, idade, IMC, tipo de operação, estase linfovenosa, síndrome compartimental abdominal, obstrução distal à anastomose, hipovascularização e microematomas.[22,25,29]

As fístulas mais freqüentes no pós-operatório da GRYR são as localizadas na anastomose gastrojejunal e na linha de sutura do reservatório gástrico. Com freqüência menor, podem ocorrer fístulas na enteroenteroanastomose ou no estômago excluído.

As manifestações clínicas iniciais são inespecíficas, geralmente taquicardia e taquipnéia, elevação dos valores séricos de creatinina e uréia, diminuição do débito urinário, confusão mental ou dor no ombro. O paciente pode apresentar abdome flácido com ruídos hidroaéreos presentes, mas claramente não está bem. Temos utilizado, rotineiramente, anastomose mecânica com grampeador CEEA 25™ (Tyco, United States Surgical

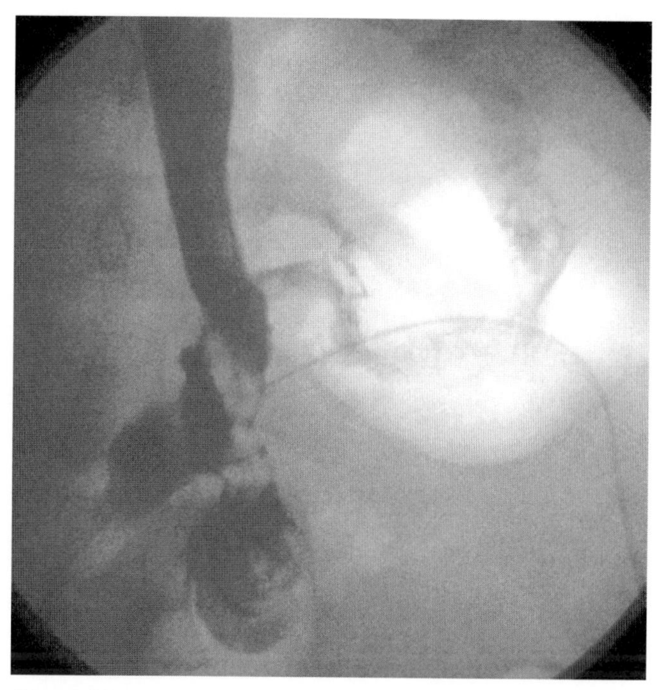

Figura 56.2 ▶ Exame contrastado iodado demonstrando fístula da gastrojejunostomia.

Corporation), sem reforço manual ou de substância selante, testando a anastomose com azul de metileno e utilizando dreno a vácuo. Maddan *et al.*[35] demonstraram que o exame contrastado no pós-operatório foi o método mais eficiente para o diagnóstico precoce de fístula (98%), em comparação com taquicardia (83%), leucocitose (8%) e febre (95%). Em nosso serviço, utilizamos o exame contrastado, seletivamente, em pacientes com débito sugestivo em dreno abdominal, taquicárdicos e/ou taquipnéicos. Para a seriografia pós-operatória utilizamos o aparelho Integris 2000™ (Koninklijke Philips Electronics, Holanda), originalmente empregado na prática cardiológica intervencionista, e aproximadamente 20mL de contraste iodado (Gastrografina®). É fundamental que o exame seja dinâmico, acompanhado pelo médico. O extravasamento de contraste está demonstrado na Figura 56.2.

Em caso de dúvida na interpretação do exame, se necessário, na presença de radiologista, e excluída a hipótese de tromboembolismo pulmonar, o melhor teste diagnóstico é a laparoscopia, no doente estável hemodinamicamente, ou laparotomia exploradora, que devem ter indicação imediata na manutenção ou piora do quadro clínico.

A fístula precoce deve ser tratada com reoperação, ressutura e drenagem. O pico de incidência é o quinto dia de pós-operatório,[48] e a utilização profilática de dreno é determinante.[11] Após o quinto dia de pós-operatório, a fístula pode ser tratada de modo conservador, com drenagem guiada por tomografia ou ultra-sonografia, jejum, nutrição parenteral total e antibioticoterapia em doses, empiricamente, dobradas.[16,19] A condição clínica do doente, assim como a disponibilização de recursos subsidiários e complementares, determina a escolha do tratamento cirúrgico ou conservador. Na evolução de catástrofe abdominal, o controle glicêmico e a terapêutica dirigida a fungos[15,38] e *Enterococcus*[7] são determinantes da evolução.

OBSTRUÇÃO INTESTINAL

O tempo decorrido entre a GRYR laparoscópica e a obstrução intestinal apresenta ampla variação, de 1 a 164 semanas.[10] Em grande parte dos casos, essa complicação é secundária a erros técnicos, como jejunostomia estreita feita com grampeamento duplo. A estenose da jejunojejunoanastomose é a principal causa de obstrução precoce.[39]

Dilatação gástrica aguda

A dilatação gástrica aguda é afecção rara,[30] com incidência de até 0,6% dos casos. Está associada a obstrução na jejunojejunoanastomose, úlcera no remanescente gástrico e lesão intra-operatória do nervo de Latarjet. O quadro clínico é de dor no quadrante superior do abdome, soluços e taquicardia. A distensão pode ser suficiente para perfurar o estômago, romper a linha de grampos ou, na reconstrução antegástrica, provocar tensão na gastrojejunoanastomose e fístula. Existe distensão progressiva do duodeno, via biliar principal, ducto pancreático e estômago excluído. Encontramos aumento sérico das provas de função hepática e de amilase e lipase, conduzindo, de modo incorreto, ao diagnóstico de pancreatite aguda. Se a obstrução ocorre na reconstrução antecólica, antegástrica, a vascularização da alça alimentar pode ser interrompida, resultando em necrose da alça e perfuração do estômago excluído.[33]

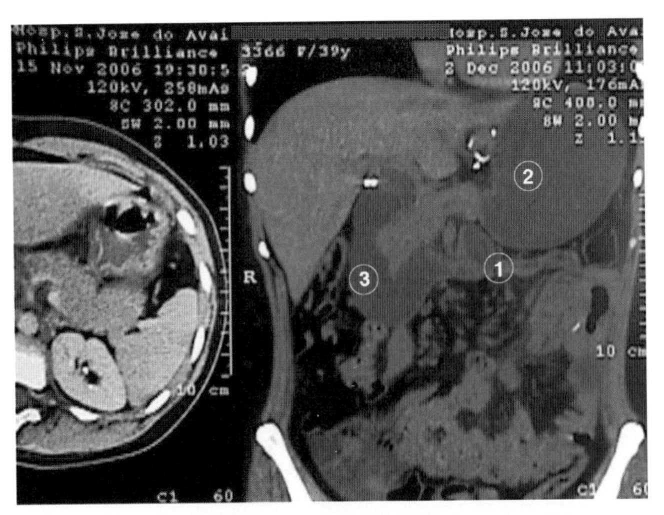

Figura 56.3 ▶ Dilatação gástrica aguda por hérnia de Petersen (retroanastomótica). Tomografia helicoidal 40 *sliced* abdominal. *1* – ponto de obstrução; *2* – estômago excluído; *3* – duodeno.

O exame radiológico simples do abdome demonstra distensão do estômago remanescente. No momento do diagnóstico, o estômago pode estar cheio de líquido. A tomografia abdominal é o exame de escolha por possibilitar o estudo do estômago excluído, do duodeno e da alça biliopancreática, como demonstrado na Figura 56.3.

A gastrostomia de urgência, por punção, está indicada. Se a obstrução permanecer, estará indicada laparotomia para avaliação da jejunojejunoanastomose.

Hérnia interna

A incidência de obstrução intestinal, após cirurgia aberta, varia de 1% a 3%[6] e, na cirurgia laparoscópica, de 0,6% a 3,5%.[26,48] O tempo de apresentação é variável, costumando ser precoce no acesso retrocólico[18] e tardio na reconstrução pré-cólica.[9] Existem três sítios principais para a formação de hérnias internas após a GRYR, causando obstrução intestinal e sofrimento vascular: o defeito mesentérico (criado na jejuno-jejunoanastomose), a abertura do mesocólon transverso (na anastomose retrocólica) e o espaço retroanastomótico, conhecido como espaço de Petersen.[20] Em 4,5% dos casos pode haver hérnia em mais de um sítio.[26] A rápida perda de peso pode causar diminuição da gordura intraperitoneal e aumentar o defeito mesentérico que não foi fechado na primeira cirurgia.[5] A obstrução intestinal pode ser incompleta e intermitente. O sintoma inicial é dor periumbilical, em forma de cólica. O diagnóstico pode ser extremamente difícil, com investigação radiológica negativa na ausência da dor. Nos casos com episódios recorrentes de dor abdominal, de forte intensidade, e após a alimentação, a exploração cirúrgica, preferencialmente por laparoscopia, está indicada. Ao contrário da obstrução após laparotomia, quando a presença de brida justifica a opção conservadora inicial, na obstrução intestinal após GRYR laparoscópica, a reoperação deve ser rápida, para evitar o sofrimento vascular, que pode determinar evolução para síndrome do intestino curto. A freqüência dessa complicação aumentou com a cirurgia laparoscópica, por dificuldade na sutura em duas dimensões, levando ao não fechamento dos defeitos, e pela ausência de aderências após a operação minimamente invasiva. A morbidade é alta, com até 9,1% de perfuração, e morte em 1,6% dos casos.[26,42] Todos os orifícios devem ser fechados com fio inabsorvível ou de absorção tardia e sutura contínua. A reconstrução pré-cólica tem menor incidência de hérnias internas (4,5%).[9]

Estenose

A estenose gastrojejunal tem incidência de 3% a 12% dos casos,[44,55] ocorrendo de 3 a 60 semanas depois da operação,[2,44] com pico de incidência da oitava até a décima semana. É conseqüência, principalmente, de isquemia na anastomose ou de fístulas. O papel da técnica anastomótica na etiologia da estenose, manual, mecânica, circular ou linear, não está claro, mas existem dados que demonstram menor incidência de estenose nas anastomoses manuais ou lineares.[23] A estenose pode ocorrer como cicatriz, apresentando-se na terceira semana de pós-operatório quando da mudança de dieta líquida para pastosa.

O principal sintoma é a regurgitação, e o diagnóstico é confirmado com a impossibilidade de passagem do endoscópio de 9mm na anastomose.[2]

O tratamento é a dilatação com balão (13 a 18mm). Em média, duas dilatações aliviam a obstrução em 95% dos casos.[21] A estenose tardia, após o terceiro mês de pós-operatório, é de resolução mais difícil. A dilatação guiada por fluoroscopia está indicada nas estenoses graves e nos casos muito precoces, quando não é possível a insuflação endoscópica adequada de ar.

Bezoar

Pacientes com bezoar no reservatório gástrico têm disfagia aguda. Em geral, não mastigam adequadamente os alimentos ou porque comem rápido ou porque não têm dentes suficientes ou em bom estado. Se a utilização de amaciante de carne dissolvido em copo com água não resolver, a remoção endoscópica estará indicada.

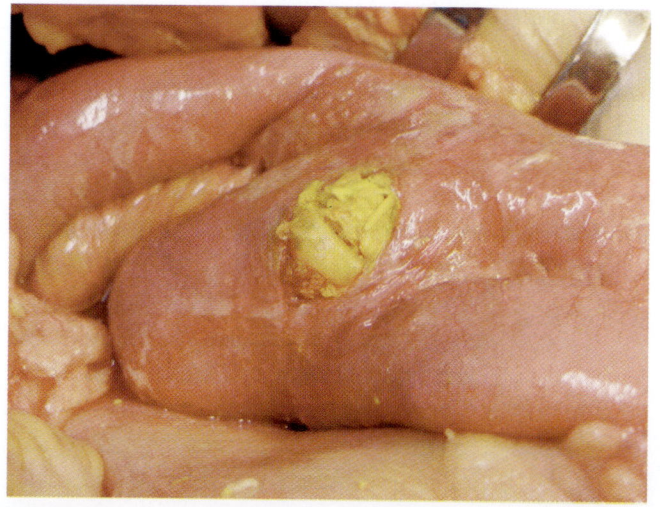

Figura 56.4 ▶ Bezoar com perfuracão em enteroenteroanastomose.

Do mesmo modo, a enteroenteroanastomose pode ser local de formação de bezoar. As manifestações clínicas incluem dor e distensão abdominal, que podem evoluir com perfuração (Figura 56.4).

Intussuscepção

A intussuscepção jejunojejunal após a GRYR é rara, com nove casos descritos em oito doentes.[17,27] Todos os casos ocorreram após 12 meses de pós-operatório e grande perda de peso. Não há relato após cirurgia por via laparoscópica.

A etiologia da intussuscepção após a GRYR parece multifatorial, envolvendo ponto de ligação ou cabeça,[14] representados por linhas de sutura, aderências ou hiperplasia linfóide, distúrbios de motilidade[32] e marca-passos intestinais anormais.[27]

A tomografia abdominal é o exame de eleição, e o tratamento é cirúrgico.

Hérnia incisional

A hérnia incisional é rara após a GRYR laparoscópica, com incidência de 0,7%.[48] Enquanto o porte de 5mm não está associado a hérnias de parede, os trocartes laterais de 10mm podem dar origem a hérnias de Richter.[37] O diagnóstico precoce é importante porque os orifícios herniários são, freqüentemente, pequenos. Todos os portais de 10 e 12mm devem ser fechados com fios inabsorvíveis. Uma vez diagnosticadas, as hérnias da parede abdominal após GRYR devem ser tratadas, preferencialmente, por laparoscopia, considerando que a perda de peso e a própria obesidade tornam difícil a identificação do anel herniário a partir da cirurgia convencional.

▶ ÚLCERA

A incidência de úlceras na anastomose gastrojejunal varia de 1% a 16%,[13,45] principalmente nos 2 primeiros meses de pós-operatório, podendo ocorrer tardiamente.[44] Estão associadas à utilização de material não-absorvível de sutura, reservatórios gástricos grandes (com mais de 50mL), presença de células parietais, utilização de antiinflamatórios não-esteróides[31] e ao *Helicobacter pylori*.[12] Da mesma maneira, o álcool e o tabagismo são fatores etiológicos das úlceras no pós-operatório.

No doente que segue corretamente as orientações nutricionais, a presença de náuseas e dor epigástrica deve sinalizar para a possibilidade de úlcera marginal, estando indicada endoscopia digestiva alta com pesquisa de *Helicobacter*.

O tratamento é feito com inibidores da bomba de prótons e/ou Sucralfato® e interrupção da utilização de antiinflamatórios e tabaco. Em casos de reservatório gástrico com células parietais, ocorre recidiva freqüente, e está indicado o tratamento cirúrgico, com excisão da lesão e diminuição do estômago. A abordagem do reservatório gástrico em segunda operação pode ser difícil tecnicamente, e a vagotomia torácica,[43] toracoscópica, é alternativa cirúrgica.

Do mesmo modo, a úlcera causada por tensão e isquemia da gastrojejunoanastomose tem tratamento cirúrgico, com secção e alongamento mesentérico.

COLECISTOLITÍASE E COLECISTITE AGUDA

A perda de peso que ocorre após a GRYR é acompanhada por aumento de 38% a 53% na incidência de colecistolitíase, nos primeiros 12 meses de pós-operatório.[8,28,46]

A avaliação pré-operatória com ultra-sonografia pode ser dificultada pela presença da obesidade. Se o diagnóstico for pré-operatório, a colecistectomia deverá ser realizada no mesmo tempo cirúrgico, acrescentando, em média, 50 minutos ao tempo de operação.[24] A utilização de ácido ursodesoxicólico, na dose de 300mg duas vezes ao dia, reduz a chance de colecistolitíase pós-operatória em 2%,[54] tem custo elevado e pequena aceitação do paciente.

Em 15% a 27% dos casos, independente da presença ou não de cálculo no pré-operatório, haverá colecistite aguda no prazo de 3 anos.[3] Nos casos sem colecistolitíase anterior, a chance é de 42%.[51] A indicação profilática de colecistectomia não está estabelecida, mesmo considerando ser cirurgia de baixa morbidade.[46]

Nossa indicação é, em casos de diagnóstico pré-operatório, colecistectomia laparoscópica com colangiografia intra-operatória. Em 1.050 doentes operados no Hospital São José do Avaí, a incidência de colecistolitíase pós-operatória é de 7%, com quatro casos de coledocolitíase, tratados com exploração laparoscópica da via biliar principal. Destes, dois doentes (50%) evoluíram com pancreatite aguda.

SANGRAMENTO

A hemorragia gastrointestinal é complicação possível após a GRYR laparoscópica ou laparotômica. Sua incidência varia de 1,1% a 4%.[48] A apresentação pode ser precoce, com hematêmese, enterorragia e hipotensão, ou tardia (após 48 horas), com melena. A etiologia do sangramento após cirurgia laparoscópica está, freqüentemente, relacionada à linha de grampos. Os quatro sítios potenciais são o reservatório gástrico, a gastrojejunoanastomose, a enteroenteroanastomose e o estômago excluído. Pode haver sangramento de órgãos adjacentes, como mesentério e baço, ou de doenças associadas, como divertículos. Essas áreas são acessíveis a métodos diagnósticos. Por outro lado, o sangramento no estômago excluído e no duodeno é desafio para o cirurgião. O sangramento nessas áreas é raro, por diminuição da secreção ácida, secundária à interrupção vagal, e ausência de distensão antral e de contato com o alimento. A utilização pós-operatória de AINE deve ser evitada. Em doentes com desvio intestinal curto, o colonoscópio pediátrico ou enteroscópio pode ser utilizado. A angiografia intervencionista pode localizar e tratar lesões nessas áreas. A gastroduodenoscopia virtual[53] tem indicação restrita na urgência.

A reoperação está indicada em doentes com instabilidade hemodinâmica. Se houver distensão do estômago excluído, deverá ser realizada gastrotomia na grande curvatura para remoção de coágulos. Após a descompressão, a linha de sutura deve ser reforçada com sutura contínua ou em pontos separados.

É possível prevenir o sangramento da linha de grampos usando grampeador linear com altura menor do grampo. A carga branca (2,5mm) deve ser usada na jejunojejunoanastomose, e a carga azul (3,5mm), no reservatório gástrico. A altura menor do grampo determina maior compressão dos tecidos, resultando em melhor hemostasia.

REFERÊNCIAS BIBLIOGRÁFICAS

1. NIH Conference. Gastrointestinal surgery for severe obesity. Consensus Development Conference Panel. *Ann Intern Med* 1991; *115*(12):956-61.
2. Ahmad J, Martin J, Ikramuddin S, Schauer P, Slivka A. Endoscopic balloon dilation of gastroenteric anastomotic stricture after laparoscopic gastric bypass. *Endoscopy* 2003; *35*(9):725-8.
3. Amaral JF, Thompson WR. Gallbladder disease in the morbidly obese. *Am J Surg* 1985; *149*(4):551-7.
4. Baltasar A, Bou R, Bengochea M, Serra C, Perez N. One thousand bariatric interventions. *Cir Esp* 2006; *79*(6):349-55.
5. Blachar A, Federle MP, Pealer KM, Ikramuddin S, Schauer PR. Gastrointestinal complications of laparoscopic Roux-en-Y gastric

bypass surgery: Clinical and imaging findings. *Radiology* 2002; *223*(3):625-32.

6. Brolin R, Kenler HA, Gorman JH, Cody RP. Long-limb gastric bypass in the superobese. A prospective randomized study. *Ann Surg* 1992; *215*:387-95.
7. Burnett RJ, Haverstock DC, Dellinger EP *et al.* Definition of the role of enterococcus in intraabdominal infection: Analysis of a prospective randomized trial. *Surgery* 1995; *118*(4):716-21; discussion 721-3.
8. Caruana JA, McCabe MN, Smith AD *et al.* Incidence of symptomatic gallstones after gastric bypass: Is prophylactic treatment really necessary? *Surg Obes Relat Dis* 2005; *1*(6):564-7; discussion 567-8.
9. Champion JK, Williams M. Small bowel obstruction and internal hernias after laparoscopic Roux-en-Y gastric bypass. *Obes Surg* 2003; *13*(4):596-600.
10. Cho MCL, Pinto D, Lascano C *et al* Diagnosis and management of partial small bowel obstruction after laparoscopic antecolic antegastric Roux-en-Y gastric bypass for morbid obesity. *J Am Coll Surg* 2006; *202*:262-8.
11. Chousleb E, Szomstein S, Podkameni D *et al.* Routine abdominal drains after laparoscopic Roux-en-Y gastric bypass: A retrospective review of 593 patients. *Obes Surg* 2004; *14*(9):1203-7.
12. Csendes A SG, Burgos AM. Endoscopic and histologic findings in the gastric pouch and the Roux limb after gastric bypass. *Obes Surg* 2006; *16*:279-83.
13. Dallal RM, Bailey LA. Ulcer disease after gastric bypass surgery. *Surg Obes Relat Dis* 2006; *2*(4):455-9.
14. Duane TM, Wohlgemuth S, Ruffin K. Intussusception after Roux-en-Y gastric bypass. *Am Surg* 2000; *66*(1):82-4.
15. Dupont H, Bourichon A, Paugam-Burtz C, Mantz J, Desmonts JM. Can yeast isolation in peritoneal fluid be predicted in intensive care unit patients with peritonitis? *Crit Care Med* 2003; *31*(3):752-7.
16. Edmiston CE, Krepel C, Kelly H *et al.* Perioperative antibiotic prophylaxis in the gastric bypass patient: Do we achieve therapeutic levels? *Surgery* 2004; *136*(4):738-47.
17. Edwards MA, Grinbaum R, Ellsmere J, Jones DB, Schneider BE. Intussusception after Roux-en-Y gastric bypass for morbid obesity: Case report and literature review of rare complication. *Surg Obes Relat Dis* 2006; *2*(4):483-9.
18. Filip JE, Mattar SG, Bowers SP, Smith CD. Internal hernia formation after laparoscopic Roux-en-Y gastric bypass for morbid obesity. *Am Surg* 2002; *68*(7):640-3.
19. Forse RA, Karam B, MacLean LD, Christou NV. Antibiotic prophylaxis for surgery in morbidly obese patients. *Surgery* 1989; *106*(4):750-6; discussion 756-7.
20. Gerogescu G, Popescu I, Gamala S, Olteanu C. Petersen hernia. *Rev Chir Oncol Radiol O R L Oftalmol Stomatol* 1976; *25*(5):379-81.
21. Goitein D, Papasavas PK, Gagne D, Ahmad S, Caushaj PF. Gastrojejunal strictures following laparoscopic Roux-en-Y gastric bypass for morbid obesity. *Surg Endosc* 2005; *19*(5):628-32.
22. Gonzalez R, Haines K, Gallagher SF, Murr MM. Does experience preclude leaks in laparoscopic gastric bypass? *Surg Endosc* 2006; *20*(11):1687-92.
23. Gonzalez R, Lin E, Venkatesh KR, Bowers SP, Smith CD. Gastrojejunostomy during laparoscopic gastric bypass: Analysis of 3 techniques. *Arch Surg* 2003; *138*(2):181-4.
24. Hamad GG, Ikramuddin S, Gourash WF, Schauer PR. Elective cholecystectomy during laparoscopic Roux-en-Y gastric bypass: Is it worth the wait? *Obes Surg* 2003; *13*(1):76-81.
25. Hamilton EC ST, Hamilton TT, Mullican MA, Jones DB, Provost DA. Clinical predictors of leak after laparoscopic Roux-en-Y gastric bypass for morbid obesity. *Surg Endosc* 2003; *17*(5):679-84.
26. Higa KD, Ho T, Boone KB. Internal hernias after laparoscopic Roux-en-Y gastric bypass: Incidence, treatment and prevention. *Obes Surg* 2003; *13*(3):350-4.
27. Hocking MP, McCoy DM, Vogel SB, Kaude JV, Sninsky CA. Antiperistaltic and isoperistaltic intussusception associated with abnormal motility after Roux-en-Y gastric bypass: A case report. *Surgery* 1991; *110*(1):109-12.
28. Oliveira CIB, Chaim EA, da Silva BB. Impact of rapid weight reduction on risk of cholelithiasis after bariatric surgery. *Obes Surg* 2003; *13*(4):625-8.
29. Jamal MK, DeMaria EJ, Johnson JM *et al.* Impact of major comorbidities on mortality and complications after gastric bypass. *Surg Obes Relat Dis* 2005; *1*(6): 511-6.
30. Jones Jr K. Biliopancreatic limb obstruction in gastric bypass at or proximal to the jejunojejunostomy: A potentially deadly, catastrophic event. *Obes Surg* 1996; *6*:485-93.
31. Jordan JH, Hocking MP, Rout WR, Woodward ER. Marginal ulcer following gastric bypass for morbid obesity. *Am Surg* 1991; *57*(5):286-8.
32. Karlstrom L, Kelly KA. Ectopic jejunal pacemakers and gastric emptying after Roux gastrectomy: Effect of intestinal pacing. *Surgery* 1989; *106*(5):867-71.
33. Keysser E, Ahmed NA, Mott, BD, Tchervenkof J. Double closed loop obstruction and perforation in a previous Roux-en-Y gastric bypass. *Obes Surg* 1998; *8*:475-9.
34. Livingston EH. Complications of bariatric surgery. *Surg Clin North Am* 2005; *85*(4):853-68.
35. Madan AK, Stolcklein HH, Ternovits CA, Tichansky DS, Phillips JC. Predictive value of upper gastrointestinal studies versus clinical signs for gastrointestinal leaks after laparoscopic gastric bypass. *Surg Endosc* 2007; *21*:194-6.
36. Mason E, Printen KJ, Barron P, Lewis J, Kealey GP, Bloomers TJ. Risk reduction in gastric operations for obesity. *Ann Surg* 1979; *190*:158-65.
37. Matthews BD, Heniford BT, Sing RF. Preperitoneal Richter hernia after a laparoscopic gastric bypass. *Surg Laparosc Endosc Percutan Tech* 2001; *11*(1):47-9.
38. Montravers P, Dupont H, Gauzit R *et al.* Candida as a risk factor for mortality in peritonitis. *Crit Care Med* 2006; *34*(3):646-52.
39. Nguyen NT, Huerta S, Gelfand D, Stevens CM, Jim J. Bowel obstruction after laparoscopic Roux-en-Y gastric bypass. *Obes Surg* 2004; *14*(2):190-6.
40. Nguyen NT, Varela E, Sabio A *et al.* Resolution of hyperlipidemia after laparoscopic Roux-en-Y gastric bypass. *J Am Coll Surg* 2006; *203*(1):24-9.
41. Nguyen NT, Varela JE, Sabio A et al. Reduction in prescription medication costs after laparoscopic gastric bypass. *Am Surg* 2006; *72*(10):853-6.
42. Pomp A. Frequency and management of internal hernias after laparoscopic antecolic antegastric Roux-en-Y gastric bypass without division of the small bowel mesentery or closure of mesenteric defects: Review of 1400 consecutive cases. *Surg Obes Relat Dis* 2006; *2*(5):579-82.
43. Printen KJ SD, Mason EE. Stomal ulcers after gastric bypass. *Arch Surg* 1980; *115*:525-7.
44. Sanyal AJ, Sugerman HJ, Kellum JM, Engle KM, Wolfe L. Stomal complications of gastric bypass: Incidence and outcome of therapy. *Am J Gastroenterol* 1992; *87*(9):1165-9.

45. Sapala JA, Wood MH, Sapala MA, Flake TM Jr. Marginal ulcer after gastric bypass: A prospective 3-year study of 173 patients. *Obes Surg* 1998; *8*(5):505-16.
46. Sarr MG. Patients developed symptomatic gallstones between 3 and 21 months after Roux-en-Y gastric bypass (RYGB), neither prophylactic cholecystectomy nor treatment with ursodeoxycholic acid is necessary after open RYGB. *Surg Obes Relat Dis* 2006; *2*(2):233; author reply 233.
47. Schauer PR. Open and laparoscopic surgical modalities for the management of obesity. *J Gastrointest Surg* 2003; 7(4):468-75.
48. Schauer PR, Ikramuddin S, Gourash W, Ramanathan R, Luketich J. Outcomes after laparoscopic Roux-en-Y gastric bypass for morbid obesity. *Ann Surg* 2000; *232*(4):515-29.
49. Schauer PR, Ikramuddin S, Gourash WF. Laparoscopic Roux-en-Y gastric bypass: A case report at one-year follow-up. *J Laparoendosc Adv Surg Tech A* 1999; *9*(1):101-6.
50. Schirmer B, Watts SH. Laparoscopic bariatric surgery. *Surg Endosc* 2003; *17*(12):1875-8.
51. Shiffman ML, Sugerman HJ, Kellum JM, Moore EW. Changes in gallbladder bile composition following gallstone formation and weight reduction. *Gastroenterology* 1992; *103*(1):214-21.
52. Shikora SA, Kim JJ, Tarnoff ME, Raskin E, Shore R. Laparoscopic Roux-en-Y gastric bypass: Results and learning curve of a high-volume academic program. *Arch Surg* 2005; *140*(4):362-7.
53. Silecchia G, Catalano C, Gentileschi P *et al*. Virtual gastroduodenoscopy: A new look at the bypassed stomach and duodenum after laparoscopic Roux-en-Y gastric bypass for morbid obesity. *Obes Surg* 2002; *12*(1):39-48.
54. Sugerman HJ, Brewer WH, Shiffman ML *et al*. A multicenter, placebo-controlled, randomized, double-blind, prospective trial of prophylactic ursodiol for the prevention of gallstone formation following gastric-bypass-induced rapid weight loss. *Am J Surg* 1995; *169*(1):91-6; discussion 96-7.
55. Swartz DE, Gonzalez V, Felix EL. Anastomotic stenosis after Roux-en-Y gastric bypass: A rational approach to treatment. *Surg Obes Relat Dis* 2006; *2*(6):632-6.

PARTE IX

Condições Clínicas que Simulam Abdome Agudo Cirúrgico

57

Doenças do Sistema Digestivo

Maria do Carmo Friche Passos
Ana Flávia Passos Ramos

INTRODUÇÃO

Desde a primeira descrição de abdome agudo, pela escola hipocrática, até os dias atuais, quando dispomos de recursos propedêuticos cada vez mais precisos e sofisticados, poucas são as doenças que representam tamanho desafio para o médico como o quadro de dor abdominal aguda.[9,26] Devemos considerar que o termo *abdome agudo* nem sempre significa *abdome cirúrgico*, e existem diversas doenças que se manifestam com dor abdominal, simulando abdome agudo cirúrgico, embora sejam de resolução clínica.[3]

Com a introdução dos modernos métodos de imagem e da laparoscopia diagnóstica foi observada redução drástica dos índices de laparotomias desnecessárias, permitindo a ampla avaliação da cavidade abdominal.[21,31]

Várias doenças que simulam abdome agudo cirúrgico não serão abordadas neste capítulo, pois já foram descritas anteriormente, como é o caso de pancreatite aguda, diverticulite, linfadenite mesentérica e pseudo-obstrução intestinal, dentre várias outras.

As doenças digestivas que simulam abdome agudo cirúrgico, mesmo as menos freqüentes, devem ser sempre lembradas no diagnóstico diferencial, pois, dessa maneira, pode-se evitar laparotomias desnecessárias e, por vezes, francamente nocivas, expondo o paciente a risco de morte.[21,26] O Quadro 57-1 relaciona as doenças do sistema digestivo que simulam abdome agudo e que serão discutidas a seguir.

Os pacientes com suspeita de alguma dessas afecções necessitam observação cuidadosa. A conduta será determinada pela evolução do quadro clínico e, algumas vezes, a laparoscopia ou mesmo a laparotomia se impõem para definição diagnóstica.[21,31]

Quadro 57.1 ▶ Doenças digestivas que simulam abdome agudo cirúrgico

Peritonite bacteriana espontânea
Peritonite tuberculosa
Periepatite gonocócica (síndrome de Fitz-Hugh-Curtis)
Paniculite mesentérica e mesenterite retrátil
Polisserosite recorrente familiar
Distensão súbita de vísceras sólidas
Distensão gástrica aguda
Gastrite aguda
Gastroenterite eosinofílica
Infecções intestinais agudas
Doenças inflamatórias intestinais
Síndrome do intestino irritável

PERITONITE BACTERIANA ESPONTÂNEA

Entende-se por peritonite bacteriana espontânea (PBE) a infecção do fluido de ascite, sem encontro de foco intra-abdominal aparente causador da infecção.[5]

A PBE é uma das mais freqüentes infecções do cirrótico, acometendo cerca de 20% dos pacientes com ascite, e algumas vezes causa grande dificuldade diagnóstica com o abdome agudo cirúrgico, quando o quadro clínico é exuberante.[11]

A PBE também tem sido descrita em portadores de hepatite crônica ativa, hepatite aguda viral, insuficiência cardíaca congestiva, lúpus eritematoso sistêmico, síndrome nefrótica, carcinomatose peritoneal e, em geral, em pacientes com ascite e imunodeprimidos.[12]

A patogenia da PBE ainda não está bem estabelecida, sendo múltiplas as rotas pelas quais a bactéria alcança o peritônio.[28,29] A via hematogênica, no entanto, parece ser a mais aceita.[29]

O principal fator que desencadeia a PBE parece ser a quebra da barreira mucosa intestinal (a maioria dos microorganismos causadores de PBE é de origem entérica), ocorrendo, dessa maneira, translocação de bactérias entéricas para os linfonodos mesentéricos e daí para a circulação sistêmica.[5,11,12]

Acredita-se, também, que a deficiência do sistema imunológico, associada a fatores favorecedores de infecção do líquido ascítico, entre eles a hemorragia digestiva alta, seja fator determinante da infecção entre os pacientes cirróticos.[28,29]

A forma de apresentação clínica da PBE varia desde pacientes oligossintomáticos até aqueles com quadro de peritonite franca que simula abdome agudo cirúrgico.[11]

Classicamente, a PBE é caracterizada por febre súbita, calafrios, dor abdominal, presença do sinal de Blumberg e diminuição do peristaltismo. Também são manifestações clínicas freqüentes as náuseas, os vômitos e a alteração do hábito intestinal. Algumas vezes, os pacientes podem apresentar ascite refratária ao tratamento, sinais de encefalopatia hepática ou mesmo deterioração do estado geral como única manifestação.[5,11,12,28,29]

O diagnóstico é feito por punção abdominal para exame do líquido ascítico e cultura. Para o diagnóstico de PBE, o paciente precisa preencher os seguintes critérios:[29] (1) líquido ascítico contendo mais de 250 polimorfonucleares/mm^3; (2) cultura positiva do líquido ascítico; (3) ausência de foco intra-abdominal de infecção; (4) ausência de tratamento antibiótico nos últimos 30 dias. As bactérias mais freqüentemente implicadas são integrantes da flora aeróbica normal do intestino, na maioria das vezes as gram-negativas.[5,12] A *E. coli* é a bactéria mais comumente isolada nos casos de PBE.[29]

Entretanto, do ponto de vista prático, considera-se para o diagnóstico de PBE uma contagem de leucócitos no líquido ascítico acima de 500/mm^3, com os polimorfonucleares devendo ser superiores a 250 células/mm^3.

O tratamento deve ser iniciado em todos os pacientes com hepatopatia crônica que apresentem mais de 250 polimorfonucleares/mm^3 no líquido ascítico, antes mesmo que se tenha o isolamento bacteriano.[28,29] Nos pacientes com quadro clínico grave, o início da terapêutica deve ser o mais precoce possível.[5,12,28,29]

O antibiótico de escolha é uma cefalosporina de terceira geração, preferencialmente a cefotaxima (2g a cada 8 horas).[29] A duração da terapêutica deve ser de 10 a 14 dias.[5,29]

Como a infecção contribui para piorar o prognóstico dos pacientes hepatopatas, preconizam-se medidas terapêuticas profiláticas para evitar sua ocorrência. Os pacientes com doença hepática grave e/ou com concentração protéica muito baixa no líquido ascítico são os que têm maior risco de desenvolver a doença.[11] É importante ressaltar, ainda, que a probabilidade de recorrência da PBE em cirróticos é de 69% em 1 ano.[12]

A maioria dos consensos internacionais considera que a profilaxia deve ser sempre realizada em pacientes cirróticos com hemorragia digestiva alta e naqueles que já tiveram episódio anterior da infecção.[29] Discute-se, também, a indicação da terapêutica profilática para os hepatopatas com ascite e com níveis inferiores a 1,0g/dL de proteína no líquido ascítico.[5] O agente de escolha é a norfloxacina, sendo de 400mg a dose recomendada para os pacientes que já apresentaram PBE e para aqueles com baixas concentrações de proteína no líquido ascítico e de 400mg duas vezes ao dia, durante 7 dias, para os pacientes com hemorragia digestiva.[29] Maiores detalhes podem ser encontrados no Capítulo 64.

PERITONITE TUBERCULOSA

A tuberculose peritoneal é uma das mais importantes afecções que acometem o peritônio, embora a peritonite não seja forma freqüente de apresentação da doença. O comprometimento do peritônio pela tuberculose é sempre secundário, podendo ocorrer isoladamente ou associado a outros órgãos, principalmente pulmões, linfonodos mesentéricos, intestino, tubas uterinas e fígado.[19]

A incidência da peritonite tuberculosa, assim como de todas as formas de tuberculose, vem diminuindo progressivamente. Porém, nos últimos anos, observa-se sua recrudescência em pacientes portadores de imunodeficiência, especialmente nos pacientes com AIDS, o que tem motivado, novamente, o estudo da tuberculose, sobretudo nos países desenvolvidos.[15,19,24,33]

Acredita-se que, em parcela significativa dos casos, a peritonite se inicie com a reativação de focos latentes de bacilos no peritônio, estabelecidos por ocasião de disseminação hematogênica precoce, proveniente de foco primário, geralmente pulmonar. É possível, também, que a disseminação hematogênica da tuberculose miliar ou pulmonar cause peritonite tuberculosa concomitante.[19,22,24]

As manifestações clínicas são basicamente de dois tipos:[22] (1) forma úmida ou serosa, em que há presença de ascite e/ou de coleções abdominais progressivas; (2) forma seca, fibrosa ou plástica, em que não se observa ascite, mas há aderências firmes entre as vísceras, podendo ocorrer manifestações obstrutivas.

A doença, em geral, ocorre de maneira insidiosa, e 70% a 80% dos pacientes apresentam sinais e/ou sintomas há mais de 4 meses.[22] A distensão abdominal é a manifestação mais comum, ocorrendo em cerca de 82% dos casos, o que, de certa maneira, é esperado, já que a maioria dos pacientes tem ascite.[19] As queixas mais freqüentes são febre, anorexia, sudorese noturna, fraqueza, perda de peso e mal-estar geral. A dor abdominal ocorre em metade dos pacientes, sendo geralmente descrita como dor surda, vaga e difusa. A diarréia ocorre mais raramente.

A forma aguda de peritonite tuberculosa confunde-se com abdome agudo cirúrgico quando se manifesta com dor abdominal difusa, distensão abdominal, íleo funcional, febre, toxemia e, até mesmo, rigidez abdominal.[14,19,24] Na apresentação ileocecal, pode simular apendicite aguda.[22] A forma seca se confunde com obstrução intestinal.[24]

A parecentese para exame do líquido ascítico é o teste diagnóstico inicial mais importante. O aspecto do líquido é variável, podendo ser citrino ou serofibrinoso. A ascite é exsudativa, contendo mais de 3g de proteína por 100mL em mais de 95% dos pacientes. Em geral, contém mais de 300 células brancas/mm^3, com predomínio franco de linfócitos, sendo também comum o achado de hemácias.[19,22]

A pesquisa do bacilo de Koch no líquido ascítico, embora deva ser sempre realizada, raramente resulta positiva quando feita por método direto ou mesmo por cultura. Na maioria das séries, a positividade da cultura para *M. tuberculosis* no líquido ascítico tem sido menor que 20%. Entretanto, o enriquecimento do meio de cultura e a utilização de técnicas de centrifugação favorecem cultura positiva em até 83% dos pacientes com tuberculose peritoneal.[14,19,22,24]

A laparoscopia para observação direta do peritônio, complementada com biópsia dirigida, é excelente método diagnóstico, constituindo o recurso propedêutico definitivo mais importante.[22,33] Os achados laparoscópicos incluem a presença de inúmeros granulomas pequenos e aderências entre o peritônio e os órgãos abdominais. A biópsia dirigida resulta positiva em 85% a 90% dos casos.[19] A biópsia peritoneal às cegas constitui alternativa se a laparoscopia é inviável, mas a taxa de sucesso é muito menor, oscilando em torno de 20% a 30%.[22]

O tratamento é clínico e se faz com drogas tuberculostáticas, combinadas segundo os esquemas clássicos estabelecidos, não havendo indicação para a corticoterapia.[22] A complicação mais freqüente é a obstrução intestinal, que decorre da proliferação de aderências.[15]

PERIEPATITE GONOCÓCICA (SÍNDROME DE FITZ-HUGH-CURTIS)

Embora seja doença rara, a periepatite gonocócica pode simular abdome agudo cirúrgico. Constitui periepatite aguda de caráter inflamatório e fibrinoso que acomete, com finas aderências, a face anterior do fígado e o peritônio parietal adjacente.[36] Mais freqüente em mulheres jovens com história de doença inflamatória pélvica atribuída ao gonococo, há alguns anos tem sido atribuída também à infecção por *Chlamydia trachomatis*.[8] Os pacientes relatam dor súbita na região do hipocôndrio direito e febre. A dor é, muitas vezes, intensa, fazendo suspeitar de colecistite aguda ou abdome agudo de outra etiologia. Ao exame físico, notam-se o fígado dolorido e, por vezes, atrito na região hepática.[8,36]

Uma vez formulada a suspeita clínica, o método diagnóstico padrão ouro é a laparoscopia, que mostra lesão típica, constituída por aderências entre o fígado e o diafragma, em forma de "corda de violino" ou em cortina.[1] Alterações hepáticas são raras, e é freqüente o aparecimento da doença gonocócica em outras regiões.[6]

A infecção por gonococo responde dramaticamente ao uso de penicilina. Em caso de alergia ao antimicrobiano, a segunda linha é a eritromicina, também indicada na infecção por clamídia, que também é sensível à tetraciclina.[36]

PANICULITE MESENTÉRICA E MESENTERITE RETRÁTIL

Também denominada lipodistrofia mesentérica, consiste em espessamento do mesentério, do intestino delgado e dos cólons pela infiltração de macrófagos carregados de lipídios, associado a grau variável de fibrose.[23] O termo paniculite é impróprio devido à inexistência de inflamação; entretanto, é consagrado. Outros sinônimos são empregados, como variante mesentérica da doença de Weber-Christian, mesenterite lipoesclerótica e lipogranuloma mesentérico.[15] O termo mesenterite retrátil traduz encurtamento do mesentério, causando, por vezes, obstrução intestinal. Essa retração talvez represente a forma mais grave da paniculite. Há semelhança entre paniculite mesentérica e mesenterite retrátil, que, raramente, coexistem.[1]

Conforme assinalado, a doença consiste na infiltração do mesentério por macrófagos ricos em lipídios e inflamação discreta. Possivelmente, a presença de lipídios retrata resposta a agressões, traumatismos, infecções, isquemia, hemorragia ou contaminação por urina, bile ou suco pancreático.[23] A causa da mesenterite retrátil é desconhecida, podendo estar ligada a traumatismo e infecção. Parece, também, existir similaridade entre a mesenterite retrátil e a fibrose retroperitoneal.[15]

A mesenterite retrátil torna o mesentério espesso e endurecido, retraindo o intestino delgado e levando, ocasionalmente, a dilatações e estenoses de alças. A linfadenopatia regional é freqüente.[9,23]

A paniculite mesentérica ocorre, habitualmente, após os 40 anos. Os sintomas e sinais são inespecíficos, e a doença é detectada durante laparotomia. As principais manifestações são dor, de localização variável, anorexia, náusea, vômito e perda de peso.[23] Pode simular abdome agudo cirúrgico, especialmente nos casos de mesenterite retrátil, e o paciente pode apresentar-se com dor intensa, de início agudo, ou mesmo obstrução intestinal.[3]

A confirmação se faz por laparoscopia ou laparotomia com biópsia. Os exames laboratoriais são inespecíficos. A radiologia revela as retrações, quando existentes.

Os métodos de imagens são úteis na demonstração de massas, que, entretanto, não são características para o diagnóstico diferencial.

Indica-se o uso de ciclofosfamida, corticóides e azatioprina.[23] A ressecção cirúrgica somente é feita em circunstâncias especiais, devido à possibilidade de recorrência.[1] O prognóstico é variável, agravando-se quando associado a neoplasias.

POLISSEROSITE RECORRENTE FAMILIAR

Doença genética que afeta especialmente árabes, judeus e armênios, tem como característica básica a inflamação recorrente de qualquer das serosas ou membranas sinoviais.[5] Os pacientes apresentam crises periódicas de intensa dor abdominal, torácica ou articular. O quadro é intermitente, ocorrendo em intervalos irregulares. Os quadros que simulam abdome agudo cirúrgico manifestam-se com dor abdominal de forte intensidade, redução do peristaltismo, íleo e rigidez de parede.[9] Em geral, as crises cedem após 48 horas, mas a doença é crônica e as recidivas ocorrem freqüentemente.[3]

DISTENSÃO SÚBITA DE VÍSCERAS SÓLIDAS

A distensão súbita de vísceras sólidas, principalmente do fígado, pode manifestar-se por dor abdominal súbita, intensa, localizada no hipocôndrio direito e/ou no epigástrio, acompanhada de icterícia, hepatomegalia, febre baixa e vômitos.

As principais causas que levam à distensão súbita do fígado são hepatites, pericardite aguda, insuficiência cardíaca congestiva e embolia pulmonar.[3]

Metástases hepáticas, tumores e adenomas hepáticos, por ocasionarem aumento da tensão da cápsula (crescimento rápido da neoplasia, necrose ou hemorragia), podem simular abdome agudo, provocando, algumas vezes, dor abdominal intensa e súbita.[1]

DISTENSÃO GÁSTRICA AGUDA

Caracteriza-se como distensão do estômago por gases e líquidos após ingestão exagerada de bebidas gaseificadas ou por estresse, pós-operatório, gastroparesia e em grávidas.[26]

O paciente refere dor intensa no epigástrio, distensão abdominal, ansiedade e soluços. A radiografia simples de abdome mostra estômago volumoso, com rechaço de alças próximas. O tratamento consiste em descompressão por cateter nasogástrico e reposição hidroeletrolítica.[3]

GASTRITE AGUDA

Raramente, alguns casos atípicos de gastrite aguda podem simular abdome agudo cirúrgico.[26] Os pacientes apresentam dor epigástrica intensa, de início súbito, acompanhada de vômitos incoercíveis e, algumas vezes, queimação epigástrica concomitante.

As gastrites agudas são, basicamente, classificadas em três grupos: gastrite aguda por *Helicobacter pylori*, gastrite flegmonosa ou supurativa e gastrite aguda hemorrágica ou gastrite erosiva.[13,20] A gastrite erosiva aguda, também denominada lesão aguda da mucosa gastroduodenal (LAMGD), pode ser secundária ao uso de álcool, ácido acetilsalicílio, antiinflamatórios, corticosteróides e situações clínicas, como choque, traumatismo, queimaduras ou cirurgias extensas, septicemia e insuficiência hepática, renal ou respiratória, dentre outras.[7]

A história clínica auxilia muito o diagnóstico, especialmente se o paciente está em uso de antiinflamatórios, ou mesmo sob estresse fisiológico.[20] No exame físico, pode ser observada defesa voluntária à palpação.

O diagnóstico diferencial deve ser feito com úlcera péptica perfurada ou pancreatite aguda, e a endoscopia digestiva alta define o diagnóstico.[7]

O tratamento deve ser realizado com reposição hidroeletrolítica, inibidores da bomba de prótons ou bloqueadores H_2 e medidas suportivas.[7,13,20]

GASTROENTERITE EOSINOFÍLICA

A gastroenterite eosinofílica é doença pouco freqüente, de causa desconhecida, caracterizada por infiltração eosinofílica de camadas da parede gastrointestinal, que pode acometer tanto crianças como adultos.[34] Os órgãos mais acometidos são o estômago e o intestino delgado, seguidos por intestino grosso, esôfago e, raramente, trato biliar.[35]

Os sintomas e sinais são, habitualmente, intermitentes, de longa duração e dependentes diretamente do local acometido. Na apresentação mais comum há acometimento de mucosa e submucosa, e a doença se manifesta com dor abdominal, náuseas, vômitos, diarréia e emagrecimento.[34] Entretanto, quando se manifesta sob a forma de obstrução, ou quando acomete o apêndice, pode mimetizar quadro de abdome agudo cirúrgico.[32,35] Recentemente, Siaw *et al.*[27] relataram caso de gastroenterite eosinofílica com apresentação clínica sugestiva de perfuração gástrica aguda.[27] Quadros de pancreatite aguda são descritos quando ocorrem edema e tumefação no duodeno ou mesmo comprometimento da vesícula biliar.[34] Quando existe comprometimento da serosa, a ascite instala-se rapidamente.[35]

Cerca de 50% dos pacientes apresentam história prévia de asma brônquica, pólipos nasais ou rinite alérgica.[34] O exame físico não costuma ser florido mas, eventualmente, observam-se eczema atópico, urticária ou edema de membros inferiores.

Para o diagnóstico definitivo tornam-se necessários os seguintes elementos:[32] presença de manifestações clínicas gastrointestinais, evidência de infiltrado eosinofílico em uma ou mais regiões do trato digestivo, ausência de envolvimento eosinofílico em outros órgãos e ausência de infecção parasitária. A eosinofilia periférica não é considerada critério diagnóstico, pois está ausente em, pelo menos, 20% dos pacientes.

Os glicocorticóides continuam sendo a medicação de escolha no tratamento das várias formas de apresentação da doença, principalmente quando ocorrem sintomas obstrutivos ou ascite eosinofílica. A dose inicial de prednisona, em adultos, é de 20 a 40mg/dia, e os esquemas para redução da dose são bastante variados.[34] Outras alternativas terapêuticas são o propionato de fluticasona, o cromoglicato de sódio e o cetotifeno.[35]

INFECÇÕES INTESTINAIS AGUDAS

A infecção intestinal aguda decorre da resposta do intestino a um número variável de estímulos, como infecções, fármacos, alergia alimentar ou isquemia.[10]

Constitui condição clínica extremamente comum, com prevalência mundial de 3 a 5 milhões de casos/ano, atinge todas as faixas etárias e tem como principal causa os agentes infecciosos (vírus, bactérias, parasitas ou fungos) ou toxinas.[6]

Vários mecanismos de defesa, como o suco gástrico, a motilidade intestinal e o sistema linfático, permitem que um organismo saudável resista aos agentes lesivos.[1]

O quadro é, em geral, de instalação súbita e pode confundir-se com apendicite ou diverticulite aguda, principalmente quando se acompanha de íleo funcional.[1,9,21] O paciente apresenta inúmeras evacuações, dor em cólica, vômitos, ruídos hidroaéreos aumentados, além de febre e calafrios.[6] Esse quadro, com freqüência, acompanha-se de adinamia profunda, prostração e distensão abdominal.[10] A duração do quadro diarréico por mais de 1 semana é fator de gravidade e sugere a presença microorganismos mais virulentos.

Os agentes mais comuns das infecções intestinais são as bactérias, como *Salmonella*, *Shigella*, *Yersinia*, *Campylobacter*, cepas de *Escherichia coli* e alguns protozoários e helmintos.[6,10] Alguns desses microorganismos produzem citotoxinas que afetam, preferencialmente, o íleo e o cólon, rompendo o revestimento mucoso, o que ocasiona perdas para o lúmen de soro, hemácias e leucócitos. O exame microscópico das fezes, em geral, revela a presença de numerosos leucócitos.[10]

A presença de manifestações extra-intestinais pode auxiliar o diagnóstico etiológico da infecção intestinal.[6] A síndrome hemolítico-urêmica geralmente aparece no curso de infecções provocadas por *Shigella*, *E. coli* êntero-hemorrágica ou *C. difficile*. A infecção provocada por *Yersinia*, nas suas formas mais graves, pode cursar com tireoidite, pericardite ou glomerulonefrite. Alguns pacientes apresentam pancreatite aguda como complicação de infecção por *Salmonella* ou *Campylobacter*.

Na anamnese dos pacientes com quadro de infecção intestinal aguda deve-se investigar a ingestão recente de água ou alimentos suspeitos, alimentação em festas, restaurantes, viagens recentes, pessoas próximas também acometidas, uso recente de antibióticos, história sexual e contatos com animais. Além disso, é fundamental avaliar o estado imunológico do paciente na conduta diagnóstica e terapêutica.[6,10]

Na maioria das vezes, a imunidade do hospedeiro é capaz de eliminar a infecção intestinal sem necessidade de terapêutica específica. Dessa maneira, o principal objetivo terapêutico está relacionado com a reposição das perdas hidroeletrolíticas que, quase sempre, pode ser feita por via oral.[3] Os antibióticos não devem ser prescritos rotineiramente, uma vez que eles podem até mesmo prolongar a infecção.[10]

Pacientes com quadro clínico mais grave, apresentando diarréia volumosa, dor abdominal, febre alta e sinais de desidratação grave, devem ser hospitalizados. Alguns pacientes evoluem com sinais de bacteremia e sepse.[1] O tratamento, nesses casos, deve ser feito com reposição hidroeletrolítica, antieméticos e antibióticos.[6] Recomenda-se iniciar, empiricamente, quinolona ou sulfametoxazol-trimetoprim nos casos graves, até que se obtenha o resultado das culturas.[10]

DOENÇA INFLAMATÓRIA INTESTINAL

A doença de Crohn e a retocolite ulcerativa podem simular abdome agudo ou complicar-se, necessitando de intervenção cirúrgica.[2]

Até 20% dos pacientes com doença de Crohn apresentam quadro inicial abrupto, com dor no quadrante inferior direito do abdome e com duração inferior a 1 semana.[25] O desconforto tende a se iniciar no período pós-prandial em pacientes com envolvimento do intestino delgado, particularmente do íleo terminal. Esse quadro, freqüentemente, acompanha-se de febre, simulando apendicite aguda.[18] A maioria desses pacientes recebe o diagnóstico da doença inflamatória durante laparotomia.[2] O íleo está inflamado, hiperemiado e edemaciado, e as contrações peristálticas estão quase sempre ausentes.[25] Comumente, existem serosite no íleo e linfonodos mesentéricos hipertrofiados, e tanto o apêndice como o ceco estão normais. A apendicite aguda concomitante à doença de Crohn é raramente observada.[2]

Na forma grave da retocolite ulcerativa, denominada superaguda, os pacientes apresentam grave comprometimento do estado geral, evacuações líquidas ou pastosas, mucossanguinolentas, cólica abdominal, tenesmo, febre e toxemia.[25] O exame físico mostra abdome distendido e doloroso, e os exames complementares revelam leucocitose e alteração das provas inflamatórias.[9,18] O exame endoscópico demonstra lesões extensas e intensas, e o paciente melhora com o tratamento clínico específico e com a reposição hidroeletrolítica.[2,35]

SÍNDROME DO INTESTINO IRRITÁVEL

A síndrome do intestino irritável (SII) é distúrbio funcional do trato digestivo, de evolução crônica, e para o qual não se demonstrou, até o momento, qualquer alteração metabólica, bioquímica ou estrutural da(s) víscera(s) envolvida(s), manifestando-se por meio da acentuação, inibição ou simplesmente modificação da função intestinal.[4]

Trata-se de condição clínica muito comum em todo o mundo. Estudos de prevalência realizados nos EUA estimam que entre 10% e 15% da população apresenta manifestações da síndrome, com predomínio das mulheres.[16] Embora somente 30% dos pacientes procurem assistência médica, a SII é responsável por aproximadamente 12% das consultas de assistência primária e 28% das consultas aos gastroenterologistas.[4]

Um grupo internacional de especialistas, fundamentado na premissa de que os distúrbios gastrointestinais funcionais apresentam alterações motoras e/ou sensitivas similares, sugeriu novo sistema de conceituação e classificação para eles. Esses distúrbios funcionais foram definidos e classificados por meio de critérios clínicos específicos, consagrados em 1988 como Consenso de Roma, os quais foram revisados em 1999 (Roma II) e em 2006 (Roma III).[17] Esses critérios têm permitido importante padronização da linguagem científica sobre os distúrbios gastrointestinais funcionais, tanto em termos de aplicabilidade clínica como de investigação científica.

De acordo com esse consenso, a SII é definida pela presença de dor e/ou desconforto abdominal, contínuos ou recorrentes, geralmente localizados no abdome inferior, ocorrendo, no mínimo, 3 dias por mês nos últimos 3 meses, e apresentando pelo menos duas das três seguintes características:[17]

- Alívio com as evacuações.
- Início associado a mudanças na freqüência das evacuações.
- Início da dor associado com alteração na forma e na aparência das fezes.

Algumas outras manifestações clínicas, quando presentes, reforçam seu diagnóstico, como urgência evacuatória, sensação de evacuação incompleta, presença de muco nas fezes e distensão abdominal.[4,16]

Raramente, entretanto, os pacientes podem apresentar exacerbação desse quadro, com intensa dor abdominal localizada na região inferior, acompanhada de significativa distensão abdominal e vômitos.[17,30] Ao exame físico, pode-se observar abdome distendido, bastante doloroso à palpação, porém, quase sempre, sem defesa localizada. Nessa eventualidade, é importante observar que o paciente não apresenta febre e os exames complementares não mostram alterações significativas.[16,30]

A etiologia e a fisiopatologia da SII ainda não são totalmente compreendidas, mas acredita-se, pelos conhecimentos adquiridos nos últimos anos, que sejam multifatoriais. Alterações na motilidade gastrointestinal e na percepção visceral, bem como fatores psicossociais, contribuem para a expressão dos sintomas em geral.[16,37]

O diagnóstico é fundamentalmente clínico, baseando-se nos critérios Roma III já descritos.[4] Vários estudos recentes demonstram que não há necessidade de extensa bateria de exames para o diagnóstico da síndrome em paciente com manifestações típicas e que não apresentam sinais de alarme (emagrecimento, anemia, enterorragia, febre recorrente, mudança do calibre das fezes, massa palpável, história familiar de câncer de cólon). É essencial realizar história clínica e exame físico minuciosos, pois a anamnese bem conduzida servirá como guia ao clínico para inclusão ou exclusão do diagnóstico da SII e para seleção dos pacientes que deverão ser investigados, e qual a melhor terapêutica a ser prescrita.[30]

Deve-se, também, avaliar a presença de co-fatores psicológicos, ambientais e dietéticos e o uso de medicamentos que interferem na freqüência evacuatória.

O tratamento da SII, especialmente de suas formas graves, representa um dos grandes desafios para o gastroenterologista e, até o momento, não existe terapêutica que seja verdadeiramente eficaz. Os novos conhecimentos fisiopatológicos de relevância sobre a SII propiciaram o direcionamento nas pesquisas de novos fármacos capazes de atuar sobre a motilidade do TGI (exercendo efeito procinético ou antiespasmódico) e/ou sobre a hipersensibilidade visceral (reduzindo o limiar de sensibilidade).[4,17,30] Os agentes serotoninérgicos agem potencialmente nos múltiplos sintomas sensoriais e de dismotilidade (base da fisiopatologia mais moderna da síndrome) resultando, teoricamente, em melhora global dos sintomas.[37] É nítida, no entanto, a lacuna ainda existente entre a pesquisa básica e a prática médica constatada pela escassez de novos fármacos liberados para comercialização.[17] Certamente, a otimização do manuseio terapêutico dessa síndrome virá, no futuro, que acreditamos próximo, com o real conhecimento de toda a sua fisiopatologia e, conseqüentemente, com a disponibilização de inúmeros fármacos específicos capazes de melhorar globalmente ou, até mesmo, curar o paciente.

O tratamento medicamentoso disponível visa aliviar a manifestação clínica predominante. Compostos com indicação específica para cada subgrupo de pacientes (com constipação ou diarréia) estão surgindo na atuali-

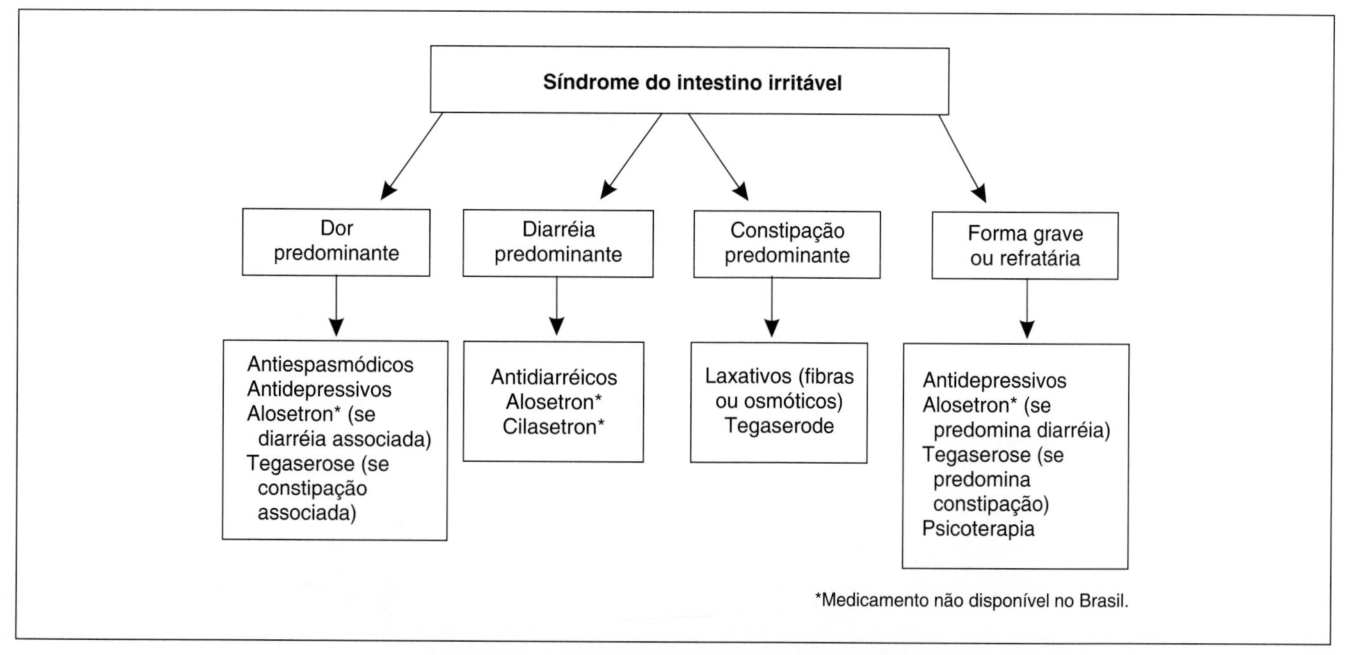

Figura 57.1 ▸ Modalidades terapêuticas da SII.

dade. O problema reside, muitas vezes, no fato de que vários pacientes têm, alternadamente, diarréia e constipação, dando origem aos chamados subtipos alternantes ou mistos, cujo tratamento é ainda mais complexo.

Dessa maneira, o tratamento deve ser sintomático, com o emprego de fármacos que possam aliviar a dor (em geral, os antiespasmódicos), a diarréia e a constipação intestinal,[30] como mostra a Figura 57.1.

REFERÊNCIAS BIBLIOGRÁFICAS

1. Batista Neto J. Doenças que simulam abdome agudo cirúrgico. *In:* Batista Neto J (ed.) *Cirurgia de urgência – Condutas*. Rio de Janeiro: Revinter, 1999:395-401.
2. Berg DF, Bahadursingh AM, Kaminski DL, Longo WE. Acute surgical emergencies in inflammatory bowel disease. *Am J Surg* 2002; *184*:45-51.
3. Bicalho SA, Gontijo ECD. Condições clínicas pouco freqüentes que simulam abdome agudo cirúrgico. *In:* Dani R, Castro LP (eds.) *Gastroenterologia clínica*. Rio de Janeiro: Guanabara Koogan, 1988:1431-7.
4. Camilleri M, Spiller RC (eds.) *Irritable bowel syndrome: Diagnosis and treatment*. Philadelphia: WB Saunders 2003:193.
5. Caruntu FA, Benea L. Spontaneous bacterial peritonitis: Pathogenesis, diagnosis, treatment. *J Gastroenterol Liver Dis* 2006; *15*:51-6.
6. Cheney CP, Wong RKH. Acute infectious diarrhea. *Med Clin North Am* 1993: *77*:1169-95
7. Coelho LGV. Gastrites. *In:* Dani R (eds.) *Gastroenterologia essencial*. Rio de Janeiro: Guanabara Koogan, 2006:165-75.
8. Dalaker K, Gionnaess H, Kvile G *et al.* Chlamydia trachomatis as a cause of acute perihepatitis associated with pelvic inflammatory disease. *Br J Vener Dis* 1981; *57*:41-3.
9. Flasar MH, Goldberg E. Acute abdominal pain. *Med Clin North Am* 2006; *90*:481-503.
10. Gaderwar S, Fasano A. Current concepts in the evaluation, diagnosis and management of acute infectious diarrhea. *Curr Opin Pharmacol* 2005; *5*:559-65.
11. Guarner C, Soriano G. Spontaneous bacterial peritonitis. *Semin Liver Dis* 1997; *17*:203-17.
12. Heidelbaugh JJ, Sherbondy M. Cirrhosis and chronic liver failure: part II. Complications and treatment. *Am Fam Physician* 2006; *74*:767-76.
13. Holt KM, Hollander D. Acute gastric mucosal injury: Pathogenesis and therapy. *Ann Rev Med* 1986; *37*:107-24.
14. Koc S, Beydilli G, Tulunay G *et al.* Peritoneal tuberculosis mimicking advanced ovarian cancer: A retrospective review of 22 cases. *Gynecol Oncol* 2006; *103*:565-9.
15. Laurentys JM, Passos MCF. Doenças do peritônio. *In:* Dani R (eds.) *Gastroenterologia essencial*. Rio de Janeiro: Guanabara Koogan, 2006:1026-33.
16. Lembo AJ, Ameen VZ, Drossman DA. Irritable bowel syndrome: Toward an understanding of severity. *Clin Gastroenterol Hepatol* 2005; *3*:717-25.
17. Longstreth GF, Thompson WG, Chey WD *et al.* Functional bowel disorders. *Gastroenterology* 2006; *130*:1480-91.
18. Marion JF. Crohn's disease and ulcerative colitis: When is a diagnostic procedure necessary? *Minerva Gastroenterol Dietol* 2001; *47*:9-16.
19. Marshall JB. Tuberculosis of the gastrointestinal tract and peritoneum. *Am J Gastroenterol* 1993; *88*:989-99.
20. Miller DR. Treatment of nonsteroidal anti-inflammatory drug-induced gastropathy. *Clin Pharm* 1992; *11*:690-704.
21. Morino M, Pellegrino L, Castagna E, Farinella E, Mao P. Acute nonspecific abdominal pain: A randomized, controlled trial comparing early laparoscopy versus clinical observation. *Ann Surg* 2006; *244*:881-6.
22. Nance, FC. Diseases of the peritoneum, retroperitoneum, mesentery and omentum. *In:* Bockus HL (ed.) *Gastroenterology* 5ed., Vol. 4. Philadelphia: WB Saunders, 1995.
23. Ogden WW, Bradburn DM, Rives JD. Mesenteric panniculitis. *Ann Surg* 1965; *161* :864-75.
24. Piura B, Rabinovich A, Leron E, Yanai-Inbar I, Mazor M. Peritoneal tuberculosis – An uncommon disease that may deceive the gynecologist. *Eur J Obstet Gynecol Reprod Biol* 2003; *110*:230-4.
25. Roy MA. Inflammatory bowel disease. *Surg Clin North Am* 1997; *77*:1419-31.
26. Savassi-Rocha PR, Andrade JI, Souza C. Abdome agudo – Diagnóstico e tratamento. Rio de Janeiro: Medsi, 1993:821-913.
27. Siaw EK, Saved K, Jackson RJ. Eosinophilic gastroenteritis presenting as acute gastric perforation. *J Pediatr Gastroenterol Nutr* 2006; *43*:691-4.
28. Strauss E, Caly WR. Spontaneous bacterial peritonitis. *Rev Soc Bras Med Trop* 2003; *36*:711-7.
29. Strauss E, Caly WR. Spontaneous bacterial peritonitis: a therapeutic update. *Expert Rev Anti Infect Ther* 2006; *4*:249-60.
30. Talley NJ. Irritable bowel syndrome. *Intern Med J* 2006; *36*:724-8.
31. Taylor EW, Kennedy CT, Dunrham RB, Block JH. Diagnostic laparoscopy in women with acute abdominal pain. *Surg Laparosc Endosc* 1195; *5*:125-8.
32. Tran D, Salloum L, Tshibaka C. Eosinophilic gastroenteritis mimicking acute appendicitis. *Am Surg* 2000; *66*:990-2.
33. Turner L, Dupont C, Lesur G *et al.* Unusual presentations of a tuberculous peritonitis in a patient with concomitant AIDS and liver cirrhosis. *J Gastroenterol Hepatol* 1996; *8*:1021-2.
34. Vilela EG, Cunha AS. Síndromes eosinofílicas do trato digestório. *In:* Savassi-Rocha PR, Coelho LGV, Moretzsohn LD, Passos MCF (eds.) *Afecções menos freqüentes em gastroenterologia*. Rio de janeiro: Medbook, 2006:542-50.
35. Von dem Borne PA, Kramer MH, Vermeijden JR. Acute abdominal pain and eosinophilia, two cases of eosinophilic gastroenteritis. *Neth J Med* 1999; *54*:197-201.
36. Von Knorring J, Nieminen J. Gonococcal perihepatitis in a surgical ward. *Ann Clin Res* 1979; *11*:66-70.
37. Wood JD, Alpers DH, Andrews PL. Fundamentals of neurogastroenterology. *Gut* 1999; *45*:II6-16.

58

Doenças Hematológicas

Daniel Dias Ribeiro
Ana Flávia Leonardi Tibúrcio Ribeiro

INTRODUÇÃO

As doenças hematológicas que mais freqüentemente podem levar à dor abdominal são a anemia falciforme, a hemoglobinúria paroxística noturna, a púrpura de Henoch-Schönlein e as porfirias agudas, que serão descritas a seguir. O objetivo deste capítulo é auxiliar o diagnóstico diferencial do abdome agudo, trazendo informações sobre achados e particularidades das doenças hematológicas, como diagnosticá-las e abordá-las. É necessário conhecer a fisiopatologia da doença e da dor abdominal em cada entidade. Os pacientes hematológicos não estão isentos de acometimento por qualquer outra afecção, não associada à doença de base, que leve ao abdome agudo.

DREPANOCITOSE (ANEMIA FALCIFORME)[2,6]

Fisiopatologia

A anemia falciforme é doença congênita em que a estrutura da hemoglobina é afetada. A hemoglobina humana é molécula tetramérica composta por dois pares de cadeias de globinas, cada uma associada a um composto heme que contém ferro. Os genes das globinas se encontram nos cromossomos 16 e 11, α-*like* e β-*like*, respectivamente. A composição das hemoglobinas (Hb) inclui: Hb A (α_2 β_2), Hb fetal (α_2 γ_2) e Hb A2 (α_2 δ_2). A hemoglobina S (Hb S) é resultado da substituição do ácido glutâmico por valina na posição 6 do gene da β-globina. Esta mutação ocorreu poucas vezes na história humana, mas persistiu e atingiu altas freqüências na população por proteger contra a infecção pelo *Plasmodium falciparum*, causador da malária. A Hb S difere da Hb A, principalmente, em sua polimerização, quando desoxigenada. Neste caso, a Hb S sofre grandes alterações na sua solubilidade, tornando-se rígida. Essa mudança de solubilidade da Hb S leva a mudanças na forma das hemácias e perda de maleabilidade, o que compromete sua habilidade em fluir através dos pequenos capilares. Sendo assim, os ciclos entre Hb oxigenadas e desoxigenadas leva a lesões na membrana das hemácias (encurtando sua vida média) e lesões endoteliais por onde estas circulam, com conseqüente vasoclusão. Além da desoxigenação, a acidose e o frio podem facilitar a falcização das hemácias.

O conceito mais utilizado na atualidade é das síndromes falciformes, pois é possível a presença de mais de uma hemoglobinopatia no mesmo paciente. Por exemplo, a associação do traço talassêmico ou da hemoglobinopatia C com a hemoglobinopatia S leva à formação de Hb S/β-talassemia e Hb SC, respectivamente. São pacientes que, normalmente, apresentam formas clínicas menos graves da doença falciforme.

Diagnóstico laboratorial

Há alguns anos, em Minas Gerais, a pesquisa de hemoglobinopatias foi introduzida no teste de triagem neonatal (teste do pezinho), possibilitando o diagnóstico dos portadores do traço falciforme e da doença falciforme antes de apresentarem qualquer manifestação clínica. Esses pacientes são encaminhados a centros de referência para orientação e acompanhamento. O diagnóstico precoce é, sem dúvida, uma forma simples e importante de melhora na qualidade de vida e na sobrevida dos pacientes portadores de síndromes falciformes.

A metodologia laboratorial utilizada é a focalização isoelétrica, que, apesar de apresentar princípio semelhante ao da eletroforese de hemoglobina (teste utilizado para o diagnóstico após o período neonatal), é mais sensível na resolução da separação das hemoglobinas. Cada tipo de hemoglobina possui carga elétrica diferente e, quando exposta à corrente elétrica sobre superfície própria, apresenta diferente velocidade de migração, o que possibilita sua separação. Este é o princípio de qualquer eletroforese de hemoglobina.

Uma boa análise do esfregaço do sangue periférico é capaz de orientar o diagnóstico de algumas hemoglobinopatias. A anemia falciforme é uma delas, já que é possível visualizar hemácias em forma de foice. No teste de falcização, utiliza-se da fisiopatologia da doença para realizar o diagnóstico: uma gota de sangue anticoagulado com agente redutor de pH é colocada em lâmina coberta por lamínula e selada com esmalte, levando à desoxigenação da hemoglobina e à conseqüente falcização das hemácias. Diferente da eletroforese de hemoglobina, esse teste não é capaz de diferenciar os indivíduos heterozigóticos dos homozigóticos.

Quadro clínico

Em geral, não há dificuldade em reconhecer os indivíduos portadores de doença falciforme. A história pregressa de várias internações devido a crises de dor ou crises de hemólise e transfusões de sangue faz parte da vida desses pacientes. As manifestações clínicas estão relacionadas aos episódios de falcização e à anemia hemolítica.

A crise de dor é desencadeada por oclusões de pequenos e grandes vasos, secundária à falcização das hemácias. A vasoclusão resulta em isquemia que promove a inflamação, a qual, por sua vez, libera na corrente sanguínea substâncias capazes de promover mais dor. Então, no paciente com isquemia tecidual, a dor pode ser de leve a intensa, dependendo da extensão da lesão e do equilíbrio entre os estímulos promotores e inibidores da dor. Qualquer fenômeno que facilite a falcização das hemácias pode agir como desencadeante de crises de dor. Esta pode atingir qualquer parte do corpo, incluindo o abdome. Na drepanocitose, a dor é sempre resultado de lesão tecidual, podendo ser aguda ou crônica, unilateral ou bilateral, localizada ou difusa, somática ou visceral e de intensidade variável. Tipicamente, a dor aguda acomete articulações e ossos longos, e a região lombar é o sítio mais freqüente. Alterações objetivas, como febre e edema, aparecem em 50% dos casos e, durante a evolução da crise de dor, a leucocitose está presente em quase todos os pacientes.

Abordagem da dor

O tratamento efetivo da dor é complexo e exige o entendimento de que o paciente tem dor aguda e recidivante devido a uma doença incurável. Avaliar o paciente como um todo e conhecer a farmacologia dos analgésicos são de extrema importância. O sexo, a raça, a idade, o diagnóstico exato, as complicações anteriores, o nível basal de hemoglobina, a resposta aos fármacos usados em episódios anteriores de dor, o nível sociocultural, as crenças, a estrutura familiar e, principalmente, a percepção do paciente no que diz respeito à gravidade e ao prognóstico da doença são itens importantes na abordagem individual.

Há quatro etapas a serem seguidas: avaliação inicial, escolha adequada dos analgésicos com dose e via de administração, reavaliação da eficácia do tratamento inicial e ajuste das doses e dos medicamentos.

A avaliação inicial é fundamental para o sucesso do tratamento. A caracterização da dor deve ser realizada da forma mais detalhada possível, com descrição da qualidade, da intensidade, da localização, da duração e dos fatores que a agravam e aliviam. A intensidade da dor é subjetiva, mas é o principal guia no tratamento inicial. Uma das várias escalas existentes para quantificar a dor deve ser utilizada, de modo rotineiro, para possibilitar sua familiarização pelo médico e o paciente. Outros parâmetros relacionados às complicações da doença de base e os relatos de familiares sobre os episódios prévios também são importantes.

Tratamento farmacológico

O tratamento farmacológico inclui três grandes grupos de fármacos: opióides, não-opióides e agentes adjuvantes. A grande diferença entre os não-opióides e os opióides é que os primeiros possuem uma dose acima da qual não há mais aumento do efeito analgésico. Os não-opióides incluem o acetominofeno, os antiinflamátorios não-esteróides (AINE), o tramadol e os corticóides.

O acetominofeno possui efeito analgésico e antipirético, mas não tem efeito antiinflamatório. A dose máxima no adulto não deve exceder 4g por dia, divididos em quatro a seis tomadas. Doses maiores podem causar lesão hepática e levar ao óbito. Deve ser tomado cuidado especial quanto à dose máxima em pacientes com insuficiência hepática.

Os AINE são divididos em seletivos e não-seletivos da cicloxigenase 2 (COX-2). São referidos, também, como analgésicos periféricos, por atuarem no local onde a dor é gerada. A diminuição da COX-2 leva à diminuição na síntese de prostaglandinas e produz melhora da dor. Vários são os efeitos colaterais descritos associados aos AINE, como gastropatia, nefropatia e alterações na hemostasia. Os AINE seletivos da COX-2 têm menor efeito sobre a hemostasia e causam menos sintomas gástricos, mas não trazem benefícios quanto às possíveis alterações renais. A associação dos AINE com os opióides pode diminuir a necessidade de administração dos últimos.

O tramadol é analgésico sintético de ação central não relacionado aos opióides e tem, também, efeito antidepressivo. É capaz de inibir a captação neuronal de serotonina e adrenalina, além de estimular a liberação de serotonina. Esse fármaco foi inicialmente considerado ótima solução, pois não causaria dependência nem levaria à depressão do sistema respiratório. Entretanto, o entusiasmo inicial diminuiu devido ao aparecimento de crises convulsivas como efeito colateral e à possibilidade de dependência de alguns pacientes. O efeito analgésico do tramadol é semelhante ao da associação do acetominofeno com a codeína, com a vantagem de apresentar efeito antidepressivo tricíclico-*like*. Parece estar bem indicado nos pacientes drepanocíticos com crises de dor de intensidade moderada a grave.

Os opióides têm menos efeitos colaterais que os AINE. Entretanto, seu uso durante as crises de dor nos pacientes com anemia falciforme está associado a muitos mitos quanto à dependência e ao uso abusivo dessas substâncias. Essa classe de medicamentos modifica ou diminui a percepção da dor no sistema nervoso central. A meperidina e a morfina são os opióides mais utilizados no manejo da dor grave nos drepanocíticos. Os efeitos colaterais incluem: prurido, náusea, vômitos, sedação e depressão respiratória. O uso prolongado da meperidina pode levar ao aparecimento de crises convulsivas devido ao acúmulo do seu metabólito, a normeperidina. A tolerância e a dependência física ocorrem em alguns pacientes, mas o vício é raro. Quanto maior a dose do opióide utilizado, mais ele é capaz de diminuir a dor. A limitação no aumento da dose se deve, exclusivamente, aos efeitos colaterais. A dose deve ser ajustada em pacientes com insuficiência renal, e cuidado especial deve ser tomado em pacientes com insuficiência hepática, asma, problemas ventilatórios e aumento da pressão intracraniana.

Medicamentos adjuvantes

O grupo de medicamentos adjuvantes é heterogêneo, e é composto por agentes com ação anti-histamínica, anticonvulsivante, benzodiazepínicos e antidepressivos. Além de exercerem pequeno efeito analgésico, esses fármacos possibilitam a redução das doses dos opióides.

Um foco diferente e mais atual na abordagem da anemia falciforme inclui tratamentos que visam diminuir as crises de dor mediante o aumento na quantidade da hemoglobina fetal, já que esta não é afetada pela doença por não possuir cadeias β. Fármacos como a hidroxiuréia vêm sendo utilizados com bons resultados na diminuição de todas as manifestações da drepanocitose, inclusive das crises de dor.

Os pacientes com quadro de dor de leve a moderada intensidade devem ser tratados no domicílio. Quadros de dor leve devem ser tratados com medidas não-farmacológicas, como hidratação oral freqüente, proteção contra o frio e, se necessário, agentes não-opióides. Pacientes com quadro de dor moderada devem receber fármacos não-opióides como primeira escolha. Os pacientes com dor intensa devem ser internados e receber analgésicos e hidratação por via parenteral, com cuidado especial para que não ocorra congestão sistêmica.

A transfusão de concentrado de hemácias não está indicada nas crises de dor não complicada. A oxigenoterapia não está indicada nos pacientes sem hipoxemia.

A disponibilidade de médicos preparados para conduzir episódios agudos de dor nas salas de pronto-atendimento tem diminuído o número e o tempo de internação dos pacientes com anemia falciforme.

HEMOGLOBINÚRIA PAROXÍSTICA NOTURNA (HPN)[3,7]

Fisiopatologia

A doença caracteriza-se por mutação somática que inativa o gene PIG-A (fosfatidilinositolglicano de classe A) ligado ao cromossomo X na célula-tronco hematopoética. A proteína produzida por este gene PIG-A parece ser subunidade de uma enzima com as características de transferase, participando nas fases iniciais da formação de uma molécula glicolipídica complexa chamada glicosilfosfatidilinositol (GPI). Esta molécula funciona como âncora para grande número de proteínas, algumas das quais emergem na superfície celular.

A síntese de GPI na HPN é deficiente nas células hematopoéticas, podendo estar ausente e, como conseqüência, as múltiplas proteínas ligadas à GPI poderão não se expressar na superfície celular. Embora não se conheçam as funções de muitas dessas proteínas, as denominadas CD55 e CD59 estão diretamente relacionadas à patogenia da HPN. Essas duas proteínas, em especial a CD59, protegem a célula da lise pelo complemento. Essas alterações resultam em maior sensibilidade das hemácias à lise pelo complemento. A liberação da hemoglobina livre no intravascular leva ao consumo aumentado de óxido nítrico, que contribui para algumas das manifestações clínicas, como cansaço, dor abdominal, espasmo esofagiano, disfunção erétil e, possivelmente, trombose. A mutação PIG-A está presente em todos os pacientes com HPN, porém parte da população sem doença apresenta a mutação, sugerindo que a mutação é necessária, mas insuficiente para o aparecimento da HPN. Em geral, nos portadores assintomáticos, a mutação está presente nas células mais maduras (unidades formadoras de células) e não nas células-tronco hematopoéticas, o que pode ser a explicação para a ausência da doença.

A alteração clonal dessas células-tronco hematopoéticas leva ao quadro de anemia hemolítica intravascular, com tendência a trombose e susceptibilidade à supressão da medula óssea. Aproximadamente 10% dos pacientes com HPN podem ter dor abdominal, como primeira manifestação clínica, e 5% apresentam trombose, que pode localizar-se nos vasos abdominais. Diante de quadro de dor abdominal e hemólise intravascular, a HPN deve ser considerada.

Classificação

A HPN clássica: é caracterizada por sinais de hemólise intravascular (reticulocitose, aumento de LDH e bilirrubina indireta, diminuição da haptoglobina e, possivelmente, hemoglobinúria), sem nenhuma outra anormalidade definida da medula óssea. A avaliação da medula óssea mostra hiperplasia da série eritróide com pouca ou nenhuma alteração morfológica e ausência de alterações no cariótipo.

HPN na vigência de alteração específica da medula óssea constitui subcategoria que possui evidências clínicas e laboratoriais de hemólise e apresenta anormalidade na medula óssea bem definida. A biópsia de crista ilíaca e o cariótipo da medula óssea determinam a associação da HPN com síndromes mielodisplásicas, aplasia de medula ou mielofibrose. Os critérios diagnósticos utilizados para definição dessas afecções são os habituais.

A HPN subclínica, por sua vez é caracterizada pela ausência de sinais clínicos ou laboratoriais de hemólise. Observa-se, no entanto, pequena população de células-tronco hematopoéticas deficientes na GPI-AP. A HPN subclínica está associada, algumas vezes, a doenças da medula óssea, como aplasia de medula e síndrome mielodisplásica.

Diagnóstico laboratorial

A citometria de fluxo, utilizando-se de anticorpos dirigidos às GPI-AP (CD55 e CD59), é o método diagnóstico mais sensível e informativo para os pacientes com suspeita de HPN. O monitoramento da doença estável deve ser realizado com avaliação anual dos GPI-AP em sangue periférico. Entretanto, caso haja alguma mudança clínica, como piora da hemólise ou aparecimento de trombose, a reavaliação deve ser antecipada. A análise da citometria de fluxo deve ser mais do que binária (isto é, positiva ou negativa), pois os tipos e as porcentagens de células acometidas são de extrema importância para a decisão terapêutica. A transfusão recente de concentrado de hemácias não impede o diagnóstico de HPN, mas a avaliação da quantidade de células acometidas, isto é, o tamanho do clone da HPN, fica prejudicada devido à presença de hemácias do doador com CD55 e CD59 normais. A pesquisa de CD55 e CD59 nos granulócitos é de grande valor pois, além de ajudar na quantificação do clone da HPN, não é afetada pelo uso de hemoderivados.

Os testes de lise mediante a acidificação do soro (teste de Ham) e o teste da lise pela sacarose vêm sendo abandonados por terem menor sensibilidade do que a citometria de fluxo e por não representarem análise quantitativa.

A análise da medula óssea por meio da biópsia de crista ilíaca e do cariótipo deve ser realizada em todos os pacientes com suspeita de HPN (classificação dos subtipos).

Quais os pacientes que se beneficiariam da pesquisa para a HPN por meio da citometria de fluxo?

- Pacientes com hemoglobinúria.
- Pacientes com anemia hemolítica intravascular com Coombs direto negativo, especialmente quando há deficiência de ferro associada.
- Pacientes com tromboembolismo venoso em locais pouco comuns: síndrome de Budd-Chiari, outras tromboses em vasos abdominais, trombose em seios venosos cerebrais e trombose de vasos de derme. A grande maioria deles apresenta hemólise intravascular bem evidente pois, com freqüência, são pacientes com grandes clones da HPN.

- Pacientes com anemia aplásica (mesmo na ausência de hemólise intravascular).
- Pacientes com síndrome mielodisplásica, em especial as anemias refratárias (mesmo na ausência de hemólise intravascular).
- Pacientes com disfagia episódica ou dor abdominal com evidências de hemólise intravascular.

Tratamento

A abordagem da anemia, da crise hemolítica, da impotência sexual masculina e da disfagia e as indicações do transplante de medula óssea e sua execução serão discutidas sumariamente no texto, por não serem objeto principal deste capítulo.

A possível presença de falência medular associada à hemólise dificulta a abordagem da anemia.

Tratamento da hemólise

As células do pacientes com HPN são um mosaico de células normais e doentes, e a porcentagem de células acometidas (tamanho do clone) é diretamente proporcional à intensidade da hemólise.

As opções terapêuticas existentes são limitadas e têm resultados insatisfatórios, resposta inconsistente e efeitos colaterais indesejáveis.

Os corticosteróides são fármacos utilizados, com freqüência, para o tratamento da hemólise, porém não existem estudos com explicação plausível para a melhora do quadro. Alguns pacientes respondem de forma rápida e eficaz ao corticóide. A melhor indicação é nos casos de exacerbação da hemólise.

O uso de androgênio, isolado ou em associação com corticóide, tem-se mostrado eficiente para o tratamento da anemia na HPN. O mecanismo de melhora da anemia com o uso de androgênios também não é compreendido.

Pacientes com HPN freqüentemente desenvolvem ferropenia devido à hemoglobinúria e à hemossiderinúria. A reposição do ferro, independente da via de administração utilizada, pode ser acompanhada por piora da hemólise. Em geral, a reposição por via parenteral é mais eficaz e segura. A possibilidade de exacerbação da hemólise não deve ser fator limitante para a terapia com ferro, uma vez que a deficiência deste impede a eritropoese. Caso ocorra agravamento da hemólise com a reposição de ferro, esta deve ser controlada com corticóide, androgênios ou, até mesmo, com o uso de hemocomponentes.

O uso de concentrado de hemácias, além de aumentar a hemoglobina, leva à diminuição da hemólise por supressão da eritropoese. A hemocromatose iatrogênica nos pacientes com HPN é mais rara devido à perda de ferro urinária mas, em pacientes nos quais o componente de falência medular é mais importante do que a hemólise como causa da anemia, pode ocorrer o acúmulo de ferro secundário a múltiplas transfusões.

O valor da esplenectomia no tratamento da HPN é incerto. Existem relatos de melhora da hemólise e das citopenias após a cirurgia. As complicações pós-operatórias, em especial a trombose, têm levado ao uso cada vez menos freqüente dessa modalidade terapêutica.

O uso do ácido fólico é recomendado devido ao aumento da eritropoese secundário à hemólise.

Os inibidores do complemento têm sido testados com algum sucesso. Recentes estudos em fase 2, utilizando anticorpo monoclonal anticomplemento C5 (eculizumab),[3,7] demonstraram melhora dos sinais e sintomas da hemólise e da qualidade de vida dos pacientes.

Tratamento das demais manifestações da HPN

A abordagem das causas não-hemolíticas da anemia devem ser dirigidas às doenças de base que podem estar associadas e levam à falência medular. O transplante de medula óssea pode ser boa opção terapêutica.

A odinofagia, a disfagia e a impotência sexual masculina, que ocorrem com certa freqüência nos pacientes com HPN, têm como hipótese etiológica a deficiência adquirida do óxido nítrico. Este gás bioativo é mediador do relaxamento muscular. Essas manifestações usualmente ocorrem durante crises de exacerbação da hemólise. Medicamentos capazes de aumentar a produção de óxido nítrico são usados com sucesso nesses pacientes.

Alguns pacientes sofrem com episódios de dor abdominal em cólica de repetição. A etiologia dessa dor é apenas especulativa. Supõe-se que a oclusão de vasos mesentéricos seja possível causa. Parece que os espasmos vasculares também podem contribuir para esse processo. A hidratação vigorosa e o controle da dor são as bases do tratamento. Por motivos ainda desconhecidos, os pacientes com HPN apresentam aumento da freqüência de trombose de vasos abdominais (veias hepáticas e veia porta). Episódios de dor abdominal, nesse grupo de pacientes, pode significar trombose venosa ou arterial, sendo a segunda menos freqüente.

As complicações tromboembólicas são causa importante de óbito nos portadores de HPN. Diferentemente da hemólise, a fisiopatologia da predisposição à trombose não é bem compreendida. Estudos clínicos recentes vêm sugerindo a importância do tamanho do clone da HPN como preditor do risco de trombose. A presença de mais de 50% dos granulócitos deficientes em GPI-AP é considerada fator de risco de trombose. O uso de anticoagulante, em doses terapêuticas, em pacientes sem tromboembolismo venoso com clones maiores que 50% e sem contra-indicação para a anticoagulação plena, vem sendo indicado. Pacientes com HPN que apresentam fenômenos tromboembólicos devem ser abordados como qualquer outro indivíduo. Cuidado especial a ser tomado é o monitoramento da contagem de plaquetas, que não deve ser nunca contra-indicação para a anticoagulação. O número de plaquetas inferior a 20 mil deve ser acompanhado de transfusão do concentrado de plaquetas para permitir anticoagulação plena e segura.

PÚRPURA DE HENOCH-SCHÖNLEIN[5,8,9]

Fisiopatologia

A púrpura de Henoch-Schönlein (PHS) é vasculite leucocitoclástica de pequenos vasos por deposição de imunoglobulina A (IgA), contendo imunocomplexos e componentes do complemento, que evolui com acometimento cutâneo, renal, intestinal e articular. Anteriormente considerada doença exclusiva da infância, tem incidência estimada de 20 casos por 100 mil crianças ao ano. É considerada a vasculite mais comum na infância, acometendo crianças de 5 a 15 anos na grande maioria das vezes.

Quadro clínico

A apresentação clínica típica na infância é de dor abdominal e *rash* cutâneo, primariamente de membros inferiores, algumas vezes acompanhados de artralgia, artrite e hematúria. É doença autolimitada, com duração de aproximadamente 30 dias, sobretudo quando não há acometimento renal. Apresenta recorrência em um terço das crianças.

As infecções do trato respiratório podem ser identificadas como fator desencadeante em 30% dos casos; nos demais, nenhum fator é identificado. Devido à associação com infecções das vias aéreas superiores e à maior prevalência de casos no inverno, a etiologia virótica da PHS na infância foi aventada.

Vinte por cento das crianças apresentarão acometimento renal, sendo a nefrite mais prevalente em crianças maiores e com manifestações gastrointestinais. Apenas 2% das crianças vão desenvolver insuficiência renal após o quadro agudo. Entretanto, as crianças que apresentam PHS com acometimento renal se tornam adultos com maior chance de desenvolver doenças renais e apresentar proteinúria e/ou hipertensão durante a gravidez, mesmo sem doença renal ativa.

Ao diagnóstico, aproximadamente 51% dos casos evoluem com acometimento abdominal, 74% com artrite ou artralgia, 54% com acometimento renal, 7% com nefropatia grave, 2% com insuficiência renal aguda e 13% com edema escrotal. As particularidades relacionadas às manifestações gastrointestinais incluem a presença de sangramento em até 33% dos pacientes, vômitos em 25% e a presença de invaginação intestinal, complicação rara, mas extremamente grave.

Os nefrologistas diagnosticam a PHS em 0,2% a 6,0% das nefropatias dos adultos. Embora se trate de nefropatia rara no adulto, a PHS pode ser responsável por até 32,5% das vasculites cutâneas nesse grupo de pacientes. O conhecimento da evolução clínica e do prognóstico e a existência de ensaios clínicos terapêuticos são bem restritos na literatura. Porém, os escassos estudos apontam para evolução clínica bem diferente em relação às crianças, com até 75% de lesão renal definitiva e mortalidade de 15%. Os fatores de risco para a evolução da doença renal aceitos atualmente são: presença de doença renal ao diagnóstico, perda de mais de 1g de proteína na urina e piora do acometimento renal documentada por biópsias renais consecutivas. As demais manifestações clínicas também estão presentes nos adultos.

Recentemente, foi descrita associação entre a PHS e a presença de neoplasias, sendo o risco relativo de neoplasia em pacientes com PHS maior do que em pacientes sem a doença, quando pareados por idade e sexo.

A PHS deve ser considerada diagnóstico diferencial em qualquer adulto que apresente púrpura, artralgia, dor abdominal e acometimento renal representado por proteinúria ou alterações do sedimento urinário, com ou sem insuficiência renal. A ausência de trombocitopenia e anemia hemolítica microangiopática e a presença de neoplasia associada aumentam ainda mais a suspeita clínica.

Diagnóstico

A confirmação do diagnóstico ocorre mediante a presença de IgA nas lesões purpúricas de pele ou de depósitos mesangiais de IgA e do complemento C3 na biópsia renal, em ambos utilizando-se de imunofluorescência.

Tratamento

O uso de antiinflamatórios não-esteróides (AINE) para o tratamento da artralgia/artrite e de corticóides para a dor abdominal é a única modalidade terapêuticas descrita.

Os corticóide também têm sido utilizados para o tratamento de edema subcutâneo e nefrite, embora não haja consenso quanto ao seu benefício. Até o presente momento, sua utilização precoce na PHS não é recomendada como rotina. Porém, parece ocorrer diminuição na intensidade da dor abdominal e da artralgia e na gravidade do acometimento renal nos pacientes submetidos à corticoterapia. Os pacientes com mais de 6 anos de idade e com acometimento renal ao diagnóstico, por serem o grupo de maior risco para lesões definitivas, podem beneficiar-se do corticóide. O uso da prednisona ou prednisolona esteve associado com maior chance de recidiva da PHS em alguns trabalhos com análises multivariadas.

O uso dos AINE ajuda a diminuir a dor e não está associado à piora da púrpura, mas deve ser feito com cuidado em pacientes com insuficiência renal ou sangramento intestinal.

Outras modalidades de tratamento, como azatioprina, ciclofosfamida, ciclosporina, imunoglobulina e plasmaférese, foram descritas para os pacientes com nefrite grave e de evolução rápida.

O tratamento da PHS é basicamente de suporte, com repouso, hidratação e monitoramento da dor abdominal e do acometimento renal.

PORFIRIAS [1,4]

Introdução

Sete diferentes porfirias formam o grupo de doenças metabólicas congênitas, cada uma resultante da deficiência parcial de enzima específica na via da biossíntese do composto heme. Este é formado por uma molécula de ferro circundada por anel orgânico. As porfirias são subdivididas em dois subgrupos (hepático ou eritropoético), de acordo com o órgão onde as porfirinas são depositadas e com o local onde aparecem seus precursores. São síndromes de superprodução com a formação de precursores tóxicos do composto heme sob circunstâncias específicas.

O composto heme é sintetizado em quase todas as células do corpo. As células eritróides produzem 85% desse composto, que é utilizado na produção da hemoglobina. O restante ocorre no fígado, onde 80% são utilizados na criação dos diferentes citocromos.

As porfirias são, em geral, herdadas de forma autossômica dominante com penetrância incompleta, mas são descritas heranças autossômicas recessivas com padrões de penetrância mais complexos. A prevalência varia de 0,5 a 10 por 100 mil em diferentes populações.

Porfirias agudas

Quadro clínico

As porfirias agudas clássicas incluem três diferentes doenças: a porfiria intermitente aguda, a coproporfiria hereditária e a porfiria *variegata*. Durante as crises agudas, elas são clinicamente indiferenciáveis. A prevalência combinada é de, aproximadamente, cinco casos por 100 mil habitantes. Oitenta por cento dos pacientes portadores das mutações responsáveis pelas três porfirias permanecem assintomáticos, enquanto outros apresentam apenas um ou raros episódios durante toda a vida. As crises agudas se iniciam após a puberdade e são mais freqüentes nas mulheres. Elas se iniciam com pequenas mudanças no comportamento, como aumento da ansiedade e insônia, e podem evoluir para neuropatia autossômica e sensitivo-motora. Quadros agudos apresentam manifestações neuroviscerais, e a deposição de porfirinas na pele resulta em fotossensibilidade cutânea. A dor abdominal, seguida por vômitos e constipação intestinal, é freqüente, o que leva as crises agudas a fazerem parte do diagnóstico diferencial do abdome agudo. A dor lombar e de extremidades também pode estar presente. A duração desses sintomas gira em torno de 1 semana. A taquicardia e a hipertensão arterial, são sinais de aumento na atividade simpática e estão associadas à atividade da doença. As crises agudas devem ser monitoradas por meio de escalas para graduação da dor. Dessa maneira, é possível acompanhar sua evolução. Fraqueza muscular, diminuição dos reflexos tendinosos e perda de sensibilidade cutânea com distribuição em meias e luvas podem estar presentes. É descrita evolução para paralisia respiratória, caso a crise não seja interrompida.

O acometimento do sistema nervoso central manifesta-se por meio de confusão mental e crises convulsivas. As arritmias cardíacas são resultado do agravamento do acometimento neurológico autonômico, com risco de parada cardíaca.

Os sintomas gastrointestinais mais comuns são:

- Dor abdominal: presente em 85% a 95% dos pacientes (dor difusa, contínua, em cólicas, raramente acompanhada de febre, leucocitose e irritação peritoneal origem neurológica).

- Náuseas e vômitos: presentes em 43% a 88% dos pacientes (sempre associados à dor abdominal).
- Constipação intestinal, presente em 48% a 84%, e diarréia, em 5% a 12% dos pacientes.

Os sintomas neurológicos mais comuns são:

- Dor lombar, em extremidades, cervical, torácica ou cefaléia, em 50% a 70% dos pacientes.
- Paresia, em 42% a 68% dos pacientes. Fraqueza muscular com início proximal, mais freqüente em membros superiores.
- Paralisia respiratória acomete 9% a 20% dos pacientes. Em geral, é precedida de neuropatia motora periférica e paresia.
- Alterações do comportamento, agitação, confusão mental, alucinações e depressão podem estar presentes em 40% a 58% dos pacientes.
- Crises convulsivas acometem 10% a 20% dos pacientes. Podem ser secundárias à própria lesão do sistema nervoso cerebral pela porfiria ou à hiponatremia associada à síndrome de secreção inapropriada do hormônio antidiurético.

As manifestações cardiovasculares mais comuns são:

- Taquicardia, em 64% a 85% dos pacientes
- Hipertensão arterial sistêmica, em 36% a 55% dos casos.

Fisiopatologia

Durante as crises agudas, os precursores das porfirinas (ácido δ-aminolevulínico e porfobilinogênio) são secretados de forma maciça pelo fígado devido à indução de síntese do composto heme. Estes são neurotóxicos, e os sistemas nervosos autônomo e periférico, por não possuírem barreiras de proteção, são especialmente vulneráveis. O transplante hepático corrige o metabolismo das porfirinas em pacientes sintomáticos, tornando-os livres de crises agudas e mostrando, assim, a importância do fígado como órgão fonte de precursores das porfirinas. Certas áreas do cérebro, como o hipotálamo e a área límbica, estão desprotegidas e sofrem maior acometimento do que outros locais. As porfirinas e seus precursores também favorecem o aparecimento de lesões vasculares, aumentando sua permeabilidade e resultando em edema cerebral focal reversível.

Diagnóstico laboratorial

Uma vez suspeitada, o diagnóstico durante a fase aguda é facilmente realizado mediante testes bioquímicos. Entretanto, durante os períodos de remissão da doença, estes perdem em sensibilidade. A acurácia e a rapidez são fundamentais no diagnóstico dos quadros agudos de porfiria, pois a demora no início do tratamento pode significar o aparecimento de lesões neurológicas irreversíveis, ou até mesmo a morte. A crise aguda de porfiria deve ser considerada em qualquer paciente com manifestações clínicas sugestivas, com particular importância a presença da dor abdominal. Na prática clínica, os pacientes que recebem esse diagnóstico já foram submetidos a extensa propedêutica para dor abdominal com custo elevado e improdutiva. Nenhum sinal ou sintoma é patognomônico da doença, e 5% a 10% dos pacientes não apresentam as manifestações mais comuns (dor abdominal ou taquicardia). A história familiar pode não ajudar, pois a maioria dos portadores do traço é assintomática.

A dosagem do porfobilinogênio urinário está aumentada de 20 a 50 vezes durante a crise. Em alguns indivíduos, esse aumento pode ser apenas duas a quatro vezes o valor de referência. Na fase de remissão, a dosagem do porfobilinogênio urinário detecta até 88% dos portadores de porfiria intermitente aguda, mas na coproporfiria hereditária e na porfiria *variegata* esta dosagem é normal. A dosagem de coproporfirina está aumentada em 20% dos pacientes com porfiria intermitente aguda e muito aumentada nos pacientes com coproporfiria hereditária. A dosagem da atividade enzimática sérica e a pesquisa das mutações não são úteis durante a crise aguda e devem ser realizadas nos períodos de remissão.

A ausência do diagnóstico correto durante o quadro agudo pode levar ao óbito 10% a 40% dos pacientes.

Tratamento

Vários medicamentos, álcool, infecções, jejum prolongado ou mudanças nos hormônios sexuais podem desencadear a crise da doença e devem ser evitados durante o tratamento. Uma lista completa dos fármacos considerados seguros e contra-indicados está disponível na internet (http://www.porphyria-europe.com e http://www.uct.ac.za/depts/porphyria). Alguns medicamentos são estritamente proibidos devido à associação com ataques agudos graves. A maioria dos medicamentos é categorizada como potencialmente perigosa, mas muitos pacientes toleram bem o seu uso. Com freqüência, as crises são desencadeadas por vários desses fatores associados. A progressão da neuropatia e o aumento urinário do precursor da porfirina devem ser utilizados para monitorar a ação porfirinogênica de qualquer agente em uso.

O tratamento específico, hematina ou arginato de heme, deve ser iniciado de imediato, possibilitando remissão mais rápida com menor tempo de internação. Após sua utilização por 3 a 4 dias consecutivos, ocorre a remissão bioquímica. O tratamento deve ser mantido por 1 semana para que ocorra a remissão clínica completa, se os fatores precipitantes forem eliminados. Infusões semanais ou quinzenais são preconizadas em pacientes que apresentam recidivas freqüentes das crises agudas. Em alguns pacientes, o transplante hepático tem sido proposto.

O conhecimento dos fatores desencadeantes de crises anteriores é importante para prevenção de novas crises. Os pacientes devem ser orientados a interromper o uso de qualquer novo medicamento que tenha iniciado sintomas sugestivos de nova crise aguda da porfiria. O uso do álcool deve ser evitado, e mulheres que têm o período menstrual como fator predisponente devem receber hormônio exógeno em baixas doses para supressão do ciclo menstrual.

A proporção das crises agudas foi reduzida drasticamente após 1980, de 49% para 17% nos pacientes com porfiria intermitente aguda e de 38% para 14% nos pacientes com porfiria *variegata*. Essa mudança se deve ao diagnóstico precoce, ao tratamento correto e ao conhecimento dos fatores predisponentes. Esses cuidados diminuem em 60% a recidiva nos pacientes previamente sintomáticos e em 95% o primeiro evento nos portadores assintomáticos. Confirmado o diagnóstico, a doença deve ser corretamente conduzida, sem limitações quanto a gravidez, cirurgias ou doação de sangue.

REFERÊNCIAS BIBLIOGRÁFICAS

1. Anderson KE, Bloomer JR, Bonkovsky HL *et al.* Recommendations for the diagnosis and treatment of the acute porphyrias. *Ann Intern Med* 2005; *142*:439-50.
2. Ballas SK. Pain management of sickle cell disease. *Hematol Oncol Clin N Am* 2005; *19*:785-802.
3. Brodsky RA. New insights into paroxysmal nocturnal hemoglobinuria. American Society Hematology, Educational Book, 2006:24-8.
4. Kauppinen R. Porphyrias. *Lancet* 2005; *365*:241-52.
5. Kellerman PS. Henoch-Schonlein purpura in adults. *Am J Kid Diseases* 2006; 48:1009-16.
6. Lottenberg R, Hassel KL. An evidence-based approach to the treatment of adults with sickle cell disease. American Society Hematology, Educational Book 2005:58-65.
7. Parker C, Omine M, Richards S *et al.* Diagnosis and management of paroxysmal nocturnal hemoglobinuria. *Blood* 2005; *106*:3699-709.
8. Ronkainen J, Koskimies O, Ala-Houhala M *et al.* Early prednisone therapy in Henoch-Schonlein purpura a randomized, double-blind, placebo-controlled trial. *J Pediatr* 2006; *149*:241-7.
9. Trapani S, Micheli A, Grisolia S *et al.* Henoch-Schonlein purpura in childhood epidemiological and clinical analysis of 150 cases over a 5-year period and review of literature. *Semin Arthritis Rheum* 2005; *35*:143-53.

59

Afecções Torácicas

Luiz Otávio Savassi-Rocha
Luziélio Alves Sidney Filho
Rogério Luiz Coutinho Lopes

INTRODUÇÃO

O relato de dor no tórax ou no abdome (em especial se restrita ao andar superior) não estabelece, necessariamente, se a lesão responsável por ela situa-se acima ou abaixo do diafragma, de modo que, eventualmente, a causa determinante de quadro abdominal agudo pode ser afecção torácica.[17] Impõem-se, por conseguinte, a obtenção de história clínica minuciosa e a realização de exame físico cuidadoso, apesar do caráter muitas vezes dramático da situação – ou justamente por esse motivo –, visto que um erro de interpretação pode ter conseqüências imprevisíveis.

A dor abdominal aguda conseqüente ao acometimento de estruturas torácicas pode acompanhar-se de contratura verdadeira, involuntária, dos músculos abdominais, ensejando, às vezes, difíceis problemas de diagnóstico diferencial. Não obstante, sabe-se que a contratura abdominal decorrente de afecção torácica varia de intensidade com as incursões respiratórias e, em geral, localiza-se no hemiabdome correspondente, poupando o hemiabdome contralateral. Ademais, a contratura, nesses casos, pode ser desfeita pela palpação prolongada, sem que a manobra provoque dor. Por outro lado, nos casos de contratura de origem abdominal – fenômeno reflexo indicativo de irritação do peritônio parietal – verifica-se que quaisquer tentativas no sentido de vencê-la não apenas são malsucedidas, como tendem a agravar a dor. Acrescente-se ainda que, quando a dor originada no abdome é unilateral, a pressão no lado oposto em direção ao lado afetado provoca dor, ao passo que, se a dor se origina no tórax, tal pressão resulta indolor[4] (Figura 59.1).

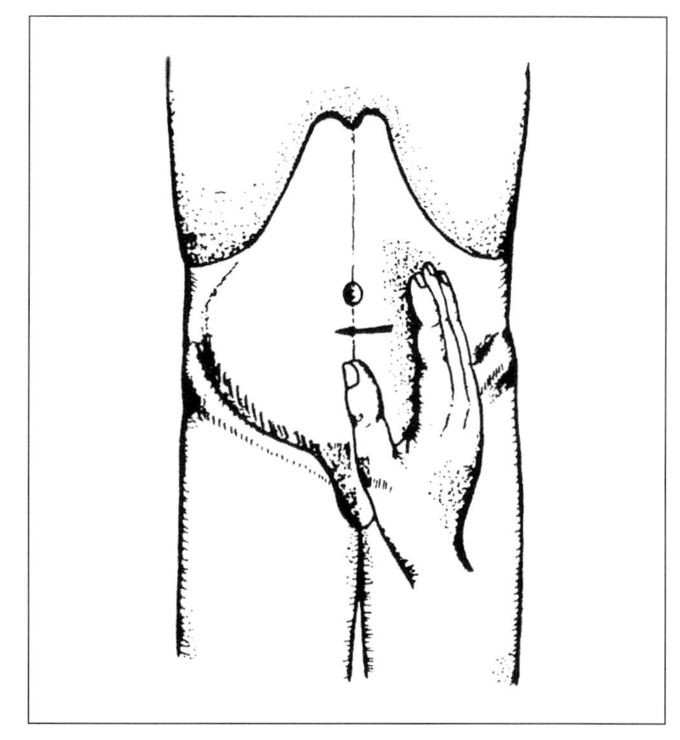

Figura 59.1 ▶ Método prático para ajudar a definir a origem de dor abdominal à direita.

Em princípio, deve-se pensar na possibilidade de afecção intratorácica sempre que se está diante de paciente com dor abdominal aguda de natureza não determinada, particularmente se a dor se restringe ao andar superior do abdome. É importante afastar possibilidades como pneumonia basal, pleurite, com ou sem derrame, pleurodinia epidêmica, pneumotórax/hemopneumotórax, pericardite aguda, insuficiência cardíaca congestiva, embolia/infarto pulmonar, infarto agudo do miocárdio, dissecção aórtica, perfuração esofágica com mediastinite aguda, radiculopatia torácica (compressiva ou não-compressiva), traumatismo torácico com fratura de costelas e/ou lesões da coluna vertebral, que são as principais afecções torácicas passíveis de simular abdome agudo cirúrgico.

Convém lembrar, no entanto, que a simples identificação de alterações supradiafragmáticas – pleuropulmonares ou cardíacas – em doentes com dor abdominal aguda não confirma sua origem torácica. Não raramente, doenças do andar superior do abdome acompanham-se de alterações intratorácicas, prestando-se a confusões diagnósticas. Caso exemplar é representado pela pancreatite necro-hemorrágica aguda, que pode acompanhar-se de derrame pleural à esquerda, elevação e imobilidade da hemicúpula diafragmática homolateral e alterações eletrocardiográficas sugestivas de insuficiência coronariana. Aliás, o padrão eletrocardiográfico observado durante a evolução de determinadas catástrofes abdominais agudas pode conduzir ao diagnóstico equivocado de infarto agudo do miocárdio, particularmente quando, ao lado de alterações do segmento ST e da onda T, identificam-se ondas Q patológicas.[18] Atribui-se a responsabilidade por tais alterações (que, diga-se de passagem, podem regredir totalmente após a estabilização do quadro clínico) a múltiplos fatores: hipotensão arterial, com conseqüente prejuízo da perfusão coronariana; distúrbios eletrolíticos e ácido-básicos; estimulação autonômica; circulação de enzimas proteolíticas; miocardite secundária à sepse; modificação da posição do coração decorrente de pneumoperitônio ou de distensão das alças intestinais.

ASPECTOS FISIOPATOLÓGICOS

Quando uma afecção torácica se acompanha de expressivas manifestações abdominais, pode-se atribuí-las a pelo menos um dos seguintes fatores:

1. *Dor referida* no abdome ou *dor irradiada* para o abdome, a partir do tórax. É comum a confusão entre as expressões *dor referida e dor irradiada*; a rigor, embora aceitável do ponto de vista estritamente clínico, essa confusão não se justifica do ponto de vista neurofisiológico.

   A *dor referida* é aquela percebida em área diferente da estimulada, em geral – embora não obrigatoriamente – em tecidos providos pelo mesmo segmento espinhal ou por segmento adjacente. Assim, o estímulo doloroso de estruturas viscerais ou somáticas profundas pode provocar sensação de dor (referida) nas áreas mais superficiais do corpo (pele) supridas pelos mesmos segmentos ou pelos segmentos vizinhos da medula. A propagação da excitação poderia dever-se ao fato de os impulsos originados nas vísceras e estruturas somáticas, superficiais e profundas, compartilharem trajeto comum dentro do sistema nervoso central (convergência neuronal das vias aferentes cutâneas e profundas no mesmo segmento ou confluência, ao nível do tálamo, das vias aferentes cutâneas e profundas do mesmo segmento). A *dor referida* pode ou não coexistir com a dor diretamente relacionada com o local da estimulação nociceptiva, mas, para que seja percebida, é necessário que o estímulo doloroso seja suficientemente intenso e/ou que o limiar para dor esteja rebaixado por um processo mórbido qualquer. Exemplo típico de *dor referida* é a dor epigástrica observada, algumas vezes, no infarto agudo do miocárdio (particularmente nos pacientes também acometidos por afecção das vias biliares ou outra afecção do andar superior do abdome).

   No segmento da dor referida, pode-se observar contratura muscular, que cede com a palpação abdominal, varia de intensidade com as incursões respiratórias e, quando prolongada, pode constituir-se em nova fonte de dor e hiperestesia local. Do mesmo modo, os impulsos eferentes podem estimular outras estruturas neste nível, incluindos os vasos sangüíneos e as glândulas, fato constatável pela observação da diferença de temperatura e umidade na região acometida.[1]

   A *dor irradiada*, por sua vez, é ao mesmo tempo superficial e profunda, e decorre da estimulação direta da raiz posterior de um nervo espinhal – ou de um tronco nervoso –, sendo percebida exatamente no território correspondente à raiz nervosa estimulada. No estudo da *dor irradiada*, é indispensável o conhecimento das áreas cutâneas inervadas por fibras de uma única raiz dorsal, os chamados dermátomos (Figura 59.2).

   Exemplo típico de *dor irradiada* é a lombociatalgia provocada por hérnia de disco; assim, no caso específico de compressão da raiz S1 (hérnia L5-S1), surge dor lombar com irradiação para a região posterior da coxa, póstero-lateral da perna (até o maléolo externo) e lateral do pé, até os três últimos dedos. Outro exemplo, mais diretamente relacionado com este capítulo, é a dor percebida no abdome (em geral, no andar superior) em casos de radiculopatia torácica, compressiva ou não-compressiva, conforme se verá mais adiante.

2. *Íleo funcional*, mediado por fatores neuro-hormonais e acompanhado de distensão abdominal, vômi-

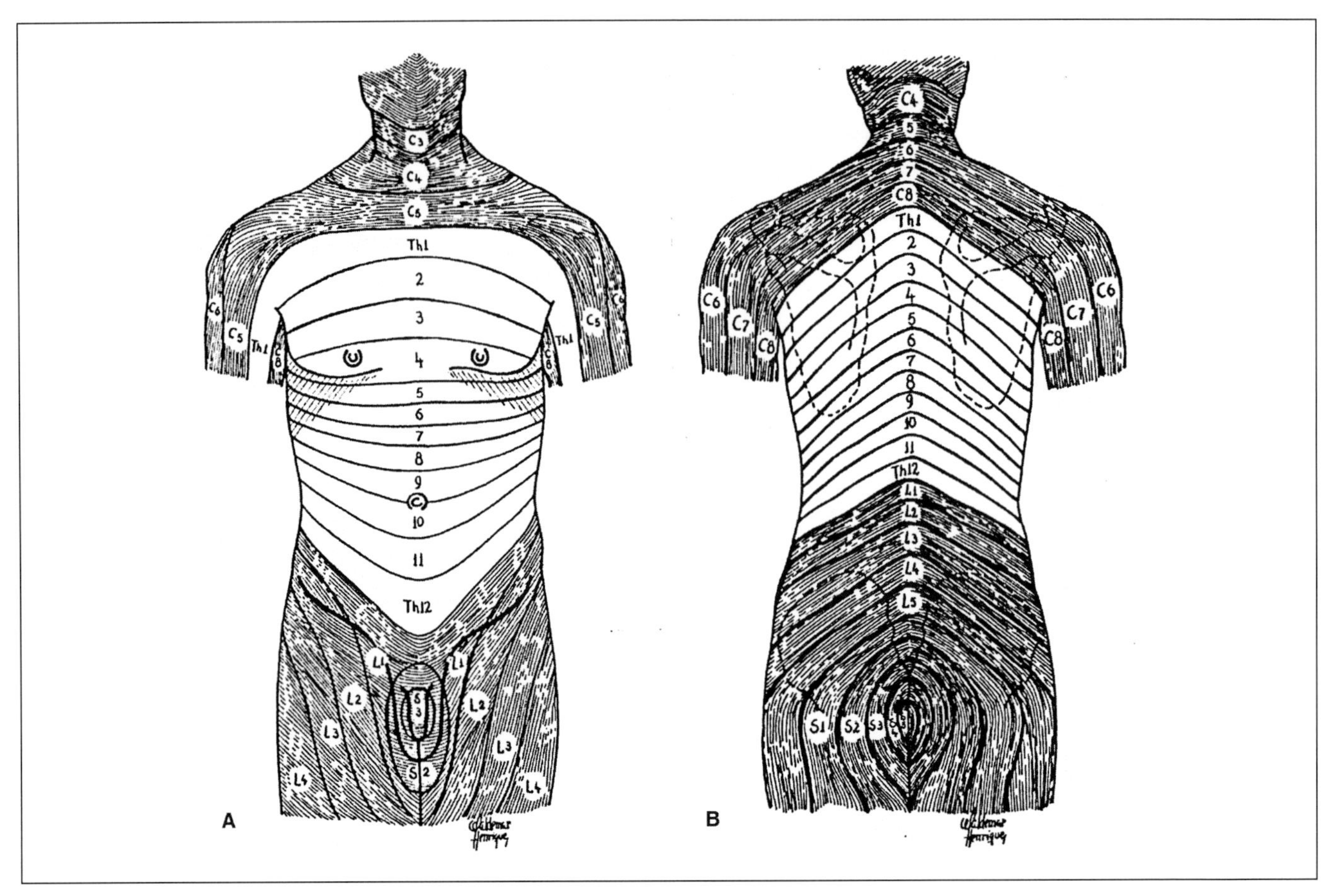

Figura 59.2 ▶ **A.** Dermátomos (territórios cutâneos inervados por fibras de uma única raiz dorsal) das regiões cervical, torácica, abdominal e genital (vista anterior). **B.** Dermátomos das regiões cervical, torácica, lombar e glútea (vista posterior).

tos, parada de eliminação de gases e fezes, soluços e silêncio abdominal à ausculta. Sabe-se que a resposta do peritônio visceral a qualquer agente irritativo traduz-se clinicamente pela diminuição, seguida da abolição, do peristaltismo; é o que ocorre nas peritonites e, em maior ou menor grau, no pós-operatório de procedimentos cirúrgicos abdominais. O íleo funcional pode instalar-se, também, em casos de hematoma retroperitoneal (particularmente se associado à fratura de vértebras), litíase ureteral, pielonefrite grave, hipopotassemia e algumas afecções torácicas, como pneumonias lobares inferiores, pleurites diafragmáticas, fraturas de costelas e infarto do miocárdio.[5,15]

3. *Fígado cardíaco*, próprio dos pacientes com insuficiência cardíaca congestiva, nos quais a distensão da cápsula hepática, mormente quando se processa de forma abrupta, pode ocasionar dor abdominal aguda, espontânea, mais evidente no hipocôndrio direito e no epigástrio, acompanhada de manifestações dispépticas, náuseas e vômitos. Esses achados podem levantar a suspeita de afecção intra-abdominal aguda, como, por exemplo, a colecistite aguda, em especial naqueles casos acompanhados de hiperbilirrubinemia ou mesmo de icterícia.
4. *Insuficiência vascular mesentérica não-oclusiva*, com isquemia das alças intestinais e consecutiva cessação de sua motilidade (íleo vascular), que pode dever-se à redução do débito cardíaco na fase aguda do infarto do miocárdio, no pós-operatório de cirurgia cardíaca com circulação extracorpórea, no decurso de arritmias graves e na vigência de insuficiência cardíaca congestiva (principalmente em pacientes digitalizados).[7]

AFECÇÕES TORÁCICAS QUE SIMULAM ABDOME AGUDO

Processos inflamatórios pleuropulmonares

Os processos inflamatórios da pleura (particularmente aqueles interessando sua porção diafragmática) e as pneumonias basais acompanhadas de pleurite reacional (principalmente nas crianças) podem ocasionar dor referida no abdome, contratura muscular verdadeira no hemiabdome correspondente e íleo funcional, a ponto de simular quadro abdominal agudo cirúrgico.[2,9,15]

A inervação da pleura visceral deriva do plexo autonômico pulmonar, ao passo que a pleura parietal é inervada pelos nervos intercostais e pelo nervo frênico. Ao contrário do folheto visceral, o folheto parietal da pleura é ricamente dotado de fibras nervosas responsáveis pela transmissão dos impulsos dolorosos; estes dependem da presença de tensão tecidual e/ou da liberação de substâncias químicas na intimidade do tecido lesado. A menos que se estenda à face diafragmática, a zona doente da pleura está imediatamente subjacente à área onde se percebe a dor; esta tem caráter agudo e lancinante, agravando-se com a tosse e as incursões respiratórias. Por outro lado, a porção central da pleura parietal, em sua face diafragmática, recebe inervação a partir dos nervos frênicos, os quais se originam da terceira, quarta e quinta raízes cervicais; por conseguinte, a irritação dessa região da pleura produz dor referida no pescoço e na parte superior do ombro. A porção externa da pleura parietal, em sua face diafragmática, recebe inervação sensitiva a partir dos nervos intercostais inferiores, que penetram na medula torácica pelas raízes posteriores dorsais da sétima à 12ª; por conseguinte, a irritação dessa região da pleura resulta em dor referida no tórax inferior, na região lombar, no andar superior do abdome e, eventualmente, até mesmo em seu andar inferior.[3]

O diagnóstico clínico de processo inflamatório pleuropulmonar acompanhado de dor abdominal aguda exige, em primeiro lugar, que o exame físico do paciente não se limite ao abdome, como se o diafragma representasse uma espécie de barreira entre as cavidades torácica e abdominal. Ao se analisarem as características da dor, é importante verificar se ela representa, no tempo, o primeiro sintoma observado pelo paciente; isso porque, nas pneumopatias infecciosas agudas, a dor costuma ser precedida por febre elevada, freqüentemente acima de 38°C. Nos casos de abdome agudo cirúrgico, a presença de febre é inconstante; ademais, quadro abdominal agudo que já se inicia com temperatura superior a 38°C raramente é cirúrgico. A contratura muscular que acompanha as pleurites e as pneumonias costuma restringir-se ao hemiabdome correspondente e, em geral, cede facilmente mediante palpação suave e prolongada. Favorecem, também, o diagnóstico de afecção respiratória as seguintes manifestações clínicas: antecedente de processo gripal; rubor facial; batimentos das asas do nariz; presença de herpes labial; respiração rápida e superficial; posição sentada do paciente ou, se este se deita, preferência pelo decúbito lateral; presença de tosse com expectoração amarelada, esverdeada, cor de tijolo ou mesmo francamente sanguinolenta; preservação da mobilidade respiratória abdominal; ausência de hiperestesia cutânea infra-umbilical; toque retal não doloroso; ausência dos sinais do psoas e do obturador. Além disso, a presença de atrito pleural à ausculta é decisiva para o diagnóstico de processo inflamatório da pleura, ao passo que o achado de silêncio respiratório, associado à abolição do frêmito toracovocal e macicez à percussão, sugere derrame pleural significativo. Por outro lado, a presença de consolidação dos espaços aéreos, observada nas pneumonias alveolares, será denunciada pela ausculta de crepitações teleinspiratórias (devidas à extensão do processo às paredes dos pequenos brônquios) e, sobretudo, pela ausculta de som bronquial associado à broncofonia e à pectorilóquia afônica (resultado da perda do filtro acústico seletivo e melhor transmissão dos sons através do parênquima pulmonar consolidado). É forçoso reconhecer, porém, que esses achados podem ser pouco expressivos nas primeiras horas da doença, principalmente nas crianças. Nesses casos, a confusão diagnóstica far-se-á, sobretudo, com a apendicite aguda, particularmente se a dor originada no tórax estender-se ao andar inferior do abdome. A radioscopia e a radiografia do tórax (em PA, perfil e, eventualmente, em decúbito lateral com raios horizontais) são essenciais para o diagnóstico do acometimento pleuropulmonar, podendo revelar redução da mobilidade da hemicúpula diafragmática homolateral, bem como a presença de derrame pleural e/ou de condensação parenquimatosa pulmonar.

Pleurodinia epidêmica (mialgia epidêmica, miosite epidêmica, doença de Bornholm)

As infecções pelos vírus coxsackie B podem determinar um sem-número de manifestações clínicas, como síndromes respiratórias altas, exantemas, diarréia, orquite, síndrome hemolítico-urêmica, pneumonia, miocardite e meningoencefalite, além da chamada pleurodinia epidêmica, cujos sintomas e sinais clínicos são atribuídos à inflamação dos músculos do pescoço, tórax, abdome e diafragma. O período de incubação da doença varia de 9 a 13 dias e, após sintomas prodrômicos caracterizados por mal-estar, dor de garganta e hiporexia, surgem febre discreta, fraqueza intensa e dor muscular, sendo esta última o sintoma mais proeminente. A dor é aguda, lancinante e paroxística, entrecortada por períodos de acalmia; localiza-se, preferencialmente, sobre os arcos costais inferiores, agravando-se sobremaneira com as incursões respiratórias, a tosse e os soluços. Às vezes, o paciente refere a sensação de que uma faixa constritora lhe envolve a porção inferior do tórax – a *garra do diabo* mencionada por autores antigos. Em cerca de metade dos casos, coexistem dor abdominal e contratura dos músculos da parede anterior do abdome, acompanhadas, por vezes, de intensa hiperestesia cutânea em correspondência com o território do nono, décimo e 11º nervos torácicos, impondo-se o diagnóstico diferencial com abdome agudo cirúrgico. A doença dura, em média, de 3 a 7 dias e é mais comum em quartéis e comunidades escolares, acometendo, de preferência, as crianças e os adultos jovens. O diagnóstico é muito facilitado na vigência de surtos epidêmicos, como acontece com as doenças infecciosas em geral. Vez ou outra, porém, surgem casos isolados, os quais correm o risco de não ser corretamente interpretados, ficando os pacientes sujeitos à indicação equivocada de laparotomia exploradora, diante da suspeita de apendicite aguda, mormente quando a dor é também percebida na fossa ilíaca direita. Favorecem o diagnóstico de pleurodinia epidêmica a presença de hiperestesia dos músculos torácicos e o fato de a contratura abdominal ser detectada apenas durante as crises de dor, tendendo a desaparecer nos períodos de acalmia.[2,4,13]

Pneumotórax e hemopneumotórax

A distinção entre pneumotórax espontâneo e afecção abdominal aguda cirúrgica pode ser difícil, especialmente se não se pratica acurado exame físico do aparelho respiratório ou, por vezes, mesmo em se tomando tal cuidado.[16] Isso porque, se é verdade que nos casos de colapso pulmonar subtotal os achados físicos (silêncio respiratório, timpanismo à percussão, ingurgitamento venoso cervical) são evidentes, o mesmo não acontece nos casos de colapso apenas parcial, que podem passar despercebidos por causa da pouca expressividade do exame clínico. Na ruptura pulmonar com pneumotórax espontâneo, a exemplo do que ocorre nas pleurites diafragmáticas, o quadro clínico pode ser dominado pela presença de dor abdominal (ou lombar) aguda e intensa, náuseas, vômitos e contratura muscular no hemiabdome homolateral. O conjunto dessas manifestações pode sugerir o diagnóstico de úlcera péptica perfurada, principalmente se coexistem colapso circulatório, dor referida no ombro, presença de timpanismo pré-hepático decorrente da distensão das alças intestinais (aerofagia e/ou íleo funcional) e grande apreensão por parte do paciente. Por conseguinte, resulta imprescindível o estudo radiológico do tórax e do abdome superior, de modo a permitir, com segurança, o diagnóstico diferencial entre pneumotórax e pneumoperitônio. Convém lembrar, a propósito, que o pneumotórax espontâneo decorre, na maioria das vezes, da ruptura de bolha enfisematosa na superfície pleural; por outro lado, há muito se reconhece a incidência aumentada de úlcera péptica nos pacientes com doença pulmonar obstrutiva crônica. Assim, podem coexistir pneumotórax espontâneo em pacientes ulcerosos e, inversamente, úlcera péptica perfurada em bronquíticos e enfisematosos, criando condições propícias para eventuais confusões diagnósticas.

No hemopneumotórax, o derrame sanguíneo provoca irritação pleural ainda maior que a observada nos casos de pneumotórax isolado, a ponto de tornar o quadro clínico mais contundente, tanto subjetiva quanto objetivamente. Como o hemopneumotórax é comum nos politraumatizados, necessário se faz o diagnóstico diferencial com problemas intra-abdominais, tais como a ruptura de víscera parenquimatosa – que pode, não obstante, coexistir –, para que não se indique laparotomia desnecessária em paciente com acometimento significativo da função ventilatória. Ressalte-se que a presença de hiperestesia no andar inferior do abdome fala a favor de hemoperitônio concomitante, e não de hemopneumotórax isolado.

Pericardites agudas

Ao que tudo indica, existem escassas fibras sensitivas no pericárdio (restritas ao pericárdio parietal inferior), de modo que a maior parte da superfície da serosa é praticamente insensível à dor. Assim, parece provável que a irritação das estruturas vizinhas seja a principal responsável pela dor que surge na pericardite. Como a pleura parietal e o pericárdio estão em íntimo contato no mediastino, o processo inflamatório na pericardite aguda pode propagar-se facilmente para a pleura e tecidos adjacentes, produzindo dor. Esta é habitualmente precordial ou retroesternal e agrava-se com as incursões respiratórias, podendo projetar-se na parte lateral esquerda do pescoço e ombro (via nervo frênico), quando houver irritação do pericárdio parietal inferior e da porção central da pleura diafragmática, ou, ainda, no abdome (via nervos intercostais inferiores), quando houver irritação das porções mais laterais da pleura diafragmática.[14] Quando a dor limita-se ao abdome (ou é particularmente intensa nessa região) e se acompanha de febre, náuseas, vômitos, distensão abdominal, hipotensão arterial, contratura muscular e leucocitose, o médico menos avisado pode ser induzido a pensar em afecção intra-abdominal primária.[15,19] Não obstante, na maior parte dos casos de pericardite aguda, existirão elementos suficientes para sugerir o diagnóstico correto. Em geral, o paciente consegue certo alívio da dor ao se inclinar para a frente – às vezes, exibindo a clássica posição de *prece maometana* –, mostrando-se relutante em assumir a posição supina. Este fato contrasta com a preferência pelo decúbito dorsal com as pernas fletidas, observada nos pacientes com afecções abdominais agudas acompanhadas de irritação peritoneal. Ademais, a ausculta abdominal costuma revelar ruídos peristálticos bem mais ativos do que será lícito esperar em presença de inflamação peritoneal aguda. Os principais elementos de que dispõe o médico para o diagnóstico de pericardite aguda com dor abdominal predominante são a ausculta cardíaca freqüente, com o objetivo de surpreender atrito pericárdico (muitas vezes fugaz), e a realização do eletrocardiograma (que pode mostrar alterações de ST-T decorrentes do acometimento da faixa miocárdica subepicárdica). Nos casos acompanhados de derrame pericárdico significativo (evidenciado pela radiografia do tórax e, particularmente, pela ecocardiografia), podem coexistir sinais de tamponamento cardíaco, como hipotensão arterial, aumento da pressão venosa central e presença de pulso paradoxal. Importa assinalar que, algumas vezes, o acúmulo muito rápido de líquido na cavidade pericárdica – em especial se o pericárdio parietal for pouco distensível – pode produzir tamponamento cardíaco e sinais de baixo débito sem que, para isso, seja necessário derrame de grandes proporções; nesses casos, não se observará aumento expressivo da área cardíaca na radiografia do tórax.

Insuficiência cardíaca congestiva

A insuficiência ventricular direita, acompanhada de hepatomegalia congestiva aguda, pode ocasionar, conforme já se frisou, dor abdominal aguda localizada no hipocôndrio direito/epigástrio, a ponto de sugerir, por exemplo, o diagnóstico de colecistite aguda. A confusão será evidentemente maior nos casos em que ressaltarem as manifestações dispépticas e os vômitos, os quais podem ser incoercíveis. Caso exemplar seria aquele de paciente do sexo feminino, de meia-idade, portadora de estenose mitral grave (e hipertensão pulmonar expressiva), que subitamente desenvolvesse fibrilação atrial com elevada resposta ventricular; a insuficiência ventricular direita aguda desencadeada ou agravada pela arritmia promoveria súbita congestão hepática, distensão da cápsula de Glisson e dor abdominal aguda passível de ser aliviada pelo controle da arritmia e diureticoterapia. O exame físico revelaria, certamente, significativo crescimento do fígado (que se mostraria bastante sensível à palpação) e evidências de aumento da pressão venosa central (elevação do nível superior de pulsação da veia jugular interna e, desde que não houvesse venoconstrição muito acentuada, ingurgitamento da veia jugular externa). Não se esperaria contratura verdadeira da parede abdominal, mas poder-se-ia esperar que a pressão sobre o fígado congesto induzisse certo grau de resistência (defesa) muscular.[10]

Por outro lado, sabe-se que a insuficiência cardíaca congestiva pode simular abdome agudo cirúrgico também pelo desenvolvimento de insuficiência vascular mesentérica aguda, na ausência de oclusão arterial ou venosa (isquemia intestinal não-oclusiva). Esta complicação resulta da intensa vasoconstrição esplâncnica observada nas síndromes de baixo débito em geral (e na insuficiência cardíaca em particular) e pode ser desencadeada e/ou agravada pelo uso de vasopressores e digitálicos. O quadro clínico é dominado por violenta dor abdominal com mais de 2 ou 3 horas de duração, em evidente contraste, pelo menos inicialmente, com o exame fisico, que costuma ser inexpressivo. Pode haver diarréia mucossanguinolenta e, às vezes, o toque retal pode demonstrar a presença de sangue no lúmen intestinal – elementos indicativos de sofrimento, de natureza isquêmica, da mucosa. Feito o diagnóstico precoce da afecção (para o que são necessários elevado grau de suspeição e a imediata realização dos exames complementares pertinentes), está indicado o tratamento com vasodilatadores, por via intra-arterial, na expectativa de impedir a evolução para o infarto intestinal.

Embolia e infarto pulmonar

A embolia pulmonar é muito freqüente na prática médica, embora seu reconhecimento não se faça na mesma proporção de sua incidência. Isso se deve, pelo menos em parte, ao fato de muitos considerarem a hipótese de embolia pulmonar apenas nos casos floridos, em que estão presentes todas as manifestações clínicas classicamente atribuídas à afecção. Para aumentar a eficiência diagnóstica, há que se pensar na possibilidade de complicação tromboembólica pulmonar sempre que existirem fatores predisponentes, como trombofilias hereditárias (presença do fator V de Leiden ou mutação do gene da protrombina, entre outras), fibrilação atrial, insuficiência cardíaca, estados pós-operatórios, traumatismos, infecções graves, policitemia, carcinoma (particularmente carcinoma mucossecretor), anemia, síndrome nefrótica, corticoterapia, uso de agentes anovulatórios, imobilização no leito e idade superior a 40 anos.

Os principais sintomas e sinais clínicos, presentes em combinações variáveis de caso para caso, incluem dispnéia súbita, taquipnéia, opressão precordial, taquicardia, hipotensão arterial, crepitações pulmonares, escarros sanguíneos, insuficiência ventricular direita aguda (acompanhada de sopro de regurgitação tricúspide funcional), febre, dor pleurítica, atrito pleural, cianose, estado confusional agudo (principalmente nos idosos), hipoxemia acompanhada de aumento do gradiente alveoloarterial de oxigênio, alterações eletrocardiográficas (de importância maior quando se dispõe de traçados prévios) e achados radiológicos diversos. Eventualmente, porém, pode a embolia pulmonar apresentar manifestações abdominais predominantes, a ponto de simular abdome agudo cirúrgico ou, pelo menos, de desviar a atenção do médico e dificultar o diagnóstico correto.[11] Essas manifestações incluem dor abdominal aguda e contratura dos músculos da parede abdominal, além daquelas decorrentes da instalação de íleo funcional.

A dor localiza-se no andar superior do abdome ou na região lombar, podendo dever-se a duplo mecanismo: insuficiência ventricular direita aguda, com súbita distensão da cápsula hepática, e/ou irritação da pleura diafragmática, com dor referida no abdome, nos casos que evoluem para o infarto pulmonar e se acompanham de pleurite reacional.

A análise detida do quadro clínico permite, muitas vezes, que se formule o diagnóstico correto e se institua o tratamento adequado; não raramente, porém, impõe-se a utilização de outros recursos propedêuticos capazes de clarear em definitivo a questão. Tais recursos incluem o *duplex-scan* venoso dos membros inferiores (para avaliar a possível concomitância de trombose venosa profunda), a determinação do dímero-D (de elevado valor preditivo negativo), o ecocardiograma (que, entre outras alterações, pode detectar a presença de trombos intracavitários), a cintilografia pulmonar de ventilação/perfusão, a angiotomografia e, até mesmo, a arteriografia pulmonar. Seja como for, é importante que se evite a todo custo a indicação equivocada de laparotomia exploradora, que poderia ter conseqüências desastrosas. Essa conduta seria particularmente indesejável nos casos de tromboembolismo pulmonar que ocorrem após operações abdominais (mais comumente entre o oitavo e o 14º dia), visto que, nessas circunstâncias, um erro de diagnóstico poderia significar reintervenção desnecessária no momento em que o paciente começasse efetivamente a se recuperar da agressão cirúrgica anterior.

Infarto agudo do miocárdio

A dor do infarto agudo do miocárdio é habitualmente descrita, mercê de seu caráter constritivo, como sensação de *arrocho* precordial, cuja atrocidade desafia qualquer descrição; acompanha-se de sudorese fria, palidez, náuseas, vômitos e sensação de morte iminente, e é referida, não raramente, no membro superior esquerdo, no membro superior direito, na região cervical, na mandíbula e no andar superior do abdome (epigástrio e hipocôndrio direito). Esta última eventualidade parece ser mais comum nos infartos da parede inferior (diafragmática) do ventrículo esquerdo; particularmente nos casos cuja dor se acompanha de manifestações digestivas proeminentes, é necessário descartar afecções como a pancreatite necro-hemorrágica aguda, a úlcera péptica perfurada, a isquemia mesentérica e a colecistite aguda.[10,14] O risco do diagnóstico equivocado de afecção intra-abdominal será evidentemente maior quando, associada à febre e à leucocitose decorrentes da necrose do miocárdio, coexistir contratura dos músculos abdominais. A impressão de infarto agudo do miocárdio será favorecida pelos seguintes achados: hipofonese das bulhas cardíacas; presença de quarta bulha (B4), denotando diminuição da complacência ventricular esquerda; presença da terceira bulha (B3), denotando disfunção sistólica do ventrículo esquerdo; crepitações pulmonares, indicativas de edema pulmonar; aparecimento de atrito pericárdico, em geral fugaz ou inconstante, a exigir ausculta cuidadosa e periódica do precórdio; aparecimento de sopro sistólico apical, antes inexistente, a sugerir disfunção de músculo papilar; elevação dos marcadores de necrose miocárdica (CPK-MB, troponina) e, sobretudo, alterações eletrocardiográficas indicativas de necrose, lesão e isquemia do miocárdio, de caráter evolutivo, postas em evidência mediante a realização de traçados periódicos.

Dissecção da aorta torácica

A dissecção aórtica aguda caracteriza-se pelo aparecimento de violenta dor torácica ou abdominal alta, de caráter transfixante, em geral desacompanhada de sintomas premonitórios. Ao contrário do que é habitualmente observado nos casos de infarto agudo do miocárdio, a dor costuma apresentar intensidade máxima quando do seu início, podendo, mais tarde (horas ou dias), ser referida na região interescapular, nos ombros, na região lombar, nos quadris, nas virilhas ou nas extremidades inferiores.

A pressão arterial costuma estar elevada, podendo, não obstante, haver expressiva queda da pressão diastólica, coincidindo com a instalação de regurgitação aórtica aguda (denunciada, também, pelo aparecimento de sopro diastólico de alta freqüência, aspirativo, em decrescendo). O aparecimento de sopro com tais características, aliado ao quadro clínico acima descrito, é praticamente diagnóstico da afecção, em especial se coexistir assimetria dos pulsos arteriais nos dois lados do corpo.

A ruptura da aorta para o interior do saco pericárdico pode determinar tamponamento cardíaco e consecutivo colapso circulatório; quando o extravasamento de sangue é mais gradual, pode ser difícil o diagnóstico diferencial com a pericardite aguda, em especial se se detecta atrito pericárdico e se o paciente se mostra febril (o que pode ocorrer nos casos de dissecção aórtica). Eventualmente, a dissecção aórtica pode simular afecção abdominal aguda, mormente se não se pratica exame físico acurado e se não se dispõe de exames complementares (ecodopplercardiograma transesofágico, tomografia computadorizada, ressonância magnética ou aortografia) capazes de confirmar o diagnóstico. Deve ainda ser lembrado que, mais raramente, a dissecção aórtica pode acompanhar-se de obstrução da artéria mesentérica superior e isquemia intestinal aguda, o que torna o prognóstico da afecção particularmente sombrio.

Radiculopatia torácica

O acometimento das raízes torácicas parece ser bem mais freqüente do que se supõe e pode, às vezes, manifestar-se por dor no andar superior do abdome, suficientemente intensa e aguda a ponto de expor o paciente aos riscos de uma laparotomia intempestiva.[8,12] Os diabéticos são particularmente susceptíveis, podendo, nesse caso, associar-se polineuropatia generalizada e perda significativa de peso. A dor é percebida, também, na caixa torácica e/ou no dorso, costuma assumir caráter constritivo e tende a se acentuar durante a noite; às vezes, coexiste significativa hiperestesia cutânea, a ponto de o paciente sentir-se incomodado com o simples contato da roupa com a própria pele. Incluem-se entre as outras causas de radiculopatia torácica o herpes-zoster, a espondiloartrose, a discopatia e o carcinoma metastático paravertebral, quando acomete as raízes nervosas espinhais.

O exame complementar mais útil para a confirmação do diagnóstico é a eletroneuromiografia, que mostra sinais de desnervação (potenciais de fibrilação e/ou ondas agudas positivas), observados na musculatura torácica paraespinhal, seja focalmente, no dermátomo de distribuição da dor, ou, no caso, específico dos diabéticos, difusamente em vários níveis.[12] É claro que a mielografia, a tomografia computadorizada e a ressonância magnética contribuem para a confirmação do diagnóstico, fornecendo excelente definição anatômica da origem de dor radicular; não obstante, em se tratando de radiculopatias não-compressivas – como, por exemplo, um infarto radicular diabético –, não há como diagnosticá-las radiologicamente, impondo-se a realização da eletroneuromiografia para sua perfeita caracterização. Ademais, o diagnóstico baseado na imagem não dá qualquer informação a respeito da gravidade da lesão em termos eletrofisiológicos, pois, eventualmente, grandes defeitos observados à mielografia podem ser inteiramente assintomáticos.[6]

REFERÊNCIAS BIBLIOGRÁFICAS

1. Aach RG. Dor abdominal. *In:* Mac Bryde CM , Blacklow RS (eds.) *Sinais e sintomas*. 6ed. Rio de Janeiro: Guanabara-Koogan, 1986.
2. Birch CA. Acute (non-surgical) abdominal castastrophes. *In:* Birch CA (ed.) *Emergencies in medical practice*. 9ed., Edinburgh and London: Churchill Livingstone, 1971.
3. Cherniack RM, Cherniack L, Naimark A. *Respiration in health and disease*. 2ed., Philadelphia-London-Toronto: WB Saunders Company, 1972.
4. Cope Z. Doenças que podem simular abdômen agudo. *In:* Cope Z (ed.) *Diagnóstico precoce do abdômen agudo*. 2ed., Rio de Janeiro-São Paulo: Livraria Atheneu, 1976.
5. Heitzman EJ, Fulmer CM, Sanborn JC. Paralytic ileus following myocardial infarction. *Am J Cardiol*. 1965; *16*:887-93.
6. Hitselberger WE, Witten RM. Abnormal myelograms in asymptomatic patients. *J Neurosurg* 1986; *28*:204-6.
7. Hostetler TG, Lewis HD Jr, Hayes WL. Heart failure simulating an acute surgical abdomen (report of two cases of non-occlusive ischemia or infarction of the bowel). *Am J Cardiol* 1965; *16*:576-9.
8. Marinacci AA, Courville CB. Radicular syndromes simulating intra-abdominal surgical conditions. *Am Surg* 1962; *28*:59-63.
9. Mazzei CM. Abdomen agudo no quirúrgico en las afecciones del aparato respiratório. *Prensa Med Argent* 1970; *57*:196-201.
10. Mazzei CM. Abdomen agudo médico de causa cardiovascular. *Prensa Med Argent* 1972; *59*:275-80.
11. Potts DE, Sahn SA. Abdominal manifestations of pulmonary embolism. *JAMA* 1976; *235*:2835-7.
12. Selman MS, Mayer RF. Thoracoabdominal radiculopathy. *South Med J*. 1988; *81*:199-201.

13. Shepherd JA. Medical conditions and the acute abdomen. *In:* Shepherd JA (ed.) *A concise surgery of the acute abdomen.* 1ed., Edinburgh-London-NewYork: Churchill Livingstone, 1975.
14. Smith JR, Paine R. Dor torácica. *In:* Mac Bryde CM, Blacklow RS (eds.) *Sinais e sintomas.* 6ed., Rio de Janeiro: Editora Guanabara-Koogan, 1986.
15. Spivach A, Daris G. Malattie toraciche a prevalente sintomatologia addominale. *Minerva Med.* 1976; *67*:2179-96.
16. Steigmann F, Singer HA. Spontaneous pneumothorax simulating acute abdominal affections. *Am J Med Sci* 1936; *192*:67-72.
17. Storby G. Thoracic radiography is indicated in the examination of acute abdomen! The cause of abdominal symptoms may be found in the thorax. *Lakartidningen* 1995; *92*: 3214-6.
18. Thomas I, Mathew J, Jumar VP *et al.* Electrocardiographic changes in catastrophic abdominal illness mimicking acute myocardial infarction. *Am J Cardiol* 1987; *59*:1224-5.
19. Witherbee HR Jr, Pearce ML. Shock and acute abdominal symptoms complicating acute idiopathic pericarditis. *Ann Intern Med* 1958; *49*:876-84.

60

Afecções Urológicas

Frederico Álvares da Silva Salgado
Silvio Fernandes Timponi

INTRODUÇÃO

Algumas afecções urológicas são freqüentemente atendidas em serviços de urgência e fazem parte do diagnóstico diferencial do abdome agudo. Elas incluem a cólica renal, a pielonefrite, o abscesso renal, a pionefrose e, mais raramente, o infarto renal e a ruptura renal espontânea.

CÓLICA RENAL

A cólica renal é resultado de obstrução do trato urinário, geralmente provocada por cálculo. Responsável por 0,9% dos atendimentos hospitalares, apresenta incidência 16% maior no verão, quando comparado aos meses de inverno.[2] Ocorre mais comumente durante a noite ou nas primeiras horas da manhã. O custo da nefrolitíase, nos EUA, chega a 1,83 bilhão de dólares ao ano.[1]

São cinco os principais locais de impactação dos cálculos. O mais comum é a junção ureterovesical, por ser a área de maior estreitamento do trato urinário. As outras regiões são a junção ureteropélvica, em decorrência da redução abrupta da pelve renal em relação ao ureter, e o ureter médio, quando este cruza os vasos ilíacos. Nas mulheres, destaca-se a região pélvica, na qual o ureter cruza anteriormente aos vasos pélvicos. Finalmente, na região dos infundíbulos e cálices renais, pode ocorrer uma obstrução localizada do cálice.

O paciente com cólica renal apresenta-se com dor lombar de forte intensidade, que pode irradiar-se para a região inguinal e genital externa. Quando os cálculos estão próximos à bexiga, freqüentemente coexistem manifestações miccionais irritativas, como urgência e freqüência miccional. Como a inervação dos gânglios celíacos serve tanto aos rins como ao estômago, náuseas e vômitos são freqüentes. Também podem ocorrer íleo, constipação e/ou diarréia. Na presença de manifestações gastrointestinais, deve-se fazer o diagnóstico diferencial com gastroenterite, apendicite aguda, salpingite e colites. Durante a crise de cólica, o paciente não encontra posição que proporcione alívio da dor. Os episódios tendem a ser repentinos, com fases de melhora e piora agudas. A pressão arterial e a freqüência cardíaca podem elevar-se devido à dor e à agitação. A percussão lombar homolateral geralmente é dolorosa. A febre não é comum e, quando presente, sugere infecção urinária associada.

Embora referida como cólica, parece certo que a dor não decorre de espasmo ureteral. O aumento da tensão, especialmente na parede piélica, decorrente da obstrução ureteral aguda, seria a causa da dor intensa sentida pelos pacientes. A variação súbita de tensão da parede piélica causa estímulo nervoso que, por meio dos nervos esplâncnicos e do plexo celíaco, atinge o sistema nervoso central, resultando na sensação dolorosa. Na presença de obstrução ureteral aguda, a pressão no interior da via excretora se eleva rapidamente. Se considerarmos que o segmento pieloureteral dilatado se comporta como um cilindro, a tensão (T) mural é dependente da pressão (P) e também do raio (R) da luz deste cilindro. Torna-se aplicável, portanto, a lei de Laplace para o estudo do comportamento da tensão nas paredes de um cilindro ($T = k \times PR$). Como a pelve renal é consideravelmente mais larga que o ureter, a tensão nesse local será maior e, portanto, independentemente do nível da obstrução ureteral, a dor será mais acentuada no ângulo costovertebral. Com a passagem de pequeno volume de urina através da obstrução, o raio e a pressão diminuem e a tensão cai, levando ao alívio da dor, até que nova distensão ocorra, caracterizando, assim, a intermitência do quadro.[4]

O exame de urina revela, na maioria das vezes, hematúria microscópica e em alguns casos, macroscópica. A presença de piúria é comum, mesmo na ausência de infecção. Nesses casos, deve-se solicitar o exame de Gram de urina para descartar infecção.

A radiografia simples de abdome identifica cerca de 90% dos casos de urolitíase. Os 10% restantes incluem os casos de cálculos radiotransparentes e os não demonstráveis por serem muito pequenos ou estarem sobrepostos a estruturas ósseas. No diagnóstico diferencial, incluem-se os linfonodos mesentéricos calcificados, flebólitos, cálculos biliares, calcificações de cartilagens costais e comprimidos ingeridos e não dissolvidos pelo trato intestinal. Exceto nos casos de cálculos coraliformes, facilmente diagnosticados por sua morfologia característica, a radiografia simples de abdome oferece um dado presuntivo, que deve ser confirmado por outros métodos de imagem. A ultra-sonografia pode confirmar a presença de litíase, mostrando focos ecogênicos com sombra acústica posterior. Nos casos suspeitos, em que não foi possível identificar o cálculo, sinais indiretos, como a hidronefrose, podem sugerir a presença de ureterolitíase. Cálculos ao nível do ureter médio dificilmente são visualizados por ultra-sonografia. O estudo com Doppler pode mostrar alto índice de resistência renal na obstrução aguda. A ausência de jato ureteral, vizualizada com Doppler colorido, no lado afetado sugere obstrução ureteral.[17] Se a dúvida persistir, a tomografia helicoidal sem contraste tornar-se-á o exame de escolha. Este exame é realizado em aproximadamente 5 minutos, apresentando sensibilidade de 96% a 97% e especificidade de 96% a 100% para diagnosticar quadro de urolitíase, além de contribuir para o diagnóstico de outras afecções eventualmente associadas.[13] Chama-se a atenção para os pacientes portadores do vírus HIV, suspeitos de cálculos formados pelo uso do Indinavir, pois estes não são identificados pela tomografia.

Cerca de 20% a 40% dos pacientes com cólica renal necessitam atendimento hospitalar e 10%, internação.[3] A hospitalização está indicada quando os sintomas não melhoram com o tratamento oral, na presença de rim único, anúria e/ou de obstrução associada à infecção.

Diversos medicamentos podem ser utilizados para controle da dor. Os antiinflamatórios não-esteróides (AINE), além de seu efeito analgésico, proporcionam ação antiinflamatória, reduzindo o edema ao nível da obstrução, facilitando a passagem de urina e diminuindo a pressão dentro da via excretora. Dentre os AINE, os mais utilizados são a indometacina, o diclofenaco e o piroxicam. Os antiespasmódicos são amplamente utilizados, mas seu efeito no alívio da dor parece ser devido à diminuição da tensão mural piélica e ao relaxamento da musculatura ureteral, e não à sua ação espasmolítica. A substância mais utilizada é a hioscina. Devido à intensidade do quadro álgico, a utilização de opiáceos é muito útil, os quais são analgésicos potentes, embora possam apresentar efeitos colaterais indesejáveis, como sonolência e eventual dependência química.

A maioria dos cálculos com até 5mm são eliminados espontaneamente.[10] Cálculos com mais de 6mm têm baixa probabilidade de eliminação, e uma intervenção precoce estaria indicada. Cálculos ureterais são tratados mediante litotripsia extracorpórea por ondas de choque (LECO) ou por ureteroscopia. Cálculos renais de até 2cm têm como primeira indicação a LECO. Cálculos com mais de 2cm são mais bem tratados com nefrolitotripsia percutânea.[5] Pacientes com cálculos obstrutivos associados a infecção urinária e sinais de sepse devem ser rapidamente drenados. A drenagem pode ser feita por meio de nefrostomia percutânea ou implante de cateter duplo J.

PIELONEFRITE AGUDA

A pielonefrite aguda bacteriana é definida como a inflamação do parênquima renal secundária à invasão bacteriana. A via de infecção, na maioria das vezes, é ascendente, a partir da contaminação do trato urinário inferior. As vias hematogênica, linfática ou por continuidade também são possíveis, secundárias a foco infeccioso fora do trato urinário, como, por exemplo, endocardite bacteriana, apendicite aguda etc.

A contaminação vesical é causada, na maioria das vezes, por bactérias do trato intestinal que alcançam a bexiga através da uretra.[19] As mulheres são mais vulneráveis por apresentarem comprimento uretral curto, pequena distância entre o meato uretral e o ânus, e não contarem com secreções uretrais protetoras. Instrumentação das vias urinárias e alterações morfológicas e funcionais do sistema urinário também são condições de risco.[16] Nas mulheres grávidas, devido à ação da progesterona e à compressão mecânica pelo útero gravídico, ocorrem a diminuição do tônus ureteral e restrição ao fluxo urinário, favorecendo o desenvolvimento da pielonefrite.[25]

A *Escherichia coli* é responsável por 80% dos casos, em especial o grupo denominado P pilli, que apresenta grande capacidade de adesão ao trato urinário.[12,13] Outras bactérias gram-negativas encontradas, que também fazem parte da flora intestinal, são *Klebsiella, Proteus, Enterobacter, Pseudomonas, Serratia* e *Citrobacter*. Espécies gram-positivas, como *Enterococcus faecalis* e *Staphylococcus aureus*, também são isoladas em cultura de urina. Uma vez alcançada a bexiga, o desenvolvimento da pielonefrite aguda vai depender da ascensão da bactéria ao rim. A presença de refluxo vesicoureteral e a capacidade de adesão da cepa bacteriana são determinantes.[12]

O diagnóstico baseia-se, principalmente, na história clínica e no exame fisico. Exames laboratoriais e de imagem podem ajudar. No desenvolvimento do raciocínio clínico, é importante ter em mente os grupos de risco para desenvolvimento de pielonefrite aguda citados anteriormente.

O quadro clínico é muito variável.[23] Início agudo, febre alta, mal-estar, dor lombar uni ou bilateral contínua, descrita muitas vezes como “dor surda”, precedida por manifestações urinárias, como disúria, algúria e polaciúria, caracterizam a apresentação clínica clássica da pielonefrite aguda. Náuseas, vômitos e diarréia podem ocorrer. Muitas vezes, especialmente em crianças e idosos, pode haver dor abdominal difusa. Pacientes imunossuprimidos podem apresentar-se oligossintomáticos, evoluindo de maneira silenciosa para pielonefrite crônica.[22] Ao exame físico, além de febre, o paciente pode apresentar estado geral comprometido, taquicardia, taquipnéia e dor à palpação bimanual do rim e à percussão do ângulo costovertebral do lado afetado. Distensão abdominal também pode estar presente.

Leucocitose com predomínio de formas jovens (desvio para a esquerda) e aumento das proteínas de fase aguda, como a proteína C reativa (PCR), são freqüentes. A hemocultura deve ser realizada nos pacientes sem resposta ao tratamento ou quando há a possibilidade de origem hematogênica para o processo infeccioso. O exame de urina revela leucocitúria, hematúria e a presença de nitritos. Cilindros hemáticos e leucocitários são comuns, mas não são patognomônicos de pielonefrite aguda. A urocultura normalmente é positiva. É importante lembrar que, nos casos de obstrução total do fluxo urinário do rim afetado, o exame de urina pode estar normal ou pouco alterado.

Os métodos de imagem para diagnóstico e acompanhamento da pielonefrite aguda não complicada têm sensibilidade e especificidade baixas e são reservados para os pacientes toxemiados e que não respondem ao tratamento.[17,24] Nesses pacientes, é necessário afastar a possibilidade de obstrução do trato urinário associada ou a existência da formação de abscesso renal ou perinefrético, que podem necessitar abordagem cirúrgica. Os principais exames utilizados são urografia excretora, ultra-sonografia, tomografia computadorizada, ressonância magnética e cintilografia renal com ácido dimercaptossuccínico (DMSA).

O tratamento da pielonefrite aguda deve ser feito com o uso de antibioticoterapia sistêmica, inicialmente de modo empírico, após coleta de sangue e urina para cultura e antibiograma. O fármaco de escolha deve ter boa penetração no parênquima renal e atingir concentrações adequadas na urina. A necessidade de internação do paciente vai depender da gravidade do quadro e do potencial para o desenvolvimento de complicações. Para pacientes com pielonefrite não-complicada e sem fatores de risco, pode ser utilizado o tratamento ambulatorial com antibiótico oral, desde que associado à supervisão de médicos e familiares. A internação deve ser considerada quando há impossibilidade de hidratação ou ingestão oral de medicamentos, em caso de dúvida da equipe médica quanto à aderência ao tratamento, na presença de comprometimento sistêmico grave, na existência de doenças que aumentem o risco de possíveis complicações e quando há falha no tratamento ambulatorial.[26] O Quadro 60.1 resume as principais condições clínicas e fatores de risco que devem ser considerados para o tratamento em nível hospitalar.

Nos pacientes ambulatoriais, pode-se optar pelo uso de uma quinolona ou pela associação do trimetoprim-sulfametoxazol, devendo o agente ser ajustado de acordo com o resultado das culturas e a resposta

Quadro 60.1 ▶ Condições gerais e fatores de risco que sugerem internação hospitalar

Alcoolismo	Sexo masculino
Diabetes melito	Gravidez
Senilidade	Infecção recorrente
Insuficiência cardíaca/ coronariopatia	Refluxo vesicoureteral
Insuficiência renal (crônica ou aguda)	Instrumentação do trato urinário recente
Prótese valvar cardíaca/ valvopatias	Uropatia obstrutiva
Estados de imunossupressão (câncer, cirrose, esplenectomia etc.)	Anemia falciforme
Alterações cognitivas ou vasculares	Transplante renal
Infecção hospitalar	Pacientes com rim único
	Disfunção miccional com dificuldade de esvaziamento vesical

clínica. O tratamento dura de 10 a 14 dias. Repouso e hidratação oral adequada são medidas importantes. A norfloxacina não deve ser usada por não apresentar penetração tecidual satisfatória.

Nos pacientes internados, o tratamento deve ser inicialmente realizado por via parenteral. A associação de ampicilina com aminoglicosídeo oferece boa cobertura contra enterococos e *Pseudomonas* sp. O uso de monoterapia com quinolona ou cefalosporina de terceira geração é uma opção. O tratamento intravenoso associado ao suporte clínico adequado deve ser mantido por 5 a 7 dias. Posteriormente, deve ser instituído tratamento por via oral, por 10 a 14 dias.

A troca do antimicrobiano deve ser considerada após 3 dias sem resposta clínica satisfatória, tendo por base o resultado do antibiograma. A urocultura deve ser repetida 10 dias após o final do tratamento. Nos casos em que a pielonefrite aguda evolui de maneira insatisfatória, torna-se obrigatória a pesquisa de complicações por meio de exames de imagem.

A pielonefrite enfisematosa é forma rara de infecção necrosante que cursa com gás no parênquima renal ou tecido perirrenal. Surge como pielonefrite aguda, porém com rápida deterioração clínica. Diabetes mal controlado está presente em 80% a 90% dos casos. Nos pacientes não-diabéticos, obstrução do trato urinário por cálculo ou necrose papilar está presente em todos os casos.[18] O gás é formado pela fermentação da glicose ou dos tecidos necróticos por bactérias, resultando na produção de dióxido de carbono.[21] O diagnóstico é feito por meio da tomografia computadorizada. A *E. coli* é o agente bacteriano mais freqüente, seguida por *Klebsiella, Proteus* e *Pseudomonas*. O tratamento inclui, na maioria das vezes, além do suporte clínico, a drenagem imediata do rim ou a nefrectomia em caráter emergencial, para os casos graves de envolvimento renal extenso e/ou sepse. A mortalidade geral atinge taxa em torno de 43%.[8]

PIONEFROSE

A hidronefrose infectada é quadro grave de pielonefrite aguda associada a obstrução do sistema coletor, geralmente por cálculo. O achado de debris à ultra-sonografia sugere o diagnóstico. Em geral, o paciente encontra-se com quadro séptico, de gravidade variável, e o tratamento consiste no uso de antibioticoterapia sistêmica associada à drenagem do rim acometido, por meio de implante de cateter ureteral tipo duplo J por via endoscópica ou nefrostomia percutânea.

ABSCESSO RENAL E PERIRRENAL

O abscesso renal geralmente ocorre como complicação de pielonefrite. Também pode ocorrer sem infecção urinária prévia, através da via hematogênica de um foco distante, como infecção dentária ou cutânea, em geral por bactérias gram-positivas. Esta via tornou-se incomum após o advento dos antibióticos.[6] Em geral, o paciente apresenta-se com leucocitose, febre, distensão abdominal e percussão lombar dolorosa. Náuseas e vômitos podem ocorrer. Abscessos causados por gram-positivos geralmente cursam com hemocultura positiva. A urocultura será positiva quando existir comunicação com o sistema coletor. O diagnóstico é feito mediante exames de imagem (tomografia, ultra-sonografia).

A escolha do antibiótico deve levar em conta a origem do abscesso (via ascendente ou hematogênica). Abscessos com menos de 3cm de diâmetro em pacientes imunocompetentes podem involuir apenas com tratamento medicamentoso.[10] A drenagem percutânea ou cirúrgica é necessária na ausência de resposta adequada, em pacientes imunossuprimidos ou em abscessos de volume maior.

O abscesso perirrenal é uma coleção purulenta entre o rim e a fáscia de Gerota. Quando se estende além da fáscia de Gerota, é denominado abscesso pararrenal. Usualmente, representa a evolução de abscesso renal com tratamento inadequado. O quadro clínico e os agentes etiológicos são semelhantes. Podem estar presentes eritema cutâneo e massa palpável no flanco correspondente. Paralisia diafragmática secundária à irritação do músculo diafragma, derrame pleural e dor pleurítica podem ocorrer. Abscesso paranefrético pode ser secundário a infecção em órgão adjacente, como na alça intestinal. A drenagem percutânea ou cirúrgica é obrigatória.

INFARTO RENAL

A oclusão da artéria renal ou de seus segmentos, devido a sua circulação terminal, leva à isquemia, ocasionando o chamado infarto renal. A principal etiologia é a doença cardíaca, que pode predispor ao desprendimento de trombos. Arritmias estão presentes em 55% dos casos, e valvopatias e coronariopatias, em 30%. Outras condições que podem predispor ao infarto renal são o traumatismo abdominal fechado, a estenose de artéria renal, a manipulação arteriográfica, o balão intra-aórtico e o uso venoso de cocaína. O diagnóstico diferencial inclui nefrolitíase, pielonefrite, infarto do miocárdio, endocardite, intoxicação digitálica, tumor renal e colecistite.

As manifestações clínicas do infarto renal são inespecíficas e, devido à baixa incidência (0,007%),[15] o diagnóstico presuntivo é difícil. Em estudo de necropsia envolvendo 14.411 cadáveres examinados, foram diagnosticados 205 casos de infarto renal (1,4%).[11] Dor no flanco, sem irradiação e de início súbito, é o sintoma mais freqüente, ocorrendo em 68% dos casos; náuseas estão presentes em 21% dos pacientes.

Em relação aos exames laboratoriais, a urinálise revela hematúria em 54% dos casos, piúria em 50% e proteinúria em 70%. A desidrogenase lática está elevada em 93% dos pacientes.[9]

A tomografia computadorizada (TC) é o exame de imagem mais utilizado, estabelecendo o diagnóstico em 80% dos casos. A TC revela áreas de isquemia renal que podem ser parciais ou completas, dependendo do nível de obstrução da artéria renal. A arteriografia é diagnóstica em 100% dos pacientes.[9]

O tratamento é realizado por meio de terapia antifibrinolítica, com a infusão seletiva por arteriografia e cateterismo da artéria renal. As substâncias mais utilizadas são a estreptocinase, a urocinase e o ativador de plasminogênio tecidual. O tratamento cirúrgico inclui a embolectomia com angioplastia, enxerto aortorrenal, autotransplante renal ou excisão do êmbolo com anastomose término-terminal.

RUPTURA RENAL ESPONTÂNEA

A ruptura renal espontânea e conseqüente à formação de hematoma perirrenal é rara, sendo descritos, na literatura, apenas relatos de casos. Um estudo de metanálise revisou os relatos descritos entre 1985 e 1999, encontrando 165 casos.[27] A definição de ruptura renal espontânea exclui história de traumatismo recente, uso de anticoagulantes ou transplante renal.

As etiologias mais comuns são os tumores, principalmente o angiomiolipoma (no caso de tumores benignos) e o adenocarcinoma (no caso de tumores malignos). A poliarterite nodosa é a principal doença vascular associada aos hematomas espontâneos, sendo observada, principalmente, nos casos de sangramentos bilaterais. Causas menos freqüentes incluem abscessos renais e pielonefrite.

O principal sintoma consiste no aparecimento de dor súbita lombar ou em flanco. Podem estar presentes hematúria macro ou microscópica e sinais e sintomas de choque hemorrágico. A maior parte das rupturas espontâneas cursa com a formação de hematomas subcapsulares e perirrenais, porém pode ocorrer ruptura para a cavidade peritoneal com sinais de peritonite.

Os principais métodos diagnósticos são a ultra-sonografia e a TC. A TC apresenta melhores sensibilidade e especificidade em determinar a causa da ruptura. A arteriografia deve ficar reservada aos casos em que há suspeita de doenças vasculares, como a poliarterite nodosa. Também pode ser utilizada, com objetivo terapêutico, na embolização seletiva de angiomiolipomas.

O tratamento da ruptura renal depende de sua etiologia. Nos casos em que há diagnóstico de tumor renal, deve-se realizar a nefrectomia radical. Na suspeita de doença vascular, a arteriografia (para confirmação diagnóstica) e embolização seletiva é a melhor opção. Quando o diagnóstico etiológico não é possível, alguns autores preconizam a conduta expectante, com exames de imagem seriados para tentar esclarecer a causa do hematoma espontâneo.

REFERÊNCIAS BIBLIOGRÁFICAS

1. Clark JY, Thompsom IM, Optenberg AS. Economic impact of urolithiasis in the United States. *J Urol* 1995; *154*:2020-4.
2. Chauhan V, Eskin B, Allegra JR, Cochrone DG. Effect of season, age, and gender on renal colic incidence. *Am J Emerg Med* 2004; *22*(7):560-3.
3. Coe FL, Parks JH. *Nephrolithiasis: Pathogenesis and treatment.* 2ed., Chicago: Year Book Medical Publishers,1998.
4. D'Imperio M. Cólica ureteral. *In:* Srougi M, Dall'Oglio M, Cury J (eds.) *Urgências urológicas*. Editora Atheneu, 2005:11-8.
5. De La Roca RL, Gattás N, Pires SR, Andreoni C. Litotripsia extracorpórea. *Braz J Urol* 2005; *31*(suppl 2):14-25.
6. DeNavasquez S. Experimental pyelonephritis in the rabbit produced by staphylococcal infection. *J Pathol* 1950; *62*:429-36.
7. Deyoe LA, Cronan JJ, Breslaw BH, Ridlen MS. New techniques of ultrasound and color Doppler in the prospective evaluation of acute renal obstruction. Do they replace the intravenous urogram? *Abdom Imaging* 1995; *20*:58-63.
8. Freiha FS, Messing EM, Gross DM. Emphysematous pyelonephritis. *J Contin Ed Urol* 1979; *18*:817-9.
9. Hazanov N, Somin M, Attali M *et al*. Acute renal embolism. Forty four cases of renal infarction in patients with atrial fibrillation. *Medicine* (Baltimore) 2004; *83* (5):292-9.
10. Hoverman IV, Gentry LO, Jones DW *et al*. Intrarenal abscess: Report of 14 cases. *Arch Intern Med* 1980; *140*:914-6.
11. Hoxie HJ, Coggin CB. Renal infartion: Statistical study of 205 cases and detailed report of an unusual case. *Arch Intern Med* 1940; *65*:587.
12. Johnson JR. Virulence factors in *Escherichia coli* urinary tract infections. *Clin Microbiol Rev* 1991; *4*:80-128.
13. Kaijser B, Hanson LA, Jodal U *et al*. Frequency of *E. coli* K antigens in urinary tract infections in children. *Lancet* 1977; *1*: 663-6.
14. Kirpalani A, Khalili K, Lee S, Haider MA. Renal colic: Comparison of use and outcomes of unenhanced helical CT for emergency investigation in 1998 and 2002. *Radiology* 2005; *236*: 554-8.

15. Korzets Z, Plotkin E, Bernheim J, Zissin R. The clinical spectrum of acute renal infarction. *Isr Med Assoc J* 2002; *4* (10):781-4.
16. Krieger JN. Urinary tract infection: What's new? *J Urol* 2002; *168*:2351-58.
17. Little PJ, Mc Pherson Dr, Wardener HE. The appearance of the intravenous pyelogram during and after acute pyelonephritis. *Lancet* 1965; *1*:1186-8.
18. Michaeli J, Mogle P, Perlburg S, Heiman S, Caine M. Emphysematous pyelonephritis. *J Urol* 1984; *131*:203.
19. Mitsumori K, Tirai A, Yamamoto S, Yshita O. Virulence characteristics and DNA fingerprints of *Escherichia coli* isolated from women with acute uncomplicated pyelonephritis. *J Urol* 1997; *158*:2329-32.
20. Morse RM, Resnick MI. Ureteral calculi: Natural history and treatment in an era of advanced technology. *J Urol* 1997; *157*:780-6.
21. Schainuck LI, Fouty R, Cutler RE. Emphysematous pyelonefhritis, a new case and review of previous observation. *Am J Med* 1968; *44*:134-9.
22. Shaeffer AJ. Infections and inflammations of the genitourinary tract. *In:* Walsh PC, Retik AB, Vaughan ED, Weni AJ (eds.) *Campbell's urology*. 8ed., Vol. 1. Philadelphia: WB Saunders, 2002:530-90.
23. Stamm WE, Hootonj TM. Management of urinary tract infections in adults. *N Engl J Med* 1993; *329*:1328-34.
24. Talner LB, Davidson AJ, Lebowitz RL. Acute pyelonephritis: Can we agree on terminology? *Radiology* 1994; *192*:297-305.
25. Waltzer WC. The urinary tract in pregnancy. *J. Urol* 1981; *125*:271-6.
26. Wroclawski ER. Consenso Brasileiro de Infecção do Trato Urinário da Sociedade Brasileira de Urologia. Campinas, SP, 2002:83-95.
27. Qing ZJ, Fielding JR, Zou KH. Etiology of spontaneous perirenal haemorrhage: A meta-analysis. *J Urol* 2002; *164* (4):1593-8.

61

Doenças Metabólicas

Maria de Fátima Haueisen Sander Diniz
Letícia Rodrigues de Alencar
Guilherme Asmar Alencar

INTRODUÇÃO

Algumas doenças endócrinas e metabólicas podem apresentar-se sob a forma de quadros abdominais agudos, simulando condições cirúrgicas. Essas situações ocorrem eventualmente, mas é importante conhecê-las.

O diagnóstico dessas doenças é fundamental para que se evite intervenção cirúrgica desnecessária. Além disso, submeter um paciente gravemente enfermo a procedimento operatório sem indicação adequada pode agravar seu estado clínico e levá-lo à morte. Como essas afecções endocrinometabólicas raramente causam quadro de abdome agudo, há pequena experiência adquirida com essas condições. Como conseqüência, a literatura sobre o assunto é escassa e os mecanismos fisiopatológicos do quadro abdominal agudo ainda são pouco elucidados.

Por outro lado, quadros de abdome agudo cirúrgico podem acometer, por exemplo, qualquer portador de diabetes melito ou hipotireoidismo, que são doenças endócrinas bastante prevalentes. Para o diagnóstico diferencial correto necessitamos a mais completa anamnese possível, exame físico cuidadoso e seriado, além dos exames propedêuticos. A história pregressa e/ou familiar de sinais e sintomas gastrointestinais agudos e repetidos traz a suspeita de causas não-cirúrgicas do quadro abdominal agudo.

CETOACIDOSE DIABÉTICA

Entre as doenças endocrinometabólicas, a cetoacidose diabética é a mais freqüentemente associada à dor abdominal aguda. A descrição de dor abdominal e sensibilidade à palpação do abdome no diabetes melito descompensado vem desde 1935 (Bearwood, citado por Knight, 1973),[32] especialmente nas descompensações metabólicas de crianças e jovens. A cetoacidose diabética constitui condição associada à deficiência grave de insulina, ocasionando hiperglicemia, lipólise e aumento da oxidação dos ácidos graxos com a produção de corpos cetônicos: acetona, β-hidroxibutirato e acetoacetato. Disso resulta quadro de acidose metabólica com *anion gap* elevado (*anion gap* = sódio – [cloreto + bicarbonato]), hiperosmolaridade, desidratação e distúrbios eletrolíticos.[18]

A cetoacidose diabética é mais característica do diabetes melito do tipo 1, mas pode acontecer no diabetes do tipo 2 em vigência de situações de estresse infeccioso, cirúrgico, psíquico, traumático, ou diante de outras situações de emergência. Os principais fatores precipitantes da cetoacidose são as infecções e a falta de adesão ao tratamento do diabetes, com a omissão do uso da insulina. Entretanto, as situações de estresse já citadas, o infarto agudo miocárdico, a pancreatite aguda e o uso abusivo de álcool e cocaína, dentre outras causas, elevam a concentração de glucagon e outros hormônios contra-reguladores à insulina, podendo precipitar a cetoacidose.[50]

O quadro clínico evolui em horas ou dias, com náuseas, vômitos e hiporexia. A dor abdominal não tem localização bem definida e não costuma ser intensa. Raramente, entretanto, pode ter grande intensidade e cursar com distensão abdominal, íleo e sensibilidade à palpação. A poliúria e a polidipsia, que são características do diabetes melito descompensado, nem sempre estão presentes quando o paciente procura atendimento médico, uma vez já desidratado e com estado de consciência alterado. A respiração é classicamente uma polipnéia (respiração profunda e rápida), mas pode estar deprimida nos casos de acidemia muito grave. O hálito tem odor de acetona ou, segundo alguns autores, de maçã verde.[18,49]

Os mecanismos patogênicos das manifestações clínicas abdominais agudas são multifatoriais. As náuseas e os vômitos são atribuídos ao efeito central da cetonemia, à atonia gástrica e ao íleo provocado pela hiperglicemia aguda e pela acidose. Cogita-se, também, que os níveis elevados de glucagon e catecolaminas possam retardar a motilidade gastrointestinal. Além disso, é postulado o papel da distensão aguda da cápsula hepática, talvez pelo afluxo de ácidos graxos portais e infiltração gordurosa do fígado, reação peritoneal pelos distúrbios hidroeletrolíticos e isquemia ou insuficiência mesentérica secundárias à desidratação e à acidose metabólica.[6,18,21,50,59]

Um estudo prospectivo acompanhou 200 pacientes atendidos em unidade de emergência em crise hiperglicêmica aguda: cetoacidose diabética ou estado hiperosmolar não-cetótico. Dos 189 pacientes em cetoacidose, 46% apresentavam dor abdominal, e sua presença correlacionou-se com a gravidade da acidose metabólica (86% dos pacientes com cetoacidose grave *versus* 13% daqueles com cetoacidose leve). Por outro lado, a freqüência de dor não esteve ligada ao grau de desidratação, hiperosmolaridade ou hiperglicemia, contrariando algumas das hipóteses fisiopatogenéticas citadas. Nenhum dos pacientes em hiperosmolaridade não-cetótica apresentou dor abdominal, a despeito de glicemias tão elevadas quanto 1.000mg/dL. Em 30 pacientes com cetoacidose diabética foi possível relacionar a causa da dor ao fator precipitante da descompensação (p. ex., pancreatite, doença inflamatória pélvica ou pielonefrite). Nessa série, apenas cinco casos apresentaram condições que necessitaram tratamento cirúrgico.[59] Esse estudo é importante por reforçar a conclusão de dois outros, mais antigos, que atribuem as manifestações abdominais agudas da cetoacidose diabética à presença de acidose grave.[6,32]

Em outro estudo prospectivo, envolvendo 100 pacientes em cetoacidose diabética, a dor abdominal esteve presente em 27, mas apenas um apresentou-se com quadro abdominal agudo à admissão hospitalar. A pancreatite aguda esteve associada a 11% dos casos de cetoacidose (diagnóstico baseado na presença de elevação dos níveis de amilase, lipase e alterações da tomografia computadorizada do abdome). Destes, apenas um estava em abdome agudo; em oito pacientes, a dor abdominal foi relatada apenas pela anamnese dirigida, e em dois, a dor estava ausente. Segundo os autores, pacientes em cetoacidose com dor abdominal deveriam ter seus níveis de amilase e lipase medidos e, se elevados, deveriam ser submetidos a tomografia para diagnóstico diferencial de pancreatite aguda.[40]

O quadro de dor abdominal associado à cetoacidose diabética é revertido em horas com a hidratação e a correção da acidemia, exceto nos casos em que coexista doença abdominal precipitante (p. ex., colecistite, apendicite aguda). Todos os pacientes com quadro abdominal agudo deveriam ter sua glicemia medida para que se pudesse excluir a cetoacidose como fator etiológico. Por outro lado, diante de quadro abdominal agudo em diabéticos maiores de 40 anos e que não estejam com acidemia grave, deve-se suspeitar de outra causa subjacente para a dor.[6]

INSUFICIÊNCIA ADRENAL

A insuficiência adrenal é caracterizada pela produção deficiente dos hormônios pelo córtex das glândulas supra-renais: cortisol, aldosterona e desidroepiandrostenediona. Trata-se de condição clínica e laboratorial que, embora pouco freqüente, é relevante pela morbidade dos casos não tratados. Na maior parte das vezes, é causada por problemas na própria glândula: insuficiência primária ou doença de Addison. Em menor número de casos, a insuficiência adrenal é decorrente de alterações hipofisárias ou hipotalâmicas: insuficiência secundária. A etiologia mais comum de insuficiência adrenal secundária é o uso prolongado de glicocorticóides.[42,56]

A apresentação clínica da doença é, na maioria das vezes, insidiosa. Náuseas, vômitos e dores abdominais recorrentes freqüentemente acompanham o quadro de fraqueza, anorexia e perda de peso. Em alguns casos, o quadro clínico pode simular situações de abdome agudo. Esse quadro de insuficiência adrenal aguda ou crise adrenal é, em geral, condição grave, que pode levar ao óbito. Os sinais e sintomas abdominais difusos e as dores lombares se associam à astenia intensa e a alterações variáveis do estado de consciência. Raramente, há febre e rigidez da parede abdominal. A urgência desse quadro se relaciona a colapso cardiovascular e choque, que responde mal à reposição de líquidos e aos vasopressores. O quadro clínico freqüentemente se acompanha por hiponatremia, hiperpotassemia, azotemia, hipoglicemia, anemia normocítica e normocrômica e eosinofilia.[41]

A maior parte dos casos de crise adrenal se deve à insuficiência primária, isto é, lesão das glândulas adrenais. Com freqüência, o quadro é desencadeado por situações de desidratação aguda de qualquer natureza, estresse infeccioso, psíquico ou cirúrgico, e traumatismos. Em pacientes portadores de insuficiência adrenal crônica, a interrupção da reposição dos glico e mineralocorticóides pode causar quadros graves em horas ou poucos dias de evolução.

Por meio da anamnese e do exame físico, muitas vezes se pode suspeitar de insuficiência adrenal em portadores de doenças auto-imunes, como vitiligo e tireoidite de Hashimoto, em usuários de anticoagulantes orais, em pessoas em corticoterapia prévia, especialmente se prolongada, e em portadores de neoplasias com metástases extensas, tuberculose ou AIDS.[23]

O tratamento da crise adrenal consiste na reposição hidroeletrolítica e de glicocorticóides por via venosa, além do suporte hemodinâmico. Se houver suspeita clínica de insuficiência adrenal como causa da dor abdominal, a coleta de material para os exames diagnósticos deve ser imediatamente seguida pelo tratamento, antes mesmo de o resultado dos testes estar disponível. Além disso, são fundamentais a identificação e a abordagem dos fatores precipitantes do quadro.

HIPERTRIGLICERIDEMIA

A hipertrigliceridemia grave, com níveis séricos de triglicerídeos usualmente acima de 1.000mg/dL (11,3mmol/L), pode determinar quadros recorrentes de dor abdominal e/ou pancreatite aguda.[8,11,12,31,35,46,51,61] Esta elevação maciça dos triglicerídeos pode ser encontrada, principalmente, nas hiperlipidemias dos tipos I, IV e V da classificação de Fredrickson (Quadro 61.1). Em geral, advém da associação entre um distúrbio genético do metabolismo das lipoproteínas (Quadro 61.2) e uma causa secundária precipitante (Quadro 61.3), embora esta última não seja essencial para a expressão clínica da hipertrigliceridemia grave relacionada às deficiências de lipoproteína lipase ou de apolipoproteína C-II.[31,35,61]

Diante de hipertrigliceridemia maior que 1.000mg/dL, quase sempre se observa elevação concomitante dos quilomícrons no plasma. Esta elevação pode ser direta (deficiência de lipase lipoprotéica e deficiência de apolipoproteína C-II) ou indireta, decorrente da saturação da enzima lipase lipoprotéica pela VLDL em excesso com conseqüente aumento de quilomícrons (hipertrigliceridemia familiar e hiperlipidemia combinada familiar).[8,11,61] Fundamentados nas observações anteriores, alguns autores utilizam o termo *síndrome de quilomicronemia* para descrever a combinação de si-

Quadro 61.1 ▶ Classificação de Fredrickson das hiperlipidemias em seis tipos, baseada na eletroforese das lipoproteínas plasmáticas[38]

Tipo	Lipoproteína plasmática predominantemente elevada	Lipídio plasmático predominantemente elevado	Aparência do plasma após refrigeração
I	Quilomícron	Triglicérides	Sobrenadante cremoso
IIa	LDL	Colesterol	Transparente
IIb	VLDL + LDL	Triglicérides + colesterol	Usualmente transparente
III	Remanescentes de VLDL (IDL)	Triglicérides + colesterol	Turvo
IV	VLDL	Triglicérides	Turvo
V	Quilomícron + VLDL	Triglicérides + colesterol	Sobrenadante cremoso + turvo

Quadro 61.2 ▶ Distúrbios genéticos hereditários ou esporádicos mais freqüentemente relacionados às hiperlipidemias dos tipos I, IV e V e potencialmente associados à hipertrigliceridemia grave[38]

Tipo	Distúrbios genéticos mais freqüentemente relacionados a cada tipo de hiperlipidemia
I	Deficiência de lipase lipoprotéica e deficiência de apolipoproteína C-II
IV	Hipertrigliceridemia familiar e hiperlipidemia combinada familiar
V	Deficiência de lipase lipoprotéica, deficiência de apolipoproteína C-II, hipertrigliceridemia familiar e hiperlipidemia combinada familiar

Quadro 61.3 ► Principais fatores secundários associados à exacerbação da hipertrigliceridemia em indivíduos geneticamente predispostos[8,35,46,51,61]

Potenciais causas secundárias precipitantes da hipertrigliceridemia grave	
Comportamentais	Hábito etílico, refeições gordurosas e/ou ricas em carboidratos e sedentarismo
Doenças	Diabetes melito com controle insatisfatório, estados de resistência à insulina, hipotireoidismo, hipogonadismo masculino, rápido ganho ponderal, insuficiência renal, síndrome nefrótica e doenças hepatocelulares
Medicamentos	Diuréticos, betabloqueadores, metildopa, estrogênio, tamoxifeno, glicocorticóides, ciclosporina, tacrolimus, interferons, anti-retrovirais, propofol, olanzapina, mitarzapina, ácido cis-retinóico
Outras	Gestação e infusão parenteral de lipídios

nais e sintomas determinados pela hipertrigliceridemia maciça (> 1.000 a 2.000mg/dL).[8,11,46,51]

A manifestação clínica mais importante da síndrome de quilomicronemia é a pancreatite aguda, cuja apresentação clínica é indistinguível das outras causas de pancreatite, com início agudo de dor abdominal, freqüentemente recorrente, às vezes evoluindo para necrose pancreática e até para morte.[11,12,35,51,61] Presume-se que a quilomicronemia possa determinar quadro de dor abdominal aguda não relacionada à pancreatite.[11,20,38,39] Essa é uma questão de difícil elucidação, uma vez que a pancreatite relacionada à quilomicronemia pode ter seu diagnóstico dissimulado por níveis supostamente normais de amilase, em decorrência da interferência da hipertrigliceridemia no ensaio laboratorial ou da presença de um inibidor desta enzima no plasma e na urina desses pacientes.[11,12,17,31,43,51,61] A intensidade da dor abdominal relacionada à quilomicronemia pode variar de leve a incapacitante. Apesar de sua localização geralmente epigástrica, com irradiação para o dorso, a dor pode localizar-se no hipocôndrio direito, no hipocôndrio esquerdo e até mesmo na região medioanterior do tórax.[9]

Pode-se ainda deparar com outros achados clínicos e laboratoriais na síndrome de quilomicronemia. Entre os achados clínicos destacam-se: hepatomegalia, esplenomegalia, xantomas eruptivos (pápulas cutâneas amareladas e elevadas envolvidas por base eritematosa), lipemia *retinalis* (palidez dos vasos ópticos à fundoscopia), manifestações neuropsiquiátricas reversíveis (parestesia em extremidades, neuropatia periférica, perda da memória, demência e depressão) e dispnéia.[46,51,61] Dentre os achados laboratoriais citam-se: o aspecto lipêmico do soro com triglicerídeos usualmente acima de 1.000mg/dL; valores plasmáticos falsamente baixos de amilase, lipase, PO_2, sódio e hemoglobina; valores plasmáticos falsamente elevados de bilirrubinas; e alterações artefactuais da função tireoidiana.[11,43]

A síndrome de quilomicronemia pode manifestar-se em diferentes períodos da vida, dependendo do distúrbio genético subjacente e da exposição a fatores precipitantes. Naqueles com deficiência de lipase lipoprotéica ou deficiência de apolipoproteína C-II, ambas herdadas de forma autossômica recessiva, as manifestações clínicas costumam ser precoces, ainda na infância. Nos indivíduos com hipertrigliceridemia familiar e hiperlipidemia combinada familiar, ambas herdadas de forma autossômica dominante, as manifestações ocorrem, geralmente, a partir da idade adulta, após exposição a causas secundárias precipitantes.[38,51,61]

A terapêutica da síndrome de quilomicronemia tem como objetivo primordial a redução mantida dos níveis plasmáticos dos triglicerídeos para valores idealmente menores que 400 a 500mg/dL, possibilitando a resolução e prevenindo a recorrência das manifestações clínicas.[8,46,61] O tratamento está fundamentado na correção dos fatores precipitantes (p. ex., otimização da insulinoterapia no diabetes, suspensão do etilismo e dos medicamentos relacionados à hipertrigliceridemia, tratamento do hipotireoidismo, entre outros), na modificação do estilo de vida com a prática de atividade física regular e adequação da dieta (p. ex., redução da ingestão de gorduras para 10% a 15% do aporte calórico nas deficiências de lipase lipoprotéica e apolipoproteína C-II) e no uso de agentes hipolipemiantes (principalmente os fibratos).[8,11,46,51,61]

O tratamento específico da pancreatite aguda relacionada à quilomicronemia em pouco difere do preconizado para outras formas de pancreatite aguda. Enfatiza-se a necessidade da restrição de lipídios na dieta parenteral e enteral, quando da introdução posterior desta última; evita-se ainda aporte exagerado de carboidratos.[11,35,61] Alguns autores propõem condutas específicas com o objetivo de acelerar a redução da hipertrigliceridemia, como administração rotineira de insulina e heparina (ambas estimulariam a atividade da lipase lipoprotéica) e a realização de plasmaférese (reduziria os triglicerídeos e a hiperviscosidade em horas). Contudo, ainda não parece haver consenso em relação a essas condutas específicas, e a experiência com plasmaférese, aférese de lipídios e eliminação extracorpórea de lipídios ainda é limitada em pacientes com pancreatite hiperlipêmica.[11,35]

PORFIRIAS AGUDAS

As porfirias representam um grupo de doenças metabólicas, geralmente hereditárias, desencadeadas por deficiências parciais de enzimas específicas da via biossintética do heme, com o conseqüente acúmulo de intermediários desta via (Figura 61.1). Até o momento, foram descritas sete principais formas de porfiria, cada uma associada a defeito enzimático específico.[16,30]

Sob a designação de porfirias agudas enquadram-se quatro formas hereditárias de porfiria que se manifestam por quadro neurológico de início súbito e cujo principal sintoma é a dor abdominal (manifestação neurovisceral), mimetizando quadro de abdome agudo cirúrgico.

Compõem o grupo das porfirias agudas:[1,16,19]

- *Porfiria intermitente aguda:* forma mais freqüente, é transmitida por herança autossômica dominante com penetrância incompleta, sendo causada pela deficiência parcial da enzima porfobilinogênio desaminase.
- *Porfiria* variegada *e coproporfiria hereditária:* também transmitidas por herança autossômica dominante com penetrância incompleta, são causadas pela deficiência parcial das enzimas protoporfirinogênio oxidase e coproporfirinogênio oxidase, respectivamente. Diferentemente das outras porfirias agudas, podem cursar com lesões cutâneas fotossensíveis determinadas pela deposição cutânea de porfirinas.
- *Porfiria por deficiência de ácido δ-aminolevulínico desidratase (ALA-D porfiria)*: forma mais rara, transmitida por herança autossômica recessiva.

Presume-se que as manifestações clínicas das porfirias agudas sejam secundárias ao efeito neurotóxico dos precursores da porfirina (ácido δ-aminolevulínico e porfobilinogênio) que se acumulariam, comprometendo o sistema nervoso periférico (somático e visceral) e partes do sistema nervoso central.[1,16,30] Qualquer fator que induza a via biossintética do heme pode desencadear uma crise aguda de porfiria. Constituem fatores precipitantes das crises: jejum, hormônios endógenos (particularmente a progesterona), ingestão etílica, tabagismo, estresse (decorrente de infecção, cirurgia ou mesmo psicológico) e uso de diversos fármacos (fenobarbital, fenitoína, carbamazepina, ácido valpróico, imipramina, dipirona, diclofenaco, derivados do ergot, metoclopramida, estrogênio, progesterona, clonidina, alfametildopa, cloranfenicol, eritromicina, antibióticos sulfonamídicos, griseofulvina e rifampicina, entre ou-

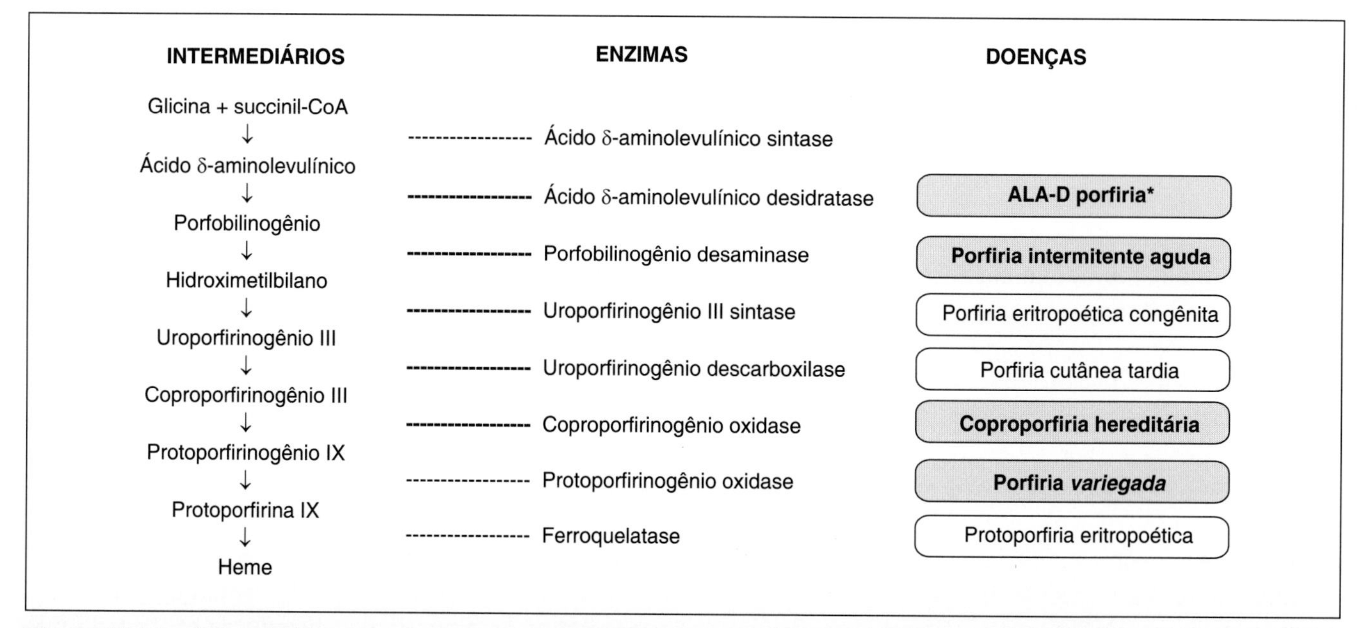

Figura 61.1 ▸ Intermediários e enzimas da via biossintética do heme (doenças [porfirias] desencadeadas pela respectiva deficiência enzimática, destacando-se em cinza as porfirias agudas). *ALA-D porfiria* – porfiria por deficiência de ácido delta-aminolevulínico desidratase.

tros).[1,16,19,27,30] Uma lista completa das medicações seguras e inseguras nas porfirias agudas pode ser encontrada na internet: http://www.porphyria-europe.com e http://www.uct.ac.za/dpts/porphyria.

As porfirias agudas são quatro a cinco vezes mais freqüentes no sexo feminino. Manifestam-se mais comumente no início do quarto decênio de vida e são raras antes da puberdade, embora já tenham sido documentadas na infância.[16,37,52,57] Aparentemente, somente 10% a 20% dos portadores de mutações para porfirias agudas apresentarão manifestações clínicas da doença ao longo da vida.

Quando clinicamente manifestas, as porfirias agudas comumente se apresentam com crises agudas e recorrentes de dor abdominal. Por vezes, associam-se ao quadro clínico: náuseas, vômitos, constipação, diarréia, retenção urinária, hiponatremia, urina com cor de vinho-do-porto (após exposição à luz solar e ao ar livre), leucocitose discreta, febre baixa, taquicardia, hipertensão, mialgia, fraqueza muscular, paresias, paralisia respiratória, parestesia em extremidades, convulsões, além de outras manifestações neurológicas e psiquiátricas (depressão, insônia, agitação, confusão e alucinações, entre outras).

A dor abdominal é o sintoma inicial mais freqüente, estando presente em até 95% das crises agudas de porfiria. Em geral, ela precede os sintomas neuropsíquicos. A dor é usualmente contínua, arrastando-se por horas ou mais, embora possa apresentar-se como cólicas. Costuma ser grave, demandando o uso de opióides, porém pode ser menos penosa. Em geral difusa, pode ser mais intensa na região epigástrica. Pode ainda vir associada a distensão abdominal, íleo e dilatação de alças, porém sinais de irritação peritoneal geralmente estão ausentes.[1,16,19,37]

O diagnóstico da crise de porfiria aguda é baseado na suspeita clínica e sua demonstração de elevação dos precursores da porfirina (porfobilinogênio e/ou ácido δ-aminolevulínico). Durante a crise, geralmente se inicia o rastreamento diagnóstico pela pesquisa do porfobilinogênio urinário, utilizando-se o reagente de Ehrlich, seguido da adição de clorofórmio (método de Watson-Schwartz ou método de Hoech). Caso o rastreamento inicial seja positivo, alguns autores sugerem a confirmação do diagnóstico pela dosagem (medida quantitativa) do porfobilinogênio e do ácido δ-aminolevulínico urinários (método de Mauzerall-Granick) ou pela dosagem semiquantitativa do porfobilinogênio urinário (método de Trace PMG Kit).[1,16,30] É necessário lembrar que na ALA-D porfiria, forma rara de porfiria aguda, o porfobilinogênio não se eleva.

Confirmada a elevação de precursores da porfirina pelos exames anteriores, o tratamento apropriado deve ser instituído de imediato, após a coleta de amostras de urina, fezes e sangue.[1] Estas amostras serão úteis na determinação do tipo de porfiria aguda, o que será esclarecido em propedêutica posterior mais laboriosa.

O tratamento das crises de porfiria aguda consiste em três pontos principais:

- *Afastar fatores precipitantes:* medicações utilizadas pelo paciente devem ser revisadas imediatamente, e aquelas consideradas nocivas devem ser suspensas, se possível.
- *Providenciar tratamento sintomático e suportivo:* opióides para a dor abdominal, fenotiazinas (p. ex., clorpromazina) para náuseas, vômitos e ansiedade, correção dos distúrbios hidroeletrolíticos e tratamento das convulsões, podendo-se utilizar benzodiazepínicos, gabapentina e, provavelmente, a vigabatrina (deve ser lembrado que a maioria dos anticonvulsivantes pode exacerbar as crises de porfiria).
- *Inibir a via biossintética do heme e o conseqüente acúmulo dos precursores da porfirina:* fornecer aporte calórico adequado (300 a 500g de glicose/dia por via oral e/ou parenteral) e, nas crises graves ou prolongadas, associar terapia com hematina (hemina) – derivado do heme – na dose de 3 a 4mg/kg/dia EV a cada 24 horas, usualmente por 4 dias.[1,16,27]

HIPERTIREOIDISMO

O estado clínico decorrente do excesso de hormônios tireoidianos circulantes é conhecido como tireotoxicose. Deve-se à excessiva produção, liberação ou ingestão desses hormônios. O termo hipertireoidismo é reservado às situações em que há hiperfunção glandular com excessiva produção hormonal. Com freqüência, entretanto, esses termos são empregados como sinônimos.[13,15]

As manifestações clínicas características do hipertireoidismo incluem nervosismo, insônia, emagrecimento, tremor de extremidades, palpitações, fadiga, intolerância ao calor, taquicardia, pele quente e úmida e aumento da glândula tireóide.

Os casos atípicos de hipertireoidismo são descritos desde 1885 por Charcot, principalmente em pacientes mais idosos. Seus principais achados são cardiovasculares, gastrointestinais, metabólicos ou neuropsiquiátricos (astenia, prostração grave, fraqueza muscular e depressão). As alterações da glândula tireóide nem sempre estão presentes.

Manifestações clínicas, como náuseas, vômitos e dor abdominal, apesar de não serem consideradas clássicas do hipertireoidismo, são relatadas em até 36% dos pacientes com tireotoxicose.[25] As dores podem ser agudas ou intermitentes, podendo simular quadro de abdome agudo por pancreatite aguda, cólica biliar ou perfuração de víscera oca.[2]

A causa das dores é desconhecida, provavelmente relacionando-se às alterações da motilidade gastrointestinal. A relação patogenética com o hipertireoidismo é sugerida por sua melhora com o tratamento específico.[28]

Há relatos de casos de hiperêmese, distensão e dor abdominal simulando abdome agudo em pacientes com hipertireoidismo descontrolado (alguns sem diagnóstico prévio), sendo obtida melhora dos sintomas após a instituição da terapêutica antitireoidiana. Nos casos relatados, os pacientes tinham menos de 55 anos, faixa etária em que geralmente não são observadas manifestações atípicas do hipertireoidismo.[7,34,44]

Há de se considerar o risco ao se submeter um paciente hipertireóideo sem diagnóstico à laparotomia, que pode precipitar uma crise tireotóxica. Deve-se estar alerta para a possibilidade de hipertireoidismo em pacientes com dor abdominal aguda que sejam portadores de bócio ou nódulo tireoidiano.

HIPOTIREOIDISMO

O hipotireoidismo é definido como síndrome clínica secundária à ação deficiente dos hormônios tireoidianos. Na absoluta maioria das vezes, resulta da produção insuficiente desses hormônios e, raramente, da resistência tecidual à sua ação.[48]

Os sinais e sintomas do hipotireoidismo manifesto são vários, incluindo pele seca, pálida e fria, edema periorbitário e de extremidades, cansaço fácil, bradicardia, bradipsiquismo, intolerância ao frio, constipação, ganho de peso leve, anemia, fraqueza muscular, hipermenorréia e galactorréia.[15]

As manifestações abdominais características do hipotireoidismo são constipação e distensão abdominal, secundárias à hipomotilidade gástrica e intestinal, podendo cursar com dores abdominais incaracterísticas.

O megacólon mixedematoso constitui complicação rara, que se manifesta por distensão abdominal importante, flatulência e constipação. A grande distensão do cólon pode predispor a isquemia e infecções.[45] A hipomotilidade intestinal pode evoluir, raramente, para pseudo-obstrução colônica, manifestando-se como síndrome obstrutiva, com distensão de todo o cólon ou de parte dele. O tratamento consiste em reposição adequada do hormônio tireoidiano, podendo ser necessária descompressão cirúrgica ou por colonoscopia.[14,47]

HIPERPARATIREOIDISMO E HIPERCALCEMIA

O hiperparatireoidismo primário caracteriza-se pela secreção excessiva de PTH por uma ou mais glândulas paratireóideas. É causado por adenoma em cerca de 80% dos casos e por hiperplasia glandular em 15% a 20%, sendo muito rara a ocorrência de câncer de paratireóide.

As manifestações principais do hiperparatireoidismo são hipercalcemia, litíase renal, hipercalciúria e doença óssea, com acometimento principal do osso cortical. O diagnóstico é feito, muitas vezes, a partir da detecção de hipercalcemia em exame de rotina em paciente assintomático.[3,4]

Os problemas abdominais são freqüentes dentro do quadro de hiperparatireoidismo, porém de forma e intensidade variáveis. O abdome agudo pode, raramente, constituir-se na manifestação de apresentação da doença. As dores abdominais podem ser difusas e súbitas, secundárias à atonia e à constipação intestinal pela hipercalcemia. Com freqüência, associam-se a anorexia e vômitos, que podem levar à desidratação.[3]

A pancreatite aguda ou crônica é considerada, por alguns autores, possível complicação do hiperparatireoidismo. No entanto, não há consenso a respeito da relação de causalidade, com séries discordantes quanto ao aumento ou não da incidência de pancreatite nos pacientes com hiperparatireoidismo. A maioria das grandes séries não demonstrou esse aumento.[3] Nas séries que relatam aumento da incidência, a hipercalcemia parece estar implicada, visto que não ocorreram casos de pancreatite nos pacientes com níveis normais de cálcio.[9] O aumento da incidência de pancreatite no pós-operatório de cirurgias de paratireóide não está comprovado.[53]

A incidência de úlcera gástrica em pacientes com hiperparatireoidismo é semelhante à da população geral (cerca de 10%), a não ser nos pacientes com MEN-1 e gastrinoma. Aproximadamente 40% dos pacientes com MEN-1 apresentam gastrinomas clinicamente aparentes. Nesses casos, o hiperparatireoidismo pode agravar as manifestações clínicas devido ao estímulo da hipercalcemia sobre a secreção de gastrina.[29]

A hipercalcemia pode manifestar-se por dor abdominal, náuseas, vômitos, constipação e anorexia. Vários outros sintomas e sinais estão associados, principalmente por acometimento do sistema nervoso central, renal, cardiovascular e neuromuscular.[10]

As principais causas de hipercalcemia são o hiperparatireoidismo e as neoplasias malignas, responsáveis por aproximadamente 90% dos casos, havendo predomínio de hiperparatireoidismo entre os pacientes ambulatoriais com hipercalcemia (aproximadamente 55%) e de malignidades entre os pacientes hospitalizados (aproximadamente 65%). Outras causas, menos freqüentes, são: doenças granulomatosas, outras endocrinopatias, como tireotoxicose, insuficiência adrenal e feocromocitoma, fármacos como tiazídicos, excesso de vitamina D ou A, lítio e antiácidos, hipercalcemia hipocalciúrica familiar e outras.[10]

A hipercalcemia está associada a aumento da secreção de enzimas pancreáticas, levando a maior incidência de pancreatite. Podem ocorrer elevação dos níveis de gastrina e redução do pH gástrico.

HIPOPARATIREOIDISMO

O hipoparatireoidismo caracteriza-se pela deficiência de PTH. As alterações bioquímicas decorrentes são hipocalcemia e hiperfosfatemia. A causa mais comum é cirurgia cervical, principalmente de tireóide, quando há, inadvertidamente, remoção, lesão ou isquemia das paratireóides. Etiologias menos comuns são: auto-imune, doenças infiltrativas, congênito, familiar, pós-irradiação, idiopático ou funcional.[54]

Seus sinais e sintomas são decorrentes da hipocalcemia e da conseqüente hiperexcitabilidade neuromuscular. Tetania ocorre, tipicamente, em casos de hipocalcemia grave e consiste em contração tônica espontânea e dolorosa de um grupo muscular.

O sistema nervoso autônomo pode também participar das crises de hipocalcemia com manifestações espásticas dolorosas dos brônquios, da laringe, da cárdia, do esfíncter vesical etc. Conseqüentemente, podem decorrer sintomas digestivos, especialmente cólicas abdominais e vômitos.[14]

O diagnóstico de tetania visceral é raro, mas de especial importância no neonato e em crianças de tenra idade.[14]

CETOACIDOSE ALCOÓLICA

A cetoacidose alcoólica consiste em acidose metabólica com *anion gap* aumentado que ocorre em etilistas crônicos, geralmente após ingestão de grande quantidade de bebidas alcoólicas, seguida por vômitos, jejum prolongado e desidratação, e que não seja explicada por outra toxina ou afecção. O etanol causa alterações metabólicas que resultam em redução da gliconeogênese e aumento da lipólise e da formação de corpos cetônicos. Jejum prolongado e vômitos são fatores contribuintes para o aumento da concentração de cetonas plasmáticas e o desenvolvimento da cetoacidose.[22,60]

Exames para detecção de cetonas podem ter resultados falso-negativos devido à elevação predominante do betaidroxibutirato, que não é dosado pelos métodos de rotina. O pH sanguíneo nem sempre está baixo, devido à associação freqüente de outros distúrbios ácido-básicos, como alcalose respiratória, secundária a abstinência alcoólica ou dor, ou alcalose metabólica, devida a vômitos e depleção do volume extracelular. A acidose láctica pode ocorrer concomitantemente a outras doenças graves, como sepse, pancreatite ou sangramento gastrointestinal.[22,24]

Os sintomas e sinais mais comuns são náuseas, vômitos, dor abdominal, taquicardia e taquipnéia (freqüentemente como respiração de Kussmaul), podendo simular abdome agudo.[60]

O tratamento baseia-se em hidratação, correção de distúrbios hidroeletrolíticos e administração de glicose, sendo esta última fundamental para a interrupção da cetogênese. Administração de tiamina é importante para evitar o desenvolvimento de encefalopatia de Wernicke e corrigir possível acidose láctica secundária, levando-se em conta a freqüência do déficit dessa vitamina entre pacientes etilistas crônicos. A cetoacidose apresenta bom prognóstico, se prontamente tratada.

Embora a dor abdominal em paciente etilista possa ser um sintoma de cetoacidose, mais freqüentemente ela se deve a pancreatite alcoólica ou gastropatia.

FEOCROMOCITOMA E PARAGANGLIOMA

Feocromocitomas e paragangliomas são tumores originários das células cromafins, derivadas da crista neural. São denominados feocromocitomas quando localizados na medula adrenal e paragangliomas quando de localização extra-adrenal, podendo ocorrer nos gânglios simpáticos, no órgão de Zuckerkandl, nos plexos nervosos e nos nervos.[36]

Os pacientes com feocromocitoma podem apresentar sintomas contínuos ou paroxísticos, relacionados à liberação de catecolaminas pelo tumor. Os paroxismos variam em freqüência e duração, tendo como manifestações clássicas cefaléia, sudorese, palpitações, ansiedade e tremor. Hipertensão arterial pode ocorrer de forma sustentada ou em paroxismos, havendo ainda pacientes com pressão persistentemente normal. Outras manifestações comuns do feocromocitoma são: perda de peso, náuseas, febre, hipotensão ortostática e hiperglicemia. Podem ocorrer dores toracoabdominais, geralmente epigástricas, com vômitos e diarréia, acompanhando as crises graves ou prolongadas. Thomas *et al.*,[58] em revisão de 100 casos de feocromocitoma, descrevem uma incidência de 22% de dor epigástrica.

A ruptura espontânea do feocromocitoma é complicação muito rara, que se pode apresentar como abdome agudo. O mecanismo da ruptura não é conhecido, mas provavelmente está relacionado ao aumento da pressão intracapsular do tumor. Necrose hemorrágica do tumor pode também ocorrer e manifestar-se como sintomas abdominais agudos e instabilidade hemodinâmica. Nos casos de ruptura ou hemorragia, a cirurgia de emergência acompanha-se de mortalidade elevada.[26,33,55] Em revisão recente de 50 casos,[33] não houve caso fatal entre 12 pacientes operados eletivamente, após preparo com reposição volêmica e bloqueio alfa-adrenérgico. Já entre os 38 pacientes não submetidos à cirurgia eletiva com preparo adequado, a mortalidade foi de 44,7% (17 pacientes).[33]

O diagnóstico precoce, apesar de importante para tratamento correto e melhor prognóstico, pode ser difícil no quadro agudo. Vários eventos agudos cursam com elevação das catecolaminas e metanefrinas urinárias e plasmáticas, prejudicando a avaliação bioquímica do paciente. A tomografia computadorizada é o exame de escolha na suspeita de hemorragia ou ruptura de feocromocitoma.[5]

REFERÊNCIAS BIBLIOGRÁFICAS

1. Anderson KE, Bloomer JR, Bonkovsky HL *et al.* Recommendations for the diagnosis and treatment of the acute porphyrias. *Ann Intern Med* 2005;142:439-50.
2. Bhattacharyya A, Wiles PG. Thyrotoxic crisis presenting as acute abdomen. *J R Soc Med* 1997; *90*:681-2.
3. Bilezikian JP, Brandi ML, Rubin M, Silverberg SJ. Primary hyperparathyroidism: new concepts in clinical, densitometric and biochemical features. *J Intern Med* 2005; *257*:6-17.
4. Bilezikian JP, Silverberg SJ. Asymptomatic primary hyperparathyroidism. *N Engl J Med* 2004;*350*:1746-51.
5. Brouwers FM, Lenders JW, Eisenhofer G, Pacak K. Pheochromocytoma as an endocrine emergency. *Rev Endocr Metab Disord* 2003; *4*:121-8.
6. Campbell IW, Duncan LJ, Innes JA, MacCuish AC, Munro JF. Abdominal pain in diabetic metabolic decompensation. Clinical significance. *JAMA* 1975; *233*:166-8.
7. Cansler CL, Latham JA, Brown Jr PM, Chapman WH, Magner JA. Duodenal obstruction in thyroid storm. *South Med J* 1997; *90*:1143-6.
8. Capell WH, Eckel RH. Severe hypertriglyceridemia with a history of treatment failure. *Nat Clin Pract Endocrinol Metabol* 2005; *1*:53-8.
9. Carnaille B, Oudar C, Pattou F *et al.* Pancreatitis and primary hyperparathyroidism: forty cases. *Aust N Z J Surg* 1998; *68*:117-9.
10. Carroll MF, Schade DS. A practical approach to hypercalcemia. *Am Fam Phys* 2003; *67*:1959-66.
11. Chait A, Brunzell JD. Chylomicronemia syndrome. *Adv Intern Med* 1991; *37*:249-73.
12. Chebli JMF, Souza AFM, Paulo GA *et al.* Pancreatite hiperlipêmica: aspectos clínico-evolutivos. *Arq Gastroenterol* 1999; *36*:4-9.
13. Cooper DS. Hyperthyroidism. *Lancet* 2003; *362*:459-68.
14. Courvoisier B. Les syndromes abdominaux aigués origine endocrinienne. *Méd et Hyg* 1967; *793*:931-4.
15. Diniz MFHS, Alvarenga GMV, Magalhães TPS. Cirurgia no paciente com disfunções tireoidianas. *In:* Rodrigues MAG, Correia MITD, Pavassi-Rocha PR. *Fundamentos em clínica cirúrgica.* Belo Horizonte: Coopmed, 2006:403-19.
16. Dombeck TA, Satonik RC. The porphyrias. *Emerg Med Clin North Am* 2005; *23*:885-99.
17. Donaldson LA, McIntosh W. Hypertriglyceridaemia and abdominal pain. *Br Med J* 1976; *1*:833.
18. Eisenbarth GS, Polonsky KS, Buse JB. Type 1 diabetes mellitus. *In:* Larsen PR, Kronenberg HM, Melmed S, Polonsky KS (eds. *Williams textbook of endocrinology*. Philadelphia: Saunders, 2003:1485-504.
19. Elder GH, Hift RJ, Meissner PN. The acute porphyrias. *Lancet* 1997; *349*:1613-7.
20. Elkeles RS, Horwell D. Hypertriglyceridaemia and abdominal pain. *Br Med J* 1976; *1*:435-6.
21. Fraser RJ, Horowitz M, Maddox AF *et al.* Hyperglycaemia slows gastric emptying in type 1 (insulin-dependent) diabetes mellitus. *Diabetologia* 1990; *33*:675-80.
22. Fulop M. Alcoholic ketoacidosis. *Endocrinol Metab Clin North Am* 1993; *22*:209-19.
23. Gatta B, Monsaingeon M, Tabarin A. Insuffisance surrénalienne. EMC (Elsevier SAS, Paris) Endocrinologie-Nutrition 10-015-A-10 2003; *152*:1-15.
24. Harper JP. Alcoholic ketoacidosis. *NZ Med J* 1997; *24*:110:18.
25. Harper MB. Vomiting, nausea, and abdominal pain: unrecognized symptoms of thyrotoxicosis. *J Fam Pract* 1989; *29*: 382-6.
26. Hatada T, Nakai T, Aoki I *et al.* Acute abdominal symptoms caused by hemorrhagic necrosis of a pheochromocytoma: report of a case. *Surg Today* 1994; *24*:363-7.
27. Herrick AL, McColl KEL. Acute intermittent porphyria. *Best Pract Res Clin Gastroenterol* 2005; *19*:235-49.
28. Hoogendoorn EH, Cools BM. Hyperthyroidism as a cause of persistent vomiting. *Neth J Med* 2004; *62*:293-6.
29. Jensen RT. Management of Zollinger-Ellison syndrome in patients with multiple endocrine neoplasia type 1. *J Intern Med* 1998; *243*: 477-88.
30. Kauppinen R. Porphyrias. *Lancet* 2005; *365*:241-52.
31. Kim BK, Kim MJ, Chang WC *et al.* Recurrent acute pancreatitis in a patient with type IIb hyperlipoproteinemia: a case report and review of the literature in Korea. *Yonsei Med J* 2006; *47*: 144-47.
32. Knight AH, Williams DN, Ellis G, Goldberg DM. Significance of hyperamilasemia and abdominal pain in diabetic ketoacidosis. *Br Med J* 1973; *3*:128-31.

33. Kobayashi T, Iwai A, Takahashi R *et al*. Spontaneous rupture of adrenal pheochromocytoma: review and analysis of prognostic factors. *J Surg Oncol* 2005; *90*:31-5.
34. Kosa D, Patakfalvi A, Gyori L. Successful treatment of hyperthyroidism simulating acute abdomen and psychosi. *Orv Hetil* 1992; *133*:1833-5. (abstract)
35. Kyriakidis AV, Raitsiou B, Sakagianni A *et al*. Management of acute severe hyperlipidemic pancreatitis. *Digestion* 2006; *73*:259-64.
36. Lenders JWM, Eisenhofer G, Mannelli M, Packak K. Phaeochromocytoma. *Lancet* 2005; *366*:665-75.
37. Liu YP, Lien WC, Fang CC *et al*. ED presentation of acute porphyria. *Am J Emerg Med* 2005;*23*:164-7.
38. Mahley RW, Weisgraber KH, Farese RV. Disorders of lipid metabolismo In: Larsen PR, Kronenberg HM, Melmed S, Polonsky KS (eds. *Williams textbook of endocrinology*. Philadelphia: Saunders, 2003:1642-705.
39. Marinella M. Case in point. *Hosp Pract* 1999; *1*:48.
40. Nair S, Yadav D, Pitchumoni CS. Association of diabetic ketoacidosis and acute pancreatitis; observations in 100 consecutive episodes of DKA. *Am J Gastroenterol* 2000; *95*:2795-800.
41. Nieman LK. Clinical manifestations of adrenal insufficiency. UpToDate® (14.3) 2006. www.uptodate.com (acesso em 10/01/2007).
42. Oelkers W. Adrenal insufficiency. *N Engl J Med* 1996; *335*:1206-12.
43. Okura Y, Hayashi K, Shingu T *et al*. Diagnostic evaluation of acute pancreatitis in two patients with hypertriglyceridemia. *World J Gastroenterol* 2004; *10*:3691-5.
44. Palmer HM, Beardwell CG. Hyperthyroidism presenting with acute abdominal symptoms. *Practitioner* 1974; *212*:239-43.
45. Patel R, Hughes RW Jr. An unusual case of myxedema megacolon with features of ischemic and pseudomembranous colitis. *Mayo Clin Proc* 1992; *67*:369-72.
46. Pejic RN, Lee DT. Hypertriglyceridemia. *J Am Board Fam Med* 2006; *19*:310-6.
47. Perdikis P. The acute nonsurgical abdomen. *Surg Ann* 1982; *14*:101-51.
48. Roberts CGP, Landenson PW. Hypothyroidism. *Lancet* 2004; *363*:793-803.
49. Rose BD, Robertson RP. Clinical features and diagnosis of diabetic ketoacidosis and nonketotic hyperglycemia in adults. UpToDate® (14.3) 2006. www.uptodate.com (acesso em 10/01/2007).
50. Rose BD, Robertson RP. Pathogenesis of diabetic ketoacidosis and nonketotic hyperglycemia. UpToDate® (14.3) 2006. www.uptodate.com (acesso em 10/01/2007).
51. Santamarina-Fojo S. The familial chylomicronemia syndrome. *Endocrinol Metabol Clin North Am* 1998; *27*:551-67.
52. Singh H, Chugh JC. More on porphyrias. *Lancet* 2005; *365*:937-8.
53. Solis-Caxaj CA, Jafari M, Latteux C *et al*. Early postoperative hyperamylasemia after parathyroidectomy for primary hyperparathyroidism. *Ann Chir* 2004; *129*:269-72.
54. Stephen JM. Hyperparathyroid and hypoparathyroid disorders. *N Engl J Med* 2000; *343*:1863-75.
55. Sumino Y, Tasaki Y, Satoh F, Mimata H, Nomura Y. Spontaneous rupture of adrenal pheochromocytoma. *J Urol* 2002; *168*:188-9.
56. Ten S, New M, Maclaren N. Addison's disease. *J Clin Endocrinol Metabol* 2001; *86*:2909-22.
57. Thadani H, Deacon A, Peters T. Diagnosis and management of porphyrias. *Br Med J* 2000; *320*:1647-51.
58. Thomas JE, Rooke ED, Kvale WF. The neurologist's experience with pheochromocytoma: a review of 46 cases. *J Urol* 1974; *111*:715-21.
59. Umpierrez G, Freire AX. Abdominal pain in patients with hyperglycemic crises. *J Crit Care* 2002; *17*: 63-7.
60. Wrenn KD, Slovis CM, Minion GE, Rutkolski R. The syndrome of alcoholic ketoacidosis. *Am J Med* 1991; *91*:119-28.
61. Yadav D, Pitchumoni CS. Issues in hyperlipidemic pancreatitis. *J Clin Gastroenterol* 2003; *36*:54-62.

62

Doenças Parasitárias

Aloísio Sales da Cunha

INTRODUÇÃO

De acordo com o conceito clássico, entende-se por parasitismo a capacidade dos parasitos de provocarem doenças em seus hospedeiros. Parasitismo é, pois, fenômeno puramente ecológico.[16]

As doenças parasitárias determinadas por helmintos e protozoários patógenos são freqüentes, impondo substancial alteração nos estados de saúde e econômico dessas populações, em especial nos países menos desenvolvidos, onde tais afecções são prevalentes.

Diversos são os fatores apontados como responsáveis, incluindo a superpopulação de muitos países, a precária educação sanitária, o controle inadequado dos vetores e reservatórios de infecção e o controle da água utilizada para bebida e dos sistemas de fornecimento de água para a agricultura. As migrações populacionais, as operações militares com deslocamento de tropas e o aumento das viagens internacionais, assim como o desenvolvimento de resistência aos medicamentos utilizados na quimioterapia ou no controle de vetores, são elementos de importância epidemiológica.[12]

No Brasil, as doenças parasitárias desfrutam de destaque especial, tendo em vista a importância que ocupam na patologia tropical, responsáveis que são por intensos acometimentos orgânicos, levando, muitas vezes, à incapacidade ou ao êxito letal.

A despeito dos progressos encorajadores no desenvolvimento de vacinas, a quimioterapia continua sendo a medida mais simples e eficiente, além de dispendioso meio de controle da maior parte das infecções parasitárias.

Muitos agentes antiparasitários foram desenvolvidos originalmente para uso veterinário e, somente mais tarde, foram adaptados aos seres humanos. Na verdade, muitos foram descobertos pela seleção natural de produtos ou compostos sintéticos eficientes contra agentes parasitários patogênicos estudados em animais de laboratório. Os modelos animais são também usados para esclarecer reações do hospedeiro aos parasitos, incluindo situações imunes. Esta última abordagem exige maior compreensão da bioquímica, fisiologia, biologia celular e molecular dos parasitos, bem como de suas interações com seus hospedeiros. Contudo, é importante realçar que o teste mais crítico continua sendo a demonstração da eficácia e segurança de determinado medicamento ou droga no ser humano.

Pode-se afirmar, também, que a freqüência das doenças parasitárias mantém relação direta com os fatores ambientais e sociais. Entre os fatores ambientais, por exemplo, o clima e a natureza do solo desempenham papel fundamental. Entre os fatores sociais, destacam-se os de ordem cultural, o padrão tradicional de hábitos alimentares, higiênicos e econômicos. Estes são, em última análise, o fundamento da prevalência das doenças parasitárias.[12]

PRINCIPAIS PARASITOS INTESTINAIS

Consoante a nomenclatura parasitológica, os parasitos intestinais obedecem à sistemática de divisão em dois grandes filos: protozoários e helmintos.

Protozoários

São seres unicelulares cuja célula é constituída por pequena massa de citoplasma contendo um núcleo.

Os principais protozoários parasitos para o homem, com evidente ação patogênica, de importância clínica, são os seguintes:[21]

a. *Entamoeba histolytica*, responsável pela amebíase.
b. *Isospora belli*, responsável pela isosporíase.
c. *Cryptosporidium parvum*, responsável pela criptosporidíase.
d. *Enterocytozoon bienensi* e *Encephalitozoon intestinalis*, responsáveis pela microsporidíase.

Helmintos

São animais pluricelulares e não designam apenas um grupo, porém se referem a dois filos ou ramos, como os platelmintos (vermes chatos) e os nematelmintos (vermes cilíndricos).

Os parasitos de localização intestinal são:

a. *Strongyloides stercoralis*, responsável pela estrongiloidíase.
b. *Ascaris lumbricoides*, responsável pela ascaridíase.
c. *Fasciola hepática*, responsável pela fasciolose.
d. *Toxocara canis* e *Toxocara catti*, responsáveis pela síndrome de *larva migrans* visceral.
e. *Angiostrongylus costaricencis*, responsável pela angiostrongilíase.

ASPECTOS EPIDEMIOLÓGICOS

A imensa maioria dos agentes etiológicos das doenças parasitárias intestinais é transmitida mediante a ingestão de água ou alimentos, em especial vegetais e frutos, contendo os cistos, ovos férteis ou oocistos. A veiculação de cistos, oocistos e esporos através da poeira é outra via também possível.

Outros parasitos, como o *Strongyloides stercoralis*, infectam o homem pela invasão das larvas infectantes através da pele normal. Alguns desses parasitos são considerados como geo-helmintíases, em vista da necessidade de passagem obrigatória no solo para que seus ovos e larvas se tornem infectantes.

É importante considerar, também, a possibilidade de transmissão por meio de moscas e insetos rasteiros, como baratas, pela contaminação de suas patas com alimentos ou através da pele e das mucosas (oral).

As geo-helmintíases, de endemia rural, como eram entendidas até décadas atrás, passaram a ser problema urbano, em vista das migrações maciças de pessoas do campo, povoando densamente os bairros pobres e as favelas das cidades onde as condições de insalubridade são graves, com a escassez de água, falta de instalações sanitárias e de esgotos, superpopulação, a que se somam, com freqüência, o desemprego, a pobreza e a ignorância.

ASPECTOS DIAGNÓSTICOS

O diagnóstico de parasitose intestinal baseia-se, praticamente, na coproscopia, que consiste na constatação direta da presença do parasito, ou de seus ovos ou larvas, nas fezes. O exame parasitológico das fezes deve ser feito por diferentes métodos, seja (a) o *direto*, para identificação das formas vegetativas de protozoários, bem como (b) os *processos de concentração*, como aqueles que visam demonstrar ovos (Hoffman, Pons e Janer, Telemann e Willis), ou cistos de protozoários (sedimentação espontânea, Faust) e larvas (Baermann-Morais), e, finalmente, (c) *métodos especiais* poderão ser de utilidade, como a coloração pela hematoxilina férrica, para identificação exata dos diversos protozoários que parasitam o homem. Cumpre mencionar ainda o recurso da retossigmoidoscopia, valendo-se da biópsia retal para diagnóstico da esquistossomose e do raspado retal, com cureta, em especial de lesões ulceradas, seguidos de microscopia direta para identificação de ovos, ou de formas vegetativas de protozoários, sobretudo a amebíase.

O exame microscópico do *líquido duodenal*, após tubagem, ou do *líquido jejunal*, coletado durante a realização da biópsia jejunal peroral, permite identificar larvas rabditóides de *Strongyloides stercoralis*. A *biópsia jejunal peroral*, seguida de microscopia após fixação e coloração, identifica claramente os protozoários, como as larvas de *Strongyloides stercoralis*, bem como as alterações histológicas da mucosa do jejuno proximal e outros parasitos.

Alguns testes sorológicos são também utlizados, como o imunodiagnóstico, em especial o ensaio imunoenzimático de ELISA e, eventualmente, a reação de polimerase em cadeia (PCR).

O exame radiológico contrastado do tubo gastrointestinal, como o trânsito intestinal, com estudo da morfologia do duodeno e alças jejunoileais, é de importância no estudo do comprometimento desse órgão.

Ao abordarmos os diferentes parasitos isoladamente, trataremos, em separado, dos processos diagnósticos especiais.[12]

PROTOZOOSES

Amebíase

Definida a amebíase como a presença da *Entamoeba histolytica* no organismo humano, acompanhada ou não de manifestações clínicas, a amebíase-doença e a amebíase-infecção variam, sensivelmente, nos diversos grupos populacionais, em especial quanto à gravidade da infecção, nas diferentes regiões do globo. Tratando-se de doença de difusão mundial, sua freqüência atinge cerca de 10% da população, segundo os cálculos apresentados à Organização Mundial de Saúde (OMS).[35]

As formas móveis do parasito, os trofozoítos, vivem como comensais na luz do intestino grosso, onde se multiplicam e se diferenciam em cistos – as formas de resistência – responsáveis pela transmissão da infecção. Como comensal, a amebíase tem ampla distribuição mundial e não determina sintomas, como ocorre na *amebíase luminal*, sobretudo nos países desenvolvidos. Contudo, o parasito pode, em certas ocasiões, tornar-se patógeno: é a *amebíase invasiva*, prevalente em países subdesenvolvidos, de clima tropical e subtropical, quando ocorre a invasão da mucosa intestinal pelas amostras patógenas da *E. histolytica*. As formas mais comuns de infecções sintomáticas são a diarréia e a disenteria. Estas são, em geral, autolimitadas, mas, ocasionalmente, podem apresentar risco potencial de complicações, como as lesões extra-intestinais, principalmente o chamado "abscesso hepático", que ocorre quando os trofozoítos da *E. histolytica* se disseminam, por via hematógena, ao fígado. Os trofozoítos podem localizar-se em todo o organismo, condicionando diferentes quadros clínicos da doença.[13]

A amebíase invasiva é o maior problema social e de saúde pública em certas áreas da África, da Ásia e da América Latina, onde as condições sanitárias inadequadas e a presença de amostras de *E. histolytica* altamente virulentas se associam para sustentar elevada incidência das amebíases intestinal e hepática.

Tendo por base os levantamentos e estudos de revisão sobre a prevalência mundial da amebíase, Wash[33] estimou em 500 milhões as pessoas infectadas pelo amebídeo. Destas, 40 a 50 milhões apresentam a forma invasiva da doença, ou seja, a colite disentérica ou os "abscessos" hepáticos, com o resultado de 40 a 110 mil mortes anuais. Em síntese, em escala global, a amebíase provavelmente se situa como a segunda causa de morte no mundo entre as doenças parasitárias, sendo inferior somente à malária.

No Brasil, poucos são os dados disponíveis sobre a freqüência do parasitismo, que varia de 5,6% a 40%. Para Pessoa e Martins,[29] em 1974, a incidência da amebíase nos vários estados da Federação se baseava em levantamentos efetuados até 1955, cujos percentuais de infecção pela *E. histolytica* podem não refletir a situação atual.

Epidemiologia

A amebíase é das mais freqüentes infecções por protozoários do homem. Ainda que o parasito, em algumas ocasiões, possa infectar animais mamíferos, como ratos, gatos, coelhos, primatas, é o homem o principal hospedeiro e reservatório da doença.

Essa doença tem ampla distribuição geográfica, sendo encontrada em todo o mundo, mas com grande variação em sua incidência. Observa-se maior prevalência nas regiões tropicais e subtropicais, coincidindo com o mais baixo nível sócio-econômico e higiênico-sanitário.[29]

A transmissão da amebíase se dá pela ingestão dos cistos da *E. histolytica*, presentes na água, nos vegetais frescos e em frutos contaminados. A transmissão direta fecal-oral é mais comum em presídios, hospitais de doenças mentais e asilos, em condições de absoluta falta de cuidados higiênicos primários. A amebíase pode também ser doença transmitida sexualmente, sobretudo entre homossexuais masculinos, mais comum nas regiões industrializadas, como acontece nos EUA.[26]

Os cistos da *E. histolytica* permanecem viáveis e infectantes por alguns dias nas fezes, podendo ser mortos por dessecação, calor (temperatura acima de 68°C) e níveis adequados de cloração da água. Os trofozoítos, por sua vez, são incapazes de viver no meio exterior e, se ingeridos, são destruídos pela secreção gástrica ácida. Já os cistos são resistentes ao pH ácido do estômago e se tornam infectantes.[23]

A ocorrência muito característica da amebíase de forma endêmica em áreas de alta prevalência é, provavelmente, devida a reinfecções. Os surtos epidêmicos de amebíase não são comuns e, quando ocorrem, são provenientes da contaminação intensa da água usada para bebida (Figuras 62.1 e 62.2).

Etiopatogenia

De início, a opinião geralmente aceita era a de que a *E. histolytica* seria um parasito obrigatório dos tecidos sempre que invadia a mucosa intestinal, determinando manifestações clínicas diversas, das quais a disenteria amebiana representava a expressão máxima. Era a *teoria unicista*, que se iniciou em 1913 e teve ardorosos defensores, como Walker e Sellards,[32] após pesquisas

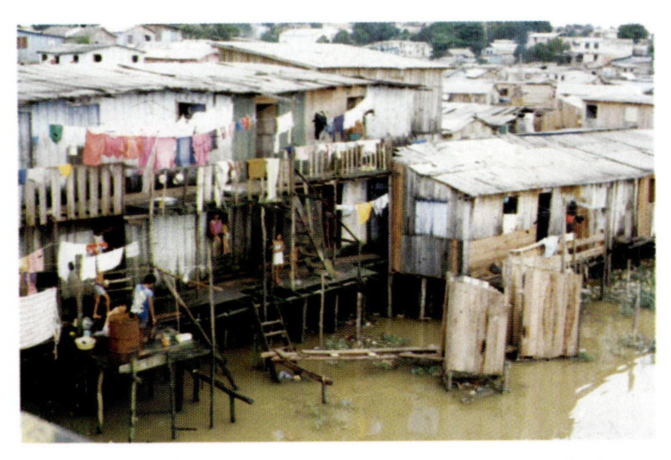

Figura 62.1 ▶ Aspecto epidemiológico de importância na transmissão da amebíase na Região Amazônica, em Manaus (AM): vista parcial de casas de madeira sustentadas por pilotis (palafitas) nas margens do rio Negro. Observar a presença de instalações sanitárias que drenam seus dejetos para a água, que é utilizada também para bebida, preparo de alimentos e lavagem de roupas.

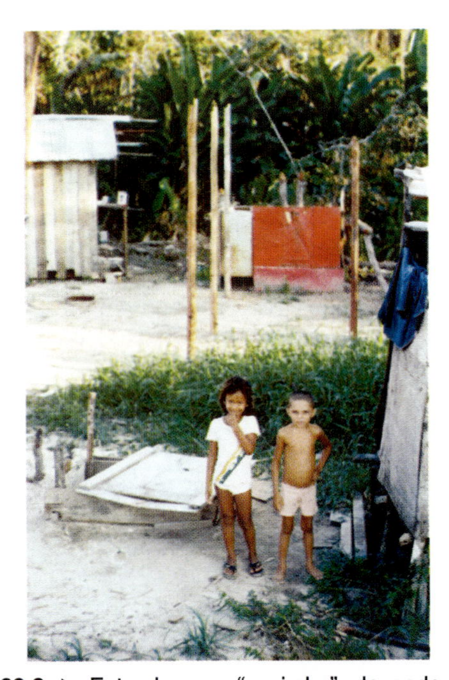

Figura 62.2 ▶ Foto de uma "cacimba", de onde provém a água para o consumo de uma comunidade de vila periférica de Manaus (AM) e, próximo, observar a presença de fossa sanitária.

realizadas em voluntários nas Filipinas. No entanto, a partir de 1925, a concepção unicista passou a modificar-se em decorrência de outros estudos, levando a um conflito entre a escola *unicista* e a *dualista*, que afirmava ser a *E. histolytica* um parasito potencialmente patogênico, capaz de, em certas condições, invadir os tecidos do hospedeiro, determinando sintomas e lesões da mucosa intestinal. Na maioria dos portadores, nos quais a infecção era assintomática, a ameba vivia como comensal na luz intestinal, sem causar nenhuma lesão à mucosa. Foi Brumpt[13] quem primeiro reconheceu a teoria dualista na etiologia da amebíase.

Mais tarde, em 1961, surge a concepção *neodualista*, segundo a qual a virulência de uma amostra de *E. histolytica* não é característica estável, reconhecendo-se formas ou raças "grande" e "pequena", de acordo com a capacidade de invadir os tecidos.[19]

Posteriormente, a distinção entre formas "patogênicas" e "não-patogênicas" pôde ser efetuada em nível molecular, levando os pesquisadores parasitologistas e a OMS, em 1997, a apoiarem a teoria dualista. Embora a dualidade não seja aceita de forma unânime, a *Entamoeba dispar* é hoje descrita como espécie avirulenta, determinando apenas a amebíase assintomática ou não-invasiva. Uma vez que os cistos das duas espécies são indistinguíveis, a OMS sugere que seja empregada a denominação *Entamoeba histolytica/E. dispar* para designar o protozoário amebídeo em exame parasitológico de fezes.[34]

Invasão da mucosa e colonização

Os cistos viáveis, depois de ingeridos, atravessam o estômago sem afetá-lo. O desencistamento inicia-se no intestino delgado. A invasão da mucosa tem localização preferencial no ceco e no retossigmóide, onde as amebas, por meio de suas enzimas, determinam necrose lítica do epitélio de revestimento. Neste, os trofozoítos se multiplicam e progridem em direção à *muscularis mucosae* e, a seguir, à submucosa. Finalmente, as amebas podem penetrar os vasos sanguíneos e, através da circulação porta, atingir o fígado, que é o principal órgão acometido nas localizações extra-intestinais (Figura 62.3).

As lesões amebianas são mais freqüentes no ceco e na região retossigmoidiana (Figura 62.4).

A lesão mais precoce consiste em pequenas elevações nodulares, em "cabeça de alfinete", com pequeno pertuito central, com bordas hiperêmicas e edema discreto da mucosa adjacente. Microscopicamente, nota-se a existência de pequena úlcera superficial, contendo restos celulares e trofozoítos, atingindo a *muscularis mucosae*. No estádio seguinte, com a necrose da mucosa que reveste as elevações nodulares iniciais, formam-se úlceras que se tornam maiores e mais profundas, podendo atingir a camada muscular. As lesões em "botão de camisa", freqüentemente descritas, mas pouco encontradas, caracterizam-se pela extensão do processo lítico através da submucosa, poupando a mucosa que circunda a área. A úlcera possui diâmetro de cerca de 1cm. As ulcerações podem estender-se e tornar-se confluentes, podendo atingir grandes extensões (Figura 62.5).

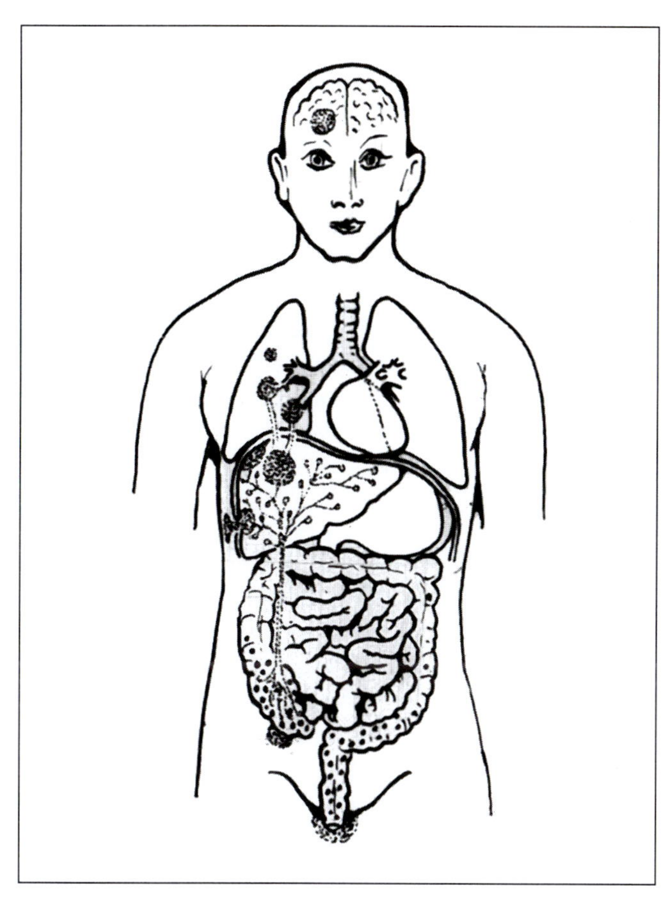

Figura 62.3 ► Esquema que mostra o foco primário de lesão amebiana ao nível do intestino grosso (área cecal e retossigmoidiana) e, a seguir, os sítios mais comuns de localização extra-intestinal, resultantes de transmissão direta, ou por via hematógena, e oriunda dos intestinos. Estas localizações, em ordem de freqüência, são: hepática, pleuropulmonar (por extensão direta do abscesso hepático através do diafragma), cerebral (via hematógena, oriunda do fígado, pulmões ou intestino), peritoneal e cutânea (essencialmente perianal, decorrente de complicações de colite amebiana ou de ruptura de abscesso hepático através da parede cutânea).

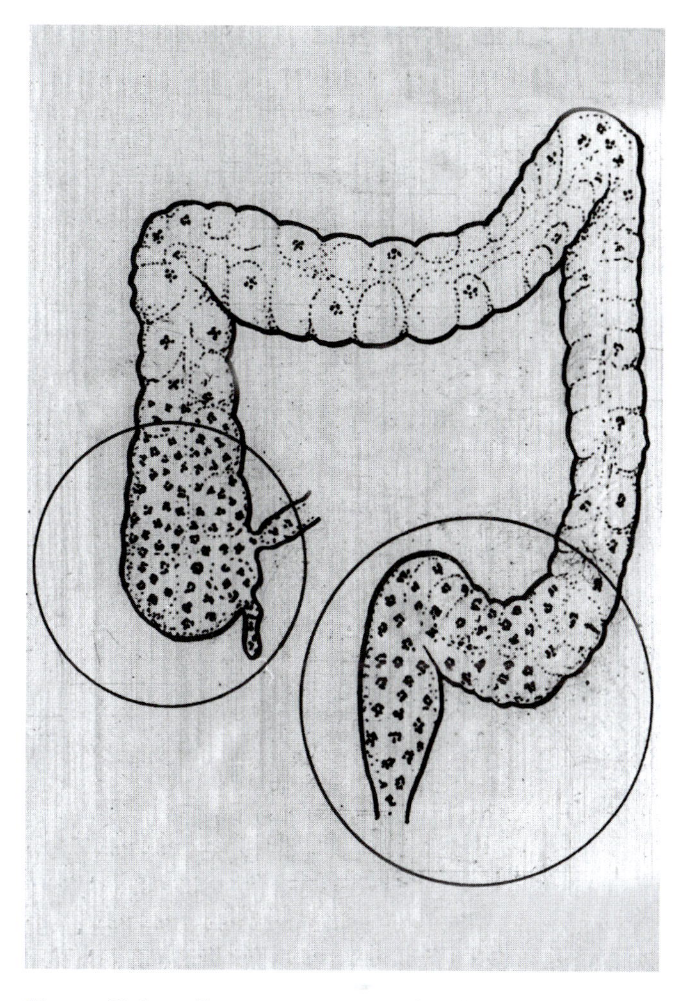

Figura 62.4 ► Esquema representativo das lesões amebianas nos diferentes segmentos do intestino grosso. Observar que o maior número de lesões se desenvolve na área do ceco e, a seguir, no retossigmóide.

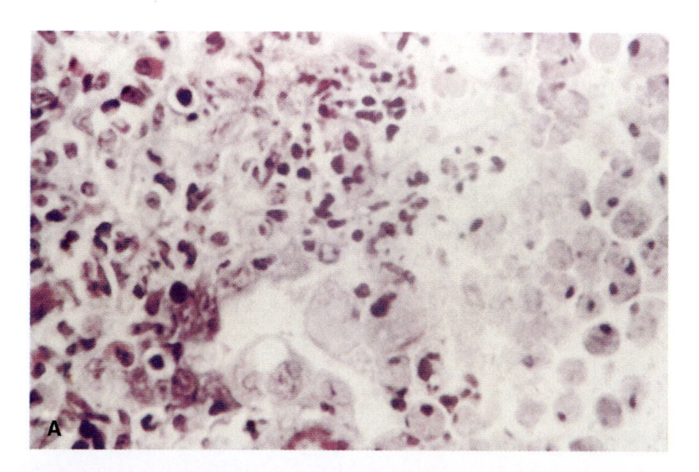

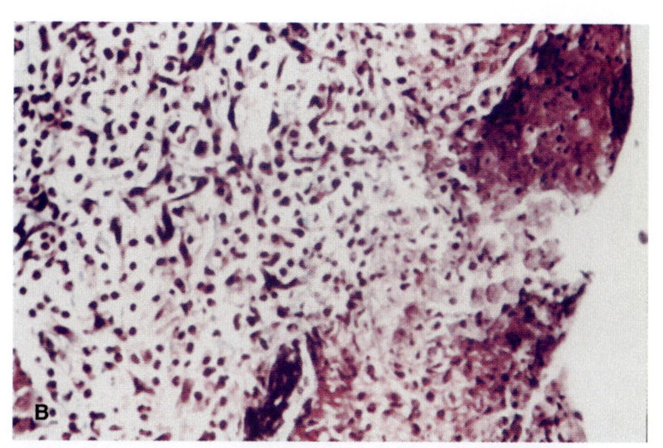

Figura 62.5 ► Aspectos histopatológicos das lesões do ceco de ratos albinos infectados com amostras de *E. histolytica*. Em **A**, borda de lesão ulcerada com infiltrado inflamatório e grande número de trofozoítos. Em **B**, lesão ulcerada com amebas, aspecto de botão de camisa e tecido de granulação (260x).

As alterações microscópicas são características, com extensa destruição tecidual e áreas irregulares de necrose, envolvendo a mucosa e a submucosa e, mais raramente, a camada muscular. A inflamação é escassa e desproporcional à extensão do processo. As alterações vasculares também estão presentes, tais como a dilatação e a congestão, mas a trombose é rara. As amebas podem ser encontradas na periferia da massa necrótica e, também, nos tecidos circunjacentes.

A *peritonite aguda*, como complicação da perfuração intestinal, decorre da extensão da área necrosada ou quando a úlcera é profunda. Em conseqüência, ocorre grave reação inflamatória peritoneal, com seqüestração de líquidos, surgindo o quadro de choque hipovolêmico. A disseminação hematógena ou linfática do parasito a outros órgãos, em especial ao fígado, constitui outra complicação.

Na amebíase hepática, os trofozoítos da *E. histolytica* localizados no intestino grosso, seu hábitat, penetram os vasos sanguíneos e, através da circulação porta, atingem esse órgão, o principal das localizações extra-intestinais. A amebíase hepática inclui dois tipos essenciais: a *hepatite amebiana aguda* e o "abscesso" hepático, mais propriamente designado por *necrose coliquativa aguda*.[3]

A correlação entre o *quadro clínico de amebíase em suas diferentes formas clínicas* e o comportamento experimental das amostras isoladas em culturas, no estudo da virulência, permite-nos concluir:

a. Nos pacientes sintomáticos, observando as culturas de amostras amebianas, quando inoculadas em fígados de *hamsters*, encontramos, à necropsia desses animais, lesões no fígado classificadas de graus I a IV, as quais ocorrem em todos os animais sacrificados, apenas variando de intensidade. Da mesma maneira, as inoculações de amostras de *E. histolytica* em ratos albinos se correlacionam bem com as formas clínicas de amebíase, determinando lesões cecais, em geral não muito pronunciadas, em 80% das amostras examinadas (Figuras 62.5 e 62.6).
b. Nos pacientes assintomáticos, os inóculos das amostras de *E. histolytica* não determinam nenhuma lesão nos fígados de *hamsters*, nem são observadas lesões nos cecos dos ratos albinos, o que demonstra a característica não virulenta dessas amostras.

Quadro clínico

Em muitas ocasiões, os pacientes infectados pela *E. histolytica* podem ser assintomáticos. Nestes, não existe nenhuma evidência da infecção, a não ser, objetivamente, a eliminação periódica de cistos nas fezes.

A classificação clínica de amebíase proposta pelo Comitê de Peritos da OMS[36] distingue dois grupos principais: formas *assintomáticas e sintomáticas*.

As formas sintomáticas da amebíase intestinal incluem a colite disentérica e a colite não-disentérica. Na amebíase extra-intestinal, a forma hepática aguda e a necrose coliquativa são as mais importantes. Os acometimentos cutâneo, pulmonar e cerebral constituem eventos raros.

Amebíase intestinal

Forma disentérica

A *colite disentérica*, ou disenteria amebiana aguda, inicia-se, freqüentemente, de modo agudo. Sua evolução assemelha-se à da disenteria bacilar. Acompanha-

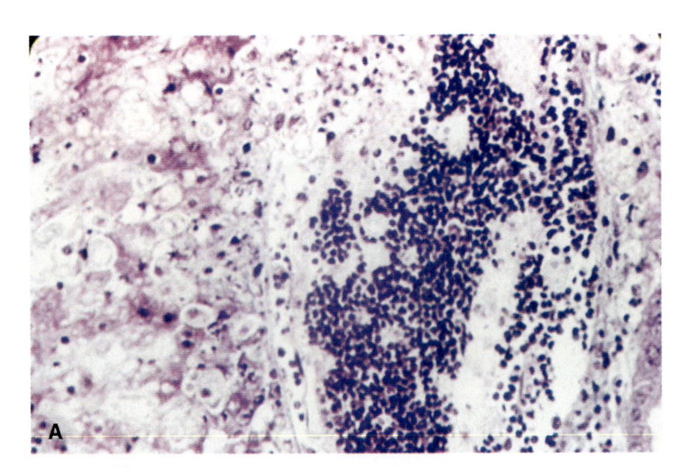

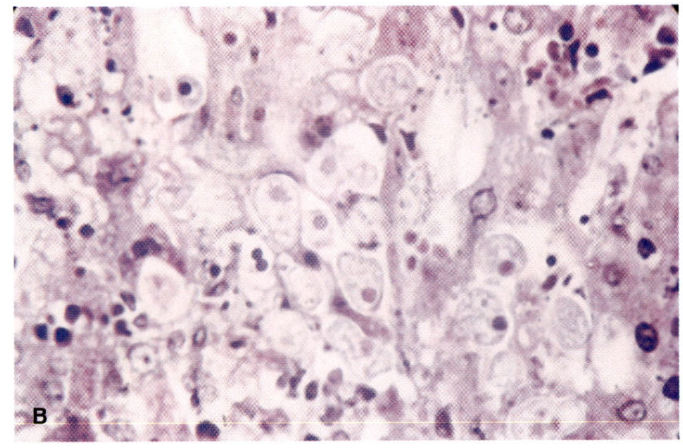

Figura 62.6 ▸ Aspectos histopatológicos da necrose coliquativa aguda em fígado de *hamster* infectado com amostra de *E. histolytica*. Em **A**, trombose porta com necrose periportal, infiltrado inflamatório e trofozoítos do amebídeo (260x). Em **B**, zona de necrose hepática com numerosos trofozoítos do amebídeo (520x).

se de cólicas intestinais e diarréia, com evacuações mucossanguinolentas e febre, geralmente moderada, ao lado de manifestações gerais.

A *disenteria* inicial ou evolutiva caracteriza-se por evacuações mucossanguinolentas ou, às vezes, mucopiossanguinolentas, que traduzem afecção orgânica do intestino grosso, de caráter ulcerativo e inflamatório. Acompanha-se de cólicas, por vezes intensas, em todo o abdome ou em determinados quadrantes, tenesmo e arrepios de frio. As evacuações são freqüentes, variando de oito a dez dejeções ao dia, acompanhadas de flatulência, inapetência, dor epigástrica (que se agrava com a alimentação) e outras manifestações dispépticas, como pirose, plenitude epigástrica, náuseas, vômitos e desconforto abdominal.

As *formas fulminantes*, observadas em surtos endêmicos, acometem todo o cólon e iniciam de modo súbito. A diarréia, com evacuações mucopiossanguinolentas, é intensa, levando a quadros de desidratação; os sintomas gerais são mais graves, com prostração e febre, complicando-se freqüentemente com perfurações intestinais múltiplas.

Entre as *manifestações gerais*, freqüentemente são observados inapetência, perda de peso, nervosismo, febre e febrículas.

Colite não-disentérica

A colite não-disentérica está entre as modalidades mais freqüentes. Manifesta-se por evacuações de tipo diarréico ou não, com duas a quatro deposições por dia, de fezes moles ou pastosas, que contêm catarro ou sangue. Acompanha-se de flatulência, desconforto abdominal ou ligeira dor, mais caracterizada por cólicas no andar superior do abdome ou periumbilicais. Raramente ocorre febre, e o quadro clínico dura certo tempo, com períodos de acalmia, sem maiores manifestações, até que novo surto venha a ocorrer. Essas manifestações intestinais conduzem ao quadro de fadiga, perda de peso corpóreo e demais manifestações dispépticas.

O *ameboma*, forma tumoral rara da amebíase, é de localização usual no ceco e no sigmóide. Com freqüência, determina dor, sangramento fácil e, mais raramente, obstrução intestinal.[14]

A apendicite amébica, por sua vez, decorre da ulceração ceco-apendicular, seguida de processo inflamatório do apêndice. A dor e a sensibilidade do abdome inferior direito, com sinais de irritação peritoneal, levam à suspeita de processo inflamatório apendicular agudo, com indicação para tratamento cirúrgico.

Complicações

São observadas, principalmente, em pacientes com a forma disentérica da amebíase. Podem ser múltiplas e variadas, algumas delas apresentando grande potencial de morbidade e mortalidade.

A *perfuração intestinal*, seguida de *peritonite aguda*, pode ocorrer, especialmente, nas formas agudas fulminantes, sendo as regiões do ceco, cólon ascendente e sigmóide os sítios mais comuns. A peritonite aguda manifesta-se pela presença de febre elevada, vômitos e dor abdominal generalizada, acompanhada de distensão do abdome, em pacientes com quadro clínico de forma disentérica grave.

A *hemorragia* é rara e decorre de sangramento profuso das úlceras amebianas, quando acometem um vaso. A enterorragia mais intensa pode levar à manifestação de anemia.

A *estenose intestinal* constitui complicação rara e localiza-se, de preferência, no retossigmóide e no ceco ascendente.

As estenoses surgem em decorrência da fibrose em área de necrose aguda da mucosa, ou em conseqüência de tecido de granulação e fibrose em úlcera intestinal amebiana crônica. A área estenótica pode ser curta ou longa. Em algumas circunstâncias, podem ocorrer estenoses múltiplas.

A *obstrução intestinal*, com quadros clínicos de oclusão intestinal parcial ou completa, pode decorrer de ameboma, abscesso pericólico, estenose, intussuscepção ou vólvulo.[14]

Amebíase extra-intestinal

As localizações clinicamente significativas da amebíase extra-intestinal são, em ordem de freqüência, fígado, pele, pulmões e cérebro.[23] Embora mais rara em nosso meio, a amebíase hepática é a mais freqüente, em especial no México, na África do Sul, na Tailândia, na Índia, no Egito e na Grécia. Ela se justifica pelas íntimas conexões entre os intestinos e o fígado, por meio da circulação porta.[13]

Amebíase hepática

Duas formas se destacam: a *hepatite amebiana aguda* e a *necrose coliquativa aguda*, ou o chamado abscesso hepático. Resultam da embolização portal intra-hepática de formas vegetativas da *E. histolytica* e necrose lítica celular aguda em pequenos focos, seguindo-se de extensão variável do processo. Em geral, a hepatite amebiana aguda precede o aparecimento da necrose coliquativa.

As principais manifestações clínicas da necrose coliquativa são representadas pela tríade dor-febre-hepatomegalia dolorosa. A dor localiza-se no quadrante superior direito do abdome, e o fígado, à palpação, é extremamente doloroso. Em geral, a lesão ocorre em 90% dos casos no lobo direito do fígado, sendo mais freqüente no homem que na mulher, na proporção de 3:1. Além disso, os pacientes queixam-se de fraqueza, prostração, cansaço, calafrios, suores, náuseas, vômitos, emagrecimento e inapetência. Quando, por extensão, o processo necrótico purulento envolve o diafragma, a dor irradia-se para a região clavicular e coexiste a dificuldade respiratória, por diminuição da mobilidade da hemicúpula frênica do lado direito.

A infecção bacteriana secundária ocorre em cerca de 20% dos casos e é acompanhada por elevação acentuada da temperatura, em picos, calafrios, sudorese e leucocitose acentuada (sangue periférico). O *abscesso* hepático pode romper-se nas cavidades peritoneal, pleural ou pericárdiaca ou, então, atinge o pulmão para formar uma fístula broncopleural.

O *diagnóstico* do abscesso hepático é confirmado pela ultra-sonografia do abdome. A aspiração do abscesso por agulha permite coletar a secreção purulenta achocolatada e realizar o exame microscópico direto para pesquisa dos trofozoítos da *E. histolytica* (Figura 62.7).

Diagnóstico

Em vista da variação da apresentação clínica e de sua semelhança com outros estados mórbidos, o diagnóstico repousa nos exames de laboratório, em especial nos exames parasitológicos de fezes, mediante processos diretos (fezes diarréicas, especialmente com muco e sangue) e de concentração (processo de Faust ou MIF). Para facilitar o diagnóstico e fornecer elementos de maior segurança na identificação das amebas, poderá ser administrado um purgativo salino (sulfato de sódio, 20g para adultos e 10g para crianças), sendo as fezes liquefeitas colocadas imediatamente em fixador de Schaudinn, ou fixador de álcool polivinílico, seguindo-se a coloração pela hematoxilina férrica.

Na vigência de quadro disentérico agudo, a retossigmoidoscopia com coleta de muco e pus das lesões ulceradas, por meio de curetagem, seguida de microscopia direta, põe à mostra as formas vegetativas características (Figura 62.8). Da mesma maneira, nas preparações fixadas em Schaudinn e coradas pela hematoxilina férrica, identificamos com clareza os trofozoítos da *E. histolytica* (Figura 62.9).

Nos últimos anos, em vista das dificuldades encontradas para se evidenciar a *E. histolytica*, em especial nas formas extra-intestinais, como o "abscesso" hepático amebiano, foram desenvolvidas técnicas sorológicas que, apesar de não demonstrarem diretamente o agente etiológico, nos informam de sua presença, facilitando até mesmo o tratamento e o acompanhamento evolutivo dos pacientes. Dessa maneira, o imunodiagnóstico tornou-se instrumento particularmente importante no estudo da amebíase invasiva.

Entre as diversas técnicas que estão sendo realizadas para o diagnóstico da amebíase invasiva, destacam-se a *reação de imunofluorescência indireta* (RIFI), a *hemoaglutinação indireta* (HAI) e, principalmente, o *ensaio imunoenzimático* (ELISA), considerado hoje o melhor método de imunodiagnóstico de amebíase, principalmente por sua sensibilidade, em especial nas formas iniciais do "abscesso" hepático amebiano.

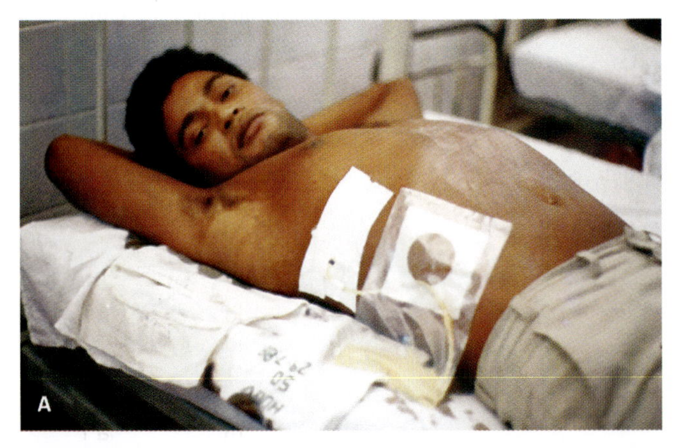

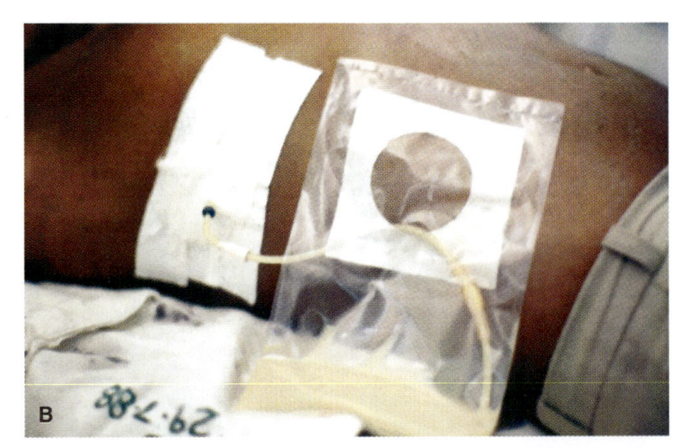

Figura 62.7 ▸ **A.** Paciente com "abscesso" hepático amebiano (necrose coliquativa), logo após drenagem percutânea. Em **B**, detalhe de **A**, mostrando o tubo coletor em bolsa de colostomia.

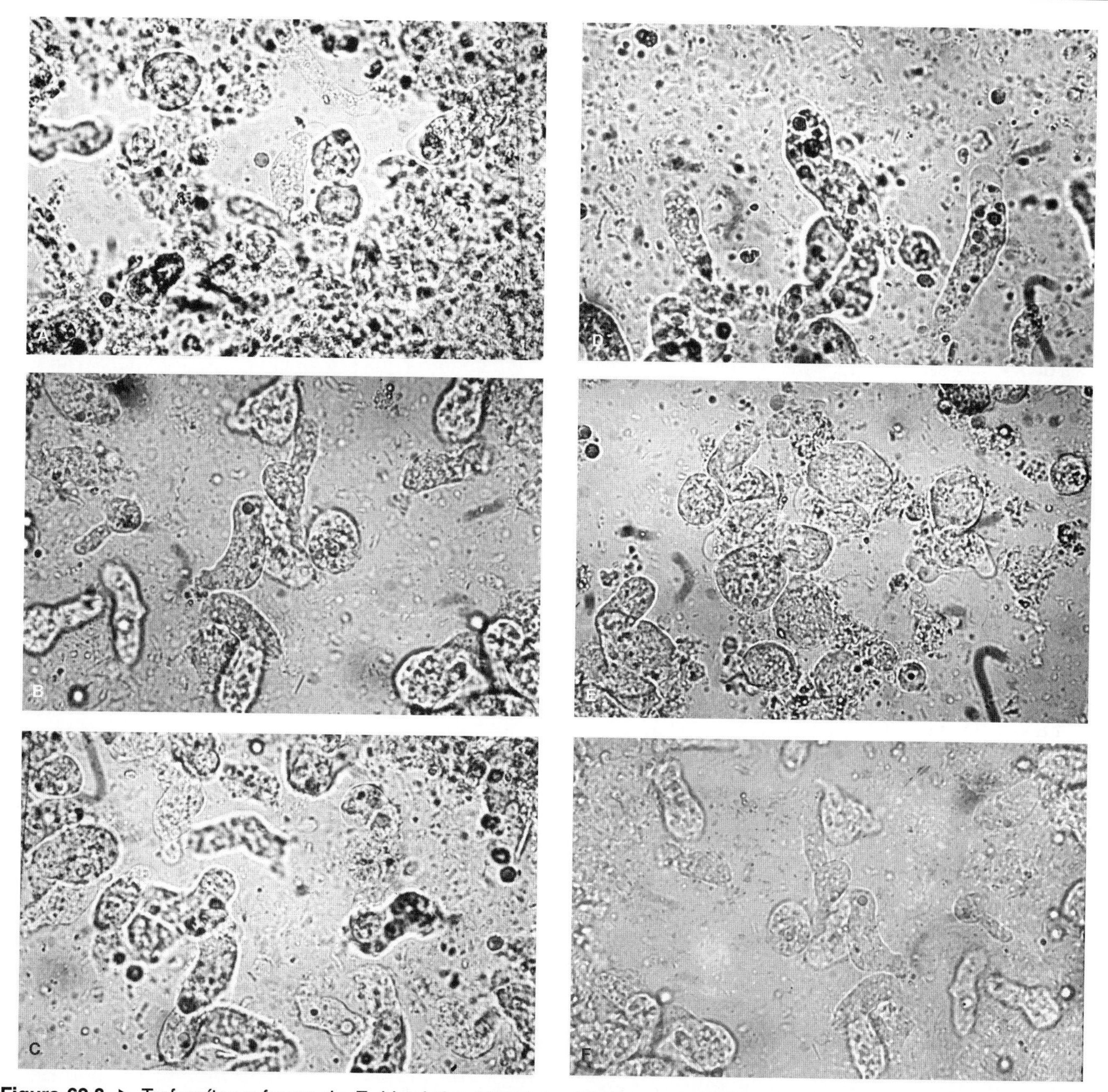

Figura 62.8 ▶ Trofozoítos a fresco de *E. histolytica*. Material coletado por curetagem de substância necrótico-purulenta das lesões ulceradas do retossigmóide, em pacientes com forma disentérica de amebíase. Notar, na *E. histolytica*, a presença de pseudópodos hialinos, a diferenciação entre ecto e endoplasma e hemácias fagocitadas (520x).

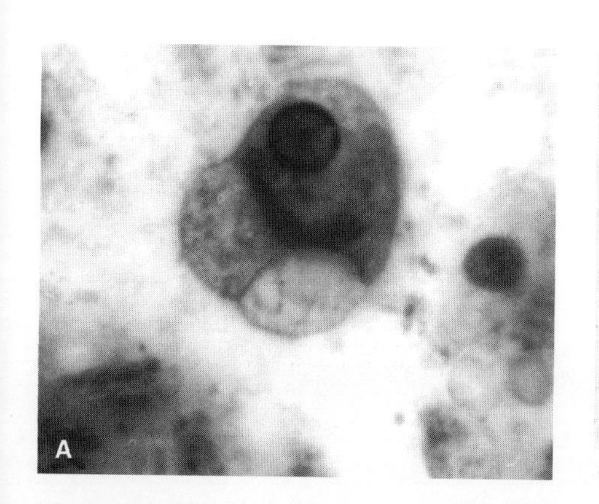

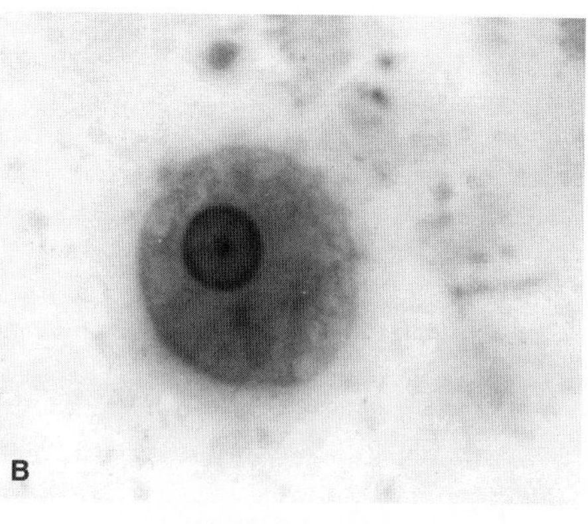

Figura 62.9 ▶ Trofozoítos de *E. histolytica* corados pela hematoxilina férrica. Grandes trofozoítos evidenciando a cromatina periférica regular e filamentos que a unem ao cariossoma central como uma rede; presença de vacúolo de glicogênio (1.300x).

Tratamento

Clínico

O tratamento da amebíase tem variado consideravelmente através dos anos, em especial devido a numerosos medicamentos empregados. Muitos deles não apresentam resultados satisfatórios, em vista da toxicidade ou por apresentarem pequeno percentual de cura.

Derivados nitroimidazólicos

a. *Metronidazol:* o metronidazol é substância ativa contra enorme variedade de protozoários anaeróbios parasitos e bactérias anaeróbias. O composto tem ação tricomonicida direta. É também potente amebicida, atuando de modo acentuado na *E. histolytica*. Os trofozoítos de *G. lamblia* são também afetados pelo metronidazol em pequenas concentrações *in vitro*. Apresenta ainda atividade antibacteriana contra todos os cocos anaeróbios e bacilos gram-negativos anaeróbios.[12]

O medicamento é muito bem absorvido por via oral, atingindo concentrações no plasma de cerca de 10μg/mL aproximadamente 1 hora após dose única de 500mg. A meia-vida do metronidazol no plasma é de aproximadamente 8 horas. O medicamento penetra muito bem os tecidos e líquidos corporais. É metabolizado, primeiramente, no fígado, sendo este órgão responsável pela depuração de mais de 50%. É excretado inalterado e com seus metabólitos em diferentes proporções na urina.

Dos medicamentos atuais, o *metronidazol* é o quimioterápico mais eficaz nas formas intestinais e extra-intestinais da amebíase, incluindo o "abscesso" amebiano do fígado, em vista de sua elevada concentração tissular. Na *amebíase intestinal assintomática* ou nas formas de *colite não-disentérica*, a dose recomendada é de 500mg três vezes ao dia, por via oral, durante 5 dias sucessivos para adultos, e 250mg três vezes ao dia, para crianças, por igual período. Nos pacientes com *forma disentérica aguda*, a dose recomendada é de 750mg, três vezes ao dia, durante 10 dias, para adultos; crianças recebem 500mg duas vezes ao dia, por igual período.

- *Critério de cura*: exame parasitológico de fezes liquefeitas por ação de purgativos salinos, por meio do método de concentração de Faust, seguido da coloração pela hematoxilina férrica. Aconselham-se cerca de três exames parasitológicos de fezes realizados no sétimo, 14º e 21º dias após o tratamento. O percentual de curas parasitológicas com o metronidazol é excelente, em torno de 95%.
- *Toxicidade*: clinicamente, os efeitos colaterais são raros e se limitam quase que exclusivamente ao sistema digestivo – náuseas, inapetência, desconforto epigástrico e diarréia. Podem ocorrer cefaléia e vômitos. Ainda que raríssimas, é importante notar que poderão surgir alterações na boca, em especial glossite e estomatite, associadas à monilíase. Quimicamente, o metronidazol é um imidazol que possui um grupo nitro (O_2N) em sua estrutura; este radical tem, seguramente, relação com a ocorrência de discrasias sanguíneas. Assim, poderá ocorrer leucopenia durante o uso do medicamento. Por outro lado, como o metronidazol atinge a circulação e a glândula mamária, seu uso deverá ser contra-indicado em gestantes e nutrizes.

b. Um novo composto imidazólico é o *seconidazol*, quimicamente o hidróxi-2-propil-1-metil-2-nitro-5-imidazol. Nas doses de 1,5g do medicamento para adultos e 30mg/kg de peso corporal para crianças, por dia, durante 3 dias seguidos, obteve-se, em 67 pacientes tratados, o percentual de 97,4% de cura parasitológica, tomando-se como referência um grupo-controle.[12]

Derivados das halocetamidas

a. *Clorofenoxamida:* em virtude de sua escassa absorção entérica, é aconselhada exclusivamente na terapêutica da amebíase intestinal não-invasiva (colite não-disentérica) e nas formas assintomáticas.
   - *Doses usuais*: 500mg, três vezes ao dia, por via oral, durante 10 dias sucessivos, com aproximadamente 90% de curas parasitológicas. Crianças recebem 250mg, três vezes ao dia, durante 10 dias. A tolerância é muito boa, sem efeitos colaterais atribuíveis ao medicamento.

b. *Cloracetamida:* do mesmo modo que a precedente, a cloracetamida atua unicamente na luz intestinal e é usada na dose de 300mg ao dia, por via oral, durante 5 dias. Cura 80% dos casos e não tem manifestações tóxicas de importância.

Cirúrgico

O tratamento cirúrgico dessa afecção está reservado para as complicações das formas graves, como a *peritonite aguda purulenta,* resultante da perfuração intestinal da forma disentérica aguda, quadros de obstrução intestinal por estenose cecal ou do retossigmóide, bem como conseqüente ao ameboma cecal (afecção muito rara).

A apendicite amébica, com quadro de irritação peritoneal, é afecção com indicação cirúrgica plena e de diagnóstico diferencial praticamente impossível com a apendicite aguda clássica.

Eventualmente, a drenagem do "abscesso" amebiano do fígado, em decorrência de seu volume excessivo, de localização mais difícil à punção evacuadora, em especial aqueles localizados no lobo esquerdo, situações em que ocorre piora da dor hepática com sinais de ruptura iminente, a cirurgia a céu aberto deve ser realizada sem demora.

A antibioticoterapia nesses pacientes, após drenagem percutânea ou cirúrgica, deve ser sempre adotada, em face da infecção secundária que freqüentemente se instala, agravando o quadro clínico.

Isosporíase

A isosporíase é protozoose determinada por um esporozoário – *Isospora belli* – muito comum em animais selvagens, domésticos e aves. Rara na espécie humana, sobretudo em pacientes imunocompetentes, é freqüente em pacientes imunodeprimidos.

Até o início do decênio de 1970, acreditava-se que a isosporíase humana era causada por duas espécies de *Isospora*: a *I. hominis* e a *I. belli*, que parasitam o intestino delgado. A maior contribuição para o conhecimento do ciclo evolutivo desse coccídeo foi dada por Brandborg *et al.* (1970),[2] em seus estudos envolvendo seis pacientes com esteatorréia, infectados com *I. belli.* Esses autores demonstraram, em material de biópsia jejunal, que o parasito se desenvolve de forma similar à *Isospora* de outros animais. O processo esquizogônico ocorre nas células epiteliais da mucosa intestinal, formando oocistos que são eliminados com as fezes, sendo ingeridos através da água ou de alimentos contaminados.

Epidemiologia

A infecção é adquirida após a ingestão de líquidos ou alimentos contaminados com matéria fecal humana, contendo oocistos maduros e, ainda, diretamente, pela via fecal-oral ou acidental em laboratório.[20] Admite-se, ainda, outra forma de contágio, o ciclo endógeno intra-intestinal, que poderia explicar a longa duração do parasitismo. É parasito intracelular, admitido como infectante somente para o ser humano.

A localização do coccídeo no trato digestivo humano parece ocorrer nas porções inferiores do íleo, como ocorre com a infecção pela *Isospora canis*.

A isosporíase é parasitose com ampla distribuição geográfica. Entretanto, em vista de sua peculiaridade biológica, com pequeno número de oocistos nas fezes, eliminação de oocistos muitos dias após a melhora clínica e a existência de casos assintomáticos, sua prevalência é pequena. Segundo relatório da OMS, sua incidência situa-se em torno de 1%.[35]

No Brasil, a parasitose é rara, como afirma Huggins *et al.* (1994),[20] mas sua prevalência aumenta em pacientes imunodeprimidos, como aqueles com AIDS/SIDA.

A isosporíase humana condiciona quadros clínicos variáveis, desde formas graves até fatais.

O parasito invade as células epiteliais da mucosa do intestino delgado, onde se multiplica, exercendo sua ação patógena. Ocorrem infiltrado inflamatório e, por vezes, atrofia da mucosa intestinal.

Quadro clínico

A isosporíase é parasitose rara, incidindo com maior freqüência nas regiões tropicais e subtropicais. Tem sido encontrada associada a situações que conduzem à imunodeficiência.[35]

O espectro clínico da isosporíase varia desde a forma assintomática até formas clínicas variáveis, com predominância de manifestações gerais e sistêmicas, como febre, dores generalizadas, exantemas, náuseas, vômitos e diarréia, que pode ser aguda ou crônica, muitas vezes simulando quadros graves de abdome agudo. Na forma crônica da diarréia, pode surgir quadro de esteatorréia, como evidência de síndrome de mabsorção intestinal. A astenia e a perda de peso também podem acometer os pacientes.

Diagnóstico

Deve ser feita a pesquisa dos oocistos nas fezes, sendo necessário utilizar, sempre, os métodos de concentração. A pesquisa de oocistos no *líquido de aspiração duodenal* ou *jejunal* parece ser mais segura. Todavia, a biópsia *jejunal peroral* é o processo mais eficiente para o diagnóstico, além de permitir observar as formas evolutivas teciduais.

Tratamento

O tratamento pode ser feito com o *metronidazol*, no esquema de 500mg/dia, para adultos, e 250mg/dia, para crianças, durante 10 dias sucessivos.

Outra opção é o uso da *pirimetamina*, na dose de 75mg (três comprimidos) ao dia, associada à *sulfadiazina*, na dose de 4g/dia, durante 21 dias sucessivos.

O *sulfametoxazol* associado ao *trimetoprim*, na dose de dois comprimidos a cada 12/12 horas, durante 10 dias, proporciona bons resultados.

Criptosporidíase

A criptosporidíase humana é doença causada por um protozoário coccídeo, o *Cryptosporidium parvum*, que infecta principalmente o epitélio do intestino delgado, provocando gastroenterite autolimitada em pessoas imunocompetentes ou diarréia crônica nos indivíduos com deficiência imunológica.

Epidemiologia

O *Cryptosporidium* é protozoário classificado com os coccídeos, parasito de numerosas espécies de animais, mamíferos, aves e répteis, que se constituem em reservatórios do parasito. A contaminação humana ocorre por transmissão intestinal-oral, análoga à dos outros coccídeos monoxênicos humanos.

A criptosporidíase foi reconhecida como causa de diarréia em pacientes infectados somente nos últimos 10 anos. A maior parte dos casos registrados ocorreu em pacientes com deficiência de imunoglobulina congênita ou imunocompetência imunológica produzida por medicamentos, infecções viróticas concorrentes e a síndrome de imunodeficiência adquirida (SIDA/AIDS).[15]

Patogenia

O *Cryptosporidium* é parasito excretado nas fezes sob a forma de oocistos, que mantêm sua infectividade por semanas ou meses. Após a ingestão dos oocistos pelo hospedeiro humano, originam-se os trofozoítos, que se aderem às células da mucosa intestinal, destruindo os microvilos e fixando-se firmemente nessas células epiteliais. Podem também localizar-se nas células da mucosa do intestino grosso. Ocorre, então, redução do tamanho dos vilos, e as criptas se tornam alongadas. Na *lâmina própria* surge acentuado infiltrado de células plasmáticas, linfócitos e leucócitos polimorfonucleares. A diarréia se desenvolve em 3 a 5 dias e é acompanhada da excreção de oocistos.[15]

Quadro clínico

O parasito pode determinar diarréia leve, discreta, até formas mais graves, com intensa diarréia exsudativa e secretora, prolongada e de difícil tratamento. Dores abdominais em cólicas, de modo difuso, vômitos, febre de média intensidade, anorexia e perda de peso acompanham o quadro clínico. A gravidade da doença, que às vezes simula abdome agudo, é determinada pela competência imunológica.

O *Cryptosporidium* é freqüentemente identificado em pacientes com SIDA/AIDS e com diarréia. Nos EUA, esse protozoário é identificado em 15% dos pacientes sintomáticos e em torno de 50% do pacientes na África e no Haiti. A diarréia é freqüentemente aquosa e pode ser acompanhada por mabsorção.

O *Cryptosporidium* pode determinar doença hepatobiliar, com quadro de colestase extra-hepática.

Diagnóstico

O quadro clínico inclui diarréia volumosa, com eliminação de grande quantidade de fezes liquefeitas em 24 horas, dor abdominal, febre moderada, náuseas, vômitos e desidratação. Se o paciente apresenta a síndrome de imunodeficiência adquirida (SIDA/AIDS), este quadro sugere, fortemente, a possibilidade diagnóstica.

O diagnóstico parasitológico do *Cryptosporidium* é realizado mediante a utilização de técnicas especiais de coloração do protozoário. Os oocistos coram-se pelo processo de Ziehl-Nielsen modificado, utilizando-se a carbofucsina e o azul de metileno como coloração de fundo.

A *retossigmoidoscopia*, acompanhada de biópsia da mucosa retal, bem como a *biópsia jejunal peroral*, seguida de exame histopatológico, têm propiciado bom índice de positividade.

Alguns métodos sorológicos têm sido usados no diagnóstico imunológico da criptosporidíase, como a imunofluorescência indireta.

Tratamento

Consiste na correção das anormalidades hidroeletrolíticas por via oral e, se necessário, por meio de infusão venosa de líquidos.

Nos pacientes com estado imunológico normal, a infecção é autolimitada e desaparece após 14 dias, aproximadamente. Quando a imunossupressão está presente, alguns quimioterápicos têm sido usados, contudo, com resultados pouco animadores, pois a diarréia profusa permanece e os parasitos são identificados nas fezes.

A *espiramicina* pode ser utilizada na dose de 1,0g, três vezes ao dia, por via oral, durante o tempo necessário para regressão das manifestações clínicas. A *as-*

sociação trimetoprim-sulfametoxazol também tem sido testada, com resultados incertos.

Outros medicamentos têm sido testados na criptosporidíase associada à AIDS, como eritromicina, clindamicina, roxitromicina, azitromicina, primaquina, furasolidona e interleucina 2.

No entanto, a reversão da imunodeficiência, quando possível, é o principal determinante do controle dos sinais e sintomas associados à criptosporidíase.

Microsporidíase

Os microsporídios são protozoários parasitos intracelulares obrigatórios que infectam ampla variedade de vertebrados e invertebrados. São reconhecidos, na atualidade, como agentes de infecções oportunistas de pacientes imunossuprimidos, como os receptores de transplantes de órgãos tratados com agentes imunossupressores e pacientes com AIDS.

Epidemiologia

No ciclo evolutivo dos microsporídios, três fases distintas são observadas: (a) *fase infectante,* através das fezes e outras secreções dos indivíduos infectados; (b) *fase de proliferação*, formas intracelulares que se multiplicam por esquizogonia, e (c) *fase esporogônica,* que ocorre após multiplicação esquizogônica.[24]

A transmissão ocorre após a ingestão ou inoculação de esporos das fezes ou secreções (fluidos biológicos).

Quadro clínico

As principais manifestações clínicas são observadas em pacientes imunocomprometidos. Elas podem variar muito e dependem da espécie de microsporídios envolvida. O *Enterocytozoon bienensi* e o *Encephalitozoon intestinalis* podem determinar quadros de cólicas intestinais, com diarréia acentuada, febre e quadro clínico semelhante ao de colecistite aguda, nefrite, pneumonia e sinusite.[25]

Diagnóstico

O diagnóstico definitivo da microsporidíase exige a realização de biópsias, como de fígado, estômago, intestino grosso (reto) e intestino delgado, seguida de coloração tricrômica ou com o ácido periódico de Schiff e, freqüentemente, microscopia eletrônica.

Podem-se utilizar anticorpos policlonais e monoclonais marcados com fluorocromos, mediante imunofluorescência direta. Em algumas circuntâncias, pode-se recorrer à PCR.[4]

Tratamento

Experiências, ainda muito limitadas, sugerem que a pirimetamina, o metronidazol, o albendazol e a fumagilina são efetivos no tratamento da microsporidíase.

HELMINTÍASES

Estrongiloidíase

A estrongiloidíase é a infecção no homem provocada pelo *Strongyloides stercoralis*. Localiza-se preferencialmente no duodeno e no jejuno proximal, mas, por vezes, pode acometer todo o intestino delgado e o grosso, além de outros órgãos, como os pulmões. Pode ser doença sistêmica, com repercussões graves sobre o organismo, sendo, não raro, mortal nessa eventualidade, em especial nos indivíduos imunossuprimidos.

Epidemiologia

Acomete pacientes em qualquer idade, predominando nas zonas de clima tropical e subtropical. O homem é o hospedeiro mais importante, embora o cão tenha sido encontrado infectado por larvas morfologicamente indistinguíveis das que parasitam o homem. Condições precárias de higiene, tratamento inadequado das fezes, poluição do solo e hábitos higiênicos pouco cuidadosos favorecem a reinfecção.

A partir de larvas rabditóides eliminadas com as fezes pelos indivíduos infectados com o *S. stercoralis*, há duas possibilidades evolutivas: primeiro, essas larvas, no meio exterior, sofrem muda para larvas filarióides infectantes, capazes de penetrar outro indivíduo e iniciar o ciclo parasitário (ciclo direto); segundo, as larvas rabditóides podem sofrer várias mudas no solo e produzir, depois de algum tempo, machos e fêmeas de vida livre. Em caso de fecundação, as fêmeas depositam ovos que dão origem a larvas rabditóides (semelhantes às produzidas pelas fêmeas partenogenéticas, parasitos do homem) e que repetem, seguidamente, a evolução no solo como seres de vida livre, ou produzem, em uma fase qualquer da geração, larvas filarióides infectantes. É o chamado ciclo indireto.[30]

A via de penetração normal é a pele. Depois de 24 horas, as larvas alcançam a circulação venosa e são levadas ao pulmões, onde ocorrem duas mudas. Perfurando as paredes dos capilares, chegam aos alvéolos e bronquíolos; com o auxílio do epitélio ciliado, há transporte passivo, junto às secreções brônquicas, até a traquéia e a laringe, para serem deglutidas em seguida. Quando atingem o intestino delgado, os vermes já estão adultos e caracterizam-se unicamente pela presença de fêmeas, que se diferenciam morfológica e biologicamente das fêmeas de vida livre.

A existência de machos parasitos é questão de acirrada divergência entre os parasitologistas. Por não serem encontrados os machos, admite-se que as fêmeas, nessa fase do ciclo, sejam partenogenéticas. O hábitat da fêmea é a mucosa intestinal, onde ela se aloja na espessura da mucosa, perfurando-a, e realiza as desovas. Dos ovos, saem larvas rabditóides que, buscando a luz intestinal, são eliminadas nas fezes dos pacientes infectados.

Outra via de infecção possível, embora rara, é a digestiva, na eventualidade de o paciente ingerir água contendo larvas filarióides. Nesse caso, o desenvolvimento larvário completa-se no próprio intestino e os parasitos invadem diretamente a mucosa intestinal.

Patogenia

Pelo que foi exposto, podemos considerar que as fêmeas partenogenéticas, depois de 17 a 25 dias de infecção, eliminam ovos embrionados que darão origem a larvas rabditóides. Por outro lado, a *auto-infecção* é ocorrência freqüente: a *auto-exoinfecção*, que consiste na infecção da pele na região anal e perianal pela larva filarióide; e a *auto-endoinfecção*, em conseqüência da transformação de larvas filarióides no tubo entérico e sua penetração na parede intestinal, também denominada *endoinfecção*. A freqüência de auto-infecção e sua importância na patogenia da estrongiloidíase não devem ser grandes, visto que, com a terapêutica atual, os índices de curas parasitológicas são elevados.[12]

As lesões devidas ao *S. stercoralis* podem ser classificadas em cutâneas, pulmonares e intestinais. As lesões cutâneas podem ser discretas ou passar despercebidas. Às vezes, ocorrem prurido, eritema e placas urticariformes. Das lesões pulmonares, as hemorragias petequiais e profusas, provocadas por larvas ou vermes jovens, em trânsito dos capilares para os alvéolos, são as mais encontradiças (Figura 62.10) Quando ocorrem alterações inflamatórias, estas se justapõem ao quadro de pneumonite difusa e, por vezes, com a característica "síndrome de Loeffler": condensações pneumônicas com o correspondente quadro clínico de febre, tosse e eosinofilia acentuada.

As alterações mais importantes são as intestinais, principalmente no duodeno e no jejuno, onde as fêmeas partenogenéticas invadem a mucosa. Os estudos por meio de biópsia do jejuno proximal, por via oral, em pacientes infectados, e os casos fatais de estrongiloidíase permitiram a Paola[28] a descrição das seguintes lesões:

a. Nas condições habituais, os parasitos acomodam-se nas criptas glandulares e determinam enterite catarral.
b. Em conseqüência da queda do estado geral, determinada pela espoliação gradativa do hospedeiro, decorrente do parasitismo ou de outras condições mórbidas associadas, como pacientes imunossuprimidos, por doenças ou uso de medicamentos, podem desencadear-se as formas graves com penetração das larvas na espessura da parede intestinal (hiperinfecção).
c. Nas formas graves, observam-se enterite edematosa e, posteriormente, enterite ulcerada.
d. Do determinismo das lesões graves é de fundamental importância a invasão das larvas nos capilares linfáticos, determinando peri e endolinfangite granulomatosas.
e. O edema da mucosa determina, de um lado, alterações ao nível das vilosidades, com atrofia e, por outro lado, hipotonia do intestino delgado.

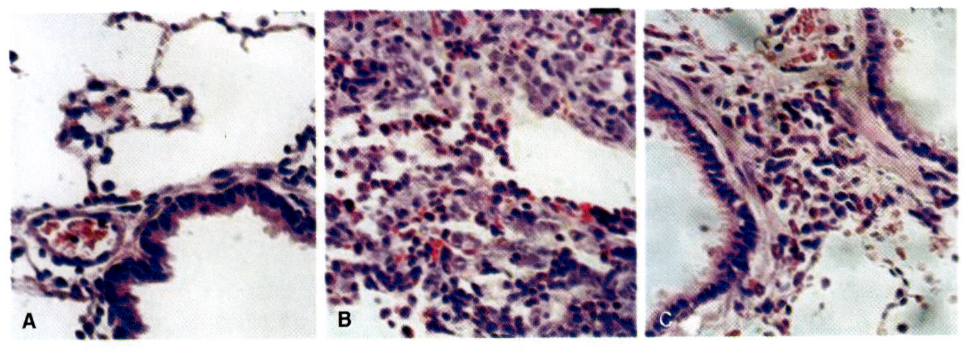

Figura 62.10 ▶ Alterações pulmonares induzidas pela infecção por *Strongyloides venezuelensis* em ratos. **A.** Rato não infectado. **B.** Rato infectado, mostrando infiltração celular com grande número de eosinófilos no parênquima pulmonar e na região peribrônquica. (Cortesia da Professora Déborah Negrão-Corrêa, Professora Associada Doutora do Departamento de Parasitologia do Instituto de Ciências Biológicas da UFMG.)

Paola[28] distingue três formas anatomoclínicas da enterite na estrongiloidíase:

- *Formas leves:* caracterizadas por enterite catarral, às vezes microulcerações e hemorragias. Os parasitos estão limitados às criptas glandulares.
- *Formas de média gravidade:* têm como substrato anatômico a enterite edematosa. Ocorre espessamento edematoso da parede com apagamento do relevo mucoso e atrofia da mucosa. Os parasitos podem ser encontrados nas diferentes túnicas da parede intestinal.
- *Forma grave:* é a enterite ulcerada. A parede intestinal torna-se rígida, com edema e fibrose, acompanhada de atrofia da mucosa com ulcerações. Os parasitos são encontrados em toda a espessura da parede. Ocorre, quase sempre, invasão bacteriana (Figura 62.11).

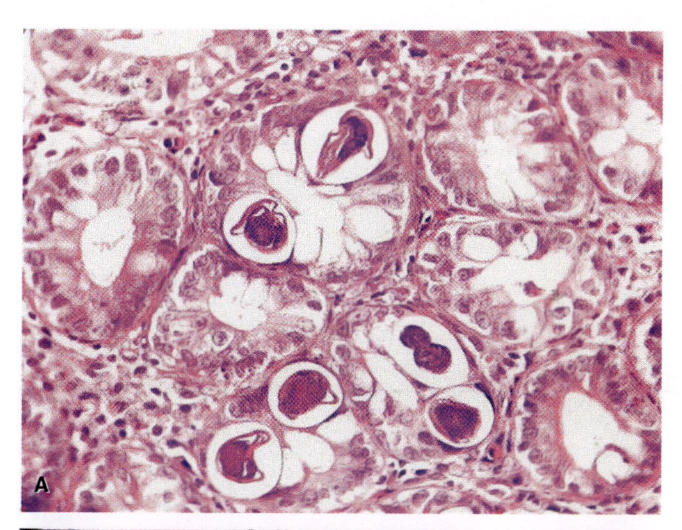

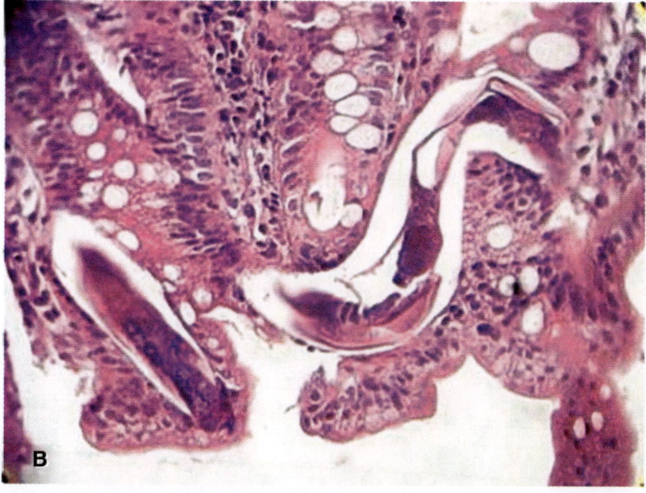

Figura 62.11 ▶ Forma grave da enterite por *S. stercoralis.* Em **A**, infiltração da parede intestinal por larvas rabditóides do parasito, com intensa reação inflamatória. Em **B**, detalhe com aumento maior. (Cortesia da Professora Ana Margarida Miguel Ferreira Nogueira, Professora Adjunta-Doutora do Departamento de Anatomia Patológica e Medicina Legal da Faculdade de Medicina da UFMG.)

Quadro clínico

As manifestações clínicas mais importantes e freqüentes estão relacionadas com o sistema digestivo. Podemos encontrar pacientes assintomáticos e outros com intensas repercussões intestinais. Predominam as alterações gastrointestinais, incluindo plenitude gástrica, pirose, sialorréia, náuseas e vômitos, cólicas intestinais e diarréia. Períodos de diarréia entremeados com ritmo intestinal normal ou obstipação são também encontrados. Em casos mais raros, com o intenso parasitismo e as alterações graves da mucosa jejunal, podem ocorrer diarréias mais volumosas, acompanhadas de esteatorréia, em virtude de síndrome de mabsorção secundária. Nessas circunstâncias, observa-se, igualmente, comprometimento do estado geral do paciente, com perda de peso, desidratação, irritabilidade nervosa e depressão.

A hiperinfecção ocorre em caso de existência da auto-endoinfecção pelo *S. stercoralis* em pacientes com depressão, natural ou não, da imunidade celular. Da mesma maneira, o emprego de imunossupressores pode agravar a infecção estrongiloidótica, sobretudo em pacientes acometidos de doenças que deprimem o quadro imunológico, como linfomas, leucemias, carcinomatoses, hanseníase, desnutrição, sarampo e doença renal avançada. Nessas condições, as larvas se disseminam, através da corrente sanguínea, por todo o organismo, incluindo fígado, coração, rins, pulmões e sistema nervoso central, o que ocasiona doença, freqüentemente letal.

Nesse sentido, vale registrar, também, a invasão larvária maciça dos pulmões, intestinos e outros órgãos, nos pacientes com AIDS, os quais apresentam grave quadro de dor abdominal generalizada, infiltrado pulmonar difuso, íleo funcional, choque, meningite e sepse por bactérias gram-negativas.

A estrongiloidíase sistêmica e maciça caracteriza-se por intensa e difusa dor abdominal, vômitos, diarréia, manifestações de íleo funcional com distensão abdominal e quadro de choque, associados a hipoproteinemia e hipopotassemia. Pode ocorrer peritonite difusa por perfurações intestinais múltiplas.

Essas situações graves da estrongiloidíase exigem, ao lado das medidas gerais, hidratação venosa, antibioticoterapia e tratamento cirúrgico de urgência.

Diagnóstico

As manifestações clínicas não permitem afirmar a etiologia do quadro mórbido, superponível ao de outras enterocolites parasitárias. O diagnóstico deve apoiar-se

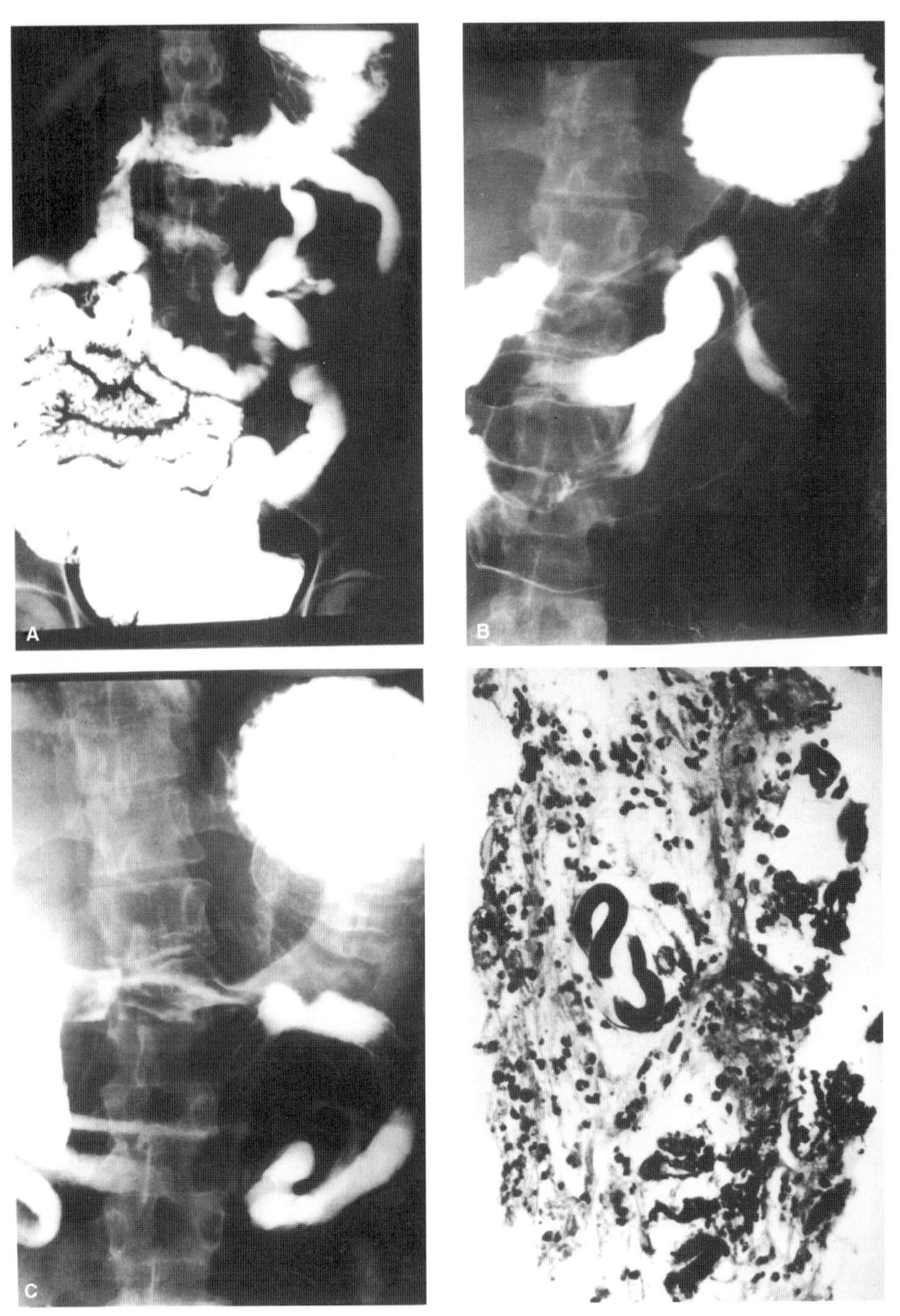

Figura 62.12 ▶ Paciente R.R.D., internado no Hospital das Clínicas em 23/05/85, com quadro de vômitos, dores abdominais em cólicas e diarréia. A esofagogastroduodenoscopia mostrou esofagite crônica ulcerada, gastrite crônica, duodenite crônica erosiva de grande intensidade, estendendo-se para a segunda porção do duodeno. O exame radiológico de esôfago, estômago e duodeno mostrou estômago irregular, com depósito de contraste em sua porção terminal; o estômago se distendia de modo irregular, e as pregas mucosas eram irregulares. Duodeno estenosado, de paredes irregulares. O jejuno proximal e médio apresentava-se de aspecto tubular, liso, sem pregueamento mucoso, com áreas de estenoses e dilatações. À biópsia, o exame histológico revelou infiltrado inflamatório granulomononuclear no cório, com numerosos eosinófilos e perda do epitélio de revestimento. Presença de larva rabditóide do *S. stercoralis*.

no exame parasitológico das fezes por método de concentração adequado para larvas, ou seja, o método de Baermann-Morais. Esse processo poderá ser aplicado, também, para exame do escarro em casos suspeitos. O exame da bile coletada por tubagem com microscopia direta e a biópsia jejunal peroral são processos válidos, embora não rotineiros. Em casos especiais, o exame radiológico do intestino delgado pode revelar distorções do relevo mucoso ou processos estenosantes bem estudados à luz da patogenia da estrongiloidíase intestinal mais grave (Figura 62.12). A eosinofilia sanguínea periférica é achado freqüente na estrongiloidíase, em especial nos quadros de hiperinfecção.

Tratamento

Dois são os medicamentos atualmente empregados na terapêutica da estrongiloidíase, quais sejam:

a. *Tiabendazol:* a introdução do tiabendazol constituiu um dos maiores avanços no tratamento da *larva migrans* cutânea e das infecções pelo *S. stercoralis.* É medicamento muito ativo na terapêutica da estrongiloidíase, sendo empregado na dose de 50mg/kg de peso corporal, como dose total (máximo de 3g/dia), administrados em 3 dias consecutivos, podendo-se repetir uma segunda série após 1 semana de intervalo. O percentual de curas é de 90%.

   Os pacientes com a síndrome de hiperinfecção devem ser tratados durante 2 a 3 semanas. Nos casos de auto-infecção interna, com quadros pulmonares evidentes (larvas filarióides no escarro), justifica-se o uso do tiabendazol, na dose de 500mg por dia, durante 30 dias seguidos.

   Do mesmo modo, na profilaxia da estrongiloidíase durante o uso de medicamentos imunossupressores, usa-se o tiabendazol, na dose de 25mg/kg/dia, durante 10 dias consecutivos, repetindo-se o esquema após 30 dias, enquanto em uso da medicação.

b. *Albendazol:* derivado dos benzimidazóis, o albendazol revelou-se um anti-helmíntico de atividade potente contra os nematelmintos. O albendazol tem absorção intestinal variável e errática após administração oral, embora sua absorção possa ser aumentada quando administrado com alimentação mais gordurosa. Após o uso de 400mg de albendazol, por via oral, este não é detectado no plasma, em vista de o produto ser rapidamente metabolizado no fígado para sulfóxido de albendazol que apresenta, também, potente ação anti-helmíntica. O sulfóxido alcança concentrações de níveis plasmáticos de cerca de 300μg/mL, mas com variações entre os indivíduos. O sulfóxido é cerca de 70% ligado às proteínas do plasma e mostra meia-vida de 8 a 9 horas no plasma. Distribui-se bem por todos os tecidos, incluindo o cisto hidático, no qual alcança concentração de um quinto em relação ao plasma. Este fato explica por que o albendazol é mais efetivo que o mebendazol e outros medicamentos no tratamento do cisto hidático. A formação do sulfóxido de albendazol é catalisada pela monoxigenase flavina microssomal e, em menor quantidade, por certas formas de citocromos. Os metabólitos são excretados pela urina.

   O albendazol, na dose de 400mg por dia, durante 3 dias, por via oral, constitui esquema alternativo no tratamento da estrongiloidíase, com excelente resultado terapêutico (cura de 90%).

c. A *ivermectina* é também usada, na dose de 200mg/kg de peso corporal, durante 2 dias, com índice de cura de 81% e praticamente sem efeitos colaterais.[7]

Critério de cura

O método de escolha para os exames parasitológicos das fezes deve ser o de Baermann-Morais, pois é superior a todos os outros para o controle da cura de estrongiloidíase. O exame coprológico deve ser iniciado 7 dias após o término do tratamento. Aconselham-se três exames parasitológicos realizados com 24 horas de intervalo.

Ascaridíase

A ascaridíase é a infecção do homem pelo *Ascaris lumbricoides*, nematódeo de ampla distribuição geográfica, mais encontrado nas zonas tropicais. Sua incidência diminui à medida que nos aproximamos dos pólos. É a mais comum das helmintíases que infectam o ser humano.

Epidemiologia

O parasitismo é corolário decorrente das condições sociais e higiênicas da população, acometendo principalmente crianças, que ficam expostas ao contato direto com o solo poluído de ovos embrionados.

O homem é a única fonte de parasitos, sendo a população infantil, em idade escolar e pré-escolar, a mais intensamente infectada. O hábito de defecar no solo, comum nas zonas rurais e em bairros pobres de zonas urbanas, onde são escassas as instalações sanitárias, conduz à permanente contaminação do terreno. O solo úmido e sombreado é mais favorável à sobrevivência e ao embrionamento dos ovos. Todavia, em condições favoráveis, os ovos podem permanecer no solo, sendo infectantes por mais de 1 ano.

Normalmente, o ciclo de transmissão da parasitose e a manutenção da endemia ocorrem no domicílio e no peridomicílio. Mãos sujas de terra, alimentos contaminados por terra ou restos de dejetos humanos, usados como adubo, são os principais veículos que levam à boca os ovos do parasito e possibilitam sua ingestão.

Patogenia

A única forma infectante do parasito é o ovo embrionado. Após a ingestão, dá-se a eclosão da larva, que invade a mucosa intestinal ao nível do ceco, penetra a circulação sanguínea ou linfática (pelo sistema porta ou veia cava inferior, canal torácico e veia cava superior), atinge o coração direito e é levada aos pulmões. Nessa fase, as larvas atravessam a parede dos capilares e infiltram-se nos alvéolos e, depois, nos bronquíolos, brônquios, traquéia, faringe, esôfago, estômago e, finalmente, no intestino delgado, tornando-se parasitos adultos.

A atividade patogênica do *A. lumbricoides* se faz por sua ação mecânica (síndrome de semi-obstrução ou oclusão intestinal), ação traumática espoliadora (lesão mucosa, algo discutível), ação inflamatória, ação tóxica alergizante (quadro alérgico muito variado, incluindo asma brônquica, cefaléia e edema da face) e ação irritativa nervosa (irritabilidade, insônia e convulsões).

Quadro clínico

O quadro clínico revela-se bastante variável, desde os casos assintomáticos até aqueles de cólicas intestinais, protrusão do abdome, com ou sem diarréia, meteorismo, náuseas e vômitos e, mais raramente, os quadros de obstrução intestinal, levando ao abdome agudo, incluindo casos fatais de perfuração intestinal. As migrações dos parasitos para a árvore biliar extra-hepática, através da papila, podem levar à colestase, que exige tratamento cirúrgico. A ascaridíase biliar é comum em certas áreas geográficas, ocorrendo de forma endêmica no vale de Kashmir, na Índia.[10] O *Ascaris* tende a penetrar em qualquer orifício e levar consigo a flora intestinal. Determina quadro de obstrução biliar, com cólicas, colecistite aguda alitiásica, colangite supurativa, estenose canalicular, hemobilia e pancreatite aguda.

Diagnóstico

O diagnóstico é estabelecido com base no exame coproscópico, em especial com métodos de concentração. Em casos especiais, o exame radiológico poderá revelar a presença de vermes, em se tratando de semi-obstruções intestinais crônicas.

A ecografia abdominal é excelente método diagnóstico da ascaridíase biliar. O *Ascaris* apresenta-se, à ultra-sonografia (US), como estrutura alargada, ecogênica, bem definida, linear ou encurvada, única ou múltipla, às vezes com movimentos lentos (Figura 62.13).

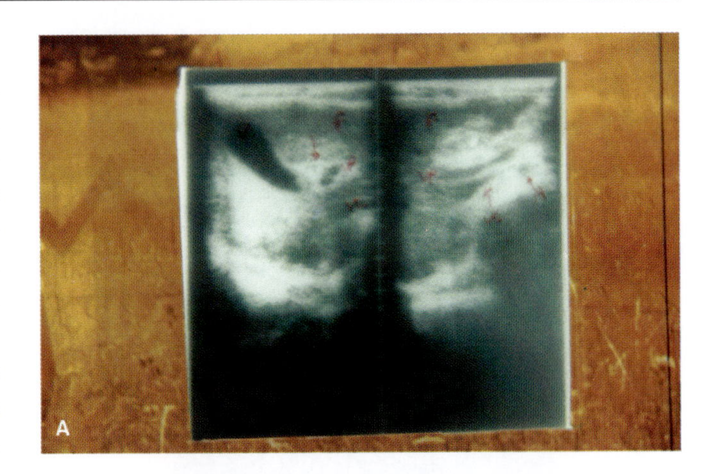

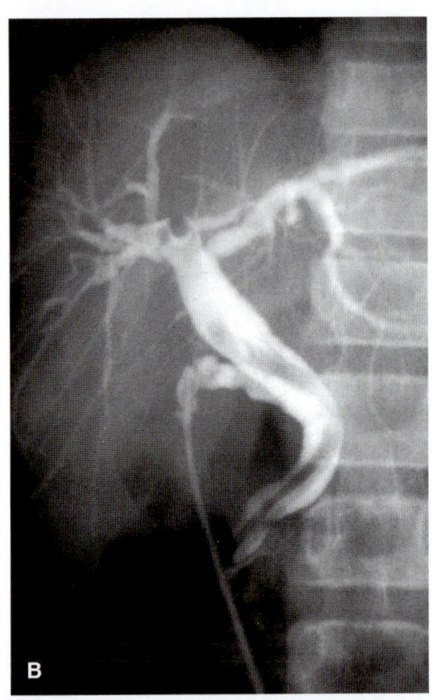

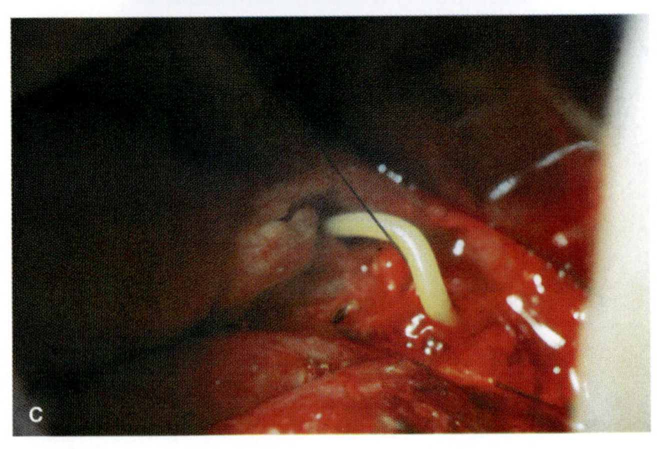

Figura 62.13 ▶ Ascaridíase biliar com colestase extra-hepática. Em **A**, ultra-sonografia abdominal evidenciando *A. lumbricoides* no colédoco. Em **B**, colangiografia peroperatória mostrando o parasito, em toda sua extensão, na via biliar. Em **C**, aspecto da remoção cirúrgica do parasito. (Cortesia do Professor Doutor Paulo Roberto Savassi-Rocha, Professor Titular do Departamento de Cirurgia da Faculdade de Medicina da UFMG.)

Tratamento

a. *Levamisol:* é o isômero do tetramisol dotado de grande atividade anti-helmíntica. Após uma dose de 150mg de levamisol para adulto, a substância é rápida e completamente absorvida, determinando picos de concentração plasmática elevada após 1 ou 2 horas. O medicamento é metabolizado no fígado e completamente eliminado, pela urina e pelas fezes, dentro de 48 horas. O levamisol determina contratura do corpo dos nematódeos, seguida de paralisia tônica.

   Por sua simplicidade de administração, é o medicamento de escolha, na atualidade, para o tratamento da ascaridíase.

   - *Doses usuais*: 3 a 6mg/kg de peso corporal, em dose única, ingeridos após uma das refeições principais. O percentual de cura é de 90% a 94%. Ideal para o tratamento de massa, em campanhas de erradicação da ascaridíase. Apresentado em estojos contendo 1 comprimido de 150mg de tetramisole.
   - *Toxicidade*: de baixa absorção, pode determinar sintomas de intolerância digestiva, náuseas e cólicas abdominais; por vezes, cefaléia e tonturas.

b. *Mebendazol:* é medicamento de grande eficiência, erradicando 80% a 100% dos pacientes infectados. O mebendazol deve ser usado na ascaridíase quando há associação com outro parasito, como, por exemplo, em caso de ancilostomíase, tricocefalíase e oxiuríase.

c. *Albendazol:* pode também ser usado, em dose única de 400mg, por via oral. O percentual de curas é de 70% a 90%.

d. *Obstrução intestinal:* pode ocorrer espontaneamente, ou em decorrência do deslocamento maciço de grande carga de parasitos no lúmen intestinal, formando novelos ou massas de vermes que podem impactar-se na junção ileocecal. O tratamento inicial é clínico, com medidas gerais para casos de abdome agudo, com eventual passagem da sonda de Miller-Abbot para descompressão e aspiração. Em boa percentagem de casos de semi-obstrução ou obstrução completa, o uso de óleos minerais pela sonda (NUJOL® ou AMEROL®) favorece o deslocamento dos vermes enovelados e o restabelecimento do trânsito intestinal. Não havendo resultado, o tratamento é cirúrgico.

e. *Obstrução biliar:* recomendam-se hidratação venosa, analgésicos e anti-helmínticos orais. Se necessário, quando o verme não deixa o trato biliar, ou quando ocorre piora do paciente, pode-se recorrer à retirada endoscópica do parasito, com cateter e cesta de Dormia. Se necessário, realizar também a esfincterotomia endoscópica.

O tratamento cirúrgico é reservado para os casos de insucesso do tratamento endoscópico, ou nos casos em que existe outra afecção que necessite intervenção cirúrgica.[10]

Fasciolose

Infecção humana por trematódeos zoonóticos e esporádicos, a *Fasciola hepatica*, parasito habitual de herbívoros, ocorre na América do Sul, na Europa, na África, na China e na Austrália. Na América do Sul, incide mais no Peru, na Bolívia e nas ilhas do Pacífico.

Embora seja parasito não existente no Brasil, a infecção pela *Fasciola hepática* determina quadro de obstrução biliar que merece ser mencionado, em especial no que tange ao diagnóstico diferencial.

A *Fasciola* adere à parede do trato biliar por meio de ventosas e pode permanecer por longo período. Na ausência de complicações, não se costuma fazer o diagnóstico.

Por ser um parasito de tamanho aproximado de 2 a 4cm, pode, eventualmente, levar à obstrução do fluxo biliar nas vias biliares extra-hepáticas e determinar episódios recorrentes de icterícia e cólica biliar, simulando coledocolitíase.[17]

O parasito pode ser facilmente removido das vias biliares com esfincterotomia endoscópica e praziquantel, por via oral, na dose de 40mg/kg/dia, durante 6 dias consecutivos.

Larva migrans visceral

O termo *larva migrans visceral* foi criado em analogia à *larva migrans* cutânea. Foi assim definido como a migração prolongada de larvas de nematódeos através da pele ou de órgãos internos para hospedeiros não habituais, especialmente o homem.[8]

Esta síndrome caracteriza-se por febre, hepatomegalia e intensa eosinofilia sanguínea, nos quadros clínicos mais floridos, e é determinada por infecções de helmintos das espécies *Toxocara canis* e *T. cati*, ascarídeos comuns em cães e gatos.

Epidemiologia

A infecção de seres humanos por *Toxocara* ocorre, principalmente, por ingestão de ovos larvados que contaminam o solo. Pode ocorrer ainda como conseqüência do consumo de carnes ou vísceras cruas ou mal cozidas de animais hospedeiros.

A prevalência da infecção ou doença humana não é conhecida, mas os estudos soroepidemiológicos mostram grandes variações na dependência da população estudada. Nos EUA, os testes sorológicos positivos situam-se da seguinte forma (sem evidência de doença): população não selecionada, 2,8%; em crianças no jardim-de-infância, 23,1%; e em comunidade rural selecionada, 54%.[25]

No Brasil, não temos elementos para informar a real incidência da toxocaríase. Os dados disponíveis até agora, limitam-se a casos descritos e estudos sobre a *larva migrans* cutânea.

Quadro clínico

A *larva migrans* visceral ocorre, mais freqüentemente, em crianças com menos de 6 anos de idade. Os sintomas variam, desde as infecções assintomáticas à doença grave e, às vezes, fatal. As manifestações clínicas mais freqüentes incluem tosse, febre, em geral elevada, mal-estar, prostração, adinamia e outros sintomas gerais. O fígado é o órgão mais freqüentemente acometido, e a hepatomegalia é achado comum. A esplenomegalia ocorre em poucos casos, e a linfoadenopatia periférica é freqüente. Alterações pulmonares surgem em 30% a 40% dos casos. Alterações cutâneas, como urticárias e nódulos, têm sido descritas, bem como acometimento ocular.

O quadro clínico da toxocaríase visceral acomete, principalmente, crianças de 5 a 6 anos de idade. Pode, também, acometer adultos, especialmente quando expostos a elevadas cargas de ovos do parasito.

Entre nós, Jacob *et al.*[22] (1994) observaram, em crianças com *larva migrans* visceral, as seguites manifestações clínicas; palidez cutânea (70%), hepatomegalia (50%), esplenomegalia (20%), febre (15%) e linfoadenomegalia (15%).

Diagnóstico

O diagnóstico é usualmente sugerido pelo exame clínico na presença de leucocitose e eosinofilia intensa, em especial nos pacientes pediátricos, acompanhadas de outros sintomas e sinais de acometimento de outros órgãos. A sorologia pela ELISA parece ser elemento mais importante para confirmação do diagnóstico clínico, embora os títulos de anticorpos para *Toxocara*, em populações sem doença clínica aparente, variem enormemente. Outros achados de laboratório incluem hipergamaglobulinemia E e títulos elevados das isoemoaglutininas dos grupos sanguíneos.

Em vista da leucocitose com eosinofilia acentuada, febre e hepatomegalia, outras infecções parasitárias comportam diagnóstico diferencial: forma toxêmica da esquistossomose, estrongiloidíase sistêmica com ciclo enteropulmonar (hiperinfecção), *Capillaria hepatica* e outros helmintos invasivos.

Tratamento

Muitos pacientes melhoram e recuperam-se integralmente sem tratamento específico. No entanto, recomenda-se o tratamento na vigência da identificação do quadro, após exclusão de outras infecções parasitárias. Os corticosteróides têm sido usados, levando a melhora evidente. No entanto, o *albendazol*, segundo Schantz[31] (1989), constitui a terapêutica recomendada, com 90% de curas, na dose de 400mg/dia, durante 10 dias.

Outra opção é a *ivermectina*, na dose de 200mg/kg/dia, durante 7 a 10 dias.

Angiostrongilíases

As manifestações clínicas das infecções humanas pelo *Angiostrongylus costaricencis* são devidas à penetração e ao desenvolvimento do parasito no intestino delgado inferior e no cólon adjacente, caracterizando-se por dor abdominal, vômitos e presença de massa abdominal no quadrante inferior direito.

Epidemiologia

O *Angiostrongylus costaricencis* ocorre nas Américas. No Sul do Brasil, o norte do Rio Grande do Sul e o oeste de Santa Catarina e do Paraná são conhecidos como áreas endêmicas.

No seu hospedeiro natural, os ratos, as larvas são eliminadas nas fezes e precisam desenvolver-se em hospedeiros intermediários (moluscos terrestres). Ao serem ingeridas, as larvas infectantes desses moluscos da família *Veronicellidae* penetram a parede intestinal e desenvolvem-se como vermes adultos, após migração intravascular, que inclui passagem pelo pulmão. Localizam-se, preferencialmente, no interior de ramos da artéria mesentérica.

A angiostrongilíase abdominal acomete adultos e crianças de ambos os sexos. O período de incubação é desconhecido, mas, tendo por base estudos experimentais, deve situar-se entre 2 e 3 semanas.[1]

Quadro clínico

A maior parte dos pacientes é assintomática, seguindo-se de cura espontânea. Quando os sintomas se manifestam, ocorrem quadros clínicos abdominais agudos, caracterizados por dor, localizada no quadrante inferior direito, com regressão e recaídas freqüentes. Eventualmente, observa-se febre. Às vezes, ocorre a presença de massa palpável na fossa ilíaca direita, de natureza inflamatória, correspondendo à região ileocecal. Essa lesão pode determinar oclusão intestinal e, às vezes, perfuração intestinal, com quadros variáveis de peritonite aguda e sepse.

O desenvolvimento de vermes adultos no sistema venoso porta, ou a partir da disseminação arterial sistêmica das larvas, pode determinar hepatomegalia dolorosa, febre e eosinofilia acentuada. Nesse sentido, é importante o diagnóstico diferencial com a síndrome da *larva migrans* visceral.

O principal diagnóstico diferencial da angiostrongilíase é a apendicite aguda, em especial com sinais de irritação peritoneal, febre alta, leucocitose, com neutrofilia e desvio para a esquerda. Também, dentre as doenças inflamatórias intestinais, a doença de Crohn e a tuberculose intestinal são afecções que merecem entrar na diferenciação diagnóstica.

Diagnóstico

Durante o ato cirúrgico, os achados inflamatórios da região ileocecal evidenciam necrose isquêmica, com ou sem perfuração intestinal, espessamento segmentar da parede intestinal, nodulações e apendicite aguda. No exame histológico, observam-se arterite eosinofílica, infiltrado eosinofílico e granulomas intra-arteriais.[18]

A sorologia pela ELISA, com detecção de anticorpos, apresenta especificidade de 91% e sensibilidade de 76%. A eosinofilia no sangue periférico é expressiva.

Tratamento

O tratamento cirúrgico é necessário para as formas complicadas da doença, com oclusão ou perfuração intestinal, quadros similares aos da apendicite aguda.

Alguns medicamentos anti-helmínticos têm sido usados, como a dietil-carbamazina e o metronidazol (75mg/kg/dia, durante 3 dias), sem resultados de ordem terapêutica.[27]

REFERÊNCIAS BIBLIOGRÁFICAS

1. Agostini AA, Rodriguez R, Mazzuco R *et al.* Angiostrongilíase abdominal. Patologia cirúrgica de importância regional. *J Bras Med* 2001; *80*:40-2.
2. Brandborg LL, Goldberg SB, Breidenbach WC. Human coccidiosis – A possible cause of malabsortion. *New Engl J Med* 1970; *283*: 1306-13.
3. Brandt H, Tamayo RP. Pathology of human amebiasis. *Human Pathol* 1970; *1*: 353-68.
4. Brasil P, Lima DB, Paiva D *et al.* Clinical and diagnostics of intestinal microsporidiosis in HIV-infected patients with chronic diarrhea in Rio de Janeiro. *Rev Inst Med Trop São Paulo* 2000; *42*: 299-304.
5. Braz LMA, Amato Neto V. Criptosporidíase. In: Coura JR (ed.) *Dinâmica das doenças infecciosas e parasitárias*. Rio de Janeiro: Guanabara Koogan, 2005: 801-6.
6. Bryan RT. Microsporidia. *In:* Mendel GL, Douglas Jr RG, Bennet JE (eds.) *Principles and practice of infeccious diseases.* 3ed., New York: Churchil Livingstone, 1990: 2.130-4.
7. Camillo Coura L, Conceição MJ, Lanfredi R. Geo-helmintíases – Estrongiloidíase. *In:* Coura J (ed.) *Dinâmica das doenças infecciosas e parasitátias.* Rio de Janeiro: Guanabara Koogan, 2005: 1045-50.
8. Chieffi PP, Lescano SAZ. Síndrome de larva migrans visceral. *In:* Coura JR (ed.) *Dinâmica das doenças infecciosas e parasitárias.* Rio de Janeiro: Guanabara Koogan, 2005: 1071-6.
9. Chaia G, Cunha AS. Novo esquema terapêutico com o tiabendazol na estrongiloidíase humana. *Rev Inst Med Trop São Paulo* 1966; *8*: 173-6.
10. Coelho JCV, Godoy JL. Outras afecções das vias biliares: Cistos, fistulas, hemobilia e causas raras de obstrução da árvore biliar. *In:* Castro LP, Coelho LGV (eds.) *Gastroenterologia.* Rio de Janeiro: Medsi, 2004: 2225-39.
11. Cotte L, Rabodonirina M, Chapuis F *et al.* Waterborne outbreak of intestinal microsporidiosis in persons with and without human immunodeficiency virus infection. *J Infect Dis* 1999; *180*:2003-8.
12. Cunha AS. Parasitoses intestinais. *In:* Castro LP, Coelho LGV (eds.) *Gastroenterologia.* Rio de Janeiro: Medsi 2004: 197-232.
13. Cunha AS, Ferrari MLA. Amebíase e infecções por amebídeos de vida livre. *In:* Castro LP, Cunha AS, Rezende JM (eds.) *Protozooses humanas.* São Paulo: Fundo Editorial Byk, 1994: 100-37.
14. Cunha AS, Silva EF, Ferrari TCA, Ferrari MLA, Mendes CMC, Carvalho Neto L. Amebíase. *In:* Castro LP, Savassi-Rocha PR, Cunha AS (eds.) *Tópicos em gastroenterologia 2. Gastroenterologia tropical.* Rio de Janeiro: Medsi 1991: 287-316.
15. Elia CCS, Barroso PJ. Criptosporidíase. In: Castro LP, Cunha AS, Rezende JM (eds.) *Protozooses humanas.* São Paulo: Fundo Editorial Byk, 1994: 191-8.
16. Ferreira LF, Araújo A. Parasitismo, doença parasitária e paleoparasitologia. *In:* Coura JR (ed.) *Dinâmica das doenças infecciosas e parasitárias.* Rio de Janeiro: Editora Guanabara Koogan, 2005:7-18.
17. Graeff-Teixeira C. Fasciolose. *In:* Coura JR (ed.) *Dinâmica das doenças infecciosas e parasitárias.* Rio de Janeiro: Guanabara Koogan, 2005: 979-81.
18. Graeff-Teixeira C, Agostini AA, Rodriguez R. Angiostrongilíases. *In:* Coura JR (ed.) *Dinâmica das doenças infecciosas e parasitárias.* Rio de Janeiro: Guanabara Koogan, 2005: 1077 - 80.
19. Hoare CA. Considérations sur l'etiologie de l'amibiase d'après de rapport hôte-parasite. *Bull Soc Path Exot* 1961; *54*: 429-41.
20. Huggins DW, Peixoto YF, Abath Filho EF *et al.* Isosporíase. In: Castro LP, Cunha AS, Rezende JM (eds.) *Protozooses humanas.* São Paulo: Fundo Editorial Byk, 1994: 171-180.

21. International Nomenclature of Diseases, Vol.II: Infections Diseases. Part.4: Parasitic Disease: Geneve, 1987.
22. Jacob CMA, Pastorino AC, Peres BA *et al*. Clinical and laboratorial features of visceral toxocariasis in infancy. *Rev Inst Med Trop São Paulo* 1994; *36*: 19-26.
23. Juniper K. Amoebiasis. *Clin Gastroenterol* 1978; 7: 3-28.
24. Lescano SZ, Amato Neto V. Microsporidiose. *In:* Coura JR (ed.) *Dinâmica das doenças infecciosas e parasitárias*. Rio de Janeiro: Guanabara Koogan, 2005: 807-9.
25. Mandell GL, Bennett JE, Dolin R. *Principles and practice of infections disease*. 4ed., New York: Churchill Livingstone, 1995.
26. Martinez-Palomo A, Martinez-Báez M. Selective primary health care: strategies for control of disease in the develloping world? X. Amebiasis. *Rev Inf Dis* 1983; *5*: 1093-102.
27. Mentz MB, Graef-Teixeira C. Drugs trials for treatment of human angiostrongyliasis. *Rev Inst Med Trop São Paulo* 2003; *45*:179-84.
28. Paola D. Patologia da estrongiloidíase. *Bol Cent Est Hosp Serv Est* 1962; *14*: 3-98.
29. Pessoa SB, Martins AV. *Parasitologia médica*. Rio de Janeiro: Guanabara Koogan, 1974.
30. Rey L. Nematelmintos parasitos do homem. *In:* Coura JR (ed.) *Dinâmica das doenças infecciosas e parasitárias*. Rio de Janeiro: Guanabara Koogan 2005: 1017-25.
31. Schantz PM. *Toxocara Larva Migrans* now. *Am J Trop Med Hyg* 1989; 41(Suppl): 21-34.
32. Walker EL, Sellards AW. Experimental entamoebic dysentery. *Phillipine J Sc* 1913; 7: 253-331.
33. Wash JA. Problems in recognition and diagnosis of amebiasis: estimation of global magnitude of morbidity and mortality. *Rev Inf Dis* 1986; *8*: 228-38.
34. WHO/PAHO/UNESCO. Report of a consultation of experts on amoebiasis. Mexico City. Mexico, 1997.
35. WHO. Parasite-related diarrhoeas. WHO Scientific Working Group. *Bull Wld Hlth Org* 1980; *58*: 819-30.
36. Who Expert Committee. Amoebiasis Technical Report Series, n.421 Wld Hlth Org 1969.

63

Doenças do Colágeno

Teresa Cristina de Abreu Ferrari
Gláucia Cristina da Silva

INTRODUÇÃO

As doenças do colágeno são enfermidades inflamatórias multissistêmicas de etiologia desconhecida, que têm como principal base patogênica a auto-imunidade. Cursam com processo inflamatório, fibrosante e degenerativo, que envolve artérias, veias e múltiplos órgãos, e causam uma variedade de síndromes clínicas.[7,21] No que diz respeito ao trato gastrointestinal (TGI), infarto, ulceração, hemorragia e perfuração de vísceras decorrem de redução do fluxo sanguíneo ou, até mesmo, da franca oclusão vascular resultante das lesões inflamatórias dos vasos.[7]

São citadas como possíveis complicações gastrointestinais do processo inflamatório que caracteriza as colagenoses: perfuração de vísceras, obstrução intestinal, infarto intestinal, peritonite, doença intestinal inflamatória não-específica, dor abdominal de etiologia não-definida, hepatite, pancreatite e colecistite.[21,37] Vasculite do TGI pode, além de desencadear isquemia e infarto, predispor à formação de aneurismas intra-abdominais, que podem apresentar ruptura e sangramento maciço como complicações.[37]

Nos pacientes com doença do colágeno, as complicações intra-abdominais não são incomuns e exigem terapêutica clínica e/ou cirúrgica imediata. Diagnóstico precoce e abordagem agressiva são essenciais nesse grupo de indivíduos para que a terapêutica seja bem-sucedida.[21]

Em associação às complicações da própria doença, esses pacientes, freqüentemente, estão em uso de corticóides, os quais podem predispor ou induzir complicações abdominais, especialmente ulceração e hemorragia gastrointestinais. Esses agentes podem também mascarar os sinais inflamatórios de abdome agudo, atrasando o diagnóstico, o que pode ser fatal.[21]

Convém ressaltar que os pacientes com doença do colágeno podem apresentar alterações abdominais que simulam abdome agudo cirúrgico, podendo, no entanto, haver evolução para real necessidade de abordagem cirúrgica em decorrência das lesões específicas dessas entidades, como vasculite e fibrose tecidual. Portanto, uma situação que, inicialmente, apenas simula abdome cirúrgico pode não responder ao tratamento clínico e evoluir para verdadeiro abdome agudo cirúrgico. Como exemplo, cita-se a vasculite mesentérica, que inicialmente pode responder ao tratamento com altas doses de corticóide, mas que pode evoluir sem resposta ao tratamento clínico, complicando-se com necrose do intestino e necessidade de ressecção intestinal. Muitas vezes, portanto, torna-se difícil distinguir essas duas situações (condição que simula abdome cirúrgico *versus* abdome cirúrgico verdadeiro); assim, a decisão quanto à abordagem dependerá da avaliação clínica e laboratorial (incluindo os métodos de imagem) de cada caso, observando-se a evolução e a resposta ao tratamento clínico de cada paciente.

O maior número de relatos de complicações abdominais nas doenças do colágeno está relacionado ao lúpus eritematoso sistêmico e à poliarterite nodosa. Com relação às outras doenças do colágeno, a maior parte da literatura se restringe a relatos de casos.

Serão abordados, a seguir, os principais processos patológicos responsáveis por complicações abdominais relacionadas às diversas doenças do colágeno. Estão também incluídas na discussão as vasculites que, apesar de não serem categorizadas no conceito de doenças do colágeno por diversos autores, compartilham com estas os fenômenos inflamatórios vasculares e, neste ponto, assemelham-se muito às doenças do colágeno propriamente ditas (lúpus eritematoso sistêmico, dermatomiosite, esclerodermia, dentre outras).

LÚPUS ERITEMATOSO SISTÊMICO

Lúpus eritematoso sistêmico (LES) é uma doença auto-imune que, geralmente, compromete múltiplos órgãos e sistemas. As manifestações clínicas resultam da deposição de complexos antígeno-anticorpo nos capilares das vísceras ou da destruição de células do hospedeiro pelo sistema imune. O curso clínico é marcado por remissões e recidivas, e a gravidade da doença varia desde forma leve até doença fulminante.

Dor abdominal é queixa comum de indivíduos com LES, ocorrendo em mais de 50% dos pacientes no curso de sua doença.[1]

Os sinais e sintomas relacionados ao abdome podem ser resultantes de acometimento primário devido ao próprio LES (vasculite e serosite), de complicações da terapia, ou de processos intra-abdominais não relacionados ao LES (colecistite, apendicite etc.).[1,13] A ocorrência de dor abdominal em pacientes com LES constitui, muitas vezes, desafio diagnóstico e problema terapêutico.[19]

Observa-se que os pacientes com vasculite ou trombose intra-abdominal, em geral, apresentam manifestações clínicas de atividade do lúpus em outros órgãos, o que habitualmente não ocorre nos indivíduos com dor abdominal cuja etiologia não está diretamente relacionada ao LES (colecistite calculosa, úlcera perfurada etc.).[13] Assim, na ausência de sinais e/ou sintomas de atividade lúpica, dor abdominal nesses indivíduos é mais provavelmente devida a processos cirúrgicos convencionais.[1]

As complicações abdominais mais freqüentes nos pacientes com LES são: vasculite intestinal, pseudo-obstrução intestinal, alterações hepáticas, colecistite, serosite peritoneal, pancreatite e ulceração gástrica. Vasculite intra-abdominal é a causa do abdome agudo em 60% dos casos de pacientes com LES. Uma emergência abdominal devida à vasculite pode ser a primeira manifestação do LES, tornando o diagnóstico um grande desafio.[23]

Vasculite intestinal

Caracteriza-se como uma das complicações gastrointestinais mais graves do LES.[19,39] Arterite pode causar isquemia local de intensidade variável. Insuficiência circulatória parcial traduz-se, clinicamente, por quadro de angina mesentérica, sem lesão intestinal associada. Quando ocorre oclusão do vaso desenvolvem-se, inicialmente, ulcerações rasas na mucosa (que é mais sensível à hipoxia), freqüentemente acompanhadas de algum grau de hemorragia. Finalmente, ocorre infarto da parede intestinal com necrose e perfuração.[14] São considerados fatores de risco para o desenvolvimento de isquemia mesentérica no LES: vasculite periférica, acometimento do sistema nervoso central, trombocitopenia e fator reumatóide (FR) circulante.[1,30,37,39] Acredita-se que o complexo antígeno-anticorpo formado com o FR deposita-se no endotélio e desencadeia vasculite.[39]

Em geral, a angina mesentérica apresenta início insidioso, podendo ser intermitente por meses, antes do desenvolvimento de abdome agudo. Apresentação aguda da dor pode ter, como lesão subjacente, trombose mesentérica e infarto intestinal, freqüentemente em associação com a síndrome do anticorpo antifosfolípide.[27,37]

A maioria dos pacientes responde ao tratamento com altas doses de corticóide (pulsoterapia), mas pequeno número desenvolve infarto ou perfuração intestinal, necessitando intervenção cirúrgica. Esses casos cursam com alta mortalidade.[1] O estudo de Lee *et al.*[19] evidenciou que, em 45% dos 38 pacientes com LES admitidos com abdome agudo, o quadro era devido à vasculite intestinal. Esses pacientes foram tratados com corticóide, e todos responderam bem, não havendo necessidade de abordagem cirúrgica. Com base nesses achados, os autores sugerem que o tratamento inicial dos pacientes com LES e abdome agudo deva ser clínico.[19] Por outro lado, outros especialistas, considerando a elevada mortalidade associada a essa condição, recomendam laparotomia precoce nos indivíduos com LES que desenvolvem abdome agudo.[13,23] Há também que se considerar a repercussão de uma laparotomia exploradora em paciente já imunossuprimido.[27] Assim, em geral, o que se recomenda, quando não há sinais de necrose, perfuração intestinal ou infecção, é o tratamento com altas doses de corticóide intravenoso (alguns autores indicam associação de agente imunossupressor) e avaliação do paciente em intervalos curtos. Em geral, a resposta é rápida após o início da administração do esteróide. Se depois de 48 horas o paciente não mostrar sinais de melhora ou, a qualquer momento, se ele piorar, deve-se realizar laparotomia imediatamente.[13,30,33,35,37,39] Nos casos duvidosos, a laparoscopia constitui excelente opção.

Pseudo-obstrução intestinal

Reflete disfunção do músculo liso visceral e/ou do sistema nervoso entérico. Manifesta-se por quadro, de início subagudo, de dor e distensão abdominais, associadas a vômitos e constipação intestinal. Ao exame, observa-se abdome doloroso, distendido, com ruídos hidroaéreos diminuídos ou ausentes. Em geral, o tratamento envolve altas doses de corticóide, antibiótico de amplo espectro e agentes pró-cinéticos. Há relatos do uso associado de octreotide com sucesso.[13,25]

Alterações hepáticas

Existe, na literatura, descrição de casos de síndrome de Budd-Chiari em pacientes com LES e presença do anticorpo antifosfolípide. Essa síndrome pode apresentar-se por quadro de dor abdominal, ascite e insuficiência hepática devido à trombose das veias hepáticas e supra-hepáticas.[13] Há também relatos de ruptura hepática, secundária a infarto, associada ao LES.[13,14.]

Colecistite acalculosa

A colecistite acalculosa é situação rara, tanto na população geral como no paciente com LES. Nestes últimos, a etiologia pode ser vasculite ou serosite. Considera-se que, em caso de existência de sinais de atividade do lúpus e, portanto, possível mecanismo inflamatório vesicular, pode ser tentado tratamento com corticóide, a menos que haja risco de ruptura ou outros sinais de complicação.[13,16]

Serosite peritoneal

Manifesta-se por quadro de febre, náuseas, vômitos, dor e distensão abdominal, simulando abdome agudo cirúrgico. Pode cursar com quadro de dor abdominal recorrente. Ocorre em pacientes que apresentam outros sinais de atividade lúpica, e o tratamento consiste em corticoterapia.[13,27] Peritonite primária ou espontânea pode também ocorrer em associação ao LES.[39]

Pancreatite aguda

Vários relatos de casos de indivíduos com LES e pancreatite aguda, sem outras causas aparentes, têm sido publicados.[13] O papel dos fármacos não está claro, mas sabe-se que corticóides e azatioprina podem desencadear pancreatite aguda.[5,14] No entanto, existem evidências de que a terapia com esteróides pode não ser a causa desencadeante; ao contrário, quando instituída, freqüentemente resulta em melhora clínica e laboratorial.[13,30] Pancreatite lúpica tem forte associação com atividade da doença. A lesão pancreática, nesses pacientes, parece ser decorrente de vasculite e trombose (microtrombos). Fenômenos de auto-imunidade também são citados como responsáveis pelo processo inflamatório pancreático.[5,38] Os principais argumentos que não corroboram o papel etiológico dos corticóides na pancreatite associada ao LES são: raridade de sua ocorrência em pacientes que fazem uso de corticóide por outros motivos, relatos mais freqüentes de pancreatite como manifestação inicial do lúpus, achado de lesões vasculíticas no pâncreas à autopsia, e resolução da pancreatite com a corticoterapia.[8] Procurar definir o diagnóstico etiológico é importante para a decisão sobre o tratamento: que, no caso da pancreatite lúpica, é feito com corticóide, mas que poderá ser prejudicial em outras situações.[5,23,38] Acredita-se que a prevalência de pancreatite subclínica no LES seja maior que a de pancreatite manifesta.[8]

Úlcera gástrica

Os efeitos ulcerogênicos dos corticóides e antiinflamatórios não-esteróides, usados em associação, são sinérgicos e colocam esses pacientes sob risco de doença ulcerosa péptica. Altas doses de esteróides podem também mascarar os sinais clínicos precoces da úlcera péptica perfurada.[14,35] Acredita-se que o LES, por si só, predisponha à formação de úlceras no estômago.[30]

O paciente com LES e dor abdominal constitui problema de abordagem complexa. Costuma ser difícil definir quais os sintomas relacionados ao LES e aos efeitos adversos da terapia e aqueles secundários a outras causas. Não há resposta definitiva. No paciente que se apresenta com dor abdominal de leve a moderada intensidade, especialmente se o curso é crônico, a principal hipótese é de que se trata de atividade da doença ou efeito colateral da medicação. Naqueles em que, descontinuado ou substituído o medicamento, as manifestações clínicas persistem e outra etiologia não é encontrada, vasculite lúpica ou serosite deve ser considerada e tratada com aumento da dose do corticóide. Vasculite cutânea ou outros sinais de atividade lúpica reforçam o diagnóstico de vasculite abdominal.[1]

O indivíduo com dor aguda ou subaguda representa problema ainda mais difícil. Aquele que evolui com início rápido dos sintomas deve ser abordado como qualquer outro paciente com abdome agudo. Quando se dispõe de tempo, propedêutica de imagem e aumento da dose do esteróide podem ajudar a definir o diagnóstico. A maioria dos pacientes com enterite lúpica responde rapidamente (12 a 48 horas) ao tratamento com corticóide. Se, durante o uso do corticóide, o paciente piorar ou não apresentar melhora, deve-se considerar a necessidade de intervenção cirúrgica. Se houver qualquer evidência de perfuração visceral, deve ser realizada laparotomia imediata.[1]

POLIARTERITE NODOSA

Poliarterite nodosa (PAN), antes denominada periarterite nodosa, é uma vasculite sistêmica necrosante, que acomete artérias de médio e pequeno calibres e poupa a microvasculatura (arteríolas, capilares e vênulas). Como a inflamação das paredes arteriais freqüentemente resulta em oclusão, muitas das manifestações clínicas são secundárias a necrose. Cerca de 30% dos indivíduos com PAN apresentam sorologia positiva para hepatite B, usualmente associada a evidências de replicação viral.

A principal manifestação gastrointestinal da doença é dor abdominal, enquanto que anorexia, náuseas e vômitos são menos proeminentes. O acometimento do apêndice, da vesícula biliar ou do pâncreas pela doença pode simular apendicite, colecistite ou pancreatite hemorrágica, respectivamente. As manifestações decorrentes do acometimento hepático podem variar desde hepatomegalia isolada até sinais de necrose hepática significativa.[20,24]

Vasculite gastrointestinal é encontrada em 30% a 50% dos casos de PAN.[24] Esse processo inflamatório dos vasos intra-abdominais pode resultar em trombose e ulceração do TGI, como observado no LES.[21] No entanto, a PAN tende a envolver vasos mais calibrosos; assim, embora alguns autores[24] recomendem também tentativa inicial de tratamento clínico com corticóide e imunossupressores nos casos de vasculite gastrointestinal,[20,39] outros consideram que o abdome agudo em pacientes com PAN indica, freqüentemente, lesão abdominal grave devido ao acometimento mais extenso (associado ao acometimento de vasos mais calibrosos), resultando em isquemia e gangrena de grandes segmentos intestinais. Recomendam, portanto, laparotomia exploradora precoce.[20,39]

A tendência da PAN de envolver vasos relativamente calibrosos tem implicação importante a longo prazo. Alguns pacientes apresentam manifestações gastrointestinais quando a doença está inativa, em conseqüência de terapia imunossupressora efetiva. Nesse contexto, a cicatrização dos vasos inflamados, resultando em estreitamento progressivo do lúmen, é o mecanismo patogênico das alterações abdominais. Outra complicação é a formação de aneurismas com ruptura ocasional.[37]

PÚRPURA DE HENOCH-SCHÖNLEIN

A púrpura de Henoch-Schönlein caracteriza-se por vasculite dos pequenos vasos que cursa com artralgias, púrpura cutânea, manifestações abdominais e glomerulonefrite.[17] A doença costuma regredir de modo espontâneo; no entanto, é notável a sua tendência de apresentar recidivas freqüentes antes da remissão completa.

As manifestações abdominais – dor, hemorragia digestiva e ulcerações mucosas – são secundárias a vasculite do TGI e ocorrem em mais de 90% dos pacientes, predominando nos mais jovens.[20,24] Dentre essas manifestações, a mais comum é dor abdominal em cólica, que pode ser intensa e associada a vômitos, simulando abdome agudo cirúrgico. Corticóides podem ter algum benefício no alívio da dor abdominal intensa. Hemorragia digestiva alta e/ou baixa pode também ocorrer.[4,18]

SÍNDROME DO ANTICORPO ANTIFOSFOLÍPIDE

A síndrome do anticorpo antifosfolípide (SAAF) caracteriza-se por tromboses vasculares (arterial e venosa), associadas à presença de anticorpo anticardiolipina, anticoagulante lúpico e VDRL falso-positivo. As manifestações clínicas resultantes são muito variadas: trombose venosa profunda, tromboembolismo pulmonar, ataque isquêmico transitório, acidente vascular cerebral, isquemia e necrose de extremidades, abortos de repetição etc. A síndrome pode ocorrer de forma isolada (SAAF primária) ou associada ao LES ou a outras doenças auto-imunes.

Os eventos trombóticos podem acometer rins, adrenais, fígado, mesentério, pâncreas e baço.[11,29] Há alguns relatos de casos de hemorragia adrenal bilateral associada à SAAF.[22,28] Na população geral, hemorragia adrenal bilateral é mais freqüentemente observada em pacientes que estão recebendo terapia anticoagulante ou que apresentam quadro de sepse e coagulação intravascular disseminada. Nos indivíduos com SAAF, o evento primário parece ser a trombose da veia adrenal com conseqüente infarto hemorrágico da glândula.[22] O padrão peculiar da anatomia vascular da glândula com rico suprimento arterial e drenagem venosa por vaso único pode favorecer o desenvolvimento de infarto hemorrágico.[28] Nos pacientes com SAAF que estão em terapia anticoagulante, hemorragia adrenal pode também ser secundária ao tratamento. As manifestações clínicas compreendem dor abdominal aguda, febre e hipotensão arterial.[22] O tratamento com corticóide intravenoso resulta em melhora das manifestações clínicas. Em alguns casos, insuficiência de supra-renal pode ser a primeira manifestação da SAAF.[28]

DOENÇA DE BEHÇET

Doença de Behçet (DB) é enfermidade multissistêmica, idiopática, cuja evolução é caracterizada por períodos de exarcebação e remissão. Para definição da doença, exige-se a presença de úlceras orais recidivantes e, pelo menos, duas das seguintes manifestações: úlceras genitais, uveíte, vasculite cutânea ou de grandes vasos, artrite e meningoencefalite.

As manifestações gastrointestinais da DB são secundárias ao acometimento, principalmente, do íleo e do cólon.[3] Aproximadamente 30% a 50% dos pacientes com DB têm envolvimento do TGI com queixa de dor abdominal em algum momento durante o curso da doença.[12]

As manifestações mais comuns são: dor abdominal, náuseas, vômitos, diarréia (com presença ou não de sangue) e constipação intestinal. As manifestações clínicas resultam de lesões ulceradas no TGI secundárias à vasculite. As lesões ulcerosas são geralmente localizadas, porém múltiplas e profundas, podendo evoluir com perfuração. Assim como no LES, vasculite das artérias mesentéricas ou de seus ramos pode levar a infarto ou isquemia intestinal.[3]

Há relato de um caso de pancreatite aguda associada à DB, embora pancreatite histológica já tenha sido descrita em outros casos. Neste paciente, a boa resposta com corticoterapia sugere que vasculite tenha sido o mecanismo subjacente da pancreatite.[3,15]

Vasculite das veias hepáticas pode complicar-se com o desenvolvimento de síndrome de Budd-Chiari. Peritonite, cursando com dor abdominal, vômitos, febre e leucocitose, foi descrita em paciente com DB, sem outra causa que explicasse o quadro.[3]

OUTRAS DOENÇAS DO COLÁGENO E VASCULITES

Esclerose sistêmica (esclerodermia)

A escledermia é doença sistêmica crônica que se caracteriza por fibrose tecidual, alterações nos pequenos vasos sanguíneos, que determinam seu enrijecimento, e presença de auto-anticorpos. O espessamento cutâneo é o achado mais proeminente da doença. Envolvimento visceral disseminado pode ocorrer em associação às lesões de pele características. As lesões típicas da entidade são atrofia do músculo liso e esclerose do tecido conjuntivo, que resulta em perda da atividade peristáltica. Há relatos de casos de esclerodermia com acometimento gastrointestinal, simulando obstrução intestinal aguda ou crônica.[2,21]

Dermatomiosite

Trata-se de miopatia inflamatória idiopática à qual se associam alterações cutâneas características. Evolui com degeneração e necrose das fibras musculares estriadas. Acomete a musculatura proximal dos membros superiores e inferiores (resultando em fraqueza muscular simétrica), bem como a musculatura da faringe e do terço superior do esôfago. Também pode cursar com vasculite e evoluir com hemorragia, perfuração e infarto de vísceras abdominais.[9,21] Há relatos de casos de vasculite como causa de pancreatite e necrose intestinal.[31]

Arterite de Takayasu

Doença inflamatória crônica de etiologia desconhecida, acomete a aorta e seus ramos. A inflamação da parede arterial pode evoluir para estenose, oclusão e, ocasionalmente, dilatação pós-estenótica e formação de aneurismas. Pode cursar com isquemia mesentérica.[26,37]

Arterite de células gigantes

Trata-se de arterite sistêmica de grandes e médios vasos. É também conhecida como arterite temporal, já que essa artéria é acometida com muita freqüência. Há relato de caso de angina mesentérica, com melhora clínica e laboratorial após tratamento com altas doses de corticóide.[10]

Granulomatose de Wegener

Caracteriza-se por vasculite necrosante de vasos de pequeno e médio calibres e inflamação granulomatosa. Acomete as vias aéreas superiores e inferiores, assim como os rins e, com menor freqüência, olhos, articulações, pele, órgãos abdominais, coração e tecido nervoso. Há relatos de casos de vasculite intra-abdominal (hepática, gástrica, renal e intestinal), nos quais o sintoma predominante foi dor no abdome, além de casos de necrose com perfuração intestinal e colecistite isquêmica secundária a vasculite necrosante da artéria cística.[32,34]

DIAGNÓSTICO LABORATORIAL

A abordagem laboratorial de pancreatite e colecistite agudas, úlcera perfurada e demais condições decorrentes das doenças do colágeno, que evoluem com quadro de abdome agudo, é feita da maneira usual e encontra-se descrita em outros capítulos desta obra. Cabe aqui, entretanto, um breve comentário sobre a abordagem laboratorial da isquemia mesentérica, por se constituir em causa importante de abdome agudo associado a diversas doenças do colágeno, como descrito anteriormente.

Isquemia intestinal habitualmente determina hemoconcentração, leucocitose com desvio à esquerda, velocidade de hemossedimentação acelerada, acidose metabólica e níveis séricos elevados de lactato, amilase e desidrogenase láitica (LDH). Todos estes, entretanto, são achados inespecíficos, observados em diferentes situações clínicas. As determinações dos níveis séricos da alfa glutationa s-transferase (α-GST) e da proteína intestinal ligante de ácidos graxos (I-FABP) são testes novos, que têm mostrado sensibilidade e especificidade relativamente elevadas para o diagnóstico de isquemia e infarto intestinal, podendo constituir-se em recursos diagnósticos adicionais valiosos.[36]

Dentre os exames de imagem, ultra-sonografia com Doppler dos vasos mesentéricos pode ser usada como método inicial de avaliação. Contudo, trata-se de exame operador-dependente e tecnicamente limitado pela presença de ar nas alças intestinais e obesidade; apresenta, portanto, valor preditivo negativo baixo.[6,10,26,36] A angiografia é o padrão ouro para o diagnóstico, mas demanda mais tempo para ser realizada, pode não evidenciar alterações quando o acometimento se restringe aos vasos da microcirculação, e envolve alguns riscos, como formação de fístulas e pseudo-aneurismas, trombose, nefrotoxicidade e reações alérgicas relacionadas ao contraste e, até mesmo, óbito (< 0,05% dos casos).[6,26,36] Métodos menos invasivos, como a angiotomografia e a angiorressonância, têm sido cada vez mais utilizados na abordagem propedêutica da isquemia intestinal. A angiorressonância tem a vantagem de não utilizar radiação ionizante nem contraste iodado. Esses exames podem demonstrar, com precisão, espessamento da parede do vaso (que pode ser o sinal mais precoce de vasculite identificado por exames de imagem), sinais de inflamação (edema e aumento da vascularidade da parede intestinal) e alterações mais tardias, como estenose, circulação colateral e gás na parede intestinal ou no sistema porta.[6,10,26] Comparada à angiografia convencional, a angiorressonância pode proporcionar informações anatômicas adicionais, uma vez que é capaz de demonstrar sinais de inflamação na parede do vaso.[26] Entretanto é método estritamente diagnóstico, não tendo a possibilidade de tratamento oferecida pela angiografia. Mais detalhes podem ser encontrados no Capítulo 43.

REFERÊNCIAS BIBLIOGRÁFICAS

1. Al-Hakeem MS, McMillen MA. Evaluation of abdominal pain in systemic lupus erythematosus. *Am J Surg* 1998; *176*:291-4.
2. Arcilla R, Bandler M, Farber M, Olivar Jr A. Gastrointestinal scleroderma simulating chronic and acute intestinal obstruction. *Gastroenterology* 1956; *31*:764-72.
3. Bayraktar Y, Özaslan E, Thiel DHV. Gastrointestinal manifestations of Behçet's disease. *J Clin Gastroenterol* 2000; *30*:144-54.
4. Blanco R, Martínez-Taboada VM, Rodríguez-Valverde V, García-Fuentes M, González-Gay MA. Henoch-Schönlein púrpura in adulthood and childhood: Two different expressions of the same syndrome. *Arthritis Rheum* 1997; *40*:859-64.
5. Breuer GS, Baer A, Dahan D, Nesher G. Lupus-associated pancreatitis. *Autoimmun Rev* 2006; *5*:314-8.
6. Cademartiri F, Raaijmakers RHJM, Kuiper JW *et al*. Multi-detector row CT angiography in patients with abdominal angina. *Radiographics* 2004; *24*: 969-84.
7. Couris GD, Block MA, Rupe CE. Gastrointestinal complications of collagen diseases. *Arch Surg* 1964; *89*:695-700.
8. Duncan HV, Achara G. A rare initial manifestation of systemic lupus erythematosus – Acute pancreatitis: case report and review of the literature. *J Am Board Fam Pract* 2003; *16*:334-8.
9. Eshraghi NE, Farahmand M, Maerz LL *et al*. Adult-onset dermatomyositis with severe gastrointestinal manifestations: Case report and review of the literature. *Surgery* 1998; *123*:356-8.
10. Evans DC, Murphy MP, Lawson JH. Giant cell arteritis manifesting as mesenteric ischemia. *J Vasc Surg* 2005; *42*:1019-22.
11. Gaspari JC, Sande JR, Thomas Jr CF, Zighelboim J, Camilleri M. Lupus anticoagulant masquerading as an acute abdomen with multiorgan involvement. *Am J Gastroenterol* 1995; *90*:825-6.
12. Griffin Jr JW, Harrison HB, Tedesco FJ, Mills IV LR. Behçet's disease with multiple sites of gastrointestinal involvement. *South Med J* 1982; *75*:1405-8.
13. Hallegua DS, Wallace DJ. Gastrointestinal manifestations of systemic lupus erythematosus. *Curr Opin Rheumatol* 2000; *12*:379-85.
14. Hoffman BI, Katz WA. The gastrointestinal manifestations of systemic lupus erythematosus: A review of the literature. *Semin Arthritis Rheum* 1980; *9*:237-47.
15. Huong DLT, Wechsler B, Dell'Isola B *et al*. Acute pancreatitis in Behçet's disease. *Dig Dis Sci* 1992; *37*:1452-3.
16. Kamimura T, Mimori A, Takeda A *et al*. Acute acalculous cholecystitis in systemic lupus erythematosus: A case report and review of the literature. *Lupus* 1998; 7:361-3.

17. Koutkia P, Mylonakis E, Rounds S, Erickson A. Leucocytoclastic vaculitis: An update for the clinician. *Scand J Rheumatol* 2001; *30*:315-22.
18. Kraft DM, Mckee D, Scott C. Henoch-Schönlein purpura: A review. *Am Fam Physician* 1998; *58*:405-8.
19. Lee CK, Ahn MS, Lee EY *et al*. Acute abdominal pain in systemic lupus erythematosus: Focus on lupus enteritis (gastrointestinal vasculitis). *Ann Rhem Dis* 2002; *61*:547-550.
20. Lopez LR, Schocket AL, Stanford RE, Claman HN, Kohler PF. Gastrointestinal involvement in leukocytoclastic vasculitis and polyarteritis nodosa. *J Rheumatol* 1980; 7:677-84.
21. Matolo NM, Albo D. Gastrointestinal complications of collagen vascular diseases. *Am J Surg* 1971; *122*:678-82.
22. McCroskey RD, Phillips A, Mott F, Williams EC. Antiphospholipid antibodies and adrenal hemorrhage. *Am J Hematol* 1991; *36*:60-2.
23. Medina F, Ayala A, Jara LJ *et al*. Acute abdomen in systemic lupus erythematosus – The importance of early laparotomy. *Am J Med* 1997; *103*:100-5.
24. Müller-Ladner U. Vasculitides of the gastrointestinal tract. *Best Pract Res Clin Gastroenterol* 2001; *15*:59-82.
25. Munyard P, Jaswon M. Systemic lupus erythematosus presenting as intestinal pseudo-obstrution. *J R Soc Med* 1997; *90*:48-9.
26. Nastri MV, Baptista LPS, Baroni RH. Gadolinium-enhanced three-dimensional MR angiography of Takayasu arteritis. *Radiographics* 2004; *24*:773-86.
27. Pollak VE, Grove WJ, Kark RM *et al*. Systemic lupus erythematosus simulating acute surgical condition of the abdomen. *N Engl J Med* 1958; *259*:258-66.
28. Presotto F, Fornasini F, Betterle C, Federspil G, Rossato M. Acute adrenal failure as the heralding symptom of primary antiphospholipid syndrome: Report of a case and review of the literature. *Eur J Endocrinol* 2005; *153*:507-14.
29. Sánchez-Gerrero J, Reyes E, Alarcón-Segovia D. Primary antiphospholipid syndrome as a cause of intestinal infarction. *J Rheumatol* 1992; *19*:623-5.
30. Schur PH. Gastrointestinal manifestations of systemic lupus erythematosus. *In:* Rose BD (ed.). UpToDate, Wellesley, MA, 2005.
31. See Y, Martin K, Rooney M, Woo P. Severe juvenile dermatomyositis complicated by pancreatitis. *Br J Surg* 1997; *36*:912-6.
32. Shitrit D, Shitrit ABG, Starobin D *et al*. Large vessel aneurysms in Wegener's granulomatosis. *J Vasc Surg* 2002; *36*:856-8.
33. Stoddard CJ, Kay PH, Simms JM, Kennedy A, Hughes P. Acute abdominal complications of systemic lupus erythematosus. *Br J Surg* 1978; *65*:625-8.
34. Storesund B, Gran JT, Koldingsnes W. Severe intestinal involvement in Wegener's granulomatosis: report of two cases and review of the literature. *Br J Rheumatol* 1998; *37*:387-90.
35. Sultan SM, Ioannou Y, Isenberg DA. A review of gastrointestinal manifestations of systemic lupus erythematosus. *Rheumatology* 1999; *38*:917-32.
36. Tendler DA, LaMont JT. Acute mesenteric ischemia. *In:* Rose BD (ed.), UpToDate, Waltham MA, 2006.
37. Wallace MB, Apstein MD. Gastrointestinal manifestations of vasculitis. *In:* Rose BD (ed.), UpToDate, Wellesley MA, 2005.
38. Wang F, Wang NS, Zhao BH, Tang LQ. Acute pancreatitis as an initial symptom of systemic lupus erythematosus: a case report and review of the literature. *World J Gastroenterol* 2005; *11*:4766-8.
39. Zizic TM, Classen JN, Stevens MB. Acute abdominal complications of systemic lupus erythematosus and polyarteritis nodosa. *Am J Med* 1982; *73*:525-31.

64

Peritonite Primária

Eduardo Garcia Vilela
Agnaldo Soares Lima

INTRODUÇÃO

A peritonite bacteriana espontânea (PBE) é definida como infecção bacteriana aguda de líquido ascítico previamente estéril e não associada a fontes de infecção intra-abdominal como perfuração intestinal e abscesso intra-abdominal.[4,35,40] Os primeiros relatos de peritonite bacteriana espontânea surgiram entre 1907 e 1958, em estudos alemães e franceses.[6,25] Nos últimos 40 anos, desde que a peritonite bacteriana espontânea foi descrita pela primeira vez, na literatura inglesa, como uma "síndrome reconhecidamente rara", esta afecção tornou-se freqüentemente diagnosticada em pacientes cirróticos.[11] O temor de complicações da paracentese, na vigência de coagulopatia, foi a principal causa da pequena utilização desse recurso na prática clínica e, conseqüentemente, do menor número de casos até então relatados. Contudo, publicações de estudos prospectivos documentaram a segurança do procedimento e proporcionaram sua ampla utilização em todo o mundo.[38] Sob o ponto de vista histórico, avanços significativos têm sido descritos em termos de patogenia, diagnóstico e tratamento.

EPIDEMIOLOGIA

A PBE apresenta-se como uma das infecções mais comuns em pacientes cirróticos com ascite, sendo responsável por grande morbimortalidade. Estima-se prevalência em torno de 15% em pacientes cirróticos com ascite.[20,42] Fernandez *et al.*,[17] estudando 572 internações de pacientes cirróticos secundárias a infecções bacterianas, constataram que 138, ou 24%, foram devidas à PBE, constituindo a causa mais freqüente. No Brasil, Rosa *et al.*[34] avaliaram 382 pacientes cirróticos internados. As infecções bacterianas foram responsáveis por 128 das internações, e a PBE foi a causa mais freqüente (54,1%). Wallerstedt *et al.*[45] encontraram PBE em apenas 10% dos cirróticos ascíticos hospitalizados por causas diversas. Contudo, em pacientes cirróticos assintomáticos ambulatoriais que são submetidos a paracenteses terapêuticas, a prevalência da PBE é muito menor (0% a 3,5%).[15] Em pacientes ascíticos, a incidência de PBE nos primeiros 12 meses de seguimento varia entre 11% e 29% e está intimamente associada à concentração de proteína na ascite. Enquanto a incidência de PBE em pacientes com a concentração de proteína no líquido ascítico menor que 1g/L foi de 20%, nenhum paciente com concentração maior que 1g/L apresentou tal complicação nesse período de acompanhamento.[15] Ambos os sexos são igualmente acometidos, não havendo ainda qualquer predileção por raças. Entre as crianças, há dois picos etários, o período neonatal e em torno dos 5 anos de idade. Nas séries iniciais, a *E. coli* foi o microorganismo predominantemente isolado em líquido ascítico. Em números, esteve presente em oito dos 11 casos descritos por Kerr *et al.*[24] e em quatro dos seis casos relatados por Conn.[11] Nas séries mais recentes, esse evento repetiu-se. As bactérias gram-negativas foram isoladas em 80% dos casos de PBE com cultura do líquido ascítico positiva.[16,17] No Quadro 64.1 estão listados os agentes causais mais comuns e a respectiva positividade observada para cada um.

Se, por um lado, as bactérias gram-negativas ainda são mais prevalentes, por outro, o perfil de sensibili-

Quadro 64.1 ▶ Patógenos mais comuns na peritonite bacteriana espontânea e respectivas positividades (n = 138)

Bactérias gram-negativas		Cocos gram-positivos	
Bactéria	**nº de casos**	**Bactéria**	**nº de casos**
E. coli	34	*Streptococcus viridans*	4
Enterobacter spp	3	*Streptococcus pneumoniae*	1
Citrobacter freundii	2	*S. aureus* (meticilina-sensível)	1
Klebsiella oxytoca	1	*Enterococcus faecium*	1
Aeromonas hydrophila	1	*Streptococcus agalactiae*	1
Outros	1	*Streptococcus salivarus*	1
		Outros	2

Apud Fernandez *et al.*[17]

dade antimicrobiana alterou-se bastante. Singh *et al.*[41] evidenciaram que a freqüência de bactérias multirresistentes isoladas de ascites hepatogênicas aumentou de 8%, entre o período de 1991 a 1995, para 38%, no período de 1996 a 2001. Possivelmente, tal fato esteve associado ao emprego da profilaxia antimicrobina, como foi demonstrado por Fernandez *et al.*[17] Nesse estudo, 65% das bactérias gram-negativas isoladas de pacientes cirróticos que estavam em uso de quinolona por longo período de tempo eram resistentes à quinolona, enquanto este percentual foi de 29% nos pacientes que não utilizaram a norfloxacina. O mesmo comportamento foi observado quando se avaliou o padrão de sensibilidade ao sulfametoxazol-trimetoprim. O índice de resistência foi de 68% nos pacientes que estavam em uso de norfloxacina, comparado a 44% no grupo que não havia realizado quimioprofilaxia.[17]

▶ PATOGÊNESE

Evidências acumuladas nos últimos anos demonstraram que a translocação bacteriana, isto é, a passagem de bactérias do intestino para sítios extra-intestinais, está aumentada em ratos com ascite e em pacientes cirróticos com doença hepática grave.[10,21] Contudo, para a translocação bacteriana tornar-se clinicamente significativa, ou seja, causar infecção no líquido ascítico ou bacteriemia, fatores associados à virulência do microorganismo envolvido teriam de se sobrepor às defesas imunológicas do hospedeiro. O sistema reticuloendotelial (SRE) constitui o principal mecanismo de defesa contra a bacteremia e outras infeccções adquiridas através da rota hematogênica. A maior parte da atividade do SRE encontra-se localizada no fígado, onde as células de Kupffer (macrófagos teciduais) são seus principais representantes. Na cirrose, essa atividade está diminuída, pois os *shunts* portossistêmicos proporcionam desvios do fluxo sanguíneo no fígado. Além disso, ocorre redução da atividade fagocítica realizada pelas próprias células de Kupffer. Em nível sistêmico, a redução das concentrações séricas de complemento representa outro mecanismo de diminuição da atividade bactericida. Tais alterações associam-se a bacteremias persistentes. Em paciente com ascite, a bactéria presente na circulação sistêmica pode alcançar o líquido peritoneal e resultar em infecção.

Contudo, o mecanismo responsável pelo aumento da translocação bacteriana na cirrose não está completamente esclarecido. Três fatores têm sido implicados em seu desenvolvimento: a diminuição da imunidade, o aumento da população bacteriana no intestino e o aumento da permeabilidade intestinal, presentes no paciente cirrótico. Evidências indiretas a favor da participação da flora intestinal na patogenia da infecção do líquido ascítico são relatadas mediante a diminuição de bactérias gram-negativas na microbiota intestinal de pacientes que recebem norfloxacina por longo tempo e por meio de agentes que aceleram o trânsito intestinal. Estes últimos constituem mecanismo de varredura que inibe a proliferação microbiana, como constatado em ratos cirróticos que usaram propranolol e cisaprida.[28,29]

Quando Correia e Conn[12] adotaram o termo peritonite bacteriana espontânea, em 1975, seu objetivo era distinguir esta forma de infecção das peritonites cirúrgicas. Considerando a positividade da cultura do líquido e a contagem absoluta de polimorfonucleados, essa peritonite bacteriana primária pode ser dividida em três variantes: peritonite bacteriana espontânea, na qual se isola um agente etiológico em líquido ascítico, cuja contagem de polimorfonucleares (PMN) ultrapassa 250/mm^3; bacterascite monomicrobiana não-neutrocítica, caracterizada pela presença de agente etiológico identificável sem o aumento concomitante da contagem de polimorfonucleares; e ascite neutrocítica com cultura negativa, na qual, ao contrário da variante anterior, ocorre elevação da contagem celular acima de 250/mm^3, sem isolamento de agente etiológico. Provavelmente, a bacterascite é mais comum que a peritonite bacteriana primária. A ascite hepatogênica é regularmente colonizada por bactérias e, quase sempre, a resolução é espontânea. A entrada e o aumento da contagem de polimorfonucleados no líquido ascítico refletem, possivelmente, a incapacidade de os macrófagos peritoneais controlarem a infecção.[14] Enquanto a maioria dos episódios de bacterascite monomicrobiana não-neutrocítica involui espontaneamente, a peritonite bacteriana espontânea, não tratada, é freqüentemente fatal. É possível, ainda, que a bacterascite monomicrobiana represente fase inicial da infecção do líquido ascítico, que pode progredir ou não para peritonite bacteriana espontânea. Com relação aos episódios de ascite neutrocítica com cultura negativa, Runyon *et al.*[36] acreditam tratar-se de diagnósticos resultantes da baixa sensibilidade dos métodos de cultura habitualmente utilizados.

Entre os fatores predisponentes para o desenvolvimento de PBE, destacam-se: (1) concentrações baixas de proteínas no líquido ascítico (< 1,0g/dL); (2) concentração sérica de bilirrubina total maior que 2,5mg/dL; (3) ocorrência de sangramento agudo do trato gastrointestinal; (4) procedimentos médicos invasivos e infecções geniturinárias.[4,35]

SINAIS E SINTOMAS

O quadro clínico na PBE é, habitualmente, inespecífico e sutil.[42] Episódios sem qualquer exteriorização clínica acontecem em até 30% dos casos.[16] Nos casos sintomáticos, a febre está presente em 80% dos pacientes e a dor ou desconforto abdominal, em 70%.[40] Outras manifestações clínicas associadas incluem encefalopatia hepática (55%), diarréia (32%) e, em menor proporção, íleo funcional, hipotensão, hipotermia, icterícia e choque.[9] A PBE está entre as causas mais freqüentes de descompensação clínica em cirróticos, e sua suspeição não deve acontecer apenas quando um paciente cirrótico apresenta-se com quadro clássico compatível, mas também quando se observa deterioração súbita da função hepática ou renal na presença isolada de leucocitose, com ou sem desvio para a esquerda, e em manifestações sugestivas de sepse. Uma vez instalado o choque séptico, o quadro é rapidamente fatal, a despeito de suporte clínico adequado. Assim sendo, recomenda-se paracentese propedêutica em todo paciente cirrótico com ascite na admissão hospitalar, independentemente do quadro clínico ou da causa da internação.[32]

DIAGNÓSTICO

O diagnóstico precoce, fundamental para o sucesso do tratamento, é confirmado por meio da paracentese com a finalidade de se obter amostra do líquido ascítico para realização da citometria com contagem diferencial de PMN e cultura. A paracentese é procedimento seguro, com baixa taxa de complicação.

Como mencionado anteriormente, as manifestações da PBE são distintas do quadro clássico da peritonite cirúrgica. Por esse motivo, a paracentese deve ser realizada a qualquer suspeita de infecção, como na vigência de encefalopatia hepática, conforme recomenda o consenso do "Ascites Club".[32]

A análise do líquido ascítico mediante a realização de citometria é o critério considerado padrão ouro no diagnóstico de PBE. Ela é definida pela contagem de PMN no líquido ascítico igual ou superior a 250 células/mm^3. Na presença de líquido ascítico hemorrágico, deve-se subtrair um PMN para cada 250 eritrócitos.[35] Como a contagem de PMN é feita manualmente, seu resultado pode não estar disponível em poucas horas. Uma alternativa à contagem manual seria a contagem automatizada. Os resultados de Angeloni *et al.*[2] demonstraram concordância muito boa entre os dois métodos. Comparativamente, a sensibilidade foi de 94%, a especificidade de 100%, o valor preditivo positivo de 100% e o valor preditivo negativo de 99,1%. De um total de 74 pacientes, apenas um paciente com PBE apresentou a contagem automatizada negativa. No entanto, ainda não existe recomendação formal para substituição da contagem manual pela contagem automatizada, e outros estudos devem confirmar os resultados. As fitas reagentes para a enzima leucócito estearase também podem ser úteis para diagnóstico mais rápido. Sabe-se que essas fitas, as mesmas utilizadas em exames de urina, têm mostrado boas sensibilidade e especificidade, quando comparadas à contagem de PMN maior que 250 células/mm^3.[8,43] Rerknimitr *et al.*[30] estudaram a sensibilidade, a especificidade, os valores preditivos positivo e negativo e a acurácia do uso de fitas reagentes no diagnóstico da PBE. Para reação 1+, os valores foram, respectivamente, de 88%, 81%, 55%, 96% e 83%. Para 2+, os valores foram de 63%,

Quadro 64.2 ▶ Caracterização da necessidade de realização de análises específicas no líquido ascítico

Rotina	Opcional	Pouco freqüente	Sem utilidade
Citometria	Glicose	Cultura para TBC	pH
Albumina	LDH	Adenosina deaminase	Lactato
Proteínas totais	Amilase	Citologia	Colesterol
Cultura em meio de hemocultura	Bilirrubinas	Triglicérides	
	Gram		

96%, 82%, 81% e 89%, o que confere boa especificidade e valor preditivo positivo, mas baixa sensibilidade ao método.[30] Os resultados são acessíveis em 90 a 120 segundos. Contudo, para sua ampla utilização, deve-se proceder à padronização dessas fitas reagentes, testando sua aplicabilidade. O fato é que, por meio dessas duas novas modalidades propedêuticas, é possível acelerar o diagnóstico presuntivo e o tratamento empírico da PBE.[39] No Nordeste do Brasil, Braga *et al.*[5] empregaram fitas reagentes no diagnóstico da PBE e encontraram altas sensibilidade e especificidade no método.

As culturas são obtidas mediante inoculação direta da amostra do líquido ascítico, coletada à beira do leito, em dois frascos de hemocultura, sendo um frasco para cultura de aeróbios e outro para cultura de anaeróbios, cada um com 10mL. A semeadura em meio de cultura, à beira do leito, faz com que a sensibilidade desse exame aumente significativamente, com taxas de positividade entre 70% e 90%.[35]

Outras análises do líquido ascítico podem, também, ser efetuadas. O Quadro 65.2 mostra quais devem ser realizadas rotineiramente, de modo opcional, pouco usual, e aquelas cujas dosagens não são úteis para abordagem diagnóstica. Como mencionado anteriormente, a baixa concentração de proteína do líquido ascítico constitui fator preditivo para o desenvolvimento da PBE, ao contrário do líquido pleural, cuja concentração de proteína acima de 2,9g/L o caracteriza como exsudato, significando inflamação ou infecção. Na PBE, a proteína não se eleva e, portanto, não apresenta valor diagnóstico. Na entidade clínica semelhante à PBE, o empiema bacteriano espontâneo, a concentração de proteína mantém-se nos patamares encontrados na infecção abdominal.[44]

DIAGNÓSTICO DIFERENCIAL

Os diagnósticos diferenciais mais importantes são realizados com peritonite bacteriana secundária, tuberculose peritoneal, ascite pancreática, isquemia mesentérica e neoplasias intra-abdominais.

A peritonite bacteriana secundária (PBS) assume papel importante nos diagnósticos diferenciais, ocorrendo devida a inflamação aguda de órgãos intra-abdominais ou perfuração de vísceras e apresentando evolução clínica em curto intervalo de tempo. Na presença de contagem de PMN igual ou superior a 250 células/mm^3 com cultura do líquido ascítico positiva para vários agentes e ausência de resposta clínica à antibioticoterapia padrão, deve-se suspeitar de PBS. O encontro, no líquido ascítico, de pelo menos dois dos seguintes achados sugere fortemente PBS e constitui indicação imediata de propedêutica de imagem na busca da causa da ascite e ampliação da antibioticoterapia para anaeróbios: (1) concentração de proteínas totais superior a 1,0g/dL (ou 10g/L); (2) glicose inferior a 50mg/dL; (3) LDH acima do limite superior sérico normal, e (4) coloração pelo Gram com flora mista.[7] Para o diagnóstico de tuberculose peritoneal faz-se necessária, por vezes, a realização de biópsias peritoneais dirigidas, preferencialmente por laparoscopia, já que o resultado da cultura estará disponível em um prazo médio de 40 dias. Contudo, o tratamento empírico pode ser iniciado após a dosagem da adenosina deaminase, desde que seus valores sejam superiores a 30ng/dL.[33] Com relação à ascite pancreática, os valores da amilase pancreática são, habitualmente, superiores a 2.000UI/L ou, aproximadamente, cinco vezes maiores que os níveis séricos. Na isquemia mesentérica e na suspeita de neoplasias intra-abdominais, os métodos de imagem, no caso a tomografia helicoidal *multislice*, constituem os exames de escolha na abordagem inicial.

TRATAMENTO

Pacientes com contagem de PMN no líquido ascítico maior que 250 células/mm^3, associada a quadro clínico compatível, devem receber tratamento empírico. Independentemente da forma de apresentação, seja a PBE, seja a bacterascite monomicrobiana não-neutrocítica ou a ascite neutrocítica com cultura negativa, o fármaco de escolha é a cefotaxima, na dose de 2g, por via intravenosa, a cada 8 horas. Aproximadamente 98% dos agentes etiológicos são susceptíveis à cefotaxima. Além disso, esse agente não leva à superinfecção nem causa nefrotoxicidade. Sua administração parenteral proporciona concentração no líquido ascítico 20 vezes maior, quando comparada à concentração inibitória mínima.

No caso da PBE, a cefotaxima pode ser administrada até o resultado da cultura, quando um outro antimicrobiano, de espectro menor, poderá substituí-la. O tempo de tratamento é de 5 dias.[37] Diante do diagnóstico de bacterascite monomicrobiana não-neutrocítica, não acompanhada de manifestações clínicas, o tratamento pode não ser necessário. Uma nova paracentese deverá ser realizada após 48 horas. Se a contagem de PMN for superior a 250/mm^3, ou se surgirem sinais ou sintomas compatíveis com infecção no líquido ascítico, o tratamento antimicrobiano será instituído. Após a introdução do antibiótico, uma queda de até 80% em relação à contagem inicial de PMN é habitualmente esperada em 48 horas.[26] Contudo, paracenteses de controle estarão indicadas apenas se a evolução clínica for atípica.[1]

A combinação amoxicilina-ácido clavulânico de uso venoso se tem mostrado igualmente efetiva e pode ser boa alternativa.[31] Outros antimicrobianos também têm sido recomendados, mas são menos estudados que a cefotaxima.[35] Nos episódios de PBE não complicados, a utilização da ofloxacina, uma quinolona com boa biodisponibilidade após administração oral na dose de 400mg a cada 12 horas, é tão efetiva quanto a de cefotaxima.[27] Contudo, cepas quinolona-resistentes limitam sua indicação.

Um dos fatores prognósticos mais importantes em pacientes com PBE é a diminuição da função renal, que ocorre em um terço dos pacientes.[19] Sua ocorrência está associada à redução do volume arterial efetivo. A infusão de albumina diminuiu significativamente as taxas de disfunção renal, assim como a mortalidade hospitalar (10% *vs.* 29%) em 3 meses (22% *vs.* 41%). Atualmente, está estabelecida a função da albumina exógena como expansor plasmático e importante elemento na terapia adjuvante no tratamento da PBE, principalmente em pacientes com disfunção renal e icterícia.

PREVENÇÃO

Profilaxia primária aguda

Deve ser instituída após qualquer episódio agudo de hemorragia digestiva em pacientes cirróticos, havendo ou não ascite, uma vez que cerca de 50% desses pacientes podem evoluir com PBE. Assim sendo, os pacientes ascíticos devem ser submetidos à punção desde a sua chegada ao hospital e tratados em caso de PBE; não havendo PBE, ou na ausência de ascite, institui-se a profilaxia primária. Norfloxacina por 7 dias constitui o tratamento recomendado na literatura, na dose de *400mg, via oral, duas vezes ao dia*; para pacientes incapazes de ingestão oral, pode-se utilizar ceftriaxona por 7 dias – *1 a 2g EV, MID*, ou ciprofloxacina por 7 dias – *200mg EV, BID*. Ceftriaxona constitui a primeira escolha de alguns autores.[18]

Profilaxia primária crônica

Cirróticos com concentração de proteínas totais no líquido ascítico inferior a 1g/dL têm maior predisposição para o desenvolvimento de PBE. Podem ser utilizados norfloxacina, na dose de *400mg, via oral, uma vez ao dia, 5 dias por semana*, ou ciprofloxacina, na dose de *750mg, via oral, uma vez por semana*. Alguns autores não indicam essa profilaxia, embora outros tenham demonstrado que o uso do antibiótico, nessas condições de risco, é custo-efetiva.[13,23]

Profilaxia secundária

Todos os pacientes com PBE prévia devem receber essa profilaxia por período indeterminado de tempo – *até o desaparecimento da ascite ou até o transplante hepático*. A recorrência da PBE nos sobreviventes ao episódio primário é de quase 70% em 1 ano.[22] Os agentes de escolha são: norfloxacina, na dose de *400mg/dia, por via oral*, ou ciprofloxacina, na dose de *750mg, via oral, uma vez por semana*. Sulfametoxazol-trimetoprim, *800mg/160mg*, constitui opção terapêutica às quinolonas.

COMPLICAÇÕES

A complicação mais grave da PBE é a síndrome hepatorrenal.[3] Clinicamente, *apresenta-se como síndrome de insuficiência renal aguda, com função tubular normal*. Outra importante complicação, já citada anteriormente, é a recorrência de PBE nos sobreviventes ao primeiro episódio, superior a 40% nos 6 primeiros meses, da ordem de 69% em 1 ano e 74% em 2 anos, com sobrevida em 1 ano de 38%.[22,40] A recorrência é maior em pacientes com baixo conteúdo de proteínas totais no líquido ascítico e naqueles com maior comprometimento da função hepática. A sobrevida média dos pacientes após o primeiro episódio de PBE é em torno de 9 meses. Embora raras, podem ocorrer complicações da paracentese, como hematomas de parede abdominal e perfuração de órgãos abdominais.

REFERÊNCIAS BIBLIOGRÁFICAS

1. Akriviadis EA, McHutchison JG, Runyion BA. Follow-up paracentesis is usually not necessary in patients with typical spontaneous bacterial peritonitis. *Hepatology* 1997; *26*: 288A.
2. Angeloni S, Nicolini G, Merli M *et al*. Validation of automated blood cell counter for the determination of polymorphonuclear cell count in the ascitic fluid of cirrhotic patients with or without spontaneous bacterial peritonitis. *Am J Gastroenterol* 2003; *98*: 1844- 8.
3. Arroyo V, Colmenero J. Ascites and hepatorenal syndrome in cirrhosis: Pathophysiological basis of therapy and current management. *J Hepatol* 2003; *38*: S69- 89.
4. Bandy SM, Tuttle A. Spontaneous bacterial peritonitis. e-Medicine World Medical Library, Mar, 2005, p.1-13.
5. Braga LL, Souza MH, Barbosa AM *et al*. Diagnosis of spontaneous bacterial peritonitis in cirrhotic patients in northeastern Brazil by use of rapid urine-screening test. *São Paulo Med J* 2006; *124*: 141-4.
6. Caroli J, Platteborse R. Septicemic porto-cave. Cirrhoses du foie et septicemia à colibacille. *Sem Hop Paris* 1958; *34*:112-27.
7. Caruntu FA, Benea L. Spontaneous bacterial peritonitis: Pathogenesis, diagnosis, treatment. *J Gastrointest Liver Dis* 2006; *15*: 51-6.
8. Castellote J, Lopez C, Gornals J *et al*. Rapid diagnosis of spontaneous bacterial peritonitis by the use of reagent strips. *Hepatology* 2003; *37*: 897- 901.
9. Chung RT, Podolsky DK. Cirrhosis and its complications. *In:* Kasper B (ed.) *Harrison's principles of internal medicine*. 16ed., McGraw-Hill, 2005: 1858-69.
10. Cicera I, Bauer TM, Navasa M *et al*. Bacterial translocation of enteric organisms in patients with cirrhosis. *J Hepatol* 2001; *34*: 32-7.
11. Conn HO. Spontaneous peritonitis and bacteremia in Laennec's cirrhosis caused by enteric organisms. A relatively common but rarely recognized syndrome. *Ann Intern Med* 1964; *60*: 568-80.
12. Correia JP, Conn HO. Spontaneous bacterial peritonitis in cirrhosis: Endemic or epidemic. *Med Clin North Am* 1975; *59*: 963-81.
13. Das A. A cost analysis of long term antibiotic prophylaxis for spontaneous bacterial peritonitis in cirrhosis. *Am J Gastroenterol* 1998; *93*: 1895-900.
14. Dunn DL, Barke RA, Knight NB *et al*. Role of resident macrophages, peripheral neutrophilis, and translymphatic absorption in bacterial clearance from the peritoneal cavity. *Infec Immun* 1985; *49*: 257- 64.
15. Evans Lt, Kim WR, Poterucha JJ, Kamath PS. Spontaneous bacterial peritonitis in asymptomatic outpatients with cirrhotic ascites. *Hepatology* 2003; *37*: 897-901.
16. Fernández J, Bauer TM. Diagnosis, treatment and prevention of spontaneous bacterial peritonitis. *Baillière's Clin Gastroenterol*; 2000; *14*: 975-90.
17. Fernandez J, Navasa M, Gomez J *et al*. Bacterial infections in cirrhosis: Epidemiological changes with invasive procedures and norfloxacin prophylaxis. *Hepatology* 2002; *35*: 140-8.
18. Fernandez J, Ruiz del Arbol L, Gomez C *et al*. Norfloxacin vs ceftriaxone in the prophylaxis of infections in patients with advanced cirrhosis and hemorrhage. *Gastroenterology* 2006; *131*: 1049-56.
19. Garcia-Tsao G. Spontaneous bacterial peritonitis: A historical perspective. *J Hepatol* 2004; *41*: 522-7.
20. Garcia-Tsao G. Spontaneous bacterial peritonitis. *Gastro Clin North Am* 1992; *21*: 257-75.
21. Garcia-Tsao G, Lee FY, Barden GE, Cartum R, West AB. Bacterial translocation to mesenteric lymph nodes is increased in cirrhotic rats with ascites. *Gastroenterology* 1995; *108*: 1835-41.
22. Gines P, Cardenas A, Arroyo V, Rodes J. Management of cirrhosis and ascites. *N Engl J Med* 2004; *350*: 1646-54.
23. Grange JD, Roulot D, Pelletier G *et al*. Norfloxacin primary prophylaxis of bacterial infections in cirrhotic patients with ascites: a double-blind randomized trial. *J Hepatol* 1998; 29:430-6
24. Kerr DNS, Pearson DT, Read AE. Infection of ascitic fluid in patients with hepatic cirrhosis. *Gut* 1963; *4*: 394- 8.
25. Krencker E. Bacterium coli commune als Sepsiserreger in 2 fallen von abdominaler krankungen. *Munchen Med Wschr* 1907; *54*: 2095.
26. Ljubicic N, Spajic D, Vrkljan MM *et al*. The value of ascitic fluid polymorphonuclear cell count determination during therapy of spontaneous bacterial peritonitis in patients with liver cirrhosis. *Hepatogastroenterology* 2000; *47*: 1360-3
27. Navasa M, Follo A, Llovet JM *et al*. Randomized, comparative study of oral ofloxacin versus intravenous cefotaxime in spontaneuos bacterial peritonitis. *Gastroenterology* 1996; *111*: 1011-7.
28. Pardo A, Bartoli R, Lorenzo-Zuniga V *et al*. Effect of cisapride on intestinal bacterial overgrowth and bacterial translocation in cirrhosis. *Hepatology* 2000; *31*: 858-63.
29. Perez-Paramo M, Munoz J, Albillos A *et al*. Effect of propranolol on the factors promoting bacterial translocation in cirrhotic rats with ascites. *Hepatology* 2000; *31*: 43-8.
30. Rerknimitr R, Rungsangmanoon W, Kongkam P, Kullavanijaya P. Efficacy of leukocyte esterase dipstick test as a rapid test in diagnosis of spontaneous bacterial peritonitis. *World J Gastroenterol* 2006; *28*:7183-7.
31. Ricart E, Soriano G, Novella M *et al*. Amoxicilin-clavulanic acid versus cefotaxime in the therapy of bacterial infecions in cirrhotic patients. *J Hepatol* 2000; *32*: 596- 602.
32. Rimola A, Garcia-Tsao G, Navasa M *et al*. Diagnosis, treatment and prophylaxis of spontaneous bacterial peritonitis: A consensus document. *J Hepatol* 2000; *32*: 142-53.
33. Riquelme A, Calvo M, Salech F *et al*. Value of adenosine deaminase (ADA) in ascitic fluid for the diagnosis of tuberculous peritonitis: A meta-analysis. *J Clin Gastroenterol* 2006; *40*: 705-10.
34. Rosa H, Silverio AO, Perini RF, Arruda CB. Bacterial infection in cirrhotic patients and its relationship with alcohol. *Am J Gastroenterol* 2000; *95*: 1290-3.
35. Runyon, BA. Ascites and spontaneous bacterial peritonitis. *In:* Feldman M, Friedman LS (eds.) *Sleisenger and Fordtran's gastrointestinal and liver disease* 7ed., Saunders, v.II, 2002: 1517-42.
36. Runyon BA, Canawati HN, Akriviadis EA. Optimization of ascitic fluid culture technique. *Gastroenterology* 1988; *95*: 1351-5.
37. Runyon BA, McHutchison JG, Antillon MR *et al*. Short course vs long-course antibiotic treatment of spontaneous bacterial peritonitis: A randomized controlled trial of 100 patients. *Gastroenterology* 1991; *100*: 1737-41.
38. Runyon BA. Paracentesis of ascitic fluid: A safe procedure. *Arch Intern Med* 1986; *146*: 2259-61.

39. Runyon BA. Strips and tubes: Redifining the diagnosis of spontaneous bacterial peritonitis. *Hepatology* 2003; *37*: 745-7.
40. Silvain C, Chagneau-Derrode C. Infections bactériennes et cirrhose alcoolique. *EMC-Hépato-Gastroentérologie* 2005; *2*: 307-18.
41. Singh N, Wagener MM, Gayowski T. Changing epidemiology and predictors of mortality in patients with spontaneous bacterial peritonitis at a liver transplant unit. *Clin Microbiol Infect* 2003; *9*: 531-7.
42. Strauss E, Caly WR. Spontaneous bacterial peritonitis: A therapeutic update. *Expert Rev Anti Infect Ther* 2006; *42*: 249-60.
43. Vanbiervliet G, Rakotoarisoa C, Filippi J *et al*. Diagnostic accuracy of a rapid urine-screening test (Muitistix8SG) in cirrhotic patients with spontaneous bacterial peritonitis. *Eur J Gastroenterol Hepatol* 2002; *14*: 1-4.
44. Xiol X, Castellvi JM, Guardiola J *et al*. Spontaneous bacterial empyema in cirrhotic patients: A prospective study. *Hepatology* 1996; *23*: 719-23.
45. Wallerstedt S, Olsson R, Simren M *et al*. Abdominal tenderness in ascites patients indicates spontaneous bacterial peritonitis. *Eur J Intern Med* 2007; *18*: 44-7.

65

Doenças da Coluna

Marco Antônio Percope de Andrade
Jefferson Soares Leal

INTRODUÇÃO

As doenças da coluna vertebral, não raramente, produzem dor na região anterior do abdome e simulam doenças abdominais. Essas doenças contribuem para dificultar a identificação da dor de origem vertebral, a presença de náuseas e vômitos e a contratura da musculatura abdominal. A chave para o diagnóstico correto é a inclusão do exame sistemático da coluna vertebral na investigação da dor abdominal incaracterística.

O mecanismo responsável pela dor abdominal na vigência de anormalidade vertebral não é completamente conhecido.[32] Fibras aferentes viscerais e somáticas podem caminhar por diferentes vias na medula espinhal, incluindo o cordão posterior, os tratos espinotalâmico e espinocerebelar e os cornos ventral e dorsal.[36] Jooma *et al.*[19] observaram que a dor radicular torácica baixa por doenças da coluna torácica baixa pode apresentar-se como dor superficial anterior ou dor abdominal tipo visceral. É possível que a inflamação ou compressão medular no sítio das vias aferentes viscerais cause dor como resultado da hiperexcitabilidade neuronal. Apesar de diversos estudos demonstrarem a associação entre a dor abdominal e os distúrbios da coluna torácica e toracolombar,[20,50] investigações adicionais são necessárias para elucidar o mecanismo pelo qual essas manifestações ocorrem.

As estruturas viscerais, a musculatura abdominal e a coluna vertebral compartilham vias aferentes comuns. Assim, sintomas de uma determinada localização anatômica podem manifestar-se em outra localização diferente da sua verdadeira origem. As vísceras abdominais têm distribuição aferente mais ampla; portanto, não é incomum que uma doença visceral produza dor referida na coluna vertebral de localização imprecisa no dorso. Alternativamente, as doenças da coluna vertebral também podem manifestar-se com sinais e sintomas na região abdominal. Proporcionalmente, as afecções da coluna torácica inferior resultam, mais freqüentemente, em dor referida para o abdome que as da coluna lombar.

Na história clínica, há indícios que sugerem possível origem vertebral da dor abdominal. A dor abdominal incaracterística deve sempre acender o sinal de alerta para outras possíveis causas não-viscerais, incluindo a coluna vertebral. Pacientes idosos, com história prévia de osteoartrose ou osteoporose da coluna vertebral, podem ter suas manifestações desencadeadas por traumas triviais, freqüentemente irradiados para o flanco.

A dor mecânica caracteriza uma disfunção osteoarticular e, na coluna vertebral, ela é alterada pela movimentação ou por determinada posição da coluna. Por exemplo, se a dor é completamente aliviada ou agravada por determinada posição, é provável que ela tenha origem na coluna. A presença de dor à percussão local da coluna, a limitação assimétrica da amplitude dos movimentos da coluna ou o espasmo da musculatura paravertebral são sinais sugestivos de possível acometimento vertebral. A defesa muscular paravertebral restringe a amplitude dos movimentos da coluna. Nesses casos, quando o paciente é solicitado a apanhar qualquer objeto no chão, ele tende a proteger a área afetada. Nessa situação, ele agacha usando os joelhos e os quadris em lugar de flexionar a coluna.

Carnett[5] considera dor abdominal de origem visceral quando há diminuição ou desaparecimento do sintoma durante a contração voluntária da musculatura abdominal.

O exame físico da coluna vertebral deve ser completado pelo exame neurológico. Qualquer alteração de força, sensibilidade ou reflexo deve ser valorizada na formulação de hipótese diagnóstica que afete a coluna vertebral.

As condições que afetam a coluna vertebral e que podem simular doença visceral são, em sua maioria, de ordem crônico-degenerativa, mas as infecções, as deformidades e os tumores devem ser considerados à luz do exame clínico.

O reconhecimento dessas condições como causa potencial da dor abdominal permite a escolha adequada do exame apropriado, propiciando diagnóstico preciso e tratamento racional. Dessa maneira, evita-se curso clínico desfavorável e, não infreqüentemente, devastador.

DOENÇAS CRÔNICO-DEGENERATIVAS DA COLUNA

As doenças degenerativas da coluna torácica inferior e da transição toracolombar podem produzir sinais e sintomas que simulam doença abdominal. Deve ser enfatizado que as condições, que afetam essa área produzem, mais freqüentemente, manifestações típicas na própria região, como dor local e limitação dos movimentos da coluna. Em situações especiais, entretanto, estas manifestações podem ser, predominantemente, na região ântero-lateral do abdome, dificultando o diagnóstico. A osteoporose, a osteoartrose e a hérnia discal torácica são condições crônico-degenerativas que fazem parte do diagnóstico diferencial da dor abdominal atípica.

Osteoporose

A osteoporose caracteriza-se pela diminuição anormal da massa óssea. Sua principal conseqüência é a fratura. A diminuição da massa óssea constitui evento inexorável do envelhecimento e afeta quase todos os indivíduos após a faixa etária de 30 a 35 anos. O processo de diminuição da massa óssea pode ser evento fisiológico e nunca produzir sintomas significativos. Porém, em alguns indivíduos, a perda da massa óssea supera o esperado e o risco de fraturas aumenta. Atualmente, considera-se osteoporose quando a perda média de massa óssea supera 2,5 desvios padrões da média de um adulto jovem do mesmo sexo. Com o aumento da expectativa de vida da população, a fratura vertebral da coluna torácica e da transição toracolombar tem sido diagnosticada com mais freqüência como resultado da osteoporose. A dor abdominal pode ser um dos sintomas das afecções que afetam esse segmento da coluna.[23]

As manifestações sutis da osteoporose da coluna são a diminuição lenta e progressiva da estatura e o aumento das curvas vertebrais, como a cifose torácica, no paciente idoso. Até a ocorrência da fratura, a osteoporose é relativamente silenciosa. Diferente das fraturas dos ossos longos, a fratura da coluna por osteoporose, em geral, não é evento dramático que resulte em incapacidade funcional imediata. Mais de 80% das fraturas ocorrem espontaneamente ou após trauma trivial. A manifestação mais comum é a dor crônica no dorso relacionada com o local da fratura ou com irradiação unilateral para o flanco (66%). Os sintomas associados são: náusea (25% dos pacientes), dor abdominal (20% dos pacientes) e dor torácica (13%). A dor exacerbada pela mobilização ou percussão local está presente em somente 60% dos casos.[33] Após traumatismo, como queda da própria altura, os sintomas podem ser mais intensos, e o diagnóstico pode ser facilitado.

Ao exame físico, existe dor à percussão local da região afetada da coluna, agravada pela movimentação da mesma. O exame neurológico pode evidenciar alteração da sensibilidade no dermátomo envolvido. Entretanto, as alterações de força e de reflexos nos membros

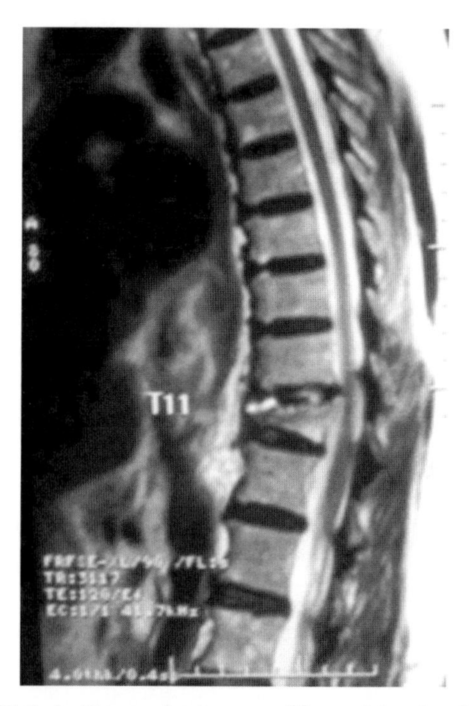

Figura 65.1 ▸ Ressonância magnética evidenciando fratura de T11 por osteoporose em mulher de 74 anos com queixa de dor em região lateral do abdome, com 6 meses de evolução.

inferiores são incomuns. Quando presentes, fornecem forte evidência do acometimento vertebral.

A presença de achatamento vertebral é demonstrada pela radiografia simples da coluna torácica ou lombar. Entretanto, alterações menores podem não ser detectadas. A cintilografia com tecnécio 99 é capaz de demonstrar fratura oculta não observada na radiografia, porém a hipercaptação vertebral do fármaco persiste por vários meses após a consolidação vertebral. A ressonância magnética mostra sinais típicos de fratura aguda, bem como detalhes com relação ao local e à extensão de compressão mielorradicular (Figura 65.1).

O tratamento da fratura vertebral por osteoporose é conservador. Pode ser feito com analgésicos, órteses e anti-reabsortivos ósseos. Técnicas percutâneas invasivas, como a vertebroplastia, são reservadas para casos com evolução desfavorável que cursam com dor intensa ou crônica intratável clinicamente.

Osteoartrose

A osteoartrose sintomática da coluna torácica é menos freqüente que a osteoartrose da coluna cervical ou lombar devido à menor mobilidade proporcionada pela caixa torácica. A osteoartrose cursa com a degeneração dos discos intervertebrais e conseqüente redução do espaço discal intervertebral. Concomitantemente, ocorrem reações hipertróficas das estruturas osteoligamentares que contribuem ainda mais para a redução das dimensões dos forames intervertebrais por onde emergem as raízes nervosas. Assim, por algum motivo pouco conhecido, a partir de determinado momento, o equilíbrio continente-conteúdo, representado pelo forame intervertebral e pela raiz nervosa, é perdido e manifestações radiculares podem desenvolver-se. É possível que um traumatismo de pequena energia ou uma posição antifuncional prolongada desencadeie os sintomas. A osteoartrose tem sido pouco valorizada como origem de dor abdominal.[35,39] Mikkelsen *et al.*,[26] entretanto, acreditam que ela pode ser causa de dor abdominal de origem desconhecida em até 10% das vezes.

O exame físico pode demonstrar alterações típicas de disfunção radicular, especialmente dor com alteração da sensibilidade em determinado dermátomo, bem como tendência a alívio dos sintomas com a flexão do tronco e seu agravamento na posição ereta. A radiografia apresenta pouca especificidade, mas a tomografia ou a ressonância magnética podem evidenciar a degeneração da coluna na transição toracolombar que eventualmente produz dor anterior (Figura 65.2).

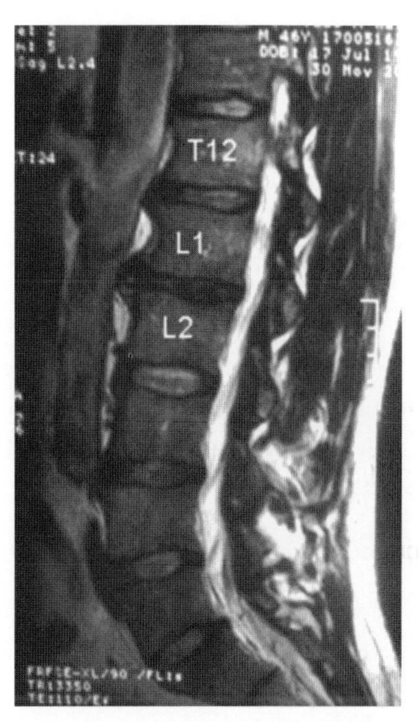

Figura 65.2 ▶ Discoartrose em transição toracolombar. Observar hipossinal entre L1 e L2 e grandes osteófitos entre T12-L1-L2 na imagem de ressonância ponderada em T2.

O tratamento é conservador, com analgésicos e fisioterapia. Em casos refratários ao tratamento clínico, pode ser indicado o bloqueio da raiz acometida ou a descompressão cirúrgica.[24,39]

Hérnia discal torácica

A incidência de hérnia discal torácica sintomática é de aproximadamente um por milhão por ano,[49] e a maioria não provoca sintomas. Um estudo[48] demonstrou que a prevalência da hérnia discal torácica é de 37% em indivíduos assintomáticos e que o abaulamento discal pode ocorrer em até 53% das pessoas assintomáticas.

Dor na parede torácica em geral na distribuição do dermátomo de um nervo torácico, ou mielopatia torácica com envolvimento dos membros inferiores são as manifestações mais comuns, quando presentes. Entretanto, em raras ocasiões, outras manifestações podem sugerir anormalidade abdominal, cardiotorácica, pélvica ou, até mesmo, do ombro.[1,45,46,49] Elas podem resultar em extensa investigação com exames complementares inconclusos e até operações abdominais desnecessárias.[19, 45,49]

Diante de quadro abdominal atípico, é importante considerar a hérnia de disco torácica no diagnóstico diferencial. Sintomas prolongados de náuseas e dor abdominal têm sido relatados como fatores predominan-

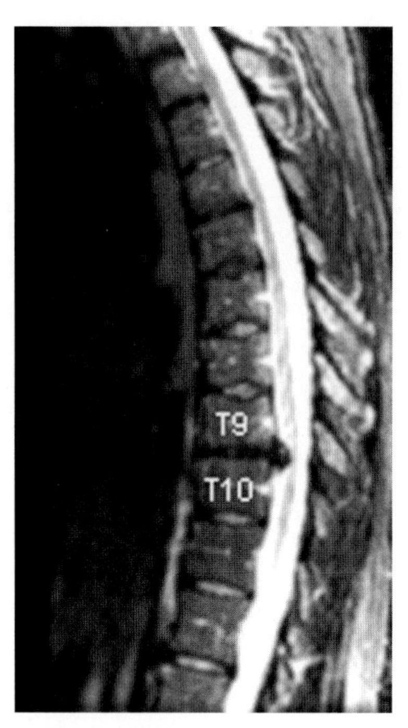

Figura 65.3 ▶ Ressonância magnética. Hérnia discal torácica entre T9-T10 comprimindo a medula espinhal. Além dos sintomas típicos da compressão do primeiro neurônio motor superior, podem estar presentes dor abdominal, náuseas e vômitos.

tes no quadro clínico da hérnia discal torácica.[49] Dores locais ou com a mobilização da coluna vertebral podem estar ausentes. Sinais de compressão do neurônio motor superior, como o sinal de Babinski, a hiper-reflexia nos membros inferiores e o clônus, são muito sugestivos de acometimento da coluna torácica. A pesquisa da sensibilidade demonstra nível sensitivo torácico. A ressonância magnética elucida, com grande precisão, a lesão discal (Figura 65.3).

O tratamento da hérnia discal torácica pode ser conservador ou cirúrgico, dependendo da evolução clínica. Quando a hérnia é assintomática, nenhum tratamento é necessário, sendo relatada sua reabsorção espontânea[29] ou, mais comumente, sua permanência sem manifestações clínicas.[48] O tratamento conservador consiste em repouso relativo e no uso de analgésicos e fisioterapia para controle dos sintomas. Brown *et al.*,[2] em revisão envolvendo 55 pacientes com 72 hérnias discais torácicas, relataram que somente 15 (27%) necessitaram cirurgia. As indicações cirúrgicas foram mielopatia progressiva, paralisia e dor intratável clinicamente.

Embora a hérnia discal torácica que simula doença abdominal seja evento raro, o diagnóstico incorreto pode resultar não somente em procedimento cirúrgico abdominal desnecessário, mas também em mielopatia progressiva ou paralisia.

▶ TUMORES

Tumores malignos ou benignos da coluna toracolombar podem causar sintomas que simulam doenças abdominais.[13,15,19,30,40] As metástases ósseas são as principais formas de acometimento maligno do esqueleto. Os carcinomas de mama, próstata e pulmão são os que mais metastatizam para o osso, mas, virtualmente, qualquer tumor maligno pode fazê-lo, e a coluna é o principal local de metástase óssea.[7] Dos tumores malignos ósseos primários, o mieloma múltiplo é o que mais freqüentemente acomete a coluna vertebral. Quando o tumor ocorre na região toracolombar, pode haver o surgimento de dor abdominal.

O quadro clínico pode ser insidioso, com dor localizada no dorso e irradiação para o abdome ou para os membros inferiores. A dor aguda mais intensa pode estar presente após traumatismo de pequeno porte, porém, mais freqüentemente, ela é progressiva e contínua. A presença de dor noturna, que piora com o repouso, acompanhada de emagrecimento inexplicado, principalmente com história anterior de tumor maligno em outro local, deve acender o sinal de alerta para possível doença neoplásica subjacente.

A radiografia, a cintilografia, a tomografia computadorizada e a ressonância magnética são os principais métodos de avaliação da doença neoplásica vertebral (Figura 65.4). A cintilografia óssea é importante na determinação da disseminação do acometimento esquelético e no planejamento do tratamento. A tomografia avalia bem o acometimento ósseo, enquanto a ressonância mostra a extensão da doença e o(s) compartimento(s) envolvido(s).

Laboratorialmente, podem ser encontrados aumento da fosfatase alcalina e hipercalcemia. Na metástase do carcinoma de próstata, pode haver aumento da fosfatase ácida. A anemia com elevação da velocidade de hemossedimentação (VHS) e o padrão monoclonal na eletroforese de proteínas são característicos do mieloma múltiplo.

No tratamento das lesões tumorais da coluna, o uso da radioterapia e quimioterapia depende da sensibilidade do tumor e da estabilidade da coluna vertebral, sendo recomendado, com freqüência, o uso de órtese externa, durante o tratamento.

Em geral, o tratamento cirúrgico é indicado para as lesões malignas isoladas, na presença de déficit neurológico ou instabilidade biomecânica da coluna, dor intratável clinicamente e diagnóstico incerto. O tratamento tem como objetivo a ressecção da lesão, seguida de reconstrução ou apenas estabilização da coluna.

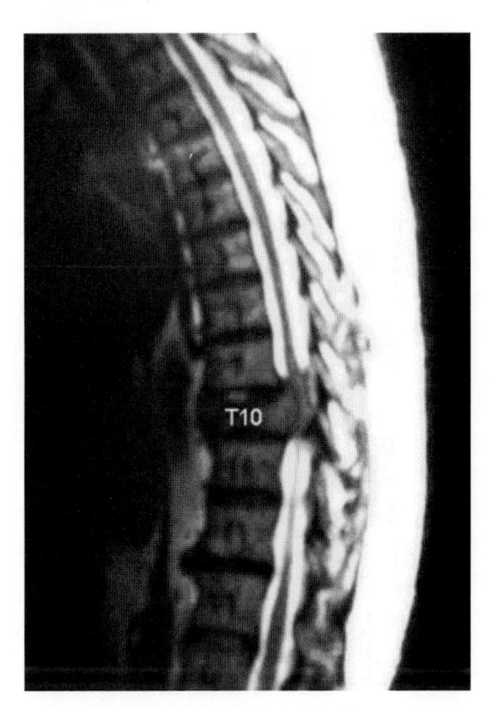

Figura 65.4 ▶ Mieloma múltiplo em T10 com fratura patológica e compressão medular em imagem de ressonância magnética.

INFECÇÕES

Historicamente, as infecções da coluna vertebral foram doenças devastadoras com altas taxas de morbidade e mortalidade.[9] Em 1975, Ross e Fleming[37] afirmaram que a doença: "não é tão comum para ser prontamente reconhecida nem tão rara a ponto de ser uma curiosidade médica."

A infecção da coluna ainda representa um desafio diagnóstico, por ser relativamente pouco freqüente.[31] As informações disponíveis com relação à freqüência são relativamente escassas.[12] Algumas evidências sugerem aumento na incidência devido ao maior número de pessoas mais idosas, com doenças crônicas ou com imunossupressão. O aumento do uso de técnicas invasivas nas cirurgias da coluna vertebral contribui, também, para o aumento da incidência.[41]

O quadro clínico da infecção da coluna é, em geral, inespecífico. Comumente, o início é insidioso e segue curso indolente, tornando difícil o diagnóstico.[31] Com isso, os pacientes freqüentemente desenvolvem lesões altamente destrutivas ou complicações neurológicas relacionadas à compressão medular ou radicular.[14] Sintomas abdominais predominantes têm sido relatados, resultando em maior atraso no diagnóstico.[22]

O sucesso do tratamento inclui alto nível de acuidade diagnóstica e o uso racional da antibioticoterapia e de procedimentos cirúrgicos quando indicados. O diagnóstico etiológico nem sempre é obtido, mesmo quando são empregadas técnicas invasivas.[31] Assim, freqüentemente, o tratamento etiológico é feito em bases empíricas de acordo com as características imagenológicas mais sugestivas de cada tipo de infecção.[4]

A infecção piogênica da coluna vertebral é comumente chamada *osteomielite* ou *espondilodiscite*. *Discite* é termo utilizado para referir-se ao quadro supostamente infeccioso, de curso benigno, que afeta crianças. Deve ser diferenciada da *discite piogênica do adulto*, que, em geral, é de causa pós-operatória. Finalmente, a *tuberculose da coluna vertebral*, tão comum no passado, tem sua freqüência aumentada em pacientes imunossuprimidos. Esses três quadros são os processos infecciosos que mais comumente afetam a coluna vertebral e podem simular doenças abdominais.

Osteomielite da coluna

O comprometimento piogênico da coluna é mais freqüente no adulto, mas ocorre também na criança. O agente etiológico mais comum ainda é o *Staphylococcus aureus*, representando 36% de todos agentes identificados. Entretanto, essa incidência é menor que a relatada no passado.[6] Agentes diversos, como *Staphylococcus epidermidis, Streptococcus* beta-hemolítico do grupo B, *Escherichia coli, Streptococcus viridans, Propionibacteria, Fusobacterium, Pseudomonas aeruginosa* e espécies difteróides, têm sido descritos com maior freqüência. Sua localização principal é a região lombar, porém qualquer outro segmento da coluna pode ser acometido. A doença pode fazer parte de quadro infeccioso sistêmico ou pode ser limitada à coluna vertebral. Recentemente, a origem geniturinária tem sido apontada como a origem mais comum da infecção da coluna.[6] Essa associação parece estar relacionada aos procedimentos invasivos realizados para detecção precoce do câncer de próstata. No estudo de Carragee,[6] 30% dos pacientes com infecção da coluna apresentavam câncer de próstata ou suspeita.

O principal sintoma da infecção é a dor lombar ou toracolombar, mas pode estar presente irradiação para os membros inferiores. Manifestações abdominais, raras vezes, são predominantes.[19,22] Fraqueza muscular, demência orgânica secundária a sepse, febre, coma e paralisia são também relatadas.[6] A média do retardo diagnóstico tem sido de 2 a 4 meses, mas não são incomuns relatos que apontam para retardos maiores.[28] Nos últimos anos, com o advento da ressonância magnética, entretanto, o tempo de diagnóstico tem sido reduzido.[16]

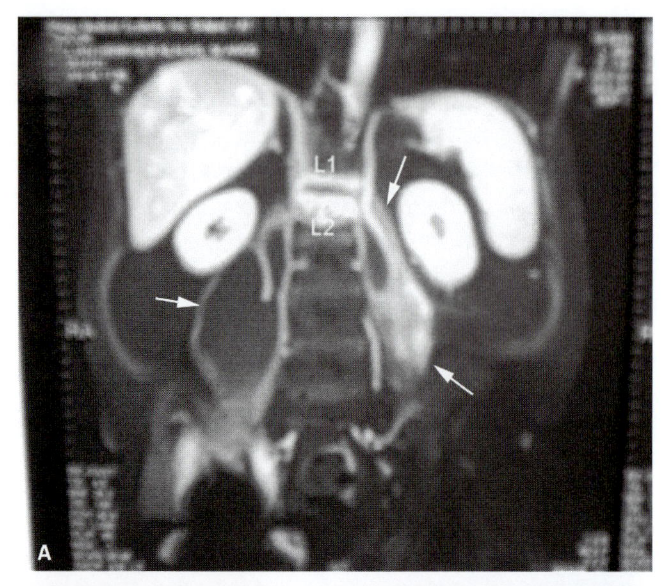

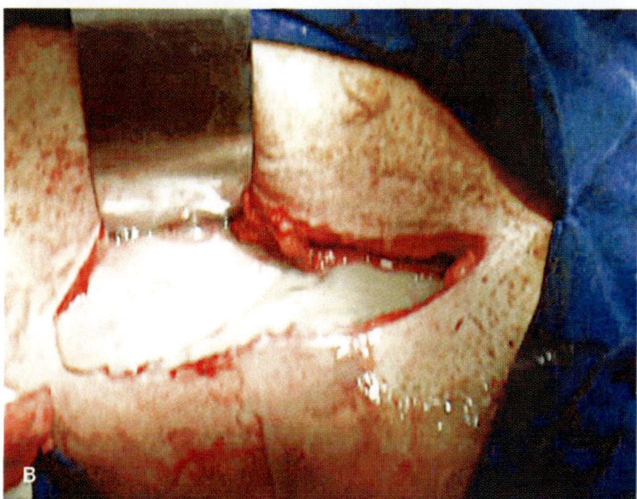

Figura 65.5 ▶ **A.** Imagem coronal de ressonância magnética mostrando grande abscesso no músculo psoas bilateralmente (*setas*) originado de espondilodiscite piogênica entre L1 e L2. **B.** Drenagem de volumosa coleção purulenta em retroperitônio através de acesso ilíaco anterior.

Puig Guri,[34] descreveu uma síndrome abdominal na osteomielite da coluna caracterizada por dor abdominal, febre e contratura muscular no quadrante inferior direito do abdome, simulando apendicite aguda.

Observam-se, no exame clínico, comprometimento do estado geral, contratura da musculatura paravertebral, com limitação da movimentação da coluna, e dor à percussão do segmento acometido.

As alterações laboratoriais são próprias de quadro infeccioso agudo com leucocitose, desvio do índice de Arneth e elevação da velocidade de hemossedimentação. A hemocultura pode revelar o agente etiológico.

A radiografia mostra alterações apenas nas fases avançadas. A ressonância mostra alteração de sinal inicialmente no disco e também auxilia a delimitação do abscesso, quando presente (Figura 65.5*A* e *B*). A cintilografia com leucócitos marcados é mais específica para processo infeccioso que a cintilografia com tecnécio 99. A confirmação diagnóstica é possibilitada pela identificação positiva do agente etiológico no exame de cultura do aspirado da lesão vertebral. Entretanto, mesmo em presença de infecção ativa com coleção purulenta, o agente etiológico pode não ser identificado.

O tratamento inicial é conservador, com antibioticoterapia orientada pelo exame de cultura e uso de colete para repouso da coluna. Quando o agente etiológico não é identificado, inicia-se o tratamento antibiótico em bases empíricas, de acordo com o agente mais provável, considerando as características clínicas e imagenológicas peculiares de cada tipo de infecção. A eficácia do tratamento é monitorada pela melhora clínica e laboratorial e, se necessário, o antibiótico pode ser mudado. A identificação de grande coleção purulenta e a ausência de melhora com o tratamento clínico, em geral, tornam obrigatório o tratamento cirúrgico, incluindo drenagem do abscesso, desbridamento e estabilização da coluna vertebral.

Tuberculose da coluna

De acordo com a Organização Mundial de Saúde, a tuberculose mata, a cada ano, aproximadamente três milhões de pessoas no mundo. O acometimento da coluna ocorre em 3% a 5% dos pacientes negativos para o vírus da imunodeficiência humana (HIV) e em 60% dos pacientes positivos para o HIV. Esta estatística enfatiza a necessidade de preparo de todo o sistema de saúde para o aumento de casos de tuberculose da coluna observado nos últimos anos.

A tuberculose da coluna é a forma mais grave da tuberculose osteoarticular devido à deformidade e à paraplegia, conseqüentes à grande destruição óssea.[27] A coluna está envolvida em aproximadamente metade dos casos da tuberculose osteoarticular: 5% na coluna cervical, 25% na coluna torácica e 20% na coluna lombossacra. Os sintomas abdominais podem estar presentes na tuberculose das colunas torácica e lombar, especialmente na transição toracolombar. Quando o corpo e o arco da vértebra estão envolvidos, pode ocorrer deslocamento da vértebra com aumento importante do risco de compressão medular e paralisia.[27]

No quadro clínico, nas fases iniciais, observa-se queda do estado geral. A dor é sintoma precoce, podendo ser local, no dorso, ou seguir o trajeto de uma raiz nervosa. Neste caso, ocorre a dor abdominal, bem como hipersensibilidade à compressão na parede anterior do abdome. Dor muscular paravertebral e rigidez podem ocorrer devido à contratura muscular reflexa. Há casos de desenvolvimento de grande deformidade vertebral sem dor. A paraplegia ocorre em estágios avançados, sendo devida à grande deformidade vertebral ou ao abscesso, quando o acometimento se dá na coluna torácica.

Radiologicamente, visualizam-se a destruição óssea, a deformidade e a sombra do abscesso. A tomografia computadorizada e a ressonância magnética devem ser utilizadas para checar a presença e a localização do abscesso e a extensão do comprometimento vertebral e medular, e também para confirmar a estabilidade dos segmentos vertebrais afetados[27] (Figura 65.6). Em termos laboratoriais, observam-se linfocitose e elevação da velocidade de hemossedimentação. O PPD (proteína derivativa purificada) pode ser reator forte ou não. Se não é possível estabelecer o diagnóstico com base nos achados clínicos e de imagens, na cultura do sangue ou do aspirado percutâneo vertebral, recomenda-se a biópsia óssea para estudo anatomopatológico.[11] Testes diagnósticos mais recentes para demonstração antigênica e reação à cadeia de polimerase têm aberto nova perspectiva no diagnóstico e tratamento da tuberculose. Por meio do teste de reação à cadeia de polimerase pode-se inferir a respeito da resistência do *Mycobacterium tuberculosis* aos fármacos utilizados.

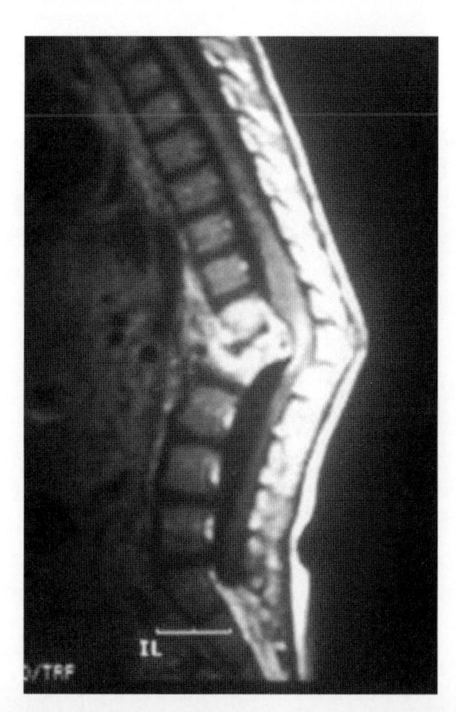

Figura 65.6 ▶ Imagem sagital de ressonância magnética de criança com tuberculose osteoarticular com compressão medular e grande deformidade cifótica, em transição toracolombar, de aparecimento insidioso.

Para controlar o processo mórbido e melhorar o prognóstico da tuberculose vertebral, o uso de agentes antituberculosos é de importância fundamental. Quando o paciente se apresenta com envolvimento vertebral mínimo, a quimioterapia, em geral, é o único tratamento por 12 meses, associada ou não à cirurgia.[18,43] Desde a introdução da quimioterapia eficaz, todas as outras medidas de tratamento são complementares.[25] O uso de colete ou gesso para diminuir a dor e prevenir o aparecimento de deformidade é largamente adotado.

O esquema quimioterápico com isoniazida, rifampicina e pirazinamida por, no mínimo, 12 meses pode ser ampliado para 18 meses, dependendo da resposta ao tratamento.[28] Apesar do aparecimento de novos regimes quimioterápicos que encurtam o período de tratamento, os resultados permanecem iguais.[25,43] A instituição precoce da quimioterapia ainda é fator-chave para o sucesso do tratamento.

O tratamento cirúrgico é importante na prevenção das deformidades e da paraplegia, bem como no encurtamento do tempo de quimioterapia. Lesões altamente destrutivas ou instáveis, ou com grande abscesso, podem resultar em importante deformidade e paraplegia. O tratamento cirúrgico objetiva reduzir a massa necrótica, drenar o abscesso e estabilizar a coluna vertebral.

Discite

A discite é condição rara, supostamente infecciosa, que acomete o disco intervertebral de crianças.[44] O diagnóstico, muitas vezes, é difícil, pois a criança afetada não é cooperativa e não expressa seus sintomas como o adulto. A discite deve ser diferenciada da osteomielite, que afeta crianças maiores, com maior repercussão do estado geral e com alteração dos exames laboratoriais, resultando em maior destruição óssea e formação de coleção piogênica.

A fisiopatologia da discite é pouco conhecida. Acredita-se que o tipo de vascularização do disco e do platô vertebral, na infância, favoreça o crescimento bacteriano.[8,10] A maioria dos autores propõe causa infecciosa para a discite,[8] mas a cultura do aspirado do disco afetado é quase invariavelmente estéril.

A discite, geralmente, afeta crianças com menos de 5 anos de idade. Ocorre sem febre ou com febre baixa, quase exclusivamente na região lombar, causando claudicação ou relutância para andar.

Quando o processo inflamatório discal é predominantemente anterior, manifestações abdominais podem ocorrer [47] (Figura 65.7).

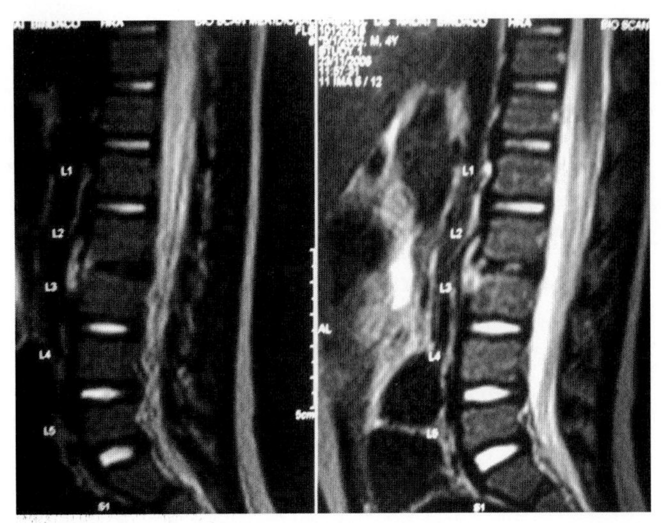

Figura 65.7 ▶ Imagem sagital de ressonância magnética ponderada em T1 evidenciando alteração de sinal no disco intervertebral em discite, comprometendo o nível L2-L3 e processo inflamatório predominantemente anterior.

A discite produz alterações laboratoriais discretas ou resultados normais. A velocidade de hemossedimentação (VHS) aumenta pouco, com média de 45mm/h. A proteína C reativa (PCR) é normal ou ligeiramente aumentada. Alterações na PCR entre 0,3 e 2mg/dL ocorrem em apenas 40% dos pacientes. O leucograma é normal em cerca de metade dos pacientes, com média de 12.000 leucócitos/mm^3. Os resultados da cultura do aspirado do local afetado da coluna vertebral são quase sempre negativos.

A radiografia, nas fases iniciais, é normal. Após 2 ou 3 semanas, as radiografias podem mostrar diminuição do espaço discal.[10] A cintilografia é positiva em aproximadamente 90% dos casos, mas, assim como na tomografia axial computadorizada, suas alterações não são específicas.

A ressonância magnética é o exame de imagem mais apropriado para pacientes com dor lombar e radiografias normais.[38] A ressonância pode não somente revelar o espectro anatômico da discite, mas também fornecer detalhes que justifiquem a necessidade de procedimentos invasivos para o diagnóstico diferencial. O sinal do disco é anormal nas imagens ponderadas em T2. Sinal anormal pode ser também visto na medular próxima ao platô vertebral adjacente ao disco afetado.[3]

O tratamento inclui o uso de analgésicos ou antiinflamatórios e antibioticoterapia. A penicilina semi-sintética tem sido utilizada com bons resultados. A duração varia de 10 a 28 dias. Inicialmente, o tratamento é intravenoso, seguido por antibioticoterapia oral com cefalosporina de primeira geração ou dicloxaciclina.

DEFORMIDADES

Uma categoria especial entre as deformidades que podem dar origem a manifestações abdominais é representada pela escoliose, especialmente durante o curso do tratamento.[21,42]

A escoliose é deformidade da coluna vertebral caracterizada, principalmente, pelo desvio lateral da coluna. Na verdade, essa deformidade quase sempre se acompanha de desvios nos planos sagital (lordose ou cifose) e axial (rotação).

O tratamento com o colete é indicado no paciente com esqueleto imaturo, com curvas superiores a 20 graus de desvio lateral. Acima de 40 graus, em geral, o tratamento é cirúrgico.

O tratamento conservador, com o colete ou gesso, e o tratamento cirúrgico podem, ainda que raramente, provocar manifestações abdominais transitórias, como a obstrução duodenal pelo pinçamento aortomesentérico, a pancreatite e, em casos mais graves, até mesmo a isquemia mesentérica.

Manifestações abdominais transitórias podem ocorrer no início do tratamento com o colete ou no pós-operatório imediato. O mecanismo provável é a redução do fluxo sanguíneo pela artéria mesentérica superior para as vísceras abdominais.

O pinçamento aortomesentérico ocorre devido ao estiramento da artéria mesentérica superior sobre a terceira parte do duodeno durante o processo de correção da escoliose (Figura 65.8*A*). O ângulo entre a aorta e a artéria mesentérica diminui com redução do fluxo e obstrução duodenal alta (Figura 65.8*B*).

A síndrome obstrutiva apresenta-se como obstrução intestinal alta com náuseas e vômitos. Há mínima distensão intestinal com plenitude gástrica. O abdome é flácido com sensibilidade aumentada durante a palpação epigástrica profunda. A ausculta abdominal é normal e, geralmente, flatos podem estar presentes. O diagnóstico pode ser difícil na fase pós-operatória imediata, já que náuseas e vômitos podem estar presentes devido ao uso de analgésicos, aerofagia ou íleo funcional. A dieta precoce, com conseqüente enchimento do estômago, acentua a pressão sobre o duodeno. Os vômitos prolongados podem resultar em desidratação, hipovolemia e perda de eletrólitos, causando alcalose e hipopotassemia. Se não tratada, podem ocorrer choque, oligúria, ruptura gástrica e morte.

O diagnóstico precoce da obstrução duodenal é essencial. Medidas gerais incluem restrição da dieta oral, sucção nasogástrica e reposição hidroeletrolítica intravenosa. O balanço hidroeletrolítico deve ser rigorosa-

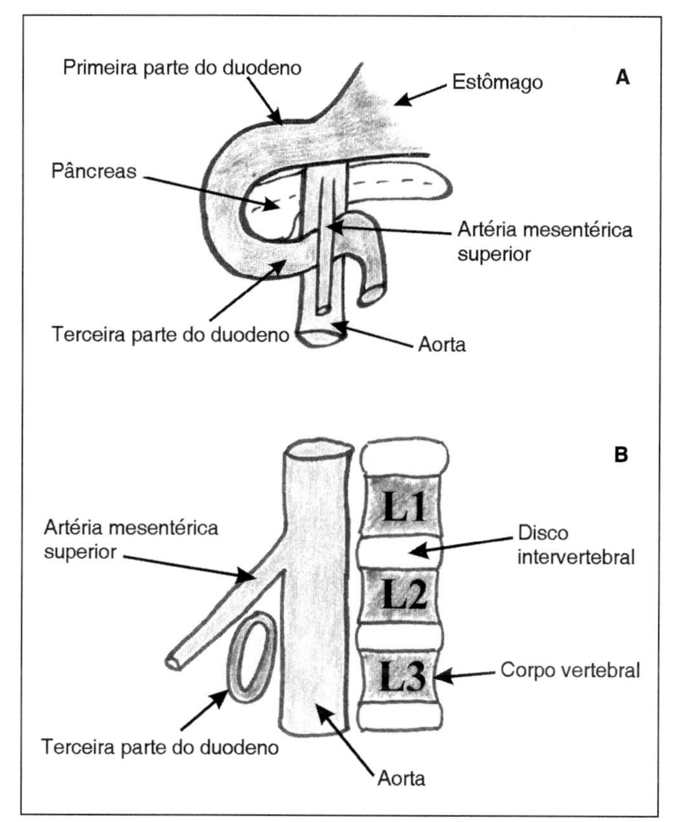

Figura 65.8 ▸ A. Desenho esquemático mostrando as relações entre a artéria mesentérica superior e a terceira parte do duodeno. **B.** Durante a correção da escoliose, o ângulo entre a artéria mesentérica superior e a aorta é reduzido, podendo resultar em obstrução do duodeno.

mente monitorado. Medidas específicas consistem no posicionamento do paciente em decúbito lateral esquerdo com elevação dos pés do leito. Essas medidas, em geral, aliviam os sinais e sintomas dentro de 48 ou 72 horas, mas, se o problema persiste, é necessária a remoção do gesso, colete ou tração. Com a melhora dos sintomas, a dieta pode ser reiniciada com líquidos e, posteriormente, sólidos.

Estudos radiográficos confirmam o diagnóstico. A radiografia do abdome pode mostrar importante distensão duodenal e gástrica com pouco gás distalmente no intestino. O estudo com contraste demonstra a obstrução da terceira parte do duodeno, com retardo do esvaziamento gástrico. O duodeno proximal fica dilatado e, freqüentemente, mostra aumento da atividade peristáltica ou peristaltismo reverso. O estudo feito após 6 horas pode mostrar algum contraste, distalmente ao local da obstrução, indicando obstrução parcial. Se a cirurgia é necessária, a duodenojejunostomia com anastomose látero-lateral pode ser realizada. Outras técnicas para aliviar a obstrução, como a secção do ligamento de Treitz ou a gastrojejunostomia, têm sido menos efetivas.

A melhor abordagem em caso de obstrução do duodeno pelo pinçamento aortomesentérico consiste no reconhecimento precoce e no tratamento não-cirúrgico adequado. Desse modo, os efeitos metabólicos gerais são reduzidos e a necessidade de procedimento cirúrgico torna-se menos provável.

REFERÊNCIAS BIBLIOGRÁFICAS

1. Arce CA, Dohrmann GJ. Herniated thoracic disks. *Neurol Clin* 1985; *3*:383-92.
2. Brown CW, Deffer PA Jr, Akmakjian J, Donaldson DH, Brugman JL. The natural history of thoracic disc herniation. *Spine* 1992; *17*(6 Suppl):S97-102.
3. Brown R, Hussain M, McHugh K, Novelli V, Jones D. Discitis in young children. *J Bone Joint Surg Br* 2001; *83*:106-11.
4. Buchelt M, Lack W, Kutschera HP *et al*. Comparison of tuberculous and pyogenic spondylitis. An analysis of 122 cases. *Clin Orthop* 1993; *296*:192-9.
5. Carnett JB. Intercostal neuralgia as a cause of abdominal pain and tenderness. *Surg Gynec Obstet* 1926; *42*:625-32.
6. Carragee EJ. Pyogenic vertebral osteomyelitis. *J Bone Joint Surg Am* 1997; *79*:874-80.
7. Cohen LD. Fractures of the osteoporotic spine. *Orthop Clin North Am* 1990; *21*:143-50.
8. Crawford AH, Kucharzyk DW, Ruda R, Smitherman HC Jr. Diskitis in children. *Clin Orthop* 1991; *266*:70-9.
9. Currier BL, Eismont FJ. Infection of the spine. *In:* Rothman-Simeone. *The spine*. 4ed. Philadelphia: W.B. Saunders, 1999:1207-58.
10. Cushing AH. Diskitis in children. *Clin Infect Dis* 1993; *17*:1-6.
11. Desai SS. Early diagnosis of spinal tuberculosis by MRI. *J Bone Joint Surg Br* 1994; *76*:863-9.
12. Digby JM, Kersley JB. Pyogenic non-tuberculous spinal infection. *J Bone Joint Surg Br* 1979; *61*:47-55.
13. Drexler DL, Grill BB, Ashwal S. Spinal cord tumor associated syrinx mimicking abdominal epilepsy: A rare cause of childhood abdominal pain. *J Pediatr Gastroenterol* Nutr 1989; *9*:524-7.
14. Eismont FJ, Bohlman HH, Soni PL, Goldberg VM, Freehafer AA. Pyogenic and fungal vertebral osteomyelitis with paralysis. *J Bone Joint Surg Am* 1983; *65*:19-29.
15. Eleftheriadis N, Papaloukas C, Eleftheriadis D, Pistevou-Gompaki K. Upper gastrointestinal complaints as a consequence of thoracic spinal tumor. *Acta Gastroenterol Belg* 2005; *68*:388-91.
16. Enzmann D. MR imaging of infectious spondylitis. *Am J Neuroradiol* 1990; *11*:1171-80.
17. Fernandez M, Carrol CL, Baker CJ. Discitis and vertebral osteomyelitis in children: An 18-year review. *Pediatrics* 2000; *105*:1299-304.
18. Griffith DLI. Short-course chemotherapy in the treatment of spinal tuberculosis. *J Bone Joint Surg Br* 1986; *68*:158.
19. Jooma R, Torrens MJ, Veerapen RJ, Griffith HB. Spinal disease presenting as acute abdominal pain: Report of two cases. *Br Med J* 1983; *287*:117-8.
20. Jorgensen LS, Fossgreen J. Back pain and spinal pathology in patients with functional upper abdominal pain. *Scand J Gastroenterol* 1990; *25*:1235-41.
21. Korovessis PG, Stamatakis M, Baikousis A. Relapsing pancreatitis after combined anterior and posterior instrumentation for neuropathic scoliosis. *J Spinal Disord* 1996; *9*:347-50.

22. Kortas DY, Gates LK Jr. Vertebral osteomyelitis mimicking chronic pancreatitis. *Dig Dis Sci* 1996; *41*:1527-9.
23. Krueger JD. Abdominal pain and osteoporosis. *Hosp Pract* (Off Ed) 1985; *20*:110.
24. Maher CO, Henderson FC. Lateral exit-zone stenosis and lumbar radiculopathy. *J Neurosurg* 1999; *90*(1 Suppl):52-8.
25. Medical Research Council Working Party on Tuberculosis of Spine. A 10-year assessment of controlled trials of inpatient and outpatient treatment an of plaster of paris jackets for tuberculosis of the spine in children on standard chemotherapy: Studies in Massan and Pusan, Korea. *J Bone Joint Surg Br* 1985; *67*:103-10.
26. Mikkelsen S, Rasmussen MS, Krag E. Abdominal pain precipitated by thoracic segment syndrome. *Ugeskr Laeger* 1989; *151*:1036-8.
27. Moon MS, Ha KY, Sun DH, Moon JL, Moon YW, Chung JW. Pott's paraplegia-67 cases. *Clin Orthop* 1996; *323*:122-8.
28. Moon MS. Tuberculosis of the spine. Controversies and a new challenge. *Spine* 1997; *22*:1791-7.
29. Morandi X, Crovetto N, Carsin-Nicol B, Carsin M, Brassier G. Spontaneous disappearance of a thoracic disc hernia. *Neurochirurgie* 1999; *45*:155-9.
30. Mostafavi H, Lennarson PJ, Traynelis VC. Granulocytic sarcoma of the spine. *Neurosurgery* 2000; *46*:78-83.
31. Osenbach RK, Hitchon PW, Menezes AH. Diagnosis and management of pyogenic vertebral osteomyelitis in adults. *Surg Neurol* 1990; *33*:266-75.
32. Ozturk C, Tezer M, Sirvaci M *et al*. Far lateral thoracic disc herniation presenting with flank pain. *Spine* J 2006; *6*:201-3.
33. Patel U, Skingle S, Campbell GA, Crisp AJ, Boyle IT. Clinical profile of acute vertebral compression fractures in osteoporosis. *Br J Rheumatol* 1991; *30*:418-21.
34. Puig Guri J. Pyogenic osteomyelitis of the spine: differential diagnosis through clinical and roentgenographic observations. *J Bone Joint Surg* 1946; *2*:29-39.
35. Rawat SS, Jain GK, Gupta HK. Intra-abdominal symptoms arising from spinal osteophytes. *Br J Surg* 1975; *62*:320-2.
36. Rohde RS, Kang JD. Thoracic disc herniation presenting with chronic nausea and abdominal pain: A case report. *J Bone Joint Surg Am* 2004; *86*:379-81.
37. Ross MP, Fleming JL. Vertebral body osteomyelitis. *Clin Orthop* 1976; *118*:190-8.
38. Rothman SLG. The diagnosis of infections of the spine by modern imaging techniques. *Orthop Clin North Am* 1996; *27*:15-31.
39. Sellman MS, Mayer RF. Thoracoabdominal radiculopathy. *South Med J* 1988; *81*:199-201.
40. Slipman CW, Bhat AL, Bhagia SM *et al*. Abdominal pain secondary to a sacral perineural cyst. *Spine J* 2003; *3*:317-20.
41. Torda AJ, Gottlieb T, Bradbury R. Pyogenic vertebral osteomyelitis: Analysis of 20 cases and review. *Clin Infect Dis* 1995; *20*:320-8.
42. Tsirikos AI, Jeans LA. Superior mesenteric artery syndrome in children and adolescents with spine deformities undergoing corrective surgery. *J Spinal Disord Tech* 2005; *18*:263-71.
43. Upadhyay SS, Saji MJ, Yau CMC. Duration of antituberculous chemotherapy in conjunction with radical surgery in the management of spinal tuberculosis. *Spine* 1996; *21*:1898-903.
44. Wenger D, Bobechko W, Gilday D. The spectrum of intervertebral disc-space infection in children. *J Bone Joint Surg Am* 1978; *60*:100-8.
45. Whitcomb DC, Martin SP, Schoen RE, Jho HD. Chronic abdominal pain caused by thoracic disc herniation. *Am J Gastroenterol* 1995; *90*:835-7.
46. Wilke A, Wolf U, Lageard P, Griss P. Thoracic disc herniation: A diagnostic challenge. *Man Ther* 2000; *5*:181-4.
47. Wong-Chung JK, Naseeb SA, Kaneker SG, Aradi AJ. Anterior disc protrusion as a cause for abdominal symptoms in childhood discitis. A case report. *Spine* 1999; *24*:918-20.
48. Wood KB, Garvey TA, Gundry C, Heithoff KB. Magnetic resonance imaging of the thoracic spine. Evaluation of asymptomatic individuals. *J Bone Joint Surg Am* 1995; *77*:1631-8.
49. Xiong Y, Lachmann E, Marini S, Nagler W. Thoracic disk herniation presenting as abdominal and pelvic pain: A case report. *Arch Phys Med Rehabil* 2001; *82*:1142-4.
50. Yelland MJ. Back, chest and abdominal pain. How good are spinal signs at identifying musculoskeletal causes of back, chest or abdominal pain? *Aust Fam Physician* 2001; *30*:908-12.

66

Intoxicação por Chumbo

Walter dos Reis Caixeta Braga

INTRODUÇÃO

O chumbo é um metal pesado, sem função biológica conhecida, mas que, por sua grande utilização industrial, pode contaminar o meio ambiente e atingir o homem. Desse modo, as concentrações do metal no organismo humano em geral são baixas e, aparentemente, inócuas. Entretanto, a absorção excessiva do chumbo, de natureza acidental ou, principalmente, ocupacional, determina diversas manifestações clínicas, conhecidas como saturnismo. Este termo é uma referência a Saturno, nome dado pelos alquimistas ao chumbo porque acreditavam que, de certa forma, ele destruía e consumia outros metais imperfeitos.[14]

Alguns efeitos tóxicos do chumbo são conhecidos desde a Antigüidade. Hipócrates, em 370 a.C., descreveu uma crise de cólica em homem que extraía metais. Entretanto, por muito tempo, o reconhecimento dos sinais e sintomas de saturnismo só acontecia diante de situações muito graves, e apenas a partir do século XVII as intoxicações menos avançadas passaram a ser diagnosticadas. Em 1809, Tanquerel des Planches fez descrição completa da síndrome, em 1.217 casos, e destacou a dor abdominal como o sintoma mais importante.[15] Entretanto, até hoje, muitos pacientes ficam sem diagnóstico (ou sem notificação) e sujeitos a crises repetidas, sem tratamento adequado. Portanto, é preciso considerar a possibilidade de saturnismo quando a causa da dor abdominal (ou de outros sintomas de intoxicação) é obscura e há relato de exposição ao chumbo.

A intoxicação pelo chumbo pode ser de natureza profissional, acidental ou, raramente, ambiental. A primeira é a mais freqüente, especialmente nos países em desenvolvimento, onde a higiene industrial ainda é pouco valorizada. Diversas ocupações colocam os trabalhadores em risco de intoxicação: indústria automotiva, fabricação e manuseio de tintas e vernizes, fabricação e recuperação de baterias, mineração de chumbo, metalurgia, siderurgia e muitas outras atividades. Por outro lado, mesmo em países desenvolvidos, especialmente na periferia de grandes centros urbanos, existe a possibilidade de intoxicação acidental de crianças, muito sensíveis aos efeitos tóxicos do chumbo.

ETIOPATOGENIA

O chumbo pode penetrar o corpo humano através da pele e das vias respiratória e digestiva. Os compostos orgânicos como o chumbo tetraetila, componentes da gasolina, são bem absorvidos através da pele intacta e não serão abordados neste capítulo, porque são cada vez menos utilizados e causam, principalmente, alterações neurológicas. Os compostos inorgânicos podem ser absorvidos pelo trato digestivo e, especialmente, pela via respiratória, que representa a principal forma de intoxicação profissional.[19,23]

Os efeitos tóxicos do chumbo dependem da quantidade absorvida, de sua distribuição no organismo e da tolerância individual. Uma vez absorvido, ele é parcialmente depositado no fígado, nos rins e no sistema nervoso central, mas a maior parte, cerca de 90%, fica nos ossos, de onde, a qualquer momento, pode ser mobilizada para a circulação. O chumbo circulante, que representa apenas 2% do total existente no organismo, está quase todo ligado aos eritrócitos e constitui a parte responsável pelos sintomas e sinais do saturnismo.[3,18,23] A concentração de chumbo no sangue depende da quantidade absorvida, de sua limitada excreção renal e digestiva e dos múltiplos fatores que também atuam no metabolismo do cálcio.[14,19,22] Pequenas quantidades de chumbo podem ser encontradas no suor, na descamação do epitélio, nos cabelos, nas unhas e no leite materno, porém são insignificantes como vias de eliminação.[23] Embora o chumbo tenha muita afinidade pelos grupos sulfidrilas, a sua principal ligação à membrana dos eritrócitos se faz por meio dos grupos carboxilas.[13,22]

Um dos efeitos tóxicos mais notáveis do chumbo é na síntese do heme (Figura 66.1).[1,3,23] A inibição da atividade da enzima ácido delta-aminolevulínico desidratase (ALA-D) provoca aumento do ácido delta-aminolevulínico (ALA) e da coproporfirina III (CP). A inibição da heme sintetase ou ferro quelatase causa redução da incorporação do ferro à protoporfirina, resultando na formação de zincoprotoporfirina (ZPP). A avaliação dessas alterações na síntese do heme é utilizada para o diagnóstico laboratorial do saturnismo.

O chumbo causa, ainda, redução da vida média das hemácias, reticulocitose e alterações ribossômicas que podem aparecer no esfregaço corado como granulações basófilas nos eritrócitos.[1,13]

Ele pode causar, também, alterações neuromusculares, como redução da velocidade de condução dos nervos motores, fraqueza muscular, fadiga e paralisias. A encefalopatia de origem ocupacional, em adultos, é rara, mas pode ser muito grave, aguda, ou ocorrer de forma crônica em crianças, com alterações do comportamento e dificuldades de aprendizado.[10,13,17,19,23] O chumbo pode, ainda, causar nefropatia, hipertensão arterial, hiperuricemia e, eventulamente, gota.[5,10,23] Pode provocar redução da captação de iodo pela tireóide, oligospermia e infertilidade feminina e cruzar a barreira placentária, levando a alterações neurológicas, irreversíveis no feto.[10,20]

Quanto ao mecanismo da dor abdominal ou cólica saturnina, ainda há controvérsias. Ela tem sido atribuída ao espasmo da musculatura lisa intestinal, resultante, provavelmente, do movimento do chumbo de uma ligação inerte para outra biologicamente ativa, ou de alterações no transporte do sódio na mucosa intesti-

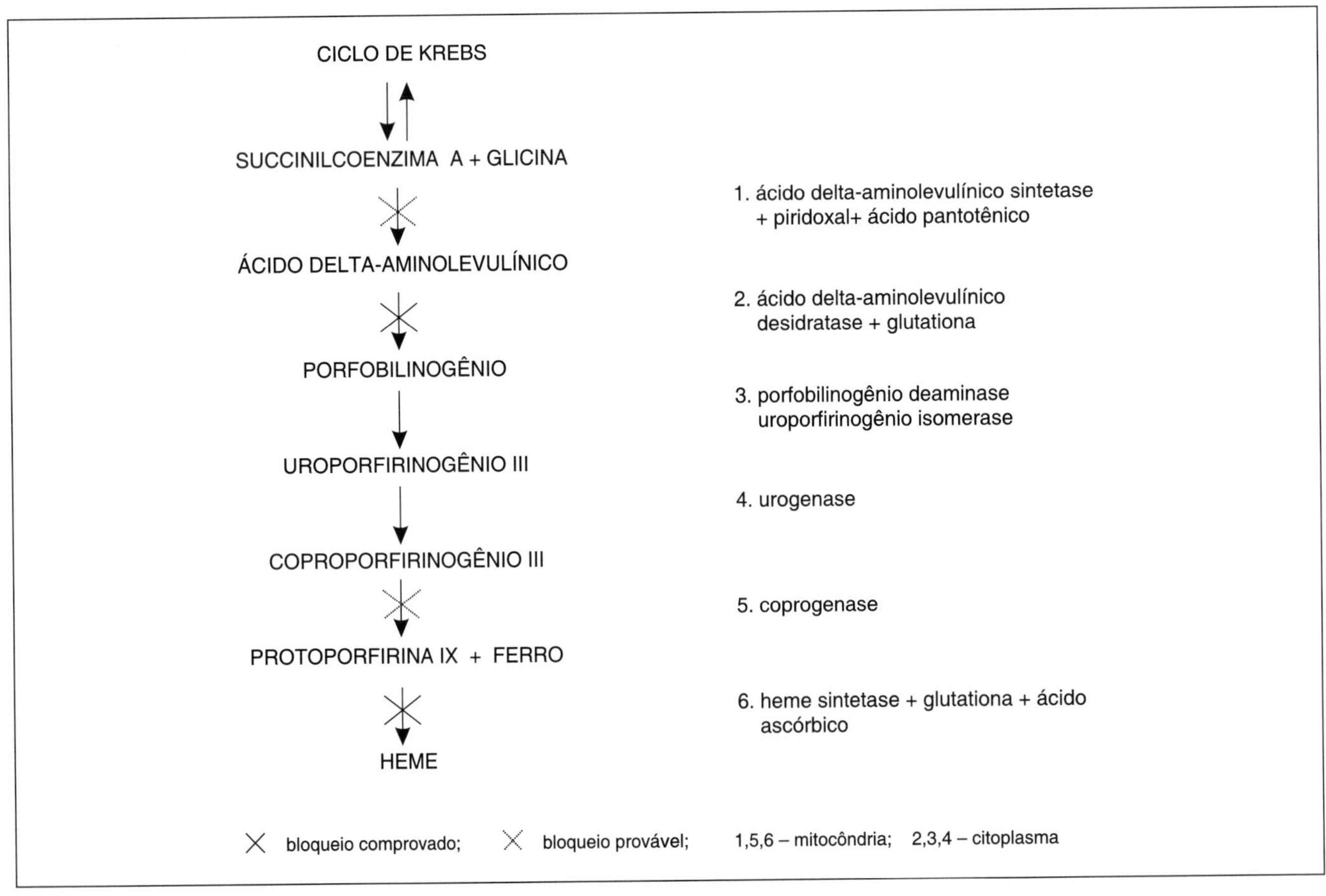

Figura 66.1 ▸ Via de síntese do heme, mostrando os pontos de bloqueio causados pelo chumbo.[3]

nal.[11,15] O espasmo da musculatura lisa também ocorreria nas arteríolas, resultando em palidez da face, aumento da pressão arterial e redução da filtração glomerular.[23]

DIAGNÓSTICO

Aspectos da dor abdominal

A dor abdominal é um dos sintomas mais freqüentes e expressivos da intoxicação crônica pelo chumbo, mas o diagnóstico pode passar despercebido se a possibilidade de saturnismo não for considerada.[7,25] Em 90 casos de saturnismo,[7] a dor abdominal estava presente em 62 (69%) (Quadro 66.1). Destes, 15 (24,2%) necessitaram hospitalização e, entre eles, quatro (6,4%) foram submetidos à laparotomia exploradora sem que a causa da dor fosse esclarecida. Posteriormente, retornando ao local de trabalho, surgiram novas crises de dor que levaram ao diagnóstico de saturnismo.

A dor abdominal pode ser moderada e incaracterística, em episódios repetidos e bem tolerados, ou muito intensa, tipo cólica, configurando quadro de abdome agudo. A cólica saturnina pode ocorrer em crises de curta duração ou persistir por vários dias. Pode começar com desconforto abdominal ou ter início agudo e espasmos recorrentes. Muitas vezes, ela se constitui na principal manifestação da doença. A dor pode ser precedida de constipação e anorexia. Pode situar-se em torno da região umbilical ou ser difusa, em todo o abdome. Com freqüência, o paciente procura o médico, contorcendo-se de dor ou curvado sobre si mesmo, em busca de alívio. Alguns preferem pressionar a parede abdominal; outros não a deixam tocar.

O abdome pode estar escavado ou ligeiramente distendido. Não há contraturas musculares da parede abdominal e o sinal da descompressão (Blumberg) é negativo.[14,16] Em vez de febre, o paciente pode apresentar sudorese fria. A palidez facial é intensa e contrasta com as mucosas, que são relativamente bem coradas.

Quadro 66.1 ▸ Sinais e sintomas mais freqüentes em 90 casos de intoxicação por chumbo inorgânico

Sinais e sintomas	Percentual
Palidez	100
Dor abdominal	69
Dores musculares	66
Nervosismo	60
Anorexia	52
Astenia	46
Náuseas e vômitos	42
Insônia	32
Constipação	26
Cefaléia	25
Sinal de Burton	15

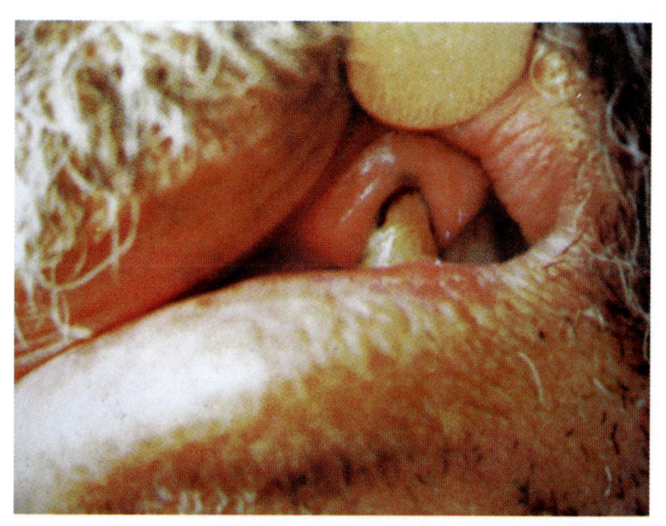

Figura 66.2 ▸ Linha de Burton: mancha azulada na gengiva.

Devem ser excluídos, entre outros, porfiria intermitente aguda, pancreatite, colelitíase, cólica nefrética, parasitoses intestinais e distúrbios psicossomáticos.

Outros sinais e sintomas

Os sinais e sintomas são inespecíficos e comuns a várias doenças (Quadro 66.2), mas adquirem importância para o diagnóstico quando associados à exposição ocupacional ou acidental ao chumbo.[7,25]

É interessante observar que a palidez da face, presente em todos os casos, é sinal precoce, mesmo em situações pouco sintomáticas.

O chamado sinal ou linha de Burton (Figura 66.2), que se apresenta como linha ou mancha azulada nas gengivas, em decorrência da deposição de sulfeto de chumbo, é pouco freqüente e está associado com absorção de chumbo e higiene bucal precária.[7,8,14,21]

Exames complementares

No sangue

A anemia, quando presente, é discreta, normocítica e hipocrômica ou normocrômica. Apesar da má utilização do ferro pela medula óssea, a microcitose raramente ocorre. Só em casos mais avançados, a hemoglobina cai abaixo de 10g/dL.[7] A reticulocitose é freqüente e as granulações basófilas nas hemácias são inconstantes, inespecíficas e mais encontradas nas fases iniciais da intoxicação.[3,9,23]

A ALA-D está sempre diminuída, desde o início da intoxicação e, por ser muito sensível ao chumbo, seria mais sinal de exposição ao metal que diagnóstico de intoxicação.[1,7,23]

A ZPP encontra-se aumentada no saturnismo, nas anemias ferroprivas e na porfiria eritropoética, e sua concentração se refere ao período anterior de 120 dias, ou seja, o correspondente à vida média das hemácias.[12]

A dosagem do chumbo no sangue tem sido exame muito utilizado no diagnóstico do saturnismo, apesar de, até certo ponto, ser mais indicativa da exposição e absorção que o resultado de sua interação no organismo, isto é, de seu efeito tóxico.[20,24,27] O limite máximo de tolerância, para crianças, é de 10μg/dL[2,20] e para adultos são aceitáveis até 40μg/dL.[23,27] Níveis acima de 80μg/dL são considerados diagnósticos, embora a cólica saturnina típica e outros sintomas de intoxicação possam ocorrer na vigência de concentrações mais baixas.[4,11]

As dosagens de uréia e creatinina têm valor na avaliação da função renal, que pode estar comprometida. A hiperuricemia é freqüente, mas a ocorrência de gota é rara.[5,10]

Na urina

Em geral, o exame sumário de urina apresenta-se normal, mas pode haver proteinúria.

A avaliação semiquantitativa da excreção urinária da coproporfirina III (CPU) é método tradicional, de fácil realização e baixo custo, e tem boa sensibilidade, mas pouca especificidade.[3,27]

A dosagem do ALA na urina (ALAU) se correlaciona melhor com a clínica.[1,11,23,27] O ALAU pode estar aumentado em outras doenças, como na porfiria primária, mas a combinação de ALAU elevado e ALA-D diminuída, além do saturnismo, só ocorre no alcoolismo agudo.[9]

Em caso de exposição antiga ao chumbo, quando alguns dos exames mencionados já poderiam ter sido normalizados, pode-se recorrer ao teste provocativo de mobilização do depósito do metal nos ossos, utilizando o edeteato dissódico de cálcio (CaNa2EDTA) como quelante e dosando a concentração de chumbo na urina.[23]

TRATAMENTO

Alívio da dor abdominal

A cólica saturnina é bastante resistente aos analgésicos e antiespasmódicos usuais e, às vezes, só cede com morfina. Entretanto passa, rapidamente, com a administração intravenosa de gluconato de cálcio.[11,19] O alívio é fugaz, e o paciente pode necessitar injeções repetidas para controle da dor. O mecanismo de ação do cálcio no tratamento da cólica é controverso, mas a interação entre cálcio e chumbo no organismo é muito conhecida.

Medidas gerais e específicas

O paciente com cólica saturnina necessita hospitalização para avaliação adequada, tratamento da dor e medidas de suporte, como hidratação parenteral.

Nos casos mais graves, recomenda-se o uso de agentes quelantes que mobilizam o chumbo do organismo e aumentam sua excreção renal. Nos primeiros dias, administra-se o CaNa2EDTA, por via intravenosa, em solução glicosada ou salina isotônica, na dose de 30 a 50mg/kg/dia, por até 5 dias consecutivos. Outros ciclos podem ser necessários, mas a dose total não deve ultrapassar 500mg/kg. É preciso monitorar a função renal porque o complexo quelante-chumbo pode ser nefrotóxico.[10,19,23] Em seguida, após a alta hospitalar, o tratamento pode ser complementado por penicilamina, via oral, 250mg, quatro vezes ao dia. Esta pode ser mantida por tempo prolongado, dependendo da situação clínica e da plumbemia, constituindo-se no medicamento de escolha para o tratamento ambulatorial do saturnismo.[10,19]

Em qualquer caso, a primeira medida é a retirada do paciente do local de exposição ao chumbo o que, por si só, costuma ser suficiente.[6,19]

PROGNÓSTICO

O prognóstico é bom, excetuando-se as formas raras de encefalopatia nas intoxicações acidentais, em crianças. Na maioria dos casos de saturnismo, os sinais e sintomas desaparecem em pouco tempo, embora, segundo Kehoe,[17] o tempo que o indivíduo leva para livrar-se do chumbo seja, no mínimo, o dobro do necessário para absorvê-lo.

PREVENÇÃO

Mais importante que diagnosticar e tratar os portadores de saturnismo ocupacional é a sua prevenção. Isto significa, antes de tudo, medidas de proteção do pessoal exposto ou mudanças de métodos e processos industriais que eliminem a possibilidade de absorção de chumbo pelo organismo. Se não for possível a adoção de medidas coletivas, deve ser adotada a proteção individual.

Deve-se lembrar, também, da importância do controle do meio ambiente para que sua contaminação pelo chumbo não atinja níveis de risco para a população em geral.[17,18,23,26]

O controle médico das pessoas expostas ao chumbo deve ser atento e freqüente para o diagnóstico precoce, quando o simples afastamento do indivíduo da fonte de exposição resolve o problema.

REFERÊNCIAS BIBLIOGRÁFICAS

1. Albahary C. Lead and hemopoiesis. *Am J Med* 1972; *52*:367-78.
2. American Academy of Pediatrics. Committee on Environmental Health. Lead exposure in children: Prevention, detection, and management. *Pediatrics* 2005; *116*:1036-46.
3. Baloh RW. Laboratory diagnosis of increased lead absorption. *Arch Environ Health* 1974; *28*:198-208.
4. Beritic T. Lead concentration found in human blood in association with lead colic. *Arch Environ Health* 1971; *23*:289-91.
5. Boss GR, Seegmiller JE. Hyperuricemia and gout. *N Engl J Med* 1979; *300*:1459-68.
6. Braga WRC. Controle e prevenção do saturnismo. *Rev Bras Saúde Ocup* 1981; *9*:11-5.
7. Braga WRC. Intoxicação por chumbo. *In:* Savassi-Rocha PR, Andrade JI, Souza C (eds.) *Abdome agudo*. 2ed., Rio de Janeiro: Medsi, 1993:907-11.
8. Bruggenkate CMT, Cardozo EL, Maaskant P, van der Waal I. Lead poisonig with pigmentation of oral mucosa. *Oral Surg* 1975; *39*:747-53.
9. Chisolm MJ Jr. Heme metabolites in blood and urine in relation to lead toxity and their determination. *Adv Clin Chem* 1978; *20*:225-65.
10. Cullen MR, Robins JM, Eskenazi B. Adult inorganic lead intoxication; presentation of 31 new cases and a review of recent advances in the literature. *Medicine* 1983; *62*:221-47.
11. Dahlgren J. Abdominal pain in lead workers. *Arch Environ Health* 1978; *33*:156-9.
12. Grandjean P, Jorgensen PJ, Visku, S. Temporal and interindividual variation in erythrocyte zincoprotoporphyrin in lead exposed workers. *Br J Ind Med* 1991; *48*:254-7.
13. Granick JL, Sassa S, Kappass A. Some biochemical and clinical aspects of lead intoxication. *Adv Clin Chem* 1978; *20*:287-339.
14. Hunter D. *The diseases of occupations*. 4ed., London: Universities Press, 1969.
15. Janin I, Couinaud DC, Stone A, Wise L. The "lead-induced colic" syndrome in lead intoxication. *Surg Annu* 1985; *17*:287-307.
16. Jongnarangsin K, Mukherjee S, Bauer MA. An unusual cause of recurrent abdominal pain. *Am J Gatroenterol* 1999; *94*:3620-2.
17. Kehoe RA. Occupational lead poisoning 1. Clinical types. *J Occup Med* 1972; *14*:298-300.
18. Kehoe RA. Occupational lead poisoning 2. Chemical sygns of the absorption of lead. *J Occup Med* 1972; *14*:390-6.
19. Klaassen CD. Metais pesados e antagonistas dos metais pesados. *In:* Burton LL, Lazo JS, Parker KL (eds.) *Goodman & Gilman - As bases farmacológicas da terapêutica*. Rio de Janeiro: McGraw-Hill, 2006:1585-605.
20. Landrigan PJ. Lead. *In:* Rosenstock L, Cullen MR (eds.) *Textbook of clinical occupational and environmental medicine*. Philadelphia: WB Saunders, 1994:745-54.
21. Nogue S, Culla A. Burton's line. *N Engl J Med* 2006; *354*:e21.
22. Ong CN, Lee WR. Interaction of calcium and lead in human erythrocytes. *Br J Ind Med* 1980; *37*:70-7.
23. Saryan LA, Zenz C. Lead and its compounds. *In:* Zenz C, Dickerson OB, Horvarth EP Jr (eds.) *Occupational medicine*. 3ed., Toronto: Mosby, 1994:506-41.
24. Selander S, Cramer K. Interrelationships between lead in blood, lead in urine and ALA in urine during lead work. *Br J Ind Med* 1970; *27*:28-39.
25. Selva-O'Callaghan A, Gómez-Acha J, Munne P, Villardell-Tarrés M. A 21-year-old girl with recurrent abdominal pain after a robbery. *Lancet* 2005; *366*:1136.
26. Staessen J, Yesman WB, Fletcher AE *et al.* Blood lead concentration, renal function and blood pressure in London civil servants. *Br J Ind Med* 1990; *47*:442-7.
27. Wakamatsu CT, Mendes R, Kitamura S. O uso do laboratório em patologia profissional. *Rev Bras Saúde Ocup* 1975; *3*:5-10.

67

Biossegurança

Antonio Carlos de Castro Toledo Jr.

INTRODUÇÃO

Durante muitos anos acreditou-se que os profissionais da saúde não apresentavam risco maior de doenças infecto-contagiosas do que a população em geral. Na década de 1920, o Dr. Norris, diretor de sanatório para pacientes com tuberculose, nos EUA, chegou a afirmar: *"Não existe nenhum perigo no ar expirado pelos tuberculosos. Por isso, o sanatório de tuberculose é, provavelmente, o local mais seguro quando se considera o risco dessa doença."* Na verdade, a incidência de doenças infecto-contagiosas na população em geral era tão alta que suplantava o risco dos profissionais da saúde. Com a melhoria das condições gerais de vida da população e a redução da incidência das doenças infecto-contagiosas, o risco aumentado dos profissionais de saúde tornou-se mais evidente. Em períodos de epidemias, as unidades de saúde muitas vezes funcionam como centros disseminadores da doença, seja para outros doentes da unidade, seja para a população em geral, por intermédio dos membros da equipe de saúde. Apesar das evidências, a discussão sobre biossegurança e sobre o risco ocupacional de doenças infecciosas só tomou vulto depois da identificação da AIDS, no início da década de 1980.

Os profissionais da saúde apresentam risco aumentado para várias doenças, entre elas a gripe, a tuberculose, as meningites bacterianas, as hepatites B e C e a AIDS (Quadro 67.1).[4,21,41] Essas doenças podem ser divididas, didaticamente, em dois grandes grupos, de acordo com suas vias principais de transmissão: as infecções transmitidas pelo sangue e as transmitidas pelo ar. Esta divisão facilita a compreensão das medidas de prevenção necessárias. Além dessas medidas, várias doenças são imunopreveníveis, sendo de grande importância a atualização constante do calendário vacinal.

Quadro 67.1 ▶ Doenças infecto-contagiosas de maior risco de aquisição por profissionais da saúde[4,21,41]

Transmissão aérea	Transmissão sanguínea
Adenovírus	Blastomicose
Caxumba	Criptococose
Coqueluche	Difteria
Gripe	Doença de Chagas
Meningites bacterianas	Ebola
Parainfluenza	Gonorréia
Rubéola	Hepatite B
Sarampo	Hepatite C
SARS	Herpes
Tuberculose	Infecção pelo HIV e AIDS
Varicela	Leptospirose
Vírus sincicial respiratório	Malária
	Riquetisioses
	Sífilis
	Streptococcus pyogenes
	Tifo
	Toxoplasmose
	Tuberculose

SARS – severe acute respiratory syndrome (síndrome respiratória aguda grave)

DOENÇAS TRANSMITIDAS PELO SANGUE

Entre os vários microorganismos transmitidos pelo sangue, destacam-se o vírus da imunodeficiência humana (HIV), o vírus da hepatite B (HBV) e o vírus da hepatite C (HCV). Essas infecções podem ser transmitidas por meio de acidentes pérfuro-cortantes ou da exposição de mucosas a fluidos corporais infectantes. São considerados fluidos orgânicos potencialmente contaminados e infectantes: sangue, sêmen, secreção vaginal, líquor e líquidos sinovial, pleural, peritoneal, pericárdico e amniótico. O suor, as lágrimas, as fezes, a urina e a saliva são considerados potencialmente contaminados e não-infectantes.[21,42]

A exposição ocupacional por meio de acidentes pérfuro-cortantes é potencialmente grave, bastante freqüente e, na maioria das vezes, prevenível. Os Centers for Disease Control and Prevention (CDC) dos EUA estimam que, naquele país, ocorram cerca de 385 mil acidentes pérfuro-cortantes por ano apenas em hospitais.[41] No Brasil, não existe registro confiável desses acidentes. O Projeto Riscobiologico.Org possui sistema de vigilância voluntário de acidentes ocupacionais e conta com 948 acidentes registrados, sendo 855 (90,2%) pérfuro-cortantes, no período de 2002 a 2006. Metade dos acidentados consistia em profissionais da equipe de enfermagem ou estudantes de enfermagem (459 – 49,4%) e um terço era de médicos, residentes ou estudantes de medicina (298 – 32,1%). Os acidentes foram mais freqüentes em enfermarias de clínica médica (299 – 33,1%), centros cirúrgicos (155 – 17,2%), unidades de terapia intensiva (91 – 10,1%), enfermarias cirúrgicas (77 – 8,5%) e serviços de emergência (60 – 6,7%). Os dedos foram a região do corpo mais acometida (696 – 72,8%). Apesar de não serem oriundas de estudo controlado, e talvez não serem representativas de todas as regiões do país, essas informações são importantes no planejamento de ações preventivas.[44]

O risco de infecção após o acidente é variável, e depende do tipo de instrumento, da extensão da lesão, do volume de sangue, das condições clínicas do paciente-fonte e da situação imunológica do profissional exposto (Quadro 67.2).[13]

Quadro 67.2 ▶ Características que influenciam o risco de infecção após acidente pérfuro-cortante[10]

Maior risco	Menor risco
Acidente cortante	Acidente perfurante
Agulha oca	Agulha sólida
Agulha de grande calibre	Agulha de pequeno calibre
Grande volume de sangue	Pequeno volume de sangue
Alta carga infectante*	Pequena carga infectante

*A carga infectante pode estar relacionada ao quadro clínico e ao tratamento do paciente. Mesmo pacientes com baixa carga viral podem ser infectantes.

Medidas gerais em caso de acidente ocupacional

No caso de exposição percutânea ou cutânea, deve-se lavar o local com água e sabão. Nas exposições de mucosas, deve-se lavar o local com água ou soro fisiológico. Não devem ser realizados procedimentos que aumentem a área exposta, como cortes, injeções e utilização de soluções irritantes (éter, glutaraldeído, hipoclorito de sódio). Não há evidência de que o uso de anti-sépticos ou a expressão do local do ferimento reduza o risco de transmissão, entretanto, o uso de anti-séptico não está contra-indicado.[10] O passo seguinte consiste em caracterizar o ferimento em relação ao fluido orgânico envolvido e ao tipo de ferimento (instrumento, profundidade e extensão), identificar o paciente-fonte e avaliar a susceptibilidade do acidentado. A partir desses dados, avalia-se a necessidade de quimioprofilaxia e/ou imunização ativa ou passiva. Deve-se notificar o acidente mediante a emissão da Comunicação de Acidente de Trabalho (CAT) e o preenchimento da ficha do Sistema de Informação de Agravos de Notificação (SINAN).[10]

A avaliação do paciente-fonte conhecido inclui, em primeiro lugar, a análise de sua situação sorológica. Caso ela seja desconhecida, deve-se realizar, com o consentimento do paciente, os exames sorológicos para hepatite B (HBsAg e anti-HBc IgM), hepatite C (anti-HCV) e HIV (anti-HIV, sempre que possível usar o teste rápido, além da sorologia convencional). Os exames de biologia molecular não são recomendados para triagem. Caso o paciente-fonte se recuse a realizar os exames, deve-se analisar a probabilidade de infecção por HIV, HCV e HBV com base na situação epidemiológica de risco, como uso de drogas injetáveis, e no quadro clínico do paciente. No caso de paciente-fonte desconhecido, o local do acidente (pronto-socorro, maternidade, unidade de terapia intensiva, bloco cirúrgico, diálise) pode auxiliar a caracterização da possível fonte e seu risco de infecção. O tipo de instrumento, o procedimento e a presença de sangue também podem ajudar nessa análise.[10,18]

A avaliação do profissional acidentado inclui avaliação da história pregressa das doenças em questão e da imunização contra hepatite B. Deve-se realizar anti-HBs para avaliação da imunidade contra hepatite B, além de anti-HIV, HBsAg, anti-HBc total e anti-HCV. A realização da sorologia no acidentado é importante do ponto de vista legal, pois permitirá confirmar se o profissional já era portador desses vírus ou se infectou no acidente.[7]

Vírus da imunodeficiência humana

O risco de transmissão do HIV em caso de exposição percutânea com paciente-fonte sabidamente infectado é de 0,3%.[10,13,18] O risco aumenta de acordo com o volume de sangue inoculado, que pode ser indicado pela existência de sangue visível no instrumento envolvido no acidente, procedimento relacionado com colocação de agulha intravascular e lesão profunda.[18] No caso de exposição de mucosas, o risco de infecção pelo HIV é estimado em 0,09%.[30] A necessidade de quimioprofilaxia dependerá, principalmente, da situação sorológica do paciente-fonte e das características do acidente. Caso o paciente-fonte tenha sorologia negativa para o HIV, não há necessidade de quimioprofilaxia. Caso ele seja sabidamente infectado pelo HIV, ou se sua situação sorológica for desconhecida, ou o paciente-fonte for desconhecido, a profilaxia deve ser avaliada de acordo com o tipo de exposição.[9,10,18] Em situações de menor risco, como exposição de mucosas íntegras, devem-se utilizar dois anti-retrovirais. No caso de exposições graves, como acidentes pérfuro-cortantes com agulha oca, ou exposição a grande volume de sangue, devem-se utilizar três agentes anti-retrovirais. O Quadro 67.3 descreve a conduta no caso de exposição percutânea e o Quadro 67.4, a conduta no caso de exposição de mucosa e pele.[9,10,18]

O tratamento deve ser iniciado, idealmente, nas 2 primeiras horas após o acidente, preferencialmente nas primeiras 12 horas e, no máximo, em 72 horas. Sua duração é de 28 dias, independentemente do tipo de acidente. Os medicamentos são utilizados nas mesmas dosagens indicadas no tratamento de pacientes infectados pelo HIV (Quadro 67.5). A profilaxia deve ser suspensa se a sorologia do paciente-fonte for negativa. É importante que o acidentado seja avaliado por médico especialista o mais breve possível, mas a indisponibilidade do especialista não deve retardar o início da profilaxia.[9,10,18] O acompanhamento do pro-

Quadro 67.3 ▶ Conduta em caso de exposição percutânea ao HIV[9,10,18]

	Situação sorológica do paciente-fonte			
	HIV(+) classe 1*	**HIV(+) classe 2****	**Sorologia desconhecida**	**Fonte desconhecida**
Mais grave[¥¥]	Indicar profilaxia expandida	Indicar profilaxia expandida	Avaliar possibilidade de profilaxia dupla[§]	Avaliar possibilidade de profilaxia dupla[§], de acordo com prevalência de pessoas infectadas pelo HIV no serviço
Menos grave[¥]	Indicar profilaxia dupla	Indicar profilaxia expandida	Avaliar possibilidade de profilaxia dupla[§]	Avaliar possibilidade de profilaxia dupla[§], de acordo com prevalência de pessoas infectada pelo HIV no serviço

*Paciente assintomático ou carga viral < 1.500 cópias/mL.
**Paciente sintomático, infecção aguda, AIDS ou carga viral > 1.500 cópias/mL.
[¥]Agulha sólida ou ferimento superficial. [¥¥]Agulha oca de grosso calibre, ferimento profundo, sangue visível no instrumento, agulha intravascular.
[§]Profilaxia opcional: a relação risco-benefício deve ser discutida com o profissional acidentado.

Quadro 67.4 ▶ Conduta em caso de exposição de mucosa e pele lesada ao HIV[9,10,18]

	Situação sorológica do paciente-fonte			
	HIV(+) classe 1*	**HIV(+) classe 2****	**Sorologia desconhecida**	**Fonte desconhecida**
Grande volume	Indicar profilaxia dupla	Indicar profilaxia expandida	Avaliar possibilidade de profilaxia dupla[§] caso o paciente-fonte apresente risco para infecção pelo HIV	Avaliar possibilidade de profilaxia dupla[§], de acordo com prevalência de pessoas infectadas pelo HIV no serviço
Pequeno volume[¥]	Avaliar profilaxia dupla[§]	Indicar profilaxia dupla	Em geral, não há necessidade de profilaxia	Em geral, não há necessidade de profilaxia

*Paciente assintomático ou carga viral < 1.500 cópias/mL.
**Paciente sintomático, infecção aguda, AIDS ou carga viral > 1.500 cópias/mL.
[¥]Poucas gotas.
[§]Profilaxia opcional: a relação risco-benefício deve ser discutida com o profissional acidentado.

Quadro 67.5 ▶ Esquemas anti-retrovirais recomendados na profilaxia pós-exposição ocupacional[9,10,18]

	Profilaxia dupla	Profilaxia expandida
Primeira escolha	Zidovudina 300mg + lamivudina 150mg (comprimido combinado), 1 comprimido de 12/12 horas	Acrescentar à profilaxia dupla: Efavirenz* 600mg, 1 comprimido uma vez ao dia ou Lopinavir/ritonavir comprimidos 200 + 50mg, 2 comprimidos 12/12 horas Atazanavir** 200mg, 2 cápsulas uma vez ao dia ou Indinavir 400mg, 2 cápsulas de 12/12 horas + ritonavir 100mg, 1 cápsula de 12/12 horas
Segunda escolha	Estavudina 40mg, 1 comprimido de 12/12 horas + lamivudina 150mg, 1 comprimido de 12/12 horas	
Terceira escolha	Tenofovir 300mg, 1 comprimido uma vez ao dia + lamivudina 150mg, 1 comprimido de 12/12 horas	

*Potencialmente teratogênico, contra-indicado para gestantes ou mulheres com possibilidade de gravidez.
**Em caso de associação com tenofovir, utilizar duas cápsulas de 150mg (dose total 300mg) associadas a uma cápsula de ritonavir 100mg, uma vez ao dia.

fissional acidentado inclui o monitoramente de eventos adversos e da adesão ao tratamento.[9,10,18] Caso o exame anti-HIV inicial do acidentado seja negativo, novos exames devem ser realizados na sexta e 12ª semanas e no sexto mês após o acidente. Caso o último exame seja negativo e não tenha ocorrido nenhuma outra exposição potencial ao HIV, o acompanhamento pode ser encerrado. Alguns autores recomendam a realização de nova sorologia 12 meses após a exposição, em caso de acidentes graves ou pacientes potencialmente imunossuprimidos, que podem apresentar atraso na produção de anticorpos. Durante o período de acompanhamento, o acidentado deve tomar medidas para prevenção da transmissão secundária, como uso de preservativo nas relações sexuais, não doar sangue, tecidos, órgãos ou sêmen, e a interrupção da amamentação, no caso de parturientes.[9,10,18]

Vírus da hepatite B

O risco de infecção pelo HBV é de 6% a 30% em caso de acidente pérfuro-cortante em profissional de saúde não-imunizado, sendo o maior percentual relacionado com pacientes-fonte com evidências de replicação do HBV (HBeAg-positivos).[26,27,54] Nos EUA, a incidência de infecção ocupacional pelo HBV diminuiu de 12.000 casos/ano em 1985 para 500 casos em 1997. Apesar de as medidas de biossegurança terem contribuído em alguma proporção para essa redução, acredita-se que maior parte dela está relacionada com a imunização em larga escala dos profissionais de saúde.[14,37] A vacina contra hepatite B está disponível no Sistema Único de Saúde para todos os profissionais de saúde e estudantes da área da saúde.[10] De acordo com a legislação atual, os empregadores são obrigados a oferecer a vacina contra hepatite B aos empregados. No entanto, não há nenhum dispositivo legal que obrigue os empregados a se vacinarem. Nesse caso, recomenda-se que a recusa do empregado seja devidamente registrada.

No caso de acidente (pérfuro-cortante ou exposição de mucosas) com paciente-fonte sob risco ou sabidamente portador de hepatite B, ou desconhecido, a conduta dependerá da situação sorológica (HBsAg e anti-HBc total) e imunológica (anti-HBs) do profissional acidentado. O Quadro 67.6 mostra os marcadores de hepatite B e sua interpretação. A profilaxia pós-exposição (vacina e/ou imunoglobulina hiperimune anti-hepatite B) deve ser iniciada, preferencialmente, nas primeiras 12 horas após o acidente e, no máximo, 7 dias após a exposição.[10,17] O Quadro 67.7 detalha as condutas a serem adotadas em cada uma das situações. Caso o profissional acidentado seja imune à hepatite B (vacinado ou por infecção natural curada) ou portador crônico do HBV, ele é imune à reinfecção e não há necessidade de profilaxia pós-exposição.[10,17]

Caso o acidentado tenha sorologia negativa para o HBV, novos exames devem ser realizados (HBsAg e anti-HBc IgM) em 4 a 8 semanas para o diagnóstico de hepatite aguda (Figura 67.1).[5] Caso os exames sejam negativos, o acompanhamento pode ser encerrado. Caso um dos exames seja positivo, novos exames (HBsAg, anti-HBc total e anti-HBs) devem ser realizados 6 meses após o acidente para definição de cura ou de hepatite crônica. Se confirmado o diagnóstico de infecção crônica, o profissional acidentado deverá ser encaminhado a serviço especializado para acompanhamento clínico.[5] Não existe indicação de tratamento da hepatite B aguda, a não ser em casos de hepatite fulminante. Durante o período de acompanhamento, o acidentado deve tomar medidas para prevenção da transmissão secundária, como uso de preservativo nas relações sexuais, não doar sangue, tecidos, órgãos ou sêmen e interromper a amamentação, no caso de parturientes.[10,17]

Quadro 67.6 ▸ Marcadores laboratoriais da hepatite B[5]

Marcador	Signifcado
HBsAg	Antígeno de superfície. Exame positivo indica hepatite aguda ou crônica (persistência por mais de 6 meses). É o primeiro marcador a aparecer na hepatite aguda, mas desaparece em período curto, permanecendo apenas o anti-HBc IgM positivo
Anti-HBs	Anticorpo anti-"s". Exame positivo indica imunidade. No caso de imunidade vacinal, todos os outros marcadores são negativos. No caso de imunidade natural, o anti-HBc total ou IgG também está positivo
Anti-HBc IgM	Anticorpo anti-*core*. Exame positivo significa infecção aguda ou recente. Pode estar presente isoladamente nos casos de hepatite aguda
Anti-HBc IgG ou total	Anticorpo anti-*core*. Exame positivo significa infecção passada, quando associado ao HBsAg(–), ou crônica, quando associado ao HBsAg(+). O anticorpo IgG normalmente não está disponível comercialmente, sendo substituído pelo anticorpo total
HBeAg	Antígeno "e" (núcleo). Exame positivo indica replicação viral; utilizado apenas no acompanhamento de pacientes com infecção crônica
Anti-HBe	Anticorpo anti-"e" (núcleo). Exame positivo indica cura (negativação do HBeAg); utilizado apenas no controle de cura de paciente com infecção crônica
Biologia molecular	Exames qualitativos de biologia molecular não têm aplicabilidade prática na hepatite B. Já os exames quantitativos (carga viral) são indicados no diagnóstico de infecções crônicas por vírus mutantes pré-*core*, cirróticos e imunossuprimidos (p. ex., AIDS). Os pacientes infectados com esta cepa apresentam evidências de lesão hepática (elevação persistente de transaminases) associada a HBsAg(+) por mais de 6 meses e HBeAg(–). A carga viral também é utilizada na avaliação da resposta terapêutica desses pacientes

Quadro 67.7 ▸ Condutas em caso de exposição ocupacional ao HBV[10,17]

Situação vacinal e sorológica do profissional acidentado	Situação sorológica do paciente-fonte		
	HBsAg(+)	**HBsAg(–)**	**HBsAg desconhecido ou não testado**
Não vacinado	IGHAHB* – uma dose; iniciar esquema de vacinação para hepatite B	Iniciar vacinação para hepatite B	Iniciar vacinação para hepatite B. Indicar IGHAHB no caso de exposição grave
Vacinado			
Com vacinação incompleta	IGHAHB + completer vacinação	Completar vacinação	Completar vacinação
Respondedor**	Nenhum tratamento	Nenhum tratamento	Nenhum tratamento
Não respondedor§ à primeira série (três doses)	IGHAHB em duas doses¥ ou IGHAHB em uma dose e iniciar revacinação	Completar segundo esquema de vacinação	Em acidentes graves, tratar como se fosse HBsAg (+)
Não respondedor à segunda série (seis doses)	IGHAHB em duas doses¥ e/ou vacina hiperantigênica, se disponível	Nenhum tratamento	IGHAHB em duas doses e/ou vacina hiperantigênica, se disponível
Resposta desconhecida	Testar a pessoa exposta para anti-HBs: 1) se adequada,** nenhum tratamento; 2) se inadequada,§ IGHAHB uma dose e vacinação	Testar a pessoa exposta para anti-HBs: 1) se adequada,** nenhum tratamento; 2) se inadequada,§ iniciar revacinação	Testar a pessoa exposta para anti-HBs: 1) se adequada,** nenhum tratamento; 2) se inadequada,§ iniciar revacinação

**IGHAHB* – imunoglobulina hiperimune anti-hepatite B, dose 0,06mL/kg.
**Respondedor, ou resposta adequada – anti-HBs quantitativo ≥ 10UI/L.
§Não respondedor ou resposta inadequada – anti-HBs quantitativo < 10UI/L.
¥ deve ser utilizada com intervalo de 1 mês entre as doses, para aqueles que já fizeram duas séries de três doses da vacina e não apresentaram resposta vacinal ou que apresentaram alergia grave à vacina.

O fluxograma para diagnóstico das hepatites B aguda e crônica está demonstrada na Figura 67.1.

A vacina atual para HBV é aplicada, na dosagem de 10 a 20μg (conforme o fabricante), no esquema de três doses, no músculo deltóide, nos meses 0, 1 e 6, e tem eficácia de 95% a 99%. O uso de dosagem dupla de vacina, 20 ou 40μg (de acordo com o fabricante), no esquema habitual, ou em suas variantes, está indicado nos casos de trabalhadores com imunidade comprometida.[10] Ao longo do tempo, o título de anticorpos diminui, podendo ocorrer a negativação do anti-HBs qualitativo; logo, considera-se resposta adequada à vacina a presença de anti-HBs quantitativo ≥ 10 UI/L. As pessoas que fizeram esquema vacinal completo (três doses) e não respondem à vacinação (anti-HBs < 10UI/L) devem receber dose de reforço, testar novamente o nível de anticorpos e, caso continuem não-respondedores, receber mais duas doses de vacina e, 1 a 3 meses após a última dose, realizar o novo anti-HBs quantitativo. Se ainda persistirem não-respondedoras, não são indicadas outras doses da vacina convencional. Nesse caso, o profissional poderá fazer uso da vacina hiperantigênica, se disponível.[10] Não há nenhuma restrição quanto às atividades laborais para as pessoas que não responderam à vacinação para hepatite B. No entanto, caso sofram acidente com material biológico, devem procurar o serviço médico de referência o mais rápido possível para avaliação da necessidade de profilaxia pós-exposição. As pessoas que trabalham nos centros de hemodiálise e que são não-respondedoras devem realizar anti-HBc e HBsAg a cada 6 meses.[10]

Vírus da hepatite C

Não existem números precisos sobre a infecção pelo HCV em profissionais da saúde. Estima-se que os profissionais da saúde expostos ao sangue representem de 2% a 4% do total de novas infecções pelo HCV

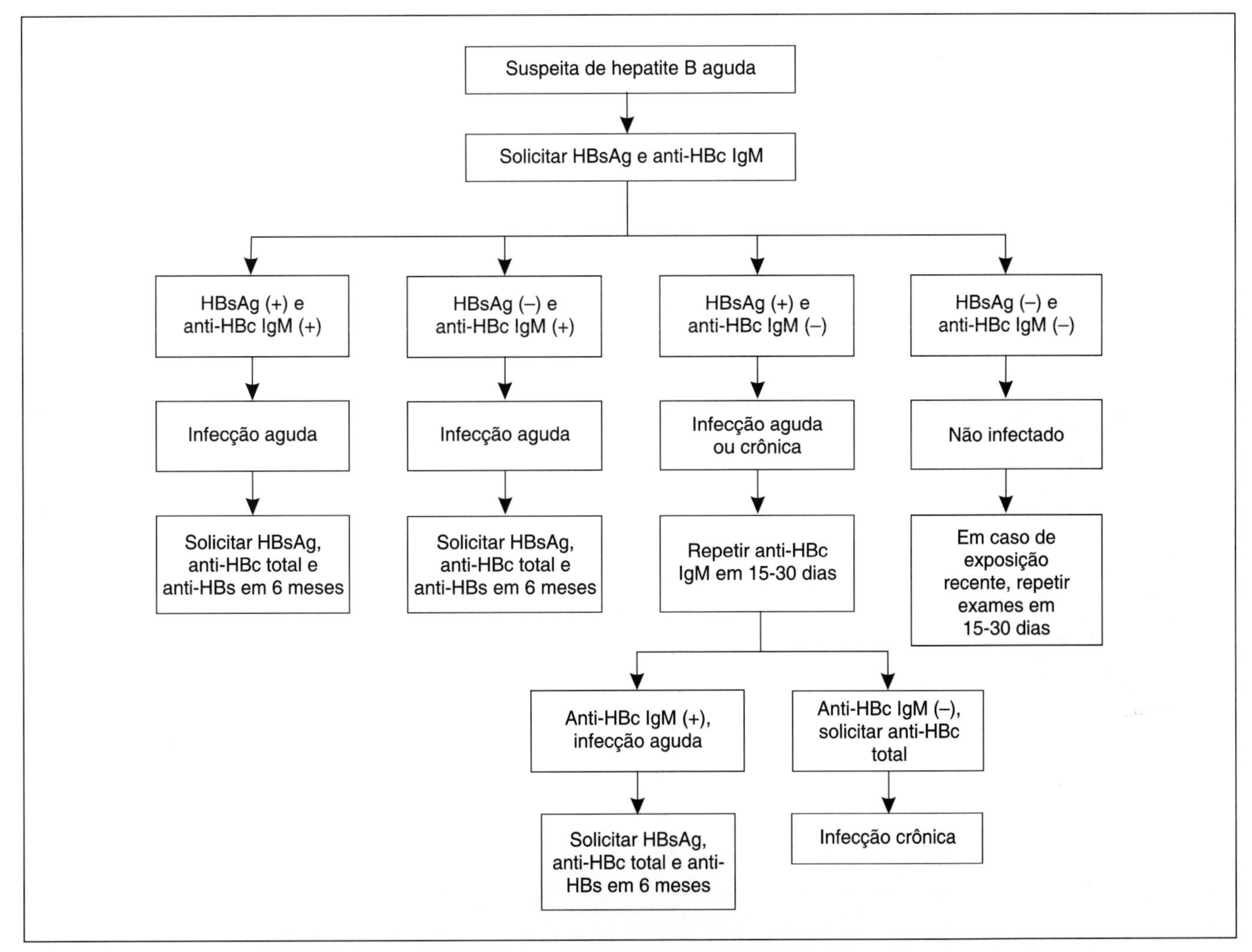

Figura 67.1 ▶ Fluxograma para diagnóstico de hepatite B aguda e crônica.[5]

nos EUA.[2] Estudos prospectivos demonstraram que o risco médio de infecção pelo HCV após acidente pérfuro-cortante com sangue sabidamente infectado é de 1,8% (0% a 7%).[33,43,49] Um desses estudos indicou que a transmissão ocorreu apenas em acidentes com agulhas ocas.[43] Entre os casos registrados pelo CDC, apenas dois estavam relacionados à exposição de mucosas a sangue.[31,47] Até hoje, não existem casos de transmissão ocupacional do HCV mediante exposição de pele íntegra ou lesada, apesar de haver relato de caso de transmissão de HIV e HCV através de pela lesada.[3]

Não existe profilaxia pós-exposição contra o HCV. O vírus permanece incubado por 2 a 24 semanas (em média, 6 a 7 semanas). Caso o acidentado tenha sorologia negativa para o HCV, deve-se realizar sorologia anti-HCV (terceira geração) 6 a 8 semanas após o acidente.[10] Os exames qualitativos de biologia molecular (HCV-RNA) positivam mais precocemente que a sorologia, entre 8 e 21 dias, mas devem ser utilizados como exames confirmatórios e para avaliação de resposta terapêutica. Pode ocorrer elevação da ALT (TGP) cerca de 15 dias após a infecção. O Quadro 67.8 indica a periodicidade com a qual os exames devem ser realizados no caso de acidente.[10]

Caso haja soroconversão (positivação do anti-HCV) confirma-se o diagnóstico de hepatite C aguda, e o acompanhamento passa a ser feito com o HCV-RNA, pois não ocorre negativação do exame sorológico. A chance de cura espontânea é de 20% a 25% no período de 3 a 4 meses após a infecção.[32,36] Caso o HCV-RNA permaneça positivo nesse período, há indicação de tratamento da infecção aguda pelo HCV.[32,36] O profissional acidentado deve ser encaminhado para centro especializado para o tratamento. Existem poucos estudos sobre tratamento da hepatite C aguda, com pequeno número de pacientes tratados. A resposta viral sustentada (HCV-RNA negativo 6 meses após o fim do tratamento), que é considerada critério de cura, varia de 78% a 98% (independentemente do genótipo) no tratamento da hepatite C aguda, em comparação com 45% (genótipo 1) a 70% (genótipo 2 ou 3) na hepatite C crônica.[32,36] Essa diferença justifica o tratamento da hepatite C aguda. Os esquemas de tratamento incluem o uso de interferon convencional (24 semanas) ou peguilado (12 semanas), associado ou não à ribavirina.[32,36] O profissional da saúde exposto ao vírus da hepatite C precisa tomar precauções especiais para transmissão secundária, durante o período de acompanhamento. Deve evitar doação de sangue, plasma, órgãos, tecidos ou sêmen, adotar práticas sexuais seguras e evitar a gravidez. Não há necessidade de interromper o aleitamento materno no caso de parturientes.[10]

Quadro 67.8 ▶ Exames para acompanhamento de exposição ocupacional ao HCV[10]

Exame	Momento zero	90 dias	180 dias
TGP (ALT)	Realizar	Realizar	Realizar
Anti-HCV	Realizar		Realizar
HCV-RNA		Realizar*	

*Se positivo, avaliar possibilidade de tratamento. Se negativo, realizar novo anti-HCV no dia 180.
TGP – transaminase glutâmico-pirúvica.

Prevenção de acidentes pérfuro-cortantes

Grande esforço tem ocorrido em todo o mundo para a prevenção de acidentes pérfuro-cortantes. Além das medidas padrões de biossegurança, como uso de luvas, gorros, máscaras, óculos e aventais, são recomendados manipulação correta e descarte adequado de agulhas e outros materiais pérfuro-cortantes, medidas de engenharia e desenvolvimento de novos equipamentos e materiais. Independentemente das ações propostas e da legislação vigente, a sensibilização e a educação dos profissionais da saúde são passos essenciais na prevenção desses acidentes. Além da educação, a redução de acidentes pérfuro-cortantes exige a diminuição do número de procedimentos invasivos, adequações de segurança do ambiente de trabalho e relação adequada entre o número de trabalhadores e o de pacientes.[24,25,29,56]

Nos EUA, cerca de 70% dos hospitais eliminaram o uso desnecessário de agulhas na administração de medicações injetáveis mediante adoção de sistemas de injeção que não necessitam ou não permitem o acesso através de agulhas. A utilização desses sistemas reduziu significativamente o número de acidentes pérfuro-cortantes, mas alguns estudos indicaram o aumento da incidência de infecções (opcional). [23,48,55] Outras estratégias importantes para a redução da utilização de agulhas são o uso de rotas alternativas para administração de medicamentos e a consolidação de pedidos de exames para reduzir o número de punções realizadas.

Algumas medidas de controle e mudanças de hábitos podem reduzir os acidentes nos blocos cirúrgicos e prevenir a exposição do profissional da saúde e de outros pacientes a fluidos potencialmente contaminados, como:

- Utilizar instrumentos em vez das mãos para segurar agulhas, afastar tecidos e colocar e retirar agulhas e escalpes.

- Alertar verbalmente ao passar instrumentos pérfuro-cortantes.
- Usar métodos de incisão e corte alternativos, como eletrocauter e *laser*.
- Utilizar bisturi com lâmina arredonda em vez de pontiaguda.
- Utilizar agulhas montadas de fábrica.[15,34,35,46]

O uso de duas luvas cirúrgicas ainda é controverso. Existem poucos estudos sobre o assunto, com pequeno número de pacientes. A maioria deles indica que o uso de duas luvas diminui significativamente a exposição da pele ao sangue através de pequenas perfurações nas luvas.[40,45,53] Os estudos não avaliam o impacto do procedimento sobre a aquisição de infecções, mas sim sobre a exposição de pele ao sangue. O risco de transmissão através de pele íntegra é extremamente raro, logo não há evidências de que o procedimento realmente seja eficaz, o que não permite indicá-lo como rotina na prevenção de infecções transmitidas pelo sangue. Recentemente, foi lançada no mercado uma luva cirúrgica com substância viruscida entre as duas lâminas de látex, mas sua eficácia precisa ser mais bem avaliada.

Profissional exposto ou infectado

Não é necessário alterar a rotina de trabalho do profissional acidentado com base apenas na exposição. Devem ser adotadas as medidas padronizadas de biossegurança para prevenção de nova exposição do profissional e exposição do paciente a potencial infecção por agente infeccioso.[17] No caso de confirmação da infecção após o acidente, ou de profissionais já infectados, existe o risco de transmissão do profissional para o paciente. O profissional não deve ser impedido de trabalhar, mas cuidados específicos devem ser utilizados para prevenir a exposição do paciente, como utilização de duas luvas e a não realização de procedimentos que exponham o paciente a risco, como procedimentos invasivos, principalmente os cruentos.[1]

Triagem pré-operatória

A realização de sorologia anti-HIV compulsória no pré-operatório permanece controversa. Vários cirurgiões acreditam que a testagem pode ser compulsória e sem consentimento, mas que não precisa ser universal, podendo ser realizada apenas em alguns grupos de pacientes sob maior risco de infecção pelo HIV.[22,28,38] A testagem apenas para o HIV pode deixar os profissionais expostos a outras doenças, como as hepatites B e C, que apresentam taxas de transmissão maiores que o próprio HIV. Em serviços de urgência, pode haver alta prevalência de HIV, HBV e HCV, devido ao perfil da população exposta e, na grande maioria das vezes, não há tempo hábil para realização da sorologia antes de um procedimento cirúrgico de urgência.[22,28,38] A testagem compulsória gera falsa sensação de segurança, o que pode aumentar o risco de acidentes. Além dos problemas já expostos, há possibilidade de o paciente estar na janela imunológica, ou apresentar resultado falso-negativo ou, ainda, não aparentar ser de grupo de risco, denominação em desuso, pois, com a disseminação do HIV, ele não se encontra restrito a grupos populacionais específicos. Desse modo, a triagem pré-operatória não mostra impacto na prevenção de acidentes ou diminuição do risco ocupacional e não deve ser adotada como rotina. Os exames devem ser realizados em caso de suspeita clínica ou epidemiológica de infecção pelo HIV, HBC ou HCV e com o devido conhecimento e consentimento do paciente.

DOENÇAS TRANSMITIDAS PELO AR

Grande parte das doenças transmitidas pelo ar tem caráter epidêmico ou são imunopreveníveis (Quadro 67.1). Entre elas, as meningites bacterianas e a tuberculose apresentam maior importância, pela freqüência com que são observadas em ambiente hospitalar e de urgência e por sua gravidade potencial.

Meningites bacterianas

Entre as meningites bacterianas, a doença meningocócica e a meningite por *Haemophilus influenzae* tipo b são as mais importantes do ponto de vista de risco nosocomial. As meningites têm distribuição mundial, sendo mais freqüentes nos meses frios.[6] Nos últimos anos, tem-se observado a diminuição dos casos de meningite por *H. influenzae* devido à adoção da vacina no calendário vacinal básico até 5 anos de idade.[39] O paciente com suspeita ou diagnóstico confirmado de meningite deve ser mantido em isolamento durante as primeiras 24 horas de tratamento antimicrobiano adequado. Nos casos de doença meningocócica ou meningite por *H. influenzae,* também se indica a quimioprofilaxia dos contatos íntimos, que devem ser acompanhados por período mínimo de 10 dias. A quimioprofilaxia só está indicada para profissionais da saúde no caso de exposição às secreções respiratórias, através da respiração boca a boca e/ou intubação.[6] A quimioprofilaxia deve ser administrada precocemente aos contatos íntimos, no máximo 10 dias após o diagnóstico do caso-índice. O fármaco de escolha para *Neisseria meningitidis* é a rifampicina, 600mg de 12/12 horas por 2 dias.[6] Alternativamente, pode-se utilizar ciprofloxacina, 500mg em dose única, ou ceftriaxona, 250mg IM em dose única para adultos e 125mg IM em dose única para menores de 15 anos. Para o *H. influenzae*, o medicamento de escolha também é a rifampicina, 600mg durante 4 dias.[6] A vacina contra *N. meningitidis* só é indicada em casos de surtos. Não há indicação de quimioprofilaxia nas meningites causadas por *Streptococcus pneumoniae*.[6]

Tuberculose

No início do decênio de 1990, surtos nosocomiais de tuberculose multirresistente, que provocaram doença e óbitos entre profissionais da saúde, chamaram a atenção para o risco ocupacional da tuberculose. No final de 2005, novo surto de tuberculose, resistente a todos os fármacos sabidamente ativos contra o *Mycobacterium tuberculosis*, alertou, mais uma vez, para a gravidade da doença e a exposição dos profissionais da saúde.[19,20,51]

Os profissionais da saúde apresentam risco aumentado para tuberculose.[19,51] O risco de transmissão nosocomial do *M. tuberculosis* depende do local de trabalho, da função do profissional, da prevalência de tuberculose na população local, das características da população hospitalar e das medidas de controle adotadas pela instituição.[19] O risco de transmissão aumenta de acordo com vários fatores ambientais, como exposição à tuberculose em espaços pequenos e fechados, ventilação inadequada, recirculação do ar, limpeza e esterilização inadequada de material médico e procedimentos inadequados na obtenção e no manejo de espécimes.[19] A tuberculose ocupacional está relacionada com procedimentos que produzem aerossóis, como broncoscopia, intubação endotraqueal, aspiração da árvore respiratória, drenagem de abscesso, necropsia, indução de escarro e micronebulização.[19] No entanto, o principal fator de risco para transmissão nosocomial é o atraso no diagnóstico de tuberculose, o que retarda o início do tratamento e a implantação de medidas de controle da transmissão, como isolamento respiratório.[19,51]

As medidas de proteção respiratória começam pelo isolamento de pacientes com suspeita ou diagnóstico confirmado de tuberculose. O isolamento deve ser individual, para evitar a infecção cruzada entre pacientes e, preferencialmente, em quarto com pressão negativa e saída do ar para o ambiente externo ou com recirculação através de filtro de ar altamente eficiente (HEPA).[19] A porta do quarto deve permanecer fechada durante todo o período de isolamento. As entradas devem ser reduzidas ao mínimo necessário, e todos os profissionais devem utilizar máscara modelo N95 ao entrar no quarto. Se não existir quarto para isolamento respiratório, o paciente deve ser isolado em quarto comum e utilizar máscara cirúrgica durante todo o tempo, trocando-a sempre que ficar úmida.[19] Todas as outras precauções permanecem inalteradas. O isolamento só deverá ser suspenso se for confirmado outro diagnóstico que explique o quadro clínico do paciente ou se o paciente apresentar três exames de escarro consecutivos negativos após o início do tratamento. As amostras de escarro podem ser coletadas a cada 8 a 24 horas, pelo menos uma delas no período da manhã.[7,19] Caso seja necessária a saída do paciente do quarto durante o período de isolamento respiratório, ele deve utilizar máscara cirúrgica comum durante todo o tempo em que permanecer fora do quarto. Deve-se tomar cuidado para que as salas de exames onde o paciente permanecer estejam vazias, ou com poucos pacientes e profissionais da saúde, e a permanência fora do quarto de isolamento deve ser a menor possível. Não há necessidade de uso de máscaras cirúrgicas ou máscara N95 por profissionais da saúde ou outros pacientes que tenham contato com o paciente fora do quarto de isolamento.[7,19]

Caso seja necessário tratamento cirúrgico de paciente com suspeita ou com diagnóstico confirmado de tuberculose, alguns cuidados devem ser tomados. Primeiro, se possível, o procedimento deve ser postergado até que o paciente tenha o diagnóstico descartado, ou seja, considerado não-infectante. Caso o procedimento não possa ser adiado, ele deve ser realizado no horário em que o bloco cirúrgico esteja mais vazio, com menor número possível de pacientes e de profissionais da saúde. Todos os profissionais devem utilizar máscara N95 enquanto permanecerem na sala de cirurgia.[19] A sala de cirurgia deve ter ante-sala e filtração de ar tipo HEPA, preferencialmente. Caso não haja ante-sala, a porta deve permanecer fechada durante o procedimento, a circulação de pessoal deve ser reduzida ao mínimo necessário e dispositivos de emissão de luz ultravioleta devem ser utilizados para esterilização adicional do ar.[19] Cuidados especiais devem ser tomados para prevenir a contaminação do equipamento de anestesia e o ventilador e para evitar a liberação de bacilos no ar da sala de cirurgia. Para isso, deve-se utilizar filtro de ar no tubo endotraqueal durante todo o procedimento, incluindo a intubação e a retirada do tubo. O filtro deve ter capacidade de reter partículas de 0,3μm com eficácia de filtragem de 95% para o fluxo de ar máximo do respirador utilizado. Na sala de recuperação, devem ser adotados todos os cuidados já descritos de isolamento respiratório.[19]

Profissionais da saúde de instituições ou setores de médio ou alto risco para tuberculose devem realizar PPD na admissão ao serviço.[7,19] Caso o exame seja negativo, deve ser repetido em 15 dias (PPD em duas etapas). Profissionais com PPD negativo devem repetir o exame anualmente e, caso o exame positive, devem ser avaliados com objetivo de descartar a possibilidade de tuberculose ativa.[7,19] Caso seja confirmado o diagnóstico de tuberculose, o profissional deve ser tratado de acordo com as recomendações do Ministério da Saúde.[7] Se descartado o diagnóstico de tuberculose, o profissional deve realizar quimioprofilaxia com isoniazida, da dose de 10mg/kg de peso, com dose máxima de 300mg/dia, por 6 meses.[7,19] Não existe relação entre positividade do PPD e história prévia de BCG. Pessoas vacinadas, principalmente há muitos anos, podem apresentar PPD negativo. O PPD também não tem valor diagnóstico para tuberculose; sua positividade indica apenas contato recente com o *M. tuberculosis* ou uso prévio da vacina BCG.[7]

Doenças imunopreveníveis

A imunização de adultos e de profissionais da saúde é grande desafio. Durante mais de 30 anos de história, o Programa Nacional de Imunizações alcançou grandes sucessos, como o controle da poliomielite e do sarampo, além da introdução de vacinas importantes, como a vacina contra o *H. influenzae* tipo b, rotavírus e gripe. Apesar da boa cobertura vacinal em crianças e idosos, os adultos e, principalmente, os profissionais da saúde apresentam resistência ao uso de vacinas. As vacinas são o método preventivo mais eficaz contra doenças infecciosas, e seu uso deve ser estimulado e cobrado dos profissionais da saúde.[8] Alguns autores sugerem que a imunização de estudantes da área da saúde é estratégia mais eficaz, pois essa população é mais acessível que os profissionais já formados. O Ministério da Saúde brasileiro não possui recomendações específicas para vacinação de profissionais da saúde. O Quadro 67.9 apresenta o calendário vacinal para adultos e idosos do Ministério da Saúde do Brasil.[11]

O Ministério oferece, especificamente para profissionais da saúde, a vacina contra hepatite B, contra varicela e contra influenza, através dos Centros de Referência Imunobiológicos Especiais (CRIE).[12] A vacina contra hepatite A não é recomendada como rotina para profissionais da saúde nos EUA e no Canadá, a não ser em regiões em que é alta a prevalência da doença.[4,16,50] No Brasil, observam-se mudanças no padrão epidemiológico da hepatite A, com redução da incidência da doença em menores de 5 anos e deslocamento da transmissão da doença para faixas etárias maiores. Essa mudança está aumentando o número de adultos jovens susceptíveis à hepatite A, o que aumentará o nú-

Quadro 67.9 ▶ Calendário de vacinação do adulto e do idoso segundo o Ministério da Saúde do Brasil[11]

Idade	Vacinas	Doses	Doenças evitadas
A partir de 20 anos	dT (dupla tipo adulto)*	primeira dose	Contra difteria e tétano
	Febre amarela**	dose inicial	Contra febre amarela
	SCR (tríplice viral)§	dose única	Contra sarampo, caxumba e rubéola
A cada 10 anos, por toda a vida	dT (dupla tipo adulto)§§	reforço	Contra difteria e tétano
	Febre amarela	reforço	Contra febre amarela
60 anos ou mais	Influenza¥	dose anual	Contra influenza ou gripe
	Pneumococo¥¥	dose única	Contra pneumococo

*Iniciar esquema para pessoas sem comprovação de vacinação anterior e realizar doses de reforço 2 e 4 meses após a primeira dose. Em caso de esquema incompleto, completar o esquema. Pessoas que completaram o esquema ou tomaram dose de reforço há mais de 10 anos devem receber nova dose de reforço.

**Adulto/idoso que não tenha sido vacinado e que resida ou que for viajar para área endêmica (AP, TO, MA, MT, MS, RO, AC, RR, AM, PA, GO e DF), área de transição (PI, BA, MG, SP, PR, SC e RS) e área de risco potencial (BA, ES e MG). Em viagem, a vacina deve ser tomada com 10 dias de antecedência.

§Deve ser administrada às mulheres de 12 a 49 anos que não tiverem comprovação de vacinação anterior e aos homens até 39 anos.

§§Mulher grávida que esteja com a vacina em dia, mas que recebeu sua última dose há mais de 5 anos, precisa receber uma dose de reforço. A dose deve ser aplicada, no mínimo, 20 dias antes da data provável do parto. Em caso de ferimentos graves, a dose de reforço deverá ser antecipada para 5 anos após a última dose.

¥Deve ser administrada anualmente.

¥¥Indicada para pessoas que convivem em instituições fechadas, como casas geriátricas, hospitais, asilos e casas de repouso, com apenas um reforço 5 anos após a dose inicial.

Quadro 67.10 ▶ Calendário de vacinação para profissionais da saúde[4,12,16,50]

Vacinas	Doses	Doenças evitadas	Observações
Dupla tipo adulto*	1 reforço a cada 10 anos	Difteria e tétano	Iniciar esquema para pessoas sem comprovação de vacinação anterior e realizar doses de reforço 2 e 4 meses após a primeira dose. Em caso de esquema incompleto, completar o esquema
HBV*	3 doses, meses 0, 1 e 6	Hepatite B	Indicada para todos os profissionais de saúde
SCR (tríplice viral)*	Dose única	Sarampo, caxumba e rubéola	Deve ser administrada às mulheres de 12 a 49 anos que não tiverem comprovação de vacinação anterior e aos homens até 39 anos
Influenza§	Dose anual	Gripe	Deve ser administrada anualmente
Varicela§	2 doses com intervalo de 4 a 8 semanas	Varicela	Indicada, principalmente, para profissionais em contato com pacientes imunodeprimidos, que apresentam alto risco de complicações
HAV¥	2 doses, meses 0 e 6	Hepatite A	Recomenda-se a realização de sorologia pré-vacinal (anti-HAV IgG ou total)

*Disponível na rede básica de saúde.
§Disponível nos Centros de Imunobiológicos especiais.
¥Não disponível na rede pública para profissionais da saúde.

mero de casos em adultos. Conseqüentemente, devem aparecer casos de transmissão sexual e nosocomial de hepatite A, que não são comuns no Brasil atualmente. A vacinação de profissionais da saúde contra hepatite A deve ser avaliada criteriosamente, considerando que a doença ainda apresenta prevalência significativa no Brasil e que sua apresentação clínica, geralmente, é mais grave em adultos. Recomenda-se a realização da sorologia (anti-HAV total ou IgG) antes da vacinação. O Quadro 67.10 apresenta proposta de calendário de vacinação para profissionais da saúde.[4,12,16,50]

Os profissionais da saúde, inquestionavelmente, apresentam risco aumentado para várias doenças infecto-contagiosas. O treinamento, a educação continuada e a sensibilização são estratégias importantes na prevenção da exposição ocupacional, além do acesso a vacinas recomendadas e a material de proteção individual e condições de trabalho adequadas. Em muitas epidemias, como a do Ebola em 1976 e da SARS em 2003, as unidades de saúde foram centros propagadores da doença e os profissionais foram vítimas e vetores.[52] A proteção do profissional da saúde não deve ser considerada apenas medida de impacto individual, pois possibilita a proteção de outros pacientes, outros profissionais e da população em geral.

REFERÊNCIAS BIBLIOGRÁFICAS

1. AIDS/TB Committee of the Society for Healthcare Epidemiology of America. Management of healthcare workers infected with hepatitis B virus, hepatitis C virus, human immunodeficiency virus, or other bloodborne pathogens. *Infect Control Hosp Epidemiol* 1997; *18*:349-63.
2. Alter MJ. The epidemiology of acute and chronic hepatitis C. *Clin Liver Dis* 1997; *1*:559-69.
3. Beltrami EM, Kozak A, Williams IT *et al*. Transmission of HIV and hepatitis C virus from a nursing home patient to a health care worker. *Am J Infect Control* 2003; *31*:167-75.
4. Bolyard EA, Tablan OC, Williams WW *et al*. Guideline for infection control in healthcare personnel, 1998. Hospital Infection Control Practices Advisory Committee. *Infect Control Hosp Epidemiol* 1998; *19*(6):407-63.
5. Brasil. Ministério da Saúde. Secretaria de Políticas de Saúde. Programa Nacional de Hepatites Virais. *Hepatites virais: o Brasil está atento*. Brasília: Ministério da Saúde, 2002.
6. Brasil. Fundação Nacional de Saúde. *Guia de vigilância epidemiológica*. 5ed. Brasília: FUNASA, 2002.
7. Brasil. Ministério da Saúde. Fundação Nacional de Saúde Centro de Referência Prof. Hélio Fraga. Sociedade Brasileira de Pneumologia e Tisiologia. *Controle da tuberculose: uma proposta de integração ensino-serviço*. 5ed., Rio de Janeiro: FUNASA/CRPHF/SBPT, 2002.
8. Brasil. Ministério da Saúde. Secretaria de Vigilância em Saúde. *Programa Nacional de Imunizações – 30 anos*. Brasília: Ministério da Saúde, 2003.
9. Brasil. Ministério da Saúde. Secretaria de Atenção de Vigilância em Saúde. Programa Nacional de DST e AIDS. *Recomendações para terapia anti-retroviral em adultos e adolescentes infectados pelo HIV 2006*. Brasília: Ministério da Saúde, 2006.
10. Brasil. Ministério da Saúde. Secretaria de Atenção à Saúde. Departamento de Ações Programáticas Estratégicas. *Exposição a materiais biológicos*. Brasília: Ministério da Saúde, 2006.
11. Brasil. Ministério da Saúde. Secretaria de Vigilância em Saúde. Calendário de vacinação do adulto e do idoso. Disponível em: http://portal.saude.gov.br/portal/saude/visualizar_texto.cfm?idtxt=21464. Acessado em 09/06/2007.

12. Brasil. Ministério da Saúde. Secretaria de Vigilância em Saúde. Indicações para uso dos imunobiológicos especiais no centro de referência – CRIE. Disponível em: http://portal.saude.gov.br/portal/arquivos/pdf/crie_indicacoes_271106.pdf. Acessado em 09/06/2007.
13. Cardo DM, Culver DH, Ciesielski CA *et al*. A case-control study of HIV seroconversion in health care workers after percutaneous exposure. *N Engl J Med* 1997; *337*(21):1485-90.
14. Centers for Disease Control. Guidelines for prevention of transmission of human immunodeficiency virus and hepatitis B virus to health-care and public-safety workers. *MMWR* 1989; *38*(S-6):49.
15. Centers for Disease Control and Prevention. Evaluation of blunt suture needles in preventing percutaneous injuries among health-care workers during gynecologic surgical procedures. *MMWR* 1997; *46*:25-9.
16. Centers for Disease Control and Prevention. Immunization of Health-Care Workers Recommendations of the Advisory Committee on Immunization Practices (ACIP) and the Hospital Infection Control Practices Advisory Committee (HICPAC). *MMWR* 1997; *46*(RR-18):1-35.
17. Centers for Disease Control and Prevention. Updated U.S. Public Health Service Guidelines for the Management of Occupational Exposures to HBV, HCV, and HIV and Recommendations for Postexposure Prophylaxis. *MMWR* 2001; *50*(RR11):1-43.
18. Centers for Disease Control and Prevention. Updated U.S. Public Health Service Guidelines for the Management of Occupational Exposures to HIV and Recommendations for Postexposure Prophylaxis. *MMWR* 2005; *54*(RR-9):1-11.
19. Centers for Disease Control and Prevention. Guidelines for Preventing the Transmission of *Mycobacterium tuberculosis* in Health-Care Settings, 2005. *MMWR* 2005; *54*(RR-17):1-89.
20. Centers for Disease Control and Prevention. Extensively drug-resistant tuberculosis-United States, 1993-2006. *MMWR* 2007; *56*(11):250-3.
21. Collins CH, Kennedy DA. Microbiological hazards of occupational needlestick and other sharps injuries. *J Appl Bacteriol* 1987; *62*:385-402.
22. Elford J, Cockcroft A. Compulsory HIV antibody testing, universal precautions and the perceived risk of HIV: a survey among medical students and consultant staff at a London teaching hospital. *AIDS Care* 1991; *3*(2):151-8.
23. Gartner K. Impact of a needleless intravenous system in a university hospital. *Am J Infect Control* 1992; *20*:75-9.
24. Gerberding JL. Procedure-specific infection control for preventing intraoperative blood exposures. *Am J Infect Control* 1993; *21*:364-7.
25. Gershon RR, Pearse L, Grimes M *et al*. The impact of multifocused interventions on sharps injury rates at an acute-care hospital. *Infect Control Hosp Epidemiol* 1999; *10*:806-11.
26. Grady GF. Relation of e antigen to infectivity of HBsAg-positive inoculations among medical personnel. *Lancet* 1976; *1*:492-4.
27. Grady GF, Prince AM, Gitnick GL *et al*. Hepatitis B immune globulin for accidental exposures among medical personnel: final report of a multicenter controlled trial. *J Infect Dis* 1978; *138*:625-38.
28. Grove DI, Mulligan JB. Consent, compulsion and confidentiality in relation to testing for HIV infection: the views of WA doctors. *Med J Aust* 1990; *152*(4):174-8.
29. Hanrahan A, Reutter L. A critical review of the literature on sharps injuries: epidemiology, management of exposure and prevention. *J Adv Nurs* 1997; *25*:144-54.
30. Ippolito G, Puro V, DeCarli G, the Italian Study Group on Occupational Risk of HIV. The risk of occupational human immunodeficiency virus infection in health care workers. *Arch Intern Med* 1993; *153*:1451-8.
31. Ippolito G, Puro V, Petrosillo N *et al*. Simultaneous infection with HIV and hepatitis C virus following occupational conjunctival blood exposure. *JAMA* 1998; *280*:28-9.
32. Jaeckel EL, Cornberg M, Wedemeyer H *et al*. Treatment of acute hepatitis C with interferon alfa-2b. *N Engl J Med* 2001; *345*:1452-7.
33. Lanphear BP, Linneman CC, Cannon CG *et al*. Hepatitis C virus infection in healthcare workers: risk of exposure and infection. *Infect Control Hosp Epidemiol* 1994; *15*:745-50.
34. Lewis JFR, Short LJ, Howard RJ *et al*. Epidemiology of injuries by needles and other sharp instruments: minimizing sharp injuries in gynecologic and obstetric operations. *Surg Clin North Am* 1995; *75*:1105-21.
35. Loudon MA, Stonebridge PA. Minimizing the risk of penetrating injury to surgical staff in the operating theatre: towards sharp-free surgery. *J R Coll Surg Edinb* 1998; *43*:6-8.
36. Kamal SM, Fouly AE, Kamel RR *et al*. Peginterferon alfa-2b therapy in acute hepatitis C: impact of onset of therapy on sustained virologic response. *Gastroenterology* 2006; *130*(3):632-8.
37. Mahoney FJ, Stewart K, Hu HX *et al*. Progress toward the elimination of hepatitis B virus transmission among health care workers in the United States. *Arch Intern Med* 1997; *157*:2601-5.
38. Meadows J, Irving G, Chapman K *et al*. Preoperative HIV antibody testing: the views of surgeons and patients. *Int J STD AIDS* 1995; *6*(6):426-30.
39. Nascimento-Carvalho CM, Andrade ALSS. Vacinação contra *Haemophilus influenzae* tipo b: proteção a longo prazo. *J Pediatr* 2006; *82*(3 Supl):S109-14.
40. Naver LP, Gottrup F. Incidence of glove perforations in gastrointestinal surgery and the protective effect of double gloves: a prospective, randomised controlled study. *Eur J Surg* 2000; *166*(4):293-5.
41. Panlilio AL, Cardo DM, Campbell S et al. Estimate of the annual number of percutaneous injuries in U.S. healthcare workers [Abstract S-T2-01]. *In:* Program and abstracts of the 4th International Conference on Nosocomial and Healthcare-Associated Infections; Atlanta, March 5-9, 2000:61.
42. Pike AM. Laboratory-associated infections: summary and analysis of 3921 cases. *Health Lab Sci* 1976; *13*:105-14.
43. Puro V, Petrosillo N, Ippolito G, Italian Study Group on Occupational Risk of HIV and Other Bloodborne Infections. Risk of hepatitis C seroconversion after occupational exposure in health care workers. *Am J Infect Control* 1995; *23*:273-7.
44. Projeto Riscobiologia.Org. Disponível em: www.riscobiologico.org/psbio. Acessado em 03/06/2007.
45. Quebbeman EJ, Telford GL, Wadsworth K *et al*. Double gloving. Protecting surgeons from blood contamination in the operating room. *Arch Surg* 1992; *127*(2):213-6.
46. Raahave D, Bremmelgaard A. New operative technique to reduce surgeon's risk of HIV infection. *J Hosp Infect* 1991; *18* (Suppl A):177-83.
47. Sartori M, La Terra G, Aglietta M *et al*. Transmission of hepatitis C via blood splash into conjunctiva. *Scand J Infect Dis* 1993; *25*:270-1.
48. Skolnick R, LaRocca J, Barba D, Paicius L. Evaluation and implementation of a needleless intravenous system: making needlesticks a needless problem. *Am J Infect Control* 1993; *21*:39-41.

49. Sodeyama T, Kiyosawa K, Urushihara A *et al*. Detection of hepatitis C virus markers and hepatitis C virus genomic–RNA after needlestick accidents. *Arch Intern Med* 1993; *153*:1565-72.
50. Steering Committee on Infection Control Guidelines. Prevention and control of occupational infections in health care. An infection control guideline. *Can Commun Dis Rep* 2002; *28*(Suppl 1):1-264.
51. Toledo Jr. ACC. Risco ocupacional de tuberculose. *Rev Med Minas Gerais* 1998; *8*(3):102-7.
52. Toledo Jr. ACC. *Pragas e epidemias. histórias de doenças infecciosas.* Belo Horizonte: Folium Editora, 2006.
53. Thomas S, Agarwal M, Mehta G. Intraoperative glove perforation-single versus double gloving in protection against skin contamination. *Postgrad Med J* 2001; 77(909):458-60.
54. Werner BG, Grady GF. Accidental hepatitis-B-surface-antigen-positive inoculations: use of e antigen to estimate infectivity. *Ann Intern Med* 1982; *97*:367-9.
55. Yassi A, McGill ML, Khokhar JB. Efficacy and cost-effectiveness of a needleless intravenous system. *Am J Infect Control* 1995; *23*:57-64.
56. Zafar AB, Butler RC, Podgorny JM *et al*. Effect of a comprehensive program to reduce needlestick injuries. *Infect Control Hosp Epidemiol* 1997; *18*:712-5.

Índice Remissivo

E

F

G

H

I

N

O

P

Q

R

S

T

U

V

X

Impresso nas oficinas da
SERMOGRAF - ARTES GRÁFICAS E EDITORA LTDA.
Rua São Sebastião, 199 - Petrópolis - RJ
Tel.: (24)2237-3769

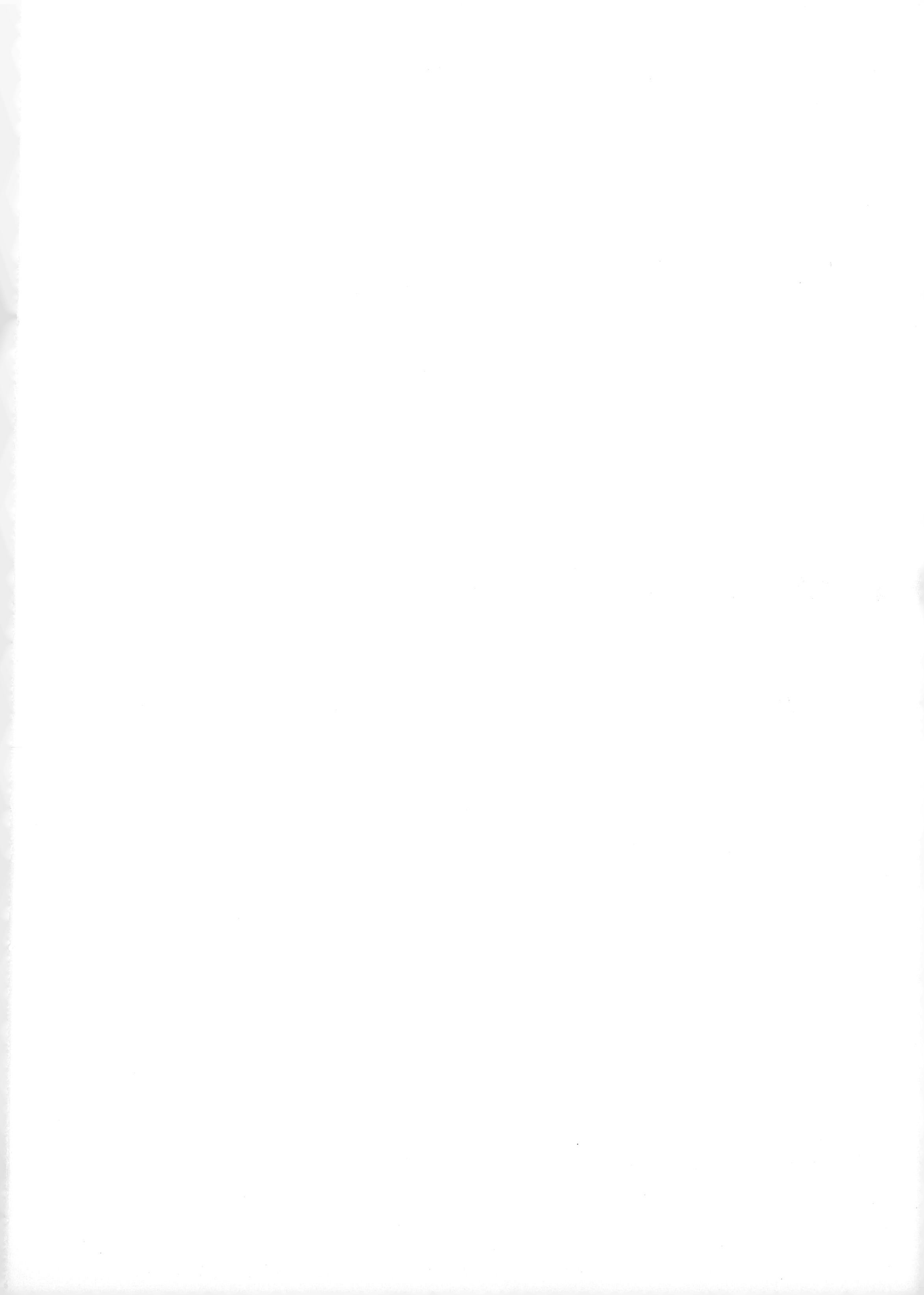